MEDICINA CARDIOVASCULAR

REDUZINDO O IMPACTO DAS DOENÇAS

MEDICINA CARDIOVASCULAR

REDUZINDO O IMPACTO DAS DOENÇAS

Editores

ROBERTO KALIL FILHO

VALENTIN FUSTER

Editor Associado

CÍCERO PIVA DE ALBUQUERQUE

VOLUME **2**

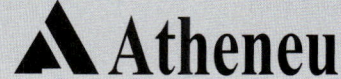

EDITORA ATHENEU

São Paulo —	Rua Jesuíno Pascoal, 30 Tel.: (11) 2858-8750 Fax: (11) 2858-8766 E-mail: atheneu@atheneu.com.br
Rio de Janeiro —	Rua Bambina, 74 Tel.: (21)3094-1295 Fax: (21)3094-1284 E-mail: atheneu@atheneu.com.br
Belo Horizonte —	Rua Domingos Vieira, 319 — conj. 1.104

CAPA: Paulo Verardo

PRODUÇÃO EDITORIAL: MKX Editorial

Dados Internacionais de Catalogação na Publicação (CIP)
(Câmara Brasileira do Livro, SP, Brasil)

Medicina cardiovascular : reduzindo o impacto das doenças / editores,
   Roberto Kalil Filho, Valentin Fuster ; editor associado Cícero Piva de
   Albuquerque. -- São Paulo : Editora Atheneu, 2016.

Obra em 2 v.
Vários colaboradores.
Bibliografia
ISBN 978-85-388-0705-6

1. Doenças cardiovasculares - Prevenção   2. Doenças cardiovasculares -
Tratamento.   I. Fuster, Valentin.   II. Albuquerque, Cícero Piva de.

16-03024

CDD-616.105
NLM-WG 100

Índice para catálogo sistemático:

1. Doenças cardiovasculares : Prevenção : Medicina   616.105

KALIL FILHO, R.; FUSTER, V.; ALBUQUERQUE, C.P.
Medicina Cardiovascular - Reduzindo o Impacto das Doenças.

EDITORES

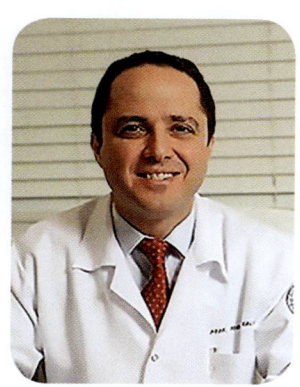

ROBERTO KALIL FILHO

Professor Titular no Departamento de Cardiopneumologia da Faculdade de Medicina da Universidade de São Paulo (FMUSP). Presidente do Conselho Diretor do Instituto do Coração do Hospital das Clínicas da FMUSP. Diretor da Divisão de Cardiologia Clínica. Chefe do Departamento de Cardiopneumologia da FMUSP. Diretor-Geral do Centro de Cardiologia do Hospital Sírio-Libanês.

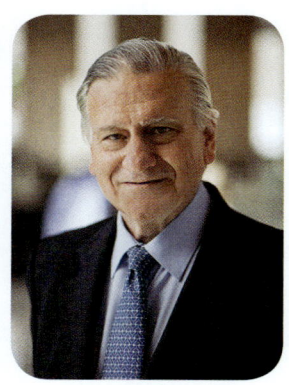

VALENTIN FUSTER

Diretor do Zena and Michael A. Wiener Cardiovascular Institute e do Marie-Josée and Henry R. Kravis Center for Cardiovascular Health, Richard Gorlin, MD/Heart Research Foundation Professor, Icahn School of Medicine, Mount Sinai Heart (New York, NY, Estados Unidos) e do Centro Nacional de Investigaciones Cardiovasculares (CNIC - Madrid, Espanha). Editor Chefe do Journal of the American College of Cardiology.

EDITOR-ASSOCIADO

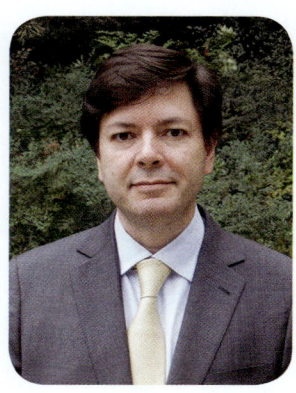

CÍCERO PIVA DE ALBUQUERQUE

Coordenador do Núcleo de Cardio-Oncologia do Instituto do Coração do Hospital das Clínicas da Universidade de São Paulo (InCor - HCFMUSP). Doutorado pela Faculdade de Medicina da USP. *Post-Doctoral Fellowship* pelo The Johns Hopkins Hospital (Baltimore, MD, Estados Unidos). Editor-Associado dos Arquivos Brasileiros de Cardiologia (1995-2005).

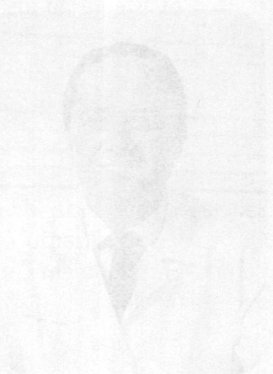

Adailson Siqueira

Médico Assistente no Instituto do Coração do Hospital das Clínicas da Faculdade de Medicina da Universidade de São Paulo.

Adriana Pepe

Residência em Clínica Médica no Hospital Espanhol, Salvador. Residência em Cardiologia no Hospital Albert Einstein. Especialização em Cardiogeriatria no Instituto de Cardiologia. Título em Cardiologia pela Sociedade Brasileira de Cardiologia.

Alberto Cukier

Diretor Técnico da Divisão de Pneumologia no Instituto do Coração do Hospital das Clínicas da Faculdade de Medicina da Universidade de São Paulo (InCor-HCFMUSP), Livre-Docente em Pneumologia pela USP.

Alberto Takeshi Kiyose

Médico da Disciplina de Cardiologia do Departamento de Medicina da Escola Paulista de Medicina da Universidade Federal de São Paulo.

Alessandra Costa Barreto

Doutora em Ciências (Cardiologia) pela Faculdade de Medicina da Universidade de São Paulo (FMUSP). Médica Assistente da Unidade Clínica de Cardiologia Pediátrica e Cardiopatias Congênitas do Adulto no Instituto do Coração do Hospital das Clínicas da FMUSP.

Alessandro Wasum Mariani

Professor Colaborador da Disciplina de Cirurgia Torácica da Faculdade de Medicina da Universidade de São Paulo (FMUSP), Médico Assistente do Serviço de Cirurgia Torácica do Hospital das Clínicas da FMUSP e Doutor em Ciências pelo Programa de Cirurgia Torácica e Cardiovascular da FMUSP.

Alexandre da Costa Pereira

Médico Assistente do Laboratório de Genética e Cardiologia Molecular do Instituto do Coração do Hospital das Clínicas da Faculdade de Medicina da Universidade de São Paulo.

Alexandre de Matos Soeiro

Médico cardiologista assistente supervisor da Unidade Clínica de Emergências do Instituto do Coração do Hospital das Clínicas da Faculdade de Medicina da Universidade de São Paulo (InCor-HCFMUSP), Médico plantonista do pronto atendimento do Hospital Israelita Albert Einstein, Coordenador da liga de emergências cardiovasculares do InCor-HCFMUSP, Graduação, Residência em clinica médica e cardiologia pela FMUSP.

Alexandre Fioranelli

Professor Doutor Assistente da Faculdade de Ciências Médicas da Santa Casa de São Paulo.

Alexandre Maierá Anacleto

Chefe do Serviço INVASE – Cirurgia Vascular e Endovascular - São José do Rio Preto e do Hospital Beneficência Portuguesa de São José do Rio Preto.

Alexandre W. Segre

Médico Assistente da Unidade Clínica de Aterosclerose do Instituto do Coração do Hospital das Clínicas da Faculdade de Medicina da Universidade de São Paulo.

Alfredo José Mansur

Livre-Docente em Cardiologia pela Universidade de São Paulo, Diretor da Unidade Clínica de Ambulatório Geral do Instituto do Coração do Hospital das Clínicas da Faculdade de Medicina da Universidade de São Paulo.

Aloir Queiroz de Araújo

Doutor em Medicina pela Faculdade de Medicina da Universidade de São Paulo.

Álvaro Avezum

Cardiologista, Epidemiologista, Doutor em Cardiologia pela Universidade de São Paulo (USP). Diretor da Divisão de Pesquisa do Instituto Dante Pazzanese de Cardiologia. Professor Pleno no Programa de Pós-Graduação em Cardiologia da USP e Instituto Dante Pazzanese de Cardiologia. Pesquisador Associado Internacional do Population Health Research Institute, McMaster University, Hamilton, Canadá. Highly Cited Researchers 2014 (Thomson Reuters).

Amit Nussbacher

Doutor em Cardiologia pela Faculdade de Medicina da Universidade de São Paulo.

Ana Carolina Moron

Nutricionista graduada pela Faculdade de Saúde Pública da Universidade de São Paulo (FSP-USP). Doutora em Cardiologia pelo Instituto do Coração do Hospital das Clínicas da Faculdade de Medicina da USP. Pós-Graduanda em Nutrição Esportiva Escola de Educação Física e Esporte (EEFE-USP).

Ana Cristina Sayuri Tanaka

Médica Assistente da Unidade Clínica de Cardiologia Pediátrica e Cardiopatias Congênitas do Adulto do Instituto do Coração do Hospital das Clínicas da Faculdade de Medicina da Universidade de São Paulo.

Ana Maria Thomaz

Médica Assistente no Instituto do Coração do Hospital das Clínicas da Faculdade de Medicina da Universidade de São Paulo.

Ana Paula Chacra

Doutora em Ciências pela Faculdade de Medicina da Universidade de São Paulo (FMUSP), Médica Assistente da Unidade Clínica de Lípides do Instituto do Coração do Hospital das Clínicas da FMUSP.

André Coelho Marques

Doutorado em Cardiologia pela Universidade de São Paulo.

Andreia Maria Heins Vacari

Graduada em Enfermagem e Especialista em Enfermagem em Terapia Intensiva pela Faculdade de Enfermagem do Hospital Israelita Albert Einstein (FEHIAE). Atuou como Enfermeira Júnior e Plena no Centro de Terapia Intensiva do HIAE. Atualmente é Analista de Práticas Assistenciais pelo Programa de Neurologia do HIAE.

Andrey J. Serra

Professor do programa de pós-graduação em Biofotônica Aplicada às Ciências da Saúde da Universidade Nove de Julho.

Angelo de Paola

Professor Titular e Chefe da Disciplina de Cardiologia da Escola Paulista de Medicina da Universidade Federal de São Paulo.

Anísio Pedrosa

Doutor em Cardiologia pela Universidade de São Paulo (USP). Médico especialista em Estimulação Cardiaca Artificial pela Sociedade Brasileira de Arritmias Cardíacas/Departamento de Estimulação Cardíaca Artificial/Sociedade Brasileira de Cardiologia. Médico Assistente do Núcleo de Arritmias Cardiacas, Eletrofisiologia e Estimulação Cardíaca do Instituto do Coração da Faculdade de Medicina da Universidade de São Paulo.

Anna Christina L. Ribeiro

Médica Assistente no Instituto do Coração do Hospital das Clínicas da Faculdade de Medicina da Universidade de São Paulo.

Antonio Augusto Barbosa Lopes

Professor Livre-Docente em Cardiologia pela Faculdade de Medicina da Universidade de São Paulo (FMUSP). Médico Assistente e Pesquisador da Unidade Clínica de Cardiologia Pediátrica e Cardiopatias Congênitas do Adulto do Instituto do Coração do Hospital das Clínicas da FMUSP.

Antonio Carlos Bacelar Nunes Filho

Médico preceptor da residência de Cardiologia da Hospital Israelita Albert Einstein (HIAE).

Antonio Carlos Palandri Chagas

Professor Titular e Chefe da Disciplina de Cardiologia, Faculdade de Medicina do ABC. Professor Livre-Docente de Cardiologia pela Faculdade de Medicina da Universidade de São Paulo (FMUSP).

Antonio Eduardo Zerati

Doutor em Ciências pela Faculdade de Medicina da Universidade de São Paulo (FMUSP), Coordenador da Equipe de Cirurgia Vascular e Endovascular do Instituto do Câncer do Hospital das Clínicas da FMUSP.

Antonio José Lagoeiro Jorge

Doutor em Ciências Cardiovasculares, Professor de Clínica Médica e Semiologia e Professor da Pós-Graduação em Ciências Cardiovasculares da pela Universidade Federal Fluminense.

Antonio Luiz Pinho Ribeiro

Professor Titular no Departamento de Clínica Médica da Faculdade de Medicina e Médico do Serviço de Cardiologia e Cirurgia Cardiovascular do Hospital das Clínicas da Universidade Federal de Minas Gerais. Pesquisador 1A, do Conselho Nacional de Desenvolvimento Científico e Tecnológico (CNPq).

Antonio Sérgio de Santis Andrade Lopes

Médico Assistente da Unidade Clínica de Valvopatias do Instituto do Coração (HCFMUSP), Título de Especialista em Cardiologia pela Sociedade Brasileira de Cardiologia.

Ariane Vieira Scarlatelli Macedo

Especialista em Clínica Médica e Cardiologia pela Faculdade de Medicina da Universidade de São Paulo (USP). Vice-Presidente do Grupo de Estudos de Cardio-Oncologia da Sociedade Brasileira de Cardiologia.

Augusto Hiroshi Uchida

Médico Assistente do Serviço de Ergometria do Instituto do Coração do Hospital das Clínicas da Faculdade de Medicina da Universidade de São Paulo (InCor-HCFMUSP) e Doutor em Cardiologia pela USP.

Auristela Ramos

Chefe da Seção Médica de Valvopatias do Instituto Dante Pazzanese de Cardiologia. Doutora em Ciências pela Faculdade de Medicina da Universidade de São Paulo (FMUSP).

Barbara Maria Ianni

Professora Livre-Docente pela Faculdade de Medicina da Universidade de São Paulo (FMUSP). Médica da Unidade Clínica de Miocardiopatias do Instituto do Coração do Hospital das Clínicas da Faculdade de Medicina da Universidade de São Paulo (Incor-HCFMUSP).

Benjamin Seligman

MD/PhD Candidate in the Department of Biology in the School of Medicine of Stanford University (Palo Alto, CA, Estados Unidos).

Bernardino Tranchesi Júnior

Graduação em Medicina com Especialização em Clínica Médica e Cardiologia, Doutor e Professor Livre-Docente pela Faculdade de Medicina da Universidade de São Paulo (FMUSP).

Bruno Caramelli

Professor-Associado II da disciplina de Cardiologia da Faculdade de Medicina da Universidade de São Paulo (FMUSP). Diretor da Unidade de Medicina Interdisciplinar em Cardiologia do Instituto do Coração (InCor) da FMUSP.

Camila Rocon de Lima

Médica pesquisadora da Unidade Clínica de Miocardiopatias do Instituto do Coração do Hospital das Clínicas da Faculdade de Medicina da Universidade de São Paulo (InCor-HCFMUSP).

Carina Abigail Hardy

Médica Cardiologista e Eletrofisiologista formada em 2005 e Médica Assistente da Unidade Clínica de Arritmias e Eletrofisiologia do Instituto do Coração do Hospital das Clínicas da Faculdade de Medicina da Universidade de São Paulo (InCor-HCFMUSP) desde 2012.

Carlos Alberto Pastore

Doutor em Cardiologia e Livre-Docente da Universidade de São Paulo (USP), Diretor da Unidade Clínica de Eletrocardiologia de Repouso do Instituto do Coração do Hospital das Clínicas da Faculdade de Medicina da Universidade de São Paulo (InCor-HCFMUSP). Presidente no exercício 2013-2015 da International Society of Electrocardiology.

Carlos Alberto Treff Junior

Educador Físico, Mestrando bolsista na Faculdade de Medicina da Universidade de São Paulo (FMUSP).

Carlos Eduardo Negrão

Professor Titular do Departamento de Biodinâmica da Escola de Educação Física e Esporte da Universidade de São Paulo com vinculação subsidiária ao Departamento de Cardiopneumologia da Faculdade de Medicina da Universidade de São Paulo (FMUSP). Diretor da Unidade de Reabilitação Cardiovascular e Fisiologia do Exercício do Instituto do Coração do Hospital das Clínicas da Faculdade de Medicina da Universidade de São Paulo (Incor-HCFMUSP).

Carlos Eduardo Rochitte

Coordenador de Ensino e Pesquisa do Setor de Ressonância e Tomografia Cardiovascular do Instituto do Coração da Faculdade de Medicina da Universidade de São Paulo (InCor-FMUSP). Diretor do Serviço Ressonância e Tomografia Cardiovascular do Hospital do Coração (HCor). Doutor e Professor Livre-Docente de Cardiologia pelo InCor-FMUSP. *Post-Doctoral Fellow* de Cardiologia em Ressonância e Tomografia Cardiovascular na Johns Hopkins University, (Baltimore, MD, Estados Unidos). Responsável pelo serviço de Ressonância Magnética e Tomografia Cardíaca do Hospital Pró-Cardíaco (Rio de Janeiro, RJ).

Carlos Jardim

Doutor em Ciências pela Faculdade de Medicina da Universidade de São Paulo (FMUSP). Médico responsável pelo Ambulatório de Hipertensão Pulmonar da Unidade de Circulação Pulmonar da Disciplina de Pneumologia do Instituto do Coração do Hospital das Clínicas da FMUSP.

Carlos Manuel de Almeida Brandão

Doutor em Medicina, Professor Colaborador e Coordenador da Unidade Cirúrgica de Emergência da Faculdade de Medicina da Universidade de São Paulo (FMUSP).

Carlos Roberto Ribeiro de Carvalho

Professor Titular da Disciplina de Pneumologia. Chefe da UTI-Respiratória e Diretor da Divisão de Pneumologia do Instituto do Coração do Hospital das Clínicas da Faculdade de Medicina da Universidade de São Paulo (InCor-HCFMUSP).

Carlos Vicente Serrano Jr.

Professor-Associado do Departamento de Cardiopneumologia e Diretor da Unidade Clínica de Aterosclerose do Instituto do Coração do Hospital das Clínicas da Faculdade de Medicina da Universidade de São Paulo (InCor-HCFMUSP).

Carolina Sander Reiser

Membro Titular do Colégio Brasileiro de Radiologia. Especialista em Radiologia Torácica e Cardiovascular pela Universidade de São Paulo.

Carolina Stoll

Médica Cardiologista e Professora Auxiliar de Ensino na Escola de Medicina da Pontifícia Universidade Católica do Paraná (PUC-PR).

Cesar Higa Nomura

Diretor do Serviço de Radiologia do Instituto do Coração do Hospital das Clínicas da Faculdade de Medicina da Universidade de São Paulo (InCor-HCFMUSP). Responsável pelo serviço de Tomografia e Ressonância Cardíaca do Hospital Israelita Albert Einstein (HIAE).

Cesar José Grupi

Doutor em Medicina e Médico Chefe do Setor de Monitorização Ambulatorial do Eletrocardiograma do Serviço de Métodos Gráficos do Instituto do Coração do Hospital das Clínicas da Faculdade de Medicina da Universidade de São Paulo (InCor-HCFMUSP).

Charles Mady

Professor-Associado e Diretor do Grupo de Miocardiopatias do Instituto do Coração do Hospital das Clínicas da Faculdade de Medicina da Universidade de São Paulo (InCor-HCFMUSP).

Cícero Piva de Albuquerque

Coordenador do Núcleo de Cardio-Oncologia do Instituto do Coração do Hospital das Clínicas da Faculdade de Medicina da Universidade de São Paulo (InCor-HCFMUSP). Doutorado pela Faculdade de Medicina da USP. *Post-Doctoral Fellowship* pelo The Johns Hopkins Hospital (Baltimore, MD, Estados Unidos). Editor-Associado dos Arquivos Brasilerios de Cardiologia (1995-2005).

Clerio Azevedo Filho

Coordenador do Serviço de Ressonância e Tomografia Cardíaca do Centro de Diagnóstico por Imagem DASA-RJ. Coordenador do Serviço Tomografia Cardiovascular do Hospital Universitário Pedro Ernesto da UERJ. Doutor em Cardiologia pelo Instituto do Coração do Hospital das Clínicas da Faculdade de Medicina da Universidade de São Paulo (InCor-HCFMUSP). *Post-Doctoral Fellow* de Cardiologia em Ressonância e Tomografia Cardiovascular na Johns Hopkins University (Baltimore, MD, Estados Unidos).

Constantino José Fernandes Junior

Gerente Médico do Hospital Israelita Albert Einstein (HIAE). Professor do Ambulatório Geral e Familiar da Universidade Federal de São Paulo (Unifesp).

Cristiano Faria Pisani

Médico Assistente da Unidade de Arritmia do Instituto do Coração do Hospital das Clínicas da Faculdade de Medicina da Universidade de São Paulo (InCor-HCFMUSP).

Cristina Villa del Campo

Centro Nacional de Investigaciones Cardiovasculares (CNIC), Madrid, Espanha.

Daniel Bouckabki de Almeida Diehl

Residência em Clínica Médica pela Escola Paulista de Medicina da Universidade Federal de São Paulo (EPM/Unifesp). Residência Médica em Cardiologia pelo Instituto Dante Pazzanese de Cardiologia (IDPC). Especialista em Cardiologia pela Sociedade Brasileira de Cardiologia (SBC). Médico Residente de Hemodinâmica e Cardiologia Intervencionista e Membro da Divisão de Pesquisa do IDPC.

Daniela Calderaro

Médica Assistente da Unidade de Medicina Interdisciplinar em Cardiologia do Instituto do Coração do Hospital das Clínicas da Faculdade de Medicina da Universidade de São Paulo (InCor-HCFMUSP). Doutorado em Emergências Clínicas pela USP.

Daniela Regina Agostinho

Professora de Educação Física da Unidade de Reabilitação Cardiovascular e Fisiologia do Exercício do Instituto do Coração do Hospital das Clínicas da Faculdade de Medicina da Universidade de São Paulo (InCor-HCFMUSP), especialista em Condicionamento Físico aplicado à prevenção Cardiovascular primária e secundária e Fisiologia do exercício

Danielle Menosi Gualandro

Médica Assistente da Unidade de Medicina Interdisciplinar em Cardiologia do Instituto do Coração do Hospital das Clínicas da Faculdade de Medicina da Universidade de São Paulo (InCor-HCFMUSP). Doutorado em Cardiologia pela USP.

Dante Marcelo Artigas Giorgi

Doutor em Nefrologia pela Faculdade de Medicina da Universidade de São Paulo (FMUSP). Médico Assistente da Unidade Clínica de Hipertensão do Instituto do Coração do Hospital das Clínicas da FMUSP.

David Everson Uip

Professor Livre-Docente pela Faculdade de Medicina da Universidade de São Paulo (FMUSP). Professor Titular do Departamento de Clínica Médica da Faculdade de Medicina do ABC. Secretário do Estado da Saúde desde 2013.

Débora Romeo Bertola

Doutora em Ciências pela Universidade de São Paulo (USP). Chefe do Serviço de Genética Clínica do Instituto da Criança do Hospital das Clínicas da Faculdade de Medicina da USP e Médica Geneticista do Centro de Estudos do Genoma Humano do Instituto de Biociências da USP.

Denise C. Fernandes

Pesquisadora Associada do Laboratório de Biologia Vascular do Instituto do Coração do Hospital das Clínicas da Faculdade de Medicina da Universidade de São Paulo (InCor-HCFMUSP).

Denise Tessariol Hachul

Médica da equipe de Arritmia Clínica, responsável pelo Laboratório de Avaliação Autonômica e Ambulatório de Síncope do Instituto do Coração do Hospital das Clínicas da Faculdade de Medicina da Universidade de São Paulo (InCor-HCFMUSP) e do Hospital Sírio Libanês. Doutora pela FMUSP.

Desidério Favarato

Doutor pela Faculdade de Medicina da Universidade de São Paulo (FMUSP) e Médico Assistente da Unidade Clínica de Aterosclerose do Instituto do Coração do Hospital das Clínicas da Faculdade de Medicina da Universidade de São Paulo (InCor-HCFMUSP).

Edimar Alcides Bocchi

Professor-Associado, Diretor da Unidade de Insuficiência Cardíaca e Coordenador do Núcleo de Insuficiência Cardíaca do Instituto do Coração do Hospital das Clínicas da Faculdade de Medicina da Universidade de São Paulo (InCor-HCFMUSP).

Edmundo Arteága-Fernandez

Professor Livre-Docente e Assistente da Unidade Clínica de Miocardiopatias do Instituto do Coração do Hospital das Clínicas da Faculdade de Medicina da Universidade de São Paulo (InCor-HCFMUSP).

Ednei L. Antonio

Mestre em Ciências pelo Programa de Pós-Graduação em Cardiologia do Laboratório de Fisiologia e Fisiopatologia Cardíacas da Escola Paulista de Medicina da Universidade Federal de São Paulo (EPM/Unifesp).

Eduardo A. Osawa

Médico Especialista em Cardiologia pela Sociedade Brasileira de Cardiologia e Medicina Intensiva pela AMIB. Médico Assistente da UTI Cirúrgica do Instituto do Coração do Hospital das Clínicas da Faculdade de Medicina da Universidade de São Paulo (InCor-HCFMUSP).

Eduardo Giusti Rossi

Médico Assistente da Unidade Clínica de Valvopatias Instituto do Coração do Hospital das Clínicas da Faculdade de Medicina da Universidade de São Paulo (InCor-HCFMUSP), Doutor em Cardiologia pela FMUSP.

Eduardo Gomes Lima

Médico Assistente da Unidade Clínica de Aterosclerose do Instituto do Coração do Hospital das Clínicas da Faculdade de Medicina da Universidade de São Paulo (InCor-HCFMUSP).

Eduardo Sosa

Professor Livre-Docente da Faculdade de Medicina da Universidade de São Paulo (USP), Médico Assistente da Unidade Clínica de Arritmia.

Elias Knobel

Diretor Emérito e Médico Fundador do Centro de Terapia Intensiva do Hospital Israelita Albert Einstein (HIAE). Vice-Presidente da Mesa Diretora do HIAE. Professor Adjunto do Departamento de Medicina da Escola Paulista de Medicina da Universidade Federal de São Paulo (1971-1998).

Elizabeth Sartori Crevelari

Médica Assistente da Unidade de Estimulação Elétrica e Marcapasso da Divisão Cirúrgica do Instituto do Coração do Hospital das Clínicas da Faculdade de Medicina da Universidade de São Paulo (InCor-HCFMUSP). Pós-Graduanda (Doutorado) do Programa de Pós-Graduação em Cirurgia Torácica e Cardiovascular da FMUSP.

Estela Azeka

Professora Livre-Docente da Faculdade de Medicina da Universidade de São Paulo (FMUSP). Médica Assistente do Instituto do Coração do Hospital das Clínicas da FMUSP.

Estela Horowitz

Graduada em Medicina pela Pontifícia Universidade Católica do Rio Grande do Sul, Mestrado em Ciências da Saúde (Cardiologia) pelo Instituto de Cardiologia do Rio Grande do Sul. Atualmente é Cardiologista Pediátrica do Instituto de Cardiologia do Rio Grande do Sul.

Evandro Tinoco Mesquita

Professor-Associado da Universidade Federal Fluminense. Diretor Clínico do Hospital Pró-Cardíaco. Doutor em Cardiologia pela Universidade de São Paulo.

Fabiana Goulart Marcondes-Braga

Doutora em Cardiologia pela Faculdade de Medicina da Universidade de São Paulo (FMUSP). Médica Assistente do Núcleo de Transplante do Instituto do Coração do Hospital das Clínicas da FMUSP.

Fabio Antônio Gaiotto

Doutor em Ciências pela Faculdade de Medicina da Universidade de São Paulo (FMUSP). Cirurgião Cardiovascular Coordenador do Núcleo de Transplante do Instituto do Coração do Hospital das Clínicas da FMUSP.

Fábio Augusto Pinton

Especialista em Hemodinâmica e Cardiologia Intervencionista pelo Instituto do Coração do Hospital das Clínicas da Faculdade de Medicina da Universidade de São Paulo (InCor-HCFMUSP) e pela Sociedade Brasileira de Hemodinâmica e Cardiologia Intervencionista. Especialista em Cardiologia pelo InCor-HCFMUSP e pela Sociedade Brasileira de Cardiologia. Médico do Serviço de Hemodinâmica e Cardiologia Intervencionista da Irmandade da Santa Casa de Misericórdia de São Paulo e do Hospital Sírio-Libanês.

Fabio Biscegli Jatene

Professor Titular da Disciplina de Cirurgia Cardiovascular da Faculdade de Medicina da Universidade de São Paulo.

Fabio Fernandes

Professor Livre-Docente pela Faculdade de Medicina da Universidade de São Paulo e Assistente da Unidade Clínica de Miocardiopatias do Instituto do Coração do Hospital das Clínicas da Faculdade de Medicina da Universidade de São Paulo (InCor-HCFMUSP).

Felipe Gallego Lima

Especialista em Cardiologia pela Sociedade Brasileira de Cardiologia, Especialista em Coronariopatia Aguda pelo Instituto do Coração do Hospital das Clínicas da Faculdade de Medicina da Universidade de São Paulo (InCor-HCFMUSP), Médico Assistente da Unidade Coronariana do InCor-HCFMUSP, Médico Cardiologista/Intensivista da UTI Cardiológica e da Unidade Avançada de Insuficiência Cardíaca do Hospital Sírio-Libanês.

Felipe Lourenço Fernandes

Especialista em Clínica Médica pelo Hospital das Clínicas da Faculdade de Medicina da Universidade de São Paulo (HCFMUSP). Cardiologista pelo Instituto do Coração InCor do HCFMUSP. Doutorando em Ciências Médicas pela FMUSP.

Felix José Alvarez Ramires

Professor Livre-Docente pela Faculdade de Medicina da Universidade de São Paulo (FMUSP) e Médico Assistente da Unidade Clínica de Miocardiopatias do Instituto do Coração do Hospital das Clínicas da FMUSP, Responsável pelo Laboratório de Miocardiopatias.

Fernanda Marciano Consolim Colombo

Professora Livre-Docente da Faculdade de Medicina da Universidade de São Paulo (FMUSP), Médica Assistente da Unidade de Hipertensão do Instituto do Coração. Coordenadora do Programa de Pós-Graduação da Universidade Nove de Julho. Diretora de Pesquisa da Sociedade Brasileira de Hipertensão.

Fernanda Reis de Azevedo

Nutricionista e Doutoranda da Faculdade de Medicina da Universidade de São Paulo.

Fernando Bacal

Livre-Docente em Cardiologia pela Faculdade de Medicina de Universidade de São Paulo (FMUSP). Diretor da Unidade Clínica de Transplante Cardíaco - Instituto do Coração do Hospital das Clínicas da FMUSP.

Fernando Ganen

Doutor em Ciências pela Faculdade de Medicina de Universidade de São Paulo (FMUSP), Diretor do Serviço de Emergência e Pronto-Atendimento do Hospital Sírio Libanês e Médico Assistente da Unidade de Coronariopatia Aguda do Instituto do Coração do Hospital das Clínicas da FMUSP.

Filomena Regina Barbosa Gomes Galas

Livre-Docente em Medicina na área de Anestesiologia pela Faculdade de Medicina da Universidade de São Paulo (FMUSP), graduada em Medicina pela Universidade Federal do Maranhão, Especialista em Terapia Intensiva pela AMIB. Supervisora da Unidade de Terapia Intensiva Cirúrgica e do Serviço de Anestesiologia do Instituto do Coração do Hospital das Clínicas da FMUSP. Coordenadora da UTI Cardiológica e Anestesiologista do Hospital Sírio-Libanês, Coordenadora da UTI Geral do Instituto do Câncer (ICESP) da FMUSP.

Flávia Bittar Britto Arantes

Médica estagiária da Unidade Clínica de Coronariopatia Aguda do Instituto do Coração Instituto do Coração do Hospital das Clínicas da Faculdade de Medicina da Universidade de São Paulo.

Flávio Tarasoutchi

Diretor da Unidade de Valvopatias do Instituto do Coração do Hospital das Clínicas da Faculdade de Medicina da Universidade de São Paulo (InCor-HCFMUSP), Livre-Docente em Cardiologia pela FMUSP.

Francisco A. Helfenstein Fonseca

Professor Afiliado Livre-Docente da Disciplina de Cardiologia da Escola Paulista de Medicina da Universidade Federal de São Paulo.

Francisco Carlos da Costa Darrieux

Doutor em Cardiologia pela Faculdade de Medicina da Universidade de São Paulo (FMUSP). Médico Assistente do Núcleo Clínico Cirúrgico de Arritmias Cardíacas do Instituto do Coração do Hospital das Clínicas (InCor-HC) da FMUSP. Responsável pelo Ambulatório Didático de Arritmias Cardíacas e de Arritmias Genéticas do InCor-HCFMUSP. Coordenador do Centro de Arritmologia do Hospital Alemão Oswaldo Cruz.

Francisco R. M. Laurindo

Professor Livre-Docente do Departamento de Cardio-Pneumologia da Faculdade de Medicina da Universidade de São Paulo (FMUSP), Diretor do Laboratório de Biologia Vascular do Instituto do Coração do Hospital das Clínicas da FMUSP.

Frederico J. N. Mancuso

Médico Assistente da disciplina de Cardiologia da Escola Paulista de Medicina da Universidade Federal de São Paulo.

Frederico Leon Arrabal Fernandes

Médico Assistente da Divisão de Pneumologia do Instituto do Coração do Hospital das Clínicas da Faculdade de Medicina da Universidade de São Paulo.

Gabriel Pelegrineti Targueta

Médico pela Universidade Federal do Espirito Santo (UFES). Residência médica em Clínica Médica na Escola Paulista de Medicina da Universidade Federal de São Paulo e Cardiologia no Instituto Dante Pazzanese de Cardiologia. Título de especialista em Cardiologia pela Sociedade Brasileira de Cardiologia.

Geraldo Lorenzi-Filho

Diretor do Laboratório do Sono, Disciplina de Pneumologia do Instituto do Coração do Hospital das Clínicas da Faculdade de Medicina da Universidade de São Paulo (InCor-HCFMUSP), Professor Livre-Docente pela FMUSP.

Germano Emílio Conceição Souza

Doutor em Cardiologia pela Faculdade de Medicina da Universidade de São Paulo (FMUSP), Coordenador do Centro de Insuficiência Cardíaca e Transplante Cardíaco do Hospital Alemão Oswaldo Cruz, Médico Assistente do Núcleo de Insuficiência Cardíaca do Instituto do Coração do Hospital das Clínicas da FMUSP.

Giovanni Guido Cerri

Diretor da Faculdade de Medicina da Universidade de São Paulo (FMUSP), Professor Titular de Radiologia do Hospital das Clínicas da FMUSP.

Gisele Sampaio Silva

Doutorada em Neurociências pela Universidade Federal de São Paulo (Unifesp), Pós-Doutorada pelo Massachusetts General Hospital; Mestra em Saúde pela Harvard School of Public Health, Professora Adjunta da Unifesp, Gerente Médica do Programa de Neurologia do Hospital Israelita Albert Einstein.

Giselle Lima Peixoto

Médica Coordenadora de Pesquisa da Unidade Clínica de Estimulação Cardíaca Artificial do Instituto do Coração do Hospital das Clínicas da Faculdade de Medicina da Universidade de São Paulo.

Gláucia Maria Penha Tavares

Mestre em Medicina pela Faculdade de Medicina da Universidade de São Paulo (FMUSP). Especialista em Pediatria pela Sociedade Brasileira de Pediatria. Especialista em Cardiologia Pediátrica e em Ecocardiografia pela Sociedade Brasileira de Cardiologia. Médica Supervisora da Ecocardiografia Congênita e Fetal do Serviço de Ecocardiografia do Instituto do Coração da FMUSP. Médica Assistente do Serviço de Ecocardiografia do Hospital Israelita Albert Einstein.

Glauco Saes

Cirurgião Vascular e Endovascular. Título de Especialista pela SBACV. Médico Colaborador do Ambulatório de Claudicação Intermitente do Hospital das Clínicas da Faculdade de Medicina da Universidade de São Paulo.

Glaucylara Reis Geovanini

Médica Assistente do Pronto Socorro do Instituto do Coração do Hospital das Clínicas da Faculdade de Medicina da Universidade de São Paulo. Doutoranda do Programa de Pneumologia.

Guilherme Nunes da Silva

Especialista em Cardiologia pela Sociedade Brasileira de Cardiologia. Especialista em Ecocardiografia pela Universidade Estadual de Campinas. Médico Assistente do Departamento de Clínica Médica do Hospital Centro Médico de Campinas. Médico Cardiologista do Departamento de Cardiologia/Ecocardiografia do Hospital Centro Médico de Campinas.

Guilherme Sobreira Spina

Coordenador da Liga de Combate à Febre Reumática da Faculdade de Medicina da Universidade de São Paulo (FMUSP). Médico Assistente da Unidade Clínica de Valvopatias do Instituto do Coração do Hospital das Clínicas da FMUSP, Doutor em Cardiologia pela FMUSP.

Heno Ferreira Lopes

Professor Livre-Docente do Departamento de Cardiopneumologia da Faculdade de Medicina da Universidade de São Paulo (FMUSP). Médico Assistente da Unidade Clínica de Hipertensão do Instituto do Coração do Hospital das Clínicas da FMUSP. Professor na Pós-Graduação em Medicina da Universidade Nove de Julho.

Horácio Gomes Pereira Filho

Médico formado pela Escola Paulista de Medicina da Universidade Federal de São Paulo, Medico Cardiologista especializado em Métodos Gráficos. Médico Assistente da Unidade Clínica de Eletrocardiografia de Repouso do Instituto do Coração do Hospital das Clínicas da Faculdade de Medicina da Universidade de São Paulo (InCor-HCFMUSP).

Humberto Pierri

Livre-Docente pela Universidade de São Paulo (USP). Diretor do Grupo de Cardiogeriatria do Instituto do Coração do Hospital das Clínicas da Faculdade de Medicina da USP.

Ieda Biscegli Jatene

Doutora em Medicina pela Universidade de São Paulo. Chefe do Serviço de Cardiopatias Congênitas e Cardiologia Pediátrica do Hospital do Coração da Associação do Sanatório Sírio.

Jaqueline Sholz Issa

Doutora em Cardiologia pela Faculdade de Medicina da Universidade de São Paulo (FMUSP). Diretora do Programa de Tratamento do Tabagismo do Instituto do Coração do Hospital das Clínicas da FMUSP. Criadora do *software* PAF – Programa de Assistência ao Fumante.

Jason Kovacic

MD, PhD, FACC, FAHA, FSCAI. Associate Professor of Medicine Icahn School of Medicine at Mount Sinai (New York, NY, Estados Unidos).

Jean-Louis Vincent

Professor of Intensive Care Medicine (Université Libre de Bruxelles), Dept. of Intensive Care, Erasme Univ. Hospital (Bélgica). President, World Federation of Societies of Intensive and Critical Care Medicine (WFSICCM).

Jeanne M. Tsutsui

Professora Livre-Docente da Faculdade de Medicina da Universidade de São Paulo, Diretora Executiva Médica do Grupo Fleury.

João Augusto Costa Lima

Professor de Medicina, Radiologia e Epidemiologia e Diretor da Imagem Cardiovascular no Johns Hopkins University School of Medicine (Baltimore, MD, Estados Unidos).

João Batista Serro Azul

Doutor em Medicina pela Faculdade de Medicina da Universidade de São Paulo. Médico da Unidade Clínica de Cardiogeriatria do Instituto do Coração do Hospital das Clínicas da Faculdade de Medicina da Universidade de São Paulo.

João Fernando M. Ferreira

Doutor em Medicina pela Universidade de São Paulo (USP), Médico Assistente da Unidade Clínica de Coronariopatia Crônica do Instituto do Coração do Hospital das Clínicas da Faculdade de Medicina da USP.

João Ricardo Cordeiro Fernandes

Médico Cardiologista Assistente da Unidade Clínica de Valvopatias do Instituto do Coração do Hospital das Clínicas da Faculdade de Medicina da Universidade de São Paulo.

José Carlos Nicolau

Diretor da Unidade Clínica de Coronariopatia Aguda do Instituto do Coração do Hospital das Clínicas da Faculdade de Medicina da Universidade de São Paulo (InCor-HCFMUSP). Professor-Associado nível 3 da FMUSP.

Jose Castellano

Médico no Centro Nacional de Investigaciones Cardio-vasculares (CNIC), Madrid, Espanha e Hospital Universitario Monteprincipe, Madrid, Espanha.

José Claudio Meneghetti

Doutor em Medicina pela Universidade de São Paulo (USP), Diretor do Serviço de Medicina Nuclear e Imagem Molecular do Instituto do Coração do Hospital das Clínicas da Faculdade de Medicina da USP.

José de Arimateia Batista Araújo Filho

Membro Titular do Colégio Brasileiro de Radiologia. Médico Radiologista do Hospital Israelita Albert Eistein. Especialista em Radiologia Torácica e Cardiovascular pela Universidade de São Paulo.

José Eduardo Krieger

Diretor do Laboratório de Genética e Cardiologia Molecular do Instituto do Coração do Hospital das Clínicas da Faculdade de Medicina da Universidade de São Paulo.

José Jayme Galvão de Lima

Professor Livre-Docente da Faculdade de Medicina da Universidade de São Paulo (FMUSP). Médico da Unidade de Hipertensão do Instituto do Coração do Hospital das Clínicas da FMUSP.

José Leônidas Alves

Médico da Unidade de Circulação Pulmonar da Disciplina de Pneumologia do Instituto do Coração do Hospital das Clínicas da Faculdade de Medicina da Universidade de São Paulo.

José Mariani Junior

Coordenador do Serviço de Hemodinâmica e Cardiologia Intervencionista da Santa Casa de São Paulo. Médico Assistente dos Serviços de Hemodinâmica e Cardiologia Intervencionista do Instituto do Coração do Hospital das Clínicas da Faculdade de Medicina da Universidade de São Paulo e do Hospital Sírio-Libanes.

José Rocha Faria Neto

Pós-Doutorado em Aterosclerose no Cedars-Sinai Medical Center (Los Angeles, LA, Estados Unidos). Professor Titular em Cardiologia na Pontifícia Universidade Catolica do Paraná. Presidente do Departamento de Aterosclerose da Sociedade Brasileira de Cardiologia.

José Rodrigues Parga

Doutor em Cardiologia pela Faculdade de Medicina da Universidade de São Paulo e Médico Assistente do Serviço de Ressonância Magnética e Tomografia Computadorizada do Instituto do Coração do Hospital das Clínicas da FMUSP.

José Soares Junior

Doutor em Medicina pela Universidade de São Paulo. Medico Chefe do Serviço de Medicina Nuclear e Imagem Molecular do Instituto do Coração do Hospital das Clínicas da FMUSP.

José Xavier-Neto

Laboratório de Modificação do Genoma. Laboratório Nacional de Biociências (LNBio). Centro Nacional de Pesquisas em Energia e Materiais (CNPEM).

Julia Antoniazzi

Especialista em Clinica Médica pela Escola Paulista de Medicina da Universidade Federal de São Paulo. Especialista em Clinica Médica pela Associação Médica Brasileira. Especialista em Cardiologia pelo Instituto do Coração do Hospital das Clínicas da Faculdade de Medicina da Universidade de São Paulo. Especializanda em Medicina Intensiva pelo Hospital do Servidor Público Estadual - IAMSPE.

Juliane Seabra Garcez

Residência em Cardiologia pelo Instituto do Coração do Hospital das Clínicas da Faculdade de Medicina da Universidade de São Paulo. Residência em Clínica Médica pela Univerdade Estadual de Campinas.

Kátia Regina da Silva

Doutora em Ciências pelo Programa de Pós-Graduação em Cirurgia Torácica e Cardiovascular da Faculdade de Medicina da Universidade de São Paulo (FMUSP). Pós-Doutorado pelo Departamento de Cirurgia da Duke University Medical Center e pelo Departamento de Cardiopneumologia da FMUSP. Professora Colaboradora do Departamento de Cardiopneumologia da FMUSP.

K-Raman Purushothaman

The Zena and Michael A. Wiener Cardiovascular Institute and the Marie-Josée and Henry R. Kravis Center for Cardiovascular Health, Icahn School of Medicine at Mount Sinai (New York, NY, Estados Unidos) e do Centro Nacional de Investigaciones Cardiovasculares (CNIC), Madrid, Espanha.

Leina Zorzanelli

Médica Assistente no Instituto do Coração do Hospital das Clínicas da Faculdade de Medicina da Universidade de São Paulo.

Leonardo A. M. Zornoff

Professor Adjunto do Departamento de Clínica Médica na Faculdade de Medicina de Botucatu, Universidade Estadual Júlio de Mesquita Filho - Universidade Estadual de São Paulo.

Leonardo Jorge Cordeiro de Paula

Médico Assistente da Unidade Clínica de Emergência e Coordenador Médico do Serviço de Tele-Emergência Cardiológica do Instituto do Coração do Hospital das Clínicas da Faculdade de Medicina da Universidade de São Paulo. Médico do Pronto-Atendimento e da Telemedicina do Hospital Israelita Albert Einstein. Médico Hemodinamicista nos Hospitais Santa Paula, SEPACO e Metropolitano. Especialista em Hemodinâmica e Cardiologia Intervencionista pela Sociedade Brasileira de Cardiologia Intervencionista. Especialista pela Sociedade Brasileira de Cardiologia. Especialista pela Sociedade Brasileira de Clínica Médica. Formado pela Universidade do Estado do Rio de Janeiro.

Lívia Nascimento de Matos

Médica Cardiologista e Pós-Graduanda no Departamento de Medicina da Universidade Federal de São Paulo.

Lucas José Tachotti Pires

Médico Colaborador da Unidade Clínica de Valvopatias do Instituto do Coração do Hospital das Clínicas da Faculdade de Medicina da Universidade de São Paulo. Membro do Grupo de Trabalho em Cardiopatias Valvares da Sociedade Europeia de Cardiologia.

Luciana Sacilotto

Médica Assistente do Núcleo Clínico Cirúrgico de Arritmias Cardíacas e Doutoranda na Área de Arritmias Genéticas do Instituto do Coração do Hospital das Clínicas da Faculdade de Medicina da Universidade de São Paulo. Especialista em Cardiologia pela Sociedade Brasileira de Cardiologia e em Arritmia Clínica pela Sobrac.

Luciano Ferreira Drager

Médico Assistente da Unidade de Hipertensão do Instituto do Coração do Hospital das Clínicas da Faculdade de Medicina da Universidade de São Paulo (InCor-HCFMUSP). Doutor em Ciências pela FMUSP. Professor-Doutor pelo Departamento de Clínica Médica da FMUSP, Disciplina de Nefrologia, Área de Hipertensão Arterial.

Luciano Moreira Baracioli

Médico Assistente da Unidade Clínica de Coronariopatia Aguda do Instituto do Coração do Hospital das Clínicas da Faculdade de Medicina da Universidade de São Paulo (InCor-HCFMUSP). Doutor em Cardiologia pela FMUSP. Professor Colaborador do Departamento de Cardiopneumologia da FMUSP.

Luciano Nastari

Doutor em Cardiologia pela Faculdade de Medicina da Universidade de São Paulo (FMUSP) e Médico Assistente da Unidade Clínica de Miocardiopatias do Instituto do Coração do Hospital das Clínicas da FMUSP.

Ludhmila Abrahao Hajjar

Professora Doutora - MS3 Disciplina de Cardiologia - Área de Cardiologia Crítica da Faculdade de Medicina da Universidade de São Paulo (FMUSP). Doutora em Ciências pelo Programa de Pós-Graduação em Anestesiologia da FMUSP. Título de Especialista em Cardiologia pela Sociedade Brasileira de Cardiologia. Título de Especialista em Medicina Intensiva pela Associação de Medicina Intensiva Brasileira. Graduada pela Universidade de Brasília. Diretora do Departamento de Pacientes Críticos. Coordenadora da UTI Cirúrgica do Instituto do Coração do Hospital das Clínicas da FMUSP. Coordenadora da UTI Cardiológica do Hospital Sírio-Libanês. Coordenadora da UTI Geral do Instituto do Câncer da FMUSP.

Luis Alberto Oliveira Dallan

Professor-Associado da Faculdade de Medicina da Universidade de São Paulo (FMUSP). Diretor da Unidade Cirúrgica de Coronariopatias do Instituto do Coração do Hospital das Clínicas da FMUSP.

Luís Augusto Palma Dallan

Formação em Cardiologia pelo Instituto do Coração do Hospital das Clínicas da Faculdade de Medicina da Universidade de São Paulo (InCor-HCFMUSP). Título de Especialista em Cardiologia pela Sociedade Brasileira de Cardiologia/Associação Médica Brasileira.

Luis Fernando Bernal da Costa Seguro

Médico Assistente do Núcleo de Transplante do Instituto do Coração do Hospital das Clínicas da Faculdade de Medicina da Universidade de São Paulo.

Luis Henrique Gowdak

Médico Assistente do Laboratório de Genética e Cardiologia Molecular e da Unidade Clínica de Coronariopatia Crônica do Instituto do Coração do Hospital das Clínicas da Faculdade de Medicina da Universidade de São Paulo (InCor-HCFMUSP). Coordenador Clínico do Núcleo de Estudos e Pesquisa em Angina Refratária do InCor-HCFMUSP. Doutor em Cardiologia pela FMUSP. *Fellow* da Sociedade Europeia de Cardiologia.

Luís Roberto Palma Dallan

Formação em Cirurgia Cardiovascular pelo Instituto do Coração do Hospital das Clínicas da Faculdade de Medicina da Universidade de São Paulo (InCor-HCFMUSP). Médico Emergencista do SAMU - Serviço de Atendimento Móvel de Urgência.

Luiz Antonio Machado César

Professor Livre-Docente de Cardiologia da Faculdade de Medicina da Universidade de São Paulo (FMUSP). Professor-Associado de Cardiologia da FMUSP. Diretor da Unidade de Doença Coronária Crônica do Instituto do Coração do Hospital das Clínicas da FMUSP.

Luiz Aparecido Bortolotto

Diretor da Unidade de Hipertensão do Instituto do Coração do Hospital das Clínicas da Faculdade de Medicina da Universidade de São Paulo (InCor-HCFMUSP); Doutor em Cardiologia e Livre-Docente pela FMUSP.

Luiz Benvenuti

Médico Assistente no Instituto do Coração do Hospital das Clínicas da Faculdade de Medicina da Universidade de São Paulo.

Marcelo Bertolami

Diretor de Divisão Científica do Instituto Dante Pazzanese de Cardiologia da Secretaria do Estado da Saúde de São Paulo. Mestre e Doutor em Saúde Pública pela Faculdade de Saúde Pública da Universidade de São Paulo.

Marcelo Dantas Tavares

Médico Pesquisador da Unidade Clínica de Miocardiopatias do Instituto do Coração do Hospital das Clínicas da Faculdade de Medicina da Universidade de São Paulo.

Marcelo Franken

Médico Assistente da Unidade Clínica de Coronariopatia Aguda do Instituto do Coração do Hospital das Clínicas da Faculdade de Medicina da Universidade de São Paulo.

Marcelo Jatene

Professor-Associado Faculdade de Medicina da Universidade de São Paulo (FMUSP). Diretor da Unidade de Cirurgia Cardíaca Pediátrica Instituto do Coração do Hospital das Clínicas da FMUSP.

Marcelo Park

Médico Assistente da Disciplina de Emergências (UTI) no Instituto do Coração do Hospital das Clínicas da Faculdade de Medicina da Universidade de São Paulo. Plantonista na UTI do Hospital Sírio-Libanês.

Marcelo Teivelis

Research Fellow em Cirurgia Vascular e Endovascular no Hospital Israelita Albert Einstein. Especialista em Cirurgia Vascular pela Sociedade Brasileira de Angiologia e Cirurgia Vascular.

Marcelo W. Montera

Doutor em Cardiologia pela Faculdade de Medicina da Universidade de São Paulo. Coordenador do Centro de Insuficiência Cardíaca e Coordenador Clínico do Programa de Suporte Mecânico Circulatório e Transplante Cardíaco do Hospital Prócardíaco. *Fellow* do Tampa General Hospital em Suporte Mecânico Circulatório (Tampa, FL, Estados Unidos).

Marcia Maria Morales

Doutorado em Ciências Médicas pela Universidade de São Paulo - Faculdade de Medicina de Ribeirão Preto. INVASE-Cirurgia Vascular e Endovascular no Hospital Beneficência Portuguesa de São José do Rio Preto.

Marcio Miname

Médico na Clínica Lipídica do Instituto do Coração do Hospital das Clínicas da Faculdade de Medicina da Universidade de São Paulo.

Marcos F. Minicucci

Professor Assistente Doutor do Departamento de Clínica Médica da Faculdade de Medicina de Botucatu, Universidade Estadual Júlio de Mesquita Filho - UNESP.

Marcos Vinicius Simões

Professor-Associado da Divisão de Cardiologia - Departamento de Clínica Médica. Faculdade de Medicina de Ribeirão Preto - Universidade de São Paulo (USP). Coordenador da Clínica de Insuficiência Cardíaca do Hospital das Clínicas da Faculdade de Medicina da USP.

Marcus Vinícius Bolívar Malachias

Instituto de Pesquisa e Pós-Graduação da Faculdade de Ciências Médicas de Minas Gerais e Instituto de Hipertensão de Minas Gerais.

Maria Angélica Binotto

Médica Assistente da Unidade Clínica de Cardiologia Pediátrica e Cardiopatias Congênitas no Adulto do Instituto do Coração do Hospital das Clínicas da Faculdade de Medicina da Universidade de São Paulo (InCor-HCFMUSP), Doutora em Medicina pela FMUSP.

Maria Cardoso Guerreiro Costa

Médica Cardiologista pelo Instituto do Coração do Hospital das Clínicas da Faculdade de Medicina da Universidade de São Paulo. Especialista em Clínica Médica pela Universidade Federal de São Paulo.

Maria Claudia Irigoyen

Professora Livre-Docente da Faculdade de Medicina da Universidade de São Paulo (FMUSP), Médica Assistente da Unidade de Hipertensão do Instituto do Coração do Hospital das Clínicas (InCor-HC) da FMUSP. Diretora do Laboratório de Pesquisa Experimental da Unidade de Hipertensão do InCor-HCFMUSP. Diretora da Sociedade Brasileira de Hipertensão.

Maria Clementina Pinto Giorgi

Doutora em Medicina pela Universidade de São Paulo (USP), Médica Assistente do Serviço de Medicina Nuclear e Imagem Molecular do Instituto do Coração do Hospital das Clínicas da Faculdade de Medicina da USP.

Maria Cristina Izar

Professora Afiliada Livre-Docente da Disciplina de Cardiologia da Escola Paulista de Medicina da Universidade Federal de São Paulo.

María Fernandez Organista

Laboratório de Modificação do Genoma, Laboratório Nacional de Biociências (LNBio). Centro Nacional de Pesquisas em Energia e Materiais (CNPEM).

Maria Janieire Nunes Alves

Doutora pela Faculdade de Ciências Médicas da Universidade de São Paulo (USP). Médica Assistente da Unidade de Reabilitação Cardiovascular e Fisiologia do Exercício do Instituto do Coração do Hospital das Clínicas da Faculdade de Medicina da USP.

Marilia Izar H. Fonseca

Médica Assitente de Endocrinologia do Hospital do Servidor Público Municipal de São Paulo. Pós-Graduanda do Centro de Diabetes da Escola Paulista de Medicina da Universidade Federal de São Paulo.

Marisa Izaki

Doutora em Medicina pela Universidade de São Paulo, Médica Assistente do Serviço de Medicina Nuclear e Imagem Molecular do Instituto do Coração do Hospital das Clínicas da Faculdade de Medicina da USP.

Martino Martinelli Filho

Diretor da Unidade Clínica de Estimulação Cardíaca Artificial do Instituto do Coração do Hospital das Clínicas da Faculdade de Medicina da Universidade de São Paulo.

Matthew Tomey

The Zena and Michael A. Wiener Cardiovascular Institute e do Marie-Josée and Henry R. Kravis Center for Cardiovascular Health, Icahn School of Medicine at Mount Sinai (New York, NY, Estados Unidos).

Mauricio Ibrahim Scanavacca

Professo Livre-Docente e Diretor da Unidade de Arritmia do Instituto do Coração do Hospital das Clínicas da Faculdade de Medicina da Universidade de São Paulo.

Max Grinberg

Médico Cardiologista Livre-Docente pela Faculdade de Medicina da Universidade de São Paulo.

Michael S. Ewer

Professor of Cardiology, The University of Texas MD Anderson Cancer Center (Houston, TX, Estados Unidos).

Miguel Antônio Moretti

Doutor em Cardiologia pela Faculdade de Medicina da Universidade de São Paulo. Médico Assistente da Unidade de Coronariopatia Crônica do Instituto do Coração do Hospital das Clínicas da Faculdade de Medicina da Universidade de São Paulo. *Fellow* ACC e AHA. Professor Afialiado da Faculdade de Medicina Fundação ABC.

Miguel Torres

Centro Nacional de Investigaciones Cardiovasculares (CNCI), Madrid, Espanha.

Mikkel Malby Schoos

MD, PhD. Department of Cardiology, Roskilde Hospital, University of Copenhagen (Dinamarca).

Monica Avila Samuel

Médica Assistente do Núcleo de Transplante do Instituto do Coração do Hospital das Clínicas da Faculdade de Medicina da Universidade de São Paulo.

Montezuma Pimenta Ferreira

Médico Psiquiatra pelo Instituto de Psiquiatria e Diretor das Enfermarias do Instituto de Psiquiatria do Hospital das Clínicas da Faculdade de Medicina da Universidade de São Paulo.

Múcio Tavares de Oliveira Jr.

Diretor da Unidade Clínica de Emergência do Instituto do Coração do Hospital das Clínicas da Faculdade de Medicina da Universidade de São Paulo (InCor-HCFMUSP). Coordenador do Projeto de Tele-Emergência e Tele-UTI do InCor-HCFMUSP. Professor Colaborador da FMUSP.

Muhieddine Omar Chokr

Médico Eletrofisiologista, Colaborador do Laboratório de Eletrofisiologia Invasiva do Instudo do Coração da Faculdade de Medicina da Universidade de São Paulo. Especialista em Cardiologia Clínica pela Sociedade Brasileira de Cardiologia. Especialista em Arritmia Clínica pela Sociedade Brasileira de Arritmias Cardíacas. Especialista em Eletrofisiologia Clínica Invasiva pela Sociedade Brasileira de Arritmias Cardíacas.

Murillo de Oliveira Antunes

Professor da Faculdade de Medicina São Francisco e Doutor em Ciências pela Faculdade de Medicina da Universidade de São Paulo.

Murillo Santucci Cesar de Assunção

Médico do Centro de Terapia Intensiva Adulto do Hospital Israelita Albert Einstein.

Nana Miura

Doutora em Medicina pela Universidade de São Paulo (USP). Diretora da Unidade Clínica de Cardiologia Pediátrica e Cardiopatias Congênitas do Adulto do Instituto do Coração do Hospital das Clínicas da Faculdade de Medicina da USP.

Nelson de Luccia

Professor Titular da Disciplina de Cirurgia Vascular e Endovascular do Departamento de Cirurgia da Faculdade de Medicina da Universidade de São Paulo.

Nelson Samesima

Doutor em Cardiologia pela Universidade de São Paulo (USP), Médico-Supervisor da Unidade Clínica de Eletrocardiologia de Repouso. Especialista em Eletrofisiologia e Arritmia Clínica pela USP.

Nelson Wolosker

Professor Livre-Docente da Faculdade de Medicina da Universidade de São Paulo. Vice-Presidente do Hospital Israelita Albert Einstein.

Otavio Berwanger

Diretor do Instituto de Pesquisa do HCor - Hospital do Coração de São Paulo. Professor do Curso de Pós-Graduação em Cardiologia do Instituto do Coração do Hospital das Clínicas da Faculdade de Medicina da Universidade de São Paulo.

Otavio Celso Eluf Gebara

Professor Livre-Docente em Cardiologia e Doutor em Medicina pela Faculdade de Medicina da Universidade de São Paulo. Diretor de Cardiologia do Hospital Santa Paula, em São Paulo.

Pablo Maria Alberto Pomerantzeff

Professor-Associado da Faculdade de Medicina da Universidade de São Paulo. Diretor da Unidade Cirúrgica de Valvopatias.

Pai Ching Yu

Médica Assistente do Instituto do Coração do Hospital das Clínicas da Faculdade de Medicina da Universidade de São Paulo (InCor-HCFMUSP). Doutorado em Cardiologia pela USP.

Patricia Alves de Oliveira

Médica Assistente da Unidade de Reabilitação Cardiovascular e Fisiologia do Exercício do Instituto do Coração do Hospital das Clínicas da Faculdade de Medicina da Universidade de São Paulo.

Patrícia Oliveira Guimarães

Graduação em Medicina pela Escola Bahiana de Medicina e Saúde Pública. Residência em Cardiologia pelo Instituto do Coração do Hospital das Clínicas da Faculdade de Medicina da Universidade de São Paulo (InCor-HCFMUSP). Doutoranda em Cardiologia pela FMUSP. *Fellow* em Pesquisa Clínica na área de Cardiologia na Duke University - Estados Unidos.

Paulo Andrade Lotufo

Professor Titular de Clinica Médica na Faculdade de Medicina da Universidade de São Paulo (FMUSP); Coordenador do Centro de Pesquisa Clínica e Epidemiológica da USP. Investigador principal do Estudo Longitudinal de Saúde do Adulto (ELSA-Brasil) em São Paulo.

Paulo Chizzola

Graduação pela Faculdade de Medicina de Marília. Doutor em Ciências pela Faculdade de Medicina da Universidade de São Paulo (FMUSP). Médico Assistente do Núcleo de Insuficiência Cardíaca do Instituto do Coração do Hospital das Clínicas da FMUSP. Professor Colaborador no Departamento de Cardiopneumologia da FMUSP.

Paulo de Lara Lavitola

Médico Assistente da Unidade Clínica de Valvopatias do Instituto do Coração do Hospital das Clínicas da Faculdade de Medicina da Universidade de São Paulo (InCor-HCFMUSP). Doutor pela FMUSP.

Paulo J. F. Tucci

Professor Titular de Fisiologia Cardiovascular e Professor Afiliado à disciplina de Cardiologia da Escola Paulista de Medicina da Universidade Federal de São Paulo.

Paulo Magno Martins Dourado

Pós-Doutor em Cardiologia pela Faculdade de Medicina da Universidade de São Paulo (FMUSP) e Pesquisador do Laboratório de Biologia Vascular Instituto do Coração do Hospital das Clínicas da FMUSP.

Paulo Manuel Pêgo-Fernandes

Professor Titular da Disciplina de Cirurgia Torácica do Departamento de Cardiopneumologia da Faculdade de Medicina da Universidade de São Paulo.

Paulo Saldiva

Professor Titular do Departamento de Patologia da Faculdade de Medicina da Universidade de São Paulo.

Pedro Alves Lemos Neto

Coordenador do Serviço de Hemodinâmica e Cardiologia Intervencionista do Hospital Sírio-Libanes. Diretor do Serviço de Hemodinâmica e Cardiologia Intervencionista do Instituto do Coração do Hospital das Clínicas da Faculdade de Medicina da Universidade de São Paulo.

Pedro Felipe Gomes Nicz

Especialista em Clínica Médica pelo Hospital das Clínicas da Faculdade de Medicina da Universidade de São Paulo (HCFMUSP). Cardiologista pelo Instituto do Coração (InCor) do HCFMUSP. Especializando em Hemodinâmica e Medicina Intervencionista pelo InCor.

Pedro R. Moreno

The Zena and Michael A. Wiener Cardiovascular Institute and the Marie-Josée and Henry R. Kravis Center for Cardiovascular Health, Icahn School of Medicine at Mount Sinai (New York, NY, Estados Unidos) e do Centro Nacional de Investigaciones Cardiovasculares (CNIC), Madrid, Espanha.

Pedro Rodrigues Genta

Médico Assistente da Disciplina de Pneumologia do Instituto do Coração do Hospital das Clínicas da Faculdade de Medicina da Universidade de São Paulo. Pós-Doutorando pela Harvard University (Boston, MA, Estados Unidos).

Peter Libby

MD, PhD. Division of Cardiovascular Medicine, Department of Medicine, Brigham and Women's Hospital, Harvard Medical School (Boston, MA, Estados Unidos).

Protásio Lemos da Luz

Professor Titular de Cardiologia (aposentado) pela Faculdade de Medicina da Universidade de São Paulo (FMUSP). Professor Sênior de Cardiologia do Instituto do Coração do Hospital das Clínicas da FMUSP.

Rafael Alves Franco

Médico Cardiologista formado pelo Instituto do Coração do Hospital das Clínicas da Faculdade de Medicina da Universidade de São Paulo (InCor-HCFMUSP). Médico Assistente da UTI Cirúrgica do InCor-HCFMUSP. Médico Assistente da UTI do Instituto do Câncer do Estado de São Paulo (ICESP). Médico da UTI Cardiológica do Hospital Sírio-Libanês.

Rafael Munerato

Cardiologista. Especialista em Arritmias Clínicas pela Faculdade de Medicina da Universidade de São Paulo (FMUSP). Ex-Médico Assistente do Serviço de Eletrocardiologia do Instituto do Coração do Hospital das Clínicas da FMUSP.

Rafael Stelmach

Médico Assistente da Divisão de Pneumologia do Instituto do Coração do Hospital das Clínicas da Faculdade de Medicina da Universidade de São Paulo (InCor-HCFMUSP). Livre-Docente em Pneumologia pela USP.

Rajesh Vedanthan

M, MPH. Assistant Professor at Zena and Michael A. Wiener Cardiovascular Institute Department of Medicine. Department of Population Health Science and Policy Icahn School of Medicine at Mount Sinai (New York, NY, Estados Unidos).

Raul Dias dos Santos Filho

Professor-Associado do Departamento de Cardiopneumologia da Faculdade de Medicina da Universidade de São Paulo (FMUSP). Diretor da Unidade Clínica de Lípides do Instituto do Coração do Hospital das Clínicas da FMUSP. Assessor do Centro de Medicina Preventiva do Hospital Israelita Albert Einstein.

Ravinder Rao

The Zena and Michael A. Wiener Cardiovascular Institute and the Marie-Josée and Henry R. Kravis Center for Cardiovascular Health, Icahn School of Medicine at Mount Sinai (New York, NY, Estados Unidos) e do Centro Nacional de Investigaciones Cardiovasculares (CNIC), Madrid, Espanha.

Renata dos Santos Correa

Médica Pós-Graduanda do Instituto de Radiologia da Universidade de São Paulo.

Ricardo Alkimim Teixeira

Doutor em Ciências pela Faculdade de Medicina da Universidade de São Paulo (FMUSP). Médico Assistente da Unidade Clínica de Estimulação Cardíaca Artificial do Instituto do Coração do Hospital das Clínicas da FMUSP. Professor da disciplina de Cardiologia da Universidade do Vale do Sapucaí, Pouso Alegre (MG). Coordenador do serviço de Arritmias e Marcapasso do Hospital Renascentista de Pouso Alegre (MG) e da Santa Casa de Misericórdia de Passos (MG).

Rinaldo Focaccia Siciliano

Médico Infectologista da Unidade de Controle de Infecção Hospitalar do Instituto do Coração e da Divisão de Moléstias Infecciosas e Parasitárias do Hospital das Clínicas da Faculdade de Medicina da Universidade de São Paulo.

Roberta Saretta

Médica Coordenadora da Unidade Crítica Coronariana do Hospital Sírio-Libanês.

Roberto Costa

Professor-Associado do Departamento de Cardiopneumologia da Faculdade de Medicina da Universidade de São Paulo (FMUSP). Professor Livre-Docente da FMUSP. Diretor da Unidade de Estimulação Elétrica e Marcapasso da Divisão Cirúrgica do Instituto do Coração do Hospital das Clínicas da FMUSP.

Roberto Kalil Filho

Professor Titular no Departamento Cardiopneumologia da Faculdade de Medicina da Universidade de São Paulo (FMUSP). Presidente do Conselho Diretor do Instituto do Coração do Hospital das Clínicas da FMUSP. Diretor da Divisão de Cardiologia Clínica. Chefe do Departamento de Cardiopneumologia da FMUSP. Diretor Geral do Centro de Cardiologia do Hospital Sírio-Libanês.

Roberto Rocha C. V. Giraldez

Livre-Docente da Faculdade de Medicina da Universidade de São Paulo(FMUSP). Médico Assistente da Unidade Clínica de Coronariopatia Aguda do Instituto do Coração do Hospital das Clínicas da FMUSP. Editor-chefe Cardiosource em Português ACC/SBC.

Rodrigo Abensur Athanazio

Médico Assistente da Divisão de Pneumologia no Instituto do Coração do Hospital das Clínicas da Faculdade de Medicina da Universidade de São Paulo.

Rodrigo Fonseca Martins Leite

Médico Psiquiatra, Psicoterapeuta e Diretor de Ambulatórios do Instituto de Psiquiatria do Hospital das Clínicas da Faculdade de Medicina da Universidade de São Paulo (HCFMUSP), MSc em Mental Health Policies and Services - Universidade Nova de Lisboa - Portugal, Médico pesquisador em Telepsiquiatria do LIM-27 da FMUSP, Médico Supervisor do Serviço de Interconsultas do HCFMUSP.

Rodrigo Meirelles Massaud

Médico neurologista pela Escola Paulista de Medicina da Universidade Federal de São Paulo. Membro efetivo da Academia Brasileira de Neurologia, Coordenador médico do programa integrado de neurologia do Hospital Israelita Albert Einstein.

Rogério Souza

Professor Livre-Docente pela Faculdade de Medicina da Universidade de São Paulo (FMUSP). Responsável pela Unidade de Circulação Pulmonar da Disciplina de Pneumologia do Instituto do Coração do Hospital das Clínicas da FMUSP.

Roney Orismar Sampaio

Doutor em Medicina pela Faculdade de Medicina da Universidade de São Paulo (FMUSP). Professor Colaborador de Cardiologia do Departamento de Cardiopneumologia da FMUSP. Médico Assistente da Unidade Clínica de Cardiopatias Valvares do Instituto do Coração do Hospital da Clínicas da FMUSP.

Roxana Mehran

Professor of Medicine (Cardiology), Health Evidence and Policy. Director of Interventional Cardiovascular Research and Clinical Trials. Icahn School of Medicine at Mount Sinai (New York, NY, Estados Unidos).

Rui Ramos

Medico responsável pela Unidade Coronária do Instituto Dante Pazzanese de Cardiologia. Doutor em Cardiologia pela Universidade de São Paulo.

Sandrigo Mangini

Doutor em Medicina pela Faculdade de Medicina da Universidade de São Paulo (FMUSP). Médico Assistente da Unidade Clínica de Transplante Cardíaco do Instituto do Coração do Hospital das Clínicas da FMUSP.

Santiago Raul Arrieta

Doutor em Cardiologia pela Universidade de São Paulo (USP). Hemodinamica em Cardiopatias Congênitas do Instituto do Coração do Hospital das Clínicas da Faculdade de Medicina da USP.

Sérgio Kuzniec

Cirurgião Vascular, Doutor em Clínica Cirúrgica pela Faculdade de Medicina da Universidade de São Paulo.

Silvana Angelina D'Orio Nishioka

Doutora em Cardiologia pela Faculdade de Medicina da Universidade de São Paulo (FMUSP). Supervisora da Unidade Clínica de Estimulação Cardíaca Artificial do Núcleo Clínico-Cirúrgico de Arritmias Cardíacas do Instituto do Coração do Hospital das Clínicas da FMUSP.

Silvia Gelás Lage

Professora Associada da Faculdade de Medicina da Universidade de São Paulo (FMUSP). Diretora da UTI Clínica do Instituto do Coração do Hospital das Clínicas da FMUSP.

Silvia Martín-Puig

Centro Nacional de Investigaciones Cardiovasculares Madrid, Espanha.

Silvia Moreira Ayub

Doutora em Medicina pela Faculdade de Medicina da Universidade de São Paulo (FMUSP). Médica Assistente da Unidade de Insuficiência Cardíaca do Instituto do Coração do Hospital das Clínicas da FMUSP. Coordenadora do Programa de Transplante Cardíaco do Hospital Sírio-Libanês.

Silvio Alves Barbosa

Médico Assistente do Setor de Monitorização Ambulatorial Eletrocardiograma do Serviços de Métodos Gráficos do Instituto do Coração do Hospital das Clínicas da Faculdade de Medicina da Universidade de São Paulo.

Simone Soares de Moura

Médica Especialista em Cardiologia pela Sociedade Brasielira de Cardiologia, Pós-Graduada em Terapia Intensiva pela Associação de Medicina Intensiva Brasileira, Pesquisadora e Colaboradora do Programa de Tratamento do Tabagismo do Instituto do Coração do Hospital das Clínicas da Faculdade de Medicina da Universidade de São Paulo.

Sissy Lara Melo

Médica Assistente da Unidade Clínica de Arritmia do Instituto do Coração do Hospital das Clínicas da Faculdade de Medicina da Universidade de São Paulo. Doutora em Cardiologia. Especialista em Eletrofisiologia Invasiva.

Sonia Maria Mesquita

Médica Assistente da Unidade Clínica de Cardiologia Pediátrica e Cardiopaitas Congênitas no Adulto do Instituto do Coração do Hospital das Clínicas da Faculdade de Medicina da Universidade de São Paulo. Doutora em Medicina pela FMUSP.

Sonia Meiken Franchi

Médica Assistente da Unidade Clínica de Cardiologia Pediátrica e Cardiopaitas Congênitas no Adulto do Instituto do Coração do Hospital das Clínicas da Faculdade de Medicina da Universidade de São Paulo. Médica Assistente da Clínica Cardio-Cirúrgica JP da Silva.

Tan Chen Wu

Médica da equipe de Arritmia Clínica e Laboratório de Avaliação Autonômica do Instituto do Coração do Hospital das Clínicas da Faculdade de Medicina da Universidade de São Paulo. Médica da equipe de Arritmia Clínica e co-responsável pelo Laboratório de Avaliação Autonômica do Hospital Sírio-Libanês. Doutora pela FMUSP.

Tânia Mara Varejão Strabelli

Médica Infectologista. Doutora em Ciências da Faculdade de Medicina da USP (FMUSP). Diretora da Unidade de Controle de Infecção Hospitalar (UCIH) do Instituto do Coração do Hospital das Clínicas da FMUSP.

Tarso Augusto Duenhas Accorsi

Médico-Assistente da Unidade de Valvopatias do Instituto do Coração do Hospital das Clínicas da Faculdade de Medicina da Universidade de São Paulo.

Thaís L. Araujo

Doutoranda em Ciências pelo Programa de Pós-Graduação em Cardiologia do Instituto do Coração do Hospital das Clínicas da Faculdade de Medicina da Universidade de São Paulo.

Tiago Augusto Magalhães

Doutor em Cardiologia pelo Instituto do Coração do Hospital das Clínicas da Faculdade de Medicina da Universidade de São Paulo e *Post-Doctoral Fellow* (Cardiovascular Imaging) pelo Johns Hopkins Hospital (EUA). Médico Assistente dos Serviços de Tomografia e Ressonância Cardiovascular do Hospital do Coração (HCor-SP) e do Hospital Sírio-Libanês.

Ubiratan Santos

Médico da Divisão de Pneumologia do Instituto do Coração do Hospital das Clínicas da Faculdade de Medicina da Universidade de São Paulo.

Valentin Fuster

Diretor do Zena and Michael A. Wiener Cardiovascular Institute e do Marie-Josée and Henry R. Kravis Center for Cardiovascular Health, and Richard Gorlin, MD/Heart Research Foundation Professor, Icahn School of Medicine, Mount Sinai Heart (New York, NY, Estados Unidos) e do Centro Nacional de Investigaciones Cardiovasculares (CNIC), Madrid, Espanha. Editor Chefe do Journal of the American College of Cardiology.

Valéria de Melo Moreira

Cardiologista Pediátrica pela Faculdade de Medicina da Universidade de São Paulo (FMUSP). Especialista em Ressonância Magnética e Tomografia Computadorizada Cardiovascular pelo do Instituto do Coração do Hospital das Clínicas da FMUSP. Médica Assistente do Setor de Ressonância Magnética e Tomografia Cardiovascular do Hospital do Coração (HCor-SP).

Vanessa Guimarães

Médica Assistente da Unidade Cirúrgica do Instituto do Coração do Hospital das Clínicas da Faculdade de Medicina da Universidade de São Paulo.

Vera Demarchi Aiello

Professora Livre-Docente de Patologia pela Faculdade de Medicina da Universidade de São Paulo (FMUSP). Professora Colaboradora do Departamento de Cardiopneumologia da FMUSP. Médica Chefe do Laboratório de Anatomia Patológica do Instituto do Coração do Hospital das Clinicas da FMUSP.

Vera Maria Cury Salemi

Professora Livre-Docente em Cardiologia pela Universidade de São Paulo (USP), Médica Assistente da Unidade Clínica de Miocardiopatias do Instituto do Coração do Hospital das Clínicas da Faculdade de Medicina da USP.

Victor Sarli Issa

Médico da Unidade de Insuficiência Cardíaca do Instituto do Coração do Hospital das Clínicas da Faculdade de Medicina da Universidade de São Paulo (InCor-HCFMUSP). Doutor em Ciências pela FMUSP.

Vitor Emer Egypto Rosa

Médico Pós-Graduando da Unidade Clínica de Valvopatias do Instituto do Coração do Hospital das Clínicas da Faculdade de Medicina da Universidade de São Paulo, Título de Especialista em Cardiologia pela Sociedade Brasileira de Cardiologia.

Viviane Zorzanelli Rocha

Médica da Clínica de Lípides do Instituto do Coração do Hospital das Clínicas da Faculdade de Medicina da Universidade de São Paulo.

Walkiria Samuel Ávila

Professora Livre-Docente da Faculdade de Medicina da Universidade de São Paulo (FMUSP). Médica-chefe do Setor de Cardiopatia e Gravidez e Planejamento Familiar do Instituto do Coração do Hospital das Clínicas da FMUSP.

William Azem Chalela

Diretor do Serviço de Eletrocardiologia de Esforço e Monitorização Ambulatorial do Faculdade de Medicina da Universidade de São Paulo (InCor-HCFMUSP). Professor Colaborador Médico do Departamento de Cardiopneumologia da FMUSP. Médico Supervisor do Serviço de Ergometria da Sociedade Beneficente de Senhoras do Hospital Sírio-Libanês.

Wilson Mathias

Professor Livre-Docente da Faculdade de Medicina da Universidade de São Paulo (FMUSP). Diretor da Unidade de Ecocardiografia do Instituto do Coração do Hospital das Clínicas da FMUSP.

Wilson Salgado Filho

Doutor em Cardiologia pelo Instituto do Coração do Hospital das Clínicas da Faculdade de Medicina da Universidade de São Paulo (InCor-HCFMUSP). Médico Assistente da Unidade Clínica de Lípides do InCor.

A doença cardiovascular é a maior causa de óbitos no mundo e está associada também a uma morbidade significativa, afetando tanto a qualidade quanto a quantidade de vida útil da população. A medicina cardiovascular é relevante em países de todo o espectro de renda, em especial no Brasil, onde a importância da morbidade e mortalidade cardiovascular tem se mostrado crescente na medida em que ocorrem mudanças nos hábitos de vida e envelhecimento populacional. Neste contexto, não há como subestimar a importância da ampliação do conhecimento sobre a medicina cardiovascular como um todo e das estratégias tanto preventivas quanto terapêuticas efetivas que possam reduzir o enorme impacto que essas doenças exercem sobre a sociedade.

A velocidade de produção e difusão de conhecimento na área da medicina cardiovascular é bastante dinâmica. Hoje, a quantidade de informação disponível ao público interessado é notadamente grande, com várias publicações científicas, reuniões e congressos de especialidade e inúmeras outras opções disponíveis *on-line* na internet. Entretanto, a aferição da qualidade da informação e a sua colocação numa perspectiva clara e útil nem sempre são tarefas fáceis para o leitor. É nesse sentido que reza a principal importância deste livro. Houve uma preocupação constante em exercer uma cuidadosa curadoria sobre o seu conteúdo, sua estrutura e dos capítulos aqui apresentados, incluindo também as diretrizes e os consensos pertinentes aos temas abordados. Procuramos manter, na medida do possível, a clareza do texto e a atualidade do livro ao incluir as referências relevantes da literatura mundial mais recentes.

O livro *Medicina Cardiovascular – Reduzindo o Impacto das Doenças* resultou de um esforço de cooperação entre um grande número de médicos e pesquisadores de importantes centros de pesquisa localizados no Brasil, nos Estados Unidos e na Europa. O processo de execução do livro em si deu ótimas oportunidades de crescimento e intercâmbio profícuo aos nossos 266 colaboradores, a quem agradecemos o empenho e a dedicação. Cada capítulo se inicia com um esquema sintético dos itens que serão abordados no texto, permitindo uma visão geral do tema e, em geral, termina discutindo conclusões e perspectivas. São 104 capítulos totalizando mais de 2.000 páginas dedicadas aos vários aspectos atuais da medicina cardiovascular. Na obra foram incluídas 430 tabelas e quadros, mais de 1.600 figuras, em sua grande maioria, originais e feitas especificamente para a produção do livro.

O texto está dividido em 15 seções. A primeira seção examina inicialmente a carga crescente de doenças cardiovasculares no mundo e, em seguida, a avaliação e a melhoria da qualidade do atendimento cardiovascular global acrescida de alguns aspectos pertinentes ao sistema de saúde brasileiro. Segue uma seção dedicada às bases da medicina cardiovascular, incluindo sete capítulos sobre anatomia, fisiologia, avaliação celular e molecular e da genética das doenças que afetam o coração e os vasos. A próxima seção versa sobre a abordagem do paciente, iniciando-se com uma discussão sobre a medicina baseada em evidências e com capítulos sobre a anamnese e o exame clínico do paciente e os vários métodos diagnósticos comumente utilizados em cardiologia. Há uma seção dedicada inteiramente aos tão importantes aspectos preventivos da medicina cardiovascular. Seguem-se seções sobre doença arterial coronariana, hipertensão arterial sistêmica e doença renal, doença cardiopulmonar, arritmia e síncope. Há também uma seção sobre insuficiência cardíaca, discutindo desde a epidemiologia da síndrome até seus tratamentos mais sofisticados. Existem seções sobre os vários aspectos das cardiomiopatias (incluindo um capítulo sobre suas classificações), doenças pericárdicas, doenças valvares, endocardite infecciosa e doenças congênitas do sistema cardiovascular. Foi incluída uma seção específica sobre doenças dos grandes vasos, doença cerebrovascular e arterial periférica e também uma seção sobre doença cardíaca em populações especiais, como idosos, atletas, mulheres e portadores de neoplasias ou HIV. Por fim, uma seção com capítulos discorrendo sobre vários tópicos do tratamento cardíaco intensivo.

Os diversos aspectos discutidos ao longo do livro cobrem uma grande gama de interações complexas entre vários estados e doenças e suas consequências no sistema cardiovascular. Esperamos que o livro *Medicina Cardiovascular - Reduzindo o Impacto das Doenças* possa ser uma fonte de conhecimento que seja útil ao estudante, ao pesquisador e ao médico interessado na medicina cardiovascular e assim possamos contribuir para atenuar a pesada carga que as doenças cardiovasculares ainda impingem sobre a sociedade.

Roberto Kalil Filho	Valentin Fuster	Cícero Piva de Albuquerque
Editor	Editor	Editor-Associado

SEÇÃO 9

INSUFICIÊNCIA CARDÍACA

Coordenadores

FERNANDO BACAL

EDIMAR ALCIDES BOCCHI

EPIDEMIOLOGIA E AVALIAÇÃO CLÍNICA

58

Victor Issa
Paulo Chizzola
Edimar Alcides Bocchi

1 EPIDEMIOLOGIA DA INSUFICIÊNCIA CARDÍACA

1.1 PREVALÊNCIA E INCIDÊNCIA

A insuficiência cardíaca (IC) é um crescente problema de saúde pública hoje, com prevalência estimada em todo o mundo de 23 milhões de pessoas;[1] nos Estados Unidos, dados indicam que a prevalência chega a 5,8 milhões de indivíduos, com mais de 550 mil novos casos diagnosticados anualmente.[2-3] Esses dados são em grande parte derivados de diagnósticos obtidos em internações, o que dá margem à tanto possibilidade de superestimativas (excesso de diagnóstico de IC motivados por estímulo de reembolso financeiro para custos da internação ou reinternações de um mesmo paciente computadas como casos individuais) como de subestimativas (casos ambulatoriais não incluídos nas estatísticas).[4] Considerações sobre a evolução temporal de sua ocorrência são de difícil interpretação, uma vez que a capacidade clínica de diagnóstico e mesmo os critérios diagnósticos modificaram-se ao longo das décadas. Dessa forma, é de se notar que dados conflitantes a esse respeito têm sido reportados, com estudos relatando incidência estável,[5] aumento de incidência[6] ou mesmo sua redução.[7] Dados canadenses e escoceses indicam redução de sua incidência nas últimas décadas.[8-9] A evolução temporal da incidência da IC é diferente dependendo da população estudada e varia de acordo com os grupos etários, com o gênero, a etnia e a forma de apresentação da doença (fração de ejeção reduzida ou normal).[10] Entre pessoas com idade superior a 65 anos, os dados indicam aumento da ocorrência de seu diagnóstico;[11] também em indivíduos afro-americanos parece haver maior incidência, dado que está possivelmente relacionado a maior frequência de fatores de risco para aterosclerose nessa população, além de fatores socioeconômicos; Essa distribuição de risco é diferente entre homens e mulheres.[12] Finalmente, apesar de serem escassos os dados, parece ocorrer aumento da prevalência da IC com fração de ejeção normal ao longo do tempo.[13]

A taxa de risco de um indivíduo desenvolver essa enfermidade ao longo da vida e numa dada população varia de 20 a 30%, segundo a maior parte dos estudos. Estudo realizado nos Estados Unidos (ARIC - Atherosclerosis Risk in Communities)[14-15] mostrou que a chance de um indivíduo de 45 anos desenvolvê-la aos 75 anos e aos 95 anos é de 30% e 42%, respectivamente, para homens brancos, 20% e 19% em homens negros, 32% e 39% para as mulheres brancas e 24% e 46% para as mulheres negras. A presença de hipertensão arterial e sobrepeso aumentaram seu risco de em todos os estratos de pacientes. De maneira similar, estudo de coorte realizado na Europa com 7.983 pacientes (The Rotterdam Study) mostrou que o risco de um indivíduo de 55 anos desenvolver IC nos demais anos à frente da sua vida é de 33% para homens e de 29% para mulheres.[16]

Condições geopolíticas também modulam a epidemiologia da doença nas diferentes regiões do mundo. Essas diferenças podem ser atribuídas a heterogeneidade étnica e genética, padrões culturais e alimentares diversos, mas também a diferenças socioeconômicas e de acesso a serviços de saúde. Avaliação recentemente publicada com 156.424 pessoas de 628 comunidades urbanas e rurais em 17 países mostrou que apesar do risco para doenças cardiovasculares ser maior em populações oriundas de países mais desenvolvidos do ponto de vista socioeconômico, é nos países de baixa renda que a incidência de eventos cardiovasculares e mortalidade são maiores; esse achado foi atribuído ao menor acesso dessas populações ao tratamento medicamentoso e terapias dependentes de tecnologia, como são as cirurgias de revascularização do miocárdio.[17]

Mesmo quando são comparados os dados procedentes de nações mais desenvolvidas, do ponto de vista socioeconômico, notam-se significativas diferenças. Estudo comparativo de registros europeus e norte-americanos de pacientes com IC mostrou heterogeneidade nos critérios diagnósticos, na aplicação de terapias medicamentosas, na duração da internação hospitalar e na taxa de mortalidade.[18]

1.2 MORTALIDADE

Pacientes com diagnóstico de IC têm, reconhecidamente, mortalidade aumentada em relação à população geral; as estimativas são de que a sobrevida de pacientes com essa doença sejam de 50% em 5 anos e de 10% em 10 anos;[19-20] além disso, a presença de disfunção ventricular sistólica tem sido relacionada a maior chance de morte súbita. Avanços obtidos nas últimas décadas na terapia medicamentosa de pacientes com IC resultaram em redução da mortalidade por essa condição, principalmente com a introdução dos betabloqueadores. Dados indicam que a mortalidade ajustada pela idade e presença de comorbidades foi reduzida entre as décadas de 1970 e 1990 em 33% entre os homens e em 24% entre as mulheres.[21] Em que pese esses dados, as taxas de mortalidade ainda são altas. Estudo realizado entre os anos de 1996 a 2000 ainda encontrou mortalidade de 50% entre homens e de 46% entre mulheres.[22] Avaliação dos dados disponíveis na página eletrônica do Sistema Único de Saúde (SUS – Brasil) mostra que a proporção de morte por IC em relação a morte por todas as causas diminuiu significativamente (p = 0,03) entre os anos de 1996 e 2013, período em que coincide com o início do uso de medicação betabloqueadora, início do uso da espironolactona e maior difusão das doses adequadas de medicação inibidora da enzima de conversão da angiotensina no tratamento da da doença (Gráfico 58.1). Acredita-se que grande parte da dificuldade em reduzir-se de forma ainda mais significativa sua

mortalidade deva-se ao aumento da prevalência de casos de IC com fração de ejeção normal, condição para a qual ainda não há terapia específica com impacto no prognóstico.

1.3 HOSPITALIZAÇÕES

Estima-se que ocorram cerca de 1 milhão de hospitalizações por IC nos Estados Unidos a cada ano e que até 83% dos pacientes com essa doença sofram ao menos uma internação ao longo de suas vidas,[23] com taxas crescentes de recorrência na hospitalização, o que traz grande impacto no que tange a morbidade dessa condição, bem como os gastos com saúde pública. Ademais, dados indicam que após hospitalização inicial, 25% dos pacientes são novamente internados em 30 dias, sendo que 35% dos casos são por IC.[24] Essa informação é valiosa, pois se espera que medidas direcionadas ao seu tratamento (medicações, dispositivos e programas de cuidados clínicos e de manejo de doença crônica) consigam reduzir internações determinadas pela IC diretamente, mas seus efeitos sobre as internações por qualquer causa são questionáveis, em especial por tratar-se de população com grande número de comorbidades. Nesse sentido, dados do sistema de saúde norte-americano indicam que, apesar da dessa enfermidade ter sido o primeiro diagnóstico listado em 30 a 35% dos casos de internação de 1979 a 2004, o número de outros diagnósticos tem aumentado ao longo do tempo, em especial as doenças respiratórias.[25]

1.4 ETIOLOGIA DA INSUFICIÊNCIA CARDÍACA

Em que pese o fato da IC ter um aspecto multifatorial em dado indivíduo, a análise epidemiológica da relação de cada um dos fatores de risco com a ocorrência da doença é aspecto importante não somente para o planejamento de estratégias populacionais de controle dessa condição, mas também para a exploração de novos mecanismos fisiopatológicos. No mundo ocidental, os fatores de risco mais frequentemente relacionados a sua

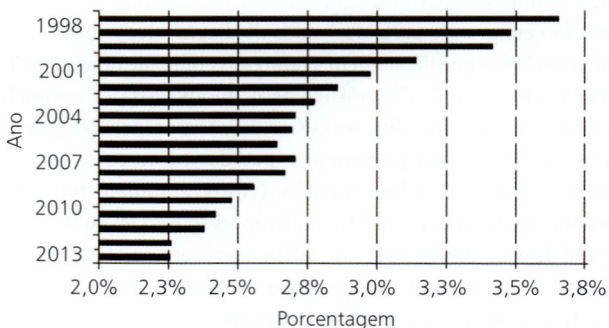

GRÁFICO 58.1 Porcentagem de óbitos por IC em relação aos óbitos por todas as causas, no Brasil e a cada ano, no período de 1996 a 2013 (Origem DATASUS – http://tabnet.datasus.gov.br/cgi/tabcgi.exe?sim/cnv/obt10uf.def).

ocorrência de são a doença arterial coronariana, hipertensão arterial, diabetes melito e obesidade.

A prevalência de doença arterial coronariana em pacientes com IC tem sido relatada entre 36 a 68%,[26-27] com grande variação a depender da faixa etária, do gênero e da etnia. Tendências seculares indicam que a ocorrência de infarto agudo do miocárdio tem reduzido, deslocando-se para pacientes mais idosos. Com isso, é esperada a redução dos casos de IC causados por doença coronariana; de fato, alguns dados parecem apontar nessa direção; dados de mais de 175 mil pacientes da Suécia com infarto do miocárdio entre 1993 e 2004 mostram redução de 4% ao ano no risco de ocorrência de IC.[28] É de se notar que ainda é controversa a influência da doença coronariana crônica na ausência de infarto do miocárdio na gênese de IC. Entretanto, em referência a hipertensão arterial, os dados são desfavoráveis em relação ao tratamento e controle da pressão arterial, de forma que se espera que permaneça ao menos estável a prevalência de hipertensão arterial em pacientes com IC, hoje estimada em cerca de 30%.[29] De forma similar, o aumento do número de casos de diabetes melito e de obesidade na população geral leva a esperar-se aumento da influência dessas condições na gênese da IC, apesar de ainda serem incertos os mecanismos fisiopatológicos que ligam essas condições a essa enfermidade. Dados do estudo ARIC indicam que 30% de redução no sobrepeso/obesidade possa reduzir em 8,5% a incidência de IC e que redução de 5% na prevalência de diabetes melito reduziria a incidência daquela em 53/100.000 pessoas-ano entre afro-americanos e 33/100.000 pessoas-ano entre brancos.[30]

2 A INSUFICIÊNCIA CARDÍACA NA AMÉRICA LATINA

Dados da Organização Mundial da Saúde (OMS) e de diferentes registros indicam que a América Latina esteja passando pelo que foi chamado de epidemia de largas proporções[31] no que se refere à incidência de fatores de risco relacionados à IC.[32] Esse fato pode ser atribuído a modificações no estilo de vida, aumento da expectativa de vida, urbanização das populações, inatividade física e ingestão de dietas ricas em gordura e hipercalóricas.[33] Esse giro epidemiológico ocorre em associação com uma pior condição socioeconômica em comparação aos países europeus e da América do Norte. Em 2009, a OMS reportou que nos Estados Unidos o gasto com saúde analisado como porcentagem do produto interno bruto e como custo per capita foi de 17,9% e U$ 8.364 respectivamente, enquanto os mesmos valores para Brasil, Argentina, Chile e México foram respectivamente 7,2% e U$ 632, 9% e U$ 943, 9,5% e U$ 1.387, e 8,2% e U$ 1.172.

Em 2007, dados do Ministério da Saúde brasileiro mostraram que 39,4% das internações estiveram relacionadas a IC, proporção que chega a 70% entre indivíduos acima de 60 anos. Além disso, o número de internações atribuídas a essa condição aumentaram 164% entre 1979 e 2000. Grande parte dessas internações é atribuída à interrupção no tratamento medicamentoso

(51% dos casos no sistema público), fato proximamente relacionado ao baixo grau de escolaridade da população (56% de analfabetos dentre os pacientes internados no sistema público).[34]

No que se refere às causas da IC, têm em especial importância as doenças ainda negligenciadas, como a doença reumática e a doença de Chagas. A doença reumática persiste como um problema de saúde pública em diferentes países da América Latina, com 101.822 casos reportados em 2003; é importante causa de operações tanto em adultos como em crianças e uma frequente causa de IC. De forma similar, estima-se que ocorram 21 mil mortes ao ano pela doença de Chagas no Brasil, no Chile, na Argentina, no Paraguai, no Peru e no Uruguai; no Brasil, estima-se que 7,8% dos casos de óbito por IC sejam pela doença de Chagas;[35] além disso, essa etiologia foi reportada em 8,1 a 21% dos casos ambulatoriais e entre 0,6 a 21% dos pacientes internados.[36] No que se refere a prognóstico, a doença de Chagas apresenta maior mortalidade em comparação a outras etiologias;[37] apesar de não haver ensaios clínicos especificamente direcionados para testar o efeito do tratamento da IC nessa etiologia, o uso de betabloqueadores foi associado a melhor sobrevida.[38]

3 A AVALIAÇÃO DA INSUFICIÊNCIA CARDÍACA

3.1 CRITÉRIOS CLÍNICOS PARA DIAGNÓSTICO E PROGNÓSTICO DA INSUFICIÊNCIA CARDÍACA

Para o diagnóstico da IC, a anamnese e o exame físico por vezes é o que basta. Sendo uma síndrome clínica, um conjunto de sinais e sintomas que denotam uma disfunção cardíaca, os critérios sistematizados para o diagnóstico dessa doença baseiam-se quase exclusivamente em dados clínicos. Não mais do que 3 ou 4 sinais e sintomas são necessários para que a hipótese de IC seja elaborada ou mesmo a certeza diagnóstica seja considerada.

3.2 SINAIS E SINTOMAS MAIS COMUNS

Antes de descrever os critérios sistematizados mais usados para diagnóstico de IC, com finalidade meramente ilustrativa, descrevo abaixo algumas situações de sintomas e sinais comuns da prática médica, própria dos quadros iniciais de disfunção do coração que levam o paciente a procurar atendimento médico.

Cansaço e limitação física a esforços habituais são queixas comuns aos quadros dessa doença. Podem estar associados ou não a falta de ar, inchaço nas pernas e a palpitações ou sensação de coração acelerado. Pode haver a presença de tosse noturna ou aparecimento de tosse e chiado de peito após esforços.

Apesar de essas queixas suscitarem a presença de disfunção cardíaca, a dispneia noturna, quando é de aparecimento súbito e, por vezes, acompanhada de chiado de peito, pode ser confundida com problemas pulmonares. Contudo, quase invariavelmente, queixas súbitas conduzem o paciente a uma avaliação em serviço médico de emergência.

A ocorrência de edema maleolar vespertino, frio e depressivo, quando não confundido com problemas renais, costuma ser um dos sinais mais comumente percebido pelo paciente como sendo relacionado a problemas circulatórios. Empachamento após alimentar-se com quantidades comuns de alimento podem ser confundidos com problemas alimentares, mas não raramente pode ser um dos sinais de baixo débito cardíaco ou congestão hepática.

A despeito da ausência de sintomas, a presença de imagem cardíaca aumentada, só e exclusivamente, é uma constatação que invariavelmente denota uma investigação mais aprofundada, levando em consideração a possibilidade de doença cardíaca.

Também não é incomum o paciente referir o conjunto de sintomas relacionados à IC como "uma gripe que não passa", pela presença de tosse seca, cansaço, chiado de peito a despeito da ausência de febre. Em setores de emergência, também não é incomum ela ser confundida com quadro de bronquite ou pneumonia, que, mais uma vez, cursa com tosse seca, sem expectoração e sem febre.[39] Não obstante, a IC e a infecção pulmonar ou a de vias aéreas podem coexistir e ser o processo infeccioso o fator desencadeante do quadro agudo de piora da IC.

Como dito anteriormente, a IC é uma síndrome clínica, um conjunto de sinais e sintomas cuja hipótese e comprovação diagnóstica dependem da análise criteriosa desses sinais e sintomas presentes e a seus respectivos diagnósticos diferenciais. A fim de diminuir a possibilidade de erro e atraso na aplicação de terapias adequadas que possibilitam a reversão ou estabilização do quadro clínico é que aplicamos os critérios estabelecidos para seu diagnóstico.

Esses critérios são calcados, ou lastreados, na prevalência do sintoma e do sinal clínico na vigência da disfunção cardíaca a fim de atingir a melhor sensibilidade e especificidade do diagnóstico clínico.

3.3 AVALIAÇÃO DIAGNÓSTICA DA INSUFICIÊNCIA CARDÍACA

O conjunto de critérios mais utilizados na prática clínica para seu diagnóstico são os critérios de Framingham e os critérios de Boston.

Os critérios de Boston, representados abaixo (Tabela 58.1), apresentam sensibilidade de 50% e especificidade de 78% para o diagnóstico de IC.[40-41] Baseiam-se em três categorias: a primeira agrupa dados que procedem da queixa de dispneia desde o caminhar até o repouso, com pontuação de 1 a 4, sendo que a soma máxima considerada é 4; a segunda categoria agrupa dados do exame físico, como a frequência cardíaca, a presença de congestão periférica ou pulmonar e presença ou não de terceira bulha, com pontuação que vão de 1 a 3 e também com soma máxima de 4 a ser considerada, mesmo que a soma dos sinais presentes ultrapasse esse número; a terceira categoria agrupa dados da radiografia do tórax, considerando a área cardíaca, presença de derrame pleural ou não, de congestão pulmonar ou não e padrão

TABELA 58.1 Critérios de Boston para diagnóstico de IC – a pontuação por sinal ou sintoma não permite mais do que quatro pontos em cada uma das três categorias

CATEGORIA I – ANAMNESE	
Dispneia de repouso	4 pontos
Ortopneia	4 pontos
Dispneia paroxística noturna	3 pontos
Dispneia ao caminhar no plano	2 pontos
Dispneia ao caminhar em aclives	1 ponto
CATEGORIA II – EXAME FÍSICO	
Frequência cardíaca entre 91 a 110 bpm ou Frequência cardíaca acima de 110 bpm	1 ponto ou 2 pontos
Estase jugular até 6 mm H2O ou Estase jugular acima de 6 mmH2O	2 pontos ou 3 pontos
Estertores creptantes basais pulmonares ou Estertores creptantes além da base pulmonar	1 ponto ou 2 pontos
Sibilos pulmonares	3 pontos
Terceira bulha cardíaca	3 pontos
CATEGORIA III – RADIOGRAFIA DO TÓRAX	
Edema pulmonar alveolar	4 pontos
Edema pulmonar intersticial	3 pontos
Derrame pleural bilateral	3 pontos
Índex cardiotorácico maior que 0,5	3 pontos
Redistribuição de fluxo nos terços superiores	2 pontos

de circulação pulmonar, com pontos que variam de 2 a 4 e também com soma máxima de 4 pontos mesmo que a soma resultante seja maior.

O escore para diagnóstico da IC é composto pela soma dos pontos das 3 categorias; o máximo possível da soma é de 12 pontos. De 8 a 12 pontos o diagnóstico de IC é classificado como "definitivo"; de 5 a 7 pontos, "possível", e 4 ou menos pontos, "improvável".

Os critérios de Framingham para diagnóstico da IC (Tabela 58.2) é de mais fácil aplicação clínica e apresenta sensibilidade próxima de 100% com especificidade de 78%.[42] São dois agrupamentos de sinais e sintomas denominados de critério maior e critério menor. Seu diagnóstico requer a presença simultânea de dois critérios maiores ou a presença de um critério maior em conjunto com dois critérios menores. O critério menor é aceitável somente se ele não for atribuível a outra condição clínica, como hipertensão pulmonar, doença pulmonar crônica, cirrose, ou síndrome nefrótica.

Sendo a IC um "diagnóstico sindrômico", com base num conjunto de sinais e sintomas que denunciam um "diagnóstico funcional", que é o "mau funcionamento da bomba cardíaca", deve ser levada em consideração que essa disfunção cardíaca pode estar relacionada à doença cardíaca ou ser secundária a

TABELA 58.2 Critérios de Framingham para diagnóstico de IC
CRITÉRIO MAIOR
Dispneia paroxística noturna
Estase jugular
Estertores creptantes
Cardiomegalia na radiografia de tórax
Edema agudo de pulmão
Terceira bulha cardíaca
Pressão venosa central > 16 cmH2O no átrio esquerdo
Refluxo hepatojugular
Perda de mais de 4,5 kg de peso em resposta ao tratamento
CRITÉRIO MENOR
Edema maleolar bilateral
Tosse noturna
Dispneia aos esforços habituais
Hepatomegalia
Derrame pleural
Decréscimo de um terço da capacidade vital do máximo já registrado
Taquicardia com FC acima de 120 bpm.

doença "não cardíaca", como a tireotoxicose, a anemia, a presença de **shunt** arteriovenoso, a deficiência nutricional, a insuficiência renal etc.

Em outras palavras, comprovado o diagnóstico de IC, a abordagem clínica deve avaliar os demais sistemas a fim de buscar doenças associadas e possivelmente como causadoras de IC. Deve-se também levar em consideração que a IC, sendo anormalidade recente, "de novo", ou relacionado à piora de doença crônica, deve ter sua avaliação direcionada a fim de elucidar o diagnóstico da cardiopatia de forma mais precisa possível. Mesmo que não seja possível em um primeiro momento, deve-se buscar na avaliação da doença cardíaca se se trata de doença miocárdica, coronariana, do pericárdio, da valva cardíaca, alteração do sistema de condução elétrico ou ritmo cardíaco. As

estruturas cardíacas podem estar comprometidas tanto de forma primária ou secundária, ou seja, a disfunção cardíaca denota o mau funcionamento cardíaco, porém um diagnóstico preciso sobre qual doença acomete a função cardíaca se faz necessário e, ainda, deve ser realizada investigação criteriosa.

Não obstante, apesar dos critérios diagnósticos acusarem a presença de IC, ao constatar que os volumes ventriculares estão dentro da normalidade e a função sistólica do ventrículo esquerdo preservada, não se deve descartar seu diagnóstico clínico. Há que se considerar a possibilidade de IC com função sistólica preservada, principalmente se houver sinais como aumento do átrio esquerdo, hipertensão pulmonar e congestão pulmonar. A presença de IC com função sistólica normal deve ser considerada no diagnóstico diferencial caso não haja outras causa para os sintomas referidos.[43]

3.3 AVALIAÇÃO DA CLASSE FUNCIONAL DA INSUFICIÊNCIA CARDÍACA

Os sintomas e a limitação física se correlacionam com o prognóstico e a gravidade da doença cardíaca. Feito o diagnóstico clínico de IC, e definido que se trata de anormalidade secundária a doença cardíaca, o grau de limitação ao esforço físico deve ser categorizado em classe funcional de I a IV, conforme esquema proposto pela The New York Heart Association (NYHA) – (Tabela 58.3).[44] O escalonamento em classe funcional permite uma melhor avaliação da gravidade do quadro clínico, do prognóstico, conforme resposta terapêutica, e a melhor adequação terapêutica conforme a intensidade dos sintomas.[45]

3.4 AVALIAÇÃO DO ESTÁGIO DE EVOLUÇÃO DA INSUFICIÊNCIA CARDÍACA

A classe funcional da IC mostra um estado de limitação física do momento, que pode mudar conforme tratamento e evolução do estado mórbido que leva a essa enfermidade. A comunidade médica, notando que precisava de uma avaliação que desse maior acurácia no prognóstico da doença, criou uma categorização em estágios de evolução a semelhança de como se categoriza uma doença ontológica. O esquema proposto pelo The American College of Cardiology Foundation e o American

TABELA 58.3 Categorização da Classe Funcional (CF) da IC conforme proposto pela The New York Heart Association (NYHA) comparada ao consumo máximo de oxigênio ao esforço (VO₂ máx. em mL/kg/min) aproximado e o correspondente em equivalente metabólico (MET).			
CF	SINTOMAS	VO₂ MÁX.	MET
I	Sem limitação à atividade física	> 24	> 7
II	Discreta limitação à atividade física	> 17 e < 24	5 e 6
III	Acentuada limitação à atividade física	> 10 e < 17	3 e 4
IV	Sintomas presentes no repouso ou em qualquer atividade física	< 10	1 e 2
Fonte: adaptada de Exercise and Heart Clinical Concepts. Chicago: Year Book; 1987.			

Heart Association (ACCF/AHA), considerou quatro estágios de evolução conforme dispostos na Tabela 58.4.[46-47] Considerou em "estágio de evolução A" o paciente que não apresentava nenhum sintoma de IC e nenhuma alteração estrutural do coração, mas se tratava de portador de condição de risco para a doença cardíaca, como os consumidores de tabaco, os obesos, os portadores de diabetes melito, hipertensão arterial sistêmica e dislipidemias, entre outras predisposições à doença cardíaca.

Considerou como "estágio de evolução B" o paciente que ainda não havia apresentado sintoma de IC, mas apresentava alteração estrutural do coração, por exemplo, dilatação de câmaras cardíacas ou hipertrofia miocárdica, ou ambas.

O "estágio de evolução C" considera o paciente que tem sintomas de IC e apresenta alteração estrutural cardíaca, mas que responde bem ao tratamento com redução e melhora dos sintomas.

Já o paciente que tem sintomas de IC e apresenta alteração estrutural cardíaca, mas não apresenta melhora dos sintomas com a terapêutica habitual aplicada, ou mesmo apresenta piora dos sintomas ou mostra-se refratário à terapêutica, esse paciente é considerado com maior gravidade, em "estágio de evolução D", e deve ser encaminhado para serviço médico de referência e avaliado por equipe com **expertise** em casos avançados de IC.

Os diversos critérios diagnósticos apresentados, como os critérios de Boston e os critérios de Framingham para diagnóstico da IC, assim como as categorizações conforme limitação física, provocada por sintoma, como na classificação em classe funcional da IC proposta pela NYHA e o estágio de evolução proposto pela ACCF/AHA, permite-nos melhor acurácia no diagnóstico assim como melhor aplicação terapêutica ou mesmo intervenções com possibilidade de reversão do processo de piora. Contudo, essas classificações são melhores aplicadas nos casos crônicos de IC e nos de aparecimento recente, "de novo", e de forma mais insidiosa.

3.5 AVALIAÇÃO DO PERFIL HEMODINÂMICO

Os casos de IC de aparecimento súbito e os casos de IC crônicos com piora aguda exigem raciocínio rápido e diagnóstico em pouco tempo de avaliação, para que o retardo no diagnóstico não prejudique o tratamento ou comprometa a possibilidade de uma melhor evolução clínica.

Geralmente, essa avaliação é realizada na sala de emergência de um pronto-socorro, com recursos precários. A coleta de dados clínicos de forma metodizada, como a sugerida por Stevenson na avaliação do perfil hemodinâmico, baseando-se apenas em critérios clínicos, permite uma boa noção diagnóstica do estado hemodinâmico e facilita a tomada de decisões nos dois primeiros minutos de avaliação.[48] A correta aplicação clínica pode mudar a evolução da piora aguda da falência cardíaca.

Esses dados baseiam-se no estado de congestão e perfusão de repouso, considerando como sinais de congestão a ortopneia, a estase jugular, o edema periférico, a hepatomegalia pulsátil, a ascite, a presença de estertores creptantes à ausculta pulmonar e a presença de terceira bulha cardíaca ou ritmo de galope à ausculta cardíaca.

E considera como sinais de baixa perfusão ao repouso a presença de palidez, pulsos finos, sonolência ou queda do estado de atenção, hipotensão arterial, sódio sérico baixo e piora da função renal.

Dessa forma, consideraremos quatro possibilidades de perfil hemodinâmico: o perfil quente e seco (perfil A), que não apresenta sinais de congestão e nem de baixa perfusão; o perfil quente e úmido (perfil B), que não apresenta sinais de baixa perfusão, mas que apresenta sinais de congestão; o perfil frio e úmido (perfil C), que apresenta sinais de baixa perfusão e sinais de congestão; e o perfil frio e seco (perfil L), que apresenta sinais de baixa perfusão, mas não apresenta sinais de congestão.

Não cabe aqui discutir a terapêutica específica nas diversas situações apresentadas, mas convém lembrar que esse esquema ajuda a correta aplicação da correção do estado de congestão com o uso de diurético ou na reposição de volume, em casos de hipovolemia, assim como na aplicação do vasodilatador ou no uso de vasopressores, ambos via endovenosa, a fim de obter estabilidade hemodinâmica e melhora dos sintomas.

Cabe também ressaltar que esse esquema de análise da congestão e da perfusão é destinado a situações de piora aguda para aplicação nas situações de emergência. Deve ser considerado que um mesmo paciente pode mudar de estado hemodinâmico durante o tratamento da fase aguda e com possibilidades de mudança do esquema terapêutico, conforme apresentação clínica.

3.6 USANDO OS CRITÉRIOS ESTABELECIDOS COMO FERRAMENTA DE AVALIAÇÃO CLÍNICA

De forma ilustrativa, em um paciente atendido em pronto-socorro que tenha uma história clínica de cansaço aos esforços moderados, há 3 meses, com tosse seca, edema maleolar, com piora há 5 dias, dispneia noturna e que ao exame físico apresenta estertores creptantes basais na ausculta pulmonar, palidez cutânea, extremidades frias e pressão arterial de 80/60 mmHg, podemos elaborar o seguinte raciocínio: com base nos critérios de Framingham (1 critério maior e dois menores) trata-se de portador de IC "de novo" (de recente começo) inicialmente em classe

TABELA 58.4 Estágios de evolução da IC conforme esquema proposto pela The American College of Cardiology Foundation e a American Heart Association (ACCF/AHA)	
Estágio A	Alto risco para IC, mas sem sintomas ou alteração no coração
Estágio B	Alteração estrutural no coração, mas sem sintomas de IC
Estágio C	Alteração estrutural no coração e com sintomas de IC
Estágio D	IC refratária e requer intervenção com especialista.

funcional II (NYHA), em estágio de evolução C, segundo a classificação de AHA/ACCF, mas com piora súbita e apresentando-se com perfil hemodinâmico frio e úmido, portanto, perfil C, segundo esquema proposto por Stevenson. Vejam que o uso criterioso de todas essas ferramentas anteriormente descritas ajudará bastante na orientação da conduta inicial e na conduta de manutenção clínica.

3.7 AVALIAÇÃO DAS MORBIDADES ASSOCIADAS

As doenças associadas à IC podem ajudar no diagnóstico da causa da doença cardíaca, haja vista que muitas doenças associadas são fatores de risco para a doença cardíaca. Portanto, é importante na avaliação clínica definir se o paciente é portador de hipertensão arterial sistêmica, diabetes melito, dislipidemia, se tem anemia, tireoidopatia, doenças metabólicas, alterações congênitas, doenças reumáticas, problemas renais, doença pulmonar, doenças digestivas ou neurológicas, psiquiátricas, se usa alguma medicação continuamente ou esporadicamente, se é usuário de drogas ilícitas, se consume álcool de forma habitual ou excessiva, se faz uso de tabaco, remédios para reposição hormonal ou anabolizante, se praticava esporte e com que intensidade ou se tem alguém na família com problema semelhante.

3.8 AVALIAÇÃO DIAGNÓSTICA DA CAUSA DA IC

A doença cardíaca secundária a doença isquêmica crônica do miocárdio é uma das causas mais comuns de IC. A evolução tardia do coração com infarto do miocárdio e doença coronariana obstrutiva crônica pode ser a IC e, por vezes, sua primeira manifestação. Pacientes com quadro clínico de IC como primeiro diagnóstico de doença cardíaca, com fatores de risco para doença arterial aterosclerótica ou com clínica sugestiva de doença isquêmica miocárdica, devem ser submetidos a procedimento invasivo, nesse caso lê-se cinecoronariografia por cateterismo cardíaco, para definição diagnóstica, a despeito das várias alternativas não invasivas que a tecnologia hoje dispõe.

Frente a grande chance de morte que o quadro de IC impõe, não parece razoável postergar um procedimento diagnóstico que é capaz de definir o grau de lesão obstrutiva na artéria coronária cuja definição permitirá a escolha terapêutica ideal para o caso em questão. Contudo, essa conduta exige raciocínio clínico que justifique o procedimento diagnóstico, ponderação entre risco e benefício e detalhada informação ao paciente e aos familiares do propósito do exame a ser realizado.

3.9 AVALIAÇÃO TERAPÊUTICA DA INSUFICIÊNCIA CARDÍACA

Esse capítulo não se destina a dissertar sobre terapêutica, mas algumas considerações devem ser feitas durante a avaliação da IC para que não se perca a possibilidade de oferecer ao paciente o que de melhor há hoje em seu tratamento.

O conhecimento sobre a evolução da doença e a possibilidade terapêutica medicamentosa tem mudado sua história natural nos últimos 10 anos. Desde o uso adequado do digital, o controle do estado congestivo, assim como o bloqueio neuro-hormonal com o uso dos inibidores dos receptores dos mineralocorticosteroides (IRM), passando para o adequado uso dos vasodilatadores orais associado ao nitrato, uso dos inibidores da enzima de conversão da angiotensina (IECA), do betabloqueador,[49] dos bloqueadores dos receptores da angiotensina (BRA) e o adequado controle da frequência cardíaca.[50]

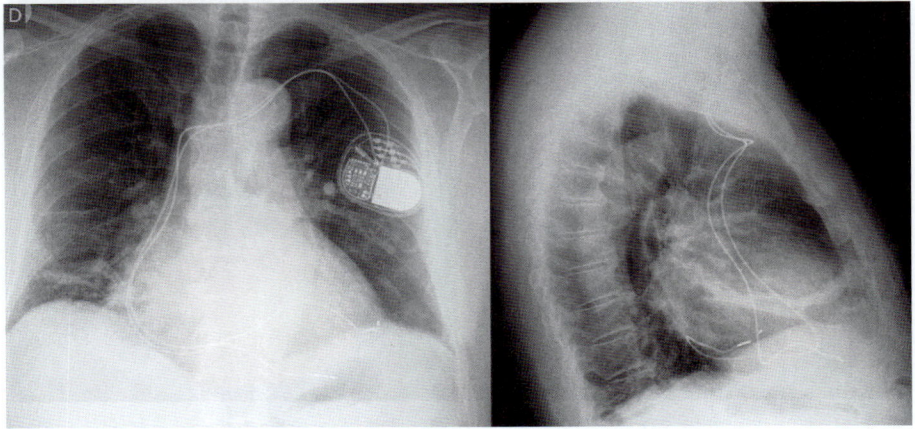

FIGURA 58.1 Radiografia de tórax (PA e Perfil). Paciente masculino, 76 anos, atendido na emergência por descompensação aguda da IC e infecção brônquica bacteriana aguda. Imagem radiográfica mostra aumento da área cardíaca, congestão pulmonar e área de condensação laminar na base direita que pode corresponder a atelectasia. Portador de cardiopatia hipertensiva, ritmo de fibrilação atrial permanente sob uso de medicação anticoagulante oral e com controle de frequência cardíaca obtido por ablação do nó sinoatrial por cateter de radiofrequência via percutânea e presença de marca-passo multissítio, com eletrodos no ventrículo direito e no ventrículo esquerdo (modo de estímulo VVI) para ressincronização cardíaca por ser portador de bloqueio completo do ramo esquerdo.

Além da terapêutica medicamentosa, há diversas possibilidades de intervenções como a revascularização do miocárdio, a ablação percutânea de arritmias, implante de dispositivos elétricos como os marca-passos multissítio e desfibriladores, assim como de dispositivos mecânicos de assistência ventricular (Figura 58.1).[51]

São diversas as opções terapêuticas que cada vez mais exige maior conhecimento e maior **expertise** do profissional médico especializado em cardiologia. Essas situações clínicas de avançado grau de comprometimento de doença cardíaca em nada se assemelham com o que víamos há 20 ou 30 anos, quando diante da constatação de um coração dilatado era dito que nada mais havia por se fazer. As terapias hoje disponíveis podem favorecer a reversão do estado hemodinâmico e a manutenção da estabilidade, com algum grau de reversão do remodelamento ventricular e do remodelamento adrenérgico. Um dos melhores exemplos em que o coração dilatado pode reverter seu processo de remodelamento é na correta aplicação da terapia betabloqueadora com resultante melhora da função sistólica do ventrículo esquerdo (Figura 58.2).[52] Em comparação com placebo, a adição de carvedilol ao tratamento da IC existente incita o remodelamento reverso da função do sistema nervoso simpático cardíaco (Figura 58.3).[53]

O manuseio da IC em fase avançada exige treinamento e experiência clínica para o correto diagnóstico e a devida aplicação das terapias disponíveis. Em um portador dessa enfermidade em estágio de evolução C (ACCF/AHA), que apresente complicações na sua evolução ou se mostre refratário à terapia ordinária, deve ser considerada a possibilidade de encaminhamento para centros de referência ou para profissional com reconhecida **expertise** em IC, sob risco de se perder a oportunidade de adequada investigação e aplicação terapêutica com possibilidades de reversão do processo mórbido, estabilização ou planejamento para terapias pertinentes que possam assegurar a manutenção da vida com a qualidade desejada.

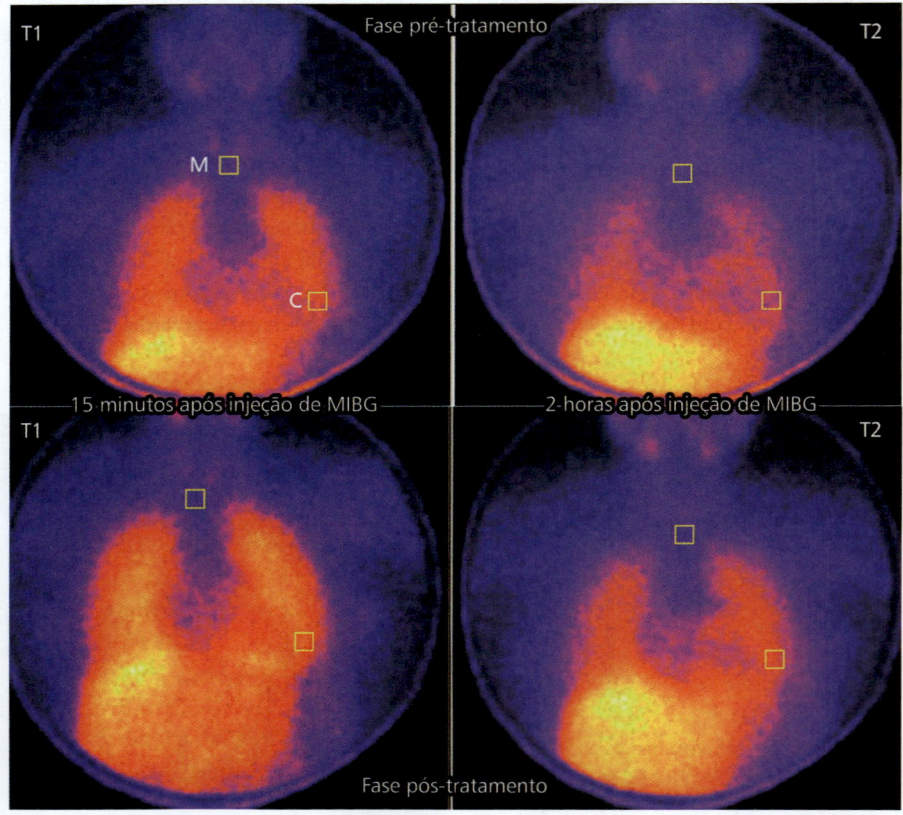

FIGURA 58.2 Cintilografia do tórax com 123I-Meta-Iodo-Benzil-Guanidina (MIBG). O ^{123}I-MIBG é um radiotraçador análogo a norepinefrina – o método de análise da captação da noradrenalina (função Uptake-1) é quantitativo e comparativo, faz-se a contagem de pixels na janela cardíaca (C) e divide-se pela quantidade de pixels na janela mediastinal (M) em dois momentos diferentes: T0 – 15 minutos após a injeção do radiotraçador e T1 – 2 horas após. A comparação entre as imagens antes do tratamento com carvedilol (fase prétratamento) e após 6 meses em tratamento com carvedilol (fase pós-tratamento) nota-se evidente melhora da captação do radiotraçador na janela miocárdica indicando melhora da função Uptake-1, demonstrando que o tratamento com betabloqueador atua na reversão do remodelamento adrenérgico no miocárdio (Chizzola PR. Efeito do antagonismo do receptor beta-adrenérgico no remodelamento autonômico simpático cardíaco em pacientes com IC. 2002. Tese-Doutorado – Faculdade de Medicina da USP).

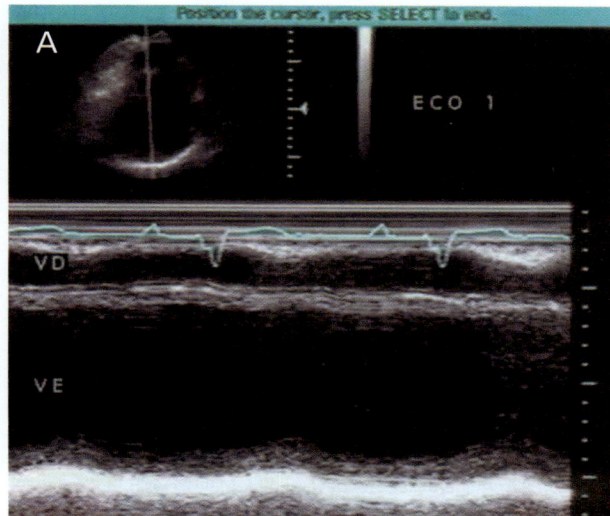

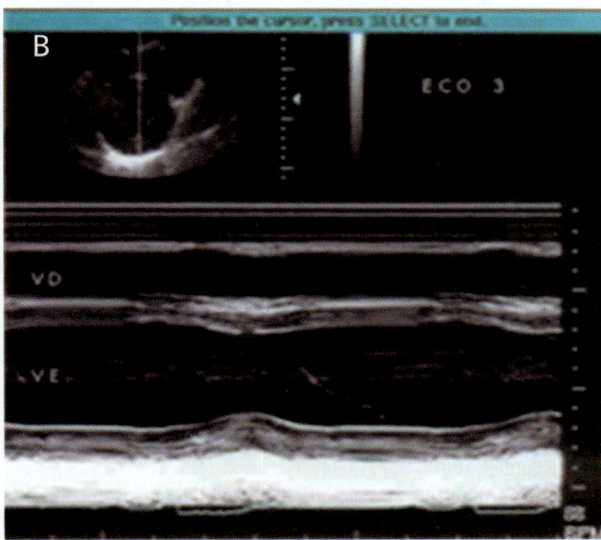

FIGURA 58. 3 Ecocardiograma módulo-M Figura A mostra imagem ecocardiográfica de paciente portador de IC por cardiomiopatia dilatada idiopática antes do início do tratamento com carvedilol, cuja fração de ejeção do ventrículo esquerdo (FEVE) era de 31%; a Figura B mostra imagem ecocardiográfica do mesmo paciente 6 meses após o tratamento clínico com uso adequado do betabloqueador exibindo reversão do remodelamento ventricular e melhora da função sistólica, com FEVE de 46% (método de Simpson).

4 CONCLUSÕES

A IC é uma condição de alta prevalência e alto custo econômico e social em todo o mundo, em especial em regiões de baixo acesso a serviços de saúde. Além disso, em que pese os avanços no tratamento medicamentoso e cirúrgico, permanecem altas as taxas de morbidade e de mortalidade.

A anamnese e o exame clínico nessas circunstâncias são de grande valor e é neles que se fundamenta o diagnóstico sindrômico, etiológico, bem como a estruturação da estratégia terapêutica e da avaliação prognóstica.

REFERÊNCIAS BIBLIOGRÁFICAS

1. Braunwald E. Shattuck lecture–cardiovascular medicine at the turn of the millennium: triumphs, concerns, and opportunities. N Engl J Med. 1997;337:1360–1369.
2. Roger VL1. Epidemiology of heart failure. Circ Res. 2013 Aug 30;113(6):646-59.
3. Hunt SA, Abraham WT, Chin MH, Feldman AM, Francis GS, Ganiats TG, Jessup M, Konstam MA, Mancini DM, Michl K, Oates JA, Rahko PS, Silver MA, Stevenson LW, Yancy CW; American College of Cardiology Foundation; American Heart Association. 2009 Focused update incorporated into the ACC/AHA 2005 Guidelines for the Diagnosis and Management of Heart Failure in Adults A Report of the American College of Cardiology Foundation/American Heart Association Task Force on Practice Guidelines Developed in Collaboration With the International Society for Heart and Lung Transplantation. J Am Coll Cardiol 2009;53:e1–e90.
4. Roger VL. Epidemiology of Heart Failure. Circ Res 2013;113:646-659
5. Roger VL, Weston SA, Redfield MM, Hellermann-Homan JP, Killian J, Yawn BP, Jacobsen SJ. Trends in heart failure incidence and survival in a community-based population. JAMA 2004;292:344–350.
6. McCullough PA, Philbin EF, Spertus JA, Kaatz S, Sandberg KR, Weaver WD; Resource Utilization Among Congestive Heart Failure (REACH) Study. Confirmation of a heart failure epidemic: findings from the Resource Utilization Among Congestive Heart Failure (REACH) study. J Am Coll Cardiol 2002;39:60–69.
7. Levy D, Kenchaiah S, Larson MG, Benjamin EJ, Kupka MJ, Ho KK, Murabito JM, Vasan RS. Long-term trends in the incidence of and survival with heart failure. N Engl J Med 2002;347:1397–1402.
8. Jhund PS, Macintyre K, Simpson CR, Lewsey JD, Stewart S, Redpath A, Chalmers JW, Capewell S, McMurray JJ. Long-term trends in first hospitalization for heart failure and subsequent survival between 1986 and 2003: a population study of 5.1 million people. Circulation 2009;119:515–523.
9. Yeung DF, Boom NK, Guo H, Lee DS, Schultz SE, Tu JV. Trends in the incidence and outcomes of heart failure in Ontario, Canada: 1997 to 2007. CMAJ. 2012;184:E765–E773.
10. Baliga RR, Young JB. Reducing the burden of stage B heart failure will require connecting the dots between "knowns" and "known unknowns". Heart Fail Clin. 2012 Jan;8(1):xi-xv.
11. Barker WH, Mullooly JP, Getchell W. Changing incidence and survival for heart failure in a well-defined older population, 1970-1974 and 1990- 1994. Circulation 2006;113:799–805.
12. Huffman MD1, Berry JD, Ning H, Dyer AR, Garside DB, Cai X, Daviglus ML, Lloyd-Jones DM. Lifetime risk for heart failure among white and black Americans: cardiovascular lifetime risk pooling Project. J Am Coll Cardiol. 2013 Apr 9;61(14):1510-7.
13. Owan TE, Hodge DO, Herges RM, Jacobsen SJ, Roger VL, Redfield MM. Trends in prevalence and outcome of heart failure with preserved ejection fraction. N Engl J Med 2006;355:251–259.
14. Huffman MD, Berry JD, Ning H, Dyer AR, Garside DB, Cai X, Daviglus ML, Lloyd-Jones DM. Lifetime risk for heart failure among white and black Americans: cardiovascular lifetime risk pooling project. J Am Coll Cardiol 2013;61:1510–1517.
15. Avery CL, Loehr LR, Baggett C, Chang PP, Kucharska-newton AM, Matsushita K, Rosamond WD, Heiss G. The population burden of heart

failure attributable to modifiable risk factors: the ARIC (Atherosclerosis Risk in Communities) study. J Am Coll Cardiol. 2012;60:1640–1646.

16. Bleumink GS, Knetsch AM, Sturkenboom MC, Straus SM, Hofman A, Deckers JW, Witteman JC, Stricker BH. Quantifying the heart failure epidemic: prevalence, incidence rate, lifetime risk and prognosis of heart failure The Rotterdam Study. Eur Heart J 2004;25:1614–1619.

17. Yusuf S, Rangarajan S, Teo K, Islam S, Li W, Liu L, Bo J, Lou Q, Lu F, Liu T, Yu L, Zhang S, Mony P, Swaminathan S, Mohan V, Gupta R, Kumar R, Vijayakumar K, Lear S, Anand S, Wielgosz A, Diaz R, Avezum A, Lopez-Jaramillo P, Lanas F, Yusoff K, Ismail N, Iqbal R, Rahman O, Rosengren A, Yusufali A, Kelishadi R,Kruger A, Puoane T, Szuba A, Chifamba J, Oguz A, McQueen M, McKee M, Dagenais G; PURE Investigators. Cardiovascular risk and events in 17 low-, middle-, and high-income countries. N Engl J Med. 2014 Aug 28;371(9):818-27

18. Ambrosy AP, Fonarow GC, Butler J, Chioncel O, Greene SJ, Vaduganathan M6, Nodari S, Lam CS, Sato N, Shah AN, Gheorghiade M. The global health and economic burden of hospitalizations for heart failure: lessons learned from hospitalizedheart failure registries. J Am Coll Cardiol. 2014 Apr 1;63(12):1123-33. doi: 10.1016/j.jacc.2013.11.053. Epub 2014 Feb 5.

19. MacIntyre K, Capewell S, Stewart S, Chalmers JW, Boyd J, Finlayson A, Redpath A, Pell JP, McMurray JJ. Evidence of improving prognosis in heart failure: trends in case fatality in 66 547 patients hospitalized between 1986 and 1995. Circulation 2000;102:1126–1131.

20. Mosterd A, Cost B, Hoes AW, de Bruijne MC, Deckers JW, Hofman A, Grobbee DE. The prognosis of heart failure in the general population: The Rotterdam Study. Eur Heart J 2001;22:1318–1327.

21. Barker WH, Mullooly JP, Getchell W. Changing incidence and survival for heart failure in a well-defined older population, 1970-1974 and 1990- 1994. Circulation 2006;113:799–805.

22. Roger VL, Weston SA, Redfield MM, Hellermann-Homan JP, Killian J, Yawn BP, Jacobsen SJ. Trends in heart failure incidence and survival in a community-based population. JAMA. 2004;292:344–350.

23. Dunlay SM, Redfield MM, Weston SA, Therneau TM, Hall Long K, Shah ND, Roger VL. Hospitalizations after heart failure diagnosis a community perspective. J Am Coll Cardiol 2009;54:1695–1702.

24. Dharmarajan K, Hsieh AF, Lin Z, Bueno H, Ross JS, Horwitz LI, Barreto-Filho JA, Kim N, Bernheim SM, Suter LG, Drye EE, KrumholzHM. Diagnoses and timing of 30-day readmissions after hospitalization for heart failure, acute myocardial infarction, or pneumonia. JAMA 2013;309:355–363.

25. Fang J, Mensah GA, Croft JB, Keenan NL. Heart failure-related hospitalization in the U.S., 1979 to 2004. J Am Coll Cardiol 2008;52:428–434.

26. Cowie MR, Wood DA, Coats AJ, Thompson SG, Poole-Wilson PA, Suresh V, Sutton GC. Incidence and aetiology of heart failure; a population-based study. Eur Heart J 1999;20:421–428.

27. Gheorghiade M, Bonow RO. Chronic heart failure in the United States: a manifestation of coronary artery disease. Circulation 1998;97:282–289.

28. Shafazand M, Rosengren A, Lappas G, Swedberg K, Schaufelberger M. Decreasing trends in the incidence of heart failure after acute myocardial infarction from 1993-2004: a study of 175,216 patients with a first acute myocardial infarction in Sweden. Eur J Heart Fail 2011;13:135–141.

29. Dunlay SM, Weston SA, Jacobsen SJ, Roger VL. Risk factors for heart failure: a population-based case-control study. Am J Med 2009;122:1023–1028.

30. Avery CL, Loehr LR, Baggett C, Chang PP, Kucharska-Newton AM, Matsushita K, Rosamond WD, Heiss G. The population burden of heart failure attributable to modifiable risk factors: the ARIC (Atherosclerosis Risk in Communities) study. J Am Coll Cardiol 2012;60:1640–1646.

31. Bocchi EA, Arias A, Verdejo H, Diez M, Goméz E, Castro P. The Reality of Heart Failure in Latin America. J Am Coll Cardiol 2013;62:949–58

32. Miranda JJ, Herrera VM, Chirinos JA, et al. Major cardiovascular risk factors in Latin America: a comparison with the United States. The Latin American Consortium of Studies in Obesity (LASO) PLoS One 2013;8:e54056.

33. Méndez GF, Cowie MR. The epidemiological features of heart failure in developing countries: a review of the literature. Int J Cardiol 2001; 80:213–9.

34. Tavares LR, Victer H, Linhares JM, et al. Epidemiology of decompensated heart failure in the city of Niterói: EPICA–Niterói Project. English, Portuguese. Arq Bras Cardiol 2004;82:121–4.

35. Bocchi EA, Guimarães G, Tarasoutshi F, Spina G, Mangini S, Bacal F. Cardiomyopathy, adult valve disease and heart failure in South America. Heart 2008;95:181–9.

36. Bocchi EA, Arias A, Verdejo H, Diez M, Goméz E, Castro P. The Reality of Heart Failure in Latin AmericaJ Am Coll Cardiol 2013;62:949–58

37. Bocchi EA. Update on indications and results of the surgical treatment of heart failure. Arq Bras Cardiol 1994;63:523–30.

38. Issa VS, Amaral AF, Cruz FD, et al. Beta-blocker therapy and mortality of patients with Chagas cardiomyopathy: a subanalysis of the REMADHE prospective trial. Circ Heart Fail 2010;3:82–8.

39. Allen, LA, Ambardekar, AV, Devaraj, KM, Maleszewski, JJ, Wolfel, EE. Missing Elements of the History. N Engl J Med 2014; 370:559-566.

40. Marantz PR, Tobin JN, Wassertheil-Smoller S, Steingart RM, Wexler JP, Budner N, Lense L, Wachspress J. The relationship between left ventricular systolic function and congestive heart failure diagnosed by clinical criteria. Circulation. 1988 Mar;77(3):607-12.

41. Remes J, Miettinen H, Reunanen A, Pyorala K. Validity of clinical diagnosis of heart failure in primary health care. Eur Heart J 199;12(3):315-21.

42. McKee PA, Castelli WP, McNamara PM, Kannel WB. The natural history of congestive heart failure: the Framingham study. N Engl J Med 1971;285(26):1441-6.

43. Rigolli M, Whalley GA. Heart J Geriatr failure with preserved ejection fraction. Cardiol 2013;10(4):369-376.

44. American Heart Association. Classes of heart failure. Available at http://www.heart.org/HEARTORG/Conditions/HeartFailure/AboutHeartFailure/Classes-of-Heart-Failure_UCM_306328_Article.jsp. Accessed September 6, 2011.

45. Agustí Escasany A, Durán Dalmau M, Arnau De Bolós JM, Rodríguez Cumplido D, Diogène Fadini E, Casas Rodríguez J, Galve Basilio E, Manito Lorite N. Evidence based medical treatment of heart failure. Rev Esp Cardiol. 2001;54(6):715-34.

46. Hunt SA, Abraham WT, Chin MH, et al, and the American College of Cardiology Foundation; American Heart Association. 2009 Focused update incorporated into the ACC/AHA 2005 guidelines for the diagnosis and management of heart failure in adults: a report of the American College of Cardiology Foundation/American Heart Association Task Force on practice guidelines developed in collaboration with the International Society for Heart and Lung Transplantation. J Am Coll Cardiol 2009;53(15):e1-e90.

47. Hunt SA, for the Task Force on Practice Guidelines (Writing Committee to Update the 2001 Guidelines for the Evaluation and Management of Heart Failure). ACC/AHA 2005 guideline update for the diagnosis and management of chronic heart failure in the adult: a report of the American College of Cardiology/American Heart Association Task Force on Practice Guidelines. J Am Coll Cardiol 2005;46(6):e1-82.

48. Stevenson LW. Design of therapy for advanced heart failure. Eur J Heart 2005;7(3):323-31.

49. Chatterjee S, Biondi-Zoccai G, Abbate A, D'Ascenzo F, Castagno D, Van Tassell B, Mukherjee D, Lichstein E. Benefits of β blockers in patients with heart failure and reduced ejection fraction: network meta-analysis. BMJ 2013;346:f55.

50. Tardif JC, O'Meara E, Komajda M, Böhm M, Borer JS, Ford I, Tavazzi L, Swedberg K; SHIFT Investigators. Effects of selective heart rate reduction with ivabradine on left ventricular remodelling and function: re-

sults from the SHIFT echocardiography substudy. Eur Heart J. 2011;32(20):2507-15.

51. Miller LW1, Guglin M, Rogers J.Cost of ventricular assist devices: can we afford the progress? Circulation 2013;127(6):743-8.

52. Chizzola PR, Freitas HF, Caldas MA, da Costa JM, Meneghetti C, Marinho NV, Mansur AJ, Ramires JA, Bocchi EA. Effects of carvedilol in heart failure due to dilated cardiomyopathy. Results of a double-blind randomized placebo-controlled study (CARIBE study). Arq Bras Cardiol. 2000 Mar;74(3):233-42.

53. Chizzola PR, Gonçalves de Freitas HF, Marinho NV, Mansur JA, Meneghetti JC, Bocchi EA. The effect of beta-adrenergic receptor antagonism in cardiac sympathetic neuronal remodeling in patients with heart failure. Int J Cardiol. 2006 Jan 4;106(1):29-34.

ABORDAGEM DO PACIENTE COM INSUFICIÊNCIA CARDÍACA E REDUÇÃO DA FRAÇÃO DE EJEÇÃO DO VENTRÍCULO ESQUERDO

59

Germano Emílio Conceição Souza
Edimar Alcides Bocchi

1 INTRODUÇÃO

A abordagem do paciente portador de insuficiência cardíaca com fração de ejeção reduzida (ICFER) é bastante complexa. O respectivo diagnóstico é baseado, principalmente em dados clínicos e o uso de critérios objetivos para isso é bastante encorajado. Feito o diagnóstico, é necessário classificar a síndrome. De acordo com a presença ou não de redução de fração de ejeção ao ecocardiograma ou outro método, é possível estratificar os pacientes em grupos bastantes distintos. O alvo deste texto é o subgrupo portador de fração de ejeção do ventrículo esquerdo (FEVE) reduzida. Esse grupo, mais bem estudado, conta com um arsenal terapêutico mais amplo que é capaz de mudar a história natural da síndrome, incorrendo na possibilidade de remodelamento reverso e redução de mortalidade. Dentre as terapias mais eficazes nesse sentido, temos os fármacos e os dispositivos implantáveis. Betabloqueadores (carvedilol succinato de metoprolol e bisoprolol), inibidores da enzima de conversão de angiotensina (ECA), bloqueadores de receptor da angiotensina e bloqueadores de aldosterona estão relacionados à redução de mortalidade. Recentemente, o LCZ 696 – uma combinação na mesma molécula de um inibidor da neprilisina e um bloqueador de receptor de angiotensina – mostrou redução de mortalidade em comparação ao enalapril. Quanto ao tratamento cirúrgico, em casos selecionados, pode ser útil o implante de cardioversores desfibriladores para prevenção de morte súbita, associados ou não a marca-passos ressincronizadores para redução de mortalidade e de morbidade. Em pacientes que estão em fase mais avançada da síndrome, pode-se considerar o tratamento cirúrgico por meio de transplante cardíaco ou de dispositivos de assistência ventricular em suas diversas modalidades, com o intuito de reduzir a morbimortalidade. Essas estratégias terapêuticas, vale ressaltar, são muito seletivas e de alto custo, além de difícil acesso para a população em geral. Em casos refratários de descompensação recorrente ou alto risco de recorrência dos sintomas, deve-se recomendar a transferência de pacientes com IC para centros especializados. Finalmente, em muitas situações, deve-se dar preferência para estratégias exclusivamente paliativas, quando não há outras perspectivas terapêuticas disponíveis.

2 EPIDEMIOLOGIA

Na América Latina, a insuficiência cardíaca com redução de fração de ejeção do ventrículo esquerdo (ICFEVER) foi diagnosticada em 63 a 100% dos pacientes com insuficiência cardíaca compensada sob cuidados ambulatoriais, e em 55 a 100% dos pacientes com insuficiência cardíaca descompensada.[1] A doença de Chagas é importante etiologia da ICFEVER no Brasil e na América Latina, tendo sido investigada em 21 a 0,6% dos estudos publicados.[1]

3 DIAGNÓSTICO DE INSUFICIÊNCIA CARDÍACA COM REDUÇÃO DE FRAÇÃO DE EJEÇÃO DO VENTRÍCULO ESQUERDO

A Figura 59.1 ilustra o diagnóstico de ICFEVER. No diagnóstico, a história e exames físicos são de grande valor por fornecerem, além do diagnóstico da síndrome, informações sobre a etiologia e prognóstico.[2] Os achados do exame físico incluem manifestações próprias da doença cardíaca no coração e outras sistêmicas secundárias à insuficiência cardíaca ou da doença de base. Em geral, a redução da FEVE está associada ao aumento da cavidade de VE pelo remodelamento cardíaco. Salientem-se o desvio do *ictus cordis* para baixo e para esquerda, a presença de sopros, a elevação de pressão venosa jugular (especialmente se for superior a 7 cm de H_2O), edema de membros inferiores, hepatomegalia dolorosa, refluxo hepatojugular, estertores pulmonares, derrame pleural, ascite, taquicardia, galope de terceira ou quarta bulhas, pulso alternante, tempo de enchimento capilar lentificado, taquipneia, ortopneia, bendopneia e cianose.

4 CLASSIFICAÇÃO DA INSUFICIÊNCIA CARDÍACA

Com o objetivo de uma melhor estratégia no seu diagnóstico etiológico e tratamento, a insuficiência cardíaca (IC) pode ser

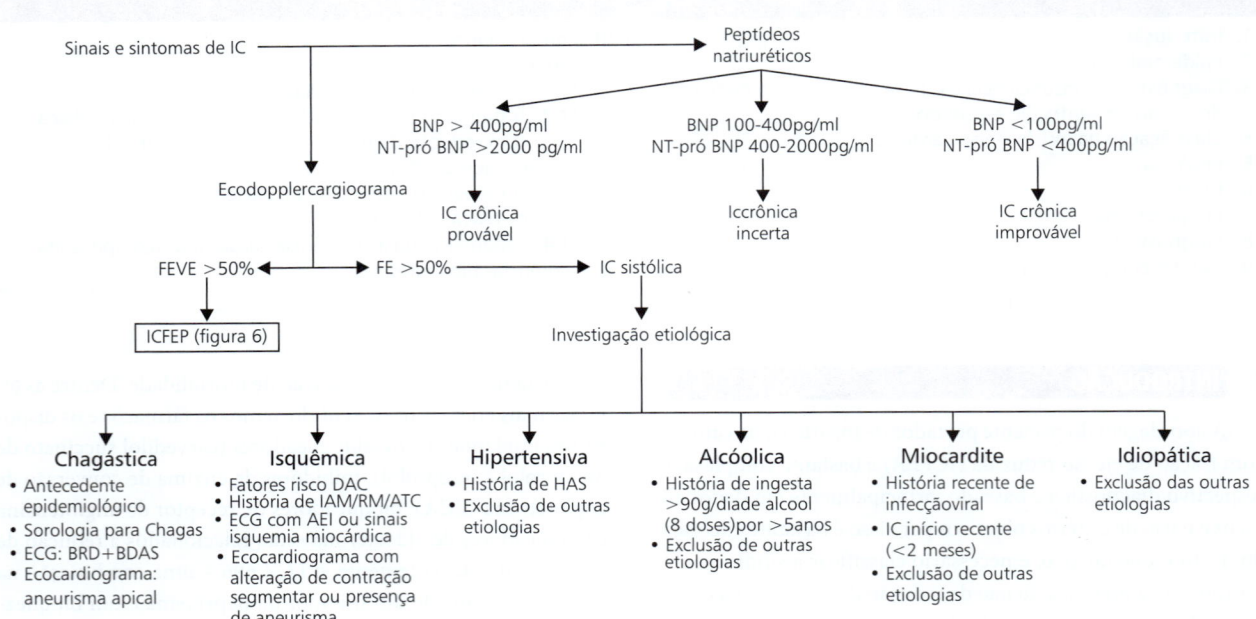

FIGURA 59.1 Fluxograma sugerido para diagnóstico da insuficiência cardíaca crônica. ECG: eletrocardiograma; RX: radiografia de tórax; BNP: peptídeo natriurético do tipo B; FEVE: fração de ejeção do ventrículo esquerdo; BRD: bloqueio de ramo direito; BDAS: bloqueio divisional anterossuperior; DAC: doença arterial crônica; IAM: infarto agudo do miocárdio; RM: revascularização miocárdica; ATC: angioplastia transluminal coronária; AEI: área eletricamente inativa; HAS: hipertensão arterial sistêmica; ICFEP: insuficiência cardíaca com fração de ejeção preservada. Fonte: Adaptado de Bocchi EA, Marcondes-Braga FG, Ayub-Ferreira SM, Rohde LE, Oliveira WA, Almeida DR, e colaboradores Sociedade Brasileira de Cardiologia. III Diretriz Brasileira de Insuficiência Cardíaca Crônica. Arq Bras Cardiol 2009;93(1 supl.1):1-71.

classificada de várias formas, como a condição clínica, hemodinâmica, funcional ou etiologia. Assim, temos:

1. Duração: IC aguda quando inferior e crônica quando superior a 6 meses. Utiliza-se o termo "de novo" quando do seu aparecimento pela primeira vez. Quanto maior a duração, mais completa poderá ser a ativação neuro-hormonal e remodelamento, com manifestações mais típicas de retenção hídrica, por exemplo. Inversamente, logo depois de um IAM, podem faltar muitas de suas manifestações crônicas. A aplicação típica desta classificação é no raciocínio diagnóstico da miocardite.

2. Manifestação de ventrículo direito ou esquerdo ou mista: clínica e retrogradamente, a IC esquerda caracteriza-se pela presença de sinais e sintomas de congestão pulmonar (dispneia aos esforços, tosse noturna, dispneia paroxística noturna, ortopneia, crepitações pulmonares). A IC direita está relacionada aos sinais e sintomas de congestão sistêmica (estase jugular, edema de membros inferiores, hepatomegalia dolorosa, ascite, derrames). A disfunção do ventrículo esquerdo (VE) pode causar disfunção do ventrículo direito (VD) secundariamente ao aumento das pressões na circulação pulmonar e/ou resistência pulmonar. Essa classificação tem importância no diagnóstico diferencial de certas etiologias de IC em

3. FEVE ou FEVD: quando a fração de ejeção ventricular é comprometida chama-se de sistólica, ou insuficiência cardíaca com ICFER ou, ainda, como já mencionado, ICFEVER, o que achamos mais apropriado semanticamente. Ao contrário, quando a FEVE está acima de 50%, chamamo-la de IC com fração de ejeção preservada (ICFEP). Entre os subgrupos com ICFEP, a IC diastólica representa importante subconjunto. Nesta, haveria dificuldade de enchimento do coração ou enchimento com pressões elevadas. Essa classificação é importante, pois algumas etiologias se manifestam predominantemente de uma forma ou de outra. São fatores de risco para ICFEP: idade; sexo feminino; obesidade; hipertensão arterial; diabetes; doença coronariana; doença renal; e estenose aórtica.

4. Classe Funcional: correntemente utilizada na prática clínica, a classificação proposta pela New York Heart Association (NYHA) avalia a limitação de esforço em pacientes com insuficiência cardíaca. É útil na prática diária por ser de fácil aplicação e apresentar valor prognóstico.

5. Estágios: mais recentemente foi proposto novo sistema de estadiamento baseado na evolução e progressão da insuficiência cardíaca. Esta forma de categorização reflete modelo fisiopatológico da insuficiência cardíaca que

TABELA 59.1 Abordagem terapêutica da insuficiência cardíaca de acordo com os estágios

	ESTÁGIO A	ESTÁGIO B	ESTÁGIO C	ESTÁGIO D
	Pacientes de alto risco de desenvolver IC, ainda sem doença estrutural	Pacientes com doença estrutural, porém assintomáticos	Pacientes com doença estrutural e IC sintomática	Pacientes refratários ao tratamento convencional
Tratamento não farmacológico	▪ Cessar tabagismo ▪ Redução consumo de álcool ▪ Estimular exercício físico ▪ Dieta apropriada para a doença de base	▪ Medidas do estágio A	▪ Medidas do estágio A ▪ Restrição salina ▪ Restrição hídrica	▪ Medidas do estágio A ▪ Restrição salina ▪ Restrição hídrica
Tratamento farmacológico	Controle/tratamento dos fatores de risco ▪ HAS ▪ DM ▪ DLP ▪ Síndrome metabólica	Em pacientes apropriados ▪ IECA (BRA) ▪ BB	Em pacientes apropriados ▪ BRA ▪ Antagonista da aldosterona ▪ Hidralazina + Nitrato ▪ Digoxina ▪ Diuréticos	Tratamento clínico Otimização como descrito para o estágio C
Prevenção de morte súbita			▪ Cardiodesfibrilador implantável	
Tratamento alternativo para casos refratários			▪ Ressincronização ventricular □ Tratamento cirúrgico IC □ Assistência ventricular □ Transplante cardíaco	

HAS: hipertensão arterial sistêmica; IECA: inibidor de enzima de conversão da angiotensina; BRA: bloqueadores do receptor de angiotensina II; BB: betabloqueador; IECA: inibidores da enzima conversora da angiotensina; IC: insuficiência cardíaca; DM: diabetes melito. Fonte: Adaptado de Bocchi EA, Marcondes-Braga FG, Ayub-Ferreira SM, Rohde LE, Oliveira WA, Almeida DR, e colaboradores Sociedade Brasileira de Cardiologia. III Diretriz Brasileira de Insuficiência Cardíaca Crônica. Arq Bras Cardiol 2009;93 (1 supl.1):1-71.

manifestações clínicas, a IC pode ser compensada, descompensada ("de novo" ou crônica que descompensou), ou persistentemente descompensada quando os sinais/sintomas de descompensação persistem (Figura 59.2). Entende-se por descompensação o aparecimento de sinais/sintomas como edema, hipoperfusão ou hipotensão que determinam uma nova estratégia terapêutica de ambulatório ou a partir de admissão hospitalar. Seu reconhecimento tem importância para uma terapêutica adequada e possíveis fatores precipitantes devem ser investigados.

7. **Perfil Hemodinâmico:** a partir da presença ou ausência de sinais de congestão e/ou de hipoperfusão, foi desenvolvida a classificação clínico-hemodinâmica dividida em quatro situações distintas que apresentam implicação terapêutica e prognóstica (Figura 59.3).[2] De acordo

com o perfil, o paciente pode necessitar de diurético, ressuscitação com cristaloides, drogas inotrópicas ou vasodilatoras. Esta avaliação clínica é fundamental para o correto manejo.

8. **Distúrbio Mecânico:** importante no diagnóstico e tratamento, o reconhecimento de eventual obstrução, a exemplo de disfunção mecânica das valvas cardíacas como estenose aórtica ou estenose mitral, insuficiência aórtica ou mitral, e em doenças causadoras de obstrução ao fluxo sanguíneo como tromboembolismo pulmonar agudo ou crônico.

9. **Escala de "INTERMACS" de 1-7:** utiliza dados hemodinâmicos, evolutivos, sintomatologia e de hospitalização para classificar os pacientes. Tem valor prognóstico e para indicação de procedimentos terapêuticos na insuficiência cardíaca[3] (Tabela 59.2).

5   ETIOLOGIA

A IC é a manifestação inicial ou final de muitas doenças diferentes. Pode ser secundária a:

1. doenças cardiovasculares como hipertensão arterial, aterosclerose (com suas várias manifestações como infarto do miocárdio e cardiomiopatia isquêmica), doenças das valvas cardíacas ou doença congênita, entre outras;

2. cardiomiopatias primárias (origem genética, mista, ou adquirida) ou secundárias;

3. pericardioparias;

4. endocardiopatias.

As etiologias mais frequentes da IC sistólica são miocardiopatia dilatada idiopática, isquêmica (aterosclerose coronariana), doença de Chagas, hipertensão arterial, valvar, alcoólica,

Tipos e causas de insuficiência cardíaca descompensada
baixo débito, elevada resistência vascular sistêmica e elevadas pressões de enchimento ventriculares

IC de novo — IC crônica descompensada

- Infarto do miocárdio
- Arritmias
- Destrição valvar
- Miocardite
- Crise hipertensiva
- Cirurgia cardíaca

Apresentações:
Edema pulmonar
IC com baixo débito
Choque cardiogênico

- Má aderência
- Infecção
- Isquemia coronária
- Tromboembolismo
- Arritmias
- Anemia

FIGURA 59.2 Formas de apresentação da insuficiência cardíaca.

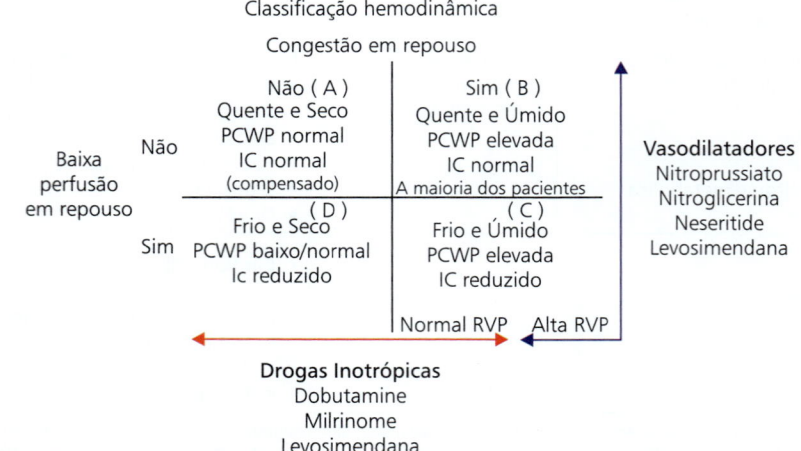

Classificação hemodinâmica

Congestão em repouso

		Não (A)	Sim (B)	
Baixa perfusão em repouso	Não	Quente e Seco PCWP normal IC normal (compensado)	Quente e Úmido PCWP elevada IC normal A maioria dos pacientes	**Vasodilatadores** Nitroprussiato Nitroglicerina Neseritide Levosimendana
	Sim	(D) Frio e Seco PCWP baixo/normal Ic reduzido	(C) Frio e Úmido PCWP elevada IC reduzido	
		Normal RVP	Alta RVP	

Drogas Inotrópicas
Dobutamine
Milrinome
Levosimendana

FIGURA 59.3 Classificação da insuficiência cardíaca segundo o perfil hemodinâmico. PCWP: pressão de arteria pulmonar ocluida (do inglês *pulmonary capillary wedge pressure);* IC: insuficiência cardíaca; RVP: resistência vascular periférica.

TABELA 59.2 Perfil, estado hemodinâmico e tempo para intervenção de pacientes com insuficiência cardíaca descompensada de acordo com a classificação INTERMACS

NÍVEL	DESCRIÇÃO	ESTADO HEMODINÂMICO	TEMPO PARA INTERVENÇÃO
1	Choque cardíaco grave	Hipotensão persistente apesar de inotrópicos e BIA e disfunção de órgãos.	Horas
2	Declínio progressivo apesar do inotrópico	Uso de inotrópicos em doses aceitáveis, a deterioração na nutrição, função renal e retenção hídrica.	Dias
3	Estável à custa de inotrópicos	Estabilidade atingida com doses moderadas de inotrópicos, mas com falência de desmame.	Eletivo, em semana a meses.
4	Sintomas no repouso	Possibilidade de desmame de inotrópicos, porém com sinais de retenção hídrica.	Eletivo, em semana a meses.
5	Em casa, tolerante aos esforços	Limitação severa para atividade, porém confortável no repouso com sinais de hipervolemia.	Urgência variável, dependente da nutrição e disfunção orgânica.
6	Limitação aos esforços	Limitação moderada aos esforços, sem sinais de hipervolemia.	Urgência variável, dependente da nutrição e disfunção orgânica.
7	NYHA III	Sem instabilidade do balanço de fluídos.	Sem indicação.

Fonte: Adaptado de Peura JL et al. Recommendations for the Use of Mechanical Circulatory support: Device Strategies and Patient Selection. A Scientific Statement From the American Heart Association. Circulation 2012; 126:2648-67. NYHA: New York Heart Association; BIA: balão intraórtico.

miocardite de origem indeterminada e periparto.[4] O termo cardiomiopatia dilatada idiopática tem sido empregado, cada vez menos frequentemente, dada a ampliação dos recursos diagnósticos e pelo fato de essa expressão ser usada, atualmente, como um diagnóstico de exceção. Contudo, a ICFEP, mais frequentemente, está associada à disfunção diastólica que, por sua vez, está relacionada a idade avançada, sexo feminino, obesidade, diabetes melito, doença coronariana, doença renal e estenose aórtica.

6 FISIOPATOLOGIA

De acordo com a causa e a evolução, a insuficiência cardíaca poderá ser classificada, então, como:

1. aguda ou crônica;
2. VE e/ou VD comprometido;
3. débito alto ou não;
4. fração de ejeção preservada ou comprometida;
5. classe funcional;
6. estágio;
7. descompensada ou não, com determinação de fatores precipitantes;
8. apresentação hemodinâmica;
9. presença de obstrução ou insuficiência mecânica;
10. presença de comorbidade; e
11. prognóstico esperado. Dependendo de sua classificação, a IC poderá apresentar particularidades na sua fisiopatologia.

Salienta-se a importância da determinação de fração de ventrículo preservada ou não, para adequada investigação diagnóstica e entendimento fisiopatológico. A fisiopatologia da IC fração de ejeção comprometida está relacionada ao progressivo remodelamento excêntrico do VE com consequente dilatação e redução da fração de ejeção. A ICFEP é caracterizada pelo remodelamento concêntrico do VE. Entretanto, enquanto uma hipótese sugere que as duas são entidades diferentes, outra supõe que a insuficiência cardíaca sistólica seja evolução da insuficiência diastólica. Como evidência para esta última, a demonstração de diminuição de função sistólica longitudinal (subendocárdica) na insuficiência cardíaca de função preservada e evolução para insuficiência cardíaca sistólica em subestudo do estudo CHARM.[5-6] A disfunção sistólica é caracterizada pelo desvio da curva pressão-volume para direita (o aumento da pressão diastólica ocorre mediante aumento do volume diastólico). Na disfunção diastólica, existe desvio da curva pressão-volume para cima e para esquerda (o aumento da pressão diastólica ocorre sem aumento do volume diastólico) (Figura 59.4).

Para o entendimento da fisiopatologia da IC, alguns conceitos são fundamentais. Na diástole, a pré-carga caracteriza-se pela distensão longitudinal da fibra miocárdica antes da contração ventricular, representada no coração pelo volume e estresse diastólico. O aumento da pré-carga ocorre por meio do aumento do volume diastólico (insuficiência aórtica, mitral) ou na IC mediante o mecanismo de Frank-Starling (aumento do volume e pressão diastólicas buscando a normalização do débito cardíaco). A pós-carga caracteriza-se pela força que se opõe à contração ventricular durante o esvaziamento do coração e obedece à lei de Laplace em que o estresse parietal é diretamente proporcional à pressão e ao raio intraventricular (quanto maior a pressão e/ou raio, maior o estresse) e este é inversamente proporcional à espessura da parede (quanto maior a espessura e menor o raio, menor o estresse parietal). $S = P \times r/2h$ (S = estresse sistólico/

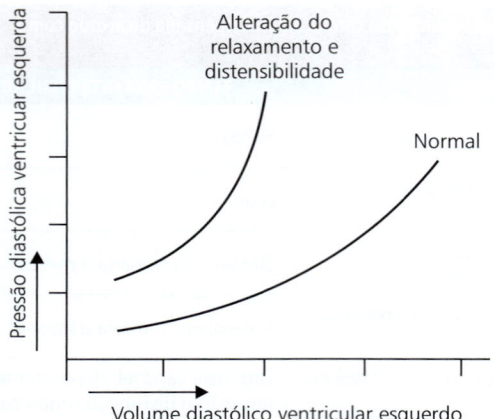

FIGURA 59.4 Variação da pressão ventricular esquerda em função do volume, durante o enchimento diastólico em coração normal e em coração com alteração do relaxamento e da distensibilidade ventriculares. Fonte: Adaptado de Goldsmith SR, Dick C. Differentiating systolic from diastolic heart failure: Pathophysiologic and therapeutic considerations. Am J Med 1993; 95: 645-55.

P = pressão/r = raio/h = espessura). O estresse sistólico, respeitando a lei de Laplace, é um dos principais determinantes da hipertrofia e dilatação ventricular (remodelamento miocárdico).

Na insuficiência cardíaca com fração de comprometida, de maneira simplificada, na presença de um distúrbio primário da contratilidade miocárdica ou de sobrecarga hemodinâmica, o coração apresenta mecanismos adaptativos para manutenção de sua função como bomba, que incluem:

a. o mecanismo de Frank-Starling;

b. ativação de sistemas neuro-hormonais e inflamatórios;

c. remodelamento miocárdico.

Os dois primeiros mecanismos ocorrem rapidamente após o evento agressor, já o remodelamento ocorre lentamente. A capacidade de cada mecanismo de manter a performance cardíaca frente à sobrecarga hemodinâmica e neuro-hormonal, entretanto, é finita e, quando mantida cronicamente, torna-se desadaptada.[6]

a. Mecanismo de Frank-Starling (Figura 59.5): como referido anteriormente, quanto maior o estiramento das fibras miocárdicas no final da diástole (reflexo da pré-carga), maior a contratilidade miocárdica, ocorrendo elevação progressiva da performance cardíaca até que se atinja um platô de adaptação a partir do qual não haja mais intensificação da resposta miocárdica.

b. Sistemas neuro-hormonais (Figura 59.6): ocorrem secundariamente à redução do débito cardíaco e elevação das pressões de enchimento das câmaras cardíacas. Incluem a ativação do sistema adrenérgico, sistema renina-angiotensina-aldosterona (SRAA), o aumento da liberação de vasopressina, endotelina, citocinas inflamatórias e peptí-

deos natriuréticos (ANP e BNP). Em conjunto, os sistemas adrenérgico e SRAA são responsáveis pela preservação da volemia e manutenção da perfusão de órgãos centrais (rim, coração e cérebro) em estados de hipovolemia. Promovem aumento da contratilidade miocárdica, taquicardia, retenção de sódio e de água e vasoconstrição sistêmica. Cronicamente, entretanto, as catecolaminas, assim o como a angiotensina II e aldosterona, aumentam o gasto energético miocárdico, a pós-carga, a apoptose de cardiomiócitos e a deposição de colágeno no miocárdio e induzem arritmias. A vasopressina e a endotelina são potentes vasoconstritores associados à ativação do sistema adrenérgico e SRAA. O componente inflamatório da IC também tem importância na sua fisiopatologia mediante a produção de fator de necrose tumoral, interleucina 1 e 6, interferon-gama promovendo catabolismo proteico, sendo relacionados ao surgimento de caquexia cardíaca. Os peptídeos natriuréticos (tipos A e B, secretados pelos átrios e ventrículos, respectivamente, mediante sobrecarga pressórica ou volumétrica) promovem vasodilatação periférica e natriurese, buscando contrabalançar os efeitos do SRAA e adrenérgico, entretanto são invariavelmente insuficientes. O aumento do estresse ventricular é que determina aumento do BNP e pro-BNP.

c. Remodelamento cardíaco: do ponto de vista macroscópico, o remodelamento significa a dilatação e perda da conformação cardíaca. O VE perde a forma elíptica a adquire forma esferoide, dilata-se e tem suas paredes adelgaçadas. Do ponto de vista microscópico, ocorre no miocárdio morte de cardiomiócitos por necrose e apoptose, com deposição de colágeno e fibroblastos; há hipertrofia dos cardiomiócitos remanescentes (a necrose acontece por privação de oxigênio e energia, já a apoptose é um processo dependente de energia e está relacionada à ação de catecolaminas, angiotensina II, radicais livres, citocinas inflamatórias e sobrecarga mecânica). Outra questão aventada recentemente na patogenia da insuficiência cardíaca é o

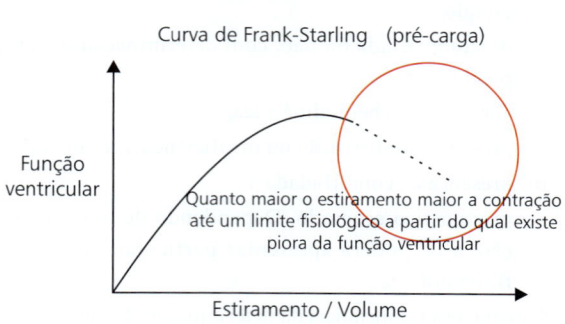

FIGURA 59.5 Mecanismo de Frank-Starling na insuficiência cardíaca sistólica.

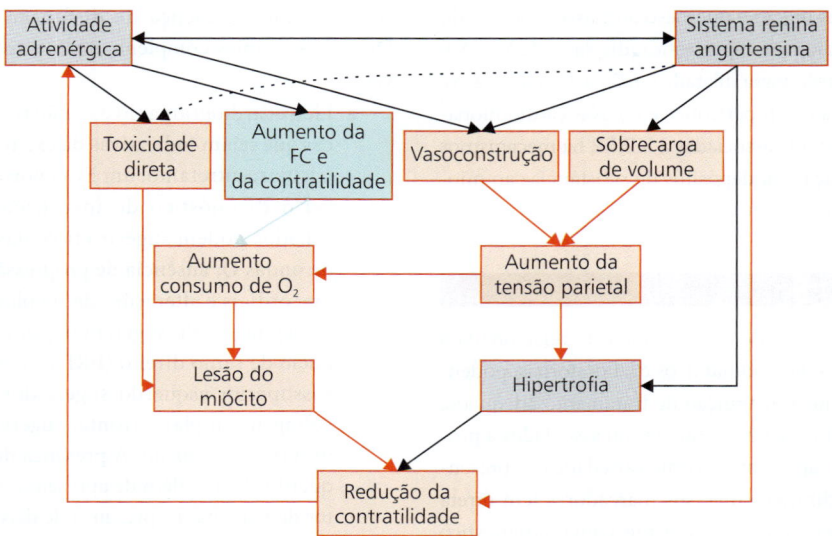

FIGURA 59.6 Ativação neuro-hormonal na insuficiência cardíaca.

desbalanço entre morte celular e regeneração tecidual, uma vez que foi demonstrada a capacidade de regeneração do músculo cardíaco.[7] A partir dessa observação, abriu-se uma nova perspectiva de pesquisa para o tratamento da insuficiência cardíaca, que é a utilização de células pluripotentes. Apesar de promissora, a terapia celular ainda encontra-se em fase investigacional, sendo necessários mais dados para determinar seu real benefício.

7 ETIOPATOGENIA

As múltiplas etiologias (Figura 59.7) podem desencadear IC com fração reduzida ou preservada de maneiras diversas e frequentemente específicas.[8] Sobretudo nas formas adquiridas mais comuns em que há agressão miocárdica com perda celular

(p. ex.:IAM) e sobrecarga hemodinâmica de células restantes ou na sobrecarga (p. ex.: hipertensão arterial), ativam-se diferentes vias de sinalizações intracelulares e mediadores, gerando um fenótipo específico da insuficiência cardíaca que inclui a hipertrofia do miócito, reexpressão de um padrão de genes de embrião (aumento da expressão de genes estruturais fetais, como a cadeia pesada de betamiosina e diminuição da expressão de genes adultos estruturais como alfamiosina de cadeia pesada) e remodelamento da matriz extracelular, resultando no remodelamento miocárdico com dilatação e fibrose (veja a figura 59.8).[9-10] Na cardiomiopatia chagásica, importante causa de IC sistólica em nosso meio, a persistência do *T.cruzi* associada à miocardite e fenômenos imunológicos tem importância no desenvolvimento da IC (Figura 59.9). Nas formas genéticas, genes resultantes de mutações ou transmitidos familiarmente podem codificar diferentes proteínas do sarcômero

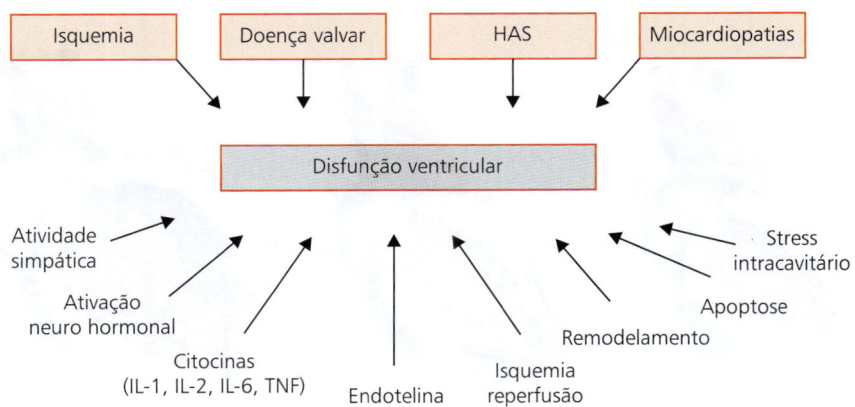

FIGURA 59.7 Etiologias da insuficiência cardíaca sistólica. HAS: hipertensão arterial sistólica.

cardíaco, com mudanças macro e microestruturais/funcionais do coração (p. ex.: miocardiopatia hipertrófica, displasia de VD, VE não compactado, miocardiopatia dilatada em 20 a 35% dos casos, cardiomiopatia restritiva não hipertrófica etc.). Nas cardiomiopatias secundárias e geralmente associadas à ICFEP, há mecanismos peculiares como infiltração ou depósitos de substâncias ao miocárdio; ou fibrose localizada.

8 PROGNÓSTICO

A IC apresenta mortalidade elevada que está relacionada a inúmeros fatores clínicos, hemodinâmicos e laboratoriais, podendo ser reduzida mediante a instituição de tratamento adequado. Resulta de eventos arrítmicos (morte súbita) ou associados à progressão da doença. A IC apresenta enorme variedade de apresentações, manifestações clínicas e diversos marcadores têm direta relação com a gravidade e, consequentemente, com o prognóstico (Tabela 59.3). Entre os escores para estratificar o risco dos pacientes com IC, principalmente para condutas terapêuticas, os mais utilizados são o *Heart Failure Survival Score* (HFFS)[11] e o *Seattle Heart Failure Model*[12] (que define o risco de mortalidade em 1, 2 e 5 anos mediante os achados clínicos, funcionais, laboratoriais, eletro e ecocardiográficos, inclusive após instituição da terapêutica). A sobrevida estimada no nosso meio com 1, 2, 3, 4, e 5 anos de evolução sob tratamento foi de 84% (erro padrão [SE] 7,8) 72% (6,1), 67% (6,7), 63% (7,3), e 52% (9,3) respectivamente. Estudos populacionais demonstram prognóstico discretamente superior da ICFEP em relação à sistólica.[13]

9 EXAMES COMPLEMENTARES

Apesar de o diagnóstico de IC poder ser realizado, na maior parte dos pacientes, com base em dados de anamnese e de exame físico, exames complementares são importantes, pois, além de confirmarem o diagnóstico, fornecem dados sobre o grau de remodelamento cardíaco, prognóstico, etiologia, existência de comorbidades, presença de disfunção sistólica e diastólica. Dentre os exames complementares existentes, são de especial valor:

a. Eletrocardiograma (ECG): não revela alterações específicas que sejam indicativas da existência de disfunção ventricular; entretanto, um ECG normal torna pouco provável o diagnóstico de insuficiência cardíaca. Alguns achados podem sugerir etiologias específicas: presença de ondas Q, ausência de progressão de R nas derivações precordiais e alterações de repolarização, especialmente do segmento ST, sugerem isquemia; a associação de bloqueio de ramo direito (BRD) e bloqueio divisional anterossuperior esquerdo sugere doença de Chagas; baixa voltagem no plano frontal sugere doença de depósito e derrame pericárdio. A presença de bloqueio de ramo esquerdo (BRE), além de apresentar valor prognóstico, é fator de risco para a presença de dissincronia interventricular. As bradiarritmias e taquiarritmias podem ser a causa da insuficiência cardíaca, contribuir para seu agravamento e ter implicações prognósticas.

b. Radiografia do tórax: permite definir a forma do coração e sugerir as câmaras envolvidas e mais acometidas; além disso, fornece informações sobre o parênquima e vasculatura pulmonar (presença de doença pulmonar primária, grau de congestão); a presença de índice cardiotorácico > 0,50 define cardiomegalia e favorece o diagnóstico de disfunção sistólica. O achado de área cardíaca normal sugere IC com função sistólica preservada (insuficiência cardíaca diastólica).

c. Ecocardiograma: método de eleição para documentação da disfunção cardíaca, uma vez que fornece informações anatômicas e funcionais, além de ser de fácil acesso, rápido e seguro. Permite definir o tamanho das câmaras (na sístole e diástole), espessura das paredes, massa ventricular, contração segmentar, presença de trombos, pericárdio, definição das disfunções valvares de maneira anatômica e funcional, medida indireta da pressão sistólica do

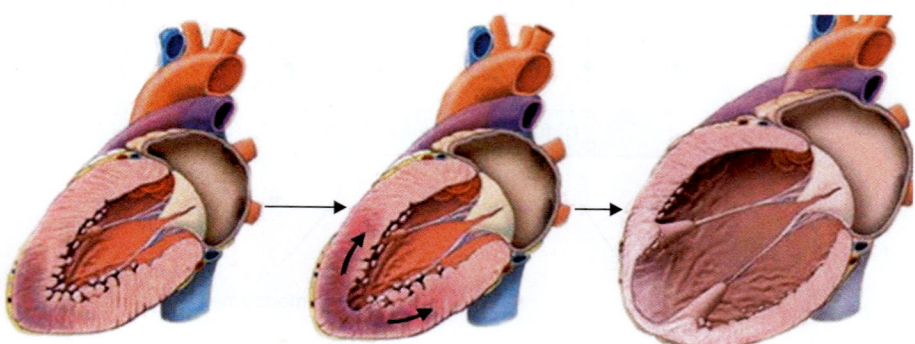

FIGURA 59.8 Desenvolvimento do remodelamento na insuficiência cardíaca após um infarto agudo do miocárdio. A: infarto inicial; B: expansão do infarto (horas a dias); C: remodelamento global (dias a meses). Fonte: Adaptado de Jessup M, Brozena S. N Engl J Med 2003;348:2007-18.

TABELA 59.3 Preditores de mau prognóstico na IC crônica

HISTÓRIA	ALTERAÇÃO ESTRUTURAL FUNCIONAL
Idade > 65 anos Múltiplas internações hospitalares Falta de aderência ao tratamento Maior intensidade dos sintomas (classe III/IV – NYHA) Caquexia Anorexia Síncope Apneia do sono Diabetes melito Doença pulmonar associada Depressão Parada cardiorrespiratória revertida Redução de função cognitiva	Cardiomegalia acentuada (índice cardiotorácico > 0,55) Dilatação progressiva do VE Aumento do índice de massa do VE Aumento do diâmetro do átrio esquerdo Aumento do diâmetro do VD FEVE < 30% FEVD Insuficiência mitral Insuficiência tricúspide Padrão restritivo/pseudonormal
EXAME CLÍNICO	**ALTERAÇÃO HEMODINÂMICA**
Má perfusão Congestão Hipotensão Taquicardia Presença de B3	Redução do débito cardíaco Elevação de pressões pulmonares Elevação do gradiente transpulmonar Elevação da RVS
ETIOLOGIA	**ALTERAÇÃO ELETROFISIOLÓGICA**
Chagásica Isquêmica	Fibrilação atrial Arritmias complexas (TV sustentada e não sustentada) BRE (dissincronia) Onda T alternante QT-longo Alteração de dispersão do QT Redução da variabilidade de FC
CAPACIDADE PARA EXERCÍCIO	**EXAMES LABORATORIAIS**
Baixo VO$_2$ máx Aumento do Slope VE/VCO$_2$ Diminuição da distância de 6 min Diminuição acentuada da tolerância ao exercício	Sódio plasmático < 130 mEq/L Níveis elevados de BNP Níveis elevados de citocinas Ativação neuro-hormonal (noradrenalina) Anemia (hemoglobina < 11 g%) Creatinina > 2,5 mg%

Fonte: Adaptado de Bocchi EA, Marcondes-Braga FG, Ayub-Ferreira SM, Rohde LE, Oliveira WA, Almeida DR, e colaboradores Sociedade Brasileira de Cardiologia. III Diretriz Brasileira de Insuficiência Cardíaca Crônica. Arq Bras Cardiol 2009;93(1 supl.1):1-71. RVS: resistência vascular sistêmica; IC: insuficiência cardíaca; B3: terceira bulha; min: minuto(s); FEVE: fração de ejeção do ventrículo esquerdo; FEVD: fração de ejeção do ventrículo direito; TV: taquiarritmia ventricular; FC: frequência cardíaca; BNP:

VD, avaliação da fração de ejeção e grau de dissincronia. Por meio do Doppler pulsátil com medida do fluxo de enchimento do VE, define a disfunção diastólica que associada aos sintomas de IC e função sistólica normal e proporciona o diagnóstico de IC diastólica. De acordo com o padrão de fluxo pela valva mitral durante diástole ventricular, a disfunção diastólica pode ser graduada em leve (onda E < A), moderada (padrão pseudonormal) e acentuada (padrão restritivo).[14] O ecocardiograma pode apresentar limitações técnicas relacionadas à janela acústica inadequada, principalmente em pacientes com alterações de conformação torácica, obesos e com hiperinsuflação pulmonar. O método transesofágico pode ser utilizado nos pacientes com limitação técnica ao ecocardiograma convencional e, em especial, nos pacientes com cardiopatias congênitas e valvares complicadas (prótese, endocardite) e também para avaliar a presença de trom-

bos atriais. Mais recentemente, o ecocardiograma com Doppler tecidual também tem sido utilizado para definição de dissincronia intra e interventricular, informação que pode ser utilizada para indicação de terapia de ressincronização ventricular.[15] Para avaliação de coronariopatia, incluindo extensão de isquemia e viabilidade miocárdica, existe a opção do estresse com dobutamina. O ecocardiograma é recomendado para seguimento dos pacientes com IC apenas quando existe alteração significativa do quadro clínico, sugerindo melhora pronunciada ou piora da função cardíaca.[16]

d. Medicina nuclear: a ventriculografia radioisotópica (*Gated Blood-Pool*) permite estimar de maneira altamente reprodutível as funções ventriculares esquerda e direita, bem como a motilidade regional (pode ser um método alternativo ao ecocardiograma para definição de função ventricular nos pacientes com janela acústica inadequada). A cintilografia de perfusão miocárdica (tálio ou Ses-tamibi-Tc) com estresse físico ou farmacológico (adenosina, dipiridamol ou dobutamina) permite avaliar a presença de coronariopatia. Além disso, tálio e PET (tomografia com emissão de prótons) podem ser utilizados também para pesquisa de viabilidade miocárdica. A cintilografia com gálio permite avaliar a presença de inflamação, sendo indicada para pesquisa de miocardite.

e. **Ressonância magnética:** método de grande acurácia e reprodutibilidade para avaliação da anatomia cardíaca, incluindo função biventricular, contratilidade segmentar (áreas de discinesia, acinesia ou hipocinesia), áreas de fibrose, espessura miocárdica, dissincronia intra e interventricular, cavidades e pericárdio. Pode ser utilizada para pesquisa de isquemia e viabilidade.[17]

f. **Ergoespirometria:** método de avaliação da capacidade funcional por meio da análise de gases respiratórios. Define os limiares ventilatórios, resposta ventilatória e o pico de consumo de oxigênio (VO_2). Tem valor prognóstico, sendo que pacientes com VO_2 abaixo de 10 mL/kg/min têm alta mortalidade.[18] Além disso, permite diferenciar a causa da dispneia (cardíaca ou pulmonar), avaliar a resposta a intervenções terapêuticas e auxiliar na prescrição de exercício. Outro parâmetro que parece demonstrar valor prognóstico é a inclinação da curva (*slope*) da relação ventilação minuto e consumo máximo de CO_2 (VM/VCO_2).

g. **Avaliação hemodinâmica e coronariografia:** permite a análise direta das pressões intracardíacas e intravasculares, oximetria, ventriculografia e cineangiocoronariografia. Dessa forma, fornece dados importantes para definição etiológica e também orientação da terapêutica. Suas indicações específicas incluem definição da anatomia coronariana, na suspeita de etiologia isquêmica, avaliação de presença de doença arterial coronariana obstrutiva quando os métodos não invasivos não permitiram o diagnóstico; avaliação de pacientes candidatos a transplante cardíaco; discriminação da disfunção diastólica (especialmente nas doenças pericárdicas e de depósito). A avaliação hemodinâmica pode também ser realizada à beira do leito com o cateter de artéria pulmonar, pode ser utilizada para manuseio de pacientes com choque cardiogênico e na avaliação da resistência vascular pulmonar para indicação de transplante cardíaco. Não se recomenda avaliação hemodinâmica rotineira para seguimento nem para tratamento da insuficiência cardíaca descompensada.[19]

h. **Biópsia endomiocárdica:** pode ser útil em casos de insuficiência cardíaca de etiologia indefinida, particularmente doenças de depósito e inflamatórias (amiloidose, hemocromatose, sarcoidose, miocardite). Não está indicado o seu uso rotineiro em pacientes com insuficiência car-

díaca, entretanto pode ser considerada em pacientes com deterioração da função cardíaca de origem desconhecida que não respondem à terapêutica médica. Utilizada para o diagnóstico e controle de rejeição em pacientes transplantados.[18]

i. **Peptídeo Natriurético tipo B (BNP) ou pr-o-BNP:** produzido pelos ventrículos mediante aumento do estresse. Está elevado na insuficiência sistólica e diastólica, hipertrofia ventricular esquerda, valvopatias, isquemia aguda ou crônica, hipertensão e embolia pulmonar;[20] relaciona-se diretamente ao prognóstico e à gravidade da doença e pode ser utilizado para monitorizar a resposta ao tratamento.[1] Uma concentração de BNP normal ou baixa torna pouco provável o diagnóstico de IC, sendo método interessante para o diagnóstico diferencial de dispneia na sala de emergência.[21]

j. **Polissonografia:** útil para o diagnóstico dos distúrbios respiratórios do sono, especialmente as apneias, que têm relação direta com algumas comorbidades cardíacas, como coronariopatias, arritmias ventriculares e hipertensão arterial, além de serem consideradas preditoras de mau prognóstico na IC.

k. **Eletrocardiografia de 24 horas (método holter):** importante para investigação de pacientes com queixa de palpitações ou história de síncope. Permite diagnosticar arritmias intermitentes (atriais ou ventriculares), apresentando implicação terapêutica e prognóstica. O achado de extrassístoles ventriculares, especialmente acima de 10 horas, aumenta o risco de morte, assim como presença de taquicardia ventricular não sustentada ou sustentada. Permite avaliar a variabilidade da frequência cardíaca (marcador de equilíbrio autonômico, que se encontra reduzido na insuficiência cardíaca) que apresenta valor prognóstico principalmente nos isquêmicos (risco de arritmias ventriculares). Seu uso rotineiro na insuficiência cardíaca não está recomendado.

l. **Angiotomografia de coronárias:** pode ser utilizada para diagnóstico da etiologia da doença coronariana, principalmente para pacientes com risco intermediário de insuficiência coronariana como etiologia para insuficiência cardíaca, para os quais, supostamente, o diagnóstico determinará intervenções que melhorarão o prognóstico.

m. **Outros exames laboratoriais:** a avaliação laboratorial inicial dos pacientes com IC tem por objetivo identificar a gravidade e a presença de condições clínicas associadas (anemia, policitemia, dislipidemia, sobrecarga de ferro, insuficiência renal, diabetes, tireoidopatias). Rotineiramente, recomenda-se a coleta de hemograma, eletrólitos, função renal, glicemia, função hepática, uroanálise e perfil lipídico; perfil tireoidiano (especialmente em idosos e na presença de fibrilação atrial). A sorologia para doença de Chagas deve ser realizada em pacientes com epidemiologia positiva, uso prévio de hemoderivados e possível transmissão vertical (veja a figura 59.9) . O seguimento do tratamento medicamentoso com diuréticos, inibidores da ECA, antagonistas dos receptores da angiotensina, antagonistas da aldosterona e betabloqueadores deve incluir a avaliação periódica de eletrólitos (em especial, o potássio) e função renal.

10 COMORBIDADES

O reconhecimento, a prevenção e o tratamento das comorbidades relacionadas ou associadas à IC têm importância na evolução e no sucesso do tratamento desta. Destacam-se anemia, disfunção erétil, apneia do sono, depressão, caquexia cardíaca, insuficiência renal (síndrome cardiorrenal), angina, hipertensão arterial, osteoartrite, distúrbios da tireoide, doença pulmonar crônica obstrutiva, fibrilação atrial e diabetes.

11 TRATAMENTO

O primeiro modelo a descrever os fenômenos existentes na IC tomava como base a existência de retenção hidrossalina secundária à hipoperfusão renal *(modelo cardiorenal)*, sendo a terapêutica baseada na administração de diuréticos, digitálicos e restrição hídrica. Em um segundo momento, observou-se que havia, associada à diminuição do débito cardíaco, elevação da pré e pós carga (refletidos pelo aumento do retorno venoso e da resistência vascular periférica, respectivamente), o que motivou a utilização de vasodilatadores e inotrópicos *(modelo*

hemodinâmico). Entretanto, ambas as estratégias pouco acrescentaram para evitar a progressão da IC, tendo papel principalmente na IC descompensada. Nas últimas décadas, houve uma revolução no entendimento da síndrome sendo observado papel fundamental da ativação neuro-hormonal na sua progressão, permitindo o desenvolvimento de terapêutica medicamentosa mais eficiente a longo prazo, com efeitos sobre a mortalidade (modelo neuro-hormonal). O tratamento da ICFEVER é o que apresenta maior acúmulo de evidências na literatura.

Por tratar-se de doença crônica de alta prevalência, com repercussão intensa sobre a qualidade de vida, alta morbidade, mortalidade e custo elevado para os sistemas de saúde (principalmente pelas frequentes hospitalizações por descompensação), o tratamento da insuficiência cardíaca deve ser intensivo e incluir informações detalhadas ao paciente sobre a necessidade da aderência à terapêutica com a modificação do estilo de vida e uso correto das medicações.

11.1 TRATAMENTO NÃO FARMACOLÓGICO

11.1.1 Dieta

Recomenda-se para pacientes com IC restrição hídrica e salina, dependendo do sódio plasmático. A maioria da população tem ingestão de 7,5 g a 15 g de sal por dia (3 a 6 g de sódio). Em relação à ingestão de sal na IC, não existe definição do grau de restrição, que está intimamente ligada ao grau de descompensação e ingestão prévia de agua e sal. Em geral, recomenda-se adição na dieta de aproximadamente 3 a 4 g por dia de cloreto de sódio para pacientes com insuficiência cardíaca leve a moderada,

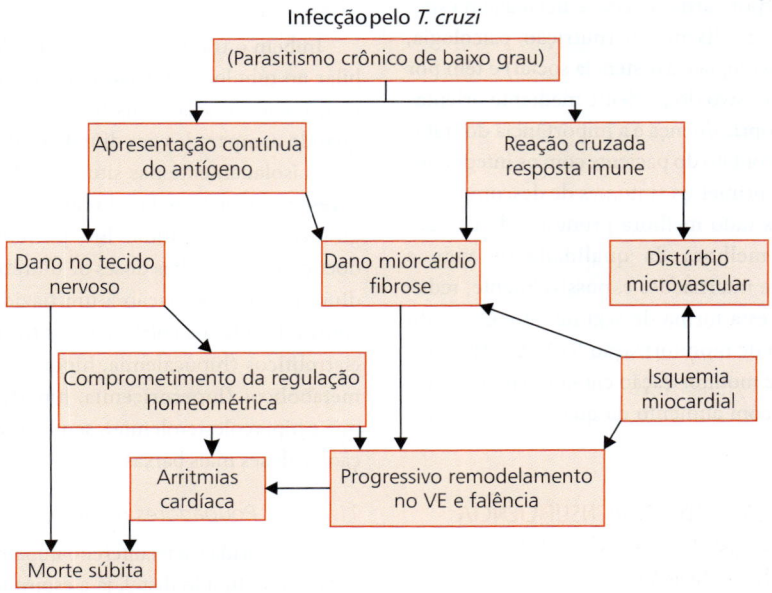

FIGURA 59.9 Visão esquemática dos principais mecanismos patogenéticos na cardiomiopatia chagásica crônica. Fonte: Adaptado de Marin-Neto JÁ, Cunha-Neto E, Maciel BC, Simões MV. Pathogenesis of chronic Chagas Heart Disease. Circulation 2007;115:1109-23.

e 2 g para IC grave. Na IC descompensada, a restrição agressiva de cloreto de sódio e água não determinou melhor resultado no tratamento. Também é variável o grau de restrição hídrica, sendo orientado na prática clínica conforme a gravidade da IC (600 a 1.000 mL/dia para pacientes mais graves). Uma vez que o álcool deprime a contratilidade miocárdica, sua utilização deve ser evitada.[18]

11.1.2 Atividade física

Promove aumento da atividade vagal, diminuição da atividade simpática e mobilização de células progenitoras endoteliais. A realização de um programa regular de exercícios físicos apresenta efeitos benéficos principalmente sobre tolerância ao esforço e sobre a qualidade de vida; e, na miocardiopatia isquêmica, foi observada a redução de mortalidade. No entanto, são ainda incertos os efeitos do exercício em relação à diminuição de eventos cardiovasculares, às internações e à mortalidade para todas as formas de IC.[21-22] No *trial* Action-HF, não se observou redução de mortalidade ou de eventos em pacientes com IC submetidos a treinamento físico em comparação com o grupo-controle.[23] Assim, o treinamento físico pode ser indicado para a melhora da qualidade de vida.

11.1.3 Vacinação

Nos pacientes com IC, recomenda-se a profilaxia contra *influenza* (anualmente) e pneumococo (a cada 3 anos).

11.1.4 Clínicas de IC

Significativa parte das causas de descompensação de pacientes com IC é de condição prevenível. As clínicas específicas para essa condição são unidades especializadas no respectivo tratamento e constituídas por cardiologista, enfermagem especializada em IC, equipe multidisciplinar (nutrição, psicologia, fisiologia do exercício, psicologia e assistência social) e têm por objetivo o seguimento intensivo do paciente mediante orientação continuada sobre a própria doença e a importância do tratamento, além de facilitar o contato do paciente com os integrantes da equipe, valorizando os primeiros sintomas de descompensação. Estudos têm demonstrado melhora pronunciada da aderência ao tratamento, melhora da qualidade de vida e diminuição no número de internações e, possivelmente, redução de mortalidade com esta forma de seguimento. O estudo prospectivo randomizado de monitorização REMADHE, utilizando educação repetida e monitorização em nosso meio, reduziu internações ou óbito com aumento da qualidade de vida e adesão (Figura 59.10).[24]

11.2 TRATAMENTO MEDICAMENTOSO DA INSUFICIÊNCIA CARDÍACA COM REDUÇÃO DE FRAÇÃO DE EJEÇÃO DO VENTRÍCULO ESQUERDO CRÔNICA

Nas duas últimas décadas, ocorreu uma revolução no tratamento da IC crônica sistólica com o surgimento de fármacos de atuação sobre os eixos neuro-hormonais, incluindo os IECA, betabloqueadores (BB), bloqueadores dos receptores AT-I da angiotensina II (BRA) e antagonistas dos receptores da aldosterona, que promoveram considerável redução da morbidade e da mortalidade nessa doença.

11.2.1 Diuréticos

Não existem trabalhos controlados demonstrando a redução da mortalidade com diuréticos, entretanto sua utilização é indiscutível para melhora dos sintomas de congestão. Atuam mediante a espoliação de sódio e água, promovem redução do volume intravascular, vasodilatação (pela redução do sódio arteriolar) e aumento na secreção renal de prostaglandinas (vasodilatadoras). Estão indicados em todos os estágios de IC. Existem três classes de diuréticos: de alça; tiazídicos; e poupadores de potássio.

11.2.1.1 Diuréticos de alça

Inibem o transporte de sódio e cloro para o espaço intracelular na alça de Henle. Apresentam início de ação rápido e meia-vida curta. A forma intravenosa é interessante nos quadros de edema agudo de pulmão (pelo aumento da capacitância venosa com consequente diminuição da pré carga, mesmo antes do efeito diurético) e em pacientes descompensados com congestão esplâncnica (absorção inadequada de diurético por via oral). Seus efeitos colaterais incluem hipocalemia, hipomagnesemia, hipocalcemia; a utilização de diuréticos de alça, mesmo em doses baixas, em pacientes sem hipervolemia, pode levar à desidratação com consequente piora da função renal e da alcalose metabólica (em virtude da intensificação do hiperaldosteronismo secundário já presente na IC)

11.2.1.2 Tiazídicos

Inibem o transporte de sódio e cloro para o espaço intracelular no túbulo contornado distal. Demonstram potência inferior, início de ação mais tardio e meia-vida mais prolongada quando comparados aos diuréticos de alça. Não devem ser utilizados isoladamente nas situações de descompensação aguda e apresentam efeito reduzido nos pacientes com taxa de filtração glomerular diminuída. Em pacientes na fase avançada da doença, o uso de altas doses de diurético de alça e baixa resposta diurética em associação a um tiazídico mostra-se geralmente efetiva. Os efeitos colaterais dos tiazídicos são principalmente eletrolíticos (hipocalemia, hipomagnesemia, hipercalcemia) e metabólicos (hiperuricemia, hipertrigliceridemia, hiperglicemia e hipercolesterolemia), sendo estes reduzidos com a utilização de doses mais baixas.

11.2.1.3 Poupadores de potássio

A amilorida e o triantereno inibem diretamente a secreção de potássio no túbulo distal, já a espironolactona é um antagonista da aldosterona. Apresentam baixo poder diurético, início de ação tardio e duração de ação mais prolongada. São geralmente

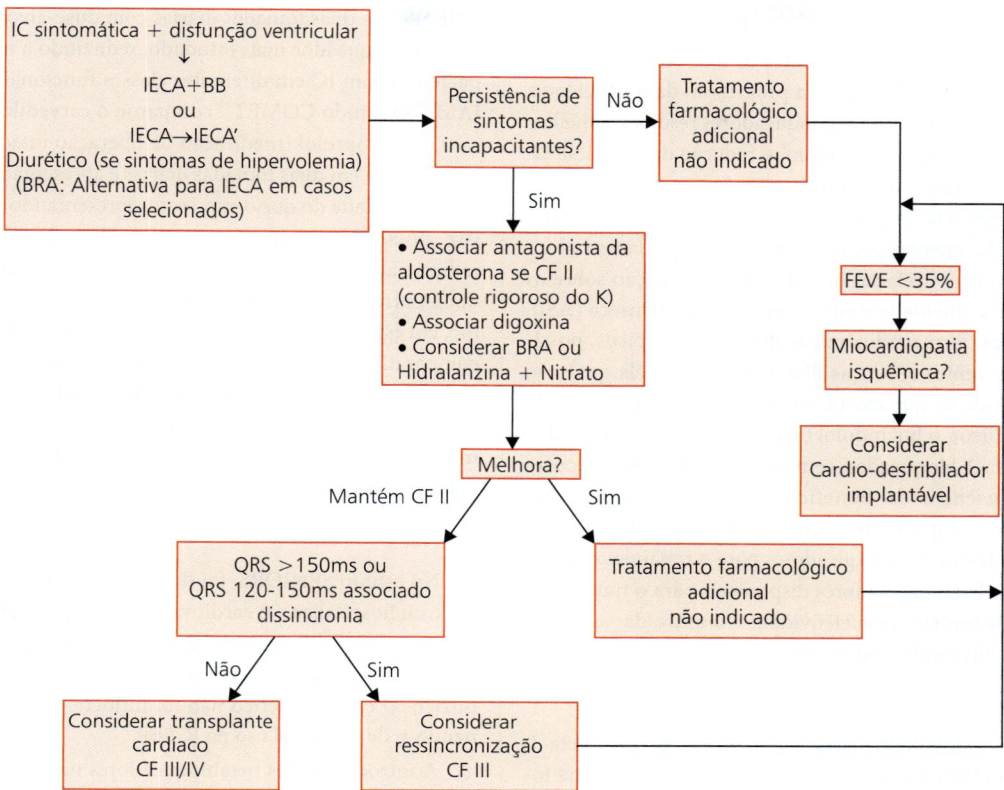

FIGURA 59.10 Algoritmo de tratamento da IC crônica. A terapêutica inicial inclui o uso de IECA ou BB que podem ser iniciados simultaneamente ou como monoterapia até as doses toleradas, com posterior introdução do segundo medicamento. No caso dos BB, somente o bisoprolol foi testado como monoterapia. IC: insuficiência cardíaca; IECA: inibidor da enzima de conversão da angiotensina II; BB: betabloqueador; BRA: bloqueador de receptor da angiotensina II; CF: classe funcional; FEVE: fração de ejeção do ventrículo esquerdo. Fonte: Adaptado de Bocchi EA, Marcondes-Braga FG, Ayub-Ferreira SM, Rohde LE, Oliveira WA, Almeida DR, e colaboradores Sociedade Brasileira de Cardiologia. III Diretriz Brasileira de Insuficiência Cardíaca Crônica. Arq Bras Cardiol 2009;93(1 supl.1):1-71.

utilizados em associação com outros diuréticos. O efeito colateral mais frequente é a hipercalemia, principalmente em pacientes com alteração da função renal e na associação com IECA e/ou BRA. A ginecomastia é relativamente frequente com a espironolactona. O eplerenone não apresenta essa complicação, mas não é disponível comercialmente no Brasil.

11.2.1.4 *Digitálicos*

Apresentam efeito inotrópico promovendo aumento do cálcio intracelular mediante a inibição da bomba Na-K-ATPase. Modulam a ativação neuro-hormonal mediante redução da atividade simpática, estimulando a ação vagal e aumentando a sensibilidade dos reflexos barorreceptores e cardiopulmonares, com consequente diminuição no consumo de oxigênio. Apresentam janela terapêutica estreita (níveis terapêuticos próximos aos tóxicos) e seus efeitos colaterais incluem sintomas gastrintestinais, neurológicos, arritmias atriais, ventriculares e bloqueios atrioventriculares. Nos pacientes com insuficiência renal, a digoxina deve ser utilizada com cautela, bem como na presença de arritmias ventriculares, bradiarritmias, bloqueios atrioventriculares, em idosos e no infarto do miocárdio. O estudo DIG,[25] realizado na era pré-betabloqueador, demonstrou que a digoxina não apresenta impacto sobre a mortalidade, porém reduziu hospitalizações por descompensação. No subgrupo do sexo feminino do estudo DIG, houve maior mortalidade nas pacientes que receberam digoxina e que faziam reposição hormonal quando comparado ao placebo, sugerindo que possa haver interação entre reposição hormonal e níveis séricos de digoxina. Não houve diferença na evolução dos pacientes com ou sem digoxina em análises de estudos de betabloqueadores na insuficiência cardíaca. A bradicardia associada ao uso dos betabloqueadores pode limitar a utilização dos digitálicos. Atualmente, são preconizadas doses menos elevadas de digoxina (0,125 a 0,25 mg/dia). Mais recentemente, foi demonstrado que a retirada da digoxina em pacientes usuários crônicos portadores de disfunção sistólica piora o seu estado clínico.[26] Os digitálicos estão indicados para pacientes sintomáticos com IC sistólica e nos assintomáticos com fibrilação atrial e resposta ventricular elevada.

11.2.1.5 Betabloqueadores (Tabela 59.4)

Seus efeitos benéficos em pacientes com IC confirmam a hipótese da influência adrenérgica na progressão da insuficiência cardíaca. O tratamento com betabloqueadores resulta em melhora da função ventricular e dos sintomas, redução das hospitalizações, reverte o remodelamento miocárdico e diminui a mortalidade.[27] Os betabloqueadores constituem uma classe heterogênea de medicamentos por inúmeras particularidades (seletividade do bloqueio – relação beta-1 e beta-2, atuação sobre os receptores alfa-1, atividade simpaticomimética intrínseca (ASI), farmacocinética, farmacodinâmica, efeitos pleotrópicos, possíveis efeitos diferentes em raças distintas), razão pela qual não podemos considerar que exista um efeito de classe. O estudo BEST[28] que utilizou o bucindolol (agente não seletivo, com discreto efeito alfa-1 bloqueador, sem ASI) foi suspenso precocemente por ausência de benefício e revelou aumento de mortalidade no subgrupo de negros, ratificando a hipótese da heterogeneidade dos betabloqueadores para o tratamento da IC. Existem quatro betabloqueadores disponíveis para o tratamento da insuficiência cardíaca com efetividade comprovada: succinato de metoprolol; bisoprolol; carvedilol; e nebivolol.

Succinato de metoprolol

Apresenta seletividade para o bloqueio do receptor beta-1, sem ASI. Tem liberação prolongada com posologia de uma tomada diária e dose-alvo de 200 mg/dia. Seu benefício na IC ficou estabelecido no estudo MERIT-HF.[29] Pela seletividade beta-1 e ausência de efeito alfabloqueador, o metoprolol pode ser interessante nos pacientes com antecedente de broncoespasmo e níveis pressóricos mais reduzidos.

Bisoprolol

Também apresenta alta seletividade para o bloqueio do receptor beta-1, sem ASI; sua dose alvo é de 10 mg, podendo ser utilizado uma vez ao dia. O estudo CIBIS II estabeleceu o benefício do medicamento na insuficiência cardíaca.[30]

Carvedilol

Betabloqueador não seletivo de 3ª geração com propriedade vasodilatadora moderada (alfabloqueio), sem ASI. Deve ser utilizado em duas tomadas diárias com dose-alvo de 50 mg/dia. É o betabloqueador mais estudado, reduzindo a mortalidade de pacientes com IC em diferentes classes funcionais,[31-32] e após o IAM.[33] O estudo COMET[34] comparou o carvedilol com o tartarato de metoprolol (medicação de liberação imediata, devendo ser utilizada em duas tomadas diárias e apresentando maior biodisponibilidade do que o succinato, apresentando dose-alvo, por isso, possivelmente menor – 150 mg/dia), demonstrando uma redução absoluta de 5,7% de mortalidade beneficiando o carvedilol. Entretanto, muitas críticas existem em relação a esse trabalho, em especial quanto à dose de tartarato de metoprolol que foi comparativamente menor do que a de carvedilol (85 mg/dia de tartarato de metoprolol x 41,8 mg/dia carvedilol), e essa apresentação de metoprolol (tartarato) não havia sido estudada previamente na IC, não sendo, então, estabelecida comparação definitiva entre as medicações.

Nebivolol

No estudo SENIORS, foi demonstrada redução de mortalidade ou hospitalização cardiovascular em pacientes idosos > 70 anos com IC.[35-36] O nebivolol é bloqueador b-1 seletivo com propriedades vasodilatadoras relacionadas com modulação de óxido nítrico. O efeito benéfico não foi influenciado pela FEVE, tornando-o de potencial uso na ICFEP.

A introdução dos betabloqueadores na IC deve ocorrer na ausência de descompensação clínica, em pacientes normovolêmicos, sem necessidade de inotrópico.[18] Devem ser iniciados em doses baixas, com titulação lenta e progressiva, conforme a tolerância e resposta clínica (dobrar a dose a cada 2 semanas até atingir as doses-alvo) em virtude da possibilidade de piora da função cardíaca no início do tratamento.[18] Em pacientes com maior massa corpórea, podem ser utilizadas doses maiores do que as preconizadas, sendo a frequência cardíaca um parâmetro de resposta clínica. Anteriormente, os betabloqueadores eram iniciados após otimização prévia com IECA, diuréticos e digitálicos, entretanto, trabalhos revelaram que o início do tratamento da IC com betabloqueadores não é inferior quando comparado ao início do tratamento com IECA.[32] As contraindicações aos betabloqueadores incluem bloqueios atrioventriculares avançados, doença arterial periférica grave, asma brônquica e doença

TABELA 59.4 Betabloqueadores com ação comprovadamente eficaz na ICFEVER.

DROGA	DOSE INICIAL	AJUSTE A CADA 7 A 14 DIAS	DOSE-ALVO	FREQUÊNCIA AO DIA
Bisoprolol	1,25 mg	2,5-5-7,5-10 mg	10 mg	1 vez dia
Nebivolol	1,25 mg	2,5-5-7,5-10 mg	10 mg	1 vez dia
Succinato e Metoprolol	1,25 mg	25-75-100-125-150 mg	200 mg	1 vez dia
Carvedilol	3,125 mg	6,25-12,5-25-50 mg	25 mg: < 85 kg 50 mg: > 85 kg	2 vez dia

Fonte: Adaptado de Bocchi EA, Marcondes-Braga FG, Ayub-Ferreira SM, Rohde LE, Oliveira WA, Almeida DR, e colaboradores. Sociedade Brasileira de Cardiologia. III Diretriz Brasileira de Insuficiência Cardíaca Crônica. Arq Bras Cardiol 2009;93(1 supl.1):1-71.

pulmonar obstrutiva graves. Nos pacientes em uso de betabloqueador que apresentam descompensação aguda da IC, tem-se recomendado apenas a manutenção ou redução da dose do betabloqueador, uma vez que existe evidência de efeito rebote e possível aumento de mortalidade por morte súbita com a suspensão abrupta.[11] Os pacientes com cardiopatia da doença de Chagas apresentam maior incidência de bradicardia, bloqueios e IC direita, dificultando a utilização dos betabloqueadores. Entretanto, atualmente tem-se recomendado a tentativa de utilização dos betabloqueadores nos pacientes com cardiopatia da doença de Chagas sintomáticos com disfunção ventricular.[11] De maneira resumida, os betabloqueadores: succinato de metoprolol, bisoprolol e carvedilol são indicados para o tratamento da IC sistólica em todos os pacientes sintomáticos (CF II a IV) e também nos assintomáticos (CF I), em especial naqueles com disfunção ventricular esquerda pós-IAM.

11.2.1.6 Inibidores da ECA: (Tabela 59.5)

A partir da década de 1980, tornaram-se a base para o tratamento da insuficiência cardíaca, juntamente com os betabloqueadores. Seu mecanismo de ação baseia-se na inibição da ECA, que propicia a diminuição da síntese de angiotensina II e elevação de bradicininas, gerando alterações hemodinâmicas (redução da pré e pós-carga, vasodilatação da arteríola eferente renal) e neuro-hormonais (redução de aldosterona, endotelina, vasopressina, atividade simpática) com consequente redução do remodelamento ventricular e de eventos cardiovasculares. Inúmeros trabalhos com IECA, utilizando diferentes medicamentos (enalapril, captopril, ramipril, trandolapril), em pacientes com disfunção ventricular, revelaram benefício na redução da mortalidade e da hospitalização, conferindo um efeito de classe aos IECA.[37] Deve-se ressaltar que os maiores benefícios foram obtidos utilizando-se doses elevadas dos IECA, sendo fundamental alcançar as doses preconizadas pelos estudos. É interessante observar, na prática clínica, que mesmo pacientes hipotensos de base (PA sistólica < 100 mmHg) conseguem tolerar inclusive as doses preconizadas pelos grandes estudos mediante progressão gradual, evitando principalmente a hipovolemia. Efeitos colaterais mais frequentes dos IECA incluem tosse seca, hipotensão, piora da função renal e hipercalemia. Para tosse seca (10 a 20% dos pacientes), orienta-se trocar o IECA por bloqueador dos receptores da angiotensina II (BRA); na hipotensão, deve-se reavaliar a dose de diurético e, se necessário, reduzir a dose de IECA buscando manter a maior dose tolerada (pacientes idosos, com sódio baixo e mais hipotensos apresentam maior risco de hipotensão com início dos IECA); na piora da função renal, em elevações menores que 50% nos níveis de creatinina, deve-se manter a dose do IECA, entre 50 e 100% reduz-se a dose pela metade, acima de 100% suspende-se o iECA e utiliza-se vasodilatador sem efeito renal (hidralazina/nitrato);[1] a hipercalemia com uso de iECA é geralmente discreta, porém pode se intensificar na piora da função renal, em idosos,

diabéticos e na associação com antagonista da aldosterona e BRA. Outros efeitos colaterais menos frequentes, porém mais graves e que geralmente indicam a suspensão dos IECA, incluem edema angioneurótico, hepatite e neutropenia. Contraindicações formais aos IECA incluem hipersensibilidade, gravidez (teratogenia) e estenose bilateral das artérias renais.

TABELA 59.5 Inibidores da ECA disponíveis para o tratamento da IC crônica			
NOME DO FÁRMACO	**DOSE INICIAL**	**DOSE-ALVO**	**FREQUÊNCIA AO DIA**
Captopril	6,25 mg	50 mg	3 vezes
Enalapril	2,5 mg	20 mg	2 vezes
Lisinopril	2,5-5 mg	40 mg	1 vezes
Perindopril	2 mg	16 mg	1 vezes
Ramipril	1,25-2,5 mg	10 mg	1 vezes

Fonte: Adaptado de Bocchi EA, Marcondes-Braga FG, Ayub-Ferreira SM, Rohde LE, Oliveira WA, Almeida DR, e colaboradores Sociedade Brasileira de Cardiologia. III Diretriz Brasileira de Insuficiência Cardíaca Crônica. Arq Bras Cardiol 2009;93(1 supl.1):1-71.

11.2.1.7 Inibidores dos receptores da angiotensina II (BRA) (Tabela 59.6)

São medicações com perfil terapêutico muito semelhante aos IECA. Seu mecanismo de ação está relacionado ao antagonismo dos receptores AT1 da angiotensina II, sem atividade sobre a produção de bradicinina. Apesar de menor número de trabalhos em relação aos IECA, os BRA demonstram resultados semelhantes quanto à redução da morbidade e da mortalidade na IC, sendo opção interessante para os pacientes que não toleram IECA (principalmente em razão da tosse). À semelhança dos IECA, o benefício está na utilização das maiores doses. Apresentam efeitos colaterais semelhantes aos IECA de piora da função renal e hipercalemia; também são contraindicados na gestação. Em pacientes que já recebem IECA e betabloqueador, a associação de candesartan (estudo CHARM) conseguiu melhorar sintomas e

TABELA 59.6 Bloqueadores do receptor de angiotensina para o tratamento da IC crônica			
DROGA	**DOSE INICIAL**	**DOSE-ALVO**	**FREQUÊNCIA DO DIA**
Cadesartan	4 a 8 mg	32 mg	1 vez
Losartan	25 mg	50 a 100 mg	1 vezes
Valsartan	40 mg	320 mg	2 vezes

Fonte: Adaptado de Bocchi EA, Marcondes-Braga FG, Ayub-Ferreira SM, Rohde LE, Oliveira WA, Almeida DR, e colaboradores. Sociedade Brasileira de Cardiologia. III Diretriz Brasileira de Insuficiência Cardíaca Crônica. Arq Bras Cardiol 2009;93(1 supl.1):1-71.

reduzir internações, sem efeito sobre a mortalidade. Metanálise[38] (incluindo os estudos Val-Heft e CHARM) demonstrou que, em pacientes que não podem receber betabloqueador, a associação é segura e eficaz (redução de hospitalizações), entretanto não houve benefício na associação nos pacientes em uso de betabloqueador.

11.2.1.8 Antagonistas da aldosterona

O bloqueio da aldosterona promove experimentalmente a redução da síntese e deposição miocárdica de colágeno e também da retenção de sódio e água. No estudo RALES,[39] a administração de 25 a 50 mg de espironolactona demonstrou redução de morbidade e mortalidade em pacientes com IC nas classes funcionais III e IV. O eplerenone apresentou benefício de mortalidade em pacientes assintomáticos com disfunção ventricular após o IAM.[40] Mais recentemente, o seu uso em pacientes com IC sistólica, porém em classe funcional II, foi investigado no estudo EMPHASIS,[41] com redução de desfecho composto de morte ou hospitalização. Vale ressaltar que tratava-se de subgrupo mais grave de pacientes em CF II, uma vez que, para serem incluídos nesse estudo, os pacientes deveriam ter sido hospitalizados por IC descompensada nos últimos 6 meses ou deveriam ter evidências de pressões de enchimento elevadas mediante dosagem de peptídeo natriurético. Assim, o seu uso em classes funcionais mais baixas deve ser pesado contra o risco de desenvolvimento de hipercalemia.

11.2.1.9 Vasodilatadores diretos

A associação de hidralazina/nitrato é capaz de reduzir a mortalidade de pacientes com insuficiência cardíaca em comparação a placebo e outros vasodilatadores, porém seu efeito é inferior ao dos IECA. A hidralazina é um vasodilatador arterial direto que propicia redução da resistência vascular periférica e, consequentemente, aumento do débito cardíaco, diminuindo as pressões de enchimento e aumentando discretamente a frequência cardíaca. A dose pode chegar até 100 mg, três vezes ao dia, e seus efeitos colaterais incluem rubor, cefaleia, edema, síndrome lúpus-*símile*. Os nitratos promovem redução principalmente da pré-carga, sendo medicamentos interessantes nos pacientes com descompensação aguda da IC pela hipervolemia. Entre as limitações, destaca-se a ocorrência de tolerância (minimizada com maior número de horas livres do uso – dinitrato de isossorbida 10 a 40 mg às 8, 14 e 20 horas, mononitrato de isossorbida 20 a 40 mg às 8 e às 17 horas) e hipotensão postural, principalmente em hipovolêmicos. A associação de hidralazina/nitrato é indicada em pacientes que apresentam contraindicação a IECA ou BRA, principalmente por hipercalemia e insuficiência renal; torna-se interessante em pacientes que apresentam potencial de vasodilatação após dose máxima de IECA ou BRA. O estudo A-Heft[42] demonstrou que a associação hidralazina/nitrato adicionada ao esquema padrão de IECA, betabloqueador e

antagonista da aldosterona foi benéfica em pacientes de origem afro-americana.

11.2.1.10 Ivabradina

A ivabradina pode reduzir a frequência cardíaca sem afetar a contratilidade ou a condição atrioventricular. A prescrição de ivabradina em pacientes em ritmos sinusal e frequência cardíaca acima de 70 batimentos por minuto sob tratamento otimizado foi associada à redução de hospitalização e morte por IC.[43-44] Assim, em pacientes com frequência cardíaca acima desse valor, pode-se prescrever iavabradian.

11.2.1.11 Outras medicações para insuficiência cardíaca

Resultados do *Trial* GISSI-HF que incluiu pacientes com tratamento farmacológico otimizado, a adição de 1g de ω3-PUFAs reduziu a mortalidade de 29,1% para 27,3% e hospitalização após análise estatística ajustada, reduziu evento combinado de mortalidade e hospitalização, com NNT de 56 para morte e 44 para evento de hospitalização ou morte. Na análise de subgrupos, o benéfico de redução de mortalidade foi observado para FEVE < 40% e diabéticos. A utilização de ω3-PUFAs é uma opção no tratamento da IC.[44]

Recentemente, foi demonstrado que a combinação de um inibidor da neprilisina com um bloqueador de receptor de angiotensina (valsartan) foi capaz de reduzir a mortalidade na ICFER em comparação com o inibidor da ECA.[45]

11.2.1.12 Anticoagulação

Está indicada como prevenção em pacientes com trombos intracavitários, fibrilação atrial e infarto anterior extenso, ou evento embólico pregresso.[1,16] Apesar do maior risco de eventos embólicos, não está definido o papel de anticoagulantes como prevenção primária em pacientes com miocardiopatia, na ausência das condições citadas. Metanálise de estudos recentes em prevenção primária de eventos embólicos na insuficiência cardíaca comparando varfarina e ácido acetilsalicílico demonstra não haver diferença de mortalidade, entretanto houve aumento no número de internações por descompensação da insuficiência cardíaca nos pacientes em uso de ácido acetilsalicílico. Está em investigação o uso de novos anticoagulantes orais na prevenção de fenômenos embólicos em pacientes com ICFER.[46]

11.2.1.13 Antiarrítmicos

Os de classe I são contraindicados na insuficiência cardíaca. Na era pré-betabloqueador, o estudo GESICA demonstrou benefício em relação à mortalidade na insuficiência cardíaca com o uso da amiodarona, por seu provável efeito betabloqueador ou redução de frequência cardíaca. Após a introdução dos betabloqueadores (drogas com eficácia comprovada na redução de morte súbita na insuficiência cardíaca) estudos subsequentes não confirmaram o benefício da amiodarona e, mais recentemente, o grande estudo SCD-Heft[41] em prevenção primária de morte súbita na insuficiência cardíaca (CF II-IV), comparando amiodarona, cardioversor desfibrilador implantável (CDI) e placebo, não demonstrou benefício com o uso de amiodarona e, inclusive, houve aumento de mortalidade comparado ao placebo na CF III. Atualmente, o uso de amiodarona na insuficiência cardíaca se restringe à manutenção de ritmo sinusal e controle de frequência em pacientes com fibrilação atrial e na prevenção secundária de morte súbita, geralmente associada a CDI (reduzindo a frequência de choques).

11.3 TRATAMENTO CIRÚRGICO DA INSUFICIÊNCIA CARDÍACA SISTÓLICA

A terapêutica de ressincronização com marca-passos atribiventriculares e o tratamento com CDI serão abordados em capítulos específicos desta obra.

11.3.1 Revascularização miocárdica e aneurismectomia

Indicada na presença de angina de peito e anatomia favorável, em pacientes com importante área isquêmica em risco. Pode ser considerada na ausência de angina de peito, quando há evidência por método complementar de áreas significativas de isquemia e viabilidade, embora possa ser um ponto polêmico.[1,11,16] É opção terapêutica em pacientes com miocardiopatia isquêmica e áreas discinéticas ventriculares com sintomas de IC refratários ao tratamento clínico ou recorrência de arritmias ventriculares com ventrículo com morfologia típica de aneurisma, a aneurismectomia, associada ou não à revascularização miocárdica.

11.3.2 Correção da insuficiência mitral

A insuficiência da valva mitral nas miocardiopatias dilatadas resulta principalmente da dilatação do anel atrioventricular. Foram propostas algumas técnicas de correção da insuficiência como a anuloplastia, troca valvar com suspensão do aparelho subvalvar. Os resultados desse procedimento na IC demonstram principalmente a melhora da classe funcional, entretanto resultados mais consistentes em relação à sobrevida são escassos e trabalho retrospectivo recente revelou não haver benefício nesse aspecto.[43] Mais recentemente, para pacientes de alto risco cirúrgico, tem sido aventada a possibilidade de abordagem da insuficiência mitral por meio da cardiologia intervencionista. Nesse caso, o MitraClip* tem sido utilizado em pacientes portadores de valvopatia primária e que são considerados de alto risco para cirurgia a céu aberto. Já o seu uso entre os pacientes com insuficiência mitral secundária não está estabelecido e está sendo investigado[47] em um estudo randomizado prospectivo. Vale ressaltar que o paciente com ICFEVER e insuficiência mitral secundária pode responder à terapia vasodilatadora adicional (nitrato + hidralazina) ou terapia de ressincronização, quando indicada. Essas modalidades podem ser consideradas antes da indicação de procedimentos como reparo mitral ou MitraClip*. Entretanto, para pacientes com classe funcional muito avançada que, mesmo na presença de insuficiência mitral, necessitem de terapia mais

agressiva como transplante cardíaco ou dispositivos de assistência circulatória mecânica.

11.3.3 Dispositivos de assistência ventricular

Indicados como ponte para transplante (em pacientes em que o suporte medicamentoso, incluindo drogas vasoativas, não é suficiente para manutenção do estado circulatório), ponte para recuperação do miocárdio (p. ex.: miocardites, periparto) ou terapia de destino[48] (insuficiência cardíaca terminal sem perspectiva de outro tratamento). Os dispositivos incluem o balão intra-aórtico (BIA) e os ventrículos artificiais. As contraindicações ao BIA são insuficiência valvar aórtica, dissecção aórtica e ausência de perspectiva de outro tratamento definitivo (transplante ou ventrículo artificial). Os ventrículos artificiais podem ser implantados por mais tempo quando comparados ao BIA e suas complicações estão relacionadas principalmente a fenômenos trombo-hemorrágicos e infecção.

11.3.4 Transplante cardíaco

Pode aumentar a sobrevida de pacientes com insuficiência cardíaca avançada ou choque cardiogênico.[1] Suas indicações incluem CF III e IV refratárias, com tratamento medicamentoso otimizado, $VO_2 < 10$ mL/kg/min, na ausência de contraindicações (hipertensão pulmonar, idade acima de 65 anos, insuficiência renal, diabetes com lesão de órgãos-alvo, entre outras). Suas limitações estão relacionadas principalmente à falta de doadores. Após o transplante, as complicações mais frequentes são a rejeição aguda, infecção, doença vascular do enxerto e neoplasias.

11.4 TRATAMENTO DA INSUFICIÊNCIA CARDÍACA DESCOMPENSADA[11]

As descompensações da IC são muito frequentes e são responsáveis pela maior parte dos recursos gastos com a doença. Na abordagem do paciente que chega à unidade de emergência com descompensação, alguns aspectos importantes incluem as causas de descompensação, função ventricular e forma de apresentação. Um sumário da abordagem inicial de um paciente com IC descompensada está disposto na Figura 59.11.

As causas mais frequentes de descompensação estão relacionadas à má aderência ao tratamento (incluindo ausência de restrição, hidrosalina e uso inadequado das medicações).[11] A obtenção dessa informação é fundamental, pois terá de ser reforçada especialmente no momento da alta hospitalar para que sejam evitadas novas visitas à unidade de emergência. A busca pela causa de descompensação é sempre muito importante uma vez que pode implicar terapêuticas específicas (tratamento de infecção, reversão de bradicardia ou taquiarritmias etc.). Diferenciar disfunção sistólica da diastólica pode ser difícil inicialmente, entretanto fazê-lo mediante exames complementares é muito importante porque também pode ensejar abordagens terapêuticas distintas (pouco provável a necessidade de inotrópico na disfunção diastólica).

Com base nos perfis hemodinâmicos utilizando parâmetros de congestão e perfusão, é possível estabelecer um racional para o tratamento das descompensações da IC utilizando volume, diuréticos, vasodilatadores, inotrópicos ou vasoconstrictores com efeito inotrópico (Figura 59.4).

Os pacientes com predomínio de congestão pulmonar e perfusão periférica adequada (padrão "quente e úmido") envolvem a grande maioria dos pacientes com descompensação e seu tratamento está relacionado ao uso de vasodilatadores e de diuréticos. Nas situações de congestão associada à má perfusão periférica (padrão "frio e úmido"), os inotrópicos estão indicados, em geral associados a diuréticos; em condições de monitorização hemodinâmica mais avançada, preferencialmente com medida invasiva da pressão arterial, também é possível a utilização de vasodilatadores endovenosos. O achado de má perfusão sem congestão pulmonar é raro (padrão "frio e seco") e costuma responder à expansão volêmica (inotrópico pode ser necessário).

11.4.1 Inotrópicos

Classificados em agentes que aumentam o cálcio intracelular (dobutamina e milrinone) e agentes sensibilizadores do cálcio (levosimendan).

11.4.1.1 Dobutamina

Agente agonista beta-adrenérgico promovendo efeito inotrópico e cronotrópico mediante aumento do cálcio intracelular. Seu efeito de melhora de performance miocárdica está relacionado a aumento de consumo de oxigênio, sendo associado a aumento de mortalidade, principalmente por arritmias. Está indicada no paciente apresentando má perfusão periférica e congestão pulmonar. No paciente hipotenso por disfunção miocárdica grave, seu uso geralmente promove melhora hemodinâmica sem a necessidade de vasopressores (dopamina e noradrenalina). Dose de manutenção de 2,5 a 20 mcg/kg/min.

11.4.1.2 Milrinone

Agente inibidor da fosfodiesterase, promove aumento do cálcio intracelular (independente dos receptores beta-adrenérgicos). Pode ser interessante em pacientes usuários de betabloqueador, entretanto um estudo demonstrou aumento de mortalidade nos pacientes isquêmicos. Em virtude da vasodilatação periférica, deve ser utilizado com cuidado em pacientes hipotensos. Dose de manutenção de 0,25 a 0,75 mcg/kg/min.

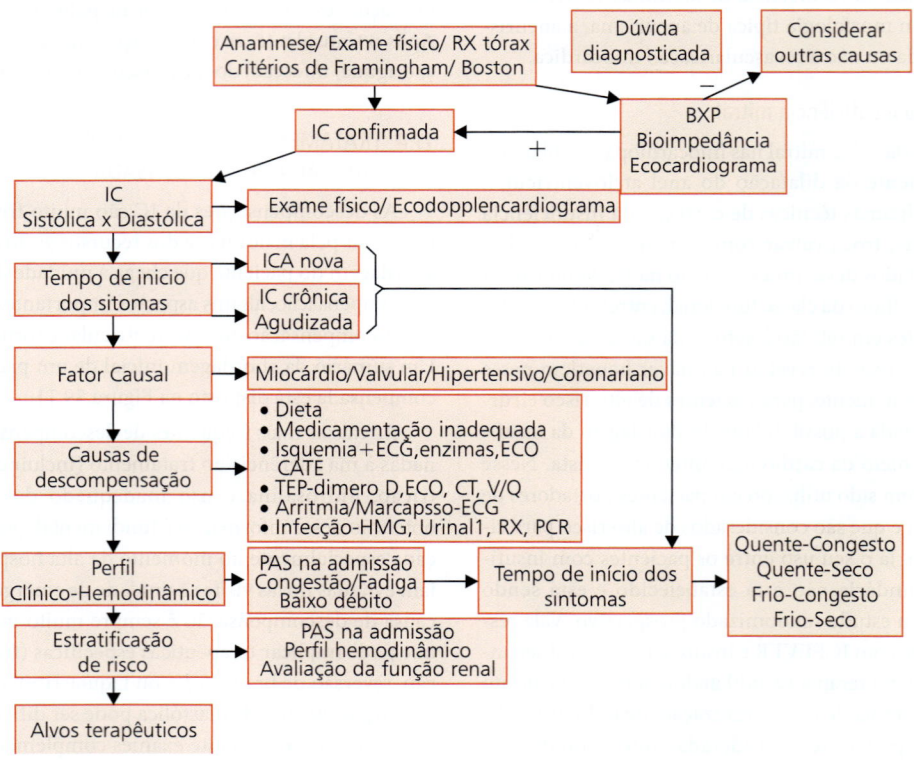

FIGURA 59.11 Algoritmo para o manejo de pacientes com IC descompensada. IC: insuficiência cardíaca. Fonte: Adaptado de Montera MW, Almeida RA, Tinoco EM, Rocha RM, Moura LZ, Réa-Neto A, e colaboradores Sociedade Brasileira de Cardiologia. II Diretriz Brasileira de Insuficiência cardíaca Aguda. Arq. Bras. Cardiol 2009;93(3 supl.3):1-65.

11.4.1.3 Levosimendan

Droga com ação dupla, inotrópica e vasodilatadora. Efeito inotrópico aumentando a sensibilidade ao cálcio já existente no intracelular. Sua infusão ocorre durante 24 horas, gerando metabólitos com atividade orgânica prolongada por até 1 semana. Pode ser utilizado com segurança em pacientes em uso de betabloqueadores. Deve ser evitado ou utilizado com cuidado em pacientes hipotensos. A dose de ataque tem sido evitada pelo risco de hipotensão e a dose de manutenção habitual é de 0,1 mcg/kg/min, por 24 horas.

11.4.2 Vasodilatadores

Têm atuação sobre a pré e a pós-carga do coração, exigindo menor consumo metabólico miocárdico do que os inotrópicos, o que acarreta situação fisiopatológica mais favorável. Os principais agentes são:

11.4.2.1 Nitroglicerina

Utilizada na dose entre 10 e 100 mcg/min, a nitroglicerina endovenosa tem a capacidade de diminuir a pressão de enchimento ventricular, aliviando a congestão.[49] Tem sua principal indicação nos pacientes com IC de etiologia isquêmica. A tolerância é um efeito comum na administração prolongada dos nitratos orgânicos.

11.4.2.2 Nitroprussiato de sódio

Tem metabolização rápida e importante efeito vasodilatador, reduzindo drasticamente a resistência vascular sistêmica e pulmonar. Atua como venodilatador, diminuindo a pressão de enchimento; e arteriodilatador, melhorando a complacência arterial e o acoplamento ventriculoarterial. É contraindicado em pacientes com isquemia coronariana aguda, pela ocorrência de fenômeno de roubo e piora da isquemia. A dose inicial é de 0,2 mg/kg/min (10 mcg/min – mínimo de 300 a 400 mcg/min), podendo ser incrementada em intervalos de 5 minutos, até a resposta hemodinâmica esperada.

REFERÊNCIAS BIBLIOGRÁFICAS

1. Bocchi EA, Arias A, Verdejo H, Diez M, Gómez E, Castro P; Interamerican Society of Cardiology. The reality of heart failure in Latin America. J Am Coll Cardiol. 2013 Sep 10;62 (11):949-58. doi: 10.1016/j.jacc.2013.06.013. Epub 2013 Jul 10.
2. Nohria A, Tsang SW, Fang JC et al. Clinical assessment identifies hemodynamic profiles that predict outcomes in patients admitted with heart failure. J Am Coll Cardiol. 2003, 41 (10):1797-804.
3. Stevenson LW, Pagani FD, Young JB, Jessup M, Miller L, Kormos RL, et al. INTERMACS profiles of advanced heart failure: the current picture. J Heart Lung Transplant. 2009; 28:535-41.
4. Freitas HFG, Nastari L, Mansur AJ, et al. Dinâmica de avaliação doe pacientes para transplante cardíaco ou cardiomioplastia. Arq Brás Cardiol 1994;62:233-7.
5. Sanderson JE, Fraser AG. Systolic dysfunction in heart failure with a normal ejection fraction: echo-Doppler measurements. Prog Cardiov Dis 2006;49:196-2006
6. Nishimura RA, Jaber W. Understanding "diastolic heart failure": the tip of the iceberg. J Am Coll Cardiol 2007 Feb 13;49; 695-7
7. Beltrami AP, Urbanek K, Kajstura J et al. Evidence that human cardiac myocytes divide after myocardial infarction. N Engl J Med 2001, 344: 1750-57.
8. Maron BJ, Towbin JA, Thiene G et al. Contemporary Definitions and Classification of the Cardiomyopathies: An AHA Scientific Statement from the Council on Clinical Cardiology, Heart Failure and Transplantation Committee; Quality of Care and Outcomes Research and Functional Genomics and Translational Biology Interdisciplinary Working Groups; ansd Council on Epidemiology and Prevention. Circulation 2006, 113: 1807-1816.
9. Braunwald's Heart Disease: A textbook of Cardiovascular Medicine, Seventh Edition 2005.
10. Mann DL. MicroRNAs and the failing heart. New Engl J Med 2007;356:2644-5.
11. Aaronson KD, Schwartz JS, Chen TM et al. Development and prospective validation of a clinical index to predict survival in ambulatory patients referred for cardiac transplant evaluation. Circulation 1997; 95 (12): 2597-9.
12. Levy WC, Mozaffarian D, Linker DT. The Seattle Heart Failure Model: prediction of survival in heart failure. Circulation 2006, 113 (11): 1424-33.
13. Aronow WS. Epidemiology, pathophysiology, prognosis, and treatment of systolic and diastolic heart failure. Cardiol Rev. 2006 May-Jun;14(3):108-24.
14. Sohn DW, Chai IH, Lee DJ et al. Assesment of mitral annulus velocity by Doppler tissue imaging in the evaluation of left ventricular diastolic function. J Am Coll Cardiol 1997, 30: 474-80.
15. Bax JJ, Bleeker GB, Marwick TH et al. Left ventricular dyssynchrony predicts response and prognosis after cardiac resynchronization therapy. J Am Coll Cardiol 2004, 44: 1834-40.
16. Swedberg K, Cleland J, Dargie et al. Guidelines for the diagnosis and treatment of chronic heart failure: executive summary (update 2005). The Task Force for the Diagnosis and Treatment of Chronic Heart Failure of the European Society of Cardiology. Eur Heart J 2005, 26: 1115-140.
17. Pennel DJ, Sechtem UP, Higgins CB et al. Clinical indications for cardiovascular magnetic resonance. Consensus panel report. Eur Heart J 2004; 25: 1940-65.
18. Mesquita ET, Bocchi EA, Vilas-Boas F et al. Revisão das II Diretrizes da Sociedade Brasileira de Cardiologia para o diagnóstico e tratamento da insuficiência cardíaca. Arq Bras Cardiol 2002, 79 (supl IV): 1-30.
19. Mesquita ET, Bocchi EA, Vilas-Boas F et al. Revisão das II Diretrizes da Sociedade Brasileira de Cardiologia para o diagnóstico e tratamento da insuficiência cardíaca. Arq Bras Cardiol 2002, 79 (supl IV): 1-30.
20. Tsutamoto T, Wada A, Maeda K et al. Attenuation of compensation of endogenous cardiac natriuretic peptide system in chronic heart failure: prognostic role of plasma brain natriuretic peptide concentration in patients with chronic symptomatic left ventricular dysfunction. Circulation 1997, 96: 509-16.
21. Tsutamoto T, Wada A, Maeda K et al. Attenuation of compensation of endogenous cardiac natriuretic peptide system in chronic heart failure: prognostic role of plasma brain natriuretic peptide concentration in patients with chronic symptomatic left ventricular dysfunction. Circulation 1997, 96: 509-16.
22. Bocchi EA. Heart failure clinics: the brazilian experience. Rev Port Cardiol 2004; 23: 47-55.
23. C.M. O'Connor, D.J. Whellan, K.L. Lee, et al. Efficacy and safety of exercise training in patients with chronic heart failure: HF-ACTION randomized controlled trial. JAMA, 301 (2009), pp. 1439–1450
24. Bocchi EA, Cruz F, Guimarães G, et al. Late effects of a disease program management on mortality, hospitalization, and quality of life in

heart failure patients followed by cardiologists with experience in heart failure – A randomized and prospective trial. J Am Coll Cardiol 2007;49: 80A

25. The Digitalis Investigation Group. The effect of digoxin on mortality and morbidity in patients with heart failure. N Engl J Med 1997, 336:525-33.

26. Hopper I, Skiba M, von Lueder TG et al. Digoxin withdrawal worsens clinical status in stable heart failure patients receiving optimal contemporaneous therapy – a randomized controlled trial. J Card Fail. 2015 Jul 10. pii: S1071-9164(15)00585-0

27. Reiter MJ. Cardiovascular Drug Class Specificity: Beta-blockers. Prog Cardiov Dis 2004, 47: 11-33.

28. The Beta-Blocker Evaluation of Survival Trial (BEST) Investigators. A trial of the beta-blocker bucindolol in patients with advanced chronic heart failure. N Engl J Med 2001, 344: 1659-1667.

29. Effect of metoprolol CR/XL in chronic heart failure: Metoprolol CR/XL Randomised Intervention Trial in Congestive Heart Failure (MERIT-HF). Lancet. 1999 Jun 12;353(9169):2001-7.

30. The Cardiac Insufficiency Bisoprolol Study II (CIBIS-II): a randomised trial. Lancet. 1999 Jan 2;353(9146):9-13.

31. Packer M, Bristow MR, Cohn JN et al. The effect of carvedilol on morbidity and mortality in patients with chronic heart failure. N Engl J Med 1996, 334:1349-55.

32. Packer M, Fowler MB, Roecker EB et al. Effect of carvedilol on the morbidity of patients with severe chronic heart failure: results of the carvedilol prospective randomized cumulative survival (COPERNICUS) study. Circulation 2002, 106: 2194-9.

33. The CAPRICORN Investigators. Effect of carvedilol on outcome after myocardial infarction in patients with left ventricular dysfunction: the CAPRICORN randomized trial. Lancet 2001, 357: 1385-90.

34. Wilson PAP, Swedberg K, Cleland JGF et al. Comparison of carvedilol and metoprolol on clinical outcomes in patients with chronic heart failure in the Carvedilol or Metoprolol European Trial (COMET). Lancet 2003, 362: 7-13.

35. Flather MD, Shibata MC, Coats AJ, et al. SENIORS Investigators. Randomized trial to determine the effect of nebivolol on mortality and cardiovascular hospital admission in elderly patients with heart failure (SENIORS). Eur Heart J. 2005;26:215-25.

36. Montero-Perez-Barquero M, Flather M, Roughton M, Coats A, Böhm M, Van Veldhuisen DJ, Babalis D, Solal AC, Manzano L. Influence of systolic blood pressure on clinical outcomes in elderly heart failure patients treated with nebivolol: data from the SENIORS trial. Eur J Heart Fail. 2014 Sep;16(9):1009-15.

37. Kiowski W1, Sütsch G, Dössegger L. Clinical benefit of angiotensin-converting enzyme inhibitors in chronic heart failure. J Cardiovasc Pharmacol. 1996;27 Suppl 2:S19-24.

38. Lakhdar R1, Al-Mallah MH, Lanfear DE. Safety and tolerability of angiotensin-converting enzyme inhibitor versus the combination of angiotensin-converting enzyme inhibitor and angiotensin receptor blocker in patients with left ventricular dysfunction: a systematic review and meta-analysis of randomized controlled trials. J Card Fail. 2008 Apr;14(3):181-8. doi: 10.1016/j.cardfail.2007.11.008.

39. Pitt B1, Zannad F, Remme WJ, Cody R, Castaigne A, Perez A, Palensky J, Wittes J. The effect of spironolactone on morbidity and mortality in patients with severe heart failure. Randomized Aldactone Evaluation Study Investigators. N Engl J Med. 1999 Sep 2;341(10):709-17.

40. Pitt B1, Gheorghiade M, Zannad F, Anderson JL, van Veldhuisen DJ, Parkhomenko A, Corbalan R, Klug EQ, Mukherjee R, Solomon H; EPHESUS Investigators. Evaluation of eplerenone in the subgroup of EPHESUS patients with baseline left ventricular ejection fraction <or=30%. Eur J Heart Fail. 2006 May;8(3):295-301. Epub 2006 Feb 28.

41. Zannad F1, McMurray JJ, Krum H, van Veldhuisen DJ, Swedberg K, Shi H, Vincent J, Pocock SJ, Pitt B; EMPHASIS-HF Study Group. Eplerenone in patients with systolic heart failure and mild symptoms. N Engl J Med. 2011 Jan 6;364(1):11-21. doi: 10.1056/NEJMoa1009492. Epub 2010 Nov 14.

42. Elkayam U1, Bitar F. Effects of nitrates and hydralazine in heart failure: clinical evidence before the african american heart failure trial. Am J Cardiol. 2005 Oct 10;96(7B):37i-43i. Epub 2005 Aug 9.

43. Ivabradine and outcomes in chronic heart failure (SHIFT): a randomised placebo-controlled study. Swedberg K, Komajda M, Böhm M, Borer JS, Ford I, Dubost-Brama A, Lerebours G, Tavazzi L; SHIFT Investigators. Lancet. 2010 Sep 11;376(9744):875-85

44. Colin-Ramirez E, Castillo-Martinez L, Orea-Tejeda A, Zheng Y, Westerhout CM, Ezekowitz JA. Dietary fatty acids intake and mortality in patients with heart failure. Nutrition. 2014 Nov-Dec;30(11-12):1366-71

45. McMurray JJ, Packer M, Desai AS, et al. Angiotensin-neprilysin inhibition versus enalapril in heart failure. N Engl J Med. 2014 Sep 11;371(11):993-1004

46. Zannad F, Greenberg B, Cleland JG et al. Rationale and design of a randomized, double-blind, event-driven, multicentre study comparing the efficacy and safety of oral rivaroxaban with placebo for reducing the risk of death, myocardial infarction or stroke in subjects with heart failure and significant coronary artery disease following an exacerbation of heart failure: the COMMANDER HF trial. Eur J Heart Fail. 2015 Jul;17(7):735-42.

47. Lesevic H, Sonne C, Braun D et al. Acute and Midterm Outcome After MitraClip Therapy in Patients With Severe Mitral Regurgitation and Left Ventricular Dysfunction. Am J Cardiol. 2015 Jun 3. pii: S0002-9149(15)01432-0.

48. Mancini D, Colombo PC. Left Ventricular Assist Devices: A Rapidly Evolving Alternative to Transplant. J Am Coll Cardiol. 2015 Jun 16;65(23):2542-2555

49. Verbrugge FH, Dupont M, Finucan M, Gabi A, Hawwa N, Mullens W, Taylor DO, Young JB, Starling RC, Tang WH.Response and tolerance to oral vasodilator up-titration after intravenous vasodilator therapy in advanced decompensatedheart failure. Eur J Heart Fail. 2015 Jul 24.

USO DE SUPORTE VENTRICULAR ESQUERDO

60

Silvia Moreira Ayub Ferreira
Sandrigo Mangini
Fernando Bacal
Edimar Alcides Bocchi

1 INTRODUÇÃO

A Insuficiência Cardíaca (IC) é a principal causa de internação cardiovascular no Brasil.[1] O envelhecimento populacional e o aumento da sobrevida de pacientes cardiopatas projetam um aumento progressivo dos casos de IC. Apesar dos avanços no arcabouço terapêutico, parte significativa destes pacientes evolui para estágio D, refratário ao tratamento padrão, onde a taxa de mortalidade alcança índices alarmantes, superiores a 50% em 1 ano.[2] Nestes casos faz-se necessário a utilização de procedimentos avançados como o Transplante Cardíaco e os dispositivos de Assistência Circulatória Mecânica (ACM). Apesar do transplante cardíaco fornecer uma sobrevida média de 11 anos,[3] nem todos os pacientes conseguem usufruir deste procedimento devido à escassez de doadores viáveis ou a presença de contraindicações. Atualmente existe uma gama de dispositivos de ACM que podem ser classificados por:

1. Tempo de permanência (curta, média ou longa);
2. Tipo de implante (paracorpóreo ou totalmente implantável);
3. Ventrículo assistido (esquerdo, direito ou biventricular);
4. Tipo de fluxo (pulsátil ou contínuo); e
5. Estratégia empregada.

O registro norte-americano INTERMACS ("Interagency Registry for Mechanically Assisted Circulatory Support") define a gravidade da insuficiência cardíaca (Tabela 60.1) e tem sido utilizado como parâmetro para indicação da estratégia e tipo de dispositivo a ser empregado.[4-5]

O suporte hemodinâmico com dispositivo de ACM pode ser utilizado considerando 5 diferentes estratégias:

1. Ponte para recuperação: situação na qual existe a perspectiva de melhora da função ventricular após insulto agudo sendo retirado o dispositivo após melhora da função ventricular. Neste contexto são considerados habitualmente os dispositivos de curta duração, excepcionalmente de longa duração. Por exemplo: pós IAM, miocardite.
2. Ponte para decisão: pacientes gravemente enfermos em que a necessidade de suporte hemodinâmico é imediata e dada a situação clínica deve ser realizada de maneira rápida e simples estando indicados os dispositivos de curta duração. Havendo estabilização clínica, sem recuperação completa para se realizar a retirada do dispositivo, pode ser considerado o implante de um dispositivo de longa duração. Por exemplo: pós PCR, choque cardiogênico com disfunção de múltiplos órgãos.

3. Ponte para transplante: situação clínica em que os dispositivos de ACM foram inicialmente desenvolvidos, dada a gravidade dos pacientes e limitação do transplante para resolução destes casos. O implante do dispositivo permite estabilização e a melhora clínica até a realização do transplante. Podem ser considerados os dispositivos de longa duração pulsáteis ou de fluxo contínuo.

4. Ponte para candidatura: pacientes que apresentam contraindicação ao transplante por diferentes motivos (hipertensão pulmonar, pacientes sensibilizados, neoplasia recente, obesidade) e que podem ser considerados ao transplante caso seja resolvida a condição de contraindicação.

5. Terapia de destino: implante de dispositivos de longa duração de fluxo contínuo em pacientes que apresentam contraindicação ao transplante cardíaco.

6. Os pacientes em INTERMACS I e II devido à elevada mortalidade em curto prazo, devem ser considerados para dispositivos de curta duração, visando estratégias como ponte para recuperação, ponte para decisão. Os pacientes com INTERMACS III e IV podem ser considerados para dispositivos de longa permanência como ponte para transplante, candidatura e destino.

Atualmente os dispositivos mais utilizados são de fluxo contínuo e intracorpóreos, primordialmente para suporte do ventrículo esquerdo. O atendimento a pacientes em choque cardiogênico deve seguir uma abordagem escalonada, que se inicia com inotrópicos e vasopressores antes de se considerar o implante destes dispositivos de ACM (Figura 60.1).[6]

2   DISPOSITIVOS DE CURTA PERMANÊNCIA

Os dispositivos de curta permanência são utilizados na emergência em pacientes que se apresentam em choque cardiogênico refratário como ponte para recuperação ou decisão, permitindo a manutenção de uma situação hemodinâmica adequada e evitando a falência de múltiplos órgãos. Nestes casos, o suporte temporário permite ao médico ter tempo de decidir qual a melhor estratégia a ser adotada, incluindo a indicação de outro dispositivo mais avançado, na manutenção da necessidade de suporte mecânico, e até mesmo a retirada em situações de recuperação.

Durante uma apresentação clínica crítica de choque cardiogênico, os dispositivos que permitem um acesso percutâneo são mais adequados por serem menos invasivos, propiciando um implante mais simples e rápido em comparação aos dispositivos de implante cirúrgico. O dispositivo ideal é aquele que permite tanto o suporte hemodinâmico quanto a proteção miocárdica, além disso, apresenta baixa incidência de complicações. Dentre as complicações dos dispositivos de curta duração podemos destacar: isquemia de membros, eventos tromboembólicos sistêmicos e de sistema nervoso central, sangramento, infecção e hemólise.

Entre os dispositivos de curta duração de implante percutâneo disponíveis temos: o Balão Intra-Aórtico (BIA), o Tandem Heart™ ou Transcore™, o Impella™ e o ECMO ("*Extracorporeal Membrane Oxygenation*") (Tabela 60.2).

2.1   BALÃO INTRA-AÓRTICO (BIA)

Introduzido em 1968 e amplamente utilizado desde então, seu implante percutâneo habitualmente envolve a punção da

NÍVEL	DESCRIÇÃO	ESTADO HEMODINÂMICO	TEMPO PARA INTERVENÇÃO
1	Choque cardiogênico crítico	Hipotensão persistente apesar de suporte inotrópico e BIA, com hipoperfusão orgânica crítica	Horas
2	Piora progressiva apesar do uso de inotrópico	Suporte inotrópico com valores aceitáveis de pressão arterial, porém piora progressiva da nutrição, função renal e retenção hídrica	Dias
3	Estável com inotrópico	Estabilidade com doses moderadas de inotrópicos, porém falência de desmame	Eletiva, em semanas a meses
4	Sintomas em repouso	Possível desmame de inotrópicos porém com descompensações frequentes, geralmente retenção hídrica	Eletiva, em semanas a meses
5	Intolerante ao esforço	Grave limitação de tolerância ao esforço, confortável em repouso, com congestão e frequentemente disfunção renal	Urgência variável, dependente da nutrição e função orgânica
6	Limitado ao esforço	Limitação menos intensa de tolerância ao esforço, pouca congestão, facilmente fadigado	Urgência variável, dependente da nutrição e função orgânica
7	CF III (NYHA)	Paciente compensado, sem retenção hídrica	Sem indicação

TABELA 60.1 Classificação INTERMACS de Gravidade da IC

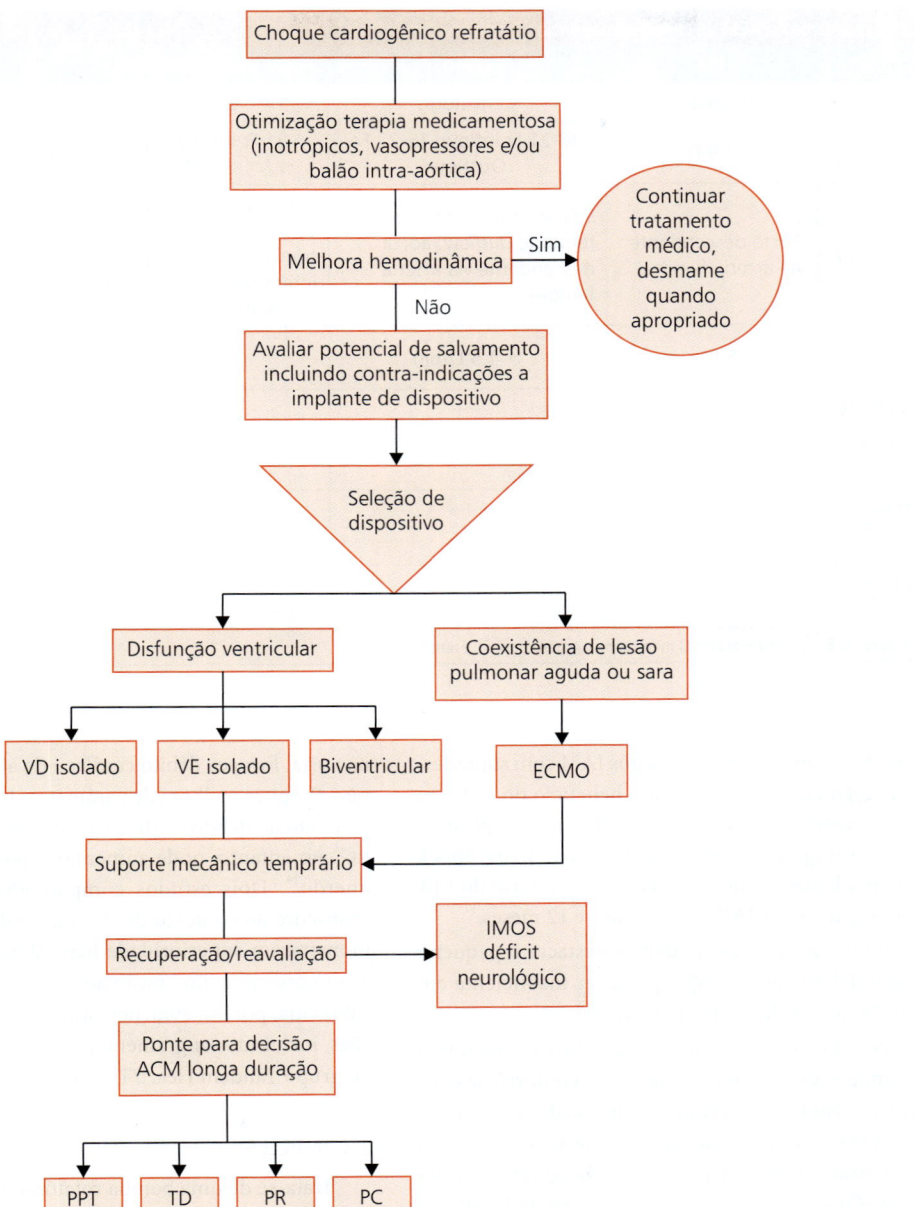

FIGURA 60.1 Fluxograma de abordagem do choque cardiogênico. SARA: síndrome da angústia respiratória aguda; ECMO: "extracorporeal membrane oxy-genation"; VD: ventrículo direito; VE: ventrículo esquerdo; IMOS: insuficiência de múltiplos órgãos e sistemas; PPT: ponte para transplante; TD: terapia de destino; PR: ponte para recuperação; PC: ponte para candidatura.

artéria femoral, posicionada na aorta torácica distal à artéria subclávia e proximal à emergência das artérias renais. O balão é sincronizado ao ciclo cardíaco; inflado durante a diástole, promove aumento da perfusão coronariana e desinsuflado durante a sístole, reduz a resistência vascular periférica, promovendo aumento do débito cardíaco em até 20% (aumento de 0,3 a 0,5 L/min). Outros sítios possíveis, porém menos usuais, de inserção do BIA incluem a artéria subclávia, axilar e aorta ascendente e

podem ser considerados em pacientes com doença arterial periférica grave.[7]

A maioria dos estudos com BIA envolveram pacientes no contexto de síndrome coronariana aguda e choque cardiogênico pós-infarto, e apesar de amplamente utilizado, os resultados em relação à eficácia se mostraram limitados. No estudo randomizado CRISP AMI, em pacientes com IAM anterior sem choque cardiogênico, o uso de BIA associado à angioplastia não reduziu a

TABELA 60.2 Dispositivos de ACM de curta permanência – implante percutâneo[6]

	BIA	ECMO	TANDEM HEART	IMPELLA 4.0
Mecanismo	Pneumático	Centrífugo	Centrífugo	Axial
Cânula	7-9 Fr	18-21 Fr Inflow; 15-22 Fr Outflow	21 Fr Inflow; 15-17 Fr Outflow	13 Fr
Técnica de inserção	Aorta descendente via artéria femoral	*Inflow*: átrio direito via veia femoral; *Outflow*: aorta descendente via artéria femoral	*Inflow*: átrio esquerdo via veia femoral e punção transfixação do septo interatrial; *Outflow*: artéria femoral	Inserção retrógrada ventrículo esquerdo via artéria femoral
Suporte hemodinâmico	0,5 L/min	> 4,5 L/min	4 L/min	4,0 L/min
Tempo de implante	+	++	++++	++
Risco de isquemia de membros	+	+++	+++	++
Anticoagulação	+	+++	+++	+
Hemólise	+	++	++	++
Complexidade de manejo	+	+++	++++	++

BIA: balão intra-aórtico; ECMO extracorporeal membrane oxygenation; Fr: French

área de infarto[8]. Meta-análise de estudos pós IAM com supradesnivelamento de segmento ST não revelou benefício do BIA, em especial, nos pacientes que foram submetidos à angioplastia[9]. Mais recentemente, o grande estudo randomizado IABP-Shock II não demonstrou benefício de mortalidade com o uso do BIA no choque cardiogênico pós IAM em 30 dias[10] e 12 meses.[11]

Dentre as limitações do BIA, podemos destacar o pequeno impacto sobre o débito cardíaco que pode ser insuficiente em pacientes com choque cardiogênico mais graves.

Apesar de pouca evidência na literatura, o BIA também tem sido utilizado em pacientes não isquêmicos no contexto de choque cardiogênico.[12] No Brasil, devido à limitação de acesso a outros dispositivos em especial devido ao custo, tem sido utilizado como ponte para transplante independentemente da etiologia da miocardiopatia. Casuística recente do InCor HCFMUSP demonstrou que 90% dos pacientes foram transplantados em prioridade e destes, 50% em uso de BIA como ponte para transplante. Na ISHLT apenas 6% dos pacientes foram para o transplante em uso de BIA.

2.2 TANDEM HEART/TRANSCORE

É um dispositivo de assistência ventricular transeptal que é colocado no laboratório de hemodinâmica sob fluoroscopia. A cânula de entrada (Inflow) deste dispositivo é inserida pela veia femoral, chega até o átrio direito e posteriormente ao átrio esquerdo através de transfixação do septo interatrial, drenando sangue do átrio esquerdo até uma bomba centrífuga, e mediante o implante de outra cânula na artéria femoral (Outflow), inserida

na aorta, fornece débito cardíaco de até 4 L/min de fluxo contínuo. Propicia melhora de parâmetros hemodinâmicos, incluindo aumento do débito cardíaco e redução de pressões de enchimento,[13] no entanto, pode aumentar a pós-carga do ventrículo esquerdo[14]. Dois estudos comparando BIA e Tandem Heart/Transcore no contexto de choque cardiogênico pós-infarto, demonstraram superioridade hemodinâmica do Tandem Heart/Transcore em comparação ao BIA, sem diferença em relação à sobrevida, porém, evidenciando maior ocorrência de complicações, incluindo sangramento, arritmias e isquemia de membros no grupo Tandem Heart/Transcore.[15-16]

2.3 IMPELLA

Trata-se de uma bomba rotatória de fluxo axial que inserida através da valva aórtica aspira sangue do ventrículo esquerdo para a raiz da aorta. Apresenta modelo que fornece até 4,0 L/min, inserido de forma percutânea pela artéria femoral. Tem a propriedade de descomprimir o ventrículo esquerdo, demonstrado pela redução da pressão capilar pulmonar, além disso, aumenta o fluxo e a pressão de perfusão coronariana e reduz o consumo de oxigênio pelo miocárdio.[17-18-19]

No contexto do choque cardiogênico pós IAM o estudo ISAR-SHOCK comparou Impella 2,5 (versão anterior, não disponível no Brasil) e BIA, sendo observado maior aumento do débito cardíaco no grupo Impella, não havendo diferença de sobrevida, nem de complicações.[20] Para suporte de angioplastia coronariana de alto risco, o estudo PROTECT II não demonstrou diferença no desfecho primário de complicações maiores em 30 dias e de mortalidade comparando Impella 2,5 e BIA;[21] subanálise do estudo demonstrou menor ocorrência de complicações no grupo Impella em 90 dias.[22]

2.4 ECMO (*EXTRACORPOREAL MEMBRANE OXYGENATION*): OXIGENAÇÃO POR MEMBRANA EXTRACORPÓREA

Trata-se de uma máquina de circulação extracorpórea modificada que pode ser usada por vários dias, sendo implantada de forma percutânea ou cirúrgica. É o único dispositivo de assistência circulatória percutânea que tem a possibilidade de oxigenação. Seu sistema inclui uma bomba centrífuga, um aquecedor e um oxigenador. No implante percutâneo, existe uma cânula que drena o sangue do átrio direito (punção da veia femoral ou jugular interna), passando pela bomba centrífuga e oxigenador, retornando para o sistema arterial, através de uma cânula na aorta descendente, inserida a partir da artéria femoral (Figura 60.2). Tal estratégia aumenta a pré e a pós-carga do ventrículo esquerdo, consequentemente não descomprimindo as câmaras esquerdas, o que pode ser deletério, em especial nas situações de

miocardite aguda e IAM.[23] Trabalho recente demonstrou a redução da pressão capilar pulmonar com o uso do BIA em associação a ECMO, sendo uma estratégia possível, visando reduzir congestão pulmonar relacionada ao aumento da pós carga;[24] da mesma forma, o uso de Impella pode ser considerado neste contexto. No implante central (cirúrgico) é possível a colocação de uma cânula de drenagem nas câmaras esquerdas, permitindo assim a descompressão destas câmaras. Pode fornecer suporte hemodinâmico além de 4,5 L/min. A indicação da ECMO venoarterial no choque cardiogênico é bem estabelecida, como ponte para decisão ou recuperação, e dentre os cenários possíveis podemos destacar o choque cardiogênico pós cardiotomia, parada cardiorrespiratória prolongada, disfunção de ventrículo direito pós-transplante ou pós-implante de dispositivo de assistência esquerda, choque cardiogênico por insuficiência cardíaca aguda e crônica refratária. Dentre as complicações da ECMO, destacam-se, resposta inflamatória sistêmica, insuficiência renal, sangramento, eventos tromboembólicos e infecção.[25]

3 DISPOSITIVOS DE MÉDIA PERMANÊNCIA

3.1 CENTRIMAG

Trata-se de uma bomba centrífuga de 3ª geração (propulsor não tem contato com rolamentos devido a levitação magnética), de localização paracorpórea, implante cirúrgico, que fica acoplada a um console externo e pode fornecer um fluxo máximo de até 10 L/min (Figura 60.3). Tem sido muito utilizada em situações agudas de choque cardiogênico como suporte uni ou biventricular. Em metanálise do uso da Centrimag em 999 pacientes, este dispositivo foi utilizado como ACM isolada em 72% dos casos e em 25%, como parte de circuito de ECMO. Quanto ao tempo médio de permanência, 25 dias em casos de choque cardiogênico, 10 dias em situações de pós-cardiotomia, 9 dias em casos de falência de enxerto pós- transplante cardíaco e 16 dias em casos de falência de ventrículo direito após implante de ACM esquerda. A sobrevida foi 82% nos casos de Choque cardiogênico, 62% em casos

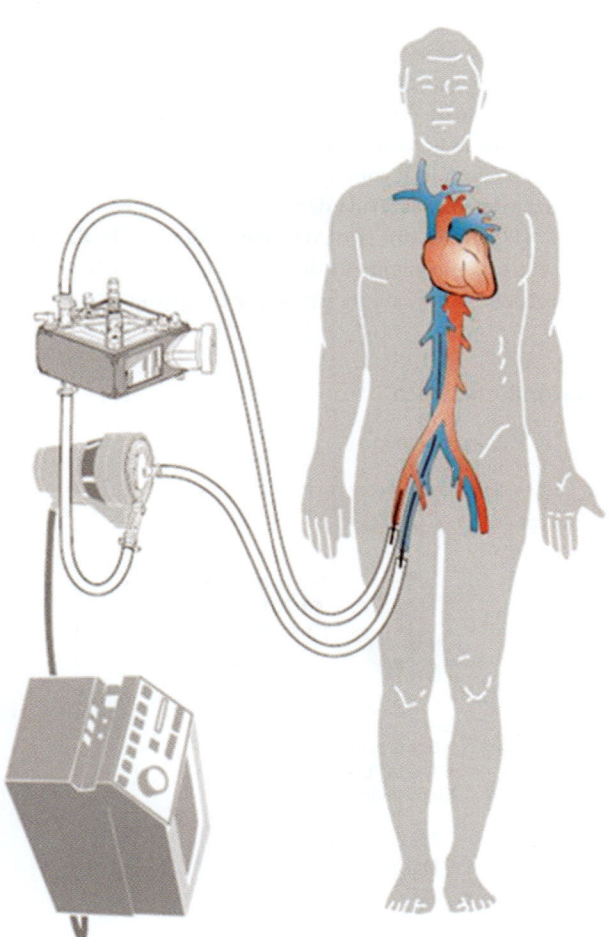

FIGURA 60.2 ECMO.

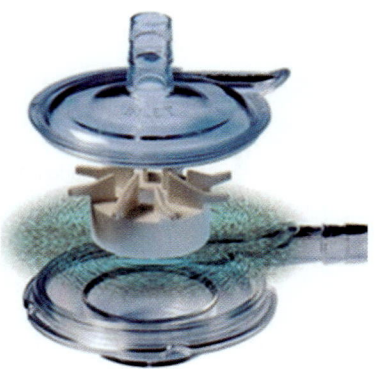

FIGURA 60.3 Centrimag™.

de pós cardiotomia, 61% na falência de enxerto pós-transplante cardíaco e 83% em casos de falência de ventrículo direito após implante de ACM esquerda.[26]

4   DISPOSITIVOS DE LONGA PERMANÊNCIA

Os dispositivos de longa permanência são indicados em pacientes estáveis, com um planejamento estratégico de longo prazo. Nestes casos, a estratégia de implante da ACM pode ser ponte para transplante, ponte para recuperação, ponte para candidatura ou terapia de destino.

A **primeira geração** de dispositivos de longa permanência baseou-se em sistema pulsátil de deslocamento de sangue (HeartMate XVE™). A **segunda geração** destes dispositivos já utilizou bombas de fluxo contínuo axial (Heart-Mate II™). A **terceira geração**, mais recente, utiliza dispositivos de fluxo contínuo axial ou centrífugo com um propulsor que levita magneticamente ou hidrodinamicamente (INCOR™ e Heartware™) (Figura 60.4).

4.1 DISPOSITIVOS PULSÁTEIS

Esses dispositivos foram desenvolvidos nas décadas de 1970-1980, quando o objetivo era criar bombas pulsáteis de sangue que mimetizassem o próprio coração. Esses dispositivos, por serem grandes, não podiam ser implantados em localização intracorpórea em indivíduos pequenos. O REMATCH Trial foi o primeiro estudo a avaliar a eficácia dos dispositivos da ACM. Este estudo randomizou 129 pacientes com insuficiência cardíaca classe funcional IV que não eram candidatos a transplante cardíaco para receberem o dispositivo HeartMate XVE™ (suporte pulsátil, intracorpóreo para o ventrículo esquerdo) ou permanecer na terapia médica padrão. O implante do dispositivo gerou uma redução de 48% do risco de óbito de qualquer causa em 1 ano[27] (Figura 60.5).

Atualmente dispomos no nosso meio do Berlin Heart Excor™ (Figura 60.6) como bomba pulsátil paracorpórea, indicada principalmente em casos de disfunção biventricular quando é necessário suporte para ambos ventrículos.

4.2 DISPOSITIVOS FLUXO CONTÍNUO

Os dispositivos de fluxo contínuo são mais recentes, pequenos e duráveis (Figura 60.7 e 60.8). Fazem parte deste grupo os dispositivos de segunda e terceira geração. Os dispositivos de terceira geração se diferenciam dos de segunda pela levitação magnética ou hidrodinâmica do propulsor.

O primeiro estudo que avaliou a utilização de dispositivos de fluxo contínuo intracorpóreos foi o Heartmate II Trial, que incluiu 200 pacientes com insuficiência cardíaca classe funcional IIIb/IV, não elegíveis para transplante cardíaco, que foram randomizados num desenho 2:1 para receber ACM de fluxo contínuo *versus* fluxo pulsátil. A sobrevida em 2 anos foi 11% no grupo pulsátil *versus* 46% no grupo fluxo contínuo[28] (Figura 60.9).

Recentemente outro dispositivo foi introduzido na prática clínica. Trata-se do "HeartWare Ventricular Assist System", um dispositivo de 3ª geração, intrapericárdico, fluxo contínuo centrífugo. Estudo inicial com 50 pacientes em fila de transplante cardíaco mostrou sobrevida de 90%, 84% e 79% em 6, 12 e 24 meses[29] (Figura 60.10). Já o ADVANCE Clinical Trial, estudo multicêntrico, implantou este dispositivo em 140 pacientes com estratégia de "ponte para transplante" e comparou os resultados

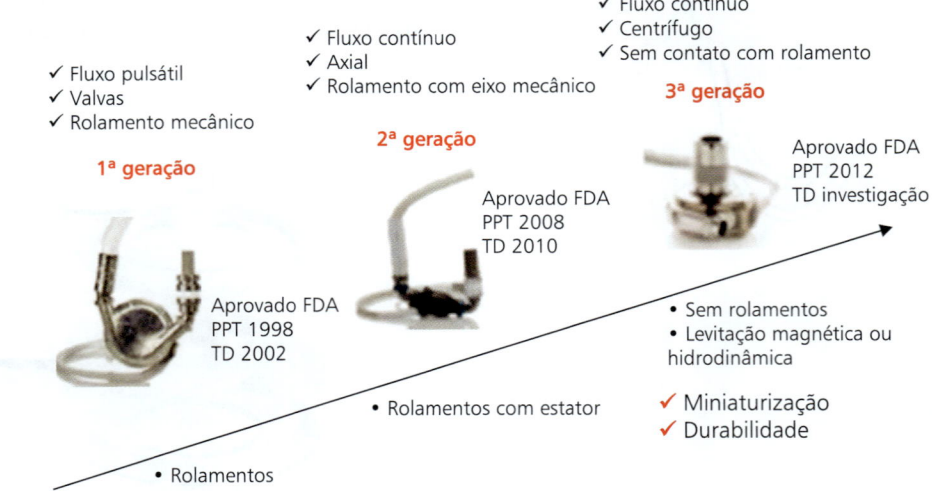

Inovação em assitência circulatória mecânica

✓ Fluxo pulsátil
✓ Valvas
✓ Rolamento mecânico

1ª geração

Aprovado FDA
PPT 1998
TD 2002

✓ Fluxo contínuo
✓ Axial
✓ Rolamento com eixo mecânico

2ª geração

Aprovado FDA
PPT 2008
TD 2010

• Rolamentos com estator

• Rolamentos

✓ Fluxo contínuo
✓ Centrífugo
✓ Sem contato com rolamento

3ª geração

Aprovado FDA
PPT 2012
TD investigação

• Sem rolamentos
• Levitação magnética ou hidrodinâmica

✓ Miniaturização
✓ Durabilidade

FIGURA 60.4 Evolução dos dispositivos de ACM de longa permanência.

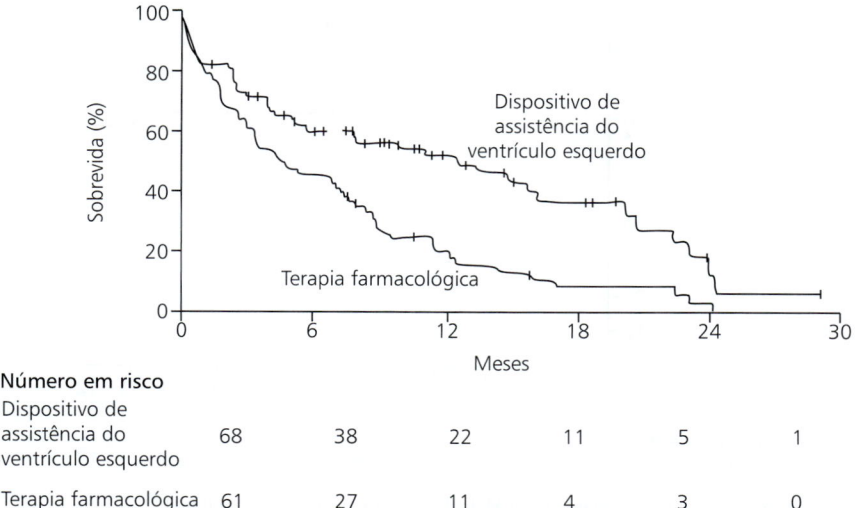

FIGURA 60.5 Curva de Sobrevida Kaplan-Meier dos paciente submetidos a implante de ACM em relação ao tratamento clínico (REMATCH trial).[27]

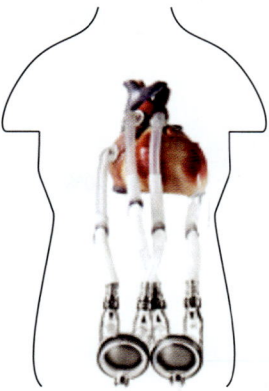

FIGURA 60.6 Berlin Heart Excor.

de sobrevida com aqueles de um grupo controle prospectivo de 499 pacientes do Registro INTERMACS que receberam um dispositivo comercial como "ponte para transplante". A sobrevida em 180 dias foi 94% e acima de 86% em 1 ano, estabelecendo um padrão de "não inferioridade" aos dispositivos comercialmente disponíveis naquele momento.[30]

O cenário de implante de ACM vem se alterando no decorrer dos últimos anos. Segundo o INTERMACS, em 2006 foram implantados 103 dispositivos de ACM nos Estados Unidos, todos pulsáteis. Quanto à estratégia, 77% como ponte para transplante e 16% como terapia de destino. Destes pacientes, 80% estavam em situação hemodinâmica grave, com choque cardiogênico crítico ou em declínio da situação hemodinâmica, já

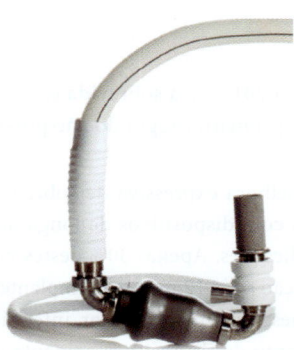

FIGURA 60.7 HeartMate II™.

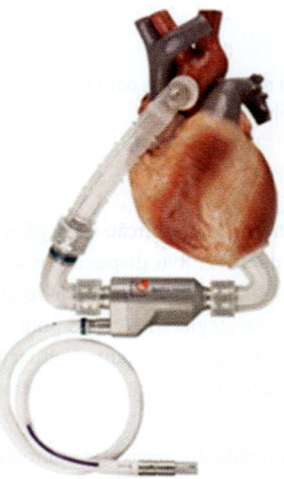

FIGURA 60.8 Berlin Heart Incor.

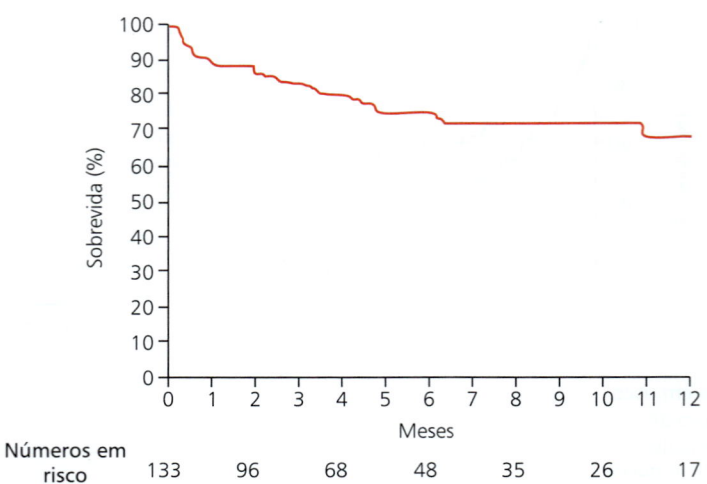

FIGURA 60.9 Sobrevida dos pacientes submetidos a implante de ACM de fluxo contínuo no Heartmate II trial.[28]

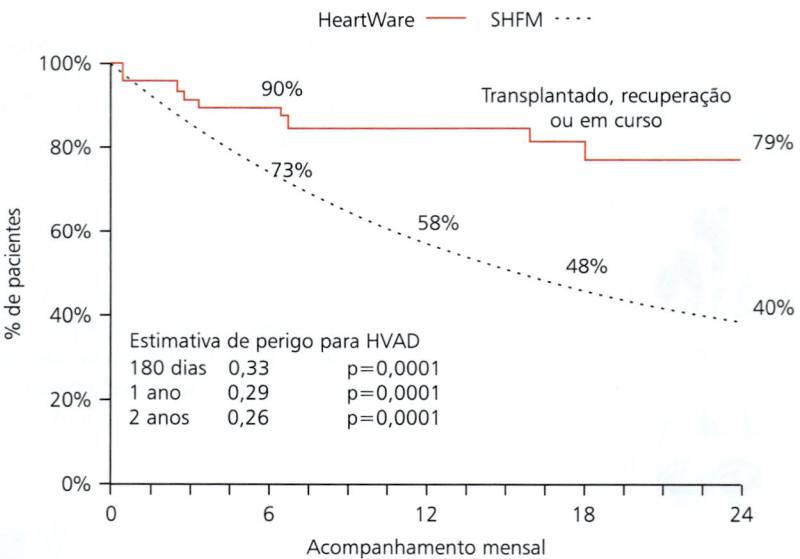

FIGURA 60.10 Curva de Sobrevida de pacientes submetidos a implante de ACM de fluxo contínuo Heartware™ *versus* perspectiva de sobrevida pelo Escore da Seattle Heart Failure Model (SHFM).[29]

mostrando deterioração da função de órgãos. Já no período de janeiro a junho de 2012, 896 dispositivos de ACM foram implantados, sendo 862 dispositivos de fluxo contínuo, intracorpóreos. Quanto à estratégia, 51% como ponte para transplante e 44% como terapia de destino. Quanto à situação hemodinâmica, apenas 53% dos pacientes encontravam-se em situação hemodinâmica crítica.[31]

Quanto à sobrevida dos pacientes submetidos a implante de ACM de longa duração, dados recentes do "Sixth INTERMACS annual report: A 10,000-patient database", com informações do período de 2006 a 2013, esta sobrevida é, respectivamente, de 80% e 70% de no primeiro e segundo ano pós-implante (Figura 60.11).[32]

Apesar da melhora expressiva de sobrevida, vale destacar que os pacientes com dispositivos de longa duração não estão isentos de complicações. Apenas 30% destes não sofrem algum tipo de complicação após 12 meses do implante. Entre as principais complicações podemos destacar infecção, sangramento, mau funcionamento do dispositivo, acidente vascular cerebral ou morte.[32]

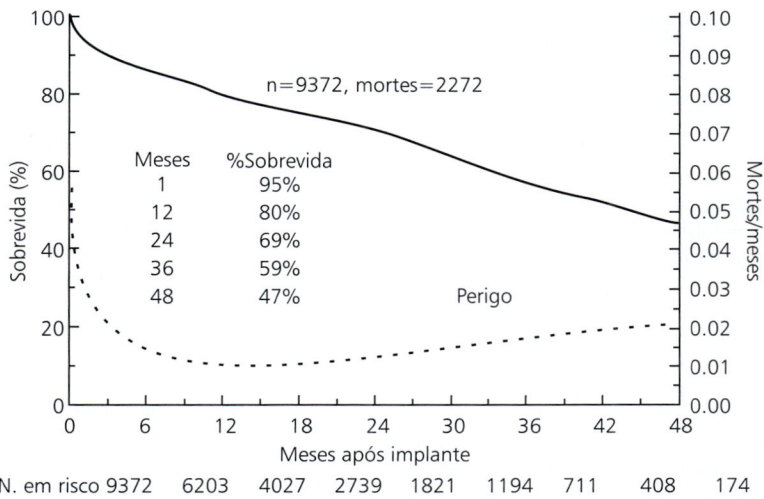

FIGURA 60.11 Sobrevida dos pacientes submetidos a implante de ACM esquerda de fluxo contínuo no período de 2008 a 2013.[32]

5 PERSPECTIVAS

Com a constante melhora da tecnologia dos dispositivos implantáveis e da expertise das equipes, somado a escassez de doadores para transplante cardíaco, está ocorrendo uma mudança no perfil de indicação de ACM. O futuro estás na indicação precoce destes dispositivos, antes que o paciente já esteja em choque cardiogênico franco e disfunções orgânicas instaladas, que reduzem muito o prognóstico do procedimento. Além disso, cada vez mais se indica ACM como terapia de destino.

REFERÊNCIAS BIBLIOGRÁFICAS

1. www.datasus.gov.br.
2. Bocchi EA, Marcondes-Braga FG, Bacal F, Ferraz AS, Albuquerque D, Rodrigues Dde A, et al. Updating of the Brazilian guideline for chronic heart failure – 2012]. Arq Bras Cardiol. 2012; 98(1 Suppl 1):1-33.
3. Lund LH, Edwards LB, Kucheryavaya AY, Dipchand AI, Benden C, Christie JD, Dobbels F, Kirk R, Rahmel AO, Yusen RD, Stehlik J; International Society for Heart and Lung Transplantation. The Registry of the International Society for Heart and Lung Transplantation: thirtieth official adult heart transplant report--2013; focus theme: age. J Heart Lung Transplant. 2013; 32(10):951-64.
4. Alba AC, Rao V, Ivanov J, Ross HJ, Delgado DH. Usefulness of the IN-TERMACS scale to predict outcomes after mechanical assist device implantation. J Heart Lung Transplant. 2009; 28: 827–833.
5. Peura JL, Colvin-Adams M, Francis GS, Grady KL, Hoffman TM, Jessup M, John R, Kiernan MS, Mitchell JE, O'Connell JB, Pagani FD, Petty M, Ravichandran P, Rogers JG, Semigran MJ, Toole JM; American Heart Association Heart Failure and Transplantation Committee of the Council on Clinical Cardiology; Council on Cardiopulmonary, Critical Care, Perioperative and Resuscitation; Council on Cardiovascular Disease in the Young; Council on Cardiovascular Nursing; Council on Cardiovascular Radiology and Intervention, and Council on Cardiovascular Surgery and Anesthesia. Recommendations for the use of mechanical circulatory support: device strategies and patient selection: a scienti-

fic statement from the American Heart Association. Circulation. 2012; 126(22):2648-67.
6. Basra SS, Loyalka P, Kar B. Current status of percutaneous ventricular assist devices for cardiogenic shock. Curr Opin Cardiol. 2011; 26(6):548-54.
7. Sharma KH, Shah BS, Jadhav ND. Intraaortic Balloon Pump (IABP) insertion through the right subclavian artery in a patient of Anterior Wall Myocardial Infarction (AWMI) with Ventricular Septal Rupture (VSR) and severe Peripheral Artery Obstruction Disease (PAOD). Catheter Cardiovasc Interv. 2014 Feb 8. doi: 10.1002/ccd.25425. [Epub ahead of print]
8. Sharma KH, =24510603"Shah BS, Jadhav ND. Intraaortic Balloon Pump (IABP) insertion through the right subclavian artery in a patient of Anterior Wall Myocardial Infarction (AWMI) with Ventricular Septal Rupture (VSR) and severe Peripheral Artery Obstruction Disease (PAOD). Catheter Cardiovasc Interv. 2014 Feb 8. doi: 10.1002/ccd.25425. [Epub ahead of print]
9. Sjauw KD, Engstrom AE, Vis MM, et al. A systematic review and meta--analysis of intra-aortic balloon pump therapy in ST-elevation myocardial infarction: should we change the guidelines? Eur Heart J 2009;30:459-68.
10. Author%5D&cauthor=true&cauthor_uid=22920912"Ferenc M, Olbrich HG, Hausleiter J, Richardt G, Hennersdorf M, Empen K, Fuernau G, Desch S, Eitel I, Hambrecht R, Fuhrmann J, Böhm M, Ebelt H, Schneider S, Schuler G, Werdan K; IABP-SHOCK II Trial Investigators. Intraaortic balloon support for myocardial infarction with cardiogenic shock. N Engl J Med. 2012 Oct 4;367(14):1287-96.
11. Thiele H1, Zeymer U, Neumann FJ, Ferenc M, Olbrich HG, Hausleiter J, de Waha A, Richardt G, Hennersdorf M, Empen K, Fuernau G, Desch S, Eitel I, Hambrecht R, Lauer B, Böhm M, Ebelt H, Schneider S, Werdan K, Schuler G; Intraaortic Balloon Pump in cardiogenic shock II (IABP--SHOCK II) trial investigators. Intra-aortic balloon counterpulsation in acute myocardial infarction complicated by cardiogenic shock (IABP--SHOCK II): final 12 month results of a randomised, open-label trial. Lancet. 2013; 382(9905):1638-45.
12. Lauten P, Rademacher W, Goebel B, Kretzschmar D, Figulla HR, Lauten A, Ferrari M. Intra-aortic counterpulsation for hemodynamic support in patients with acute ischemic versus non-ischemic heart failure. J Invasive Cardiol. 2012; 24(11):583-8.

13. Kar B, Gregoric ID, Basra SS, Idelchik GM, Loyalka P. The percutaneous ventricular assist device in severe refractory cardiogenic shock. J Am Coll Cardiol 2011;57:688-96.

14. Ouweneel DM, Henriques JP. Percutaneous cardiac support devices for cardiogenic shock: current indications and recommendations. Heart. 2012; 98(16):1246-54.

15. Thiele H, Sick P, Boudriot E, Diederich KW, Hambrecht R, Niebauer J, Schuler G. Randomized comparison of intra-aortic balloon support with a percutaneous left ventricular assist device in patients with re-vascularized acute myocardial infarction complicated by cardiogenic shock. Eur Heart J 2005; 26: 1276-83.

16. Burkhoff D, Cohen H, Brunckhorst C, O'Neill WW. A randomized multicenter clinical study to evaluate the safety and efficacy of the TandemHeart percutaneous ventricular assist device versus conventional therapy with intraaortic balloon pumping for treatment of cardiogenic shock. Am Heart J 2006; 152:469.e1-8.

17. Sjauw KD, Remmelink M, Baan J Jr, Lam K, Engström AE, van der Schaaf RJ, Vis MM, Koch KT, van Straalen JP, Tijssen JG, de Mol BA, de Winter RJ, Piek JJ, Henriques JP. Left ventricular unloading in acute ST-segment elevation myocardial infarction patients is safe and feasible and provides acute and sustained left ventricular recovery. J Am Coll Cardiol 2008; 51:1044-6.

18. Ouweneel DM, Henriques JP. Percutaneous cardiac support devices for cardiogenic shock: current indications and recommendations. Heart. 2012; 98(16):1246-54.

19. Engström AE, Cocchieri R, Driessen AH, Sjauw KD, Vis MM, Baan J, de Jong M, Lagrand WK, van der Sloot JA, Tijssen JG, de Winter RJ, de Mol BA, Piek JJ, Henriques JP. The Impella 2.5 and 5.0 devices for ST--elevation myocardial infarction patients presenting with severe and profound cardiogenic shock: the Academic Medical Center intensive care unit experience. Crit Care Med 2011; 39: 2072-9.

20. Seyfarth M, Sibbing D, Bauer I, Fröhlich G, Bott-Flügel L, Byrne R, Dirschinger J, Kastrati A, Schömig A. A randomized clinical trial to evaluate the safety and efficacy of a percutaneous left ventricular assist device versus intra-aortic balloon pumping for treatment of cardiogenic shock caused by myocardial infarction. J Am Coll Cardiol 2008; 52: 1584-8.

21. O'Neill WW, Kleiman NS, Moses J, Henriques JP, Dixon S, Massaro J, Palacios I, Maini B, Mulukutla S, Dzavík V, Popma J, Douglas PS, Ohman M. A prospective, randomized clinical trial of hemodynamic support with Impella 2.5 versus intra-aortic balloon pump in patients undergoing high-risk percutaneous coronary intervention: the PROTECT II study. Circulation. 2012; 126(14): 1717-27.

22. Dangas GD, Kini AS, Sharma SK, Henriques JP, Claessen BE, Dixon SR, Massaro JM, Palacios I, Popma JJ, Ohman M, Stone GW, O'Neill WW. Impact of hemodynamic support with Impella 2.5 versus intra-aortic balloon pump on prognostically important clinical outcomes in patients undergoing high-risk percutaneous coronary intervention (from the PROTECT II randomized trial). Am J Cardiol. 2014; 113(2): 222-8.

23. Bavaria JE, Ratcliffe MB, Gupta KB, Wenger RK, Bogen DK, Edmunds LH Jr. Changes in left ventricular systolic wall stress during biventricular circulatory assistance. Ann Thorac Surg. 1988; 45 (5): 526-32.

24. Petroni T, Harrois A, Amour J, Lebreton G, Brechot N, Tanaka S, et al. Intra-Aortic Balloon Pump Effects on Macrocirculation and Microcirculation in Cardiogenic Shock Patients Supported by Venoarterial Extracorporeal Membrane Oxygenation. Crit Care Med. 2014 May 7. [Epub ahead of print]

25. Ghodsizad A, Koerner MM, Brehm CE, El-Banayosy A. The role of extracorporeal membrane oxygenation circulatory support in the 'crash and burn' patient: from implantation to weaning. Curr Opin Cardiol. 2014; 29(3):275-80.

26. Borisenko O, Wylie G, Payne J, Bjessmo S, Smith J, Yonan N, et al. Thoratec Centrimag® for Temporary Treatment of Refractory Cardiogenic Shock or Severe Cardiopulmonary Insufficiency: a Systematic Literature Review and Meta-Analysis of Observational Studies. ASAIO Journal 2014 (Publish Ahead of Print).

27. Rose EA, Gelijns AC, Moskowitz AJ, Heitjan DF, Stevenson LW, Dembitsky W, et al. Long-term use of a Left Ventricular Assist Device. N Eng J Med 2001;345:1435-43.

28. Slaughter MS, Rogers JG, Milano CA, Russell SD, Conte JV,Feldman D et al. Advanced heart failure treated with continuous-flow left ventricular assist device. N Eng J Med 2009;361:2241-51.

29. Strueber M, O'Driscoll G, Jansz P, Khaghani A, Levy WC, Wieselthaler GM, Investigators H. Multicenter evaluation of an intrapericardial left ventricular assist system. J Am Coll Cardiol. 2011;57:1375-1382

30. Aaronson KD, Slaughter MS, Miller LW, McGee EC, Cotts WG, Acker MA, et al. Investigators HVADHBtTAT. Use of an intrapericardial, continuous-flow, centrifugal pump in patients awaiting heart transplantation. Circulation. 2012;125:3191-3200

31. Kirklin JK, Naftel DC, Kormos RL, Stevenson LW, Pagani FD, Miller MA, Timothy Baldwin J, Young JB. Fifth INTERMACS annual report: risk factor analysis from more than 6,000 mechanical circulatory support patients.J Heart Lung Transplant. 2013 ; 32(2):141-56.

32. Kirklin JK, Naftel DC, Pagani FD, Kormos RL, Stevenson LW, Blume ED, Miller MA, Timothy Baldwin J, Young JB. Sixth INTERMACS annual report: A 10,000-patient database. J Heart Lung Transplant. 2014;33:555-564.

Insuficiência Cardíaca com Fração de Ejeção Normal

61

Evandro Tinoco Mesquita
Antonio José Lagoeiro Jorge
Victor Sarli Issa

1 INTRODUÇÃO

A doença cardiovascular (DCV), comumente associada à riqueza e aos países industrializados, vem sendo identificada como um crescente e grave problema nos países em desenvolvimento, como o Brasil, onde responde por quase 30% de todas as mortes. Entre as DCV, destaca-se a insuficiência cardíaca (IC) que é uma síndrome clínica complexa, evolutiva, consequência de diferentes formas de agressão ao sistema cardiovascular, frequentemente de difícil diagnóstico, associada à alta morbimortalidade e responsável por elevado custo no sistema único de saúde (SUS) brasileiro. A prevalência de IC encontra-se aumentada em virtude do binômio envelhecimento populacional–impacto da melhoria da prática clínica, traduzido pelo aumento da sobrevida dos pacientes cardiopatas que se recuperaram, por exemplo, de um quadro de infarto agudo do miocárdio (IAM).[1-2]

A IC apresenta dois principais fenótipos clínicos – IC com fração de ejeção reduzida (ICFER) associada à dilatação do ventrículo esquerdo (VE) e uma fração de ejeção do VE (FEVE) < 40 a 50% e a forma denominada IC com fração de ejeção normal ou preservada (ICFEN), observada em indivíduos com sinais ou sintomas de IC, FEVE ≥ 50% e volume diastólico final do VE

≤ 97 mL/m.[2-3] A ICFEN tem apresentado ao longo das últimas duas décadas um aumento de sua prevalência, sendo hoje a forma mais comum de IC na comunidade e também em pacientes hospitalizados por IC aguda. O aumento da prevalência parece ser consequência de um maior conhecimento do profissional de saúde sobre a síndrome e também do aprimoramento do método para diagnóstico de ICFEN com utilização de biomarcadores, do ecocardiograma com Doppler tecidual (EDT) e do ecocardiograma de estresse diastólico. O fenótipo de ICFEN na prática clínica está presente em indivíduos idosos, do sexo feminino, com obesidade, hipertensão arterial e fibrilação atrial.

O entendimento contemporâneo da ICFEN deve levar em conta que, mesmo antes de desenvolver sintomas de IC, os pacientes passam por estágios evolutivos, com a presença de disfunção diastólica assintomática caracterizada por anormalidades diastólicas como alentecimento do relaxamento e alterações das pressões de enchimento do VE e estruturais – hipertrofia do VE (HVE) e aumento do volume do átrio esquerdo (VAE). A disfunção diastólica assintomática apresenta impacto prognóstico independente e o controle da hipertensão arterial pode retardar a progressão para as formas sintomáticas e deve ser valorizada pelo cardiologista e médicos da atenção básica.[4]

Na última década, importantes avanços da biologia molecular e celular e estudos experimentais, animais e clínicos têm ampliado o conhecimento fisiopatológico sobre as alterações subcelulares, celulares, teciduais, orgânicas e sistêmicas (comorbidades) relacionadas à ICFEN. Esses avanços têm ampliado a visão reducionista do papel da disfunção diastólica como elemento único responsável pelos sinais e sintomas para um paradigma em que anormalidades presentes na disfunção atrial, disfunção sistólica subclínica, disfunção endotelial e vascular, déficit cronotrópico, hipertensão pulmonar e anormalidades na musculatura esquelética associadas a comorbidades presentes em outros órgãos e sistemas contribuem para a gênese ou progressão da ICFEN.[5-6]

Os grandes estudos clínicos sobre tratamento da ICFEN nas últimas duas décadas não tiveram impacto na mortalidade da síndrome e pequenos estudos utilizando diferentes medicamentos e exercício físico demonstraram melhora da função diastólica e da qualidade vida.[7-8]

2 EPIDEMIOLOGIA

A maior parte do conhecimento sobre epidemiologia, fatores de risco, prognóstico, tratamento e prevenção da IC e seus fenótipos é baseada em estudos realizados nos Estados Unidos e Europa.

Estudos epidemiológicos realizados sobre ICFEN mostram uma variação da prevalência entre 13 e 74%[9] e essa diferença está relacionada aos critérios utilizados para o diagnóstico da síndrome. A utilização de diferentes modelos para o diagnóstico de ICFEN dificulta sua aplicação na prática clínica e os doentes com ICFEN, por não se encaixarem na definição clássica de IC utilizada para caracterizar pacientes com ICFER, acabam sendo negligenciados e pobremente validados. Na última década, com a utilização de biomarcadores e do EDT, a padronização dos critérios diagnósticos melhorou, contribuindo para um crescimento dos casos de ICFEN.

A prevalência de ICFEN em relação à ICFER tende a aumentar com o envelhecimento da população, conforme estudo realizado em indivíduos na atenção primária no Brasil. Em uma amostra randomizada de 633 pacientes na atenção primária em Niterói com idade > 45 anos, em que foram identificados 9,3% de pacientes com IC, observou-se que após os 55 anos, a ICFEN se torna o fenótipo mais prevalente de IC (Figura 61.1).

O *Echocardiographic Community Heart of England Screening Study* (ECHOES), que foi conduzido com o objetivo de estabelecer a prevalência da IC e disfunção sistólica do VE na comunidade, avaliou 6.286 pacientes com idade ≥ 45 anos e a ICFEN foi diagnosticada em 59% dos casos de IC (n = 92).[10]

O *Galician Study of Heart Failure in Primary Care* (GALICAP), estudo realizado na atenção primária na região da Galícia, na Espanha, que avaliou 1.195 pacientes com IC, mostrou que a ICFEN era a forma mais prevalente de IC e estava associada principalmente com o aumento da pressão arterial.[11]

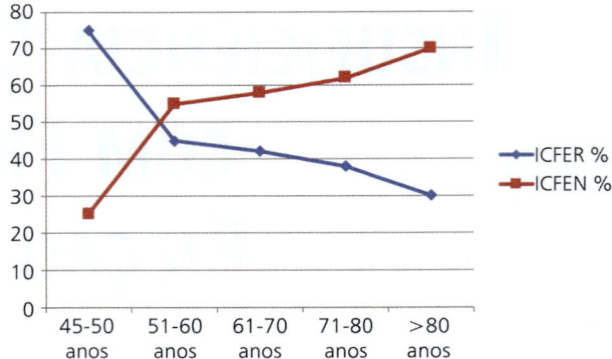

FIGURA 61.1 Diferença percentual na prevalência entre ICFER e ICFEN em diferentes faixas etárias. Lagoeiro Jorge AJ (tese de Doutorado 2013 – Estudo DIGITALIS – dados ainda não publicados).

O projeto português de Epidemiologia da Insuficiência Cardíaca e Aprendizagem (EPICA), desenhado para conhecer a prevalência de IC na comunidade, também demonstrou ser a ICFEN a forma mais prevalente de IC (1,7 *versus* 1,3%).[12]

O estudo de Owan, que avaliou 4.596 pacientes com IC na comunidade Olmsted, nos Estados Unidos, destaca o aumento da prevalência de ICFEN, principalmente em pacientes idosos e do sexo feminino, ao longo de 15 anos. Na Tabela 61.1, estão listadas as principais diferenças epidemiológicas entre os fenótipos ICFEN e ICFER observados por Owan. Nesse estudo, a taxa de sobrevida dos pacientes com ICFEN foi ligeiramente maior em relação à ICFER; entretanto, durante o seguimento, houve melhora na sobrevida dos pacientes com ICFER, o que, provavelmente, resulta do desenvolvimento de um tratamento efetivo embasado em evidências científicas provenientes de ensaios clínicos para a doença. O prognóstico da IC tende a piorar após a primeira hospitalização por descompensação com um terço dos pacientes com IC sendo reinternados no período de 1 ano. Após a primeira internação por descompensação, pacientes com ICFEN apresentam uma taxa de mortalidade de 29% e ICFER de 32%. Em 5 anos, a mortalidade alcança 65% e 68% para ICFEN e ICFER respectivamente.[6]

O estudo I-PREFER foi desenhado para estimar a prevalência de ICFEN na América Latina, Norte da África e Oriente Médio. Em 1990, entre os pacientes com IC, 65%(1. 291) apresentavam ICFEN e eram mais idosos, do sexo feminino, hipertensos e obesos.[13]

Um estudo realizado na França foi desenhado para identificar as características da ICFEN em pacientes hospitalizados para o primeiro episódio de IC. A prevalência de ICFEN foi de 55,6% e os pacientes eram mais idosos e havia predomínio de mulheres em relação à ICFER. O estudo mostrou que pacientes com ICFEN tinham um prognóstico ruim, semelhante ao daqueles com ICFER, com uma taxa de mortalidade em 5 anos de 43% após o primeiro episódio de internação hospitalar.[14]

TABELA 61.1 Epidemiologia da insuficiência cardíaca estratificada pela FEVE

CARACTERÍSTICAS	ICFEN N = 2167	ICFER N = 2429	P
Idade média	74,4 anos	71,7 anos	< 0,001
Sexo masculino	44,3%	65,4%	< 0,001
IMC > 30	41,4%	35,5%	0,002
Hipertensão	62,7%	48,0%	< 0,001
DAC	52,9%	63,7%	< 0,001
Diabetes	33,1%	34,3%	0,61
Fibrilação atrial	41,3%	28,5%	< 0,001

IMC: índice de massa corporal; DAC: doença arterial coronariana; FEVE: fração de ejeção do ventrículo esquerdo. Fonte: Adaptado de Owan e colaboradoers.[6]

A mortalidade na ICFEN permanece elevada porque as causas de morte não são completamente definidas, existindo uma lacuna no conhecimento na causa específica do óbito na ICFEN que começa a ser entendida com os últimos estudos.[15] Sabe-se que indivíduos com IC apresentam alta mortalidade independentemente de serem classificados em ICFEN ou ICFER; contudo, os pacientes com ICFEN têm uma menor prevalência de eventos cardiovasculares quando comparados aos pacientes com ICFER, sendo que a morte na ICFEN está mais associada a causas não cardíacas como doenças pulmonares, doença renal e neoplasias. Esses achados realçam a heterogeneidade da IC, tendo implicações no desenho e nas interpretações de estudos de intervenção para reduzir a mortalidade, principalmente na ICFEN.

Uma metanálise que envolveu 43.373 pacientes comparou a sobrevida de pacientes com ICFEN e ICFER e mostrou que aqueles com ICFEN eram mais idosos, quase sempre mulheres e tinham história de hipertensão arterial. Ocorreram 121 mortes por 1.000 pacientes/ano naqueles com ICFEN e 141 mortes por 1.000 pacientes nos pacientes com ICFER. O estudo concluiu que pacientes com ICFEN tinham um menor risco de morte em relação àqueles com ICFER.[16]

No Brasil, dados epidemiológicos sobre ICFEN são escassos. Moutinho e colaboradores estudaram a prevalência de ICFEN e ICFER em pacientes com suspeita clínica de IC, pertencentes ao Programa Médico de Família (PMF) de Niterói-RJ, e observaram que ICFEN (64,2%) é o modelo fisiopatológico mais prevalente na comunidade, principalmente nas mulheres idosas, enquanto a ICFER (35,8%) é mais prevalente nos homens idosos, com maior gravidade clínica.[17]

3 FISIOPATOLOGIA

A fisiopatologia da ICFEN tem apresentado grandes avanços na última década em virtude da possibilidade de realização de análises de fragmentos de tecido miocárdio em associação com o cultivo de cardiomiócitos, que tem permitido conhecer as bases moleculares e celulares envolvidas no remodelamento cardíaco concêntrico e na disfunção diastólica.[18-19] Um novo modelo fisiopatológico para explicar o remodelamento ventricular e a disfunção diastólica em pacientes com ICFEN envolveria diferentes mecanismos[20] (Quadro 61.1).

3.1 DISFUNÇÃO DIASTÓLICA E RIGIDEZ VENTRICULAR

A função cardíaca do VE depende principalmente de duas grandes camadas miocárdicas. As fibras da parede média que são orientadas de modo circunferencial e as fibras subendocárdicas e epicárdicas que são alinhadas longitudinalmente da ponta para base. Essa distribuição permite o mecanismo de torção do VE durante a sístole e diástole.

A diástole é a fase do ciclo cardíaco durante a qual o miocárdio relaxa e os ventrículos dilatam, permitindo que suas câmaras se encham de sangue com pressões de enchimento adequadas (12 mmHg em repouso e até 15 mmHg durante o exercício). O processo mecânico da diástole pode ser dividido em uma fase ativa chamada relaxamento e uma passiva chamada rigidez, sendo que o enchimento ventricular em sua fase inicial, que corresponde a 70% do processo, é feito pelo fenômeno de sucção, o qual depende do relaxamento.[21]

QUADRO 61.1 Mecanismos fisiopatológicos na ICFEN

1. Comorbidades induzindo um estado pró-inflamatório sistêmico;

2. Em razão do estado pró-inflamatório, as células endoteliais da microcirculação coronariana produzem espécies reativas de oxigênio (ERO), o que limita a disponibilidade de oxido nítrico (ON) para os cardiomiócitos;

3. A redução do ON diminui a atividade da proteína quinase G (PKG) nos cardiomiócitos;

4. A baixa atividade da PKG facilita a hipertrofia do cardiomiócito que causa o remodelamento concêntrico do VE e aumenta a rigidez do cardiomiócito em virtude da hipofosforilação da proteína gigante do citoesqueleto (titina);

5. A rigidez do cardiomiócito e o aumento do depósito de colágeno causam a disfunção diastólica do VE, o principal déficit funcional cardíaco da ICFEN.

Fonte: Adaptado de Paulus WJ, J Am Coll Cardiol. 2013;62(4);263-71.[20]

O relaxamento ventricular é um processo com gasto energético regulado principalmente pela bomba de cálcio do retículo sarcoplasmático (SERCA). Redução dos níveis de atividade da SERCA pode reduzir a remoção do cálcio do citosol. Níveis elevados ou maior atividade da fosfolambam, proteína que inibe a SERCA, também pioram o relaxamento ventricular. A isquemia miocárdica é o principal determinante para o alentecimento do relaxamento na prática clínica mediante a diminuição da produção de ATP.[7]

A disfunção diastólica consiste, então, de anormalidades do relaxamento e/ou rigidez da câmara ventricular que interfere no enchimento ventricular, aumentando a contribuição da contração atrial e, nas formas avançadas, eleva a pressão média atrial esquerda, a hipertensão venocapilar pulmonar e a pressão sistólica pulmonar e reduz a reserva diastólica durante o exercício. Essas alterações são causadas principalmente por mudanças na regulação do cálcio, redução da atividade da PKG, proteínas contráteis (titina), matriz extracelular, hipertrofia dos miócitos e fibrose intersticial.

O aumento da tensão em repouso (F passivo) dos cardiomiócitos é um importante achado relacionado à presença de disfunção diastólica. Aumento do F passivo dos cardiomiócitos tem sido atribuído à proteína gigante do citoesqueleto chamada titina que pode ser vista como uma mola bidirecional que se contrai no início do relaxamento e oferece resistência da distensão ventricular ao final da diástole. A titina é expressa em duas isoformas – a N2B (forma complacente); e N2BA (forma rígida) – e que pode modular o F passivo com as mudanças dessas isoformas e menor fosforilação. Os pacientes com ICFEN apresentam uma relação N2BA/N2B maior do que aqueles com ICFER e esta maior expressão da isoforma N2BA poderia explicar o aumento da rigidez ventricular (F passivo) presente na disfunção diastólica.[22]

3.2 COMORBIDADES

Comorbidades não cardíacas são altamente prevalentes em ICFEN e as mais importantes são hipertensão arterial, obesidade, diabetes, doença pulmonar obstrutiva crônica (DPOC), anemia e doença renal. Todas essas elas têm como característica a capacidade de induzir um estado inflamatório sistêmico. Na obesidade, o tecido adiposo encontra-se infiltrado por macrófagos que produzem inflamação em virtude da secreção de citoquinas pró-inflamatórias. Em indivíduos com hipertensão arterial sal-sensível, a alta ingestão de sal leva ao estresse oxidativo sistêmico ocasionado pela produção renal de citoquinas pró-inflamatórias em IC com ou sem anemia e a deficiência do íon ferro contribui para o estresse oxidativo.

Inflamação e fibrose desempenham papel importante no desenvolvimento de alterações estruturais cardíacas que fazem progredir para ICFEN. No miocárdio, a inflamação perivascular precede a fibrose reativa, que é um determinante-chave de prognóstico adverso e tem efeito no transporte de oxigênio no miocárdio, na rigidez tecidual e é fator de risco para arritmias cardíacas.

A maior consequência da resposta fibroinflamatória é a disfunção ventricular. Nesses pacientes, a utilização de marcadores séricos de inflamação que refletem mudanças estruturais e histopatológicas no coração é apontada como nova opção diagnóstica.

As comorbidades vêm acompanhadas de uma importante alteração da função e estrutura miocárdica em pacientes com ICFEN em virtude da ativação neuroendócrina e da falta de fosfatos. A hiperativação do sistema renina angiotensina aldosterona contribui para a disfunção diastólica não somente por meio do desenvolvimento de hipertensão arterial, mas também pela piora do relaxamento ventricular, hipertrofia ventricular, fibrose e remodelamento vascular.

O estado inflamatório sistêmico induzido pelas comorbidades afeta o endotélio microvascular coronariano, ativando os leucócitos circulantes e promovendo a migração para o subendotélio. Citoquinas pró-inflamatórias promovem a produção de ERO por meio da ativação do NADPH-oxidase, o que poderia explicar o alto estresse oxidativo que foi recentemente visualizado em miocárdio de indivíduos com ICFEN. Além de induzir um estado inflamatório, certas comorbidades como a diabetes e o envelhecimento também podem causar diretamente um aumento na produção endotelial de ERO. A exposição das células endoteliais a níveis elevados de glicose induz a fragmentação mitocondrial, produção de ERRO e disfunção endotelial.[23]

3.3 DISFUNÇÃO ENDOTELIAL

A função vascular arterial colabora de forma importante para as anormalidades diastólicas. Alterações na parede vascular associadas ao envelhecimento e à hipertensão arterial interferem com a pós-carga e com a reflexão da propagação das ondas de pulso na parede arterial, aumentando a impedância do VE, ocasionando alentecimento do relaxamento e hipertrofia miocárdica.

Como resultado da inflamação microvascular endotelial, a resposta vasodilatadora do leito vascular por acetilcolina encontra-se reduzida em pacientes com ICFEN. A redução da resposta vasodilatadora se correlaciona com a disfunção diastólica do VE. Estudos enfatizam que a redução da resposta vasodilatadora sistêmica seria responsável pela redução da tolerância ao exercício observada na ICFEN e, provavelmente, em razão do aumento da produção da síntese de ON. Estudos mostram que a redução da resposta vasodilatadora melhorou após um programa de exercícios.[24]

A disfunção endotelial periférica foi identificada recentemente como um preditor independente de resultados em pacientes com ICFEN.[25]

Desse modo, a avaliação contemporânea da função diastólica envolve a integração desses conceitos fisiopatológicos (Figura 61.2) com a utilização de medidas que possam identificar a presença de comorbidades, refletir anormalidades do processo de relaxamento ativo (consumo de ATP), a rigidez passiva do VE e disfunção endotelial. Essa divisão é arbitrária porque estruturas e processos que se alteram no relaxamento podem também resultar em anormalidades na rigidez. Contudo, a divisão é pragmática e oferece uma base racional para o entendimento dos métodos não invasivos que avaliam a função diastólica.

4 DIAGNÓSTICO

O diagnóstico de ICFEN é fundamentalmente clínico, baseado em achados de anamnese e exame físico indicativos da presença de insuficiência cardíaca; predominam os sinais de congestão pulmonar e sistêmica e estão, em geral, ausentes os sinais de baixo débito ou de dilatação ventricular. Em comparação aos pacientes com disfunção sistólica, os pacientes com ICFEN tendem a ser mais idosos e apresentarem comorbidades como hipertensão arterial, diabetes melito, obesidade e disfunção renal.

Exames complementares podem contribuir para o diagnóstico; o peptídeo natriurético tipo B está elevado em comparação a indivíduos normais, mas, em geral, seus níveis são inferiores aos de pacientes com ICFER.[26] O ecocardiograma pode mostrar função sistólica preservada e anormalidades em índices que avaliam a função diastólica (Figuras 61.3 e 61.4). Ademais, tem sido proposto o uso da ressonância magnética cardíaca para a avaliação diagnóstica e prognóstica de pacientes com ICFEN.[27]

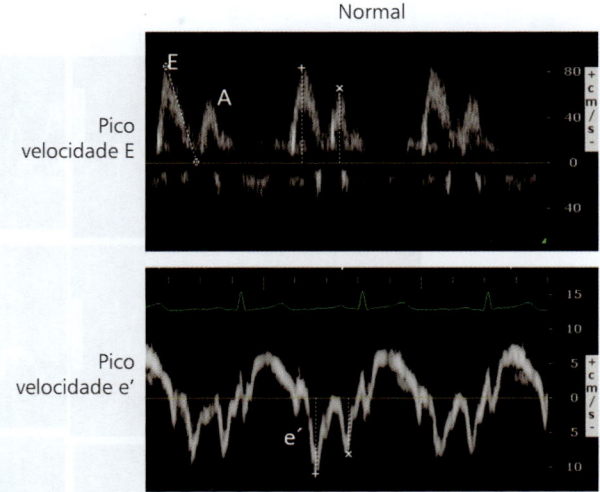

FIGURA 61.3 Curva de velocidade de fluxo obtida pelo Doppler, com a maior parte do enchimento diastólico ocorrendo na fase rápida (onda E), seguida do período de equilíbrio pressórico átrio esquerdo-ventrículo esquerdo na diástole e, por fim, a fase de contração atrial do fluxo (onda A). Fonte: imagem gentilmente cedida pelo Dr. Marco Stefan Lofrano Alves. E:pico de velocidade da onda E (enchimento rápido); Vel. A: pico de velocidade da onda A (contração atrial).

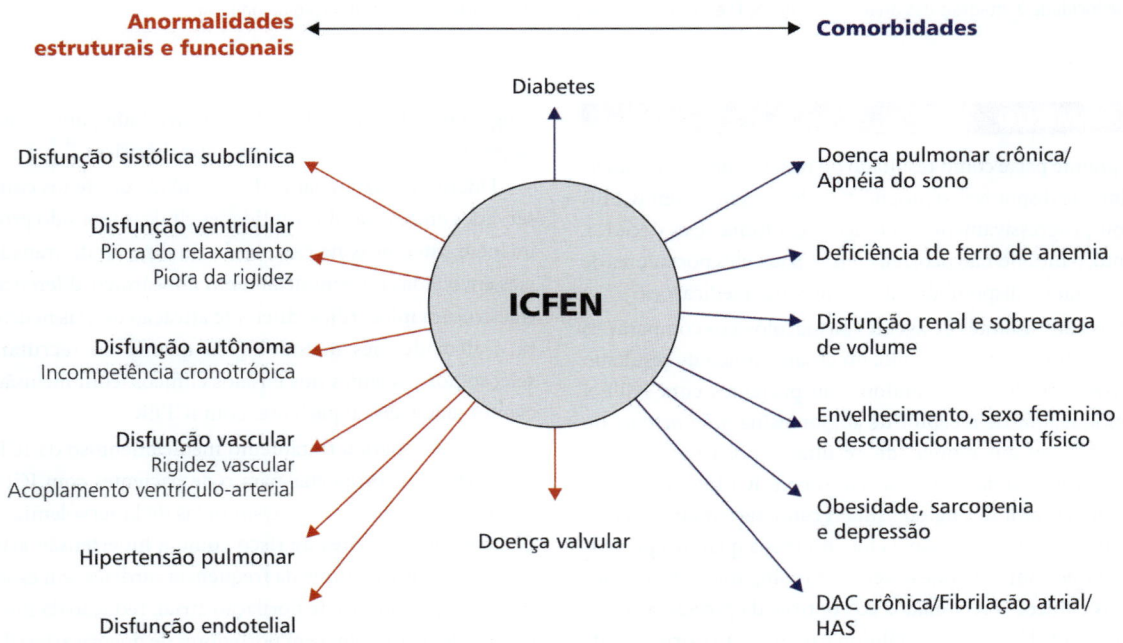

FIGURA 61.2 Mecanismos etiofisiopatológicos na insuficiência cardíaca com fração de ejeção normal (ICFEN).

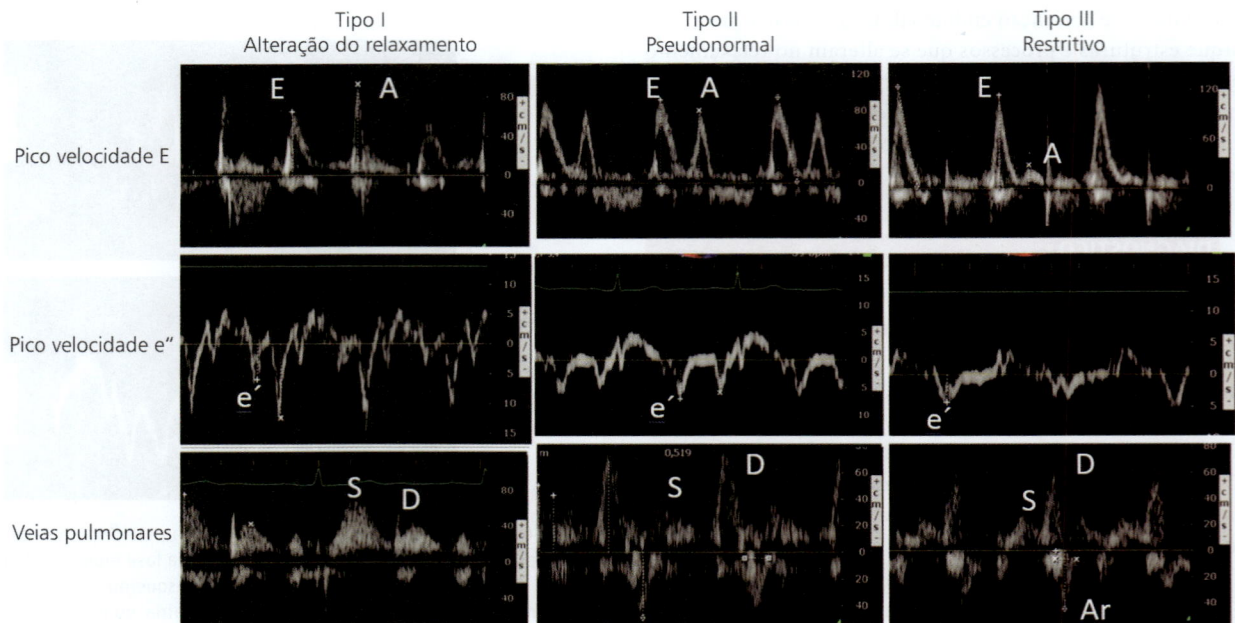

FIGURA 61.4 Representação das curvas de velocidade do fluxo transmitral (obtidas do Doppler), que estão diretamente relacionadas com o gradiente pressórico átrio esquerdo-ventrículo esquerdo, nas diferentes condições: I alteração do relaxamento; pseudo normal; e padrão restritivo. Fonte: imagem gentilmente cedida pelo Dr. Marco Stefan Lofrano Alves. Alteração do relaxamento: há menor gradiente de pressão na fase de enchimento rápido, e diminuição da velocidade da onda E e prolongamento no tempo de desaceleração; ocorre aumento do volume a ser deslocado pela contração atrial, representado por aumento do pico de velocidade da onda A. Padrão "pseudonormal": há uma curva de velocidade do fluxo transmitral semelhante à curva de pacientes normais, porém trata-se de uma condição com aspectos fisiopatológicos alterados, em que tanto o relaxamento como as forças restritivas estão anormais e, de alguma forma, equilibradas. No padrão restritivo: há onda E bastante alta, com pico de velocidade elevado e tempo de desaceleração encurtado, assim como onda A diminuída. Os padrões de fluxo nas veias pulmonares são influenciados pelo fluxo transmitral e pela função atrial. O padrão típico consiste em duas ondas anterógradas e uma retrógrada; a primeira onda anterógrada ocorre durante a sístole (onda S), e coincide com o relaxamento atrial. A segunda onda consecutiva ocorre durante a diástole (onda D) e coincide com a fase de enchimento rápido, estando relacionada, portanto, com o relaxamento ventricular. A onda retrógrada ocorre durante a contração atrial (onda Ar — "atrial reversal") e corresponde ao fluxo retrógrado na veia pulmonar. Essas curvas de velocidade de fluxo, obtidas pelo Doppler, podem ser mensuradas e têm um padrão de normalidade cujos parâmetros usuais são: picos de velocidade e integrais das áreas das ondas S, D e Ar; relação dos picos de velocidade S/D; e duração da onda Ar.

5 TRATAMENTO

Em grande parte como resultado do tratamento farmacológico atualmente disponível, o prognóstico de pacientes com ICFER melhorou progressivamente ao longo das últimas três décadas. Entretanto, o mesmo não ocorreu com os pacientes portadores de ICFEN, apesar da disponibilidade das mesmas medicações.[7]

Efeitos contrastantes de agentes farmacológicos comparáveis foram encontrados, por exemplo, no ensaio clínico de resultado neutro *I-PRESERVE* (que randomizou pacientes com ICFEN para o bloqueador de receptor de angiotensina, *irbesartana,* ou placebo) e o ensaio clínico de resultado positivo *CHARM Alternative* (que randomizou pacientes com ICFER para o bloqueador de receptor de angiotensina II candesartan ou placebo). Este mesmo tipo de discordância foi observada quanto à prevenção da ICFEN, como se pode observar ao comparar os resultados de ensaios clínicos direcionados ao controle da pressão arterial: no estudo ALL-HAT,[28] a clortalidona reduziu a ocorrência de ICFER, mas não de ICFEN. Como consequência, nenhuma

droga tem sido especialmente recomendada para o tratamento de pacientes com ICFEN em recentes diretrizes.[29,30]

Diferentes razões para tal diversidade de efeitos clínicos observados entre essas duas entidades clínicas têm sido propostas e incluem diferenças na cascata de sinalização da transdução de vias envolvidas no remodelamento miocárdico, diferenças na ultraestrutura miocárdica, diferente ativação de vias neuro-humorais, além de viés metodológico quanto ao recrutamento e seleção dos pacientes nos ensaios clínicos, com inclusão de pacientes saudáveis ou pacientes com ICFER.

As metas para o tratamento medicamentoso da ICFEN são semelhantes às propostas para o de pacientes com ICEFEN[31] e incluem controle de sinais e sintomas de hipervolemia; adequado controle de fatores de risco como a hipertensão arterial e a diabetes melito; controle da frequência cardíaca, em especial nos pacientes portadores de fibrilação atrial; redução da intensidade e extensão da isquemia em portadores de doença arterial coronariana e redução da intensidade da hipertrofia ventricular. Para tanto, medidas de mudança de estilo de vida são recomendadas a pacientes com ICFER, incluindo prática de atividade física regular, perda de peso e dieta hipossódica. Tais recomendações são, em grande parte, derivadas de dados em pacientes com hipertensão arterial e portadores de ICFER. Ensaio clínico randomizado com dieta hipossódica e restrição de líquido em pacientes com ICFEN mostrou melhora clínica com redução do edema e da dispneia e com elevação da qualidade de vida.[32]

5.1 TRATAMENTO MEDICAMENTOSO

- **Diuréticos:** medicações frequentemente utilizadas em pacientes com ICFEN para controlar os fenômenos congestivos e reduzir a pressão arterial sistêmica nos pacientes portadores de hipertensão arterial. Apesar de muito úteis do ponto de vista clínico, não há estudos que tenham avaliado o efeito dos diuréticos no prognóstico de pacientes com ICFEN.

- **Inibidores da enzima conversora de angiotensina (IECA):** classe de medicação capaz de influenciar favoravelmente fatores de risco ou comorbidades frequentemente presentes em pacientes com ICFEN, tais como a hipertensão arterial, diabetes melito e a doença arterial coronariana. Entretanto, seus efeitos diretos sobre a ICFEN ainda são incertos. No ensaio clínico PEP-CHF, pacientes com ICFEN foram randomizados para receber placebo ou perindopril; apesar de os pacientes que receberam a droga terem apresentado melhora nos sintomas, na capacidade para realizar exercícios e redução do número de internações, o estudo não teve poder estatístico para avaliar o desfecho primário (morte/hospitalização).

- **Bloqueadores de receptor da angiotensina (BRA):** o maior ensaio clínico a avaliar o efeito desta medicação sobre o prognóstico de pacientes com ICFEN foi o estudo CHARM-Preserved que randomizou 3.023 pacientes para receber candesartana ou placebo; em que pese a taxa de ocorrência do desfecho primário (morte cardiovascular ou internação hospitalar por insuficiência cardíaca) ter sido de 22% do grupo candesartana e, em 24% do grupo placebo, não houve diferença na mortalidade quando analisada isoladamente. Além disso, estudo prospectivo baseado no Registro Sueco de Insuficiência Cardíaca com 41.7941 pacientes analisou a influência do uso de antagonistas do sistema renina angiotensina (IECA ou BRA) sobre a mortalidade de 16.216 pacientes com ICFEN; neste estudo, o uso de antagonistas do sistema renina-angiotensina esteve a associado à menor mortalidade (sobrevida em 1 ano de 77% para os pacientes tratados e de 72% para os não tratados).

- **Betabloqueadores:** este grupo de medicações tem características farmacológicas que o torna de especial interesse para pacientes com ICEFN. O betabloqueadores reduzem a pressão arterial e a hipertrofia miocárdica,

com o consumo de oxigênio atenuando a isquemia miocárdica; controlam a frequência cardíaca; aumentam o tempo de enchimento ventricular; e reduzem a pressão diastólica do VE – todos esses efeitos com potencial benéfico para pacientes com ICEFN. Ademais, os betabloqueadores são correntemente a principal medicação para o tratamento de pacientes com ICEFR, atuando sobre variáveis hemodinâmicas, remodelamento ventricular e redução de arritmias.

Entretanto, são ainda pouco conhecidos os efeitos clínicos dos betabloqueadores em pacientes com ICFEN, em especial sua influência no prognóstico. O principal estudo a avaliar o efeito dos betabloqueadores nessas circunstâncias foi o SENIORS que envolveu 2.000 pacientes idosos randomizados para placebo ou nebivolol; destes, 35% tinham FEVE preservada; o nebivolol reduziu o desfecho primário combinado de morte ou internação hospitalar. Entretanto, o estudo não foi desenhado para avaliar em separado os efeitos do nebivolol em pacientes com ICFEN. Recentemente, estudo japonês randomizou 245 pacientes com ICFEN (fração de ejeção superior a 45%) para carvedilol ou placebo; após seguimento de 3,2 anos, a ocorrência de morte cardiovascular ou internação por insuficiência cardíaca não foi diferente nos dois grupos.[33]

- **Antagonistas da aldosterona:** os principais representantes desta classe são a espironolactona e o eplerenone. A espironolactona é capaz de inibir a conversão vascular da angiotensina II, melhorando a função endotelial e inibindo a fibrose perivascular, além disso, o seu uso crônico reduz a massa do VE e os níveis plasmáticos de marcadores da fibrose miocárdica, especialmente em pacientes com hipertensão arterial. Estudo recente avaliou o efeito da espironolactona sobre a função diastólica medida por ecocardiografia e a capacidade funcional medida por ergoespirometria em 422 pacientes com ICFEN; após 12 meses, houve melhora da função diastólica, mas sem efeitos na capacidade funcional, qualidade de vida ou sintomas dos pacientes. Estudo baseado no registro do estudo OPTIMIZE-HF com média de idade de 80 anos e fração de ejeção média de 54% não encontrou associação entre o uso de espironolactona e eventos clínicos.

- **Digoxina:** tem sido usada há muito tempo em pacientes com ICFER; entretanto, efeitos como a melhora da função diastólica, redução da descarga adrenérgica e redução da frequência cardíaca sugerem potencial benefício também em pacientes com ICFEN. O estudo DIG avaliou o efeito da digoxina em 6.800 pacientes com ICFER, mas também em 988 pacientes com IC e FEVE > 45% que foram randomizados para receber placebo ou digoxina. Nesse grupo, a digoxina não reduziu a mortalidade, mas reduziu a taxa de internação hospitalar. Recentemente, a

III Diretriz Brasileira para Insuficiência Cardíaca Crônica recomenda não utilizar digoxina em pacientes com IC com fração de ejeção preservada em ritmo sinusal (Classe III nível de evidência C).[34]

- **Bloqueadores de canais de cálcio:** esta classe de medicação é capaz de reduzir a pressão arterial, reduzir a isquemia miocárdica e controlar a frequência cardíaca, em especial, nos pacientes portadores de fibrilação atrial, todos estes efeitos potencialmente benéficos a pacientes portadores de ICFEN. Entretanto, há poucos dados que apontem para existência de influência favorável desta classe de medicação na evolução tardia de pacientes com ICFEN.

- **Inibidor da neprisilina/receptor da angiotensina:** recentemente, foram divulgados os resultados do estudo PARAMOUNT,[17] estudo de fase II no qual 301 pacientes com insuficiência cardíaca e fração de ejeção superior a 45% e NT-proBNP acima de 400 pg/mL foram randomizados para valsartana ou medicamento que combina efeitos de um BRA e de inibidor de neuropeptidase, aumentando o nível sérico de peptídeos natriuréticos, que têm efeito vasodilatador e natriurético. Houve maior redução do NT-proBNP no grupo que recebeu a droga em comparação à valsartana. Ainda não existem dados a respeito do efeito dessa medicação no prognóstico de pacientes com ICEFN.

- **Inibidor de corrente If:** a ivabradina é medicação capaz de reduzir a frequência cardíaca em pacientes em ritmo sinusal sem efeitos diretos sobre a contratilidade miocárdica e teve seus efeitos têm sido largamente estudados em pacientes com ICFER, especialmente na etiologia isquêmica. Recentemente,[35] estudou-se o efeito da ivabradina em pequeno número de pacientes com ICFFEN e os dados sugerem melhora da capacidade física ao exercício e de parâmetros hemodinâmicos. Efeitos clínicos e sobre o prognóstico de pacientes com ICFEN ainda são pouco estudados.

- **Outras intervenções:** o clínico deve estar atento à presença de comorbidades não cardíacas em pacientes com ICFEN não só por sua prevalência, mas também por seu papel na gênese de sintomas. São comorbidades frequentes em pacientes com ICFEN a hipertensão arterial, diabetes melito, obesidade, doença pulmonar obstrutiva crônica a apneia do sono e a doença renal crônica. As comorbidades estão relacionadas a pior prognóstico[36] e constroem, por si mesmas, alvos terapêuticos a serem corrigidos.

Entre as comorbidades cardíacas, grande atenção tem sido dada à presença de fibrilação atrial por estar associada a maior intensidade de sintomas e pior prognóstico; a presença de taquicardia reduz o tempo de enchimento do VE e a perda da contração atrial pode reduzir ainda mais o enchimento ventricular. Em pacientes com ICFEN, é desejável a manutenção do ritmo sinusal e essencial o controle da frequência cardíaca naqueles que persistem em ritmo de fibrilação atrial. Estudos recentes sugerem que a ablação de fibrilação atrial por cateter seja procedimento seguro e eficaz.[37]

Mais recentemente, tem-se dado atenção à presença de hipertensão pulmonar secundária à congestão passiva crônica nos pulmões de pacientes com ICFEN por estar associada a maior intensidade de sintomas, menor capacidade de exercício e pior prognóstico. Dados a respeito de tratamento dessa condição ainda são escassos; em estudo controlado por placebo, o sildenafil melhorou a capacidade de exercício e parâmetros hemodinâmicos.[38] Entretanto, os dados disponíveis ainda não permitem recomendar o uso clínico dessas medicações.

6 PERSPECTIVAS

A ICFEN é, atualmente, a forma mais prevalente de IC na comunidade e vem se tornando um grande desafio para o clínico em razão da dificuldade no diagnóstico e da falta de um tratamento que reduza sua morbimortalidade. Os métodos de cardioimagem, em particular o ecodopplercardiograma de estresse e a ressonância magnética em associação com os biomarcadores, são úteis na caracterização do diagnóstico e no estudo da etiologia da ICFEN. Avanços na fisiopatologia poderão auxiliar no desenvolvimento de novas estratégias terapêuticas capazes de melhorar a sobrevida desses pacientes. Novos estudos clínicos envolvendo marca-passos, exercício físico e novos medicamentos estão em curso e poderão, em um futuro breve, apontar a melhor estratégia no tratamento da síndrome.

REFERÊNCIAS BIBLIOGRÁFICAS

1. Schmidt MI; Duncan BB; Azevedo e Silva G; Menezes AM; Monteiro CA; Barreto SM; et al. Chronic non-communicable diseases in Brazil. Burden and current challenges. Lancet. 2011;377:1949-61.
2. Institute of Medicine (US) Committee on Preventing the Global Epidemic of Cardiovascular Disease. Meeting the Challenges in Developing Countries. Promoting Cardiovascular Health in the Developing World. A Critical Challenge to Achieve Global Health. Washington (DC): National Academies Press (US); 2010.
3. Yancy CW; Jessup M; Bozkurt B; Butler J; Casey DE Jr; Drazner MH; et al. 2013 ACCF/AHA guideline for the management of heart failure. A report of the American College of Cardiology Foundation/American Heart Association Task Force on practice guidelines. Circulation 2013;128:e240-319.
4. Kane GC; Karon BL; Mahoney DW; Redfield MM; Roger VL; Burnett JC Jr; et al. Progression of left ventricular diastolic dysfunction and risk of heart failure. JAMA. 2011;306:856-63.
5. Stephen Y. Chan; Kevin White; Joseph Loscalzo. Deciphering the molecular basis or human cardiovascular disease through network biology. Current Opinion Cardiol. 2012; 27:202-209.
6. Louridas GE; Lourida KG. A conceptual paradigm of heart failure and systems biology approach. Int J Cardiol. 2012;159:5-13.
7. Sharma K; Kass DA. Heart failure with preserved ejection fraction. Circulation Research. 2014;115: 79-96

8. Butler J; Fonarow GC; Zile MR; Lam CS; Roessig L; Schelbert EB; et al. Developing therapies for heart failure with preserved ejection fraction. Current state and future directions. JACC Heart Fail. 2014;2:97-112.

9. Andersson C; Vasan RS. Epidemiology of heart failure with preserved ejection fraction. Heart Fail Clin. 2014;10:377-88.

10. Davies M; Hobbs F; Davis R; Kenkre J; Roalfe AK; Hare R; et al. Prevalence of left-ventricular systolic dysfunction and heart failure in the Echocardiographic Heart of England Screening study. A population based study. Lancet 2001;358:439-44.

11. Otero-Raviña F; Grigorian-Shamagian L; Fransi-Galiana L; Názara--Otero C; Fernández-Villaverde JM; delAlamo-Alonso A; et al. Galician study of heart failure in primary care (GALICAP Study). Ver Esp Cardiol 2007;60:373-83.

12. Ceia F; Fonseca C; Mota T; Morais H; Matias F; de Sousa A; et al. Prevalence of chronic heart failure in Southwestern Europe. The EPICA study. Eur J Heart Fail. 2002;4:531-9.

13. Magaña-Serrano J A; Almahmeed S; Gomez E; Al-Shamiri M; Adgar D; Sosner Philippe; et al. Prevalence of heart failure with preserved ejection fraction in Latin American, Middle Eastern and North African regions in the I-PREFER Study (Identification of patients with heart failure preserved systolic function. An epidemiological regional study). Am J Cardiol. 2011;108;1289-96.

14. Tribouilloy C; Rusinaru D; Mahjoub H; Soulière V; Lévy F; Peltier M; et al. Prognosis of heart failure with preserved ejection fraction. A 5 year prospective population-based study. Eur Heart J 2008;29:339-47.

15. Henkel D; Redfield MM; Weston S; et al. Death in heart failure. A community perspective. Circulation. Heart failure; 2008;1;91-97.

16. Meta-analysis Global Group in Chronic Heart Failure (MAGGIC). The survival of patients with heart failure with preserved or reduced left ventricular ejection fraction. An individual patient data meta-analysis. Eur Heart J 2012;33:1750-7.

17. Moutinho MA; Colucci FA; Alcoforado V; Tavares LR; Rachid MB; Rosa ML; et al. Heart failure with preserved ejection fraction and systolic dysfunction in the community. Arq Bras Cardiol 2008;90:132-7.

18. Westermann D; Lindner D; Kasner M; et al. Cardiac inflammation contributes to changes in the extracellular matrix in patients with heart failure and normal ejection fraction. Circ Heart Fail. 2011;4:44-52.

19. Kasner M; Westermann D; Lopez B; et al. Diastolic tissue Doppler indexes correlate with the degree of collagen expression and cross--linking in heart failure and normal ejection fraction. J Am Coll Cardiol. 2011;57:977-80.

20. Paulus WJ; Tschope C. A novel paradigm for heart failure with preserved ejection fraction. Comorbidities drive myocardial Dysfunction and remodeling through coronary microvascular endothelial inflammation. J Am Coll Cardiol 2013;62:263-71.

21. Mesquita ET. Jorge AJ. Insuficiência cardíaca com fração de ejeção normal – novos critérios diagnósticos e avanços fisiopatológicos. Arq Bras Cardiol 2009;93:180-7.

22. Phan TT; Shivu GN; Abozguia K; Sanderson JE; Frenneaux M. The pathophysiology of heart failure with preserved ejection fraction. From molecular mechanisms to exercise haemodynamics. Int J Cardiol. 2012;158:337-43.

23. Putko BN; Wang Z; Lo J; Anderson T; Becher H; Dyck JR; Kassiri Z; Oudit GY; Alberta HEART Investigators. Circulating levels of tumor necrosis factor-alpha receptor 2 are increased in heart failure with preserved ejection fraction relative to heart failure with reduced ejection fraction. Evidence for a divergence in pathophysiology. PLoS One 2014;9:e99495.

24. Edelmann F; Gelbrich G; Düngen HD; et al. Exercise training improves exercise capacity and diastolic function in patients with heart failure with preserved ejection fraction. Results of the Ex-DHF (exercise training in diastolic heart failure) pilot study. J Am CollCardiol. 2011;58:1780.

25. Paulus WJ,; Tschope C. A novel paradigm for heart failure with preserved ejection fraction. Comorbidities drive myocardial dysfunction and remodeling through coronary microvascular endothelial inflammation. J Am CollCardiol. 2013;62(4);263-71.

26. van Veldhuisen DJ1; Linssen GC; Jaarsma T; van Gilst WH; Hoes AW; Tijssen JG; Paulus WJ; Voors AA; Hillege HL. B-type natriuretic peptide and prognosis in heart failure patients with preserved and reduced ejection fraction. J Am CollCardiol. 2013;61:1498-506.

27. Mascherbauer J1; Marzluf BA; Tufaro C; Pfaffenberger S; Graf A; Wexberg P; Panzenböck A; Jakowitsch J; Bangert C; Laimer D;, Schreiber C; Karakus G; Hülsmann M; Pacher R; Lang IM; Maurer G; Bonderman D. Cardiac magnetic resonance postcontrast T1 time is associated with outcome in patients with heart failure and preserved ejection fraction. CircCardiovasc Imaging. 2013;6:1056-65.

28. Piller LB; Baraniuk S; Simpson L; et al; ALLHAT Collaborative Research Group. Long-term follow-up of participants with heart failure in the antihypertensive and lipid-lowering treatment to prevent heart attack trial (ALLHAT). JAMA. 2011;306:2110.

29. Bocchi EA; Marcondes-Braga FG; Bacal F;Ferraz AS; Albuquerque D; Rodrigues D; et al. Sociedade Brasileira de Cardiologia. Atualização da Diretriz Brasileira de Insuficiência Cardíaca Crônica - 2012. Arq Bras Cardiol. 2012: 98(1 supl. 1):1-33

30. McMurray JJV; Adamopoulos S; Anker SD; et al. ESC guidelines for the diagnosis and treatment of acute and chronic heart failure 2012. The Task Force for the Diagnosis and Treatment of Acute and Chronic Heart Failure 2012 of the European Society of Cardiology. Developed in collaboration with the Heart Failure Association (HFA) of the ESC. Eur J Heart Fail. 2012;14:803–869.

31. Mesquita ET; Jorge AJ. Insuficiência cardíaca com fração de ejeção normal. Novos critérios diagnósticos e avanços fisiopatológicos. ArqBrasCardiol. 2009;93(2):180-7

32. Desai A; Fang JC. Heart failure with preserved ejection fraction. Hypertension, diabetes, obesity/sleep apnea, and hypertrophic and infiltrative cardiomyopathy. Heart Fail Clin. 2008;4:87

33. Edelmann F;, Wachter R;, Schmidt AG; et al; Aldo-DHF Investigators. Effect of spironolactone on diastolic function and exercise capacity in patients with heart failure with preserved ejection fraction. The Aldo--DHF randomized controlled trial. JAMA. 2013;309:781-91.

34. Bocchi EA; Marcondes-Braga FG; Bacal F; Ferraz AS; Albuquerque D; Rodrigues D; et al. Sociedade Brasileira de Cardiologia. Atualização da Diretriz Brasileira de Insuficiência Cardíaca Crônica - 2012. Arq Bras Cardiol. 2012: 98(1 supl. 1): 1-33.

35. Kosmala W; Holland DJ; Rojek A; Wright L; Przewlocka-Kosmala M; Marwick TH. Effect of If-channel inhibition on hemodynamic status and exercise tolerance in heart failure with preserved ejection fraction. A randomized trial. J Am Coll Cardiol. 2013;62:1330.

36. Ather S; Chan W; Bozkurt B; Aguilar D; Ramasubbu K; Zachariah AA; Wehrens XH; Deswal A. Impact of noncardiac comorbidities on morbidity and mortality in a predominantly male population with heart failure and preserved versus reduced ejection fraction. J Am Coll Cardiol. 2012;59:998.

37. Machino-Ohtsuka T; Seo Y; et al. Efficacy, safety, and outcomes of catheter ablation of atrial fibrillation in patients with heart failure with preserved ejection fraction. J Am Coll Cardiol. 2013;62:1857.

38. Guazzi M; Vicenzi M; Arena R; Guazzi MD. Pulmonary hypertension in heart failure with preserved ejection fraction. A target of phosphodiesterase-5 inhibition in a 1-year study. Circulation 2011;124:164

Avaliação Prévia e Abordagem Inicial do Transplante Cardíaco

62

Fabiana Goulart Marcondes-Braga
Luis Fernando Bernal da Costa Seguro
Sandrigo Mangini
Fernando Bacal

1 INTRODUÇÃO

Apesar do avanço observado nas últimas décadas no tratamento medicamentoso e nas estratégias cirúrgicas para o tratamento da insuficiência cardíaca (IC), esta síndrome clínica ainda tem elevada morbidade e mortalidade.

Neste contexto, o transplante cardíaco (TC) ainda é reconhecido como o melhor tratamento para a IC refratária em pacientes sem contraindicação. Dados da *International Society for Heart and Lung Transplantation (ISHLT)* revelam que entre 1982 e 2012 foram realizados 99.008 transplantes cardíacos adultos em 407 centros em todo o mundo, variando entre 3.500 e 4.000 transplantes cardíacos por ano na última década.[1] No Brasil, dados da Associação Brasileira de Transplantes de Órgãos revelam que 28 centros realizam TC e o número de transplantes por ano está aumentando.[2]

O país disponibiliza para a população um dos maiores programas públicos de transplantes do mundo, acessível a todo cidadão brasileiro pelo Sistema único de Saúde (SUS). O número de doadores por milhão de habitantes, aumentou de 9,9 em 2010 para 14,2 em 2014. Estes números se refletem no aumento progressivo de transplantes cardíacos no Brasil, atingindo o número de 311 procedimentos em 2014. Este contexto é extremamente animador, porém ainda longe do ideal, uma vez que a estimativa de necessidade de transplantes cardíacos por ano, é de 1.145 (Figura 62.1).[2]

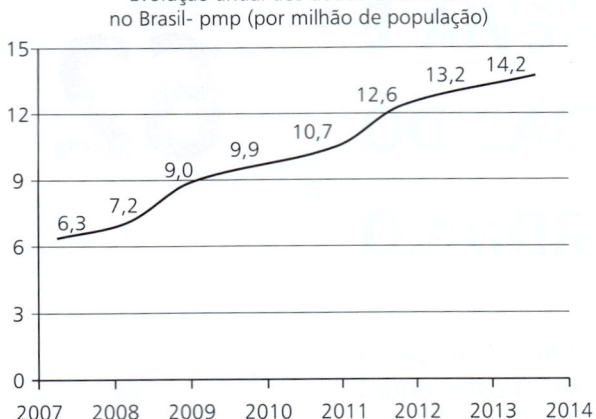

Evolução anual dos doadores efetivos
no Brasil- pmp (por milhão de população)

FIGURA 62.1 Evolução anual dos doadores efetivos no Brasil – por milhão de população (pmp). Fonte: Adaptado de Registro Brasileiro de Transplantes [Internet]. Brasil; Ano XIX, no. 3 available from: http://www.abto.org.br/

O principal fator limitante para avanços maiores nestas estatísticas é a atual condição de nossos doadores e receptores. A escassez de doadores em reais condições para se proceder o transplante faz com que sejam transplantados praticamente apenas pacientes em fila como prioridade, ou seja, em uso de drogas vasoativas e/ou assistência circulatória e aumenta o tempo de espera de pacientes ambulatoriais com IC avançada classes funcionais III ou IV persistente. Desta forma, devido ao consumo progressivo da doença e pelo longo tempo de espera, nossos receptores tornam-se cada vez mais enfraquecidos, emagrecidos e graves.

2   AVALIAÇÃO DO CANDIDATO AO TRANSPLANTE CARDÍACO

Visando obter resultados excelentes em pacientes individualmente, a avaliação do paciente candidato ao TC deve ser feita de maneira cuidadosa e criteriosa, envolvendo sempre uma equipe multidisciplinar capaz de avaliar se o candidato terá condições clínicas e psicossociais para fazer o seguimento adequado no pós-transplante.

2.1 INDICAÇÕES

A grande maioria das indicações ao TC ocorre em dois cenários distintos: em pacientes ambulatoriais com IC avançada, em tratamento clínico realmente otimizado, que persistem em classe funcional III ou IV segundo a *New York Heart Association* (NYHA) ou em pacientes internados com IC refratária dependentes de drogas vasoativas e/ou suporte circulatório. Embora possa ser fácil identificar os pacientes mais gravemente doentes com prognóstico reservado, o momento exato de indicação do TC pode ser de certa forma difícil.

Atualmente, na avaliação da capacidade funcional de pacientes ambulatoriais com IC podemos levar em conta o resultado do teste de esforço cardiopulmonar (discutido mais adiante). Pacientes com consumo máximo de oxigênio (VO_2 pico) menor ou igual a 14 mL/Kg/min ou menor ou igual a 12 mL/Kg/min quando em uso de betabloqueador apresentam importante limitação em sua capacidade funcional e apresentam sobrevida em um ano muito comprometida.[3-4] Este dado, associado a dados clínicos, reafirma a indicação de TC. Para pacientes internados, a falência de desmame de drogas vasoativas ou a necessidade de ampliar o suporte para o uso de dispositivos de assistência configuram pior prognóstico e legitimam a indicação ao TC.

Duas outras situações de elevada gravidade também podem culminar com a indicação de TC: a doença isquêmica com angina refratária sem condição de revascularização percutânea ou cirúrgica e a presença de arritmia refratária a drogas endovenosas. A Tabela 62.1 reúne as principais indicações de transplante em pacientes com IC avançada.[5]

2.2 CONTRAINDICAÇÕES

A seleção do receptor ao TC requer atenção especial, uma vez que tal procedimento não deve ser realizado em pacientes com alguma doença crônica grave irreversível que confira baixa expectativa de vida. Assim, pacientes com doenças cerebrovascular, vascular periférica, pulmonar ou hepática graves e irreversíveis, assim como doenças psiquiátricas, que impossibilitem o paciente de compreender sua doença e o tratamento necessário no pós-transplante são contraindicações absolutas para a realização do TC.

Merece ainda destaque especial entre as contraindicações absolutas ao TC, a resistência vascular pulmonar (RVP) elevada fixa. O TC ortotópico requer que a RVP esteja baixa para que o ventrículo direito normal do doador possa suportar adequadamente o regime de pressão do receptor após o transplante. Estabeleceu-se que RVP maior do que 5 uW (unidades Wood) ou gradiente transpulmonar (GTP, pressão arterial pulmonar média menos pressão capilar pulmonar) maior do que 15, mesmo após o uso de vasodilatadores pulmonares em dose otimizada contraindicam o TC.[6] A Tabela 62.2 contempla todas as contraindicações absolutas para o TC.

Além das contraindicações acima citadas, algumas situações devem ser avaliadas individualmente no candidato ao TC, pensando nas possíveis complicações pós transplante, principalmente levando-se em consideração a necessidade de uso de drogas imunossupressoras.

A presença de *Diabetes mellitus* insulino-dependente com lesão de órgão-alvo pode ser um fator complicador ao TC. O uso de imunussupressores como os inibidores de calcineurina podem agravar o controle do perfil glicêmico e podem colaborar para intensificar lesões pré existentes. A insuficiência renal também deve ser avaliada individualmente visando diferenciar pacientes

TABELA 62.1 Indicações de transplante cardíaco

CLASSE	RECOMENDAÇÕES
Classe I	IC refratária na dependência de drogas inotrópicas e/ou de suporte circulatório e/ou ventilação mecânica
	Classe funcional NYHA III/IV persistente
	Doença isquêmica com angina refratária sem possibilidade de revascularização
	Arritmia ventricular refratária
	Uso de betabloqueadores com VO$_2$ pico ≤ 12 mL/Kg/min
	Sem uso de betabloqueadores com VO$_2$ pico ≤ 14 mL/Kg/min
	Teste cardiopulmonar com relação VE/VCO2 > 35 e VO$_2$ pico ≤ 14 mL/Kg/min
Classe IIa	Teste da caminhada dos 6 minutos < 300 metros
Classe III	Presença de disfunção sistólica isolada
	Classe funcional NYHA III ou IV sem otimização terapêutica

IC: insuficiência cardíaca; VO$_2$: consumo de oxigênio; VE/VCO$_2$: slope; NYHA: New York Heart Association. Fonte: Adaptado de II Diretriz Brasileira de Transplante Cardíaco. Arq Brasil Cardiol 2009; 94 (1Supl 1):e16-e73.

TABELA 62.2 Contraindicações absolutas ao transplante cardíaco

CONTRAINDICAÇÕES ABSOLUTAS
Resistência vascular pulmonar fixa > 5 uW, mesmo após provas farmacológicas
Doenças cerebrovascular e/ou vascular periférica graves
Insuficiência hepática irreversível, doença pulmonar grave
Incompatibilidade na prova cruzada entre receptor e doador
Doença psiquiátrica grave, dependência química e não aderência às recomendações da equipe

Fonte: Adaptado de II Diretriz Brasileira de Transplante Cardíaco. Arq Brasil Cardiol 2009; 94 (1Supl 1):e16-e73.

que apresentem apenas disfunção renal secundária à síndrome cardiorrenal, ou seja, secundárias às alterações cardiológicas e, portanto, provavelmente reversíveis após o TC daqueles que apresentam doença renal crônica estabelecida, para os quais seria necessária a realização de transplante duplo (coração-rim). A idade acima de 70 anos, obesidade grau 3, outras doenças crônicas e infecções controladas devem ser avaliadas individualmente antes que o TC seja indicado. A Tabela 62.3 contempla as contraindicações relativas segundo a II Diretriz Brasileira de Transplante Cardíaco.[5]

2.3 EXAMES PARA AVALIAÇÃO PARA TRANSPLANTE

Os pacientes candidatos ao TC devem ser submetidos a avaliação clínica inicial incluindo consulta médica, exame físico, avaliação de peso e índice de massa corporal, sendo solicitados exames laboratoriais e de imagem que permitam avaliar a gravidade da IC; a imunocompatibilidade; a função de múltiplos órgãos; sorologias e estado vacinal do candidato e a presença de malignidades que possam impedir a inclusão em fila de TC.[5,7] Os exames necessários para acessar cada uma destas avaliações estão listados na Tabela 62.4.

TABELA 62.3 Contradições relativas ao transplante cardíaco

CONTRAINDICAÇÕES RELATIVAS
Idade maior que 70 anos
Diabetes insulino-dependente com lesões graves de órgãos-alvo
Comorbidades com baixa expectativa de vida
Obesidade mórbida
Infecção sistêmica ativa
Úlcera péptica em atividade
Embolia pulmonar com menos de 3 semanas
Neoplasia com liberação do oncologista
Diabetes mellitus de difícil controle
Insuficiência renal com clearance abaixo de 30 mL/min/1,73 m^2
Amloidose/sarcoidose/hemocromatose
Hepatite B ou C
Síndrome de imunodeficiência adquirida
Painel linfocitário > 10%

Fonte: Adaptado de II Diretriz Brasileira de Transplante Cardíaco. Arq Brasil Cardiol 2009; 94 (1Supl 1):e16-e73.

TABELA 62.4 Exames em candidatos ao transplante cardíaco
Imunocompatibilidade
Tipagem Sanguínea – ABO
Painel Imunológico
Tipagem HLA tecidual
Avaliação de gravidade da IC
Eletrocardiograma
Ecodopplercardiograma
Teste de esforço cardiopulmonar
Avaliação da hemodinâmica pulmonar
Avaliação da função de múltiplos órgãos
Bioquímica (perfil renal, perfil hepático, função tireoidiana, hemograma)
Coagulograma (periódico para pacientes em uso de anticoagulante)
Urina tipo 1/Proteinúria de 24 horas/Taxa de Filtração Glomerular
Teste de função pulmonar e gasometria arterial
Radiografia de tórax PA e perfil
Ultrassom de abdome total
Doppler de carótidas (se > 50 anos)
Avaliação odontológica
Avaliação oftalmológica (se diabético)
Sorologias
Hepatite B (HBsAG, anti HBs, anti HBc)
Hepatite C (anti HCV)
HIV, HTLV
CMV/Toxoplasmose/EBV/Varicela (IgG)
PPD
Vacinação
Influenza (anual)
Pneumovax (a cada 5 anos)
Hepatite B (3 doses) – colher anti HBs 6 sem após ultima dose
Investigação de malignidades
Sangue oculto nas fezes Colonoscopia (se indicado ou > 50 anos) Mamografia (se indicado ou > 50 anos) Avaliação ginecológica (mulheres > 18 anos sexualmente ativa) PSA e Toque retal (homens > 50 anos)

Fonte: Adaptado de ACCF/AHA/ACP/HFSA/ISHLT 2010 J Am coll Cardiol 56(5):424-53, 2010 e de II Diretriz Brasileira de Transplante Cardíaco. Arq Brasil Cardiol 2009; 94 (1Supl 1):e16-e73.

Uma vez incluídos em fila de transplante, os pacientes devem manter retornos pelo menos a cada 3 meses (visitas mais frequentes podem ser necessárias a depender do protocolo de cada serviço e da gravidade de cada paciente), repetindo-se exames laboratoriais de rotina, incluindo painel imunológico para aqueles que apresentem painel maior do que 10% (vide texto específico abaixo). Sugere-se ainda repetir exames que avaliam a gravidade da IC anualmente, especialmente o teste de avaliação da hemodinâmica pulmonar. Em pacientes internados, em uso de drogas vasoativas, a realização de determinados exames pode ser reconsiderada de acordo com fatores de risco individuais e condições clínicas do paciente.

2.3.1 Teste de esforço cardiopulmonar

Para a avaliação da capacidade funcional e avaliação prognóstica em pacientes candidatos a TC, o teste de esforço cardiopulmonar tem se mostrado eficaz. Estudos que avaliaram o VO_2 pico e a sobrevida em um ano mostraram que VO_2 pico > 14 mL/Kg/min confere bom prognóstico (sobrevida de 94%) e pior prognóstico quando VO_2 pico < 10 mL/Kg/min (sobrevida de 47%).[8] Diante destas evidências, a ISHLT e a Sociedade Brasileira de Cardiologia/Departamento de Insuficiência Cardíaca (SBC/DEIC) preconizam que pacientes com VO_2 pico < 14 mL/Kg/min sejam considerados para TC. No entanto, com o uso crescente, nas últimas décadas, de betabloqueador, valor mais baixo parece ser mais apropriado, sendo estabelecido como ponto de corte para estes pacientes VO_2 pico < 12 mL/Kg/min. Recentemente, tem sido demonstrada a importância de outro parâmetro obtido pelo teste de esforço cardiopulmonar: a relação entre a ventilação pulmonar (VE, em L/min) e a produção de dióxido de carbono (VCO_2, em L/min) expressa como inclinação VE/VCO_2. Valores maiores que 35 conferem prognóstico desfavorável na IC e tal fato deve ser considerado na avaliação para TC.[9-10] Tais achados foram confirmados em estudo que avaliou variáveis do teste cardiopulmonar e variáveis hemodinâmicas não invasivas como preditores de eventos em pacientes com IC: VO_2 pico, índice cardíaco de pico e VE/VCO_2 *slope* são preditores independentes de risco em pacientes com IC.[11] Recentemente, foi sugerida a aplicação de um escore baseado em parâmetros obtidos pelo teste cardiopulmonar com múltiplas variáveis, sendo o preditor mais forte o VE/VCO_2 slope. Escore > 15 conferiu taxa de mortalidade anual de 23% e escore < 5 mortalidade em torno de 0,1%. Este estudo, que envolveu mais de dois mil pacientes com IC, fornece um método simples que pode predizer eventos nesta população.[12]

2.3.2 Painel imunológico

A determinação do painel imunológico em pacientes candidatos ao TC é de extrema importância, uma vez que a presença de anticorpos circulantes no receptor contra antígenos leucocitários humanos (HLA) do doador confere risco aumentado de rejeição e até mesmo de perda do enxerto.[13-14] O grau de sensibilização de um paciente candidato ao TC é importante preditor de sobrevida pós-transplante.[15] Sua determinação se faz testando o soro do potencial receptor contra um painel de antígenos HLA representativos. A porcentagem de reatividade (PRA) define sua sensibilização.

Para pacientes com PRA > 10%, convencionou-se realizar o TC apenas diante de uma prova cruzada (crossmatch) prospectiva negativa. A prova cruzada consiste em testar o soro do receptor contra linfócitos do doador, permitindo detectar a presença de anticorpos específicos contra antígenos do doador. A principal limitação da prova cruzada prospectiva é o tempo para realização da mesma, em torno de 5-6 horas, o que dificulta sua realização na prática clínica, podendo até mesmo inviabilizar a realização do transplante em pacientes com painel muito elevado.

Recentemente, foi descrita a técnica de Luminex que, através do uso de antígenos HLA purificados, permite a detecção e caracterização dos anticorpos presentes no soro do receptor. Estando disponível o pool de anticorpos presentes no soro do doador, é possível definir contra quais antígenos HLA tais anticorpos são dirigidos. Diante de um potencial doador, a partir de seu HLA, pode-se avaliá-lo em relação ao painel do potencial receptor e, assim, predizer o crossmatch prospectivo. Este processo é determinado crossmatch virtual e sua realização amplia a chance de pacientes com painel imunológico elevado serem submetidos ao TC.[16-17]

2.3.3 Avaliação da hemodinâmica pulmonar

A hipertensão pulmonar ocorre com frequência relativamente alta em pacientes com IC e tal fato confere pior prognóstico no pós-transplante pelo maior risco de falência do ventrículo direito quando em contato com regime de pressão pulmonar aumentada do receptor. Resistência vascular pulmonar > 3 uW (unidades Wood) está associada a maior risco de morte no pós--transplante, assim como pressão sistólica da artéria pulmonar (PSAP) > 50 mmHg e GTP > 15, que também são preditores independentes de evento após TC.[18-19]

Na avaliação pré-transplante, é preciso determinar se a RVP é fixa ou se é reversível.[20]

Em pacientes com medidas elevadas, podemos utilizar vasodilatadores tais como nitroprussiato de sódio, sildenafila, óxido nítrico entre outros até atingir pressão arterial sistólica < 85 mmHg, repetindo as medidas hemodinâmicas logo em seguida. A normalização dos parâmetros hemodinâmicos acima citados é considerada favorável e permite a inclusão em fila. Pacientes com hipertensão pulmonar (HP) reversível no teste com vasodilatador tem sobrevida semelhante a pacientes sem HP.[21] Em pacientes com resposta parcial que estejam internados, as medicações vasodilatadoras podem ser mantidas por até 48 horas, quando podem ser feitas novas medidas. O menor valor de RVP deve ser considerado.[5] Quando as medidas de pressão e resistência vascular pulmonar persistem elevadas, ainda é possível avaliar a possibilidade de implante de suporte de assistência ventricular esquerda. Há relatos de que o uso de dispositivos por 6 meses pode reduzir HP e o os pacientes podem se tornar potenciais candidatos ao transplante novamente.[22]

2.4 AVALIAÇÃO MULTIPROFISSIONAL

2.4.1 Avaliação da equipe de enfermagem

A equipe de enfermagem tem papel fundamental tanto na avaliação do candidato ao TC quanto na orientação de pacientes em fila de transplante e seus familiares.

Na avaliação do potencial receptor, o enfermeiro é responsável por acessar condições de auto-cuidado e higiene do paciente; avaliar histórico prévio de dependência química e tabagismo, sendo necessário checar abstinência total por 6 meses; acessar histórico de adesão ao tratamento; avaliar condições de higiene domiciliar e entrevistar/orientar o cuidador. Diante das informações obtidas em relação aos dados pessoais do paciente candidato ao transplante e de seu cuidador, a equipe de enfermagem, juntamente com toda a equipe multidisciplinar, podem definir se mudanças nos hábitos e condições do paciente são possíveis para permitir sua inclusão em fila.

Uma vez incluído em fila de transplante, o paciente candidato passa a ser acompanhado periodicamente pela equipe de enfermagem, que se responsabiliza por dar as orientações em relação à fila de transplante/acesso a lista de espera; ao processo de seleção e critérios de compatibilidade; ao planejamento familiar, orientando o uso de contraceptivos orais; ao cuidado necessário no pós-transplante pelo uso contínuo de imunossupressores, sua importância e seus efeitos adversos e orientar ao paciente que deve comunicar a equipe de transplante diante de infecção, lesões de pele, infecção dentária ou outras alterações clínicas.[5,23]

2.4.2 Avaliação nutricional

A caquexia cardíaca é definida como perda de peso involuntária, em pacientes sem edema, maior do que 6% do peso corporal habitual nos últimos seis meses. Tal condição é frequente na IC avançada e configura fator de pior prognóstico na evolução da doença.[24]

A avaliação do estado nutricional no candidato ao TC tem como objetivo detectar distúrbios nutricionais que possam ser revertidos ou pelo menos amenizados ainda no pré-transplante visando melhores resultados no pós operatório. Como o paciente com IC avançada frequentemente apresenta-se com edema, dados de peso e índice de massa corporal não permitem avaliação adequada do estado nutricional. Indicadores antropométricos tais como pregas cutâneas tricipital/bicipital; circunferência do braço e circunferência muscular do braço são os melhores índices para avaliação do candidato ao TC. Dados laboratoriais como albumina; pré-albumina e transferrina podem ser utilizados, porém sua análise deve ser feita com cautela uma vez que podem sofrer interferência de processos agudos que aumentem o catabolismo.

Uma vez detectada a deficiência nutricional, medidas específicas devem ser adotadas a fim de aumentar o aporte calórico para estes pacientes, limitar os efeitos do catabolismo, manter estado funcional e qualidade de vida, minimizar descompensações e internações. Em pacientes internados com a doença ainda mais avançada, em algumas situações pode ser necessário o suporte nutricional por via enteral ou parenteral.

Classicamente, pacientes com IC são orientados a fazer restrição hidrossalina visando melhor controle dos sintomas congestivos.[25] No entanto, mais recentemente tem se demonstrado que a ingestão de alimentos com baixo teor de sódio (em torno de 2 gramas) está associada à redução de ingestão de proteínas, ferro, zinco, selênio e vitamina B12, o que pode ser prejudicial para o estado nutricional do paciente. Dieta normossódica é capaz de reduzir a ativação neuro-hormonal e parece associar-se a melhor evolução.[26] Outros estudos mostram benefício da restrição de sódio. Assim ainda não está bem definido o valor ideal de sódio a ser usado na dieta de pacientes com IC.[25]

2.4.3 Avaliação psicológica

A avaliação e acompanhamento psicológico do candidato ao TC é de extrema importância. Nesta avaliação, o profissional pode detectar distúrbios de personalidade ou alterações que possam induzir a dificuldade de adesão ao tratamento no pós-transplante. Uma vez detectadas tais alterações, acompanhamento e tratamento específicos podem ser iniciados, visando controle e até mesmo reversão do quadro. Algumas situações, tais como o abuso do álcool, merecem consideração especial uma vez que é preciso garantir abstinência por pelo menos 6 meses para proceder a inclusão do paciente em fila de transplante. Outra situação relevante é a depressão. Pacientes com IC avançada em geral ficam muito fragilizados com seu estado clínico e muitos tornam-se deprimidos. Considerando que o tempo de espera em fila de transplante em geral é longo, tal quadro depressivo pode se agravar e o suporte psicológico passa a ser fundamental durante todo o período em fila.[27]

2.4.4 Avaliação social

A avaliação social do candidato ao TC tem por objetivo identificar fatores de ordem sócio-econômica e cultural que possam ser considerados de risco para o paciente após a realização do TC.

Dentro desta avaliação, o assistente social deve analisar 4 parâmetros fundamentais antes de emitir seu parecer:

- Avaliar a capacidade de aceitação/adesão do paciente e do cuidador;
- Identificar o cuidador dentro do núcleo familiar;
- Verificar a condição para deslocamento do paciente até o hospital no prazo máximo de 2 horas no momento e acesso aos meios de comunicação;
- Avaliar condições sócio-econômicas: renda familiar, escolaridade, condição da habitação e profissão do paciente/provedor.

Após concluir sua avaliação, o assistente social emite um parecer à equipe médica levando em consideração as variáveis dificultadoras para o adequado acompanhamento do paciente e propondo intervenções que possam suplantar tais dificuldades.

3 ABORDAGEM INICIAL APÓS TRANSPLANTE CARDÍACO

3.1 IMUNOSSUPRESSÃO

Segundo registro mais recente de TC da ISHLT[1], o esquema tríplice incluindo corticosteróide, inibidor de calcineurina e antiproliferativo continua sendo utilizado de maneira rotineira na grande maioria dos serviços e referendado pelas diretrizes (SBC[5] e ISHLT[28]).

- **Corticosteróides:** exercem potente efeito imunossupressor e anti-inflamatório, atuando na regulação de genes que afetam a função de leucócitos, citocinas, moléculas de adesão e fatores de crescimento. São utilizados em doses altas nas fases iniciais e nos episódios de rejeição aguda. Em razão de inúmeros efeitos colaterais, em especial metabólicos e cardiovasculares, sua retirada tem sido preconizada a partir do sexto mês pós-transplante cardíaco,[29] principalmente nos pacientes com histórico favorável de rejeição.

- **Inibidores de calcineurina:** ciclosporina e tacrolimus. Através do bloqueio da atuação da enzima calcineurina, inibem a síntese de interleucina-2 pela célula T.[30] São utilizados como imunossupressores de manutenção e apresentam metabolismo hepático via citocromo P450 (CYP-3A), por isso, inúmeras drogas podem alterar seus níveis séricos mediante inibição enzimática (por exemplo, bloqueadores dos canais de cálcio, imidazólicos) ou indução enzimática (por exemplo, anticonvulsivantes, rifampicina). Os níveis séricos de ambas as drogas devem ser monitorizados e ajustados conforme a fase do transplante e perfil de rejeição. Apresentam efeitos colaterais metabólicos (diabetes, dislipidemia e insuficiência renal), vasculares (vasoconstricção periférica, hipertensão arterial, distrofia simpática reflexa e síndrome álgica óssea), tróficos (hiperplasia gengival e hipertricose), neurológicos (cefaleia, tremor, convulsão, depressão e neuropatia periférica) e desenvolvimento de neoplasias (pele e linfoproliferativas); o tacrolimus parece apresentar menor relação com o desenvolvimento de efeitos tróficos, hipertensão e dislipidemia e maior incidência de diabetes.[31-32] Estudos comparando as duas drogas demonstraram resultados semelhantes de sobrevida.[31-32-33] Em trabalhos mais recentes foi demonstrada menor incidência de rejeição com tacrolimus em comparação à ciclosporina.[34-35] Nas situações de rejeição persistente (resistente a corticosteróide) é preconizada a troca da ciclosporina por tacrolimus.[36] Segundo a ISHLT, o tacrolimus é o inibidor de calcineurina mais utilizado. No Brasil, para o TC, a ciclosporina é a droga disponibilizada pelo Ministério da Saúde.

- **Antiproliferativos:** azatioprina e micofenolato. A azatioprina é uma pró droga que se converte em 6-mercaptopurina, e atua através da incorporação aos ribonucleotídeos das células, inibindo a síntese de DNA e RNA. Dentre os efeitos colaterais destacam-se mielossupressão, hepatotoxicidade, alergia, pancreatite e neoplasias. O micofenolato mofetil é convertido em ácido micofenólico e atua inibindo não competitivamente a enzima inosina monofosfato desidrogenase na via "de novo" da síntese de purinas, promovendo redução da proliferação de linfócitos de maneira mais seletiva; seus efeitos colaterais incluem sintomas gastrointestinais e mielossupressão.[37] O micofenolato sódico (apresentação entérica do micofenolato mofetil) minimiza os sintomas gastrointestinais e apresenta perfil de segurança e eficácia semelhante ao micofenolato mofetil.[38] A monitorização dos níveis de azatioprina não é recomendada (busca-se manter número de leucócitos acima de 3.000-4.000), já o controle do uso de micofenolato mofetil através da dosagem de ácido micofenólico tem sido sugerido e mais estudos para validação definitiva do método são aguardados,[39-40] no entanto não existe padronização para monitorização da apresentação entérica.[41] Estudos comparando azatioprina e micofenolato no TC revelam superioridade do micofenolato em relação à rejeição e sobrevida[42-43] e uma possível redução de doença vascular do enxerto e neoplasias,[44-45] enquanto sintomas gastrointestinais, infecções por citomegalovírus, herpes simplex e herpes zoster favorecem a azatioprina.[46] Com base nesses resultados, o micofenolato passou a ser o antiproliferativo de escolha no TC em associação aos inibidores de calcineurina e corticosteróides, além disso, em situações de rejeição grave ou persistente de pacientes que já utilizavam azatioprina cronicamente a troca por micofenolato tem sido orientada. Em pacientes chagásicos, dois estudos nacionais em TC demonstraram elevada incidência de reativação da doença de Chagas com micofenolato mofetil,[47-48] trazendo à tona a discussão sobre a possibilidade de utilização de azatioprina ou doses menores de micofenolato nesta população.

- **Inibidores da mTOR:** sirolimus e everolimus. Estruturalmente o everolimus difere do sirolimus apenas pela presença de um grupo hidroxetil extra na posição 40, proporcionando uma meia-vida mais curta e um menor tempo para atingir nível sérico. Formam um complexo intracelular com a enzima FKBP12 inibindo a atividade da enzima mTOR (*mammalian target of rapamycin*) interferindo em inúmeros mecanismos celulares de crescimento e proliferação tanto do sistema imune

como de outros tecidos (como a musculatura lisa vascular). O sirolimus deve ser ingerido com 4 horas de diferença em relação à ciclosporina (o everolimus não apresenta esta particularidade);[49] ambas as drogas devem ser monitorizadas com nível sérico no vale e o perfil de metabolismo é hepático,[50] semelhante ao dos inibidores de calcineurina com suas conhecidas interações medicamentosas. Estudos com ambas as drogas demonstram: redução na incidência[51-52] e diminuição da progressão da doença vascular do enxerto,[53] melhora/preservação da função renal nos esquemas de retirada/redução de ciclosporina, redução de neoplasias e de infecções virais.[54-55] Em contrapartida, em esquemas de associação com ciclosporina (em dose habitual) está relacionada à piora da função renal;[51] na suspensão da ciclosporina (visando melhora da função renal) pode aumentar a incidência de rejeições;[56] sua utilização no transplante inicial está relacionada a complicações na cicatrização da ferida operatória[57] (principalmente o sirolimus) e aumento na incidência de infecções bacterianas.[55] Outros efeitos adversos incluem proteinúria, dislipidemia, plaquetopenia, edema, hipertensão, acne, pneumonite intersticial.[58] Estudo recente[59] comparando micofenolato e everolimus no transplante inicial, demonstrou aumento de mortalidade com dose alta de everolimus (3 mg), e não inferioridade em relação ao micofenolato com dose mais baixa (1,5 mg); houve redução de doença vascular de enxerto, porém alta incidência de efeitos colaterais com necessidade de suspensão da droga. Com base neste estudo, apesar dos resultados favoráveis em relação à redução de doença vascular do enxerto,[60] o perfil de efeitos colaterais dificulta a sua utilização rotineira no TC.[61]

- **Estatinas:** apresentam efeito imunomodulador,[62] além do conhecido efeito sobre o perfil lipídico. Estudos com sinvastatina[63] e pravastatina[64] em TC demonstraram redução de rejeição e doença vascular do enxerto, com impacto na redução de mortalidade. Metanálise recente confirma os benefícios em relação à doença vascular do enxerto e sobrevida, sem impacto em rejeição.[65] Pelo risco de rabdomiólise na associação com inibidores de calcineurina, devem ser utilizadas na menor dose possível com monitorização frequente de enzimas musculares.

As drogas imunossupressoras habitualmente utilizadas no TC e suas respectivas doses estão listadas na Tabela 62.5.

- **Terapia de indução:** caracteriza-se por uma imunossupressão mais intensiva no transplante inicial visando reduzir a incidência de rejeição aguda e facilitar a introdução dos imunossupressores de manutenção.[5] No registro mais recente da ISHLT aproximadamente 50% dos transplantes cardíacos receberam algum tipo de terapia de indução.[1] Apesar de sua utilização com resultados positivos na redução de incidência de rejeição aguda no

TC inicial, seu uso rotineiro não está referendado, uma vez que não demonstrou impacto em redução de mortalidade,[66] além de estar associada a aumento na incidência de infecção e neoplasias. Sua utilização deve ser considerada em pacientes com alto risco de rejeição (especialmente os alossensibilizados) e em pacientes com disfunção renal prévia ao TC, ou provável no pós-operatório (pela dificuldade na introdução de inibidor de calcineurina).[5] As classes de drogas mais utilizadas incluem os anticorpos antilinfócitos (timoglobulina) e antagonistas da interleucina-2 (basiliximab).

3.2 COMPLICAÇÕES PRECOCES APÓS TRANSPLANTE CARDÍACO

A mortalidade em 30 dias após o TC tem melhorado nas últimas décadas, no entanto, atualmente encontra-se próxima de 10%.[1] A principal causa de morte neste período é a disfunção aguda do enxerto que, apesar de não ser muito frequente, tem uma alta taxa de mortalidade. Esta disfunção pode ser aparente ainda no período intraoperatório ou pode se desenvolver nas primeiras horas ou dias após o transplante. Dentre as causas de disfunção precoce do enxerto devemos destacar: falência primária do enxerto, disfunção aguda do ventrículo direito, rejeição hiperaguda e rejeição aguda grave com choque cardiogênico.

3.2.1 Falência primária do enxerto

A falência primária do enxerto é definida como disfunção grave do coração transplantado, manifestada pela associação de hipotensão, pressões de enchimento elevadas e baixo débito cardíaco, na ausência de causas secundárias, incluindo hipertensão pulmonar grave, rejeição hiperaguda e problemas técnicos cirúrgicos.[67] A incidência reportada varia de 2,4 a 20%, sendo esta variabilidade decorrente, ao menos em parte, de diferenças na definição utilizada para a síndrome.[68]

A etiologia da falência primária do enxerto parece ser multifatorial e inclui condições do doador, grau de sofrimento do enxerto e condições do receptor. Pode ser uma complicação transitória (miocárdio atordoado), no entanto, evidências de injúrias isquêmicas e necrose são observadas em amostras de biópsia.

O processo de morte encefálica tem efeitos deletérios na função ventricular. Além disso, a exposição do coração do doador a altas doses de vasopressores e/ou inotrópicos antes da captação pode comprometer a sua função. A injúria do enxerto também pode decorrer do tempo prolongado de isquemia e da reperfusão subsequente. Tempo de isquemia maior do que quatro horas está associado a maior incidência de falência primária do enxerto e, consequentemente, maior mortalidade.

Outras condições também estão associadas a maior incidência de falência primária do enxerto, como: sexo (receptor masculino com doador feminino), idade do doador, doação de múltiplos órgãos, volume de transplantes da instituição, uso de suporte circulatório mecânico previamente ao transplante, etiologia da insuficiência cardíaca (cardiopatia congênita e cardiomiopatia hipertrófica) e retransplante.[69]

TABELA 62.5 Drogas Imunossupressoras				
	VIA	**DOSE INICIAL**	**MANUTENÇÃO**	**NÍVEL SÉRICO**
Prednisona	Oral	1 mg/Kg	Retirada em 6 meses	Não se aplica
Metilprednisolona	Venosa	500-1.000 mg, dose decrescente até terceiro PO	Tratamento de rejeição aguda por 3-5 dias	Não se aplica
Ciclosporina	Oral Venosa	3-8 mg/Kg/dia 1-2 mg/Kg/dia (1/3 dose oral)	Guiada por sintomas, rejeição e nível sérico	350-450 (inicial) 250-350 (3-6 meses) 200-300 (6-12 meses) 100-200 (>1 ano)
Tacrolimus	Oral Venosa	0,05-0,1 mg/Kg/dia 0,01-0,02 mg/Kg/dia	Guiada por sintomas, rejeição e nível sérico	10-15 (inicial) 5-10 (> 6 meses)
Azatioprina	Oral Venosa	1,5-2,5 mg/Kg/dia Semelhante a oral	1,5- 2,5 mg/Kg/dia manter leucócitos acima de 4.000	Não utilizado rotineiramente – manter leucócitos acima de 4.000
Micofenolato Mofetil	Oral Venosa	1 g 12/12 horas Semelhante a oral	500 a 1,5 g 12/12 horas	MPA 2,5-5 mcg/mL
Micofenolato Sódico	Oral	720 mg/12/12 horas	360 a 1080 g 12/12 horas	MPA 2,5-5 mcg/mL
Sirolimus	Oral	Ataque de 6 mg	2 mg/dia – 1x/dia	5 a 15 ng/mL
Everolimus	Oral	0,5-1,5 mg/dia	0,5-1,5 mg/dia – 12/12 horas	3 a 8 ng/mL

Fonte: Adaptado de Bacal F, Souza-Neto JD, Fiorelli AI, Mejía J, Marcondes-Braga FG, Mangini S, e colaboradores Arq Bras Cardiol. 2009; 94(1 supl.1):e16-e73.[5]

A mortalidade desta complicação é alta. Análises de registros demonstram mortalidade de mais de 50%.[69-70]

O tratamento envolve medidas para suporte hemodinâmico até a recuperação da função do enxerto ou o retransplante. Em geral, o tratamento medicamentoso isoladamente não é suficiente. No caso de refratariedade, está indicado o uso de dispositivos de suporte circulatório mecânico.

Em relação à terapia medicamentosa, a atual diretriz brasileira de transplante cardíaco indica: uso de agonistas beta-adrenérgicos (dobutamina, adrenalina e/ou noradrenalina) como suporte inotrópico, de acordo com os parâmetros monitorados; quando necessário, associação de isoproterenol ou marcapasso epicárdico temporário, átrio ou átrio-ventricular, para manutenção da frequência cardíaca em 90 a 120 bpm; quando tolerado, uso de inibidores da fosfodiesterase III (milrinona) nos pacientes com impregnação por betabloqueadores no pré-operatório ou com hiper-resistência vascular pulmonar; em situações de resistência vascular sistêmica aumentada, uso de vasodilatadores endovenosos (nitroprussiato ou nitroglicerina) associados a inotrópicos; uso de diuréticos de alça (em bolus ou em infusão contínua) para controle da hipervolemia.[5]

O balão intra-aórtico é usualmente o primeiro dispositivo a ser utilizado pela sua simplicidade, disponibilidade e baixo custo. A diretriz brasileira indica o seu uso como medida de suporte inicial, desde que a deterioração da função do enxerto ainda não seja muito avançada.

ECMO ("extracorporeal membrane oxygenation") é uma modalidade de suporte bastante interessante para esta condição. É de fácil inserção, podendo ser utilizada canulação periférica, o que permite o fechamento do tórax, reduzindo o risco de infecção. Oferece suporte circulatório associado à melhora da troca gasosa, sendo assim um ótimo dispositivo para os pacientes com falência respiratória associada ao comprometimento hemodinâmico, que é uma condição frequente na falência aguda do enxerto.[68,71]

Outros dispositivos de assistência ventricular mecânica uni ou biventricular também podem ser utilizados, sobretudo nos pacientes que não apresentam recuperação da função do enxerto em curto prazo, necessitando de suporte mecânico por tempo mais prolongado.

Ainda não existe evidência suficiente para definir a melhor modalidade de suporte circulatório mecânico para o manejo da falência primária do enxerto. A decisão deve ser tomada de acordo com a experiência da instituição e da equipe cirúrgica, a severidade da disfunção miocárdica e a presença ou não de insuficiência respiratória.[72] Os resultados do seu uso no suporte de pacientes com falência primária do enxerto é reconhecidamente inferior do que no uso em outras situações. No entanto, os pacientes que conseguem ser desmamados dos dispositivos de suporte mecânico apresentam uma boa sobrevida em longo prazo, comparável a sobrevida geral dos pacientes transplantados.[68]

O retransplante pode ser uma alternativa para os pacientes que não apresentam recuperação da função do enxerto apesar do suporte mecânico. Entretanto, com risco cirúrgico muito alto e com resultados muito ruins, sobretudo quando realizado precocemente.[73-74]

3.2.2 Disfunção aguda do ventrículo direito

A disfunção aguda do ventrículo direito (VD) no pós-transplante cardíaco tem etiologia multifatorial. Certamente, o principal fator responsável por esta alteração é a junção de um coração não adaptado à pressão arterial pulmonar elevada que passa a ser submetido a um regime de aumento de pós-carga pela hipertensão pulmonar e aumento de RVP do receptor. No entanto, mesmo um receptor com RVP normal no pré-operatório, pode apresentar quadro de disfunção ventricular direita no pós-transplante. A circulação extra-corpórea, a transfusão de hemoderivados, a infusão de protamina e alterações metabólicas podem levar a elevação da RVP no peri-operatório. Além disso, a injúria do miocárdio causada pela isquemia e reperfusão do órgão pode prejudicar a adaptação do coração do doador.[75]

A falência do VD resulta em dilatação, isquemia e diminuição de contratilidade. A redução do fluxo pulmonar associada ao desvio do septo interventricular para esquerda leva a redução de pressões de enchimento do ventrículo esquerdo e redução do débito cardíaco sistêmico.

A falência aguda do VD é responsável por até 50% das complicações cardíacas na fase inicial após o transplante.[75] O tratamento envolve medidas para otimização da volemia, aumento do inotropismo e redução da pós carga do VD.[76]

Oxigenação adequada é de extrema importância para evitar o aumento de pós-carga pela vasoconstrição pulmonar gerada pela hipóxia. Volume corrente mais alto, maior pressão de plateau e pressão positiva no final da expiração (PEEP) também podem levar a aumento de pressão arterial pulmonar. Dessa forma, os menores valores que garantem uma ventilação e oxigenação adequada devem ser utilizados.[77]

A função do VD é bastante dependente de volume. O objetivo do controle da volemia é manter uma pré carga suficiente para o enchimento ventricular adequado, evitando sobrecarga de volume que levaria a desvio do septo interventricular com prejuízo ao enchimento do ventrículo esquerdo. Lembrando que altas pressões de enchimento estão relacionadas à piora de perfusão e função renal e, desta forma, no contexto de disfunção de VD, a função renal em geral irá melhorar com o aumento da diurese.[76]

Como inotrópico, o milrinone é particularmente útil na falência de VD associada à hipertensão pulmonar, em razão de sua ação de vasodilatação arterial pulmonar. Agonistas beta-adrenérgicos também podem ser utilizados como inotrópicos e, em algumas ocasiões, o efeito vasopressor (sobretudo da noradrenalina) pode ser necessário.

O uso de óxido nítrico inalatório é de grande valia no tratamento da disfunção aguda de VD. Tem ação vasodilatadora pulmonar potente e de rápido início, sem efeito na resistência vascular sistêmica. Seu efeito ocorre somente em áreas ventiladas, vasodilatando arteríolas nestes locais e melhorando assim a oxigenação (sem causar distúrbio ventilação/perfusão, como outros vasodilatadores de administração sistêmica). Seu uso está indicado antes mesmo do aparecimento de disfunção de VD em pacientes com hipertensão pulmonar, devendo ser iniciado na sala cirúrgica.[78]

Nos casos refratários a terapia medicamentosa, está indicado o uso de dispositivos de suporte circulatório mecânico: ECMO ou dispositivo de assistência ventricular direita.[79-80]

3.2.3 Rejeição hiperaguda

Rejeição hiperaguda é a mais temida causa de falência aguda do enxerto. Atualmente bastante rara, ela é causada pela presença de anticorpos pré-formados que se ligam a antígenos do endotélio do enxerto, levando a dano endotelial difuso e, consequente, isquemia global e disfunção aguda e catastrófica do órgão.

Esta forma de rejeição ocorre dentro das primeiras 24 horas após o transplante, podendo já ser evidente logo após a reperfusão do enxerto na sala operatória. Pode ocorrer pelo uso inadvertido de órgão de doador sem compatibilidade ABO com o receptor ou em pacientes altamente sensibilizados. Apesar do tratamento, a mortalidade é muito alta. A procura de anticorpos pré-formados nos receptores durante a avaliação para transplante e o uso de *crossmatch* (prospectivo ou virtual) nos pacientes sensibilizados, previne a ocorrência desta gravíssima complicação.

4   REJEIÇÃO

Segundo o último registro da ISHLT a incidência de rejeição ao enxerto vem caindo progressivamente nos últimos anos e em 2010, atingiu seu nadir na casa de 25%, graças ao desenvolvimento das drogas e estratégias imunossupressoras, além disso, há tempos deixou de ser a principal causa de mortalidade, sendo responsável por menos de 10% dos óbitos pós-transplante cardíaco.[1]

A biopsia endomiocárdica é o padrão-ouro para o diagnóstico correto e precoce de rejeição.[5] Trata-se de um procedimento percutâneo, quer seja pela veia jugular ou veia femoral, guiado por fluoroscopia ou ecocardiograma, que visa retirada de fragmentos do septo do ventrículo direito. Apresenta baixo risco de complicações, porém podem ocorrer arritmias, hematomas, pneumotórax, perfuração cardíaca, tamponamento cardíaco, lesão valvar. Nas fases iniciais do transplante são realizadas de maneira frequente, sendo reduzida sua realização com o ajuste dos imunossupressores e o perfil anátomo-patológico. Preconiza-se um mínimo de 3 fragmentos avaliáveis pela microscopia para que seja possível o diagnóstico ou exclusão de rejeição.[28]

Os sintomas clínicos de rejeição são variáveis e na maioria das vezes os pacientes apresentam-se assintomáticos. Nenhum sinal ou sintoma é patognomônico de rejeição, entretanto quando presentes podem incluir sintomas constitucionais inespecíficos (mal-estar, mialgia, febre), de inflamação miocárdica

(taquicardia, arritmias atriais ou ventriculares, derrame pericárdico), além disso, de forma mais evidente, quadro clínico sugestivo de IC (dispnéia aos esforços, astenia, síncope, ortopnéia, dispnéia paroxística noturna, e ao exame físico, estase jugular, terceira bulha, hipotensão, congestão pulmonar e/ou sistêmica).

Classicamente existem 3 tipos de rejeição documentados: hiperaguda, celular e humoral (ou mediada por anticorpos).[5]

4.1 REJEIÇÃO HIPERAGUDA

Conforme descrito anteriormente, trata-se de rejeição muito grave, relacionada à presença de anticorpos pré-formados contra o doador (sistema ABO, HLA ou endotélio). Caracteriza-se pela presença de edema intersticial, edema de células endoteliais, microtromboses, vasculite, hemorragia e apresenta elevada mortalidade.

4.2 REJEIÇÃO AGUDA CELULAR

A rejeição aguda celular é a mais frequente e caracteriza-se pela presença de infiltração do miocárdio por células inflamatórias, sendo classificada em quatro graus (Tabela 62.6).[81]

- **Grau 0R:** ausência de infiltrado inflamatório no miocárdio.
- **Grau 1R (rejeição leve, baixo grau):** infiltrado inflamatório linfo-histiocitário perivascular ou intersticial, sem agressão aos miócitos ou apenas um foco de agressão (este padrão histológico não requer tratamento imunossupressor adicional).
- **Grau 2R (rejeição moderada, grau intermediário):** presença de dois ou mais focos de agressão aos miócitos (multifocal).
- **Grau 3R (rejeição grave, alto grau):** inflamação de padrão difuso associada a múltiplas áreas de agressão celular, apresentando caráter muitas vezes polimórfico de infiltrado inflamatório, incluindo neutrófilos e eosinófilos,

| TABELA 62.6 Classificação de rejeição celular ||
REJEIÇÃO CELULAR	HISTOLOGIA
0 R	Ausência de infiltrado
1 R	Rejeição leve, baixo grau Infiltrado inflamatório perivascular ou intersticial geralmente discreto, sem dano celular ou com foco único de agressão aos miócitos
2 R	Rejeição moderada, multifocal Infiltrado inflamatório multifocal com dois ou mais focos de agressão aos miócitos
3 R	Rejeição grave, alto grau Infiltrado inflamatório difuso, geralmente com presença de neutrófilos associado a múltiplos focos de agressão aos miócitos

além disso, podendo ocorrer hemorragia, vasculite e ne-crose dos miócitos.

Tanto o grau 2R quanto o 3R requerem tratamento imunos-supressor adicional, incluindo, pulsoterapia com corticosteróide e, na presença de instabilidade hemodinâmica, caracterizada por sintomas de IC e disfunção ventricular ao ecocardiograma, a associação de anticorpos antilinfócitos (timoglobulina) (Tabela 62.7).[5]

4.3 REJEIÇÃO HUMORAL OU MEDIADA POR ANTICORPOS

A rejeição aguda humoral ou mediada por anticorpos, apesar de muitas questões ainda em aberto[82], tem sido considerada uma entidade clínico-patológica que tende a ocorrer em indivíduos alossensibilizados (expostos à transfusão, gestações, transplante, dispositivos de assistência circulatória), caracterizada pela presença de anticorpos (principalmente anti-HLA) contra o endotélio vascular do enxerto, e neste contexto, associada à pior evolução clínica.[83-84] Devido à dificuldade para padronização do seu diagnóstico, é difícil estabelecer uma real incidência de rejeição humoral, porém estima-se que esteja por volta de 10-15% ao final do primeiro ano.[85] Do ponto de vista anátomo-patológico, a classificação mais recente (Tabela 62.8) inclui informações histológicas (H) e imunopatológicas (I) e é dividida em quatro graus de rejeição mediada por anticorpos (*pathologic Antibody Mediated Rejection – pAMR*):[82]

- **pAMR 0:** negativa para rejeição mediada por anticorpos (estudos histopatológicos e imunopatológicos negativos).
- **pAMR 1 (H+):** rejeição mediada por anticorpos apenas histológica (ausência de achados imunopatológicos e presença de achados histológicos – células mononucleares ativadas, edema endotelial, hemorragia, edema intersticial e/ou necrose de miócitos).
- **pAMR 1 (I+):** rejeição mediada por anticorpos apenas imunopatológica (ausência de achados histológicos e presença de achados imunopatológicos – imunohistoquímica para C4d e/ou CD68 ou imunofluorescência para C4d ou C3d).

- **pAMR 2:** definida pela presença de achados histológicos e imunopatológicos para rejeição mediada por anticorpos.
- **pAMR 3:** rejeição mediada por anticorpos grave caracterizada pela presença de hemorragia, fragmentação capilar, inflamação polimórfica, edema intersticial e marcadores imunopatológicos.

Na presença de instabilidade hemodinâmica, caracterizada pelos achados de sinais e sintomas de IC e disfunção ventricular ao ecocardiograma, relacionada à rejeição humoral, devido ao alto risco de óbito, o tratamento deve ser agressivo, incluindo pulsoterapia com corticosteróide, anticorpos antilinfócitos, imunoglobulina, plasmaférese e drogas que bloqueiam a produção de anticorpos pelos linfócitos b (rituximab), anticorpos (bortezomib) ou o complemento (eculizumab).[86]

Apesar de um pior prognóstico bem estabelecido nos pacientes com diagnóstico de rejeição humoral (pAMR2), existe uma grande dúvida na literatura em relação ao seu tratamento em indivíduos assintomáticos com função ventricular normal, devido ao risco inerente de estratégias imunossupressoras mais intensivas.[82,87]

TABELA 62.8 Classificação de rejeição humoral segundo achados histológicos e imunopatológicos

HISTOLOGIA	IMUNOPATOLOGIA	
	−	+
−	pAMR 0 (negativa)	pAMR 1(I+) (suspeita)
+	pAMR 1 (H+) (suspeita)	pAMR 2 (positiva) pAMR 3 (grave)

pAMR: pathologic Antibody Mediated Rejection. I+: ausência de achados histológicos e presença de achados imunopatológicos – imunohistoquímica para C4d e/ou CD68 ou imunofluorescência para C4d ou C3d. H+: ausência de achados imunopatológicos e presença de achados histológicos – células mononucleares ativadas, edema endotelial, hemorragia, edema intersticial e/ou necrose de miócitos. Fonte: Adaptado de Kittleson MM, Kobashigawa JA. Antibody-mediated rejection. Curr Opin Organ Transplant 2012; 17(5): 551-557.[41]

TABELA 62.7 Tratamento da rejeição celular

	DISFUNÇÃO VENTRICULAR	
	Ausente	Presente
1R	Sem tratamento adicional, rever esquema imunossupressor	Pesquisar rejeição humoral e doença vascular do enxerto
2R	PO recente: Metilprednisolona 0,5-1,0 g IV por 3-5 dias; PO tardio: Prednisona 1 mg/Kg/d VO por 3-5 dias.	Metilprednisolona 0,5-1,0 g IV por 3-5 dias + Anticorpo antilinfócito 1,5 mg/Kg/d por 5-7 dias; *Pesquisar rejeição humoral
3R	Metilprednisolona 0,5-1,0 g IV por 3-5 dias; + Anticorpo antilinfócito 1,5 mg/Kg/d por 5-7 dias	Metilprednisolona 0,5-1,0 g IV por 3- 5 dias + Anticorpo antilinfócito 1,5 mg/Kg/d por 5-7 dias; *Pesquisar rejeição humoral

Fonte: Adaptado de Bacal F, Souza-Neto JD, Fiorelli AI, Mejia J, Marcondes-Braga FG, Mangini S, e colaboradores Arq Bras Cardiol. 2009; 94(1 supl.1):e16-e73.[5]

5   PROFILAXIA DE INFECÇÕES

Complicações infecciosas são uma importante causa de morbidade e mortalidade durante toda a vida do paciente transplantado. No entanto, é no primeiro ano que observamos uma maior incidência e piores consequências. Nos primeiros 30 dias após o transplante, as infecções são responsáveis por 13% das mortes, ficando atrás apenas da disfunção de enxerto. Já entre 31 dias e 1 ano, passam a ser a primeira causa de morte, correspondendo a 30,8% dos eventos.[88]

No período inicial após o transplante, as infecções nosocomiais são as mais frequentes. São causadas pelos mesmos germes que causam infecções em outros pacientes no pós-operatório de cirurgias complexas ou internados em terapia intensiva, em geral, bactérias ou fungos.[88] No entanto, a dificuldade para erradicação do germe é maior no paciente sob efeito de terapia imunossupressora. Pacientes com tempo prolongado de internação precedendo ao transplante e expostos a antibióticos de largo espectro são os de maior risco.

A profilaxia antimicrobiana no pré-operatório deve sempre ser feita. A diretriz brasileira recomenda o uso de uma cefalosporina de primeira ou segunda geração. Entretanto, no paciente hospitalizado anteriormente ao transplante e/ou sabidamente colonizado, a escolha do esquema antimicrobiano deve ser individualizada de acordo com os micro-organismos isolados ou mais frequentemente recuperados na instituição.[5]

Após esta fase inicial, os micro-organismos mais frequentemente associados a infecções no transplantado são resultados de reativação de infecção latente ou de novas exposições na comunidade ou no ambiente hospitalar.[89] Infecção latente se refere a micro-organismos que residem em estado de supressão no receptor ou em tecido do doador e que, de acordo com a natureza e intensidade da imunossupressão, voltam a se replicar gerando manifestações clínicas da infecção. São exemplos: Citomegalovírus, Epstein-Barr vírus, Herpes-simplex e varicella-zoster, Toxoplasma gondii, Strongyloides stercoralis e Trypanosoma cruzi.

5.1   CITOMEGALOVÍRUS

Citomegalovírus (CMV) é o agente oportunista mais frequentemente relacionado à infecção no pós-transplante.[90] Antes do desenvolvimento de testes diagnósticos mais sensíveis e de estratégias de profilaxia e terapia preemptiva, a taxa de reativação de CMV era de 70 a 80%, com significante morbidade e mortalidade.[88] Ocorre com mais frequência entre 1 e 4 meses após o transplante, no entanto, doença tardia está sendo cada vez mais reportada.

A manifestação clínica clássica é de febre associada à evidência de supressão medular, mialgia e artralgia. Pode se manifestar apenas com febre ou ainda com sinais de doença invasiva (pneumonite, enterocolite, encefalite, hepatite e retinite). Além dos efeitos diretos, há evidência de dano indireto relacionado à replicação viral, como rejeição aguda, aumento do risco de desenvolvimento de doença vascular do enxerto e redução da sobrevida do enxerto.[90]

O grupo de maior risco para infecção são os receptores com sorologia negativa para CMV que receberam enxerto de doador positivo (D+/R–) e os receptores que receberam terapia antilinfocítica como indução ou para tratamento de rejeição.[91]

A diretriz brasileira indica a profilaxia, preferencialmente com ganciclovir endovenoso ou valganciclovir oral, por três meses nos pacientes de alto risco. Nos receptores com sorologia negativa (D+/R–), indica ainda vigilância de infecção por pelo menos mais três meses, pelo risco de doença tardia. Nos receptores com sorologia positiva (R+), a estratégia recomendada é a de vigilância de infecção com seguimento de antigenemia e/ou PCR, sendo indicado o tratamento preemptivo quando evidência de replicação viral.[5]

5.2   TOXOPLASMOSE

Toxoplasmose é uma infecção potencialmente grave no paciente transplantado. A manifestação clínica mais frequente é de miocardite, mas também pode se apresentar com pneumonia, abscesso cerebral, ou doença disseminada. Pode ocorrer a qualquer tempo após o transplante, sendo o tempo médio de apresentação de dois meses.[92] O grupo de maior risco para reativação é o de receptores soronegativos com doadores soropositivos (D+/R–), sendo o risco de desenvolvimento de doença, sem o uso de profilaxia, de 50 a 75%.[89] O risco também é aumentado com o uso de terapia antilinfocítica.[93]

A recomendação de profilaxia pela diretriz brasileira é de uso de sulfametoxazol-trimetropin por pelo menos três meses no grupo D+/R–, podendo se associar pirimetamina nos pacientes de maior risco (tratamento prévio de eventos de rejeição e/ou uso de terapia antilinfocítica). Pode ser considerado o uso de profilaxia nos receptores soropositivos de maior risco (tratamento prévio de eventos de rejeição e/ou uso de terapia antilinfocítica).[5] A profilaxia com pirimetamina isoladamente é também uma opção eficaz.[94]

5.3   *PNEUMOCYSTIS JIROVECCI*

Pneumocystis jirovecci (anteriormente denominado P.carinii) é um micro-organismo presente universalmente no ambiente, sendo uma causa bem conhecida de infecção pulmonar no paciente imunossuprimido. Deve sempre ser considerado no paciente transplantado que se apresenta em insuficiência respiratória aguda. Classicamente, manifesta-se com um quadro subagudo de febre, tosse e dispneia; no exame físico é característico a presença de hipoxemia severa, associada à ausculta pulmonar pouco alterada; a imagem radiológica demonstra infiltrado bilateral, sendo a tomografia mais sensível.[89]

A diretriz brasileira indica a profilaxia com sulfametoxazol-trimetropin por pelo menos três meses. Contempla, no entanto, a possibilidade de não ser usada a profilaxia em centros com taxas baixas de infecção (com investigação adequada).[5] Entretanto, mesmo nestes centros, é prudente o uso de profilaxia nos pacientes com maior intensidade de imunossupressão (após uso de terapia indutora e/ou uso de terapia antilinfocítica).

5.4 HERPES-SIMPLEX E VARICELLA-ZOSTER

Reativação de herpes-simplex e, sobretudo, de varicella-zoster (Herpes zóster) também está relacionada à importante morbidade no pós transplante cardíaco.[95] Pacientes com história prévia de infecção por estes agentes devem receber profilaxia durante pelo menos três meses após o transplante e durante períodos de intensificação de imunossupressão (tratamento de rejeição) ou outras situações de estresse (como durante outras infecções mais graves e em perioperatório de procedimentos cirúrgicos).

6 CONCLUSÃO

No período de avaliação de um paciente potencial candidato ao transplante cardíaco são realizados exames essenciais, que definem um perfil clínico, hemodinâmico e imunológico que consequentemente terão impacto direto no período pós-operatório imediato e no resultado global do transplante. A definição inicial da gravidade da doença deve ser baseada em preditores de mau prognóstico, bem como na realização de cateterismo direito, com medidas de pressões e resistência pulmonar que estão relacionados com disfunção ventricular direita, uma das principais complicações precoces e de impacto na mortalidade precoce após transplante. A possibilidade de avaliação mais detalhada do perfil imunológico, com realização do painel de linfócitos, e a aplicação do *crossmatch* virtual na seleção dos receptores, melhorou muito o prognóstico relacionado à rejeição, principalmente com componente humoral de resposta imune. O equilíbrio entre imunossupressão e rejeição sempre norteará o tratamento de pacientes imunossuprimidos após o transplante cardíaco. Se por um lado temos avançado muito na prevenção de rejeição, ao deixarmos os pacientes muito imunossuprimidos, abriremos a guarda para o aparecimento de infecções oportunistas, também responsáveis diretas pela taxa de complicações precoces e mortalidade no pós transplante.

A despeito dos desafios encontrados no manuseio clínico destes pacientes, o transplante cardíaco persiste sendo o tratamento de escolha para a insuficiência cardíaca descompensada em fase avançada, com impacto direto na mortalidade e qualidade de vida de pacientes portadores de cardiomiopatia em fase final, refratária ao tratamento clínico.

REFERÊNCIAS BIBLIOGRÁFICAS

1. Lund LH, Edwards LB, Kucheryavaya AY, Benden C, Christie JD, Dipchand AI, et al. The registry of the International Society for Heart and Lung Transplantation: thirty-first official adult heart transplant report--2014; focus theme: retransplantation. J Heart Lung Transplant. 2014; 33(10):996-1008.

2. Registro Brasileiro de Transplantes [Internet]. Brasil; Ano XIX, no. 3 available from: http://www.abto.org.br/

3. Myers J, Gullestad L, Vagelos R, Do D, Bellin D, Ross H, Fowler MB. Clinical, hemodyanamic and cardiopulmonary exercise tes determinants of survival in patients referred for evaluation of heart failure. Ann Intern Med. 1998;129:286-293.

4. Chomsky DB, Lang CC, Rayos GH, Shyr Y, Yeoh TK, Pierson RN 3rd, et al. Hemodynamic exercise testing. A valuable tool in the selection of cardiac transplantation candidates. Circulation. 1996; 94:3176-3183.

5. Bacal F, Souza-Neto JD, Fiorelli AI, Mejia J, Marcondes-Braga FG, Mangini S, et al. II Diretriz Brasileira de Transplante Cardíaco. Arq Bras Cardiol. 2009; 94(1 supl.1):e16-e73.

6. Murali S, Uretsky BF, Reddy PS et al. The use of transpulmonary pressure gradient in the selection of cardiac transplantation candidates. J Am Coll Cardiol 1998;11:45.

7. ACCF/AHA/ACP/HFSA/ISHLT 2010 Clinical Competence Statement on Management of Patients with Advanced Heart Failure and Cardiac Transplant. J Am coll Cardiol. 2010;56(5):424-53.

8. Mancini DM, Eisen H, Kussmaul, Mull R, Edmunds LH, Wilson JR. Value of peak exercise oxygen consumption for optimal timing of cardiac transplantation in ambulatory patients with heart failure. Circulation. 1991; 83:778-86.

9. Guimarães GV, Silva MS, d'Avila VM, Ferreira SM, Silva CP, Bocchi EA. Peak VO2 and VE/VCO2 slope in betablockers era in patients with heart failure: a Brazilian experience. Arq Bras Cardiol. 2008;91:39-48.

10. Chase PJ, Kenjale A, Cahalin LP, Arena R, Davis PG, Myers J, Guazzi M, Forman DE, Ashley E, Peberdy MA, West E, Kelly CT, Bensimhon DR. Effects of respiratory exchange ratio on the prognostic value of peak oxygen consumption and ventilatory efficiency in patients with systolic heart failure. JACC Heart Fail. 2013 Oct;1(5):427-32.

11. Myers J, Wong M, Adhikarla C, Boga M, Challa S, Abella J, Ashley EA. Cardiopulmonary and noninvasive hemodynamic responses to exercise predict outcomes in heart failure. J Card Fail. 2013 Feb;19(2):101-7.

12. Myers J, Oliveira R, Dewey F, Arena R, Guazzi M, Chase P, Bensimhon D, Peberdy MA, Ashley E, West E, Cahalin LP, Forman DE. Validation of a cardiopulmonary exercise test score in heart failure. Circ Heart Fail. 2013 Mar;6(2):211-8.

13. Smith J, Danskine A, Laylor R, Rose M, Yacoub M. The effect of panel reactive antibodies and the donor specific crossmatch on graft survival after heart and heart-lung transplantation. Transpl Immunol. 1993;1(1): 60-5.

14. Loh E, Bergin J, Couper G, Mudge GJ. Role of panel-reactive antibody cross-reactivity in predicting survival after orthotopic heart transplantation. J Heart Lung Transplant. 1994;13(2):194-201.

15. Morris AA, Cole RT, Veledar E, Bellam N, Laskar SR, Smith AL, Gebel HM, Bray RA, Butler J. Influence of race/ethnic differences in pre-transplantation panel reactive antibody on outcomes in heart transplant recipients. J Am Coll Cardiol. 2013 Dec 17;62(24):2308-15.

16. Zangwill S, Ellis T, Zlotocha J, Jaquiss R, Tweddell J, Mussatto K, et al. The virtual crossmatch--a screening tool for sensitized pediatric heart transplant recipients. Pediatr Transplant. 2006;10(1):38-41.

17. Vaidya S. Clinical importance of anti-human leukocyte antigen-specific antibody concentration in performing calculated panel reactive antibody and virtual crossmatches. Transplantation. 2008; 85(7):1046-50.

18. Chang P, Longenecker J, Wang N, Baughman K, Conte J, Hare J, et al. Mild vs severe pulmonary hypertension before heart transplantation: different effects on posttransplantation pulmonary hypertension and mortality. J Heart Lung Transplant. 2005;24(8):998-1007.

19. Craig M, Pereira N. Right heart catheterization and risk stratification in advanced heart failure. Curr Heart Fail Rep. 2006; 3(3):143-52.

20. Drakos S, Kfoury A, Gilbert E, Horne B, Long J, Stringham J, et al. Effect of reversible pulmonary hypertension on outcomes after heart transplantation. J Heart Lung Transplant. 2007;26(4):319-23.

21. Gude E, Simonsen S, Geiran OR, Fiane AE, Gullestad L, Arora S, Relbo A, Andreassen AK. Pulmonary hypertension in heart transplantation: discrepant prognostic impact of pre-operative compared with 1-year post-operative right heart hemodynamics. J Heart Lung Transplant. 2010 Feb;29(2):216-23.

22. Mikus E, Stepanenko A, Krabatsch T, Loforte A, Dandel M, Lehmkuhl HB, Hetzer R, Potapov EV. Reversibility of fixed pulmonary hypertension in left ventricular assist device support recipients. Eur J Cardiothorac Surg. 2011 Oct;40(4):971-7.

23. Mehra MR, Kobashigawa J, Starling R, Russell S, Uber P, Parameshwar J. Listing Criteria for Heart Transplantation: International Society for Heart and Lung Transplantation Guidelines for the Care of Cardiac Transplant Candidates. J Heart Lung Transplant. 2006;25:1024–42.

24. Anker SD, Negassa A, Coats AJ, Afzal R, Poole-Wilson PA, Cohn JN et al. Prognostic importance of weight loss in chronic heart failure and the effect of treatment with angiotensin –c enzyme inibitors. Lancet 2003;361(29):1077-83.

25. Bocchi EA, Marcondes-Braga FG, Ayub-Ferreira SM, Rohde LE, Oliveira WA, Almeida DR, e cols. Sociedade Brasileira de Cardiologia. III Diretriz Brasileira de Insuficiência Cardíaca Crônica. Arq Bras Cardiol. 2009;93(1 supl.1):1-71.

26. Paterna S, Gaspare P, Fasullo S, Sarullo FM, Di Pasquale P. Normal-sodium diet compared with low-sodium diet in compensated congestive heart failure: is sodium an old enemy or a new friend? Clin Sci (Lond). 2008;114(3):221-30.

27. Pereira AAM, Rosa JT, Haddad N. Adaptação psicológica, fatores de risco e probabilidade de sobrevida em transplante cardíaco. In: Mudanças – Psicologia da Saúde. 2002; 10:41-61.

28. Costanzo MR, Dipchand A, Starling R, Anderson A, Chan M, Desai S, et al. The International Society of Heart and Lung Transplantation Guidelines for the care of heart transplant recipients. J Heart Lung Transplant. 2010; 29(8):914-56.

29. Opelz G, Döhler B, Laux G. Long-term prospective study of steroid withdrawal in kidney and heart transplant recipients. Am J Transplant 2005 (5): 720–728.

30. Crespo-Leiro MG. Calcineurin-inhibitors in heart transplantation. Transplant Proc 2005; 37: 4018-4020.

31. Taylor DO, Barr ML, Radovancevic B, Renlund DG, Mentzer Jr RM, Smart FW, et al. A randomized, multicenter comparison of tacrolimus and cyclosporine immunosuppressive regimens in cardiac transplantation: decreased hyperlipidemia and hypertension with tacrolimus. J Heart Lung Transplant 1999; 18: 336-345.

32. Reichart B, Meiser B, Viganò M, Rinaldi M, Yacoub M, Banner NR, et al. European multicenter tacrolimus heart pilot study: three year follow-up. J Heart Lung Transplant 2001; 20: 249–250.

33. Guethoff S, Meiser BM, Groetzner J, Eifert S, Grinninger C, Ueberfuhr P, et al. Ten-year results of a randomized trial comparing tacrolimus versus cyclosporine a in combination with mycophenolate mofetil after heart transplantation. Transplantation. 2013; 95(4): 629-34.

34. Kobashigawa JA, Miller LW, Russell SD, Ewald GA, Zucker MJ, Goldberg LR, et al. Tacrolimus with mycophenolate mofetil (MMF) or sirolimus vs. cyclosporine with MMF in cardiac transplant patients: 1-year report. Am J Transplant 2006; 6: 1243-1245.

35. Grimm M, Rinaldi M, Yonan NA, Arpesella G, Arizón Del Prado JM, Pulpón LA, et al. Superior prevention of acute rejection by tacrolimus vs. cyclosporine in heart transplant recipients--a large European trial. Am J Transplant 2006; 6: 1387-1397.

36. Mentz RM Jr, Jahania MS, Lasley RD. Tacrolimus as a rescue immunosuppressant after heart and lung transplantation. The US multicenter FK506 Study group. Transplantation 1998; 65: 109-113.

37. Kobashigawa JA, Meiser BM. Review of major clinical trials with mycophenolate mofetil in cardiac transplantation. Transplantation 2005; 80: S235–S243.

38. Kobashigawa JA, Renlund DG, Gerosa G, Almenar L, Eisen HJ, Keogh AM, et al. Similar efficacy and safety of enteric-coated Mycophenolate Sodium (EC-MPS, Myfortic) compared With Mycophenolate Mofetil (MMF) in de novo heart transplant recipients: results of a 12-Month, single-blind, randomized, parallel-group, multicenter study. J Heart Lung Transplant 2006; 25: 935-941.

39. Staatz CE, Tett SE. Clinical pharmacokinetics and pharmacodynamics of mycophenolate in solid organ transplant recipients. Clin Pharmacokinet 2007; 46: 13-58.

40. Figurski MJ, Pawiński T, Goldberg LR, DeNofrio D, Nawrocki A, Taylor DO, et al. Pharmacokinetic monitoring of mycophenolic acid in heart transplant patients: correlation the side-effects and rejections with pharmacokinetic parameters. Ann Transplant. 2012; 17(1): 68-78.

41. Tett SE, Saint-Marcoux F, Staatz CE, Brunet M, Vinks AA, Miura M, et al. Mycophenolate, clinical pharmacokinetics, formulations, and methods for assessing drug exposure. Transplant Rev (Orlando). 2011; 25(2):47-57.

42. Kobashigawa J, Miller L, Renlund D, Mentzer R, Alderman E, Bourge R, et al. A randomized active-controlled trial of mycophenolate mofetil in heart transplant recipients. Transplantation 1998; 66: 507-515.

43. Hosenpud JD, Bennett LE. Mycophenolate mofetil versus azathioprine in patients surviving the initial cardiac transplant hospitalization: an analysis of the Joint UNOS/ISHLT Thoracic Registry. Transplantation 2001; 74:1662-1665.

44. Keogh A. Long-term benefits of mycophenolate mofetil after heart transplantation. Transplantation 2005; 79: S45-S46.

45. O'Neill JO, Edwards LB, Taylor DO. Mycophenolate mofetil and risk of developing malignancy after orthotopic heart transplantation: analysis of the transplant registry of the ISHLT. J Heart Lung Transplant 2006; 25:1186-1191.

46. Eisen HJ, Kobashigawa JA, Keogh A, Bourge R, Renlund D, Mentzer R. Three-year results of a randomized, double-blind, controlled trial of mycophenolate mofetil versus azathioprine in cardiac transplant recipients. J Heart Lung Transplant 2005; 24: 517–525.

47. Bacal F, Silva CP, Bocchi EA, Pires PV, Moreira LF, Issa VS, et al. Mycophenolate mofetil increased Chagas' disease reactivation in heart transplanted patients: comparison between two different protocols. Am J Transplant 2005; 5: 2017-2021.

48. Bestetti RB, Souza TR, Lima MF, Theodoropoulos TAD. Effects of a mycophenolate mofetil-based immunosuppressive regimen in Chagas' heart transplant recipients. Transplantation 2007; 84: 441-442.

49. Raichlin E, Kushwaha SS. Proliferation signal inhibitors and cardiac allograft vasculopathy. Curr Opin Organ Transplant 2008; 13: 543-550.

50. Bocchi EA, Ahualli L, Amuchastegui M, Boullon F, Cerutti B, Colque R, et al. Recommendations for use of everolimus after heart transplantation: results from a Latin-American consensus meeting. Transplan Proc 2006; 38: 937-942.

51. Eisen HJ, Tuzcu EM, Dorent R, Kobashigawa JA, Mancini D, Valantine-von Kaeppler HA, et al. Everolimus for the prevention of allograft rejection and vasculopathy in cardiac-transplant recipients. N Engl J Med 2003; 349:847-858.

52. Keogh A, Richardson M, Ruygrok P, Spratt B, Galbraith A, O'Driscoll G, et al. Sirolimus in de novo heart transplant recipients reduces acute rejection and prevents coronary artery disease at 2 years: a randomized clinical trial. Circulation 2004; 110:2694-2700.

53. Mancini D, Pinney S, Burkhoff D, LaManca J, Itescu S, Burke E, et al. Use of rapamycin slows progression of cardiac transplantation vasculopathy. Circulation 2003;108:48-53.

54. Gustafsson F, Ross HJ. Proliferation signal inhibitors in cardiac transplantation. Curr Opin Cardiol 2007; 22: 111-116.

55. Chapman R, Valantine H, Albanell J, Arns WA, Campistol JM, Eisen H, et al. Proliferation signal inhibitors in transplantation: questions at the cutting edge of everolimus therapy. Transplant Proc 2007; 39: 2937-2950.

56. Zuckerman A, Aliabadi AZ. Calcineurin-inhibitor minimization protocols in heart transplantation, Tranplant Int 2009; 22: 78-89.

57. Zakliczynski M, Nozynski J, Kocher A, Lizak MK, Zakliczynska H, Przybylski R, et al. Surgical wound-healing complications in heart transplant recipients treated with rapamycin. Wound Rep Reg 2007; 15: 316-321.

58. Rothenburger M, Zuckermann A, Bara C, Hummel M, Strüber M, Hirt S. Recommendations for the use of everolimus (certican) in heart transplantation: results from the second German–Austrian certican consensus conference. J Heart Lung Transplant 2007; 26:305–311.

59. Eisen HJ, Kobashigawa J, Starling RC, Pauly DF, Kfoury A, Ross H, et al. Everolimus versus mycophenolate mofetil in heart transplantation: a randomized, multicenter trial. Am J Transplant. 2013;13(5):1203-16.

60. Kobashigawa JA1, Pauly DF2, Starling RC3, Eisen H4, Ross H5, Wang SS6, Cantin B7, Hill JA2, Lopez P8, Dong G9, Nicholls SJ3; A2310 IVUS Substudy Investigators. Cardiac allograft vasculopathy by intravascular ultrasound in heart transplant patients: substudy from the Everolimus versus mycophenolate mofetil randomized, multicenter trial. JACC Heart Fail. 2013 Oct;1(5):389-99.

61. Andreassen AK, Andersson B, Gustafsson F, Eiskjaer H, Radegran G, Gude E, Jansson K, Solbu D, Sigurdardottir V, Arora S, Dellgren G, Gullestad L; SCHEDULE Investigators. Everolimus initiation and early calcineurin inhibitor withdrawal in heart transplant recipients: a randomized trial. Am J Transplant. 2014 Aug;14(8):1828-38.

62. Kwak B, Mulhaupt F, Myit S, Mach F. Statins as a newly recognized type of immunomodulator. Nat Med 2000; 6: 1399–1402.

63. Wenke K, Meiser B, Thiery J, Nagel D, von Scheidt W, Krobot K, et al. Simvastatin initiated early after heart transplantation: 8-year prospective experience. Circulation 2003; 107: 93–97.

64. Kobashigawa JA, Moriguchi JD, Laks H, Wener L, Hage A, Hamilton MA, et al. Ten-year follow-up of a randomized trial of pravastatin in heart transplant patients. J Heart Lung Transplant 2005; 24: 1736-1740.

65. Som R, Morris PJ, Knight SR. Graft vessel disease following heart transplantation: a systematic review of the role of statin therapy. World J Surg. 2014; 38(9):2324-34.

66. Uber P, Mehra M. Induction therapy in heart transplantation: is there a role? J Heart Lung Transpl. 2007; 26(3): 205-9.

67. Kobashigawa J, Zuckermann A, Macdonald P, Leprince P, Esmailian F, Luu M, et al; Consensus Conference participants. Report from a consensus conference on primary graft dysfunction after cardiac transplantation. J Heart Lung Transplant. 2014 Apr;33(4):327-40.

68. Mihaljevic T, Jarrett CM, Gonzalez-Stawinski G, Smedira NG, Nowicki ER, Thuita L, Mountis M, Blackstone EH. Mechanical circulatory support after heart transplantation. Eur J Cardiothorac Surg. 2012 Jan;41(1):200-6.

69. Russo MJ, Iribarne A, Hong KN, Ramlawi B, Chen JM, Takayama H, Mancini DM,Naka Y. Factors associated with primary graft failure after heart transplantation. Transplantation. 2010 Aug 27;90(4):444-50.

70. Cosío Carmena MD, Gómez Bueno M, Almenar L, Delgado JF, Arizón JM, González Vilchez F, et al. Primary graft failure after heart transplantation: characteristics in a contemporary cohort and performance of the RADIAL risk score. J Heart Lung Transplant. 2013 Dec;32(12):1187-95.

71. Lehmann S, Uhlemann M, Etz CD, Garbade J, Schroeter T, Borger M, et al. Extracorporeal membrane oxygenation: experience in acute graft failure after heart transplantation. Clin Transplant. 2014 Jul;28(7):789-96.

72. Urban M, Szarszoi O, Pirk J, Netuka I. What is the optimal mode of mechanical support in transplanted patients with acute graft failure? Interact Cardiovasc Thorac Surg. 2013 Apr;16(4):517-9.

73. Ibrahim M, Hendry P, Masters R, Rubens F, Lam BK, Ruel M, Davies R, Haddad H, Veinot JP, Mesana T. Management of acute severe perioperative failure of cardiac allografts: a single-centre experience with a review of the literature. Can J Cardiol. 2007 Apr;23(5):363-7.

74. Saito A, Novick RJ, Kiaii B, McKenzie FN, Quantz M, Pflugfelder P, et al. Early and late outcomes after cardiac retransplantation. Can J Surg. 2013 Feb;56(1):21-6.

75. Stobierska-Dzierzek B, Awad H, Michler RE. The evolving management of acute right-sided heart failure in cardiac transplant recipients. J Am Coll Cardiol. 2001 Oct;38(4):923-31.

76. Simon MA. Assessment and treatment of right ventricular failure. Nat Ver Cardiol. 2013 Apr;10(4):204-18.

77. Lahm T, McCaslin CA, Wozniak TC, Ghumman W, Fadl YY, Obeidat OS, Schwab K,Meldrum DR. Medical and surgical treatment of acute right ventricular failure. J Am Coll Cardiol. 2010 Oct 26;56(18):1435-46.

78. Ardehali A, Hughes K, Sadeghi A, Esmailian F, Marelli D, Moriguchi J, Hamilton MA, Kobashigawa J, Laks H. Inhaled nitric oxide for pulmonary hypertension after heart transplantation. Transplantation. 2001 Aug 27;72(4):638-41.

79. Cheung AW, White CW, Davis MK, Freed DH. Short-term mechanical circulatory support for recovery from acute right ventricular failure: Clinical outcomes. J Heart Lung Transplant. 2014 Aug;33(8):794-9.

80. Kapur NK, Paruchuri V, Jagannathan A, Steinberg D, Chakrabarti AK, Pinto D, et al. Mechanical circulatory support for right ventricular failure. JACC Heart Fail. 2013 Apr;1(2):127-34.

81. Stewart S, Winters GL, Fishbein MC, Tazelaar HD, Kobashigawa J, Abrams J, et al. Revision of the 1990 working formulation for the standardization of nomenclature in the diagnosis of heart rejection. J Heart Lung Transplant. 2005; 24: 1710-20.

82. Berry GJ, Burke MM, Andersen C, Bruneval P, Fedrigo M, Fishbein MC, et al. The 2013 International Society for Heart and Lung Transplantation Working Formulation for the standardization of nomenclature in the pathologic diagnosis of antibody-mediated rejection in heart transplantation. J Heart Lung Transplant. 2013; 32(12):1147-62.

83. Wu GW, Kobashigawa JA, Fishbein MC, Patel JK, Kittleson MM, Reed EF, et al. Asymptomatic antibody-mediated rejection after heart transplantation predicts poor outcomes. J Heart Lung Transplant. 2009; 28(5):417-22.

84. Kfoury AG, Hammond ME, Snow GL, Drakos SG, Stehlik J, Fisher PW, et al. Cardiovascular mortality among heart transplant recipients with asymptomatic antibody-mediated or stable mixed cellular and antibody-mediated rejection. J Heart Lung Transplant. 2009; 28(8):781-4.

85. Kfoury AG, Snow GL, Budge D, Alharethi RA, Stehlik J, Everitt MD, et al.. A longitudinal study of the course of asymptomatic antibody-mediated rejection in heart transplantation. J Heart Lung Transplant. 2012; 31(1):46-51.

86. Kobashigawa J, Crespo-Leiro MG, Ensminger SM, Reichenspurner H, Angelini A, Berry G, et al. Report from a consensus conference on antibody-mediated rejection in heart transplantation. J Heart Lung Transplant. 2011; 30(3):252-69.

87. Kittleson MM, Kobashigawa JA. Antibody-mediated rejection. Curr Opin Organ Transplant 2012; 17(5): 551-57.

88. O'Shea DT, Humar A. Life-threatening infection in transplant recipients. Crit Care Clin. 2013 Oct;29(4):953-73.

89. Fishman JA. Infectionin solid-organ transplant recipientes. N Engl J Med 2007;357:2601.

90. Kotton CN, Kumar D, Caliendo AM, Asberg A, Chou S, Snydman DR, Allen U, Humar A; Transplantation Society International CMV Consensus Group. International consensus guidelines on the management of

cytomegalovirus in solid organ transplantation. Transplantation. 2010 Apr 15;89(7):779-95.

91. Humar A, Snydman D. Cytomegalovirus in solid organ transplant recipients. Am J Transplant 2009;9(Suppl 4):S78–86.

92. Derouin F, Pelloux H, ESCMID Study Group on Clinical Parasitology. Prevention of toxoplasmosis in transplant patients. Clin Microbiol Infect 2008; 14:1089.

93. Gallino A, Maggiorini M, Kiowski W, et al. Toxoplasmosis in heart transplant recipients. Eur J Clin Microbiol Infect Dis 1996; 15:389.

94. Strabelli TM, Siciliano RF, Vidal Campos S, Bianchi Castelli J, Bacal F, Bocchi EA, Uip DE. Toxoplasma gondii Myocarditis after Adult Heart Transplantation: Successful Prophylaxis with Pyrimethamine. J Trop Med. 2012;2012:853562.

95. Koo S, Gagne LS, Lee P, Pratibhu PP, James LM, Givertz MM, Marty FM. Incidence and risk factors for herpes zoster following heart transplantation. Transpl Infect Dis. 2014 Feb;16(1):17-25.

Efeitos Tardios do Transplante e Considerações Sobre a Cirurgia

63

Fabiana Goulart Marcondes-Braga

Monica Avila Samuel

Fabio Gaiotto

Fernando Bacal

Fabio Biscegli Jatene

1 ASPECTOS CIRÚRGICOS

1.1 INTRODUÇÃO

A insuficiência cardíaca (IC) avançada e refratária ao tratamento clínico tem aumentado progressivamente a sua prevalência em virtude do acentuado envelhecimento populacional, fenômeno amplamente conhecido e estudado em todo o mundo. A expectativa de vida tem aumentado progressivamente em países desenvolvidos e consequentemente as doenças relacionadas ao envelhecimento tornam-se mais presentes. Estima-se que nos Estados Unidos 5,8 milhões de pessoas sejam portadoras de insuficiência cardíaca e que 300.000 falecem por ano, decorrentes da falência cardíaca avançada.[1]

A melhoria do tratamento clínico da IC e os avanços na terapia cirúrgica destes pacientes são marcantes na última década, entretanto, o transplante cardíaco (TC) permanece como a única estratégia curativa para os doentes no estágio avançado. Nota-se também, na última década, o marcante desenvolvimento da assistência circulatória mecânica que, a despeito da rápida evolução tecnológica e melhoria dos resultados, ainda apresenta resultados inferiores ao TC.[2]

O número de transplantes cardíacos no mundo está relativamente estável nos últimos 15 anos, dependente principalmente da oferta de doadores, que é sazonal e insuficiente para atender à fila de espera, que aumenta a cada ano. A mortalidade na fila de espera é alta. Hospitais com mortalidade abaixo de 20% na fila são minoria. Os novos dispositivos de assistência circulatória mecânica, os xenotransplantes ainda em fase primordial de pesquisa; a utilização de células-tronco e as diversas modalidades de abordagens cirúrgicas para o tratamento da IC avançada somam-se na tentativa de suprir a falta de doadores para todos e diminuir a taxa de morte na fila de espera.[1]

O TC foi pioneiramente descrito e padronizado com sucesso em experimentos em cães por Willman e colaboradores em 1962, na Universidade de Stanford. Na ocasião, foram realizados transplantes autólogos e heterotópicos de corações na região cervical. Houve sucesso técnico, porém as barreiras imunológicas eram desconhecidas. As evidências da necessidade de imunossupressão química viriam nos anos seguintes.

O primeiro TC ortotópico realizado com sucesso em humanos foi realizado em Cape Town, África do Sul, no dia 03 de dezembro de 1967.[3] O cirurgião Cristian Barnard, após ter estagiado sob supervisão de Norman Shumway em Stanford, ganhou notoriedade mundial com o feito. Barnard e sua equipe utilizaram radiação tópica, azatioprina, prednisona e actinomicina C como terapia imunossupressora, entretanto, o resultado foi frustrante. Poucos dias após o feito de Barnard, Kantrovitz e colaboradores utilizaram um coração de um doador anencéfalo para tratar uma criança de três semanas portadora de atresia tricúspide, também com resultado pouco animador.

A partir de então, diversos grupos ao redor do mundo entusiasmaram-se com o TC, entretanto os resultados desfavoráveis persistiam, especialmente relacionados à falta de treinamento cirúrgico, proteção miocárdica pouco desenvolvida e terapia imunossupressora insuficiente. Apesar da introdução da biópsia endomiocárdica em 1973 para o controle da rejeição,[4] os resultados iniciais dos primeiros 82 pacientes do grupo de Shumway em Stanford, revelavam baixa expectativa de vida. A biópsia endomiocárdica tornou-se então o padrão ouro para o controle e diagnóstico da rejeição, mas não conseguiu melhorar expressivamente os resultados do TC. A sobrevida de 48% e 25% para os 12 e 36 meses, respectivamente, ainda continuava baixa.[5]

O entusiasmo inicial com o TC diminuiu no decorrer da década de 1970, apesar de a técnica operatória estar bem padronizada. A barreira imunológica era marcante. O advento da ciclosporina, descoberta em 1976 por Jean-François Borel e aprovada para utilização clínica em 1983, trouxe à tona novamente o entusiasmo com o TC, notando-se na década de 90 rápido aumento dos transplantes no mundo, atingindo-se o platô ao redor de 2.400 tranplantes por ano nos Estados Unidos e 250 no Brasil. Novamente, cabe salientar o fator limitante do número de doadores.

A primeira técnica operatória para a realização do TC ortotópico em humanos é conhecida como técnica clássica e permanece sem alterações até os dias atuais. A técnica bicaval ganhou notoriedade em 1991 e é utilizada em 62% dos serviços nos Estados Unidos. O TC total, descrito por Yacoub e colaboradores, é utilizado em poucos serviços em virtude da maior dificuldade técnica. Em todas as técnicas, há necessidade da adequação da cardiectomia no doador à técnica que será empregada no implante, em especial quando há retirada conjunta dos pulmões para realização do transplante pulmonar em outro doador. A proteção miocárdica deve ser perfeita, minimizando os danos ao coração. O TC heterotópico, descrito por Carrel e Guthrie e realizado pioneiramente também por Cristian Barnard, merece consideração histórica.

1.2 RETIRADA MÚLTIPLA DE ÓRGÃOS

A doação de órgãos e o processo de retirada múltipla dos órgãos no Brasil é responsabilidade dos órgãos governamentais e controlada pela Secretaria de Estado da Saúde. Todo o processo de doação, avaliação da morte encefálica e a convocação de todas as equipes é encargo da Central de Transplantes e cabe à ela a adequação do horário de captação, respeitando o tempo de isquemia para os diversos órgãos. O coração e sua equipe, por tolerar o menor tempo de isquemia entre todos os órgãos habitualmente ofertados e ser o responsável pela viabilidade dos outros órgãos, é habitualmente quem coordena os tempos da retirada múltipla. Evita-se a superação do tempo limite de 4 horas de isquemia para o coração.

Na retirada de múltiplos órgãos, podem ser utilizados no mesmo doador o coração, os pulmões, fígado, rins, ossos, córneas, pâncreas, intestino, condutos vasculares e pele, incluindo face. No TC, o preparo do receptor é concomitante ao preparo do doador, objetivando minimizar o tempo de isquemia. Na retirada múltipla de órgãos, o coração é o primeiro órgão a ser removido, seguido dos pulmões, fígado, pâncreas e intestino, rins e finalmente, ossos, condutos vasculares, pele e córneas.

O ato operatório inicia-se pela realização de incisão ampla no doador, extendendo-se da fúrcula até a região hipogástrica. Cada equipe prepara seu órgão para a infusão das respectivas soluções de preservação. Quando estão todos prontos, o doador é heparinizado plenamente (4 mg/kg) e inicia-se a remoção conjunta. A sincronização deve ser perfeita, uma vez que a solução de preservação do coração, pulmões, fígado e rins são ministradas simultaneamente.

1.2.1 Proteção miocárdica

A preservação do coração é fundamental para o sucesso primário do enxerto e tem associação direta com a sobrevida tanto imediata quanto tardia. A solução ideal de preservação miocárdica é motivo de pesquisa e há vários tipos de solução que são empregadas nos diversos centros, em acordo com a experiência dos centros e treinamento da equipe operatória.[6] Há ao redor de 167 tipos de soluções utilizadas para TC nos Estados Unidos.[7] No Instituto do Coração do Hospital das Clínicas da Faculdade de Medicina da Universidade de São Paulo (InCor-HCFMUSP), a partir de novembro de 2012, o Núcleo de TC do Adulto passou a adotar a solução Histidina-Triptofano-Ketoglutarato (HTK-Custodiol*) como solução padrão.

Proposta por Bretchneider em 1970, a solução oferece boa preservação energética e tempo de isquemia aceitável até 5 horas, sendo que evitamos ultrapassar o tempo total de 4 horas. É classificada como de ação intracelular, cristalóide, fria e com baixa concentração de sódio e cálcio. Na composição, temos Sódio 15 mmol/l; Potássio 9 mmol/l; Magnésio 4 mmol/l; Cálcio 0,015 mmol/l; Histidina 198 mmol/l; Triptofano 2 mmol/l; Ketoglutarato 1 mmol/l e Manitol 30 mmol/l.[8]

A utilização da solução cardioplégica segue preceitos padronizados, em acordo com a literatura e nossa experiência. Utilizamos infusão de 2 litros da solução a 4°C, imediatamente após o clampeamento aórtico e com adequada descompressão cardíaca. A pressão de infusão na aorta ascendente deve estar em torno de 40 a 50 mmHg, gastando-se para a infusão completa dos 2 litros entre 12 a 15 minutos. Durante a infusão, hipotermia tópica com soro fisiológico gelado com fragmentos de gelo é realizada. Atenção especial e contínua deve-se ter à competência da valva aórtica e completa descompressão das cavidades cardíacas.

Completando-se a cardiectomia, já com o coração na mesa de apoio e dentro de saco plástico para transporte, ministra-se mais 1 litro de solução, litro este no qual será transportado o coração. Ao redor deste saco plástico, outro saco deve ser colocado, com soro fisiológico gelado e fragmentos de gelo, a fim de que o transporte aconteça em hipotermia. Deve-se notar que o coração virá imerso por completo na solução, não entrando em contato com o soro fisiológico.

Quando da chegada do coração para o implante, termina-se o preparo do enxerto e não há necessidade de nova dose de solução cardioplégica.

1.2.2 Cardiectomia sem retirada conjunta dos pulmões

A cardiectomia exclusiva, sem remoção concomitante dos pulmões, é um procedimento mais simples, em comparação quando há remoção conjunta dos pulmões. No mediastino, apenas será infundida a solução de preservação miocárdica e por isso, o retorno pelas pulmonares é menor e, consequentemente, o risco de distensão ventricular também é menor.

Após a heparinização plena do doador, a aorta é clampeada na transição diafragmática e segue-se a descompressão das câmaras esquerdas, através da abertura da veia pulmonar superior direita ou esquerda. Em seguida, descomprime-se o lado direito, seccionando-se a cava inferior ou superior. Neste momento, com o coração já descomprimido, a aorta é clampeada e a solução cardioplégica infundida, conforme descrição anterior. Terminada a cardioplegia, prossegue-se com a cardiectomia, tendo como princípio exérese o mais longe possível do coração, mirando cotos vasculares longos.

A veia cava inferior é objeto de disputa quando há remoção do fígado. Por ser de pequena extensão, pode fazer falta para o implante do coração ou do fígado porém, quando seccionada no meio, atende às duas equipes invariavelmente. Após a secção da veia cava inferior, o coração é levantado no sentido cranial e as pulmonares são seccionadas, inicialmente a inferior direita e esquerda, seguinas das veias pulmonares do lado esquerdo. Agora com o coração tracionado para a direita, a artéria pulmonar esquerda, aorta (já sem o clampe aórtico) inclusive com os vasos da base, veia cava superior e artéria pulmonar esquerda são finalmente seccionados e o coração é removido.

Fundamental para o bom andamento operatório a presença de dois aspiradores potentes. Eventualmente, pode-se abrir as duas pleuras para escoamento do sangue do campo operatório. O preparo final do coração será feito no momento do implante, pelo cirurgião que realizou a cardiectomia no receptor.

1.2.3 Cardiectomia com retirada conjunta dos pulmões

Quando há remoção concomitante dos pulmões, a solução de preservação pulmonar será ministrada na artéria pulmonar, no seu tronco, através de canulação por sutura em bolsa. Portanto, neste caso, o coto pulmonar é bastante reduzido, necessitando-se atenção especial à cardiectomia no receptor. Também, a retirada dos pulmões pressupõe expansão com ventilação a pressão positiva ininterrupta, o que torna o campo operatório dificultoso.

O retorno das soluções de preservação ao ventrículo esquerdo é mais volumoso, podendo ocasionar distensão da cavidade esquerda, sendo necessária atenção especial à descompressão do coração. O transplante pulmonar tem apresentado aumento expressivo no nosso meio e o trabalho em equipe é fundamental para o processo, devendo a conduta operatória ser discutida individualmente por ambas as equipes.

1.3 PREPARO DO RECEPTOR

O preparo do receptor segue os preceitos básicos para cirurgia cardíaca de rotina. Deve-se salientar a importância do ecocardiograma trans-esofágico intra-operatório e do cateter de Swan-Ganz, que por nossa padronização é instalado ao final do procedimento. Sua presença pode dificultar a anastomose da veia cava superior.

A indução de anestesia no receptor depende da autorização da equipe captadora e a sincronização visa diminuir ao máximo o tempo de isquemia do órgão e também reduzir o tempo de cirurgia no receptor. A esternotomia só deve acontecer após a cardiectomia no doador terminar e ocorrer sem nenhuma intercorrência, garantindo um enxerto de excelente qualidade.

A circulação extra-corpórea é instalada de maneira habitual, com drenagem bicaval e infusão na aorta. Outras modalidades podem ser adotadas, em acordo com a tática operatória, que deve ser avaliada paciente por paciente. Habitualmente, no InCor-HCFMUSP, empregamos normotermia sem hipotermia tópica. A cardiectomia do receptor deve se iniciar com o coração do doador na sala operatória.

A remoção do coração do receptor segue preceitos opostos àquela do doador. Agora, remove-se o coração seccionando-se as estruturas mais próximas aos ventrículos, visando cotos vasculares longos e compatibilização de bocas anastomóticas. As desproporções são frequentes e a adequação por vezes requer manobras de plicatura e incisões adicionais.

A cardiectomia do receptor deve também respeitar normas em acordo com a técnica a ser adotada para o implante. Na técnica clássica, a remoção do coração preconiza secção no plano biatrial. Para o implante bicaval, remove-se completamente o átrio direito, deixando-se apenas 2 cm de margem atrial direita na cava inferior (atrialização da cava inferior) para facilitar a sutura. A remoção do átrio esquerdo será executada levando em consideração a técnica de implante escolhida: átrio esquerdo em botão único, bipulmonar ou no TC total.

A aorta e a artéria pulmonar são removidas próximas à base do coração, preservando-se o óstio coronariano esquerdo e os pilares pulmonares, a fim de orientação de sutura contra eventuais torções de anastomose.

1.4 TRANSPLANTE CARDÍACO ORTOTÓPICO – TÉCNICA CLÁSSICA (BIATRIAL)

A técnica clássica descrita por Shumway e colaboradores na década de 60,[5] pressupõe a realização de apenas quatro anastomoses na seguinte sequência: átrio esquerdo, átrio direito, pulmonar e aorta. Tanto nesta técnica como nas que serão mencionadas a seguir, a sequência pode variar, visando a diminuição do tempo de isquemia.

A anastomose do átrio esquerdo habitualmente é realizada com sutura contínua de fio inabsorvível monofilamentado 3.0 ou 4.0. Utiliza-se a base da aurícula esquerda como orientação para que se evite rotação e inicia-se com a sutura da parede posterior, que pode ser evertida ou invertida, dependendo do treinamento da equipe cirúrgica. Cabe salientar que esta sutura deve ficar irrepreensível, uma vez que eventuais correções são dificultosas. O posicionamento é bastante posterior. Segue-se a sutura do teto do átrio esquerdo septo interatrial. Ainda, para facilitar a adequação de proporções, pontos de reparo podem ser adicionados, em projeção às veias pulmonares.

A sutura do átrio direito é feita com fio inabsorvível monofilamentado 4.0 ou 5.0 e deve-se prodecer ao implante o mais longe possível da valva tricúspide, na tentativa de diminuir a indcidência de insuficiência tricúspide na evolução.

A artéria pulmonar é suturada com fio inabsorvível monofilamentado 5.0, com especial atenção à proporção de calibre, comprimento e rotação. Nos receptores portadores de miocardiopatia valvar com cirurgias prévias, o posicionamento da artéria pulmonar pode ser dificultoso. Nestes pacientes, frequentemente há alteração do posicionamento dos vasos da base decorrente do crescimento das cavidades cardíacas.

A anastomose da aorta é realizada com sutura contínua de fio monofilamentar inabsorvível 5.0. Remove-se a maior parte da aorta do receptor, especialmente quando há idade avançada e placas de ateroma, uma vez que a aorta do doador é saudável.

O TC ortotópico utilizando-se a técnica clássica diminuiu em proporção quando em 1991 foi descrita a técnica bicaval. O modo clássico apresenta maior incidência de arritmias atriais com formação de trombos e insuficiência tricúspide. A realização de plastia tricúspide profilática mostrou-se procedimento acessório desnecessário que não melhora os resultados, quando em comparação com a técnica bicaval.

1.5 TRANSPLANTE CARDÍACO ORTOTÓPICO – TÉCNICA BICAVAL

Descrito por Sievers e colaboradores em 1991,[1,5] é a técnica predominante um utilização atualmente, correspondendo ao redor de 70% dos transplantes realizados noe Estados Unidos. Nesta modalidade, serão 5 anastomoses, habitualmente nesta ordem: átrio esquerdo, veia cava inferior, artéria pulmonar, aorta e veia cava superior. Cabe relembrar que a sequência pode variar em consonância com o tempo de isquemia, podendo até o transplante ser iniciado pela anastomose da aorta.

O implante do átrio esquerdo é idêntico à técnica clássica porém, não há sutura do septo interatrial. Agora, o átrio esquerdo é suturado mais próximo às pulmonares e por isso fica menor. Não há sutura no plano atrial direito pois as cavas são as estruturas a serem anastomosadas.

Após o implante do átrio esquerdo, habitualmente realiza-se a veia cava inferior. Utiliza-se fio inabsorvível monofilamentar

4.0 e a parede posterio é a primeira a ser confeccnionada. Atenção para o seio coronariano, que por vezes fica bem próximo à linha de sutura. Cuidado especial à válvula de Thebesius pois se o seu reposicionamento for inadequado, poderá obstruir a veia cava inferior. Porventura, há falta de tecido e risco de tensão anastomótica, podendo-se utilizar fragmentos do coração retirado como tecido extensor ou até a interposição de tubos, que deve ser evitada em virtude do risco trombótico.

As suturas da artéria pulmonar e aorta são semelhantes à descrita anteriomente e a veia cava superior é concluída após a reperfusão do coração. Por ser de paredes finas, deve-se ater ao risco de estenose anastomótica, que pode dificultar os procedimentos de biópsia no decorres da evolução.

1.6 TRANSPLANTE CARDÍACO ORTOTÓPICO – TÉCNICA BICAVAL-BIPULMONAR

O TC com anastomose bipulmonar é semelhante aos anteriores, diferenciando-se apenas no implante do átrio esquerdo. As veias pulmonares, direita e esquerda serão implantadas de maneira unificada: duas no mesmo retalho à esquerda e duas no mesmo retalho à direita. Nesta região, os tecidos são mais finos e o risco de sangramento aumenta. Fios mais delicados são necessários.

Nesta técnica, a quantidade de tecido do coração doente que permanece é menor e a estrutura do átrio esquerdo permanece praticamente intocada.

1.7 TRANSPLANTE CARDÍACO TOTAL

Descrita por Yaboub e colaboradores em 1990,[1,5] pressupõe 8 anastomoses nesta sequência: veia pulmonar superior esquerda, inferior esquerda, superior direita, inferior direita, veia cava inferior, artéria pulmonar, aorta e finalmente veia cava superor. É uma técnica mais trabalhosa e com risco aumentado de sangramento e tempo de circulação extra-corpóreo maior. As veias pulmonares são finas e há risco de estenose nas bocas anastomóticas. Entretanto, é uma técnica atraente por não preservar nada do coração doente e o átrio esquerdo do doador fica intacto.

Esta opção técnica não pode ser adotada quando se utiliza os pulmões. Para o transplante pulmonar, devemos preservar a unificação das veias pulmonares no doador para o implante no átrio esquerdo do receptor do pulmão.

1.8 TRANSPLANTE CARDÍACO HETEROTÓPICO

Modalidade técnica de emprego descontinuado no mundo em decorrência dos resultados precários. Restrita para os pacientes com elevada pressão no território pulmonar e contra-indicação para o TC ortotópico, a permanência do coração doente acarreta trombose, infecção e arritmia.[6]

Descrita por Carrel e Guthrie[5] e realizado pioneiramente por Christian Barnard em 1974, o novo coração é implantado em paralelo ao coração doente, de tal forma que o receptor permanece com dois corações. As conexões frequentemente são realizadas com o auxílio de tubos.

1.9 TÉRMINO DA CIRCULAÇÃO EXTRACORPÓREA E REVISÃO DE HEMOSTASIA

Deve preceder à reperfusão do coração transplantado a remoção de ar das cavidades cardíacas. Há necessidade de repetidas manobras de retenção de volume e insuflação pulmonar, associada à aspiração da aorta ascendente. Após a reperfusão e término da anastomose da cava superior, inicia-se a saída e o término da circulação extracorpórea.

Os preceitos anestésicos e critérios para saída são os mesmos para cirurgia cardíaca de rotina, com atenção especial ao desempenho do ventrículo direito. Suporte inotrópico frequentemente é utilizado. Óxido nítrico pode auxiliar. Em raros casos há necessidade de assistência mecânica direita

A revisão de hemostasia deve ser rigorosa e realizada antes da saída de circulação extracorpórea. Frequentemente, distúrbios do rítmo cardíaco acontecem por conta da proteção miocárdica, tempo de isquemia e denervação do coração. Rotineiramente, implantamos 4 fios de marca-passo epimiocárdico: 2 atriais e 2 ventriculares. Testes de limiar são feitos na sala operatória.

O fechamento esternal e a hemostasia do mediastino devem ser rigorosamente checados. Haverá imunossupressão e a presença de coagulopatia é frequente.

2   EFEITOS TARDIOS DO TRANSPLANTE

O TC é um tratamento efetivo para pacientes com IC avançada. A sobrevida média desses pacientes é de 10 anos, atingindo até 13 anos, quando avaliada a sobrevida após o primeiro ano do transplante e as principais causas de óbitos variam de acordo com o tempo pós-transplante (Figura 63.1). Enquanto nos primeiros 3 anos, anos predominam óbitos por falência do enxerto e infecção, entre 3 e 5 anos, as causas predominantes são neoplasias, doença vascular do enxerto (DVE) e insuficiência renal.[9-10]

As principais comorbidades que envolvem os pacientes submetidos ao TC são: hipertensão arterial, dislipidemia, insuficiência renal, diabetes, DVE e neoplasias. Ao analisarmos a evolução tardia, veremos que ao final de cinco anos, cerca de 92% dos pacientes apresentarão hipertensão arterial, 52% insuficiência renal, 88% dislipidemia, 38% diabetes e aproximadamente 30% dos pacientes apresentarão algum grau de DVE, atingindo 50% ao final de 10 anos[9] (Tabela 63.1).

Após 1 ano do TC, a incidência de rejeição e injeção diminui e essas afecções contribuem pouco para mortalidade desses pacientes, porém são responsáveis por hospitalizações.[9]

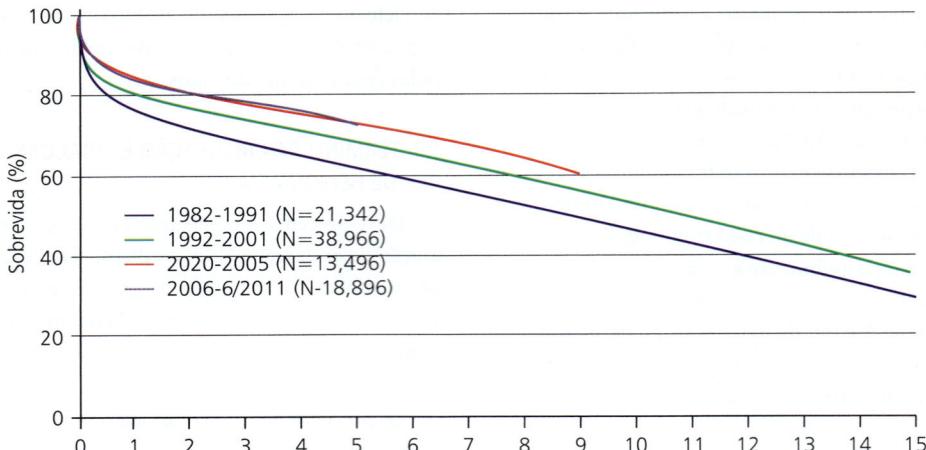

FIGURA 63.1 Sobrevida após Transplante Cardíaco. Fonte: Adaptado de *Lund LH et al. J. Heart and Lung Transplantation 2013;32(10):951-64.*

TABELA 63.1 Taxas de comorbidades nos pacientes submetidos a transplante cardíaco

COMORBIDADES	ATÉ 1 ANO DE TC (%)	ATÉ 5 ANOS DE TC (%)	ATÉ 10 ANOS DE TC (%)
Hipertensão arterial	72	92	Não disponível
Insuficiência renal	26	52	68
Dislipidemia	60	88	Não disponível
Diabetes	26	38	Não disponível
Doença vascular do enxerto	8	30	50
Neoplasias	12,3	19,5	21

Fonte: . Adaptado de *Lund LH e colaboradores J. Heart and Lung Transplantation 2013;32(10):951-64.*

2.1 HIPERTENSÃO ARTERIAL

A hipertensão arterial sistêmica (HAS) está presente em quase todos os pacientes após o TC e sua incidência aumenta com o tempo de transplante (Tabela 63.1). A HAS após o transplante cardíaco é um fator de risco para disfunção do enxerto, doença vascular do enxerto, insuficiência arterial periférica e acidente vascular encefálico.[11]

As principais características dos pacientes que desenvolvem HAS após o transplante são: idade maior que 21 anos, sexo masculino, história familiar de HAS e doenças cardiovasculares, antecedente de infarto agudo do miocárdio e acidente vascular encefálico, insuficiência renal e aumento de peso.[12]

A maior causa de HAS após o TC é o tratamento com imunossupressores, os corticosteróides e os inibidores de calcineurina,[13] sendo maior com o uso de ciclosporina.[14] Existem inúmeros mecanismos causadores de HAS pelos inibidores de calcineurina entre eles: ativação de vasoconstritores neuro-hormonais, alterações na reatividade vascular, reabsorção tubular renal de sódio associado à expansão volêmica, alterações na regulação intracelular de cálcio iônico, diminuição da produção de prostaglandinas e estímulo ao sistema renina-angiotensina-aldosterona.[15-16-17]

O tratamento da HAS em pacientes submetidos ao TC inclui medidas não farmacológicas convencionais como controle da ingestão de sal,[12] perda de peso, atividade física, cessação de tabagismo, controle dos outros fatores de risco como diabetes e dislipidemia.

Em relação aos imunossupressores, a diminuição ou suspensão dos corticosteróides e o uso de menores doses de ciclosporina poderiam contribuir para o controle da HAS. As medicações anti-hipertensivas utilizadas são os antagonistas do canal de cálcio, especialmente o diltiazem, e os inibidores da enzima conversora de angiotensina (IECA).[18]

2.2 DISLIPIDEMIA

A dislipidemia também é uma comorbidade muito comum em pacientes submetidos ao TC (Tabela 63.1).[19] As alterações mais frequentes são: elevação do LDL colesterol, diminuição do HDL colesterol e aumento dos níveis de triglicérides.

A dislipidemia está relacionada à DVE que pode comprometer a sobrevida dos pacientes transplantados.[20]

Os fatores de risco que contribuem para o desenvolvimento de dislipidemia são: idade, sexo masculino, obesidade, antecedente de dislipidemia ou diabetes, uso de inibidores de calcineurina, sirolimus ou corticosteróides.[20]

Os corticosteroides aumentam a incidência de dislipidemia, pois levam a um aumento de peso, aumento da resistência à insulina, da secreção hepática do VLDL colesterol, do colesterol total e do triglicérides.[21-22]

Os principais mecanismos pelos quais os inibidores de calcineurina causam dislipidemia são: inibição dos ácidos biliares que transportam o colesterol para o intestino, ligação dos inibidores de calcineurina ao receptor de LDL, aumentando os níveis de LDL colesterol, diminuição da eliminação do LDL colesterol e do VLDL colesterol.[20]

O tratamento da dislipidemia também inclui as medidas não farmacológicas habitualmente orientadas em pacientes não transplantados: perda de peso, atividade física e controle alimentar. O tratamento farmacológico consiste na diminuição das doses ou suspensão dos corticosteróides, na diminuição das doses de ciclospirona e na introdução das estatinas,[23] que também diminuem a incidência de doença vascular do enxerto.[24] A pravastatina é a estatina de escolha pela menor interação com os inibidores de calcineurina e menor incidência de rabdomiólise.[18]

2.3 DIABETES MELITO

O diabetes é uma comorbidade menos comum em relação às anteriores, porém está presente em 25% dos pacientes até 1 ano de TC e sua incidência aumenta nos anos que seguem ao TC (Tabela 63.2). O diabetes também tem relação importante com os imunossupressores, principalmente com os corticosteróides e com o tacrolimus.

Os fatores de risco para o desenvolvimento de diabetes após o transplante são: indivíduos afro-americanos ou hispânicos, obesidade, idade maior igual a 40 anos, historia familiar de diabetes, intolerância à glicose antes do transplante ou qualquer componente da síndrome metabólica, uso de corticosteróides ou inibidores de calcineurina (pricipalmente tacrolimus).[25]

Os corticosteroides aumentam as chances de desenvolver diabetes através de vários mecanismos. Eles promovem a gliconeogênese hepática, aumentam os ácidos graxos livres no músculo, estimulam a lipólise, diminuem a sensibilidade periférica à insulina e inibem a produção e secreção de insulina pancreática.[26]

Os critérios diagnósticos e o tratamento do diabetes em transplantado são semelhantes em pacientes diabéticos não submetidos ao TC.

No tratamento, são utilizados hipoglicemiantes orais[27] e insulina quando necessário.

2.4 INSUFICIÊNCIA RENAL

A insuficiência renal é uma comorbidade que pode estar associada a aumento da mortalidade em pacientes após TC (Tabela 63.1). A principal causa de insuficiência renal é a nefrotoxicidade pelos inibidores de calcineurina, mais evidente com a ciclosporina.[28]

Os inibidores de calcineurina levam a uma nefrotoxicidade aguda através a diminuição do fluxo sanguíneo renal devido à vasoconstrição da arteríola aferente e devido à doença microvascular aguda e nefrotoxicidade crônica causada pelo aumento da resistência renal vascular, diminuição da filtração glomerular e hipertensão arterial.

O tratamento da insuficiência renal é a redução da dose da ciclosporina ou substituição da mesma por outros imunossupressores não nefrotóxicos.[29] A mudança do esquema de imunossupressão de manutenção com a adição de micofenolato possibilita a diminuição dos níveis de ciclosporina e melhora da função renal. Além disso, a substituição da ciclosporina pelos inibidores do sinal de proliferação já foram avaliados e também demonstraram uma melhora da função renal sem comprometer o sucesso do TC.[30-31]

2.5 OSTEOPOROSE

A incidência de osteoporose vem aumentando nos últimos anos devido ao aumento de sobrevida dos pacientes após o TC, podendo chegar a 20%.[18]

Os pacientes submetidos ao TC podem apresentar fatores de risco para osteoporose mesmo antes do transplante devido à doença terminal. A perda óssea após o TC está relacionada ao efeito dos imunossupressores no remodelamento ósseo,[32] podendo ocorrer rapidamente após o transplante visto que nessas fases o paciente recebe altas doses de corticosteróide associada aos inibidores de calcineurina, principalmente a ciclosporina.[33-34]

Os corticosteróides inibem a formação óssea e os inibidores de calcineurina aumentam a reabsorção óssea.[32] Além disso, a nefrotoxicidade causada pelos inibidores de calcineurina pode resultar em hiperparatireoidismo secundário sendo outro fator para osteoporose após TC.[32]

TABELA 63.2 Incidência de malignidade após o transplante em adultos de abril de 1994 a junho de 2011

MALIGNIDADE	1 ANO APÓS TC	5 ANOS APÓS TC	10 ANOS APÓS TC
Nenhuma	29,101 (97,3%)	12,750 (85,8)	3,565 (71,2%)
Malignidade	795 (2,7%)	2,105 (14,2%)	1,439 (28,8)
Pele	390	1,402	1,020
Linfoma	165	162	97
Outros*	185	608	455
Tipo não reportado	55	42	16

*Outros: próstata, pulmão, bexiga, sarcoma de Kaposi, mama, cervical, colon e rim. Fonte: Adaptado de *J Heart Lung Transplant 2012;31(10):1045-1095.*

O diagnóstico da osteoporose é realizado pela densitometria óssea e deveria ser realizado antes do transplante com o objetivo de avaliar os parâmetros ósseos e até detectar a doença antes do transplante.[35]

As medidas preventivas para osteoporose podem ser realizadas logo após o transplante. São utilizados o calcitriol e os bifosfonados. O calcitriol demonstrou benefício quando iniciado precocemente, porém com necessidade de monitorização do cálcio urinário[36]. Os bisfosfonatos demonstraram ser efetivos na redução de perda óssea tanto precocemente ou em longo prazo após o transplante.[36-37]

2.6 NEOPLASIAS

As neoplasias são mais comuns em pacientes submetidos a transplantes quando comparados à população geral e podem afetar 18% dos pacientes após 10 anos de TC. As mais comuns são: neoplasia de pele e doenças linfoproliferativas[9] (Tabela 63.2). Nos pacientes com Doença de Chagas, a incidência de neoplasias é elevada e tem relação com as doses dos imunossupressores.[38]

As neoplasias também tem impacto na sobrevida dos pacientes após o TC. (Figura 63.2)

O aparecimento das neoplasias está associado a inúmeros fatores: dose e tempo de uso dos imunossupressores,[39] fatores genéticos, infecções virais (papilomavirus, Epstein-Barr vírus), idade, sexo, exposição ao sol, entre outros.[37] Existem estudos demonstrando relação do câncer de pele com o nível de imunossupressão, pois o câncer estaria relacionado a baixa contagem de células CD4, responsáveis pela resposta imune que desempenha um papel importante na defesa contra o tumor.[40]

Os cânceres de pele e de lábio se apresentam em 40 a 50% dos casos após o transplante. Carcinoma espinocelular pode ser até 65 a 250 vezes mais frequente em relação à população geral e o melanoma pode chegar a 2 a 6 vezes mais comum.[37] Existem recomendações estabelecidas para a prevenção de neoplasia de pele para pacientes após o transplante, sendo elas: reconhecimento precoce das lesões de pele através de autoexame, acompanhamento de lesões suspeitas com dermatologista e proteção solar.

As doenças linfoproliferativas podem atingir até 6% dos pacientes após o TC, sendo o principal tipo os linfomas de células B, associados a infecção pelo vírus Epstein-Barr e tratamento imunossupressor.[41] A apresentação clínica das doenças linfoproliferativas após o transplante é frequentemente extra-nodal e o tempo de aparecimento pode variar de meses até 10 anos de transplante.[42] A doença precoce ocorre geralmente em 1 ano do transplante, pode envolver um órgão sólido ou um nódulo e responde favoravelmente à diminuição da imunossupressão, enquanto a doença tardia tende a ser disseminada, respondendo menos à diminuição dos imunossupressores e, portanto, tem pior prognóstico.[41]

Os inibidores do sinal da proliferação (PSI), representados pelo everolimos e pelo sirolimus, apresentam efeitos antitumorais,[43-44] sendo considerada a substituição do esquema imunossupressor padrão pelos PSI quando diagnosticadas neoplasias em pacientes após o TC. A diminuição das doses dos imunossupressores também é indicada nos pacientes com câncer após o transplante.

O rastreamento para câncer em pacientes após transplante está descrito na Tabela 63.3, a seguir.

2.7 DOENÇA VASCULAR DO ENXERTO (DVE)

2.7.1 Conceito

A DVE é uma doença que acomete tardiamente as artérias coronárias de pacientes transplantados cardíacos. Caracteriza-se

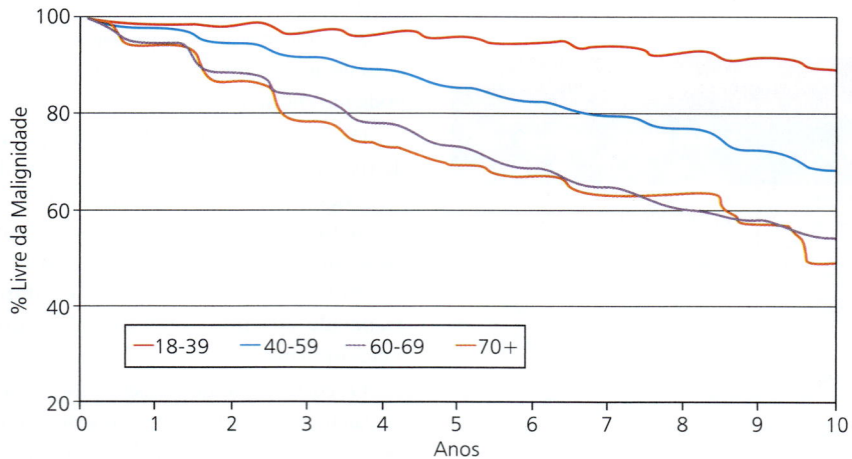

FIGURA 63.2 Sobrevida livre de malignidade após transplante em adultos de abril de 1994 a junho de 2011. Fonte: Adaptado *Lund LH e colaboradores. J. Heart and Lung Transplantation 2013;32(10):951-64.*

TABELA 63.3 Rastreamento de câncer após transplante cardíaco	
TIPO DE CÂNCER	**RECOMENDAÇÕES**
Mama	Mulheres 50-69 anos: mamografia
Pele	Autoexame mensal, exame médico anual, encaminhamento ao dermatologista em todas as lesões suspeitas
Colo uterino	Exame pélvico anual e Papanicolau em mulheres sexualmente ativas ou acima de 18 anos
Anogenital	Exame físico anual
Sarcoma de Kaposi e outros sarcomas	Exame de pele, conjuntiva, mucosa orofaríngea anual
Próstata	Homens acima de 50 anos PSA e exame retal anual
Coloretal	50 anos: sangue oculto e retosigmoscopia a cada 5 anos ou colonoscopia a cada 10 anos
Linfoproliferativas	Exame clínico a cada 3 meses principalmente nos primeiros anos após o transplante
Hepatocarcinoma	Somente para pacientes com hepatite B ou C: ultrassom hepático e alfafetoproteina a cada 6 a 12 meses

Fonte: Adaptado de www.uptodate.com.

pelo espessamento difuso da íntima, concêntrico, obliterativo, que preserva a lâmina elástica e que, frequentemente, acomete também vasos secundários. Tal acometimento vascular pode gerar isquemia miocárdica e, consequentemente, deterioração progressiva do enxerto.[45-46]

2.7.2 Epidemiologia

Conforme descrito anteriormente, em 5 anos, cerca de 30% dos pacientes transplantados cardíacos apresentarão DVE. Tal incidência pode atigir 50% ao final de 10 anos.[9]

Além de sua alta prevalência, destaca-se sua relevância prognóstica, uma vez que é responsável por grande parte dos óbitos tardios. A Figura 63.3 mostra diferença significativa na sobrevida de pacientes transplantados com e sem DVE (p < 0,0001), segundo dados da *International Society of Heart and Lung Transplantation* 2013.[9]

A DVE é responsável por aproximadamente 14% dos óbitos entre pacientes com mais de 5 anos de transplante cardíaco.[9] A Figura 63.4 revela a contribuição de cada uma das principais causas de óbito no pós-transplante cardíaco desde a fase mais precoce (até 30 dias) até a fase mais tardia (após 10 anos) do seguimento do transplante. Observa-se que a contribuição da DVE como causa de óbito aumenta progressivamente com os anos, porém nota-se que a sobrevida de pacientes após o diagnóstico de DVE na coorte de pacientes transplantados mais recentemente (2002-2012) é mais favorável do que a sobrevida entre os pacientes transplantados previamente (1994-2001). Esta melhora se deve provavelmente a avanços no tratamento da DVE, tais como: novos alvos para LDL-colesterol; uso de novos imunossupressores como os inibidores do sinal da proliferação ou ainda aos novos *stents* farmacológicos.[47]

Em análise multivariada, foram identificados fatores de risco para o desenvolvimento de DVE em 5 anos. Estes fatores podem

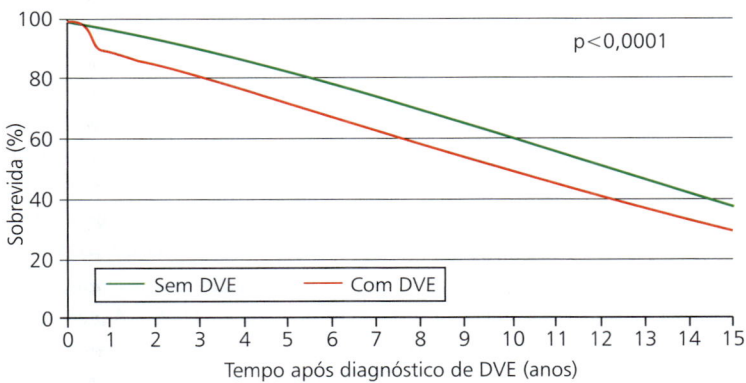

FIGURA 63.3 Sobrevida pós-transplante cardíaco em pacientes com e sem doença vascular do enxerto. Fonte: Adaptado de *Lund LH e colaboradores J. Heart and Lung Transplantation 2013;32(10):951-64.*

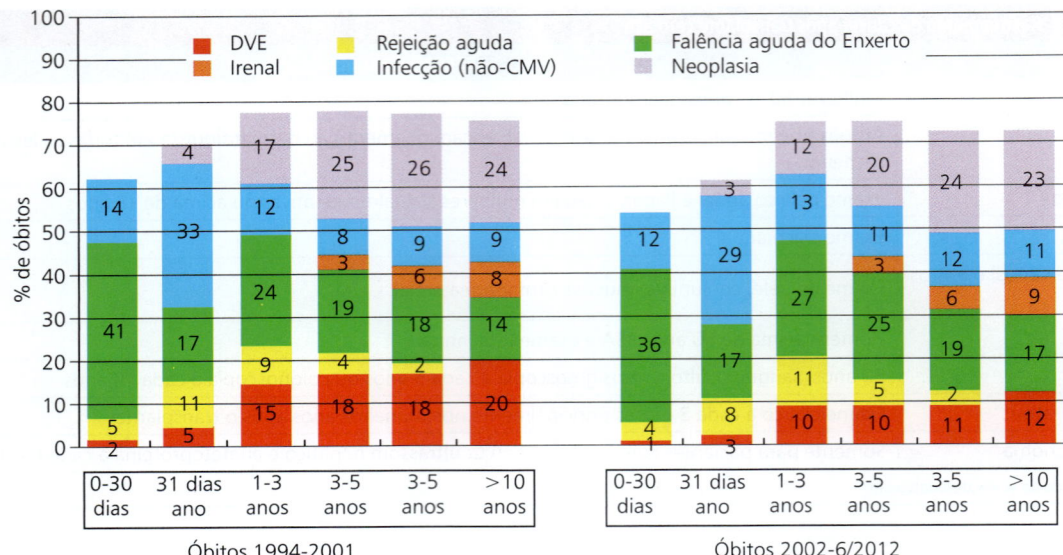

FIGURA 63.4 Causas de morte pelo tempo pós transplante e Era: óbitos de janeiro de 1994 até junho de 2012. Fonte: Adaptado de *Lund LH e colaboradores J. Heart and Lung Transplantation 2013;32(10):951-64.*

estar relacionados ao doador; ao receptor e à terapia imunossupressora. Postula-se hoje que a história de hipertensão e a idade do doador (doadores > 35 anos) correlacionam-se com maior incidência de DVE. Pacientes que apresentam rejeição aguda antes da alta pós-transplante, assim como receptores com sorologia negativa para citomegalovírus (CMV) que recebem coração de doadores com sorologia positiva para CMV estão sob maior risco de desenvolver DVE. O mesmo ocorre em relação às drogas imunossupressoras: terapia de manutenção com azatioprina *versus* micofenolato e ciclosporina *versus* tacrolimus também conferem maior risco de desenvolver DVE.[47-48]

2.7.3 Fisiopatologia

Os mecanismos envolvidos no desenvolvimento da DVE ainda não estão totalmente elucidados. Considera-se que fatores imunológicos e não imunológicos exerceriam influência conjunta na instalação do processo (Figura 63.5).

Os mecanismos imunológicos têm sido vastamente estudados. Acredita-se que tanto a resposta imune inata quanto a adaptativa estejam envolvidas com a patogênese da DVE. A resposta aloimune, caracterizada por aloreconhecimento, ativação de células T e expansão clonal, citotoxicidade mediada por células TCD8, produção de anticorpos por células B, liberação de citocinas pró-inflamatórias resultam em inflamação vascular e geram disfunção endotelial com disfunção vasomotora, estado pró-trombótico, apoptose e proliferação muscular lisa. Tal ativação do sistema imune parece contribuir muito para o complexo processo da DVE.[49-50]

No entanto, fatores independentes da resposta imune também contribuem para tal processo, tais como o mecanismo de morte encefálica e preservação do enxerto por influenciarem alterações endoteliais do enxerto. A disfunção endotelial ocorre precocemente na DVE como resultado de insultos multifatoriais imunológicos e não imunológicos.[51]

Classicamente, os fatores de risco habituais da aterosclerose, tais como dislipidemia, obesidade, hipertensão, tabagismo, diabetes e sedentarismo continuam exercendo seu papel no desenvolvimento da doença. Algumas séries documentaram a correlação entre o índice de massa corpórea dos pacientes, com a maior probabilidade de desenvolver DVE, provavelmente refletindo muito mais que um simples dado antropométrico, e sim, um marcador de alterações metabólicas que podem ocorrer nestes pacientes, inclusive alterações relacionadas com resistência à insulina.[52]

Também é importante ressaltar que infecções por citomegalovírus também têm sido descritas como sendo responsáveis pelo desenvolvimento de DVE, provavelmente por interferir no processo de disfunção endotelial.[53]

A DVE pode ser classificada em 3 diferentes fenótipos: lesões inflamatórias, lesões ricas em células musculares lisas e lesões fibróticas. Estes três fenótipos relacionam-se com tempo de transplante, idade no momento do transplante, a quantidade de doença aterosclerótica e a ocorrência de infecção.[54]

Existem diferenças claras entre a tradicional aterosclerose coronariana e a DVE.[55] A aterosclerose é usualmente focal, com proliferação excêntrica da camada íntima do segmento proximal dos vasos, associada ao depósito de cálcio, ruptura da lâmina elástica interna e presença de componente gorduroso da placa. Pode apresentar sinais de inflamação, e as veias não são

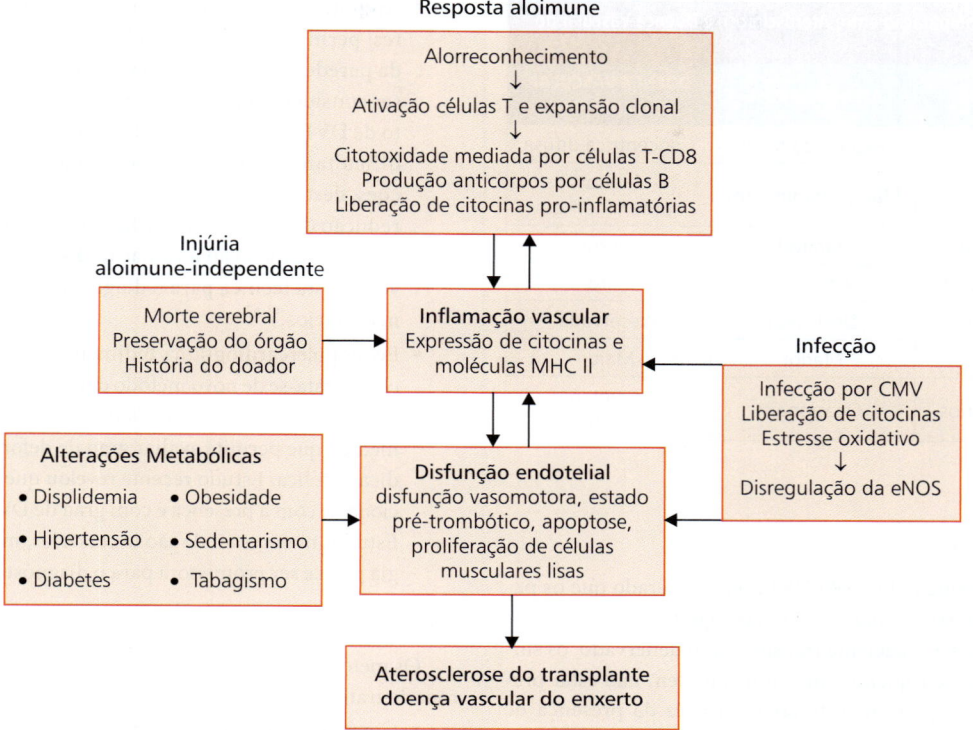

Resposta aloimune

Alorreconhecimento
↓
Ativação células T e expansão clonal
↓
Citotoxidade mediada por células T-CD8
Produção anticorpos por células B
Liberação de citocinas pro-inflamatórias

Injúria aloimune-independente

Morte cerebral
Preservação do órgão
História do doador

Inflamação vascular
Expressão de citocinas e moléculas MHC II

Infecção

Infecção por CMV
Liberação de citocinas
Estresse oxidativo
↓
Disregulação da eNOS

Alterações Metabólicas

• Displidemia • Obesidade
• Hipertensão • Sedentarismo
• Diabetes • Tabagismo

Disfunção endotelial
disfunção vasomotora, estado pré-trombótico, apoptose, proliferação de células musculares lisas

Aterosclerose do transplante
doença vascular do enxerto

FIGURA 63.5 Fisiopatologia da Doença Vascular do Enxerto. Fonte: Adaptado de *Schmauss D and Weiss M. Circulation 2008;117;2131-2141.*

envolvidas no processo aterosclerótico tradiciona.l[56] A DVE é tipicamente caracterizada por uma proliferação difusa, concêntrica da camada mio-intimal dos vasos. (Figura 63.6)

Os ramos intramiocárdicos são usualmente envolvidos, bem como também o sistema venoso. Nas fases iniciais da DVE o depósito de cálcio é raro, a lâmina elástica é intacta e inflamação está frequentemente presente[57] (Figura 63.7, Tabela 63.4).

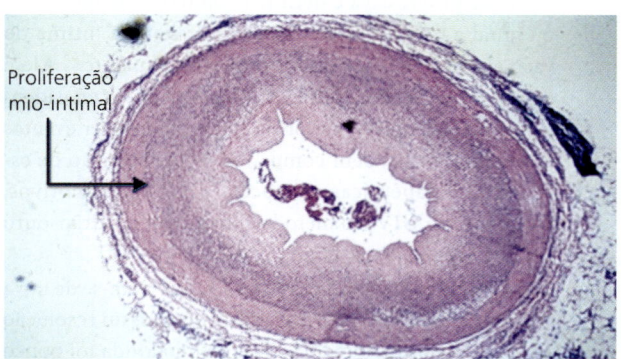

FIGURA 63.6 Aspecto histológico da proliferação intimal concêntrica da Doença Vascular do Enxerto. Microscopia eletrônica do Instituto do Coração (InCor-HCFMUSP).

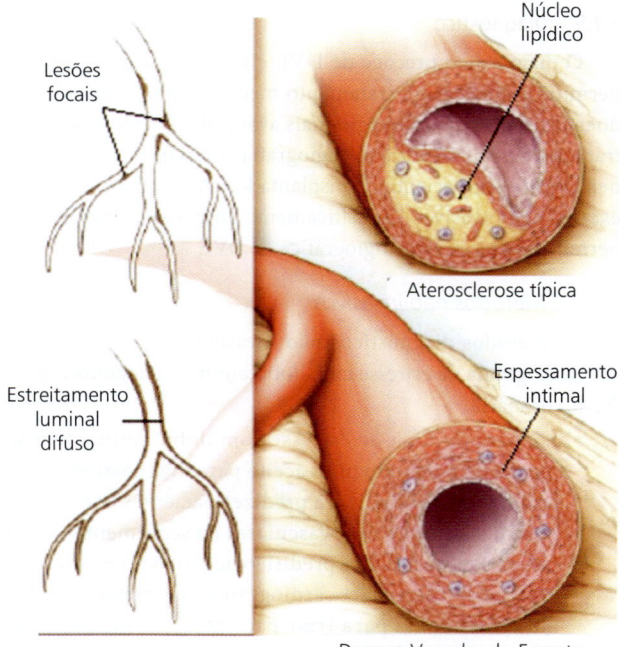

FIGURA 63.7 Ilustração do acometimento vascular na aterosclerose típica e na doença vascular do enxerto. Fonte: Adaptada de *Avery RK* e colaboradores *New Engl J Medicine 2003;349(9):829-30.*

TABELA 63.4 Comparação entre Aterosclerose e Doença Vascular do Enxerto

CARACTERÍSTICAS	ATEROSCLEROSE	DOENÇA VASCULAR DO ENXERTO
Distribuição	Excêntrica focal	Concêntrica difusa
Lípides	Mais proeminentes	Menos proeminentes
Infiltrado celular	Variável	Presente
Depósito de cálcio	Comum	Raro
Lâmina elástica	Destruída	Preservada
Inflamação	Menor	Maior
Vasos secundários	Ocasionais	Gravemente afetados

2.7.4   Quadro clínico

Diante da fisiopatologia da DVE, seria esperado que os pacientes apresentassem sinais e sintomas sugestivos de isquemia. No entanto, por ser o paciente transplantado denervado, os sintomas habituais de isquemia miocárdica podem não estar presentes. A doença pode manifestar-se através da presença de arritmias, sintomas de insuficiência cardíaca e até mesmo através de morte súbita. Também devemos suspeitar do diagnóstico diante de alterações eletrocardiográficas e ecocardiográficas novas, mesmo em pacientes assintomáticos.

2.7.5   Diagnóstico

O diagnóstico precoce de DVE é importante porque pode permitir mudanças no tratamento medicamentoso antes que a doença progrida para estágio mais avançado. Diante deste fato, tradicionalmente realiza-se angiografia coronária invasiva rotineiramente em pacientes transplantados. Avanços recentes em exames não invasivos, especificamente ultrassom intravascular, permitem detecção subangiográfica de DVE.[58]

2.7.5.1 Métodos não invasivos

Os métodos diagnósticos não invasivos disponíveis são o ecocardiograma de estresse com dobutamina e a angiotomografia de coronária.

- **Ecocardiograma de estresse com dobutamina:** tem se mostrado o método mais aceito para diagnóstico, como também método útil em predizer pacientes com maior risco de eventos cardiovasculares no seguimento tardio pelo seu elevado valor preditivo negativo.[59] Os protocolos atuais utilizam ecocardiograma de estresse com dobutamina anual para triar pacientes que necessitarão de estudo angiográfico (estudo positivo para isquemia), e, consequentemente, pacientes de maior risco, que deverão ser submetidos a intervenções ou mudanças terapêuticas.

- Angiotomografia de coronária com múltiplos detectores: permite avaliação não invasiva da luz coronariana, da parede intimal e das anastomoses, podendo, em tese, ser considerada para *screening*, diagnóstico e seguimento de DVE.[60] No entanto, algumas limitações do método dificultam seu uso na prática clínica. Entre estas limitações, destacam-se o uso de contraste, a dificuldade para redução da freqüência cardíaca em pacientes transplantados e a exposição à radiação. Estudos maiores envolvendo esta técnica para o diagnóstico de DVE ainda são necessários.[61-62]

- Ecodopplercardiograma bidimensional com *speckle-tracking*: trata-se de novo método diagnóstico ecocardiográfico capaz de determinar o *Global longitudinal strain (GLS)*, medida que permite avaliar grau de deformidade miocárdica sistólica. Estudo recente revelou que tal medida relaciona-se com a presença e com grau de DVE ($p < 0,0001$).[63] Estudos maiores ainda são necessários, mas tal metodologia parece ser promissora para o diagnóstico de DVE.

2.7.5.2 Métodos invasivos

Os métodos diagnósticos invasivos disponíveis são a cinecoronariografia e o ultrassom intravascular.

- Cinecoronariografia: permite a detecção de lesões coronarianas obstrutivas e na maioria dos protocolos de seguimento do paciente transplantado, incluindo a II Diretriz de Brasileira de Transplante Cardíaco,[18] preconiza-se a realização de estudo angiográfico anual após o primeiro ano para detecção de doença. No entanto, a natureza difusa e concêntrica das lesões, que acometem as artérias coronárias na DVE, muitas vezes impede o diagnóstico da doença em sua fase mais precoce.

- Ultrassonografia intravascular (UIV): trata-se de método mais sensível na detecção de lesões precoces, na análise das modificações das lesões, bem como na capacidade de testar novas drogas, que possam bloquear o processo de proliferação mio-intimal.[64] A DVE denominada rapidamente progressiva é definida como o aumento maior ou igual a 0,5 mm na espessura máxima da íntima do vaso ao final do primeiro ano após transplante.[65] Além do aspecto diagnóstico, o UIV é capaz de predizer e identificar pacientes com maior risco de desenvolver eventos cardiovasculares, bem como ajudar na definição de estratégias terapêuticas precoces.[66] Por estes motivos, atualmente o UIV é o método considerado padrão-ouro para o diagnóstico de DVE.[67]

- Tomografia de Coerência Óptica (OCT): trata-se de nova técnica de imagem intra-coronária que possui resolução 10 vezes maior do que UIV. Tal método ainda foi pouco estudado em pacientes transplantados cardíacos, porém acredita-se que possa ser bom método para o diagnóstico precoce de DVE.[68-69]

A Figura 63.8 apresenta painéis do mesmo paciente com ultrassom intravascular (UIV) basal com espessamento intimal de 0,3 mm (Figura 63.8A) e após 12 meses (Figura 63.8B), com espessamento de 1,1 mm.

2.7.6 Prevenção e tratamento

Quando estamos diante de um quadro já estabelecido, com comprometimento multivascular, difuso e com acometimento do leito distal, o impacto de qualquer terapêutica nesta fase é muito pequeno e, consequentemente, o prognóstico do paciente é ruim. Nesta situação, a alternativa do retransplante passa a ser aventada, principalmente se houver disfunção ventricular. Diante disto, é de extrema importância investir em medidas preventivas.[70]

O primeiro passo para prevenir DVE é garantir o bom controle dos fatores de risco para doença coronariana tais como redução de peso, controle da hipertensão e diabetes e orientação para prática de atividade física. Do ponto de vista medicamentoso, algumas estratégias são adotadas na prevenção.[71]

2.7.6.1 Estatinas

As estatinas são as drogas de primeira linha para tratamento e prevenção da DVE.[72] Os principais estudos são com pravastatina, que mostrou ser efetiva ao final de 1 ano na redução do LDL colesterol, redução de triglicérides e aumento de HDL, além de gerar maior redução da proliferação miointimal e maior redução na taxa de rejeições graves quando comparados ao placebo.[73-74]

Estudos com sinvastatina também demonstraram menor incidência de DVE e melhor sobrevida em seguimento de 8 anos entre pacientes em uso de sinvastatina quando comparados ao grupo placebo.[75] Devemos lembrar que tanto sinvastatina quanto atorvastatina devem ser usadas nas menores doses possíveis, por maior chance de rabdomiólise por sua metabolização hepática e interação com os inibidores de calcineurina.

2.7.6.2 Bloqueadores do canal de cálcio (Diltiazem)

Os bloqueadores de canal de cálcio mostraram-se efetivos na prevenção da DVE por redução significativa da hiperplasia mio-intimal quando comparado ao placebo num seguimento de 2 anos.[76] Além disso, por interagirem com a ciclosporina, aumentando seu nível sérico, expõem o paciente a doses menores de inibidor de calcineurina. Por estes motivos, são a primeira linha de tratamento da hipertensão em pacientes transplantados cardíacos.

2.7.6.3 Inibidores da enzima de conversão da angiotensina (IECA)

Os IECA também se mostraram efetivos na melhora da disfunção endotelial da DVE, inclusive com efeito sinérgico ao diltiazem.[77]

2.7.6.4 Inibidores do sinal de proliferação

Os maiores avanços no impacto medicamentoso na prevenção e tratamento da DVE foram com os inibidores do sinal de

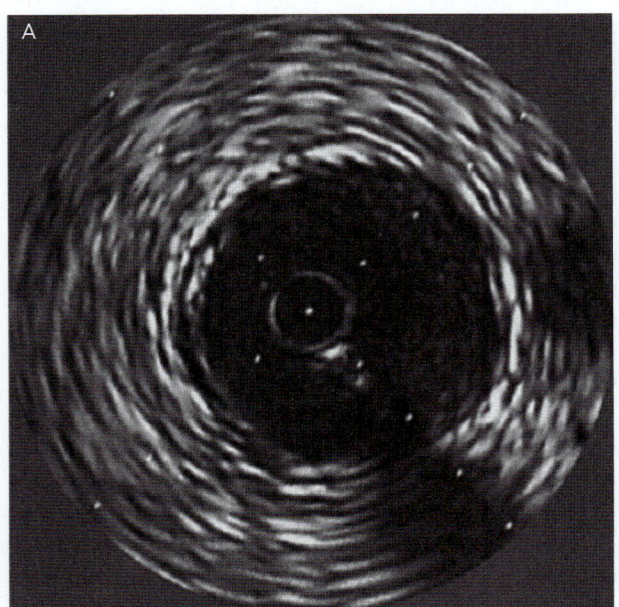
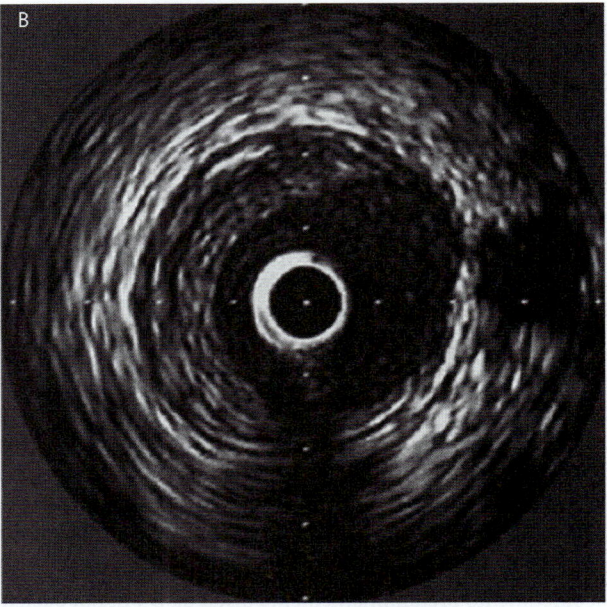

FIGURA 63.8 Os painéis A e B ilustram o ultrassom intravascular (UIV) do mesmo paciente: basal (painel A) com espessamento intimal de 0,3 mm e após 12 meses (painel B) com espessamento de 1,1 mm. Adaptado de *Eisen JH e colaboradores New Engl J Med 2003;349:847-58.*

proliferação, drogas com potente ação antiproliferativa (sirolimus, everolimus).[78] Os estudos anteriores já mostravam superioridade do micofenolato, quando comparado à azatioprina, com redução de DVE. No entanto, os estudos randomizados realizados com inibidores do sinal de proliferação mostraram que o everolimus, iniciado 72 horas após o transplante cardíaco e testado com duas dosagens (1,5 e 3 mg) comparado à azatioprina é mais efetivo na preservação do lúmen arterial, quando analisado por UIV, sendo este benefício estendido no seguimento de 2 e 4 anos. O uso de everolimus também esteve associado à redução de episódios de rejeição e de infecções por CMV[79]. Mais recentemente, everolimus foi comparado ao micofenolato em estudo envolvendo 721 pacientes transplantados em uso de ciclosporina. Observou-se que everolimus na dose de 1,5 mg associado a dose reduzida de ciclosporina apresentou eficácia similar ao uso de micofenolato associado a dose padrão de ciclosporina na prevenção de rejeição, porém reduziu proliferação intimal em 12 meses.[80] Tal benefício com uso de everolimus na prevenção precoce de DVE também foi observado em outros estudos que utilizaram o ultrassom intra-coronário para avaliar espessamento mio-intimal.[81-82] O sirolimus, outro inibidor de sinal da proliferação, também mostrou ser efetivo na prevenção da proliferação mio-intimal quando comparados à azatioprina em estudos randomizados menores,[83] assim como quando comparados aos inibidores de calcineurinas.[84] O uso de sirolimus como imunossupressão primária atenua DVE melhora sobrevida tardia e reduz eventos cardíacos no pós-transplante.[85] Para os pacientes que já apresentam a doença instalada, pequenos estudos sugerem que o sirolimus também pode ser efetivo em impedir a progressão das lesões e reduzir eventos no período de um ano de seguimento.[86]

Uma vez estabelecido o diagnóstico de DVE, o tratamento medicamentoso muitas vezes não é suficiente para evitar eventos cardiovasculares. As opções terapêuticas nesta situação são a angioplastia com colocação de *stent*, revascularização miocárdica ou retransplante. A decisão deve ser tomada levando-se em conta a anatomia coronariana, característica e localização das lesões, presença de isquemia e função ventricular. Entre pacientes com DVE estabelecida, a sobrevida em longo prazo dos pacientes com DVE passível de tratamento percutâneo é maior do que pacientes com DVE grave não passível de tratamento por angioplastia.[87]

Segundo a II Diretriz Brasileira de Transplante Cardíaco, a angioplastia coronariana, preferencialmente com *stent* farmacológico,[88] deve ser considerada em pacientes com lesões maiores do que 70% e com documentação de isquemia e a revascularização cirúrgica para pacientes triarteriais que apresentem leito distal favorável para o procedimento.[18,89] Vale ressaltar que os resultados são muito limitados devido ao acometimento predominantemente distal da DVE. Em pacientes que evoluem com DVE e disfunção ventricular, sintomáticos apesar do tratamento clínico, devemos considerar o retransplante.[90-91] Segundo dados da *International Society of Heart and Lung Transplantation*, o retransplante é responsável por 2,5% dos transplantes cardíacos e a sobrevida é inferior ao transplante em pacientes com miocardiopatias.

2.8 REATIVAÇÃO DE CHAGAS

A doença de Chagas é responsável por 18% dos casos de IC refratária no Brasil.[92] Apesar de ser uma doença predominantemente de países tropicais, hoje em dia, devido a emigração, a doença de Chagas está se espalhando e hoje é considerada uma preocupação mundial.[93]

No passado, a doença de Chagas, por ser uma doença infecciosa, era considerada uma contraindicação ao TC pelo risco de reativação da doença após o TC.[94] Entretanto, a reativação de Chagas não apresentou impacto importante na sobrevida dos pacientes após o TC e, por isso, a doença de Chagas deixou de ser uma contraindicação ao TC nos últimos anos.[94-95] O taxa de reativação após o TC pode variar de 8 a 90%.[96]

A imunossupressão nos pacientes chagásicos após o TC tem sido avaliada nos últimos 20 anos e passou por diferentes fases.[97] A primeira fase ocorreu antes da década de 90 e consistiu no aprendizado e experiência da doença de Chagas no período pós TC. Os estudos dessa fase demonstraram que os pacientes evoluíam melhor após os TC em comparação com outras etiologias nas miocardiopatias. A imunossupressão padrão apresentou bons resultados, entretanto, com um aumento da incidência de neoplasias.

Na segunda fase, que ocorreu após a década de 90, foi comparada a imunossupressão padrão com doses menores de imunossupressores. Observou-se menores taxas de reativação e de neoplasias, sem diferenças na incidência de rejeição aguda.

A última fase, que ocorreu a partir do século XXI e abrange os dias de hoje, consolida a doença de Chagas como indicação de TC e define uma rotina para investigação de reativação de Chagas no seguimento pós transplante[18,98].

A imunossupressão padrão para os pacientes com doença de Chagas após o TC compreende no uso de corticosteróides, inibidor de calcineurina e antiproliferativo. Já foi demonstrado que quanto maior a dose dos inibidores de calcineurina, maior a taxa de reativação do Chagas. Também foi estudada a taxa de reativação da doença com a azatioprina e micofenolato com evidência de maiores taxas de reativação com o micofenolato mofetil.[99]

A reativação pode se manifestar como uma doença aguda com febre, queda do estado geral, anemia e hepatite, ou então se apresentar com lesão de pele, miocardite e lesões no sistema nervoso central. Em muitos casos, a doença pode ser assintomática.

O diagnóstico da doença de Chagas pode ser feito através de detecção do parasita em tecidos (Figuras 63.9 e 63.10), sangue ou fluido espinhal, em infiltrado de células mononucleares, através da imunohistoquímica em amostras de tecidos ou por xenodiagnóstico.[100]

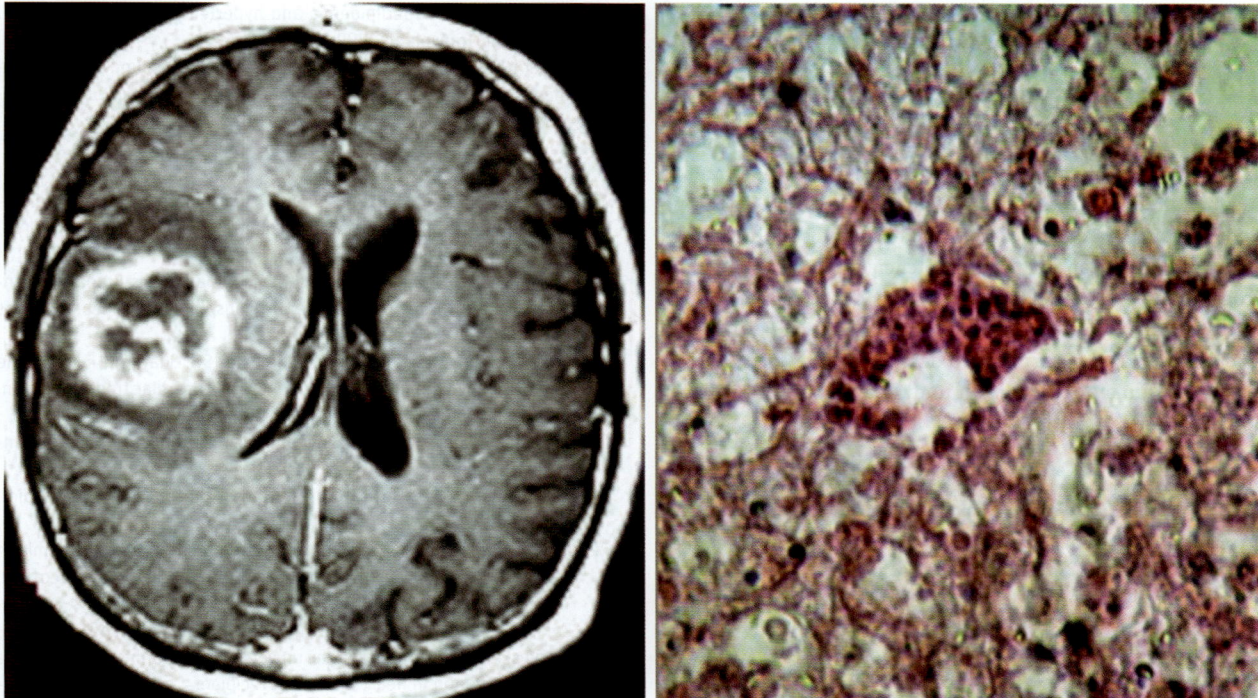

FIGURA 63.9 Ressonância nuclear magnética com lesão têmporo-parietal direita e edema ao redor (imagem a direita) em paciente com miocardiopatia chagásica após 7 meses de transplante cardíaco com sintomas neurológicos focais e sinais de hipertensão intracraniana. Na autópsia foram encontradas formas amastigotas de *Trypanosoma cruzi* (imagem à esquerda), com diagnóstico final de chagoma em sistema nervoso central. Fonte: Adaptado de *J Heart Lung Transpl 2007;26:1091.*

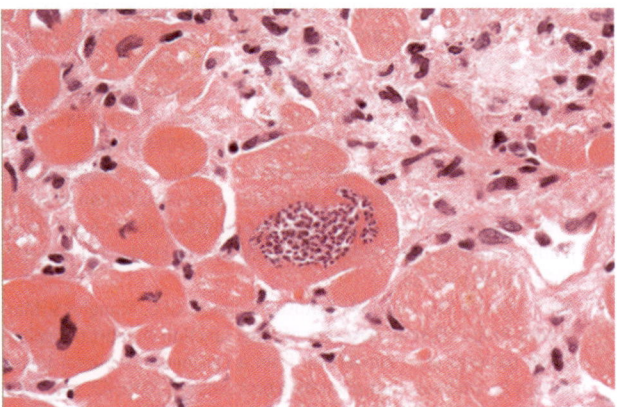

FIGURA 63.10 Imagem de formas amastigostas de *Trypanosoma cruzi* dentro células miocárdicas em paciente com reativação de Chagas no miocárdio após transplante cardíaco. Fonte: Acervo Instituto do Coração – FMUSP.

Pode ocorrer também a parasitemia, quando não há sintomas ou leões detectáveis, porém o *Tripanossoma cruzi* é detectado no sangue.

O tratamento da reativação de Chagas ou da parasitemia deve ser feito com benzonidazol (5 mg/kg/dia divididos em duas tomadas) ou alopurinol (600-900 mg/dia), ambos por 60 dias. Além disso, deve ser reduzida a imunossupressão quando possível.

3 CONCLUSÃO

Os resultados do transplante cardíaco avançaram muito nos últimos anos, atingindo taxas de sobrevida muito expressivas. Isto se deve à melhorias na avaliação do potencial receptor, nos cuidados e manutenção do doador, na solução cardioplégica a ser utilizada na preservação e transporte do órgão, nas adaptações e melhorias da técnica operatória, oferecendo uma adaptação mais fisiológica do enxerto implantado.

Vencidas as complicações precoces, as preocupações passam a ser o controle de complicações tardias, relacionadas ao prognóstico em médio e longo prazo destes pacientes. A possibilidade de utilização de imunossupressores mais potentes, com menos efeitos adversos são um alento constante para estes pacientes transplantados. A doença vascular do enxerto persiste sendo a principal complicação tardia após transplante cardíaco, e seu controle passa por utilização de novos medicamentos, controle da hipertensão arterial, diabetes, dislipidemia e obesidade após o transplante. Se um dia formos capazes de interferir diretamente na proliferação miointimal que caracteriza a doença, estaremos atuando diretamente na sobrevida em longo prazo de nossos pacientes. À medida que utilizamos medicamentos imunossupressores, devemos ficar atentos aos potenciais efeitos adversos das drogas, que necessitarão de ajustes ou modificações, bem como predisposição a infecções. Em nosso meio, a reativação da Doença de Chagas passa a ser um desafio, uma vez que o Brasil é o país com a maior casuística mundial de transplante cardíaco nesta etiologia.

REFERÊNCIAS BIBLIOGRÁFICAS

1. Fischer S; Glas KE. A Review of Cardiac Transplantation. Anesthesiology Clin 2013;31:383-403.
2. Garbade J; Barten MJ; Bittner HB; Mohr FW. Heart Transplantation and Left Ventricular Assist Device Therapy: Two Comparable Options in End-Stage Heart Failure? Clin Cardiol 2013;36,7:378-382
3. Barnard CN. The operation. A human cardiac transplant: na interim report of a successful operation performed at Groote Schuur Hospital, Cape Town. A Afr Med J 1967;41:1271-4
4. Cauls PK; Stinson EB; Billingham ME et al. Diagnosis of human cardiac allograft rejection by serial cardiac biopsy. J Thorac Cardiovasc Surg 1973;66:461-6
5. Hunt SA. Taking heart – cardiac transplantation past, present and future. N England J Med 2006;355:231-235
6. Ackermann J; Gross W; Mory M; Schaefer M; Gebhard MM. Celsior versus custodiol: early postischemic recovery after cardioplegia and ischemia at 5°C. Ann Thorac Surg 2002; 74(2)522-529
7. Cannata A; Botta L; Colombo T; Russo CF; Taglieri C; Bruschi G; Merlanti B; Frigerio M; Martinelli M. Does the cardioplegic solution have na effect on early outcomes following heart transplantation? Eur J Cardio-thorac Surg 2012;41:e48-e53
8. Edelman JJB; Seco M; Dunne B; Matzelle SJ; Murphy M; Joshi P; Yan TD; Wilson MK; Bannon PG; Vallely MP; Passage J. Custodiol for myocardial protection and preservation: a systematic review. Ann Cardiothorac Surg 2013;2(6):717-728
9. Lund LH, Edwards LB, Kucheryavaya AY, Benden C, Christie JD, Dipchand AI, et al. The registry of the International Society for Heart and Lung Transplantation: thirty-first official adult heart transplant report--2014; focus theme: retransplantation. J Heart Lung Transplant. 2014; 33(10):996-1008.
10. Kittleson MM, Kobashigawa JA. Long-term care of the heart transplant recipient. Curr Opin Organ Transplant. 2014 Aug 23. [Epub ahead of print]
11. Sander M, Victor RG. Hypertension after cardiac transplantation: pathophysiology and 1347 - 1357management. Curr Opin Nephorol Hypertens 1995; 81: 443 – 451.
12. Singer DRJ, Jenkins GH. Hypertension in transplant recipients. J Hum Hypertens 1996; 10:395 – 402.
13. Miller LW. Cardiovascular toxicities of immunosuppressive agents. Am J Transplant. 2002;2(9):807-18.
14. Taylor DO, Barr ML, Radovancevic B, Renlund DG, Mentzer RM Jr, Smart FW, et al. A randomized, multicenter comparison of tacrolimus and cyclosporine immunosuppressive regimens in cardiac transplanta-

tion: decreased hyperlipidemia and hypertension with tacrolimus. J Heart Lung Transplant. 1999;18(4):336-45.
15. Miller LW, Schlant RC, Kobashigawa J, Kubo S, Renlund DG. 24th Bethesda conference: Cardiac transplantation. Task Force 5: Complications. J Am Coll Cardiol. 1993;22(1):41-54.
16. Blum A, Aravot D. Heart transplantation--an update. Clin Cardiol. 1996;19(12):930-8.
17. Ventura HO, Mehra MR, Stapleton DD, Smart FW. Cyclosporine-induced hypertension in cardiac transplantation. Med Clin North Am. 1997;81(6):1347-57.
18. Bacal F, Souza-Neto JD, Fiorelli AI, Mejia J, Marcondes-Braga FG, Mangini S, et al. II Diretriz Brasileira de Transplante Cardíaco. Arq Bras Cardiol. 2009;94(1 supl.1):e16-e73.
19. Shah MK, Critchley WR, Yonan N, Williams SG, Shaw SM. Second line options for hyperlipidemia management after cardiac transplantation. Cardiovasc Ther. 2013 Jun;31(3):138-46.
20. Kobashigawa JA, Kasiske BL. Hyperlipidemia in solid organ transplantation. Transplantation. 1997;63(3):331-8.
21. Blum A, Aravot D. Heart transplantation--an update. Clin Cardiol. 1996;19(12):930-8.
22. Kirk JK, Dupuis RE Approaches to the treatment of hyperlipidemia in the solid organ transplant recipient. Ann Pharmacother. 1995;29(9):879-91.
23. Zakliczynski M, Boguslawska J, Wojniak E, Zakliczynska H, Ciesla D, Nozynski J, et al. In the era of the universal use of statins dyslipidemia's are still common in heart transplant recipients: a cross-sectional study. Transplant Proc. 2011 Oct;43(8):3071-3.
24. Boissonnat P, Salen P, Guidollet J, Ferrera R, Dureau G, Ninet J, et al. The long-term effects of the lipid-lowering agent fenofibrate in hyperlipidemic heart transplant recipients. Transplantation. 1994;58(2):245-7.
25. Pham PT, Pham PC, Lipshutz GS, Wilkinson AH.New onset diabetes mellitus after solid organ transplantation. Endocrinol Metab Clin North Am. 2007;36(4):873-90; vii.
26. Subramanian S, Trence DL. Immunosuppressive agents: effects on glucose and lipid metabolism. Endocrinol Metab Clin North Am. 2007;36(4):891-905; vii.
27. Gueler I, Mueller S, Helmschrott M, Oeing CU, Erbel C, Frankenstein L, et al. Effects of vildagliptin (Galvus®) therapy in patients with type 2 diabetes mellitus after heart transplantation. Drug Des Devel Ther. 2013 Apr 8;7:297-303.
28. Janus N, Launay-Vacher V, Sebbag L, Despins P, Epailly E, Pavie A, et al. Renal insufficiency, mortality, and drug management in heart transplant. Results of the CARIN study. Transpl Int. 2014 Sep;27(9):931-8.
29. Lachance K, White M, Carrier M, Mansour A, Racine N, Liszkowski M, et al. Long-term evolution, secular trends, and risk factors of renal dysfunction following cardiac transplantation. Transpl Int. 2014 Aug;27(8):824-37. doi: 10.1111/tri.12340. Epub 2014 May 26.
30. Angermann CE, Störk S, Costard-Jäckle A, Dengler TJ, Siebert U, Tenderich G, et al. Reduction of cyclosporine after introduction of mycophenolate mofetil improves chronic renal dysfunction in heart transplant recipients--the IMPROVED multi-centre study. Eur Heart J. 2004;25(18):1626-34.
31. Ayub-Ferreira SM, Avila SA, Feitosa FS, Souza GEC, Mangini S, Marcondes-Braga FG,et al. Recovery of renal function in heart transplantation patients after conversion from a calcineurin inhibitor-based therapy to sirolimus. transplantation proceedings, 2010; 42: 542–544.
32. Kulak CA, Borba VZ, Kulak Júnior J, Campos DJ, Shane E. Post-transplantation osteoporosis. Arq Bras Endocrinol Metabol. 2010;54(2):143-9.
33. Cohen A, Shane E. Osteoporosis after solid organ and bone marrow transplantation. Osteoporos Int 2003;14:617-30.

34. Kulak CA, Borba VZ, Kulak Júnior J, Custódio MR. Bone disease after transplantation: osteoporosis and fractures risk. Arq Bras Endocrinol Metabol. 2014 Jul;58(5):484-92.

35. Wang TK, O'Sullivan S, Gamble GD, Ruygrok PN. Bone density in heart or lung transplant recipients--a longitudinal study. Transplant Proc. 2013 Jul-Aug;45(6):2357-65.

36. Krieg MA, Seydoux C, Sandini L, Goy JJ, Berguer DG, Thiébaud D, et al. Intravenous pamidronate as treatment for osteoporosis after heart transplantation: a prospective study. Osteoporos Int. 2001;12(2):112-6.

37. Feuerstein I, Geller AC. Skin cancer education in transplant recipients. Prog Transplant. 2008;18(4):232-41; quiz 242.

38. Bocchi E, Higuchi M, Vieira M, Stolf N, Bellotti G, Fiorelli A, et al. Higher incidence of malignant neoplasms after heart transplantation for treatment of chronic Chagas' heart disease. J Heart Lung Transplant. 1998;17:399-405.

39. Fuchs U, Klein S, Zittermann A, Ensminger SM, Schulz U, Gummert JF. Incidence of malignant neoplasia after heart transplantation--a comparison between cyclosporine a and tacrolimus. Ann Transplant. 2014 Jun 23;19:300-4. doi: 10.12659/AOT.890199.

40. Lopez MM et al. Long-term problems related to immunossupression. Transplant Immunol. 2006; 17 (1): 31-35.

41. Haldas J, Wang W, Lazarchick J. Post-transplant lymphoproliferative disorders: T-cell lymphoma following cardiac transplant. Leuk Lymphoma. 2002;43(2):447-50.

42. Van Gorp J, Doornewaard H, Verdonck LF, Klöpping C, Vos PF, van den Tweel JG. Posttransplant T-cell lymphoma. Report of three cases and a review of the literature. Cancer. 1994;73(12):3064-72.

43. Amato R, Jac J, Giessinger S, Saxena S, Willis J. A phase 2 study with a daily regimen of the oral mTOR inhibitor RAD001 (everolimus) in patients with metastatic clear cell renal cell cancer. Cancer. 2009; 115 (11): 2438-46.

44. Heuer M, Benkö T, Cicinnati V, Kaiser G, Sotiropoulos G, Baba H, et al. Effect of low-dose rapamycin on tumor growth in two human hepatocellular cancer cell lines. Transplant Proc. 2009; 41 (1): 359-65.

45. Calé R, Rebocho MJ, Aguiar C, Almeida M, Queiroz E Melo J, Silva JA. Diagnosis, prevention and treatment of cardiac allograft vasculopathy. Rev Port Cardiol. 2012 Nov;31(11):721-30.

46. Arora S, Gullestad L. The challenge of allograft vasculopathy in cardiac transplantation. Curr Opin Organ Transplant. 2014 Oct;19(5):508-14.

47. Stehlik J, Edwards LB, Kucheryavaya AY, Dipchand AI, Benden C, Chritie JD, Dipchand AI, et al. The registry of the International Society for Heart and Lung Transplantation: thirtieth official adult heart transplant report-2013 J Heart Lung Transplant.2012;31(10):1052- 64.

48. Dandel M, Hetzer R. Impact of immunosuppressive drugs on the development of cardiac allograft vasculopathy. Curr Vasc Pharmacol. 2010 Sep;8(5):706-19.

49. Schmauss D, Weis M. Cardiac Allograft Vasculopathy. Circulation. 2008; 117: 2131-2141.

50. Rogers NJ, Lechler RI. Allorecognition. Am J Transplant. 2001;1:97-102.

51. Colvin-Adams M, Harcourt N, Duprez D. Endothelial dysfunction and cardiac allograft vasculopathy. J Cardiovasc Transl Res 2013 Apr;6(2):263-77.

52. Bacal F, Veiga VC, Fiorelli AI, Bellotti G, Bocchi EA, Stolf NA, et al. Analysis of the risk factors for allograft vasculopathy in asymptomatic patients after cardiac transplantation. Arq Bras Cardiol. 2000;75:421-8.

53. Smyth LA, Herrera OB, Golshayan D, Lombardi G, Lechler RI et al. A novel pathway of antigen presentation by dendritic and endothelial cells: implications for allorecognition and infectious diseases. Transplantation.2006;82:15-18.

54. Huibers MM, Vink A, Kaldeway J, Huisman A, Timmermans K, Leenders M, Schipper ME, Lahpor JR, Kirkels HJ, Klöpping C, de Jonge N, de Weger RA. Distinct phenotypes of cardiac allograft vasculopathy after heart transplantation: A histopathological study. Atherosclerosis. 2014 Aug 2;236(2):353-359.

55. Angelini A, Castellani C, Fedrigo M, de Boer OJ, Meijer-Jorna LB, Li X, Valente M, Thiene G, van der Wal AC. Coronary cardiac allograft vasculopathy versus native atherosclerosis: difficulties in classification. Virchows Arch. 2014 Jun;464(6):627-35.

56. Aranda JM, Hill J. Cardiac transplant vasculopathy. Chest 2000;118:1792-800.

57. Johnson DE, Gao SZ, Schroeder JS, DeCampli WM, Billingham ME, et al. The spectrum of coronary artery pathologic findings in human cardiac allografts. J Heart Lung Transplant. 1989;8:349-59.

58. Pollack A, Nazif T, Mancini D, Weisz G. Detection and imaging of cardiac allograft vasculopathy. JACC Cardiovasc Imaging. 2013 May;6(5):613-23.

59. Bacal F, Moreira LFP, Souza G, Rodrigues AC, Fiorelli A, Stolf N, et al. Dobutamine stress echocardiography predicts cardiac events or death in asymptomatic patients long-term after heart transplantation: 4 years prospective evaluation. J Heart Lung Transplant. 2004; 23: 1238-44.

60. Khan R, Jang IK. Evaluation of coronary allograft vasculopathy using multi-detector row computed tomography: a systematic review. Eur J Cardiothorac Surg. 2012 Feb;41(2):415-22.

61. Ferencik M1, Brady TJ, Hoffmann U. Computed tomography imaging of cardiac allograft vasculopathy. J Cardiovasc Comput Tomogr. 2012 Jul-Aug;6(4):223-31.

62. Wever-Pinzon O, Romero J, Kelesidis I, Wever-Pinzon J, Manrique C, Budge D, Drakos SG, Piña IL, Kfoury AG, Garcia MJ, Stehlik J. Coronary computed tomography angiography for the detection of cardiac allograft vasculopathy: a meta-analysis of prospective trials. J Am Coll Cardiol. 2014 May 20;63(19):1992-2004.

63. Clemmensen TS, Løgstrup BB, Eiskjær H, Poulsen SH. Evaluation of longitudinal myocardial deformation by 2-dimensional speckle-tracking echocardiography in heart transplant recipients: Relation to coronary allograft vasculopathy. J Heart Lung Transplant. 2014 Jul 15.

64. Kobashigawa JA, Pauly DF, Starling RC, Eisen H, Ross H, Wang SS, Cantin B, Hill JA, Lopez P, Dong G, Nicholls SJ; A2310 IVUS Substudy Investigators. Cardiac allograft vasculopathy by intravascular ultrasound in heart transplant patients: substudy from the Everolimus versus mycophenolate mofetil randomized, multicenter trial. JACC Heart Fail. 2013 Oct;1(5):389-99.

65. Kobashigawa JÁ, Tobis JM, Starling RC, Tuzcu EM, Smith AL, Valantine HA, et al. Multicenter intravascular ultrasound validation study among heart transplant recipients: outcomes after five years. J Am Coll Cardiol. 2005;45:1532-1537.

66. Tuzcu EM, Kapadia SR, Sachar R, Ziada KM, Crowe TD, Feng J, et al. Intravascular ultrasound evidence of angiographically silent progression in coronary atherosclerosis predicts long-term morbidity and mortality after cardiac transplantation. J Am Coll Cardiol. 2005;45:1538-1542.

67. Logani S, Saltzman HE, Kurnik P, Eisen HJ, Ledley GS. Clinical utility of intravascular ultrasound in the assessment of coronary allograft vasculopathy: a review. J Interv Cardiol. 2011;24(1):9-14.

68. Dong L, Maehara A, Nazif TM, Pollack AT, Saito S, Rabbani LE, Apfelbaum MA, Dalton K, Moses JW, Jorde UP, Xu K, Mintz GS, Mancini DM, Weisz G. Optical coherence tomographic evaluation of transplant coronary artery vasculopathy with correlation to cellular rejection. Circ Cardiovasc Interv. 2014 Apr;7(2):199-206.

69. Imamura T, Kinugawa K, Murasawa T, Kagami Y, Endo M, Muraoka H, Fujino T, Inaba T, Maki H, Hatano M, Kinoshita O, Nawata K, Kyo S, Komuro I, Ono M. Cardiac Allograft Vasculopathy Can Be Distinguished From Donor-Transmitted Coronary Atherosclerosis by Optical Coherence Tomography Imaging in a Heart Transplantation Recipient. Int Heart J 2014; 55: 178-180.

70. Lee MS, Finch W, Weisz G, Kirtane AJ. Cardiac allograft vasculopathy. Rev Cardiovasc Med. 2011;12(3):143-52.

71. Crespo-Leiro MG1, Marzoa-Rivas R, Barge-Caballero E, Paniagua--Martín MJ. Prevention and treatment of coronary artery vasculopathy. Curr Opin Organ Transplant. 2012 Oct;17(5):546-50.

72. Luo CM, Chou NK, Chi NH, Chen YS, Yu HY, Chang CH, Wang CH, Tsao CI, Wang SS. The effect of statins on cardiac allograft survival. Transplant Proc. 2014 Apr;46(3):920-4.

73. Kobashigawa JA, Katznelson S, Laks H, Johnson JA, Yeatman L, Wang XM, et al. Effect of pravastatin in outcome after cardiac transplantation. N Engl J Med. 1995,333:621-7.

74. Keogh A, Macdonald P, Kaan A, Aboyoun C, Spratt P, Mundy J, et al. Efficacy and safety of pravastatin vs sinvastatine after cardiac transplantation. J Heart Lung Transplant. 2000;19:529-37.

75. Wenke K, Meiser B, Thiery J, Nagel D, von Scheidt W, Krobot K et al. Circulation 2003;107(1):93-7.

76. Schroeder JS, Gao SZ, Alderman EL, Hunt SA, Johnstone I, Boothroyd DB, et al. A preliminary study of diltiazen in the prevention of coronary artery disease in heart transplant recipients. N Engl J Med. 1993;328:164-170.

77. Erinc K, Yamani MH, Starling RC , Crowe T, Hobbs R, Bott-Silverman C et al. The effect of combined angiotensin-converting enzyme inhibitor and calcium antagonism on allograft coronary vasculopathy validated by intravascular ultrasound. J Heart Lung Transplant. 2005;24:1033-1038.

78. Hirt SW, Bara C, Barten MJ, Deuse T, Doesch AO, Kaczmarek I, et al. Everolimus in Heart Transplantation: An Update. J Transplant. 2013;2013:683964, Epub 2013 Dec 5.

79. Eisen HJ, Tuzcu EM, Dorent R, Kobashigawa J, Mancini D, Valantine--von Kaeppler HA, et al. Everolimus for the prevention of allograft rejection and vasculopathy in cardiac transplant recipients. N Engl J Med. 2003;349:847-858.

80. Eisen HJ, Kobashigawa J, Starling RC, Pauly DF, Kfoury A, Ross H, Wang SS, Cantin B, Van Bakel A, Ewald G, Hirt S, Lehmkuhl H, Keogh A, Rinaldi M, Potena L, Zuckermann A, Dong G, Cornu-Artis C, Lopez P. Everolimus versus mycophenolate mofetil in heart transplantation: a randomized, multicenter trial. Am J Transplant. 2013 May;13(5):1203-16.

81. Chou NK, Jan CF, Chi NH, Lee CM, Wu IH, Huang SC, Chen YS, Yu HY, Tsao CI, Ko WJ, Chu SH, Wang SS. Cardiac allograft vasculopathy compared by intravascular ultrasound sonography: everolimus to mycophenolate mofetil--one single-center experience. Transplant Proc. 2012 May;44(4):897-9.

82. Masetti M, Potena L, Nardozza M, Prestinenzi P, Taglieri N, Saia F, Pece V, Magnani G, Fallani F, Coccolo F, Russo A, Rapezzi C, Grigioni F, Branzi A. Differential effect of everolimus on progression of early and late cardiac allograft vasculopathy in current clinical practice. Am J Transplant. 2013 May;13(5):1217-26.

83. Keogh A, Richardson M, Ruygrok P, Spratt P, Galbraith A, O'Driscoll G, et al. Sirolimus in de novo heart transplant recipients reduces acute rejection and prevents coronary artery disease at 2 years: a randomized clinical trial. Circulation. 2004;110:2694-2700.

84. Matsuo Y1, Cassar A, Yoshino S, Flammer AJ, Li J, Gulati R, Topilsky Y, Raichlin E, Lennon RJ, Lerman LO, Rihal CS, Kushwaha SS, Lerman A. Attenuation of cardiac allograft vasculopathy by sirolimus: Relationship to time interval after heart transplantation. J Heart Lung Transplant. 2013 Aug;32(8):784-91.

85. Topilsky Y, Hasin T, Raichlin E, Boilson BA, Schirger JA, Pereira NL, et al. Sirolimus as primary immunosuppression attenuates allograft vasculopathy with improved late survival and decreased cardiac events after cardiac transplantation. Circulation. 2012;125(5):708-20.

86. Mancini D, Pinney S, Burkhoff D, LaManca J, Itescu S, Burke E et al. Use of rapamycin slows progression of gardiac transplantation vasculopathy. Circulation 2003;108(1):48–53.

87. Agarwal S, Parashar A, Kapadia SR, Tuzcu EM, Modi D, Starling RC, Oliveira GH. Long-term mortality after cardiac allograft vasculopathy: implications of percutaneous intervention. JACC Heart Fail. 2014 Jun;2(3):281-8.

88. Dasari TW, Hennebry TA, Hanna EB, Saucedo JF. Drug eluting versus bare metal stents in cardiac allograft vasculopathy: a systematic review of literature. Catheter Cardiovasc Interv. 2011 Jun 1;77(7):962-9.

89. Redonnet M, Tron C, Koning R, Bouchart F, Cribier A, Soyer R, et al. Coronary angioplasty and stenting in cardiac allograft vasculopathy following heart transplantation. Transplant Proc. 2000; 32: 463-465.

90. Patel VS, Radovancevic B, Springer W, Frazier OH, Massin E, Benrey J et al. Revascularization procedures in patients with transplant coronary artery disease. Eur J Cardiothorac Surg. 1997;11:895-901.

91. Musci M, Loebe M, Wellnhofer E et al. Coronary angioplasty, bypass surgery, and retransplantation in cardiac transplant patients with graft coronary disease. Thorac Cardiovasc Surg. 1998; 46: 268-274.

92. Bocchi EA. Situação atual das indicações e resultados do tratamento cirúrgico da insuficiência cardíaca. Arq Bras Cardiol 1994: 63: 523.

93. Kransdorf EP, Czer LS, Luthringer DJ, Patel JK, Montgomery SP, Velleca A, et al. Heart transplantation for Chagas cardiomyopathy in the United States. Am J Transplant. 2013 Dec;13(12):3262-8.

94. Bocchi EA, Bellotti G, Mocelin AO, Uip D, Bacal F, Higuchi ML, et al. Heart transplantation for chronic Chagas heart disease. Ann Thorac urg 1996: 61: 1727–33.

95. Bocchi EA, Fiorelli AI, on behalf of the First Guidelines Group for Heart Transplantation of the Brazilian Society of Cardiology. The paradox of survival results after heart transplantation for cardiomyopathy caused by Trypanosoma cruzi. Ann Thorac Surg 2001: 71: 1833.

96. Andrade JP, Marin-Neto JA, Paola AAV, Vilas-Boas F, Oliveira GMM, Bacal F, et al. Sociedade Brasileira de Cardiologia. I Diretriz Latino Americana para o Diagnóstico e Tratamento da Cardiopatia Chagásica.Arq Bras Cardiol 2011; 97(2 supl.1): 1-48.

97. Bacal F, Silva CP, Pires PV, Mangini S, Fiorelli AI, Stolf NG, et al. Transplantation for Chagas disease: an overview of immunosuppression and reactivation in the last two decades. Clin Transplant 2010: 24: E29–E34

98. Bestetti RB, Theodoropoulos TA. A systematic review of studies on heart transplantation for patients with end-stage Chagas' heart disease. J Card Fail. 2009 Apr;15(3):249-55. doi: 10.1016/j.cardfail.2008.10.023. Epub 2008 Dec 25.

99. Bestetti RB, Souza TR, Lima MF, Theodoropoulos TA, Cordeiro JA, Burdmann EA. Effects of a mycophenolate mofetil-based immunosuppressive regimen in Chagas_ heart transplant recipients. Transplantation 2007;84: 441.

100. Benvenuti LA, Roggério A, Nishiya AS, Campos SV, Fiorelli AI, Levi JE. Trypanosoma cruzi persistence in the native heart is associated with high-grade myocarditis, but not with Chagas' disease reactivation after heart transplantation. J Heart Lung Transplant. 2014 Jul;33(7):698-703.

CARDIOMIOPATIA, DOENÇAS DO MÚSCULO CARDÍACO E DOENÇA PERICÁRDICA

Coordenador

CHARLES MADY

CLASSIFICAÇÃO DAS CARDIOMIOPATIAS

64

Charles Mady
Fabio Fernandes

1 INTRODUÇÃO

São consideradas doenças do músculo cardíaco, que ocasionam anormalidades miocárdicas estruturais e funcionais na ausência de doença coronária, hipertensão, doença valvar e congênita. Podem ser ocasionadas por um complexo de doenças com múltiplas etiologias e expressão fenotípica heterogênea.[1,2,3]

Os sistemas de classificação são usados para promover a compreensão, organizando as entidades em grupos lógicos e hierárquicos.[2]

A classificação e conceituação das cardiomiopatias são temas difíceis e controversos. No início, as cardiomiopatias eram classificadas pela fisiopatologia dominante, alterações estruturais e, se possível, por fatores etiológicos e patogênicos. Várias modificações têm sido propostas; muitas delas com falhas e pontos criticáveis.

A primeira descrição de cardiomiopatia foi realizada em 1891, por Krehl. Em 1956, Blankerhorn e Gall, descreveram a miocardite como sendo uma doença inflamatória do músculo cardíaco.[1] O termo "cardiomiopatia" foi introduzido na literatura por Brigden, em 1957, no artigo *Uncommon myocardial diseases. The non-coronary cardiomyopathies*, em que eram discutidas as dificuldades de classificação, e a grande diversidade da doença.[4] Goodwin, na década de 1960, as define como sendo doenças primárias do músculo cardíaco.[1,5,6]

A classificação com base em alterações da estrutura e função foi introduzida em 1964, com as cardiomiopatias apresentando-se clinicamente em três tipos: tipo congestiva, tipo constritiva e tipo obstrutiva.[5,6]

Mesmo com a tentativa de uniformização realizada pela World Health Organization (WHO) e a International Society and Federation of Cardiology (ISFC) em 1980, existiam dúvidas e pontos controversos.[7] Foi definido o conceito de cardiomiopatia como sendo uma doença muscular, de causa desconhecida. Desordens do miocárdio causadas por hipertensão arterial sistêmica e pulmonar, doenças valvares, coronárias e congênitas tinham que ser excluídas. Classificavam-se as cardiomiopatias em três grupos distintos: dilatada, hipertrófica e restritiva. Essa discussão semântica não gerou esclarecimentos maiores na uniformização de conceitos. Quando o termo "cardiomiopatia" foi introduzido, houve a intenção de se conceituar o acometimento miocárdico de origem não definida, idiopática. Pode-se subentender, consequentemente, que, com o avanço dos conhecimentos etiológicos, essa entidade tende a diminuir a incidência, até desaparecer por essa classificação. Para aumentar a discussão, muitos autores utilizavam a terminologia "cardiomiopatia idiopática", o que, pelo exposto, era pleonasmo. Além disso, é interessante observar que as doenças pretensamente idiopáticas do pericárdio e endocárdio não passaram a se chamar cardioperi-cardiopatias e cardioendocardiopatias, apesar de serem "pericardiopatias idiopáticas" e endocardiopatias idiopáticas". Então, por que apenas com as cardiomiopatias? Não teria sido mais lógico ter continuado a utilização da terminologia cardiomiopatia idiopática, ou primária, na ausência de diagnóstico etiológico estabelecido, e secundária, quando ao agente é conhecido? A ânsia de modificações, muitas vezes, gera mais problemas do que aqueles, cujas modificações se propõem a resolver. Nessa classificação, o termo "congestiva", foi substituído pelo termo "dilatada", tentando se dar uma caracterização anatômica em uma classificação previamente fisiopatológica. Sabe-se que, em uma fase inicial de cardiomiopatia, muitos casos podem não demonstrar dilatação, manifestada apenas, quando submetidos a um tipo de estresse e, que quando interrompido, a geometria ventricular retorna ao normal.[8] Com relação ao termo "obstrutiva", houve uma modificação para "hipertrófica", pois nem todas as cardiomiopatias hipertróficas são fisiopatologicamente obstrutivas. O termo "obstrutiva/obliterativa" foi também modificado pelo termo "restritiva", por determinar uma síndrome fisiopatológica restritiva.

Em 1996, foi lançada uma nova classificação pela WHO e a ISFC. As cardiomiopatias foram definidas como sendo doenças do miocárdio, associadas à disfunção, e as classificava pela fisiopatologia dominante e por fatores etiológicos e patogênicos.[9] Além disso, acrescentaram às formas dilatadas, hipertróficas e restritivas a cardiomiopatia arritmogênica do ventrículo direito. Incluíram também as cardiomiopatias não classificadas, doenças que não se enquadram a nenhum grupo, tais como a fibroelastose e o envolvimento mitocondrial.

Nas cardiomiopatias específicas enquadravam-se as doenças musculares cardíacas, as quais estavam associadas a desordens cardíacas específicas ou sistêmicas, anteriormente chamadas de doenças musculares específicas do coração. Dentre elas, a cardiomiopatia isquêmica, valvular, hipertensiva, infamatória, periparto, as doenças sistêmicas gerais, as distrofias musculares, as desordens neuromusculares. Não teria sido mais simples, a menção da causa, sucedendo o termo cardiomiopatia? Isso já resolveria o problema de forma simples e objetiva.

Quanto mais simples e objetiva for a classificação, mais facilmente os clínicos a utilizarão e a perpetuarão, o que, infelizmente, não vem ocorrendo, ultimamente. Outra dificuldade dessa classificação residia no fato de que muitos pacientes apresentam alterações morfológicas que sugerem um misto de alterações fenotípicas, criando confusão quanto à classificação. Por exemplo, pacientes com cardiomiopatia hipertrófica que evoluem para formas dilatadas, e pacientes com doenças restritas que apresentam hipertrofia ventricular. Outro fato não definido são os pacientes com cardiomiopatia ainda sem dilatação ventricular, em repouso, e que quando submetidos a algum tipo de estresse apresentam disfunção e dilatação ventricular[8]. Outro ponto que não era contemporizado, eram os pacientes com genótipo positivo e que não apresentam alteração fenotípica.

A classificação morfofuncional das cardiomiopatias permite que os clínicos possam utilizar uma linguagem clínica e diagnóstica acessível. Todos os protocolos de tratamento são com base no fenótipo, bem como nos sinais e sintomas. No entanto, essa forma de classificação não descreve suas causas. O conhecimento da base genética das cardiomiopatias tem aumentado progressivamente. A triagem familiar e um acompanhamento regular podem identificar indivíduos afetados, entretanto, assintomáticos, nos quais o diagnóstico é feito por anormalidades subclínicas, por métodos não invasivos e marcadores precoces de doença.

Para o diagnóstico contemporâneo das cardiomiopatias são utilizados algoritmos que envolvem métodos complementares específicos e a análise genética.[1]

Com o maior conhecimento das alterações genéticas e dos métodos complementares houve uma evolução na classificação das cardiomiopatias pela American Heart Association, em 2006, cuja definição era: "Um grupo heterogêneo de doenças do miocárdio com disfunção elétrica e/ou mecânica, que, usualmente, exibe hipertrofia ventricular inapropriada ou dilatação decorrente de uma variedade de etiologias, que frequentemente são genéticas. As cardiomiopatias são confinadas ao coração ou fazem parte de doenças sistêmicas". Por essa classificação, define-se a falência cardíaca, que pode ser mecânica, tanto sistólica como diastólica, além da doença elétrica primária. Definiram-se, também, as canalopatias iônicas como entidades distintas (síndrome do QT longo e Brugada). Definiram-se essas entidades como sendo doenças elétricas primárias, sem anormalidades histológicas responsáveis pelo substrato arrítmico.[3]

Essa classificação tenta utilizar os novos métodos diagnósticos de biologia molecular, tentando caracterizar as mutações genéticas, e também no nível celular, a expressão de proteínas. A classificação americana divide as cardiomiopatias em dois grandes grupos: primárias, nas quais o comprometimento se restringe ao coração, e pode ser subdividida em genéticas, mistas ou adquiridas; no outro grupo estão as cardiomiopatias secundárias, nas quais o envolvimento miocárdio faz parte de uma desordem sistêmica, anteriormente denominados de cardiomiopatias específicas (Figura 64.1).

A classificação europeia de 2008 (Figura 64.2) define as cardiomiopatias como sendo desordens do músculo cardíaco, que se encontra estruturalmente e funcionalmente anormal, na ausência de causas específicas. Manteve-se as alterações estruturais e morfológicas dos subtipos das cardiomiopatias em dilatada, hipertrófica, restritiva e arritmogênica de ventrículo direito, em forma familiar (genética) e não familiar (não genética).[10] Refere-se como familiar a ocorrência em mais do que um membro da família, quer do mesmo transtorno quer de um fenótipo que pode ser causado pela mesma mutação genética. As cardiomiopatias não familiares são clinicamente definidas pela presença de uma cardiomiopatia, e pela ausência de doença nos outros membros da família.

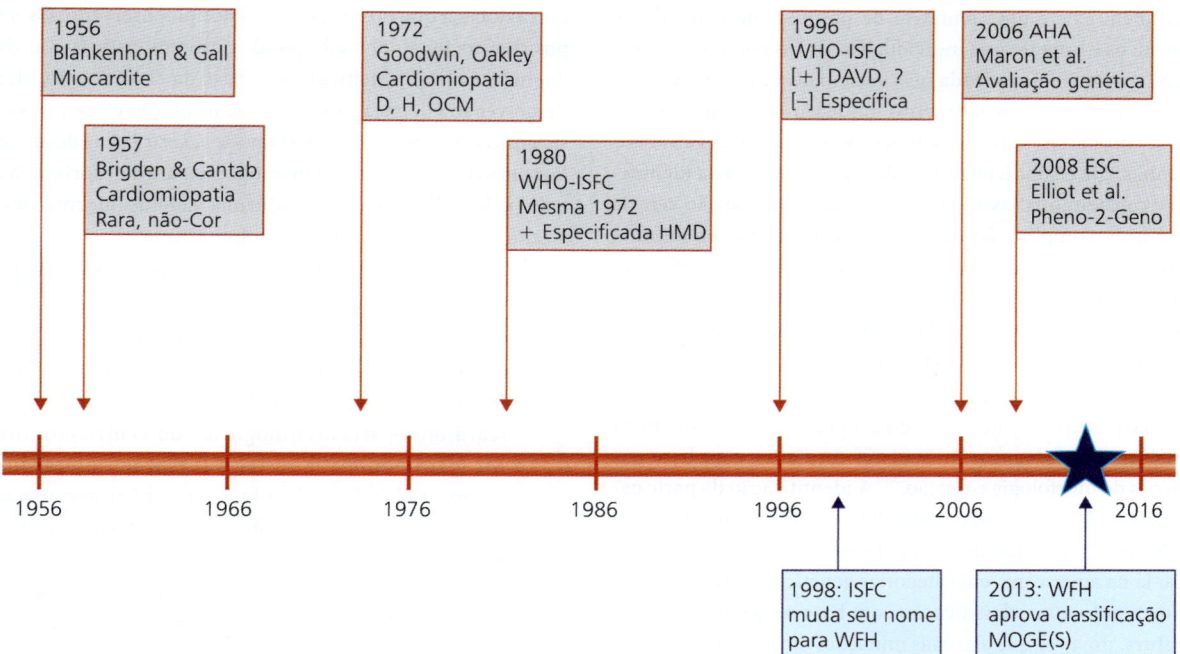

FIGURA 64.1 Perspectiva histórica das cardiomiopatias. ISFC: Internacional Society and Federation of cardiology; WHF: World Heart Federation; D: dilatada; H: hipertrófica; AHA: American Heart Association; ESC: European society of cardiology.

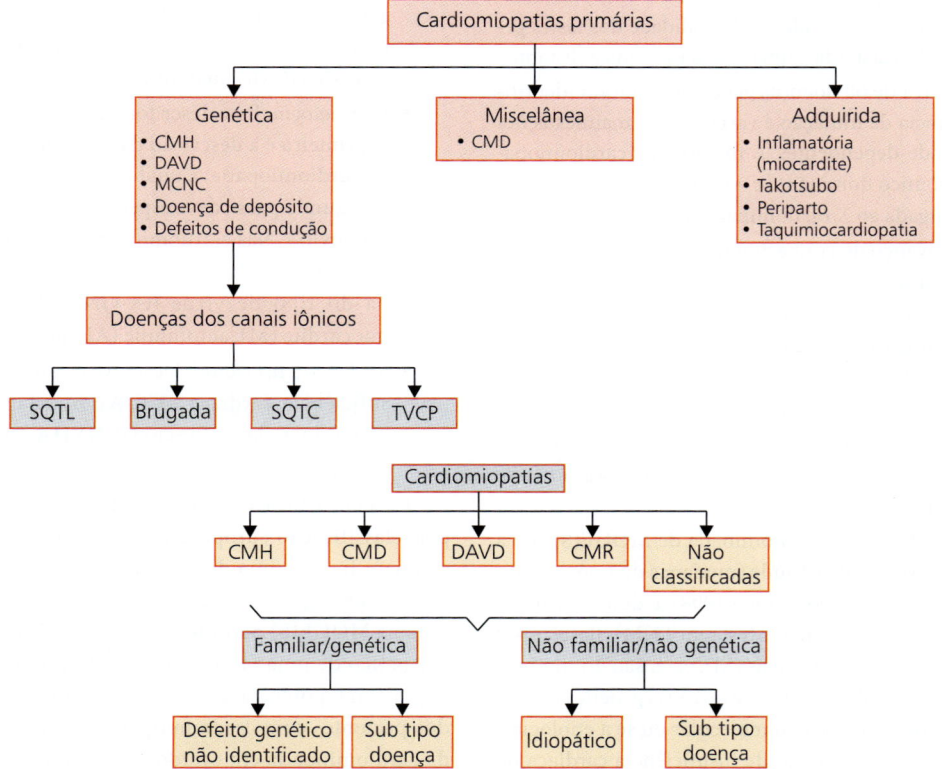

FIGURA 64.2 Classificação europeia das cardiomiopatias. CMH: CArdiomiopatia hipertrófica; DAVD displasia arritmogênica de ventriculo direito; MCNC miocardio não compactado; CMD: cardiomiopatia dilatada; CMR: cardiomiopatia restritiva; SQTC: sindrome do QT curto; SQTL: sindrome do QT longo; TVCP: taquicardia ventricular catecolaminergica polimórfica.

Também existe uma tentativa de pesquisa de marcadores diagnósticos e uma terapia individualizada. Essa definição, à semelhança da que foi realizada pela sociedade americana de cardiologia, exclui o envolvimento miocárdico secundário a doenças coronárias, sistêmicas, hipertensão e doenças valvares e congênitas. Ela é subdividida em idiopática (sem causa identificável) e cardiomiopatias adquiridas, na qual a disfunção ventricular é uma complicação da doença de base em vez de uma característica intrínseca da doença. Ao contrário da classificação da American Heart Association, a classificação europeia acha inadequada e de limitada utilidade clínica a inclusão das canulopatias como entidades clínicas nosológicas distintas.[2,10]

Podemos observar que a despeito das diferenças entre as atuais classificações americana e europeia, ambas mantêm as classificações das doenças musculares cardíacas, com base nas alterações de morfologia e função.[3,10] A identificação da parte genética como fator etiológico permite classificar em categorias subsidiarias a forma familiar e não familiar, na classificação europeia. Já na americana, em categorias genética, mista e adquirida. No entanto, uma classificação com base no genoma ainda é prematura, uma vez que algumas mutações do gene que afetam o sarcômero podem levar a fenótipos diferentes, tais como: cardiomiopatia dilatada e hipertrófica. Já algumas mutações da troponina I podem levar às alterações anatômicas semelhantes a formas restritivas ou hipertróficas, dificultando uma classificação. Além disso, a disponibilidade e aplicabilidade dos testes genéticos na prática clínica ainda é uma realidade clínica distante.

Sabe-se que cerca de 60 doenças genéticas já foram identificadas, e a penetrância da mutação é variável, e as manifestações fenotípicas são idade-dependentes. A maioria das cardiomiopatias é traço autossômico dominante e a minoria autossômica recessiva; recessiva ligada ao X ou dominante (rara).[11]

Com o maior avanço do conhecimento, houve a necessidade de uma nova classificação para descrever as cardiomiopatias pelo fenótipo morfofuncional, com informações relacionadas com o envolvimento dos órgãos extracardíacos e clínico (padrão de herança) e molecular (doença genética e mutação).[1]

Dessa forma uma classificação nosológica descritiva, na qual englobe os atributos individuais ou permitir que uma plataforma comum para os esforços de investigação em colaboração fosse publicada recentemente.[12]

Essa nova classificação foi denominada de MOGE(S) sob a égide da Federação Mundial de Saúde (mudança do nome da antiga Organização Mundial de Saúde, em 1998). É descritiva e inspirada no estadiamento dos tumores (estágio TNM). Baseiam-se anormalidades estruturas e funcionais (M), extensão do comprometimento do órgão envolvido (O), se é de causa genética ou não (G), a natureza do defeito genético molecular ou se a etiologia é conhecida (E) e o grau do estágio de insuficiência cardíaca ou grau de intolerância aos esforços (S). A definição de cardiomiopatia, nessa classificação, é descrita como desordem morfológica ou funcional do miocárdio anormal na ausência de qualquer

outra doença que possa levar ao fenótipo observado. Os fenótipos convencionais dos subtipos de cardiomiopatia (p. ex.: dilatada, hipertrófica, restritiva) são a base da classificação, além de descrever se a doença é sistêmica ou o coração é parte da doença sistêmica. A combinação M e O pode sugerir pistas diagnósticas. Por outro lado, incluindo a investigação para a história da família e do padrão de herança (G), adiciona valiosas informações para a caracterização completa da cardiomiopatia.[11]

A classificação MOGE(S) pode ser interpretada de acordo com:

- **M - fenótipo morfofuncional.** A designação "M" permite a descrição do fenótipo, por exemplo: Md (cardiomiopatia dilatada), Mh (cardiomiopatia hipertrófica), Ma (cardiomiopatia arritmogênica do ventrículo direito), Mr (cardiomiopatia restritiva) e Mnc (miocárdio não compactado). Essa denotação, também permite acrescentar pacientes carreadores de mutação, porém não afetados (M0);
- **O - órgão envolvido.** É o segundo descritor, que pode ser o coração (Oh) ou em combinação com outros sistemas, por exemplo, musculoesquelético (Oh + M). O envolvimento de órgãos e sistemas permite o reconhecimento de síndromes específicas;
- **G - Genético.** O terceiro descritor representa a herança genética ou traço familiar. Pode ser autossômico dominante (Gad), autossômico recessivo (Gar), ligado ao X recessivo (Gxlr) ou dominante (Gxld);
- **E - Etiologia.** Esse descritor deve ser feito em duas etapas: A primeira é a descrição da etiologia, a causa subjacente da cardiomiopatia, a qual pode ser genética (Eg) ou não. O segundo passo deve especificar a mutação após a causa (Eg myh7). Nas cardiomiopatias não genéticas, a etiologia deve ser descrita: Viral (V) primeira anotação, seguida do tipo de vírus (ex-vírus *Coxsackie* B3 (CB3), miocardite (M), autoimune (AI), amiloidose (A) etc;
- **S - Estado funcional.** Descreve o estado funcional da insuficiência cardíaca ACC/AHA, estágio de A a D, em conjunto a classe funcional NYHA (classe I a IV), por exemplo, S A-I.[1]

Essa classificação endossa a definição de cardiomiopatia pela classificação europeia, e estende o sistema de classificação para incluir uma descrição explícita de grau de envolvimento dos órgãos, e do estágio de insuficiência cardíaca.[13] O sistema MOGE(S) permite um amplo estudo do estado clínico e genético de uma família com cardiomiopatia. Essa classificação tem o potencial de permitir uma melhor caracterização dos pacientes com cardiomiopatia, e padronizar os registros de cardiomiopatia em estudos epidemiológicos. O objetivo é permitir uma classificação precisa que tenta relacionar a etiologia com os fenótipos clínicos e por inferência o tratamento e prognóstico.[12,13]

Uma das vantagens dessa nova classificação está nos indivíduos em fases iniciais da doença, alguns sem alterações fenotípicas. Em familiares com mutação presente e, ainda, sem manifestação da doença, o diagnóstico pré-clínico pode ser feito pelo estudo genético. Também pode ser de utilidade na liberação de atividades esportivas, nos casos em que se encontram na zona cinzenta para uma liberação definitiva.[11]

A classificação MOGE(S) também permite descrever as cardiomiopatias esporádicas e especificar a etiologia como conhecida ou desconhecida. No passado, os pacientes com cardiomiopatia esporádicos eram frequentemente rotulados como não familiar, e diagnosticado como miocardite crônica (viral) ou cardiomiopatia periparto. No entanto, o acompanhamento familiar em longo prazo, permite que seja identificada a etiologia genética mediante manifestação da doença nos filhos ou irmãos do paciente.[1]

No entanto, essa classificação não inclui alguns grupos de cardiomiopatia, tais como: taquimiocardiopatias, cardiomiopatia associada a doenças endocrinológicas e miocardiopatia periparto.

Outra possível limitação encontra-se relacionada com informações das arritmias, as quais ainda não são contempladas nessa classificação. Outro dado importante será a inclusão de um risco graduado de morte súbita em conjunto com o cenário de insuficiência cardíaca. A utilidade do esquema MOGE(S) para prever o resultado seria reforçada pela inclusão de fatores de risco para morte súbita por arritmia, em pacientes com cardiomiopatia.

Finalmente, a complexidade do sistema de classificação MOGE(S) pode ser um impedimento para a sua utilização na prática clínica rotineira. Além disso, a informação que é necessária, como o diagnóstico genético molecular, está disponível apenas em alguns centros e países. Os autores da nomenclatura MOGE desenvolveram também um aplicativo que pode ser acessado pela internet (http://moges.biomeris.com) que pode ser de utilidade na prática clínica para completar a classificação descritiva de cardiomiopatia.[13]

Concluindo, toda classificação é passível de falhas, críticas e, dificilmente resiste ao tempo, como dizia Goodwin "qualquer classificação é necessariamente incompleta e funciona como uma ponte entre a ignorância completa e total compreensão".[14] No entanto, a classificação MOGE(S) permite uma ponte entre o conhecimento adquirido da ciência básica e a prática clínica.[12] O Quadro 64.1 apresenta um resumo da classificação MOGE(S).

2 PRINCIPAIS FENÓTIPOS CLÍNICOS DAS CARDIOMIOPATIAS

2.1 CARDIOMIOPATIA HIPERTRÓFICA

A cardiomiopatia hipertrófica é caracterizada por hipertrofia ventricular na ausência de outra doença cardíaca ou sistêmica que seriam responsáveis pela magnitude de hipertrofia. Clinicamente, a cardiomiopatia hipertrófica é definida pela espessura máxima da parede ventricular $\geq$ 15 mm. Nos casos considerados limítrofes com espessura de parede de 13 a 14 mm o diagnóstico pode ser feito na vigência de história familiar de história familiar de cardiomiopatia hipertrófica (CMH). No caso das crianças, o aumento da espessura da parede do ventrículo esquerdo (VE) é definido como a espessura da parede $\geq$ 2 desvios-padrão acima da média para a idade, sexo ou superfície corpórea. Há casos de pacientes, que têm genótipos positivos, que podem ser fenotipicamente negativas sem hipertrofia manifesta. Esses indivíduos são geralmente referidos como sendo "genótipo positivo/fenótipo negativo" ou como tendo "cardiomiopatia hipertrófica subclínica". O diagnóstico clínico de CMH também pode ser reforçada por outras características típicas, tais como história familiar da doença, sintomas cardíacos, taquiarritmias, ou alterações eletrocardiográficas.[15]

Pela classificação atual MOGE o traço de hipertrofia ventricular pode ser dividido em dois grupos: sarcomérico (90% dos casos de cardiomiopatia hipertrófica ocasionadas por alterações no gene do sarcômero) e não sarcomérico. Dessa forma, em um paciente com mutação do sarcômero, o defeito é identificado e a mutação é colocada na etiologia (E), por exemplo, $M_H\,O_H\,G_{AD}\,E\,_G$-MYH7(pArg403GLu) $S_{B\text{-}I}$. Essa nomenclatura representa o fenótipo morfofuncional **(M)** cardiomiopatia hipertrófica **(H)**, **(O)** envolvimento do órgão; coração **(H)**; genética/familial **(G)** com transmissão autossômica dominante **(AD)**; etiologia causada pela mutação **pArg403GLu** do gene **MYH7**, estágio ACC/AHA **(S) B**, NYHA **I**.

O comprometimento extracardíaco, geralmente é ausente nos casos de mutação sarcomérica. Nos casos em que há miopatia, o fenótipo pode ser descrito como:

$$M_H\,O\,_{H+M}\,G_{AD}\,E\,_G\text{-MYH7(pArg403GLu)}\,S_{B\text{-}I}$$

Por outro lado, em razão da variabilidade intrafamiliar do fenótipo podem ocorrer diferentes fenótipos morfofuncionais (exemplo hipertrófico e dilatado), como estágio final a dilatação na cardiomiopatia hipertrófica, dessa forma, deve-se colocar no estágio morfofuncional **M** (H+D).[11]

2.2 CARDIOMIOPATIA DILATADA

A cardiomiopatia dilatada é a forma mais comum das doenças que afetam o músculo cardíaco, e uma das principais causas de transplante cardíaco. Caracteriza-se por câmaras ventriculares aumentadas, disfunção sistólica e diastólica. A característica fisiopatológica dominante é de insuficiência cardíaca com perda de função contrátil, arritmias supraventriculares e ventriculares, distúrbios de condução, tromboembolismo e morte súbita. Tem uma prevalência de 1:2.500 pacientes.

Os fenótipos das cardiomiopatias dilatadas podem ser de causas primárias e secundárias, incluindo agentes infecciosos que podem ocasionar miocardite, tais como vírus, bactérias e parasitas. Outras causas podem ser tóxicas, tais como álcool, quimioterápicos, metais, autoimune, feocromocitoma, doenças

QUADRO 64.1 Resumo da classificação MOGE(S).	
M, fenótipo morfofuncional	D, dilatada; H, hipertrófica; R, restritiva; ARVC, cardiomiopatia arritmogênica do ventrículo direito; NCVe, miocardio não compactado do ventrículo esquerdo; Sobreposição, por exemplo, H + R, D + A, NC + H, H + D, D + NC, ou combinações mais complexas, tais como H + R + NC; E, precoce, com o tipo entre parênteses; NS, fenótipo não específico; NA, informações não disponíveis; O, não afetado.
O, órgão ou sistema envolvido	H, coração; M, muscular, esquelético; N, nervoso; C cutâneo; E de olho; A, auditiva; K, rim; G, gastrointestinal; S, esquelético; MR Retardo mental O0 carreador saudável coração ainda não envolvido
G, Genetica	(GAD),autossômico dominante (GAR) autossômico recessivo,(GXL) ligado X, (GXLR)ligado ao X recessivo, (GXLD)ligado ao X dominante, (GM) transmissão matrilinear. (GS) Esporádico indica somente doença não familiar ou doença presente em um membro da familia. (GS) notação esporádica também implica casos com mutação denovo. GN indica *negativa* GU indica historia familiar desconhecida. G0 indica que história não foi investigada
E, anotação etiológica	Genética: G, etiologia genética - adicionar gene e mutação; NC, não carreador; OC, carreador; ONC, obriga não portadoras; DN, de novo; C, genética complexas com mais de uma mutação (fornecer gene e mutação adicional); Neg, teste genético negativo para a mutação familiar conhecida; NA, teste genético ainda não disponível; N, defeito genético não identificado; O, nenhum teste genético, por qualquer motivo (por exemplo, nenhuma amostra de sangue, sem o consentimento informado); A- TTR, amiloidose genética; HFE, hemocromatose. Não genéticos : M, miocardite; V, infecção viral (adicionar o vírus identificado no coração afetado); AI, auto-imune ou imune mediada : suspeita (AI -S), comprovados (AI- P); A, amiloidose (adicionar o tipo de amiloidose : AK, AL, A- SAA); I, infecciosa, não viral (adicionar o agente infeccioso); T, toxicidade (adicionar causa ou droga tóxica); Eo, doença cardíaca hipereosinofílico.
S, Estágio	Fase ACC / AHA (A, B, C, D); Classe funcional (I, II, III, IV). * A descrição morfológica do fenótipo pode conter informações adicionais utilizando abreviações padrão, tais como : AF, fibrilação atrial; AVR, bloqueio atrioventricular; LQT, prolongamento do intervalo QT; PR, PR curto; R, baixas amplitude eletrocardiograma; WPW, síndrome de Wolff-Parkinson -White. ‡ envolvimento do órgão, para além de H para o coração, deve ser expandido para o envolvimento de : um sistema auditivo; C cutâneo; G, sistema gastrointestinal; K, rim; L, fígado; M, músculo esquelético; N, o sistema nervoso; O, sistema ocular, e outras comorbidades, incluindo MR, retardo mental. Genetica descreve as informações disponíveis sobre a herança da doença. Ele também fornece informações completas, se a história da família não está provado ou é desconhecido, e se o teste genético não foi realizado ou foi negativo para a mutação ou mutações identificadas na família. | | A anotação etiológico fornece a facilidade para a descrição sintética do gene da doença específica e mutação, bem como descrição de etiologia não genética. ¶ A anotação funcional ou encenação permite a adição de fase ACC / AHA e classe funcional

neuromusculares, metabólicas e nutricionais. Cerca de 20 a 35% das etiologias de cardiomiopatia dilatada tem ocorrência familiar. Um grande número de genes (cerca de 40) e várias mutações associam-se ao fenótipo dilatado.[16]

A grande maioria dos casos é autossômica dominante e uma minoria recessiva, ligada ao X, autossômico recessivo. O gene mais comum é o da lâmina A/C, constituindo 8% de todas as cardiomiopatias dilatadas. Já as alterações nos genes da distrofina são responsáveis por 7% das cardiomiopatias dilatadas, e os pacientes apresentam elevação de CPK sem miopatia. Há também alterações do gene da titina e das laminopatias, esta última representando alterações do sistema de condução em 80% dos pacientes, e elevado risco de morte súbita.[10]

Pela classificação atual MOGE a miocardiopatia dilatada pode ser classificada:

$$M_{D(AVB)}O_H G_{AD} E_{G\text{-}LMNA(pLeu197PrrofsX2)} S_{c\text{-}II}$$

Fenótipo morfuncional (**M**): **cardiomiopatia dilatada** com **bloqueio átrio ventricular; (O)** órgão envolvido **(H);** genético/familiar **(G)** com transmissão **autossômico dominante (AD);** etiologia **(E): genética** e causada pela mutação **pLeu197PrrofsX2** no gene **LMNA,** estágio ACC/AHA **(S) C**, NYHA **II**

2.3 CARDIOMIOPATIA ARRITMOGÊNICA DE VENTRÍCULO DIREITO

A cardiomiopatia arritmogênica foi descrita inicialmente como displasia arritmogênica de ventrículo direito. Trata-se de uma doença miocárdica poligênica com um padrão de penetrância autossômica dominante que se caracteriza por perda de miócitos ventriculares e reposição de tecido fibroso e adiposo. Nos estágios mais avançados também o ventrículo esquerdo pode ser comprometido. [17] Estudos moleculares têm demonstrado que mutações genéticas afetam principalmente proteínas de discos intercalados, particulamente os desmossomos.[18] Dentre outras possíveis causas encontram-se a apoptose e necrose de miócitos, inflamação e transdiferenciação de miócitos.

A prevalência da cardiomiopatia arritmogênica de ventrículo direito é de 1:5000 pacientes. A presença de arritmias ventriculares pode ser a primeira manifestação da doença inclusive como causa de morte súbita.

Pela classificação MOGE:

$$M_{E(A)}O_HG_{AD}E_{G\text{-}DSG2(pGlu1020AlafsX18)}A_{S\text{-}I}$$

Representa fenótipo morfofuncional (M): "early" (E) **cardiomiopatia arritmogênica** (por exemplo com critérios menores ou ecocardiográficos; órgão envolvido (O), **coração (H)**; genético/familiar (G) com transmissão **autossômica dominante (AD),** etiologia (E): **genética(G)** e causada pela mutação **pGlu-1020AlafsX18** no gene **DSG2** que causa a doença na família; estágio ACC/AHA **(S) A,** NYHA **I.**

2.4 CARDIOMIOPATIA RESTRITIVA PRIMÁRIA

É uma doença primária restritiva rara que leva a insuficiência cardíaca, e é caracterizada por volumes ventriculares normais ou reduzidos e aumentos de ambos os átrios. A característica fisiopatológica dominante é de restrição diastólica com função sistólica geralmente preservada em repouso. Existem formas esporádicas e familiares. As mutações da troponina e desmina podem ser responsáveis por fenótipos restritivos.[2]

As alterações da troponina podem ter transmissão autossômica dominante e não há alterações do sistema de condução, porém esses pacientes apresentam um elevado risco de morte súbita. As alterações da desmina podem ter transmissão autossômica dominante (50%), recessiva (25%) e de novo (25%), e os pacientes apresentam bloqueio atrioventricular e miopatia.

Pela classificação MOGE a cardiomiopatia restritiva pode ser representada:

$$M_{R(AVB)}O_{H+M}G_{AD}E_{G\text{-}Des(p.Gly84ser)}S_{C\text{-}III}$$

Fenótipo morfofuncional (M) **cardiomiopatia restritiva (R)** com bloqueio atrioventricular total **AVB,** órgão envolvido (O) **coração (H)** e musculoesquelético (M), genético/familiar(G) **com autossômico dominante (AD);** etiologia: **genética (G),** causado pela mutação **p. G**$_{ly84ser}$ da **desmina;** ACC/AHA estágio **(S) A,** NYHA **I.**[11]

REFERÊNCIAS BIBLIOGRÁFICAS

1. Arbustini E, Narula N, Tavazzi L et al. The MOGE(S) classification of cardiomyopathy for clinicians. J Am Coll Cardiol. 2014 Jul 22;64(3):304-18.
2. Elliott PM. Is the 2006 American Heart Association classification of cardiomyopathies the gold standard? The 2006 American Heart Association Classification of Cardiomyopathies Is Not the Gold Standard Circ Heart Fail. 2008;1:77-80.
3. Maron BJ, Towbin JA, Thiene G et al. American Heart Association; Council on Clinical Cardiology, Heart Failure and Transplantation Committee; Quality of Care and Outcomes Research and Functional Genomics and Translational Biology Interdisciplinary Working Groups; Council on Epidemiology and Prevention. Contemporary definitions and classification of the cardiomyopathies: an American Heart Association Scientific Statement from the Council on Clinical Cardiology, Heart Failure and Transplantation Committee; Quality of Care and Outcomes Research and Functional Genomics and Translational Biology Interdisciplinary Working Groups; and Council on Epidemiology and Prevention. Circulation. 2006; 113: 1807-1816.
4. Brigden W. Uncommon myocardial diseases: the non-coronary cardiomyopathies. Lancet. 1957 Dec 21;273(7008):1243-9.
5. Goodwin JF. Cardiac function in primary myocardial disorders I. Br Med J. 1964 jun 13;1(5397):1527-33.
6. Goodwin JF. Cardiac function in primary myocardial disorders II. Br Med J. 1964 jun 20;1(5398):1595-7.
7. Report of the WHO/ISFC Task Force on the definition and classification of cardiomyopathies. Br Heart J. 1980; 44: 672-673.
8. Mady C, Ianni BM, Arteaga E, Salemi VM, de Carvalho FC. Maximal functional capacity in patients with Chagas' cardiomyopathy without congestive heart failure.J Card Fail. 2000 Sep;6(3):220-4.
9. Richardson P, McKenna W, Bristow M et al. Report of the 1995 World Health Organization/International Society and Federation of Cardiology Task Force on the Definition and Classification of Cardiomyopathies. Circulation. 1996; 93: 841-842.
10. Elliott PM, Andersson B, Arbustini E et al. Classification of the cardiomyopathies: a position statement from the European Society Of Cardiology Working Group on Myocardial and Pericardial Diseases. Eur Heart J. 2008; 29: 270-276.
11. Arbustini E, Narula N, Dec GW et al. MOGE(S) classification for a phenotype-genotype nomenclature of cardiomyopathy: endorsed by the World Heart Federation. J Am Coll Cardiol. 2013 Dec 3;62(22):2046-72.
12. Elliott PM. Classification of cardiomyopathies: evolution or revolution? J Am Coll Cardiol. 2013;62: 2073-2074.
13. Mayosi BM. Cardiomyopathies: MOGE(S): a standardized classification of cardiomyopathies? Nat Rev Cardiol. 2014 Mar;11(3):134-5.
14. Goodwin JF. The frontiers of cardiomyopathy. Br Heart J. 1982;48:11-18.
15. Gersh BJ, Maron BJ, Bonow RO et al. 2011 ACCF/AHA guideline for the diagnosis and treatment of hypertrophic cardiomyopathy: executive summary: a report of the American College of Cardiology Foundation/ American Heart Association Task Force on Practice Guidelines. J Am Coll Cardiol. 2011 Dec 13;58(25):2703-38.
16. Mestroni L, Taylor MR. Genetics and genetic testing of dilated cardiomyopathy: a new perspective. Discov Med. 2013 Jan;15(80):43-9.
17. Saguner AM, Duru F, Brunckhorst CB. Arrhythmogenic right ventricular cardiomyopathy: a challenging disease of the intercalated disc. Circulation. 2013 Sep 17;128(12):1381-6.
18. Amaki A, Tandri H, Huang H et al. Protonotarios N,McKenna WJ, Calkins H, Saffitz JE. A new diagnostic test for arrhythmogenic right ventricular cardiomyopathy. N Engl J Med. 2009;360:1075-1084.

CARDIOMIOPATIA DILATADA

65

Luciano Nastari
Felix José Alvarez Ramires

1 CONCEITO

As cardiomiopatias se apresentam como um conjunto de desordens, que envolvem o músculo cardíaco propriamente dito. A forma de apresentação mais frequente é a dilatação ventricular, que representa em torno de 90% dos casos. A dilatação ventricular é acompanhada pela redução da contração ventricular esquerda ou de ambos os ventrículos. A doença evolui para insuficiência cardíaca progressiva, arritmias, tromboembolismo e morte súbita, podendo ocorrer em qualquer estágio do processo. Definição proposta pela Organização Mundial de Saúde (OMS).[1]

Um número maior que 75 doenças específicas do músculo cardíaco podem produzir manifestações clínicas de cardiomiopatia dilatada (CMD), e em um grande número dos casos não é conhecida a causa. É provável que a CMD represente a via final comum do dano miocárdico resultante de mecanismos genéticos, imunológicos, infecciosos, metabólicos, inflamatórios e citotóxicos.

Com os avanços apresentados nos novos métodos diagnósticos, consegue-se selecionar melhor essas doenças e, assim, novas classificações surgiram para tentar individualizar as desordens decorrentes da doença do músculo cardíaco e das doenças decorrentes de alterações secundárias.

Em uma reunião de um comitê de especialistas da American Heart Association (AHA), em 2006,[2] foi definido que as cardiomiopatias são um grupo heterogêneo de doenças do músculo cardíaco com correspondente disfunção mecânica e/ou elétrica, com frequente, mas não sempre presente, dilatação e hipertrofia ventricular inapropriada. Podem ser restritas ao coração ou fazer parte de doenças sistêmicas. As cardiomiopatias podem apresentar diversas etiologias, mas não são resultados de doença hipertensiva, isquêmica, valvar, congênitas ou doenças do pericárdio. No hemisfério norte aproximadamente 1/3 das cardiomiopatias dilatadas é de caráter hereditário e familiar, frequentemente associada a alterações musculoesqueléticas ou neuromusculares.

Portanto, deve-se ressaltar que, para se estabelecer o diagnóstico, o clínico deve utilizar de seus recursos para descartar as etiologias anteriormente descritas, e deve-se lembrar de que as cardiomiopatias dilatadas apresentam características de apresentação clínica e hemodinâmicas distintas das alterações promovidas no músculo cardíaco, secundárias às alterações das etiologias anteriormente descritas.

Assim, vale enfatizar que deve-se evitar os termos cardiomiopatia isquêmica, valvar ou hipertensiva, uma vez que o problema primário, nessas situações, é decorrente de isquemia miocárdica por doença das artérias coronárias, doença nas valvas cardíacas e de hipertensão arterial sistêmica não controlada, respectivamente, e não por doença iniciada no músculo cardíaco.

Em uma reunião de especialistas do European Society of Cardiology (ESC) 2007,[3] foi proposta uma nova classificação das cardiomiopatias, com a justificativa de se ter uma ferramenta mais prática e efetiva no manuseio clínico diário. Não recomendaram a classificação entre primária e secundária pela grande dificuldade em diferenciá-las. Muitas das doenças classificadas como primárias podem estar associadas com importantes manifestações extracardíacas e, inversamente, as classificadas como secundárias podem predominantemente (ou exclusivamente) envolver o coração.

Embora muitas das cardiomiopatias tenham origem genética, a tentativa de classificá-las de acordo com o defeito genético não trouxe benefício no manuseio desses pacientes na prática clínica. De fato, não se inicia uma abordagem diagnóstica para esses pacientes com a identificação da mutação genética específica em questão. Assim, o Comitê Europeu persiste na classificação quanto à morfologia e função, como um método mais adequado para o diagnóstico e manuseio dos pacientes e das famílias com doenças do músculo cardíaco. Foi definido por esse comitê, que a cardiomiopatia seria uma afecção, na qual o músculo cardíaco é funcionalmente e estruturalmente anormal, em ausência de doença coronariana, hipertensão arterial, doença valvar e doença congênita, como causas para essa anormalidade. Foram reconhecidos cinco tipos: dilatadas, hipertróficas, restritivas, arritmogênica do ventrículo direito e um grupo de não classificáveis.

Uma nova classificação publicada recentemente sob a égide da Federação Mundial de Saúde (mudança do nome da antiga Organização Mundial de Saúde, em 1998), foi denominada de MOGE(S).[4] É descritiva e inspirada no estadiamento dos tumores (estágio TNM). Baseia-se em anormalidades estruturais e funcionais (M), extensão do comprometimento do órgão envolvido (O), se é de causa genética ou não (G), a natureza do defeito genético molecular ou se a etiologia é conhecida (E) e o grau do estágio de insuficiência cardíaca ou grau de intolerância aos esforços (S).

A classificação MOGE(S) pode ser interpretada de acordo com: M – fenótipo morfofuncional: a designação "M" permite a descrição do fenótipo; O – órgão envolvido; G – genético; E – etiologia; S – estado funcional. A definição de cardiomiopatia, nessa classificação, é descrita como desordem morfológica ou funcional do miocárdio anormal, na ausência de qualquer outra doença que possa levar ao fenótipo observado. Os fenótipos convencionais dos subtipos de cardiomiopatia (p. ex.: dilatada, hipertrófica, restritiva) são a base da classificação, além de descrever se a doença é sistêmica ou o coração é parte da doença sistêmica. A combinação M e O pode sugerir pistas diagnósticas. Por outro lado, incluir a investigação para a história da família e do padrão de herança (G), adiciona valiosas informações para a caracterização completa da cardiomiopatia.[5] Finalmente, a complexidade do sistema de classificação MOGE(S) pode ser um impedimento para a sua utilização na prática clínica rotineira. Além disso, a informação que é necessária, como o diagnóstico genético molecular, está disponível apenas em alguns centros e países do mundo. Os autores da nomenclatura MOGE desenvolveram também um aplicativo que pode ser acessado pela internet (http://moges.biomeris.com), que pode ser de utilidade na prática clínica para completar a classificação descritiva de cardiomiopatia.[6]

A situação atual para a classificação das cardiomiopatias é, sem dúvida, conflitante, pela dificuldade diagnóstica que se apresenta para essas doenças. E, espera-se que, em revisões posteriores, possam os autores encontrar uma nova classificação que agregue melhor esse grupo de doenças de características heterogêneas e complexas.

2 ETIOLOGIA

Um grupo muito grande de doenças podem causar as cardiomiopatias dilatadas (Quadro 65.1). Porém, em muitos casos não se consegue encontrar nenhuma etiologia conhecida, após todas as causas detectáveis terem sido excluídas e a cardiomiopatia é, então, chamada de idiopática. Esse grupo de pacientes com a forma dilatada e sem causa determinada representa em torno de 50% dos casos das cardiomiopatias dilatadas (CMD).

Neste capítulo serão abordadas algumas etiologias de cardiomiopatias dilatadas, uma vez que ficaria muito extensa a discussão das mais de 75 causas dessa doença. Algumas etiologias serão abordadas em capítulos específicos, presentes neste livro (p. ex.: agentes quimioterápicos, miocardites, taquiarritmias, doença de Chagas e outras). Sem dúvida a cardiomiopatia dilatada idiopática apresenta-se como o grupo principal das CMD, pela sua elevada incidência e pelos grandes avanços, em relação, principalmente, às características genéticas encontradas nas últimas duas décadas para esse grupo, possibilitando mudanças no tratamento e prognóstico dos pacientes e de seus familiares.

3 CARDIOMIOPATIA DILATADA IDIOPÁTICA

A cardiomiopatia dilatada idiopática (antigamente chamada de congestiva) caracteriza-se por uma frequente, mas não invariável dilatação da câmara ventricular e disfunção sistólica do ventrículo esquerdo. A prevalência nos EUA está em 1:2.500 habitantes, sendo responsável por 50.000 internações e 10.000 mortes por ano nos Estados Unidos,[7] sendo a causa mais frequente de indicação de transplante, e a terceira causa de insuficiência cardíaca.[8] Essa doença traz grande custo financeiro à sociedade, relacionados de forma direta com os custos de tratamento da insuficiência cardíaca e de forma indireta com a ausência ao trabalho e com a aposentadoria precoce.[9]

A faixa etária de apresentação da doença se situa entre os 18 e 50 anos de idade, embora possa estar presente em crianças e idosos.

Em crianças, a incidência é de 1,13 casos por 100.000 por ano, sendo maior em meninos do que em meninas (0,66 *versus* 0,47 casos por 100.000: p < 0,006). Há maior prevalência em bebês menores de 1 ano do que em crianças maiores (4,40 *versus* 0,34 casos por 100.000, p < 0,001).[10]

QUADRO 65.1 Principais causas de cardiomiopatia dilatada	
DOENÇA INFECCIOSA	
Viral	Coxsackie vírus Citomegalovírus HIV Varicela Hepatite Epstein-Barr Ecovírus Outros
Bacteriana	Febre tifoide Difteria Brucelose Psiticose Ricketsias Histoplasmose Criptococose
Parasitárias	Toxoplasmose Tripanossomíase Esquistossomose Triquinose
Doença de depósito	Hemocromatose Amiloidose
Medicamentos	Agentes quimioterápicos: Antraciclinas Ciclofosfamida Trazumab Drogas antivirais: Zidovudina Didanosina Zalcitabina
Toxinas	Etanol Cocaína Anfetamina Cobalto Chumbo Mercúrio Monóxido de carbono
Deficiências nutricionais	Tiamina Selênio Carnitina
Anormalidades de eletrólitos	Hipocalcemia Hipofosfatemia Arterite
Doenças reumáticas	Lúpus sistêmico Esclerodermia Arterite
Doenças endocrinológicas	Hipotireoidismo ou hipertireoidismo Diabetes melito Feocromocitoma Doença de Cushing
Miscelânea	Cardiomiopatia periparto Sarcoidose Apneia do sono Cardiomiopatia familiar Miocardite Radiação
Genéticas	Distrofia muscular de Duchenne Distrofia miotônica Ataxia de Friedreich

Em adultos, a incidência é de 7 para 100.000 por ano. É mais frequente entre homens do que em mulheres (2,5:1), e entre os negros do que em brancos (2,5:1).[11]

No Brasil não existem dados estatísticos disponíveis quanto à incidência e custos relacionados com a doença.

Durante muitos anos sua causa foi considerada desconhecida, teorias envolvem causa possivelmente autoimune, miocardite viral prévia ou origem genética, pela característica familiar de alguns pacientes. No entanto, nas duas últimas décadas o papel da genética ganhou uma importância muito elevada com a identificação de uma frequência de casos familiares, maior do que se antecipava anteriormente (30 a 50% dos casos). Um grande número de genes identificados (mais de 40) e uma clara evidência de que, mesmo os chamados "casos esporádicos", podem abrigar um defeito genético.[3]

Na forma esporádica encontram-se os casos em que não se conseguiu estabelecer um determinante genético, e sua etiopatogenia será descrita a seguir.

3.1   ETIOLOGIA

3.1.1 Forma esporádica

A fisiopatologia da CMD idiopática ainda envolve teoria proposta por Goodwin e Oakley,[12] segundo a qual, múltiplos fatores estão envolvidos no desenvolvimento da doença. Assim fatores genéticos, associados à resposta imunológica e fatores infecciosos agiriam de forma sinérgica, levando ao quadro clínico de cardiomiopatia.

A sequela de infecção viral prévia, especialmente por vírus do grupo *coxsackie* B, poderiam ser responsáveis por 10 a 20% dos casos.[13] Os mecanismos de lesão viral direta,[14] ou possível presença de antígenos virais e/ou proteases virais que levariam a ativação de apoptose celular, com perda de miócitos.[15] A miocardiopatia associada ao vírus da hepatite C, é um bom exemplo de lesões cardíacas induzidas, definitivamente, por infecções virais em humanos, que evoluem para a fase crônica, por meio de mecanismos imunes complicados.[16] Ao se induzir miocardite viral em modelos experimentais de camundongos, foi observado que uma modulação apropriada das reações imunológicas presentes durante as fases agudas da doença, parecem ser mais eficazes na prevenção e tratamento da CMD, em vez de se efetuar uma eliminação completa da resposta imunológica presente. A terapia imunomoduladora proporcionada com o uso de um chamariz do NF-kB[17] e de adsorção imunológica de anticorpos IgG3 cardíacos[18,19] podem proporcionar novas abordagens para pacientes refratários com CMD.[20]

A teoria da autoimunidade baseia-se na presença de anticorpos específicos para componentes do miocárdio. As alterações imunológicas poderiam ser resultantes de infecção viral prévia.

3.1.2 Forma familiar

O estudo de famílias afetadas revelou ser a cardiomiopatia familiar (CF) herdada de forma autossômica dominante (AD), mais frequentemente com penetrância, característica dependente da idade e expressão clínica variável. Também presentes em menor frequência, as formas ligadas ao cromossomo X, autossômica recessiva (AR) e mitocondrial. A CF mostra penetrância dependente da idade. Isso significa que um indivíduo que carrega uma variante rara, que causa a doença, é mais provável apresentar um fenótipo da doença com o aumento da idade. E que, uma avaliação fenotípica normal, pelo ecocardiograma e ECG não exclui a possibilidade de início da doença mais tarde. Em algumas famílias, as crianças podem apresentar uma forma da doença mais agressiva do que seus parentes portadores da mesma doença adultos. O início da doença em crianças pequenas deve ser utilizado de uma forma a permitir o diagnóstico precoce, a fim de facilitar o rastreio clínico familiar de parentes de primeiro grau.

A CF está relacionada com distrofia muscular, e qualquer paciente com uma forma desconhecida de miopatia esquelética deve ser avaliado para cardiomiopatia associada.

Em estudos iniciais, quando as primeiras causas genéticas forem identificadas, tinha-se a noção de que a cardiomiopatia hipertrófica era uma doença causada por uma disfunção genética no sarcômero e para a cardiomiopatia idiopática a doença estava localizada no citoesqueleto.[21] Em vez disso, está claro hoje que a complexidade da CF está bem além dessa hipótese simplista. A pesquisa genética ao longo da última década tem demonstrado que mutações em praticamente todas as estruturas e vias de condução do miócito cardíaco podem conduzir a dilatação ventricular e má contração do músculo cardíaco.

Mutações em mais de 40 genes diferentes têm sido implicadas na patogênese da CF. A identificação de heterogeneidade de lócus (presença de diferentes mutações no mesmo cromossomo) é ainda agravada pela heterogeneidade alélica (em que diferentes mutações dentro do mesmo gene) tem sido demonstrada nesta doença. Formas recessivas ligadas ao cromossomo X mitocondriais autossômicas foram descritas em um número limitado de casos, muitas vezes com miopatia esquelética associada.[22]

Com técnicas modernas que permitem realizar o sequenciamento completo do exoma foi verificado o método ser uma maneira eficiente de se analisar o DNA de um paciente com a finalidade de descobrir causas genéticas de doenças.[23] Assim, foi possível, recentemente, identificações de mutações presentes na CF, envolvendo genes que fazem parte de codificações do sarcômero, citoesqueleto, cápsula nuclear e sarcolema.[24,25]

As causas genéticas principais de CF foram identificadas de estudos com sequenciamento de coortes, de tamanho médio de 300 pacientes, compostos por casos familiares e esporádicos. Esses estudos sugerem que as mutações em genes presentes na CF são os destacados as seguir (Quadro 65.2).

QUADRO 65.2 Cardiomiopatia dilatada familiar – principais genes relacionados			
GENE	**PREVALÊNCIA**	**LOCALIZAÇÃO**	**HERANÇA**
TTN (titina)	15-25%	Sarcômero	AD
MYH7	4-8%	Sarcômero	AD
TNNT2	3-6%	Sarcômero	AD
TPM1	2-4%	Sarcômero	AD
LMNA (lâmina A/C)	4-8%	Membrana nuclear	AD, AR
EMD (emerina)	< 1%	Membrana nuclear	XL
SCN5A	1-2%	Canal de sódio	AD
DES (desmina)	< 1%	Desmina	AD, AR
ZNF9, DM2	< 1%	Ligado ao ácido nucleico	AD
DMA (dismorfina)	–	Distrofina	XL
DSP	1-3%	Desmossoma	AD, AR
RBM20	3-6%	Spliceosome	AD
BAG3, BCL2	2-4%	Cochaperone	AD
PLN	< 1%	Cálcio homeostase	AD
VCL	–	Banda Z	AD
AD: autossômica dominante; AR: autossômica recessiva XL: ligado ao cromossomo X.			

3.1.2.1 Mutações em gene do sarcômero – incluindo titina (TTN); miosina de cadeia pesada (MYH7); troponina T (TNNT2) e alfa-tropomiosina (TPM1)

São as causas mais comuns, representando cerca de 30% dos casos.[26-29] A identificação do papel do gene da titina sarcomérica foi um avanço importante no estudo da CF. A titina (gigante TTN) é a maior das proteínas codificadas conhecidas do ser humano. Ela é altamente expressa no coração, onde funciona como uma mola gigante, que proporciona uma força passiva e regula a contração do sarcômero. A participação do gene da titina na CF já estava descrita na literatura,[30] mas a frequência da mutação e o impacto clínico na população, geralmente eram desconhecidos. Em um estudo multicêntrico recentemente publicado,[26] os autores estudaram um grupo de 792 indivíduos, sendo 312 com CMD, 231 com cardiomiopatia hipertrófica (CMH) e 249 controles saudáveis. Esses pacientes foram selecionados tanto para sequenciamento de última geração no laboratório de Harvard quanto por sequenciamento direto, no Centro de Genoma Humano, de Seattle. Os resultados foram surpreendentes; das 72 mutações "radicais" encontradas do gene TTN, a maioria era do grupo CMD (mais de 20%) enquanto a CMH era de frequência semelhante ao do grupo controle (em apenas 1 a 3%). A análise do fenótipo mostrou uma penetrância elevada (> 95%) após os 40 anos de idade e um pior prognóstico para homens, em relação às mulheres.

3.1.2.2 Mutações em gene LMNA

Mutações no gene da lamina A/C, que codificam uma proteína da cápsula nuclear, tem sido demonstradas e podem causar diferentes fenótipos associados à cardiomiopatia dilatada.

LMNA codifica dois filamentos intermediários lamina A e C, que constituem a espinha dorsal da rede de suporte na parede nuclear em células do coração, músculo e outros órgãos.

O fenótipo resultante de uma mutação LMNA pode variar de uma cardiomiopatia isolada a uma distrofia muscular e frequentemente essas características clínicas podem produzir fenótipos de sobreposição. Assim, a CMD, a doença da cintura pélvica e escapular, Emery-Dreifuss ou distrofia muscular podem estar associadas.[31-33]

Pacientes com mutações LMNA, também apresentam instabilidade elétrica, com arritmias supraventriculares e bloqueios atrioventriculares, frequentemente presentes antes da disfunção sistólica.[34]

A mutação LMNA ocorre em 4 a 8% dos casos de CF e nestes casos um pior prognóstico, relacionado com morte súbita, está bem determinado.[35,36] Em estudo recente[37] um grupo europeu multicêntrico de pacientes portadores de CF com presença de mutação LMNA foram avaliados quanto aos eventos arrítmicos durante um seguimento médio de 4 anos. Os pesquisadores descobriram que os eventos fatais ocorreram em 18% dos casos e que eles estavam associados a quatro fatores independentes de risco para arritmia ventricular maligna. Esses fatores foram: taquicardia ventricular não sustentada; fração de ejeção do ventrículo esquerdo menor que 45%; sexo masculino e presença de mutações truncadas – não *missence* (mutações que afetam *splicing*).

Também foi descoberto que os quatro fatores de risco tiveram um efeito cumulativo, que aumentaram na medida em que os fatores estavam mais presentes. Assim, na presença de nenhum ou até um fator de risco a sobrevivência foi normal e na situação onde os quatro fatores estavam presentes encontraram uma mortalidade de 50%. Altas taxas de choques de cardiodesfibrilador implantável (CDI), apropriadas, que foram constatadas no seguimento dos pacientes que receberam o dispositivo, sugerem que estes são potencialmente um salva-vidas para estes pacientes. No entanto, mais estudos precisam ser realizados para se definir a melhor terapia médica para estes pacientes.

A principal conclusão desse estudo é que um algoritmo clínico, relativamente simples pode identificar pacientes com maior risco para desenvolver arritmias ventriculares malignas, quando portadores de cardiopatia familiar em presença de mutação LMNA.

3.1.2.3 Mutações em gene SCN5A

Gene do canal de sódio, também apresentam relação com a presença de cardiomiopatia familiar.[8] Em 2011, alguns investigadores estudaram a frequência e o tipo de mutação de canais de sódio cardíaco (SCN5A) presentes em CMD. A frequência foi de 2%, e foi encontrada tendência para um traço arritmogênico, incluindo defeitos de condução, fibrilação atrial e taquicardia ventricular.[38]

3.1.2.4 Mutações em gene desmossomal

É uma das causas conhecidas de cardiomiopatia arritmogênica do ventrículo direito (CAVD), mas também podem ter um papel na CF. Alguns pacientes com CAVD podem apresentar doença predominantemente no ventrículo esquerdo, muitas vezes causada por mutações no gene desmossomal Desmoplakin (DSP).[39] Os pacientes afetados podem apresentar quadro clínico com taquiarritmias ventriculares e pelos grossos com hiperqueratose palmo-plantar (síndrome de Carvajal). Alternativamente, CMD causada por mutações desmossomais pode se apresentar sem qualquer envolvimento do ventrículo direito e sem excesso de arritmias.[40]

3.1.2.5 Mutações no cromossomo X

Podem-se identificar duas patologias bem distintas:

- A CF ligada ao X (mutação do gene distrofina, que também ocorre nas distrofias musculares de Becker e de Duchenne), ocorre nos adolescentes e adultos jovens e pode ser suspeitada na presença de níveis elevados de isoforma muscular de creatina quinase, refletindo a doença esquelética associada;[41]

- A síndrome de Barth, que é uma doença rara, recessiva, que afeta somente meninos. Os sintomas se manifestam precocemente com insuficiência cardíaca (ICC) e miopatia esquelética. Por volta dos 3 anos de idade fica evidente o retardo pôndero-estatural. A evolução para ICC e morte súbita é o esperado.[42,43]

3.1.2.6 Mutações menos frequentes

São comuns CF com doenças do esqueleto, incluindo as causadas por mutações distrofina (DMD),[44] desmina (DES),[45] emerina (EMD)[46] e ZNF9.[47] Mutações nesses genes podem causar também cardiomiopatia sem miopatia esquelética aparente[48] (Quadro 65.3).

4   HISTÓRIA NATURAL

Mostra-se com uma grande variedade de apresentação clínica, muito dependente do grau de disfunção ventricular e de presença de manifestações clínicas. Muitos pacientes têm disfunção ventricular e são assintomáticos ou com presença mínima de sintomas. A progressão da doença nesses pacientes é incerta e os sintomas de insuficiência cardíaca se desenvolvem lentamente ao longo dos anos, e estão relacionados com a piora progressiva da função sistólica ventricular (Figura 65.1).[49,50]

QUADRO 65.3 Características clínicas associadas a uma minoria de pacientes com cardiomiopatia familiar

| GENE | PREVALÊNCIA | MIOPATIA ESQUELÉTICA | | DOENÇA DE CONDUÇÃO* | ARRITMIAS SUPRAVENTRICULARES** | OUTRAS |
		Presença	Tipo			
DES	< 1%	+	Miopatia miofibrilar	+	-	Não
DMD	–	+	Duchenne/ Becker	+		Não
EMD	< 1%	+	Emery-Dreifuss	+	+	Não
LMNA	4-8%	+	Emery-Dreifuss Distrofia muscular	+	+	Não
ZNF9	< 1%	+	Distrofia miotônica	-	-	Não
DMPK1	-	+	Distrofia miotônica	-	-	Não
SCN5A	1-2%	-	-	+	+	Não
DSP	1-3%	-	-	-	-	Queratose palmoplantar síndrome Carvajal
EIA	-	-	-	-	-	Perda auditiva

*Doença de condução: bloqueio sinusal; bloqueio atrioventricular; bloqueio intraventricular.
**Arritmias supraventriculares: contração atrial prematura; fibrilação atrial.

Em pacientes sintomáticos ocorre, geralmente, a deterioração progressiva da função ventricular e com manifestações clínicas, que são fenômenos congestivos, tromboembólicos e arritmias, a semelhança de qualquer das cardiomiopatias dilatadas de qualquer natureza. A presença de sintomas cursa com uma mortalidade de 10 a 50% ao ano, sem transplante cardíaco, dependendo da coorte dos pacientes estudados.[51] Na forma familiar a morte súbita pode ocorrer em qualquer idade, independente da função ventricular.

5 PROGNÓSTICO

Existem vários fatores preditores de mortalidade em cardiomiopatia dilatada, entretanto o valor preditivo de qualquer fator analisado isoladamente não é alto para prever eventos desfavoráveis.

Maior taxa de mortalidade foi observada em pacientes com idade avançada, classe funcional III/IV (NYHA), presença de galope protodiastólico (B3), arritmias ventriculares complexas, atrasos acentuados na condução intraventricular, anormalidades no ECGAR, redução da FEVE, acentuada dilatação de VE, baixa massa de VE, presença de insuficiência mitral, pelo menos moderada, disfunção diastólica associada, dilatação e disfunção ventricular direita, redução do consumo máximo de oxigênio (menor do que 10 mL/kg/min).

6 PATOLOGIA

6.1 EXAME MACROSCÓPICO

Ao exame macroscópico constata-se miocárdio pálido e flácido. Normalmente se observa dilatação das quatro câmaras, com maior comprometimento dos ventrículos,[52] a espessura da parede é normal ou um pouco aumentada, mas o grau de hipertrofia não é o esperado ao aumento encontrado dos ventrículos. Há sempre marcante aumento do peso cardíaco, podendo os corações afetados atingirem um aumento de 2 a 3 vezes o peso original. Esse aumento de massa é resultante de hipertrofia e fibrose. As valvas cardíacas são normais. As artérias coronárias são normais. Não é incomum o achado de trombos intracavitários, principalmente no ápice do ventrículo esquerdo e nos átrios.[53]

Corações que apresentam ambos os ventrículos dilatados, têm formato esférico, e a ponta do coração torna-se arredondada (Figura 65.2).

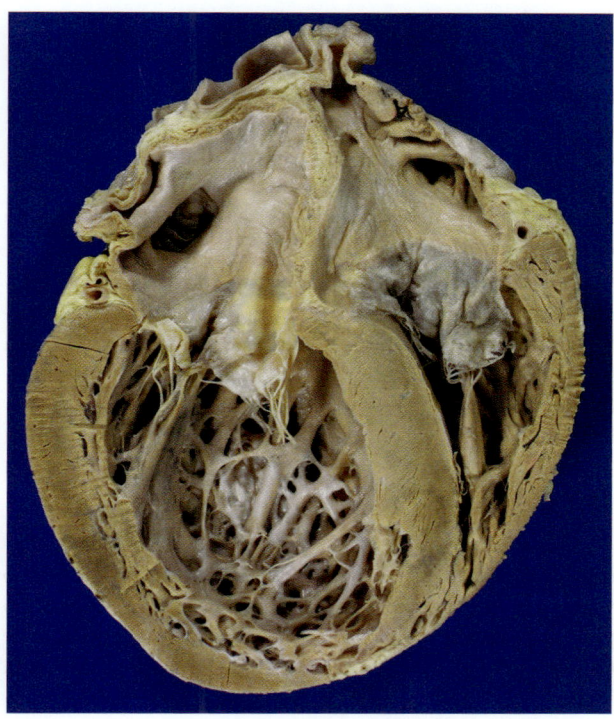

FIGURA 65.2 Corte tipo quatro câmaras do coração, em caso de CMD exibindo dilatação das cavidades cardíacas, principalmente do ventrículo esquerdo.

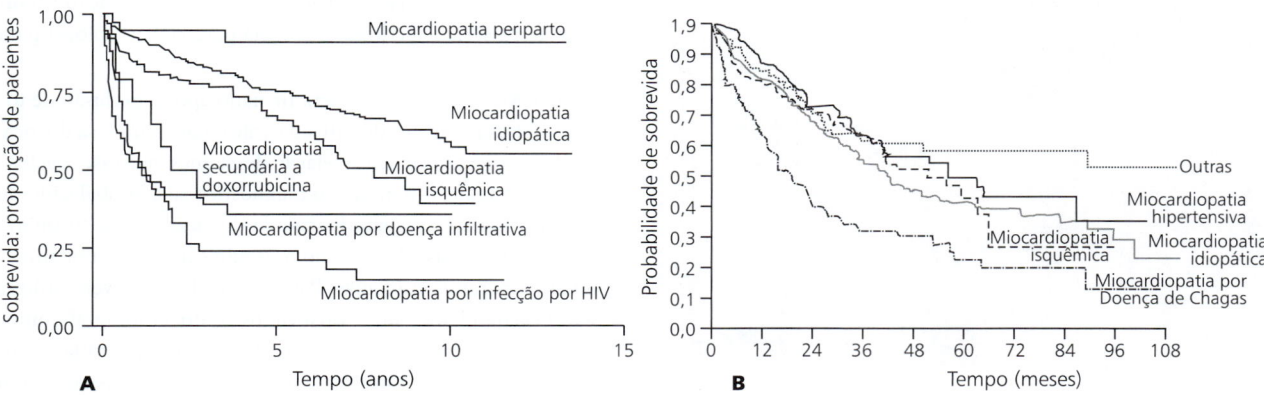

FIGURA 65.1 (A) História natural das diferentes etiologias das miocardiopatias, independente da classe funcional e grau de disfunção ventricular (Adaptado de Felker GM et al.).[49] (B) História natural das diferentes miocardiopatias em pacientes com insuficiência cardíaca avançada (classe funcional III-IV da NYHA) (Adaptado de Freitas HFG et al.).[50]

6.2 EXAME HISTOLÓGICO

A microscopia revela extensas áreas de fibrose intersticial e perivascular. Notam-se focos de necrose celular, infiltrados celulares difusamente distribuídos. A microscopia eletrônica revela degeneração mitocondrial, lesão no retículo sarcoplasmático e alterações histoquímicas (Figura 65.3).[54]

7 MANIFESTAÇÕES CLÍNICAS

7.1 HISTÓRIA

Os sintomas podem surgir em qualquer idade, mas a maior frequência de aparecimento da doença é na meia idade, entre a quarta e a sexta década, e é mais frequente nos homens do que nas mulheres. Em geral, se desenvolvem gradualmente nos pacientes com CMD. Alguns pacientes permanecem assintomáticos por muitos meses ou anos, a despeito da presença da disfunção ventricular.

Os sintomas mais presentes são os de falência ventricular esquerda, como fadiga, astenia, dispneia progressiva, cansaço, extremidades frias, palpitações e desmaios, dor torácica podem surgir em uma minoria de pacientes e podem sugerir doença isquêmica concomitante e presença de sinais de falência ventricular direita.

7.2 EXAME FÍSICO

Os pacientes com CMD e sintomas presentes podem apresentar em seu exame físico, dependendo do grau de disfunção ventricular, uma ampla variável de observação. A respiração pode ser normal, taquipneico ou com presença de respiração de Cheyne-Stokes, que está associada a um pior prognóstico. A

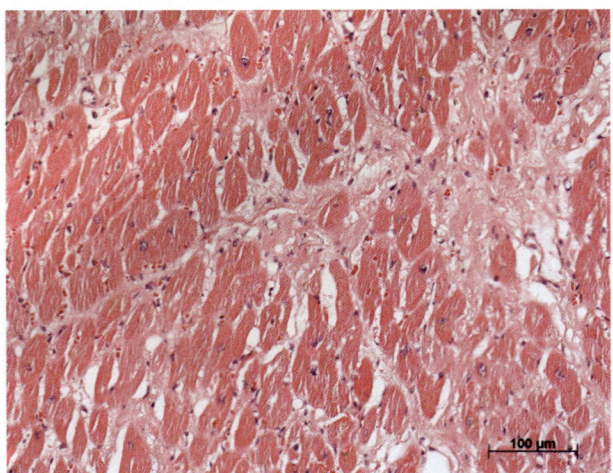

FIGURA 65.3 Fotomicrografia do miocárdio, do ventrículo esquerdo, em caso de CMD exibindo hipertrofia dos cardiomiócitos e foco de fibrose intersticial; ausência de infiltrado inflamatório (coloração pela hematoxilina-eosina).

pressão arterial sistólica pode estar normal ou diminuída, e a pressão de pulso está deprimida (refletindo baixo volume sistólico ventricular), o pulso alternante é comum em pacientes com insuficiência ventricular esquerda. A frequência cardíaca se encontra normal ou aumentada, as extremidades se encontram frias, e pode ser observada cianose de extremidades e má perfusão periférica.

Ocorre distensão das veias jugulares, ondas **a** e **v** proeminentes podem estar visíveis. O fígado pode estar aumentado e pulsátil. Pode-se encontrar graus variados de edema periférico, além de ascite e derrame pleural, na presença de falência ventricular direita.

O exame do precórdio apresenta, à palpação, o desvio do *ictus* para a posição apical e lateral esquerda, evidenciando o aumento do ventrículo esquerdo. Pode-se encontrar uma segunda bulha (B2) com desdobramento paradoxal, refletindo a presença de bloqueio do ramo esquerdo, o acentuamento da (B2) pode refletir hipertensão pulmonar. Ruídos de galopes pré-sistólicos (B4) são comuns e podem preceder a insuficiência cardíaca franca. Nos casos descompensados pode-se identificar, na ausculta cardíaca, o característico ritmo de galope ventricular (B3). Ocorrem também a presença de arritmias ventriculares e supraventriculares (fibrilação atrial é muito comum).

A dilatação do anel mitral determinará a presença de insuficiência mitral, que pode ser identificada com a presença de sopro sistólico no foco mitral com irradiação para região lateral esquerda até a região dorsal. Presença de embolização sistêmica, de trombos que se deslocaram do átrio e ventrículo esquerdo e de embolia pulmonar e de trombos que se deslocaram das veias das pernas, são frequentes nesta patologia.

8 DIAGNÓSTICO

Um *screening* de exames laboratoriais deve ser realizado, a fim de se excluir causas de cardiomiopatias dilatadas que não são de origem idiopática. Sendo assim: dosagem de níveis de ureia e creatinina, fósforo sérico, cálcio sérico, testes de função tireoidiana, ferro sérico, ferritina, sorologia para HIV, sorologia para chagas e outros.

Na CMD o diagnóstico será firmado após a exclusão de todas as causas possíveis identificadas, até então, para essa doença. Isso determina uma extensa relação de exames, que esses pacientes deverão realizar para que o diagnóstico seja estabelecido de uma forma correta. A eliminação da doença arterial coronária como possível causa da lesão no músculo cardíaco é fundamental para separar as etiologias. Para isso, o clínico deverá utilizar métodos complementares sofisticados como: cintilografia miocárdica; ressonância nuclear magnética; angiotomografia de coronárias e, até com muita frequência, exame invasivo, como cinecoronariografia para exclusão de doença arterial coronária.

A seguir, breves comentários sobre a relação de investigação diagnóstica para a cardiomiopatia da forma familiar.

8.1 RAIO-X DE TÓRAX

O achado mais comumente encontrado na CMD é a cardiomegalia. Pode ou não estar presente redistribuição de trama vascular pulmonar. Nas fases avançadas da doença pode-se encontrar edema intersticial e alveolar e derrame pleural.

8.2 ELETROCARDIOGRAMA

Pode, excepcionalmente, ser normal, mas de forma mais frequente é encontrada taquicardia sinusal, vários tipos de arritmias ventriculares e supraventriculares (principalmente a fibrilação atrial), anormalidades na condução intraventricular (especialmente o bloqueio do ramo esquerdo).[54] Ondas Q na parede anterior podem estar presentes quando há fibrose ventricular esquerda intensa. Anormalidades no segmento ST e nas ondas T são frequentes assim como alterações com a onda P. Sinais de hipertrofia do ventrículo esquerdo podem ser observados.

8.3 ERGOESPIROMETRIA

O teste ergométrico associado à análise de gases expirados é uma ferramenta útil para avaliar a gravidade da CMD e um importante marcador prognóstico de mortalidade para esses pacientes. Esse é um exame que faz parte do *screening* para indicação de entrada em fila de transplante do coração.

8.4 *HOLTER*

Esse exame é importante para registrar a presença de arritmias ventriculares e supraventriculares presentes na CMD, principalmente as taquicardias ventriculares não sustentadas (TVNS).[55] Não há um consenso entre a presença de TVNS e morte súbita, embora esse achado parecer ter valor preditivo, em relação a mortalidade total.[55] Talvez o achado de TVNS seja um marcador de extensão de lesão miocárdica e, assim, esteja presente a associação à ocorrência de morte súbita.

8.5 ECOCARDIOGRAMA

A realização do ecocardiograma com Doppler Colorido é essencial para o diagnóstico de CMD. Esse exame permite afastar as doenças valvares, doenças do pericárdio, além de permitir a avaliação anatômica das dimensões das cavidades cardíacas, das espessuras das paredes e a avaliação da função ventricular. O modo Doppler é útil na quantificação do grau de insuficiência mitral ou tricúspide. Ocasionalmente, pode-se encontrar a presença de derrame pericárdico.

8.6 VENTRICULOGRAFIA RADIOISOTÓPICA

Esse é um método que identifica o volume diastólico final e sistólico final do ventrículo esquerdo, calculando com precisão a fração de ejeção do ventrículo esquerdo e direito e avaliando a presença de anormalidades regionais de contração ventricular. É um exame utilizado somente quando o ecocardiograma não encontrou condições técnicas adequadas.

8.7 CINTILOGRAFIA MIOCÁRDICA

Método que utiliza radionuclídeos com protocolos de imagem para avaliação de perfusão miocárdica durante estresse e que são muito confiáveis na diferenciação de etiologia isquêmica ou não da insuficiência cardíaca.

8.8 RESSONÂNCIA NUCLEAR MAGNÉTICA CARDÍACA (RNM)

Esse exame é capaz de fornecer uma avaliação precisa do tamanho das câmaras ventriculares, da espessura das paredes e da função sistólica. Pode-se também obter características do tecido do miocárdio estudado por esse método, que é de caráter não invasivo. Torna-se um exame especialmente valioso nos casos em que a janela ecocardiográfica não apresente boa qualidade técnica.

Além das características morfológicas podem-se acrescentar outras informações as quais o método auxilia. Assim, a presença de realce tardio marcado pelo agente de perfusão gadolínio, indica a presença de cicatriz na região da parede, em que a imagem está presente. O padrão de cicatriz presente, pode, com boa especificidade, diferenciar o diagnóstico de doença coronária *versus* cardiomiopatia idiopática.[56] Em particular, um padrão de realce presente na região subepicárdica ou miocárdica, característica da cardiomiopatia dilatada, e não encontrada na doença isquêmica do coração. O padrão de realce tardio epicárdico ou mesocárdico não é específico de cardiomiopatia idiopática, podendo essas alterações estarem presentes em etiologias como miocardites ou sarcoidose cardíaca.[57]

Em um estudo recente,[58] realizado em um hospital de Londres, onde foram selecionados no período de 2000 até 2008 um total de 472 pacientes com cardiomiopatia dilatada idiopática e que tinham realizado ressonância nuclear magnética, foram acompanhados por um período médio de 5 anos. A fibrose mesocárdica estava presente em 30% dos pacientes. Esses pacientes eram em maior número do sexo masculino. Apresentavam maior número de arritmias malignas, tinham pressão arterial sistólica e diastólica mais baixas, classe funcional pior e fração de ejeção ventricular esquerda menor. Foram registradas 73 mortes no período do estudo; 38 (26,8%) de 142 do grupo com fibrose presente na RNM; e 35 (10,6%) mortes de 330 sem fibrose presente. Tanto a presença quanto a extensão da fibrose, em uma análise de regressão de Cox multivariada, foram fatores independentes, significativos de mortalidade por todas as causas. Concluem os autores que, tanto a presença quanto a extensão da fibrose mesocárdica foram associados a uma maior probabilidade de mortalidade por todas as causas em cardiomiopatia idiopática.

A Figura 65.4 apresenta uma ressonância magnética com corte de quatro câmaras (Figura 65.4 A) e de eixo curto (Figura 65.4 B), mostrando realce em região mesocárdica.

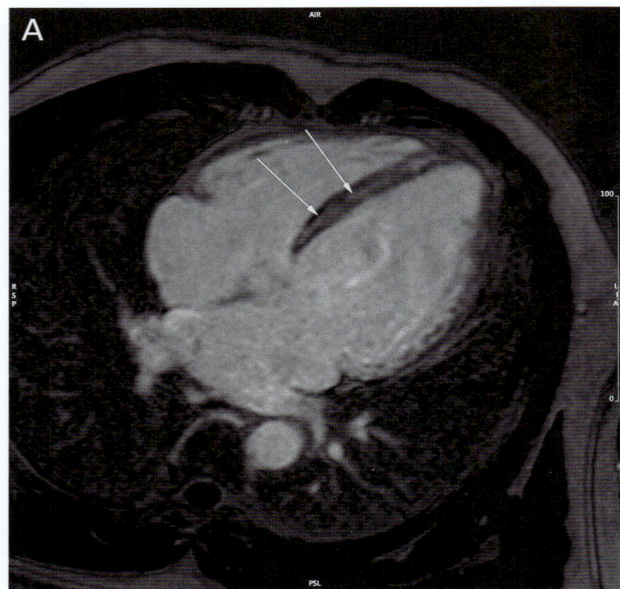

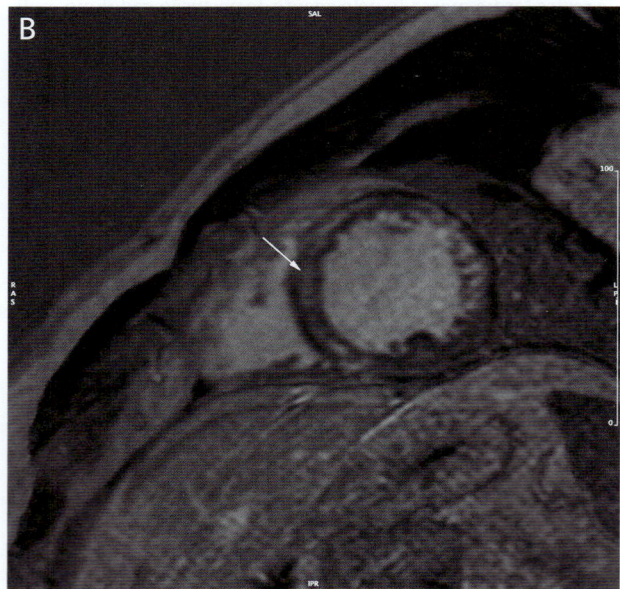

FIGURA 65.4 A Ressonância magnética – corte quatro câmaras mostrando realce em região mesocárdica (setas). **B** Ressonância magnética – corte eixo curto mostrando realce em região mesocárdica (seta).

8.9 ANGIOTOMOGRAFIA DE CORONÁRIAS

A angiotomografia computadorizada cardíaca é mais rápida e mais acessível que a RNM, no diagnóstico diferencial de dor torácica, mas tem a desvantagem de usar contraste iodado. O resultado desse exame pode fornecer imagens de coronárias normais, excluindo a isquemia o infarto miocárdico e a doença arterial coronariana.[59]

Diversos estudos documentam a boa capacidade de detecção de doença arterial coronária pelo método, quando comparados com a angiografia coronária.[60-63] A angiotomografia de coronárias é um importante método para completar a avaliação da CF como alternativa ao cateterismo cardíaco.

8.10 CATETERISMO CARDÍACO

Apenas alguns pacientes com CMD deverão realizar o cateterismo cardíaco. Aqueles que evoluem com dor torácica e suspeita de origem isquêmica deverão realizar o exame. Na CMD encontram-se pressões diastólicas finais e pressão capilar pulmonar elevada. A ventriculografia esquerda mostra dilatação ventricular e redução difusa da contratilidade segmentar. Podem estar presentes anormalidades regionais de contração ventricular, mas essa característica é frequente na doença isquêmica. Pode estar presente insuficiência da valva mitral, e também pode ser encontrada a presença de trombo no ventrículo esquerdo. A coronariografia, geralmente, revela vasos normais na CMD.

9   TRATAMENTO

O desconhecimento da causa da cardiomiopatia dilatada idiopática impossibilita uma terapêutica específica para essa doença.

Assim, o tratamento será direcionado no controle da insuficiência cardíaca, prevenção da progressão da doença e tentativa de evitar a ocorrência de fenômenos tromboembólicos e morte súbita.

Esses objetivos serão alcançados com a devida orientação ao paciente, em relação à aderência ao tratamento, ensinando a identificar os fatores de descompensação, o controle rigoroso da ingestão de líquidos e de sal e participação em um programa de reabilitação física.

Além das orientações descritas acima, realiza-se o tratamento farmacológico e não farmacológico.

9.1 TRATAMENTO FARMACOLÓGICO

Apesar de não haver ensaios clínicos especificamente relacionados com a cardiomiopatia dilatada idiopática, as evidências científicas atuais indicam que, na presença de disfunção ventricular ou insuficiência cardíaca, a maior sobrevida está associada ao tratamento farmacológico inicial com os betabloqueadores (carvedilol; succinato de metoprolol e bisoprolol) e aos inibidores de enzima de conversão (IECA). Os bloqueadores dos receptores de angiotensina II (BRA), losartana, candesartana e valsartana, podem ser utilizados na intolerância aos IECAS (tosse). Esses dois grupos de medicamentos demonstraram ser eficazes na melhora da sobrevida e da qualidade de vida, com redução dos sintomas e internações. O bloqueio da aldosterona promovido pela espironolactona, na dose de 25 mg, em pacientes com FEVE < 35%, e em classe funcional II, III e IV está associado a redução de 30% de mortalidade e melhora da qualidade de vida desses pacientes. Os diuréticos (principalmente os de alça) estão indicados nos quadros de congestão pulmonar e edema periféri-co, para controle dos sintomas, e devem ser usados com cautela, pois podem exacerbar a ativação neuro-hormonal e piorar a função renal.[64,65] O uso de nitrato com hidralazina está indicado nos pacientes que apresentam alteração da função renal e hipercale-mia, com o uso de IECA ou BRA, também a sua associação ao esquema usual é possível, em pacientes afrodescendentes, que mantêm sinais e sintomas de insuficiência cardíaca com a medicação otimizada.[66] A digoxina é útil no controle dos sintomas, mas sem impacto na sobrevida. O uso da amiodarona é útil no controle de arritmias, mas não mostrou melhora da sobrevida desses pacientes.

Em insuficiência cardíaca descompensada na forma congestiva, o tratamento é focado no uso de diuréticos de alça concomitante com vasodilatadores (nitroglicerina e nitroprussiato de sódio). No grupo que apresenta hipotensão com hipoperfusão, o uso de inotrópicos intravenosos deve ser indicado (dopamina, dobutamina e milrinone). O uso de levosimedana não demonstrou benefício sobre a mortalidade, quando comparado com dobutamina, mas apresentou redução no tempo de internação.[67,68]

9.1.1 Anticoagulação na cardiomiopatia dilatada

9.1.1.1 Cardiomiopatia dilatada com FEVE reduzida em ritmo sinusal

Pacientes com insuficiência cardíaca crônica correm o risco de eventos tromboembólicos, incluindo acidente vascular cerebral, embolia pulmonar e embolia arterial periférica. Enquanto os eventos isquêmicos coronarianos também contribuem para a progressão da insuficiência cardíaca congestiva (ICC).

Pacientes com ICC e FEVE menor que 35% apresentam uma incidência de eventos embólicos variáveis na literatura, mas parece que essa taxa fica entre 4 a 5% ao ano. Em um estudo em que pacientes foram tratados com dronedarona, a incidência de acidente vascular cerebral (AVC), foi de 5,6% *versus* 6% no grupo placebo, apesar de 30% dos pacientes serem portadores de fibrilação atrial crônica (FAC), sendo que, desses, 70% estavam anti-coagulados.[69] No braço do grupo placebo de outro estudo,[70] que incluiu 70% de pacientes com cardiomiopatia isquêmica, a taxa de AVC foi de 4,8%, em 37 meses de seguimento. Em outra coorte de pacientes com ICC de origem isquêmica, tratados com terapia anticoagulante ou antiplaquetária, a taxa de AVC foi de 4% para o grupo placebo *versus* 3,5% para o grupo tratamento.[71]

A CMD em ritmo sinusal com FEVE < 40% oferece terreno apropriado para a formação de trombos, de acordo com estudo publicado em 2013,[72] em que os autores encontraram uma incidência de 13% de trombos, em ventrículo esquerdo, e 68% em apêndice atrial.

No estudo WASH,[73] publicado em 2004, os autores realizaram um estudo aberto, randomizado, placebo-controlado, comparando 397 pacientes com ICC, que foram tratados com aspirina 300 mg, varfarina (INR-alvo em torno de 2,5) e placebo. Os autores concluíram que esse estudo não fornece evidências de

que a aspirina seja eficaz e segura para pacientes com ICC. Houve uma tendência para um resultado pior no grupo randomizado de aspirina para uma série de desfechos secundários (p = 0,044). Os benefícios de varfarina para pacientes com ICC e ritmo sinusal não foram estabelecidos.

No estudo HELAS publicado em 2006,[74] os autores apresentaram estudo multicêntrico, randomizado, duplo cego controlado por placebo. Foram selecionados 197 pacientes com cardiopatia isquêmica e FEVE < 35% tratados com aspirina 325 mg e varfarina, e em outro braço pacientes com CMD e FEVE < 35%, que foram tratados com varfarina e placebo. Os resultados mostraram uma incidência de 2,2 eventos embólicos por 100 doentes/ano. Não mostraram diferenças significativas entre os grupos. A incidência de infarto do miocárdio, hospitalização, piora de ICC, morte e hemorragia, não foram diferentes entre os grupos. Os autores concluíram que os eventos embólicos em ICC apresentaram uma incidência baixa, e os tratamentos com varfarina e aspirina não mudaram a evolução.

No estudo WATCH publicado em 2009,[75] os autores de 142 centros dos Estados Unidos, Canadá e Reino Unido, realizaram um estudo randomizado, prospectivo, em pacientes com ICC e ritmo sinusal, que foram tratados com varfarina e em outro braço tratamento duplo cego com aspirina 162 mg ou clopidogrel 75 mg. Foram incluídos 1.587 pacientes. Os resultados obtidos mostraram que a varfarina não foi superior à aspirina, e o clopidogrel não foi superior à aspirina; no entanto a varfarina diminuiu a porcentagem de AVC, a custo de um aumento da taxa de hemorragia.

No estudo com base de dados da biblioteca central de Cochrane, Medline, de 2000 a fevereiro de 2010,[76] os autores fizeram uma revisão de estudos que comparavam o uso de placebo e anticoagulantes em ICC, sendo estudos não randomizados também incluídos, para avaliar os efeitos colaterais. Quatro revisores avaliaram independentemente os ensaios selecionados para inclusão, e avaliaram os riscos e benefícios da terapia antitrombótica. A conclusão dos autores foi de que não havia nenhuma evidência convincente de que a terapia de anticoagulação oral modificava eventos em pacientes com ICC, e em ritmo sinusal.

No estudo WARCEF, publicado em 2012,[77] foram avaliados 2.305 pacientes com FEVE < 35%, e em ritmo sinusal. Esses pacientes foram tratados com aspirina 325 mg e varfarina com INR-alvo de 2,0 – 3,5. Os resultados mostraram que não houve diferença significativa no AVC e morte por todas as causas entre o tratamento com varfarina e aspirina. A redução do risco de AVC isquêmico com varfarina foi compensada por aumento do risco de hemorragia grave. No entanto, na análise multivariada, a idade foi o único parâmetro significativo que interagiu com o tratamento (p = 0,003). Os pacientes abaixo de 60 anos podem se beneficiar mais da terapia com varfarina, com uma diminuição de 37% no *endpoint* composto (morte/AVC isquêmico/hemorragia intracerebral) e queda importante em sangramentos maiores, a custo de um ligeiro aumento nos sangramentos menores, para pacientes menores que 60 anos *versus* maiores ou iguais a 60 anos de idade. Uma observação importante que se deve salientar é que, com os resultados do estudo WARCEF, sabe-se que a aspirina e a varfarina têm o mesmo efeito, mas não se sabe se eles são igualmente prejudiciais ou igualmente eficazes, da mesma forma. Em pacientes com idade inferior a 60 anos, sabe-se que a varfarina é mais eficaz que a aspirina, mas não se sabe se a varfarina é ineficaz e prejudicial à aspirina ou se a varfarina é eficaz e aspirina é ineficaz ou menos eficaz.

Eventos embólicos aumentados fornecem a base para a utilização de anticoagulantes orais. Em pacientes com ICC e FEVE reduzida, e em ritmo sinusal, infelizmente todos os estudos relevantes não alcançaram significância estatística ou foram suficientes para exibir benefício de varfarina contra aspirina, clopidogrel ou placebo. Mesmo em dois estudos,[75,77] em que a varfarina apresenta uma ligeira vantagem sobre a aspirina, foi a custo de um aumento de hemorragia grave. Para diminuir taxas de sangramento e melhorar o efeito antitrombótico, novas estratégias de tratamento, tais como os novos anticoagulantes (dabigatrana, rivaroxabana ou apixabana) têm de ser testados.[78]

9.1.1.2 Cardiomiopatia dilatada com FEVE reduzida em ritmo de fibrilação atrial

A relação de fibrilação atrial (FA) e AVC embólico é bastante reconhecida na literatura, mesmo em pacientes sem doença estrutural cardíaca presente. Assim, idade, presença de hipertensão arterial, diabetes melito, episódios de isquemia cerebral transitórias prévias, presença de insuficiência cardíaca, infarto agudo do miocárdio prévio, doença vascular periférica e placas na aorta têm valor prognóstico para a possibilidade de acidente vascular embólico no paciente. Entretanto, o uso de drogas anticoagulantes cursa com aumento do risco de sangramentos que é variável para cada grupo de pacientes.

Antes da década de 1990 as evidências de terapia antitrombóticas e FA, estavam restritas a pacientes com valvopatia reumática, próteses valvares ou em pacientes com AVC embólico prévio. Nos anos seguintes um número grande de estudos randomizados envolvendo um número elevado de pacientes, mostraram que em pacientes com FA, independentemente da apresentação clínica, houve redução significativa de acidente vascular embólico com o uso de antagonistas da vitamina K (especialmente a varfarina). Houve redução de risco anual de acidente vascular embólico de 1,4% no grupo tratado com anticoagulante *versus* 4,5% no grupo placebo.[79,80]

A redução da fração de ejeção do ventrículo esquerdo e a presença de FA não reumática são preditores independentes de acidente vascular cerebral. As recomendações de profilaxia são com base no efeito clínico considerando-se o risco de AVC *versus* risco de sangramento.[81] Para essa orientação utilizam-se escores de risco. O escore mais validado para estratificação de risco de acidente vascular embólico é o CHADS(2), (C = piora da insuficiência cardíaca, H = história de hipertensão arterial; A =

idade > 75 anos, D = diabetes, S = acidente vascular cerebral ou episódio isquêmico transitório).[82] Cada fator de risco tem peso de 1 ponto, exceto o S que tem peso 2, sendo preconizada a anticoagulação em pacientes com escore maior ou igual a 2 pontos. Recentemente, tem-se utilizado o CHA(2)DS(2)VASc, incorporando novos fatores de risco. Assim, nesse novo escore a idade ≥ 75 anos passa a valer 2 pontos e para a idade de 65 a 74 anos soma-se 1 ponto, sendo que V significa (infarto agudo do miocárdio prévio, doença vascular periférica ou placa na aorta) e tem valor de 1 ponto. Sc significa sexo feminino, e tem valor de 1 ponto – nesse novo escore é considerado baixo risco para fator embólico, quando a somatória for zero ou 1 ponto; e alto risco quando a somatória for > 2 pontos.

Toda indicação de medicamentos deve ser também avaliada diante de um escore de risco de sangramento, e o mais usado é o HAS-BLED, em que H = hipertensão arterial com sistólica maior que 160 mmHg (1 ponto), A = função hepática ou renal alteradas (1 ponto cada), S = AVC (1 ponto), B = sangramento (1 ponto), L = INR lábil (1 ponto), E = idade maior que 75 anos (1 ponto), D = droga ou álcool (1 ponto cada).[83] Três ou mais pontos indicam alto risco de sangramento em um ano, e o uso de medicações na prevenção de tromboembolismo tem que ser balanceada diante do risco.

Novos anticoagulantes foram testados em fibrilação atrial e insuficiência cardíaca. No estudo RE-LY[84] a dabigatrana foi testada em 18.113 pacientes, sendo 5.793 com ICC, nas doses de 110 e 150 mg, utilizada 2 vezes ao dia não foi inferior ou superior a varfarina, para prevenção de desfecho primário, embora no grupo total na dose de 150 mg tenha reduzido o desfecho primário de 1,53% para 1,11% (p < 0,001 para superioridade). No estudo ROCKET[85] a rivaroxabana foi testada em 14.264 pacientes, sendo 8.851 com ICC. Não foi inferior a varfarina no grupo total e em pacientes portadores de insuficiência cardíaca na prevenção de AVC e embolia sistêmica. O estudo ARISTOTLE[86] testou a apixabana em 18.201 pacientes, em 6.451 com ICC houve redução do desfecho primário de 1,6% para 1,27% (p = 0,01 para superioridade) e redução de sangramento importante de 3,09% para 2,13% (p < 0,001), mas a redução de mortalidade foi de 3,95% para 3,52% (p = 0,047). Entretanto, na análise de subgrupo em pacientes com ICC a apixabana não foi superior a varfarina. A utilização desses novos anticoagulantes tem as desvantagens do custo superior e das limitações do tratamento de episódios de sangramento, mas com a vantagem da não necessidade de controles com RNI, importante a pacientes não aderentes.

9.2 TRATAMENTO NÃO FARMACOLÓGICO

9.2.1 Ressincronização cardíaca

É um tratamento que promove a melhora da sincronia mecânica, com isso aumentando o tempo de enchimento ventricular esquerdo, diminuindo a regurgitação mitral, levando a uma melhora na remodelação ventricular, com melhora funcional ventricular e aumento da sobrevida para esses pacientes.

9.2.2 Desfibriladores implantáveis

Para prevenção secundária em pacientes com cardiomiopatia dilatada e com morte súbita ressuscitada. Na constatação de taquicardia ventricular sustentada redução de fração de ejeção é classe I A de indicação.

9.2.3 Assistência ventricular mecânica

Como ponte para transplante pode ser um procedimento adotado.

9.2.4 Transplante cardíaco

Mantém-se como o padrão ouro para o tratamento da insuficiência cardíaca avançada.

10 TESTES GENÉTICOS

Vários testes genéticos estão disponíveis para pacientes com diagnóstico de cardiomiopatia idiopática. Uma abordagem em painel, em que vários genes mais frequentes para a doença estejam presentes é, nesse momento, o mais indicado pela grande diversidade de genes envolvidos na cardiomiopatia idiopática. Embora os dados precisos sejam escassos, em cerca de 30 a 40% dos pacientes encaminhados para realização de testes genéticos será encontrado uma variante genética patogênica. Quando avaliados os fatores gerais, clínicos e demográficos, incluindo história familiar, não foram preditivos de resultados dos testes genéticos.[27] No entanto, a probabilidade de encontrar uma mutação parece menos provável em pacientes mais velhos (> 40 anos) e com doença não familiar.[29]

É importante ressaltar que nem todas as variações genéticas identificadas por testes genéticos são necessariamente patogênicas, e as decisões clínicas não devem ser com base em variantes genéticas de significado clínico incerto ou indeterminado. Para essa associação ser validada é importante que várias linhas de evidências científicas que suportem a associação da variante patológica identificada, com a doença bem documentada na literatura.

Outro ponto importante a ser observado é que um resultado negativo de teste genético do paciente não implica que o paciente não tenha a doença na forma genética. Como o conhecimento sobre a genética da cardiomiopatia idiopática é incompleto, resta a possibilidade de que uma mutação possa estar presente de um gene ainda não identificado.

Melhorias na tecnologia de sequenciamento e maior conhecimento sobre a cardiomiopatia dilatada familiar ou genética, além de redução do custo dos testes genéticos, são fatores que poderão reduzir a limitação de aceitação generalizada para esses testes.

As diretrizes atuais podem fornecer uma ajuda importante para o clínico na decisão e escolha da abordagem de teste genético apropriado em cardiomiopatia. Uma primeira referência encontrada na literatura veio pela Sociedade América de Insuficiência Cardíaca, publicada em 2009, como uma orientação prática para avaliação genética em cardiomiopatias.[3] No ano seguinte um grupo de trabalho sobre miocárdio e doenças do pericárdio, em nome da Sociedade Europeia de Cardiologia, publicou uma declaração de posição sobre o aconselhamento genético para pacientes com cardiomiopatias.[87] Finalmente em 2011, o Heart Rhythm Society (HRS) e o European Heart Rhythm Association (EHRA), publicaram uma declaração de consenso entre os especialistas, analisando o estado atual do conhecimento sobre os testes genéticos para pacientes com cardiomiopatias e canalopatias.[88]

As recomendações de consenso entre os peritos são:

- Classe I – Os testes genéticos são recomendados para pacientes com cardiomiopatia dilatada idiopática e doenças de condução cardíaca significativa (ou seja, primeiro, segundo ou terceiro grau bloqueio cardíaco, atrioventricular) e/ou uma história familiar de morte súbita prematura. O teste genético pode ser útil, para confirmar o diagnóstico, para reconhecer aqueles que estão em maior risco de arritmia e características sindrômicas;
- Classe II – Quando os resultados dos testes genéticos não são associados com o uso de medidas terapêuticas ou de proteção, mas os resultados podem ser úteis para o aconselhamento genético reprodutivo;
- Classe II – Quando o teste genético é solicitado pelo paciente que quer saber seu estado de mutação.

É importante ressaltar que as decisões de tratamento, não devem ser com base unicamente no resultado do teste genético, e sim, também na avaliação clínica completa do indivíduo doente. Todas as diretrizes concordam que no estado atual do conhecimento é preferível que o aconselhamento pré-teste genético, o teste genético e a interpretação dos resultados dos testes genéticos a serem realizados, devem ser feitas em centros com experiência na avaliação genética e na gestão de base familiar hereditária.

É desconhecido se o tratamento farmacológico precoce de indivíduos pré-clínicos, de mutação positiva, pode impedir ou atrasar a manifestação da doença. Os testes genéticos também têm um papel terapêutico para doenças sindrômicas (p. ex.: distrofia muscular) com arritmia conhecida e/ou doença do sistema de condução (p. ex.: LMNA, DES variantes) em termos de possível, a consideração de um cardiodesfibrilador profilático.

A identificação de parentes assintomáticos portadores de mutação patogênica, poderá introduzir terapias preventivas que venham a limitar a carga de arritmias e o aparecimento da insuficiência cardíaca.

11 AVALIAÇÕES DE FAMILIARES

O reconhecimento de que um paciente é portador de cardiomiopatia idiopática familiar ou genética é acompanhado da avaliação do risco da doença em familiares do paciente. Por questões de privacidade e ética médica, o profissional de saúde está impossibilitado de entrar em contato com familiares dos pacientes, embora recomendações pertinentes possam ser oferecidas ao paciente acompanhado, e ele poderá estabelecer contato com seus familiares e, assim, passar a orientação recebida. Como nessa forma de doença a apresentação pode ser dar desde a infância, deve-se iniciar a avaliação para todos os familiares (de qualquer idade) com exame clínico, eletrocardiograma e ecocardiograma, e com avaliações a cada 3 a 5 anos, em razão da penetrância dependente da idade, o que é típico dessa patologia.

Antes de oferecer a possibilidade de realização de testes genéticos para membros da família clinicamente não afetados, os riscos dos testes devem ser explicados, incluindo implicações para a aquisição de seguro de vida. As limitações dos resultados precisam ser discutidas, e a possibilidade de que interpretações atuais, da variante patogenicidade, estão sujeitas a alterações, o que poderia levar a uma reavaliação do seu risco.[25,89]

12 CARDIOMIOPATIA PERIPARTO

12.1 INTRODUÇÃO

A cardiomiopatia periparto (CMP) foi descrita pela primeira vez em 1937.[90] É uma doença rara e potencialmente fatal. A doença se assemelha em muito a cardiomiopatia dilatada idiopática, mas a sua evolução clínica é altamente variável e difere de outras formas de cardiomiopatias. Seu curso clínico pode apresentar uma evolução rápida para insuficiência cardíaca refratária, em curto espaço de tempo, ou evoluir para uma recuperação completa da doença miocárdica em semanas ou meses.[91-93]

12.2 DEFINIÇÃO E INCIDÊNCIA

A definição foi com base a partir do estudo de Demakis e colaboradores[94] e recomendada por um workshop realizado em 1977 pelo National Heart, Lung and Blood Institute e do Escritório de Doenças Raras do Instituto Nacional de Saúde, revisados nos anos de 2000.[95] Quatro critérios foram estabelecidos para se firmar o diagnóstico:

1. Aparecimento de insuficiência cardíaca no período do último mês de gestação até o quinto mês pós-parto.

2. Ausência de causa identificada pra a insuficiência cardíaca.

3. Ausência de doença cardíaca reconhecível antes do último mês de gravidez.

4. Disfunção sistólica ventricular esquerda demonstrada por critérios clássicos de ecocardiografia.

Portanto, a CMP é um diagnóstico de exclusão, idêntico ao das cardiomiopatias idiopáticas, mas com uma característica peculiar que é seu aparecimento relacionado com o período específico da gestação e pós-parto, assim sendo, também específica para as mulheres.

A Sociedade Europeia de Cardiologia em 2008,[63] definiu a CMP como "uma forma não familiar, não genética de cardiomiopatia dilatada associada à gravidez". A Sociedade Americana, em 2006,[96] definiu a CMP como uma forma rara e dilatada de disfunção ventricular esquerda associada a cardiomiopatia primária do coração.

Depois de estabelecidas essas definições, vários trabalhos foram publicados, descrevendo o aparecimento da doença em fases iniciais da gravidez. Alguns autores realizaram estudos comparativos entre a CMP inicial e CMP tardia e não encontraram diferenças evolutivas significante entre elas.[97,98] Em 2010, a Sociedade Europeia de Cardiologia Grupo de trabalho sobre CMP,[99] propôs uma modificação para a definição existente. Assim, a CMP foi definida como uma cardiomiopatia idiopática, em razão da disfunção sistólica do ventrículo esquerdo, que ocorre no final da gravidez ou nos meses após o parto, quando nenhuma outra causa de insuficiência cardíaca foi encontrada.

A incidência da CMP varia geograficamente. Dados da literatura mostram uma incidência de 1:100 na Nigéria:[100] 1:300 no Haiti; 1:1.000 na África do Sul:[101] 1:2.000 no Reino Unido:[102] 1:3.189 nascidos vivos nos Estados Unidos:[91] 1:6.000 no Japão:[103] 1:40.322 em Cingapura.[104] Dados do estudo americano,[91] também mostraram ser a doença mais frequente em pacientes mais velhas (29,7 versus 26,9 anos de idade materna), eram mais propensos a serem da raça negra (32,2% versus 15,7%) e encontraram uma incidência maior nas pacientes com distúrbio hipertensivos associados a gravidez (22,5% versus 5,87%).

Um registro prospectivo de pacientes com CMP está em andamento nesse momento, em um programa de investigação EURO, observacional, que permitirá inclusão de mulheres de todo o mundo, com inclusão on-line, por meio de senhas de segurança, sendo apoiado por pessoal de tecnologia da informação bem treinados, com o intuito de incluir um total de 1.000 mulheres de vários centros do mundo de diferentes origens étnicas, com quadro de CMP, e um relatório evolutivo será apresentado em 6 meses e 12 meses de evolução.[105]

12.3 FATORES DE RISCO

Vários fatores de risco foram identificados e eles incluem: idade materna avançada, multiparidade, gestações complicadas por pré-eclâmpsia, hipertensão gestacional.[101,103] O fator de risco mais importante parece ser a raça afro-americana.

12.4 ETIOLOGIA

A etiologia da cardiomiopatia periparto é desconhecida. O mecanismo exato que leva ao desenvolvimento da doença permanece pouco compreendido. Alguns processos etiológicos têm sido sugeridos.[106] Alguns trabalhos recentes estão propondo que um subconjunto de CMP pode ser uma parte do espectro de cardiomiopatia dilatada familiar.[107,108]

12.5 PATOLOGIA

Os achados macroscópicos e histológicos encontrados na CMP são inespecíficos e muito semelhantes ao encontrado em cardiomiopatia dilatada idiopática (ver texto anterior).

12.6 FISIOPATOLOGIA

Várias hipóteses têm sido propostas para fisiopatologia da CMP, mas ainda estes mecanismos são bastante controversos. Alguns mecanismos serão descritos a seguir.

12.6.1 Miocardite viral

O papel definitivo da infecção viral em CMP não tem sido bem estabelecido. Alguns autores sugerem a participação de alguns vírus como o Epstein-Barr, citomegalovírus humano, herpes vírus e parvovírus em CMD e evidências histológicas de processo inflamatório intersticial miocárdico.[109] Outros estudos questionam o papel da infecção viral.[110]

12.6.2 Mecanismos autoimunes

Títulos elevados de autoanticorpos contra as proteínas dos tecidos cardíacos selecionados foram encontrados na maioria das mulheres com CMP.[111] Outro autor[112] encontrou títulos elevados de todas as imunoglobulinas de cadeia pesada da miosina cardíaca, em pacientes com CMP. Outros autores[103,113] apoiam a ideia de que após o parto poderia ocorrer uma resposta autoimune patológica conduzindo a CMP.

12.6.3 Prolactina; 16-KDa prolactina e catepsina D

Parece haver uma cascata envolvendo estresse oxidativo durante a gestação e, consequentemente, um mecanismo antioxidante eficaz no coração materno é crucial. Alguns autores, em trabalhos experimentais envolvendo modelos com ratos, sugerem um mecanismo defeituoso na cascata antioxidante como sendo o responsável pelo desenvolvimento da CMP. Promovendo-se um defeito na cascata de ratos houve a ativação da catepsina D em cardiomiócitos e, como consequência, promovendo um aumento da clivagem da prolactina para a isoforma 16-KDa. Esse fragmento tem ações cardiovasculares potencialmente prejudiciais ao coração, efeitos antiangiogênicos e pró-apoptóticos, rompimento de estruturas capilares já formadas, vasoconstrição, conduzindo a CMP. Essa teoria é apoiada pela constatação de que em ratos com o defeito na cascata induzido o tratamento com bromocriptina, um inibidor da secreção de prolactina, impediu o desenvolvimento da CMP.[114]

12.6.4 Inflamação

Marcadores séricos de inflamação, como a proteína C reativa, Apo-1, interferon-γ, interleucina-6, TNF. Todos esses fatores estão elevados em CMP.[115] Em um estudo pequeno com o uso de pentoxifilina, um agente anti-inflamatório, houve melhora da evolução clínica, quando adicionado a terapia convencional em um estudo não randomizado.[116]

12.6.5 Suscetibilidade genética

Dois estudos recentes,[107,108] sugerem que um subconjunto de CMP, pode ser parte de espectro familiar de CMD. Esses são dados iniciais, com um grupo pequeno de pacientes e que não permitem a indicação de testes genéticos de rotina para essas pacientes, embora esses exames sejam realizados, como projetos de pesquisa.

12.7 QUADRO CLÍNICO

A gestação normal está associada a alterações fisiológicas no sistema cardiovascular, que podem conduzir ao aumento de volemia com edema de membros inferiores, discreta anemia por hemodiluição, taquicardia e cansaço fácil aos esforços. Todos esses sintomas podem facilmente mascarar o diagnóstico de CMP.

Mulheres com CMP apresentam dispneia, dispneia paroxística noturna, ortopneia, tontura, dor no peito, edema de membros inferiores, tosse seca, distensão das veias do pescoço, distensão abdominal e fadiga. A maioria das pacientes apresenta os sintomas 4 meses após o parto, e apenas 9% no último mês de gravidez, o restante de 13% surge antes do último mês de gravidez ou depois do quarto mês após o parto.[99] A formação de trombo no ventrículo esquerdo é comum em CMP, pacientes com embolias cerebrais e para coronárias já foram descritas na literatura.[117]

12.8 DIAGNÓSTICO

A investigação inicial envolve a realização de exames de sangue de rotina, que podem descartar anemia intensa, distúrbios eletrolíticos, disfunção renal, hepática e de tireoide, presentes. A dosagem de BNP ou NT-proBNP pode fortalecer a suspeita clínica de insuficiência cardíaca para a paciente.

12.8.1 Eletrocardiograma

O eletrocardiograma pode apresentar resultados inespecíficos, como taquicardia sinusal, fibrilação atrial, *flutter* atrial, taquicardia ventricular, que podem estar presentes. O exame serve para descartar a presença de alterações agudas de insuficiência coronária. O encontro de alargamento do QRS maior que 120 ms tem sido apontado como um preditor de mortalidade elevada.[118]

12.8.2 Ecocardiograma

É o método fundamental para o diagnóstico da CMP. Exame não invasivo, de fácil realização, mostra a presença da disfunção sistólica ventricular esquerda e descarta a presença de doença valvar associada. Alguns autores estabeleceram que pacientes com fração de ejeção ventricular esquerda maior que 30% e diâmetro diastólico final de ventrículo esquerdo menor que 55 mm, apresentam maior possibilidade de recuperação da função ventricular esquerda.[118] Trombo no ventrículo esquerdo foi encontrado em torno de 10 a 17% dos casos, no ecocardiograma inicial de pacientes com CMP. A incidência maior de tromboembolismo foi evidenciada em CMP, em comparação com a CMD de outras etiologias.

12.8.3 Ressonância nuclear magnética do coração

Trata-se de um método que pode mostrar com maior precisão os diâmetros e os volumes das câmaras cardíacas, assim como o cálculo da função ventricular, sendo um diferencial, principalmente, para as pacientes com dificuldade técnica de adquirir imagens pelo método do ecocardiograma. Em estudos recentes, alguns autores mostraram a presença de realce tardio marcado pelo gadolínio, em grupo de pacientes com CMP, e elas apresentaram evolução clínica desfavorável,[119,120] mostrando que o exame pode ter uma participação no diagnóstico e no prognóstico de pacientes com CMP.

12.9 TRATAMENTO

Uma abordagem multidisciplinar envolvendo um cardiologista, um ginecologista, um intensivista, um anestesista e um pediatra deve ser acionada o mais rápido possível.

Na fase inicial uma abordagem envolvendo o controle hídrico e o uso de diuréticos que podem ser de alça e também tiazídicos, associados a nitrato e hidralazina, e o uso de beta-bloqueadores, quando não contraindicados, são um esquema seguro para o controle da insuficiência cardíaca e da hipertensão arterial.

Os inibidores de enzima de conversão deverão ser evitados durante a gestação, mas são de utilização segura no pós-parto.

Os inotrópicos devem ser usados em pacientes que apresentarem sinais de baixo débito cardíaco ou com congestão persistente apesar de diuréticos e agentes de redução de pós-carga.

A anticoagulação é recomendada em pacientes com CMP, por causa da alta incidência de fenômenos tromboembólicos apresentados por essas pacientes, principalmente no grupo com fração de ejeção ventricular esquerda menor que 35%. Nesses casos a heparina (não fracionada e de baixo peso molecular) é a droga de escolha, uma vez que não atravessa a barreira placentária. A varfarina deve ser evitada, uma vez que é teratogênica no início da gravidez e tem um risco de causar hemorragia cerebral no feto, no segundo e terceiro trimestres da gravidez.

Após o parto as pacientes com CMP devem ser tratadas de acordo com as diretrizes de tratamento da insuficiência cardíaca.

12.9.1 Tratamentos em fase de espera de validação

Esse tratamento se baseia na estratégia de bloquear a prolactina, com a medicação chamada bromocriptina. Em estudos de observação experimental de prevenção à CMP em ratos, resultados significantes de redução da doença foram observados.[114] Em um relato de caso publicado em 2008[121] de uma paciente de parto gemelar que desenvolveu CMP no pós-parto imediato, com fração de ejeção muito reduzida (15%) e graves sintomas de insuficiência cardíaca, foi administrada a dose de 2,5 mg, 2 vezes ao dia, de bromocriptina, desde o sexto dia do pós-parto. A paciente evoluiu com grande melhora clínica e, com uma semana após o início do tratamento, estava em classe funcional II (NYHA), 2 meses após estava em classe funcional I e a ressonância magnética confirmou fração de ejeção de 60%. Em um estudo aberto randomizado, realizado na África do Sul, um total de 20 mulheres com CMP foram randomizadas para tratamento padrão *versus* tratamento com bromocriptina. Os resultados mostraram melhora significativa da fração de ejeção ventricular esquerda no grupo de boromocriptina e também menor mortalidade, nesse grupo.[122]

12.9.1.1 Bromocriptina

É uma droga que tem sido utilizada em mulheres no pós-parto para impedir a lactação, no entanto tem sido associada a alguns relatos de infarto do miocárdio.[123] Essa medicação parece ser uma droga promissora para CMP, mais existe a necessidade de novos estudos randomizados e com maior número de pacientes para se efetivar como uma alternativa terapêutica de rotina.

12.9.1.2 Pentoxifilina

Em um estudo realizado, em um único centro,[124] envolvendo 59 pacientes com CMP, a pentoxifilina, uma droga conhecida por inibir a produção de TNF-α, foi testada para avaliar a eficácia na evolução da CMP. Foram selecionados dois grupos: o primeiro tratado de forma convencional, com diuréticos, digital, enalapril e carvedilol; e o segundo grupo foi adicionada a pentoxifilina 400 mg, 3 vezes ao dia. O tratamento com pentoxifilina foi um preditor independente de resultado favorável com melhor fração de ejeção ventricular esquerda, classe funcional e sobrevivência. O papel promissor da pentoxifilina permanece como um dado que precisa ser validado com estudos randomizados, placebo-controlados e com maior número de pacientes envolvidas.

Imunossupressores; imunoglobulina intravenosa (IVIG) são outras formas possíveis de terapia propostas para a CMD, mas que apresentam poucos trabalhos referidos na literatura e com número muito pequeno de pacientes estudados.

12.10 PROGNÓSTICO

Fatores associados a prognóstico favorável foram identificados:

- Diâmetro diastólico: ventricular esquerdo entre 5,5 até 6,0 cm no exame diagnóstico;
- Fração de ejeção ventricular esquerda > 35% ou fração de encurtamento > 20%, no momento diagnóstico;[125]
- Troponina normal;[126]
- Ausência de trombo no ventrículo esquerdo;[127]
- Etnia não afro-americano.[128]

As taxas de mortalidade em pacientes com CMP variam muito na literatura (7 a 50%).[129,130] As causas mais comuns de morte, para essas pacientes, são: a insuficiência cardíaca congestiva, arritmias e tromboembolismo. Em torno de 50% das pacientes com CMP, continuaram a ter sintomas de insuficiência cardíaca após 6 meses de diagnóstico.[131] Mulheres que permanecem com a disfunção ventricular, convivem com quadro de depressão muito frequente, que envolve o dilema da felicidade de ter gerado um filho e a constatação de uma doença fatal adquirida.

12.11 GESTAÇÕES SUBSEQUENTES

Não há nenhuma situação plenamente estabelecida para recomendações de futuras gestações para as mulheres que tiveram CMP, em uma gravidez. Gestações futuras não são recomendadas em mulheres com disfunção ventricular permanente.[132,133] As mulheres que se recuperaram de CMP são mais difíceis de se aconselhar, porque gestações subsequentes, podem aumentar o risco de episódios recorrentes de CMP.[128,132,134]

13 CARDIOMIOPATIA ALCOÓLICA

13.1 INTRODUÇÃO

O consumo de álcool (etanol) excessivo tem sido relacionado com um tipo de cardiomiopatia dilatada do tipo não isquêmica, denominada: cardiomiopatia alcoólica (CMA). A dose relativa ao consumo de álcool, que seria a responsável pelo desenvolvimento da doença, é ainda motivo de indefinição na literatura, mas considera-se que o consumo de uma dose maior que 90 gramas de álcool, diárias por um período maior de cinco anos, levaria a maior risco de incidência da doença. Uma ingestão pesada de álcool, como a definida anteriormente, vai conduzir a presença de CMA em uma parte dos pacientes. A doença apresenta uma fase inicial, assintomática, que é identificada por disfunção ventricular esquerda, comprovada pelo ecocardiograma, sem sintomas de insuficiência cardíaca. E, com a manutenção da ingestão de álcool, a doença pode se tornar sintomática, e com a persistência do consumo de álcool pode conduzir a morte em quatro anos, em 50% dos pacientes.[135]

A suspensão do consumo de álcool precocemente no curso da CMA pode bloquear a progressão ou até reverter a disfunção ventricular presente. Isso não ocorre em CMD cuja deterioração clínica e progressiva.

13.2 INCIDÊNCIA

A ingestão excessiva de álcool está presente em 3 a 40% dos pacientes com cardiomiopatia dilatada idiopática. Homens representam a grande maioria dos casos de CMA. Essa forma distinta de insuficiência cardíaca congestiva é responsável por 21 a 36% de todos os casos de cardiomiopatia dilatada não isquêmica na sociedade ocidental.[136]

13.2.1 Consumo de álcool moderado *versus* elevado

Existe uma grande variabilidade entre os estudos em termos da quantidade de álcool consumida e a duração do abuso do álcool e parece não haver uma relação dose-resposta específica.

Em geral, pacientes alcoolistas assintomáticos com CMD tinham histórico de consumo maior de 90 g ao dia de álcool (alguns estudos com doses maiores de 200 g ao dia), por um período maior de 5 anos (em média na maioria dos estudos em torno de 15 anos).[137,138]

No consumo leve a moderado de álcool, os estudos não evidenciaram a presença de CMA e talvez um efeito benéfico cardioprotetor que precisaria ser mais bem definido.[139] Alguns estudos mostram que dentre as bebidas alcoólicas, o vinho ingerido em doses menores de 22 g ao dia (até dois copos de vinho) poderiam trazer benefícios a pacientes com doença arterial coronária e acidentes vasculares cerebrais.[140]

13.3 FISIOPATOLOGIA

Semelhante a outras cardiomiopatias dilatadas, a CMA está associada a aumento de massa ventricular, dilatação dos ventrículos, afinamento das paredes e disfunção ventricular.

Diversos estudos, em modelos animais, mostraram que o longo consumo de álcool conduz a uma série de alterações histológicas e celulares que podem explicar a evolução da CMA.

13.3.1 Perda de miócitos ou morte celular

Vários estudos apontam para a participação de perda de miócitos induzida pelo álcool.[141,142]

13.3.2 Disfunção da organela intracelular

A perda da contratilidade miocárdica pode ter o etanol com fator desencadeador.[143,144]

13.3.3 Alteração em proteínas contráteis

Alteração no encurtamento, diminuição das proteínas e redução da atividade das proteínas.[145]

13.3.4 Alteração na homeostase do cálcio

Influxo de cálcio anormal nas células, diminuição da amplitude de contração do miócito, alteração no acoplamento de excitação-contração com comprometimento da contratilidade cardíaca.[146]

13.3.5 Alterações dos sistemas neuro-hormonais

O aumento do consumo de álcool em ratos foi associado a um aumento de norepinefrina urinária e os níveis de adrenalina. A ação das catecolaminas poderia ser responsável pela indução da hipertrofia e possível insuficiência cardíaca.[147,148]

13.3.6 O estresse oxidativo

O aumento das espécies reativas de oxigênio produzidas pelo consumo de etanol tem um papel importante na toxicidade cardíaca.[149,150]

13.3.7 Participação genética

Existem variações entre as pessoas na sensibilidade do miocárdio à lesão induzida pelo álcool, sugerindo que a CMA pode ser uma doença multifatorial em que traços ambientais e/ou genéticos influenciem a patogênese e progressão da doença. A participação do gene p53 no remodelamento cardíaco induzido pelo etanol, o polimorfismo da enzima conversora de angiotensina, são implicados na disfunção cardíaca.[151]

13.4 MANIFESTAÇÕES CLÍNICAS

O paciente pode estar em uma fase inicial da doença, em que não se evidenciam sintomas. É frequentemente possível a demonstração de graus leves de disfunção cardíaca em etilistas crônicos. Anormalidades de função sistólica (redução de fração de ejeção) e disfunção diastólica têm sido demonstradas em pacientes etilistas, sem sintomas cardíacos, por métodos invasivos e não invasivos.

O desenvolvimento de sintomas pode ser insidioso ou alguns pacientes podem apresentar quadro de insuficiência cardíaca aguda com exuberante congestão sistêmica e pulmonar. A presença de fibrilação atrial é frequente nessa patologia. Em casos mais graves o aparecimento de dispneia progressiva, com ortopneia e dispneia paroxística noturna são frequentes. Palpitações e síncopes podem estar presentes, e são, geralmente, decorrentes de taquiarritmias supraventriculares.[152]

O exame físico é semelhante ao dos pacientes com cardiomiopatia dilatada idiopática, com diminuição da pressão de pulso, cardiomegalia, galope protodiastólico (B3) e pré-sistólico (B4) são comuns. A gravidade da falência ventricular direita determinará a presença de estase de jugular, derrame pleural, hepatomegalia, ascite e edema de membros inferiores.

13.5 DIAGNÓSTICO

A radiografia de tórax nos casos avançados revela a cardiomegalia, congestão pulmonar, derrame pleural e hipertensão venosa pulmonar.

O eletrocardiograma pode mostrar distúrbio de condução atrioventricular (mais comum o bloqueio atrioventricular de primeiro grau) bloqueios de ramo, hipertrofia ventricular esquerda e alterações das ondas T e do segmento ST são os achados mais frequentes. Arritmias podem estar presentes, sendo a fibrilação atrial a mais frequente.

O ecocardiograma mostra que, pacientes em abuso de álcool e assintomáticos apresentam, por esse método, mais frequentemente dilatação de ventrículo esquerdo com aumento de massa ventricular. A disfunção diastólica parece ser um achado precoce frequente, mas tanto a disfunção diastólica como sistólica podem estar presentes na fase assintomática da doença.[136]

13.6 TRATAMENTO

Pacientes com CMA devem reduzir a ingestão de álcool de forma significativa (preferencialmente a abstinência ao álcool) o mais precoce possível. Essa medida pode ser muito efetiva na melhora dos sinais e sintomas de insuficiência cardíaca. O tratamento dos episódios de descompensação da insuficiência cardíaca é idêntico ao dos pacientes com cardiomiopatia dilatada

13.7 PROGNÓSTICO

Em pacientes que apresentam o diagnóstico de CMA e estão na fase assintomática da doença, alguns estudos mostraram que apresentam um prognóstico melhor do que o de outras etiologias, se a abstinência ao álcool for realizada.[136] Em indivíduos com CMA, que desenvolvem sintomas, a abstinência é considerada fundamental para impedir uma maior deterioração da contratilidade miocárdica.

14   DOENÇA CARDÍACA DO BERIBÉRI

Beribéri é uma doença causada por deficiência de tiamina (vitamina B1), grave e persistente por pelo menos 3 meses. O alcoolismo predispõe ao desenvolvimento do beribéri por ser uma substância pobre em tiamina e rica em carboidrato. Esses indivíduos que consomem altas doses de álcool, geralmente se alimentam muito mal e ficam expostos a baixas taxas de tiamina. Pacientes tratados cronicamente com diuréticos de alça podem também apresentar deficiência de tiamina.

Pessoas que vivem em comunidades orientais e faziam consumo de dietas que tinham como base o arroz branco (pobre em tiamina e rico em carboidrato) estavam propensos a apresentar essa doença. Entretanto, atualmente o problema foi praticamente erradicado com medidas de enriquecimento da farinha com vitamina B1. Essa doença é pouco frequente e não existem informações precisas sobre sua incidência ou prevalência.

A fisiopatologia do comprometimento cardiovascular envolve vasodilatação periférica e abertura de *shunts* arteriovenosos, e desenvolvimento de estado hiperdinâmico, com consequente sobrecarga de volume ao coração.[153]

A apresentação clássica inclui sinais e sintomas de insuficiência cardíaca predominantemente direita com débito cardíaco elevado. Os sinais clínicos mais frequentes são: extremidades quentes; taquicardia sinusal e edemas periféricos. Alguns pacientes podem apresentar a forma aguda do beribéri cardíaco ou *shoshin* beribéri, de denominação japonesa (*sho*, como lesão aguda e *shin*, como coração). Essa forma rara de apresentação pode levar ao colapso cardíaco e morte, em um pequeno período de horas. O tratamento requer suplementação de vitamina B1, com melhora rápida do quadro de insuficiência cardíaca em 12 a 48 horas.

REFERÊNCIAS BIBLIOGRÁFICAS

1. Richardson P, McKenna W, Bristow M et al. Report of the 1995 World Health Organization/International Society and Federation of Cardiology Task Force on the Definition and Classification of cardiomyopathies. Circulation. 1996;93(5):841-2.
2. Maron BJ, Towbin JA, Thiene G et al. Contemporary definitions and classification of the cardiomyopathies: an American Heart Association Scientific Statement from the Council on Clinical Cardiology, Heart Failure and Transplantation Committee; Quality of Care and Outcomes Research and Functional Genomics and Translational Biology Interdisciplinary Working Groups; and Council on Epidemiology and Prevention. American Heart Association; Council on Clinical Cardiology, Heart Failure and Transplantation Committee; Quality of Care and Outcomes Research and Functional Genomics and Translational Biology Interdisciplinary Working Groups; Council on Epidemiology and Prevention. Circulation. 2006;113(14):1807-16.
3. Hershberger RE, Lindenfeld J, Mestroni L et al. Genetic evaluation of cardiomyopathy - a Heart Failure Society of America practice guideline. J Card Fail. 2009;15(2):83-97.
4. Arbustini E, Narula N, Dec GW et al.The MOGE(S) classification for a phenotype-genotype nomenclature of cardiomyopathy: endorsed by the World Heart Federation. J Am Coll Cardiol. 2013;62 (22): 2046-2072.
5. Elliott PM. Classification of cardiomyopathies: evolution or revolution? J Am Coll Cardiol. 2013;62: 2073-2074.
6. Mayosi BM. Cardiomyopathies: MOGE(S): a standardized classification of cardiomyopathies? Nat Rev Cardiol. 2014;11(3):134-5.
7. Mohan SB, Parker M, Wehbi M, Douglass P. Idiopathic dilated cardiomyopathy: a common but mystifying cause of heart failure. Cleve Clin J Med. 2002;69(6):481-7.
8. Jefferies JL, Towbin JA. Dilated cardiomyopathy. Lancet. 2010;375(9716):752-62.
9. Araujo DV, Tavares LR, Verissimo R, Ferraz MB, Mesquita ET. Cost of heart failure in the Unified Health System. Arq Bras Cardiol. 2005;84(5):422-7.
10. Towbin JA, Lowe AM, Colan SD et al. Incidence, causes and outcomes of dilated cardiomyopathy in children. JAMA. 2006;296(15):1867-76.
11. Dries DL, Exner DV, Gersh BJ et al.Racial differences in the outcomes of left ventricular dysfunction. N Engl J Med. 1999;340:609-16.
12. Goodwin JF, Oakley CM. The cardiomyopathies. Br Heart J. 1972;34:545-52.
13. Baboonian C, Treasure T. Meta-analysis of association of enteroviroses with human heart disease. Heart. 1997;78:539-43.
14. Mason JW. Myocarditis and dilated cardiomyopathy: an inflammatory link. Cardiovasc Res. 2003;60:5-10.
15. Carthy CM, Granville DJ, Watson KA et al. Caspase activation and specific cleavage of substrates after coxsackievirus B3-induced cytopathic effect in HeLa cells. J Virol. 1998;72:7669-75.
16. Saleh A, Matsumori A, Negm H et al. Assessment of cardiac involvement of hepatitis C virus; tissue Doppler imaging and NTproBNP study. J Saudi Heart Assoc. 2011;23(4):217-23.
17. Liu PP, Le J, Nian M. Nuclear factor-jB decoy. Infiltrating the heart of the matter in inflammatory heart disease. Circ Res. 2001;89:850-2.
18. Egashira K, Suzuki J, Ito H et al. Long-term follow up of initial clinical cases with NF-jB decoy oligodeoxynucleotide transfection at the site of coronary stenting. J Gene Med. 2008;10:805-9.
19. Suzuki J, Tezuka D, Morishita R, Isobe M. An initial case of suppressed restenosis with nuclear factor-jB decoy transfection after percutaneous coronary intervention. J Gene Med. 2009;11:89-91.
20. Kawai C, Matsumori A. Dilated cardiomyopathy update: infectious-immune theory revisited. Heart Fail Rev. 2013;18(6):703-14.
21. Towbin JA. The role of cytoskeletal proteins in cardiomyopathies. Curr Opin Cell Biol. 1998;10(1):131-9.
22. Burkett EL, Hershberger RE. Clinical and genetic issues in familial dilated cardiomyopathy. J Am Coll Cardiol. 2005;45:969–81.
23. Norton N, Li D, Rieder MJ, Siegfried JD et al. Genome-wide studies of copy number variation and exam sequencing identify rare variants in BAG3 as a cause of dilated cardiomyopathy.Am J Hum Genet. 2011;88:273-82.
24. Dellefave L, McNally EM. The genetics of dilated cardiomyopathy. Curr Opin Cardiol. 2010;25:198-204.
25. Hershberger RE, Siegfried JD. Update 2011: clinical and genetic issues in familial dilated cardiomyopathy. J Am Coll Cardiol. 2011;57:1641-9.
26. Herman DS, Lam L, Taylor MR et al. Truncations of titin causing dilated cardiomyopathy. N Engl J Med. 2012;366:619-28.
27. Hershberger RE, Parks SB, Kushner JD et al. Coding sequence mutations identified in MYH7, TNNT2, SCN5A, CSRP3, LBD3, and TCAP from 313 patients with familial or idiopathic dilated cardiomyopathy. Clin Transl Sci. 2008;1:21-6.
28. Hershberger RE, Cowan J, Morales A, Siegfried JD. Progress with genetic cardiomyopathies: screening, couseling and testing in dilated, hypertrophic and arrhythmogenic right ventricular dysplasia/cardiomyopathy. Circ Heart Fail. 2009;2:253-61.
29. Lakdawala NK, Funke BH, Baxter S et al. Genetic testing for dilated cardiomyopathy in clinical practice. J Card Fail. 2012;18:296-303.
30. Gerull B, Gramlich M, Atherton J et al. Mutations of TTN, encoding the giant muscle filament titin, cause familial dilated cardiomyopathy. Nat Genet. 2002;30:201-4.
31. Verhaert D, Ricahrds K, Rafael-Fortney JA, Raman SV. Cardiac Involvement in Patients With Muscular Dystrophies. Circ Cardiovasc imaging. 2011;4:67-76.
32. Nigro G, Comi LI, Politano L, Bain RJ. The incidence and evolution of cardiomyopathy in Duchenne muscular dystrophy. Int J Cardiol. 1990;26:271-7.
33. Piccolo G, Azan G, Tonin P et al. Dilated cardiomyopathy requiring cardiac transplantation as initial manifestation of Xp 21 Becker type muscular dystrophy. Neuromuscul Disord. 1994;4:143-6.
34. Lakdawala NK, Givertz MM. Dilated cardiomyopathy with conduction disease and arrhythmia.Circulation. 2010;122(5):527-34.
35. Meune C, Van Berlo JH, Anselme F et al. Primary prevention of sudden death in patients with lamin A/C gene mutations. N Engl J Med. 2006;354(2):209-210.
36. Taylor MR, Fain PR, Sinagra G et al. Familial Dilated Cardiomyopathy Registry Research Group. Natural history of dilated cardiomyopathy due to lamin A/C gene mutations. J Am Coll Cardiol. 2003;41:771-80.
37. Van Rijsingen IA, Arbustini E, Elliott PM et al. Risk factors for malignant ventricular arrhythmias in lamin a/c mutation carriers a European cohort study. J Am Coll Cardiol. 2012;59(5):493-500.
38. McNair WP, Sinagra G, Taylor MRG et al. SCN5A mutations associate with arrhythmic dilated cardiomyopathy and commonly localize to the voltage-sensing mechanism. J Am Coll Cardiol. 2011;57(21):2160-8.
39. Sen-Chowdhry S, Syrris P, Prasad SK et al. Left-dominant arrhythmogenic cardiomyopathy: an under-recognized clinical entity. J Am Coll Cardiol. 2008;52(25):2175-87.

40. Elliott P, O'Mahony C, Syrris P et al. Prevalence of desmosomal protein gene mutations in patients with dilated cardiomyopathy. Circ Cardiovasc Genet. 2010;3(4):314-22.

41. Berko BA, Swift M. X-linked dilated cardiomyopathy. N Engl J Med. 1987;316:1186-91.

42. Ades LC, Gedeon AK, Wilson MJ et al. Barth syndrome: clinical features and confirmation of gene localization to distal Xq28. Am J Med Genet. 1993;45:327-34.

43. Mazzocco MMM, Henry AE, Kelly RI. Barth syndrome is associated with a cognitive phenotype. J Dev Behav Pediatr. 2007;28:22-30.

44. Jefferies JL, Eidem BW, Belmont JW et al. Genetic predictors and remodeling of dilated cardiomyopathy in muscular dystrophy. Circulation.2005;112(18):2799-804.

45. Dalakas MC, Park KY, Semino-Mora C et al. Desmin myopathy, a skeletal myopathy with cardiomyopathy caused by mutations in the desmin gene. N Engl J Med. 2000;342(11):770-80.

46. Bonne G, Leturcq F, Ben Yaou R. In: Pagon RA, Adam MP, Bird TD, Dolan CR, Fong CT, Stephens K (ed.). Emery-Dreyfuss Muscular Dystrophy. Gene Rewiews™ [Internet]. Seattle (WA): University of Washington, Seattle; 2004;1993-2013.

47. Bushby K, Muntoni F, Bourke JP. 107th ENMC International workshop: the management of cardiac involvement in muscular dystrophy and myotonic dystrophy. 7th-9th June 2002, Naarden, the Netherlands. Neuromuscul Disord. 2003;13:166-72.

48. FengJ, YanJY, Buzin CH, Sommer SS, Towbin JA. Comprehensive mutation scanning of the dystrophin gene in patients with nonsyndromic X-linked dilated cardiomyopathy. J Am Coll Cardiol. 2002;40:1120-4.

49. Felker GM, Thompson RE, Hare JM et al. Underlying causes and long-term survival in patients with initially unexplained cardiomyopathy. N Engl J Med. 2000;342(15):1077-84.

50. Freitas HF, Chizzola PR, Paes AT, Lima AC, Mansur AJ. Risk stratification in a Brazilian hospital-based cohort of 1220 outpatients with heart failure: role of Chagas' heart disease. Int J Cardiol. 2005;102(2):239-47.

51. Deedvania PC. The key to unraveling the mystery of mortality in heart failure: An integrated approach. Circulation 2003;107:1719-21.

52. Hare JM. The dilated, restritive and infiltrative cardiomyopathies. In: Libby P, Bonow RO, Mann DL, Zipes DP, Braunwald E (eds). Braunwald's heart disease: a textbook of cardiovascular medicine. 8th ed. Philadelphia: Saunders Elsevier; 2008;1739-49.

53. Luk A, Ahn E, Soor GS, Butany J. Dilated cardiomyopathy: a review. J Clin Patol. 2009;62(3):219-25.

54. Gruning E, Benz A, Mereles D et al. Prognostic value of serial cardiac assessment and familial screening in patients with dilated cardiomyopathy. Eur J Heart Fail. 2003;5:55-62.

55. Saxon LA, De Marco T. Arrhythmias associated with dilated cardiomyopathy. Card Electrophysiol Rev. 2002; 6:18-25.

56. McCrohon JA, Moon JC, Prasad SK et al. Differentiation of heart failure related to dilated cardiomyopathy and coronary artery disease using gadolinium-enhanced cardiovascular magnetic resonance. Circulation. 2003;108:54-9.

57. Lakdawala NK, Jeffery RW, Funke BH. Arrhythmogenic disorders of genetic origin. Circulation: Arrhythmia and Electrofysiology. 2013;6:228-37.

58. Ankur G, Andrew J, Tevfik FI et al. Association of fibrosis with mortality and sudden cardiac death in patients with nonischemic dilated cardiomyopathy. JAMA. 2013;309(9):896-908.

59. Boussel L, Gamondes D, Staat P et al. Acute chest pain with normal coronary angiogram: Role of contrast-enhancedmultidetector computed tomography in the differential diagnosis between myocarditis and myocardial infarction. J Comput Assist Tomogr. 2008;32(2):228-32.

60. Slavich M, Florian A, Bogaert J. The emerging role of magnetic resonance imaging and multidetector computed tomography in the diagnosis of dilated cardiomyopathy. Insights Imaging. 2011;2(4):453-69.

61. Budoff MJ, Dowe D, Jollis JG et al. Diagnostic performance of 64-multidetector row coronary computed tomographic angiography for evaluation of coronary artery stenosis in individuals without known coronary artery disease: results from the prospective multicenter ACCURACY (Assessment by Coronary Computed Tomographic Angiography of Individuals Undergoing Invasive Coronary Angiography) trial. J Am Coll Cardiol. 2008;52:1724-32.

62. Miller JM, Rochitte CE, Dewey M et al. Diagnostic performance of coronary angiography by 64-row CT. N Engl J Med. 2008;359:2324-36.

63. Ghostine S, Caussin C, Habis M et al. Non-invasive diagnosis of ischaemic heart failure using 64-slice computed tomography. Eur Heart J. 2008;29(17):2133-40.

64. Hunt SA, Abraham WT, Chin MH et al. 2009 Focused update incorporated into the ACC/AHA 2005 Guidelines for the Diagnosis and Management of Heart Failure in Adults A Report of the American College of Cardiology Foundation/ American Heart Association Task Force on Practice Guidelines Developed in Collaboration With the International Society for Heart and Lung Transplantation. J Am Coll Cardiol. 2009;53(15):e1-e90.

65. Dickstein K, Cohen-Solal A, Filippatos G et al. ESC Guidelines for the diagnosis and treatment of acute and chronic heart failure 2008: the Task Force for the Diagnosis and treatment of Acute and Chronic Heart Failure 2008 of the European Society of Cardiology. Developed in collaboration with the Heart Failure Association of the ESC (HFA) and endorsed by the European Society of Intensive Care Medicine (ESICM). Eur Heart J. 2008; 29(19):23388-442.

66. Carson P, Ziesche S, Johnson G, Cohn JN. Racial differences in response to therapy for heart failure: analysis of the vasodilator-heart failure trials. Vasodilator-Heart Failure Trial Study Group. J Card Fail. 1999;5(3):178-87.

67. Mebazaa A, Nieminen MS, Filippatos GS et al. Levosimendan vs. dobutamine: outcomes for acute heart failure patients on beta-blockers in SURVIVE. Eur J Heart Fail. 2009;11(3):304-11.

68. Ribeiro RA, Rohde LE, Polanczyk CA. Levosimendan in acute decompensated heart failure: systematic review and meta-analysis. Arq Bras Cardiol. 2010;95(2):230-7.

69. Kober L, Torp-Pedersen C, McMurray JJ et al. Increased mortality after dronedarone therapy for severe heart failure. N Engl J Med. 2008;358:2678-2687.

70. Perry G, Brown E, Thornton R et al. The effect of digoxin on mortality and morbidity in patients with heart failure. The Digitalis Investigation Group. N Engl J Med. 1997;336:525-533.

71. Kjekshus J, Apetrei E, Barrios V ET AL. Rosuvastatin in older patients with systolic heart failure. N Engl J Med. 2007;357:2248-2261.

72. Bakalli A, Georgievska-Ismail L, Koçinaj D et al. Prevalence of left chamber cardiac thrombi in patients with dilated left ventricle at sinus rhythm: the role of transesophageal echocardiography. J Clin Ultrasound. 2013;41:38-45.

73. Cleland JG, findlay L, Jafri S et al. The Warfarin/Aspirin study in heart failure (WASH): A randomized trial comparing antithrombotic strategies for patients with heart failure. Am Heart J. 2004;148(1):157-64.

74. Cokkinos DV, Haralabopoulos GC, Kostis JB et al. Efficacy of antithrombotic therapy in chronic heart failure: The HELAS Study. Eur J Cardiol. 2006;8(4):428-32.

75. Massie BM, Collins JF, Ammon SE et al. Randomized trial of warfarin, aspirin, and clopidogrel in patients with chronic heart failure: the Warfarin and Antiplatelet Therapy in Chronic Heart Failure (WATCH) trial. Circulation. 2009;119(12):1616-24.

76. Lip GY, Wrigley BJ, Pisters R. Anticoagulation versus placebo for heart failure in sinus rhythm. Cochrane Database Syst Rev. 2012;6:CD003336. doi: 10.1002/14651858.CD003336.pub2. Review.

77. Homma S, Thompson JL, Pullicino PM et al. Warfarin and aspirin in patients with heart failure and sinus rhythm. NEngl J Med. 2012;366(20):1859-69.

78. Mischie AN, Chioncel V, Droc L, Sinescu C. Anticoagulation in patients with dilated cardiomyopathy, low ejection fraction, and sinus rhythm: back to the drawing board. Cardiovasc Ther. 2013;31(5):298-302.

79. Zabalgoitia M, Halperin JL, Pearce LA et al. Transesophageal echocardiographic correlates of clinical risk of thromboembolism in nonvalvular atrial fibrillation. Stroke Prevention in Atrial Fibrillation III Investigators. J Am Coll Cardiol. 1998;31:1622-6.

80. Lip GYH, Edwards SJ. Stroke prevention with aspirin, warfarin and xilmelagatran in patients with non-valvular atrial fibrillation: a systematic review and meta-analysis. Thromb Res. 2006;118:321-33.

81. Bocchi EA, Marcondes-Braga FG, Bacal F et al. Sociedade Brasileira de Cardiologia. Atualização da Diretriz Brasileira de insuficiência cardíaca crônica- 2012. Arq Bras Cardiol. 2012;98(1 supl. 1):1-33.

82. Gage BF, Waterman AD, Shannon W et al. Validation of clinical classification schemes for predicting stroke: results from the National Registry of Atrial Fibrillation. JAMA. 2001;285(22):2864-70.

83. Pisters R, Lane DA, Nieuwlaat R et al. A novel user friendly score (HAS-BLED) to assess 1-year risk of major bleeding in patients with atrial fibrillation:the Euro Heart Survey. Chest. 2010;138(5):1093-100.

84. Connolly SJ, Ezekowitz MD, Yusuf S et al; RE-LY Steering Committee and Investigators. Dabigatran versus warfarin in patients with atrial fibrillation. N Engl J Med. 2009;361(12):1139-51.

85. Patel MR, Mahaffey KW, Garg J et al. Rivaroxaban versus warfarin in nonvalvular atrial fibrillation. N Engl J Med. 2011;365(10):883-91.

86. Granger CB, Alexander JH, McMurray JJ et al. Apixaban versus warfarin in patients with atrial fibrillation. N Engl J Med. 2011;365(11):981-92.

87. Charron P, M Arad, Arbustini E et al. Genetic counselling and testing in cardiomyopathies: a position statement of the European Society of Cardiology Working Group on Myocardial and Pericardial Diseases. Eur J Med. 2010;31(22):2715-26.

88. Ackerman MJ, Priori SG, Willems S et al. Heart Rhythm Society (HRS); European Heart Rhythm Association (EHRA). HRS/EHRA expert consensus statement on the state of genetic testing for the channelopathies and cardiomyopathies: this document was developed as a partnership between the Heart Rhythm Society (HRS) and the European Heart Rhythm Association (EHRA). Europace. 2011;13(8):1077-109.

89. Richards CS, Bale S, Bellissimo DB et al. ACMG recommendations for standards for interpretation and reporting of sequence variations: Revisions 2007. Genet Med. 2008;10(4):294-300.

90. Couley BA, MacMillan TM, Bellet S. Idiopathic myocardial degeneration associated with pregnancy especially the puerperium. Amer J Med Sci. 1937;194:185.

91. Mielniczuk LM, Williams K, Davis DR, Tang AS, Lemery R, Green MS, et al.Frequency of peripartum cardiomyopathy. Am J Cardiol. 2006;97(12):1765-8.

92. Brar SS, Khan SS, Sandhu GK et al. Incidence, mortality and racial differences in peripartum cardiomyopathy. Am J Cardiol. 2007;100(2):302-4.

93. Aursulesei V. Peripartum cardiomyophaty: a challenge for cardiologist. Rev Med Chir Soc Med Nat Iasi. 2013;117(2):358-67.

94. Demakis JG, Rahimtoola SH, Sutton GC et al. Natural course of peripartum cardiomyophaty. Circulation. 1971;44(6):1053-61.

95. Pearson GD, Veille JC, Rahimtoola S et al. Peripartum cardiomyopathy: Natural Heart, Lung and Blood Institute and Office of Rare Diseases (National Institutes of Heaths) workshop recommendations and review. JAMA. 2000;283(9):1183-8.

96. Maron BJ, Towbin JA, Thiene L et al. Contemporary definitions and classification of the cardiomyopathies: an American Heart Association Scientific Statement from the Council on Clinical Cardiology, Heart Failure and Transplantation Committee; Quality of Care and Outcomes Research and Functional Genomics and Translational Biology Interdisciplinary Working Groups; and Council on Epidemiology and Prevention. Circulation. 2006;113(14):1807-16.

97. Alvarez Navascues R, Marin R, Testa A et al. Preeclampsia and peripartum cardiomyopathy: infrequent association. Nefrologia. 2001;21:84-7.

98. Elkayam U, Akhter MW, Singh H et al. Pregnancy-associated cardiomyopathy. clinical characteristics and a comparison between early and late presentation. Circulation. 2005;111(16):2050-5.

99. Sliwa K, Hilfiker-Kleiner D, Petrie MC et al. Current state of knowledge on etiology, diagnosis, management, and therapy of peripartum cardiomyopathy: a position statement from the Heart Failure Association of the European Society of Cardiology Working Group on peripartum cardiomyopathy. Eur J Heart Fail. 2010;12(8):767-78.

100. Davidson NM, Parry EH. Peripartum cardiac failure. QJ Med. 1978;47:431-61.

101. Desai D, Moodley J, Naidoo D. Peripartum cardiomyopathy: Experiences at King Edward VIII Hospital, Durban, South Africa and a review of the literature. Trop Doct. 1995;25:118-23.

102. Wilkinson H; Trustees and Medical Advisers. Saving Mothers' lives. Reviewing maternal deaths to make motherhood safer: 2006–2008. BJOG. 2011;118(11):1402-3.

103. Sliwa K, Fett J, Elkayam U. Peripartum cardiomyopathy. Lancet. 2006;368:687-93.

104. Chee KH. Favourable outcome after peripartum cardiomyopathy: a ten-year study on peripartum cardiomyopathy in a university hospital. Singapore Med J. 2013;54(1):28-31.

105. Sliwa K, Hilfiker-Kleiner D, Mebazaa A et al. EURObservational Research Programme: a worldwide registry on peripartum cardiomyopathy (PPCM) in conjunction with the Heart Failure Association of the European Society of Cardiology Working Group on PPCM. Eur J Heart Fail. 2014;16(5):583-91.

106. Ntusi NB, Mayosi BM. Aetiology and risk factors of peripartum cardiomyopathy: a systematic review. Int J Cardiol. 2009;131(2):168-79.

107. Van Spaendonck-Zwarts KY, van Tintelen JP, van Veldhuisen DJ et al. Peripartum cardiomyopathy as a part of familial dilated cardiomyopathy. Circulation 2010;121(20):2169-75.

108. Morales A, Painter T, Li R et al. Rare variant mutations in pregnancy-associated or peripartum cardiomyopathy. Circulation. 2010;121(20):2176-82.

109. Fett JD. Viral infection as a possible trigger for the development of peripartum cardiomyopathy. Int J Gynaecol Obstet. 2007;97(2):149-50.

110. Lamparter S, Pankuweit S, Maisch B. Clinical and immunologic characteristics in peripartum cardiomyopathy. Int J Cardiol. 2007;118(1):14-20.

111. Selle T, Renger I, Labidi S et al. Reviewing peripartum cardiomyopathy: current state of knowledge. Future Cardiol. 2009;5(2):175-89.

112. Warraich RS, Sliwa K, Damasceno A et al. Impact of pregnancy-related heart failure on humoral immunity: clinical relevance of G3-subclass immunoglobulins in peripartum cardiomyopathy. Am Heart J. 2005;150(2):263-9.

113. Hilfiker-Kleiner D, Sliwa K, Drexler H. Peripartum cardiomyopathy: recent insights in its pathophysiology. Trends Cardiovasc Med. 2008;18(5):173-9.

114. Hilfiker-Kleiner D, Kaminski K, Podewski E et al. A cathepson D-cleaved 16 kDa form of prolactin mediates postpartum cardiomyopathy. Cell. 2007;128(3):589-600.

115. Sliwa K, Skudicky D, Bergemann A et al. Peripartum cardiomyopathy: analysis of clinical outcome, left ventricular function, plasma leves of cytokimes and Fas/APO-1. J Am CollCardiol. 2000;35(3):701-5.

116. Sliwa K, Skudicky D, Candy G et al. The addition of pentoxifylline to conventional therapy improves outcome in patients with peripartum cardiomyopathy. Eur J Heart Fail. 2002;4(3):305-9.

117. Helms AK, Kittner SJ. Pregnancy and stroke. CNS Spectr. 2005;10(7):580-7.

118. Duran N, Günes H, Duran I et al. Predictors of prognosis in patients with peripartum cardiomyopathy. Int J Gynaecol Obstet. 2008;101(2):137-40.

119. Arora NP, Mohamad T, Mahajan N et al. Cardiac magnetic resonance imaging in peripartum cardiomyopathy: a new tool to evaluate an old enigma. Am J Med Sci. 2014;347(2):112-7.

120. Renz DM, Röttgen R, Habedank D et al. New insights into peripartum cardiomyopathy using cardiac magnetic resonance imaging. Rofo. 2011;183(9):834-41.

121. Habedank D, Kühnle Y, Elgeti T et al. Recovery from peripartum cardiomyopathy after treatment with bromocriptine. Eur J Heart Fail. 2008;10(11):1149-51.

122. Sliwa K, Blauwet L, Tibazarwa K et al. Evaluation of bromocriptine in the treatment of acute severe peripartum cardiomyopathy: a proof-of--concept pilot study. Circulation. 2010;121(13):1465-73.

123. Sahn DJ, DeMaria A, Kisslo J, Weyman A. Recommendations regarding quantitation in M-mode echocardiography: results of a survey of echocardiographic measurements. Circulation. 1978;58:1072-83.

124. Dutt S, Wong F, Spurway JH. Fatal myocardial infarction associated with bromocriptine for postpartum lactation suppression. Aust N Z J Obstet Gynaecol. 1998;38:116-7.

125. Hu CL, Li YB, Zou YG et al. Troponin T measurement can predict persistent left ventricular dysfunction in peripartum cardiomyopathy. Heart. 2007;93(4):488-90.

126. Goland S, Bitar F, Modi K et al. Evaluation of the clinical relevance of baseline left ventricular ejection fraction as a predictor of recovery or persistence of severe dysfunction in women in the United States with peripartum cardiomyopathy. J Car Fail. 2011;17(5):426-30.

127. Amos AM, Jaber WA, Russell SD. Improved outcomes in peripartum cardiomyopathy with contemporary. Am Heart J. 2006;152(3): 509-13.

128. Fett JD, Fristoe KL, Welsh SN. Risk of heart failure relapse in subsequent pregnancy among peripartum cardiomyopathy mothers.Inter J Gynaecol Obstet. 2010;109(1):34-6.

129. Blauwet LA, Libhaber E, Forster O et al. Predictors of outcome in 176 South African patients with peripartum cardiomyophaty. Heart. 2013;995):308-13.

130. Sliwa K, Skudicky D, Bergemann A et al. Peripartum cardiomyopathy: Analysis of clinical outcome, left ventricular function, plasma levels of cytokines and Fas/APO-1. J Am Coll Cardiol. 2000;35:701-5.

131. Landon M. Medical complications of pregnancy: Cardiac disease. In: Ling FW, Duff P, editors. Obstetrics and Gynecology: Principles for Practice. 1sted. New York: McGraw-Hill; 2001:133-45.

132. Elkayam U, Tummala PP, Rao K et al. Maternal and fetal outcomes of subsequent pregnancies in women with peripartum cardiomyopathy. N Engl J Med. 2001;344:1567-71.

133. Ramaraj R, Sorrell VL. Peripartum cardiomyopathy: Causes, diagnosis, and treatment. Cleve Clin J Med. 2009;76:289-96.

134. Mandal D, Mandal S, Mukherjee D et al. Pregnancy and subsequent pregnancy outcomes in peripartum cardiomyopathy. J Obstet Gynaecol Res. 2011;37(3):222-7.

135. Skotzko CE, Vrinceanu A, Krueger L, Freudenberger R. Alcohol use and congestive heart failure: incidence, importance, and approaches to improved history taking. Heart Fail. Rev. 2009;14(1):51-5.

136. Laonigro I, Correale M, Di Biase M, Altomare E. Alcohol abuse and heart failure. Eur J Heart Fail. 2009;11(5):453-62.

137. George A, Figueredo VM. Alcoholic cardiomyopathy: a review. J Card Fail. 2011;17(10):844-9.

138. Padilla H, Michael Gaziano J, Djoussé L. Acohol consumption and risk of heart failure: a meta-analysis. Phys Sportsmed. 2010;38(3):84-9.

139. Djoussé L, Gaziano JM. Alcohol consumption and heart failure in hypertensiveUS male physicians. Am J Cardiol. 2008;102(5):593-7.

140. Mennen LI, de Courcy GP, Guilland JC, Ducros V, Zaresbska M, Bertrais S et al. Relation between homocysteine concentrations and the consumption of different types of alcoholic beverages: the French Supplementation with Antioxidant Vitamins and Minerals Study. Am J Clin Nutr. 2003;78(2): 334-8.

141. Fernandez-Solà J, Lluis M, Sacanella E et al. Increased myostatin activity and decreased myocyte proliferation in chronic alcoholic cardiomyopathy. Alcohol Clin Exp Res. 2011;35:1220-9.

142. Guo R, Zhong L, Ren J. Overexpression of aldehyde dehydrogenase-2 attenuates chronic alcohol exposure-induced apoptosis, change in Akt and Pim signaling in liver. Clin Exp Pharmacol Physiol. 2009;36(5-6):463-8.

143. Guo R, Ren J. Alcohol dehydrogenase accentuates ethanol-induced myocardial dysfunction and mitochondrial damage in mice: role of mitochondrial death patway. PLoS One. 2010;5(1):e8757.

144. Krasniqi A. Cardiodepressive effects of alcohol. Rev Med Chir Soc Med Nat Iasi. 2009;113(3):692-7.

145. Fogle RI, Lynch CJ, Palopoli M et al. Impact of chronic alcohol ingestion on cardiac muscle protein expression. Alcohol Clin Exp Res. 2010;34(7):1226-34.

146. Fatjó F, Sancho-Bru P, Fernandez-Solà J et al. Up-regulation of myocardial L-type Ca2+ channel in chronic alcoholic subjects without cardiomyopathy. Alcohol Clin Exp Res. 2007;31(7):1099-105.

147. Collier P, McDonald KM. The role of angiotensin system intervention in stage B heart failure. Heart Fail Clin. 2012;8(2);225-36.

148. Li Y, Arnold JM, Pampillo M et al. Taurine prevents cardiomyocyte death by inhibiting ADPH oxidase-mediated calpain activation. Free Radic Biol Med. 2009;46(1);51-61.

149. Jing L, Jin CM, Li SS et al. Chronic alcohol intake-induced oxidative stress and apoptosis: role of CYP2E1 and calpain-1 in alcoholic cariomyophathy. Mol Cell Biochem. 2012;359(1-2):283-92.

150. Comporti M, Signorini C, Leoncini S et al. Ethanol-induced oxidative stress: basic knowledge. Genes Nutr. 2010;5(2):101-9.

151. Jankala H, Eriksson PC, Eklund K et al. Effect of chronic ethanol ingestion and gender on heart left ventricular p53 gene expression. Alcohol Clin Exp Res. 2005;29(8):1368-73.

152. George A, Figueredo VM. Alcohol and arrhythymias: a comprehensive review. J Cardiovasc Med (Hagerstown). 2010;11(4):221-8.

153. Dinicolantonio JJ, Niazi AK, Lavie CJ et al. Thiamine supplementation for the treatment of heart failure: a review of the literature. Congest Heart Fail. 2013;19(4):214-22.

DOENÇA DE CHAGAS 66

Barbara Maria Ianni
Charles Mady
Antonio Luiz Pinho Ribeiro

1 INTRODUÇÃO

A doença de Chagas é causada por infecção pelo protozoário *Trypanosoma cruzi*, endêmica na América Latina é uma das doenças negligenciadas com maior morbidade, letalidade e impacto social.

Os insetos hematófagos que transmitem o agente etiológico da doença de Chagas existem há milhões de anos no continente americano, desde o sul dos Estados Unidos até o extremo sul da Argentina. Quanto ao *Trypanosoma cruzi*, ele evoluiu a partir de protozoários primitivos que existiam há aproximadamente 100 milhões de anos, antes da separação dos continentes.[1] Inicialmente, o ciclo era estritamente silvestre, em pequenos animais. A doença de Chagas é provavelmente tão antiga quanto a presença do homem nas Américas: o DNA do parasita foi isolado de lesões típicas da doença em múmias de 9.000 anos de idade, nos países andinos.[2] Com a intensificação da exploração da América Latina pelos portugueses e espanhóis, o ciclo envolvendo humanos foi se intensificando, já que os exploradores tinham grande mobilidade.[3] Porém, foi apenas em 1909 que a doença foi descrita por Carlos Chagas, em Lassance, no interior de Minas Gerais, onde o pesquisador trabalhava no controle de um surto de malária que dificultava a construção da estrada de ferro Central do Brasil. Carlos Chagas conduziu suas pesquisas com rigor e perspicácia, apesar das limitações do local e da época, conseguindo um fato inédito na história da Medicina - a descrição de uma nova entidade nosológica, o agente causador, o vetor transmissor e todas as nuances clínicas, tendo feito, inclusive, algumas tentativas de tratamento.[4]

2 EPIDEMIOLOGIA

A Organização Mundial de Saúde estima que 8 a 10 milhões de pessoas estejam infectadas em todo o mundo, principalmente na América Latina.[5] No Brasil, uma revisão sistemática recente estimou a existência de 4,6 milhões de pessoas infectadas,[6] observando-se redução gradual das taxas de mortalidade, de 3,78 (1999) para 2,78 (2007) mortes/ano por 100.000 habitantes (redução de 26,4%).[7]

A redução da incidência, da prevalência e da mortalidade da doença de Chagas é um fenômeno comum a vários países da América Latina e pode ser atribuída às iniciativas multinacionais, como a Iniciativa do Cone Sul, idealizada no início dos anos 1990, e que envolveu cientistas e autoridades governamentais da maioria dos países da América Latina, com o objetivo de controlar a transmissão da doença de Chagas.[8] A maioria dos países, como o Brasil, colocou em prática medidas de controle, que organizou com um programa importante de borrifamento de domicílios com inseticida na região rural do país, de esclarecimento à população em risco e de melhoria das casas. O resultado foi a diminuição progressiva dos casos novos de infecção, levando à certificação pela Organização Mundial da Saúde da eliminação de transmissão da doença pelo *Triatoma infestans*, o principal vetor no Brasil em 2006.[9] De acordo com as medidas tomadas, calcula-se que, para cada US$ 1,00 investido, houve economia de US$ 17,00.[9] Programas semelhantes foram a Iniciativa dos Países Andinos e a Iniciativa dos Países da América Central, organizadas após a Iniciativa do Cone Sul, com melhora das estatísticas, porém com resultados variáveis.

A contaminação por via oral é a prova de que a vigilância epidemiológica não deve ser relaxada, já que o ciclo silvestre da doença sempre vai existir.[10] Com relação à Amazônia, um programa específico (AMCHA) foi criado em 2004, com o objetivo de controlar a infecção nessa região,[11] sendo notado crescimento nos últimos anos dos casos notificados na Amazônia Brasileira.[12,13]

Mais recentemente, em decorrência das migrações de indivíduos infectados provenientes da América Latina para países desenvolvidos, especialmente em busca de melhores condições de vida e de trabalho, a doença de Chagas tornou-se um problema global. Nos Estados Unidos, em 2007, estimava-se a existência de 300 mil indivíduos infectados,[14] além de milhares de casos na Europa, principalmente na Espanha, e relatos no Japão e Austrália, com números mais discretos.[15] Considerando-se que cerca de 1/3 dos pacientes infectados apresenta cardiopatia e em torno de 10%, cardiopatia grave, trata-se de problema de saúde de dimensões consideráveis para os países desenvolvidos, com grande impacto social e financeiro.[16] Adicionalmente, a falta de conhecimento da doença de Chagas como causa de cardiopatia nos países onde a doença não é endêmica, dificulta o diagnóstico e tratamento adequados dos pacientes e facilita a transmissão por via sanguínea, placentária e por doação de órgãos.[17]

3 FORMAS DE TRANSMISSÃO

3.1 TRANSMISSÃO VETORIAL

A forma mais frequente de transmissão da doença de Chagas é a vetorial. O contato de excretas do triatomíneo infectado com pele lesada ou mucosa de um indivíduo suscetível faz com que o *Trypanosoma cruzi* entre na corrente sanguínea e depois invada os tecidos para multiplicação.[18] Como esse contato tem que ser estreito, os triatomíneos mais capazes de domiciliação são os mais importantes, como o *Triatoma infestans* (cuja transmissão foi interrompida no Brasil) e o *Rhodnius prolixus*. Outras espécies adaptadas ao peridomicílio tornam-se importantes à medida que as condições das moradias melhoram, já que ficam melhor adaptadas aos animais que vivem ao redor.

3.2 TRANSMISSÃO TRANSFUSIONAL

A transmissão por transfusão de sangue tem diminuído de forma importante, com o aumento dos controles do sangue doado. Com a diminuição da transmissão vetorial, o número de candidatos a doadores que estavam infectados também diminuiu. Atualmente, mesmo em regiões onde a doença não é endêmica, como a Europa, a América do Norte, a Ásia e a Austrália, o controle nos bancos de sangue tem sido intensificado em razão do grande número de imigrantes provenientes da América do Sul. Entre os países da América Latina, a média de infecção entre candidatos a doadores de sangue era em torno de 1,25%, sendo a Bolívia o país onde os números eram mais elevados (8%). No Brasil os dados de 2005 mostravam 0,21%, sendo que há vários anos não são relatados casos em nosso país.[9]

3.3 TRANSMISSÃO ORAL

A transmissão oral foi por muitos anos mal definida, porém a partir de microepidemias, principalmente na região norte do país (em especial com açaí contaminado), esse tipo de transmissão ficou definitivamente caracterizado.[10] Na América Latina, cerca de 2000 casos já foram notificados. As providências para que isso não continue ocorrendo são as medidas básicas de higiene na manipulação de alimentos, que estavam mal acondicionados e contaminados com excretas de animais vivendo no peridomicílio ou por triatomíneos infectados transportados conjuntamente com frutos de açaí, provenientes de locais vizinhos aos de consumo.[19]

3.4 TRANSMISSÃO POR TRANSPLANTE DE ÓRGÃOS E ACIDENTES EM LABORATÓRIOS

Aproximadamente 100 casos de cada tipo já foram notificados. Com relação aos transplantes, os mesmos cuidados com doações de sangue devem ser tomados, tanto em regiões endêmicas como não endêmicas.[20]

3.5 TRANSMISSÃO CONGÊNITA

A tendência, com o controle da transmissão vetorial, é que a transmissão congênita também fique controlada, já que as mulheres adultas, infectadas, vão ultrapassando a idade reprodutiva e as crianças não são mais infectadas. O número de casos de doença de Chagas congênita foi estimado em 14.385 por ano na América Latina, de 166 a 638 por ano nos Estados Unidos, e cerca de 20 a 183 por ano na Europa.[21] Uma revisão sistemática da literatura estimou que em mulheres grávidas com anticorpos para o *Trypanosoma cruzi*, a taxa global de transmissão congênita foi de 4,7%, e que os países onde a doença é endêmica tiveram maior taxa de transmissão congênita em comparação com países onde não é endêmica (5,0% *versus* 2,7%).[22]

4 ETIOPATOGENIA

Envolve uma complexa interação entre a cepa do parasita, a carga parasitária, a frequência das reinfecções, o tropismo pelo tecido, o tempo de infecção e as características imunes e genéticas do hospedeiro.[23-27] Apesar de os avanços no conhecimento dos mecanismos que levam ao comprometimento miocárdico na doença de Chagas, nem todos os mecanismos fisiopatológicos são conhecidos. Em especial, não foram desvendados completamente os motivos pelos quais muitos dos indivíduos infectados se mantêm na forma indeterminada por décadas, com boa evolução, enquanto outros desenvolvem cardiopatia, ocasionalmente grave e fatal, com importante comprometimento da sobrevida e dos anos de atividade laborativa.[28] Várias hipóteses têm sido propostas para explicar o pior prognóstico em alguns pacientes, como mecanismos neurogênicos,[29] disfunção microvascular,[30] autoimunidade,[31] fatores genéticos[31,32] e lesão provocada pela persistência do parasita.[33] Esses mecanismos não são mutuamente excludentes e uma possibilidade é que a persistência do parasita, em pacientes geneticamente predispostos, ocasione resposta inflamatória, disfunção vascular, autoimunidade e disfunção autonômica que culminam na cardiopatia grave.[34]

4.1 AÇÃO DIRETA DO PARASITA

A infecção aguda pelo *Trypanosoma cruzi* associa-se à elevada parasitemia, provocando o aparecimento de resposta imune celular, com produção de interferon-γ, e resposta humoral, com anticorpos líticos.[35] A resposta imune eventualmente controla a replicação do parasita, mas não resulta na sua completa eliminação. Na verdade, a persistência do *Trypanosoma cruzi* durante todo o curso da infecção é uma característica importante da doença de Chagas crônica. Uma das evidências da persistência do parasita no indivíduo infectado é a reativação da doença em pacientes submetidos a transplante de coração.[36]

A miocardiopatia chagásica evolui com inflamação e fibrose, em graus variáveis com o decorrer do tempo, tendo relação direta com a gravidade da insuficiência cardíaca.[37,38] A presença de material genético do parasita parece ser o fator que mantém o infiltrado inflamatório no miocárdio, embora existam ainda muitas dúvidas acerca de como e quão intensamente a persistência do parasita se associa à progressão da doença.[33,39-42]

4.2 MECANISMOS IMUNOLÓGICOS, INFLAMATÓRIOS E GENÉTICOS

O contato inicial do parasita com o sistema imune do hospedeiro deflagra a resposta imunitária inata, a partir da ligação de proteínas do *Trypanosoma cruzi* a receptores em macrófagos e células dendríticas, com papel importante dos receptores de patógenos (*toll-like receptors*).[43] Essa interação leva à formação de linfócitos T produtores de interferon-γ,[44] uma citocina altamente inflamatória. Linfócitos com essa característica são atraídos para tecidos, em que há inflamação, em resposta a quimiocinas.[45-49] TNF-α interferon-γ e quimiocinas aumentam o óxido nítrico, que provoca estresse oxidativo e aumenta o dano tecidual.[50,51]

A cardiopatia chagásica crônica é caracterizada por infiltrados inflamatórios mononucleares multifocais, variando o grau de fibrose, parasitismo tecidual de baixo grau e parasitemia baixa ou indetectável. O infiltrado inflamatório desempenha papel importante no desenvolvimento e progressão da doença, como é sugerido pela associação do infiltrado à destruição local de células miocárdicas e fibrose,[52] menor sobrevida de pacientes com miocardiopatia chagásica, em relação a pacientes com comprometimento de etiologia não inflamatória com o mesmo grau de disfunção ventricular[53] e a frequência de miocardite nas biópsias, que se correlaciona com a gravidade do dano funcional.[38]

No miocárdio, o infiltrado inflamatório é intenso, com poucos parasitas demonstráveis. Esse fato levou à teoria de que a autoimunidade teria papel relevante na etiopatogenia da doença de Chagas, hipótese reforçada com a comprovação da existência de reação cruzada entre proteínas do miocárdio e antígenos do parasita.[54,55] No miocárdio, o infiltrado inflamatório é composto por monócitos, em sua maioria, por linfócitos T e B e células NK.[56,57] Entre os linfócitos T, predominam os CD8+,[56] que reconhecem antígenos do parasita,[58] sendo que linfócitos T CD4+ reconhecem de forma cruzada miosina cardíaca e antígenos do parasita.[59] Autoanticorpos contra receptores beta-adrenérgicos e colinérgicos muscarínicos também foram identificados.[60-64]

A eficácia da resposta imune do hospedeiro no controle do parasita em tecidos específicos também é importante. Quando o controle é ineficiente, a carga parasitária e a inflamação aumentam; ao contrário, quando a resposta imune é eficiente, capaz de diminuir o dano causado pelo parasita e limitando as consequências inflamatórias, há diminuição da agressão tecidual.[23] A análise dos dados obtidos a partir de vários estudos conduziram à hipótese de que a forma indeterminada está associada a um perfil anti-inflamatório de citocinas, representado por expressão elevada de interleucina-10, enquanto a forma cardíaca está associada a alta produção de interferon-γ e TNF-α, em relação à interleucina-10, levando a um perfil inflamatório.[23,24,65,66] O interferon-γ tem ação importante sobre as células musculares cardíacas no sentido de provocar mudança de expressão gênica, em relação à hipertrofia e ao metabolismo energético.[44,67] Células sanguíneas periféricas de pacientes com miocardiopatia também expressam níveis aumentados de interferon-γ em comparação com pacientes na forma indeterminada e há correlação direta com a gravidade da doença e a expressão de interferon-γ,[68] assim como dos níveis de TNF-α.[69]

Apesar de todo o conhecimento acumulado nas últimas duas décadas, o papel patogenético de processos autoimunes na doença de Chagas ainda precisa ser mais bem esclarecido, mas parece não ser excludente em relação à resposta imune *Trypanosoma cruzi*-específica, inata ou adaptativa, e ambos os processos podem estar envolvidos na etiopatogenia da cardiopatia chagásica.[31]

A apoptose pode ser identificada em células musculares cardíacas e células inflamatórias no tecido cardíaco, achados que estão associados a insuficiência cardíaca, mas os mecanismos e o significado fisiopatológico ainda não estão claros.[70,71]

Aspectos genéticos são capazes de influenciar a etiopatogenia da cardiopatia chagásica, já que todos os genes de resposta imune e inflamatória, inclusive aqueles que são responsáveis pela expressão de citocinas e quimiocinas, podem sofrer polimorfismo.[72-78] Um exemplo, entre os pacientes com importante disfunção ventricular, é o polimorfismo do gene associado à alta produção de TNF-α, que condicionou menor sobrevida aos pacientes.[79] A agregação familiar de cardiopatia chagásica, em pessoas infectadas com o *Trypanosoma cruzi*, sugere que a variação genética humana pode ser um importante determinante da progressão da doença. Estudos de associação genética (GWAS - *Genome Wide Association Study*) podem identificar genes e polimorfismos genéticos associados ao risco aumentado de progressão para a miocardiopatia.[80]

4.3 DISAUTONOMIA CARDÍACA

Desde as observações anatomopatológicas iniciais de Köeberle, na década de 1950, suspeita-se que a destruição dos neurônios parassimpáticos no tecido miocárdico de pacientes com doença de Chagas poderia ter importância patogenética.[29] Foram identificados, principalmente na fase aguda, agressão direta do parasita contra esses neurônios, além de inflamação periganglionar e autoanticorpos.[61,63,81] A expressão funcional de disautonomia foi demonstrada por vários métodos, inclusive nas formas iniciais da doença, antes do aparecimento da disfunção sistólica,[82,83] e quando há apenas comprometimento digestivo.[84] Postula-se que a disfunção vagal poderia ter relação com a propensão a arritmias cardíacas potencialmente fatais observadas em pacientes com cardiopatia chagásica.[85]

Outros estudos demonstraram também que o sistema nervoso simpático está afetado, associando-se a alterações contráteis e de perfusão.[86] Anticorpos contra receptores de ambos sistemas já foram descritos,[87] mas aparentemente sem influência sobre a deterioração da função ventricular esquerda típica da doença de Chagas.[63]

Desse modo, considera-se que a disautonomia não é mecanismo principal de lesão miocárdica, mas provavelmente participa da fisiopatologia da doença, em especial no que se refere ao risco elevado de morte súbita.

4.4 DISTÚRBIOS DA MICROCIRCULAÇÃO

São descritas alterações funcionais e estruturais na microcirculação, na miocardiopatia chagásica, provavelmente relacionadas com a inflamação.[81,88] Foram descritos diminuição de fluxo sanguíneo, vasoespasmo, isquemia focal, aumento de agregação de plaquetas levando à formação de trombos e aumento de tromboxane A-2 e endotelina-1.[89-91] Essas alterações poderiam acontecer por agressão direta do parasita ou por mecanismos imunológicos, sendo a consequência final a isquemia, observada em exames cintilográficos e que explicariam quadros clínicos de dor torácica que alguns pacientes apresentam.[92,93] Além disso, postula-se que estejam relacionadas com a formação do aneurisma de ponta, lesão característica dessa miocardiopatia.[94]

As artérias coronárias epicárdicas, na grande maioria dos pacientes, não demonstram obstrução, porém estudos funcionais e de reserva mostram alterações.[92,95,96]

Da mesma forma que o comprometimento do sistema nervoso autônomo, as alterações vasculares não explicam completamente o desenvolvimento da miocardiopatia, porém podem contribuir para tal.

5   HISTÓRIA NATURAL

A história natural da doença de Chagas tem duas fases distintas: uma fase aguda, de bom prognóstico e curta duração e uma fase crônica, que persiste até a morte do paciente, por complicações da doença de Chagas ou por outras causas (Figura 66.1). Casos de cura espontânea são descritos na literatura, mas são absolutamente excepcionais.[97,98]

Nas áreas endêmicas, a grande maioria dos casos de fase aguda é inaparente e os pacientes sintomáticos, geralmente

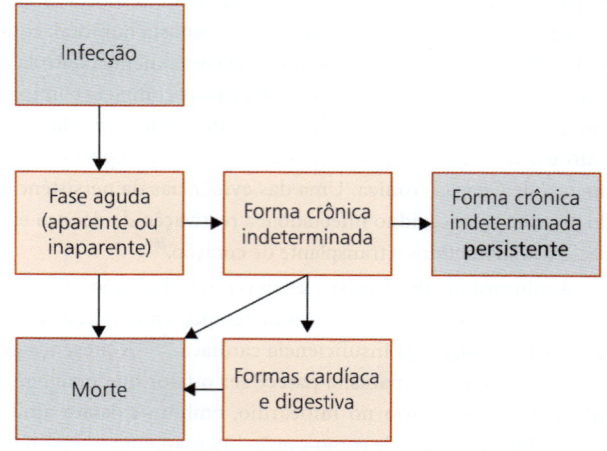

FIGURA 66.1 História natural da doença de Chagas.

apresentam sintomas leves, típicos de uma doença febril aguda.[99] Menos de 1% dos pacientes apresenta quadros graves,[100] em especial crianças pequenas com quadro de cardite ou menigoencefalite aguda.[18] Surtos de infecção com transmissão por via oral tendem a levar a casos agudos mais graves.[100] A doença aguda não tratada tem duração de 4 a 12 semanas, com queda gradual do parasitismo tecidual.[99]

Após a fase aguda, os pacientes não tratados evoluem para a forma indeterminada da fase crônica ou, simplesmente, forma indeterminada.[101] A forma indeterminada é definida pela presença de infecção, confirmada por exame sorológico ou parasitológico, na ausência de sintomas e sinais da doença, e de anormalidades ao eletrocardiograma e ao estudo radiológico do tórax, esôfago e cólon.[102] Pacientes classificados como portadores da forma indeterminada da doença de Chagas têm excelente prognóstico de médio prazo (5 a 10 anos de seguimento) e mortes relacionadas com a doença, nesta forma, são muito raras.[101,102]

A evolução da forma indeterminada para uma "forma clínica" (miocardiopatia e megasíndromes) da doença de Chagas crônica geralmente ocorre de 10 a 20 anos após a fase aguda, de forma lenta e progressiva. Estudos epidemiológicos em áreas endêmicas e em doadores de sangue mostraram que 2 a 3% dos pacientes evoluem a cada ano.[101-103] No Brasil, cerca de 20 a 30% dos pacientes desenvolvem a forma cardíaca, 5 a 8% esofagopatia e 4 a 6% colonopatia.[101,102] Com o envelhecimento da população, parcela maior dos pacientes infectados tende a evoluir para a forma cardíaca, embora o reconhecimento da real prevalência fique prejudicado pela coexistência de outras doenças cardiovasculares típicas do envelhecimento.[104] Podem ocorrer diferenças geográficas nas manifestações clínicas da doença de Chagas em diferentes regiões da América Latina e síndromes digestivas não são comumente relatadas fora do Brasil.[105] Dos pontos de vista epidemiológico e clínico, a miocardiopatia crônica é a forma crônica mais importante da doença de Chagas, em decorrência de suas morbidade e mortalidade associadas e consequente impacto médico e social.[34,106]

O principal achado anatomopatológico no coração de pacientes infectados é uma miocardite crônica progressiva e fibrosante, que cursa com dilatação das câmaras cardíacas e afilamento progressivo das paredes miocárdicas, em especial no ápice, com o característico aneurisma apical (Figura 66.2).[107] Interessante notar que a miocardite focal é encontrada até mesmo na forma indeterminada da doença e é mais intensa com a progressão da doença para os estágios clínicos mais graves. Nas fases crônicas da doença o parasitismo tecidual e parasitemia sanguínea são escassos. A perda de cardiomiócitos e substituição das células perdidas por tecido fibrótico induzem a ruptura das fibras musculares e fascículos.[108,109] Esse desarranjo arquitetônico provoca mau funcionamento do sistema elétrico e contribui para a tendência de pacientes com doença de Chagas de desenvolver insuficiência cardíaca e arritmias ventriculares, marcadores de prognóstico adverso relacionados com altas taxas de mortalidade prematura.[28]

6 DIAGNÓSTICO

Em um paciente com base epidemiológica adequada, a detecção de anticorpos séricos contra o *Trypanosoma cruzi* ou seus componentes, utilizando-se, pelo menos, duas metodologias diferentes, é suficiente para dar suporte ao diagnóstico da doença de Chagas.[110] Existem várias técnicas disponíveis em nosso meio para detecção de anticorpos anti-*Trypanosoma cruzi*, incluindo imunofluorescência indireta, hemaglutinação indireta e ensaios imunoenzimáticos.[111] No momento, *kits* comerciais bem padronizados estão disponíveis e são largamente utilizados na América

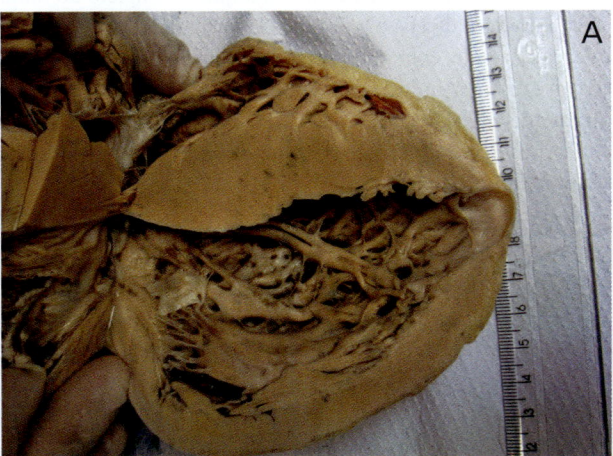
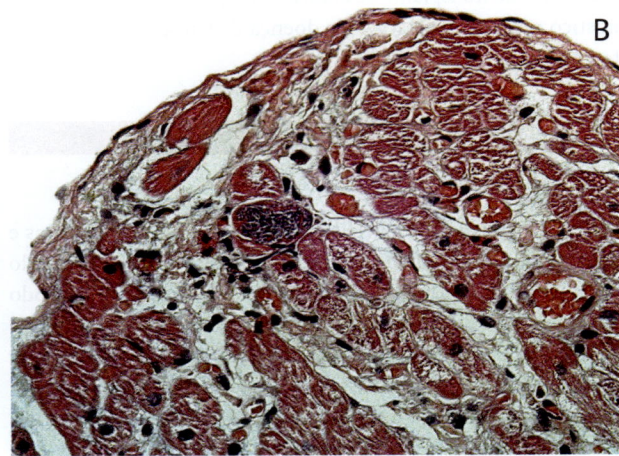

FIGURA 66.2 Achados anatomopatológicos típicos da cardiopatia chagásica. (A) Aneurisma apical em ponta de ventrículo esquerdo. Observa-se também hipertrofia e dilatação ventricular esquerda. (B) Ninho de amastigotas de *Trypanosoma cruzi* em miofibra cardíaca, associado à destruição celular, infiltrado inflamatório mononuclear e fibrose intersticial (hematoxilina e eosina) (Imagens gentilmente cedidas pelos Drs. Paula Carmo e Stanley Araújo).

Latina, principalmente para a triagem de doadores de sangue e para os inquéritos soroepidemiológicos. O ensaio de radioimunoprecipitação (RIPA) tem sido utilizado como teste confirmatório em vários estudos em doadores de sangue nos Estados Unidos, apresentando desempenho equivalente ou superior quando comparado com outros testes, considerando-se a imunofluorescência indireta como o padrão ouro.[112] Uma revisão sistemática de testes de diagnóstico de alta qualidade para a doença de Chagas publicada recentemente revelou uma acuidade diagnóstica mais baixa do que se imaginava, com sensibilidade global de 90% e especificidade de 98%.[113]

O diagnóstico parasitológico da doença de Chagas é importante na fase aguda e na detecção da reativação em pacientes imunossuprimidos. A detecção de formas tripomastigotas do *Trypanosoma cruzi* pode ser feita diretamente, pelo exame microscópico de amostras de sangue fresco ou usando métodos indiretos, como o xenodiagnóstico e hemocultura. Esses testes não são essenciais durante a fase crônica doença de Chagas, na qual a parasitemia é muitas vezes ausente e repetidos testes parasitológicos seriam necessários para demonstrá-la.[114,115]

A reação em cadeia da polimerase (*Polymerase chain reaction - PCR*) tem sido proposta como ferramenta de laboratório sensível para a detecção da infecção pelo *Trypanosoma cruzi* e acompanhamento do resultado do tratamento parasitológico. Entretanto, a alta variação na precisão e falta de controles de qualidade internacionais impediu aplicações confiáveis na prática clínica e comparações de dados entre grupos e regiões geográficas.[116] Esforços recentes de comparação e padronização da PCR para o *Trypanosoma cruzi* são promissores no sentido de tornar o método disponível na rotina clínica.[116] A elevada especificidade da PCR é indicativa de que ela pode ser utilizada como método de confirmação em casos de sorologia inconclusiva,[117] bem como um método auxiliar no controle pós-terapêutico da doença de Chagas.[118] Pode ser usada em situações específicas, tais como receptores de transplante de coração, em que é necessário o diagnóstico precoce de recidiva da doença de Chagas para iniciar a terapêutica adequada.[119,120]

7 FORMAS CLÍNICAS

7.1 FASE AGUDA

A fase aguda da doença de Chagas dura de 4 a 8 semanas e caracteriza-se pela demonstração do parasita no sangue pelo exame direto, já que nessa fase a parasitemia é alta.[121] O período de incubação é de quatro a dez dias.[122] A fase aguda não acontece apenas quando há contaminação em área endêmica, pela picada do vetor ou por ingestão de alimentos com o parasita, mas acidentes em laboratório e transplantes de órgãos fazem parte das formas de comprometimento agudo. A reativação a partir de fase crônica pode acontecer em situações de imunossupressão, por exemplo, na infecção conjunta pelo vírus HIV e após transplantes de órgãos.

Na maioria das vezes, a fase aguda é assintomática ou oligossintomática, principalmente em adultos, não levando o paciente a procurar avaliação médica. Mesmo quando isso acontece, o diagnóstico nem sempre é feito, pela inespecificidade dos sintomas, especialmente quando não há evidência de porta de entrada característica. Sintomas graves ocorrem em menos de 1% dos casos[100] e podem incluir miocardite e meningoencefalite, especialmente em crianças de baixa idade. Quadros agudos relacionados com a contaminação oral são tipicamente mais graves. Em um surto registrado na Venezuela, no qual cerca de 1.000 pessoas foram expostas, a infecção foi confirmada em 103 casos, dos quais 75% eram sintomáticos, 20% necessitaram de internação hospitalar e uma criança morreu.[123] Tipicamente, as manifestações da doença na fase aguda têm resolução espontânea em 90% dos casos, mesmo sem tratamento antiparasitário, evoluindo para a forma crônica indeterminada.

A porta de entrada, quando ocular, é chamada de sinal de Romaña[124] e quando é cutânea, o termo utilizado é chagoma de inoculação.[125] O sinal de Romaña é composto por edema bipalpebral unilateral, indolor, de aparecimento agudo, acompanhado de congestão conjuntival e aumento de gânglios linfáticos satélites. O chagoma de inoculação é uma tumoração levemente saliente na pele de qualquer parte do corpo, principalmente naquelas que ficam descobertas durante o sono, de poucos centímetros de diâmetro, endurecida, indolor, quente e com edema ao redor, acompanhada de aumento de gânglios satélites.[124,125] Outros sintomas da fase aguda são mal-estar indefinido, cefaleia, astenia, febre, hepatoesplenomegalia e linfoadenomegalia generalizada.

Ao eletrocardiograma, alterações transitórias podem aparecer, e são principalmente taquicardia sinusal, diminuição da amplitude dos complexos QRS nas derivações periféricas, alterações da repolarização ventricular e bloqueio atrioventricular de primeiro grau.[126] São pouco frequentes as arritmias ventriculares e os distúrbios de condução, como o bloqueio completo do ramo direito do feixe de His. Os achados laboratoriais são de doença infecciosa aguda, com positivação de provas de fase aguda, leucocitose discreta, linfocitose, eosinofilia e neutropenia. O exame direto do sangue periférico demonstra o parasita. Além disso, anticorpos IgM anti-*Trypanosoma cruzi* podem ser encontrados à imunofluorescência.

7.2 FORMA CRÔNICA INDETERMINADA

Desde a descrição da doença de Chagas, a forma indeterminada era conhecida, não com essa denominação, mas como uma forma característica da doença. Embora alguns textos a analisem separadamente, a forma indeterminada faz parte da fase crônica da doença de Chagas.

Por definição, estão na forma indeterminada, pacientes que têm duas reações sorológicas positivas para a doença (atualmente ELISA e imunofluorescência, que são feitas de rotina em bancos de sangue), são assintomáticos em relação aos aparelhos cardiovascular e digestivo e têm eletrocardiograma, estudo radiológico de tórax e exames contrastados de esôfago e cólon normais.[127] Essa definição ficou estabelecida em reunião realizada em Araxá, Minas Gerais, em 1984, para organizar e uniformizar as várias casuísticas publicadas a partir daí, já que, antes disso, os resultados publicados eram frequentemente divergentes, por seleção inadequada de pacientes nessa forma da doença. Porém, o que se observou na prática foi que, em muitos casos, essa definição continuou a ser ignorada, havendo artigos publicados com ampla interpretação de normalidade dos traçados eletrocardiográficos e ausência de exames contrastados de aparelho digestivo.

A curiosidade sobre a forma indeterminada foi despertada pela sua boa evolução e pelo fato de ser a forma da doença mais encontrada em estudos populacionais em zona endêmica.[101,102,128,129] Frequentemente, esses pacientes não são diferenciados daqueles com miocardiopatia grave, que constituem 10% do total dos acometidos pela doença. Desse modo, os pacientes na forma indeterminada são erroneamente limitados em sua rotina diária e, principalmente, no mercado de trabalho, na sua fase de maior produtividade, entre 20 e 40 anos de idade.[101,102,128,129]

O conhecimento sobre a forma indeterminada evoluiu com o próprio progresso dos métodos de investigação em Cardiologia. Em protocolos de estudo foram usados tanto métodos não invasivos como invasivos, que revelaram anormalidades, na maioria das vezes discretas, em um número considerável desses pacientes (Tabela 66.1). Por outro lado, os trabalhos de seguimento trataram, principalmente, de aspectos clínicos, já que foram feitos em geral em zona endêmica, com poucos recursos de exames complementares.

Depois da descrição das várias alterações que podem ser observadas nos pacientes na forma indeterminada, com exames mais detalhados, seria natural supor que esses pacientes não

TABELA 66.1 Anormalidades cardiovasculares mais frequentemente encontradas em pacientes com a forma crônica indeterminada ou sem cardiopatia aparente por meio de avaliação cardíaca não invasiva e invasiva

MÉTODO	ALTERAÇÃO OBSERVADA
Ergometria	• Depressão da resposta pressórica e cronotrópica • Arritmias ventriculares esforço-induzidas • Infradesnivelamento do segmento ST (na ausência de obstrução coronariana)
Ergoespirometria	• Diminuição do consumo máximo de oxigênio
Eletrocardiografia dinâmica (Holter)	• Arritmia ventricular
Eletrocardiografia de alta resolução	• Presença de potenciais ventriculares tardios
Ecocardiografia	• Anormalidades da função diastólica • Alterações da contratilidade segmentar • Aumento do tempo de contração isovolumétrica ao Doppler tecidual • Resposta contrátil comprometida ao estresse isométrico e após infusão de dobutamina • Redução da reserva de fluxo coronário após infusão de dipiridamol
Técnicas radioisotópicas	• Alterações da contractilidade segmentar • Captação de contratilidade pirofosfato de tecnécio • Defeitos de perfusão à cintilografia com tálio • Defeitos na captação da metaiodobenzilguanidina (marcador simpático) • Captação difusa de gálio
Ressonância magnética	• Fibrose miocárdica • Alterações do metabolismo avaliadas pela espectroscopia com fósforo-^{31}
Circulação periférica	• Alteração da função endotelial venosa
Controle autonômico cardíaco	• Arritmia sinusal respiratória, à manobra de Valsalva, ao *hand-grip* e ao ortostatismo ativo • Redução da variabilidade da frequência cardíaca
Estudo hemodinâmico	• Alterações da contratilidade regional, principalmente apical • Aumento da pressão diastólica final
Estudo eletrofisiológico	• Anormalidades da função do nó sinusal e da condução interatrial • Redução do ponto de Wenckebach • Lentificação da condução infra-hissiana
Biópsia endomiocárdica	• Degeneração e hipertrofia de fibras cardíacas • Infiltrado inflamatório • Edema intersticial e fibrose • Aumento da quantidade de colágeno intersticial (coloração *picrosirius red*)

tivessem boa evolução no decorrer do tempo. Porém, o que os estudos de seguimento mostraram foi justamente o contrário, sendo a forma indeterminada de excelente prognóstico dentro do espectro da doença de Chagas. Outra constatação dos estudos evolutivos foi que, com o passar do tempo, parte desses pacientes desenvolvia alterações eletrocardiográficas, mas não acontecia nenhum óbito.

Estudos em Pains e Iguatama, no norte de Minas Gerais, envolvendo 264 pares de habitantes com sorologia positiva e negativa mostraram que 55% dos pacientes com reações sorológicas positivas, incluídos na amostragem, estavam na forma indeterminada. Ao final de 10 anos de seguimento, 38% desenvolveram alterações eletrocardiográficas, a maioria delas inespecífica, contra 5% dos controles normais. Apesar da diferença, não ocorreu nenhum óbito no grupo na forma indeterminada.[130]

Dados semelhantes foram constatados em Virgem da Lapa, também em Minas Gerais.[131] Em um grupo de 124 indivíduos com sorologia positiva, pareados com normais, 64% estavam nessa forma da doença, sendo que após 6 anos, 35% desenvolvendo alterações eletrocardiográficas, a maioria delas discreta, sem correspondente clínico. Entre os moradores soronegativos, apenas 7% apresentaram mudanças eletrocardiográficas na evolução. Apesar da diferença, também nesse trabalho não foi observado nenhum óbito entre os pacientes na forma indeterminada.

Estudos em Bambuí, a partir do seguimento de pacientes com fase aguda conhecida da doença mostraram que, passados 10 a 20 anos da infecção, entre 68 pacientes, 60% estavam na forma indeterminada; após 31 a 40 anos da fase aguda, entre 31 pacientes revistos, 32% estavam na forma indeterminada.[132]

Na Bahia, na região de Castro Alves, 65% de 317 habitantes selecionados na amostra com sorologia positiva estavam na forma indeterminada. Após 7 anos de seguimento surgiram alterações eletrocardiográficas em percentagens menores que nos trabalhos citados anteriormente, 20% para os pacientes com sorologia positiva e 10% para aqueles com sorologia negativa, sendo que a mortalidade foi semelhante em ambos os grupos (3,2% e 3,9%, respectivamente).[133]

Seguimento de 230 pacientes por 12 anos mostrou que 23% desenvolviam alterações discretas no eletrocardiograma, sem caracterizar evolução para a forma grave da doença e também sem se observar nenhum óbito.[129] Fora do Brasil, em casuística de 107 pacientes, sendo 18 com eletrocardiograma e ecocardiograma normais e 13 com eletrocardiograma normal, mas com discretas alterações segmentares no ecocardiograma, comparados com 22 controles normais, foi observado que a sobrevida era semelhante.[134]

Em outra casuística com 160 pacientes na forma indeterminada seguidos por 10 anos em média, alterações eletrocardiográficas surgiram em 21% dos pacientes, sendo que aquelas que certamente poderiam ser atribuídas à doença surgiram em apenas 9%.

No seguimento ecocardiográfico não houve diferença estatisticamente significante em relação à fração de ejeção do ventrículo esquerdo inicial e final entre os grupos que tiveram ou não alteração eletrocardiográfica. Além disso, na evolução, o grupo com alterações eletrocardiográficas não mostrou diferença estatisticamente significante nos parâmetros ecocardiográficos também na época da mudança no eletrocardiograma, em relação aos dados iniciais e finais[135] (Figura 66.3).

Com base nos estudos apresentados, o seguimento dos pacientes na forma indeterminada deve ser feito anualmente na rede básica de saúde.[136] O paciente deve ser orientado a não doar sangue ou órgãos, o que se constitui, então, na única restrição a ser obedecida. O tratamento de doenças associadas deve ser feito normalmente, apenas com cuidados, em relação a procedimentos que possam causar imunossupressão, podendo levar à reativação da doença. O risco cirúrgico é semelhante ao da população com reações sorológicas negativas.

A gravidez geralmente evolui normalmente, mas deve ser considerada a possibilidade de transmissão vertical. A amamentação também pode ser feita normalmente, a não ser que haja sangramento mamilar.

Os profissionais envolvidos no atendimento a pessoas na forma indeterminada têm papel importante no esclarecimento e na orientação do portador dessa forma da doença, que frequentemente chega até o serviço de saúde extremamente angustiado, após saber da positividade das reações sorológicas ao doar sangue, já que, invariavelmente, tem parentes ou amigos que tinham outras formas da doença, e faleceram. A benignidade dessa forma tem que ser ressaltada e não há justificativa para que o paciente seja submetido à extensa investigação com exames subsidiários. Alguns autores defendem essa conduta para profissionais que exercem atividades que possam colocar em risco a vida de outros, mas isso é extremamente discutível.

Pode ser considerada discriminação a realização de reações sorológicas para doença de Chagas em exames admissionais ou periódicos. Não há contraindicação para atividade física ou laborativa, não sendo justificável a concessão de afastamento temporário ou definitivo do trabalho, por esse motivo.[137]

7.3 FORMA CRÔNICA CARDÍACA

7.3.1 Manifestações clínicas

A doença cardíaca secundária a uma miocardite crônica progressiva e frequentemente tardia é a manifestação clínica mais importante da doença de Chagas. Nas fases iniciais da infecção, apenas um pequeno número de pacientes apresenta sinais clínicos da doença. Na verdade, a maioria dos indivíduos infectados entra silenciosamente na fase crônica.[103] O quadro clínico varia muito de acordo com o grau de lesão miocárdica, e a maioria dos pacientes apresenta uma forma mais branda da doença cardíaca. A adaptação e tolerância do coração variam com a velocidade e a qualidade do processo patogênico, especialmente se o dano do

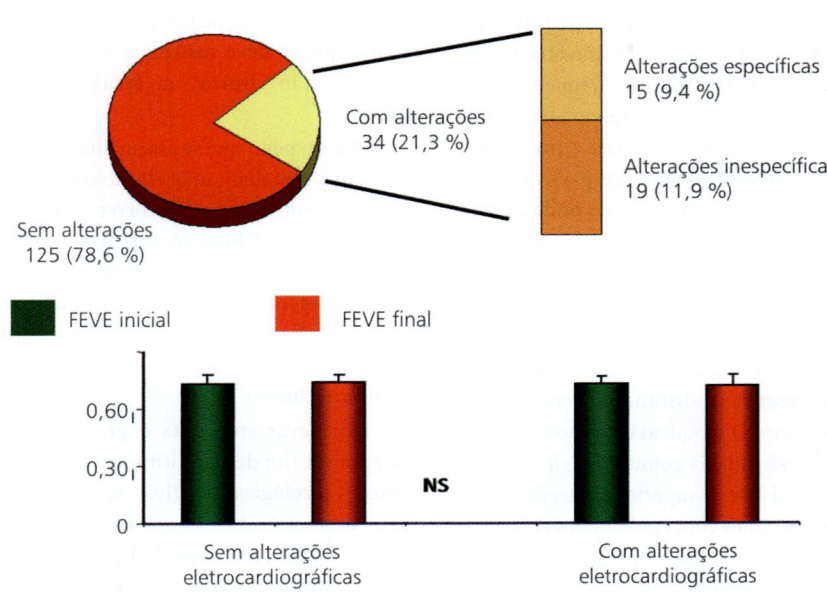

FIGURA 66.3 Evolução eletrocardiográfica e ecocardiográfica de um grupo de 160 pacientes na forma indeterminada da doença de Chagas.[135] FEVE: fração de ejeção de ventrículo esquerdo.

miocárdio se desenvolve rapidamente ou lentamente ao longo de muitos anos. Em média, o envolvimento do coração se estabelece em torno de 20 anos após a infecção primária, embora isso se dê mais cedo em alguns indivíduos, e mais tarde, em outros.[34,106]

As manifestações clínicas da doença cardíaca crônica compreendem três síndromes básicas: insuficiência cardíaca, arritmia cardíaca e tromboembolismo.[34,106]

A insuficiência cardíaca é, geralmente, biventricular. As manifestações clínicas do comprometimento ventricular direito, como o aumento da pressão venosa jugular, edema periférico e aumento do fígado, foram anteriormente relatadas como mais prevalentes e mais pronunciadas do que as da insuficiência do lado esquerdo.[138] No entanto, tem sido observado que embora o envolvimento do ventrículo direito preceda o aparecimento da disfunção ventricular esquerda,[139,140] a disfunção ventricular direita é significativa apenas quando há também um envolvimento importante do lado esquerdo associado, em especial quando as pressões pulmonar e de enchimento do ventrículo esquerdo estão elevadas.[141] Na verdade, a disfunção ventricular esquerda sistólica é a principal característica da miocardiopatia chagásica e é o principal preditor de risco de morte.[28] Embora a disfunção diastólica do ventrículo esquerdo tenha sido observada na ausência de disfunção ventricular esquerda sistólica regional ou global, geralmente há uma forte correlação entre a disfunção sistólica e o comprometimento do enchimento ventricular esquerdo.[142]

A cardiopatia chagásica crônica é caracterizada por uma grande variedade de anormalidades estruturais que geram bloqueio unidirecional e condução lenta, em regiões ventriculares circunscritas, essenciais para o surgimento de arritmias ventriculares reentrantes, que são o principal fator desencadeante da morte súbita na cardiopatia chagásica crônica.[143] As extrassístoles ventriculares isoladas são achados comuns na cardiopatia chagásica,[104] mas as formas mais complexas, como taquicardia ventricular não sustentada e sustentada ocorrem com frequência, em especial nas formas mais graves. A gravidade das arritmias ventriculares tende a se correlacionar com o grau de disfunção ventricular esquerda.[144] No entanto, não é incomum existirem pacientes com taquicardia ventricular com desempenho ventricular global preservado.[145] Praticamente todos os pacientes com insuficiência cardíaca têm sístoles ventriculares monomórficas ou extrassístoles polimórficas frequentes e salvas de taquicardia ventricular não sustentada.[143] Os episódios de arritmia ventricular maligna parecem ser muito mais frequentes em pacientes com doença de Chagas do que naqueles com outros tipos de doença cardíaca subjacente.[145] A morte súbita é um mecanismo de morte frequente na cardiopatia chagásica e geralmente acomete cardiopatas, mas raramente pode ocorrer mesmo em pacientes previamente assintomáticos.[146] Presume-se que o evento final nesses pacientes seja taquicardia e fibrilação ventricular, entretanto, também podem ocorrer bradiarritmias.

A fibrilação atrial tem sido considerada uma arritmia típica dos casos de cardiopatia chagásica avançada, associada à disfunção ventricular esquerda[147] e ao risco de eventos tromboembólicos, como acidente vascular encefálico.[148] Na doença de Chagas, como geralmente coexistem distúrbios da condução atrioventricular e intraventricular, a resposta ventricular é frequentemente baixa,[99] ocasionalmente associando-se ao bloqueio atrioventricular total. A importância da fibrilação atrial para o manejo clínico tem aumentado com o envelhecimento dos pacientes com cardiopatia chagásica no Brasil e em outros países onde a transmissão vetorial foi interrompida.[149] Em idosos com doença de Chagas, a fibrilação atrial se mostrou um preditor de mortalidade geral e de morte por acidente vascular encefálico.[104,150]

Os distúrbios da condução atrioventricular e intraventricular são manifestações comuns da doença de Chagas e geralmente estão relacionados com a presença de disfunção ventricular esquerda e arritmias ventriculares. O bloqueio de ramo direito é a anormalidade eletrocardiográfica mais comum e é tipicamente associado a bloqueio divisional ântero-superior esquerdo. A presença dessa associação em pacientes com epidemiologia positiva para a doença é altamente sugestiva dessa etiologia.[104,147] O bloqueio de ramo esquerdo é relativamente infrequente na cardiopatia chagásica. Evidências prévias de que se associa a prognóstico particularmente adverso[151] não foram confirmadas por estudos mais recentes.[104] A duração do complexo QRS está diretamente relacionada com a dimensão do ventrículo esquerdo e inversamente relacionada com a fração de ejeção, e pode ser preditor independente de risco de morte na cardiopatia chagásica.[152,153]

A doença de Chagas é uma das principais causas de bloqueios atrioventriculares em países da América Latina e, embora possam ocorrer anormalidades funcionais do nó atrioventricular, são geralmente causados por fibrose generalizada e distal do sistema de condução. A disfunção do nó sinusal é também um achado típico da cardiopatia chagásica e potencial indicação para implante de marcapasso. Em comparação com pacientes portadores de marcapasso sem doença de Chagas, os pacientes com a doença são significativamente mais jovens, têm menor fração de ejeção ventricular esquerda e maior frequência de arritmias ventriculares durante o *Holter* de 24 horas.[154]

Fenômenos embólicos sistêmicos e pulmonares são também típicos da cardiopatia chagásica, em decorrência da presença de trombos murais em câmaras cardíacas e de trombose venosa profunda associada à insuficiência cardíaca. Uma metanálise recente quantificou o risco de acidente vascular encefálico como sendo 2 vezes maior entre os pacientes com doença de Chagas, sendo particularmente elevado em pacientes cardiopatas.[155] Entre os fatores relacionados com o maior risco de acidente vascular encefálico destaca-se a presença de disfunção sistólica e trombos intracardíacos.[156,157] Arritmias ventriculares e aneurisma apical também foram associadas a risco aumentado de comprometimento neurológico central.[158] A recorrência do acidente

vascular encefálico ocorre em 20% dos pacientes, enfatizando a importância da prevenção secundária com anticoagulantes orais.[158] O acidente vascular encefálico pode ser a primeira manifestação da doença de Chagas em um paciente assintomático, de modo que se deve rastrear a infecção em pacientes com esta apresentação clínica em áreas endêmicas para doença de Chagas.[159]

Dor no peito que se assemelha a angina em localização e caráter, mas sem nenhuma relação consistente com o esforço e sem alívio por nitratos, pode ocorrer entre 15% e 33% dos pacientes com doença de Chagas na ausência de coronariopatia obstrutiva epicárdica.[160] Embora a regulação anormal de fluxo coronário, potencialmente relacionada com a disfunção endotelial, tenha sido relatada em pacientes com doença de Chagas e dor torácica, a hipótese de que ocorra isquemia miocárdica ainda aguarda apoio conclusivo.[81]

Para levar em conta o grande pleomorfismo clínico da doença e a fim de permitir estudos de coorte de pacientes com reações sorológicas positivas, vários sistemas de classificação foram desenvolvidos, como os de Kushnir[161] e Los Andes.[144] Recentemente, a Sociedade Brasileira de Cardiologia, em associação com as Sociedades Sul-Americana e Interamericana de Cardiologia publicou a I Diretriz Latino-Americana para o Diagnóstico e Tratamento da Cardiopatia Chagásica, que propõe uma classificação (Tabela 66.2) com base no estadiamento corrente para outras cardiopatias.[110,162] A classificação, simples e operacional, permitirá a comparação dos estudos em cardiopatia chagásica com aqueles realizados em outras doenças cardíacas.

7.3.2 Avaliação complementar

7.3.2.1 Métodos com base na eletrocardiografia

O **eletrocardiograma** (ECG) é o exame complementar mais útil na avaliação do paciente com doença de Chagas e fornece informações com importância diagnóstica, prognóstica e terapêutica.[34,104] Numerosos estudos epidemiológicos têm demonstrado que pacientes com ECG normal têm excelente sobrevida em médio prazo, e muito raramente apresentam disfunção ventricular esquerda global importante.[101,102,104,133,147,162] Por outro lado, o aparecimento de novas alterações eletrocardiográficas ou o alargamento do complexo QRS pode ajudar na identificação de pacientes com redução significativa (5% ou mais) da fração de ejeção do ventrículo esquerdo.[163] Algumas alterações ao ECG são típicas da cardiopatia chagásica (Tabela 66.3) e o habitual é a existência de múltiplas alterações em um mesmo traçado (Figura 66.4), que pode ter relação direta com a gravidade da lesão do miocárdio e o risco de morte no seguimento.[104,164]

O **teste ergométrico** pode ser realizado com segurança em pacientes com doença de Chagas. Esse exame permite a detecção de arritmias induzidas pelo exercício, avaliação da classe funcional e pode ajudar na definição do tipo e da quantidade de trabalho que um paciente pode desenvolver. A taquicardia ventricular não sustentada induzida por exercício é de

TABELA 66.2 Estágios evolutivos da cardiopatia chagásica, de acordo com a I Diretriz Latino-Americana para o Diagnóstico e Tratamento da Cardiopatia Chagásica[110,162]

FASE AGUDA	FORMA INDETERMINADA	FASE CRÔNICA			
		FORMA CARDÍACA SEM DISFUNÇÃO VENTRICULAR	FORMA CARDÍACA COM DISFUNÇÃO VENTRICULAR		
	A	B1	B2	C	D
Pacientes com quadro compatível com doença de Chagas aguda	Pacientes sob risco de desenvolver ICC. Possuem sorologia positiva, não têm cardiopatia estrutural ou sintomas de ICC. Também não têm alterações digestivas	Pacientes com cardiopatia estrutural, evidenciada por alterações eletrocardiográficas ou ecocardiográficas, mas com função ventricular global normal e sem sinais e sintomas atuais ou prévios de ICC	Pacientes com cardiopatia estrutural, caracterizada por disfunção ventricular global, mas sem sinais e sintomas prévios ou atuais de ICC	Pacientes com disfunção ventricular e com sintomas prévios ou atuais de ICC (NYHA I, II, III ou IV)	Pacientes com sintomas refratários de ICC em repouso, apesar de tratamento clínico otimizado, necessitando intervenções especializadas

significado prognóstico na cardiopatia chagásica.[165,166] A presença de respostas cronotrópica e pressórica anormais é mais frequente em pacientes com doença de Chagas, o que pode estar relacionado tanto com a disfunção autonômica como com a disfunção do nó sinusal.[167,168]

O **eletrocardiograma dinâmico** (Holter) permite o reconhecimento de arritmias transitórias clinicamente relevantes, algumas delas com implicações prognósticas e terapêuticas.[169] A ocorrência de episódios de taquicardia ventricular não

TABELA 66.3 Alterações eletrocardiográficas típicas da cardiopatia chagásica, de acordo com o Consenso Brasileiro sobre Doença de Chagas

ALTERAÇÕES ELETROCARDIOGRÁFICAS TÍPICAS

- Bloqueio completo de ramo direito, associado ou não ao hemibloqueio anterior esquerdo
- Extrassístoles ventriculares frequentes (> 1 por ECG), polimórficas e repetitivas
- Taquicardia ventricular não sustentada
- Bloqueio atrioventricular de 2° e 3° graus
- Bradicardia sinusal com FC < 40 bpm
- Disfunção do nó sinusal
- Bloqueio completo de ramo esquerdo
- Fibrilação atrial
- Inatividade elétrica
- Alterações primárias de ST-T

ALTERAÇÕES ELETROCARDIOGRÁFICAS ATÍPICAS

- Bradicardia sinusal com FC ≥ 40bpm
- Baixa voltagem periférica
- Alterações inespecíficas de ST-T
- Bloqueio incompleto de ramo direito
- Hemibloqueio anterior esquerdo
- Extrassístoles ventriculares isoladas
- Bloqueio atrioventricular de 1° grau

sustentada ao *Holter* de 24 horas é um marcador de risco bem estabelecido na cardiopatia chagásica.[152,170,171] O método também é útil no reconhecimento de arritmias potencialmente letais, como a taquicardia ventricular ou a presença de bradicardia grave, em razão de bloqueios cardíacos avançados ou a doença do nó sinusal, o que pode indicar a necessidade de implantação de cardiodesfibrilador ou marcapasso, respectivamente. Outras indicações de *Holter* são a investigação de palpitações e síncope e a avaliação da eficácia terapêutica dos dispositivos de estimulação cardíaca.[169,172]

O **estudo eletrofisiológico invasivo** é usado para identificação da causa de síncope,[173] especialmente quando os testes não invasivos são inconclusivos, para orientar a indicação de marcapassos cardíacos e cardiodesfibriladores implantáveis.[162] É indicado, também, para o mapeamento de taquicardias ventriculares refratárias, para possível ablação de focos arritmogênicos.[162]

7.3.2.2 Métodos de imagem

A **radiografia de tórax** é um método de rotina na avaliação periódica de pacientes com doença de Chagas sendo útil também na avaliação inicial.[162] A cardiomegalia é um dos achados mais relevantes, observando-se habitualmente tanto aumento das câmaras esquerdas como das direitas.[162] O índice cardiotorácico aumentado, refletindo cardiomegalia, não é um marcador sensível da disfunção sistólica ventricular esquerda,[174] mas é um poderoso determinante de pior prognóstico na miocardiopatia chagásica.[171] As alterações venosas pulmonares na radiografia de tórax são frequentes.[175]

A **ecocardiografia** é extremamente útil na avaliação de pacientes com doença de Chagas. Dada a ampla disponibilidade do ecocardiograma nos dias atuais, a I Diretriz Latino-Americana para o Diagnóstico e Tratamento da Cardiopatia Chagásica recomenda considerar a realização desse exame como parte da

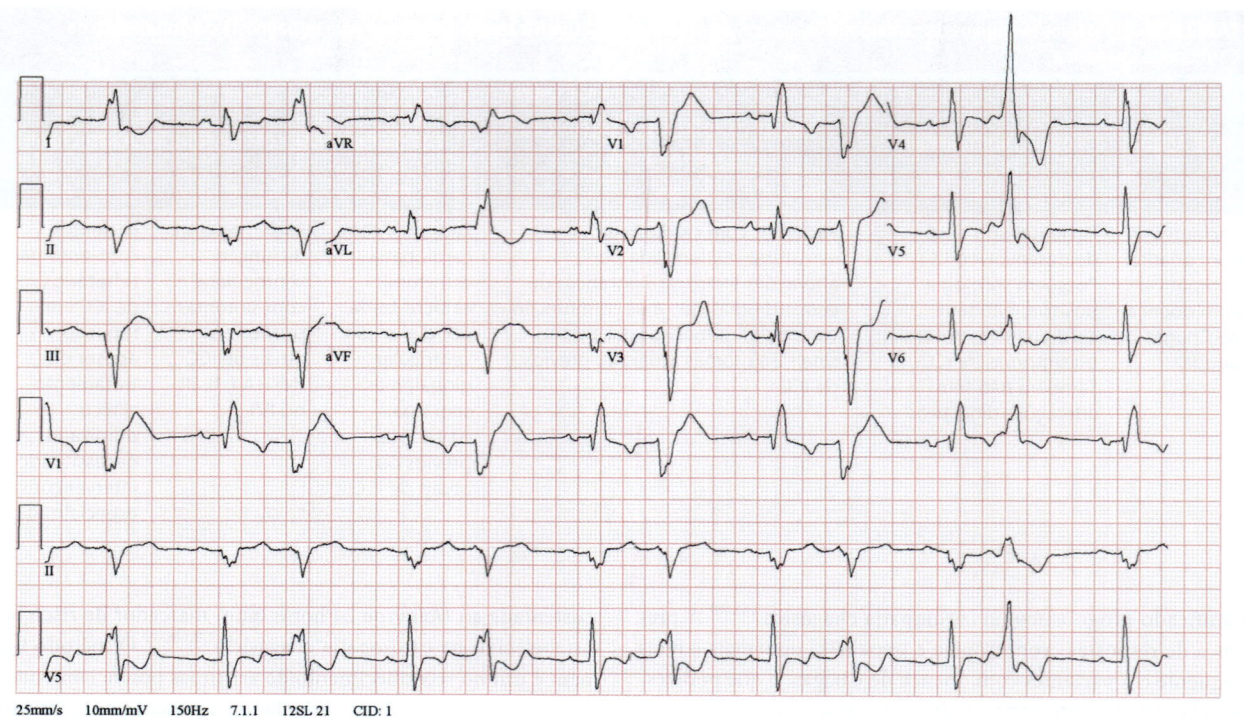

25mm/s   10mm/mV   150Hz   7.1.1   12SL 21   CID: 1

FIGURA 66.4 Eletrocardiograma típico de paciente com cardiopatia chagásica avançada. Observa-se ritmo sinusal com ectopia ventricular frequente, poli-mórfica com bigeminismo; bloqueio AV de 1º grau, com intervalo PR de 215 ms; complexos QRS alargados, com padrão de bloqueio de ramo direito e blo-queio divisional ântero-superior do ramo esquerdo; área eletricamente inativa inferior; alterações primárias e secundárias da repolarização ventricular.

avaliação inicial de pacientes com sorologia positiva e sempre que houver mudanças no quadro clínico ou eletrocardiográfico (recomendação classe IIA, nível de evidência C). Entretanto, o Consenso Brasileiro sobre Doença de Chagas ressalta que o método não é essencial para avaliação inicial nos pacientes na forma crônica indeterminada.[136] Na verdade, sabe-se que a presença de eletrocardiograma e radiografia de tórax normais tornam muito improvável a presença de disfunção ventricular esquerda significativa,[176] de modo que a utilização rotineira do método em pacientes na forma indeterminada deve ser individualizada, considerando-se disponibilidade do método e utilidade potencial para o caso em questão.

A avaliação da função ventricular representa a principal indicação, fornecendo dados importantes para orientar a terapêutica e o prognóstico.[177] A doença cardíaca avançada é caracterizada pela dilatação cardíaca global, muitas vezes associada à regurgitação mitral e tricúspide, e hipocinesia difusa. Anormalidades contráteis segmentares do ventrículo esquerdo também são típicas, mas a prevalência varia de acordo com o estágio da doença. Nos estágios iniciais de acometimento cardíaco, cerca de 10% dos pacientes podem apresentar alterações da motilidade segmentar do ventrículo esquerdo,[178] que pode se associar a arritmias ventriculares.[179] Com a piora do dano cardíaco, com dilatação e disfunção do ventrículo esquerdo, cerca de metade dos pacientes pode apresentar anormalidades segmentares, especialmente na parede apical e ínfero-posterior (Figura 66.5).[178] Esse achado identifica indivíduos em risco de evoluir com piora progressiva da função sistólica ventricular esquerda.[180]

A disfunção ventricular direita é considerada também uma característica típica da miocardiopatia chagásica e pode ser detectada precocemente no curso da doença,[139] embora, caracteristicamente, se associe à dilatação e ao comprometimento funcional do ventrículo esquerdo.[141] A função ventricular direita também é um importante determinante da capacidade de exercício[181] e prognóstico na cardiopatia chagásica.[182]

Aneurismas apicais representam o achado mais peculiar na doença de Chagas, podendo ser pequenos e localizados ou grandes e indistinguíveis daqueles observados no infarto do miocárdio. Existe grande variação na prevalência dessa alteração, de acordo com a população estudada e do método utilizado para o diagnóstico: desde 8,5% entre os indivíduos assintomáticos até 55% em pacientes com comprometimento cardíaco moderado a grave.[157,178] O aneurisma apical do ventrículo esquerdo é um preditor independente da presença de trombo mural e acidente vascular encefálico.[156-158,158,159] Embora classicamente associado à arritmogênese na cardiopatia chagásica,[183] estudos mais recentes não mostraram ser ele um preditor independente de mortalidade.[184,185]

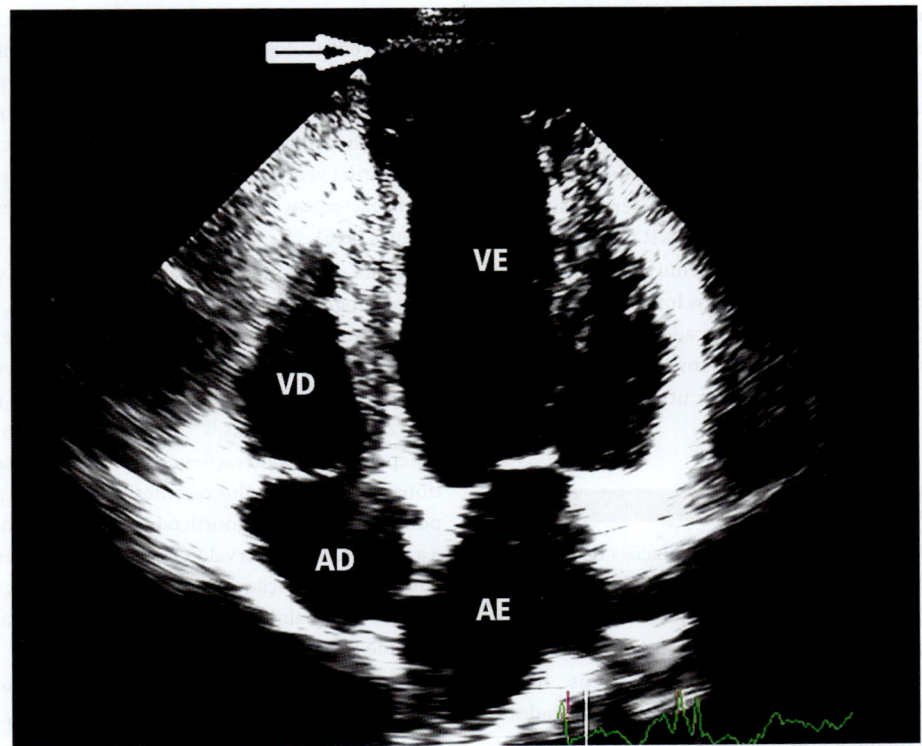

FIGURA 66.5 Ecoardiograma bidimensional de paciente com miocardiopatia chagásica, mostrando grande aneurisma apical (corte apical 4 câmaras) (Cortesia da Profa. Maria do Carmo Pereira Nunes).

A disfunção diastólica é uma característica importante da gravidade da doença de Chagas. O acúmulo de fibras de colágeno intersticial na cardiopatia chagásica pode prejudicar o relaxamento ventricular e reduzir progressivamente a complacência miocárdica, levando a aumento da pressão atrial esquerda.[184] A disfunção diastólica pode ser detectada precocemente no curso da doença, mas geralmente está associada à disfunção sistólica.[142,184,186] O volume atrial esquerdo, um marcador confiável de duração e gravidade da disfunção diastólica, é um poderoso preditor da capacidade funcional[187] e de desfechos em pacientes com cardiopatia chagásica.[184] A razão E/E', obtida pelo Doppler do fluxo transmitral e Doppler tecidual do anel mitral, um método não invasivo aceito para estimar pressões de enchimento do ventrículo esquerdo, também é preditor independente de mortalidade,[184] especialmente quando a disfunção ventricular esquerda não é grave.[188]

A **medicina nuclear** pode ser útil na avaliação do paciente com doença de Chagas. A ventriculografia radioisotópica pode ser usada para medida da função ventricular, em especial do ventrículo direito,[140] enquanto a cintilografia de perfusão miocárdica é útil na avaliação de pacientes com dor torácica e com suspeita de doença arterial coronariana. No entanto, defeitos de perfusão fixos e reversíveis podem ocorrer na ausência de obstrução das artérias coronárias,[189] e a **cineangiocoronariografia** pode ser necessária para se excluir doença arterial coronariana associada. Em pacientes com miocardiopatia chagásica e coronárias angiograficamente normais, defeitos reversíveis de perfusão, que se associam ao desenvolvimento de novos defeitos de perfusão em repouso, são indicativos de instalação de novas áreas de fibrose, sugerindo a participação de anormalidades microvasculares na patogênese da lesão miocárdica na doença.[189]

A **ressonância magnética cardíaca** foi introduzida recentemente como método propedêutico na doença de Chagas, e tem o potencial de identificar precocemente o envolvimento cardíaco, pela detecção de áreas de realce tardio, indicativas de fibrose.[190] É particularmente útil na avaliação do risco arrítmico, já que a identificação de dois ou mais segmentos de realce tardio transmural está associada à ocorrência de taquicardia ventricular clínica em pacientes com cardiopatia chagásica.[191] Esse exame oferece, ainda, ampla variedade de ferramentas de imagem para avaliar em detalhe a morfologia e função, sendo também útil para caracterização tecidual, com detecção de edema e gordura.[192] O método é promissor, embora sua indicação na prática clínica ainda esteja restrita a casos individualizados.

7.3.2.3 Biomarcadores

O **peptídeo natriurético cerebral (BNP)**, medido no sangue, é um indicador confiável da presença de disfunção sistólica do ventrículo esquerdo na doença de Chagas.[193] Níveis elevados de BNP também estão relacionados com a arritmia ventricular[194] e à disfunção diastólica.[195,196] Uma estratégia com base em BNP (em associação ao eletrocardiograma) foi mais precisa que o método convencional (eletrocardiograma e radiografia de tórax) na detecção de disfunção sistólica do ventrículo esquerdo em pacientes com miocardiopatia chagásica e deve ser considerada como uma opção válida.[176] Além disso, o BNP foi reconhecido como um forte preditor do risco de acidente vascular cerebral encefálico fatal[150] e morte,[197,198] em estudos longitudinais e pode ter papel na avaliação clínica. Outros marcadores, como a troponina[199] e várias citocinas,[44,69] correlacionam-se com a gravidade da cardiopatia e são candidatos a serem utilizados na prática clínica.

8 PROGNÓSTICO

Os estudos de coorte realizados em populações de pacientes com miocardiopatia chagásica revelaram grande variação na mortalidade anual, de 0,2 a 19,2%, refletindo diferenças geográficas, clínicas e de gravidade dos pacientes incluídos nos diferentes estudos.[28,171] Diversos fatores prognósticos foram reconhecidos,[152,166,170,178,183,184,188,200-208] sendo alguns marcadores de risco consistentemente identificados na maioria dos estudos,

como classe funcional da insuficiência cardíaca, disfunção sistólica do ventrículo esquerdo e presença de taquicardia ventricular não sustentada.[171,209] A disfunção sistólica grave do ventrículo esquerdo, o preditor mais conhecido de morte, tipicamente está associada a sintomas de insuficiência cardíaca e a episódios de taquicardia ventricular não sustentada, constituindo um subgrupo de pacientes com risco de morte particularmente elevado[185,210] (Figura 66.6).

Mais recentemente foram identificados vários parâmetros ecocardiográficos com impacto prognóstico. Em particular, as estimativas de pressões de enchimento do ventrículo esquerdo (razão E/E'), a função ventricular direita e o volume do átrio esquerdo podem ser úteis na estratificação de risco de pacientes com doença de Chagas.[182,184,185,188,211] Embora o valor prognóstico independente de alterações eletrocardiográficas tenha sido questionado,[170,171,203] estudos recentes sugerem que alguns parâmetros podem ter valor prognóstico independente, incluindo a duração e a dispersão do intervalo QT,[205] o desvio do eixo da onda T,[212] o aumento da duração do QRS ao eletrocardiograma de alta resolução,[152] a variabilidade da amplitude da onda T[204] e a heterogeneidade espacial da repolarização cardíaca.[213]

Em estudo recente em uma coorte de idosos seguidos por 10 anos em Bambuí, Minas Gerais, as alterações eletrocardiográficas revelaram-se forte preditor de risco de morte.[104] Variáveis do

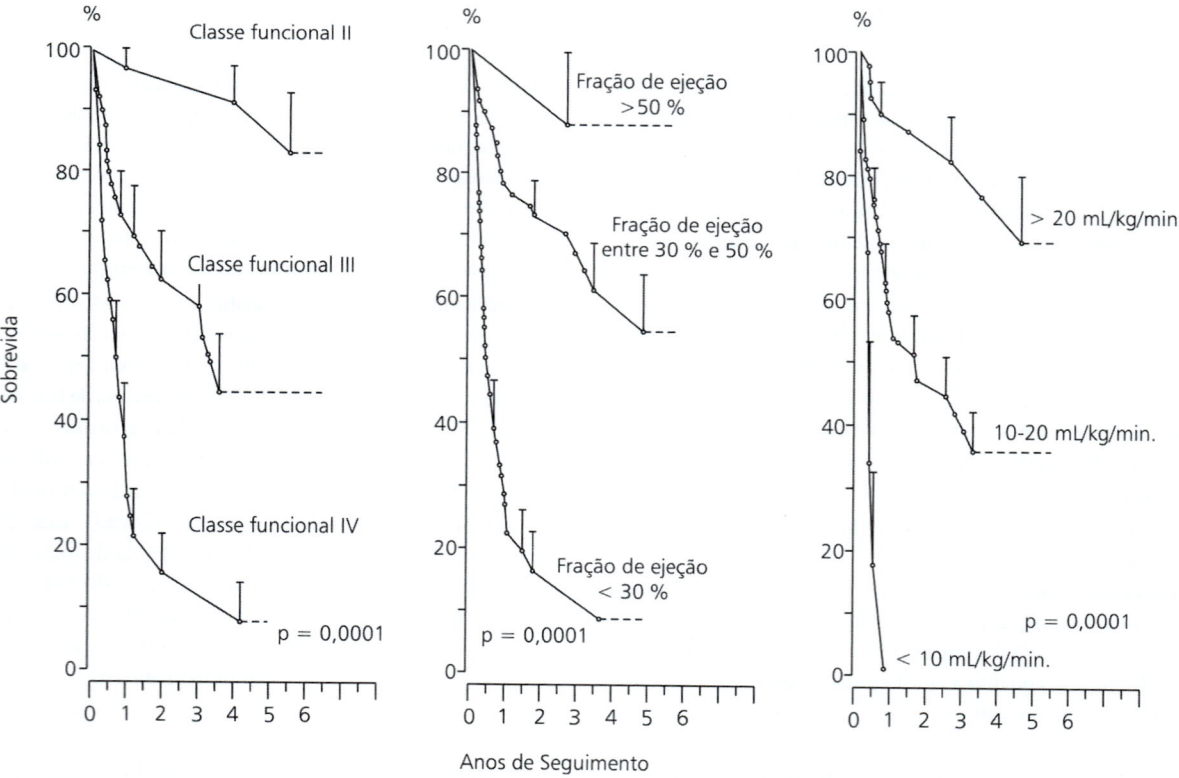

FIGURA 66.6 Preditores de sobrevida na miocardiopatia chagásica (Adaptado de Mady e colaboradores[209]).

eletrocardiograma de valor prognóstico independente para óbito na doença de Chagas incluíram ausência de ritmo sinusal, extrassístoles ventriculares e supraventriculares frequentes, fibrilação atrial, bloqueio de ramo direito, inatividade elétrica e hipertrofia ventricular esquerda.[104] Outros fatores prognósticos conhecidos, como idade,[203,208,214] sexo masculino[166,170,200] e aneurisma apical[183] têm seu valor prognóstico questionado.[171]

Um escore de risco de seis itens desenvolvido para prever a morte em 5 e 10 anos mostrou bom desempenho no reconhecimento de grupos de pacientes com miocardiopatia chagásica e risco baixo, intermediário e alto de morte, tanto na coorte original como em coortes externas[170,215] e hoje é o modelo padrão de predição na doença.[216] Mais recentemente, outros escores de risco foram propostos, a fim de melhorar a precisão e/ou simplificar a predição de risco na prática clínica.[152,153,184,210,217] Porém, esses escores não foram validados externamente e, como consequência, não estão prontos para o uso clínico. A busca continua por um modelo de predição de risco para a doença de Chagas que seja definitivo, preciso e de fácil uso.[153,211]

9 TRATAMENTO

9.1 TRATAMENTO ESPECÍFICO

Nos últimos anos, a discussão sobre a terapêutica tripanosomicida para doença de Chagas crônica finalmente chegou às revistas médicas e científicas de primeira linha[218-221] e há um interesse renovado pelo desenvolvimento de novas drogas e estratégias de tratamento específico.[219,222] Muitos especialistas acreditam hoje que o tratamento tripanosomicida deva ser oferecido para a maioria dos pacientes crônicos, com ou sem cardiopatia, especialmente para aqueles com menos de 50 anos de idade.[218,223-227] Essa recomendação, subscrita por instituições nacionais e internacionais,[228,229] é apoiada por um conjunto de evidências proveniente de estudos experimentais e clínicos não randomizados, que sugere que o tratamento etiológico possa evitar ou lentificar a progressão da doença.[225,228,230,231] Entretanto, essa opinião não é consensual e as drogas disponíveis não são isentas de efeitos colaterais.[232,233] Uma metanálise dos poucos ensaios clínicos e estudos observacionais disponíveis mostrou que a eficácia do tratamento tripanosomicida nos pacientes com a infecção crônica tardia é duvidosa[234] e que essa incerteza é ainda maior em indivíduos assintomáticos e naqueles com idade superior a 50 anos, colocando em cheque a estratégia de tratamento de todos os pacientes. Além disso, os medicamentos atualmente disponíveis exigem um curso prolongado, apresentam risco significativo de efeitos adversos e indicam a necessidade de acompanhamento cuidadoso.[234] A controvérsia é hoje tão profunda que os especialistas que escreveram a I Diretriz da Latino-Americana para o Diagnóstico e Tratamento da Cardiopatia Chagásica não conseguiram chegar a um consenso acerca da classe de indicação e do nível de evidência que deve ser atribuído ao tratamento específico de pacientes cronicamente

infectados.[216] Um estudo multicêntrico, randomizado, duplo cego, controlado por placebo, desenhado para avaliar os efeitos do benzonidazol em pacientes com infecção chagásica crônica (BENEFIT) foi concluído recentemente e não mostrou redução de desfechos clínicos (morte ou eventos cardiovasculares) com a terapêutica tripanosomicida, apesar da redução significativa da parasitemia avaliada pelo PCR.[235]

O tratamento etiológico da doença de Chagas é obrigatório para todas as infecções agudas, causadas por transmissão vetorial, oral, infecção congênita, acidentes de laboratório ou transplante de órgãos, bem como para a reativação em razão da imunossupressão.[136,162] Além disso, crianças com infecção crônica (até 12 ou 18 anos de idade, dependendo da publicação) também devem ser tratadas.[136,162] Como o tratamento pode reduzir a probabilidade de transmissão congênita, a indicação é particularmente justificada para mulheres com cardiopatia chagásica em idade reprodutiva.[236]

Atualmente, existem apenas duas drogas disponíveis para o tratamento específico da doença de Chagas, o nifurtimox e o benzonidazol (o único disponível no Brasil). O posiconasol, um antifúngico com propriedades tripanosomicidas que poderia ter uso clínico, mostrou-se ineficaz quando comparado ao benzonidazol em estudo publicado recentemente.[220] A dose recomendada do benzonidazol é de 10 mg/kg/dia em crianças ou em casos agudos, e de 5 mg/kg/dia por 60 dias, divididos em duas doses, em casos crônicos, em adultos. A dose diária máxima recomendada é de 300 mg. A eficácia e a tolerância do benzonidazol é inversamente relacionada com a idade.[237] O efeito secundário mais comum é a dermatite urticariforme, que ocorre em até 30% na primeira semana de tratamento, com uma boa resposta terapêutica para os anti-histamínicos ou corticosteroides.

A droga deve ser interrompida em caso de dermatite grave, especialmente quando está associada a febre e linfadenopatia. Outros efeitos adversos incluem polineuropatia, que é dependente da dose e ocorre mais frequentemente no final do curso do tratamento. A supressão da medula óssea tende a ocorrer mais cedo e exige a interrupção imediata do tratamento. O hemograma completo deve ser repetido a cada 2 a 3 semanas, durante o tratamento.[237,238] O significado desses efeitos colaterais e o quanto se constituem em impedimento ao tratamento em massa dos pacientes tem sido objeto de controvérsia na literatura.[136,232,233,237]

O nifurtimox é prescrito na dose de 8 a 10 mg/kg/dia, divididos em três doses durante 90 dias. Os efeitos adversos são frequentes, sobretudo, relacionados com o trato gastrointestinal. Os efeitos tóxicos sobre o sistema nervoso central incluem insônia, irritabilidade e alterações psíquicas.[238]

A avaliação de cura da doença de Chagas é, certamente, um dos aspectos mais complexos do seu tratamento, em razão de resultados controversos em relação à cura parasitológica e clínica.[218] A falta de testes confiáveis para garantir a eliminação do parasita é a principal dificuldade na avaliação do tratamento.

Além disso, a cura clínica é com base em marcadores inespecíficos e tardios de progressão da doença em longo prazo, como o aparecimento ou não de novas alterações eletrocardiográficas.[231] Reduções de títulos sorológicos convencionais e não convencionais podem ser ferramentas úteis para monitorar o impacto inicial do tratamento.[239,240] O principal critério de cura é a negativação de sorologia reativa anteriormente, geralmente conseguida apenas muitos anos pós-tratamento.

O teste de reação em cadeia da polimerase (*Polymerase chain reaction - PCR*) foi sugerido como método de escolha para controle de cura dos pacientes com doença de Chagas tratados com drogas tripanosomicidas.[241,242] No entanto, os testes com PCR revelaram grande variabilidade de sensibilidade e especificidade, relacionada com os diferentes fatores técnicos. Um estudo colaborativo internacional foi lançado por especialistas de 16 países para validar e padronizar os procedimentos de PCR para detecção de *Trypanosoma cruzi* em amostras de sangue humano.[116]

Exames parasitológicos são muitas vezes negativos na fase crônica, com valor limitado para a avaliação da resposta ao tratamento.[243] Testes sorológicos, parasitológicos e moleculares mais confiáveis, especialmente de realização rápida e disponíveis globalmente, são necessários para o monitoramento da efetividade do tratamento da doença de Chagas crônica.

9.2 TRATAMENTO DA MIOCARDIOPATIA CHAGÁSICA

O tratamento da miocardiopatia chagásica crônica compreende o tratamento das suas três principais síndromes: insuficiência cardíaca, arritmias e tromboembolismo.[99,136,162,244] Uma quase completa ausência de ensaios clínicos randomizados específicos para pacientes com miocardiopatia chagásica torna o tratamento um exercício de adaptação das medidas recomendadas para outras condições clínicas, com sucesso variável. Existem algumas peculiaridades na fisiopatologia da miocardiopatia chagásica que têm implicações potencialmente importantes para a terapêutica, como a maior gravidade dos casos, a intensidade da fibrose cardíaca, a coexistência de distúrbios de condução com arritmias ventriculares e a relevância dos fenômenos tromboembólicos.[106]

A **insuficiência cardíaca** deve ser rotineiramente controlada com a combinação de três tipos de medicamentos: diuréticos, betabloqueadores e inibidores da enzima conversora da angiotensina – iECA (ou bloqueadores de receptores da angiotensina II). O tratamento com iECA deve ser iniciado com doses baixas e incrementos graduais na dose, desde que tolerados. A titulação cautelosa da dose dos iECA é segura, hemodinamicamente bem tolerada e associada à melhora clínica.[245]

Os betabloqueadores têm sido evitados em pacientes com doença de Chagas, por causa do risco de agravamento de bradicardia e bloqueios atrioventriculares. Porém, estudos recentes mostraram que o uso de betabloqueadores deve ser encorajado, sendo seguro e bem tolerado.[245] Além do mais, o uso de betabloqueadores foi associado a melhor sobrevida, tanto em um estudo observacional[201] como numa análise de subgrupo de estudo randomizado.[246]

A espironolactona é recomendada para pacientes com miocardiopatia chagásica em classe funcional III e IV da New York Heart Association, em combinação com a terapia padrão.[245,247] A digoxina é usada há muito tempo mas deve ser utilizada com precaução por causa do risco de agravamento da bradicardia e da frequência e complexidade das arritmias ventriculares. O uso de digital deve ser considerado para pacientes com disfunção sistólica do ventrículo esquerdo que têm sintomas persistentes apesar da terapêutica padrão e para pacientes com fibrilação atrial de resposta ventricular rápida.[99]

O transplante cardíaco é um tratamento viável para pacientes selecionados com insuficiência cardíaca refratária.[162,248] No Brasil, a miocardiopatia chagásica é uma causa comum de indicação para o transplante cardíaco e indicações atuais enfatizam a identificação de pacientes com comprometimento funcional grave ou dependência de inotrópicos intravenosos. Arritmias ventriculares com risco de vida, refratárias aos tratamentos disponíveis também são indicação para o transplante cardíaco. A sobrevida entre pacientes com miocardiopatia chagásica parece ser melhor do que a relatada para receptores com miocardiopatias de outras etiologias.[249] A reativação da doença de Chagas deve ser cuidadosamente investigada em razão da imunossupressão pós-transplante.[248]

Apesar de terapêuticas com base em células-tronco serem uma alternativa promissora no tratamento de pacientes com miocardiopatia chagásica,[250] um ensaio clínico randomizado não mostrou melhora da função ventricular esquerda ou da qualidade de vida naqueles que receberam injeção intracoronária de células mononucleares derivadas de medula óssea autóloga.[251] Medidas não farmacológicas para insuficiência cardíaca também podem ser úteis na miocardiopatia chagásica: um estudo controlado e randomizado demonstrou que o treinamento físico se associou com melhoria substancial na capacidade funcional e na qualidade de vida, sugerindo que pode se constituir em medida terapêutica útil.[252]

A prevenção de **tromboembolismo** em pacientes com cardiopatia chagásica crônica deve ser guiada pelas recomendações clínicas habituais[216] ou a partir de escore de risco específico para pacientes com doença de Chagas.[253] A anticoagulação deve ser considerada em pacientes com fibrilação atrial, eventos embólicos prévios, ou a existência de trombos e, eventualmente, em pacientes com aneurisma apical. O papel dos antiplaquetários na prevenção de eventos tromboembólicos ainda deve ser determinado.[216]

O tratamento das arritmias ventriculares depende da forma de apresentação e da gravidade da cardiopatia subjacente. O tratamento antiarrítmico não é necessário nos quadros de ectopia ventricular isolada ou mesmo quando existem taquicardias ventriculares não sustentadas, mas com função sistólica ventricular normal.[254,255] Do outro lado do espectro, há quase consenso quanto à necessidade do uso do cardiodesfibrilador implantável para os pacientes com arritmia ventricular maligna, como naqueles com taquicardia ventricular sustentada e disfunção ventricular e nos recuperados de morte súbita, especialmente quando há disfunção sistólica ventricular esquerda.[145,256-259] Os pacientes com miocardiopatia chagásica, recuperados de morte súbita têm perfil particularmente arritmogênico, com alta frequência de choques apropriados e grande benefício potencial do uso do cardiodesfibrilador implantável.[256] Nesses pacientes, a amiodarona pode ajudar a reduzir a frequência de choques, um importante marcador de pior qualidade de vida e risco aumentado.[202] Muitas vezes, os choques apropriados continuam frequentes e a ablação da taquicardia ventricular é necessária para preservar a qualidade de vida do paciente, com potencial impacto na sobrevida.[260,261] O foco da taquicardia ventricular pode ser epicárdico e, nesses casos, a ablação deve ser feita por via transtorácica, por punção pericárdica.[262] Em pacientes com síncope e pré-síncope, o estudo eletrofisiológico pode diferenciar aqueles com taquicardia ventricular maligna, nos quais o implante do cardiodesfibrilador é o tratamento de escolha daqueles com intervalo HV prolongado e risco de bloqueio atrioventricular transitório, com melhor prognóstico, que devem ser tratados com o implante de marcapasso convencional.[172,263]

A controvérsia reside na gestão de pacientes com miocardiopatia chagásica, taquicardia ventricular não sustentada e disfunção sistólica ventricular esquerda. As diretrizes atuais indicam terapêutica com cardiodesfibrilador implantável em pacientes com miocardiopatia dilatada não isquêmica que têm fração de ejeção de ventrículo esquerdo menor ou igual a 35% e que estão em classe funcional II ou III,[264] embora seu valor na cardiopatia chagásica não tenha sido testado. A estratégia de implante de cardiodesfibrilador para prevenção primária em todos os pacientes candidatos, considerando as diretrizes atuais, seria limitada pelo alto custo deste tratamento. O custo anual dessa estratégia é, provavelmente, acima da disponibilidade de recursos na maioria dos países latino-americanos.[265] A amiodarona tem sido largamente utilizada neste cenário,[256] mas não existem evidências sólidas de sua utilidade na prevenção da morte súbita cardíaca. Além disso, amiodarona apresenta toxicidade cardíaca e extracardíaca, como bradiarritmias, disfunção tireoidiana, depósito em córneas, manifestações dermatológicas e toxicidade pulmonar.

O tratamento das bradiarritmias sintomáticas deve seguir as recomendações atuais para outras cardiopatias.[266] O bloqueio atrioventricular avançado e a doença do nó sinusal sintomática são as principais indicações para o implante de marcapasso permanente. Embora a estimulação apical do ventrículo direito possa levar à dessincronização ventricular, aumentando o risco de insuficiência cardíaca, como em outras cardiopatias,[267] não existem evidências robustas relativas ao uso da terapêutica de ressincronização cardíaca na cardiopatia chagásica.[244]

10 CONCLUSÃO

Quase 100 anos após a sua descoberta, a doença de Chagas continua sendo um grande desafio para a saúde pública em países da América Latina e também na Europa e América do Norte, quando se considera o grande número de imigrantes que agora vivem no mundo desenvolvido. Grandes avanços no controle da transmissão da doença de Chagas levaram a uma diminuição progressiva da sua prevalência no Brasil e em outros países da América Latina. Porém, a doença deve continuar a ser um problema de saúde pública por algum tempo, em especial entre os indivíduos mais idosos.

Os fatores relacionados com o hospedeiro e o parasita que determinam a evolução da infecção pelo *Trypanosoma cruzi* ainda não foram completamente elucidados, mas a persistência do parasita, a autoimunidade, as lesões microvasculares e a disautonomia parecem ter papéis patogênicos relevantes. A doença de Chagas é uma entidade notável não só pelo seu pleomorfismo clínico, como também pela individualidade marcante entre os pacientes. Essa grande variação individual torna essencial que os pacientes sejam estratificados e acompanhados cuidadosamente.

A miocardiopatia, secundária à miocardite crônica, progressiva e fibrosante, é a manifestação clínica mais importante da doença. As manifestações clínicas da cardiopatia chagásica crônica compreendem três síndromes básicas: insuficiência cardíaca, arritmias cardíacas e tromboembolismo. O estadiamento clínico deve considerar a necessidade de se estratificar o risco de morte e de orientar as medidas terapêuticas. Métodos não invasivos podem ajudar na avaliação desses pacientes, com destaque para o eletrocardiograma e o ecocardiograma.

A abordagem da miocardiopatia chagásica crônica compreende o tratamento para as principais síndromes clínicas citadas anteriormente. A quase completa ausência de ensaios clínicos randomizados específicos para a doença de Chagas torna o tratamento em um exercício de adaptação das medidas recomendadas para outras condições clínicas, com sucesso variável. O tratamento específico, com drogas tripanosomicidas, permanece controverso, mas existe hoje uma forte tendência a reconhecer que deve ser realizado nos pacientes mais jovens. O transplante de coração e as terapêuticas inovadoras devem ser considerados em casos selecionados, refratários às medidas convencionais.

11 DIRETRIZES SOBRE CARDIOPATIA CHAGÁSICA

I Diretriz Latino-Americana para o Diagnóstico e Tratamento da Cardiopatia Chagásica – http://publicacoes.cardiol.br/consenso/2011/diretriz-cardiopatia-chagasica.asp.

Consenso Brasileiro sobre Doença de Chagas - http://www.suvisa.ba.gov.br/sites/default/files/doenca_transmissao_vetorial/arquivo/2013/08/28/consenso_chagas.pdf.

REFERÊNCIAS BIBLIOGRÁFICAS

1. Zingales B, Stolf BS, Souto RP et al. Epidemiology, biochemistry and evolution of Trypanosoma cruzi lineages based on ribosomal RNA sequences. Mem Inst Oswaldo Cruz. 1999; 94 Suppl 1:159-164.

2. Araujo A, Jansen AM, Reinhard K, Ferreira LF. Paleoparasitology of Chagas disease--a review. Mem Inst Oswaldo Cruz. 2009; 104(4):9-16.

3. Coura JR, Borges-Pereira J. Chagas disease: 100 years after its discovery. A systemic review. Acta Trop. 2010; 115(1-2):5-13.

4. Chagas C. Nova tripanozomiase humana. Estudos sobre a morfologia e o ciclo evolutivo do Schizotrypanum cruzi, n. gen., n. s, ajente etiolojico de nova entidade morbida do homem. Mem Inst Oswaldo Cruz. 1909; 1(2):11-62.

5. World Health Organization. Chagas disease: control and elimination. World Health Organization, editor. A63-17, 1-4. 2010. Geneva. World Health Assembly report.

6. Martins-Melo FR, Ramos AN, Jr., Alencar CH, Heukelbach J. Prevalence of Chagas disease in Brazil: a systematic review and meta-analysis. Acta Trop. 2014; 130:167-174.

7. Martins-Melo FR, Alencar CH, Ramos AN, Jr., Heukelbach J. Epidemiology of mortality related to chagas' disease in Brazil, 1999-2007. PLoS Negl Trop Dis. 2012; 6(2):e1508.

8. Dias JC. Southern Cone Initiative for the elimination of domestic populations of Triatoma infestans and the interruption of transfusion Chagas disease: historical aspects, present situation, and perspectives. Mem Inst Oswaldo Cruz. 2007; 102(suppl. 1):s11-s18.

9. Moncayo A, Silveira AC. Current epidemiological trends for Chagas disease in Latin America and future challenges in epidemiology, surveillance and health policy. Mem Inst Oswaldo Cruz. 2009; 104(4):17-30.

10. Coura JR. Chagas disease: control, elimination and eradication. Is it possible? Mem Inst Oswaldo Cruz. 2013; 108(8):962-967.

11. Rojas A, Vinhaes M, Rodriguez M et al. International Meeting on Surveillance and Prevention of the Chagas Disease in the Amazonia: implementation of the Inter-government Initiative Surveillance and Prevention of the Chagas Disease in the Amazonia. Manaus, State of Amazon, Brazil, 19-22 of September of 2004. Rev Soc Bras Med Trop. 2005; 38(1):82-89.

12. Coura JR, Junqueira AC. Risks of endemicity, morbidity and perspectives regarding the control of Chagas disease in the Amazon Region. Mem Inst Oswaldo Cruz. 2012; 107(2):145-154.

13. Souza-Lima RD, Barbosa MD, Coura JR et al. Outbreak of acute Chagas disease associated with oral transmission in the Rio Negro region, Brazilian Amazon. Rev Soc Bras Med Trop. 2013;46(4):510-4.

14. Bern C, Montgomery SP. An estimate of the burden of Chagas disease in the United States. Clin Infect Dis. 2009; 49(5):e52-e54.

15. Gascon J, Bern C, Pinazo MJ. Chagas disease in Spain, the United States and other non-endemic countries. Acta Trop. 2009; 115(1-2):22-27.

16. Lee BY, Bacon KM, Bottazzi ME, Hotez PJ. Global economic burden of Chagas disease: a computational simulation model. Lancet Infect Dis. 2013;13(4):342-8.

17. Gascon J, Vilasanjuan R, Lucas A. The need for global collaboration to tackle hidden public health crisis of Chagas disease. Expert Rev Anti Infect Ther. 2014; 12(4):393-395.

18. Prata A. Clinical and epidemiological aspects of Chagas disease. Lancet Infect Dis. 2001; 1(2):92-100.

19. Xavier SC, Roque AL, Bilac D et al. Distantiae transmission of Trypanosoma cruzi: a new epidemiological feature of acute Chagas disease in Brazil. PLoS Negl Trop Dis. 2014; 8(5):e2878.

20. Dias JC, Amato N, V, Luna EJ. Alternative transmission mechanisms of Trypanosoma cruzi in Brazil and proposals for their prevention. Rev Soc Bras Med Trop. 2011; 44(3):375-379.

21. Cevallos AM, Hernandez R. Chagas' disease: pregnancy and congenital transmission. Biomed Res Int. 2014; 2014:401864.

22. Howard E, Xiong X, Carlier Y, Sosa-Estani S, Buekens P. Frequency of the congenital transmission of Trypanosoma cruzi: a systematic review and meta-analysis. BJOG. 2014; 121(1):22-33.

23. Dutra WO, Menezes CA, Villani FN, da Costa GC, da Silveira AB, Reis D et al. Cellular and genetic mechanisms involved in the generation of protective and pathogenic immune responses in human Chagas disease. Mem Inst Oswaldo Cruz. 2009; 104(4):208-218.

24. Dutra WO, Menezes CA, Magalhaes LM, Gollob KJ. Immunoregulatory networks in human Chagas disease. Parasite Immunol. 2014;36(8):377-87.

25. Macedo AM, Machado CR, Oliveira RP, Pena SD. Trypanosoma cruzi: genetic structure of populations and relevance of genetic variability to the pathogenesis of chagas disease. Mem Inst Oswaldo Cruz. 2004; 99(1):1-12.

26. Tanowitz HB, Machado FS, Jelicks LA et al. Perspectives on Trypanosoma cruzi-induced heart disease (Chagas disease). Prog Cardiovasc Dis. 2009; 51(6):524-539.

27. Teixeira AR, Hecht MM, Guimaro MC, Sousa AO, Nitz N. Pathogenesis of chagas' disease: parasite persistence and autoimmunity. Clin Microbiol Rev. 2011; 24(3):592-630.

28. Nunes MC, Carmo AA, Rocha MO, Ribeiro AL. Mortality prediction in Chagas heart disease. Expert Rev Cardiovasc Ther. 2012; 10(9):1173-1184.

29. Koeberle F. Cardiopathia parasympathicopriva. Münchener Medizinische Wochenschrift. 1959; 101:1308-1310.

30. Prado CM, Jelicks LA, Weiss LM, Factor SM, Tanowitz HB, Rossi MA. The vasculature in chagas disease. Adv Parasitol. 2011; 76:83-99.

31. Cunha-Neto E, Teixeira PC, Nogueira LG, Kalil J. Autoimmunity. Adv Parasitol. 2011; 76:129-152.

32. Ayo CM, Dalalio MM, Visentainer JE et al. Genetic Susceptibility to Chagas Disease: An Overview about the Infection and about the Association between Disease and the Immune Response Genes. Biomed Res Int. 2013; 2013:284729.

33. Tarleton RL. Parasite persistence in the aetiology of Chagas disease. Int J Parasitol. 2001; 31(5-6):550-554.

34. Ribeiro AL, Nunes MP, Teixeira MM, Rocha MO. Diagnosis and management of Chagas disease and cardiomyopathy. Nat Rev Cardiol. 2012; 9(10):576-589.

35. Talvani A, Teixeira MM. Inflammation and Chagas disease some mechanisms and relevance. Adv Parasitol. 2011; 76:171-194.

36. Bacal F, Silva CP, Pires PV et al. Transplantation for Chagas' disease: an overview of immunosuppression and reactivation in the last two decades. Clin Transplant. 2010; 24(2):E29-E34.

37. Carrasco Guerra HA, Palacios-Pru E, Dagert dS, Molina C, Inglessis G, Mendoza RV. Clinical, histochemical, and ultrastructural correlation in septal endomyocardial biopsies from chronic chagasic patients: detection of early myocardial damage. Am Heart J. 1987; 113(3):716-724.

38. Higuchi ML, De Morais CF, Pereira Barreto AC et al. The role of active myocarditis in the development of heart failure in chronic Chagas' disease: a study based on endomyocardial biopsies. Clin Cardiol. 1987; 10(11):665-670.

39. Bellotti G, Bocchi EA, de Moraes AV et al. In vivo detection of Trypanosoma cruzi antigens in hearts of patients with chronic Chagas' heart disease. Am Heart J. 1996; 131(2):301-307.

40. Benvenuti LA, Roggerio A, Freitas HF et al. Chronic American trypanosomiasis: parasite persistence in endomyocardial biopsies is associated with high-grade myocarditis. Ann Trop Med Parasitol. 2008; 102(6):481-487.

41. Palomino SA, Aiello VD, Higuchi ML. Systematic mapping of hearts from chronic chagasic patients: the association between the occurrence of histopathological lesions and Trypanosoma cruzi antigens. Ann Trop Med Parasitol. 2000; 94(6):571-579.

42. Zhang L, Tarleton RL. Parasite persistence correlates with disease severity and localization in chronic Chagas' disease. J Infect Dis. 1999; 180(2):480-486.

43. Bafica A, Santiago HC, Goldszmid R et al. Cutting edge: TLR9 and TLR2 signaling together account for MyD88-dependent control of parasitemia in Trypanosoma cruzi infection. J Immunol. 2006; 177(6):3515-3519.

44. Cunha-Neto E, Nogueira LG, Teixeira PC et al. Immunological and non-immunological effects of cytokines and chemokines in the pathogenesis of chronic Chagas disease cardiomyopathy. Mem Inst Oswaldo Cruz. 2009; 104(4):252-258.

45. dos Santos PV, Roffe E, Santiago HC et al. Prevalence of CD8(+)alpha beta T cells in Trypanosoma cruzi-elicited myocarditis is associated with acquisition of CD62L(Low)LFA-1(High)VLA-4(High) activation phenotype and expression of IFN-gamma-inducible adhesion and chemoattractant molecules. Microbes Infect. 2001; 3(12):971-984.

46. Marino AP, da Silva A, dos SP et al. Regulated on activation, normal T cell expressed and secreted (RANTES) antagonist (Met-RANTES) controls the early phase of Trypanosoma cruzi-elicited myocarditis. Circulation. 2004; 110(11):1443-1449.

47. Medeiros GA, Silverio JC, Marino AP et al. Treatment of chronically Trypanosoma cruzi-infected mice with a CCR1/CCR5 antagonist (Met-RANTES) results in amelioration of cardiac tissue damage. Microbes Infect. 2009;11(2):264-73.

48. Talvani A, Ribeiro CS, Aliberti JC et al. Kinetics of cytokine gene expression in experimental chagasic cardiomyopathy: tissue parasitism and endogenous IFN-gamma as important determinants of chemokine mRNA expression during infection with Trypanosoma cruzi. Microbes Infect. 2000; 2(8):851-866.

49. Teixeira MM, Gazzinelli RT, Silva JS. Chemokines, inflammation and Trypanosoma cruzi infection. Trends Parasitol. 2002; 18(6):262-265.

50. Dhiman M, Coronado YA, Vallejo CK et al. Innate immune responses and antioxidant/oxidant imbalance are major determinants of human chagas disease. PLoS Negl Trop Dis. 2013; 7(8):e2364.

51. Machado GE, Matsumoto CK, Chimara E et al. Multilocus sequence typing scheme versus pulsed-field gel electrophoresis for typing Mycobacterium abscessus isolates. J Clin Microbiol. 2014; 52(8):2881-2891.

52. Fernandes F, Ramires FJ, Ianni BM et al. Effect of Colchicine on Myocardial Injury Induced by Trypanosoma cruzi in Experimental Chagas Disease. J Card Fail. 2012; 18(8):654-659.

53. Nunes MD, Barbosa MM, Ribeiro AL et al. Predictors of Mortality in Patients with Dilated Cardiomyopathy: Relevance of Chagas Disease as an Etiological Factor. Rev Esp Cardiol. 2010; 63(7):788-797.

54. Cunha-Neto E, Bilate AM, Hyland KV, Fonseca SG, Kalil J, Engman DM. Induction of cardiac autoimmunity in Chagas heart disease: a case for molecular mimicry. Autoimmunity. 2006; 39(1):41-54.

55. Girones N, Carrasco-Marin E, Cuervo H, Guerrero NA, Sanoja C, John S et al. Role of Trypanosoma cruzi autoreactive T cells in the generation of cardiac pathology. Ann N Y Acad Sci. 2007; 1107:434-444.

56. Higuchi ML, Gutierrez PS, Aiello VD, Palomino S, Bocchi E, Kalil J et al. Immunohistochemical characterization of infiltrating cells in human chronic chagasic myocarditis: comparison with myocardial rejection process. Virchows Arch A Pathol Anat Histopathol. 1993; 423(3):157-160.

57. Milei J, Storino R, Fernandez AG et al. Endomyocardial biopsies in chronic chagasic cardiomyopathy. Immunohistochemical and ultrastructural findings. Cardiology. 1992; 80(5-6):424-437.

58. Fonseca SG, Moins-Teisserenc H, Clave E et al. Identification of multiple HLA-A*0201-restricted cruzipain and FL-160 CD8+ epitopes recognized by T cells from chronically Trypanosoma cruzi-infected patients. Microbes Infect. 2005; 7(4):688-697.

59. Cunha-Neto E, Coelho V, Guilherme L et al. Autoimmunity in Chagas' disease. Identification of cardiac myosin-B13 Trypanosoma cruzi protein crossreactive T cell clones in heart lesions of a chronic Chagas' cardiomyopathy patient. J Clin Invest. 1996; 98(8):1709-1712.

60. Labovsky V, Smulski CR, Gomez K, Levy G, Levin MJ. Anti-beta1-adrenergic receptor autoantibodies in patients with chronic Chagas heart disease. Clin Exp Immunol. 2007;148(3):440-9.

61. Ribeiro AL, Gimenez LE, Hernandez CC et al. Early occurrence of anti-muscarinic autoantibodies and abnormal vagal modulation in Chagas disease. Int J Cardiol. 2007; 117(1):59-63.

62. Sterin-Borda L, Perez LC, Wald M, Cremaschi G, Borda E. Antibodies to beta 1 and beta 2 adrenoreceptors in Chagas' disease. Clin Exp Immunol. 1988; 74(3):349-354.

63. Talvani A, Rocha MO, Ribeiro AL et al. Levels of anti-M2 and anti-beta1 autoantibodies do not correlate with the degree of heart dysfunction in Chagas' heart disease. Microbes Infect. 2006; 8(9-10):2459-2464.

64. Wallukat G, Munoz Saravia SG, Haberland A et al. Distinct patterns of autoantibodies against G-protein-coupled receptors in Chagas' cardiomyopathy and megacolon. Their potential impact for early risk assessment in asymptomatic Chagas' patients. J Am Coll Cardiol. 2010; 55(5):463-468.

65. Abel LC, Rizzo LV, Ianni B et al. Chronic Chagas' disease cardiomyopathy patients display an increased IFN-gamma response to Trypanosoma cruzi infection. J Autoimmun. 2001; 17(1):99-107.

66. Ferreira RC, Ianni BM, Abel LC et al. Increased plasma levels of tumor necrosis factor-alpha in asymptomatic/"indeterminate" and Chagas disease cardiomyopathy patients. Mem Inst Oswaldo Cruz. 2003; 98(3):407-411.

67. Cunha-Neto E, Dzau VJ, Allen PD et al. Cardiac gene expression profiling provides evidence for cytokinopathy as a molecular mechanism in Chagas' disease cardiomyopathy. Am J Pathol. 2005; 167(2):305-313.

68. Gomes JA, Bahia-Oliveira LM, Rocha MO et al. Type 1 chemokine receptor expression in Chagas' disease correlates with morbidity in cardiac patients. Infect Immun. 2005; 73(12):7960-7966.

69. Talvani A, Rocha MO, Barcelos LS et al. Elevated concentrations of CCL2 and tumor necrosis factor-alpha in chagasic cardiomyopathy. Clin Infect Dis. 2004; 38(7):943-950.

70. Stahl P, Ruppert V, Meyer T et al. Trypomastigotes and amastigotes of Trypanosoma cruzi induce apoptosis and STAT3 activation in cardiomyocytes in vitro. Apoptosis. 2013;18(6):653-63.

71. Tostes S Jr, Bertulucci Rocha-Rodrigues D, de Araujo PG, Rodrigues V, Jr. Myocardiocyte apoptosis in heart failure in chronic Chagas' disease. Int J Cardiol. 2005; 99(2):233-237.

72. Frade AF, Teixeira PC, Ianni BM et al. Polymorphism in the alpha cardiac muscle actin 1 gene is associated to susceptibility to chronic inflammatory cardiomyopathy. PLoS One. 2013; 8(12):e83446.

73. Pissetti CW, de Oliveira RF, Correia D et al. Association between the lymphotoxin-alpha gene polymorphism and chagasic cardiopathy. J Interferon Cytokine Res. 2013; 33(3):130-135.

74. Ramasawmy R, Cunha-Neto E, Fae KC, Muller NG, Cavalcanti VL, Drigo SA et al. BAT1, a putative anti-inflammatory gene, is associated with chronic Chagas cardiomyopathy. J Infect Dis. 2006; 193(10):1394-1399.

75. Ramasawmy R, Cunha-Neto E, Fae KC et al. The monocyte chemoattractant protein-1 gene polymorphism is associated with cardiomyopathy in human chagas disease. Clin Infect Dis. 2006; 43(3):305-311.

76. Ramasawmy R, Fae KC, Cunha-Neto E et al. Polymorphisms in the gene for lymphotoxin-alpha predispose to chronic Chagas cardiomyopathy. J Infect Dis. 2007; 196(12):1836-1843.

77. Ramasawmy R, Fae KC, Cunha-Neto E et al. Variants in the promoter region of IKBL/NFKBIL1 gene may mark susceptibility to the develop-

ment of chronic Chagas' cardiomyopathy among Trypanosoma cruzi--infected individuals. Mol Immunol. 2008;45(1):283-8.

78. Ramasawmy R, Cunha-Neto E, Fae KC et al. Heterozygosity for the S180L variant of MAL/TIRAP, a gene expressing an adaptor protein in the Toll-like receptor pathway, is associated with lower risk of developing chronic Chagas cardiomyopathy. J Infect Dis. 2009; 199(12):1838-1845.

79. Drigo SA, Cunha-Neto E, Ianni B et al. TNF gene polymorphisms are associated with reduced survival in severe Chagas' disease cardiomyopathy patients. Microbes Infect. 2006; 8(3):598-603.

80. Deng X, Sabino EC, Cunha-Neto E et al. Genome wide association study (GWAS) of Chagas cardiomyopathy in Trypanosoma cruzi seropositive subjects. PLoS One 2013; 8(11):e79629.

81. Marin-Neto JA, Cunha-Neto E, Maciel BC, Simoes MV. Pathogenesis of chronic Chagas heart disease. Circulation. 2007; 115(9):1109-1123.

82. Ribeiro AL, Moraes RS, Ribeiro JP et al. Parasympathetic dysautonomia precedes left ventricular systolic dysfunction in Chagas disease. Am Heart J. 2001; 141(2):260-265.

83. Ribeiro AL, Campos MS, Baptista LM, de Sousa MR. The Valsalva maneuver in Chagas disease patients without cardiopathy. Clin Auton Res. 2010; 20(2):79-83.

84. Sousa AC, Marin-Neto JA, Maciel BC et al. Use of isometric exercise to demonstrate cardiac parasympathetic impairment in the digestive form of Chagas' disease. Braz J Med Biol Res. 1987; 20(6):781-783.

85. Ribeiro AL, Lombardi F, Sousa MR, Rocha MO. Vagal dysfunction in Chagas disease. Int J Cardiol. 2005; 103(2):225-226.

86. Simoes MV, Pintya AO, Bromberg-Marin G et al. Relation of regional sympathetic denervation and myocardial perfusion disturbance to wall motion impairment in Chagas' cardiomyopathy. Am J Cardiol 2000; 86(9):975-981.

87. Medei EH, Nascimento JH, Pedrosa RC et al. Antibodies with beta--adrenergic activity from chronic chagasic patients modulate the QT interval and M cell action potential duration. Europace. 2008; 10(7):868-876.

88. Marin-Neto JA, Simoes MV, Rassi JA. Pathogenesis of chronic Chagas cardiomyopathy: the role of coronary microvascular derangements. Rev Soc Bras Med Trop. 2013;46(5):536-41.

89. Rossi MA, Tanowitz HB, Malvestio LM et al. Coronary microvascular disease in chronic Chagas cardiomyopathy including an overview on history, pathology, and other proposed pathogenic mechanisms. PLoS Negl Trop Dis. 2010;4(8).

90. Tanowitz HB, Burns ER, Sinha AK et al. Enhanced platelet adherence and aggregation in Chagas' disease: a potential pathogenic mechanism for cardiomyopathy. Am J Trop Med Hyg. 1990; 43(3):274-281.

91. Tanowitz HB, Kaul DK, Chen B et al. Compromised microcirculation in acute murine Trypanosoma cruzi infection. J Parasitol. 1996; 82(1):124-130.

92. Marin-Neto JA, Simoes MV, Ayres-Neto EM et al. Studies of the coronary circulation in Chagas' heart disease. Sao Paulo Med J. 1995; 113(2):826-834.

93. Marin-Neto JA, Rassi A, Jr. Update on Chagas heart disease on the first centenary of its discovery. Rev Esp Cardiol. 2009; 62(11):1211-1216.

94. Higuchi ML, Benvenuti LA, Martins RM, Metzger M. Pathophysiology of the heart in Chagas' disease: current status and new developments. Cardiovasc Res. 2003; 60(1):96-107.

95. Rabelo DR, Rocha MO, de Barros MV et al. Impaired coronary flow reserve in patients with indeterminate form of Chagas' disease. Echocardiography. 2014; 31(1):67-73.

96. Torres FW, Acquatella H, Condado JA, Dinsmore R, Palacios IF. Coronary vascular reactivity is abnormal in patients with Chagas' heart disease. Am Heart J. 1995; 129(5):995-1001.

97. Dias JC, Dias E, Filho OM et al. Further evidence of spontaneous cure in human Chagas disease. Rev Soc Bras Med Trop. 2008; 41(5):505-506.

98. Francolino SS, Antunes AF, Talice R et al. New evidence of spontaneous cure in human Chagas' disease. Rev Soc Bras Med Trop. 2003; 36(1):103-107.

99. Rocha MO, Teixeira MM, Ribeiro AL. An update on the management of Chagas cardiomyopathy. Expert Rev Anti Infect Ther. 2007; 5(4):727-743.

100. Bern C, Martin DL, Gilman RH. Acute and congenital Chagas disease. Adv Parasitol. 2011; 75:19-47.

101. Ribeiro AL, Rocha MO. Indeterminate form of Chagas disease: considerations about diagnosis and prognosis. Rev Soc Bras Med Trop. 1998; 31(3):301-314.

102. Dias JC. The indeterminate form of human chronic Chagas' disease A clinical epidemiological review. Rev Soc Bras Med Trop. 1989; 22(3):147-156.

103. Sabino EC, Ribeiro AL, Salemi VM et al. Ten-Year Incidence of Chagas Cardiomyopathy Among Asymptomatic Trypanosoma cruzi-Seropositive Former Blood Donors. Circulation. 2013; 127(10):1105-1115.

104. Ribeiro AL, Marcolino MS, Prineas RJ, Lima-Costa MF. Electrocardiographic abnormalities in elderly Chagas disease patients: 10-year follow-up of the Bambui Cohort Study of Aging. J Am Heart Assoc. 2014; 3(1):e000632.

105. Miles MA, Cedillos RA, Povoa MM, de Souza AA, Prata A, Macedo V. Do radically dissimilar Trypanosoma cruzi strains (zymodemes) cause Venezuelan and Brazilian forms of Chagas' disease? Lancet. 1981; 1(8234):1338-1340.

106. Nunes MC, Dones W, Morillo CA, Encina JJ, Ribeiro AL. Chagas disease: an overview of clinical and epidemiological aspects. J Am Coll Cardiol. 2013; 62(9):767-776.

107. Rossi MA, Ramos SG, Bestetti RB. Chagas' heart disease: clinical-pathological correlation. Front Biosci. 2003; 8:e94-109.

108. Bogliolo L. Anatomic causes of cardiac insufficiency in chronic chagasic cardiopathy (myocarditis) studied in comparison to anatomic causes of cardiac insufficiency in other cardiopathies. Part I. Arq Bras Cardiol. 1976; 29:419-424.

109. Bogliolo L. Anatomic causes of cardiac insufficiency in chronic chagasic cardiopathy (myocarditis) studied in comparison to anatomic causes of cardiac insufficiency in other cardiopathies. Part II. Arq Bras Cardiol. 1976; 29:479-483.

110. Andrade JP, Marin Neto JA, Paola AA et al. I Latin American Guidelines for the diagnosis and treatment of Chagas' heart disease: executive summary. Arq Bras Cardiol. 2011; 96(6):434-442.

111. Gomes YM, Lorena VM, Luquetti AO. Diagnosis of Chagas disease: what has been achieved? What remains to be done with regard to diagnosis and follow up studies? Mem Inst Oswaldo Cruz. 2009; 104(4):115-121.

112. Leiby DA, Wendel S, Takaoka DT et al. Serologic testing for Trypanosoma cruzi: comparison of radioimmunoprecipitation assay with commercially available indirect immunofluorescence assay, indirect hemagglutination assay, and enzyme-linked immunosorbent assay kits. J Clin Microbiol. 2000; 38(2):639-642.

113. Afonso AM, Ebell MH, Tarleton RL. A systematic review of high quality diagnostic tests for Chagas disease. PLoS Negl Trop Dis. 2012; 6(11):e1881.

114. Chiari E, Dias JC, Lana M, Chiari CA. Hemocultures for the parasitological diagnosis of human chronic Chagas' disease. Rev Soc Bras Med Trop. 1989; 22(1):19-23.

115. Galvao LM, Cancado JR, Rezende DF, Krettli AU. Hemocultures from chronic Chagasic patients using EDTA or heparin as anticoagulants. Braz J Med Biol Res 1989; 22(7):841-843.

116. Schijman AG, Bisio M, Orellana L et al. International study to evaluate PCR methods for detection of Trypanosoma cruzi DNA in blood sam-

ples from Chagas disease patients. PLoS Negl Trop Dis. 2011; 5(1):e931.

117. Marcon GE, Andrade PD, de Albuquerque DM et al. Use of a nested polymerase chain reaction (N-PCR) to detect Trypanosoma cruzi in blood samples from chronic chagasic patients and patients with doubtful serologies. Diagn Microbiol Infect Dis. 2002; 43(1):39-43.

118. Portela-Lindoso AA, Shikanai-Yasuda MA. Chronic Chagas' disease: from xenodiagnosis and hemoculture to polymerase chain reaction. Rev Saude Publica. 2003; 37(1):107-115.

119. Maldonado C, Albano S, Vettorazzi L et al. Using polymerase chain reaction in early diagnosis of re-activated Trypanosoma cruzi infection after heart transplantation. J Heart Lung Transplant. 2004; 23(12):1345-1348.

120. Schijman AG, Vigliano C, Burgos J et al. Early diagnosis of recurrence of Trypanosoma cruzi infection by polymerase chain reaction after heart transplantation of a chronic Chagas' heart disease patient. J Heart Lung Transplant. 2000; 19(11):1114-1117.

121. Dias JC, Dias E. Chagas' disease. General findings in 67 cases of acute Chagas' disease observed by the graduate Dr. Emmanuel Dias (Oswaldo Cruz Institute), Bambui, MG from 1955-67. Hospital (Rio J) 1968; 73(6):1935-1945.

122. Laranja F, Dias E, Miranda A, Nobrega G. Chagas' disease; a clinical, epidemiologic, and pathologic study. Circulation. 1956; 14(6):1035-1060.

123. Alarcon DN, Diaz-Bello Z, Colmenares C et al. Large urban outbreak of orally acquired acute Chagas disease at a school in Caracas, Venezuela. J Infect Dis. 2010; 201(9):1308-1315.

124. Romaña C. Acerca de un síntoma inicial de valor para el diagnóstico de la forma aguda de la enfermedad de Chagas. La conjuntivitis schizotripanosómica unilateral (hipótesis sobre la puerta de entrada conjuntival de la enfermedad). Mision de Estudios de Patologia Regional Argentina (MEPRA) 1935; 22:16-25.

125. Mazza S, Freire RS. Manifestaciones cutaneas en Enfermedad de Chagas. Chagomas de inoculación. Chagomas Metastáticos y Chagomas Hematogenos. Mision de Estudios de Patologia Regional Argentina (MEPRA) 1940; 46:3-38.

126. Criscuolo E, Ceballos AM, Rodriguez A, Segura R. Importance of electrocardiographical studies during acute period of Chagas-Mazza disease. Dia Med. 1953; 25(78):2183-2189.

127. Reunião de Pesquisa Aplicada em Doença de Chagas. Validade do conceito de forma indeterminada de doença de Chagas. Rev Soc Bras Med Trop. 2010; 18:46.

128. Barretto AC, Ianni BM. The undetermined form of Chagas' heart disease: concept and forensic implications. Sao Paulo Med J. 1995; 113(2):797-801.

129. Macedo V. Indeterminate form of Chagas disease. Mem Inst Oswaldo Cruz. 1999; 94 Suppl 1:311-316.

130. Coura JR, de Abreu LL, Pereira JB, Willcox HP. Morbidity in Chagas' disease. IV. Longitudinal study of 10 years in Pains and Iguatama, Minas Gerais, Brazil. Mem Inst Oswaldo Cruz. 1985; 80(1):73-80.

131. Pereira JB, Willcox HP, Coura JR. Morbidity in Chagas' disease. III. Longitudinal study of 6 years, in Virgem da Lapa, MG, Brazil. Mem Inst Oswaldo Cruz. 1985; 80(1):63-71.

132. Pinto Dias JC. Natural history of Chagas disease. Arq Bras Cardiol. 1995; 65(4):359-366.

133. Maguire JH, Hoff R, Sherlock I et al. Cardiac morbidity and mortality due to Chagas' disease: prospective electrocardiographic study of a Brazilian community. Circulation. 1987; 75(6):1140-1145.

134. Espinosa R, Carrasco HA, Belandria F et al. Life expectancy analysis in patients with Chagas' disease: prognosis after one decade (1973-1983). Int J Cardiol. 1985; 8(1):45-56.

135. Ianni BM, Arteaga E, Frimm CC et al. Chagas' heart disease: evolutive evaluation of electrocardiographic and echocardiographic parameters in patients with the indeterminate form. Arq Bras Cardiol. 2001; 77(1):59-62.

136. Secretaria de Vigilância em Saúde do Ministério da Saúde. Consenso Brasileiro em Doença de Chagas. Rev Soc Bras Med Trop. 2005; 38 Suppl 3:7-29.

137. Ianni BM, Mady C. The indeterminate form of Chagas's disease. Myths vs facts. Arq Bras Cardiol. 1997; 68(3):147-148.

138. Marin-Neto JA, Andrade ZA. Why is there predominance of right heart failure in Chagas' disease?. Arq Bras Cardiol. 1991; 57(3):181-183.

139. Barros MV, Machado FS, Ribeiro AL, Costa Rocha MO. Detection of early right ventricular dysfunction in Chagas' disease using Doppler tissue imaging. J Am Soc Echocardiogr. 2002; 15(10 Pt 2):1197-1201.

140. Marin-Neto JA, Marzullo P, Sousa AC et al. Radionuclide angiographic evidence for early predominant right ventricular involvement in patients with Chagas' disease. Can J Cardiol. 1988; 4(5):231-236.

141. Nunes MC, Barbosa MM, Brum VA, Rocha MO. Morphofunctional characteristics of the right ventricle in Chagas' dilated cardiomyopathy. Int J Cardiol. 2004; 94(1):79-85.

142. Barros MV, Machado FS, Ribeiro AL, Rocha MO. Diastolic function in Chagas' disease: an echo and tissue Doppler imaging study. Eur J Echocardiogr. 2004; 5(3):182-188.

143. de Paola AA, Horowitz LN, Miyamoto MH et al. Angiographic and electrophysiologic substrates of ventricular tachycardia in chronic Chagasic myocarditis. Am J Cardiol. 1990; 65(5):360-363.

144. Carrasco HA, Guerrero L, Parada H et al. Ventricular arrhythmias and left ventricular myocardial function in chronic chagasic patients. Int J Cardiol. 1990; 28(1):35-41.

145. Barbosa MP, da Costa Rocha MO, de Oliveira AB et al. Efficacy and safety of implantable cardioverter-defibrillators in patients with Chagas disease. Europace. 2013;15(7):957-6

146. Sternick EB, Martinelli M, Sampaio R et al. Sudden cardiac death in patients with chagas heart disease and preserved left ventricular function. J Cardiovasc Electrophysiol. 2006; 17(1):113-116.

147. Ribeiro AL, Sabino EC, Marcolino MS et al. Electrocardiographic Abnormalities in Trypanosoma cruzi Seropositive and Seronegative Former Blood Donors. PLoS Negl Trop Dis. 2013; 7(2):e2078.

148. Paixao LC, Ribeiro AL, Valacio RA, Teixeira AL. Chagas Disease. Independent Risk Factor for Stroke. Stroke. 2009;40(12):3691-4.

149. Lima-Costa MF, Peixoto SV, Ribeiro AL. Chagas disease and mortality in old age as an emerging issue: 10 year follow-up of the Bambui population-based cohort study (Brazil). Int J Cardiol. 2010; 145(2):362-363.

150. Lima-Costa MF, Matos DL, Ribeiro AL. Chagas disease predicts 10-year stroke mortality in community-dwelling elderly: the Bambui cohort study of aging. Stroke. 2010; 41(11):2477-2482.

151. Dias JC, Kloetzel K. The prognostic value of the electrocardiographic features of chronic Chagas' disease. Rev Inst Med Trop Sao Paulo. 1968; 10(3):158-162.

152. Ribeiro AL, Cavalvanti PS, Lombardi F et al. Prognostic Value of Signal-Averaged Electrocardiogram in Chagas Disease. J Cardiovasc Electrophysiol. 2008; 19(5):502-509.

153. Ribeiro AL, Lombardi F, Colosimo EA, Nunes MC, Rocha MO. Risk Stratification in Chagas Disease: Further Improvements are Needed. J Cardiovasc Electrophysiol. 2008; 19(6):E41-E43.

154. Rincon LG, Rocha MO, Pires MT et al. Clinical profile of Chagas and non-Chagas' disease patients with cardiac pacemaker. Rev Soc Bras Med Trop. 2006; 39(3):245-249.

155. Cardoso RN, Macedo FY, Garcia MN, Garcia DC, Benjo AM, Aguilar D et al. Chagas' cardiomyopathy is associated with higher incidence of stroke: a meta-analysis of observational studies. J Card Fail. 2014;20(12):931-8.

156. Nunes MC, Barbosa MM, Ribeiro AL, Barbosa FB, Rocha MO. Ischemic cerebrovascular events in patients with Chagas cardiomyopathy: A prospective follow-up study. J Neurol Sci. 2009; 278(1-2):96-101.

157. Nunes MC, Barbosa MM, Rocha MO. Peculiar aspects of cardiogenic embolism in patients with Chagas' cardiomyopathy: a transthoracic and transesophageal echocardiographic study. J Am Soc Echocardiogr. 2005; 18(7):761-767.

158. Carod-Artal FJ, Gascon J. Chagas disease and stroke. Lancet Neurol. 2010; 9(5):533-542.

159. Carod-Artal FJ, Vargas AP, Falcao T. Stroke in asymptomatic Trypanosoma cruzi-infected patients. Cerebrovasc Dis. 2011; 31(1):24-28.

160. Bestetti RB, Restini CB. Precordial chest pain in patients with chronic Chagas disease. Int J Cardiol. 2014;176(2):309-14.

161. Kuschnir E, Sgammini H, Castro R et al. Evaluation of cardiac function by radioisotopic angiography, in patients with chronic Chagas cardiopathy. Arq Bras Cardiol. 1985; 45(4):249-256.

162. Andrade JP, Marin-Neto JA, Paola AA et al. I Latin American guidelines for the diagnosis and treatment of Chagas cardiomyopathy. Arq Bras Cardiol. 2011; 97(2 Suppl 3):1-48.

163. Nascimento BR, Araujo CG, Rocha MO et al. The prognostic significance of electrocardiographic changes in Chagas disease. J Electrocardiol. 2012; 45(1):43-48.

164. Porto CC. O eletrocardiograma no prognóstico e evolução da Doença de Chagas. Arq Bras Cardiol. 1964; 17:313-346.

165. de Paola AA, Gomes JA, Terzian AB et al. Ventricular tachycardia during exercise testing as a predictor of sudden death in patients with chronic chagasic cardiomyopathy and ventricular arrhythmias. Br Heart J. 1995; 74(3):293-295.

166. Pedrosa RC, Salles JH, Magnanini MM et al. Prognostic value of exercise-induced ventricular arrhythmia in Chagas' heart disease. Pacing Clin Electrophysiol. 2011; 34(11):1492-1497.

167. Rocha AL, Rocha MO, Teixeira BO et al. Chronotropic-metabolic index in Chagas' disease. Rev Soc Bras Med Trop. 2005; 38(5):373-376.

168. Rocha AL, Lombardi F, Costa Rocha MO et al. Chronotropic incompetence and abnormal autonomic modulation in ambulatory Chagas disease patients. Ann Noninvasive Electrocardiol. 2006; 11(1):3-11.

169. Grupi CJ, Moffa PJ, Barbosa SA et al. Holter monitoring in Chagas' heart disease. Sao Paulo Med J. 1995; 113(2):835-840.

170. Rassi A Jr., Rassi A, Little WC et al. Development and validation of a risk score for predicting death in Chagas' heart disease. N Engl J Med. 2006; 355(8):799-808.

171. Rassi A Jr., Rassi A, Rassi SG. Predictors of mortality in chronic Chagas disease: a systematic review of observational studies. Circulation. 2007; 115(9):1101-1108.

172. Martinelli FM, Sosa E, Nishioka S et al. Clinical and electrophysiologic features of syncope in chronic chagasic heart disease. J Cardiovasc Electrophysiol. 1994; 5(7):563-570.

173. Barbosa EC, Albanesi Filho FM, Ginefra P et al. Evaluation of syncope in patients with chronic Chagas heart disease. Arq Bras Cardiol. 1991; 57(4):301-305.

174. Perez AA, Ribeiro AL, Barros MV et al. Value of the radiological study of the thorax for diagnosing left ventricular dysfunction in Chagas' disease. Arq Bras Cardiol. 2003; 80(2):208-7.

175. Barral MM, Nunes MC, Barbosa MM et al. Echocardiographic parameters associated with pulmonary congestion in Chagas cardiomyopathy. Rev Soc Bras Med Trop. 2010; 43(3):244-248.

176. Ribeiro AL, Teixeira MM, Reis AM et al. Brain natriuretic peptide based strategy to detect left ventricular dysfunction in Chagas disease: a comparison with the conventional approach. Int J Cardiol. 2006; 109(1):34-40.

177. Acquatella H. Echocardiography in Chagas heart disease. Circulation. 2007; 115(9):1124-1131.

178. Viotti RJ, Vigliano C, Laucella S et al. Value of echocardiography for diagnosis and prognosis of chronic Chagas disease cardiomyopathy without heart failure. Heart. 2004; 90(6):655-660.

179. Barros ML, Ribeiro A, Nunes MC et al. Association between left ventricular wall motion abnormalities and ventricular arrhythmia in the indeterminate form of Chagas disease. Rev Soc Bras Med Trop. 2011; 44(2):213-216.

180. Pazin-Filho A, Romano MM, Almeida-Filho OC et al. Minor segmental wall motion abnormalities detected in patients with Chagas' disease have adverse prognostic implications. Braz J Med Biol Res. 2006; 39(4):483-487.

181. Nunes MC, Beloti FR, Lima MM et al. Functional capacity and right ventricular function in patients with Chagas heart disease. Eur J Echocardiogr. 2010; 11(7):590-595.

182. Nunes MD, Rocha MO, Ribeiro AL et al. Right ventricular dysfunction is an independent predictor of survival in patients with dilated chronic Chagas' cardiomyopathy. Int J Cardiol. 2008; 127(3):353-359.

183. Benchimol Barbosa PR. Noninvasive prognostic markers for cardiac death and ventricular arrhythmia in long-term follow-up of subjects with chronic Chagas' disease. Braz J Med Biol Res. 2007; 40(2):167-178.

184. Nunes MC, Barbosa MM, Ribeiro AL et al. Left atrial volume provides independent prognostic value in patients with chagas cardiomyopathy. J Am Soc Echocardiogr. 2009; 22(1):82-88.

185. Rocha MO, Nunes MC, Ribeiro AL. Morbidity and prognostic factors in chronic chagasic cardiopathy. Mem Inst Oswaldo Cruz. 2009; 104(4):159-166.

186. Garcia-Alvarez A, Sitges M, Pinazo MJ et al. Chagas cardiomyopathy: the potential of diastolic dysfunction and brain natriuretic peptide in the early identification of cardiac damage. PLoS Negl Trop Dis. 2010; 4(9).

187. Lima MM, Nunes MC, Rocha MO et al. Left ventricular diastolic function and exercise capacity in patients with Chagas cardiomyopathy. Echocardiography. 2010; 27(5):519-524.

188. Nunes MP, Colosimo EA, Reis RC et al. Different prognostic impact of the tissue Doppler-derived E/e' ratio on mortality in Chagas cardiomyopathy patients with heart failure. J Heart Lung Transplant. 2012;31(6):634-41.

189. Hiss FC, Lascala TF, Maciel BC et al. Changes in myocardial perfusion correlate with deterioration of left ventricular systolic function in chronic Chagas' cardiomyopathy. JACC Cardiovasc Imaging. 2009; 2(2):164-172.

190. Rochitte CE, Oliveira PF, Andrade JM et al. Myocardial delayed enhancement by magnetic resonance imaging in patients with Chagas' disease: a marker of disease severity. J Am Coll Cardiol. 2005; 46(8):1553-1558.

191. Mello RP, Szarf G, Schvartzman PR et al. Delayed enhancement cardiac magnetic resonance Imaging can identify the risk for ventricular tachycardia in chronic Chagas' heart disease. Arq Bras Cardiol. 2012; 98(5):421-430.

192. Rochitte CE, Nacif MS, Oliveira Junior AC et al. Cardiac magnetic resonance in chagas' disease. Artif Organs. 2007; 31(4):259-267.

193. Ribeiro AL, dos Reis AM, Barros MV et al. Brain natriuretic peptide and left ventricular dysfunction in Chagas' disease. Lancet. 2002; 360(9331):461-462.

194. Talvani A, Rocha MO, Cogan J et al. Brain natriuretic peptide measurement in Chagas heart disease: marker of ventricular dysfunction and arrhythmia. Int J Cardiol. 2005; 100(3):503-504.

195. Barbosa MM, Nunes MD, Ribeiro AL et al. N-terminal proBNP levels in patients with Chagas disease: A marker of systolic and diastolic dysfunction of the left ventricle. Eur J Echocardiogr. 2007;8(3):204-12.

196. Oliveira BM, Botoni FA, Ribeiro AL et al. Correlation between BNP levels and Doppler echocardiographic parameters of left ventricle filling pressure in patients with Chagasic cardiomyopathy. Echocardiography. 2009; 26(5):521-527.

197. Lima-Costa MF, Cesar CC, Peixoto SV, Ribeiro AL. Plasma B-type natriuretic peptide as a predictor of mortality in community-dwelling

older adults with Chagas disease: 10-year follow-up of the Bambui Cohort Study of Aging. Am J Epidemiol. 2010; 172(2):190-196.

198. Moreira MC, Wang Y, Heringer-Walther S et al. Prognostic value of natriuretic peptides in Chagas' disease: a head-to-head comparison of the 3 natriuretic peptides. Congest Heart Fail. 2009; 15(2):75-81.

199. Saravia SG, Haberland A, Bartel S et al. Cardiac troponin T measured with a highly sensitive assay for diagnosis and monitoring of heart injury in chronic Chagas disease. Arch Pathol Lab Med. 2011; 135(2):243-248.

200. Basquiera AL, Sembaj A, Aguerri AM et al. Risk progression to chronic Chagas cardiomyopathy: influence of male sex and of parasitaemia detected by polymerase chain reaction. Heart. 2003; 89(10):1186-1190.

201. Bestetti RB, Otaviano AP, Cardinalli-Neto A et al. Effects of B-Blockers on outcome of patients with Chagas' cardiomyopathy with chronic heart failure. Int J Cardiol. 2011; 151(2):205-208.

202. Cardinalli-Neto A, Bestetti RB, Cordeiro JA, Rodrigues VC. Predictors of All-Cause Mortality for Patients with Chronic Chagas' Heart Disease Receiving Implantable Cardioverter Defibrillator Therapy. J Cardiovasc Electrophysiol. 2007;18(12):1236-4.

203. Goncalves JG, Dias SV, Calzada Borges MC, Prata A, Correia D. Mortality indicators among chronic Chagas patients living in an endemic area. Int J Cardiol. 2010; 143(3):235-242.

204. Ribeiro AL, Rocha MO, Terranova P et al. T-wave amplitude variability and the risk of death in chagas disease. J Cardiovasc Electrophysiol. 2011; 22(7):799-805.

205. Salles G, Xavier S, Sousa A et al. Prognostic value of QT interval parameters for mortality risk stratification in Chagas' disease: results of a long-term follow-up study. Circulation. 2003; 108(3):305-312.

206. Sarabanda AV, Marin-Neto JA. Predictors of mortality in patients with Chagas' cardiomyopathy and ventricular tachycardia not treated with implantable cardioverter-defibrillators. Pacing Clin Electrophysiol. 2011; 34(1):54-62.

207. Theodoropoulos TA, Bestetti RB, Otaviano AP et al. Predictors of all-cause mortality in chronic Chagas' heart disease in the current era of heart failure therapy. Int J Cardiol. 2008;128(1):22-9.

208. Viotti R, Vigliano C, Lococo B et al. Clinical predictors of chronic chagasic myocarditis progression. Rev Esp Cardiol. 2005; 58(9):1037-1044.

209. Mady C, Cardoso RH, Barretto AC et al. Survival and predictors of survival in patients with congestive heart failure due to Chagas' cardiomyopathy. Circulation. 1994;90(6):3098-102.

210. Biolo A, Ribeiro AL, Clausell N. Chagas cardiomyopathy--where do we stand after a hundred years? Prog Cardiovasc Dis. 2010; 52(4):300-316.

211. Nunes MC, Reis RC, Colosimo EA et al. Risk estimation approach in Chagas disease is still needed. Int J Cardiol. 2011; 147(2):294-296.

212. Salles GF, Xavier SS, Sousa AS et al. T-wave axis deviation as an independent predictor of mortality in chronic Chagas' disease. Am J Cardiol. 2004; 93(9):1136-1140.

213. Sassi R, Rivolta MW, Mainardi LT et al. Spatial Repolarization Heterogeneity and Survival in Chagas Disease. Methods Inf Med. 2014; 53(4).

214. Ardito SQ, Bestetti RB, Cardinalli-Neto A et al. Chronic renal impairment in patients with Chagas cardiomyopathy with chronic systolic heart failure: prevalence and prognostic significance. Int J Cardiol. 2011; 152(1):133-134.

215. Rocha MO, Ribeiro AL. A risk score for predicting death in Chagas' heart disease. N Engl J Med. 2006; 355(23):2488-2489.

216. Castro I, Andrade JP, Paola AA et al. I Latin American guidelines for the diagnosis and treatment of Chagas cardiomyopathy. Arq Bras Cardiol. 2011; 97(2 Suppl 1):1-48.

217. Benchimol-Barbosa PR. Nonlinear mathematical model for predicting long term cardiac remodeling in Chagas' heart disease: Introducing the concepts of 'limiting cardiac function' and 'cardiac function deterioration period'. Int J Cardiol. 2009.

218. Bern C. Antitrypanosomal therapy for chronic Chagas' disease. N Engl J Med. 2011; 364(26):2527-2534.

219. Clayton J. Chagas disease: pushing through the pipeline. Nature. 2010; 465(7301):S12-S15.

220. Molina I, Prat J, Salvador F et al. Randomized trial of posaconazole and benznidazole for chronic Chagas' disease. N Engl J Med. 2014; 370(20):1899-1908.

221. Coura JR, Vinas PA. Chagas disease: a new worldwide challenge. Nature 2010; 465(7301):S6-S7.

222. Lepesheva GI. Design or screening of drugs for the treatment of Chagas disease: what shows the most promise? Expert Opin Drug Discov. 2013; 8(12):1479-1489.

223. Coura JR, Borges-Pereira J. Chronic phase of Chagas disease: why should it be treated? A comprehensive review. Mem Inst Oswaldo Cruz. 2011; 106(6):641-645.

224. Rassi A Jr., Rassi A, Marin-Neto JA. Chagas disease. Lancet. 2010; 375(9723):1388-1402.

225. Viotti R, Vigliano C. Etiological treatment of chronic Chagas disease: neglected 'evidence' by evidence-based medicine. Expert Rev Anti Infect Ther 2007; 5(4):717-726.

226. Machado FS, Tyler KM, Brant F et al. Pathogenesis of Chagas disease: time to move on. Front Biosci. (Elite Ed) 2012; 4:1743-1758.

227. Viotti R, Alarcon de NB, Araujo-Jorge T et al. Towards a paradigm shift in the treatment of chronic Chagas disease. Antimicrob Agents Chemother. 2014; 58(2):635-639.

228. Bern C, Montgomery SP, Herwaldt BL et al. Evaluation and treatment of chagas disease in the United States: a systematic review. JAMA. 2007; 298(18):2171-2181.

229. Organizacíon Panamericana de la Salud/Organizacíon Mundial de la Salud. Tratamiento Etiológico de la Enfermedad de Chagas. OPS/HCP/HCT/140/99, 1-32. 1999. Washington, DC.

230. Garcia S, Ramos CO, Senra JF et al. Treatment with benznidazole during the chronic phase of experimental Chagas' disease decreases cardiac alterations. Antimicrob Agents Chemother. 2005; 49(4):1521-1528.

231. Viotti R, Vigliano C, Lococo B et al. Long-term cardiac outcomes of treating chronic Chagas disease with benznidazole versus no treatment: a nonrandomized trial. Ann Intern Med. 2006; 144(10):724-734.

232. Mady C, Ianni BM, de SJ, Jr. Benznidazole and Chagas disease: can an old drug be the answer to an old problem? Expert Opin Investig Drugs. 2008; 17(10):1427-1433.

233. Issa VS, Bocchi EA. Antitrypanosomal agents: treatment or threat? Lancet. 2010; 376(9743):768-769.

234. Perez-Molina JA, Perez-Ayala A, Moreno S et al. Use of benznidazole to treat chronic Chagas' disease: a systematic review with a meta-analysis. J Antimicrob Chemother 2009.

235. Morillo CA, Marin-Neto JA, Avezum A, Sosa-Estani S, Rassi A Jr, Rosas F, Villena E, Quiroz R, Bonilla R, Britto C, Guhl F, Velazquez E, Bonilla L, Meeks B, Rao-Melacini P, Pogue J, Mattos A, Lazdins J, Rassi A, Connolly SJ, Yusuf S; BENEFIT Investigators. Randomized Trial of Benznidazole for Chronic Chagas' Cardiomyopathy. N Engl J Med. 2015 Oct;373(14):1295-306.

236. Sosa-Estani S, Cura E et al. Etiological treatment of young women infected with Trypanosoma cruzi, and prevention of congenital transmission. Rev Soc Bras Med Trop 2009; 42(5):484-487.

237. Viotti R, Vigliano C, Lococo B et al. Side effects of benznidazole as treatment in chronic Chagas disease: fears and realities. Expert Rev Anti Infect Ther. 2009; 7(2):157-163.

238. Castro JA, de Mecca MM, Bartel LC. Toxic side effects of drugs used to treat Chagas' disease (American trypanosomiasis). Hum Exp Toxicol. 2006; 25(8):471-479.

239. Viotti R, Vigliano C, Alvarez MG et al. Impact of aetiological treatment on conventional and multiplex serology in chronic Chagas disease. PLoS Negl Trop Dis. 2011; 5(9):e1314.

240. Wendling AP, Vitelli-Avelar DM, Sathler-Avelar R et al. The use of IgG antibodies in conventional and non-conventional immunodiagnostic tests for early prognosis after treatment of Chagas disease. J Immunol Methods. 2011; 370(1-2):24-34.

241. Murcia L, Carrilero B, Munoz MJ et al. Usefulness of PCR for monitoring benznidazole response in patients with chronic Chagas' disease: a prospective study in a non-disease-endemic country. J Antimicrob Chemother. 2010; 65(8):1759-1764.

242. Aguiar C, Batista AM, Pavan TB et al. Serological profiles and evaluation of parasitaemia by PCR and blood culture in individuals chronically infected by Trypanosoma cruzi treated with benzonidazole. Trop Med Int Health. 2011.

243. Gomes ML, Galvao LM, Macedo AM et al. Chagas' disease diagnosis: comparative analysis of parasitologic, molecular, and serologic methods. Am J Trop Med Hyg. 1999; 60(2):205-210.

244. Muratore CA, Baranchuk A. Current and emerging therapeutic options for the treatment of chronic chagasic cardiomyopathy. Vasc Health Risk Manag. 2010; 6:593-601.

245. Botoni FA, Poole-Wilson PA, Ribeiro AL et al. A randomized trial of carvedilol after renin-angiotensin system inhibition in chronic Chagas cardiomyopathy. Am Heart J. 2007; 153(4):544-548.

246. Issa VS, Amaral AF, Cruz FD et al. Beta-blocker therapy and mortality of patients with Chagas cardiomyopathy: a subanalysis of the REMADHE prospective trial. Circ Heart Fail 2010; 3(1):82-88.

247. Botoni FA, Ribeiro AL, Marinho CC et al. Treatment of Chagas Cardiomyopathy. Biomed Res Int. 2013; 2013:849504.

248. Fiorelli AI, Santos RH, Oliveira JL Jr. et al. Heart transplantation in 107 cases of Chagas' disease. Transplant Proc. 2011; 43(1):220-224.

249. Bocchi EA, Fiorelli A. The paradox of survival results after heart transplantation for cardiomyopathy caused by Trypanosoma cruzi. First Guidelines Group for Heart Transplantation of the Brazilian Society of Cardiology. Ann Thorac Surg 2001; 71(6):1833-1838.

250. de Carvalho AC, Carvalho AB, Goldenberg RC. Cell-based therapy in Chagas disease. Adv Parasitol. 2011; 75:49-63.

251. Ribeiro dos SR, Rassi S, Feitosa G et al. Cell therapy in Chagas cardiomyopathy (Chagas arm of the multicenter randomized trial of cell therapy in cardiopathies study): a multicenter randomized trial. Circulation. 2012; 125(20):2454-2461.

252. Lima MM, Rocha MO, Nunes MC et al. A randomized trial of the effects of exercise training in Chagas cardiomyopathy. Eur J Heart Fail. 2010; 12(8):866-873.

253. de Sousa AS, Xavier SS, de Freitas GR et al. Prevention strategies of cardioembolic ischemic stroke in Chagas' disease. Arq Bras Cardiol. 2008; 91(5):306-310.

254. Mendoza I, Guiniger A, Kushni E et al. Consensus of the electrophysiology committee of "USCAS" on the treatment of ventricular arrhythmias in Chagas disease. Arq Bras Cardiol. 1994; 62(1):41-43.

255. Rassi JA, Gabriel RA, Gabriel RS et al. Ventricular arrhythmia in Chagas disease. Diagnostic, prognostic, and therapeutic features. Arq Bras Cardiol. 1995; 65(4):377-387.

256. Cardinalli-Neto A, Greco OT, Bestetti RB. Automatic implantable cardioverter-defibrillators in Chagas' heart disease patients with malignant ventricular arrhythmias. Pacing Clin Electrophysiol. 2006; 29(5):467-470.

257. Barbosa MP, Rocha MO, Lombardi F, Ribeiro AL. ICDs in Chagas heart disease: the standard treatment for secondary prevention of sudden death. Europace. 2013; 15(9):1383-1384.

258. Gali WL, Sarabanda AV, Baggio JM et al. Implantable cardioverter-defibrillators for treatment of sustained ventricular arrhythmias in patients with Chagas' heart disease: comparison with a control group treated with amiodarone alone. Europace 2014; 16(5):674-680.

259. Martinelli M, Siqueira SF, Sternick EB et al. Long-Term Follow-Up of Implantable Cardioverter-Defibrillator for Secondary Prevention in Chagas' Heart Disease. Am J Cardiol. 2012.

260. Scanavacca M, Sosa E. Letter to the Editor: Chagas Disease - An Overview of Clinical and Epidemiological Aspects. J Am Coll Cardiol. 2013.

261. Scanavacca M, Sosa E. Catheter ablation to treat sustained ventricular tachycardia in patients with chagas cardiomyopathy and implantable cardioverter-defibrillator. J Am Coll Cardiol 2014; 63(10):1028-1029.

262. Scanavacca M. Epicardial ablation for ventricular tachycardia in chronic Chagas heart disease. Arq Bras Cardiol. 2014; 102(6):524-528.

263. Leite LR, Fenelon G, Paes AT, de Paola AA. The impact of syncope during clinical presentation of sustained ventricular tachycardia on total and cardiac mortality in patients with chronic Chagasic heart disease. Arq Bras Cardiol. 2001; 77(5):439-452.

264. Epstein AE, DiMarco JP, Ellenbogen KA et al. ACC/AHA/HRS 2008 Guidelines for device-based therapy of cardiac rhythm abnormalities. Heart Rhythm. 2008; 5(6):e1-62.

265. Ribeiro AL, Duarte RH. Cardiac defibrillators, Kant, and the categorical imperative. Am Heart J. 2008; 155(2):e15.

266. Epstein AE, DiMarco JP, Ellenbogen KA et al. ACC/AHA/HRS 2008 Guidelines for device-based therapy of cardiac rhythm abnormalities. Heart Rhythm. 2008; 5(6):e1-62.

267. da Silva JO, Borges MC, de Melo CS et al. Alternative Sites for Right Ventricular Pacing in Chagas Disease: A Comparative Study of the Mid-Septum and Inflow Tract. Pacing Clin Electrophysiol. 2014.

CARDIOMIOPATIA HIPERTRÓFICA

67

Edmundo Arteaga-Fernández
Aloir Queiroz de Araujo
Murillo de Oliveira Antunes

1 CONCEITO

A cardiomiopatia hipertrófica (CH) é uma doença do coração transmitida geneticamente, caracterizada por hipertrofia do ventrículo esquerdo (VE) sem dilatação (exceção para alguns pacientes em estágios finais), na ausência de outra doença cardíaca ou sistêmica que possa causar hipertrofia miocárdica. Com a ressalva de que muitos pacientes que têm genótipo positivo podem não ter fenótipo nem hipertrofia manifesta. Dessa forma, é uma afecção primariamente miocárdica, conceitualmente, a CH precisa ser diferenciada das hipertrofias cardíacas secundárias a uma pós-carga elevada (estenose aórtica, coarctação da aorta e hipertensão arterial), bem como daquelas hipertrofias que fazem parte de síndromes diversas, como as de depósito (doença de Anderson-Fabry, Danon, PRKAG$_2$), amiloidose cardíaca, entre outras situações raras que podem ocasionalmente mimetizar CH.[1-6]

Em 1958, Teare[1] publicou a primeira série composta por oito indivíduos jovens, sendo alguns parentes em primeiro grau, sete dos quais haviam falecido de forma inesperada. Posteriormente, a doença foi caracterizada clinicamente por Goodwin e colaboradores[2] (1960) e Braunwald e colaboradores[3] (1964). Com mais de 50 anos desde sua descrição, até se chegar à denominação atual, a CH recebeu várias denominações, sendo as mais consagradas estenose subaórtica hipertrófica e hipertrofia septal assimétrica. Reconhecida como de caráter familiar, essa cardiopatia atraiu um grande e necessário interesse ao se constatar uma incidência aumentada de eventos fatais repentinos, sendo que, na atualidade, a CH é reconhecida como a principal causa de morte súbita em atletas jovens.[4-6]

Outrora considerada uma doença rara, existem estudos epidemiológicos que estimam uma prevalência de 1:500 (0,2%) com fenótipo de CH na população geral,[7] o que a torna a cardiopatia hereditária mais frequente, sendo mandatório traçar estratégias diagnósticas e terapêuticas para um problema que pode estar presente em mais de 300 mil brasileiros.

Apesar do risco de eventos fatais repentinos, a maioria dos pacientes com CH evoluem de forma benigna e estável, relatando graus variáveis de sintomas secundários à disfunção diastólica, podendo ocorrer, em uma minoria, evolução para uma forma avançada de insuficiência cardíaca, em que predomina a dilatação e a disfunção sistólica do ventrículo esquerdo, com difícil manuseio terapêutico e prognóstico reservado. De maneira geral, em estudo realizado na coorte acompanhada no InCor, o prognóstico da CH foi avaliado como benigno.[8]

2 ETIOPATOGENIA

A CH é causada, em mais de 60%[5,6] dos casos, por uma mutação em um dos genes que codificam proteínas do sarcômero, disco Z e controladores de cálcio (Tabela 67.1).[9] Vinte genes já foram relacionados com a doença, e mais de 1.000 diferentes mutações identificadas em indivíduos afetados pela doença, aumentando a complexidade de sua caracterização genética. Entretanto, os mais frequentes são os genes da cadeia pesada da β-miosina (MYH7) e da proteína C de ligação da miosina (MYBPC3).[10-13]

O perfil epidemiológico das mutações, nos vários continentes, tem obedecido à referida frequência, mas a complexidade aumenta com o relato, em ritmo exponencial, de novos genes envolvidos na doença, com suas respectivas mutações inéditas. Em alguns pacientes com CH, a doença não está presente em familiares (forma não familiar); nesses casos, admite-se que as mutações possam ter sido espontâneas, não herdadas. Mas, a partir daí a possibilidade de transmissão aos seus descendentes passa a existir com uma probabilidade de 50%.[5,6,9] Deve-se destacar, também, que até 5% dos pacientes carreiam duas mutações patogênicas distintas, e uma minoria (menos que 1%) teria três mutações patogênicas coexistentes.[14,15] Geralmente, nas eventualidades com múltiplas mutações são esperados fenótipos mais precoces e mais graves.

TABELA 67.1 Genes e mutação que determinam a cardiomiopatia hipertrófica			
GENE	**PROTEÍNA**	**CROMOSSOMO**	**FREQUÊNCIA**
Genes de miofilamento			
TTN	Titina	2	1%
MYH7	Cadeia pesada da β-miosina	14	15-25%
MYH6	Cadeia pesada da α-miosina	14	1%
MYL2	Cadeia leve da miosina regulatória	12	2%
MYL3	Cadeia Leve da miosina Essencial	3	1%
MYBPC3	Proteína C de ligação da miosina	11	15-25%
TNNT2	Troponina T	1	5%
TNNI3	Troponina I	19	5%
TPM1	α-tropomiosina	15	5%
ACTC	Actina cardíaca α	15	1%
TNNC1	Troponina C	3	1%
Genes do disco Z			
LBD3	Domínio 3 de ligação LIM	10	1-5%
CSRP3	Proteína Muscular LIM	17	1%
TCAP	Teletonina	17	1%
VCL	Vinculina/Metavinculina	10	1%
ACTN2	α-actina	1	1%
MYOZ2	Miozenina	4	1%
NEXN	Nexilina	1	<1%
Genes controladores de cálcio			
JPH2	Junctofilina-2	20	1%
PLN	Fosfolambam	6	1%

Assumindo-se como decifrada a etiologia, em seguida vem a não menos complexa fase de patogenia. A CH é uma doença ímpar em heterogeneidade morfológica, funcional, clínica e evolutiva, de forma que se pode encontrar pacientes com mutações diferentes e fenótipos muito semelhantes, assim como indivíduos de uma mesma família, portadores de uma mesma mutação, apresentando-se tão diversamente quanto: sem fenótipo, fenótipo precoce × fenótipo tardio, doença branda × doença grave, forma obstrutiva × forma não obstrutiva, sobrevida normal × morte, em razão da doença. Corroborando essa diversidade, há relatos de variações fenotípicas até em gêmeos monozigóticos.[16]

Assim, a euforia que naturalmente seguiu à identificação das mutações causais, deu lugar a frustrações, pois seria de se esperar que mutações diferentes viessem a clarear tantas dúvidas relativas à complexidade morfológica e clínica na CH, principalmente detectando aquelas anomalias gênicas com elevado valor preditivo de morte súbita, o que seria um avanço para a prevenção do mais temido desfecho da doença. Fatores hormonais, físicos, alimentares, raciais, entre outros, foram especulados/avaliados, mas nada de impactante foi, até hoje, definido como determinante de variação fenotípica na CH. Assim, voltou-se ao campo laboratorial no sentido de pesquisar sistemas gênicos que teriam influência sobre ou interagiriam com a mutação causadora, modulando maior ou menor expressão fenotípica, que seriam os genes modificadores.[9,16] Os polimorfismos genéticos considerados mais plausíveis – sistema renina-angiotensina e seus receptores – têm sido estudados, inclusive em nossa instituição, mas os resultados até hoje encontrados não permitem conclusões, apenas indícios.[17,18]

Alguns autores criaram "a hipótese de depleção de energia", segundo a qual a mutação levaria a uma disfunção unificadora, em que o aumento de demanda de energia, por causa da utilização ineficiente de ATP, comprometeria a capacidade do miócito em manter níveis de energia nos compartimentos subcelulares. E essa depleção crônica de energia levaria à disfunção do miocárdio, elevação de Ca^{2+} sistólico e ativação das proteínas quinases AMP-ativadas (AMPK), que resultariam em hipertrofia assimétrica.[19,20] Tem sido observado, também em modelos animais, que mutações em diferentes genes de proteínas de miofilamento aumentam a sensibilidade ao Ca^{2+}. E o defeito consequente na homeostase, tais como transporte intracelular de Ca^{2+}, recaptação de Ca^{2+} no retículo endoplasmático e fosforilação de algumas proteínas, provavelmente contribuem em vários aspectos da doença, como aumentar a probabilidade de arritmias ao modificar o formato dos potenciais de ação, resultando em períodos refratários mais curtos, maior variabilidade de duração de potencial de ação entre os batimentos e aumento da dispersão da velocidade de condução ventricular em frequências cardíacas mais altas, criando assim um substrato arritmogênico que pode levar à morte inesperada.[21-23]

O mecanismo molecular na CH não é definitivamente conhecido, porém as possíveis vias incluem: aumento da fibrose miocárdica, alteração do ciclo do cálcio, do estresse mecânico e da homeostase energética que, associadas, levam a modificações anatômicas que determinam disfunções, que podem manifestar-se clinicamente. Assim, as alterações fisiopatológicas observadas em mais de 75% dos pacientes são: disfunção diastólica por alteração do relaxamento e da distensibilidade ventricular, isquemia miocárdica e obstrução da via de saída do VE.

3 MORFOLOGIA

3.1 ANATOMIA PATOLÓGICA

A CH se caracteriza macroscopicamente por hipertrofia ventricular esquerda, que é assimétrica, em aproximadamente 95% dos casos, ou simétrica (Figura 67.1). A hipertrofia pode afetar qualquer região do VE, predominando no septo, e mostra grande variação em extensão e gravidade; as formas assimétricas são mais prevalentes em jovens e as simétricas em idosos. Há uma forma em que a hipertrofia acomete a região apical, descrita inicialmente no Japão e posteriormente em outros países do Ocidente, que cursa com melhor evolução do que as outras formas, mas que pode ser complicada no caso de isquemia e formação de aneurisma apical, aumentando a incidência de arritmias ventriculares complexas.[24,25] A hipertrofia na CH deve ser diferenciada da hipertrofia observada no septo anterior basal de pessoas normais com idade avançada, achado conhecido como "septo sigmoide", que pode causar alguma obstrução hemodinâmica na via de saída do VE.[26]

Na forma clássica descrita por Teare,[1] há espessamento do septo anterior basal logo abaixo da valva aórtica, que provoca estreitamento da via de saída durante a sístole por deslocamento anterior dos músculos papilares e dos folhetos mitrais pelo fenômeno de Venturi e/ou forças de arrasto; esse movimento anterior sistólico da valva mitral também acarreta dificuldade de coaptação dos folhetos, o que resulta em dois distúrbios funcionais: a obstrução da via de saída do VE, produzindo gradientes de pressão com pico ao final da sístole, e insuficiência mitral.[27-29] Isso causa lesão de impacto e fibrose no endocárdio do septo subjacente à valva aórtica, o que pode favorecer o aparecimento de endocardite infecciosa. A cavidade do VE costuma ser normal ou de pequena dimensão; a valva mitral é anormal com aumento no comprimento dos folhetos, bem como a inserção direta da cabeça de um ou de ambos os músculos papilares, para a face ventricular do folheto anterior da valva mitral.

Macroscopicamente, a hipertrofia assimétrica pode ser confirmada por comparação com a parede livre do VE. Tanto na forma simétrica como na assimétrica podem ser observadas no septo pequenas manchas brancas, que correspondem a cicatrizes de substituição de miocárdio por fibrose, que não ocorrem no território das principais artérias coronárias epicárdicas; esses achados são muito sugestivos da doença[30] (Figura 67.2).

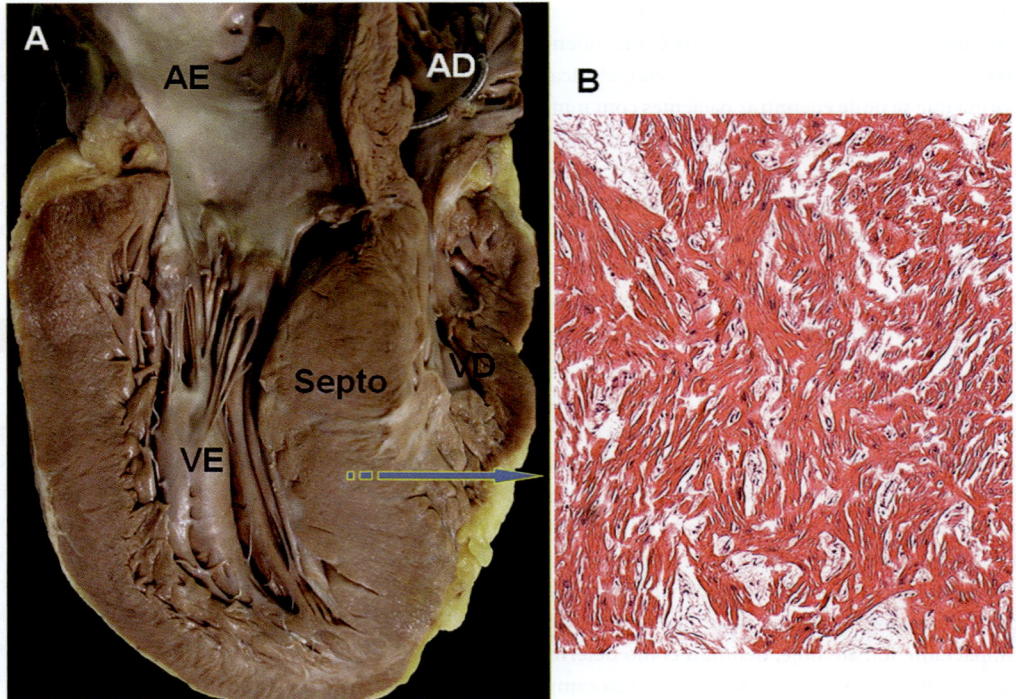

FIGURA 67.1 Coração de paciente com CH em corte 4 câmaras. (A) Hipertrofia do septo interventricular. (B) Desarranjo dos miócitos à histologia (coloração HE).AE: átrio esquerdo; AD: átrio direito; VE: ventrículo esquerdo; VD: ventrículo direito.

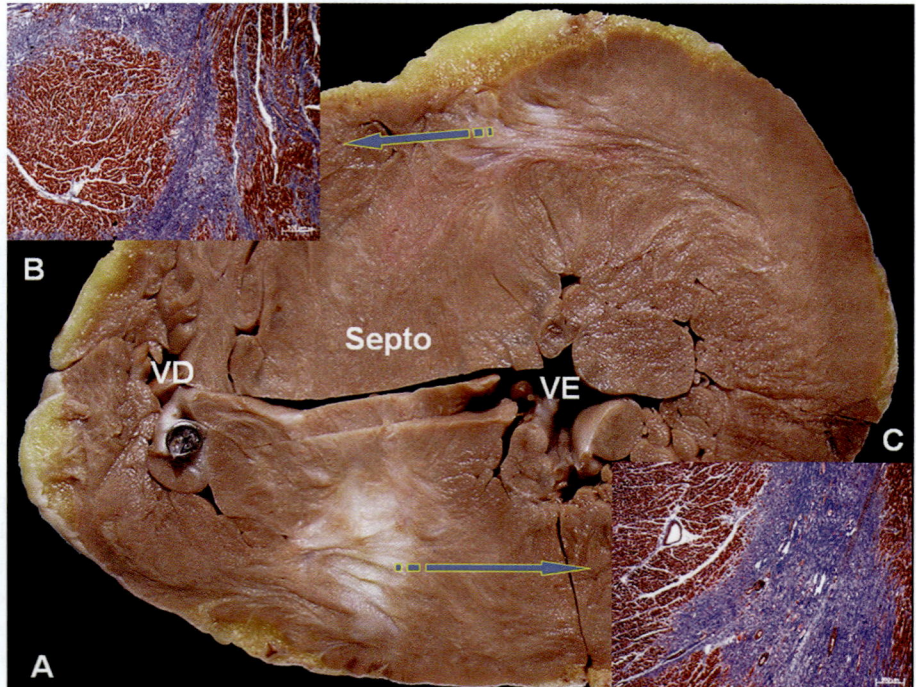

FIGURA 67.2 Coração de paciente com CH no eixo curto. (A) Hipertrofia do miocárdio e áreas esbranquiçadas que correspondem à fibrose (B) e (C) (setas, histologia em azul, pela técnica de Mason). VD: ventrículo direito; VE: ventrículo esquerdo.

Ao estudo histológico, observa-se hipertrofia dos miócitos predominando na região subendocárdica, com núcleos bizarros e arquitetura miofibrilar desorganizada, acompanhada de desarranjo dos miócitos caracterizado por desorganização e perda do paralelismo, com alinhamento perpendicular ou oblíquo mais evidente nas áreas hipertróficas. Esse desarranjo das fibras miocárdicas pode ser observado em outras doenças cardíacas, mas geralmente é pequeno, e se aceita que para o diagnóstico de CH o desarranjo deve estar presente em pelo menos 5% do septo[24, 25] (Figura 67.1).

Outra alteração histopatológica de importância fundamental na CH é a expansão do colágeno intersticial, que pode estar aumentado em mais de cinco vezes.[31] Essa fibrose pode ser pericelular e perivascular, e é mais intensa no septo que na parede livre do VE (Figura 67.2). Hoje se sabe que o desarranjo dos miócitos hipertrofiados e a fibrose intersticial formam substrato para arritmias, assim como levam à disfunção que determina os sintomas da CH.

As artérias intramurais apresentam espessamento da parede por hiperplasia das células musculares lisas da camada média e aumento do colágeno perivascular, o que leva à diminuição da luz com consequente redução da reserva de fluxo coronário, podendo culminar em isquemia e fibrose. Foi demonstrado que as pequenas artérias coronárias intramurais anormais são mais comuns em cortes de tecido de miocárdio de pacientes com fibrose importante do que aqueles sem fibrose. Isso também foi observado nos vasos de corações com CH na forma dilatada com disfunção sistólica.[25,30]

Em fragmentos de tecido retirado do septo de pacientes operados por miectomia transvalvar aórtica, o desarranjo dos miócitos foi observado em 60 a 80%, enquanto em fragmentos obtidos por meio de biópsia endomiocárdica do ventrículo direito, observou-se o desarranjo em apenas 20%.[25] Em estudo de avaliação do valor prognóstico da fração de volume de colágeno em fragmentos de miocárdio obtidos por meio de biópsia endomiocárdica de ventrículo direito de pacientes portadores de CH, encontra-se quantidade de fibrose cinco vezes maior do que em indivíduos normais (FVC 6,19% *versus* FVC 0,36%; p < 0,0001), e que, entre os pacientes, aqueles com maiores quantidades de colágeno tiveram pior evolução e menor sobrevida.[31]

4 QUADRO CLÍNICO

4.1 SINTOMAS

A maioria dos pacientes com CH é assintomática, e a doença costuma ser diagnosticada entre os 30 e 40 anos de idade, embora possa estar presente de recém-nascidos a octogenários. Como as avaliações cardiológicas rotineiras por diversas finalidades, principalmente desportivas, encontram-se em ritmo progressivo dado o maior acesso da população a serviços médicos, pacientes assintomáticos com CH poderão ser diagnosticados em idades cada vez mais precoces, o que é desejável. Infelizmente,

em muitos casos a morte súbita, que é a forma mais frequente de morte relacionada com a CH, pode ser a única manifestação da doença, e essa manifestação fatal assume significado maior ainda ao se constatar que ocorre predominantemente na fase juvenil da vida.[32]

Os sintomas, por ordem de frequência, são: dispneia, precordialgia, palpitações, síncope e pré-síncope. A intensidade de cada um depende da combinação dos quatro componentes fisiopatológicos, que são: a disfunção diastólica, a isquemia, as arritmias e a obstrução da via de saída do VE, principalmente com a magnitude dessa última, que depende da pré-carga e da pós-carga, bem como da contratilidade ventricular. O esforço físico é o maior desencadeador de sintomas, que também podem ser acentuados por situações como grandes refeições, abuso de álcool, entre outras. De fato, a limitação física é a queixa mais frequente entre os pacientes sintomáticos com CH.

A dispneia está relacionada com a disfunção diastólica, que ocorre por aumento do tempo de relaxamento isovolumétrico associado à hipertrofia e à isquemia, e pela diminuição da distensibilidade decorrente da fibrose intersticial e do desarranjo das fibras miocárdicas. Isso vai determinar diminuição do enchimento ventricular e o aumento da pressão diastólica final do VE, com consequente aumento das pressões atrial esquerda e venocapilar pulmonar. Tudo isso na presença de fração de ejeção do VE normal ou aumentada, fazendo da CH um modelo sindrômico de insuficiência cardíaca com fração de ejeção normal, ressalvando-se que, aproximadamente 5% dos pacientes, podem evoluir para uma fase avançada de dilatação do VE e disfunção sistólica.[33]

A dor precordial é atípica, na maioria dos casos, mas pode mimetizar angina típica, mesmo na ausência de lesões obstrutivas nas artérias coronárias epicárdicas. De fato, a CH reúne fatores que podem condicionar isquemia miocárdica, como: aumento excessivo da massa muscular a ser perfundida, aumento da contratilidade e aumento da tensão na parede decorrente da elevada pressão diastólica na cavidade, com consequente desequilíbrio entre a oferta e a demanda de oxigênio, somando-se a esse desequilíbrio as anormalidades das pequenas artérias intramurais. Essas alterações, em conjunto, podem levar ao aparecimento de áreas de fibrose miocárdica. Embora se saiba que há prevalência aumentada de trajetos intramiocárdicos ou pontes miocárdicas, em corações com CH, as séries publicadas não evidenciaram efeito deletério dessa variação arterial coronariana sobre o quadro clínico, bem como não se demonstrou aumento do risco de morte súbita.[34]

As palpitações são queixas comuns e decorrem tanto de arritmias ventriculares quanto supraventriculares, ambas frequentes nessa moléstia. Os episódios de síncope e pré-síncope durante exercícios ou imediatamente após episódio de palpitação ou dor precortial sugerem ser de origem cardíaca. Podem ocorrer por incapacidade do VE em aumentar o débito cardíaco durante o esforço em pacientes com obstrução da via de saída do VE, por arritmias complexas, como a taquicardia ventricular não sustentada, ou em razão da resposta anormal do sistema vascular periférico ao exercício.[32,35]

4.2 EXAME FÍSICO

Em pacientes assintomáticos e sem obstrução à ejeção ventricular esquerda, o exame físico costuma ser normal. Em geral, o pulso venoso jugular é normal, mas pode apresentar onda "a" elevada por causa da contração atrial acentuada resultante do relaxamento ventricular deficiente. Havendo obstrução na via de saída do VE, o pulso carotídeo é característico, apresentando ascensão rápida, uma vez que não existe obstrução na protossístole, diminuindo na metade da sístole (aspecto digitiforme), quando aparece a obstrução, finalizando com discreta elevação.

À palpação da ponta do coração é sentido duplo impulso sistólico – o primeiro impulso vem antes do início da obstrução e o segundo depois. Isso pode ser mais bem constatado examinando o paciente em decúbito lateral esquerdo. Também pode ser palpado o frêmito sistólico no nível da ponta ou na borda esternal esquerda baixa.

Na ausculta das formas obstrutivas, o primeiro ruído é normal e pode-se ouvir desdobramento paradoxal do segundo ruído quando a obstrução é grave, ou na presença de bloqueio do ramo esquerdo. Um quarto ruído pode estar presente, refletindo relaxamento ventricular esquerdo diminuído e contração atrial vigorosa. Como resultado da obstrução subaórtica pode-se auscultar sopro sistólico entre o foco mitral e a borda esternal baixa, de intensidade 3/6 a 4/6, que se inicia após o primeiro ruído, em crescendo-decrescendo, com irradiação para a base do coração, representando a obstrução, e para a região axilar, refletindo o concomitante refluxo mitral. Em pacientes com obstrução subaórtica latente, o sopro sistólico é geralmente grau 1/6 de intensidade, podendo aumentar com manobras provocativas como assumir a postura ereta a partir da posição de cócoras, ou pedindo para realizar a manobra de Valsalva.[29,32,35]

5   DIAGNÓSTICO

O diagnóstico deve ser suspeitado pela anamnese, quando da presença de outros casos na família ou relato de morte súbita, em parentes jovens de primeiro grau, associado ao achado de sopros no exame físico. Entretanto, deve ser confirmado pela demonstração de hipertrofia ≥ 15 mm em um ou mais segmentos da parede ventricular, avaliado pela ecocardiografia, ressonância magnética ou tomografia computadorizada, o que estabelece o diagnóstico definitivo.[4-6,35] Em parentes de primeiro grau de pacientes o diagnóstico é confirmado pela demonstração de hipertrofia ≥ 13 mm em um ou mais segmentos da parede ventricular avaliado por qualquer método de imagem citado.[4-6]

Como em mais da metade dos pacientes existe algum erro genético, é importante que se realize a avaliação clínica com estudo eletrocardiográfico e ecocardiográfico, em familiares de primeiro grau, de forma ascendente e descendente, com o objetivo de diagnóstico precoce para orientação e acompanhamento. Outra forma é construir a árvore genealógica que, de forma simples, nos mostra a prevalência exata da doença na família e frequência de morte súbita (Figura 67.3).[6] Atualmente, está-se realizando também o estudo genético nos pacientes índices e nos seus parentes de primeiro grau, ascendentes e descendentes.[36]

Para o diagnóstico de CH em nosso hospital, que é Centro de Referência Terciário, tem-se solicitado rotineiramente o ecocardiograma bidimensional com Doppler colorido, a ressonância magnética do coração com contraste e o estudo genético, além

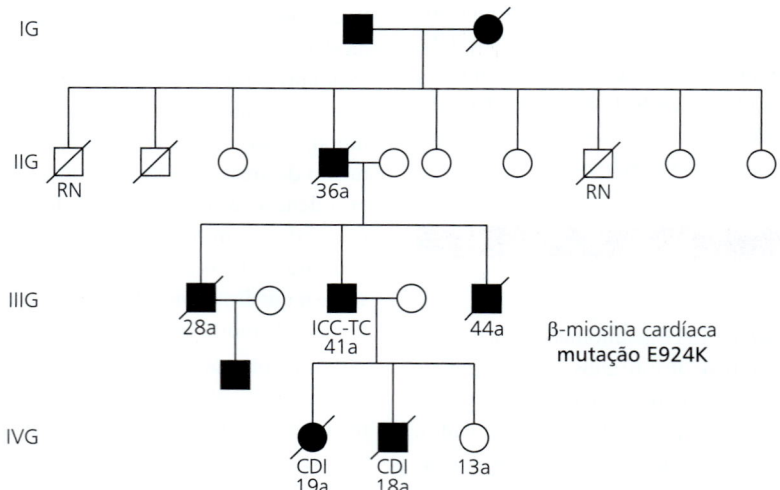

FIGURA 67.3 Heredograma de família com CH – 11 indivíduos com fenótipo (em preto) e nove óbitos (barra), com mutação (E924K) no gene da betamiosina de cadeia pesada.RN: recém-nascido; IC-TC: insuficiência cardíaca e transplante de coração; CDI: cardioversor-desfibrilador Implantável.

do estudo eletrocardiográfico (repouso, exercício e contínuo de 24 horas) e dosagem sanguínea do peptídeo natriurético tipo B. Com essa rotina pode-se definir se a CH é familiar ou não, avaliar a classe funcional em que se encontra o paciente, classificar em forma obstrutiva ou não obstrutiva, estimar o grau de comprometimento anatômico (hipertrofia e fibrose) e funcional (diastólica e sistólica) e verificar se há ocorrência de arritmias ventriculares complexas (Figura 67.4).

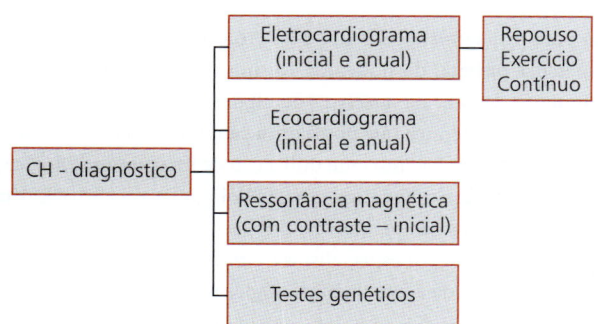

FIGURA 67.4 Fluxograma dos exames complementares para o diagnóstico e seguimento da CH.

5.1 ELETROCARDIOGRAMA

O eletrocardiograma de repouso está alterado em 90 a 95% dos pacientes, e não há um padrão característico da doença. É um método sensível, mas pouco específico (recomendação classe I NE B),[6] podendo, no entanto, mostrar alterações mesmo quando o ecocardiograma ainda não mostra presença de hipertrofia. As alterações eletrocardiográficas mais frequentes são a sobrecarga ventricular esquerda com alteração do segmento S-T e inversão da onda T, observados em 60 a 80% dos pacientes e relacionados com aumento da pressão diastólica final do VE, sobrecarga atrial esquerda e ondas Q anormais[8,29,32,37] (Figura 67.5).

Em mais de 90% dos pacientes o ritmo é sinusal, e o intervalo P-R normal. Em 30% observam-se ondas P de sobrecarga atrial esquerda que, geralmente, estão relacionadas com aumento da pressão diastólica final do VE[34] (Figura 67.4). A fibrilação atrial é observada em 5 a 8% dos pacientes.

Geralmente, o complexo QRS tem duração normal, sendo raros os distúrbios no sistema de condução intraventricular. Alterações de ondas Q associadas a ondas T anormais podem sugerir áreas eletricamente inativas. A origem dessas ondas Q anormais não está bem estabelecida, acreditando-se que estariam relacionadas com a despolarização do septo espessado e à estrutura anatômica alterada.

A forma apical de CH, descrita inicialmente no Japão em 25% dos pacientes portadores dessa moléstia, é rara no Ocidente e os pacientes apresentam padrão característico de ondas T invertidas "gigantes", com profundidades de mais de 10 mV nas derivações precordiais.[38]

Procura-se relacionar os achados eletrocardiográficos com a classe funcional, o grau de hipertrofia, o gradiente da via de saída do ventrículo esquerdo, fibrilação atrial e o risco de morte súbita,

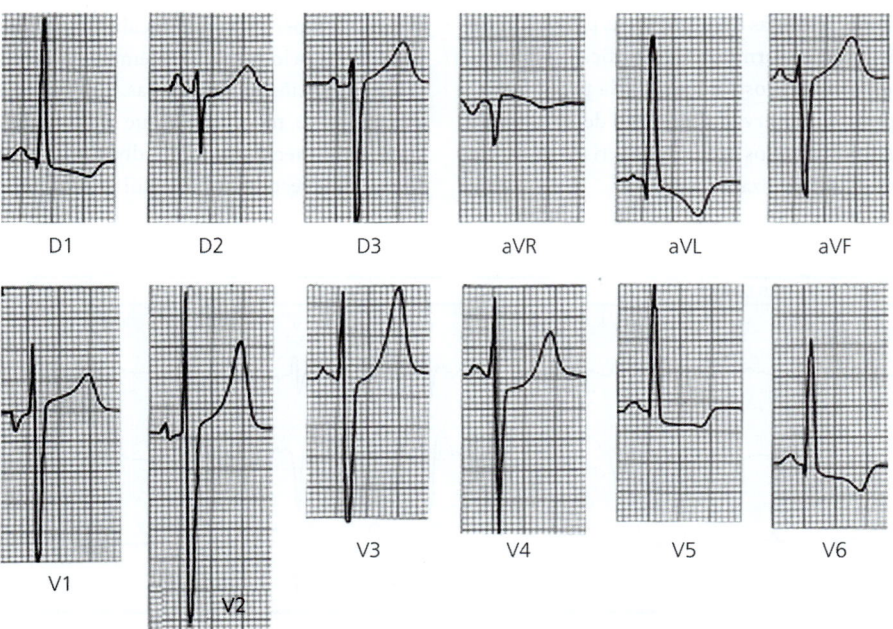

FIGURA 67.5 Eletrocardiograma de paciente com CH – sobrecarga de átrio e ventrículo esquerdos.

sem sucesso.[8,29,37] Em nossa experiência, observam-se as seguintes alterações eletrocardiográficas: ECG normal em 12%; sobrecarga ventricular esquerda em 84%; sobrecarga atrial esquerda em 17%, fibrilação atrial em 8%; bloqueio de ramo esquerdo em 1%; área eletricamente inativa em 1% e sobrecarga ventricular direita em 1%.[8]

5.1.1 Eletrocardiografia dinâmica

Por meio do monitoramento ambulatorial do ritmo cardíaco pode-se avaliar as frequências cardíacas média, máxima e mínima, a presença de arritmias supraventriculares (principalmente a fibrilação atrial), ventriculares e distúrbios no sistema de condução, assim como a relação dessas com os sintomas (recomendação classe I NE B).[6] O método também é utilizado no controle da resposta à terapêutica, quando do uso de medicamentos betabloqueadores para manter a frequência cardíaca reduzida, e de antiarrítmicos, como a amiodarona. É exame obrigatório inicial e de controle anual, objetivando rastreamento de arritmias ventriculares complexas, principalmente a taquicardia ventricular não sustentada, que foi por observada em 19% dos pacientes, e que tem relação com a morte inesperada (Figura 67.6), sendo a maioria composta por pacientes assintomáticos.[8] A última diretriz da Sociedade Europeia de Cardiologia (2014), recomenda o exame com duração de 48 horas.[6]

5.1.2 Eletrocardiografia de esforço

Tem-se indicado o teste ergométrico para a maioria dos pacientes, pelo baixo risco, devendo ser realizado sempre em ambiente hospitalar e mantendo a medicação em uso. Avalia-se a capacidade física, a relação com sintomas, a resposta cronotrópica ao exercício, eventuais arritmias desencadeadas pelo esforço e a resposta de pressão arterial, permitindo identificação dos pacientes que não apresentam resposta adequada da pressão arterial sistólica, o que pode ser observado em torno de 20%, sendo considerado um dos sinais clínicos preditivos de risco de morte súbita.[39] É recomendável sua realização anual.

O teste cardiopulmonar com medida simultânea dos gases respiratórios fornece dados objetivos da gravidade da classe funcional e está recomendado em todos os pacientes com indicação de transplante cardíaco (recomendação classe I NE B).[6]

5.2 ECOCARDIOGRAFIA

O ecocardiograma tem sido o principal exame complementar na CH, pois reúne recursos que permitem avaliar detalhadamente a morfologia e a função do coração acometido pela doença (recomendação classe I NE B).[6] De fato, o critério universal para o diagnóstico da CH é a detecção ecocardiográfica de espessura parietal diastólica de 15 mm ou maior, em qualquer segmento do VE, na ausência de alguma condição patológica cardíaca ou sistêmica que possa ser a causa da hipertrofia detectada. Mesmo com a crescente utilização de imagens radiológicas e de ressonância magnética em cardiologia, a ecocardiografia mantém sua posição primordial por ser um método inócuo, de simples execução por especialistas treinados, de baixo custo relativo e com elevada acurácia morfológica e funcional.

Desde as suas primeiras aplicações, em 1972 nos EUA e 1977 no Brasil, a ecocardiografia, mesmo contando apenas com a modalidade unidimensional (modo M), já se firmava como ferramenta imprescindível na avaliação de pacientes com suspeita de CH. Utilizando-se apenas o modo M, são obtidas informações tão importantes, como diâmetro atrial esquerdo, diâmetros do VE em diástole e sístole e a respectiva função sistólica, espessuras do septo interventricular e da parede posterior e, nas formas obstrutivas, registra-se o movimento sistólico anterior da valva mitral (Figura 67.7).

No entanto, há muitas limitações, principalmente nos casos em que a hipertrofia está localizada em segmentos do VE não abordáveis pelo modo M, além de não ser possível obter informações funcionais detalhadas. Um critério diagnóstico muito popularizado, na época em que se dispunha somente da modalidade unidimensional, era a divisão da espessura diastólica do septo pela espessura diastólica da parede posterior, cujo

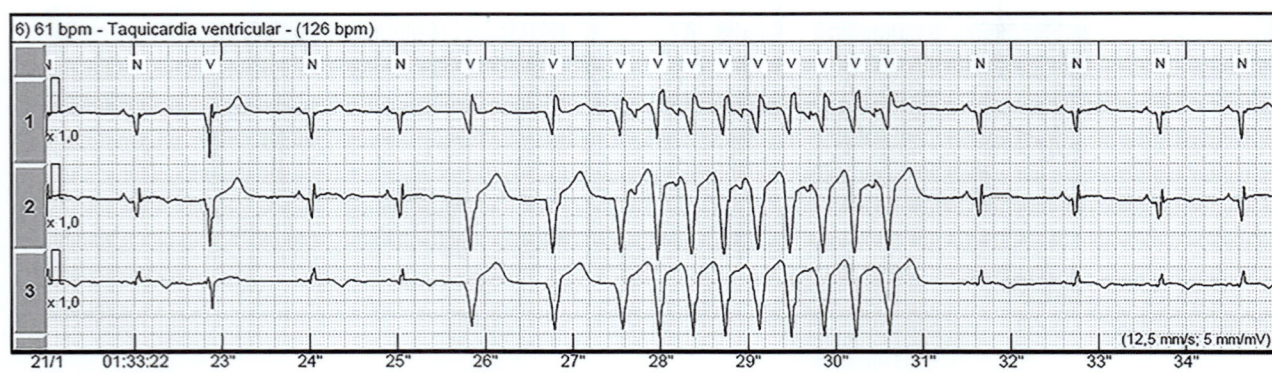

FIGURA 67.6 Eletrocardiograma contínuo de paciente com CH – episódios de taquicardia ventricular não sustentada.

resultado ≥ 1,3 seria indicativo de CH. Tal critério mostrou-se falho, pois em alguns casos a medida da espessura do septo pode estar superestimada se o examinador não diferenciar e, consequentemente, incluir alguma estrutura ventricular direita nessa medida. Ressalte-se que, independentemente da evolução da ecocardiografia, as medidas obtidas com modo M continuam sendo largamente utilizadas e reportadas em exames rotineiros.

O advento da ecocardiografia bidimensional (modo 2D), em 1980, marcou o início de uma nova fase. Com imagens planares e cortes a partir de múltiplas incidências, tornou-se possível realizar uma avaliação completa – qualitativa e quantitativa – da expressão fenotípica na CH. Dessa forma, começaram a ser registradas localizações mais raras, como a hipertrofia apical e a hipertrofia lateral, antes não detectáveis. Por meio do modo 2D, o ecocardiografista pode descrever a distribuição da hipertrofia em cada segmento ventricular (Figura 67.8), incluindo casos raros de acometimento ventricular direito, em tempo real, ou seja, durante todo o ciclo cardíaco. Como nas demais doenças do

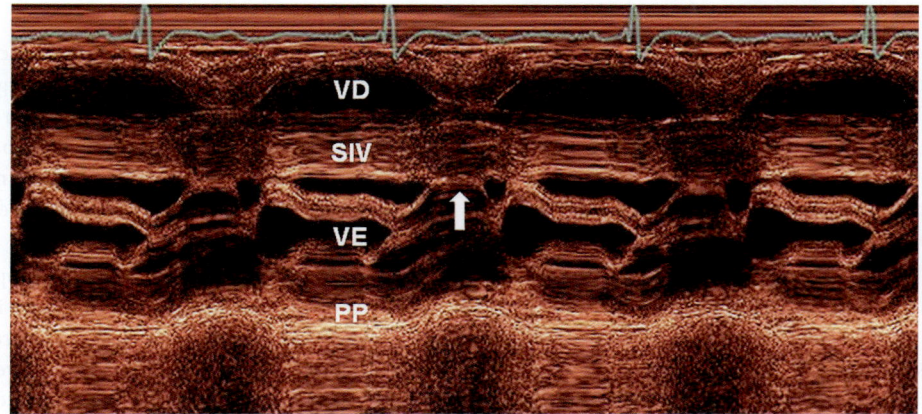

FIGURA 67.7 Traçado de ecocardiograma Modo M típico de CH obstrutiva. Nota-se cavidade do VE normal, função sistólica normal/hiperdinâmica, hipertrofia assimétrica do septo (SIV), espessura normal da parede posterior (PP) e o movimento anterior da valva mitral tocando o septo na sístole (seta). VD: ventrículo direito e VE: ventrículo esquerdo.

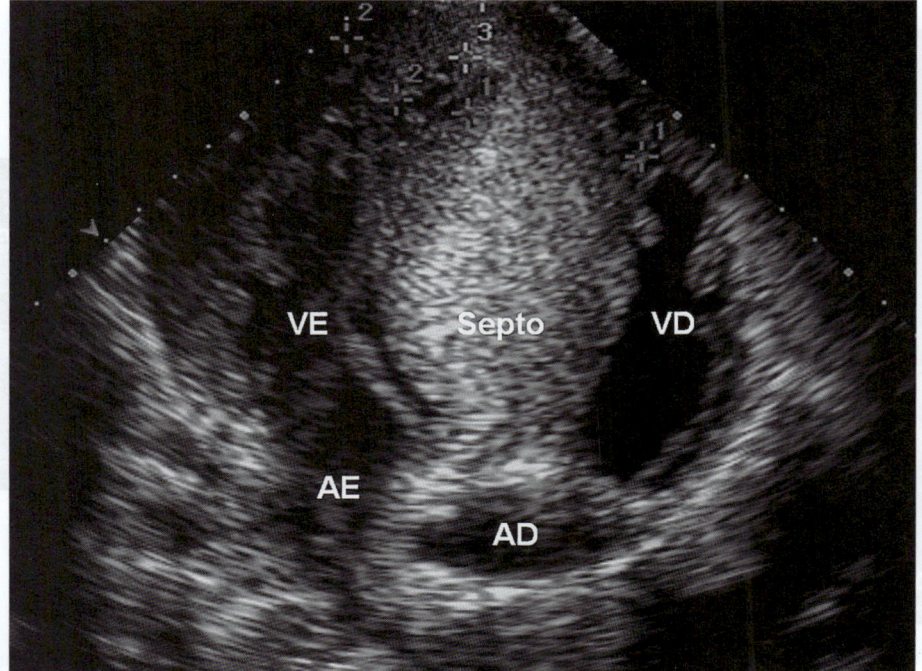

FIGURA 67.8 Ecocardiograma bidimensional corte apical, 4 câmaras de paciente com CH – hipertrofia assimétrica importante (> 30 mm) acometendo toda a extensão do septo interventricular. AE: átrio esquerdo; AD: átrio direito; ventrículo esquerdo; VD: ventrículo direito.

coração, a imagem 2D ocupa posição fundamental na avaliação ecocardiográfica da CH, pois, além de ser a imagem diagnóstica propriamente dita, permite o adequado posicionamento do cursor para realização de medidas com modo M e mensuração de velocidades de fluxos com Doppler.

O estudo Doppler, em 1983, veio preencher de forma eficaz a lacuna funcional da ecocardiografia, não só na CH como em várias outras cardiopatias. Portanto, o ecocardiograma de hoje engloba obrigatoriamente o estudo Doppler, e o examinador tem à disposição: o pulsátil, o contínuo, com mapeamento de fluxo em cores e o tecidual. Sendo a disfunção diastólica do ventrículo esquerdo a principal alteração funcional na CH, o estudo Doppler torna-se a principal ferramenta para tal avaliação. Outra alteração funcional de grande relevância na CH, a obstrução dinâmica na via de saída do VE, tem no Doppler contínuo a sua mais acurada avaliação não invasiva. O Doppler tecidual, mais recente, é de sensibilidade tão elevada, que pode estar alterado antes mesmo do fenótipo hipertrófico estar detectável, tendo sido proposto o seu uso como método de diagnóstico pré-clínico em familiares de pacientes com CH.[40]

As informações morfológicas e funcionais que podem ser obtidas e devem ser reportadas, ao se submeter um paciente com CH a um ecocardiograma, são:

- A distribuição da hipertrofia por segmentos, indicando o segmento mais hipertrofiado com a sua respectiva espessura diastólica máxima;
- O diâmetro e a área do átrio esquerdo;

- Os diâmetros internos do ventrículo esquerdo em diástole e sístole, a fração de encurtamento sistólico e a fração de ejeção e as espessuras diastólicas do septo e da parede posterior;
- A medida da massa ventricular esquerda não é recomendável a partir do modo M, por causa da assimetria da hipertrofia na CH, podendo ser tentada a sua quantificação por método biplanar, mas ressalvando-se que, usualmente, a gravidade da hipertrofia na CH tem sido classificada a partir da espessura máxima detectada, não havendo estudo disponível indicando que a quantificação biplanar tenha maior valor prognóstico;
- Presença ou não de movimento sistólico anterior da valva mitral, existência e grau da regurgitação mitral secundária a esse movimento e o gradiente sistólico máximo na via de saída do ventrículo esquerdo, ressaltando se esse gradiente está somente na via de saída ou ao longo da cavidade (Figura 67.9), e se é acentuado com a manobra de Valsalva;
- As velocidades do fluxo mitral ao Doppler pulsado: velocidade máxima da onda E – diastólica inicial, velocidade máxima da onda A – contração atrial, relação E/A, tempo de desaceleração de E (TD), tempo de relaxamento isovolumétrico (TRIV) e a descrição do padrão de disfunção diastólica, respectivamente a esses parâmetros;
- As velocidades do fluxo venoso pulmonar ao Doppler pulsado: velocidade máxima da onda S – sistólica,

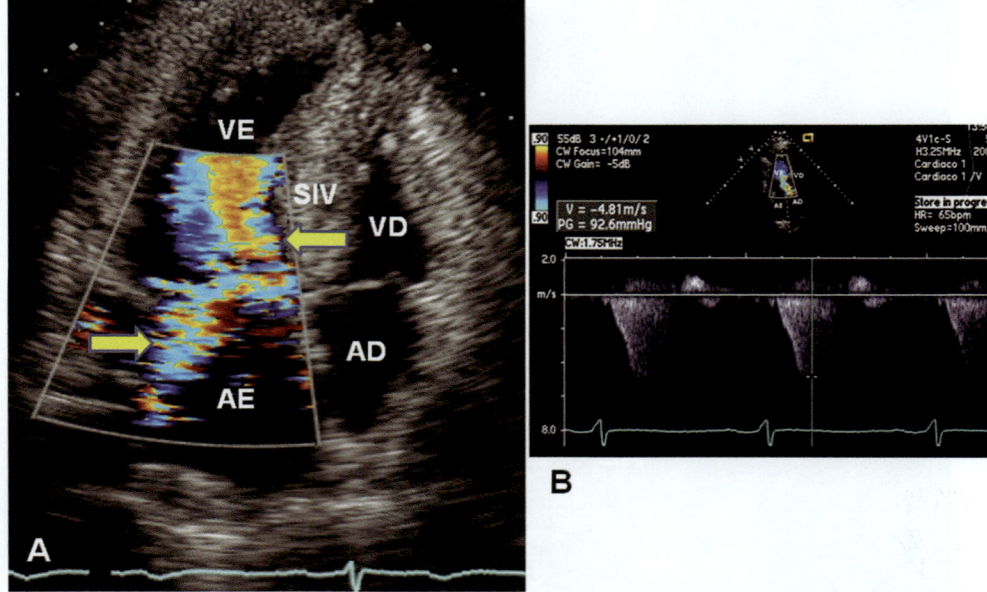

FIGURA 67.9 Ecocardiograma bidimensional com mapeamento de fluxo em cores de paciente com CH obstrutiva, corte apical 4 câmaras: as setas apontam mosaico de cores na via de saída do VE (obstrução) e no átrio esquerdo (refluxo mitral), ambos como consequência do deslocamento sistólico anterior da valva mitral (A) Traçado de Doppler contínuo (B) em paciente com CH obstrutiva, mostrando o típico gradiente sistólico com pico tardio (no caso, 93 mmHg, em repouso). AE: átrio esquerdo; AD: átrio direito; ventrículo esquerdo; VD: ventrículo direito; SIV: septo interventricular.

velocidade máxima da onda D – diastólica, relação S/D, velocidade máxima da onda Ar – atrial reversa; tais velocidades não são rotineiramente apresentadas, mas são úteis quando se pretende estudar a função atrial esquerda;

- Velocidades do anel mitral com Doppler tecidual: velocidade máxima da onda S' – sistólica, velocidade máxima da onda E' – diastólica inicial, velocidade máxima da onda A' – sístole atrial, relação E'/A' e a relação E/E' que acopla fluxo mitral com velocidade do anel mitral na borda septal, cujo valor > 15 indica, com segurança, aumento da pressão diastólica final do ventrículo esquerdo (Figura 67.10);

- Dimensões das câmaras direitas, função do ventrículo direito e estimativa da pressão arterial sistólica pulmonar por meio da velocidade da regurgitação tricúspide, quando existente; infrequentemente ocorre obstrução dinâmica sistólica no ventrículo direito e/ou via de saída, o que deve ser descrito e quantificado, pois tal eventualidade aumenta a velocidade da regurgitação tricúspide sem ser indicação de hipertensão pulmonar;

- Informações adicionais sobre anormalidades acessórias e incidentais, como degenerações valvulares, derrame pericárdico, trombos cavitários, fístulas coronárias-cavidades, defeitos e criptas miocárdicas etc.

O **ecocardiograma transesofágico** (recomendação classe I NE C)[6] pouco acrescenta ao estudo transtorácico na CH, sendo a sua indicação restrita a situações específicas como janela torácica imprópria, suspeita de trombose atrial/auricular esquerda, estudo detalhado da valva mitral em candidatos a uma cirurgia envolvendo essa valva, entre outras situações especiais.

A **ecocardiografia sob estresse**, seja físico ou farmacológico, tem como objetivo primordial a avaliação de gradientes obstrutivos provocáveis, naqueles pacientes classificados sem CH obstrutiva, ou levemente obstrutiva em repouso, mas com suspeita clínica de obstrução funcionalmente significante durante esforço físico.

De advento recente, e em fase de crescimento e validação, a **ecocardiografia tridimensional** deve trazer alguma superioridade na avaliação da massa ventricular esquerda, entre outros detalhes espaciais e fisiológicos de alguma forma não completamente avaliados com o exame 2D, mas ainda há ceticismo sobre a possibilidade de contribuição impactante da imagem tridimensional na CH.

Com relação ao uso de contraste ecocardiográfico, atualmente está restrito a algumas instituições que praticam a terapia percutânea transcoronária de redução da hipertrofia miocárdica septal, pois as imagens contrastadas do septo podem auxiliar o intervencionista durante a realização do procedimento.

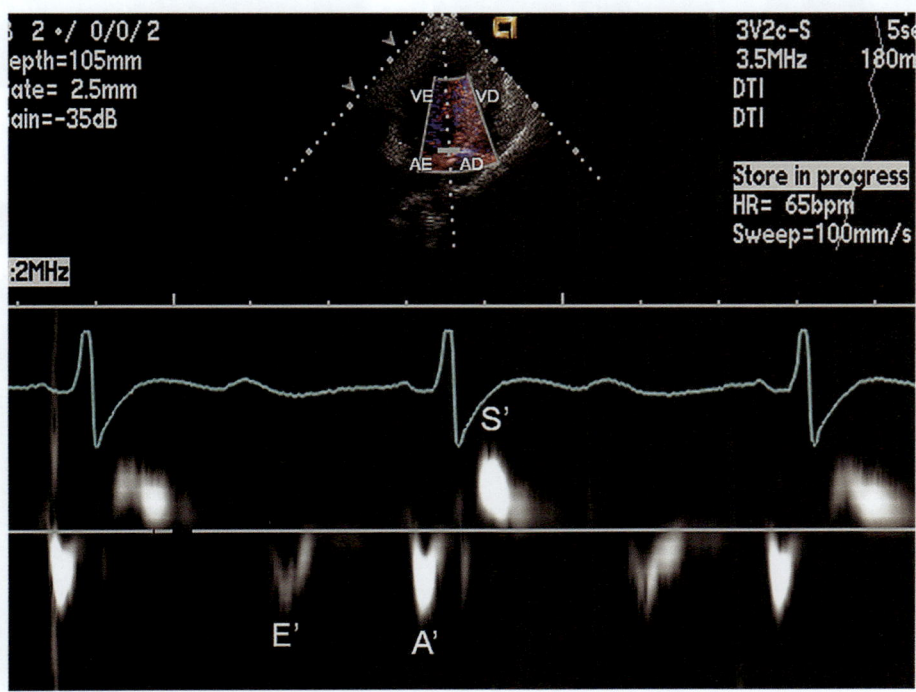

FIGURA 67.10 Doppler tecidual obtido com a amostra posicionada na borda septal do anel mitral, em paciente com CH: nota-se velocidade diastólica inicial (E') muito baixa (0,07 m/s) e relação E'/A' < 1,0. A': velocidade diastólica do anel mitral na sístole atrial; S': velocidade na sístole ventricular.

5.3 RESSONÂNCIA MAGNÉTICA

A ressonância nuclear magnética pode ser utilizada para diagnóstico, principalmente em casos em que a hipertrofia predomina na parede ântero-lateral e região apical, e naqueles pacientes em que há suspeita de CH, mas o ecocardiograma foi inconclusivo (recomendação classe I NE B).[6] Permite avaliar as dimensões cardíacas, volumes e fração de ejeção do VE e identificar o padrão e extensão da hipertrofia miocárdica de forma precisa[41] (Figura 67.11). Também pode auxiliar na diferenciação em casos de suspeita de miocárdio não compactado e detectar aneurisma apical, principalmente os pequenos, o que pode ter implicações, como a utilização de anticoagulação pelo risco de tromboembolismo.[6] Tem-se utilizado a ressonância magnética para análise do fluxo da via de saída do VE e orientar o tratamento invasivo de pacientes com CH na forma obstrutiva e refratários ao tratamento com medicamentos (Figura 67.12).

Estudos têm mostrado que com a utilização do gadolínio é possível identificar, quantificar e determinar a localização e o padrão de fibrose miocárdica (realce tardio). Sinais de fibrose têm sido observados em até 80% dos pacientes e os relatos indicam que naqueles com mais de 18 g quantificadas por esse método há maior prevalência de taquicardia ventricular não sustentada (TVNS) ao *Holter*,[41-44] ou seja, a fibrose poderia se apresentar como substrato para arritmias ventriculares complexas e novo fator de risco para morte súbita, a ser considerado, mas os dados atuais são insuficientes[6] (Figura 67.13).

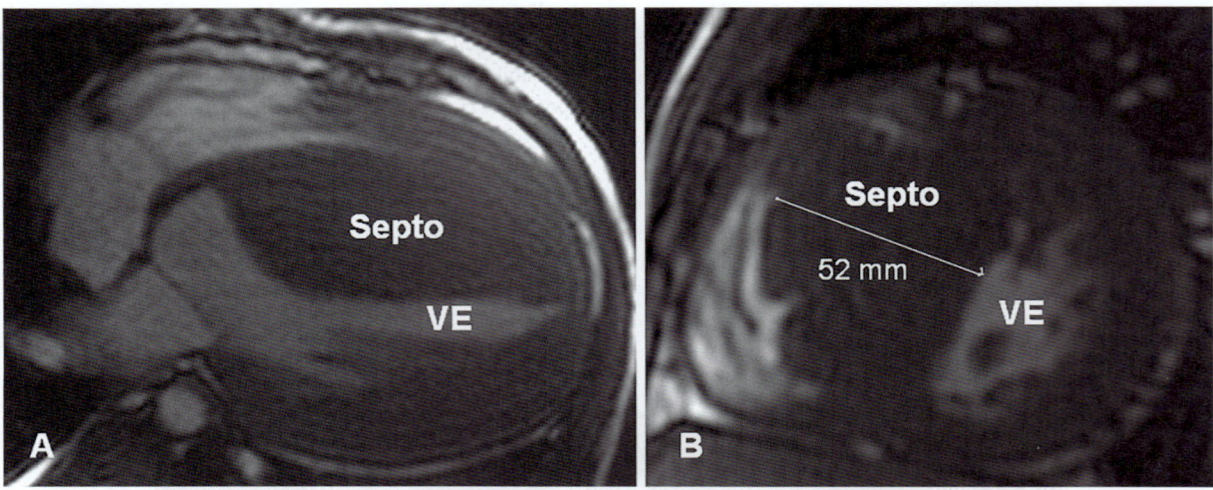

FIGURA 67.11 RNM do coração no eixo longo (A) e no eixo curto (B) hipertrofia septal. VE: ventrículo esquerdo.

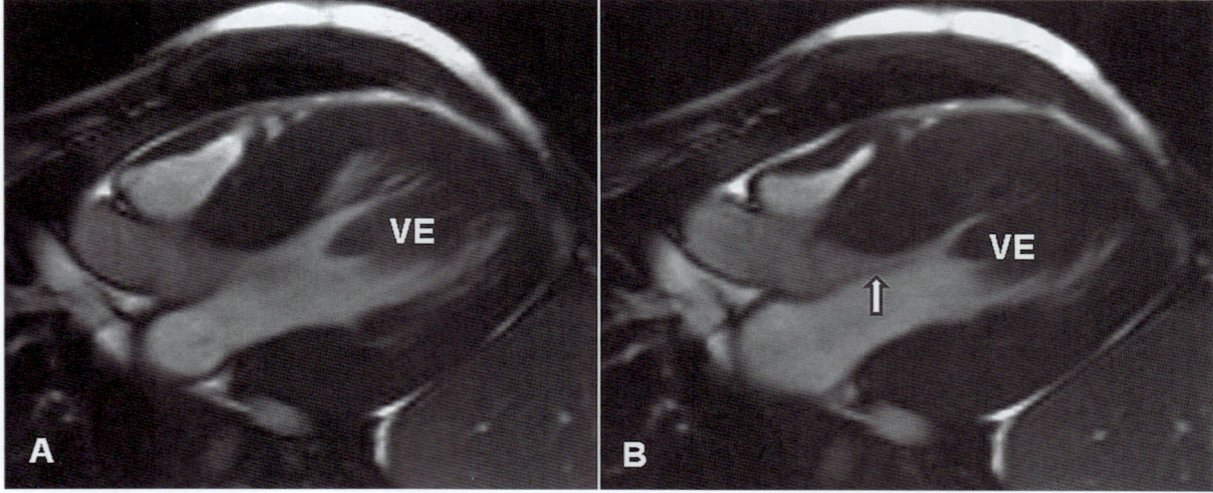

FIGURA 67.12 RNM (cine) da via de saída do VE – hipertrofia septal, movimento anterior sistólico da valva mitral e estreitamento da via de saída do VE (seta), em diástole (A) e sístole (B). VE: ventrículo esquerdo.

5.4 TOMOGRAFIA COMPUTADORIZADA COM MÚLTIPLAS COLUNAS DE DETECTORES

Como há contraindicação absoluta para realização de ressonância magnética cardíaca em pacientes portadores de marca-passo e cardiodesfibrilador implantável (CDI), em nossa instituição, Shiozaki e colaboradores[45] utilizaram, pela primeira vez, a técnica tomográfica para identificar a fibrose miocárdica. Observaram que, pacientes com CH portadores de CDI, que receberam terapias por taquiarritmias ventriculares, mostravam o dobro de fibrose quando comparados àqueles com CDI que não apresentaram tais arritmias.[46] Assim, tem-se utilizado essa alternativa nesses pacientes, para identificar, quantificar e determinar a localização e o padrão de fibrose miocárdica. Pode também ser útil para avaliar as artérias septais em casos de pacientes com CH obstrutiva que preenchem critérios para indicação de tratamento invasivo.

5.5 HEMODINÂMICA E ANGIOCARDIOGRAFIA

Historicamente, antes da disponibilidade clínica da ecocardiografia, o cateterismo cardíaco e a ventriculografia esquerda contrastada eram muito utilizados nos pacientes com suspeita clínica de CH, geralmente na forma obstrutiva. Os achados são característicos, com a demonstração de três espectros pressóricos distintos ao se recuar o cateter de manometria da cavidade do VE até acima da valva aórtica, comprovando a obstrução dinâmica subaórtica. Com relação à ventriculografia, observa-se aspecto sistólico final deformado pela hipertrofia assimétrica do septo, descrito como imagem de "pé de bailarina" (Figura 67.14).

Atualmente, os estudos hemodinâmico e angiocardiográfico na CH são reservados para pacientes para os quais se pretende indicar tratamento cirúrgico (miectomia) ou terapia percutânea transcoronária de redução da hipertrofia miocárdica septal com álcool. É também importante nos pacientes que evoluem para o estágio de função sistólica deteriorada ou com importante disfunção diastólica restritiva, quando for considerada a possibilidade de transplante cardíaco.

Finalmente, a cineangiocoronariografia deve ser indicada para pacientes com CH que apresentem situações clínicas que levem à suspeita de doença coronariana aterosclerótica associada e em pacientes adultos recuperados de parada cardiorrespiratória e com taquicardia ventricular sustentada (recomendação classe I NE C).[6]

5.6 PEPTÍDEO NATRIURÉTICO TIPO B (BNP)

Os estudos envolvendo a dosagem do BNP plasmático em pacientes com CH têm mostrado que os níveis elevados se correlacionam com: intensidade dos sintomas (dispneia), classe funcional (NYHA), presença e grau de disfunção diastólica do VE, disfunção sistólica do VE, gravidade da hipertrofia e magnitude do gradiente sistólico na via de saída do VE.[47-49] Podem também associar-se com a presença de realce tardio (fibrose) no miocárdio, em pacientes com taquicardia ventricular sustentada sintomática.[50] Em relação ao prognóstico, há poucas publicações disponíveis, e apenas um estudo mostrou que os pacientes que evoluíram para a forma dilatada tiveram aumento significativo do BNP tanto no plasma como no miocárdio, e isso apresentou correlação significante com a elevação da pressão diastólica final do VE.[51]

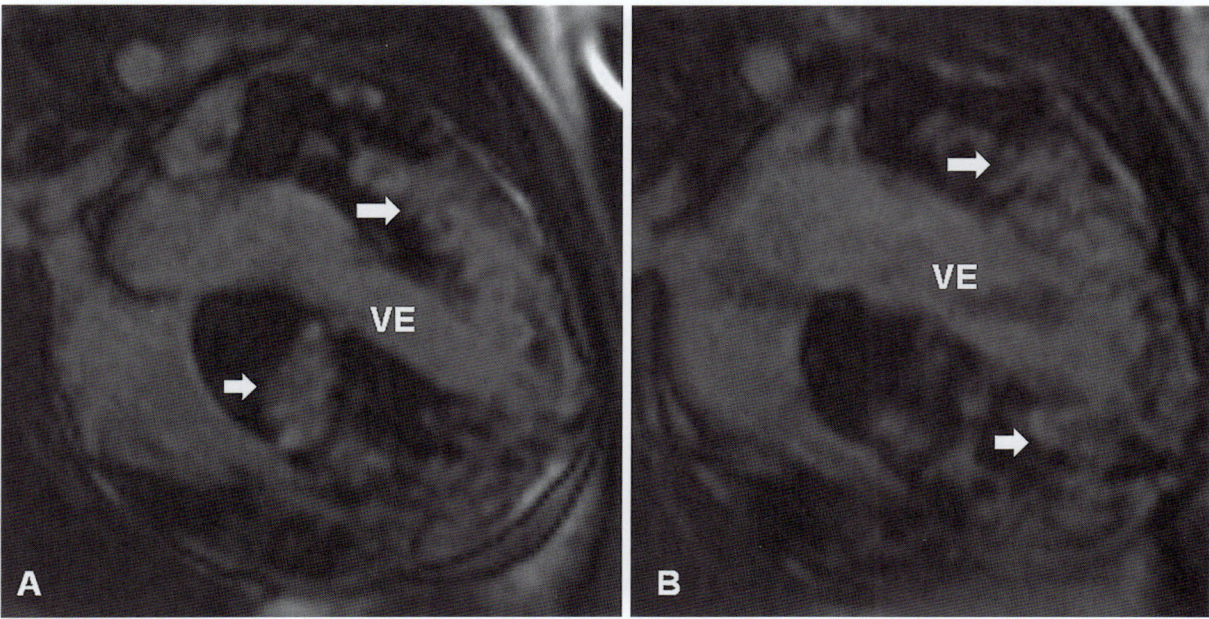

FIGURA 67.13 RNM do coração com contraste – realce tardio difuso no miocárdio (setas). VE: ventrículo esquerdo.

5.6.1 Fração aminoterminal do proBNP (NT-proBNP)

Com relação aos estudos do NT-proBNP na CH, tem-se mostrado que os níveis elevados correlacionam-se com sintomas e classe funcional, disfunção diastólica do VE, grau de hipertrofia do VE, tamanho do átrio esquerdo[52] e pico de consumo de VO_2.[53] Estudo prospectivo multicêntrico[54] mostrou que o NT-proBNP foi preditor de eventos relacionados com a insuficiência cardíaca, mas não com a mortalidade cardíaca.

Em conclusão, na CH as dosagens do BNP e do NT-proBNP são métodos úteis para avaliação do grau de comprometimento clínico, disfunção diastólica do VE, hipertrofia e da gravidade da obstrução da via de saída do VE. Pelos dados disponíveis na literatura, ambos os testes mostram-se similares em eficácia e limitações, ambos possuem acurácia preditiva moderada, portanto utilidade clínica limitada na avaliação prognóstica (Indicação IIb e nível de evidência C). Apesar disso, tem-se utilizado rotineiramente a dosagem do BNP, com objetivos coadjuvantes de controle, avaliação evolutiva e de resposta ao tratamento. Em crianças, dada a dificuldade para avaliar sintomas e sua intensidade, a dosagem desses peptídeos pode ser particularmente útil.

5.7 TESTES GENÉTICOS

O diagnóstico molecular da doença é importante para confirmar o diagnóstico clínico, especialmente em casos duvidosos com hipertrofia limítrofe, em indivíduos atletas com hipertrofia, e em pacientes hipertensos com hipertrofia do VE em que há suspeita de coexistência com CH.[12] O teste genético permite identificar crianças e adultos com manifestações subclínicas da doença[11] e, no contexto familiar, parentes portadores da mutação podem ser identificados muito antes do desenvolvimento clínico da doença, com a possibilidade de realizar controle dos fatores de risco e acompanhamento clínico rigoroso[55]. Por outro lado, o teste também pode ser de grande utilidade ao se mostrar negativo em parentes de pacientes índices com mutações identificadas, afastando, definitivamente, a possibilidade de desenvolvimento futuro da doença, gerando tranquilidade e economia.[6,9] Todos nossos pacientes têm sido submetidos ao sequenciamento genético dos genes da cadeia pesada da β-miosina (MYH7) e proteína C de ligação da miosina (MYBPC3), que são os mais frequentes, e está-se iniciando o estudo também das famílias dos pacientes em que as mutações foram identificadas[36] (recomendação classe I NE B).[6]

Importante salientar que o paciente deve ser informado de que a identificação de uma mutação em familiares não significa doença, e sim risco aumentado de desenvolvimento da mesma,[12] bem como a ausência de identificação de uma mutação, em um paciente com suspeita clínica mas sem mutação familiar identificada, não garante a ausência da doença, já que em 30% dos pacientes não se consegue o diagnóstico molecular, mesmo estudando-se todos os genes relacionados com a doença, o que sugere que devem existir outros genes e mutações causadores de CH ainda não descobertos. Da mesma forma, esses resultados não identificam pacientes de alto risco e, assim, não tem nenhuma influência na conduta terapêutica.[4-6]

O diagnóstico molecular é obtido por meio do sequenciamento genético dos genes relacionados com a doença e, hoje em dia, consegue-se identificar a mutação patogênica em 60 a 70%

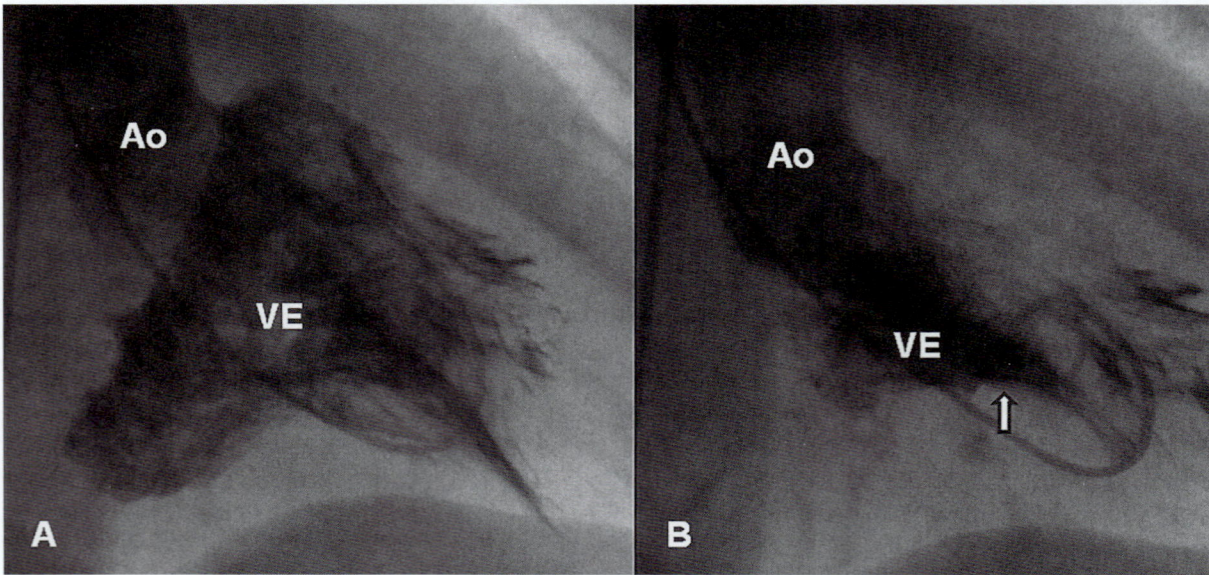

FIGURA 67.14 Ventriculografia esquerda de paciente com CH em diástole (A) e sístole (B) – sinal em "pé de bailarina" (seta). Ao: aorta e VE: ventrículo esquerdo.

dos pacientes com história familiar, e em 10 a 50% daqueles sem história familiar.[5,9,36] O método mais utilizado atualmente é o sequenciamento de Sanger, que é um teste caro e demorado, principalmente por causa do grande número de genes envolvidos e do tamanho dos mesmos. A introdução de uma nova tecnologia de sequenciamento, denominada sequenciamento de próxima geração, promete revolucionar o diagnóstico molecular ao permitir sequenciamento rápido e de baixo custo, de um volume muito grande de bases.

6 PROGNÓSTICO

6.1 HISTÓRIA NATURAL

Toda a experiência acumulada em relação à história natural e ao prognóstico da CH é com base no conhecimento adquirido a partir do seguimento da minoria de pacientes com fenótipo positivo, se considerarmos que a maioria dos pacientes com genótipo positivo sequer terá a doença desenvolvida durante o seu ciclo biológico, permitindo-nos concluir que o prognóstico é muito bom.[4,5,8]

A identificação das bases genéticas da CH, no final da década de 1980,[13] levantou a esperança de se fazer prognóstico com base em mutações específicas. Vários estudos nessa área foram realizados, mas ainda não se tem um consenso com relação ao valor prognóstico do diagnóstico molecular. Segundo Ho,[56] o que pode ser valorizado na prática clínica é a presença de uma mutação identificada, pois em pacientes com diagnóstico clínico nos quais não foi possível identificar uma mutação causal, há tendência a um prognóstico mais favorável do que nos pacientes em que a mutação tenha sido identificada. Esse dado foi corroborado em estudo realizado em uma coorte brasileira, na qual o subgrupo com mutação identificada foi significantemente associado à menor idade em que o diagnóstico clínico foi realizado (sugerindo manifestação mais precoce) e com maior frequência de taquicardia ventricular não sustentada, quando comparado ao subgrupo em que não se conseguiu a identificação.[36]

A mortalidade dos pacientes adultos com CH é ao redor de 1% ao ano[5,8] muito próxima da esperada para adultos da população geral dos Estados Unidos; em crianças, a taxa de mortalidade é maior, ao redor de 6% ao ano.[57]

Evidências mostram que a evolução clínica e a história natural dos pacientes com CH resultam da complexa interação entre a hipertrofia ventricular, o remodelamento cardíaco e as alterações funcionais, como a disfunção diastólica, a isquemia miocárdica, a obstrução da via de saída do VE e as arritmias. Essas alterações são diferentes para cada paciente, possivelmente por determinação genética, fazendo com que a evolução clínica e a história natural variem. Hoje se sabe que o indivíduo pode ter a hipertrofia desde o nascimento ou que esta pode surgir ou aumentar na fase de crescimento (puberdade, mais frequente) e, a partir daí, as alterações estruturais cardíacas ficam estáveis.[5] Os pacientes podem evoluir da seguinte forma:

1. Assintomáticos, e assim permanecer durante todo seu ciclo biológico, com diagnóstico realizado geralmente acima de 65 anos;
2. Apresentar morte inesperada cardíaca (a minoria) por taquiarritmias ventriculares complexas, e que ocorrem mais frequentemente em pacientes com menos de 35 anos;
3. Apresentar obstrução na via de saída do VE e disfunção diastólica caracterizada principalmente por dispneia, que poderá evoluir progressivamente e apresentar complicações como a fibrilação atrial e acidente vascular encefálico;
4. Um subgrupo, ao redor de 5%, que poderá desenvolver forma avançada da doença com dilatação e disfunção sistólica, e aqueles com fração de ejeção preservada, mas com disfunção diastólica restritiva grave, situações em que a única terapia é o transplante cardíaco[4,5,6,8,58] (Figura 67.15).

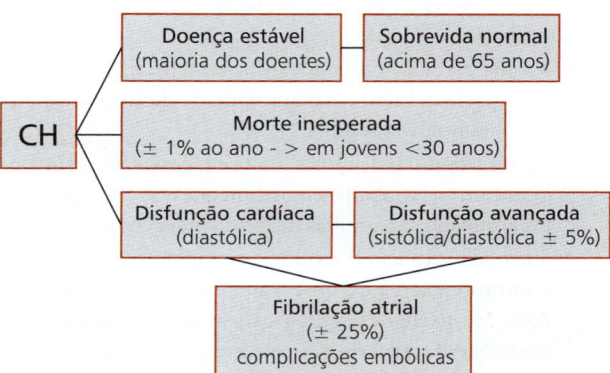

FIGURA 67.15 Perfis clínicos que os pacientes podem apresentar durante a evolução da CH.

6.2 ESTRATIFICAÇÃO DE RISCO E MORTE SÚBITA

A base fisiopatológica está nas alterações estruturais cardíacas observadas na CH, como a hipertrofia e fibrose miocárdica; e funcionais, como a isquemia e obstrução da via de saída do VE.

A hipertrofia miocárdica, acompanhada por desarranjo das miofibrilas e miócitos, acarreta dispersão da repolarização, aumentando a vulnerabilidade do miocárdio e favorecendo o aparecimento de arritmias. O desarranjo dos miócitos, com perda do paralelismo dos mesmos, associado ao aumento do colágeno e do compartimento intersticial, em conjunto levam a bloqueios com retardo da condução e predispõem a arritmias por mecanismo de reentrada.[25] A presença de anormalidade no fluxo iônico intracelular, principalmente do cálcio,[59] alterações de junções intercelulares, prolongamento do potencial de ação e pós-potenciais tardios, favorecem o aparecimento de arritmias. Todo esse substrato arritmogênico é modulado por uma resposta inadequada do sistema autonômico, isquemia miocárdica e obstrução da via de saída do VE, podendo haver acentuação, por exemplo, pelo exercício físico. Apesar de ser uma característica de impacto, pelo fato de acontecer frequentemente em jovens esportistas de sucesso e ser divulgada pela mídia, está restrito a um pequeno subgrupo de pacientes dentro do amplo espectro da doença.[6]

O perfil clínico da morte súbita na CH tem as seguintes características:[5,60]

- Pode ser o primeiro sintoma;
- É mais prevalente no final da adolescência e em adultos jovens com idades entre 30 e 35 anos, assintomáticos ou pouco sintomáticos;
- Ocorre, principalmente, no período da manhã;
- Ocorre durante o sono ou com exercício moderado;
- O exercício vigoroso pode ser o desencadeante;
- Está relacionada com taquiarritmias ventriculares.

O risco cumulativo de morte súbita cardíaca e mortalidade total anual em pacientes com CH é de 0,5% a 1,5%,[4,5,8] enquanto naqueles com um ou mais fatores de risco é de 1,4% a 5%.

Os fatores de risco para morte súbita cardíaca, aceitos universalmente, são:[4-6,61]

- Parada cardíaca ou taquicardia ventricular sustentada: estes pacientes têm risco aproximado de 10% ao ano de apresentar novos eventos;[61,62]
- História familiar de morte súbita em parente de primeiro grau com CH: trabalhos mostram que esse risco pode estar agrupado em famílias de forma independente;[63]
- Síncope inexplicável recente, principalmente em jovens e durante exercício, observada em aproximadamente 20% dos pacientes, que mostrou ter associação com morte súbita quando ocorreu em passado recente menor que 6 meses;[64]
- Taquicardia ventricular não sustentada ao *Holter* (3 bpm ou mais, com frequência cardíaca > 120 bpm), tem relação mais importante quando ocorre em jovens com menos de 30 anos,[65] ou quando induzida por exercício;
- Hipertrofia do miocárdio com espessamento da parede do ventrículo esquerdo >30 mm, principalmente em adolescentes e jovens;[8,66]
- Resposta anormal da pressão arterial ao exercício, ou hipotensão, principalmente em pacientes com menos de 50 anos.[60,67]

Trabalhos recentes, inclusive um realizado em nossa Instituição, utilizando a ressonância magnética e a tomografia computadorizada com múltiplas colunas de detectores em pacientes com CH e cardiodesfibrilador mostrou que existe correlação entre a quantidade de fibrose miocárdica e terapias (morte súbita), assim como aumento de taquiarritmias ventriculares, o que faria deste achado um fator de risco de morte súbita.[41-44] Importante lembrar que cada um desses fatores de risco tem valor preditivo positivo baixo (10 a 20%), e alto valor preditivo negativo (85% a 95%).[60,65]

Outros fatores que teriam relação potencial com a morte súbita seriam a fase avançada com disfunção sistólica, a disfunção diastólica com padrão restritivo, a obstrução da via de saída do ventrículo esquerdo[68] e a presença de aneurisma apical do ventrículo esquerdo, que tem prevalência de 2% na CH.[69]

7 TRATAMENTO

O tratamento para a cardiomiopatia hipertrófica está indicado na Figura 67.16.

7.1 CLÍNICO

O objetivo do tratamento é aliviar os sintomas, melhorando assim a qualidade de vida, o que se consegue atingir com a medicação em torno de 90% dos pacientes; em longo prazo, o tratamento não tem sido capaz de evitar a progressão da doença. Com relação à morte inesperada, que não parece ser modificada pelo tratamento clínico ou cirúrgico, há estudos mostrando que o tratamento das arritmias com o uso de cardiodesfibriladores pode melhorar o prognóstico.[4,5]

O uso profilático de antibióticos está indicado para pacientes na forma obstrutiva com sopros cardíacos, pelo risco de endocardite infecciosa quando submetidos a tratamento dentário com manipulação da gengiva, perfuração da mucosa oral ou da região periapical do dente.[70] Deverão ser medicados com amoxicilina 2 g via oral (VO), uma hora antes do procedimento; para pacientes alérgicos, recomenda-se cefalexina 2 g, VO ou clindamicina 600 mg, VO ou azitromicina ou claritromicina 500 mg, VO. Em cirurgias não cardíacas, o risco operatório é aumentado em pacientes com CH, e é diretamente proporcional à intensidade da doença.[71]

Diante de um paciente portador de CH e de seus familiares, o cardiologista deve estar preparado para esclarecer algumas preocupações e questões frequentemente levantadas. O aconselhamento genético deve ser abordado e tem-se oferecido a todos o estudo genético, tanto para o caso índice como para seus parentes de primeiro grau. Os indivíduos que têm a mutação identificada realizam eletrocardiograma (repouso, esforço e dinâmico), ecocardiograma, ressonância magnética do coração e dosagem do BNP e são acompanhados em ambulatório especializado de centro de referência terciário. Nos casos em que não se consegue a identificação da mutação, tanto no caso índice quanto nos parentes de primeiro grau, solicita-se eletrocardiograma e ecocardiograma e, para esses últimos, se estiverem dentro dos limites da normalidade, aconselha-se realização dos exames a cada 12 meses até os 18 anos de idade, e depois a cada cinco anos até os 50 anos, pela possibilidade rara de aparecimento tardio da hipertrofia.[4,5]

Considera-se importante orientar pacientes jovens (em fase escolar) quanto a profissões que queiram seguir, em que haja necessidade de realizar exercícios físicos (p. ex.: carreiras militares e educadores físicos), bem como naquelas em que há risco para a coletividade (motoristas de ônibus e pilotos na aviação comercial ou de helicóptero).[4]

7.1.1 Pacientes assintomáticos sem fatores de risco

Constituem a maioria dos pacientes, quer sejam genótipo positivo e fenótipo negativo quer ambos positivos, e não precisam de qualquer medicação. Na ausência de fatores de risco de morte súbita, possuem expectativa de vida normal.[4,5] Devem ser orientados para evitar atividade física intensa, competições atléticas e esportes radicais. Apesar dessa prevista benignidade, tem-se realizado seu acompanhamento anualmente, com reavaliação dos fatores de risco e controle eletrocardiográfico (esforço e dinâmico), ecocardiográfico e dosagem do BNP.

7.1.2 Pacientes sintomáticos

A definição de forma obstrutiva e não obstrutiva da doença tem importância clínica, pelas implicações na estratégia do tratamento, e baseia-se na presença de obstrução da via de saída do VE, avaliada e quantificada pela ecocardiografia (gradiente > 30 mmHg).[72] A associação de disfunção diastólica, obstrução da via de saída do VE, disfunção microvascular e fibrilação atrial forma um conjunto responsável pela progressão da insuficiência cardíaca.[5]

7.1.3 Disfunção diastólica

É anormalidade funcional frequente e precoce em portadores de CH, com função sistólica normal, sendo um dos mecanismos responsáveis pela dispneia relatada por pacientes sintomáticos.[73-75] É decorrente da alteração do relaxamento ativo do miocárdio e da redução da complacência da câmara ventricular, causadas pela hipertrofia miocárdica e pelo acúmulo anormal de colágeno (fibrose), tendo como consequência o aumento da pressão de enchimento ventricular, levando à congestão pulmonar e menor consumo de oxigênio ao exercício.[5,72,73]

Os bloqueadores de receptores adrenérgicos (recomendação classe I NE B)[6] vêm sendo utilizados desde 1960, em pacientes com a forma obstrutiva, principalmente o propranolol na dose inicial de 80 mg/dia, que deverá ser aumentada progressivamente até que se atinja a frequência cardíaca de 60 bpm em repouso, podendo-se chegar à dose máxima de 480 mg/dia. Nos últimos anos, tem-se utilizado o atenolol, o metoprolol e o bisoprolol por terem maior duração do efeito, e por serem utilizados em uma ou duas vezes ao dia, o que facilita a aderência do paciente. Esses fármacos melhoram a dispneia de esforço e a precordialgia por inibição da estimulação simpática do coração, diminuindo o consumo de oxigênio por redução da frequência cardíaca, da contratilidade e do estresse miocárdico durante a sístole, além de aumentar o período de enchimento diastólico. A diminuição da

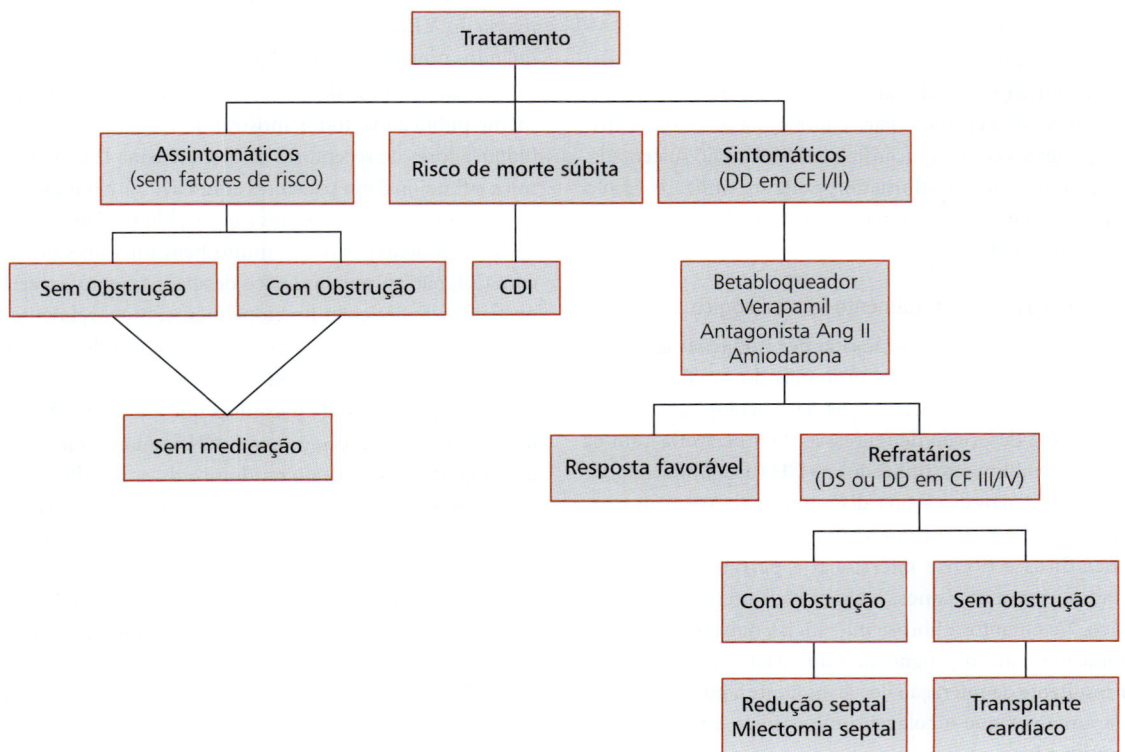

FIGURA 67.16 Fluxograma do tratamento do paciente com cardiomiopatia hipertrófica. DD: disfunção diastólica; DS: disfunção sistólica; CF: classe funcional New York Heart Association; Ang II: angiotensina II.

obstrução ao fluxo na via de saída do VE, durante o exercício, levaria à melhora da dispneia e da síncope. Apesar desses efeitos terapêuticos, hoje se sabe que estes fármacos não diminuem a incidência de arritmias ventriculares ou de morte súbita.[4,5,32,76]

Os bloqueadores dos canais de cálcio são as drogas mais indicadas em pacientes com a forma não obstrutiva para alívio dos sintomas. A mais estudada e utilizada é o verapamil[77] (recomendação classe I NE B),[6] na dose de 120 a 480 mg/dia. Leva à diminuição da contratilidade, melhora do relaxamento e do enchimento diastólico ventricular, sem alterar a função sistólica. A precordialgia é minimizada por diminuição dos fatores determinantes do consumo de oxigênio do miocárdio e por melhora da função diastólica. Essa melhora clínica e hemodinâmica se mantém em longo prazo. Resultados semelhantes têm sido observados com o diltiazem[78] na dosagem de 60 a 360 mg/dia. A nifedipina não deve ser utilizada em pacientes com a forma obstrutiva porque seu efeito vasodilatador pode piorar a obstrução[4,32]. A associação do verapamil com betabloqueadores deve ser monitorada porque pode ocasionar bloqueio atrioventricular.

Em caso de não ocorrer resposta às drogas anteriores, pode-se utilizar a disopiramida,[79] na dose de 400 a 800 mg/dia. Essa substância foi inicialmente utilizada como antiarrítmico, tem efeito inotrópico negativo importante que, nas formas obstrutivas, leva à diminuição ou até ao desaparecimento do gradiente da via de saída do VE e também à diminuição da pressão diastólica final, com melhora dos sintomas; porém, essa medicação não se encontra disponível no Brasil.

Tem-se utilizado amiodarona na dose de 200 mg/dia, em pacientes com fibrilação atrial, para controle do ritmo e evitar a recidiva ou nos casos crônicos para controle da resposta ventricular; nos pacientes com taquicardia ventricular não sustentada, sem indicação de cardiodesfibrilador; pode ser utilizada com o intuito de controlar a arritmia, na tentativa de diminuir a incidência de morte súbita.[80]

7.1.4 Perspectivas para o tratamento farmacológico

Em se tratando de doença causada por mutações genéticas que condicionam alterações nas proteínas do sarcômero cardíaco, pouco se espera das intervenções farmacológicas. De fato, não há nenhuma descrição de regressão de hipertrofia com os medicamentos comumente utilizados na CH (betabloqueadores, bloqueadores de canais de cálcio e disopiramida). Assim, as marcas histopatológicas da CH (hipertrofia e desorganização das fibras miocárdicas e fibrose intersticial e perivascular) foram consideradas, por muitos anos, inabordáveis do ponto de vista terapêutico. No entanto, a fibrose intersticial, que contribui para a deterioração e para o prognóstico dos pacientes,[24,25,31] e que deve ser resultante da interação de vários fatores, pode e deve ser abordada, uma vez que o colágeno miocárdico é renovado de forma continuada.

Em 2001, a publicação de um estudo experimental trouxe uma nova perspectiva para o tratamento da CH.[81] Em camundongos portadores de CH humana transgênica, o tratamento randomizado placebo-controlado com losartan, um bloqueador dos receptores AT1 da angiotensina II, foi capaz de reduzir/regredir a fibrose intersticial dos animais tratados, o que não ocorreu com o grupo placebo. Sabe-se que os efeitos trófico e pró-fibrótico da angiotensina II no miocárdio são marcantes, de acordo com várias pesquisas *in vitro* e *in vivo*.[82,83] Embora a angiotensina II não esteja aumentada no sangue de pacientes com CH,[84] uma intrigante relação parece existir entre o fenótipo e o polimorfismo genético da enzima de conversão da angiotensina I.[85] Com base nessas premissas, em um ensaio aberto piloto realizado em nossa instituição, a utilização de losartan em pacientes com CH não obstrutiva foi muito bem tolerada e resultou em melhora da função diastólica avaliada pela classe funcional, do ecocardiograma com Doppler tecidual e da dosagem do NT-proBNP plasmático.[86]

A dose inicial de losartan foi de 50 mg/dia, aumentada para 100 mg/dia em todos os pacientes e os medicamentos em uso prévio foram mantidos. Os pacientes incluídos não apresentavam gradiente significativo, em repouso, e o tratamento não induziu novos gradientes nem elevação dos gradientes basais; nenhum efeito adverso relevante foi relatado, principalmente hipotensão sintomática. Um estudo recente randomizado duplo-cego realizado em 20 pacientes com CH na forma não obstrutiva avaliou o efeito do losartan sobre a hipertrofia e fibrose, pela ressonância magnética e mostrou tendência de diminuição da massa do VE e diminuição significativa da extensão da fibrose quando comparados com o grupo placebo.[87]

Alguns estudos de porte também restrito foram posteriormente publicados, todos mostrando associação entre o uso de bloqueadores de receptores da angiotensina II e melhora anatômica e funcional em pacientes com CH.[88-90] No momento, o que se pode inferir desses estudos é que os bloqueadores dos receptores da angiotensina II são muito bem tolerados por pacientes com CH, não apresentam risco de aparecimento/exacerbação de obstrução, beneficiam funcionalmente, provavelmente também estruturalmente, mas ainda carecem de estudos randomizados que estabeleçam benefícios prognósticos.

O mesmo grupo de pesquisas que encontrou benefícios do losartan em camundongos com CH humana transgênica, conduziu também um ensaio randomizado em coelhos com modelo humano de CH, dessa vez com sinvastatina contra placebo.[91] Os resultados foram encorajadores, haja vista a regressão de hipertrofia e fibrose que foi constatada nos animais tratados com a sinvastatina. Porém, em um único estudo em humanos com CH disponível na literatura, de pequeno porte, mas bem delineado, a atorvastatina na dose diária de 80 mg/dia, durante 9 meses não foi capaz de induzir melhora estrutural ou funcional, em comparação com os pacientes que usaram placebo.[92] Assim, no momento não há nenhuma evidência científica que advogue o uso de estatinas no tratamento específico da CH humana.

Outra linha de pesquisa que necessita ser seguida é referente à possibilidade de que o antagonismo da aldosterona possa ser benéfico na CH, pois estudos experimentais apontam para o papel da aldosterona como ponte molecular entre o defeito genético e a manifestação fenotípica na CH.[93] O uso da espirolactona na insuficiência cardíaca já está consagrado, e a hipótese de que possa ser benéfico também na CH, mesmo na fase de função sistólica preservada, é atraente e precisa ser efetivamente testada.

Em pacientes sintomáticos com disfunção diastólica e fibrose miocárdica, sem obstrução da via de saída do VE, tem-se utilizado losartan na dose de 100 mg/dia,[86] associada a espironolactona 25 mg/dia, para bloquear o sistema renina-angiotensina-aldosterona, e diminuir a formação de colágeno, que está aumentado, com melhora dos sintomas e da função diastólica. Ressaltamos que ainda não há estudo randomizado que autorize o uso rotineiro do bloqueio dos receptores da angiotensina II, admitindo-se apenas nos casos com disfunção ventricular avançada.

7.1.5 Disfunção sistólica

A função sistólica na CH é normal, ou mais frequentemente hiperdinâmica, tanto nas formas obstrutivas como nas não obstrutivas da doença, evoluindo habitualmente de forma estável. Entretanto, aproximadamente 5% dos casos evoluem com disfunção sistólica, caracterizada por deterioração progressiva da função contrátil, diminuição da fração de ejeção (< 50%) e dilatação com diminuição da espessura das paredes do ventrículo esquerdo. Essas modificações são atribuídas à fibrose miocárdica, à isquemia miocárdica e infartos por doença de pequenos vasos.[35,94,95] O reconhecimento precoce desta forma evolutiva da doença é fundamental pelas implicações na orientação terapêutica.

Deve-se salientar que as disfunções sistólica e diastólica ocorrem de forma simultânea, sendo frequente a observação do enchimento ventricular do tipo restritivo da fase tardia da doença.

O tratamento é realizado como na insuficiência cardíaca sistólica em geral, utilizando-se carvedilol, diuréticos, inibidores da enzima conversora da angiotensina, bloqueadores dos receptores da angiotensina II e espironolactona, Nessa fase da doença o prognóstico se equipara ao da miocardiopatia dilatada, devendo o transplante cardíaco ser considerado para pacientes em classe funcional avançada, principalmente os mais jovens.[4,5,58]

7.1.6 Dor torácica

Um pequeno subgrupo de pacientes, com ou sem obstrução na via de saída do VE, refere dor torácica preponderante, geralmente atípica, intensa e frequente, e, às vezes típica, chegando a simular angina, sendo que os estudos com angiotomografia de artérias coronárias não mostram lesões obstrutivas. Acredita-se que essa dor seja resultado de isquemia por lesões microvasculares.[5,95] Nas formas não obstrutivas podem ser utilizados os betabloqueadores e antagonistas de cálcio (recomendação classe IIa NE C);[6] em caso de não resposta podem ser utilizados os nitratos (recomendação classe IIb NE C).[6] Não há referência de experiências bem-sucedidas com outras medicações, em caso de não resposta a essas medicações.

7.2 FIBRILAÇÃO ATRIAL

Está relacionada com o aumento do átrio esquerdo causado pela disfunção diastólica do VE e, frequentemente, ocorre na forma obstrutiva pela regurgitação mitral concomitante, podendo também ser observada na forma não obstrutiva. O seu aparecimento em média acima dos 50 anos, frequentemente precipita ou agrava a insuficiência cardíaca pela perda da contribuição atrial ao enchimento do ventrículo esquerdo, já com a complacência diminuída.

A prevalência de fibrilação atrial é 22,5% com incidência anual de 3,1%,[96,97] enquanto a prevalência de tromboembolismo é de 27,1% com incidência anual de 3,8%, levando, principalmente, a acidente vascular encefálico com prevalência de 6% e incidência de 0,8% ao ano.[5] Os fatores preditores de eventos tromboembólicos são a fibrilação atrial paroxística ou crônica, classe funcional avançada, idade avançada, aumento do volume atrial, sexo masculino e internações repetidas por disfunção cardíaca.[97,98] Deve, por isso, ser instituída a terapêutica anticoagulante com varfarina, mantendo o RNI entre 2 e 3, sempre que possível. Deve-se tentar manter o ritmo sinusal, usando para isso a amiodarona,[5] que é considerado o fármaco mais eficaz para evitar as recorrências.[99] Em casos em que não é possível o controle do ritmo, deve-se fazer o controle da frequência cardíaca com esses medicamentos ou com o uso de betabloqueador, e assim melhorar os sintomas.

A utilização de tratamento invasivo como a ablação por radiofrequência ou crioablação tem sucesso inicial em aproximadamente 2/3 dos pacientes que mantêm o ritmo sinusal durante 3 anos. Muitos deles precisando mais de 2 intervenções. Esses resultados, recidivas e complicações, limitam sua indicação.[100,101] A cirurgia do labirinto (Maze) pode ser considerada em pacientes com CH e fibrilação atrial que serão submetidos à cirurgia de miectomia, entretanto não se conhece o resultado.[5]

Como o diâmetro do átrio esquerdo ≥ 45 mm é preditor para fibrilação, atrial, esses pacientes devem realizar eletrocardiograma dinâmico de 48 horas a cada 6 a 12 meses, facilitando o tratamento precoce e instituindo a anticoagulação.[6,97]

Em poucos casos com fibrilação atrial permanente pode ser necessário realizar ablação do nó atrioventricular e colocar um marca-passo definitivo para controle da frequência ventricular e melhora dos sintomas de disfunção cardíaca.[6]

7.3 GRAVIDEZ

É geralmente bem tolerada em pacientes assintomáticas ou pouco sintomáticas; entretanto, pode haver piora dos sintomas no terceiro trimestre da gravidez, sendo necessária a internação até o parto, que pode ser normal, e a cesariana, quando necessária, só por indicação obstétrica. Na experiência de nossa

Instituição não ocorreram óbitos e a gravidez em portadoras de CH foi associada com elevada prevalência de insuficiência cardíaca, eventos clínicos e baixo peso do recém-nascido.[102]

Em pacientes muito sintomáticas, com comprometimento estrutural e funcional importante, com graus avançados de insuficiência cardíaca diastólica ou sistólica, tem-se desaconselhado a gravidez por causa do alto risco para a mãe e para o concepto.[103] A contracepção oral não é contraindicada (exceto em situações potencialmente trombogênicas).

Em termos de aconselhamento, como a doença pode ser transmitida a 50% dos descendentes, se for conhecida a mutação genética causadora deve-se ter em mente a possibilidade de reprodução humana assistida, com seleção de embrião sem a mutação, possibilitando gerar descendente sem a doença.

7.4 EXERCÍCIO

Os pacientes com CH, inclusive aqueles apenas com genótipo positivo, devem ser orientados para evitar a prática de exercícios físicos intensos e esportes competitivos (recomendação classe I NE C),[6] uma vez que essa doença é a causa mais frequente de morte súbita em jovens atletas. A princípio, atividades esportivas leves não são proibidas, principalmente se a estratificação para morte súbita indicar baixo risco. Se o paciente for assintomático poderá praticar, por exemplo, caminhadas, natação, passeio de bicicleta, assim como outros exercícios não isométricos e com caráter recreativo.

Pacientes com alteração estrutural e funcional aos exames complementares, e já referindo sintomas, poderão realizar caminhadas dentro de suas limitações.[104] Na realidade, não existe receita pronta, e isso explica porque os especialistas já estão na 36ª reunião em Bethesda, com orientações gerais sobre que exercícios praticar, muitos dos quais não estão ao alcance de nossos pacientes, como o golfe. Essa última conferência recomenda que indivíduos com genótipo positivo e fenótipo negativo possam participar de esportes competitivos, o que não é compartilhado pela Sociedade Europeia de Cardiologia.[6,104] Tem-se adotado condutas adaptadas para cada paciente, levando em consideração o comprometimento estrutural e funcional, os fatores de risco, o tipo de exercício que praticava e o que pretende realizar, sempre evitando os competitivos.

7.5 PERCUTÂNEO

O tratamento invasivo percutâneo da CH está indicado para pacientes com a forma obstrutiva em classe funcional avançada, ou síncope recorrente ao exercício[4,6] e que não responderam ao tratamento clínico (5 a 10%). A escolha do tipo de terapia, se cardiomiectomia transvalvar aórtica ou terapia percutânea transcoronária de redução da hipertrofia miocárdica septal, dependerá da experiência da equipe ou do centro em que será realizado o procedimento. A participação do paciente tanto na decisão de fazer, como do tipo de procedimento é mandatória, após ter sido informado pelo seu médico dos resultados, riscos e complicações.

7.5.1 Terapia percutânea transcoronária de redução da hipertrofia miocárdica septal

Essa terapia, idealizada por Sigwart,[105] foi realizada com sucesso em 1994, em Londres, em três pacientes com CH na forma obstrutiva que não haviam melhorado com o tratamento clínico, nem com o implante de marca-passo, e que, após esse procedimento, obtiveram queda significativa do gradiente na via de saída do VE, com melhora de sintomas e da classe funcional. Consiste em provocar obstrução, pelo álcool, de uma ou várias artérias septais pela técnica do cateterismo, o que causa infarto de miocárdio localizado e controlado, que leva a aumento da via de saída do VE e diminuição da obstrução ao fluxo, com queda do gradiente e melhora dos sintomas (Figura 67.17). Está indicada para pacientes adultos com CH na forma obstrutiva (recomendação classe I NE C),[6] em classe funcional III e IV refratários ao tratamento clínico, com gradiente na via de saída do VE ≥ 50 mmHg e localização basal da hipertrofia septal. Tem sido utilizada como primeira escolha para esses pacientes, principalmente na Europa, particularmente na Alemanha.

O procedimento é realizado na sala de hemodinâmica, com o paciente sob anestesia geral e com instalação de marca-passo temporário. A cinecoronariografia é realizada para estudo dos ramos septais e, com auxílio da ecocardiografia contrastada, observa-se qual vaso está relacionado com a área responsável pela obstrução. Em seguida, por meio de um cateter balão injeta-se de 1 a 3 mL de álcool absoluto, ficando o balão insuflado durante mais de 10 minutos. Após o procedimento, o paciente segue para unidade coronariana, sendo tratado com protocolo de paciente infartado. Os pacientes apresentam queda significativa e progressiva do gradiente, assim como melhora dos sintomas e da classe funcional em mais de 90%, do consumo de oxigênio, da capacidade de exercício e aumento da área da via de saída do VE, que aparece após 3 a 6 meses, após o procedimento. As complicações observadas são: elevação de marcadores de necrose miocárdica, arritmias ventriculares complexas, bloqueio atrioventricular temporário em 50%, evoluindo para marca-passo definitivo ao redor de 10% e bloqueio definitivo do ramo direito do feixe de His em 50 a 85%. A mortalidade perioperatória situa-se entre 1 e 2%,[106,107] e a anual é de 0,7%.[108] É considerado tratamento opcional para casos em que o tratamento cirúrgico implica em alto risco, como em pacientes idosos, com doenças associadas (doenças pulmonares), em pacientes previamente operados, ou por escolha do paciente (p. ex.: pacientes jovens do sexo feminino que não querem ficar com a cicatriz cirúrgica).

Algumas considerações devem ser feitas em relação a essa alternativa terapêutica:[4]

1. Em 20 a 25% dos candidatos ao procedimento não é possível fazê-lo por não terem anatomia da artéria septal favorável;
2. O procedimento não deve ser realizado em pacientes com < 16 mm ou > 30 mm de espessura septal;

3. Os resultados são dependentes da curva de experiência do cardiologista intervencionista;

4. O tratamento causa uma área cicatricial (fibrose) maior que a da cirurgia, que poderia ser substrato de arritmias complexas, o que de fato ocorre em 5% dos pacientes, porém não há prova de que, em longo prazo, ocorra morte súbita como consequência desse tratamento,[109] não sendo, portanto, necessário indicar o implante de cardiodesfibrilador de forma profilática nos pacientes que serão submetidos a esse procedimento.

7.6 CIRÚRGICO

O tratamento cirúrgico da CH está indicado para pacientes com a forma obstrutiva em classe funcional avançada, ou síncope recorrente ao exercício[4,6] e que não responderam ao tratamento clínico. Para os autores da América do Norte é considerado o tratamento mais apropriado para pacientes com a forma obstrutiva da CH.[110] A participação do paciente nesta decisão é mandatória após ter sido informado pelo seu médico dos resultados, riscos e complicações.

7.6.1 Cardiomiectomia transvalvar aórtica

Foi o primeiro tipo de tratamento proposto para diminuir a obstrução da via de saída do ventrículo esquerdo na CH, no final da década de 1950, do século XX.[110,111] Consiste na ressecção de fragmento de músculo do septo basal, de 1 cm de largura, que se estende do anel aórtico até próximo à inserção dos músculos papilares (3 a 7 cm) e que deve ser ampliada em várias direções, inclusive chegando até o anel valvar mitral. A diminuição da espessura septal basal leva à redução do gradiente da via de saída e

diminuição das pressões do ventrículo esquerdo, ao redirecionamento do fluxo sanguíneo com queda do efeito Venturi e, como consequência, à diminuição ou eliminação do movimento anterior sistólico da válvula mitral, do contato com o septo interventricular e do refluxo atrial, que pode ser eliminado.

Em longo prazo pode-se observar diminuição do tamanho do átrio esquerdo e, consequentemente, menor risco de fibrilação atrial.[110] Está indicado para pacientes adultos jovens com gradiente na via de saída do VE ≥ 50 mmHg, em classe funcional III e IV e que não respondem ao tratamento clínico[110,112-114] (recomendação classe I NE C).[6] Também seria primeira escolha para pacientes com hipertrofia importante (> 30 mm de espessura), doença primária da valva mitral ou doença arterial coronária obstrutiva, associada à indicação de cirurgia de revascularização do miocárdio. As principais complicações observadas na experiência inicial são o bloqueio atrioventricular total, defeito do septo interventricular e a lesão da valva aórtica e mitral levando a insuficiência.[110]

Na maior experiência relatada na literatura em um único centro (Clínica Mayo),[110,112] entre 1961 e 2007, com 1.134 pacientes (idade média de 48 anos, 54% homens) que realizaram este tratamento, a mortalidade nos primeiros 30 dias foi de 2,1%; em 549 pacientes com idade acima de 65 anos e que realizaram a miectomia isolada o risco de morte foi de 0,8%. Nessa série a cirurgia esteve associada à melhora da qualidade de vida em longo prazo, com 90% dos pacientes em classe funcional I.

A sobrevida dos pacientes operados foi de 99% em cinco anos; 98% em 10 anos; e 95% em 15 anos, que não difere da sobrevida esperada de uma coorte pareada da população geral dos EUA. Esses pacientes tiveram sobrevida semelhante à do

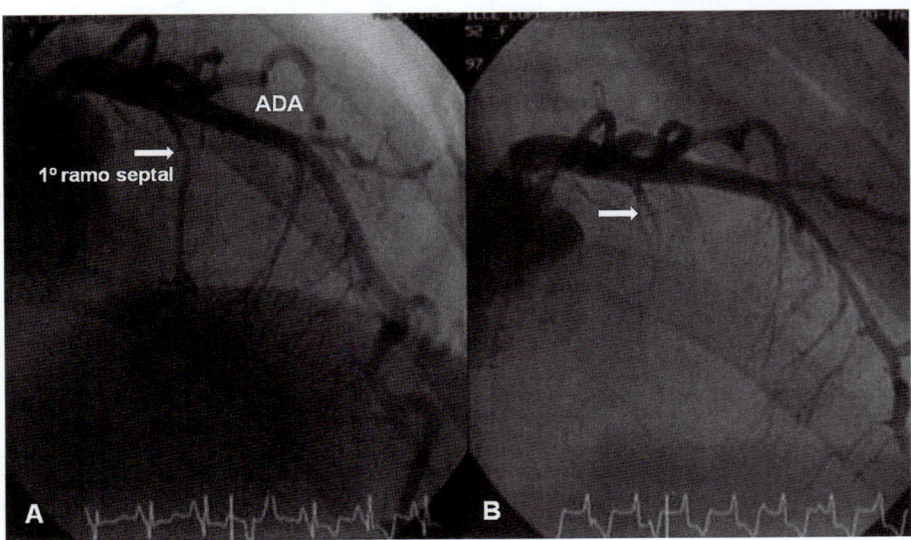

FIGURA 67.17 Cinecoronariografia de paciente com cardiomiopatia hipertrófica obstrutiva, submetido à terapia percutânea transcoronária de redução da hipertrofia miocárdica septal. Antes (A) e após procedimento (B), artéria septal (setas). ADA: artéria descendente anterior.

subgrupo de pacientes com a forma não obstrutiva e estatistica-mente melhor que do subgrupo de pacientes com a forma obs-trutiva que não realizaram miectomia (Figura 67.18).

Um estudo recente[115] com 1.047 pacientes portadores de CH, submetidos a tratamento clínico (124, 12%); terapia percutânea transcoronária de redução da hipertrofia miocárdica septal (321, 31%); cardiomiectomia transvalvar aórtica; (253, 24%) e formas não obstrutivas (controles 349, 33%); recrutados em três centros de referência de Holanda e Bélgica, e seguidos durante um pe-ríodo médio de 7,6 anos, mostrou que os pacientes submetidos a tratamento clínico e invasivo (ablação e miectomia) tiveram

sobrevida de 10 anos: 84%, 82% e 85%, respectivamente, com baixo risco de morte súbita (em torno de 1%/ano), semelhante à do subgrupo com a forma não obstrutiva. Foram fatores de risco independente de morte (por todas as causas), a idade e a disfun-ção sistólica com fração de ejeção do ventrículo esquerdo < 50%.

O risco de morte súbita foi menor no subgrupo submetido a cardiomiectomia transvalvar aórtica que nos subgrupos em tra-tamento clínico e no submetido a terapia percutânea transcoro-nária de redução da hipertrofia miocárdica septal (Figura 67.19). A análise multivariada identificou como fatores independentes de morte súbita a presença de fibrilação ou taquicardia

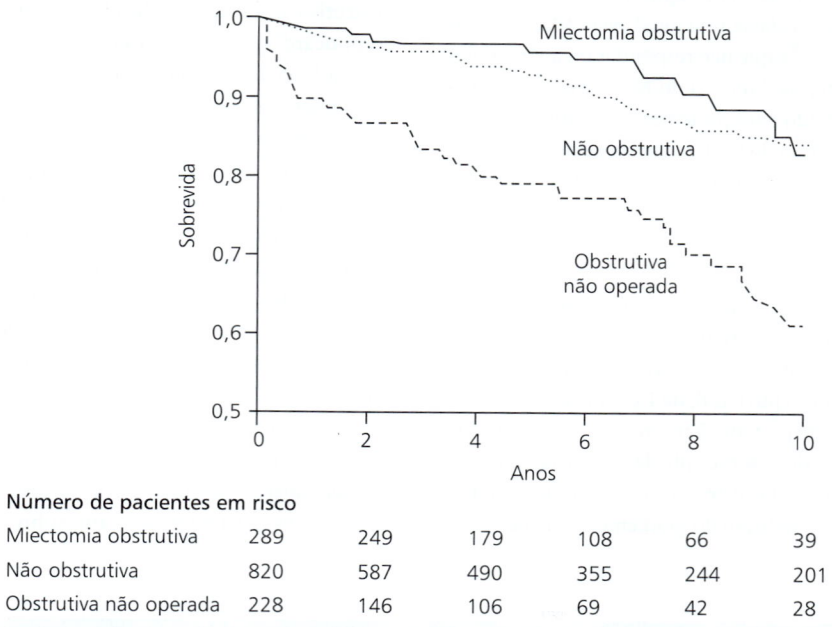

Número de pacientes em risco

Miectomia obstrutiva	289	249	179	108	66	39
Não obstrutiva	820	587	490	355	244	201
Obstrutiva não operada	228	146	106	69	42	28

FIGURA 67.18 Sobrevida em três subgrupos de pacientes com CH: forma obstrutiva (n = 289) submetida à cardiomiectomia transvalvar aórtica; não opera-da (n = 228); e forma não obstrutiva (n = 820). CH forma obstrutiva operada *versus* não operada *log rank* p = 0.001.

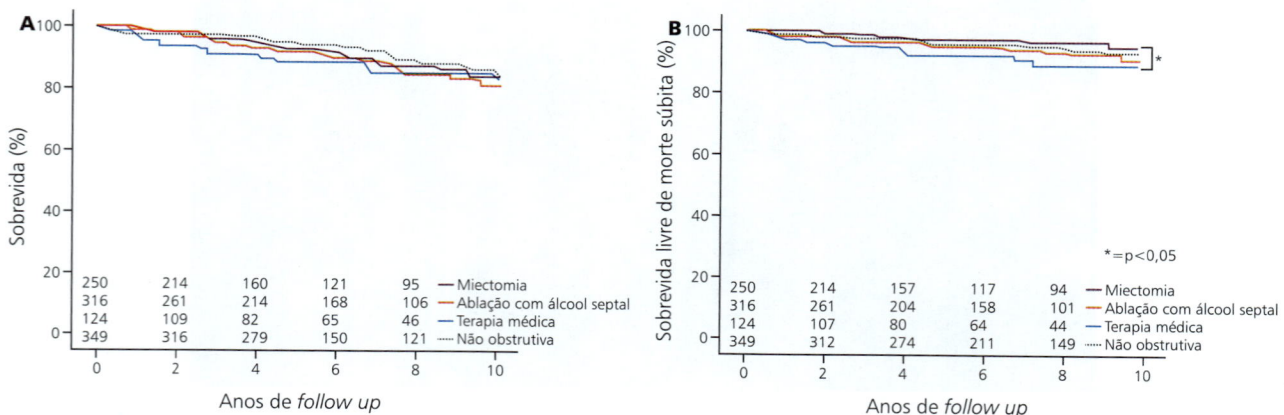

FIGURA 67.19 Sobrevida em (A) e sobrevida livre de morte súbita em (B), em 1.047 pacientes com CH.

ventricular sustentada e pacientes com mais de dois fatores de risco de morte súbita.[115]

Pode-se concluir que, na experiência de centros terciários e especializados no tratamento da CH, a mortalidade operatória é < 1%, com melhora dos sintomas (CF I/II) e da capacidade ao exercício que se mantém em longo prazo, com boa sobrevida.[110,112-114] Começam a aparecer trabalhos que mostram diminuição da morte súbita com este tratamento.[115]

7.6.2 Cardioversor-desfibrilador implantável

Em 1980 foi realizado o primeiro implante de cardiodesfibrilador implantável (CDI), por Mirowski e colaboradores,[114] para prevenção de morte súbita cardíaca; em 2000 foi demonstrada a eficácia em pacientes com CH e risco elevado de morte súbita.[115]

O CDI é efetivo no tratamento das taquiarritmias ventriculares, pois controla a fibrilação ventricular em 98% dos casos. Além disso, com a função de marca-passo pode tratar doença do nó sinusal e distúrbios de condução acentuados pelo uso concomitante de medicação antiarrítmica (Figura 67.20).

Em um levantamento realizado no Pubmed, com trabalhos que envolveram mais de 100 pacientes adultos, que tiveram indicação do CDI como prevenção secundária, em 14 a 36%; e como prevenção primária em 64 a 86%, foi observada a terapia em 16 a 26%. Quando indicado como prevenção primária, o CDI evita quatro mortes em 100 pacientes com CH por ano, enquanto na prevenção secundária evita 11 mortes em 100 pacientes por ano; 1/4 desses pacientes pode levar até quatro anos para receber a primeira terapia.[116-119] Trabalho recente, multicêntrico, realizado com crianças e adolescentes, mostrou que as terapias ocorreram em 19%, sendo em 30% desses casos, a primeira terapia ocorrendo três anos após o implante do CDI.[120]

Também têm sido relatadas suas desvantagens, tais como o alto custo, a duração limitada da bateria e, principalmente, os choques inapropriados, que ocorrem em pacientes adultos com uma frequência de 23 a 34%,[116-119] e em crianças e adolescentes em 41%,[120] além de complicações relacionadas com o sistema de estimulação e ao procedimento cirúrgico de implante, ao redor de 25%, tais como hematomas no local do implante, infecção,

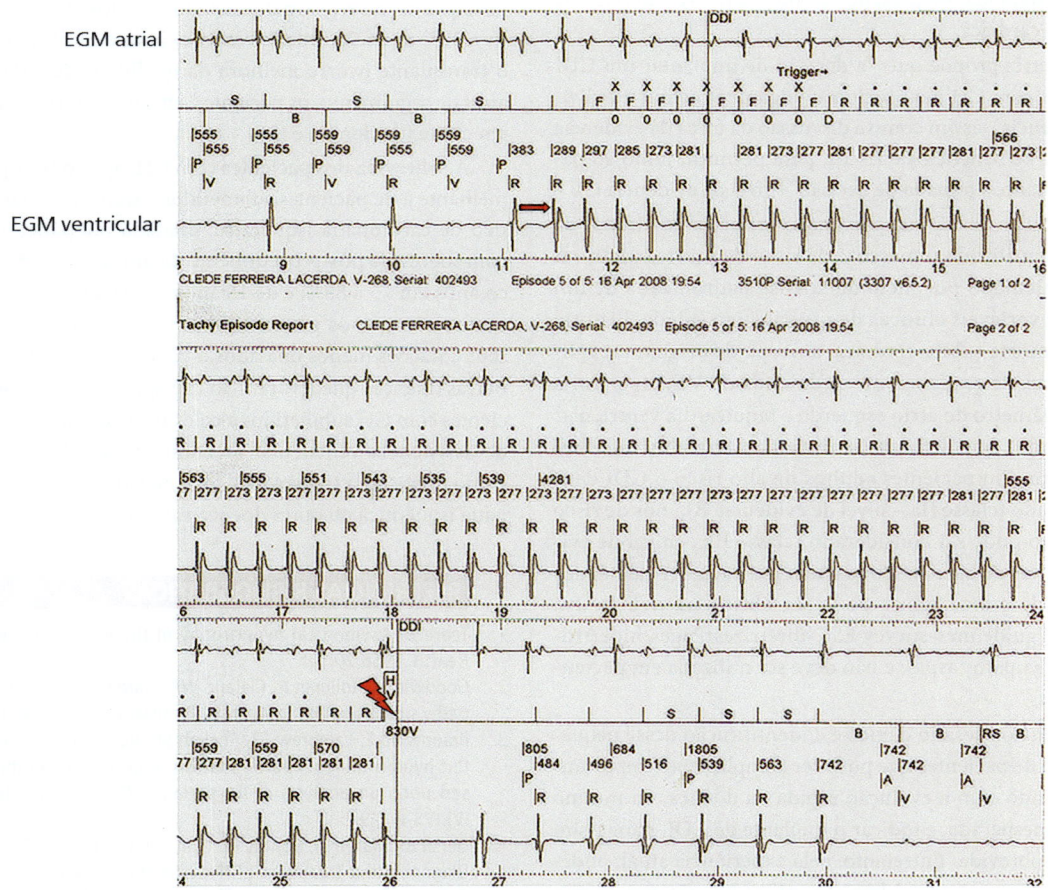

FIGURA 67.20 Eletrograma de paciente com CH e CDI – taquicardia ventricular (seta) revertida com terapia de choque (raio).

fratura de eletrodo, hemorragia/trombose, e depressão, principalmente em jovens.[116-120]

A diretriz para o diagnóstico e tratamento da CH, pela Fundação do Colégio Americano de Cardiologia e Sociedade Americana do Coração, publicada em 2011,[4] que está de acordo com a recém-publicada diretriz da Sociedade Europeia de Cardiologia[6] recomenda o implante de CDI como prevenção secundária para pacientes com CH, com parada cardíaca/fibrilação ventricular documentada e taquicardia ventricular com alterações hemodinâmicas significativas (classe I – nível de evidência B).[4,6]

Na prevenção primária (ACCF/AHA 2011)[4] é recomendável o implante do CDI (classe IIa, nível de evidência C):

- Para pacientes com CH com parente de 1º grau com morte súbita presumida causada por CH;
- Para pacientes com espessura máxima da parede do VE ≥ 30 mm;
- Para pacientes com um ou mais episódios de síncope inexplicável recente.

Ainda nessa classe, o implante de CDI pode ser útil para pacientes selecionados com <30 anos de idade e taquicardia ventricular não sustentada, na presença de outros fatores de risco de morte súbita cardíaca.

Essa diretriz propõe que: "a decisão de implantar um CDI em pacientes com CH deve incluir o julgamento clínico individual (experiência), assim como a discussão da força da evidência da literatura, os benefícios e riscos, para permitir, junto ao paciente informado, a tomada de decisão" (nível de evidência C).

Na indicação de CDI na prevenção primária da diretriz da ESC 2014,[6] é utilizado um escore de risco de morte súbita em 5 anos,[121] calculado por meio da análise padronizada de um conjunto de variáveis clínicas de prognóstico (idade, história familiar de morte súbita cardíaca, síncope de origem inexplicada, presença de gradiente de via de saída do VE, hipertrofia > 30 mm., diâmetro do átrio esquerdo e taquicardia ventricular não sustentada), que define três níveis de risco: alto, intermediário e baixo. Em pacientes adultos de alto risco o CDI deve ser considerado (classe IIa – nível de evidência B),[6] nos de risco intermediário pode ser considerado (classe IIb – nível de evidência B)[6] e nos de baixo risco não tem indicação. A calculadora de risco de morte súbita pode ser obtida na web (www.escardio.org/guidelines-survey ESC-diretrizes/Pages/hipertrófica-cardiomyopathy.aspx); e não deve ser utilizada em pacientes < 16 anos.

Hoje, o maior desafio clínico é a identificação desse pequeno subgrupo de pacientes que pode ter complicações importantes, culminando com a evolução rápida da doença, ou mesmo com morte inesperada, e indicar o implante de CDI, para assim melhorar a sobrevida. Entretanto, pela experiência atual, pode-se concluir que os fatores de risco utilizados não possuem a força preditiva necessária e o CDI não mostrou o mesmo resultado observado em outras miocardiopatias, como a isquêmica e a dilatada idiopática. Com uma utilização pequena (terapias) nos pacientes, mesmo quando da indicação como prevenção secundária e com elevada taxa de choques inapropriados, que no caso das crianças e adolescentes chegam a ser o dobro, além de outras complicações em taxas elevadas e decorrentes do procedimento de implante, continua sendo um desafio indicar o implante desse dispositivo.

Em nossa instituição tem-se indicado o CDI unicameral para pacientes com CH como prevenção secundária e, na prevenção primária, para pacientes adultos selecionados, na presença de dois ou mais fatores de risco, principalmente nos casos em que a doença tem elevada prevalência familiar com alta mortalidade.

7.6.3 Transplante cardíaco

É a única opção de tratamento para pacientes selecionados com CH que evoluem para insuficiência cardíaca sistólica ou diastólica com fração de ejeção conservada (classe funcional III/IV NYHA), refratária ao tratamento clínico e/ou arritmia ventricular intratável, nos quais a cirurgia convencional não está indicada[4,5] (recomendação classe IIa NE B).[6] Sua indicação é infrequente; no registro dos Estados Unidos foi realizado em 1% (n = 303) de 26.706 adultos entre os anos de 1990 e 2004.[122] Após o transplante ocorre melhora da qualidade de vida, e após 10 anos de seguimento, os pacientes, em sua maioria, encontram-se em classe funcional I e II.

A sobrevida dos pacientes com CH, após o transplante, é semelhante à de pacientes submetidos a transplante com diagnóstico de cardiopatia isquêmica, dilatada idiopática e restritiva, com sobrevida pós-procedimento de um ano, em 85 a 100%; cinco anos em 75 a 85%; e de 15 anos em 61 a 64%.[122-125] É interessante notar que os pacientes com CH eram mais jovens,[122,123] e seus corações menos dilatados, quando comparados com os das outras doenças que levaram ao transplante. A proporção de pacientes com CH submetidos à colocação de dispositivo mecânico de assistência ventricular (recomendação classe IIb NE C),[6] como ponte para transplante, foi a metade daqueles com cardiopatia isquêmica ou outra doença cardíaca.[123]

REFERÊNCIAS BIBLIOGRÁFICAS

1. Teare D. Asymmetrical hypertrophy of the heart in young adults. Br Heart J. 1958;20:1-8.
2. Goodwin JF, Hollman A, Cleland WP, Teare D. Obstructive cardiomyopathy simulating aortic stenosis. Br Heart J. 1960;22:403-14.
3. Braunwald E, Lambrew CT, Rockoff SD, Ross J Jr, Morrow AC. Idiopathic hypertrophic subaortic stenosis. A description of the disease based upon an analysis of 64 patients. Circulation. 1964;30(Suppl. IV):IV3-IV119.
4. Gersh BJ, Maron BJ, Bonow RO et al. 2011 ACCF/AHA Guideline for the Diagnosis and Treatment of Hypertrophic: A Report of the American College of Cardiology Foundation/American Heart Association Task Force on Practice guidelines. J Am Coll Cardiol. 2011;58:212-60.

5. Maron BJ, Ommen SR, Semsarian C et al. Hypertrophic cardiomyopathy present and future, with translation into contemporary cardiovascular medicine. J Am Coll Cardiol. 2014;64:83-99.

6. Elliot PM, Anastasakis A, Borger MA et al. 2014 ESC Guidelines on diagnosis and management of hypertrophic cardiomyopathy. The Task Force for the Diagnosis and Management of Hypertrophic Cardiomyopathy of the European Society of Cardiology. Eur Heart J. 2014;284:1-55.

7. Maron BJ, Gardin JM, Flack JM et al. Prevalence of hypertrophic cardiomyopathy in a general population of young adults. Echocardiographic analysis of 4111 subjects in the CARDIA Study. Coronary Artery Risk Development in (Young) Adults. Circulation. 1995;92:785-9.

8. Arteaga E, Ianni BM, Fernandes F, Mady C. Benign outcome in a long-term follow-up of patients with hypertrophic cardiomyopathy in Brazil. Am Heart J. 2005;149:1099-105.

9. Marsiglia JDC, Alexandre Costa Pereira AC. Hypertrophic Cardiomyopathy: How do Mutations Lead to Disease? Arq Bras Cardiol. 2014; 102:295-304.

10. Marston S, Copeland O, Jacques A et al. Evidence from human myectomy samples that MYBPC3 mutations cause hypertrophic cardiomyopathy through haploinsufficiency. Circ Res. 2009;105:219-22.

11. Bos JM, Towbin JA, Ackerman MJ. Diagnostic, prognostic, and therapeutic implications of genetic testing for hypertrophic cardiomyopathy. J Am Coll Cardiol. 2009;54:201-11.

12. Richard P, Villard E, Charron P, Isnard R. The Genetic Bases of Cardiomyopathies. J Am Coll Cardiol. 2006;48(9 Suppl A):A79-89.

13. Jarcho JA, McKenna W, Pare JA et al. Mapping a gene for familial hypertrophic cardiomyopathy to chromosome 14q1. N Engl J Med. 1989;321:1372-8.

14. Ingles J, Doolan A, Chiu C et al. Compound and double mutations in patients with hypertrophic cardiomyopathy: implications for genetic testing and counselling. J Med Genet. 2005;42:e59.

15. Girolami F, Ho CY, Semsarian C et al. Clinical features and outcome of hypertrophic cardiomyopathy associated with triple sarcomere protein gene mutations. J Am Coll Cardiol. 2010;55:1444-53.

16. Marian AJ. Modifier genes for hypertrophic cardiomyopathy. Curr Opin Cardiol. 2002;17:242-52.

17. Kolder IC, Michels M, Christiaans I et al. The role of renin-angiotensin-aldosterone system polymorphisms in phenotypic expression of MYBPC3-related hypertrophic cardiomyopathy. Eur J Hum Genet. 2012;20:1071-7.

18. Buck PC, Fernandes F, Arteaga E et al. Association of angiotensin-converting enzyme activity and polymorphism with echocardiographic measures in familial and nonfamilial hypertrophic cardiomyopathy. Braz J Med Biol Res. 2009;42:717-21.

19. Yang Q, Sanbe A, Osinska H et al. A mouse model of myosin binding protein C human familial hypertrophic cardiomyopathy. J Clin Invest. 1998;102:1292-300.

20. Lankford EB, Epstein ND, Fananapazir L, Sweeney HL. Abnormal contractile properties of muscle fibers expressing beta-myosin heavy chain gene mutations in patients with hypertrophic cardiomyopathy. J Clin Invest. 1995;95:1409-14.

21. Baudenbacher F, Schober T, Pinto JR et al. Myofilament Ca2+ sensitization causes susceptibility to cardiac arrhythmia in mice. J Clin Invest. 2008;118:3893-903.

22. Robinson P, Mirza M, Knott A et al. Alterations in thin filament regulation induced by a human cardiac troponin T mutant that causes dilated cardiomyopathy are distinct from those induced by troponin T mutants that cause hypertrophic cardiomyopathy. J Biol Chem. 2002;277:40710-16.

23. Guinto PJ, Haim TE, Dowell-Martino CC et al. Temporal and mutation-specific alterations in Ca2+ homeostasis differentially determine the progression of cTnT-related cardiomyopathies in murine models. Am J Physiol Heart Circ Physiol. 2009;297:H614-26.

24. Davies MJ, McKenna WJ. Hypertrophic cardiomyopathy-pathology and pathogenesis. Histopathology. 1995; 26; 493-500.

25. Hughes SE. The pathology of hypertrophic cardiomyopathy. Histopathology. 2004;44:412-27.

26. Dalldorf FG, Willis PW. Angled aorta ('sigmoid septum') as a cause of hypertrophic subaortic stenosis. Hum Pathol. 1985;16:457-62.

27. Shah PM, Taylor RD, Wong M. Abnormal mitral valve coaptation in hypertrophic obstructive cardiomyopathy: proposed role in systolic anterior motion of mitral valve. Am J Cardiol. 1981;48:258-62.

28. Klues HG, Maron BJ, Dollar AL, Roberts WC. Diversity of structural mitral valve alterations in hypertrophic cardiomyopathy. Circulation 1992;85:1651-60.

29. Wigle ED, Sasson Z, Henderson MA et al. Hypertrophic cardiomyopathy. The importance of the site and extent of hypertrophy. A review. Prog Cardiovasc Dis. 1985; 8;1-83.

30. Maron BJ, Wolfson JK, Epstein SE, Roberts WC. Intramural ('small vessel') coronary artery disease in hypertrophic cardiomyopathy. J Am Coll Cardiol. 1986;8:545-57.

31. Arteaga E, Araújo AQ, Bernstein M et al. Prognostic value of the collagen volume fraction in hypertrophic cardiomyopathy. Arq Bras Cardiol. 2009;92:216-20.

32. Maron BJ, Bonow RO, Cannon III RO et al. Hypertrophic cardiomyopathy: interrelations of clinical manifestations, pathophysiology, and therapy (two parts). N Engl J Med. 1987;316:780-789; 316:844-52.

33. Melacini P, Basso C, Angelini A et al. Clinicopathological profiles of progressive heart failure in hypertrophic cardiomyopathy. Eur Heart J. 2010;31:2111-123.

34. Sorajja P, Ommen SR, Nishimura RA et al. Myocardial bridging in adult patients with hypertrophic cardiomyopathy. J J Am Coll Cardiol. 2003;42:889-94.

35. Wigle ED. The diagnosis of hypertrophic cardiomyopathy. Heart 2001;86:709-14.

36. Marsiglia JD, Credidio FL, de Oliveira TG et al. Screening of MYH7, MYBPC3, and TNNT2 genes in Brazilian patients with hypertrophic cardiomyopathy. Am Heart J. 2013;166:775-82.

37. Savage DD, Seides SF, Clark CE et al. Electrocardiographic findings in patients with obstructive and nonobstructive hypertrophic cardiomyopathy. Circulation. 1978;58:402-8.

38. Suzuki J, Watanabe F, Takenaka K et al. New subtype of apical hypertrophic cardiomyopathy identified with nuclear magnetic resonance imaging as an underlying cause of markedly inverted T-waves. J Am Coll Cardiol. 1993;22:1175-81.

39. Prasad K, Williams L, Campbell R et al. Episodic syncope in hypertrophic cardiomyopathy: evidence for inappropriate vasodilation. Heart 2008;94:1312-17.

40. Nagueh SF, Bachinski LL, Meyer D et al. Tissue Doppler imaging consistently detects myocardial abnormalities in patients with hypertrophic cardiomyopathy and provides a novel means for an early diagnosis before and independently of hypertrophy. Circulation. 2001;104:128-30.

41. Rickers C, Wilke NM, Jerosch-Herold M et al. Utility of cardiac magnetic resonance imaging in the diagnosis of hypertrophic cardiomyopathy. Circulation. 2005;112:855-61.

42. Choudhury L, Mahrholdt H, Wagner A et al. Myocardial scarring in asymptomatic or mildly symptomatic patients with hypertrophic cardiomyopathy. J Am Coll Cardiol. 2002;40:2156-64.

43. Moon JC, McKenna WJ, McCrohon JA et al. Toward clinical risk assessment in hypertrophic cardiomyopathy with gadolinium cardiovascular magnetic resonance. J Am Coll Cardiol. 2003;41:1561-7.

44. Shiozaki AA, Senra T, Arteaga E et al. Myocardial fibrosis detected by cardiac CT predicts ventricular fibrillation/ventricular tachycardia events in patients with hypertrophic cardiomyopathy. J Cardiovasc Comput Tomogr. 2013;7:173-81.

45. Shiozaki AA, Santos TS, Arteaga E, Rochitte CE. Myocardial delayed enhancement by computed tomography in hypertrophic cardiomyopathy. Circulation. 2007;115:e430-1.

46. Shiozaki AA, Senra T, Arteaga E et al. Correlation between myocardial fibrosis and cardiac sudden death in hypertrophic cardiomyopathy. J Am Coll Cardiol. 2008;51(10, suppl A):A152-3.

47. Binder J, Ommen S, Chen HH et al. Usefulness of brain natriuretic peptide levels in the clinical evaluation of patients with hypertrophic cardiomyopathy. Am J Cardiol. 2007;100:712-4.

48. Maron BJ, Tholakanahalli VN, Zenovich AG et al. Usefulness of B-type natriuretic peptide assay in the assessment of symptomatic state in hypertrophic cardiomyopathy. Circulation. 2004;109:984-9.

49. Kaski JP, Esteban MT, Mead-Regan S et al. B-type natriuretic peptide predicts disease severity in children with hypertrophic cardiomyopathy. Heart. 2008;94:1307-11.

50. Oka K, Tsujino T, Nakao S et al. Symptomatic ventricular tachyarrhythmia is associated with delayed gadolinium enhancement in cardiac magnetic resonance imaging and with elevated plasma brain natriuretic peptice level in hypertrophic cardiomyopathy. J Cardiol. 2008;52:146-53.

51. Pieroni M, Bellocci F, Sanna T et al. Increased brain natriuretic peptide secretion is a marker of disease progression in nonobstructive hypertrophic cardiomyopathy. J Cardiac Fail. 2007;13:380-8.

52. Arteaga E, Araujo AQ, Buck P et al. Plasma amino-terminal pro-B-type natriuretic peptide quantification in hypertrophic cardiomyopathy. Am Heart J. 2005;150:1228-32.

53. Thaman R, Esteban MT, Barnes S et al. Usefulness of N-Terminal Pro-B-Type natriuretic peptide levels to predict exercise capacity in hypertrophic cardiomyopathy. Am J Cardiol. 2006;98:515-9.

54. D'Amato R, Tomberli B, Servettini E et al. Prognostic value of N-terminal pro-brain natriuretic peptide in outpatients with hypertrophic cardiomyopathy. Eu Heart J. 2012;33(Suppl 1):196.

55. Andersen PS, Havndrup O, Hougs L et al. Diagnostic yield, interpretation, and clinical utility of mutation screening of sarcomere encoding genes in Danish hypertrophic cardiomyopathy patients and relatives. Hum Mutat. 2009;30:363-70.

56. Ho CY. Genetics and clinical destiny: improving care in hypertrophic cardiomyopathy. Circulation. 2010;122:2430-40.

57. McKenna WJ, Deanfield JE. Hypertrophic cardiomyopathy: an important cause of sudden death. Arch Dis Child. 1984;59:971-5.

58. Sorajja P, Nishimura RA, Gersch BJ et al. Outcome of mildly symptomatic or asymptomatic obstructive hypertrophic cardiomyopathy. J Am Coll Cardiol. 2009;34:234-41.

59. Tsoutsman T, Lam L Semsarian C. Genes, calcium and modifying factors in hypertrophic cardiomyopathy. Clin Exp Pharmacol Physiol. 2006;33:139-45.

60. Maron BJ, McKenna WJ, Danielson GK et al. American College of Cardiology; Committee for Practice Guidelines. European Society of Cardiology. J Am Coll Cardiol. 2003;42:1687-713.

61. Maron BJ, Robert WC, Epstein SE. Sudden death in hypertrophic cardiomyopathy: a profile of 78 patients. Circulation. 1982;65:1388-94.

62. Elliot PM, Poloniecki J, Dickie S et al. Sudden death in hypertrophic cardiomyopathy: identification of high risk patients. J Am Coll Cardiol. 2000;36:2212-18.

63. Bos JM, Maron BJ, Ackerman MJ et al. Role of family history of sudden death in risk stratification and prevention of sudden death with implantable defibrillators in hypertrophic cardiomyopathy. Am J Cardiol. 2010;106:1481-6.

64. Spirito P, Autore C, Rapezzi C et al. Syncope and risk of sudden death in hypertrophic cardiomyopathy. Circulation. 2009;119:1703-10.

65. Monserrat L, Elliott PM, Gimeno JR et al. Non-sustained ventricular tachycardia in hypertrophic cardiomyopathy: an independent marker of sudden death risk in young patients. J Am Coll Cardiol. 2003;42:873–9.

66. Spirito P, Bellone P, Harris KM et al. Magnitude of left ventricular hypertrophy and risk of sudden death in hypertrophic cardiomyopathy. N Engl J Med. 2000;342:1778–85.

67. Maki S, Ikeda H, Muro A et al. Predictors of sudden cardiac death in hypertrophic cardiomyopathy. Am J Cardiol. 1998;82:774-8.

68. Elliott PM, Gimeno JR, Tome MT et al. Left ventricular outflow tract obstruction and sudden death risk in patients with hypertrophic cardiomyopathy. Eur Heart J. 2006;27:1933-41.

69. Maron MS, Finley JJ, Bos JM et al. Prevalence, clinical significance, and natural history of left ventricular apical aneurysms in hypertrophic cardiomyopathy. Circulation. 2008;118:1541-9.

70. Spirito P, Rapezzi C, Bellone P et al. Infective endocarditis in hypertrophic cardiomyopathy: prevalence, incidence, and indications for antibiotic prophylaxis. Circulation. 1999;99:2132-7.

71. Hreybe H, Zahid M, Sonel A et al. Noncardiac surgery and the risk of death and other cardiovascular events in patients with hypertrophic cardiomyopathy. Clin Cardiol. 2006;29:65-8.

72. Maron MS, Olivotto I, Zenovich AG et al. Hypertrophic cardiomyopathy is predominantly a disease of left ventricular outflow tract obstruction. Circulation. 2006;114:2232-9.

73. Elliot P, McKenna WJ. Hypertrophic cardiomyopathy. Lancet. 2004;363:1881-91.

74. Sharma S, Elliot P, Whyte G et al. Utility of cardiopulmonary exercise in the assessment of clinical determinants of functional capacity in hypertrophic cardiomyopathy. Am J Cardiol. 2000;86:162-8.

75. Melacini P, Basso C, Angelini A et al. Clinicopathological profiles of progressive heart failure in hypertrophic cardiomyopathy. Eur Heart J. 2010;31:2111-23.

76. Nistri S, Olivotto I, Maron MS et al. Beta-blockers for prevention of exercise-induced left ventricular outflow tract obstruction in hypertrophic cardiomyopathy. Am J Cardiol. 2012;110:715-9.

77. Gistri R, Cecchi F, Choudhury L et al. Effect of verapamil on absolute myocardial blood flow in hypertrophic cardiomyopathy. Am J Cardiol. 1994;74:363-8.

78. Toshima H, Koga Y, Nagata H et al. Comparable effects of oral diltiazen and verapamil in the treatment of hypertrophic cardiomyopathy. Double-blind crossover study. Jpn Heart. 1986;27:701-15.

79. Sherrid MV, Barac I, McKenna WJ et al. Multicenter study of the efficacy and safety of disopyramide in obstructive hypertrophic cardiomyopathy. J Am Coll Cardiol. 2005;45:1251-8.

80. Mckenna WJ, Oakley CM, Krikler DM, Goodwin JF. Improved survival with amiodarone in patients with hypertrophic cardiomyopathy and ventricular tachycardia. Br Heart J. 1985;53:412-16.

81. Lim DS, Lutucuta S, Bachireddy P et al. Angiotensin II blockade reverses myocardial fibrosis in a transgenic mouse model of human hypertrophic cardiomyopathy. Circulation. 2001;103:789-91.

82. Kawano H, Do YS, Kawano Y et al. Angiotensin II has multiple profibrotic effects in human cardiac fibroblasts. Circulation. 2000;101:1130-7.

83. Brilla CG, Maisch B, Zhou G, Weber KT. Hormonal regulation of cardiac fibroblast function. Eur Heart J 1995;16(Suppl C):45-50.

84. Ogino K, Ogura K, Kinugawa T et al. Neurohumoral profiles in patients with hypertrophic cardiomyopathy: differences to hypertensive left ventricular hypertrophy. Circ J. 2004;68:444-50.

85. Marian AJ, Yu QT, Workman R et al. Angiotensin-converting enzyme polymorphism in hypertrophic cardiomyopathy and sudden cardiac death. Lancet. 1993;342:1085-6.

86. Araujo AQ, Arteaga E, Ianni BM et al. Effect of Losartan on left ventricular diastolic function in patients with nonobstructive hypertrophic cardiomyopathy. Am J Cardiol. 2005;96:1563-7.

87. Shimada Yj, Passeri JJ, Baggish AL et al. Effects of Losartan on Left Ventricular Hypertrophy and Fibrosis in Patients With Nonobstructive Hypertrophic Cardiomyopathy. J Am Coll Cardiol HF 2013;1:480-7.

88. Kawano H, Toda G, Nakamizo R et al. Valsartan decreases type I collagen synthesis in patients with hypertrophic cardiomyopathy. Circ J. 2005;69:1244-8.

89. Yamasaki T, Susuki J, Shimamoto R et al. A new therapeutic strategy for hypertrophic nonobstructive cardiomyopathy in humans. A randomized and prospective study with an angiotensin II receptor blocker. Int Heart J. 2007; 48:715-24.

90. Penicka M, Gregor P, Kerekes R et al. The effects of candesartan on left ventricular hypertrophy and function in nonobstructive hypertrophic cardiomyopathy: a pilot, randomized study. J Mol Diagn. 2009;11:35-41.

91. Patel R, Nagueh SF, Tsybouleva N et al. Simvastatin induces regression of cardiac hypertrophy and fibrosis and improves cardiac function in a transgenic rabbit model of human hypertrophic cardiomyopathy. Circulation. 2001;104:317-24.

92. Bauersachs J, Stork S, Kung M et al. HMG CoA reductase inhibition and left ventricular mass in hypertrophic cardiomyopathy: a randomized placebo-controlled pilot study. Eur J Clin Invest. 2007;37:852-9.

93. Tsybouleva N, Zhang L, Chen S et al. Aldosterone, through novel signaling proteins, is a fundamental molecular bridge between the genetic defect and the cardiac phenotype of hypertrophic cardiomyopathy. Circulation. 2004;109:1284-91.

94. Maron BJ, Spirito P. Implications of left ventricular remodeling in hypertrophic cardiomyopathy. Am J Cardiol. 1998;81:1339-44.

95. Olivotto I, Cecchi F, Gistri R et al. Relevance of coronary microvascular flow impairment to long-term remodeling and systolic dysfunction in hypertrophic cardiomyopathy. J Am Coll Cardiol. 2006; 47:1043-8.

96. Olivotto I, Cecchi F, Casey SA et al. Impact of atrial fibrillation on the clinical course of hypertrophic cardiomyopathy. Circulation. 2001;104:2517-24.

97. Guttmann OP, Rahman MS, O'Mahony C et al. Atrial fibrillation and thromboembolism in patients with hypertrophic cardiomyopathy: systematic review. Heart. 2014;100:465-72. [Epub ahead of print].

98. Fang MC, Go AS, Chang Y et al. For the ATRIA study group. Comparison of risk stratification schemes to predict thromboembolism in people with nonvalvular atrial fibrillation. J Am Coll Cardiol. 2008;51:810–5.

99. Roy D, Talajic M, Dorian P et al. Amiodarone to prevent recurrence of atrial fibrillation. Canadian Trial of atrial fibrill investigators. N Engl J Med. 2000; 342:913-20.

100. Di Donna P, Olivotto I, Delcrè SD et al. Efficacy of catheter ablation for atrial fibrillation in hypertrophic cardiomyopathy: impact of age, atrial remodelling, and disease progression. Europace. 2010;12:347–55.

101. Santangeli P, Di BiaseL, Themistoclakis S et al. Catheter ablation of atrial fibrillation in hypertrophic cardiomyopathy: long-term outcomes and mechanisms of arrhythmia recurrence. Circ Arrhythm Electrophysiol. 2013;6:1089-94.

102. Avila WS, Amaral FM, Ramires JA et al. Influence of pregnancy on clinical course and fetal outcome of women with hypertrophic cardiomyopathy. Arq Bras Cardiol. 2007;88:480-5.

103. Autore C, Conte MR, Piccininno M et al. Risk associated with pregnancy in hypertrophic cardiomyopathy. J Am Coll Cardiol. 2002;40:1864-9.

104. Pelliccia A, Zipes DP, Maron BJ. Bethesda Conference #36 and the European Society of Cardiology Consensus Recommendations Revisited. J Am Coll Cardiol. 2008;52:1990–6.

105. Sigwart U. Non-surgical myocardial reduction of hypertrophic obstructive cardiomyopathy. Lancet. 1995;346:211-14.

106. Seggewis H, Faber L, Gluchmam V. Percutaneous transluminal septal ablation in hypertrophic obstructive cardiomyopathy. Thorac Cardiovasc Surg. 1999;47:94-100.

107. Geitzen FH, Leuner ChJ, Raute-Kreinsen U et al. Acute and long-term results after transcoronary ablation of septal hypertrophy (TASH). Eur Heart J. 1999;20:1342-54.

108. Fifer MA, Sigwart U. Hypertrophic obstructive cardiomyopathy: alcohol septal ablation. Eur Heart J. 2011;32:1059-64.

109. Nagueh SF, Groves BM, Schwartz L et al. Alcohol septal ablation for the treatment of hypertrophic obstructive cardiomyopathy: a multicenter North American registry. J Am Coll Cardiol. 2011;58:2322–8.

110. Dearani JA, Ommen SR, Gersh BJ et al Surgery insight: septal myectomy for obstructive hypertrophic cardiomyopathy-the Mayo Clinic experience. Nat Clin Pract Cardiovasc Med. 2007;4:503-12.

111. Morrow AG, Brockenbrough EC. Surgical treatment of idiopathic hypertrophic subaortic stenosis. Am Surg. 1961:154:181-9.

112. Ommen SR, Maron BJ, Olivotto I et al: Long-term effects of surgical septal myectomy on survival in patients with obstructive hypertrophic cardiomyopathy. J Am Coll Cardiol. 2005;46:470-6.

113. Maron BJ. Surgical myectomy remains the primary treatment option for severely symptomatic patients with obstructive hypertrophic cardiomyopathy. Circulation. 2007;116:196-206.

114. Maron BJ, Yacoub M, Dearani JA. Benefits of surgery in obstructive hypertrophic cardiomyopathy: bring septal myectomy back for European patients. Eur Heart J. 2011;32:1055-8.

115. Vriesendorp PA, Liebregts M, Steggerda RC, Schinkel AFL, Willems R, Ten Cate FJ. J Am Coll Cardiol HF. 2014;2:630-6.

116. Mirowski M, Reid PR, Mower MM et al. Termination of malignant ventricular arrhythmias with an implanted automatic defibrillator in human beings. N Engl J Med. 1980;303:22-4.

117. Maron BJ, Shen WK, Link MS et al. Efficacy of implantable cardioverter-defibrillator for the prevention of sudden death in patients with hypertrophic cardiomyopathy. N Engl J Med. 2000;342:365-74.

118. Begley DA, Mohiddin SA, Tripodi D et al. Efficacy of implantable cardioverter defibrillator therapy for primary and secondary prevention of sudden death in hypertrophic cardiomyopathy. PACE. 2003;26:1887-96.

119. Maron BJ, Spirito P, Shen WK et al. Implantable cardioverter-defibrillators and prevention of sudden cardiac death in hypertrophic cardiomyopathy. JAMA. 2007;298:405-12.

120. Syska P, Przybylski A, Chojnowska L et al. Implantable cardioverter-defibrillator in patients with hypertrophic cardiomyopathy: efficacy and complications of the therapy in long-term follow-up. J Cardiovasc Eletrophysiol. 2010;21:883-9.

121. Lin G, Nishimura RA, Gersh BJ et al. Device complications and inappropriate implantable cardioverter-defibrillator shoks in patients with hypertrophic cardiomyopathy. Heart. 2009;95:709-14.

122. Maron BJ, Spirito P, Ackerman MJ et al. Prevention of sudden cardiac death with implantable cardioverter-defibrillators in children and adolescents with hypertrophic cardiomyopathy. J Am Coll Cardiol. 2013;61:1527-35.

123. O'Mahony C, Jichi F, Pavlou M et al. A novel clinical risk prediction model for sudden cardiac death in hypertrophic cardiomyopathy (HCM Risk-SCD). Eur Heart J. 2014;35:2010-20.

124. Maron MS, Kalsmith BM, Udelson JE et al. Survival after cardiac transplantation in patients with hypertrophic cardiomyopathy. Circ Heart Fail. 2010;3:574-9.

125. Kato TS, Takayama H, Yoshizawa S et al. Cardiac transplantation in patients with hypertrophic cardiomyopathy. Am J Cardiol. 2012;110:568-74.

126. Biagini E, Spirito P, Leone O et al. Heart transplantation in hypertrophic cardiomyopathy. Am J Cardiol. 2008;101:387-92.

127. Coutu M, Perrault LP, White M et al. Cardiac transplantation for hypertrophic cardiomyopathy: a valid therapeutic option. J Heart Lung Transplant. 2004;23:413-7.

NÃO COMPACTAÇÃO VENTRICULAR

68

Vera Maria Cury Salemi
Camila Rocon de Lima
Renata Santos Correa
Marcelo Dantas Tavares

1 INTRODUÇÃO

O miocárdio não compactado (MNC) é uma doença rara, de etiologia desconhecida, com forte evidência de que seja decorrente de mutações genéticas. É considerado uma cardiomiopatia (CMP) não classificada tanto pela Organização Mundial de Saúde (OMS) como pela Sociedade Europeia de Cardiologia, já a Associação Americana de Cardiologia o considera uma doença de cunho genético.[1-3] Nos últimos 25 anos, houve um aumento crescente em publicações e no entendimento fisiopatológico dessa doença graças a um importante aprimoramento nos métodos de imagens em conjunto com a análise genética. Sua prevalência é de difícil estimação, variando de 4,5 a 26 por 10 mil adultos referenciados a centros de ecocardiograma, é considerada a terceira CMP mais comum em crianças, depois da dilatada e da hipertrófica.[4] Miocárdio esponjoso, hipertrabeculação ventricular, MNC são alguns termos utilizados para relatar tal doença, porém, este último consagrou-se com Chin e colaboradores em 1990,[1] visto que o primeiro nome descreve um achado filogenético presente no coração de vertebrados inferiores e o segundo remete a um estágio presente no período embrionário, dessa forma, não caracterizando a real fisiopatologia da doença.

Classicamente, o primeiro relato foi em 1926, por Grants,[5-6] porém foi Dusek[7] que em 1975 realizou uma descrição anatomopatológica de cinco casos. Acredita-se que ocorra uma parada intrauterina do processo de compactação do miocárdio no período embrionário que determina trabeculações miocárdicas proeminentes com recessos intertrabeculares profundos e espessamento do miocárdio em duas camadas distintas: compactada (C) e não compactada (NC). As manifestações clínicas estão fulcradas no seguinte tripé: desde pacientes assintomáticos até quadro clínico de insuficiência cardíaca franca; arritmia atriais e/ou ventriculares; e fenômenos tromboembólicos. Os métodos de imagens não invasivos têm papel importante no diagnóstico, sendo o ecocardiograma considerado método diagnóstico de 1ª linha e a ressonância magnética cardíaca (RMC) tem maior acurácia na confirmação diagnóstica dessa doença.[1] O tratamento é extrapolado do manejo da insuficiência cardíaca, porém, nesses indivíduos, há uma hipótese de que haja uma predisposição para formação de trombos decorrentes da estagnação de sangue na região hipertrabeculada, gerando discussões frequentes sobre a real indicação de anticoagulação nesse contexto. Frequentemente, indica-se anticoagular os pacientes com disfunção ventricular sistólica, fibrilação atrial, presença de trombos intracavitários e eventos tromboembólicos prévios.[8]

2   FISIOPATOLOGIA

A embriogênese miocárdica é um processo complexo decorrente de uma evolução filogenética que se inicia nas primeiras semanas da fecundação com a formação de órgão tubular composto de duas camadas de células com atividade de contração peristáltica. Esse órgão primitivo apresentará torções e septações que darão origem às cavidades cardíacas. Por volta da quarta semana de gestação, há formação das trabéculas, especulando-se que tenham a função de facilitar a nutrição do miocárdio. O processo de formação das trabéculas não se trata apenas de uma sequência independente da embriogênese, visto que o miocárdio, em presença de aumento da pós-carga, é estimulado para hiperplasia e, em caso de diminuição da pré-carga, ocorrerá hipoplasia ventricular.[9] Interessante que uma redução significativa na trabeculação é usualmente associada a uma deficiência na camada ventricular compactada, ocasionando uma hipoplasia do miocárdio que pode levar a uma falência cardíaca ou até mesmo à morte do embrião. Por outro lado, um remodelamento trabecular anormal na formação do ventrículo é associado ao MNC.[4] A idade gestacional na qual a parada da maturação ocorre, deve ser o determinante da gravidade e extensão das trabéculas, além da expressão clínica.[1,10] Deve-se ressaltar que antes do desenvolvimento das artérias coronárias, os sinusoides é que permitem a difusão de oxigênio diretamente das cavidades cardíacas para o miocárdio, aumentando, assim, a área de superfície para tal difusão.[11] Na oitava semana, inicia-se o processo de compactação no sentido do epicárdio para endocárdio e da base para o ápice ventricular, tendo como principal estímulo a hipóxia tecidual[10] (Figura 68.1).

Nesse momento, por meio de uma série de proteínas sinalizadoras (*Neuregulin 1, bone morphogenetic protein 10* - BMP10, *Brm/Brg-associated-factor* – BAF), moléculas de adesão (VCAM1), fatores de crescimento (fator de crescimento derivado de fibroblasto - FDGF; fator de crescimento derivado de plaquetas - PDGF; fator de crescimento tumoral – TGF-beta), matriz acelular (*cardiac jelly*),[4] a partir dos sinusoides, inicia-se a formação das artérias coronárias, que não apresentam comunicação com as câmaras cardíacas. Isso difere o MNC isolado em relação ao que ocorre associado a várias cardiopatias congênitas, como na atresia pulmonar, que é caracterizada pela persistência dos sinusoides, com comunicação entre as câmaras cardíacas e a circulação epicárdica.[11] Assim, a formação da circulação coronariana segue em conjunto com esse processo, tendo como última região a maturar-se o ápice ventricular, bem como a formação dos músculos papilares que encontram-se mal desenvolvidos nesses pacientes,[12] encerrando-se, assim, esse processo altamente complexo no final do período gestacional. Esse dado tem fundamental importância, haja vista que entre as regiões mais comumente acometidas está a região apical.

O camundongo se tornou o modelo mais utilizado para estudar o desenvolvimento cardíaco pela semelhança anatômica durante o desenvolvimento embrionário. Além disso, a análise dos camundongos mutantes nesse período promove informações sobre o processo de compactação que poderá ajudar no entendimento dessa alteração do coração de humanos (Figura 68.2).

É importante ressaltar que o MNC não se trata de uma mera alteração anatômica focal, a doença acomete difusamente o miocárdio. Jenni e colaboradores avaliaram com tomografia por emissão de pósitrons e amônia marcada a microcirculação e a

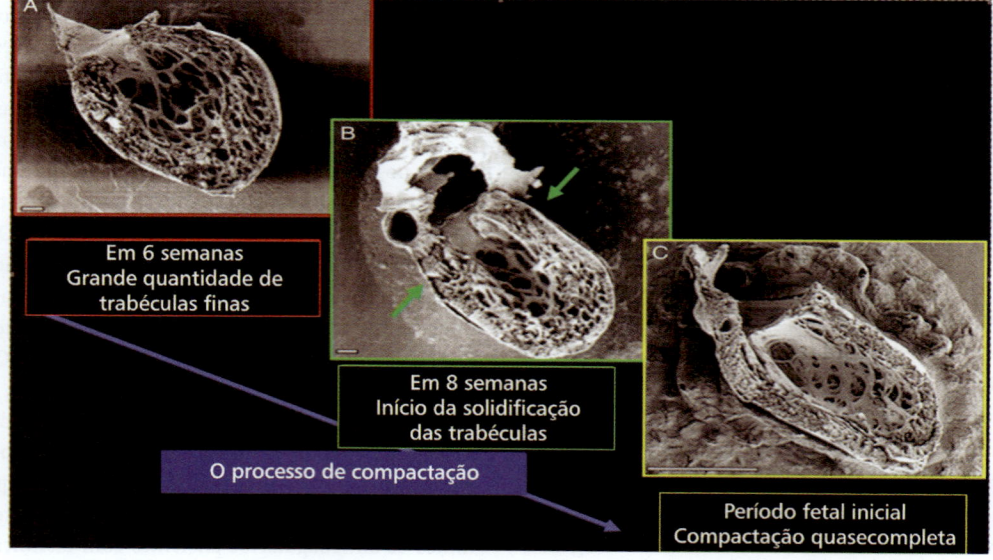

FIGURA 68.1 Corte sagital do ventrículo esquerdo embrionário humano dissecado mostrando o processo de compactação normal das trabéculas. Fonte: Adaptada de Oechslin E; Jenni R Eur Heart J. 2011;32:1446-1456.

reserva de fluxo coronariano de 12 pacientes, constatando que esses doentes apresentavam uma disfunção microcirculatória global, não restrita às regiões trabeculadas.[13] Com isso, postula-se que essa doença tenha um substrato adicional para progressão da disfunção e arritmia ventriculares, bem como justifica a presença de sintomas anginosos em cerca de 10% dos casos.[14] Li e colaboradores cita um caso emblemático de uma paciente com

taquicardia ventricular atendido em unidade de emergência, onde foi estratificado com cintilografia de perfusão miocárdica que mostrava área extensa de isquemia anterior, porém a cineangiocoronariografia não evidenciou lesões obstrutivas coronarianas.[15] No seguimento, essa paciente foi diagnosticada com MNC. Com base no racional de uma doença que afeta difusamente a microcirculação, além de levar a respostas vasodinâmicas

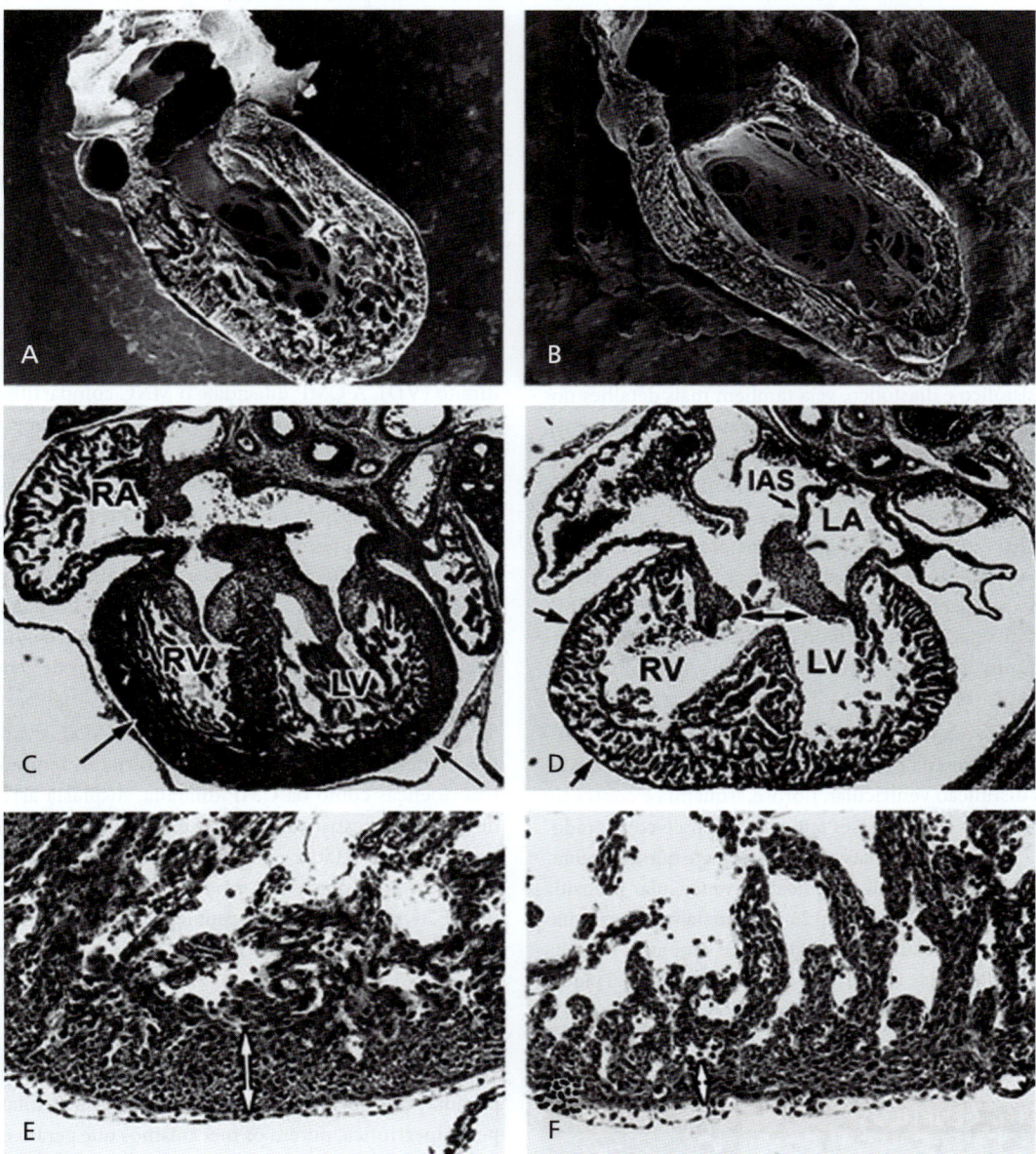

FIGURA 68.2 Desenvolvimento da compactação miocárdica ventricular em camundongo sadio e doente. A compactação das trabéculas ventriculares leva à formação do miocárdio compactado. Em humanos, isso ocorre aproximadamente entre 12 (A) e 18 semanas (B). Cortes sagitais dissecados do ventrículo esquerdo (VE). Escala de 100 μm. A compactação do camundongo ocorre entre 13 e 14 semanas de desenvolvimento embrionário, resultando em formação de miocárdio compactado com várias camadas bem formadas na 14,5 semana (seta negra em C e seta branca em E). Esse processo está comprometido em vários *knockouts*, como RXR-α (seta negra em D e branca em F), resultando em "síndrome do miocárdio compactado fino" e levando à mortalidade no período embrionário. Fonte: Adaptada de Paterick TE; Umland MM; Jan MF; Ammar KA; Kramer C; Khandheria BK; et al.[1]

coronarianas alteradas, podendo originar, assim, microisquemia, dilatação ventricular progressiva e gênese de arritmias cardíacas.[11,16] Nesse contexto, Nucifora e colaboradores avaliaram 42 pacientes utilizando a RMC com realce tardio para analisar a prevalência e a extensão da fibrose, correlacionado com a manifestação clínica e a função ventricular. Curiosamente, foi constatada a presença de realce tardio em 55% dos casos, ocupando 4,8% ± 6,7% da massa cardíaca e acometendo mais frequentemente as áreas ditas compactas, mostrando, assim, a relação da presença de fibrose com pior prognóstico dessa doença.[17]

À medida que o processo embriológico de compactação miocárdica se completa, ocorre normalmente uma distribuição da disposição das fibras miocárdicas em espiral, tendo uma organização complexa e heterogênea, sendo que as fibras epicárdicas têm uma disposição em espiral em um sentido, e as mesocárdicas são circunferenciais e as próximas ao endocárdio, em sentido oposto às primeiras, ocasionando um movimento de torção durante a sístole. O ápice gira inicialmente em sentido horário durante a contração isovolumétrica e, depois, em sentido anti-horário, a base realiza o oposto.[18] Mecanismo de extrema importância que visa à economia energética e melhora do desempenho sistólico e diastólico, veja também mais detalhes nos capítulos 5 e 6. A região apical exerce um papel de fundamental, pois doenças que levam á perda da participação contrátil dessa região ocasionam um importante prejuízo hemodinâmico como na endomiocardiofibrose, acinesia apical na doença isquêmica, além do MNC. Em 2011, van Dalen e colaboradores estudaram 34 indivíduos com MNC pela análise ecocardiográfica com *speckle-tracking*, comparando com indivíduos normais e com CMP dilatada, verificando-se que os indivíduos com MNC não apresentavam o movimento de torção durante a sístole, diferentemente do grupo-controle.[19]

Pelo que já foi exposto, esses pacientes têm substrato anatômico e funcional para o desencadeamento de arritmias ventriculares, como disfunção ventricular, fibrose, isquemia e contração ventricular ineficaz. Além desses fatores, Oliveira e colaboradores, em 2012, descreveram o caso de um paciente que apresentava função ventricular normal e taquicardia ventricular induzida no esforço com cintilografia com 123 iodo-metaiodobenzilguanidina, mostrando um aumento da atividade simpática miocárdica, especulando-se que isso levaria a um risco adicional para o desencadeamento de arritmias ventriculares e morte súbita nesses pacientes.[20]

3 ASPECTOS GENÉTICOS

Em relação à avaliação genética, é de fundamental importância que se tenha em mente que esse conceito é bem mais amplo do que a simples análise laboratorial da pesquisa de mutações genéticas do probando. É necessária a realização da avaliação clínica, abrangendo desde uma impressão gestáltica (dimorfismo facial estava presente em 38% dos pacientes com

MNC em Chin e colaboradores, 1990),[1] passando por um exame físico detalhado e estendendo-se à avaliação para os familiares do paciente. O MNC pode ser esporádico, ou familiar. O primeiro gene descrito responsável foi o *G4.5*, encontrado no braço longo do cromossomo 28 (Xq28) que codifica a tafazina, cuja maior expressão é na musculatura esquelética e cardíaca.[21] A ação da proteína tafazina se dá na mitocôndria. Esse mesmo gene é responsável por algumas miopatias como a de Emery-Dreifuss, miopatia miotubular e pela síndrome de Barth. A pesquisa de um gene "culpado" instigou uma busca ativa nos pacientes com MNC graças a um número crescente de relatos associando síndromes de etiologia genética a essa doença. Várias mutações têm sido descritas associadas ao MNC como mutação do gene da alfadistrofina (*DTNA*), relacionada com uma distrofia autossômica dominante, outra mutação da proteína do citoesqueleto, conhecida como ZASP, Cypher, ou LDB3 (uma proteína de ligação do domínio LIM) que resulta em cardiomiopatia em ratos. Mutação do *FKBP12*, gene ligado à liberação de cálcio pelo retículo sarcoplasmático pelo receptor rianodina 2 (*RyR2*), cujas mutações do receptor têm sido descritas em associação com a displasia arritmogênica do ventrículo direito (VD). A CMP dilatada e o MNC compartilham de uma mutação do gene da LAMINA A/C (*LMNA*) mapeada no cromossomo *1q22*. Outras mutações foram descritas: fator de transcrição NKX2.5 e TBX5; lócus da etiologia autossômica dominante foi mapeada no cromossomo *11p15*; deleção distal do cromossomo 5, perdendo um específico gene cardíaco *CSX*; nove distintas mutações de genes de proteínas sarcoméricas que são relacionadas com a CMP hipertrófica e dilatada como a actina-alfa cardíaca (ACTC), troponina T cardíaca (TNNT2) e a betamiosina de cadeia pesada (MTH7), além de genes associados a canalopatias como o *SC5NA*.[22]

Atualmente, é bastante discutido se o MNC é uma entidade nosológica isolada, ou apenas uma variação fenotípica de outras doenças como da CMP dilatada, displasia arritmogênica do VD, CMP restritiva, ou, principalmente, da CMP hipertrófica, em que há relatos em duas famílias com alguns indivíduos que eram portadores da forma hipertrófica, outros com MNC do VE, tendo em comum a mutação da isoforma 3 da proteína C ligante da miosina (MYBPC3).[23] Além disso, a presença de outras CMP encontradas em rastreio familiar de indivíduos com MNC chega a 34%.[24] Acredita-se que ocorra uma sobreposição entre essas doenças pelo fato de terem várias mutações em comum. É sabido que a mutação da betamiosina de cadeia pesada pode ser responsável tanto pela CMP dilatada como pela hipertrófica, porém os mecanismos que geram uma ou outra são incertos. Dessa forma, Kaneda e colaboradores identificaram uma doente de 13 anos com diagnóstico de MNC e, a partir daí, produziram camundongos transgênicos com a mutação *p.Met531Arg* da beta-miosina de cadeia pesada, gerando ratos transgênicos e observando sua evolução.[25] Inicialmente, 50 a 70% dos animais apresentaram hipertrofia miocárdica, e cerca de 25% evoluíram para dilatação ventricular sem apresentar hipertrabeculações do VE, demonstrando, assim, um padrão bifásico da espessura da parede ventricular.[25] Bigianini e colaboradores encontraram 89% dos pacientes com MNC preenchendo critério para CMP dilatada, 3% para hipertrófica e 1 paciente para CMP restritiva (n = 73).[26] Dessa forma, tem-se demonstrado cada vez mais que determinada mutações estão presentes em diferentes CMP, levando a fenótipos diferentes, porém o seu real entendimento ainda está longe de ser alcançado. Na Tabela 68.1, observa-se um panorama interessante do compartilhamento dessas alterações genéticas.[27]

Em razão das fortes evidências de mutações associadas ao MNC, apresentando várias manifestações clínicas, desde assintomáticos até disfunção biventricular grave, é consensual a necessidade de se realizar aconselhamento genético e rastreamento familiar. O acometimento dos familiares pode variar de 17 a 50%[14,24] dos casos, tendo o modo mais consistente o padrão de herança autossômica dominante. Um estudo realizado com 58 pacientes com diagnóstico de MNC encontrou 67% de mutação gênica; 50% dos familiares tiveram o diagnóstico, desses apenas 50% tiveram uma mutação encontrada no rastreio do DNA dos probandos e apenas 41% foram confirmados. Um dado muito importante é que 63% dos familiares acometidos eram assintomáticos, mostrando a importância de se realizar um rastreamento familiar, iniciando-se, assim, o seguimento e tratamento precoces. A realização do estudo do DNA dos indivíduos afetados e de sua família está longe de ser uma prática rotineira em virtude dos custos e da falta de relação causal consensual entre o encontro de uma mutação e sua manifestação fenotípica, que é bastante variável, podendo gerar angústias e preocupações para os que as têm. Contudo, identifica os de maior risco, sendo uma ferramenta de grande importância no que tange o aconselhamento genético desses pacientes.[24]

4 EPIDEMIOLOGIA

A prevalência estimada em estudos retrospectivos varia de 4,5 a 26 por 10 mil adultos referenciados para centros de ecocardiograma,[4] porém sabe-se que esses dados são bastantes variáveis, dificultando estabelecer a prevalência real dessa doença. Em crianças, trata-se da terceira mais comum, depois das CMP hipertrófica e dilatada, com prevalência de 9 a 11%.[28-29] A presença de outras cardiopatias congênitas foi observada com certa frequência nessa população, como anomalia de Ebstein 15%, coarctação da aorta 3%, tetralogia de Fallot 2%, valva aórtica bicúspide ou unicúspide 1%, sendo esta a mesma taxa na população geral.[30] Em outro estudo, observou-se que o MNC foi encontrado em 3,7% dos pacientes com fração de ejeção (FE) do VE menor do que 45%, sugerindo que não se trata de doença tão rara em adultos.[31]

A presença de trabéculas em VE por si só não se caracteriza como doença, de forma que ela acomete 68% dos indivíduos com coração normal, sem diferença entre os sexos, constatação feita em um estudo de necropsia de 474 corações normais.[32] Esse aumento das trabéculas é mais prevalente nos indivíduos negros, bem como em indivíduos com redução global da FEVE, realçando uma cautela ao se avaliarem indivíduos de diferentes etnias.[33] Assim, quando se utilizam os critérios ecocardiográficos na população saudável, podem-se encontrar 8% de falso-positivos, sendo quatro vezes mais frequente na população negra.[34] Em relação ao gênero, tem-se notado em vários estudos um predomínio do masculino, com frequência de 51 a 74% dos casos,[6,24] atingindo a maior incidência no diagnóstico a faixa etária entre a 3ª e a 5ª décadas de vida. As trabéculas não apresentam uma distribuição homogênea, a região mais acometida é o ápice do VE,[14] não se sabe se o acometimento mais difuso comprometendo as regiões basais teria um impacto prognóstico nesses casos.[35] A Figura 68.3 a seguir mostra bem essa distribuição.[14]

TABELA 68.1	Alterações genéticas comuns em várias cardiomiopatias						
GENES	MNC	CMPH	CMPD	DAVD	CMPR	HERANÇA	LOCALIZAÇÃO
ACTC1	x	x	x		x	AD	Sarcômero
LDB3	X	X	x			AD	Disco-Z
LMNA	X		x			AD	Membrana nuclear
MYBPC3	X	X	x			AD	sarcômero
MYH7	X	X	X	x		AD	sarcômero
TAZ	x					LX	mitocôndria
TNNT2	x	x	x	x		AD	sarcômero
VCL	X	x	x			AD	disco-Z

Fonte: Adaptada de "Inherited Cardiomyopathy- Molecular Genetics and Clinical Genetic Testing in the Postgenomic Era. The Journal of Molecular Diagnostics. 15(2):158-70. 2013.[27] MNC: miocárdio não compactado; CMPH: cardiomiopatia hipertrófica; CMPD: cardiomiopatia dilatada; DAVD: displasia arritmogênica de ventrículo direito; CMPR: cardiomiopatia restritiva; AD: autossômica dominante; LX: ligada ao X.

O VD já é naturalmente hipertrabeculado e tem a parede mais fina do que o VE, por isso definir critérios para seu acometimento e sua implicação clínica tem sido um desafio, extrapolando-se, assim, os critérios utilizados para o VE. Tem-se demonstrado um acometimento ventricular direito bastante variável, em torno de 9 a 41%, sendo que, dos pacientes com diagnóstico de MNC, 16% tinham disfunção sistólica do VD que não estava relacionada à não compactação do VD, nem à extensão do acometimento do VE, mas sim à disfunção sistólica do VE.[36]

5 MANIFESTAÇÕES CLÍNICAS

Os pacientes com MNC apresentam fase pré-clínica longa da doença antes de os sintomas e/ou disfunção ventricular aparecerem. As principais manifestações clínicas encontradas em pacientes com MNC são arritmias cardíacas, insuficiência cardíaca, eventos tromboembólicos, sintomas anginosos em cerca de 10% dos casos e morte súbita.

A IC é a apresentação clínica mais frequente com prevalência de 35 a 91% dos casos.[37] Ocorre provavelmente por alteração de microcirculação levando à isquemia subendocárdica. As arritmias mais comuns são a taquicardia ventricular e fibrilação atrial (FA).[38] A incidência de FA é de 7 a 9% no seguimento dos pacientes e de 6 a 26% na inclusão dos estudos, sendo menor em pacientes com MNC do que nos pacientes sintomáticos com outras etiologias de MCP.[39] Da mesma forma, a incidência de TVNS é menor nessa doença (20 a 33%) do que em outras formas de CMP dilatada e não tem sido útil como preditor de morte

súbita cardíaca no MNC. A incidência de TV sustentada vai de 0 a 9%.[6] Os mecanismos propostos para as arritmias incluem interrupção concomitante do desenvolvimento do sistema de condução, isquemia subendocárdica, disfunção simpática, além do fato de os recessos profundos serem um substrato para propagação dos circuitos de reentrada do tecido fibroso.[7,40] Dessa forma, essa doença apresenta um substrato arritmogênico com risco de recorrência alto.

A presença de fluxo lento nas trabéculas, especialmente em pacientes com disfunção ventricular sistólica, predispõe a formação de trombos ventriculares e, consequentemente, fenômenos tromboembólicos pulmonares e/ou sistêmicos. Além disso, o risco de eventos tromboembólicos aumenta quando há associação entre FA e disfunção ventricular sistólica.[1,41] A prevalência de fenômenos tromboembólicos é muito variável, mas era considerada alta, em torno de 38%. Entretanto, em séries mais recentes é de 0 a 2%.[37] Isso pode refletir o uso de anticoagulantes ou antiagregantes plaquetários, como também estudos com populações maiores e menos graves. Os principais fatores para os eventos tromboembólicos são a gravidade da disfunção sistólica, a presença de fibrilação atrial e de eventos prévios e, não definitivamente, o grau de trabeculação. Em pacientes com IC, a taxa de eventos em pacientes com MNC é semelhante à de pacientes com IC de outras etiologias.[42]

Em crianças com diagnóstico de MNC, pode ocorrer recuperação da função ventricular e subsequente piora na idade adulta. Tal fenômeno foi descrito como padrão ondulante e justifica a apresentação tardia vista em vários casos de MNC.[22]

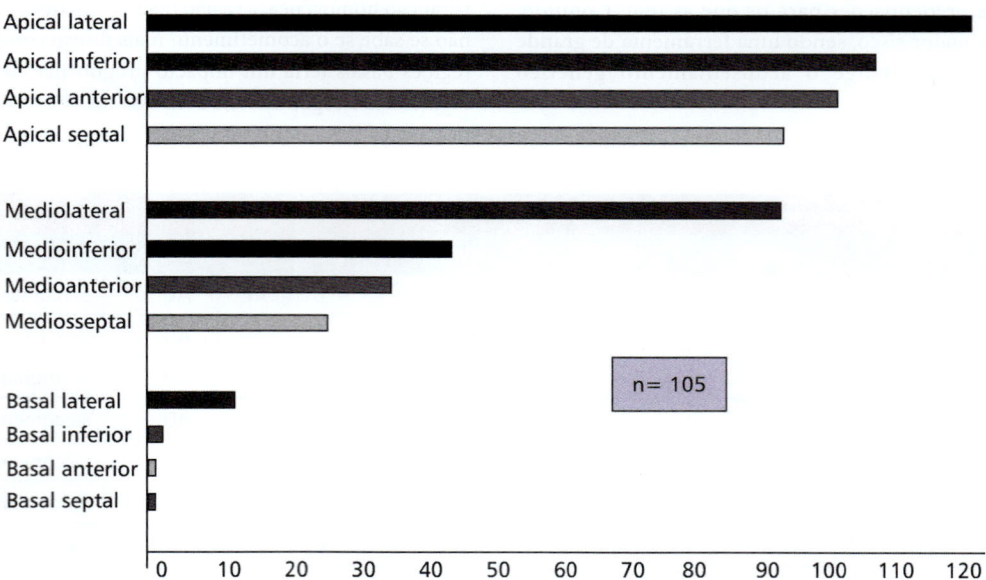

FIGURA 68.3 Representação das regiões do ventrículo esquerdo mais acometidas pela não compactação. Fonte: Adaptada de Habib G; Charron P; Eicher JC; Giorgi R; Donal E; Laperche T; et al. Working Groups 'Heart Failure and Cardiomyopathies' and 'Echocardiography' of the French Society of Cardiology. Isolated left ventricular non-compaction in adults. Clinical and echocardiographic features in 105 patients. Results from a French registry. Eur J Heart Fail. 13(2):177-85, 2011.[14]

O seguimento de rotina dos pacientes com MNC inclui, além da anamnese e exame clínico, a realização de exames complementares como o ecocardiograma e holter 24 horas.

Os indivíduos com MNC e função ventricular normal, geralmente, tiveram seu diagnóstico realizado após triagem familiar, comumente são assintomáticos e devem ter acompanhamento clínico a cada 1 a 2 anos.[14] A disfunção ventricular esquerda pode não estar presente ao diagnóstico, e aparecer com a evolução da doença.[43]

6 MÉTODOS DIAGNÓSTICOS

O diagnóstico de MNC é feito utilizando-se da ecocardiografia como método diagnóstico de 1ª linha por ser facilmente disponível, portátil e custo-efetiva.[6,43-44] Entretanto, o diagnóstico deve ser confirmado pela RMC. Em caso de haver contraindicação à realização da RMC, deve ser preferida a tomografia computadorizada (TC) por apresentar resolução espacial alta e possibilitar a detecção das trabéculas e dos recessos intertrabeculares. Entretanto, as limitações desse método são a necessidade do uso de contraste iodado e a exposição à radiação.

6.1 ECOCARDIOGRAFIA

A prevalência do MNC em laboratórios de ecocardiografia é de 0,014 a 1,3% e vários critérios ecocardiográficos têm sido propostos, sendo a seguir descritos os quatro critérios ecocardiográficos mais aceitos.[1]

Critérios de Chin e colaboradores
- Presença de x/y < 0,5, em que:
- X = distância da superfície epicárdica até o recesso trabecular.
- Y = distância da superfície epicárdica até o pico das trabeculações.

- Esses critérios são aplicados para trabéculas do ápice do VE em cortes paraesternal eixo curto e apicais, no final da diástole.

Critérios de Jenni e colaboradores
- Ausência de anormalidades cardíacas coexistentes.
- Espessamento segmentar da parede miocárdica do VE com duas camadas: uma epicárdica fina e compactada (C) e outra camada endocárdica espessa não compactada (NC) preenchida por sangue vindo da cavidade ventricular.
- A razão do NC/C > 2, no eixo curto e no final da sístole.
- A localização das trabéculas, geralmente, nas paredes apical, mediolateral e medioinferior do VE (Figura 68.4). A maioria dos segmentos não compactados é hipocinética.

Critérios de Stöllberger e colaboradores
- Presença de quatro ou mais trabéculas na parede ventricular esquerda, com localização apical dos músculos papilares, visível em um único plano da imagem.
- As trabéculas têm a mesma ecogenicidade do miocárdio e apresentam movimento sincrônico com a contração ventricular.
- Espaços intertrabeculares perfundidos por sangue vindo da cavidade ventricular, visualizados por imagem ao Doppler colorido.
- Imagem obtida em corte apical quatro câmaras. Diferenciar de falsas cordas e bandas aberrantes.

Critérios de Wisconsin – ainda não validados
- Avaliação das camadas compactadas e não compactadas nas regiões médias e apicais em cortes de eixo curto e em cortes apicais de quatro e duas câmaras e eixo longo do VE.
- NC/C > 2 no eixo curto, no final da diástole.

Estudo prévio comparando os três primeiros critérios ecocardiográficos mostrou pobre correlação entre eles e apenas 30%

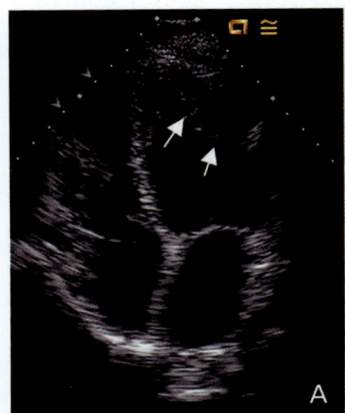 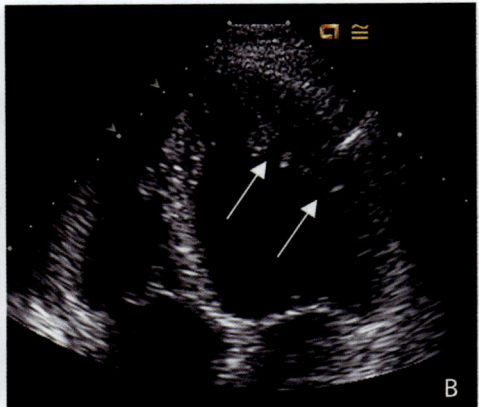 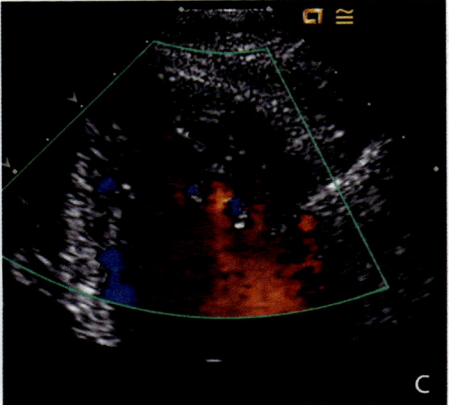

FIGURA 68.4 Ecocardiograma transtorácico de paciente com miocárdio não compactado, observando-se extensas trabéculas na parede lateral e ápice do ventrículo esquerdo (A), com destaque das trabéculas (B) e Doppler colorido com fluxo nas trabéculas (C).

dos pacientes preenchem esses critérios.[6] Além disso, 8% dos controles preenchem pelo menos um critério, o que pode sugerir que esteja ocorrendo um excesso de diagnóstico dessa doença. Dessa forma, a nossa opinião é de que o diagnóstico seja preferencialmente confirmado pela RMC.

Assim, até hoje não há um consenso de qual critério seria o padrão-ouro, uma vez que esse método tem limitações por ser dependente do operador e da janela ecocardiográfica, sendo que os indivíduos sadios podem apresentar trabeculações sem apresentar critério para a doença. Além disso, as imagens devem ser obtidas de forma que o eixo curto seja perpendicular ao longo, e não oblíquo, pois isso poderia levar ao diagnóstico falso-positivo de MNC. Assim, para obtenção de cortes ecocardiográficos de eixo curto do VE, o transdutor deve ser posicionado um a dois espaços intercostais abaixo da posição padrão, movendo de leve lateralmente e obtendo sempre uma imagem circular do ápice da ponta ventricular. Adicionalmente, a frequência do transdutor deve ser a maior possível, sempre tendo em mente que a região apicolateral é a mais frequentemente acometida.

O uso do contraste ecocardiográfico de microbolhas e do ecocardiograma tridimensional permite melhorar a delimitação entre as regiões não compactadas e compactadas, aumentando a precisão das medidas.[45,46] Várias técnicas ecocardiográficas úteis para avaliar a dinâmica miocárdica como o uso do *speckle tracking*, com ou sem avaliação tridimensional, mostram que o comprometimento da mecânica miocárdica se faz além da extensão da doença, sugerindo um comprometimento cardíaco difuso.[32,41,47]

6.2 RESSONÂNCIA MAGNÉTICA CARDÍACA

A RMC vem sendo utilizada para confirmar os casos suspeitos pela ecocardiografia, pois, além de apresentar uma resolução de imagem superior a esta, permite a realização de múltiplos planos de imagem e, com o uso da técnica de realce tardio, possibilita a determinação da caracterização tecidual (Figura 68.5). Um estudo comparativo entre ecocardiografia e RMC realizado com 16 pacientes mostrou que a RMC é superior à eco, pois permite avaliar 100% dos segmentos e também avaliar melhor as paredes anterior, anterolateral, inferolateral e inferior. Além disso, diferentemente das imagens ecocardiográficas em sístole, não se observou diferença entre a RMC e as imagens ecocardiográficas em diástole.[48]

Atualmente, há dois critérios diagnósticos mais aceitos do MNC pela RMC:[58]

Petersen e colaboradores

- Razão entre camada não compactada e compactada > 2,3 no eixo longo, no local de maior trabeculação, no final da diástole. Essa relação de 2,3 apresenta sensibilidade de 86% e especificidade de 99% para diferenciar essa doença de pacientes com outras cardiomiopatias, hipertensão, estenose aórtica, atletas ou indivíduos normais.[1] Entretanto, quando essa relação > 2,3 foi aplicada em uma coorte com 1.000 participantes do estudo multiétnico de aterosclerose, observou-se baixa especificidade desse critério. Assim, quando a probabilidade pré-teste da MNC é alta, esse critério é apropriado, mas se baixa, um valor de corte mais alto se faz necessário.[49]

Jacquier e colaboradores[50]

- Massa trabeculada do VE > 20% da massa global do VE, no eixo curto, no final da diástole, sendo que o músculo papilar deve ser incluído na massa compactada. É considerado um marcador de alta sensibilidade e especificidade (93,7% para ambas) no diagnóstico da doença.

Achados adicionais na RMC incluem camada compactada mais fina na região da trabeculação e transição abrupta dos segmentos normais para os não compactados. Além disso, a técnica do realce tardio nos traz informações adicionais quanto à presença de trombo e fibrose. Esta pode estar presente em até 55% dos casos na região compactada ou na trabeculada.[17]

Embora menos comum, esses achados podem estar presentes mesmo em pacientes assintomáticos e com função ventricular preservada.[51] Adicionalmente, a RMC pode ser útil para avaliação da perfusão em repouso, por ter a sua fisiopatologia relacionada a distúrbio de microcirculação.

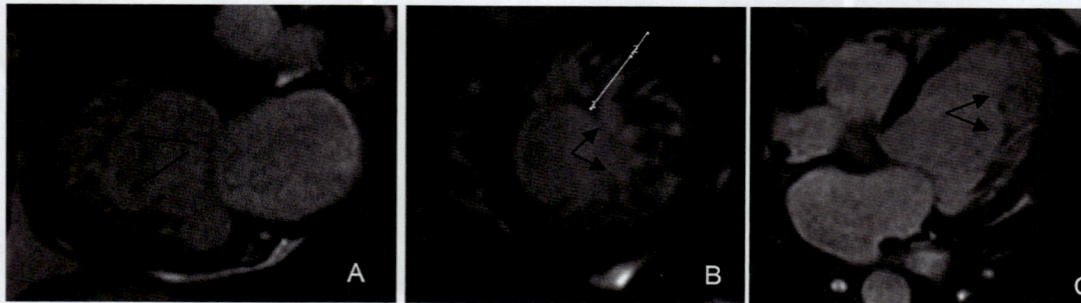

FIGURA 68.5 Ressonância magnética de paciente com miocárdio não compactado em eixo longo (A), eixo curto (B) e 4 câmaras (C) em que se observam trabéculas exuberantes (seta preta) a partir da região média ao ápice do ventrículo esquerdo. Em B, a relação não compactado/compactado é de 4. Fonte: Imagens gentilmente cedidas por Dra. Carolina Sender Reiser.

Em relação ao comprometimento do VD, até hoje não existem critérios claros, visto que esse ventrículo já é mais trabeculado do que o esquerdo. Estudo com 24 crianças e adolescentes com MNC, em que a RMC foi realizada em 22 casos, observou-se comprometimento de VD em quatro pacientes (16%).[37] Outro estudo mostrou que metade dos pacientes com MNC apresenta disfunção ventricular direita, sendo esta um marcador de doença avançada, podendo determinar prognóstico mais reservado.[52]

6.3 ELETROCARDIOGRAMA

O eletrocardiograma não apresenta alterações específicas dessa doença. Aras e colaboradores mostraram que 85% dos pacientes apresentam alterações eletrocardiográficas ao diagnóstico, sendo a mais frequente hipertrofia ventricular esquerda.[6,43] Outras alterações encontradas são o bloqueio do ramo esquerdo (BRE) presente em até 40% dos casos, atraso de condução intraventricular, bloqueio de ramo direito (BRD) e fibrilação atrial. Menos frequentes seriam alterações inespecíficas de repolarização ventricular e bloqueio atrioventricular.[43] Estudo com 34 pacientes com MNC mostrou que 94% apresentavam alterações eletrocardiográficas, sendo as mais frequentes a FA, BRE e BRD e, menos frequentes, as alterações inespecíficas de repolarização ventricular e bloqueio atrioventriculares.[6] Um estudo com crianças japonesas evidenciou que a maioria se encontra assintomática no momento do diagnóstico, tendo uma incidência de síndrome de Wolff-Parkinson-White (WWP) maior do que no adulto. A presença de BRE não é tão frequente quanto no adulto e, quando esta está presente, sugere que esteja relacionada à fibrose endocárdica progressiva.[51]

Foi sugerido que a repolarização precoce presente nas derivações inferiores poderia estar relacionada à heterogeneidade elétrica transmural levando à microrreentrada pela presença das trabéculas e, assim, associada à morte súbita cardíaca em pacientes com MNC.[5]

Estudo prévio avaliou a fragmentação do QRS em 64 pacientes com MNC e mostrou que os pacientes que apresentam entalhes da onda R ou da S em pelo menos duas derivações eletrocardiográficas contíguas e duração de QRS < 120 ms ela foi preditora independente de mortalidade.[53]

6.4 HOLTER 24 HORAS

A investigação de arritmias ventriculares ou atriais deve ser feita com a realização anual de holter 24 horas.[22]

A presença de arritmia ventricular é variável (6 a 62%) nos diferentes estudos. Outro estudo mostrou que a taquicardia ventricular (sustentada ou não) ocorre em 40% dos pacientes. Isso tem implicação prognóstica, já que, em mais de 55% dos casos, a causa principal de mortalidade é a morte súbita cardíaca.[54] Estudo prévio utilizando o holter em 15 pacientes mostrou a presença de taquicardia ventricular (sustentada e não sustentada)

em 27% dos pacientes estudados.[44] Outro estudo incluiu 67 pacientes com MNC e encontrou 36% com arritmias inespecíficas, 31% com taquicardia ventricular não sustentada, 14% FA, 7% taquicardia supraventricular e 7% dos pacientes com batimentos ventriculares prematuros na ausência de taquicardia ventricular.[43] Os mecanismos propostos para os substrato pró-arritmogênico em pacientes com MNC incluem alteração concomitante do desenvolvimento do sistema de condução, formação de circuitos de reentrada pelos recessos intertrabeculares, distúrbio da microcirculação e hipoperfusão coronariana pela presença das trabéculas.[54,55]

6.5 TOMOGRAFIA COMPUTADORIZADA

Este outro método de imagem que pode ser empregado para auxiliar o diagnóstico de pacientes com MNC. Udeoji e colaboradores mostraram que a relação NC/C > 2,2 no final da diástole e envolvimento ≥ 2 segmentos miocárdicos apresentam sensibilidade de 100% e especificidade de 95% no diagnóstico da doença.[22] Já outro estudo mostrou que a relação NC/C > 2,3 no final da diástole diferenciou o MNC de outras cardiopatias com sensibilidade de 88% e especificidade de 97%.[56]

As limitações são a utilização de contraste iodado e radiação.[57] A angiotomografia (ângio-TC) de artérias coronárias pode ser útil em caso de suspeita de doença arterial coronariana associada. Por outro lado, a vantagem da TC em relação à RMC é que pode ser realizada em presença de cardiodesfibrilador implantável (CDI), marca-passo e em caso de claustrofobia.[56]

6.6 CINEANGIOCORONARIOGRAFIA

A angiografia coronariana está indicada em presença de alteração da motilidade segmentar e/ou disfunção sistólica do VE. Entretanto, não há evidências de aumento da incidência de doença arterial coronariana em pacientes com MNC.

Estudos anteriores já evidenciaram que pacientes com MNC podem apresentar sintomas anginosos decorrentes de distúrbio da microcirculação, podendo estar associada ou não à disfunção ventricular.[14,16] Estudo que realizou cateterismo em pacientes com sintomas anginosos identificou aumento da pressão diastólica final do VE, lesão coronariana obstrutiva maior do que 50% em pacientes com outros fatores de risco, sendo que a ventriculografia esquerda de todos os pacientes foi compatível com o diagnóstico de MNC.[43] No Quadro 68.1, há um resumo da avaliação diagnóstica de pacientes com MNC.

7 DIAGNÓSTICOS DIFERENCIAIS

Incluem a CMP hipertrófica apical, endomiocardiofibrose, CMP dilatada, trombos apicais, falsos tendes, cordas aberrantes e tumores[58-59] (Figura 68.6). Em especial, a diferenciação com as duas primeiras é mais difícil. Além disso, deve ser diferenciada de trabéculas mais exuberante em indivíduos normais, especialmente em negros.[41] Em alguns casos, pode ocorrer associação entre CMP,[60] especialmente entre CMP hipertrófica e MNC.[61] Isso pode ser explicado por um substrato genético comum para fenótipos diferentes.

Cheng e colaboradores compararam o uso da RMC como método de imagem para diferenciar o MNC das demais CMP e mostrou que a função global do ventrículo esquerdo encontra-se mais reduzida em pacientes com CMP dilatada, mas não houve diferença no volume sistólico e no débito cardíaco.[62,63]

8 TRATAMENTO

8.1 MEDICAMENTOSO

De forma geral, o tratamento deve ser direcionado para as manifestações clínicas mais importantes como IC, arritmias e fenômenos tromboembólicos.[64]

A base do tratamento dos pacientes com MNC são as medicações para o tratamento convencional de pacientes com insuficiência cardíaca e segue as recomendações internacionais.[65] Em pacientes com MNC e insuficiência cardíaca, está indicado o uso de betabloqueador, IECA/BRA, diurético e antagonista da aldosterona. Já nos assintomáticos, com função ventricular normal, não há estudo que embase o uso desses medicamentos. Porém, com base na fisiopatologia e na experiência dos autores deste trabalho, propõe-se o uso empírico de IECA/BRA, betabloqueador e antagonista da aldosterona. Em 2001, foi publicado um relato de caso de bebê com 4 meses de idade com MNC, que apresentou reversão da dilatação e melhora da FEVE, de parâmetros metabólicos e adrenérgicos após 14 meses do uso de carvedilol.[66]

QUADRO 68.1 Avaliação diagnóstica de pacientes com miocárdio não compactado.
QUADRO CLÍNICO
Insuficiência cardíaca
Angina
Eventos tromboembólicos
Arritmias
Associação com doenças neuromusculares
AVALIAÇÃO DIAGNÓSTICA
Ecocardiograma: relação NC/C > 2 e redução da rotação/ torção
Uso de pelo menos 2 critérios ecocardiográficos, sendo que o de Jenni e colaboradores é o mais aceito
RMC com realce tardio: critérios de Petersen: NC/C > 2,3 e de Jaquier: massa trabeculada > 20%
Melhor modalidade para o diagnóstico
Avaliação genética
Avaliação neurológica - na suspeita de miopatia
Avaliação de familiar de 1º grau com eco e genética se indicada
Holter 24 hs em todos os pacientes na primeira avaliação
Estudo eletrofisiológico se síncope sem causa esclarecida ou palpitações sem documentação gráfica
RMC: ressonância magnética cardíaca; NC/C: não compactado/compactado.

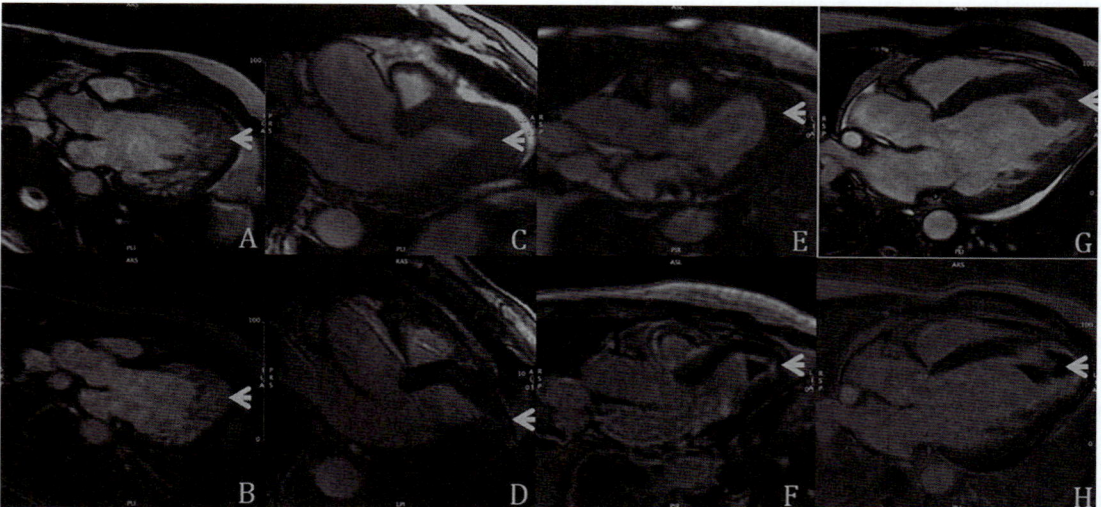

FIGURA 68.6 Ressonância magnética cardíaca ilustrando cardiopatias com obliteração apical – eixo longo de cine e realce tardio: miocárdio não compactado (A e B); cardiomiopatia hipertrófica apical (C e D); endomiocardiofibrose (E e F); e cardiomiopatia isquêmica com trombo apical (G e H), respectivamente. Fonte: Imagens gentilmente cedidas por Dr. Bernardo Baptista da Cunha Lopes.

A anticoagulação oral está indicada em pacientes com disfunção ventricular importante, independentemente da presença de FA, para reduzir a incidência de eventos tromboembólicos.[11,67-68] Alguns autores preconizam a anticoagulação oral, independentemente da presença de disfunção ventricular ou de trombo, pela descrição de casos de embolias prévias em pacientes com MNC e função sistólica preservada.[69-72]

Mas isso não é consenso na literatura. Além disso, o risco de eventos tromboembólicos aumenta quando há associação entre FA e insuficiência cardíaca sistólica.[1] Em pacientes com função sistólica preservada, pode ser usado o escore de risco CHADS$_2$ para auxiliar na indicação da anticoagulação oral. Estudo prévio mostra que o CHADS$_2$ é mais apropriado do que o CHADS-VASC para indicação de anticoagulação uma vez que os pacientes são jovens e a maioria, do sexo masculino.[68]

Uma ressalva a anticoagulação é o estudo de Lok e colaboradores de 2012 que incluiu pacientes com CMP dilatada com FE menor que 35% e não mostrou benefício da varfarina em relação ao ácido acetilsalicílico e, inclusive, aumentou o risco de sangramento maior.[73] Entretanto, os pacientes com MNC têm substrato estrutural para formação de trombos intracavitários, devendo-se, assim, individualizar o tratamento.

Arritmias ventriculares secundárias ao MNC podem ser refratárias aos antiarrítmicos tradicionais, assim, a ablação por radiofrequência pode ser uma opção de tratamento. Osmonov e colaboradores mostraram que após a ablação houve melhora da FEVE de 29% para 53% cerca de 2 meses após o procedimento, caracterizando CMP induzida por taquicardia em MNC.[59] Além disso, os pacientes com MNC e síndrome de WPW ou taquicardia reentrante atrioventricular ou do nó atrioventricular devem ser tratados com ablação por radiofrequência. O transplante cardíaco está indicado em pacientes com insuficiência cardíaca refratária.[74,75]

8.2 TERAPIA POR RESSINCRONIZAÇÃO E IMPLANTE DE CARDIODESFIBRILADOR IMPLANTÁVEL

A terapia por ressincronização tem sido utilizada em pacientes com MNC, terapia medicamentosa otimizada e FE < 35% com BRE e QRS > 120 ms com resultados animadores.[62] Stollberger e colaboradores mostraram que, de 102 pacientes, 8 foram submetidos à terapia de ressincronização e todos apresentaram melhora da capacidade funcional e metade deles apresentou melhora da função ventricular em seguimento de 39 meses.[76] Oginosawa e colaboradores mostraram que o implante do desfibrilador em quatro pacientes com insuficiência cardíaca, FE de 21 ± 8% e dissincronia intraventricular levaram à melhora na qualidade de vida e no prognóstico.[77] Bertini e colaboradores compararam o efeito da terapia de ressincronização cardíaca em pacientes com CMP dilatada com e sem MNC. Foi observado melhor resultado em pacientes com MNC, com maior remodelamento reverso. Assim, quanto maior o número de segmentos acometidos pela não compactação, maior a chance de resposta e

maior o remodelamento reverso no seguimento de 6 meses.[78] Outro estudo que mostrou excelente resposta àressincronização foi o de Penela e colaboradores, com 25 pacientes com MNC, 9 deles foram submetidos ao tratamento e apresentavam classe funcional III/IV, FE < 35%, QRS > 120 ms ou sinais de dissincronia mecânica. Dos 9 pacientes, 8 apresentaram resposta favorável, independentemente da largura do QRS. Os autores sugerem que essa resposta excelente pode estar relacionada à ativação elétrica alterada presente nessa doença e que essa terapia poderia ser indicada em pacientes com MNC sintomáticos, com comprometimento da FE e dissincronia mecânica, independentemente da largura do QRS.[79] Entretanto, isso é a opinião dos autores do estudo, e não consenso da literatura.

O implante de cardiodesfibrilador (CDI) está indicado para os pacientes com taquicardia ventricular sustentada e/ou fibrilação ventricular e disfunção sistólica grave (FE < 35%), como previsto nas diretrizes de insuficiência cardíaca.[57] Em algumas séries, a morte súbita cardíaca foi responsável por cerca de 40% dos óbitos em pacientes com MNC.[22,39,80] Já na prevenção primária, são seguidas as diretrizes para CMP não isquêmicas.[81]

Kobza e colaboradores estudaram 30 pacientes com MNC submetidos ao implante de desfibrilador para prevenção secundária em 12 deles e primária nos 18 restantes, com seguimento médio de 40 ± 34 meses, e mostraram que esse tratamento é efetivo na redução da morte súbita cardíaca. O ressincronizador foi implantado em seis pacientes e levou à melhora na classe funcional, sugerindo que essa terapia deve ser considerada em pacientes com MNC, FE ≤ 35% e dissincronia ventricular (Quadro 68.2).[82]

O modulador da contratilidade cardíaca foi utilizado em paciente com MNC melhorando o quadro de insuficiência cardíaca e dos parâmetros morfológicos e funcionais do VE ao ecocardiograma, inclusive com aparente redução das trabéculas. Possivelmente, o mecanismo de ação dessa terapia é pela reversão da expressão do gene fetal para o genótipo de adulto levando, assim, a um remodelamento reverso do VE.[83]

8.3 EXERCÍCIO FÍSICO

As principais causas de morte súbita cardíaca em atletas competitivos jovens são a CMP hipertrófica e a displasia arritmogênica do VD, nos Estados Unidos e Itália, respectivamente. O achado de MNC contraindica a realização de exercício competitivo por também ser considerado uma das causas de morte súbita em atletas competitivos jovens.[42] Estudo realizado na Itália incluiu 150 atletas avaliados pelo ecocardiograma após alterações encontradas no exame físico e/ou eletrocardiograma. Foram encontrados, nesse grupo, 24 pacientes (16%) com MNC, mostrando a alta prevalência dessa doença e, assim, a importância de avaliação cuidadosa dos atletas em programa de triagem pré-participação de exercícios físicos competitivos.[84]

QUADRO 68.2 Tratamento de pacientes com miocárdio não compactado.

ANTICOAGULAÇÃO

Em caso de fibrilação atrial, eventos embólicos prévios, disfunção sistólica e trombo intracavitário

Ácido acetilsalicílico para pacientes que não se enquadram nas situações anteriores

INSUFICIÊNCIA CARDÍACA

Medicamentos-padrão como IECA/BRA, betabloqueador, antagonista da aldosterona e diurético de acordo com o quadro clínico

RESSINCRONIZAÇÃO E CARDIODESFIBRILADOR IMPLANTÁVEL

Seguem as recomendações para CMP nao isquêmica

PLANEJAMENTO FAMILIAR PARA MULHERES EM IDADE FÉRTIL

IECA: inibidor da enzima de conversão da angiotensina; BRA: bloqueador do receptor da angiotensina; CMP: cardiomiopatia.

9   DIAGNÓSTICO PRÉ-NATAL

A melhora dos equipamentos de ultrassom e do treinamento do operador, associado ao melhor conhecimento dessa doença, tem permitido a realização do diagnóstico no período pré-natal.[85] As paredes cardíacas devem ser avaliadas com detalhes para análise das trabéculas, com utilização do Doppler colorido para se avaliar o fluxo sanguíneo nelas e essa doença deve ser considerada no diagnóstico diferencial da insuficiência cardíaca fetal.

Foram relatados dois casos de MNC, diagnosticados por ultrassom pré-natal realizado no 3º trimestre da gestação.[86] A mutação do gene da betamiosina de cadeia pesada cardíaca foi detectada pós-natal em ambos os casos: em um deles, no pai; e, no outro, nos demais parentes.

Até o momento, 21 casos foram diagnosticados no período pré-natal, tendo, assim, implicância na avaliação de outras cardiopatias congênitas concomitantes, possíveis tratamentos e identificação de familiares acometidos.

A avaliação do risco da gestação é importante em mulheres com a doença, pois não há tratamento especifico na gravidez além do tratamento convencional da insuficiência cardíaca, e a antecipação do parto muitas vezes é recomendada.[87] É sabido que mulheres com CMP dilatada convencional e FE ≤ 40% apresentam risco alto de deterioração da cardiopatia na gestação e periparto, e que quando esta é ≤ 20%, a mortalidade materna é muito alta.[88]

O teste de exercício pré-gravidez está indicado para avaliação mais adequada da capacidade funcional. É necessário lembrar que inibidores da enzima de conversão de angiotensina e bloqueadores da aldosterona são proscritos porque teratogênicos, e de que betabloqueadores como bisoprolol e metoprolol são bem tolerados na gestação. A lactação esta associada à alta demanda metabólica e pode ser suprimida pelo uso de inibidor da prolactina como a bromocriptina.[88]

10   ACONSELHAMENTO GENÉTICO

Cabe realizar um aconselhamento genético explicando como é a doença, as possibilidades de ter novos casos na família e a avaliação de risco aumentado de haver ou não, nas próximas gestações, uma criança ser afetada.

Registro francês mostrou que 8% dos casos de MNC foi detectado em triagem familiar em indivíduos assintomáticos.[22] Além disso, a taxa de ocorrência familiar é maior em pacientes com MNC (30%) do que na CMP dilatada (25%).[54]

Em caso de diagnóstico de MNC, é obrigatória a avaliação dos parentes de 1º grau para detecção de indivíduos acometidos pela doença, devendo-se fazer a história genética se estendendo por três gerações, história, exame clínico, eletrocardiograma e ecocardiograma. O papel da realização de testes genéticos de rotina ainda não está definido. A avaliação das crianças deve ser a cada 3 anos; entretanto, em presença de mutação, deve ser a cada 1 a 3 anos.[81,88]

O uso de antiagregante plaquetário deve ser realizado em casos de MNC e função ventricular preservada. O seguimento desses indivíduos deve ser realizado para se avaliar a deterioração da função ventricular, a detecção de arritmias e o tratamento da insuficiência cardíaca se indicado.

11   PROGNÓSTICO

O curso clínico é variável e, em algumas séries, a mortalidade é alta, variando de 35 a 47% no seguimento de 42 a 72 meses após o diagnóstico.[6] Hoje em dia, com o diagnóstico e o tratamento mais precoces, observa-se a melhora do prognóstico dessa doença. Assim, foram estudados 45 pacientes por 10 anos e obteve-se sobrevida média em 97% em 46 meses, sugerindo que o prognóstico é melhor do que se pensava anteriormente.[89] Outro artigo originado de uma revisão de cinco artigos e que incluiu 206 pacientes com MNC mostrou taxa anual de morte cardiovascular de 4%, muito maior do que na CMP hipertrófica (1%) e displasia arritmogênica do VD (1 a 2%).[54]

A função ventricular normal é observada em indivíduos que tiveram seu diagnóstico por meio de rastreamento familiar e, assim, geralmente cursam com bom prognóstico.[25] Pacientes que se apresentam ao diagnóstico quadro clínico de insuficiência cardíaca, ou que evoluem com disfunção no decorrer da doença, o prognóstico dessa doença é similar ao da CMP dilatada.[44]

Estudo retrospectivo de 115 pacientes com MNC, sendo 77% sintomáticos no diagnóstico, com seguimento de 2,7 anos, mostrou que os principais determinantes de transplante cardíaco ou morte foram a classe funcional III/IV e complicações cardiovasculares na apresentação da doença (insuficiência cardíaca, eventos embólicos sistêmicos e arritmia ventricular sustentada).[6,90] Estudo mostrando o seguimento de 106 pacientes mostrou que 26% desses pacientes foram submetidos a transplante cardíaco ou morreram em período de 2,9 + 2,1 anos e incidência anual de morte ou transplante cardíaco de 9,1%. No mesmo estudo, os determinantes de morte ou transplante cardíaco foram classe funcional III/IV, FE reduzida, aumento dos diâmetros diastólico final do VE aumentado e atrial esquerdo, redução da pressão arterial sistólica, presença de hipertensão pulmonar e BRD.[3] A explicação dos autores para a associação do BRD com o prognóstico limitado foi que a disfunção do VE levaria à hipertensão arterial pulmonar secundária, com comprometimento do VD e, assim, o BRD. Atualmente, as taxas de morte de pacientes com MNC são comparáveis às observadas em outras CMP. Além disso, recentemente se observou que o comprometimento da fração de ejeção do VD também está associado a prognóstico reservado nesses pacientes (Quadro 68.3).[91]

QUADRO 68.3 Preditores de mortalidade em miocárdio não compactado

PREDITORES CLÍNICOS

Idade na apresentação inicial

Insuficiência cardíaca classe funcional III/IV

Arritmias ventriculares sustentadas, fibrilação atrial, fragmentação do QRS, BRD

PARÂMETROS DE IMAGEM: ECO E/OU RMC

Relação NC/C

Número de segmentos miocárdicos comprometidos

Dilatação atrial/ventricular

Disfunção sistólica biventricular

Presença de realce tardio na RMC

BRD: bloqueio de ramo direito; NC/C: não compactado/compactado; RMC: ressonância magnética cardíaca.

---

12 CONSIDERAÇÕES FINAIS E PESPECTIVAS FUTURAS

- A partir da obtenção do diagnóstico genético, deve-se determinar se outros membros da família estão em risco. Entretanto, a despeito de um genótipo comum, poderá haver expressão fenotípica extremamente variável.

- Faz-se necessária a realização de consenso com colaboração internacional para padronizar os critérios diagnósticos para a doença.

- Propomos que o diagnóstico seja realizado com multimodalidade de métodos de imagem, especialmente após a concordância entre os especialistas da ecocardiografia e RMC. Em relação ao ecocardiograma, as imagens avaliadas em diástole permitem uma melhor avaliação das camadas compactadas e não compactadas (critério de Wisconsin).

- A partir das recomendações para o tratamento da insuficiência cardíaca crônica, o paciente com MNC assintomático com disfunção ventricular deveria receber IECA/BRAS e BB para evitar o remodelamento miocárdico. Os autores deste trabalho propõem ainda o uso empírico dessas medicações em pacientes com MNC sem disfunção ventricular.

- O prognóstico dos casos avançados é pobre, mas pode ser melhorado por diagnóstico mais precoce, pela avaliação dos familiares de 1º grau e tratamento agressivo dos pacientes com maior risco.

REFERÊNCIAS BIBLIOGRÁFICAS

1. Paterick TE; Umland MM; Jan MF; Ammar KA; Kramer C; Khandheria BK; et al. Left ventricular noncompaction. A 25-year odyssey. J Am Soc Echocardiogr. 25(4):363-75, 2012.

2. Schaefer E; Helms P; Marcellin L; Desprez P; Billaud P; Chanavat V; et al. Next-generation sequencing (NGS) as a fast molecular diagnosis tool forleft ventricular noncompaction in an infant with compound mutations in the MYBPC3 gene. Eur J Med Genet. 2014 in press.

3. Tian T; Liu Y; Gao L; Wang J; Sun K; Zou Y; et al. Isolated left ventricular noncompaction. Clinical profile and prognosis in 106 adult patients. Heart Vessels. 2013 in press.

4. Zhang W; Chen H; Qu X; Chang CP; Shou W. Molecular mechanism of ventricular trabeculation/compaction and the pathogenesis of the left ventricular noncompaction cardiomyopathy (LVNC). Am J Med Genet C Semin Med Genet. 163C(3):144-56, 2013.

5. Lee W; Kuchar DL; Walker BD; Subbiah RN. Isolated ventricular noncompaction. Implications for mechanisms of sudden cardiac death. Pacing Clin Electrophysiol. 36(5):e153-5, 2013.

6. Oechslin EN; Attenhofer Jost CH; Rojas JR; Kaufmann PA; Jenni R. Long-term follow-up of 34 adults with isolated left ventricular noncompaction. A distinct cardiomyopathy with poor prognosis. J Am Coll Cardiol. 36:493–500,2000.

7. Sousa O; Silva G; Sampaio F; Oliveira M; Gonçalves H; Primo J; et al. Isolated left ventricular non-compaction. A single-center experience. Rev Port Cardiol. 32(3):229-38, 2013.

8. Bocchi EA ; Braga FG ; Ferreira SM ; Rohde LE ; Oliveira WA ; Almeida DR ; et al. Sociedasde Brasileira de Cardiologia. [III Brazilian Guidelines on Chronic Heart Failure]. Arq Bras Cardiol. 93(1 Suppl 1):3-70. 2009.

9. Oechslin E; Jenni R. Left ventricular non-compaction revisited: a distinctphenotype with genetic heterogeneity? Eur Heart J. 32(12):1446-56, 2011.

10. Sedmera D; Pexieder T; Vuillemin M; Thompson RP; Anderson RH. Developmental patterning of the myocardium. Anat Rec. 258:319–337, 2000.

11. Shemisa K; Li J; Tam M; Barcena J. Left ventricular noncompaction cardiomyopathy. Cardiovasc Diagn Ther. 3(3):170-5. 2013.

12. Burke A; Mont E; Kutys R; Virmani R. Left ventricular noncompaction. A pathological study of 14 cases. Hum Pathol 36: 403–411, 2005.

13. Jenni R; Wyss CA; Oechslin EN; Kaufmann PA. Isolated ventricular non-compaction is associated with coronary microcirculatory dysfunction. J Am Coll Cardiol. 39(3):450-4, 2002.

14. Habib G; Charron P; Eicher JC; Giorgi R; Donal E; Laperche T; et al. Working Groups 'Heart Failure and Cardiomyopathies' and 'Echocardiography' of the French Society of Cardiology. Isolated left ventricular non-compaction in adults. Clinical and echocardiographic features in 105 patients. Results from a French registry. Eur J Heart Fail. 13(2):177-85, 2011.

15. Li JM; Li T; Xu DS; Shi RF. An adult patient with left ventricular non-compaction detected on radionuclide myocardial perfusion imaging. Intern Med. 52(6):661-5, 2013.

16. Dabarian AL; Mady C; Rochitte CE; Shiozaki AA; Lemos PA; Salemi VM. An unusual case of angina pectoris. A patient with isolated non--compaction of the left ventricular myocardium. Eur J Echocardiogr. 9(5):728-30, 2008.

17. Nucifora G; Aquaro GD; Pingitore A; Masci PG; Lombardi M. Myocardial fibrosis in isolated left ventricular non-compaction and its relation to disease severity. Eur J Heart Fail. 13(2):170-6, 2011.

18. Sengupta PP; Tajik AJ; Chandrasekaran K; Khandheria BK. Twist mechanics of the left ventricle. Principles and application. JACC Cardiovasc Imaging. 1(3):366-76, 2008.

19. van Dalen BM; Caliskan K; Soliman OI; Kauer F; van der Zwaan HB; Vletter WB; et al. Diagnostic value of rigid body rotation in noncompaction cardiomyopathy. J Am Soc Echocardiogr. 24(5):548-55, 2011.

20. Oliveira SM; Martins E; Oliveira A; Pinho T; Gavina C; Faria T; et al. Cardiac 123I-MIBG scintigraphy and arrhythmic risk in left ventricular noncompaction. Rev Port Cardiol. 31(3):247-50, 2012.

21. Bissler J; Tsoras M; Goring H; Hug P; Chuck G; Tombragel E; et al. Infantile dilated X-linked cardiomyopathy, G4.5 mutations, altered lipids, and ultrastructural malformations of mitochondria in heart, liver, and skeletal muscle. Lab Invest 82: 335–344, 2002.

22. Udeoji DU; Philip KJ; Morrissey RP; Phan A; Schwarz ER. Left ventricular noncompaction cardiomyopathy. Updated review. Ther Adv Cardiovasc Dis. 7(5):260-73, 2013.

23. Camuglia AC; Younger JF; McGaughran J; Lo A; Atherton JJ. Cardiac myosin-binding protein C gene mutation expressed as hypertrophic cardiomyopathy and left ventricular noncompaction within two families. Insights from cardiac magnetic resonance in clinical screening. Camuglia MYBPC3 gene mutation and MRI. Int J Cardiol. 168(3):2950-2, 2013.

24. Hoedemaekers YM; Caliskan K; Michels M; Frohn-Mulder I; van der Smagt JJ; Phefferkorn JE; et al. The importance of genetic counseling, DNA diagnostics, and cardiologic family screening in left ventricular noncompaction cardiomyopathy. Circ Cardiovasc Genet. 3(3):232-9, 2010.

25. Kaneda T; Naruse C; Kawashima A; Fujino N; Oshima T; Namura M; et al. A novel beta-myosin heavy chain gene mutation, p.Met531Arg, identified in isolated left ventricular non-compaction in humans, results in left ventricular hypertrophy that progresses to dilation in a mouse model. Clin Sci (Lond). 114(6):431-40, 2008.

26. Biagini E; Ragni L; Ferlito M; Pasquale F; Lofiego C; Leone O; et al. Different types of cardiomyopathy associated with isolated ventricular noncompaction. Am J Cardiol. 98(6):821-4, 2006.

27. Teekakirikul P; Kelly MA; Rehm HL; Lakdawala NK; Funke BH. Inherited cardiomyopathies. Molecular genetics and clinical genetic testing in the postgenomic era. J Mol Diagn. 15(2):158-70, 2013.

28. Agarwal A; Khandheria BK; Paterick TE; Treiber SC; Bush M; Tajik AJ. Left ventricular non-compaction in patients with bicuspid aortic valve. J Am Soc Echocardiogr. 26(11):1306-13, 2013.

29. Nugent AW; Daubeney PE; Chondros P; Carlin JB; Cheung M; Wilkinson LC; et al. The epidemiology of childhood cardiomyopathy in Australia. N Engl J Med. 348:1639-1646, 2003.

30. Stähli BE; Gebhard C; Biaggi P; Klaassen S; Valsangiacomo Buechel E; Attenhofer Jost CH; et al. Left ventricular non-compaction. Prevalence in congenital heart disease. Int J Cardiol. 167(6):2477-81, 2013.

31. Sandhu R; Finkelhor RS; Gunawardena DR; Bahler RC. Prevalence and characteristics of left ventricular noncompaction in a community hospital cohort of patients with systolic dysfunction. Echocardiography. 25:8-12, 2008.

32. Boyd MT; Seward JB; Tajik AJ; Edwards WD. Frequency and location of prominent left ventricular trabeculations at autopsy in 474 normal human hearts. Implications for evaluation of mural thrombi by two-dimensional echocardiography. J Am Coll Cardiol. 9(2):323-6, 1987.

33. Luijkx T; Cramer MJ; Zaidi A; Rienks R; Senden PJ; Sharma S; et al. Ethnic differences in ventricular hypertrabeculation on cardiac MRI in elite football players. Neth Heart J. 20(10):389-95, 2012.

34. Kohli SK; Pantazis AA; Shah JS; Adeyemi B; Jackson G; McKenna WJ; et al. Diagnosis of leftventricular non-compaction in patients with left--ventricular systolic dysfunction: time for a reappraisal of diagnostic criteria? Eur Heart J. 29:89–95, 2008.

35. Melo MD; Benvenuti LA; Mady C; Kalil-Filho R; Salemi VM. Left ventricular basal region involvement in noncompaction cardiomyopathy. Cardiovasc Pathol. 22(6):503-4, 2013.

36. Nucifora G; Aquaro GD; Masci PG; Pingitore A; Lombardi M. Magnetic resonance assessment of prevalence and correlates of right ventricular abnormalities in isolated left ventricular noncompaction. Am J Cardiol. 113(1):142-6, 2014.

37. Ergul Y; Nisli K; Demirel A; Varkal MA; Oner N; Dursun M; et al. Left ventricular non-compaction in children and adolescents. Clinical features, treatment and follow-up. Cardiol J. 18(2):176-84, 2011.

38. Sarma RJ; Chana A; Elkayam U. Left ventricular noncompaction. Prog Cardiovasc Dis. 52:264-273, 2010.

39. Camm AJ; Kirchhof P; Lip GY; Schotten U; Savelieva I; Ernst S; et al; ESCCommittee for Practice Guidelines. Guidelines for the management of atrial fibrillation. The Task Force for the Management of Atrial Fibrillation of the European Society of Cardiology (ESC). Europace. 12(10):1360-420, 2010.

40. Song ZZ. The treatment of non-compaction of ventricular myocardium. Cardiovasc Ther. 29(5):315-21, 2011.

41. Paterick TE; Tajik AJ. Left ventricular noncompaction. A diagnostically challenging cardiomyopathy. Circ J. 76(7):1556-62, 2012.

42. Freudenberger RS; Hellkamp AS; Halperin JL; Poole J; Anderson J; Johnson G; et al. Risk of thromboembolism in heart failure. An analysis from the Sudden Cardiac Death in Heart Failure Trial (SCD-HeFT). Circulation. 115(20):2637-41, 2007.

43. Aras D; Tufekcioglu O; Ergun K; Ozeke O; Yildiz A; Topaloglu S; et al. Clinical features of isolated ventricular non-compaction in adults long-term clinical course, echocardiographic properties, and predictors of left ventricular failure. J Card Fail. 12(9):726-33, 2006.

44. Stanton C; Bruce C; Connolly H; Brady P; Syed I; Hodge D; et al. Isolated left ventricular non-compaction syndrome. Am J Cardiol 104;1135-1138, 2009.

45. Salemi VM; Araujo AQ; Arteaga E; Mady C. Images in cardiology. Pitfalls in the echocardiographic diagnosis of isolated non-compaction of the ventricular myocardium. Heart. 91(11):1382, 2005.

46. Correia E; Santos LF; Rodrigues B; Gama P; Ferreira P; Nunes L; et al. Left ventricular non-compaction. Diagnosis by three-dimensional echocardiography. Rev Port Cardiol. 28(11):1277-83, 2009.

47. Kalapos A; Domsik P; Forster T; Nemes A. Left ventricular strain reduction is not confined to the non-compacted segments in non-compaction cardiomyopathy-Insights from the three-dimensional speckle tracking echocardiographic MAGYAR-Path study. Echocardiography. 2013, in press.

48. Thuny F; Jaquier A; Jop B; Giorgi R; Gaubert J; Bartoli J; Moulin G; et al. Assessment of left ventricular non-compaction in adults. Side-by--side comparison of cardiac magnetic resonance imaging with echocardiography. Archives of Cardiovascular Disease. 103:150-159, 2010.

49. Kawel N; Nacif M; Arai AE; Gomes AS; Hundley WG; Johnson WC; et al. Trabeculated (noncompacted) and compact myocardium in adults: the multi-ethnic study of atherosclerosis. Circ Cardiovasc Imaging. 5(3):357-66, 2012.

50. Jaquier A; Thuny F; Jop B; Giorgi R; Cohen F; Gaubert JY; et al. Measurement of trabeculated left ventricular mass using cardiac magnetic resonance imaging in the diagnosis of left ventricular non-compaction. Eur Heart J.; 31:1098-1194, 2010.

51. Thavendiranathan P; Dahiya A; Phelan D; Desai MY; Tang WH. Isolated left ventricular non-compaction controversies in diagnostic criteria, adverse outcomes and management. Heart. 99(10):681-9, 2013.

52. Leung S; Elayi C; Charningo R; Syed M. Clinical significance of right ventricular dysfunction in left ventricular non-compaction cardiomyopathy. Int J Cardiovasc Imaging. 28(5): 1123-1131, 2012.

53. Ning XH; Tang M; Chen KP; Hua W; Chen RH; Sha J; et al. The prognostic significance of fragmented QRS in patients with left ventricular non-compaction cardiomyopathy. Can J Cardiol. 28(4):508-14.48, 2012.

54. Bhatia NL; Tajik AJ; Wilansky S; Steidley DE; Mookadam F. Isolated non-compaction of the left ventricular myocardium in adults. A systematic overview. J Card Fail. 17(9):771-8, 2011.

55. Chinushi M; Iijima K; Furushima H; Izumi D; Sato A; Yagihara N; et al. Suppression of storms of ventricular tachycardia by epicardial ablation of isolated delayed potential in noncompaction cardiomyopathy. Pacing Clin Electrophysiol. 36(4):e115-9, 2013.

56. Sidhu MS; Uthamalingam S; Ahmed W; Engel LC; Vorasettakarnkij Y; Lee AM; et al. Defining left ventricular non-compaction using cardiac computed tomography. J Thorac Imaging 29(1):60-6, 2014.

57. Melendez-Ramirez G; Castillo-Castellon F; Espinola-Zavaleta N; Meave A; Kimura-Hayama ET. Left ventricular non-compaction A proposal of new diagnostic criteria by multidetector computed tomography. J Cardiovasc Comput Tomogr. 6(5):346-54, 2012.

58. Cheng H; Zhao S; Jiang S; Lu M; Yan C; Ling J; et al. Comparison of cardiac magnetic resonance imaging features of isolated left ventricular non-compaction in adults versus dilated cardiomyopathy in adults. Clin Radiol. 66(9):853-60, 2011.

59. Osmonov D; Ozcan KS; Ekmekçi A; Güngör B; Alper AT; Gürkan K. Tachycardia-induced cardiomyopathy due to repetitive monomorphic ventricular ectopy in association with isolated left ventricular non-compaction. Cardiovasc Afr. 24:e5-7, 2014.

60. Salemi VM; D'andretta Iglezias S; Benvenuti LA; Filho JC;Rochitte CE; Shiozaki AA; et al. An unusual association of endomyocardial fibrosis and hypertrophic cardiomyopathy in a patient with heart failure. Cardiovasc Pathol. 21(2):e23-5, 2012.

61. Paterick TE; Tercius AJ; Agarwal A; Treiber SC; Khandheria BK; Tajik AJ. Double jeopardy in the echocardiography laboratory. Coexistence of Two Distinct Cardiomyopathies? Echocardiography. 2014 in press.

62. Cheng Z; Gao P; Cheng K; Chen T; Deng H; Fang L; et al. Left ventricular non-compaction benefit from cardiac resynchronization therapy. Int J Cardiol. 155(1):e9-10, 2012.

63. Salemi VM; Rochitte CE; Lemos P; Benvenuti LA; Pita CG; Mady C. Long-termsurvival of a patient with isolated non-compaction of the ventricular myocardium. J Am Soc Echocardiogr. 19(3):354.e1-354.e3, 2006.

64. Rosa LV; Salemi VM; Alexandre LM; Mady C. Non-compaction cardiomyopathy. A current view. Arq Bras Cardiol. 97(1):e13-9, 2011.

65. McMurray JJ; Adamopoulos S; Anker SD; Auricchio A; Böhm M; Dickstein K; et al. ESC Committee for practice guidelines. ESC guidelines for the diagnosis and treatment of acute and chronic heart failure 2012. The task force for the diagnosis and treatment of acute and chronic heart failure 2012 of the European Society of Cardiology. Developed in collaboration with the Heart Failure Association (HFA) of the ESC. Eur J Heart Fail. 14(8):803-69, 2012.

66. Toyono M; Kondo C; Nakajima Y; Nakazawa M; Momma K; Kusakabe K. Effects of carvedilol on left ventricular function, mass, and scintigraphic findings in isolated left ventricular non-compaction. Heart. 86(1):E4, 2001.

67. Dubourg B; D'Heré B; de Vecchi C; Caudron J; Savoure A; Stepowski D; et al. Incidental diagnosis of a familial left ventricular non-compaction on a chest CT angiography. Diagn Interv Imaging. 95(1):91-3, 2014.

68. Stöllberger C; Wegner C; Finsterer J. CHADS2- and CHA2DS2VASc scores and embolic risk in left ventricular hypertrabeculation/non-compaction. J Stroke Cerebrovasc Dis. 22(6):709-12, 2013.

69. Finsterer J; Stöllberger C. Left ventricular hypertrabeculation/non-compaction as a cause of juvenile embolic stroke. Herz. 2013, in press.

70. Güvenç TS; Erer HB; Altay S; Ilhan E; Sayar N; Eren M. 'Idiopathic' acute myocardial infarction in a young patient with non-compaction cardiomyopathy. Cardiol J. 19(4):429-33, 2012.

71. Homma S; Thompson JL; Pullicino PM; Levin B; Freudenberger RS; Teerlink JR; et al. Noncompaction Cardiomyopathy Manifesting as Retinal Artery Occlusion. JAMA Ophthalmol. 131(2):263-265, 2013.

72. Stöllberger C; Blazek G; Dobias C; Hanafin A; Wegner C; Finsterer J. Frequency of stroke and embolism in left ventricular hypertrabeculation/non-compaction. Am J Cardiol. 108(7):1021-3, 2011.

73. Lok DJ; Ponikowski P; Estol CJ; Lip GY; Di Tullio MR; Sanford AR; et al. Warfarin and aspirin in patients with heart failure and sinus rhythm. N Engl J Med. 366(20):1859-69, 2012.

74. Fan KY; Chan CW; Cheng LC; Ko RL; Lam YM; Jim MH; et al. Isolated left ventricular non-compaction. An unusual indication for heart transplantation. Hong Kong Med J.15(5):378-80, 2009.

75. Muser D; Nucifora G; Gianfagna E; Pavoni D; Rebellato L; Facchin D; et al. Clinical spectrum of isolated left ventricular non-compaction. Thromboembolic events, malignant left ventricular arrhythmias and refractory heart failure. J Am Coll Cardiol, 2014 in press.

76. Stöllberger C; Blazek G; Bucher E; Finsterer J. Cardiac resynchronization therapy in left ventricular hypertrabeculation/non-compaction and myopathy Europace. 10(1):59-62, 2008.

77. Oginosawa Y; Nogami A; Soejima K; Aonuma K; Kubota S; Sato T; et al. Effect of cardiac resynchronization therapy in isolated ventricular non-compaction in adults. Follow-up of four cases. J Cardiovasc Electrophysiol. 19(9):935-8, 2008.

78. Bertini M; Ziacchi M; Biffi M; Biagini E; Rocchi G; Martignani C; et al. Effects of cardiac resynchronisation therapy on dilated cardiomyopathy with isolated ventricular non-compaction. Heart. 97(4):295-300, 2011.

79. Penela D; Bijnens B; Doltra A; Silva E; Castel MA; Berruezo A; et al. Non-compaction cardiomyopathy is associated with mechanical dyssynchrony. A potential underlying mechanism for favorable response to cardiac resynchronization therapy. J Card Fail. 9(2):80-6, 2013.

80. Derval N; Jais P; O'Neill MD; Haissaguerre M. Apparent idiopathic ventricular tachycardia associated with isolated ventricular non-compaction. Heart Rhythm. 6:385-388, 2009.

81. Yancy CW; Jessup M; Bozkurt B; Butler J; Casey DE Jr; Drazner MH; et al. 2013 ACCF/AHA guideline for the management of heart failure. A report of the American College of Cardiology Foundation/American Heart Association Task Force on Practice Guidelines. J Am Coll Cardiol. 62:e147–239, 2013.

82. Kobza R; Steffel J; Erne P; Schoenenberger AW; Hürlimann D; Lüscher TF; et al. Implantable cardioverter-defibrillator and cardiac resynchronization therapy in patients with left ventricular non-compaction. Heart Rhythm. 7(11):1545-9, 2010.

83. Wong PH; Fung JW. Regression of non-compaction in left ventricular non-compaction cardiomyopathy by cardiac contractility modulation. Int J Cardiol. 154(3):e50-1, 2012.

84. Martinoli R; Papetti F; Dofcaci A; Mercurio V; Pirruccio G; Pirelli M; et al. Isolated left ventricular non compaction as possible cause of athletic training suspension. A preliminary study on screened athletes. J Sports Med Phys Fitness. 53(3):240-7, 2013.

85. Tsapakis EG; Eleftheriades M; Daskalakis G; Chrelias C; Hassiakos D. Prenatal diagnosis of fetal left ventricular non-compaction cardiomyopathy. Ultrasound Obstet Gynecol. 39(5):592-4, 2012.

86. Hoedemaekers YM; Cohen-Overbeek TE; Frohn-Mulder IM; Dooijes D; Majoor-Krakauer DF. Prenatal ultrasound diagnosis of MYH7 non--compaction cardiomyopathy. Ultrasound Obstet Gynecol. 41(3):336-9, 2013.

87. Sawant RD; Freeman LJ; Stanley KP; McKelvey A. Pregnancy and treatment outcome in a patient with left ventricular non-compaction. Eur J Heart Fail. 15(5):592-5, 2013.

88. Regitz-Zagrosek V; Blomstrom Lundqvist C; Borghi C; Cifkova R; Ferreira R; Foidart JM; et al; ESC Committee for Practice Guidelines. ESC Guidelines on the management of cardiovascular diseases during pregnancy. The task force on the management of cardiovascular diseases during pregnancy of the European Society of Cardiology (ESC). Eur Heart J. 32(24):3147-97, 2011.

89. Hershberger RE; Lindenfeld J; Mestroni L; Seidman CE; Taylor MR; Towbin JA. Heart Failure Society of America. Genetic evaluation of cardiomyopathy. A Heart Failure Society of America Practice Guideline. J Card Fail. 15(2):83-97, 2009.

90. Murphy RT; Thaman R; Blanes JG; Ward D; Sevdalis E; Papra E; et al. Natural history and familial characteristics of isolated left ventricular non-compaction. Eur Heart J. 26(2):187-92, 2005.

91. Greutmann M; Mah ML; Silversides CK; Klaassen S; Attenhofer Jost CH; et al. Predictors of adverse outcome in adolescents and adults with isolated left ventricular non-compaction. Am J Cardiol. 109(2):276-81, 2012.

92. Stacey RB; Andersen M; Haag J; Hall ME; McLeod G; Upadhya B; et al. Right ventricular morphology and systolic function in left ventricular non-compaction cardiomyopathy. Am J Cardiol. 113(6):1018-23, 2014.

CARDIOPATIA RESTRITIVA, OBSTRUTIVA E INFILTRATIVA

69

Vera Maria Cury Salemi
Marcelo Dantas Tavares
Marcus Vinicius Simões
Charles Mady

1 CONCEITO E EPIDEMIOLOGIA DAS CARDIOMIOPATIAS RESTRITIVAS

A cardiomiopatia (CMP) restritiva caracteriza-se por redução ao enchimento diastólico e/ou distensibilidade ventricular, fração de ejeção (FE) preservada, volumes diastólicos normais ou diminuídos, frequentemente átrios dilatados e espessura ventricular normal ou pouco aumentada.[1-2] A falta de hipertrofia significativa diferencia a CMP restritiva da hipertrófica com padrão de enchimento ventricular restritivo. Por determinar quadro fisiopatológico restritivo, os sinais e sintomas são de congestão venosa sistêmica e/ou pulmonar, sendo a suspeita clínica aventada nos casos de insuficiência cardíaca com área cardíaca normal. O diagnóstico diferencial com a pericardite constritiva (PC) é difícil, pois os quadros clínico e hemodinâmico são semelhantes. A CMP restritiva pode resultar de afecções locais ou sistêmicas. A amiloidose cardíaca é a forma mais prevalente fora dos trópicos. Já em algumas regiões da Índia, África e da América do Sul e Central a endomiocardiofibrose (EMF) é a mais frequente.[2] A classificação mais utilizada das CMP restritivas encontra-se na Tabela 69.1.

TABELA 69.1 Classificação das cardiomiopatias restritivas

MIOCÁRDICA
Não Infiltrativa
Cardiomiopatia idiopática, esclerodermia, cardiomiopatia familiar, pseudoxantoma elástico, cardiomiopatia diabética, cardiomiopatia hipertrófica
Infiltrativa
Amiloidose, sarcoidose, doença de Gaucher, doença de Hurler, infiltração gordurosa
Doenças de Estoque
Hemocromatose, doença de Fabry, doença de estoque de glicogênio
ENDOMIOCÁRDICA
Endomiocardiofibrose, cardiopatia de Loeffler, síndrome carcinoide, toxicidade por antraciclina, radiação, drogas que causam endocardite fibrosa (serotonina, metisergida, ergotamina, agentes mercuriais, bussulfam)

Em relação à classificação das CMP, sempre foi polêmica a sua estruturação, a primeira proposta veio em 1956 por Blankerhorn e Gall, em que se dividiam entre miocardites (doenças inflamatórias do músculo cardíaco) e as miocardioses (outras doenças do músculo cardíaco). Novas classificações foram propostas entretanto, o entendimento explosivo da fisiopatologia dessas miocardiopatias somado ao aprimoramento dos métodos de imagens e, por fim, a descoberta de mutações genéticas responsáveis por tais doenças, permitindo a realização de um rastreio familiar e, consequentemente, um acompanhamento precoce em sua fase pré-clínica foram fatores contundentes para

a busca de uma classificação mais abrangente.[3] Semelhante ao sistema de estadiamento oncológico TNM, em 2013, uma nova classificação das CMP foi apresentada por Arbustini e colaboradores, baseada na caracterização morfológica e funcional da doença, na ausência de outra doença que possa produzir tal fenótipo.[4-5] O termo MOGE(S) inclui cinco atributos da doença: (M) característica morfofuncional, (O) envolvimento do órgão, (G) reflete padrão de herança familiar ou genético, (E) etiologia, (S) estado funcional pelo estágio A a D do American College of Cardiology/American Heart Association (ACC/AHA) ou classe funcional pela New York Heart Association (NYHA) (I a IV), sendo que o (S) é opcional. M se refere ao diagnóstico clínico como cardiomiopatia restritiva (M_R), cardiomiopatia hipertrofica (M_{HCM}), cardiomiopatia dilatada (M_D), miocárdio não compactado (M_{NC}), displasia arritmogênica do VD (M_{ARVC}). Quando estão presentes dois fenótipos, como hipertrófico e restritivo, poder-se-ia descrever M_{H+R}. Na presença de achados adicionais como PR curto ($M_{H+[PR]}$), WPW ($M_{H+[WPW]}$), um hipertrófico com PR curto e WPW respectivamente. Em pacientes que apresentam a mutação para um determinado fenótipo, mas não o possuem, descreve-se M_O. O segundo item descreve o envolvimento dos órgãos quando apenas o coração está envolvido (*heart*); O_H, quando mais de um está comprometido como em algumas síndromes genéticas, ou acometimento infiltrativo no caso da amiloidose, pode-se somar ao coração (O_{H+K+S}) quando a pele (*skin*) e os rins (*kidney*) são também afetados. Quando carreadores de uma mutação são saudáveis, O_O. O terceiro item representa o padrão de herança genética, determinadas mutações podem ser autossômicas dominantes (*autosomal dominant*), G_{AD}; autossômicas recessivas (*autosomal recessive*), G_{AR} por exemplo. Já aqueles pacientes com a mutação e sem nenhum histórico familiar descrito como novo, G_{DN} e naqueles casos esporádicos (*sporadic*), G_S. No quarto item E, há a necessidade de descrever em duas etapas, primeiro a descrição da etiologia subjacente, podendo ou não ser de cunho genético, ou até mesmo sem etiologia definida, E_N. Segundo, descreve precisamente a etiologia, como a mutação responsável. Poderíamos exemplificar o caso da cardiomiopatia hipertrófica: $E_{G-MYH7[p.Arg403Glu]}$. Interessante que contempla órfãos, nesse caso E_{G-N} significa que geneticamente é não identificado, bem como aqueles que ainda não foram submetidos ao teste, E_{G-o}.[4,5] No caso daquelas que não são decorrentes de mutação, como a miocardite, E_M, na miocardite por sarcoidose, $E_{M-sarcoid}$. O S que é opcional versa sobre o estado funcional do paciente tanto pela ACC/AHA nos estágios de A a D, quanto pela NYHA de I a IV, paciente com S_{C-III} seria de um paciente no estágio C e em classe funcional III. Para exemplificar a abrangência e a complexidade dessa classificação, citamos um caso de um paciente com cardiomiopatia hipertrófica que evoluiu com dilatação ventricular, que vinha em classe funcional II, cujas mutações provinham da linhagem materna: MYH7 e LMNA, então teríamos a seguinte classificação de MOGE(S), $M_{H+D}O_H G_{AD} E_{G-MYH7[p.Val606Met]+LMNA[p.Asp254Gly]} S_{C-II}$.

Pode-se criticar essa classificação por ser mais laboriosa, como também pelo fato de não contemplar um dos mais importantes tópicos no cenário clínico das cardiomiopatias que são as arritmias. Contudo, o comitê MOGE(S), juntamente com eletrofisiologistas, está trabalhando para incorporar esse tema como o terceiro S. Para auxiliar o médico nessa classificação, ela está disponível em <http://moges.biomeris.com> de uma forma mais prática para sua aplicação diária.

2　FISIOPATOLOGIA

As alterações fisiopatológicas decorrem das paredes rígidas que dificultam o enchimento ventricular.[6,7] A principal característica das CMP restritivas é a disfunção diastólica com função sistólica geralmente preservada. O enchimento ventricular depende basicamente de um gradiente de pressão entre as câmaras atriais e ventriculares e é dividido em quatro fases: relaxamento isovolumétrico; enchimento rápido; diástase; e sístole atrial. O enchimento rápido depende da pressão atrial e da pressão negativa criada pelo relaxamento ventricular. O relaxamento é um processo ativo, ou seja, dependente de energia e ocorre no início da diástole. Já a fase tardia ocorre em um processo passivo e depende da complacência ou distensibilidade, que se relaciona com o tecido cardíaco (miócito, vasos, colágeno). Nas CMP restritivas, podem surgir alterações do relaxamento e/ou complacência ventricular, com consequente desenvolvimento dos sintomas congestivos.[8]

O estudo hemodinâmico reflete as alterações fisiopatológicas presentes na CMP restritiva. Benotti e colaboradores,[9] em 1980, descreveram essas alterações como elevação das pressões de enchimento ventricular e padrão em depressão e platô. Desde então, vários autores utilizam esses critérios para diagnóstico de CMP restritiva. A manometria demonstra pressões atriais e diastólicas ventriculares elevadas e o início da diástole apresenta descenso rápido, precoce e profundo (depressão) seguido por um patamar (platô), também denominado "sinal da raiz quadrada". Tais alterações não necessariamente estão presentes e são influenciadas pelo uso de determinados medicamentos, pela frequência cardíaca e pela volemia.

3　EXAMES COMPLEMENTARES

3.1　ELETROCARDIOGRAMA (ECG)

Exame barato, inócuo e de fácil realização, devendo ser realizado em todos os pacientes com CMP, fornecendo valiosas informações. Podemos encontrar alguns achados comuns como bloqueios atrioventriculares (BAV) presentes nas doenças infiltrativas e de depósito; pré-excitação ventricular é um achado comum nas doenças de depósito (Pompe, PRKAG2, Danon); alterações na repolarização ventricular são muito comuns e inespecíficas; a presença de alterações do segmento ST refletem *strain* do miocárdio e não isquemia coronariana; voltagem do QRS extremamente elevada é um achado típico da doença de Pompe e Danon; baixa voltagem do QRS é frequentemente encontrada na amiloidose cardíaca na forma AL e da transtiretina; padrão de pseudoinfarto com coronárias normais reflete uma hipertrofia assimétrica ou fibrose miocárdica, infarto posterior ou posterolateral em uma cardiomiopatia dilatada sugere distrofias (Duchene, Backer); padrões inespecíficos de pseudoinfarto são também encontrados na amiloidose. A interpretação dos pacientes com diagnóstico suspeito ou confirmado é guiada por alguns princípios: alterações eletrocardiográficas podem ser a única manifestação fenotípica; o ECG deve sempre ter uma interpretação conjunta com outros métodos de imagem como o ecocardiograma e a ressonância magnética cardíaca (RMC); o número de achados, em associação com dados clínicos, pode sugerir um diagnóstico oculto.

3.2　ECOCARDIOGRAMA

Exerce um papel de extrema relevância em se tratando das CMP restritivas, um grupo heterogênio de doenças que acometem o miocárdio e compartilham uma mesma fisiopatologia.[5,7] São doenças que, na grande maioria, apresentam função sistólica preservada, porém com diminuição importante da sua complacência, motivo pelo qual temos alguns achados ecocardiográficos característicos: aumento biatrial importante; função sistólica preservada, associada a velocidades do Doppler tecidual reduzidas. Podemos constatar alguns achados adicionais que corroboram com a suspeita: derrame pericárdio geralmente discreto; espessamento valvar; aumento da refringência do miocárdio (tipicamente relacionado à amiloidose); presença de calcificação do endomiocárdio em região apical (endomiocardiofibrose, EMF), pletora da veia cava. O ecocardiograma ainda continua sendo o exame de 1ª linha diante de tal suspeita, com a vantagem de não oferecer riscos ao paciente, permitindo uma avaliação adequada da função diastólica e dos fluxos valvares, além de ter custo baixo e poder ser realizado à beira do leito. O principal desafio diagnóstico é a diferenciação entre CMP restritiva e pericardite constritiva (PC). A técnica de *speckle-tracking* auxilia nesse diagnóstico diferencial, pois, na CMP restritiva, ocorre disfunção do endocárdio, levando a uma anormalidade na mecânica longitudinal, enquanto a PC afeta a torção e a mecânica circunferencial. Na grande maioria dos casos, será necessária a avaliação com multimodalidade de exames de imagem e, em alguns pacientes, será necessária a biópsia endocárdica ou até mesmo a cirurgia para diferenciar essas desordens.[5,7]

3.3　RESSONÂNCIA MAGNÉTICA CARDÍACA (RMC)

Técnica altamente versátil, provendo informações anatômicas, morfológicas e funcionais, cujo avanço vem diminuindo cada vez mais a necessidade de procedimentos diagnósticos invasivos como a biópsia endomiocárdicae tem fornecido informações prognósticas desses doentes. A RMC vem com intuito de técnica complementar, é de fundamental importância que haja uma investigação nosológica racional, com uma boa história clínica, eletrocardiograma e ecocardiograma, não suplantando esses passos. É importante direcionar bem a suspeita clínica para auxiliar na técnica que será usada: *black blood sequence* é a melhor para avaliação morfológica das câmaras cardíacas e dos grandes vasos; *fast spin-echo T2-weighted sequence*, particularmente com saturação de gordura, é útil para avaliação de edema e inflamação que aparecem com áreas de hipersinal, a mesma informação pode ser obtida a partir da *short tau inversion recovery sequence* (STIR); a redução da intensidade do sinal no miocárdio pesado na sequência T2 pode ser vista na hemocromatose cardíaca; a avaliação do volume extracelular por meio do mapa T1 e a técnica de realce tardio possibilitam uma análise mais detalhada do interstício[10] e da fibrose miocárdica respectivamente; e a recente avaliação de deformação miocárdica – *feature tracking imaging* (FTI), utilizada, de início, pelo ecocardiograma.[11]

Alguns achados corroboram o diagnóstico na amiloidose, em que podem ser encontrados hipertrofia concêntrica do ventrículo esquerdo (VE), aumento da espessura da parede atrial e do septo interatrial (aumento maior que 6 mm é considerável), derrame pleural e derrame pericárdico. Somados a esses achados morfológicos, o realce tardio, apesar de não estar muito bem estabelecido na amiloidose, apresenta algumas distribuições características e específicas como uma distribuição global, predominantemente subendocárdica, não correspondendo a território irrigado por artéria coronária, podendo, às vezes, ser transmural. Apresenta uma sensibilidade, especificidade e valor preditivo positivo de 86, 86 e 95%, respectivamente.[12] Na sarcoidose, o acometimento cardíaco varia de 20 a 27% em estudo de autopsia,[13] sendo o pulmão o órgão mais acometido nas biópsias endomiocárdicas. Apenas 10% dos pacientes com arritmia têm resultado positivo; histologicamente, há três estados sucessivos – edema, granuloma não caseoso e fibrose miocárdica focal. O impressionante é que a RMC tem a capacidade de detectar estas três etapas fisiopatológicas: aumento do sinal focal no miocárdio em T2, refletindo o edema; os granulomas podem ser vistos como focos de diminuição de sinal em T1 e aumento de T2; na fase de fibrose, podemos ver, por meio do realce tardio, focos de fibrose miocárdica. Importante também é a distribuição desses achados cujo acometimento, geralmente, não corresponde a um território coronariano, não é transmural e localiza-se mais na região basal e epicárdica. Associadas a esses achados, podemos ver alterações da motilidade segmentar ventricular. A EMF e a endocardite de Löffler têm distribuição geográfica e manifestações clínicas diferentes, sendo a primeira essencialmente exclusiva do coração e a última, doença sistêmica. Entretanto, comungam achados semelhantes na RMC e dificilmente se diagnostica a doença em sua fase precoce em que poderíamos detectar o edema inflamatório no endocárdio do ápice ou da via de entrada ventricular (hipersinal em T2, ou STIR). Na grande maioria, o diagnóstico é realizado na fase crônica da doença, durante uma investigação de insuficiência cardíaca, em que o realce tardio com gadolíneo é de suma importância, detectando a fibrose apical do endocárdio (sinal do V), bem como a detecção de trombo apical. Tal diferenciação é impraticável ao ecocardiograma, principalmente em se falando de ventrículo direito (VD).[14] Na hemocromatose, primária ou secundária, o acometimento cardíaco é incomum, porém, quando há, apresenta prognóstico reservado. A deposição cardíaca de ferro reduz o tempo de relaxamento em T2, apresentando valores típicos abaixo de 20 ms e severos abaixo de 10 ms. Além de sugerir o diagnóstico, pode-se acompanhar a resposta terapêutica da quelação de ferro, melhorando o prognóstico desses doentes.[15] A doença de Fabry ou de Anderson-Fabry é uma desordem recessiva ligada ao X que cursa com hipertrofia ventricular esquerda, defeito de condução, arritmias ventriculares e supraventriculares e progressão para falência ventricular. O diagnóstico diferencial que inclui a CMP hipertrófica é geralmente difícil; apresenta-se com hipertrofia ventricular simétrica, sem obstrução da via de saída do VE. O realce tardio com particular distribuição mesocárdico e, quase sempre, na porção médio-basal da parede ínfero-lateral[16] e, mais recentemente, a técnica do mapa T1 detectam acometimento cardíaco precoce, mostrando um encurtamento do tempo de relaxamento longitudinal (1070 +/- 50 ms), sendo considerado o parâmetro mais sensível e específico para a doença de Fabry, independentemente do sexo, da morfologia ou da hipertrofia ventricular.[17]

3.4 TOMOGRAFIA COM EMISSÃO DE PÓSITRONS

Os pacientes com CMP restritiva têm uma fisiopatologia em comum como hipertrofia ventricular esquerda, sobrecarga hemodinâmica e aumento do estresse da parede ventricular, levando a um aumento da demanda energética, enquanto diminui a densidade capilar e eleva a pressão de gradiente transcapilar, reduzindo o suplemento energético miocárdico. Um verdadeiro estado crônico de desequilíbrio de oferta e consumo energética tem sido descrito como inanição miocárdica e, postula-se, que contribua para a fisiopatologia da insuficiência cardíaca. A tomografia com emissão de pósitrons, usualmente chamada PET (*Positron Emission Tomography*) no jargão médico, tem seu primeiro uso na cardiologia no final da década de 1970,[18] oferecendo várias vantagens em relação ao SPECT (*single-photon perfusion emission* tomography) como melhor resolução temporal e espacial, além de correção de atenuação de gordura, mama e diafragma. Na década de oitenta do século passado, o PET era uado na neurologia e na cardiologia, auxiliando no consumo cerebral de glicose e indentificando as áreas viáveis no miocárdio hibernantee, atualmente, houve uma disseminação explosiva do seu uso na oncologia. Para análise de perfusão miocárdica, têm-se utilizado alguns radiotraçadores como ^{15}O-água, ^{13}N-ammonia, ^{82}Rubídio e, com menor experiência, o ^{11}C-acetato que permite a análise de perfusão e consumo miocárdico simultaneamente e com maior acurácia, porém sua logística não facilita a disseminação do pois é necessário um ciclotron no local e sua natureza gasosa dificulta sua manipulação. Para análise de metabolismo miocárdico, tem-se utilizado o [18]FDG.[19] O PET nas CMP restritivas tem sua aplicação mais difundida na sarcoidose, porém já se demonstrou que, na doença de Fabry, há uma disfunção da microcirculação independente da hipertrofia ventricular e do gênero, mostrando uma importante implicação terapêutica nesses doentes.[20] A sarcoidose com seu acometimento miocárdico focal e manifestações clínicas inespecíficas, variando desde indivíduos assintomáticos à morte súbita, apresenta um desafio diagnóstico na cardiologia e a biópsia endomiocárdica tem uma sensibilidade de apenas 19%, dada a heterogeneidade do acometimento cardíaco, apesar de estudos de necropsia poder chegar a 79% de confirmação de granuloma nesses doentes. O acometimento cardíaco tem uma predileção pelo sistema de condução e pela parede livre do VE, particularmente em sua porção basal, seguido da porção basal do septo, podendo ser afetada qualquer região do coração.[21] Várias técnicas de radionuclídeos são utilizadas, porém o [18]FDG é o mais difundido na prática clínica. As células inflamatórias têm uma alta demanda energética, com uma elevada atividade glicolítica, chegando a oito vezes mais que a condição basal. A glicose marcada é metabolizada, com um consumo aumentado nos granulomas, sendo visualizado um aumento de captação do [18]FDG pelo PET. É necessária a realização de perfusão miocárdica, seja com ^{99m}Tc, [201]Thallium, ^{13}N-ammonia, ou [82]Rb, isso permitirá a diferenciação de cicatriz de miocárdio normal, bem como acompanhar evolutivamente essas lesões e sua resposta terapêutica. Há necessidade de excluir a doença coronariana obstrutiva porque a análise de perfusão pode mimetizar uma área isquêmica. O PET-[18]FDG apresenta uma sensibilidade de 87,5% comparada com a de 75% da RMC.[22] O importante de um diagnóstico preciso é que a reposta terapêutica dos imunossupressores nesses doentes é limitada naqueles com fração de ejeção abaixo de 30%.[23] A melhor definição tecidual e a não utilização da irradiação são vantagens da RMC em relação ao PET. Recentemente foi realizada uma modalidade híbrida de PET com RMC com resultados promissores no estudo das CMP.[24] Especificamente, na sarcoidose, mostrou ser uma ferramenta importante no diagnóstico e na monitorização terapêutica.[25]

3.5 BIÓPSIA ENDOMIOCÁRDICA

A primeira biopsia endomiocárdica não cirúrgica foi realizada em 1958. A partir de então, houve aprimoramento na técnica com novas pinças e na via de acesso venoso, minimizando os riscos do procedimento. É considerada um procedimento de baixo risco e com uma taxa de complicação menor entre 0,2 e 6,9% e complicação maior entre 0,09 e 5,2%.[26]

Essas complicações podem ser agudas como perfuração com tamponamento, arritmias ventriculares ou supraventriculares, bloqueios cardíacos, pneumotórax, punção arterial acidental, embolia pulmonar, paresia de nervo, hematoma, lesão da valva tricúspide, criação de fístula arteriovenosa com o coração, ou podem ser tardias como danos à valva tricúspide, trombose venosa profunda e tamponamento pericárdico. Quando se referem às CMP restritivas, trata-se de um grupo diversificado de doenças, portanto algumas terão a análise histológica como padrão-ouro; outras, geralmente, não acrescentarão dados esclarecedores, como é o caso da EMF. A realização da biópsia endomiocárdica tem suas indicações restritas e, atualmente, com a evolução dos métodos de imagem não invasivos, a indicação desse procedimento está limitada a casos específicos, seguindo conforme a Sociedade Americana de Cardiologia, Colégio Americano de Cardiologia e Sociedade Europeia de Cardiologia (Tabela 69.2).[27]

Note-se que a indicação nas restritivas apresenta nível de evidência C e recomendação IIb, assim como a maioria dos demais cenários. Entretanto, o consenso da Associação Europeia para Patologia Cardiovascular e a Sociedade Cardiovascular de Patologia, em 2011, graduaram a recomendação da biópsia endomiocárdica em S (*supported*); M (*mixed*) e N (*not supported*). No caso das CMP restritivas, ele refere que a biópsia é incapaz de dar um diagnóstico específico, tendo achados de músculo normal, fibrose, ou desarranjo tecidual, sem um achado histológico característico, apresentando M como grau de recomendação. Entretanto, esse procedimento pode ser útil em excluir doenças infiltrativas ou de depósito e auxiliar na diferenciação entre constritivas e restritivas. Em se tratando da sarcoidose como exemplo, a biópsia tem uma baixa sensibilidade diante de um quadro sistêmico, em torno de 19 a 25%, um resultado positivo reflete uma doença mais extensa e com pior evolução. O mais importante, diante de um resultado positivo, é guiar a terapêutica com corticosteroide e implante de CDI profilático, sendo que a positividade desse procedimento pode ser otimizada pela associação com o mapeamento eletroanatômico.[28]

4 DIAGNÓSTICO DIFERENCIAL ENTRE CARDIOMIOPATIA RESTRITIVA E PERICARDITE CONSTRITIVA

O primeiro passo para elucidar essa dúvida fazendo é fazer uma boa história clínica para, depois, solicitar os exames complementares. Essa diferenciação continua sendo um dos maiores desafios da cardiologia, além do mais, apresentam tratamentos distintos – pericardiectomia para PC e tratamento medicamentoso para as restritivas, excetuando-se a EMF. Ambas compartilham achados hemodinâmicos em comum: elevadas pressões de enchimento intraventricular com restrição do enchimento, levando a uma diminuição do débito cardíaco e pletora do sistema venoso. Para todo paciente com quadro de insuficiência cardíaca direita de causa desconhecida, deve-se pensar em PC, dado o potencial de cura dessa enfermidade. A Tabela 69.3 ilustra as principais diferenças entre essas duas entidades nosológicas.

N° DO CENÁRIO	CENÁRIO CLÍNICO	CLASSE DE RECOMENDAÇÃO	NÍVEL DE EVIDÊNCIA
TABELA 69.2 Indicações da Sociedade Americana de Cardiologia, Colégio Americano de Cardiologia e Sociedade Europeia de Cardiologia[27]			
1	Novo quadro de insuficiência cardíaca com menos de 2 semanas de duração, associado à dilatação ou não do ventrículo esquerdo e comprometimento hemodinâmico	I	B
2	Novo quadro de insuficiência cardíaca entre 2 semanas e 3 meses de duração, associado a dilatação ventricular esquerda, novas arritmias ventriculares, bloqueios atrioventriculares de 2º/3º, ou falência terapêutica ao tratamento padrão dentro de 1 a 2 semanas	I	B
3	Insuficiência cardíaca com mais de 3 meses de duração com dilatação ventricular esquerda, novas arritmias ventriculares, bloqueios atrioventriculares de 2º/3º, ou falência terapêutica ao tratamento padrão dentro de 1 a 2 semanas	IIa	C
4	Insuficiência cardíaca associado a cardiomiopatia dilatada, independente da duração, com suspeita de reação alérgica e/ou eosinofilia	IIa	C
5	Insuficiência cardíaca com suspeita de cardiomiopatia da antraciclina	IIa	C
6	Insuficiência cardíaca associada à inexplicável cardiomiopatia restritiva	IIa	C
7	Suspeita de tumor cardíaco	IIa	C
8	Cardiomiopatia inexplicável em crianças	IIa	C
9	Novo quadro de insuficiência cardíaca entre 2 semanas e 3 meses de duração, associado a dilatação ventricular esquerda, novas arritmias ventriculares, bloqueios atrioventriculares de 2º/3º, que responde ao tratamento padrão dentro de 1 a 2 semanas	IIb	B
10	Insuficiência cardíaca com mais de 3 meses de duração com dilatação ventricular esquerda, novas arritmias ventriculares, bloqueios atrioventriculares de 2º/3º, com resposta terapêutica ao tratamento padrão dentro de 1 a 2 semanas	IIb	C
11	Insuficiência cardíaca associada à inexplicável cardiomiopatia hipertrófica	IIb	C
12	Suspeita de displasia arritmogênica de VD	IIb	C
13	Arritmias ventriculares inexplicáveis	IIb	C
14	Fibrilação atrial inexplicável	III	C

5   AMILOIDOSE

Refere-se a um grupo heterogênio de doenças que acometem diferentes órgãos e sistemas, tendo como base o depósito extracelular de uma proteína fibrilar. Esse processo tóxico progressivo altera as funções fisiológicas, podendo ser primário ou secundário a uma doença sistêmica. Nos países mais ricos, prevalece a forma senil, cadeia leve (AL), familiar ou adquirida da transtiretina; enquanto nos países mais pobres, predomina a forma secundária aos processos inflamatórios crônicos (AA). Entre os pacientes que estão em programa de hemodiálise, 80% serão acometidos ao longo de 15 anos de tratamento. Um dado interessante para o contexto nacional é que 50% dos pacientes com tuberculose ou hanseníase são afetados, geralmente, negligenciado tal hipótese. A maior suspeita diagnóstica ainda é feita quando está presente a macroglossia, observada em até 20% dos casos, como também frente a um sangramento resultante da deficiência do fator X em um paciente com disfunção renal e hipertrofia ventricular. Trata-se de uma doença multissistêmica, em que o rim é o órgão mais acometido (46%), seguido do coração (30%), fígado (9%), trato gastrintestinal (7%), sistema nervoso periférico (5%), tecidos moles 3%.[29] Por haver diferentes formas, o tratamento é condizente com cada uma, que pode contemplar o transplante de fígado, quimioterapia, tratamento infeccioso, controle de uma doença inflamatória ou transplante de medula óssea. O diagnóstico precoce é primordial na abordagem desses pacientes em que o exame anatomopatógico é o padrão-ouro em que se apresentam fibras birrefringentes de cor de maçã verde quando coradas com vermelho do Congo sob a luz polarizada do microscópio. Com o avanço dos métodos de imagens não invasivos, a biópsia vem perdendo espaço, principalmente quando agrega risco desnecessário ao paciente. O grande problema no entendimento dessa doença é ser rara e apresentar ampla variedade clinico fisiopatológica, dificultando, assim, a realização de trabalhos científicos mais robustos. A maioria das publicações foi com a amiloidose de cadeia leve (AL) e com um número pequeno de pacientes.

TABELA 69.3 Características clínicas que diferenciam cardiomiopatia restritiva de pericardite constritiva

	CONSTRITIVA	RESTRITIVA
História	Pericardite, trauma, radioterapia torácica, cirurgia de revascularização miocárdica, doenças reumatológicas, malignidade, tuberculose.	Amiloidose, sarcoidose, história familiar
EXAMES		
Veia jugular	Descendente Y breve e íngreme	Descendente Y breve e íngreme, ondas A e V gigantes
Pulso paradoxal	Presente em 25%	Ausente
Ausculta na sístole	Sem murmúrios, raramente está presente o atrito pericárdico	Frequentemente há regurgitação mitral e tricúspide
Ausculta diástole	Knock pericárdico, som agudo, usualmente 0,06-0,12 s após segunda bulha	Som grave B3: 0,12-0,18 s após segunda bulha, ou presença de B4
ECG		
Onda P	Baixa amplitude	Alta amplitude
Fibrilação atrial	Frequente	Frequente
Distúrbios de condução	Raros	Comuns
Hipertrofia ventricular esquerda	Rara	Comum
Ondas Q	Raras	Comuns
Baixa voltagem	Pode estar presente em 25% dos casos	Infrequente, mas pode estar presente em 2/3 dos casos de amiloidose
RADIOGRAFIA DE TÓRAX		
Calcificação pericárdica	Achado específico, presente em 25% dos casos	Improvável
Congestão pulmonar	Ausente	Frequentemente ausente
Cardiomegalia	Ausente	Frequentemente presente devido ao aumento biatrial
ECOCARDIOGRAMA		
Dilatação atrial	Discreta	Importante
Movimento paradoxal septal	Presente	Ausente
Variação respiratória valvar	Presente	Ausente
Velocidade pelo doppler tecidual e'	> 8 cm/s	< 8 cm/s
Fluxos das veias hepáticas	Fluxo reverso com a expiração	Fluxo reverso com a inspiração
Doppler colorido modo M	Rampa < 100 cm/s	Rampa > 100 cm/s
TOMOGRAFIA		
Espessamento pericárdico	Presente	Ausente
Calcificação pericárdica	Pode estar presente	Ausente
RMC		
Espessamento pericárdico	Presente	Ausente
Variação respiratória do septo	Presente	Ausente
Aparência tubular dos ventrículos	Presente	Ausente
Interface com tagging pericárdio/miocárdio	Ausência de separação sistólica	Presença de separação sistólica
Realce tardio pericárdico	Pode estar presente	Ausente
Realce tardio miocárdico	Ausente	Pode estar presente
HEMODINÂMICA		
Equalização das pressões diastólicas	Presente com < 5 mmHg de diferença	Usualmente ausente, pressões diastólicas diferem 5 mmHg em condições basais ou após testes provocativos
Depressão e platô	Presente	Variável
Pressão diastólica final no VD	Frequentemente menor que 40 mmHg	Frequentemente maior que 60 mmHg
Variações respiratórias das pressões sistólicas nos VE e VD	Discordantes	Concordantes
Pressão diastólica final do VD	Mais de 1/3 da pressão sistólica	Menos de 1/3 da pressão sistólica
Relação da área RV/LV na expiração × inspiração	> 1,1	< 1,1
BNP	< 150 pg/mL	> 300 pg/mL
Biópsia endomiocárdica	Sem anormalidades específicas	Específico em patologias de depósito ou infiltrativas

VD: ventrículo direito; VE: ventrículo esquerda; s: segundo(s). Fonte: Adaptada de Zwas DR, Gotsman I, Admon D, Keren A.[88]

5.1 FISIOPATOLOGIA

O mecanismo fisiopatológico consiste no desarranjo tecidual decorrente do acúmulo progressivo de uma substância "amiloide", termo introduzido por Virchow em 1854, referindo ser "semelhante ao amido", de consistência emborrachada. Foi demonstrado, em seguida, que se tratava de uma proteína fibrilar, insolúvel, não relacionada às proteínas precursoras do organismo e apresenta um componente amiloide sérico P, uma proteína plasmática, de estrutura pentagonal, acompanhada de uma matriz de glicosaminoglicano sulfatada, cálcio e resistente à degradação.

Existe uma gama extensa e heterogenia dessas proteínas, tem-se descrito 23 tipos, acometendo específicos órgãos e sistemas, desencadeando diferentes manifestações clínicas. $A\beta$ está associada à doença de Alzheimer e à síndrome de Down; APrP, à doença priônica como a de Creutzfeldt-Jacob, insônia familiar fatal, doença de Gerstmann–Sträussler–Scheinker; ABr, à demência familiar britânica; $A\beta2M$, à hemodiálise crônica; AL, à amiloidose primária ou ao mieloma; AA, a processos inflamatórios crônicos como também a algumas síndromes raras como Muckle–Wells, urticária fria familiar, febre mediterrânea familiar; ATTR (transtiretina), polineuropatia familiar, forma senil cardíaca; AApoAI/II, ao acometimento renal, cardíaco e hepático, esteúltima mais relacionado com a apolipoproteína AI; ANP, à amiloidose atrial isolada.[29] Uma gama extensa de mutações já foi indentificada; somente quanto à transtiretina, foram descritos mais de 100 diferentes tipos de mutação.[30]

A proteína amiloide é produzida em diferentes locais a depender do tipo, a transtiretina é de produção hepática e, em menor proporção, no plexo coroide e retina; já a AL, decorrente de uma discrasia sanguínea, é a forma em que foi realizada a maioria dos estudos e que apresenta os principais estigmas da doença. Fatores estressantes do organismo como inflamação crônica, uremia, hipóxia e acidose podem predispor à perda do equilíbrio entre as proteínas ditas normais e amiloide, fazendo estas se agruparem, formando núcleos que perpetuarão e acelerarão o processo de formação das fibras. Um exemplo interessante é o que acontece ao paciente com a variante transtiretina com acometimento cardíaco e submetido ao transplante hepático. Isso minimiza, porém não impede a progressão do acometimento cardíaco,[31] este não se restringe ao miocárdio ventricular, mas acomete também as coronárias, podendo expressar-se com angina, alteração do sistema de condução com bloqueios atrioventriculares variados, espessamento valvar e derrame pericárdico.

5.2 QUADRO CLÍNICO

Conforme o 10° Simpósio Internacional de Amiloidose, nos pacientes que apresentam uma biópsia extra-cardíaca com depósito de amilóide, o envolvimento cardíaco é caracterizado na presença de espessura do septo maior do que 12 mm na ausência de um nexo fisiopatológico, como a hipertensão arterial ou a estenose aórtica.[4] O acometimento cardíaco desses pacientes pode apresentar-se assintomático e ter sua investigação a partir do diagnóstico de outro órgão, como uma biópsia durante uma cirurgia do tunel do carpo, de bexiga na investigação de uma hematúria, ou mediante uma síndrome familiar sabidamente conhecida, como a polineuropatia familiar amiloidóitica. Ou ainda, naqueles pacientes que não tinham sintomas e evoluem com quadro clínico de insuficiência cardíaca, podendo apresentar ou não os estigmas clássicos. Esses estigmas estão presentes em uma minoria dos pacientes como a onicodistrofia, neuropatia periférica (síndrome túnel do carpo, por exemplo), sinal do guaxinim, macroglossia estão presentes apenas em 10% dos acometidos. Os sintomas sistêmicos são bastante inespecíficos como náuseas, vômitos, sangramentos, hipotensão postural, tontura, perda de peso, diarreia, tornando a suspeita clínica bastante difícil, sendo que a história familiar pode corroborar tal hipótese e auxiliar na realização do aconselhamento genético. É importante ressaltar as outras miocardiopatias que levam ao aumento da espessura miocárdica:[32]

- Doença de Fabry;
- Doença de Danon;
- Ataxia de Friedreich;
- PRKAG2;
- Hemocromatose;
- Infiltração neoplásica;
- Cardiomiopatia restritiva idiopática;
- Cardiomiopatia hipertrófica;
- Cardiomiopatia hipertensiva;
- Estenose aórtica.

Em pacientes com aumento da pós-carga e consequente hipertrofia ventricular, a biópsia endomiocárdica tem seu espaço; porém, com os avanços dos métodos de imagem não invasivos, há de se pesar a real necessidade de comprovação histológica do acometimento miocárdio sem antes biopsiar outro sítio que minimize os riscos para o paciente como a biópsia de gordura abdominal ou retal. A importância de um diagnóstico precoce está no fato de que, a depender do tipo, o prognóstico pode ser bastante reservado.

Para se ter uma ideia da importância de uma rápida e correta abordagem, na amiloidose AL (cadeia leve) há um aumento da espessura miocárdica de 1,45 a 2,16 mm por mês, com o desenvolvimento de insuficiência cardíaca e o óbito poderá sobrevir dentro de 6 meses.[32] Esse fato mostra a dificuldade de se tratar tais pacientes, assim, há que se ter uma suspeição clínica muito grande, além dos exames com uma logística proibitiva a depender do perfil socioeconômico em que será atendido e, por último, a gravidade do acometimento cardíaco poderá tornar a abordagem terapêutica, como a quimioterapia, proibitiva nesse contexto. Diante dessa rápida e catastrófica evolução, torna-se peremptório o diagnóstico do tipo de amiloidose, o tratamento errôneo tem evolução pior do que a história natural da doença, bem como para que não haja atraso do início da terapêutica.

Os principais tipos que acometem o coração são a forma de cadeia leve (AL); amiloidose sistêmica senil (selvagem da transtiretina); e as variantes da transtiretina familiares – amiloidose isolada atrial, fibrinogênio, apolipoproteína, gelsolina, esta última tem a particularidade de acometer apenas o sistema de condução.

5.3 TIPOS DE AMILOIDOSE

5.3.1 Amiloidose secundária AA

A amiloidose sistêmica A tem a proteína sérica AA, uma apolipoproteína HDL, trata-se de uma proteína de fase aguda, variando de 1 a > 3000 mg/L em humanos. É produzida nos hepatócitos, mediada pelas citocinas proinflamatórias e está presente em processos inflamatórios crônicos.[32] Tem o acometimento renal a forma mais comum, raramente afeta o coração; quando isso acontece, configura-se um mau prognóstico, de forma que os pacientes com artrite reumatoide apresentam sobrevida de 5 anos, comparando aqueles com ou sem envolvimento cardíaco de 31,3% e 63,3% respectivamente.

5.3.2 Amiloidose isolada atrial

Na amiloidose isolada atrial, o depósito amiloide se restringe aos átrios, predominantemente o esquerdo, chegando a 45% no apêndice atrial dessa câmara e ocorre devido ao excesso de produção do *atrial natriuretic peptide* (ANP).[33] Esse subtipo é considerado o mais comum, com uma incidência crescente com a idade, chegando a mais de 90% dos indivíduos acima da nona década. Sexo feminino e duração da FA são fatores independentes para o depósito amiloide, principalmente quando há valvopatia mitral, acredita-se que o 17β-estradiol induza a expressão do ANP nos miócitos. Níveis elevados e persistentes de ANP cardíaco aumentam a probabilidade de formação e depósito do material amiloide, particularmente se sua produção decorrer de dilatação ou fibrilação atrial (FA). Sua importância clínica continua controversa, tendo a FA sua principal manifestação clínica e apresenta uma ligação fisiopatológica de causa e consequência, em que o acometimento atrial reduz a condução elétrica, favorecendo a arritmias atriais, bem como a presença de FA aumenta a secreção de ANP, induzindo um círculo vicioso para deposição irreversível da amiloidose atrial isolada.[32]

5.3.3 Amiloidose de cadeia leve (AL)

Tem incidência nos Estados Unidos de 8,9 milhões de pessoas por ano. Decorre da superprodução de imunoglobulina e acomete igualmente ambos os sexos na faixa etária acima dos 50 anos. Trata-se de uma discrasia celular plasmática muito semelhante ao mieloma, sendo que este pode coexistir em 10 a 15% dos casos, apresentando uma diferente proporção na composição de suas cadeias leves e, havendo o predomínio da λ

sobre κ, sendo o oposto do que ocorre com o mieloma, a plasmocitose está presente na medula óssea em 50% dos pacientes.[32] Trata-se de uma doença sistêmica em que o coração (50 a 90%) e o rim (74%) são os mais acometidos e, quando há acometimento do primeiro, é marcador de pior prognóstico. Apenas 20% têm sintomas predominantes cardíacos, o envolvimento cardíaco isolado ocorre apenas em menos de 5% dos casos e a grande maioria tem envolvimento de mais de um órgão.[34] Os componetes fibrilares da urina ou sérico são detectados por imunofixação e/ou imunoeletroforesis em 80 a 90% dos casos.[34] Quando a análise para *free light chain* (FLC) é normal, a pesquisa deve ser direcionada para forma senil ou familiar de amiloidose, pois esta mostrou uma sensibilidade de 96,4%.[35] A análise imuno-histoquímica é útil na diferenciação dos tipos de amiloidose, principalmente da AL *versus* transtiretina. A biópsia não invasiva da gordura abdominal ou da glândula salivar deve ser utilizada inicialmente, haja vista resultado positivo estar em torno de 80% dos pacientes.

5.3.4 Transtiretina e variantes

A amiloidose sistêmica senil (ASS) tem como proteína amiloide a transtiretina não mutante, ou tipo selvagem e algumas formas da hereditária, que acomete o coração quase invariavelmente.[36] A hereditária, classicamente, é representada pela polineuropatia familiar amiloide. A forma familiar teve sua primeira descrição em Portugal, em 1952, por Corino de Costa Andrade; posteriormente, foi constatado que também era endêmica em outros países como Japão (1968) e Suécia (1976), além de esporádicos casos descritos em diferentes países. A transtiretina é produzida na retina, plexo coroide e principalmente no fígado, previamente descrita como pré-albumina, em 1981 recebeu essa nova denominação em menção à sua função transportadora da tiroxina e do retinol - *trans-thy-retin*, tem o gene localizado no cromossomo 18 (18q23), é transmitida como autossômica dominante com elevada penetração e tem mais de 120 mutações ou deleções gênicas da transtiretina. Apenas 59% dessas mutações têm manifestação cardíaca, com 75 com fenótipos descritos. Trata-se de uma forma hereditária e de acometimento étnico variável conforme a mutação encontrada, chegando a 4% dos afrodescendentes na mutação Val 122 Ile, em que isoleucina no lugar da valina na posição 122. As principais manifestações clínicas desses pacientes são decorrentes do envolvimento cardíaco e neurológico que se caracteriza por neuropatia periférica motora e sensorial; disfunção autonômica. Os pacientes evoluem com dificuldade progressiva para caminhar com dor neuropática, levando à morte em 10 anos.[36] Os sintomas da disfunção autonômica incluem hipotensão ortostática, diminuição da variabilidade da frequência cardíaca diária, geniturinária e gastrintestinal, causando perda ponderal, síncope, distúrbios da condução, dispneia e insuficiência cardíaca. As opções de tratamento incluem o transplante de fígado e, mais recentemente, agentes designados estabilizadores do tetrâmero trasntiretina: diflunizal; e tafama-dis;[37] além da redução da produção hepática terapia com RNA.[38] A ASS tem acometimento quase exclusivo de homens acima dos 65 anos, a prevalência estimada em 10% naqueles com mais de 80 anos e 50% acima dos 90. O coração é o órgão mais afetado, apesar do nome, o acometimento sistêmico é incomum, o pulmão é o segundo órgão mais acometido, mas também é encontrada no rim, fígado, medula óssea, língua, trato gastrintestinal. A principal manifestação clínica é a insuficiência cardíaca, porém, em indivíduos mais idosos, pode se apresentar de forma assintomática e de evolução indolente, talvez em virtude da limitação funcional da idade, podendo mascarar os sintomas. Em necropsia de indivíduos acima de 80 anos, foram encontrados 20 a 36% de acometimento cardíaco. O quadro clínico sugestivo é de um idoso, com quadro de insuficiência cardíaca, sinais de hipertrofia ventricular pelo ecocardiograma com baixa voltagem no ECG. Os depósitos de amiloide geralmente se restringem ao coração e ao túnel do carpo, uma série mostrou que 34% dos pacientes com síndrome do túnel do carpo idiopática apresentavam depósito de amiloi-de.[39] Tem-se postulado que o depósito sistêmico ocorre primeiro do que o cardíaco, sendo que 48% dos pacientes com história prévia desse acometimento nervoso antecederam em 8 anos o diagnóstico.[40] Esses pacientes costumam ter biópsias normais da gordura abdominal, retal, glândula salivar, bem como o sequenciamento gênico, dado importante para não deixar de progredir com a investigação de tal hipótese, lembrando que esses pacientes não apresentam os clássicos estigmas da amiloidose, como a macroglossia. Apesar de ser subdiagnosticada, a forma ASS tem prognóstico melhor do que a AL e a polineuropatia amiloide familiar. Podemos citar algumas diferenças entre elas:

- A idade média na forma AL é geralmente maior do que a forma familiar da transtiretina. A ASS é quase exclusiva de homens idosos;
- A hipertrofia ventricular é maior na ASS;
- A função ventricular é moderadamente reduzida, diferentemente da PAF e da AL;
- A baixa voltagem no ECG é menos frequente na PAF (25 *versus* 60% na AL);
- Pacientes com a forma senil apresentam mais arritmias e maior possibilidade de necessidade de implante de marca-passo que a forma AL;
- Os pacientes com AL têm maior disfunção hemodinâmica.

5.4 EXAMES COMPLEMENTARES

5.4.1 Eletrocardiograma

O eletrocardiograma é considerado a chave para suspeita diagnóstica em um paciente com hipertrofia ventricular e baixa voltagem nas derivações periféricas, definida como menor do que 5 mm.[41] Lembrando que esse padrão não é específico da

amiloidose, outras patologias e condições clínicas podem apresentá-lo como hipotireoidismo, DPOC, derrame pericárdico, anasarca, cardiopatia dilatada. A sua prevalência na amiloidose varia de 46 a 70%. Um dado interessante é que a baixa voltagem é bastante frequente na forma AL, porém está presente em menos de um quarto dos pacientes com as variantes transtiretina. É importante lembrar que tal achado é dependente da extensão e da duração da doença. Quando se associam a baixa voltagem e a espessura da parede do miocárdio, isso aumenta a sensibilidade para doença infiltrativa, sendo encontrado em 96,8% dos pacientes em uma série coreana.[35] Quando se utiliza a duração do QT corrigida > 440 ms e o índice de Sokolow-Lyon ≤ 1,5 foram descritas sensibilidade e especificidade de 85 e 100% respectivamente. Esse índice tem a capacidade de distinguir das outras doenças, mas não entre os subtipos de amiloidose.[41] Outros achados também encontrados como padrão de pseudoinfarto (47%), FA (20%), atrasos na condição intraventricular (16%), BAV de 1º grau (21%), BAV de 2º e 3º graus (5%), arritmias ventriculares e atriais são mais frequentes na forma ATTR. A diminuição da variabilidade da frequência cardíaca, que está mais associada à forma AL, é encontrada em algumas mutações da transtiretina que provocam disfunção autonômica.[42]

5.4.2 Ecocardiograma

Tem sido usado no diagnóstico de amiloidose nos últimos 25 anos, perdendo espaço de certa forma para outras modalidades. Os achados clássicos da doença como o aspecto de pontos hiper-refringentes em uma parede hipertrofiada são bastante sugestivos, porém não específicos da doença, sendo encontrados nas doenças de depósito de glicogênio, na CMP hipertrófica e na doença renal terminal. Outro dado que vale salientar é que o ecocardiograma não é capaz de distinguir os subtipos da doença. Já está estabelecido que o acometimento cardíaco por uma parede ventricular esquerda maior do que 12 mm no final da diástole, na ausência de outras causas óbvias, associado a um NT-proBNP maior do que 332 ng/L (na ausência de disfunção renal), critério estabelecido em 2010 no encontro da Sociedade Internacional de Amiloidose realizado em Roma. Achados anatômicos adicionais podem estar presentes como espessamento da parede do VD, das valvas e do septo interatrial. É encontrado frequentemente derrame pleural e pericárdico. A função diastólica apresenta padrão restritivo nos estágios avançados da doença com aumento biatrial concomitante (Figuras 69.1 e 69.2). Não é infrequente a presença de trombo atrial, chegando a 27%, aparecendo mais na forma AL.[43] A fração de ejeção do ventrículo esquerdo (FEVE) pode estar normal, ou diminuída, sendo este um fator limitante para realização de quimioterapia, ou transplante. Um número crescente de trabalhos vem analisando o papel do *strain* na amiloidose, sabe-se que ambos os *strain* radial e longitudinal estão diminuídos. Esses pacientes apresentam tipicamente redução do componente longitudinal nas porções mediobasal em contraste com as porções apicais.[44]

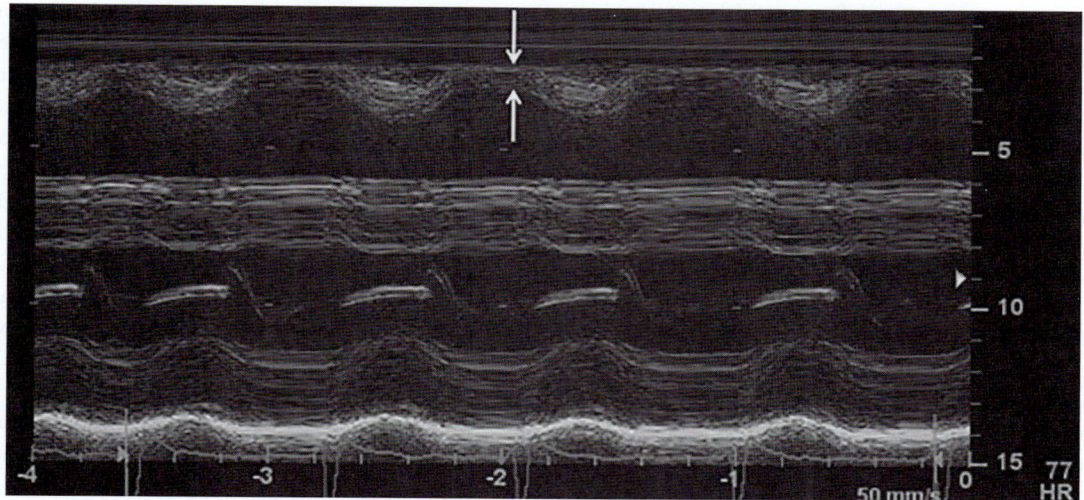

FIGURA 69.1 Ecocardiograma modo M de paciente com amiloidose mostrando aumento da espessura das paredes ventriculares direita e esquerda. Fonte: Modificada de Koyama J, Ikeda S, Ikeda U. Echocardiographic assessment of the cardiac amyloidoses. Circ J. 2015;79(4):721-34. doi: 10.1253/circj. CJ-14-1425.

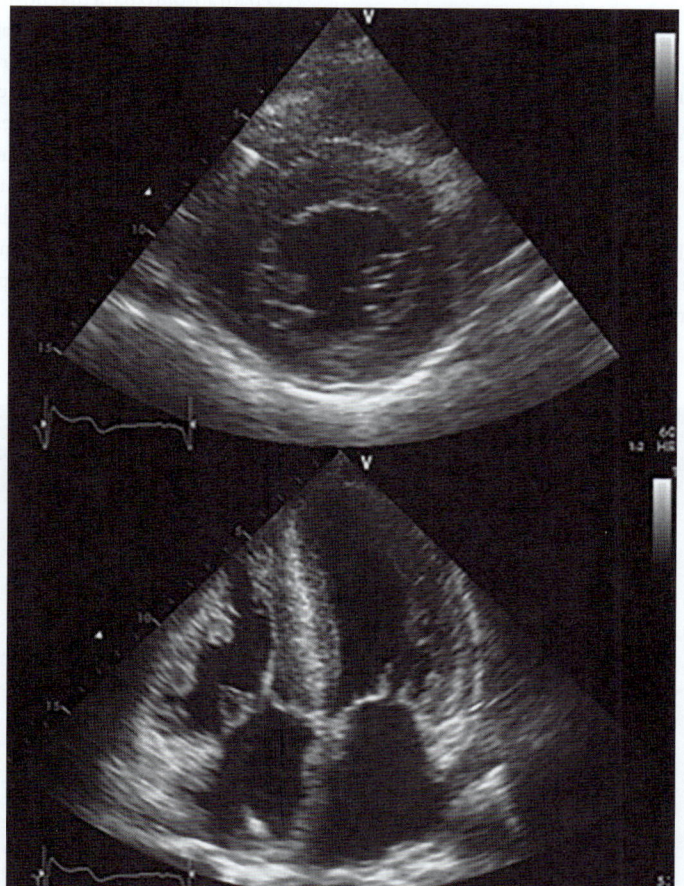

FIGURA 69.2 Ecocardiograma bidimensional de paciente com amiloidose mostrando aumento da espessura das paredes ventriculares e atriais, com padrão granular. Fonte: Modificada de Koyama J, Ikeda S, Ikeda U. Echocardiographic assessment of the cardiac amyloidoses. Circ J. 2015;79(4):721-34. doi: 10.1253/circj.CJ-14-1425.

5.4.3 Ressonância magnética cardíaca

É indiscutível o avanço da ressonância na investigação das CMP, algumas tendo um padrão bastante peculiar. Com o auxílio do gadolíneo, é possível diferenciar as doenças como no infarto do miocárdio, em que o padrão é mais subendocárdio, já na miocardite é mais subepicárdio (Figura 69.3). Na amiloidose com acometimento cardíaco, o padrão de distribuição do gadolíneo é subendocárdio baseado em T1, sem sinal na cavidade ventricular, ou apresenta uma distribuição global, podendo acometer 86,7% dos pacientes.[45] Na fase pré-contraste em T1, um valor de 1,020 ms tem uma acurácia de 92% na identificação dos pacientes com diagnóstico possível ou confirmado de amiloidose, a cine em T2 (miocárdio/musculoesquelético) uma relação menor que 1,5 mostrou ser o único preditor de morte em 36 pacientes com diferentes tipos da doença. Além desse poder discriminatório, a presença de realce tardio tem impacto negativo na sobrevida desses doentes. Nenhuma técnica tem a capacidade de distinguir os subtipos de amiloidose, entretanto quase todos da variante da transtiretina têm realce tardio no VD, enquanto ele está ausente em um terço da forma AL.

5.4.4 Medicina nuclear

Vários radiotraçadores têm sido testados para o diagnóstico de amiloidose cardíaca, analisando diferentes componentes alterados no coração como inervação simpática, metabolismo, perfusão e depósito amiloide. Apesar de mais de uma dúzia deles ter sido testada nas últimas décadas, há poucos dados na literatura. Recentemente, o [99m]TC-DPD (*technetium-3,3-diphosphono-1,2-propanodicarboxilic acid*) e ^{99m}Tc-PYP (*technetium pyrophosphate*) têm ávida captação por transtiretina e baixa pelo subtipo AL, assim, apresentam-se como única forma de diferenciação não invasiva dessas duas formas. O pirofosfato foi inicialmente desenvolvido para aquisição de imagem óssea e de regiões com cicatrização como no infarto miocárdico. Na amiloidose, o mecanismo é incerto; sabe-se que há uma elevada concentração de cálcio na transtiretina, levando à ligação do pirofosfato.[46] A importância desse método é que embora a forma AL tenha pequena captação do radiotraçador, um sistema quantitativo de graduação consegue diferenciar as duas formas com quase 100% de especificidade. Além desse poder discriminatório dessas duas formas que apresentam diferentes evolução e tratamento, o [99m]TC-DYP é preditor independente de eventos cardiovasculares maiores quando apresenta uma relação H/WB > 7,5.[47] Não há dados na literatura sobre prognóstico com ^{99m}Tc-PYP. Um dado muito importante nessa modalidade de exame é que, na presença de captação positiva, a biópsia poderia não ser necessária; entretanto, o teste genético seria útil na diferenciação entre as formas mutante e selvagem da transtiretina. Identificada tal mutação, haveria necessidade do rastreamento familiar.

5.4.5 Anatomopatológico com imuno-histoquímica

O padrão-ouro para diagnóstico de amiloidose é a biópsia do tecido, podendo coletar gordura abdominal ou retal com variada sensibilidade, menos sensível para variante ATTR; evitando-se, assim a biópsia endomiocárdica, esta com sensibilidade próxima de 100%. O achado típico é a presença de fibras birrefringentes de coloração de maçã verde quando coradas com vermelho do Congo sob a luz polarizada do microscópio e, mais recentemente, tem-se utilizado o corante tioflavina. O passo seguinte é a realização da imuno-histoquímica com anticorpos para imunoglobulina de cadeia leve e para proteínas fibrilares amiloide para distinguir a forma AL das variantes da transtiretina.

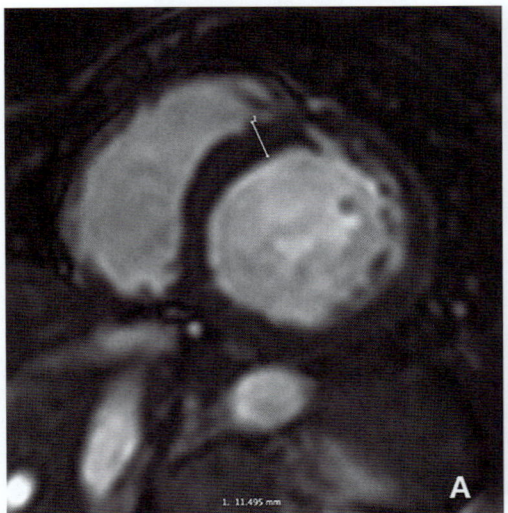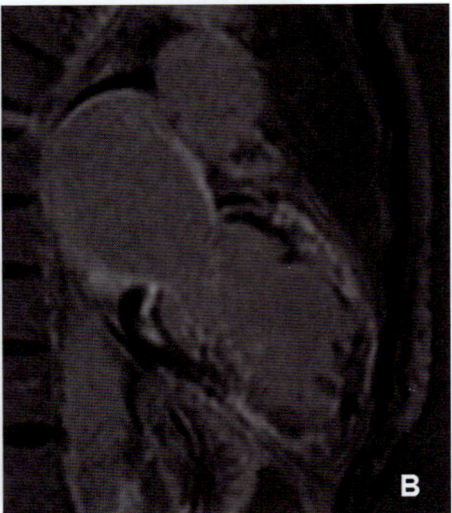

FIGURA 69.3 Ressonância magnética cardíaca em corte de eixo-curto mostrando aumento da espessura das paredes do ventrículo esquerdo (A) e realce tardio mesocárdico difuso do ventrículo esquerdo (B).

5.5 TRATAMENTO

5.5.1 Sistêmico

É importante ter em mente que a principal parte do tratamento dessa doença consiste no diagnóstico precoce para poder evitar danos irreversíveis, em particular no coração.

Esses pacientes têm uma particularidade fisiopatológica que não permite simplesmente que seja realizado o tratamento medicamentoso e de suporte para insuficiência cardíaca. A maioria das medicações é ineficaz e potencialmente perigosa. Betabloqueadores são deletérios porque alguns pacientes dependem da frequência cardíaca para manter o débito, e a bradicardia levaria à piora de classe funcional. Outro risco dessa classe é a possibilidade de esses pacientes evoluírem para bloqueios atrioventriculares avançados. Inibidores da enzima da conversão de angiotensina podem agravar a disfunção autonômica, tornando-os intoleráveis em alguns casos. O digital foi constatado que *in vitro* acumula-se nas fibras amiloides, diminuindo seu limiar terapêutico, e também pode agravar a disfunção diastólica. Diuréticos de alça acabam sendo o tratamento-padrão. A amiodarona é utilizada no tratamento das arritmias como medicamento de 1ª linha. A anticoagulação é realizada para os pacientes com arritmias supraventriculares e há de se considerar naqueles com importante disfunção atrial. Pacientes com amiloidose podem ser precedidos do seu diagnóstico com quadro de acidente vascular encefálico (AVE) isquêmico em virtude da forma subclínica da doença. É sempre uma questão delicada determinar quais pacientes seriam beneficiados com a anticoagulação sistêmica, lembrando que esses pacientes apresentam diminuição do fator Xa, infiltração dos tratos gastrintestinal e geniturinário e serão submetidos à quimioterapia (forma AL). O tratamento da disautonomia envolve medicações para dor, midodrine (hipotensão postural) e medicamentos antidiarreicos. Naqueles que evoluem com distúrbio de condução importante, respeitando as devidas indicações, o marca-passo está indicado por um estudo que demonstrou redução de 25% de eventos cardíacos maiores na forma ASS.[48] O transplante cardíaco, ou combinado com hepático, é sempre uma opção restrita àqueles pacientes que não possuem idade avançada, nem acometimento sistêmico importante.

5.5.2 Cadeia leve (AL)

A quimioterapia está reservada para forma de cadeia leve e visa combater os clones das células B produtoras de imunoglobulina de cadeia leve, levando a uma diminuição ou parada do *pool* das proteínas amiloide e, consequentemente, moveria a balança para seu clareamento. Esquemas iniciais obtiveram bons resultados, apresentando uma resposta hematológica maior do que 60% com melfalan e dexametasona com uma sobrevida média acima de 5 anos. O transplante autólogo de células-tronco permitiu a utilização de um regime mais intenso de quimioterapia para erradicar a célula clonal, porém isso foi associado à maior mortalidade em pacientes com insuficiência cardíaca mais avançada. Um dado interessante de um estudo francês multicêntrico, randomizado e prospectivo que avaliou os pacientes que eram mantidos em regime de quimioterapia (melfalam e dexametasona) e os que eram submetidos ao transplante de medula óssea, é que os pacientes transplantados tiveram maior toxicidade e uma sobrevida menor (22,2 meses contra 56,9 meses dos que se mantiveram em esquema oral de quimioterapia apenas).[49] Visando minimizar os efeitos tóxicos da terapêutica referida, o esquema realizado com bortezomibe, associado à ciclofosfamida e à dexametasona, apresentou melhor tolerância e contundentes taxas de respostas, sendo hoje a 1ª opção de tratamento nos pacientes estadio III da Clínica Mayo na França. Atualmente, é ainda utilizado nos Estados Unidos naqueles com doença em estágios incipientes, ao contrário da maioria dos países europeus - exceto Alemanha, que opta pelo tratamento quimioterápico referido.

5.5.3 Transtiretina

A primeira terapia desenvolvida foi o transplante hepático com uma estratégia de remover a fonte produtora da proteína amiloide. Em 1990, foi realizado o primeiro na Suécia, onde foram realizados mais de 2 mil transplantes hepáticos para a forma hereditária, principalmente para a mutação *V30M*. Quando é realizado no começo da doença, tem a capacidade de retardar a progressão da neuropatia e melhorar a sobrevida. O problema dessa modalidade de tratamento é que ela não evita a progressão dos depósitos amiloides, tem os embargos dos transplantes *per si*, bem como a morbimortalidade do procedimento, necessidade de imunossupressão e não é a solução para forma adquirida. Com o conhecimento mais aprofundado de sua fisiopatologia, têm-se criado estratégias promissoras para seu tratamento, baseado em:

- Bloqueio da síntese da transtiretina nos hepatócitos;
- Estabilização do tetrâmero da transtiretina;
- Promoção do clareamento das fibras amilóide da transtiretina.

5.5.3.1 *Bloqueio na síntese dos hepatócitos*

Baseia-se na teoria segundo a qual a redução de forma sustentada dos níveis séricos de transtiretina diminuiria ou interromperia esse processo de depósitos amiloide. Mediante a interrupção da ligação do RNAm com o complexo ribossômico que traduziria a transtiretina, duas abordagens foram desenvolvidas: uma utilizando RNA (*RNA interfering – RNAi*) e outra oligonucleotídeos (*ASO – antisense oligonucleotides*). O patisiran é um RNAi desenvolvido pela empresa farmacêutica Alnylan (Cambridge, MA). Ele é administrado de forma intravenosa, necessitando de pré-medicação, e em estudos conseguiu uma redução com multidoses de mais de 80% da transtiretina e foi bem tolerada. Já está em fase III, iniciado em novembro de 2013, um estudo com pacientes com PAF (APOLLO trial). Os ASO são oligômeros sintetizados com 20 nucleotídeos, com conformação para se complementar a regiões específicas do RNAm conforme o sistema de pareamento de base de Watson-Crick. O ISIS-TTR$_{Rx}$ é administrado semanalmente por via subcutânea, foi avaliado em Fase I em voluntários saudáveis e demonstrou redução de 90% da transtiretina após 4 semanas.

5.5.3.2 Estabilizadores da transtiretina

- **Diflumisal (Dolobid):** anti-inflamatório não esteroidal (AINE) utilizado há décadas para o tratamento da artrite. Diferentemente dos outros medicamentos da mesma classe, ele tem a característica de se ligar aos sítios de ligação da tiroxina na transtiretina, dessa forma, a molécula é estabilizada, evitando a formação de fibras amiloides. Seu uso em pacientes com polineuropatia demonstrou benefício, porém há de se salientar os riscos de sangramento gastrintestinal e de retenção de líquido. Não há dados do seu uso para o acometimento cardíaco.

- **Tafamadis (Vyndaqel):** age como o diflumisal, com a vantagem de não ser um AINE com potencial benefício de menos efeitos colaterais. Foi avaliado em um estudo multicêntrico, com 126 pacientes com PAF, sendo a maioria com a mutação V30M. Demonstrou benefício clínico da neuropatia, a partir desse estudo, a Europa aprovou seu uso no estágio I da polineuropatia para retardar sua progressão. Em dezembro de 2013, iniciou-se o recrutamento de 400 pacientes para avaliar o benefício dessa medicação na mortalidade e na internação por insuficiência cardíaca.

5.5.3.3 Promover clareamento da transtiretina

- **Doxiciclina:** em modelo transgênico de ratos, o antibiótico doxiciclina teve a capacidade de desfazer as fibras amiloides, promovendo sua reabsorção, tanto na forma AL como na transtiretina familiar. Quando associada ao ácido tauroursodesoxicólico (ácido biliar com propriedades antioxidantes e antiapoptóica), em ratos conseguiu diminuir os agregados das formas imaturas das fibrilas de transtiretina. Ainda em fase de estudo.

- **EGCG (*Epigallocatechin-3-gallate*):** polifenol mais frequentemente encontrado no chá verde. *In vitro*, essa substância conseguiu inibir a formação de fibrilas de vários precursores amiloide, como também teve a capacidade de desfazê-las, convertendo-as em uma conformação não fibrilar, facilitando sua remoção pelo organismo. Além dessas propriedades, ela tem a capacidade de se ligar ao sítio de ligação da tiroxina, estabilizando a molécula. Em um estudo coorte de pacientes com AL, EGCG estava associado à redução da espessura miocárdica, melhora da fração de ejeção e da classe funcional.

- **Anticorpo anti-ASP:** o componente amiloide sérico P é uma proteína plasmática da família da Pentraxina, trata-se do componente universal das fibras amiloides, sendo responsável pela estabilização da molécula e evitando seu clareamento. Pesquisas em Londres lideradas por Mark Pepys têm a esperança de que anticorpos possam facilitar o sistema endógeno a remover as fibras amiloides. Um estudo testando esse anticorpo será iniciado em julho de 2014.[50]

5.5.4 Amiloidose atrial isolada

O principal tratamento para forma isolada atrial é impedir que ela se instaure, a grande dificuldade é não apresentar clinicamente outra sintomatologia ou sinais, salvo a FA e suas repercussões. Não existe um tratamento específico para essa forma de amiloidose.

5.6 PROGNÓSTICO

É consensual que o acometimento cardíaco é marcador de prognóstico e fator limitante no tratamento, a depender da gravidade, torna a quimioterapia proibitiva na forma AL, inclusive a morte é mais frequente naqueles não elegíveis para os regimes de altas doses de quimioterápicos e para o transplante de autólogo de células-tronco. O NT-proBNP e a troponina têm sido usados largamente na avaliação de prognóstico e severidade da doença desde 2004. Baseada nisso, a Clínica Mayo, utilizando um *cut-off* para o NT-proBNP de 332 ng/L e, para a troponina, de 0,035µg/L, estratifica os pacientes em três grupos:[51]

1. Baixo risco (estadio I), ambos os marcadores estão abaixo do *cut-off* estabelecido;
2. Intermediário risco (estadio II), com apenas um marcador acima do valor;
3. Alto risco (estadio III), quando os dois marcadores estão elevados.

Esse sistema de estadiamento é utilizado para poder melhor guiar a terapêutica. O prognóstico é bastante variável, tendo a amiloidose AL o pior prognóstico, chegando a 50% de mortalidade em 6 meses após o diagnóstico, quando comparada com o subtipo transtiretina (ATTR) cuja evolução foi mais favorável, apresentando 98 a 100% em 2 anos de seguimento e com melhor sobrevida na variante selvagem.[52]

A sobrevivência em 1 ano pode chegar a 30% apenas. A presença de disfunção sistólica do VE < 50%; disfunção diastólica, sintomas de insuficiência cardíaca (NYHA II-IV); idade avançada; E elevação da troponina são marcadores de mau prognóstico. Um dado ecocardiográfico com impacto limitante na sobrevida é a presença de tempo de ejeção do VE menor do que 240 ms. Uma análise multivariada apresentou *hazard ratio* (HR) de 5,07 com significância estatística. Na análise univariada, além desse parâmetro ecocardiográfico citado, a fosfatase alcalina > 85 UI/L; a não utilização de transplante autólogo; a baixa voltagem no ECG; e o realce tardio na RMC foram fatores de pior desfecho clínico. Esses doentes morrem por disfunção de múltiplos órgãos, tendo o coração uma contribuição direta em 56% dos casos. Apesar de 88,6% dos casos receberem quimioterapia, a mortalidade em 1 ano foi de 40,9%.[53]

A presença de atraso na condução intraventricular ou bloqueios são marcadores de progressão de doença, alertando para a necessidade de implante de marca-passo definitivo. Outro dado que marca a gravidade da doença é a diminuição da voltagem no ECG. No holter de 24 horas, a diminuição da variabilidade da frequência cardíaca prediz mortalidade em um curto prazo para forma AL.

Alguns dados do ecocardiograma predizem prognóstico reservado como a FEVE, espessura da parede ventricular, aumento do VD, índice de performance miocárdico, aumento dos átrios e disfunção diastólica avançada.[54] Dados da Clínica Mayo mostraram que o pico sistólico longitudinal do *strain* da porção basal da parede anterosseptal menor do que -7,5% foi um marcador independente de morte após ajuste com outros fatores de risco.[55]

6 DOENÇA DE FABRY

6.1 CONCEITO E ETIOLOGIA

Afecção multissistêmica grave; de caráter recessivo ligada ao cromossomo X; caracterizada pela deficiência da enzima lisossomal alfagalactosidase A; levando ao acúmulo de glicoesfingolipídeos, predominantemente a globotriasilceramida nos lisossomos de diferentes tecidos incluindo a pele, rins, olhos, endotélio vascular, gânglios do tecido nervoso periférico e coração. O gene envolvido já foi sequenciado e localiza-se na região Xq21.33-Xq22. A doença se caracteriza por grande variabilidade clínica, consequentemente, a prevalência é subestimada.[56] Acomete mais o sexo masculino por ser uma doença ligada ao cromossomo X, sendo a prevalência estimada em 1:40.000 a 1:100.000, com sintomas iniciados geralmente na infância e adolescência.[57] Sua prevalência em homens maiores de 30 anos com CMP hipertrófica de causa desconhecida está em torno de 4%.[57] O acometimento no sexo feminino ocorre em faixa etária mais tardia e com progressão mais lenta.

6.2 QUADRO CLÍNICO

As manifestações clínicas sistêmicas mais precoces são angioqueratomas (sintoma mais comumente observado nas primeiras descrições da doença), acroparesias, hipo ou anidrose, dor muscular, fadiga crônica e astenia que pode envolver a deambulação e a motricidade dos membros superiores, estes últimos pelo comprometimento cardíaco e dos nervos. Insuficiência renal, acidente isquêmico cerebral e acometimento cardíaco são as principais causas de óbito precoce.[58]

O envolvimento cardiovascular é caracterizado por acúmulo progressivo dos glicoenfingolipídeos no endotélio das coronárias, que pode causar angina, acometimento da microcirculação e evolução para infarto agudo do miocárdio. Tal depósito pode promover ainda distúrbios do ritmo, hipertensão arterial, hipertrofia ventricular esquerda progressiva, disfunção diastólica, fração de ejeção preservada na fase inicial do quadro até insuficiência cardíaca congestiva e acometimento da válvula mitral, com espessamento progressivo, insuficiência e até prolapso

valvar. Em casos raros, pode haver evolução para cardiomiopatia restritiva. A alteração do perfil lipídico, com elevação do colesterol total e HDL, colesterol e níveis normais de LDL colesterol e triglicerídeos são outras alterações relatadas. Já a hipertrofia ventricular esquerda é manifestação cardíaca mais comum e está presente em mais de 80% dos pacientes adultos afetados e em uma a cada 3 a 5 mulheres, sendo o principal parâmetro avaliado para a gravidade do envolvimento cardíaco, prognóstico e avaliação da resposta à terapia de reposição enzimática.[59]

6.3 DIAGNÓSTICO

Os métodos diagnósticos não invasivos incluem a dosagem da atividade enzimática da alfagalactosidase A e a análise molecular. Para o diagnóstico cardiológico, os métodos de escolha são ecocardiograma, eletrocardiograma e RMC.[60] A última auxilia no diagnóstico diferencial entre as doenças de depósito. A biópsia endimiocárdica é um método invasivo, usado em casos específicos.

6.4 TRATAMENTO E PROGNÓSTICO

O tratamento da Doença de Fabry se faz pela terapia com reposição de enzimática (enzimas recombinantes: algasidases alfa e beta) e com a terapia gênica, com comprovada melhora da qualidade de vida desses pacientes pela redução do depósito de glicoesfingolipídeos nos diferentes tecidos. O sucesso do tratamento depende primeiramente do diagnóstico precoce, pois quanto mais cedo a introdução das medicações, maior a chance de resposta e melhor o prognóstico desses pacientes.[61]

7 HEMOCROMATOSE

7.1 CONCEITO E ETIOLOGIA

Consiste em uma síndrome ocasionada pelo depósito excessivo de ferro nas células do organismo com consequente e progressiva disfunção dos órgãos acometidos.[62] Sua forma de apresentação mais clássica é a hereditária ou primária, por mutação no gene *HFE* (tipo 1), uma herança autossômica recessiva, que está envolvido com a absorção intestinal de ferro e com manifestações no sexo masculino entre as 2ª e 3ª décadas de vida. Há ainda os tipos primários 2, 3 e 4 que são mutações genéticas em outras proteínas envolvidas com o metabolismo do ferro, como a hepcidina e hemojuvelina (ambas na hemocromatose juvenil), transferrina eferroportina, respectivamente. As causas secundárias dessa patologia incluem a alfa e betatalassemias, anemia falciforme, síndromes mielodisplásicas, anemia aplásica, suplementação excessiva oral e parenteral de ferro, ataxia de Friedreich, entre outros.[63]

7.2 QUADRO CLÍNICO

Os tecidos mais comumente afetados são coração; fígado; e glândulas endócrinas como hipófise, gônadas e pâncreas.[62] As complicações mais frequentes são a insuficiência cardíaca, disfunção hipofisária e gonadal, diabetes melito, artrite, cirrose hepática e carcinoma hepatocelular, entre outras.

O comprometimento cardíaco é uma das principais causas de morbimortalidade entre os pacientes com hemocromatose. A cardiomiopatia clássica dessa entidade se caracteriza por comprometimento da função diastólica (marcador de maior prognóstico independente[63] até o estágio terminal de cardiomiopatia dilatada. Na hipertrofia miocárdica, observa-se padrão infiltrativo semelhante ao observado na amiloidose. O acúmulo de ferro traz ainda comprometimento do sistema de condução, com possibilidade se bloqueios atrioventriculares, arritmias, alterações do segmento ST e onda T, assim como fenômenos vasculares como o infarto agudo do miocárdio.[64]

7.3 DIAGNÓSTICO

Inclui história clínica compatível com hemocromatose, como comprometimento hepático, diabetes melito, coloração diferenciada da pele, além de dados laboratoriais, como elevado nível de ferro sérico, ferritina e saturação do ferro. Ao ecocardiograma, observa-se padrão de cardiomiopatia hipertrófica com disfunção diastólica. A análise por *strain rate* é uma ferramenta sensível para detectar alterações discretas na função diastólica decorrentes do estresse oxidativo da sobrecarga de ferro.[65] A RMC pode auxiliar na determinação do diagnóstico precoce, quando ainda subclínico e nas áreas de fibrose. A biópsia endomiocárdica não é usada de rotina por ser mais invasiva.

7.4 TRATAMENTO E PROGNÓSTICO

O melhor prognóstico para esses pacientes está intimamente relacionado com precocidade do diagnóstico: quanto mais cedo, maior a chance de resposta ao tratamento. A flebotomia de rotina e a terapia com quelantes do ferro, como a desferoxamina, são os pilares do tratamento. A flebotomia, se começada precocemente, pode promover melhora na sobrevida, redução da morbidade, assim como melhora da disfunção cardíaca. Os pacientes portadores de hemocromatose secundária têm maior benefício com os quelantes de ferro, com comprovada melhora da função ventricular, prevenção de arritmias e redução da mortalidade.[63] O transplante cardíaco isolado e/ou associado ao transplante hepático, deve ser considerado nas fases mais avançadas da doença, com boa sobrevida após o procedimento.[66] Deve-se estar ciente da possibilidade de recidiva do acometimento do órgão transplantado pela sobrecarga de ferro.

8   ATAXIA DE FRIEDREICH

8.1 CONCEITO E ETIOLOGIA

Doença mitocondrial neurodegenerativa de caráter autossômico recessivo, determinada por uma mutação no gene que codifica a proteína frataxina.[67] É a mais comum das ataxias autossômicas recessivas, sendo mais prevalente na raça branca, com início dos sintomas em torno de 8 a 15 anos de idade e com evolução lenta. Sua incidência é estimada em 1:20.000 a 1: 50.000 entre pessoas brancas.[67]

8.2 QUADRO CLÍNICO

A deficiência de frataxina resulta no acúmulo mitocondrial de ferro e na redução da síntese de grupamentos ferro-enxofre que são essenciais para o metabolismo dessas organelas, provocando quebra da homeostase celular. Os sistemas acometidos são o neurológico, cardiovascular, musculoesquelético e endócrino. Os principais critérios diagnósticos incluem ataxia progressiva da marcha, perda da sensibilidade e reflexos nos joelhos e tendões dos membros inferiores, disartria, fraqueza muscular, início dos sintomas antes dos 20 anos de idade, CMP,[68] alterações eletrocardiográficas, disfagia, alterações visuais, entre outros.[69]

8.3 DIAGNÓSTICO

Faz-se pelo estudo genético. Pode-se utilizar também a dosagem da frataxina sérica e associar os sintomas-chave anteriormente relatados.[67]

A cardiomiopatia hipertrófica é a principal manifestação cardíaca e a causa de morte em 65% dos pacientes com ataxia de Friedreich.[68] Pode se manifestar de forma concêntrica (mais comum) ou assimétrica. A RMC é importante para avaliação inicial e auxilia na diferenciação entre outras patologias, como a amiloidose. O acompanhamento e a evolução da doença podem ser feitos pela análise do ecocardiograma transtorácico com medidas da espessura diastólica da parede posterior e do septo interventricular, assim como diâmetros do VE. A análise por esse exame deve ser anual para acompanhamento da progressão do acometimento cardíaco, visto que a progressão neurológica da doença não tem correlação com a gravidade da cardiomiopatia.[67] A análise do *strain* e do *strain rate* pode ajudar no registro da evolução do acometimento cardíaco.[70] O eletrocardiograma demonstra principalmente inversões da onda T em paredes inferior e lateral decorrentes do padrão *strain* da sobrecarga ventricular esquerda. Pode haver evolução para taquiarritmias em alguns casos e o holter de 24 horas é o método diagnóstico de escolha.

8.4 TRATAMENTO E PROGNÓSTICO

Consiste na melhora dos sintomas e da qualidade de vida. A introdução de medicamentos para insuficiência cardíaca, disfunção diastólica e cardiomiopatia hipertrófica deve ser instituída.[71,72] As arritmias devem ser combatidas com anti-rrítmicos específicos para cada caso, assim como o uso de cardiodesfibriladores.

Alguns medicamentos em estudo propõem o aumento da expressão da frataxina, a redução do acúmulo mitocondrial e melhora de sua homeostase. Estudos mostram que a deferiprona, um quelante de ferro, que melhora a distribuição desse íon pela célula, está associado à melhora os parâmetros cardíacos e neurológicos, uma vez que é capaz de ultrapassar a barreira hematoencefálica. O Idebenone, um antioxidante também se mostra promissor no tratamento, com redução da hipertrofia ventricular e melhora da função neurológica, porém ainda não liberado para comercialização.[68]

O transplante cardíaco é uma alternativa nos casos de insuficiência cardíaca refratária ao tratamento clínico, com poucos relatos no mundo.

9 SARCOIDOSE

9.1 CONCEITO E ETIOLOGIA

Doença granulomatosa sistêmica, caracterizada pela formação de granulomas não caseosos em diversos tecidos do organismo, ocasionando o desarranjo tecidual e disfunção orgânica, podendo evoluir para fibrose do tecido. Sua etiologia ainda é desconhecida, mas envolve fatores genéticos e ambientais com exposição a antígenos e resposta imunológica. Estudos mostram associação dessa doença com polimorfismos genéticos dos fatores de necrose tumoral alfa e beta.[73] Sua prevalência é em torno de 10,9 para cada 100 mil brancos e de 35,5 para cada 100 mil negros.[74] Estima-se envolvimento miocárdico em torno de 25% das autópsias, segundo estudo com 84 pacientes portadores de sarcoidose, e é considerada a segunda causa de morte em pacientes com sarcoidose.[75] Apenas 40 a 50% dos pacientes diagnosticados com sarcoidose cardíaca na autópsia tiveram seu diagnóstico em vida.[76] Trata-se de uma doença mais frequente em mulheres do que em homens, com início dos sintomas na faixa etária de adultos jovens.

9.2 QUADRO CLÍNICO

A forma mais comum de manifestação da doença é o acometimento pulmonar com linfadenopatia pero-hilar. Outros tecidos que podem ser acometidos são a pele, o coração, os olhos, linfonodos periféricos, rins, glândulas e musculatura em geral. Assim, a apresentação clínica inicial pode ser de dispneia, fadiga, perda ponderal, febre, dor retroesternal, tosse, entre outros.

No acometimento cardíaco da sarcoidose, notam-se formações granulomatosas em diferentes tecidos: endocárdio; pericárdio; e miocárdio, sendo este último o mais acometido. A formação de granulomas no miocárdio afeta principalmente a porção basal do septo interventricular, a parede livre do VE e músculos papilares, a parede livre do VD e os átrios[73] e se apresenta com uma distribuição irregular.

O envolvimento cardíaco pode ser desde assintomático, uma vez que apenas 5% dos pacientes com sarcoidose apresentam sintomas cardiovasculares, até manifestações mais graves.[76] As manifestações clínicas mais comuns podem ser alterações do sistema de condução, insuficiência cardíaca diastólica, cardiomiopatia dilatada e/ou hipertrófica, aneurisma ventricular,

vasculite das artérias coronárias com consequente angina e infarto, síncope e até morte súbita. Esta está intimamente relacionada aos distúrbios do ritmo, como as taquicardias ventriculares e bloqueios atrioventriculares e tem uma prevalência de 25 a 65% nos casos de sarcoidose cardíaca, podendo ser a primeira manifestação em 40% desses pacientes.

A insuficiência cardíaca progressiva ocorre por alteração da estrutura miocárdica pela infiltração dos granulomas e desorganização da arquitetura miocárdica, com evolução para fibrose em alguns casos, e está relacionada com 25 a 75% das mortes por causa cardíaca nos pacientes com sarcoidose.[77] A fibrose pode promover formação de aneurismas (10% dos casos), regurgitação valvar (mais pelo acometimento de papilares e dilatação de cavidades do que pelo envolvimento valvar direto) e áreas de discinesia que não seguem a topografia da irrigação coronariana. A insuficiência também pode ser decorrente dos distúrbios de condução ventricular, da dilatação das câmaras e até resultante de cor pulmonale, secundariamente ao comprometimento pulmonar da sarcoidose.[76]

Entre as alterações do sistema de condução, o bloqueio de ramo completo é a mais comum, sendo relatada em 23 a 30% dos pacientes com sarcoidose cardíaca. Também frequentes são os distúrbios de condução do ramo (12 a 32%). Tais alterações são justificadas pelo acometimento da porção basal do septo com tecido granulomatoso ou fibrose, e pelo acometimento da artéria que irriga o nó, podendo promover isquemia do sistema de condução.[76] As arritmias supraventriculares são descritas em 32% dos casos de sarcoidose cardíaca, sendo 96% dos pacientes assintomáticos. Ocorrem pela dilatação atrial e pelo envolvimento das veias pulmonares. A FA a mais comum (18%), seguidas pelas taquicardias atrias (7%) e flutter atrial (5%).[78] A taquicardia ventricular foi relatada em 23% dos pacientes e ocorre principalmente pelo mecanismo de reentrada na área do granuloma e fibrose. Os bloqueios atrioventriculares são mais comuns na fase inicial da doença enquanto as taquicardias ventriculares são mais relatadas nas fases mais tardias, em que a arquitetura miocárdica é mais comprometida.[78]

O *cor pulmonale* é uma manifestação de mau prognóstico na sarcoidose, secundário à hipertensão pulmonar, que pode decorrer do acometimento do pulmão pela sarcoidose (o acometimento das câmaras direitas isoladas pode estar presente), ou secundário à disfunção ventricular esquerda.

O envolvimento do pericárdio pela sarcoidose cardíaca não é comum e pode estar presente em menos de 10% dos pacientes.[76] A manifestação mais comum é o derrame pericárdico, que normalmente é discreto. Pode ocorrer ainda pericardite constritiva e até tamponamento cardíaco.

9.3 DIAGNÓSTICO

O diagnóstico de sarcoidose cardíaca não é simples, uma vez que falta padronização dos critérios e pelo acometimento e evolução semelhante a muitas doenças, como miocardite de células gigantes, amiloidose, cardiomiopatias hipertensiva e isquêmica, doença de Takayasu, dermatopolimiosite, entre outras. Em 2006, o Ministério Japonês da Saúde e Bem-Estar criou recomendações para orientar a suspeição e investigação dessa doença (Tabela 69.4), mas não são muito reconhecidas e validadas por citar apenas critérios clínicos e histológicos.

O diagnóstico precoce é de grande importância, pois está relacionado à introdução da terapêutica e à melhora da morbimortalidade e do prognóstico desses pacientes. A biópsia endomiocárdica para granulomas não caseosos tem uma sensibilidade muito baixa, em torno de 19,2%, uma vez que o acometimento do miocárdio se faz de forma irregular e focal e uma biópsia negativa não deve excluir a possibilidade da doença se a suspeita clínica for forte. A positividade é maior quando realizada em porções mais basais dos ventrículos, na região basal do septo interventricular.[76]

Outros métodos que auxiliam no diagnóstico de sarcoidose cardíaca são eletrocardiograma e holter 24 horas, ecocardiograma, ressonância magnética, tomografia por emissão de pósitrons, cintilografia com Tálio-201 e com Gálio-67.

O eletrocardiograma de superfície é um método simples, porém com baixa especificidade, que faz parte da investigação inicial e de rotina nos pacientes com sacoidose. Pode apresentar bloqueios átrio-ventriculares, bloqueios de ramo completo, distúrbio da condução dos ramos, prolongamento do QT, anormalidades do segmento ST e onda T, taquiarritmias ventriculares e supraventriculares e extrassistoles. O eletrocardiograma de alta resolução pode demonstrar dispersão do intervalo QT que está relacionado a pior prognóstico desses pacientes e maior risco de morte súbita.[74,76]

O ecocardiograma com Doppler é um método prático, de baixo custo e não invasivo, útil na investigação da sarcoidose cardíaca, e pode ser anormal em 24 a 77% dos casos. Na fase mais inicial da doença, pode ser normal. As alterações mais comumente encontradas são áreas de acinesia e discinesia que podem não seguir irrigação coronariana, hipertrofia miocárdica em especial no septo interventricular e parede livre do VE, pontos miocárdicos de maior brilho, aneurismas no VE, disfunção diastólica do VE, derrame pericárdico e comprometimento valvar.[4,74,76]

A RMC é um método diagnóstico mais sensível do que a cintilografia com tálio ou gálio no diagnóstico da sarcoidose cardíaca, principalmente em fases mais precoces. Também é usada para controle da resposta ao tratamento com corticosteroides e para indicar esse tratamento. Pode apresentar realce tardio na sequência T2 em virtude da presença de edema associado às lesões. A detecção das lesões pode ser mais sensível quando associada à administração de contraste paramagnético gadolíneo.

A cintilografia com Tálio-201 ou Tecnécio-99m também pode ser utilizada para diagnóstico e análise da progressão da sarcoidose cardíaca, assim como diferenciar essa doença da coronariopatia. Nessa última, há piora das lesões com o estresse

TABELA 69.4 Recomendação para o diagnóstico de sarcoidose cardíaca de acordo com o Ministério Japonês de Saúde e Bem-estar, de 2006
GRUPO DE DIAGNÓSTICO HISTOLÓGICO
Sarcoidose cardíaca é confirmada quando as amostras da biópsia endomiocárdica demonstram granulomas não caseosos com células epiteliais, com diagnóstico clínico ou extracardíaco de sarcoidose.
GRUPO COM DIAGNÓSTICO CLÍNICO
Embora as amostras da biópsia não demonstrem células epiteliais de granulomas não caseosos, a sarcoidose extracardíaca é diagnosticada histológica ou clinicamente e preenche mais de 1 dos 6 critérios básicos:
2 ou mais dos 4 critérios maiores
1 dos 4 critérios maiores e 2 ou mais dos 5 critérios menores
CRITÉRIOS MAIORES
Bloqueio atrioventricular avançado
Espessamento da porção basal do septo interventricular
Captação do gálio pelo coração na medicina nuclear
Depressão da fração de ejeção ventricular
CRITÉRIOS MENORES
Achados anormais ao ECG: arritmias ventriculares; bloqueio completo de ramo direito; desvio do eixo cardíaco; e anormalidades da onda Q.
Ecocardiograma alterado: anormalidades na função segmentar; espessamento miocárdico; e aneurismas.
Defeito na captação do Tálio-201 e do Tecnécio-99 na cintilografia miocárdica.
Presença de realce tardio na ressonância magnética com gadolínio.
Biopsia endomiocárdica: fibrose intersticial ou infiltração de monócitos nos tecidos de grau moderado.

físico ou químico. Ambos os métodos consistem na detecção de áreas de menor captação do radionuclídeo.

O tecnécio é mais sensível do que o tálio. Em ambos os métodos, nota-se o fenômeno da distribuição reversa após a infusão do dipiridamol.

A tomografia por emissão de pósitrons (PET) com 18F-fluorodeoxiglicose tem se demonstrado promissora na detecção de sarcoidose cardíaca e na resposta ao tratamento. Apresenta uma especificidade de 78% e uma sensibilidade de 83%.[79] Essa substância se liga às células inflamatórias e pode demonstrar captação focal compatível com sarcoidose. É uma ferramenta diagnóstica nos pacientes portadores de marca-passo ou cardiodesfibrilador implantável que não poderiam ser submetidos à ressonância magnética (Tabela 69.4)

9.4 TRATAMENTO E PROGNÓSTICO

O uso de antiarrítmicos é importante nos pacientes que apresentam arritmias, como as taquicardias ventriculares. Para aqueles refratários ao tratamento medicamentoso, há a indicação de cardiodesfibriladores. O marca-passo definitivo também é indicado naqueles pacientes com bloqueios atrioventriculares.

A terapia de imunossupressão com corticosteroide é a mais comum e com bons resultados, reduzindo o risco de morte súbita. Tem melhor efeito quando administrada nas fases iniciais, o que reforça a importância de um diagnóstico mais precoce. Seu uso está associado à redução do remodelamento ventricular, menores cavidades cardíacas e melhor fração de ejeção. A dose inicial é com 60a 80 mg/dia, com redução gradativa conforme resposta do paciente. Em casos de intolerância aos corticosteroides ou não resposta aos tratamentos, pode-se optar por outros agentes imunossupressores, como a ciclofosfamida, o metotrexate e a azatioprina para controle da doença.

O transplante cardíaco é reservado para aqueles pacientes mais jovens, com comprometimento ventricular importante e difuso, que não respondem ao tratamento convencional. Há chance de a doença recidivar no órgão transplantado.[74,76]

10 DOENÇA DE DANON

10.1 CONCEITO E ETIOLOGIA

Também conhecida como cardiopatia LAMP2, é uma alteração lisossomal de herança dominante ligada ao cromossomo X decorrente de mutação no gene responsável pela codificação da proteína 2 da membrana lisossomal (*LAMP2*), promovendo sua deficiência primária. Já foram encontradas mais de 30 diferentes mutações em éxons, íntrons e nas junções entre éxons e íntrons. Sua prevalência varia conforme a literatura. Cheng e colaboradores relatam uma incidência de 6% em uma série de 50 pacientes portadores de cardiomiopatia hipertrófica submetidos à biópsia endomiocárdica.[80]

Essa alteração leva ao acúmulo de vacúolos autofágicos citoplasmáticos contendo material lisossomal e glicogênio, principalmente no coração e células musculoesqueléticas. Acomete principalmente o sexo masculino na faixa etária da adolescência. O sexo feminino é consideravelmente menos afetado e, normalmente, de forma mais tardia, cerca de 20 anos mais tarde em relação ao sexo masculino.[81]

10.2 MANIFESTAÇÕES CLÍNICAS

A apresentação clínica da doença de Danon se faz classicamente pela tríade cardiomiopatia hipertrófica, miopatia de forma leve e retardo mental. Apesar de a doença se apresentar de forma variável, sua principal manifestação é a cardiomiopatia hipertrófica simétrica e é a que está mais relacionada com o seu prognóstico. A hipertrofia septal assimétrica também pode ser uma forma de apresentação. Assim, muitos pacientes portadores da cardiopatia LAMP2 são diagnosticados apenas com a cardiomiopatia hipertrófica e tratados nessa condição. As alterações laboratoriais associadas são aumento plasmático de enzimas hepáticas e dos níveis de creatinofosfoquinase (CPK), como aumento gradativo da voltagem do QRS ao eletrocardiograma de 12 derivações. Estudos registram ainda associação com a síndrome de Wolf-Parkinson-White, acometimento do fígado, retina e pulmões.[80]

10.3 TRATAMENTO E PROGNÓSTICO

Não há nenhum tratamento específico. A evolução da doença se dá em idade precoce e a mortalidade ocorre por insuficiência cardíaca ou por morte súbita por taquiarritmias. Maron e colaboradores, em série de sete pacientes com doença de Danon que receberam desfibriladores implantáveis, relataram a falha na reversão de taquiarritmias ventriculares letais em cinco deles.[82] À medida que a doença progride com comprometimento ventricular, a opção terapêutica é apenas o transplante cardíaco precoce.

11 DOENÇA DE POMPE

11.1 CONCEITO E ETIOLOGIA

Também conhecida como doença do depósito de glicogênio Tipo 2 é uma alteração autossômica recessiva de depósito lisossômico rara, provocada pela deficiência da enzima alfa 1,4-glicosidase, responsável pela degradação do glicogênio. A alteração genética responsável por essa doença é o gene *17q2.2-q25.3*, localizado no cromossoma 17. São descritas mais de 200 mutações, mas a mais comum delas é a *c.-32-13T* > G. Sua incidência é em torno de 1:100.000 nascidos vivos e 1:40.000 entre os caucasianos.[83] Pode se apresentar na fase infantil, juvenil e adulta. O acúmulo de glicogênio provocado por essa alteração enzimática promove edema e ruptura dos lisossomos, com consequente desorganização do citoesqueleto e da homeostase celular. A consequente disfunção do tecido acometido é responsável pela variedade clínica da doença.

11.2 MANIFESTAÇÕES CLÍNICAS

O fenótipo da doença de Pompe depende do grau de inatividade da enzima alfaglicosidase. Geralmente, acomete o sistema musculoesquelético, musculatura cardíaca e lisa e fígado.[83]

A doença de Pompe tem três formas de apresentação. A forma infantil, mais clássica, com menor atividade enzimática, em que a cardiomiopatia se apresenta de modo mais acentuado, sendo letal, normalmente, nos primeiros 24 meses de vida. Há progressão mais rápida da doença, com o acometimento do sistema musculoesquelético, causando hipotomia, flacidez muscular, cardiomegalia, macroglossia e acometimento hepático. A cardiomiopatia se caracteriza por dilatação e/ou hipertrofia do VE. A forma juvenil ocorre em torno de 2 a 5 anos e é caracterizada por fraqueza muscular proximal, lordose e hipertrofia muscular. O acometimento cardiovascular é menos frequente e o acometimento dos músculos respiratórios é a causa de óbito entre a 2ª ou 3ª décadas. A forma adulta é menos severa por contar com uma deficiência parcial menor da enzima. Apresenta-se com distrofia na cintura pélvica e escapular e fraqueza proximal. O envolvimento cardiovascular é incomum e, geralmente, manifesta-se com cardiomiopatia hipertrófica e anormalidades da condução do estímulo ventricular. Pode estar associada à síndrome de Wolff-Parkinson-White.

11.3 DIAGNÓSTICO

Faz-se pela dosagem da atividade da alfaglicosidase nas fibras musculares, leucócitos e na urina. A biópsia muscular pode demonstrar acúmulo citoplasmático de glicogênio. Exames laboratoriais que podem indicar a patologia também são o aumento da creatinofosfoquinase sérica e a alteração das enzimas hepáticas.

O ecocardiograma é um método que auxilia no diagnóstico, podendo demonstrar hipertrofia miocárdica biventricular importante, alteração da função diastólica e, em adultos ou fases mais avançadas da doença, dilatação e disfunção ventricular esquerda. O diagnóstico diferencial deve ser feito com outras causas de cardiomiopatias dilatadas, como miocardites, doença coronariana, sarcoidose, amiloidose, entre outros.

O eletrocardiograma pode ser normal, ou apresentar alterações como intervalo PR curto, alta voltagem dos complexos QRS e bradicardia que, quando presentes em recém-nascidos, deve-se atentar para o diagnóstico de doença de Pompe.

O aconselhamento genético é mandatório naqueles casos com história familiar positiva e o diagnóstico pré-natal deve ser objetivado quando há suspeição clínica.

11.4 TRATAMENTO E PROGNÓSTICO

Há melhor prognóstico quanto mais precoce for o tratamento. Pacientes com manifestações mais precoces apresentam prognóstico mais reservado. O tratamento para insuficiência cardíaca deve ser instituído sempre que houver acometimento cardíaco maior.

A terapia de reposição enzimática com alfa alglucosidase é promissora na doença de Pompe.[84] Foi aprovada pela Food and Drug Administration e pela European Medicines Agency, em 2006, e vem demonstrando melhora na história natural da doença com redução da hipertrofia ventricular, da função ventricular e da necessidade de ventilação invasiva. Nos pacientes com doença mais avançada, esse tratamento é controverso e necessita de mais estudos.[85]

12 CARDIOMIOPATIA RESTRITIVA IDIOPÁTICA

12.1 DEFINIÇÃO

Cerca de 50% dos casos de cardiomiopatia restritiva (CMPR) estão associados a desordens reconhecidas, enquanto os restantes representam processos idiopáticos.[86] Dessa forma, a CMPR idiopática ou primária é uma doença incomum que, na ausência de outras causas identificáveis, se manifesta morfológica e funcionalmente com características semelhantes às das outras etiologias de CMR, como cavidades ventriculares não dilatadas, função sistólica preservada, paredes ventriculares rígidas causando alterações hemodinâmicas de restrição ao enchimento ventricular que produz pressões diastólicas aumentadas e átrios notadamente dilatados, mas também exibindo espessura parietal normal e ausência de infiltração miocárdica ou obliteração das cavidades (Figura 69.4).

Portanto, o diagnóstico final de CMPR idiopática requer a exclusão de uma série de outras condições que cursam com síndrome hemodinâmica restritiva miocárdica (Tabela 69.5). Comumente, a CMR idiopática necessita ser diferenciada também da pericardite constritiva que pode ter repercussões hemodinâmicas muito semelhantes e constitui um clássico desafio diagnóstico de fundamental importância, uma vez que a pericardite constritiva pode ser alvo de tratamento cirúrgico.[87] Ainda que a história e o exame físico possam ser úteis para estabelecer o diagnóstico diferencial, a investigação de alterações ecocardiográficas, imagens do pericárdio com tomografia computadorizada e RMC, estudo hemodinâmico invasivo e a biópsia endomiocárdica são comumente necessários.[88,89]

12.2 APRESENTAÇÃO CLÍNICA

A CMPR idiopática é mais comum em adultos idosos, sendo mais prevalente em mulheres na proporção de 1,5:1.[90] Sintomas mais frequentes são os de congestão sistêmica e pulmonar como dispneia, edema periférico, fadiga e intolerância aos esforços causada pela incapacidade de aumentar o débito cardíaco em virtude da rigidez ventricular e agravamento da disfunção diastólica com aumento da frequência cardíaca. As alterações congestivas podem evoluir nas fases avançadas para ascite e anasarca. Os achados do exame físico são os mesmos verificáveis na CMPR de outras etiologias, incluem a turgência venosa jugular com sinal de Kussmaul (aumento inspiratório do pulso venoso jugular em razão da restrição ao enchimento). O *ictus cordis* pode ser palpável, ao contrário do que ocorre na pericardite constritiva. É comum a ausculta de terceira e quarta bulhas.

- Doença familial: a CMR idiopática pode assumir incidência de caráter familial, sendo uma condição rara, aparentemente transmitida como um traço autossômico dominante.[86] O curso clínico é de lento e progressivo agravamento de sintomas após a 3ª década de vida.[90] Algumas observações têm sugerido que a CMR familial decorra de mutações dos genes de proteínas sarcoméricas e ligados ao controle da contratilidade e do metabolismo

do cálcio intracelular como o gene da cadeia pesada da betamiosina (*MYH7*) e da troponina I cardíaca (*TNNI3*).[91] Nesse sentido, ainda que essa noção não seja consensual, é possível que a cardiomiopatia hipertrófica com fisiologia restritiva e a CMR familial sejam parte do mesmo espectro de doença. As alterações funcionais causadas pela mutação *TNNI3* incluem o prejuízo na atividade da actomiosina ATPase e aumento dramático da sensibilidade da contração do músculo cardíaco ao cálcio intracelular, o que pode explicar o aumento da rigidez miocárdica e a grave disfunção diastólica verificada nesses casos.

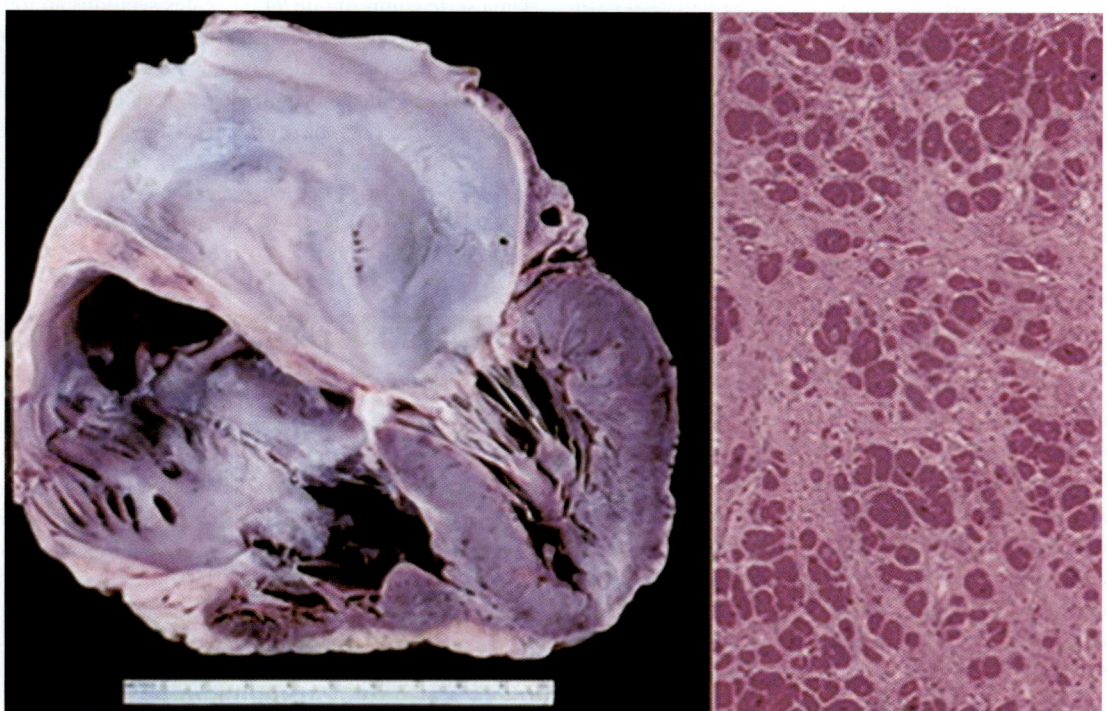

FIGURA 69.4 Patologia da cardiomiopatia restritiva idiopática. Esquerda: anatomia macroscópica do coração cortado no longo eixo em 4 câmaras mostra ventrículos de tamanho normal e átrios acentuadamente aumentados. Direita: microscopia de luz mostrando intensa fibrose intersticial em colaração com hematoxilina-eosina. Fonte: Reproduzido com permissão a partir de Ammash NM, Seward JB, Bailey KR, et al: Clinical profile and outcome of idiopathic restrictive cardiomyopathy. Circulation 101:2490, 2000.

TABELA 69.5 Condições que cursam com alterações hemodinâmicas restritivas que devem ser diferenciadas da CMR idiopática	
Desordens não infiltrativas	Cardiomiopatia hipertrófica, esclerodermia, pseudoxantoma elástico, cardiomiopatia diabética, estágios avançados da cardiopatia hipertensiva e da cardiopatia isquêmica.
Desordens infiltrativas	Amiloidose, sarcoidose, doença de Gaucher, síndrome de Hurler, infiltração gordurosa.
Doenças de depósito	Hemocromatose, doença de Fabry, glicogenoses.
Outras desordens	Endomiocardiofibrose, cardiotoxicidade por quimioterápicos, lesão cardíaca da radioterapia, síndrome hipereosinofílica, síndrome carcinoide, câncer metastático, fibrose endocárdica induzida por drogas (metisergida).

12.3 EXAMES COMPLEMENTARES

O eletrocardiograma mostra achados inespecíficos, sendo muito comum a FA, alterações inespecíficas do segmento ST-T, BAV e distúrbio da condução intraventricular. A voltagem do QRS é normal, o que pode diferenciar a CMR idiopática da amiloidose e da pericardite constritiva que podem mostrar amplitude reduzida do QRS e da cardiomiopatia hipertrófica que exibe aumento da amplitude do QRS.

O estudo radiológico do tórax mostra achados inespecíficos de síndrome restritiva miocárdica com cardiomegalia por aumento acentuado dos átrios, ventrículos de tamanho normal e congestão venosa pulmonar. O encontro de calcificações pericárdicas pode denunciar o diagnóstico de pericardite constritiva, assim como a tomografia computadorizada pode ser muito útil em identificar espessamento pericárdico contribuindo para o diagnóstico diferencial com esta condição.[87]

O ecocardiograma é o método de escolha para avaliação das características morfológicas e funcionais dos pacientes com suspeita de CMR idiopática, incluindo cavidades ventriculares não dilatadas, não hipertrofiadas (espessura parietal normal) e aumento biatrial refletindo o aumento das pressões de enchimento dos átrios.[92] A função sistólica é preservada na vasta maioria dos pacientes e a regurgitação mitral e tricúspide leve a moderada é comum. Fundamentalmente, os achados indicativos de padrão restritivo de enchimento ventricular pelo método Doppler incluem a clássica análise das velocidades de enchimento e, mais recentemente, o estudo da mecânica de contração do VE com *speckle tracking* que contribui de forma mais robusta para o diagnóstico diferencial com a pericardite constritiva.[92]

A dosagem de níveis séricos de BNP tem sido proposta para auxiliar na diferenciação entre a CMRI e a pericardite constritiva.[87] Relatos iniciais envolvendo reduzido número de pacientes mostraram níveis mais elevados de BNP nos pacientes com CMPR idiopática, com níveis próximos ao normal em pacientes com pericardite constritiva.

A avaliação hemodinâmica invasiva mediante emprego de cateterismo cardíaco assume posição de destaque na abordagem diagnóstica de pacientes com suspeita de CMR idiopática, principalmente no que tange à diferenciação com a pericardite constritiva. Ambas as doenças exibem curvas pressóricas intraventriculares com rápido declínio no início da diástole seguido por rápida elevação e formação de um platô, configurando o "sinal da raiz quadrada". Contudo, a pericardite constritiva é adicionalmente caracterizada pela equalização das pressões diastólicas em todas as câmaras cardíacas, enquanto na CMR a diferença de pressões é normalmente mais ampla (> 5 mmHg) e pode ser acentuada com a manobra de Valsalva ou mediante emprego de sobrecarga de volume.[88]

Avaliação por microscopia óptica da biópsia endomiocárdica mostra padrões inespecíficos de fibrose intersticial e placas de fibrose endomiocárdica, sendo ausentes os achados de necrose miocelular, desarranjo de fibras ou infiltrados inflamatórios linfocítico ou eosinofílico. Por outro lado, a biópsia mostra ausência de depósitos amiloide, ferro, infiltração gordurosa ou outros depósitos.[86]

12.4 TRATAMENTO

Não há tratamento específico proposto para a CMR idiopática e o manejo farmacológico visa reduzir a congestão sistêmica e pulmonar de forma semelhante ao que se emprega em outras formas de CMR. O transplante cardíaco deve ser executado em pacientes elegíveis com insuficiência cardíaca refratária.

12.5 PROGNÓSTICO

O prognóstico dos portadores de CMR parece ser pobre. Uma série composta de 94 pacientes seguidos ao longo de 68 meses mostrou sobrevida geral significativamente menor quando comparados ao esperado para a idade e gênero: 64 *versus* 85% aos 5 anos de segmento e 37 *versus* 70% aos 10 anos de seguimento. A causa da morte foi cardiovascular em dois terços dos casos: insuficiência cardíaca; ABC; ou morte súbita. Fatores de pior prognóstico foram o gênero masculino, idade avançada (> 70 anos), pior classe funcional de IC e aumento atrial esquerdo (> 60 mm).[86-87,90]

13 ENDOMIOCARDIOFIBROSE (EMF)

13.1 DEFINIÇÃO

Embora a EMF ou doença de Davies seja rara, é a cardiomiopatia restritiva mais prevalente no mundo.[93] Caracteriza-se pela deposição de tecido fibroso no endomiocárdio do ápice e da via de entrada de um ou de ambos os ventrículos, com comprometimento do aparelho subvalvar, determinando disfunção da valva atrioventricular do ventrículo acometido.[94] A morfologia ventricular é distorcida, apresentando ventrículos com volume normal ou reduzido, enquanto o volume atrial se encontra frequentemente aumentado.

13.2 EPIDEMIOLOGIA

Considerada uma cardiomiopatia "negligenciada", a doença continua a ter grande prevalência na África equatorial, onde representa 15 a 25% dos óbitos por insuficiência cardíaca.[95] Também é endêmica no Brasil, Venezuela, Colômbia e no sul da Índia. Entretanto, na última década, em nosso país e na Índia, a incidência da doença tem diminuído, talvez pela melhora das condições socioeconômicas das populações.[95]

Acomete preferencialmente adultos jovens. Em nosso meio, há predileção por adultos jovens do sexo feminino, mas há relatos de ocorrência em crianças e em adultos com idade acima da 4ª década.[94]

Estudo realizado em nossa instituição com 160 pacientes mostrou comprometimento biventricular em 81 deles (50,6%), de VE em 51 (31,9%) e de VD em 28 (17,5%).[96]

13.3 ETIOLOGIA

Ainda hoje, é desconhecida.[95] Entre as possíveis causas, a eosinofilia é que mais tem sido citada, mas ainda não foi comprovada.[94] Estudo prévio com avaliação histológica e imuno-histoquímica das amostras cirúrgicas de 32 pacientes mostrou que, na histologia, o endocárdio ventricular estava espessado e apresentava aumento da relação de colágeno I/III e aumento dos vasos linfáticos.[97] Apesar de a análise molecular indicar alta incidência de agentes cardiotrópicos no endomiocárdio, o seu papel na patogênese da doença ainda está indefinido.[97]

13.4 QUADRO CLÍNICO

Nos países africanos, cerca de um terço dos pacientes apresenta história de quadro febril, edema facial e urticária precedendo o quadro clínico, enquanto em nosso meio isso é raramente observado.[94] Geralmente, quando diagnosticada, o paciente apresenta quadro clínico de insuficiência cardíaca franca com função sistólica preservada, de difícil controle. No comprometimento de VD ou biventricular, que ocorre em cerca de 70% dos pacientes em nosso meio, há predomínio de insuficiência cardíaca direita.[98] Deve-se destacar o predomínio da ascite sobre o edema de membros inferiores. Contudo, a EMF de VE é, com frequência, pouco sintomática. O achado de insuficiência mitral, na presença de insuficiência cardíaca direita, sugere que o comprometimento seja biventricular.

As arritmias supraventriculares são comuns (60%), especialmente a FA. Esta ocorre em fase mais tardia da doença, especialmente no comprometimento de VD ou biventricular.[94]

13.5 EXAMES COMPLEMENTARES

A FA ocorre em um terço dos casos.[94] O eletrocardiograma pode ser útil na identificação do tipo de envolvimento ventricular. No envolvimento do VD, observam-se baixa voltagem do complexo QRS no plano frontal, distúrbio de condução do ramo direito e baixa voltagem de QR ou QS em V1, em contraste com maior voltagem em V2 e V3. Nos casos de envolvimento de VE, observam-se bloqueio divisional anterior esquerdo, sobrecarga de átrio esquerdo, áreas inativas e alta voltagem nas precordiais esquerdas. No grupo biventricular, são observadas alterações mistas.

A ecocardiografia é considerada um método diagnóstico não invasivo de 1ª linha para o diagnóstico dessa doença.[99-100] Os achados ecocardiográficos mais significativos são obliteração de um ou ambos ápices com função sistólica preservada, volume atrial geralmente com aumento significativo e volume ventricular normal, reflexo das valvas atrioventriculares por comprometimento do aparelho subvalvar e disfunção diastólica[101-102] (Figura 69.5). Estudo ecocardiográfico realizado na área rural de Moçambique mostrou prevalência de EMF em 19,8%. Nesse trabalho, Mocumbi e colaboradores propuseram critérios

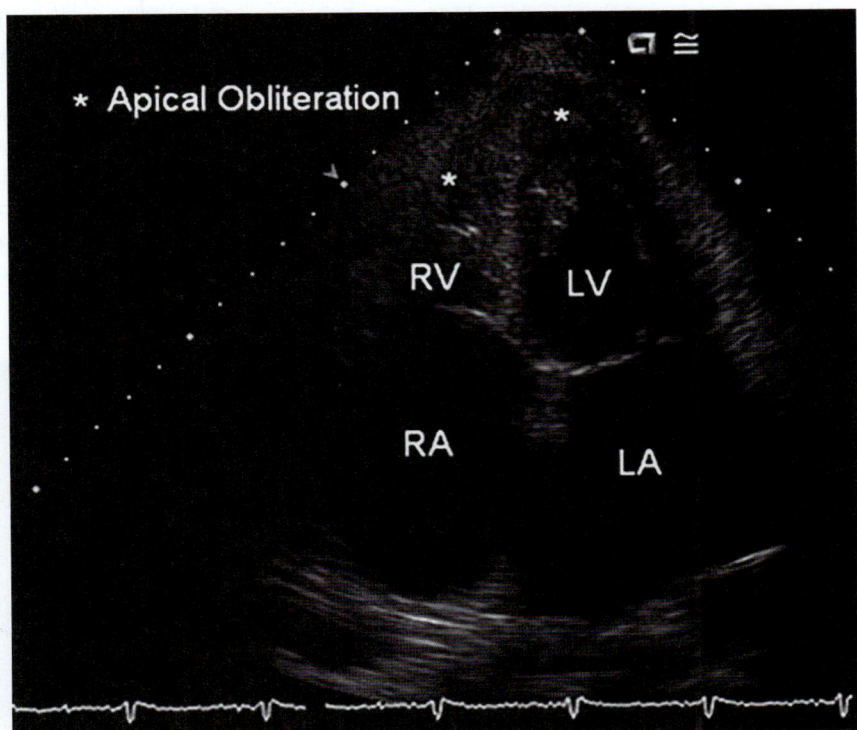

FIGURA 69.5 Ecocardiograma bidimensional mostrando obliteração apical biventricular em paciente com endomiocardiofibrose. Fonte: Modificado Salemi VM e colaboradores.[101]

ecocardiográficos para o diagnóstico, criaram escore de pontos para avaliar a gravidade da doença.[103] Entretanto, em alguns casos, o método ecocardiográfico apresenta limitações em diferenciar fibrose de trombo, de hipertrofia apical, de tumor ou de hipertrabeculação.[104]

A ressonância magnética tem demonstrado sua utilidade não só no diagnóstico, mas no prognóstico de pacientes com EMF (Figura 69.6). Pela técnica de realce tardio, observam-se realce subendocárdico da via de entrada, com extensão e predomínio no ápice ventricular, cavidades ventriculares de tamanhos normais e átrios aumentados.[105] A tomografia computadorizada com contraste permite diferenciar o trombo ventricular da calcificação, ambos comuns em pacientes com EMF.[106]

A ventriculografia contrastada era considerada método-ouro no diagnóstico, mas, com o desenvolvimento dos métodos não invasivos, essa técnica não tem sido utilizada de rotina nos pacientes, exceto para a avaliação da anatomia coronariana.

13.6 DIAGNÓSTICO DIFERENCIAL

O diagnóstico diferencial da EMF de VD deve ser realizado com pericardite constritiva e doença de Ebstein, enquanto a EMF de VE deve ser diferenciada principalmente da cardiomiopatia hipertrófica apical e do miocárdio nao compactado isolado.[94]

13.7 TRATAMENTO

O tratamento de escolha em pacientes em classe funcional I e II tratamento é clínico, pois a mortalidade é baixa nesse grupo. Devem ser utilizados medicamentos recomendados no tratamento de pacientes com insuficiência cardíaca diastólica. Contudo, em pacientes em classe funcional da NYHA III e IV, a ressecção do tecido fibroso está indicada, pois a mortalidade é alta com o tratamento clínico.[94] Em 1990, Oliveira e colaboradores modificaram a técnica original, e propuseram técnica cirúrgica com acesso à cavidade ventricular esquerda pela parede anterior do VE e à cavidade ventricular direita, pelo anel valvar tricuspídeo.[94] Além disso, foi proposta a plastia valvar em lugar da troca valvar atrioventricular. Isso possibilitou melhora da classe funcional e redução das complicações cirúrgicas tardias em razão da troca valvar.

Alguns autores recomendam que, no caso de comprometimento importante do VD, a cirurgia seja realizada mais precocemente, ou seja, em classe funcional II, antes que haja deterioração renal e hepática que leva a resultados menos favoráveis.[107]

Relato de caso em paciente com EMF biventricular e classe funcional III da NYHA mostrou que após 45 seções de reabilitação cardíaca (cada seção de 1 hora de treinamento, três vezes por semana) por 12 meses, o paciente apresentou melhora, evoluindo para classe funcional I/II83. Isso abre a perspectiva de novas possibilidades terapêuticas para esses pacientes.[108]

13.8 PROGNÓSTICO

Os determinantes de pior prognóstico são a classe funcional III e IV, o envolvimento biventricular e grave de VD, as regurgitações mitrais e tricúspides, a presença de FA em pacientes clínicos, a presença de ascite e o VO_2 predito < 53%.[94,96,101]

14 CONCLUSÕES

A CMP restritiva caracteriza-se por redução ao enchimento diastólico e/ou distensibilidade ventricular, fração de ejeção preservada, volumes diastólicos normais ou diminuídos, frequentemente átrios dilatados e espessura ventricular normal ou pouco aumentada. Os sinais e sintomas são de congestão venosa sistêmica e/ou pulmonar, sendo a suspeita clínica aventada nos casos de insuficiência cardíaca com área cardíaca normal. A CMP restritiva pode resultar de afecções locais ou sistêmicas. A amiloidose cardíaca é a forma mais prevalente fora dos trópicos. Já em algumas regiões da Índia, África, América do Sul e Central a endomiocardiofibrose é a mais frequente. Recentemente, uma nova

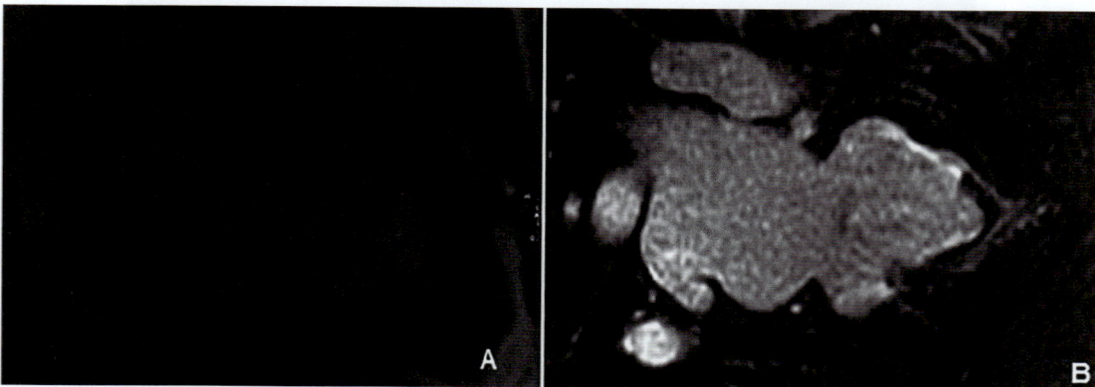

FIGURA 69.6 Ressonância magnética de paciente com endomiocardiofibrose mostrando obliteração apical do ventrículo esquerdo (A) e com realce tadio na região apical e via de entrada do ventrículo esquerdo, com trombo no endocárdio apical (B).

classificação das CMP foi proposta baseada na caracterização morfológica e funcional da doença, na ausência de outra doença que possa produzir tal fenótipo. O termo MOGE(S) inclui cinco atributos da doença: M indica característica morfofuncional; O, envolvimento do órgão; G reflete padrão de herança familiar ou genético; E, etiologia; S, estado funcional pelo estágio A a D do (ACC/AHA) ou classe funcional pela New York Heart Association (NYHA) (I a IV); e o S é opcional. Os exames complementares mais importantes para o diagnóstico são o ecocardiograma e a ressonância magnética cardíaca com realce tardio e raramente a biópsia endomiocárdica é necessária para confirmar o diagnóstico. O diagnóstico diferencial principal é com a PC, por apresentarem quadro clínico semelhante, além do fato de o tratamento da PC ser a ressecção do pericárdio e, geralmente, curativo. Na Figura 69.7, pode se observar um resumo para o diagnóstico das CMP restritivas.

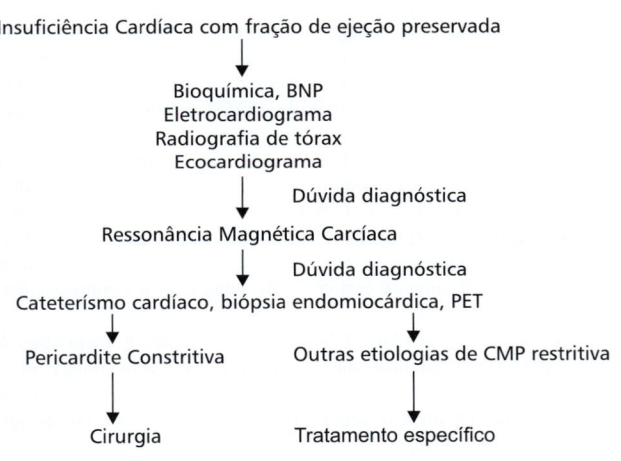

FIGURA 69.7 Resumo do diagnóstico das CMP restritivas.

REFERÊNCIAS BIBLIOGRÁFICAS

1. Macedo AJ.; Henrickson I; Kaku S; et al. Miocardiopatia restritiva na criança. Rev. Port. Cardiol. 1995;14(5): 401-408.
2. Kushhwara S; Fallon JT; Fuster V. Restrictive Cardiomyopathy. The New England Journal of Medicine. 1997;336(4):267-276.
3. Rapezzi C; Arbustini E; Caforio AL; Charron P; Gimeno-Blanes J; Heliö T; et al.. Diagnostic work-up in cardiomyopathies. Bridging the gap between clinical phenotypes and final diagnosis. A position statement from the ESC Working Group on Myocardial and Pericardial Diseases. Eur Heart J. 2013;34(19):1448-58
4. Arbustini E(1); Narula N; Dec GW; Reddy KS; Greenberg B; Kushwaha S; et al. The MOGE(S) classification for a phenotype-genotype nomenclature of cardiomyopathy. Endorsed by the World Heart Federation. J Am Coll Cardiol. 2013;62(22):2046-72.
5. Arbustini E; Narula N; Tavazzi L; Serio A; Grasso M; Favalli V; et al. The MOGE(S) classification of cardiomyopathy for clinicians. J Am Coll Cardiol. 2014 Jul 22;64(3):304-18.
6. Elliott P; Andersson B; Arbustini E; Bilinska Z; Cecchi F; Charron P; et al. Classification of the cardiomyopathies. A position statement from the European Society Of Cardiology Working Group on Myocardial and Pericardial Diseases. Eur Heart J. 2008;29(2):270-6.
7. Barretto ACP; Dauar D. Cardiomiopatia restritiva. Rev. Bras. Med (Cardiologia). 1986;1:29-31.
8. Vitarelli A; Gheorghiade M. Diastolic heart failure. Standard Doppler approach and beyond. Am J Cardiol. 1998; 81: 115G-121G.
9. Benotti JR; Grossman W; Cohn PF. Clinical profile of restrictive cardiomyopathy. Circulation. 1980;61(6):1206-12.
10. Aus dem Siepen F; Buss SJ; Messroghli D; Andre F; Lossnitzer D; Seitz S; et al. T1 mapping in dilated cardiomyopathy with cardiac magnetic resonance. Quantification of diffuse myocardial fibrosis and comparison with endomyocardial biopsy. Eur Heart J Cardiovasc Imaging. 2014, no prelo.
11. Buss SJ; Breuninger K; Lehrke S; Voss A; Galuschky C; Lossnitzer D; et al. Assessment of myocardial deformation with cardiac magnetic resonance strain imaging improves risk stratification in patients with dilated cardiomyopathy. Eur Heart J Cardiovasc Imaging. 2014 no prelo.
12. Ruberg FL; Appelbaum E; Davidoff R; Ozonoff A; Kissinger KV; Harrigan C; et al. Diagnostic and prognostic utility of cardiovascular magnetic resonance imaging in light-chain cardiac amyloidosis. Am J Cardiol. 2009;103(4):544-9.
13. Gupta A; Singh Gulati G; Seth S; Sharma S. Cardiac MRI in restrictive cardiomyopathy. Clin Radiol. 2012;67(2):95-105.
14. Jariwala N; McGraw S; Rangarajan VS; Mirza O; Wong J; Farzaneh-Far A. The 'V' sign of endomyocardial fibrosis. QJM. 2014, no prelo.
15. Pennell DJ; Berdoukas V; Karagiorga M; et al. Randomized controlled trial of deferiprone or deferoxamine in beta-thalassemia major patients with asymptomatic myocardial siderosis. Blood. 2006;107(9):3738e44.
16. Satoh H; Sano M; Suwa K; Saitoh T; Nobuhara M; Saotome M; et al. Distribution of late gadolinium enhancement in various types of cardiomyopathies. Significance in differential diagnosis, clinical features and prognosis. World J Cardiol. 2014;6(7):585-601.
17. Thompson RB; Chow K; Khan A; Chan A; Shanks M; Paterson I; Oudit GY. T$_1$ mapping with cardiovascular MRI is highly sensitive for Fabry disease independent of hypertrophy and sex. Circ Cardiovasc Imaging. 2013;6(5):637-45.
18. Phelps ME; Hoffman EJ; Coleman RE; Welch MJ; Raichle ME; Weiss ES; et al.. Tomographic images of blood pool and perfusion in brain and heart. J Nucl Med. 1976;17(7):603-12.
19. Sciagrà R. Quantitative cardiac positron emission tomography. The time is coming! Scientifica (Cairo). 2012;2012:948653.
20. Tomberli B; Cecchi F; Sciagrà R; Berti V; Lisi F; Torricelli F; et al. Coronary microvascular dysfunction is an early feature of cardiac involvement in patients with Anderson-Fabry disease. Eur J Heart Fail. 2013;15(12):1363-73.
21. Skali H; Schulman AR; Dorbala S. 18F-FDG PET/CT for the assessment of myocardial sarcoidosis. Curr Cardiol Rep. 2013;15(4):352.
22. Ohira H; Tsujino I; Ishimaru S; Oyama N; Takei T; Tsukamoto E; et al. Myocardial imaging with 18F-fluoro-2-deoxyglucose positron emission tomography and magnetic resonance imaging in sarcoidosis. Eur J Nucl Med Mol Imaging. 2008;35(5):933-41.
23. Chiu CZ; Nakatani S; Zhang G; Tachibana T; Ohmori F; Yamagishi M; et al. Prevention of left ventricular remodeling by long-term corticosteroid therapy in patients with cardiac sarcoidosis. Am J Cardiol. 2005;95(1):143-6.
24. Rischpler C; Nekolla SG; Dregely I; Schwaiger M. Hybrid PET/MR imaging of the heart. Potential, initial experiences, and future prospects. J Nucl Med. 2013;54(3):402-15.
25. Schneider S; Batrice A; Rischpler C; Eiber M; Ibrahim T; Nekolla SG. Utility of multimodal cardiac imaging with PET/MRI in cardiac sarcoidosis. Implications for diagnosis, monitoring and treatment. Eur Heart J. 2014;35(5):312.

26. Fiorelli AI; Benvenuti L; Aielo V; Coelho AQ; Palazzo JF; Rossener R; et al.. Comparative analysis of the complications of 5347 endomyocardial biopsies applied to patients after heart transplantation and with cardiomyopathies. A single-center study. Transplant Proc. 2012;44(8):2473-8.

27. Cooper LT; Baughman KL; Feldman AM; Frustaci A; Jessup M; Kuhl U; et al. The role of endomyocardial biopsy in the management of cardiovascular disease. A scientific statement from the American Heart Association, the American College of Cardiology, and the European Society of Cardiology. Endorsed by the Heart Failure Society of America and the Heart Failure Association of the European Society of Cardiology. J Am Coll Cardiol. 2007 Nov 6;50(19):1914-31.

28. Leone O; Veinot JP; Angelini A; Baandrup UT; Basso C; Berry G; et al. 2011 Consensus statement on endomyocardial biopsy from the Association for European Cardiovascular Pathology and the Society for Cardiovascular Pathology. Cardiovasc Pathol. 2012;21(4):245-74.

29. Merlini G; Bellotti V. Molecular mechanisms of amyloidosis. N Engl J Med. 349(6):583-96, 2003.

30. Coelho T. Familial amyloid polyneuropathy. New developments in genetics and treatment. Curr Opin Neurol. 9(5):355-9, 1996.

31. Olofsson BO; Backman C; Karp K; Suhr OB. Progression of cardiomyopathy after liver transplantation in patient in familial amyloidotic polineuropathy, Portuguese type. Transplantation 73: 745-51, 2002.

32. Dubrey SW; Hawkins PN; Falk RH. Amyloid diseases of the heart: assessment, diagnosis, and referral. Heart. 97(1):75-84, 2011.

33. Podduturi V; Armstrong DR; Hitchcock MA; Roberts WC; Guileyardo JM. Isolated atrial amyloidosis and the importance of molecular classification. Proc (Bayl Univ Med Cent). 26(4):387-9, 2013.

34. Mohty D; Damy T; Cosnay P; Echahidi N; Casset-Senon D; et al. Cardiac amyloidosis. Updates in diagnosis and management. Arch Cardiovasc Dis. 106(10):528-40, 2013.

35. Lee MH; Lee SP; Kim YJ; Sohn DW. Incidence, diagnosis and prognosis of cardiac amyloidosis. Korean Circ J. 43(11):752-60, 2013.

36. Planté-Bordeneuve V; Kerschen P. Transthyretin familial amyloid polyneuropathy. Handb Clin Neurol. 115:643-58, 2013.

37. Dungu JN; Anderson LJ; Whelan CJ; Hawkins PN. Cardiac transthyretinamyloidosis. Heart. 98(21):1546-54, 2012.

38. Coelho T; Adams D; Silva A; Lozeron P; Hawkins PN; Mant T; et al. Safety and efficacy of RNAi therapy for transthyretin amyloidosis. N Engl J Med. 369(9):819-29, 2013.

39. Sekijima Y; Uchiyama S; Tojo K; Sano K; Shimizu Y; Imaeda T; et al. High prevalence of wild-type transthyretin deposition in patients with idiopathic carpal tunnel syndrome. A common cause of carpal tunnel syndrome in the elderly. Hum Pathol. 42(11):1785-91, 2011.

40. Pinney JH; Whelan CJ; Petrie A; Dungu J; Banypersad SM Sattianayagam P; et al. Senile systemic amyloidosis. Clinical features at presentation and outcome. J Am Heart Assoc. 2(2):e000098, 2013.

41. Namdar M; Steffel J; Jetzer S; Schmied C; Hurlimann D; Camici GG; et al. Value of electrocardiogram in the differentiation of hypertensive heart disease, hypertrophic cardiomyopathy, aortic stenosis, amyloidosis, and Fabry disease. Am J Cardiol. 109(4):587-93, 2012.

42. Sharma N; Howlett J. Current state of cardiac amyloidosis. Curr Opin Cardiol. 28(2):242-8, 2013.

43. Feng D; Syed IS; Martinez M; Oh JK; Jaffe AS; Grogan M; et al. Intracardiac thrombosis and anticoagulation therapy in cardiac amyloidosis. Circulation. 119(18):2490-7, 2009.

44. Phelan D; Collier P; Thavendiranathan P; Popović ZB; Hanna M; Plana JC; et al. Relative apical sparing of longitudinal strain using two-dimensional speckle-tracking echocardiography is both sensitive and specific for the diagnosis of cardiac amyloidosis. Heart. 98(19):1442-8, 2012.

45. White JA; Kim HW; Shah D; Fine N; Kim KY; Wendell DC; et al. CMR imaging with rapid visual T1 assessment predicts mortality in patients suspected of cardiac amyloidosis. JACC Cardiovasc Imaging. 7(2):143-56, 2014.

46. Chen W; Dilsizian V. Molecular imaging of amyloidosis. Will the heart be the next target after the brain? Curr Cardiol Rep. 14(2):226-33, 2012.

47. Rapezzi C; Quarta CC; Guidalotti PL; Pettinato C; Fanti S; Leone O; et al. Role of (99m)Tc-DPD scintigraphy in diagnosis and prognosis of hereditary transthyretin-related cardiac amyloidosis. JACC Cardiovasc Imaging. 4(6):659-70, 2011.

48. Algalarrondo V; Dinanian S; Juin C; Chemla D; Bennani SL; Sebag C; et al. Prophylactic pacemaker implantation in familial amyloid polyneuropathy. Heart Rhythm. 9(7):1069-75, 2012.

49. Jaccard A; Moreau P; Leblond V; Leleu X; Benboubker L; Hermine O; et al. Myélome Autogreffe (MAG) and Intergroupe Francophone du Myélome (IFM) Intergroup. High-dose melphalan versus melphalan plus dexamethasone for AL amyloidosis. N Engl J Med. 357(11):1083-93, 2007.

50. Hanna M. Novel drugs targeting transthyretin amyloidosis. Curr Heart Fail Rep. 11(1):50-7, 2014.

51. Dispenzieri A; Gertz MA; Kyle RA; Lacy MQ; Burritt MF; Therneau TM; et al. Serum cardiac troponins and N-terminal pro-brain natriuretic peptide. A staging system for primary systemic amyloidosis. J Clin Oncol. 22(18):3751-7, 2004.

52. Ruberg FL; Maurer MS; Judge DP; Zeldenrust S; Skinner M; Kim AY; et al. Prospective evaluation of the morbidity and mortality of wild-type and V122I mutant transthyretin amyloid cardiomyopathy. The Transthyretin Amyloidosis Cardiac Study (TRACS). Am Heart J. 164(2):222-228.e1, 2012.

53. Migrino RQ; Harmann L; Christenson R; Hari P. Clinical and imaging predictors of 1-year and long-term mortality in light chain (AL) amyloidosis. A 5-year follow-up study. Heart Vessels. 2013 Oct 19, in press.

54. Mohty D; Pibarot P; Dumesnil JG; Darodes N; Lavergne D; Echahidi N; et al. Left atrial size is an independent predictor of overall survival in patients with primary systemic amyloidosis. Arch Cardiovasc Dis. 104(12):611-8, 2011.

55. Bellavia D; Pellikka PA; Al-Zahrani GB; Abraham TP; Dispenzieri A Miyazaki C; et al. Independent predictors of survival in primary systemic (AI) amyloidosis, including cardiac biomarkers and left ventricular strain imaging. An observational cohort study. J Am Soc Echocardiogr. 23(6):643-52, 2010.

56. Desnick RJ; Brady R; Barranger J; Collins AJ; Germain DP; Goldman M; et al. Fabry disease, an under-recognized multisystemic disorder. Expert recommendations for diagnosis, management, and enzyme replacement therapy. Ann InternMed 138 (4):338-346, 2003.

57. Palecek T; Honzikova J; Poupetova H; Vlaskova H; Kuchynka P; Golan L; et al. Prevalence of Fabry disease in male patients with unexplained left ventricular hypertrophy in primary cardiology practice. Prospective Fabry cardiomyopathy screening study (FACSS). J Inherit Metab Dis. 2013, in press.

58. Mehta A; Clarke JT; Giugliani R; Elliott P; Linhart A; Beck M; et al. FOS Investigators. Natural course of Fabry disease. Changing pattern of causes of death in FOS - Fabry Outcome Survey. J Med Genet. 46(8):548-52, 2009.

59. Kampmann C; Linhart A; Baehner F; Palecek T; Wiethoff CM; Miebach E; et al. Onset and progression of the Anderson-Fabry disease related cardiomyopathy. Int J Cardiol. 130(3):367-73, 2008.

60. Shanks M; Thompson RB; Paterson ID; Putko B; Khan A; Chan A; et al. Systolic and diastolic function assessment in fabry disease patients using speckle-tracking imaging and comparison with conventional echocardiographic measurements. J Am Soc Echocardiogr. 26(12):1407-14, 2013.

61. Pieroni M; Camporeale A; Della Bona R; Sabini A; Cosmi D; Magnolfi A; et al. Progression of Fabry cardiomyopathy despite enzyme replacement therapy. Circulation. 128(15):1687-8, 2013.

62. Barton JC. Barton JC. Hemochromatosis and iron overload. From bench to clinic. Am J Med Sci. 346(5):403-12, 2013.

63. Murphy CJ; Oudit GY. Iron-overload cardiomyopathy. Pathophysiology, diagnosis, and treatment. J Card Fail. 16(11):888-900, 2010.

64. Laurita KR; Chuck ET; Yang T; Dong WQ; Kuryshev YA; Brittenham GM; et al. Optical mapping reveals conduction slowing and impulse block in iron-overload cardiomyopathy. J Lab Clin Med. 142(2):83-9, 2003.

65. Shizukuda Y; Bolan CD; Tripodi DJ; Sachdev V; Nguyen TT; Botello G; et al. Does oxidative stress modulate left ventricular diastolic function in asymptomatic subjects with hereditary hemochromatosis? Echocardiography. 26(10):1153-8, 2009.

66. Caines AE; Kpodonu J; Massad MG; Chaer R; Evans A; Lee JC; et al. Cardiac transplantation in patients with iron overload cardiomyopathy. J Heart Lung Transplant. 24(4):486-8, 2005.

67. Collins A. Clinical neurogenetics. Friedreich ataxia. Neurol Clin. 31(4):1095-120, 2013.

68. Weidemann F; Störk S; Liu D; Hu K; Herrmann S; Ertl G; et al. Cardiomyopathy of Friedreich ataxia. J Neurochem. 126 Suppl 1:88-93, 2013.

69. Delatycki MB; Corben LA. Clinical features of Friedreich ataxia. J Child Neurol. 27(9):1133-7, 2012.

70. Weidemann F; Rummey C; Bijnens B; Störk S; Jasaityte R; Dhooge J; et al.. The heart in Friedreich ataxia. Definition of cardiomyopathy, disease severity, and correlation with neurological symptoms. Circulation. 125(13):1626-34, 2012.

71. Lynch DR; Regner SR; Schadt KA; Friedman LS; Lin KY; St John Sutton MG. Management and therapy for cardiomyopathy in Friedreich's ataxia. Expert Rev Cardiovasc Ther. 10(6):767-77, 2012.

72. Payne RM; Pride PM; Babbey CM. Cardiomyopathy of Friedreich's ataxia. Use of mouse models to understand human disease and guide therapeutic development. Pediatr Cardiol. 32(3):366-78, 2011.

73. Feng Y; Zhou J; Gu C; Ding Y; Wan H; Ni L; et al. Association of six well-characterized polymorphisms in TNF-α and TNF-β genes with sarcoidosis. A meta-analysis. PLoS One. 8(11):e80150, 2013.

74. Doughan AR; Williams BR. Cardiac sarcoidosis. Heart. 92(2):282-8, 2006.

75. Freeman AM; Curran-Everett D; Weinberger HD; Fenster BE; Buckner JK; Gottschall EB; et al. Predictors of cardiac sarcoidosis using commonly available cardiac studies. Am J Cardiol. 112(2):280-5, 2013.

76. Sekhri V; Sanal S; Delorenzo LJ; Aronow WS; Maguire GP. Cardiac sarcoidosis. A comprehensive review. Arch Med Sci. 2011 Aug;7(4):546-54.

77. Yazaki Y; Isobe M; Hiroe M; Morimoto S; Hiramitsu S; Nakano T; et al. Central Japan Heart Study Group. Prognostic determinants of long-term survival in Japanese patients with cardiac sarcoidosis treated with prednisone. Am J Cardiol. 88(9):1006-10. 2001.

78. Viles-Gonzalez JF; Pastori L; Fischer A; Wisnivesky JP; Goldman MG; Mehta D. Supraventricular arrhythmias in patients with cardiac sarcoidosis prevalence, predictors, and clinical implications. Chest. 143(4):1085-90, 2013.

79. Soussan M; Brillet PY; Nunes H; Pop G; Ouvrier MJ; Naggara N; et al. Clinical value of a high-fat and low-carbohydrate diet before FDG-PET/CT for evaluation of patients with suspected cardiac sarcoidosis. J Nucl Cardiol. 20(1):120-7, 2013.

80. Cheng Z; Cui Q; Tian Z Xie H; Chen L; Fang L; et al. Danon disease as a cause of concentric left ventricular hypertrophy in patients who underwent endomyocardial biopsy. Eur Heart J. 33(5):649-56, 2012.

81. Oliva-Sandoval MJ; Muñoz-Esparza C; García-Molina E; Sabater M; Gimeno JR; Valdés M. Hypertrophic cardiomyopathy or storage cardiomyopathy? Role of genetics to predict outcome. Int J Cardiol. 151(3):380-1, 2011.

82. Maron BJ. A phenocopy of sarcomeric hypertrophic cardiomyopathy: LAMP2 cardiomyopathy (Danon disease) from China. Eur Heart J. 33(5):570-2, 2012.

83. Manganelli F; Ruggiero L. Clinical feat... Myol. 32(2):82-4, 2013.

84. Angelini C; Semplicini C; Ravaglia S; Be... et al. Italian GSDII Group. Observation... -adult glycogenosis type 2 patients und... therapy for up to 4 years. J Neurol. 259(...

85. Kishnani PS; Amartino HM; Lindberg C; M... Pompe Registry Boards of Advisors. Tim... with Pompe disease: data from the Pom... A. 161(10):2431-43, 2013.

86. Hare JM. The dilated, restrictive, and infil... Braunwald's Heart Disease. Bonow RO, ... Eds - 9th Edition – Elsevier Saunders. 1561...

87. Sengupta PP; Krishnamoorthy VK; Abhay... hlavek M; Sundt TM 3rd; et al. Compari... Doppler imaging versus brain natriuretic p... constrictive pericardial disease from restri... Cardiol 102:357-62, 2008.

88. Zwas DR; Gotsman I; Admon D; Keren A. ... of constrictive pericardite and restrictiv... 37:664, 2012.

89. Schoenfeld MH; Supple EW; Dec GW Jr; Fallon ... ve cardiomyopathy versus constrictive pericardi... cardial biopsy in avoiding unnecessary thorac... 75:1012, 1987.

90. Ammach NM; Seward JB; Baile KR; Edwards WD; Tajik A. ... file and outcome of idiopathic restrictive cardiomyopathy. 101:290, 2000.

91. Rai TS; Ahmad S; Ahluwalia TS; Ahuja M; Bahl A; Saikia UN; e... netic and clinical profile of Indian patients of idiopathic restr... cardiomyopathy with and without hypertrophy. Mol Cell Bioche... 331(1-2):187-92, 2009.

92. Kusunose K; Dahiya A; Popović ZB; Motoki H; Alraies MC; Zurick AO; et al. Biventricular mechanics in constrictive pericarditis comparison with restrictive cardiomyopathy and impact of pericardiectomy. Circ Cardiovasc Imaging. 6(3):399-406, 2013.

93. Mocumbi AO; Falase AO. Republished. Recent advances in the epidemiology, diagnosis and treatment of endomyocardial fibrosis in Africa. Postgrad Med J. 90(1059):48-54, 2014.

94. Salemi VMC; Mady C. Aspectos clínicos e fatores prognósticos em pacientes com endomiocardiofibrose. Rev Soc Cardiol Estado de São Paulo. 13:509-15, 2003.

95. Sivasankaran S. Restrictive cardiomyopathy in India. The story of a vanishing mystery. Heart. 95(1):9-14, 2009.

96. Barretto AC; Mady C; Nussbacher A; Ianni BM; Oliveira SA; Jatene A; et al. Atrial fibrillation in endomyocardial fibrosis is a marker of worse prognosis. Int J Cardiol. 67(1):19-25, 1998.

97. Iglezias SD; Benvenuti LA; Calabrese F; Salemi VM; Silva AM; Carturan E; et al. Endomyocardial fibrosis. Pathological and molecular findings of surgically resected ventricular endomyocardium. Virchows Arch. 453(3):233-41, 2008.

98. Mocumbi AO; Yacoub MH; Yokohama H; Ferreira MB. Right ventricular endomyocardial fibrosis. Cardiovasc Pathol 2009; 18:64.

99. Salemi VM; Picard MH; Mady C. Assessment of diastolic function in endomyocardial fibrosis. Value of flow propagation velocity. Artif Organs.28(4):343-6, 2004.

100. Sliwa K; Mocumbi AO. Forgotten cardiovascular diseases in Africa. Clin Res Cardiol. 99(2):65-74, 2010.

101. Salemi VM; Leite JJ; Picard MH; Oliveira LM; Reis SF; Pena JL; et al. Echocardiographic predictors of functional capacity in endomyocardial fibrosis patients. Eur J Echocardiogr. 10(3):400-5, 2009.

102. Mocumbi AO; Carrilho C; Sarathchandra P; Ferreira MB; Yacoub M; Burke M. Echocardiography accurately assesses the pathological ab-

1282

ronic endomyocardial fibrosis. Int J Cardiovasc Ima-
64, 2011.

Ferreira MB; Sidi D; Yacoub MH. A population study of
ial fibrosis in a rural area of Mozambique. N Engl J Med.
2008.

D'andretta Iglezias S; Benvenuti LA; Filho JC Rochitte CE;
A; et al. An unusual association of endomyocardial fibrosis
trophic cardiomyopathy in a patient with heart failure. Car-
athol. 21(2):e23-5, 2012.

VM; Rochitte CE; Shiozaki AA; Andrade JM; Parga JR; de Ávila
al. Late gadolinium enhancement magnetic resonance imaging

in the diagnosis and prognosis of endomyocardial fibrosis patients. Circ Cardiovasc Imaging. 4(3):304-11, 2011.

106. Senra T; Shiozaki AA; Salemi VM; Rochitte CE. Delayed enhancement by multidetector computed tomography in endomyocardial fibrosis. Eur Heart J. 2008;29(3):347.

107. Salemi VM; Rochitte CE; Barbosa MM; Mady C. Images in cardiology. Clinical and echocardiographic dissociation in a patient with right ventricular endomyocardial fibrosis. Heart. 91(11):1399,2005.

108. Vermeulen T; Conraads VM; Vrints CJ; Paelinck BP. Endomyocardial fibrosis. Acta Cardiol. 66(3):375-7, 2011.

MIOCARDITE VIRÓTICA

70

Fabio Fernandes
Marcelo W. Montera
Felix J. A. Ramires

1 INTRODUÇÃO

A miocardite é clínica e patologicamente definida como inflamação do miocárdio. Caracteriza-se por infiltrado inflamatório do miocárdio, com necrose ou degeneração de miócitos, na ausência de isquemia. Vários agentes infecciosos e não infecciosos, tais como vírus, bactérias, protozoários, fungos, toxinas, fármacos e doenças sistêmicas, podem estar implicados.[1]

Qualquer processo viral pode desencadear miocardite. Os vírus cardiotróficos mais prevalentes são adenovírus, enterovírus, parvovirus-B19, herpes simples, vírus da hepatite C (HCV), citomegalovírus (CMV) e Epstein-Barr (EBV). A prevalência do perfil viral varia conforme o meio estudado. Tem-se observado uma mudança quanto ao agente infeccioso nas últimas décadas. O coxsackievírus B era o mais prevalente nas décadas de 1950 a 1990. No final de 1990, houve um aumento na prevalência do adenovírus e, nos últimos anos, do parvovírus B19.[2] No Japão, há também o vírus da hepatite C que está associado à miocardiopatia dilatada.[3] Em nosso meio, observa-se prevalência de adenovírus, parvovírus e herpes à semelhança do que se encontra na população europeia. Em cerca de 30% das miocardites virais,

pode-se observar infecção por mais de um tipo de vírus.[4] O Quadro 70.1 apresenta a etiologia das miocardites.

De acordo com o agente etiológico, será determinado o fenótipo da miocardiopatia. Por exemplo, os enterovírus e o HHV6-A ocasionam infecção de cardiomiócitos e, consequentemente, disfunção sistólica, já o parvovírus B19 e HHV6-B também causam infecção do endotélio e, portanto, pode desenvolver disfunção endotelial, disfunção sistólica e diastólica.[5-6]

Epidemiologicamente, os relatos de estudos de autópsias estimam uma incidência de miocardite entre 0,2 e 12% dependendo da população estudada.[7,8] A presença de genoma viral é descrita em 10 a 34% dos pacientes com cardiomiopatia dilatada.[9,10] Dessa forma, para o correto diagnóstico precisa de um elevado grau de suspeição clínica.

2 FISIOPATOLOGIA

Considerando-se a miocardite viral, tal agressão miocárdica promove uma ativação complexa de mediadores e sinalizadores que promovem a lesão celular com perda de cardiomiócitos por necrose ou apoptose, além da alteração da função das células ainda intactas. Promovendo assim, uma alteração da geometria e da função do coração. A evolução temporal da miocardite pode ser dividida nas fases aguda, subaguda e crônica (Figura 70.1).[9] A importância do conhecimento dessas fases cronológicas facilita a compreensão do diagnóstico, bem como das possibilidades terapêuticas. A fase aguda caracteriza-se pela presença de viremia. Nessa fase, cuja duração é de aproximadamente 4 dias, existe necrose de miócitos ocasionada pelo efeito citotóxico direto do vírus, o qual penetra na célula por meio de receptores específicos. Após a entrada desse vírus e sua replicação intracelular, ocorrem a ruptura da membrana e a perda celular. Dois dos principais vírus que promovem a miocardite são coxsackievírus e adenovírus, os quais se ligam aos receptores de membrana, denominado CAR (coxsackievírus e adenovírus receptor).[11] Na ausência desse receptor ou de correceptores no cardiomiócito, a miocardite não se desenvolve.

QUADRO 70.1 Etiologia das miocardites.	
INFECCIOSA	
Vírus RNA	*Picornaviruses (coxsackievírus A + B, echovirus, poliovirus, vírus da hepatite), orthomyxovirus (influenza), paramyxo viruses (vírus respiratório sincicial, sarampo), toga viruses (rubéola), flaviviruses (dengue, febre amarela)*
Vírus DNA	Adenovírus (A 1, 2,3, e 5), *erythrovirus [1 (B19V) and 2]*, herpes-vírus (herpes-vírus humano 6 A/B, citomegalovírus, vírus Epstein-Barr, vírus varicela-zóster), retrovírus (HIV)
Bactérias	*Clamídia (C. pneumonia/psittacosis) haemophilusinfluence, legionella, pneumophilia, brucella clostridium, francisella tularensis, neisseria meningitis, mycobacterium (tuberculosis), salmonella, staphylococcus, streptococcus A, S. pneumonia, tularemia, tetanus, syphilis, Vibriocholera*
Espiroquetas	*Borrelia recurrentis, leptospira, Treponema pallidum*
Riquetciose	*Coxiella burnetii, R. rickettsii/prowazekii*
Fungos	*Actinomyces, aspergillus, candida, cryptococcus, histoplasma, nocardia*
Protozoários	*Entamoebahistolytica, leishmania, Plasmodium falciparum, Trypanosoma cruzi, Trypanosoma brucei, Toxoplasma gondii*
Helmintos	*Ascaris, Echinococcusgranulosus, Schistosoma, Trichinellaspiralis, Wuchereriabancrofti*
NÃO INFECCIOSA	
Doenças autoimunes	*Dematomiosite, artrite reumatoide, síndrome de Sjogren, lúpus, granulomatose de Wegener, miocardite de célula gigante*
Fármacos	*Aminofilina, anfetaminas, antracíclicos, catecolaminas, cloranfenicol, ciclofosfamida, doxorubicina, 5-fluoruracil, fenitoína, mesilato, metilsergide, trastuzumab, zidovudine*

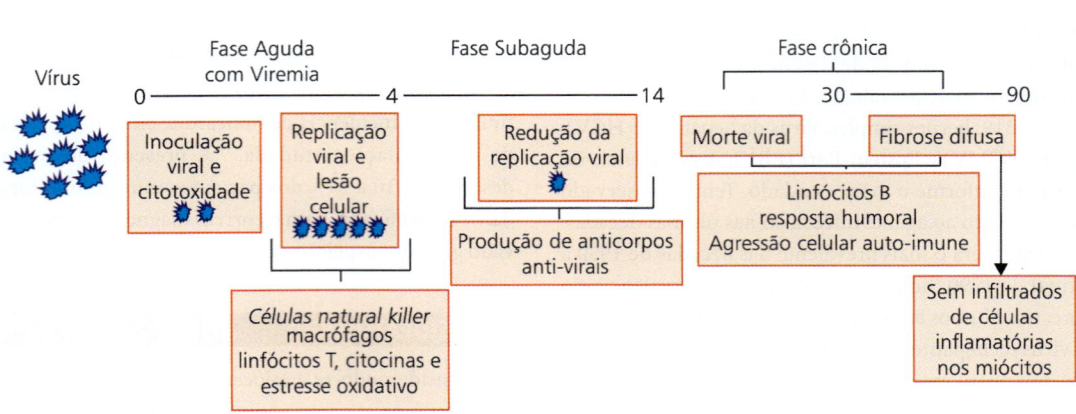

FIGURA 70.1 Fases evolutivas da doença

Após a agressão viral, existe uma intensa ativação do sistema imune, representada pelo infiltrado de células *natural killer*, macrófagos e pela ativação de uma complexa cascata de eventos com consequente produção de citocinas (interleucina 1 e 2, interferon-γ e fator de necrose tumoral-α). Essa via de resposta é estimulada por antígenos de superfície do vírus e por meio da formação de complexos de histocompatibilidade. A ativação de vias da MAPquinase e tirosinaquinase é fundamental nessa resposta à agressão viral.[12] Nessa fase, ainda não se observam anticorpos neutralizantes virais até o 4º dia, quando os títulos virais estão ainda mais elevados. Após esse período, a produção desses anticorpos aumenta e atinge seus níveis mais elevados no 14º dia, na tentativa de eliminação do vírus no coração. Essa fase, em que o combate ao vírus é mais intenso, é definida como subaguda que se inicia a partir do 4º dia da inoculação e estende-se até o 14º. Uma vez o sistema imune ativado na tentativa de eliminação do vírus, esse processo pode ficar latente. Entretanto, parte dos vírus pode ficar alojada em órgãos linfoides e reiniciar o processo após nova onda de liberação.[13]

A manutenção da ativação do sistema imune promove o aumento do infiltrado inflamatório com acúmulo de linfócitos T, os quais são apresentados aos fragmentos de antígenos virais pelas células de defesa iniciais que degradam a partícula viral e expõem seus antígenos. Esse grupo celular é responsável por intensa produção de citocinas inflamatórias e pela ativação de uma cascata de estímulos de sistemas agressores com lesões citotóxicas das próprias citocinas, além do estímulo na liberação de espécies reativas de oxigênio, promovendo desequilíbrio molecular e estrutural celular. A retroalimentação da inflamação e do estresse oxidativo tecidual perpetua a agressão e estimula a ativação de sinalizadores que distribuem tal estímulo por todo sincício intersticial miocárdico. Essa é a fase em que ocorre o maior dano celular miocárdico. O grande acúmulo de citocinas e a citólise mediada pela porfirina danificam os cardiomiócitos portadores do antígeno viral, na tentativa de buscar a eliminação total dessa partícula. A lesão dos cardiomiócito pode, por sua vez, expor antígenos celulares com reação cruzada com antígeno viral promovendo, então uma autoagressão da unidade contrátil do miocárdio. Ocorre infiltração de linfócitos B e essa proporção aumenta gradativamente no decorrer do 1º ao 3º mês.[14] Essa resposta imune humoral tem importante papel na agressão e disfunção miocárdica diretamente relacionada à reação cruzada dos antígenos virais e do cardiomiócito. O soro de pacientes com miocardite apresenta múltiplos padrões imuno-histoquímicos, que podem reagir com a membrana dos miócitos, receptores beta, miosina e proteína carreadora ADP-ATP. A terceira fase inicia-se do 15º ao 90º dia após inoculação viral e caracteriza-se pela deposição de colágeno e fibrose miocárdica.

Outros mecanismos fisiopatológicos da perda de cardiomiócitos e da perda da função das células remanescentes incluem a isquemia e a disfunção endotelial.

Todas essas vias citadas são responsáveis, portanto, pelo remodelamento molecular, estrutural, geométrico e funcional do coração, podendo determinar o desenvolvimento de sinais e sintomas de insuficiência cardíaca.

3 DIAGNÓSTICO

3.1 EXAME CLÍNICO

A apresentação clínica da miocardite virótica é variável, podendo ocorrer casos subclínicos, outros com clínica exuberante e progressiva, e até morte súbita, como única manifestação. Crianças jovens têm evolução clínica mais fulminante do que adultos. Com relação ao gênero, os pacientes do sexo masculino apresentam maior dano do que os do sexo feminino.[15-16]

Os sintomas prodrômicos variam desde febre até presença de infecções não específicas do trato respiratório ou gastrintestinal.

As principais pistas para se suspeitar de miocardite são presença de taquicardia desproporcional ao quadro febril, ausência de lesão cardíaca prévia, aparecimento súbito de arritmias ou distúrbio de condução, aumento da área cardíaca ou sintomas de insuficiência cardíaca congestiva (ICC) sem causa aparente, dor torácica e insuficiência cardíaca em pacientes jovens.[4]

Após instalação da miocardite, a manifestação clínica mais comum é a insuficiência cardíaca. Arritmias podem ser as únicas manifestações de miocardite, com ou sem dilatação das câmaras cardíacas. Em certo número de pacientes com taquicardia ventricular, sem causa aparente, quando submetidos à biópsia endomiocárdica, há o achado de processo inflamatório. A miocardite deve ser vista como causa potencial de morte súbita.

A dor precordial pode simular insuficiência coronariana aguda, com alterações eletrocardiográficas, quando o epicárdio e o pericárdio adjacente estiverem inflamados. Em geral, os pacientes com quadro clínico de pericardite aguda, com dor precordial, atrito pericárdico e segmento ST supradesnivelado, recebem o diagnóstico de pericardite viral e são tratados com anti-inflamatórios. Muitos desses pacientes, na verdade, são portadores de perimiocardite, que pode evoluir para dilatação cardíaca.

Como se vê, a apresentação clínica da miocardite virótica é heterogênea, devendo haver sempre alto grau de suspeição em diferentes condições clínicas.

Em dados do estudo ESETICID (*European Study of the Epidemiology and Treatment of Inflammatory Heart Disease*), 72% dos pacientes com miocardite apresentavam dispneia; 32%, dor torácica; e 18%, arritmias.[17]

3.2 ELETROCARDIOGRAMA

O eletrocardiograma geralmente é alterado, com a presença de alterações da repolarização ventricular, sobrecarga ventricular esquerda), sobrecarga atrial esquerda), sobrecarga ventricular direita, sobrecarga atrial direita, bloqueio atrioventricular (BAV), bloqueio do ramo esquerdo (BRE), bloqueio do ramo direito (BRD), bloqueios divisionais, taquicardia ventricular, taquicardia paroxística supraventricular, fibrilação atrial e eletrocardiograma (ECG) normal. Um prolongamento QTc > 440 ms, um eixo de QRS anormal e extrassístoles ventriculares foram associados com mau prognóstico. A duração prolongada do QRS de ≥ 120 ms foi preditor independente de morte cardíaca ou transplante de coração. Assim, o ECG representa uma ferramenta de fácil acesso para a estratificação de risco em pacientes com suspeita de miocardite.[18]

3.3 RADIOGRAFIA DO TÓRAX

Na radiografia do tórax, a silhueta cardíaca apresenta-se normal ou aumentada em consequência da dilatação das câmaras cardíacas. Podem estar presentes congestão pulmonar e derrames pleurais.

3.4 MARCADORES SÉRICOS

Anormalidades enzimáticas sugerem necrose miocárdica, estando presentes leucocitose e velocidade de hemossedimentação elevada. A sensibilidade dos biomarcadores cardíacos varia dependendo do tempo do início dos sintomas. Elevação da troponina correlaciona-se com a duração sintomas de ICC menor de um mês em pacientes com sintomas de insuficiência cardíaca.

A troponina I tem especificidade de 89%, porém sensibilidade de 34% para o diagnóstico de miocardite.[14] Troponina ou TnT estão comumente mais elevadas do que a CKMB em adultos e crianças com miocardite.[19] O aumento de enzima creatinaquinase-MB esteve relacionado apenas com elevações do segmento ST durante o curso de miocardite.

A pesquisa de sorologias virais tem baixas sensibilidade e especificidade, apresentando correlação de somente 4% da sorologia com a infecção viral miocárdica. Esse dado demonstra que a sorologia viral não deve ser utilizada de forma rotineira para a investigação diagnóstica da miocardite.[4,20]

É relatado aumento nas concentrações TNF-alfa, IL1 b e IL10 e essas citocinas correlacionam-se com risco aumentado de óbito em pacientes com miocardite.[2]

Existem outros biomarcadores em avaliação, tais como BNP, citoquinas, marcadores relacionados com a degradação matriz extracelular, galectina 3 e fator de crescimento 15.[14]

3.5 ECOCARDIOGRAMA

O ecocardiograma pode detectar disfunção sistólica com diminuição da fração de ejeção do ventrículo esquerdo (VE), dilatação de câmaras ventriculares e atriais, insuficiência mitral (IMi) e insuficiência tricúspide secundárias e, eventualmente, disfunção diastólica. Os pacientes com miocardite fulminante, geralmente, apresentam câmaras cardíacas com espessamento e dimensões normais quando comparados a pacientes com evolução não aguda, os quais apresentam dilatação ventricular esquerda e espessamento ventricular normal. Outros achados são hipertrofia miocárdica, acinesia, discinesia, derrame pericárdico e trombose intracardíaca. As alterações segmentares podem simular infarto do miocárdio. Disfunção ventricular direita é incomum, porém quando presente é um marcador prognóstico. Em pacientes com miocardite aguda, o *strain* do VE e o *strain rate* avaliados pelo *speckle tracking* são técnicas promissoras, mesmo nos pacientes com função sistólica preservada e podem predizer piora da função e do prognóstico.[21]

3.6 CINTILOGRAFIA MIOCÁRDICA

A detecção de inflamação pelos métodos radiosotópicos apresenta sensibilidade variável e baixa especificidade.

Vários radiofármacos são utilizados no diagnóstico de inflamação do miocárdio, entre eles o gálio-67 e o estudo cintilográfico com anticorpo monoclonal antimiosina marcado com ln-lll ou tecnécio (^{99m}Tc). A mais estudada na literatura é a cintilografia com gálio, que apresenta sensibilidade de 50% no diagnóstico da miocardite, sendo que sua melhor utilização diagnóstica se dá nos primeiros 3 meses de apresentação clínica.[4] A recomendação para indicação de cintilografia miocárdica com gálio é IIb, indicado apenas nos casos de suspeita de sarcoidose cardíaca.[14]

3.7 RESSONÂNCIA NUCLEAR MAGNÉTICA (RM)

A análise pela RM cardíaca traz informações precisas sobre as funções global e segmentar de ambos os ventrículos e sobre a caracterização tecidual do miocárdio.[22] A presença de edema, hiperemia e fibrose pode sugerir o diagnóstico de miocardite. As três principais técnicas de RM comumente utilizadas na caracterização da miocardite são as sequências ponderadas em T2 (*T2 imaging*), o realce miocárdico global precoce e a técnica do realce tardio (Figura 70.2).[4]

As imagens adquiridas pelas sequências ponderadas em T2 permitem avaliar o edema miocárdico secundário ao processo inflamatório nos pacientes com miocardite aguda e podem ser tanto do tipo regional quanto global.[23]

A presença de realce cardíaco é técnica de escolha para avaliação de fibrose. A área de realce correlaciona-se também com inflamação ativa histopatológica. Mahrholdt e colaboradores avaliaram 21 pacientes com suspeita de miocardite pela RM e biópsia endomiocárdica concomitante e observaram concordância histológica da biópsia com as áreas de realce tardio em 19 deles.[24] O aspecto do realce tardio na miocardite, ao contrário daquele observado na doença arterial coronariana, ocorre na região mesocárdica e epicárdica poupando o endocárdio.

A sensibilidade da RM depende da presença de um dos fatores: realce miocárdico precoce e tardio ou presença de edema. A ressonância magnética cardíaca (RMC) mostra sensibilidade de 88%, especificidade de 48%, valor preditivo positivo (VPP) de 68%, valor preditivo negativo (VPN) de 68% e acurácia de 70%.

Na presença de quaisquer dois dos critérios, a RMC registra sensibilidade de 67%, especificidade de 91%, valor preditivo positivo (VPP) de 91%, valor preditivo negativo (VPN) de 69% e acurácia de 78%[9]. Os resultados de acurácia na miocardite aguda são superiores aos observados nos casos de suspeita de miocardite subaguda ou crônica.[25]

Recomenda-se repetir a ressonância em 1 ou 2 semanas, nos casos em que nenhum critério esteja presente ou nos casos de sintomas de início recente e que exista grande evidência de inflamação miocárdica. A presença de disfunção ventricular esquerda ou derrame pericárdico pode também sugerir miocardite.

A RM também traz informações importantes relacionadas com o prognóstico. Em um estudo de 222 pacientes que realizaram biópsia e RM, a presença de realce tardio foi um marcador prognóstico de evolução. Nos pacientes que não apresentavam realce tardio, nenhum caso de morte súbita foi relatado; já a presença de realce tardio levava a aumento do risco relativo de 8,4 para mortalidade total e 12,8 para mortalidade cardíaca, independentemente dos sintomas clínicos.[26.]

3.8 BIÓPSIA

De acordo com a Organização Mundial da Saúde (OMS), define-se a miocardite como uma doença inflamatória do miocárdio caracterizada por critérios histológicos, imunológicos e imuno-histoquímicos.[27]

O diagnóstico histológico baseia-se nos critérios de Dallas que foram publicados com o objetivo de uniformizar o padrão diagnóstico para a classificação das miocardites. A miocardite ativa caracteriza-se por infiltrado inflamatório celular com presença de necrose de miócitos. Já a miocardite *borderline* é caracterizada por infiltrado celular inflamatório sem evidência de lesão miocárdica. O infiltrado inflamatório pode ser linfocítico, eosinofílico e granulomatoso.[28] Na miocardite intensa, não há controvérsia entre os patologistas. O problema continua nos

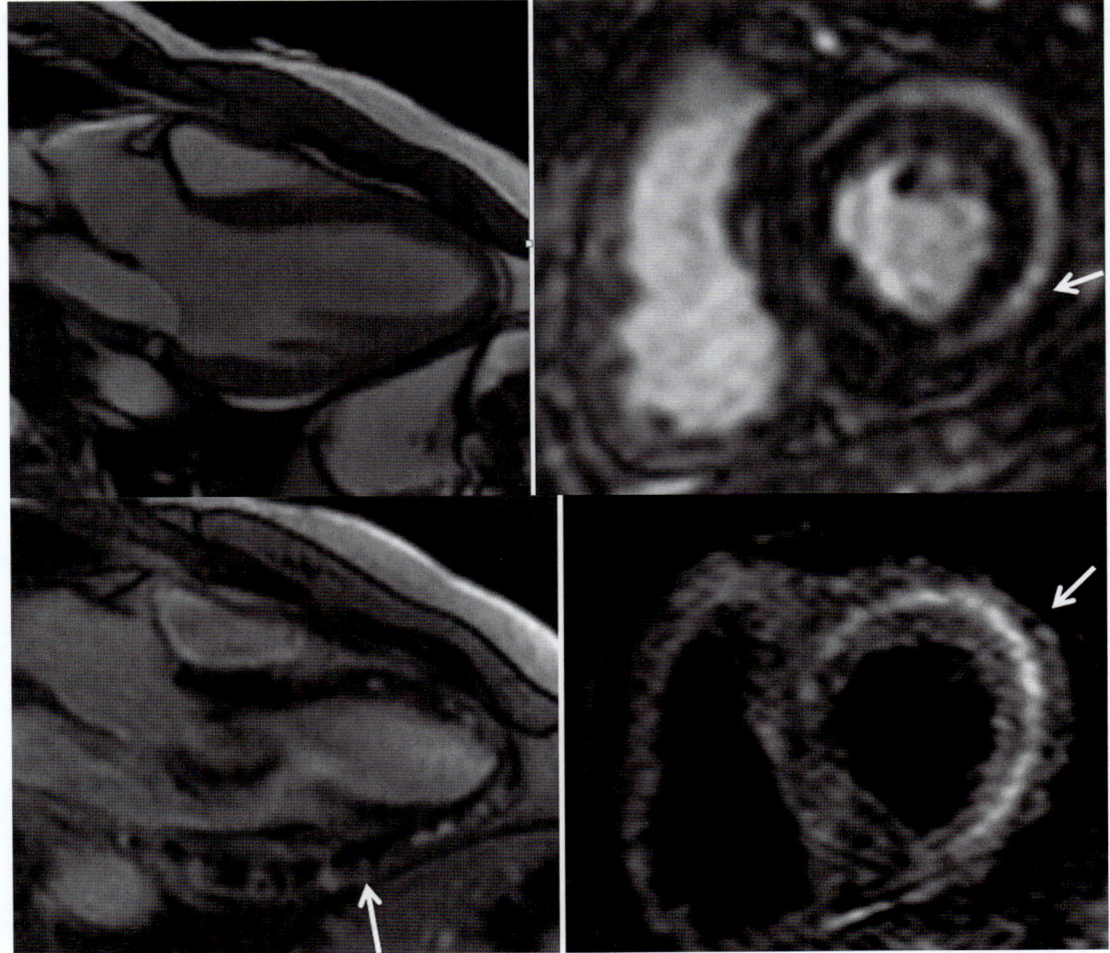

FIGURA 70.2 Ressonância magnética: observa-se presença de realce tardio (setas)

casos com processo inflamatório discreto. Também sabemos que a biópsia endomiocárdica confirma o diagnóstico histológico de miocardite apenas em uma pequena porcentagem dos casos, apesar do alto grau de suspeição clínica. O estudo *Myocarditis Treatment Trial* relatou demonstrou incidência de 9,6% de miocardite comprovada por biópsia endomiocárdica (BEM) em pacientes com insuficiência cardíaca (IC) de causa inexplicada.[29]

A Figura 70.3 apresenta exemplo de cardiomiopatia dilatada inflamatória com miocardite crônica.

No miocárdico normal, pode-se encontrar pequeno número de células inflamatórias, incluindo linfócitos. São de grande importância a identificação e caracterização da população de células inflamatórias e o processo imune ativo. Os principais anticorpos para caracterização celular são CD45 (antígenos leucócitos), CD43 (linfócitos T), CD3 (marcador célula T), CD4 (marcador de célula T), CD8 (marcador linfócito T citotóxico), CD20 (linfócitos B) e CD68 (macrófago). Considera-se para diagnóstico de miocardite um número de 14 leucócitos/mm^2 com a presença de linfócitos T (7 células/mm^2).[30]

Pode-se também detectar antígenos de histocompatibilidade (HLADR) do tipo I e II nas células endoteliais ou intersticiais dos cardiomiócitos ou perivasculares e da expressão de receptores na superfície celular para a adesão das células inflamatórias (ICAM).

O aumento da expressão miocárdica dos antígenos de histocompatibilidade (HLADR) e das moléculas de adesão (ICAM) pode ser difuso ou localizado e, usualmente, está associado à presença de células inflamatórias com contagem de linfócitos T(CD3) superior a duas células por campo de microscopia ótica (×400) que correspondem a 7 células/mm^2.

Podemos estabelecer o diagnóstico de miocardite por meio de um escore de pontos que combina a expressão do HLADR com a presença de infiltrado inflamatório.[4]

A miocardite autoimune é definida quando nenhum agente é identificado ou outra causa excluída. A miocardite autoimune pode ocorrer apenas no coração ou estar presente em uma doença sistêmica.[18]

Técnicas de biologia molecular, tais como a extração de DNA-RNA e amplificação do genoma viral por reação em cadeia da polimerase (PCR), permitem o diagnóstico do genoma viral. A detecção de formas replicantes de vírus no miocárdio pode sugerir efeito patogênico do vírus na miocardite, no entanto, em pacientes com longo tempo de evolução, a carga viral

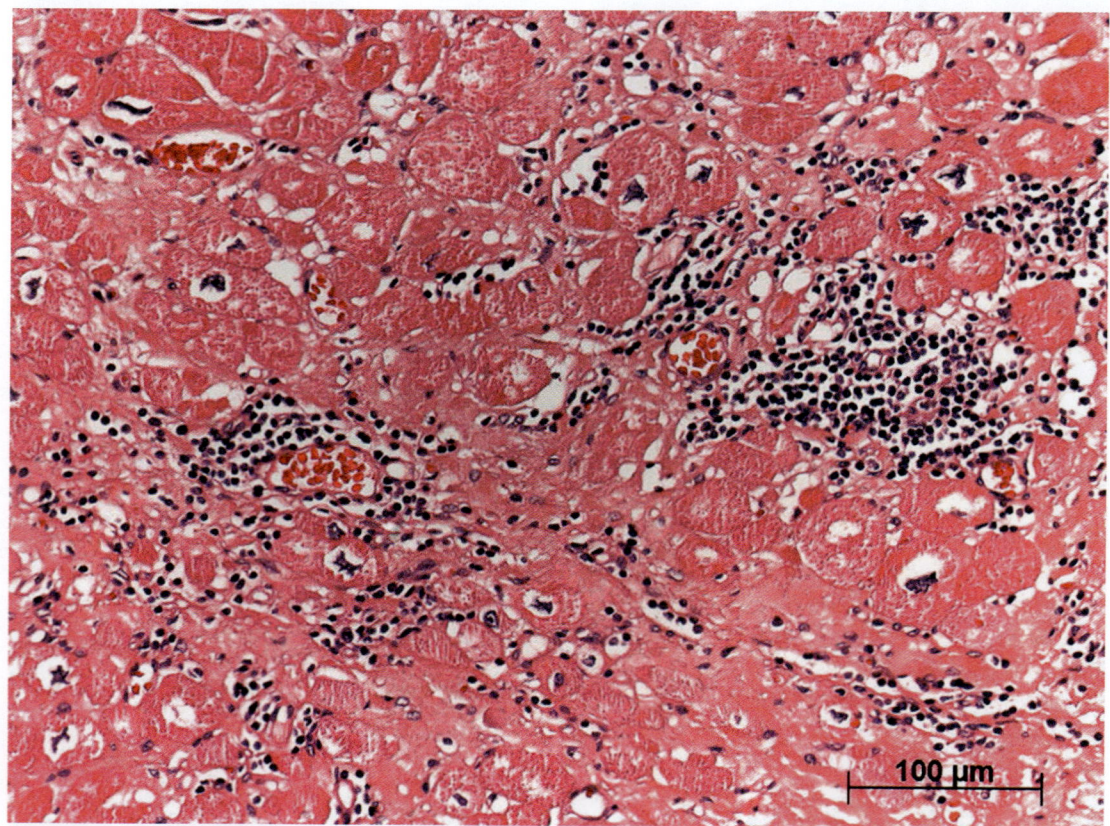

FIGURA 70.3 Cardiomiopatia dilatada inflamatória com miocardite crônica - infiltrado de células mononucleares de moderada intensidade, fibrose intersticial e hipertrofia de cardiomiócito.

pode ser baixa e difícil de detectar. Os resultados de genoma obtidos na biópsia devem ser analisados por dosagens concomitantes de amostras sanguíneas para afastar a possibilidade de contaminação passiva sanguínea, enquanto positividade sanguínea requer investigação adicional pela análise quantitativa de PCR.[31]

Utilizando as técnicas de biologia molecular PCR ou transcriptase reversa, Calabrese e colaboradores analisaram 59 biópsias endomiocárdicas de 48 pacientes consecutivos (< 18 anos) com diagnóstico clínico e histológico de miocardite empregando *primers* para amplificar sequências de vírus do ácido desoxirribonucleico (DNA, *deoxyribonucleic acid*) e do RNA. Genoma viral foi encontrado em 20 pacientes (49%): 12/26 (46%) com miocardite; 6/13 (46%) pacientes com cardiomiopatia dilatada.[32] Enterovírus foram os agentes mais comumente encontrados na cardiomiopatia dilatada (72%), e os adenovírus e enterovírus foram os mais prevalentes na miocardite (36%). Também observaram, que nos casos em que havia genoma viral, existiam também infiltrado inflamatório, lesão miocárdica e pior função ventricular. Outro estudo demonstrou que a persistência do genoma viral no miocárdio de pacientes com cardiomiopatia dilatada também esteve associada a pior prognóstico.[33] Outros estudos demonstraram que possíveis diferenças na etiologia viral estão relacionadas a determinadas regiões e à idade do paciente. Como exemplo, o vírus da hepatite C tem sido mais relacionado a pacientes japoneses com miocardite, e o parvovírus B19 a alemães.[5,34] Kuhl e colaboradores identificaram a presença de mais de dois agentes virais diferentes em 25% dos casos de miocardite.[35]

Para a análise do fragmento, devem-se retirar no mínimo três fragmentos de biópsia de 1 a 2 mm de tamanho e fixar em formol a 10% à temperatura ambiente para microscopia ótica. Amostras adicionais devem ser congeladas em nitrogênio líquido a -80 Cº para PCR viral.[14]

Dessa forma, a biópsia endomiocárdica ressurge como importante método complementar na caracterização de inflamação cardíaca e a base para definir o tratamento imunossupressor ou antiviral. O Quadro 70.2 apresenta as indicações de biópsia endomiocárdica.

4 TRATAMENTO

Vários fatores clínicos e etiopatogênicos influenciam na decisão quanto ao tipo de terapêutica a ser implementada e no prognóstico da resposta terapêutica. Entre eles, temos a idade, o sexo, o agente etiológico, o grau de disfunção ventricular, a fase fisiopatológica em que se encontra a agressão miocárdica, a forma clinica de apresentação, a presença de carga viral persistente no miocárdio e a presença de títulos elevados de autoanticorpos para componentes do cardiomiócito.

As indicações clínicas para o tratamento da miocardite são a presença de disfunção ventricular progressiva ou aguda fulminante, arritmias ventriculares frequentes sintomáticas com valor prognóstico e distúrbios de condução atrioventricular avançados. O tratamento tem como objetivo a melhora da função ventricular e das condições clínicas do paciente, com consequente melhora da sobrevida. Os alvos terapêuticos são:

1. tratamento específico do agente etiológico identificado pela biopsia endomiocárdica;
2. terapia imunossupressora para controle da agressão inflamatória;
3. terapia antiviral na identificação de infecção viral miocárdica associada à agressão inflamatória;
4. tratamento da insuficiência cardíaca descompensada e da disfunção e remodelagem ventricular;
5. prevenção de morte súbita.[36]

4.1 TRATAMENTO ESPECÍFICO DO AGENTE ETIOLÓGICO

Diversos agentes etiológicos das miocardites, como miocardite por células gigantes, por doenças granulomatosas como sarcoidose, ou a autoimune como miocardite eosinofílica, podem ser identificadas pela biópsia endomiocárdica. São agentes que,

QUADRO 70.2 Indicações de biópsia endomiocárdica		
CLASSE DE RECOMENDAÇÃO	**INDICAÇÕES**	**NÍVEL DE EVIDÊNCIA**
Classe I	IC de início recente (< 2 semanas), sem causa definida, não responsiva ao tratamento usual e com deterioração hemodinâmica	B
	IC de início recente (2 semanas a 3 meses), sem causa definida e associada a arritmias ventriculares ou bloqueios atrioventriculares de 2º e 3º graus	B
Classe IIa	IC de início recente (> 3 meses e < 12 meses), sem causa definida e sem resposta à terapia-padrão otimizada	C
	IC decorrente de cardiomiopatia dilatada de qualquer duração, com suspeita de reação alérgica e/ou eosinofilia	C
Classe IIb	Arritmias ventriculares frequentes na presença ou não de sintomas, sem causa definida	C

quando diagnosticados precocemente, permitem estabelecer um tratamento específico, com benefícios na melhora da função ventricular e na sobrevida.

A miocardite por células gigantes apresenta prognóstico com baixa sobrevida ao tratamento clínico convencional para insuficiência cardíaca.[37] A terapêutica imunossupressora combinada, com ciclosporina e corticosteroide, associado ou não a pré-tratamento com muromonad-CD3, demonstrou importante melhora na sobrevida em pacientes tratados sem transplante cardíaco.[38-39] O transplante cardíaco é uma opção terapêutica para maior sobrevida, mas apresenta resultados inferiores aos dos pacientes transplantados por outras patologias (68% *versus* 22% em 5 anos), podendo apresentar recidiva da doença em até 30% dos casos.[40-43] De forma pouco frequente, a miocardite por células gigantes pode se manifestar com quadro clínico de miocardite fulminante, sendo necessária a instalação de suporte mecânico circulatório temporário como ponte para transplante cardíaco.[43] Na miocardite por sarcoidose, a terapêutica com corticosteroide se observa melhora na disfunção ventricular e na sobrevida.[43-45]

O tempo de manutenção da terapêutica não está bem definido, devendo ser entre 6 e 12 meses. Alguns autores sugerem a manutenção por tempo indeterminado do corticosteroide, em decorrência de relatos de recidiva da doença ou de morte súbita após a suspensão do tratamento. Nos pacientes com relato de síncope ou que apresentam taquiarritmias ventriculares frequentes, está indicado o implante de cardiodesfibrilador implantável para prevenção da morte súbita; e, naqueles com BAV avançados, o implante de marca-passo.[46]

Na miocardite eosinofílica, o tratamento é a imunossupressão com o mesmo esquema terapêutico utilizado para a miocardite linfocítica. Utiliza-se corticosteroide na dose inicial 1 mg/kg por 2 semanas, seguido por redução de 10 mg/semana por 4 semanas até alcançar a dose de manutenção de 10 mg, com duração total do tratamento de 6 meses. A imunossupressão tem demonstrado benefício na regressão do infiltrado inflamatório e melhora da função ventricular.[47-48]

4.2 TERAPÊUTICA IMUNOSSUPRESSORA PARA CONTROLE DA RESPOSTA INFLAMATÓRIA NA MIOCARDITE LINFOCÍTICA

O benefício na utilização da terapia imunossupressora tem sido avaliado em vários estudos clínicos baseados no racional de que o grau de agressão autoimune e ativação inflamatória são os determinantes da gênese e evolução da miocardite. Esse conceito foi enfatizado em modelos experimentais de murinos[49-50] com a demonstração da importância do papel da agressão linfocitária na gênese do desenvolvimento da agressão miocárdica. Estudos não controlados com grande variedade de terapias imunossupressoras também demonstraram redução da atividade inflamatória com melhora da função ventricular. Baseados nesse conceito de autoimunidade, vários estudos clínicos têm sido conduzidos em humanos, com resultados diversos. Parrillo e

colaboradores[51] demonstraram benefício na melhora da função ventricular com a utilização de prednisona *versus* placebo em pacientes com cardiomiopatia dilatada e com evidências de infiltrado inflamatório miocárdico. Mason e colaboradores[29] avaliaram 110 pacientes com critério diagnóstico e Dallas positivo para miocardite, com até 24 meses de início da doença. Os pacientes foram randomizados para terapia imunossupressora com prednisona associada com azatioprina ou ciclosporina. O objetivo primário do estudo foi para avaliar a melhora da função ventricular. Os resultados demonstraram ausência de benefício da imunossupressão na melhora da função ventricular e na redução da mortalidade em relação ao tratamento usual de insuficiência cardíaca. Vários fatores na metodologia empregada no estudo podem ter influenciado na ausência de benefício da terapêutica imunossupressora, como a utilização dos critérios de Dallas para o diagnóstico da miocardite e a ausência de pesquisa viral. Portanto, diversos pacientes submetidos à imunossupressão poderiam estar com infecção viral, o que pode ter comprometido o benefício da terapêutica imunossupressora. Wojnicz e colaboradores,[52] em um estudo semelhante ao realizado por Mason e colaboradores[29] utilizaram a técnica de imuno-histoquímica para antígenos de histocompatibilidade do tipo 2 (HLADR) para estabelecer o diagnóstico de miocardite, e não os critérios de Dallas. Ao final de 3 meses de tratamento, demonstraram significativo aumento da fração de ejeção do VE associado à redução dos diâmetros cavitários em 71,8% dos pacientes que foram submetidos à terapia imunossupressora com prednisona e azatioprina *versus* 20,9% dos pacientes no grupo-placebo. Esses benefícios se mantiveram ao fim de 2 anos de seguimento. Os resultados desse estudo trazem a questão de que o diagnóstico de miocardite por meio dos critérios de Dallas apresenta menor acurácia no diagnóstico de inflamação miocárdica do que pelo método de imuno-histoquímica. Isso seria em função de que o infiltrado linfocitário com miocitólise é encontrado de forma significativa na fase inicial evolutiva da miocardite, não sendo significativa a sua expressão em fases evolutivas mais tardias. Outra limitação é que a miocitólise é focal, geralmente associada aos locais de infecção viral, o que limita a sua detecção pela biópsia endomiocárdica. A expressão de HLADR, avaliada por imuno-histoquímica, encontra-se aumentada em todas as fases evolutivas da miocardite e sua localização é difusa, pois a ativação decorre da ação de citocinas. Esses aspectos indicam que o diagnóstico histológico de miocardite deve ser feito mediante análise histológica pelos critérios de Dallas associados à análise por imuno-histoquímica, o que amplia a capacidade diagnóstica da biópsia endomiocárdica. Outros fatores determinantes na resposta à terapia imunossupressora são a presença viral no miocárdio e de autoanticorpos.[53-54] Frustaci e colaboradores[55] demonstraram a presença de genoma viral no miocárdio de 85% dos pacientes que não responderam à terapia imunossupressora e em 14% dos que responderam. Também observaram presença de autoanticorpos para o miocárdio em 90% dos pacientes que responderam à terapia imunossupressora e em nenhum paciente que não apresentou resposta. Montera e colaboradores[56] demonstraram que a presença de intensa atividade inflamatória imuno-histoquímica é indicador de menor resposta à terapêutica imunossupressora, provavelmente por maior grau de comprometimento miocárdico em decorrência da maior agressão pela resposta inflamatória, em pacientes com ausência de infecção viral.

O estudo TIMIC (*Immunosuppressive Therapy in Patients with Virus Negative Inflammatory Cardiomyopathy*)[57] foi o primeiro estudo clínico randomizado, placebo-controlado, no qual se demonstrou o benefício da terapêutica imunossupressora de corticosteroide com azatioprina em pacientes com miocardite positiva diagnosticada por biópsia endomiocárdica por critérios de imuno-histoquímica, associado à ausência de infecção viral. Após 6 meses de seguimento, foi observada melhora da função ventricular e regressão do infiltrado inflamatório em 88% dos pacientes tratados e ausência de melhora da função ventricular em todos os pacientes do grupo-placebo com persistência da agressão inflamatória em 80%.

Portanto, para a utilização da terapêutica imunossupressora, é necessária a detecção de infiltrado inflamatório associado à ausência de infeção viral.[58]

4.3 ESQUEMAS TERAPÊUTICOS PARA TRATAMENTO DA MIOCARDITE LINFOCÍTICA

No tratamento com imunossupressão da miocardite linfocítica, os principais estudos utilizaram a associação de prednisona com azatioprina, com esquemas terapêuticos com posologias e tempo de tratamentos diferentes:

- Prednisona 1 mg/kg/dia por 4 semanas, seguida de 0,33 mg/kg/dia por 5 meses, associada com azatioprina 2 mg/kg/dia por 6 meses.[52]
- Prednisona dose de 1 mg/kg/dia por 12 dias; depois, a cada 5 dias, uma redução de 5mg/dia até a dose de manutenção de 0,2 mg/kg/dia, em um total de 90 dias, associado com azatioprina 1mg/dia.[57]
- Prednisona dose inicial de 1,25 mg/kg/dia por 1 semana; depois, reduzida a 0,08 mg/kg por semana até alcançar a dose de 0,33 mg/kg/dia até a 12ª semana. Essa dose é mantida até a 20ª semana, para depois ser reduzida 0,08 mg/kg a cada semana até a 24ª semana. Azatioprina na dose de 1mg/kg/dia a cada 12 horas por 24 semanas.[29]
- Prednisona 1mg/kg/dia por 4 semanas. Depois, progressivamente reduzir a dose: 5ª a 12ª semana, em 0,08mg/kg/dia/semana; 13ª a 20ª semanas, manter a dose de 0,3 mg/kg/dia; 21ª a 24ª semanas, reduzir em 0,08 mg/kg/dia/semana. Azatioprina na dose de 2mg/kg/dia por 24 semanas.[4,56]

A Figura 70.4 apresenta o fluxograma terapêutico da miocardite.

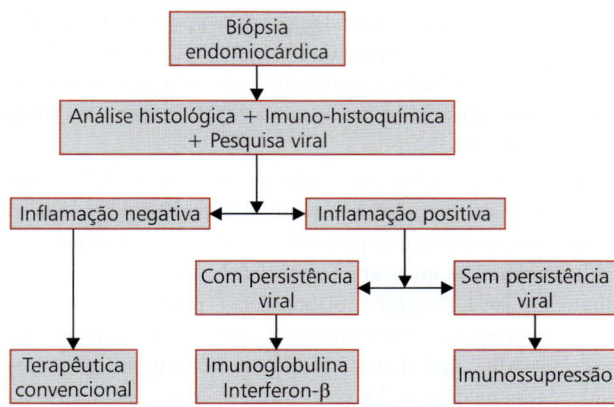

FIGURA 70.4 Fluxograma terapêutico da miocardite. Fonte: Sociedade Brasileira de Cardiologia. I Diretriz Brasileira de Miocardites e Pericardites.[4]

4.4 TERAPÊUTICA ANTIVIRAL NA MIOCARDITE VIRAL

A terapêutica antiviral estará na dependência do tipo de vírus e se o vírus encontrado é o provável agente responsável pela agressão inflamatória. As características que indicam o vírus agressor estão relacionadas à presença de número aumentado de cópias no tecido e de replicação viral.[58] Cerca de 30% das infecções virais podem ter mais de um agente envolvido. Temos poucos estudos clínicos de avaliação da eficácia da terapêutica antiviral na melhora da função ventricular e nenhum estudo na avaliação da sobrevida.

Tipos de vírus e terapêutica antiviral
- Enterovírus, adenovírus: interferon-β
- Parvovírus – eritrovírus: imunoglobulina (infecção aguda), interferon tipo 1 (infecção crônica)
- Epstein-Barr vírus, citomegalovírus: ganciclovir

Herpes simples, varicela: aciclovir
- Hepatite C: interferon-α + ribavarin
- HIV: antirretroviral

A utilização do interferon-β foi avaliada por Kuhl e colaboradores[59] em um estudo fase 2 de pacientes com miocardite e disfunção ventricular e presença de PCR viral para enterovírus ou adenovírus no miocárdio, submetidos à terapia com interferona beta subcutânea pelo período de 6 meses. Observou-se a esterilização viral em todos os pacientes associada com significativa redução dos diâmetros cavitários e melhora da fração de ejeção do VE. O interferon beta também apresenta papel de proteção contra a infecção por coxsackievírus B3, como demonstrado por Deonarain e colaboradores,[60] em modelo experimental.

Em estudo multicêntrico europeu, placebo-controlado (estudo BICC), 143 pacientes com cardiomiopatia dilatada crônica inflamatória viral foram tratados com betaferon (IFN-beta-1b) *versus* placebo. O tratamento com betaferon reduziu significativamente a carga viral miocárdica por enterovírus e obteve menor atuação sobre a eliminação do PVB19. Não se observou melhora significativa na função ventricular, tendo somente melhora quanto à classe funcional da NYHA e na avaliação da qualidade de vida.[61]

As imunoglobulinas têm ação na modulação da resposta imune, além do mecanismo antiviral, que resulta em diminuição da inflamação miocárdica pela *down regulation* de citocinas pró-inflamatórias, as quais apresentam efeito inotrópico negativo direto. Em 1994, Drucker e colaboradores[62] publicaram um estudo de 46 crianças com insuficiência cardíaca de início recente por miocardite. Após 1 ano, o grupo que recebeu gamaglobulina endovenosa na dose de 2 g/kg mostrou melhora significativa da fração de ejeção, diminuição da cavidade ventricular esquerda e tendência à melhor sobrevida. O estudo IMAC (*The Intervention in Myocarditis and Acute Cardiomyopathy*)[63] avaliou a ação das imunoglobulinas na função ventricular em pacientes com cardiomiopatia dilatada de recente começo ou miocardite. Ao fim de 12 meses de acompanhamento, não se encontraram diferenças na melhora na fração de ejeção VE entre os pacientes que receberam imunoglobulina (IVIG) em relação ao placebo. Gullestad e colaboradores[64] demonstraram que, com infusão mais prolongada de imunoglobulina (0,4 g/kg por 5 dias, e mensalmente por 5 meses infusão de 0,4 g/kg), em pacientes com cardiomiopatia dilatada, houve melhora significativa da função ventricular associada com aumento dos níveis séricos de citocinas anti-inflamatórias e redução do peptídeo natriurético atrial. Portanto, a terapia imunomoduladora com imunoglobulina apresenta potencial benefício nos pacientes com miocardite aguda com presença viral no miocárdio ou nas formas com altos níveis séricos de autoanticorpos.

4.5 TRATAMENTO DA INSUFICIÊNCIA CARDÍACA DESCOMPENSADA E DA DISFUNÇÃO E REMODELAGEM VENTRICULAR

O tratamento da insuficiência cardíaca deve ser de acordo com as atuais diretrizes terapêuticas da insuficiência cardíaca aguda e crônica. A terapêutica estará direcionada de acordo com as três formas de apresentação clínica da miocardite com insuficiência cardíaca: cardiomiopatia dilatada assintomática; insuficiência cardíaca aguda; miocardite fulminante.[4,31] O tratamento inclui, além do uso dos fármacos, a utilização do suporte mecânico circulatório para as formas mais avançadas e de difícil controle terapêutico.

Os betabloqueadores propiciam, além dos benéficos de melhora da função e remodelagem ventricular, melhora na sobrevida, redução da reinternação e ação anti-inflamatória e de redução de liberação de citocinas.[65,66]

A IECA ou BRA apresentam, por meio da modulação do sistema renina-angiotensina-aldosterona e por potencialização da ação da bradicinina, significativa atuação na redução da atividade inflamatória e no desenvolvimento de necrose e fibrose miocárdicas, o que foi demonstrado em modelos animais de miocardite viral e autoimune, com consequente melhora da função e redução da remodelagem ventricular.[4,31,67-73] Os antagonistas da aldosterona têm efeitos anti-inflamatórios com ações na fibrose e remodelagem miocárdica, demonstrados em modelo animal.[74] Portanto, os pacientes com miocardite comprovada devem fazer uso de betabloqueadores e IECA/BRA, aprovados para uso na insuficiência cardíaca, independentemente da presença de sintomas ou de disfunção ventricular, pelo período mínimo de 12 meses.[4,31]

4.6 PREVENÇÃO DE MORTE SÚBITA

Os pacientes devem ser avaliados quanto ao risco de morte súbita pela pesquisa de arritmias ventriculares frequentes ou com potencial de malignidade mediante ECG de 24 horas e teste ergométrico. A história clínica de morte súbita abortada, ou de arritmias ventriculares associadas a sintomas de lipotímia, síncope, ou palpitações intensas são indicadores para colocação de cardiodesfibrilador implantável para prevenção de morte súbita. A presença de disfunção ventricular ou a detecção de extensa fibrose miocárdica na RM são fatores predisponentes para o desenvolvimento de arritmias ventriculares e devem motivar investigação mais intensa para se estabelecer o risco de morte súbita.[26] O diagnóstico de miocardite por sarcoidose ou miocardite de células gigantes também indica o implante de cardiodesfibrilador em decorrência da alta incidência de arritmias e morte súbita nesses pacientes.[75] O exercício físico exerce sobre o miocárdio inflamado efeito deletério de promover a piora da disfunção e dilatação ventricular e favorecimento de arritmias de caráter automático difuso, em decorrência do aumento do estresse transmural e trabalho miocárdico durante o exercício, associados com o aumento do estímulo simpático sobre o miocárdio inflamado. Na fase aguda da miocardite, a atividade física aeróbica e não aeróbica devem ser evitadas. Usualmente, nos primeiros 3 meses após o diagnóstico, deve-se evitar atividade física aeróbica ou competitiva, principalmente na presença de disfunção ou dilatação ventricular ou de arritmias ventriculares frequentes.[76-77]

Em atletas, a presença de miocardite está relacionada a 3 a -7% das mortes súbitas e à piora da função ventricular.[78] Na suspeita ou confirmação diagnóstica da miocardite, não devem praticar treinamento ou participar de competição pelo período mínimo de 6 meses, na ausência de disfunção ventricular ou arritmias ventriculares significativas.[79,80]

A presença de sinais de fibrose miocárdica na RM (Figura 70.5) e o desenvolvimento ou agravamento de arritmias ventriculares durante o teste de esforço são fatores que indicam maior predisposição ao desenvolvimento de morte súbita durante o exercício.[81-82] Pacientes que venham a evoluir com disfunção ventricular, uma vez que estejam plenamente medicados e estáveis, devem ser submetidos a programa de reabilitação cardiovascular, após o qual, ser liberados para atividade física aeróbica e musculação de intensidade moderada.[4,31]

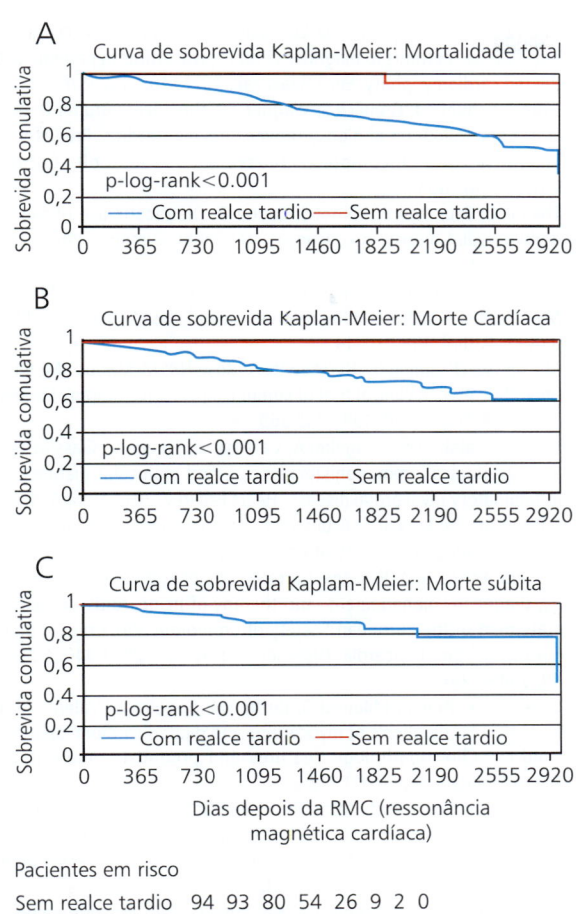

Pacientes em risco

Sem realce tardio   94 93 80 54 26 9 2 0
Com realce tardio   104 99 87 67 52 28 15 5

FIGURA 70.5 Curva de sobrevida Kaplan-Meier para mortalidade total (A), cardíaca (B) e morte súbita (C). Fonte: Adaptada de Stefan Grün.[26]

4.7 FASE DE CARDIOMIOPATIA DILATADA CRÔNICA

Nos pacientes em que se faz o diagnóstico tardiamente, com atividade inflamatória reduzida, a terapia de imunossupressão ou imunomodulação não tem benefício comprovado. Caso esses pacientes apresentem níveis séricos elevados de autoanticorpos contra as estruturas do cardiomiócito, a possibilidade terapêutica que vem sendo investigada é a imunoadsorção que se baseia na remoção dos autoanticorpos por meio de uma filtração do plasma com um filtro antigamaglobulina. Após a sua retirada, a gamaglobulina pode ser tratada e devolvida ao paciente ou reposta com gamaglobulina humana para evitar infecções. A imunoadsorção também depleta uma variedade de imunoglobulinas circulantes, incluindo, além dos autoanticorpos, aloanticorpos e imunocomplexos circulantes. Os estudos na literatura têm demonstrado, em pacientes com cardiomiopatia dilatada e presença de ativação inflamatória por HLADR com níveis elevados de auto-anticorpos, após uma única sessão de imunoadsorção, melhora da função ventricular e redução dos diâmetros cavitários,

com redução dos níveis sérios dos autoanticorpos e da atividade inflamatória tecidual.[83-85]

Esses benefícios se mantêm por longo prazo e com a repetição mensal de novas sessões pelo período de 6 meses. Essa nova forma de abordagem terapêutica apresenta importante limitação relacionada ao seu custo, mas brevemente deverá ser de mais fácil acesso.

Em todos os pacientes com disfunção ventricular, a terapia usual para o tratamento de insuficiência cardíaca deve ser instituída com o objetivo de reduzir o processo de remodelagem ventricular e a melhora dos sintomas e sobrevida do paciente.

5 CLASSIFICAÇÃO MOGE

Baseia-se em anormalidades estruturas e funcionais (M), extensão do comprometimento do órgão envolvido (O), se de causa genética ou não (G), a natureza do defeito genético molecular ou se a etiologia é conhecida (E) e o grau do estágio de insuficiência cardíaca ou grau de intolerância aos esforços (S). O objetivo é permitir uma classificação precisa que tenta relacionar a etiologia com os fenótipos clínicos e, por inferência, o tratamento e prognóstico. Na miocardite viral, a etiologia pode ser descrita na primeira conotação como Viral (V) acrescentando o tipo de vírus representado pela segunda conotação pelo o agente infeccioso específico (ex-vírus Coxsackie B3- CB3 (E_{V-CB3})). Pela classificação atual MOGE, a miocardiopatia dilatada secundária à miocardite viral pode ser classificada **MDOHG0EV-CB3 Sc-II**. Fenótipo morfuncional (**M**): cardiomiopatia dilatada; (**O**) órgão envolvido (**H**); genético/familiar (**G**); (**E**): vírus, estagio ACC/AHA (**S**) **C**, NYHA II.[86]

6 CONCLUSÕES

Anteriormente, o tratamento específico da miocardite era uma possibilidade remota e contraindicado. O tratamento era apenas direcionado à consequência da agressão miocárdica, ou seja, à insuficiência cardíaca, com mortalidade elevada. Acreditamos que o tratamento específico deva ser individualizado com baseado na função ventricular e na presença de inflamação e de genomas virais obtidos pela biópsia endomiocárdica. O avanço no conhecimento fisiopatológico e as novas técnicas de imuno-hiostoquimica e biologia molecular permitirão um passo no diagnóstico e na terapêutica específica das miocardites.[87]

REFERÊNCIAS BIBIOGRÁFICAS

1. Chen HS; Wang W; Wu SN; Liu JP. Corticosteroids for viral myocarditis. Cochrane Database Syst Rev. 2013 Oct 18;10
2. Elamm C; Fairweather D; Cooper LT. Republished: pathogenesis and diagnosis of myocarditis. Postgrad Med J. 2012; 88(1043):539-44.
3. Matsumori A; Shimada T; Chapman NM; Tracy SM; Mason JW. Myocarditis and heart failure associated with hepatitis C virus infection. J Card Fail 2006;12:293-8.

4. Montera MW; Mesquita ET; Colafranceschi AS; de Oliveira AC Jr; Rabischoffsky A; Ianni BM; et al. I Brazilian guidelines on myocarditis and pericarditis. Arq Bras Cardiol. 2013;100(4 Suppl 1):1-36.

5. Kühl U; Schultheiss HP. Myocarditis: early biopsy allows for tailored regenerative treatment. DtschArztebl Int.2012;109(20):361-8

6. Abzug MJ. The enteroviruses: problems in need of treatments. J Infect. 2014 Jan;68 Suppl 1:S108-14

7. Carniel E; Sinagra G; Bussani R; Di Lenarda A; Pinamonti B; Lardieri G; et al. Fatal myocarditis: morphologic and clinical features. Ital Heart J. 2004;5(9):702-6.

8. Kytö V; Saraste A; Voipio-Pulkki LM; Saukko P. Incidence of fatal myocarditis: a population-based study in Finland. Am J Epidemiol. 2007;165(5):570-4.

9. Schultheiss HP; Kühl U; Cooper LT. The management of myocarditis. Eur Heart J. 2011 Nov;32(21):2616-25

10. Kawai C; Matsumori A. Dilated cardiomyopathy update: infectious--immune theory revisited. Heart Fail Rev. 2013;18(6):703-14.

11. Kaur T; Mishra B; Saikia UN; Sharma M; Bahl A; Ratho RK. Expression of coxsackievirus and adenovirus receptor and its cellular localization in myocardial tissues of dilated cardiomyopathy. Exp Clin Cardiol. 2012;17(4):183-6.

12. Liu P; Aitken K; Kong YY; Opavsky MA; Martino T; Dawood F; et al. The tyrosine kinase p56lck is essential in coxsackievirus B3-mediated heart disease. Nat Med. 2000;6:429-34.

13. Liu PP; Mason JW. Advances in the understanding of myocarditis. Circulation. 2001;104(9):1076-82.

14. Caforio AL; Marcolongo R; Jahns R; Fu M; Felix SB; Iliceto S. Immune--mediated and autoimmune myocarditis: clinical presentation, diagnosis and management. Heart Fail Rev. 2013;18:715-32.

15. Kühl U; Schultheiss HP. Myocarditis in children. Heart Fail Clin. 2010 Oct;6(4):483-96

16. Cocker MS; Abdel-Aty H; Strohm O; Friedrich MG. Age and gender effects on the extent of myocardial involvement in acute myocarditis: a cardiovascular magnetic resonance study. Heart 2009;95:1925-30.

17. Grimm W; Glaveris C; Hoffmann J; Menz V; Muller HH; Hufnagel G; et al. Arrhythmia risk stratification in idiopathic dilated cardiomyopathy based on echocardiography and 12-lead, signal-averaged, and 24-hour Holter electrocardiography. Am Heart J. 2000;140:43–51.

18. Kindermann I; Barth C; Mahfoud F; Ukena C; Lenski M; Yilmaz A, Klingel K, Kandolf R, Sechtem U, Cooper LT, Böhm M. Update on myocarditis. J Am Coll Cardiol. 2012 Feb 28;59(9):779-92

19. Ukena C; Kindermann M; Mahfoud F; Geisel J; Lepper PM; Kandolf R; Böhm M; Kindermann I. Diagnostic and prognostic validity of different biomarkers in patients with suspected myocarditis. Clin Res Cardiol. 2014 Sep;103(9):743-51.

20. Mahfoud F; Gärtner B; Kindermann M; Ukena C; Gadomski K; Klingel K; et al. Virus serology in patients with suspected myocarditis: utility or futility? Eur Heart J. 2011;32(7):897-903.

21. Hsiao JF; Koshino Y; Bonnichsen CR; Yu Y; Miller FA Jr; Pellikka PA; Cooper LT Jr; Villarraga HR. Speckle tracking echocardiography in acute myocarditis. Int J Cardiovasc Imaging. 2013 Feb;29(2):275-84.

22. Friedrich MG1; Marcotte F. Cardiac magnetic resonance assessment of myocarditis. Circ Cardiovasc Imaging. 2013 Sep;6(5):833-9.

23. Friedrich MG; Sechtem U; Schulz-Menger J; Holmvang G; Alakija P; Cooper LT; et al. International Consensus Group on Cardiovascular Magnetic Resonance in Myocarditis. Cardiovascular magnetic resonance in myocarditis. A JACC White Paper. J Am CollCardiol. 2009;53(17):1475-87.

24. Mahrholdt H; Goedecke C; Wagner A; et al. Cardiovascular magnetic resonance assessment of human myocarditis. A comparison to histology and molecular pathology. Circulation. 2004;109(10):1250-8.

25. Montera MW; Pereira Y; Silva EL; Takiya C; Mesquita ET. Accuracy of noninvasive methods to diagnose chronic myocarditis in patients with dilated cardiomyophaty. Eur J Heart Fail. 2011;S10: S162–S165.

26. Grün S; Schumm J; Greulich S; Wagner A; Schneider S; Bruder O; et al. Long-term follow-up of biopsy-proven viral myocarditis. Predictors of mortality and incomplete recovery. J Am Coll Cardiol. 2012;59(18):1604-15.

27. Thiene G; Bruneval P; Veinot J; Leone O. Diagnostic use of the endomyocardial biopsy: a consensus statement. Virchows Arch. 2013 Jul;463(1):1-5.

28. Aretz HT; Billingham ME; Edwards WD; Parker MM; Factor S M; et al. Myocarditis. A histopathologic definition and classification. Am J Cardiovasc Pathol. 1987;1:3-14.

29. Mason JW; O'connell JB; Herskowitz A; Rose NR; McManus BM; Billingham ME; et al. A clinical trial of immunosuppressive therapy for myocarditis. N Engl J Med. 1995;333:269-75.

30. Basso C; Calabrese F; Angelini A; Carturan E; Thiene G. Classification and histological, immunohistochemical, and molecular diagnosis of inflammatory myocardial disease. Heart Fail Rev. 2013;18(6):673-81.

31. Caforio AL; Pankuweit S; Arbustini E; Basso C; Gimeno-Blanes J; Felix SB; et al. European Society of Cardiology Working Groupon Myocardial and Pericardial Diseases. Current state of knowledge on aetiology, diagnosis, management, and therapy of myocarditis. A position statement of the European Society of Cardiology Working Group on Myocardial and Pericardial Diseases. Eur Heart J. 2013;34(33):2636-48, 2648a-2648d.

32. Calabrese F; Rigo E; Milanesi O; Boffa GM; Angelini A; Valente M; et al. Molecular diagnosis of myocarditis and dilated cardiomyopathy in children. Clinicopathologic features and prognostic implications. Diagn Mol Pathol. 2002;11:212-21.

33. Why HJ; Meany BT; Richardson PJ; Olsen EG; Bowles NE; Cunningham L; et al. Clinical and prognostic significance of detection of enteroviral RNA in the myocardium of patients with myocarditis or dilated cardiomyopathy. Circulation. 1994;89:2582-9.

34. Sato Y; Yamada T; Matsumori A. Hepatitis C virus and cardiomyopathy. In: Matsumori A. (ed.). Cardiomyopathies and Heart Failure. Biomolecular, infectious, and immune mechanisms. Boston: Kluwer, 2003. p. 325-339.

35. Kuhl U ; Pauschinger M ; Noutsias M ; Seeberg B ; Bock T ; Lassner D ; et al. High prevalence of viral genomes and multiple viral infections in the myocardium of adults with "idiopathic" left ventricular dysfunction. Circulation. 2005;111(7):887-93.

36. JCS Joint Working Group. Guidelines for diagnosis and treatment of myocarditis (JCS 2009): digest version. Circ J. 2011;75(3):734-43.

37. Cooper I; Berry GJ; Shabetai R; for The Multicenter Giant Cell Myocarditis Study Group Investigators. Idiopathic Giant-Cell Myocarditis — natural history and treatment. N Engl J Med. 1997;336:1860-6.

38. Cooper LT Jr; Hare JM; Tazelaar HD; Edwards WD; Starling RC; Deng MC; et al. Usefulness of immunosuppression for giant cell myocarditis. Am J Cardiol. 2008;102:1535–9.

39. Cooper LT Jr. Giant cell and granulomatous myocarditis. Heart Fail Clin. 2005;1:431-7.

40. Grant SC. Giant cell myocarditis in a transplanted heart. Eur Heart J. 1993;14:1437.

41. Cooper DK; Schlesinger RG; Shrago S; Zuhdi N. Heart transplantation for giant cell myocarditis. J Heart Lung Transplant. 1994;13:555.

42. Davies RA; Veinot JP; Smith S; Struthers C; Hendry P; Masters R. Giant cell myocarditis. Clinical presentation, bridge to transplantation with mechanical circulatory support, and long-term outcome. J Heart Lung Transplant. 2002;21:674-9.

43. Yazaki Y; Isobe M; Hiroe M. Prognostic determinants of long- term survival in Japanese patients with cardiac sarcoidosis treated with prednisone. Am J Cardiol. 2001;88:1006-10.

44. Grutters JC; van den Bosch JM. Corticosteroid treatment in sarcoidosis. EurRespir J. 2006;28:627-36.

45. Chiu CZ; Nakatani S; Zhang G; Tachibana T; Ohmori F; Yamagishi M; et al. Prevention of left ventricular remodeling by long-term corticosteroid therapy in patients with cardiac sarcoidosis. Am J Cardiol. 2005;95:143-6.

46. Epstein AE; Dimarco JP; Ellenbogen KA; et al. ACC/AHA/HRS 2008 guidelines for device-based therapy of cardiac rhythm abnormalities. Circulation. 2008;117:2820-40.

47. Rizkallah J; Desautels A; Malik A; Ziereth S; Jassal D; Hussain F; et al. Eosinophilic myocarditis. Two case reports and review of the literature. BMC Res Notes. 2013;6:538.

48. Kawano S; Kato J; Kawano N; Yoshimura Y; Masuyama H; Fukunaga T; et al. Clinical features and outcomes of eosinophilic myocarditis patients treated with prednisolone at a single institution over a 27-year period. Intern Med. 2011;50(9):975-81.

49. Opavsky MA; Penninger J; Aitken K; Wen WH; Dawood F; Mak T; et al. Susceptibility to myocarditis is dependent on the response of alphabeta T lymphocytes to coxsackieviral infection. Circ Res. 1999;85:551-8.

50. Kishimoto C; Kuribayashi K; Masuda T; Tomioka N; Kawai C. Immunologic behavior of lymphocytes in experimental viral myocarditis: significance of T lymphocytes in the severity of myocarditis and silent myocarditis in BALB/c-nu/nu mice. Circulation. 1985;71:1247-54.

51. Parrillo JE; Cunnion RE; Epstein SE; Parker MM; Suffredini AF; Brenner M; et al. A prospective randomized, controlled trial of prednisone for dilated cardiomyopathy. N Engl J Med.1989;321:1061–8.

52. Wojnicz R; Nowalany-Kozielska E; Wojciechowska C; Glanowska G; Wilczewski P; Niklewski T; et al. Randomized, placebo-controlled study for immunosuppressive treatment of inflammatory dilated cardiomyopathy: two-year follow-up results. Circulation. 2001;104:39-45.

53. Pauschinger M; Phan MD; Doerner A; Kuehl U; Schwimmbeck PL; Poller W; et al. Enteroviral RNA replication in the myocardium of patients with left ventricular dysfunction and clinically suspected myocarditis. Circulation. 1999;99:889-95.

54. Fujioka S; Kitaura Y; Ukimura A; Deguchi H; Kawamura K; Isomura T; et al. Evaluation of viral infection in the myocardium of patients with idiopathic dilated cardiomyopathy. J Am CollCardiol. 2000;36:1920–6.

55. Frustaci A; Chimenti C; Calabrese F; Pieroni M; Thiene G; Maseri A. Immunosuppressive therapy for active lymphocytic myocarditis virological and immunologic profile of responders versus nonresponders. Circulation. 2003;107:857-63.

56. Montera WM; Almeida DR; Mesquita ET; Villacorta H; Mesquita CT; Takiya C; et al. Predictors of left ventricular function improvement after immunosuppression therapy in patients with active lymphocytic myocarditis. J Cardiac Fail. 2004;10(4):S82.

57. Frustaci A; Russo MA; Chimenti C. Randomized study on the efficacy of immunosuppressive therapy in patients with virus-negative inflammatory cardiomyopathy. The TIMIC study. Eur Heart J. 2009;30:1995–2002.

58. Bock CT; Düchting A; Utta F; Brunner E; Sy BT; Klingel K; Lang F; Gawaz M; Felix SB; Kandolf R. Molecular phenotypes of human parvovirus B19 in patients with myocarditis. World J Cardiol. 2014 Apr 26;6(4):183-95

59. Kühl U; Pauschinger M; Schwimmbeck PL. Interferon-treatment eliminates cardiotropic viruses and improves left ventricular function in patients with myocardial persistence of viral genomes and left ventricular dysfunction. Circulation. 2003;107:2793-8.

60. Deonarain R; Cerullo D; Fuse K; Liu PP; Fish EN. Protective role for interferon – beta in coxsackievirus B3 infection. Circulation. 2004;110(23):3540-3.

61. Schultheiss HP; Piper C; Sowade K; et al. The effect of subcutaneous treatment with interferon-beta-1b over 24 weeks on safety, virus elimination and clinical outcome in patients with chronic viral cardiomyopathy. Circulation 2008: Abstract 3322.

62. Drucker NA; Colan SD; Lewis AB; Beiser AS; Wessel DL; Takahashi M; et al. Gammaglobulin treatment of acute myocarditis in the pediatric population. Circulation. 1994;89:252-7.

63. McNamara DM; Holubkov R; Starling RC; Dec GW; Loh E; Torre-Amione G; et al. Controlled trial of intravenous immune globulin in recent-onset dilated cardiomyopathy. Circulation. 2001;103:2254-9.

64. Gullestad L; Aass H; Fjeld JG; Wikeby L; Andreassen AK; Ihlen H; et al. Immunomodulating therapy with intravenous immunoglobulin in patients with chronic heart failure. Circulation. 2001;103:220-5.

65. Yuan Z; Shioji K; Kihara Y; Takenaka H; Onozawa Y; Kishimoto C. Cardioprotective effects of carvedilol on acute autoimmune myocarditis: anti-inflammatory effects associated with antioxidant property. Am J Physiol Heart Circ Physiol 2004;286:H83-90.

66. Kindermann I; Kindermann M; Kandolf R; et al. Predictors of outcome in patients with suspected myocarditis. Circulation. 2008;118:639-48.

67. Anguita-Sánchez M; Castillo-Domínguez JC; Mesa-Rubio D; Ruiz-Ortiz M; López-Granados A; Suárez de Lezo J. Should angiotensin-converting enzyme inhibitors be continued over the long term in patients whose left ventricular ejection fraction normalizes after an episode of acute myocarditis? Rev Esp Cardiol. 2006; 59(11):1199-201.

68. Godsel LM; Leon JS; Wang K; Fornek JL; Molteni A; Engman DM. Captopril prevents experimental autoimmune myocarditis. J Immunol. 2003;171:346-52.

69. Reyes MP; Khatib R; Khatib G; Ho KL; Smith F; Kloner RA. Prolonged captopril therapy in murine viral myocarditis. J Cardiovasc Pharmacol Ther. 1998;3:43-50.

70. Bahk TJ; Daniels MD; Leon JS, Wang K; Engman DM. Comparison of angiotensin converting enzyme inhibition and angiotensin II receptor blockade for the prevention of experimental autoimmune myocarditis. Int J Cardiol. 2008;125:85-93.

71. Seko Y. Effect of the angiotensin II receptor blocker olmesartan on the development of murine acute myocarditis caused by coxsackievirus B3. Clin Sci (Lond). 2006;110:379-86.

72. Sukumaran V; Watanabe K; Veeraveedu PT; Thandavarayan RA; Gurusamy N; Ma M; et al. Beneficial effects of olmesartan, an angiotensin II receptor type 1 antagonist, in rats with dilated cardiomyopathy. ExpBiol Med (Maywood). 2010;235:1338-46.

73. Godsel LM; Leon JS; Engman DM. Angiotensin converting enzyme inhibitors and angiotensin II receptor antagonists in experimental myocarditis. Curr Pharm Des. 2003;9:723-35.

74. Xiao J; Shimada M; Liu W; Hu D; Matsumori A. Anti- inflammatory effects of eplerenone on viral myocarditis. Eur J Heart Fail. 2009;11:349-53.

75. Nunes H; Freynet O; Naggara N; Soussan M; Weinman P; Diebold B, et al. Cardiac sarcoidosis. Semin Respir Crit Care Med. 2010;31:428-41.

76. Friman G; Wesslen L; Karjalainen J; Rolf C. Infectious and lymphocytic myocarditis. Epidemiology and factors relevant to sports medicine. Scand J Med Sci Sports. 1995;5:269-78.

77. Piepoli MF; Guazzi M; Boriani G; Cicoira M; Corrà U; Dalla Libera L; et al. Exercise intolerance in chronic heart failure. Mechanisms and therapies. Part I. Eur J Cardiovasc Prev Rehabil. 2010;17:637-42.

78. Borjesson M; Pelliccia A. Incidence and aetiology of sudden cardiac death in young athletes. An international perspective. Br J Sports Med. 2009;43:644-8.

79. Pelliccia A; Corrado D; Bjørnstad HH; Panhuyzen-Goedkoop N; Urhausen A; Carre F; et al. Recommendations for participation in competitive sport and leisure-time physical activity in individuals with cardiomyopathies, myocarditis and pericarditis. Eur J Cardiovasc Prev Rehabil. 2006;13:876-85.

80. Halabchi F; Seif-Barghi T; Mazaheri R. Sudden cardiac death in young athletes. A literature review and special considerations in Asia. Asian J Sports Med. 2011;2(1):1-15.

81. Adabag AS; Maron BJ; Appelbaum E; Harrigan CJ; Buros JL; Gibson CM; et al. Occurrence and frequency of arrhythmias in hypertrophic cardiomyopathy in relation to delayed enhancement on cardiovascular magnetic resonance. J Am Coll Cardiol. 2008;51:1369-74.

82. Biffi A; Pelliccia A; Verdile L; Fernando F; Spataro A; Caselli S; et al. Long-term clinical significance of frequent and complex ventricular tachyarrhythmias in trained athletes. J Am Coll Cardiol 2002;40:446-52.

83. Felix SB; Staudt A; Dörffel WV; Stangl V; Merkel K; Pohl M; et al. Hemodynamic effects of immunoadsorption and subsequent immunoglobulin substitution in dilated cardiomyopathy. Three-month results from a randomized study. J Am Coll Cardiol. 2000;35:1590-8.

84. Muller J; Wallukat G; Dandel M; Bieda H; Brandes K; Spiegelsberger S; et al. Immunoglobulin adsorption in patients with idiopathic dilated cardiomyopathy. Circulation. 2000;101:385-91.

85. Staudt A; Schäper F; Stangl V; Plagemann A; Böhm M; Merkel K; et al. Immunohistological changes in dilated cardiomyopathy induced by immunoadsorption therapy and subsequent immunoglobulin substitution. Circulation. 2001;103:2681-6.

86. Arbustini E; Narula N; Dec GW; Reddy KS; Greenberg B; Kushwaha S; et al. The MOGE(S) classification for a phenotype-genotype nomenclature of cardiomyopathy: endorsed by the World Heart Federation. J Am Coll Cardiol. 2013 Dec 3;62(22):2046-72

87. Viral myocarditis—diagnosis, treatment options, and current controversies Ari Pollack, Amy R. Kontorovich, Valentin Fuster and G. William Nat. Rev. Cardiol. 12, 670–680 (2015); published online 21 July 2015; doi:10.1038/nrcardio.2015.108

Doenças do Pericárdio

71

Fabio Fernandes
Barbara Maria Ianni
Evandro Tinoco Mesquita

1   DADOS ANATÔMICOS E FUNCIONAIS DO PERICÁRDIO

O pericárdio normal é composto por uma camada externa, chamada de pericárdio fibroso, e de uma camada interna, chamada de pericárdio seroso. O pericárdio seroso é composto por uma camada visceral, ou epicárdio, que recobre o coração e a parte proximal dos grandes vasos, que se reflete sobre si mesmo e torna-se contínuo com o pericárdio parietal, constituindo sua camada interna. O espaço entre o pericárdio visceral e a camada interna do pericárdio parietal é o espaço pericárdico, que normalmente contém até 50 mL de líquido seroso, um ultrafiltrado de plasma.[1-3]

O pericárdio visceral é formado por uma camada única de células mesoteliais associada a fibras de colágeno e elastina. O pericárdio parietal tem espessura normal em torno de 2 mm e características de menor celularidade, com fibras colágenas e elastinas, com predomínio das colágenas.

O pericárdio parietal tem ligamentos que o conectam ao diafragma, ao esterno e a outras estruturas mediastinais, com o objetivo de manter o coração em uma posição fixa dentro da cavidade torácica. Os nervos frênicos estão envolvidos pelo pericárdio parietal, sendo importante sua identificação durante as intervenções cirúrgicas.

Algumas funções do pericárdio são conhecidas, porém não está completamente definido o motivo pelo qual sua retirada cirúrgica não traz consequências negativas. Além da manutenção do coração em posição relativamente constante, é atribuída ao pericárdio a proteção contra infecção de estruturas adjacentes, o efeito de contenção do volume cardíaco e a interação diastólica entre as cavidades.

A inervação do pericárdio é rica, com mecanorreceptores e quimiorreceptores, além das aferências dos nervos frênicos. Há também secreção de prostaglandinas e outras substâncias que mediam transmissão neural e o tônus coronariano.

2   PERICARDITE AGUDA

É o conjunto de sinais e sintomas resultantes de inflamação do pericárdio com não mais de 15 dias de duração. Várias são as causas, resumidas no Quadro 71.1, mas nem sempre o diagnóstico etiológico é feito.[4-5] Entre as etiologias específicas, devem ser

QUADRO 71.1   Principais etiologias do comprometimento pericárdico.

		ETIOLOGIA
Infecciosa	Vírus	Coxsackie, herpes, echovírus, enterovírus, adenovírus, citomegalovírus, influenza, HIV, hepatites, Epstein-Barr e outros
	Bactérias	Pneumococo, estafilococo, estreptococo, micobactérias, meningococo, hemófilus, micoplasma e outros
	Fungos (em pacientes imunossuprimidos)	
NÃO INFECCIOSA		
Doenças do sistema imune	Doenças do tecido conectivo	Artrite reumatoide, lúpus eritematoso sistêmico, esclerodermia, febre reumática e outras
	Outras	Síndrome pós-pericardiotomia, pós-infarto agudo do miocárdio tardio (síndrome de Dressler)
Doenças de órgãos adjacentes		Miocardite, infarto agudo do miocárdio, dissecção de aorta, tromboembolismo pulmonar
Neoplasias	Primárias	Mesotelioma
	Secundárias	Carcinoma de mama, de pulmão, leucemias, linfomas, melanoma, sarcomas, tumores de estômago, colo e outros
Doenças metabólicas		Uremia, diálise, mixedema e outras
Trauma	Direto	
	Indireto	Radiação
Induzida por medicamentos		Procainamida, hidralazina, isoniazida, ciclosporina, doxorubicina e outras
Congênito		Cistos, ausência congênita do pericárdio
Outras		Doença inflamatória do intestino, síndrome de Loeffler, de Stevens-Johnson, aortites, síndrome eosinofílica, gravidez e outras

pesquisadas a tuberculose, as neoplasias e as doenças sistêmicas, geralmente autoimunes. Cada uma dessas causas é responsável por aproximadamente 5% de todos os casos de pericardite nos países desenvolvidos.[6-8] A etiologia nas várias casuísticas publicadas varia porque tem influência do grau de complexidade do centro de atendimento. As pericardites agudas idiopáticas ou virais são as mais frequentes em pacientes imunocompetentes nos países desenvolvidos.[6-9] Em muitos casos, a pericardite aguda é atribuída a uma infecção viral apenas com dados clínicos, o que se justifica pelo fato de a pesquisa de vírus ser de alto custo e não trazer informações que modifiquem o tratamento.[6,7,10-14]

A pericardite aguda frequentemente é subdiagnosticada. Dados publicados descrevem que acontece em 0,1% dos pacientes internados e em até 5% dos pacientes que procuram serviço de emergência com dor torácica não cardíaca.[4,15-16]

Alguns autores defendem a necessidade de que existam pelo menos dois de quatro critérios para que a pericardite seja diagnosticada.[17-19] Esses critérios seriam a dor torácica característica, o atrito pericárdico, as alterações eletrocardiográficas típicas e o aparecimento ou a intensificação de derrame pericárdico que, no entanto, pode estar ausente.[20] Além disso, em até 15% dos casos o comprometimento pericárdico vem acompanhado por comprometimento miocárdico em vários graus de intensidade, levando ao aumento do nível plasmático de enzimas miocárdicas, geralmente de forma pouco intensa.[21,22] Essa elevação discreta não se associa a prognóstico reservado e, quase sempre, os níveis retornam ao normal em 1 a 2 semanas.[4] Diminuição da função sistólica ventricular também está relacionada, sendo o quadro de miopericardite mais frequente em homens jovens.[21-23] Os distúrbios de condução, as arritmias e as anormalidade de contração de paredes ventriculares são características desse tipo de comprometimento.[20] Como a pericardite está frequentemente relacionada a doenças sistêmicas, às vezes sendo sua primeira expressão clínica, sinais e sintomas das doenças de base devem ser ativamente pesquisados.

2.1 QUADRO CLÍNICO

2.1.1 Sintomas

A dor torácica resultante do comprometimento pericárdico nem sempre pode ser distinguida da dor torácica da insuficiência coronariana. Porém, caracteristicamente, a dor é retroesternal ou precordial, com piora à inspiração profunda e melhora com a inclinação do tronco para frente, acompanhada de dispneia. Pode haver irradiação para membros superiores e pescoço, porém a irradiação para um ou ambos os trapézios é característica, já que os frênicos, que inervam esses músculos, atravessam o pericárdio parietal. A dor normalmente é aguda, mas dor em peso pode acontecer. Geralmente, o paciente apresenta febre e outros sinais e sintomas de inflamação sistêmica, como astenia e dores musculares, sendo que sintomas que direcionem a investigação para a causa do comprometimento, a exemplo de quadros pulmonares

no caso de infecções como tuberculose, não devem ser ignorados. Os pacientes podem referir sintomas importantes de infecções virais, como gripe, alguns dias antes do quadro de pericardite.

2.1.2 Exame físico

O atrito pericárdico é patognomônico da pericardite aguda, sendo, então, muito específico, porém pouco sensível para o diagnóstico.[7] Representa o atrito dos folhetos parietal e visceral inflamados e a sensação auscultatória é de roçar de couro. O local no qual o atrito em geral é mais bem ouvido é ao longo da borda esternal esquerda, estando o paciente com o tronco inclinado para a frente. Caracteristicamente, tem três componentes que representam a sístole ventricular, a fase de enchimento rápido e a contração atrial, porém nem sempre todos são audíveis.[4,24] Como o atrito pode variar de intensidade e localização com o tempo, é importante que o paciente seja auscultado repetidamente, em vários decúbitos, inclusive para que a diferenciação com sopros possa ser feita naquelas situações nas quais o caráter do atrito não for característico. Nessa diferenciação, as manobras respiratórias também são importantes.

Febre e taquicardia geralmente estão presentes e sinais sugestivos da causa da pericardite não devem ser esquecidos.

2.1.3 Exames complementares

2.1.3.1 Eletrocardiograma

As alterações eletrocardiográficas na pericardite aguda são, geralmente, difusas, podendo ser localizadas e dificultando ainda mais a diferenciação com insuficiência coronariana. Caracterizam-se por supradesnivelamento difuso do segmento ST de concavidade para cima, com infradesnivelamento recíproco em aVR. Infradesnivelamento do segmento PR pode aparecer como resultado da lesão atrial concomitante, inclusive precedendo a elevação do segmento ST.[25-28] Essas alterações ajudam na diferenciação com infarto agudo do miocárdio já que, na insuficiência coronariana, o comprometimento é mais localizado e a concavidade do supradesnivelamento do segmento ST é para baixo. Além disso, ondas Q são características de insuficiência coronariana, não aparecendo na pericardite aguda. Outra alteração eletrocardiográfica que pode ser confundida com pericardite aguda é a repolarização precoce, que geralmente não é difusa e não apresenta variações em eletrocardiogramas (ECG) seriados.[4,19,30] Além disso, a razão entre a amplitude do início do ST sobre a amplitude da onda T em V6 é maior ou igual a 0,25 na pericardite aguda.[25] A Figura 71.1 apresenta ECG de paciente com pericardite aguda.

A evolução do quadro clínico da pericardite aguda é acompanhada por uma sequência de alterações eletrocardiográficas, descritas a seguir:[1,20,29-31]

- Estágio I: supradesnivelamento do segmento ST com concavidade para cima, difuso, exceto em aVR e V1, em que há infradesnivelamento; onda T apiculada, com discreto aumento de amplitude; infradesnivelamento do segmento PR (exceto em aVR, em que ocorre supradesnivelamento), que pode ser a única alteração no ECG;

- Estágio II: normalização dos segmentos ST e PR, com achatamento a onda T;
- Estágio III: inversão difusa da onda T, que pode persistir por semanas a meses após a recuperação clínica, sem impacto no prognóstico ou no risco de recorrências;
- Estágio IV: normalização da onda T, podendo ocorrer semanas ou meses após a fase aguda.

A alternância elétrica, que aparece nos casos de derrame pericárdico importante, é sinal de complicação. Já o aparecimento de ondas Q patológicas, excluindo-se insuficiência coronariana, sugere miopericardite.

2.1.3.2 Radiografia de tórax

Mostra área cardíaca normal, a não ser que surjam complicações como o derrame pericárdico, que pode ser discreto ou mesmo moderado sem alterar o tamanho da área cardíaca. Os campos pulmonares devem ser analisados com cuidado, para excluir infecção pulmonar ou mesmo comprometimento sugestivo de tuberculose. Alargamento de mediastino devido a comprometimento ganglionar pode acontecer nos linfomas.[5]

2.1.3.3 Ecodopplercardiograma

É de extrema importância no apoio clínico. Pela pericardite aguda em si, geralmente é normal, sendo útil para excluir derrame pericárdico, caracterizar comprometimento miocárdico e na pesquisa de dissecção de aorta, que pode cursar com derrame pericárdico associado. Insuficiência coronariana pode ser suspeitada a partir de comprometimento segmentar do miocárdio e miocardite associada pelo comprometimento da função ventricular.

2.1.3.4 Tomografia computadorizada de tórax e ressonância magnética cardíaca

Exames que podem mostrar espessamento pericárdico (espessura normal < 4 mm, geralmente de 1 a 2 mm) e graus variáveis de derrame pericárdico em casos de pericardite aguda; e, na ressonância com técnica de realce tardio, podem ser identificados sinais de miocardite associada.[5]

2.1.3.5 Exames laboratoriais

O hemograma pode mostrar alterações sugestivas da doença de base ou, no caso de comprometimento viral, que há leucocitose discreta com linfocitose. Leucocitose mais importante pode sugerir etiologia bacteriana ou quadros hematológicos malignos. Leucopenia pode ser sugestiva de doença sistêmica autoimune. Aumento de troponina I sugere comprometimento miocárdico concomitante e, quando os valores forem muito elevados, o diagnóstico de infarto do miocárdio com pericardite como complicação deve ser lembrado, principalmente nos acometimentos transmurais.[20,32] Marcadores de atividade inflamatória, como proteína C-reativa, estão aumentados na maioria dos pacientes, porém naqueles com pouco tempo de evolução, já em uso de anti-inflamatórios ou nos imunocomprometidos, a elevação pode não acontecer.[4,33] A demora na diminuição dos níveis de

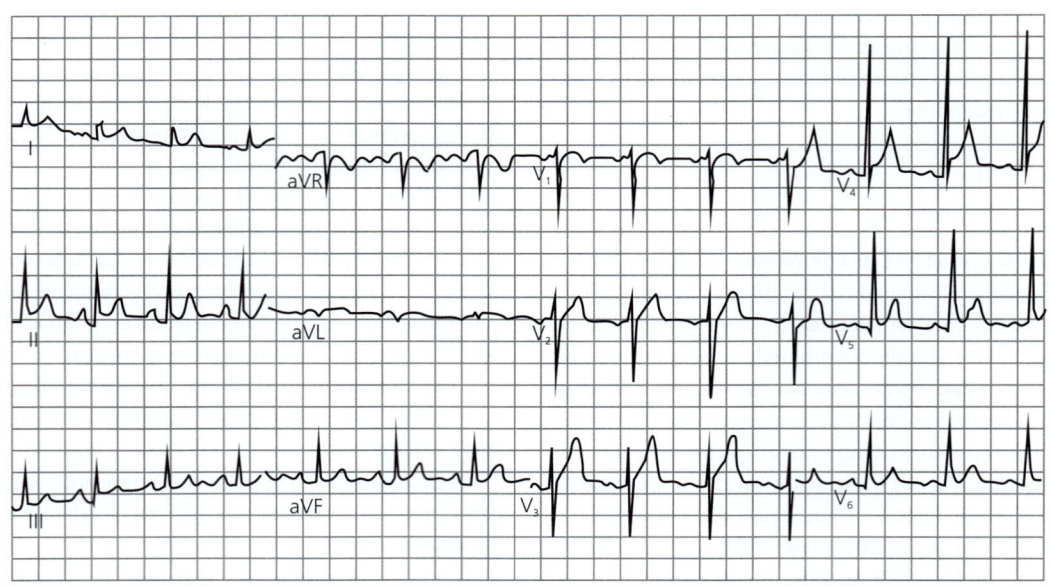

FIGURA 71.1 Eletrocardiograma de paciente com pericardite aguda: supradesnivelamento do segmento ST com concavidade para cima, difuso; infradesnivelamento do segmento PR.

marcadores de atividade inflamatória, que ocorre normalmente em 15 dias, é indicativa de necessidade de terapêutica anti-inflamatória prolongada e maior risco de recorrência.[34]

2.2 DIAGNÓSTICO DIFERENCIAL

Envolve quadros torácicos (insuficiência coronariana, tromboembolismo pulmonar, dissecção de aorta, pneumotórax, infecções pulmonares, costocondrite, herpes-zóster antes do aparecimento das lesões cutâneas) e quadros abdominais (refluxo gastresofágico, colecistite aguda, pancreatite, entre outros).[20]

2.3 COMPLICAÇÕES

As complicações da pericardite aguda são derrame pericárdico, tamponamento cardíaco e constrição. A maioria ocorre em pacientes com causas identificáveis. Em pacientes sem causa identificável, a incidência de complicações, incluindo importantes derrames durante o episódio agudo e constrição no seguimento, é muito baixa.[35] Miopericardite é considerada condição associada em vez de complicação, tendo bom prognóstico, inclusive com menor probabilidade de recorrência.[36]

2.4 TRATAMENTO

2.4.1 Indicações de internação

Os aspectos clínicos que condicionam maior gravidade, sendo indicativos de internação são:[6-8,13,37]

- quadro com semanas de evolução;
- elevação de enzimas miocárdicas, sugerindo miocardite associada, com ou sem disfunção ventricular ao ECG;
- febre alta com leucocitose importante, sugerindo pericardite purulenta;
- falha de tratamento com anti-inflamatórios não hormonais (AINH) após uma semana;
- derrames pericárdicos volumosos, com risco de tamponamento cardíaco;

- nos casos de trauma;
- pacientes imunossuprimidos
- pacientes em uso de anticoagulantes;
- pacientes com comprometimento secundário a tumores;
- nos casos de pericardite intermitente ou incessante;
- pacientes do sexo feminino, que podem ser incluídas no grupo de risco pela maior probabilidade de terem doenças autoimunes sistêmicas.

2.4.2 Medicações

2.4.2.1 Anti-inflamatórios não hormonais

Principais medicações para o tratamento de pericardites idiopáticas e virais cujo objetivo principal é a melhora da dor e a resolução da inflamação.[13,20,38] Estão indicados o ácido acetilsalicílico e o ibuprofeno, este último com efeitos favoráveis no fluxo coronariano, com bons resultados.[13,17] O ácido acetilsalicílico deve ser preferido nos casos de pericardite aguda relacionada a infarto agudo do miocárdio por causa da associação com medicação antiplaquetária e pelo fato de outros anti-inflamatórios não hormonais (AINH) comprometerem a cicatrização da área infartada.[39-43] Indometacina deve ser evitada por diminuir o fluxo arterial coronário.[18]

O tratamento da pericardite aguda dura em torno de 14 dias, porém o nível sérico de proteína C-reativa, utilizado como marcador de atividade inflamatória, ajuda na definição do tempo mais adequado de tratamento.

A retirada dos AINH deve ser lenta e progressiva, para diminuir a possibilidade de recorrência.[43]

2.4.2.2 Colchicina

Vem se destacando como medicação coadjuvante aos AINH no tratamento tanto da pericardite aguda como no da pericardite recorrente. Os estudos que demonstraram o efeito positivo dessa medicação estão resumidos no Quadro 71.2, com as doses utilizadas e o tempo de tratamento.

QUADRO 71.2 Estudos com a utilização de colchicina na pericardite aguda					
ESTUDO	CARACTERÍSTICAS	DURAÇÃO DO TRATAMENTO	SEGUIMENTO	COLCHICINA	ANTI-INFLAMATÓRIO NÃO HORMONAL
COPE	aberto, randomizado	3 meses	18 meses	2 mg no primeiro dia de tratamento, seguidos por 1mg/dia quando peso ≥ 70 kg Ou 1 mg no primeiro dia de tratamento, seguido por 0,5 mg/dia quando peso < 70 kg	Sim Ou corticosteroide em dose alta (1-1,5 mg/kg/dia) (fator predisponente para recorrência) por 2 a 4 semanas com diminuição gradativa
ICAP	duplo-cego, randomizado, controlado com placebo	3 meses	18 meses	0,5 mg 2x/dia quando peso ≥ 70 kg Ou 0,5 mg/dia quando peso < 70 kg	Sim ou corticosteroide em dose baixa (0,2 a 0,5 mg/kg/dia) por 2 semanas com diminuição gradativa

O estudo COPE (*Colchicine for acute pericarditis*) mostrou que o uso de rotina de colchicina no tratamento da pericardite aguda,[17] associada ao ácido acetilsalicílico, é eficaz, com diminuição dos sintomas em 72 horas e das recorrências em 18 meses. Além disso, os pacientes do grupo que tomou colchicina não tiveram tamponamento cardíaco nem pericardite constritiva na evolução.[44-46]

Recentemente, foi publicado o estudo ICAP (*Investigation on colchicine for acute pericarditis*) que testou o uso de colchicina associada a ácido acetilsalicílico ou ibuprofeno, em um primeiro episódio de pericardite aguda, mostrando que a colchicina diminuiu a taxa de recorrências, a persistência dos sintomas em 72 horas e o número de internações, além de melhorar a taxa de remissão de sintomas em 1 semana, o número de recorrências por paciente e o tempo até a primeira recorrência.[47] Os detalhes desses estudos estão resumidos no Quadro 71.3.

O efeito colateral mais frequente durante a terapêutica com colchicina é a diarreia, em torno de 8% dos casos.[17] Pode provocar também supressão de medula óssea, hepatotoxicidade e miotoxicidade.[48-50] Em pacientes nos quais a função renal está reduzida, os níveis sanguíneos de colchicina ficam aumentados, havendo maior possibilidade de efeitos colaterais.[51-52] A colchicina não deve ser indicada durante a gravidez.[53] Outros fármacos que utilizem o citocromo P450 3A4e a glicoproteína-P podem diminuir a eliminação da colchicina, aumentando a possibilidade de toxicidade.[48,51-52,54] Nos estudos citados, não houve diferença significativa entre os grupos no que se refere a efeitos colaterais.

2.4.2.3 Corticosteroides

Muito utilizados no tratamento da pericardite aguda e de suas recorrências porque melhoram os sintomas e iniciam a remissão. Porém, seu uso deve ser limitado aos casos de intolerância, contraindicações ou falha do tratamento com AINH e colchicina, em virtude do aumento das recorrências,[18,55,56] como demonstrado no estudo COPE. Esse fato pode se dar pela rápida diminuição das doses utilizadas, para tentar evitar efeitos colaterais ou pela interferência com a eliminação dos vírus.[17,45,57-59]

Há indicação para o uso de corticosteroides nos casos de etiologias específicas, como nas doenças autoimunes, nas menores doses possíveis. Nessas situações, a diminuição da dose deve ser bem lenta e ser iniciada apenas quando os sintomas desaparecerem e a proteína C-reativa se normalizar. Doses de 0,25 a 0,5 mg/kg/dia devem ser utilizadas.

A instilação intrapericárdica de corticosteroides tem sido descrita como eficaz, porém limitada pelo fato de ser um procedimento invasivo.[44,56]

2.5 PERICARDITE RECORRENTE

A pericardite aguda idiopática geralmente é autolimitada, com recuperação completa e não complicada em 70 a 90% dos pacientes.[4-5,8,37] Após recuperação completa ou parcial do quadro agudo, 15 a 30% dos pacientes podem ter recorrência do quadro e apenas a dor, sem outros sintomas e sinais clínicos, não caracteriza recorrência.[4-5,8,14,19] Além do quadro clínico inicial de pericardite aguda, a dor torácica deve vir acompanhada de um dos seguintes sinais ou sintomas: febre; atrito pericárdico; alterações eletrocardigráficas características; derrame pericárdico; leucocitose ou aumento de proteína C-reativa.[59]

Os primeiros sintomas geralmente ocorrem 18 a 20 meses após o episódio inicial[17,58] e, geralmente, o primeiro episódio é mais intenso do que os subsequentes.

A pericardite recorrente pode ser consequência de esquema terapêutico inadequado (doses insuficientes, diminuição rápida das doses prescritas, duração abreviada de tratamento), reativação da doença de base ou reinfecção.[8] É mais frequente em mulheres e nos pacientes tratados com corticosteroides.

QUADRO 71.3 Estudos com a utilização de colchicina na pericardite recorrente					
ESTUDO	**CARACTERÍSTICAS**	**DURAÇÃO DO TRATAMENTO**	**SEGUIMENTO**	**COLCHICINA**	**ANTI-INFLAMATÓRIO NÃO HORMONAL**
CORE	aberto, randomizado	6 meses	18 meses	2 mg no 1º dia de tratamento, seguidos por 1 mg/dia quando peso ≥ 70 kg Ou 1 mg no 1º dia de tratamento, seguido por 0,5 mg/dia quando peso < 70 kg	Sim Ou corticosteroide em dose alta (1 a 1,5 mg/kg/dia) por 4 semanas com diminuição gradativa (fator predisponente para recorrência)
CORP	duplo-cego, randomizado, controlado com placebo	6 meses	18 meses	2 mg no 1º dia de tratamento, seguidos por 1 mg/dia quando peso ≥ 70 kg Ou 1 mg no primeiro dia de tratamento, seguido por 0,5 mg/dia quando peso < 70 kg	Sim ou corticosteroide em dose baixa 0,2 a 0,5 mg/kg/dia por 4 semanas com diminuição gradativa

A recorrência pode se expressar como um quadro clínico incessante ou intermitente.[1,5,60] É incessante quando a suspensão ou a tentativa de retirada da medicação anti-inflamatória resulta em novo quadro em 6 semanas a partir do quadro inicial.[57] No tipo intermitente, os pacientes ficam sem sintomas por intervalos maiores do que 6 semanas antes de recorrer.

Pelo fato de a pericardite recorrente responder com frequência a corticosteroides e outros imunossupressores e ser caracterizada pela presença de autoanticorpos, acredita-se que sua etiologia seja autoimune.[5,9,11,61] Pode acontecer nos quadros infecciosos, virais ou não, e na síndrome pós-pericardiotomia, mas pode também ser idiopática.[56,62-64] A recorrência pode ocorrer por fatores etiológicos não diagnosticados inicialmente, como no caso de neoplasias, doenças autoimunes sistêmicas ou tuberculose.

2.5.1 Tratamento

Na pericardite recorrente, é feito com AINH associados à colchicina por até 6 meses. Normalmente, a tolerabilidade é boa, mas, em alguns casos, é necessário associar inibidores da bomba de prótons para proteção gástrica e, em 10 a 15% dos casos, a dose precisa ser diminuída para 0,5 mg/dia. Nos pacientes que não respondem a esse esquema, corticosteroides em baixas doses,[65] instilação pericárdica de corticosteroides de longa ação,[5] azatioprina e ciclofosfamida podem ser tentados. Uso de anakinra, antagonista de receptores de IL-1, foi descrito recentemente como eficaz.[66]

O estudo CORE (*Colchicine for recurrent pericarditis*) mostrou que, com o uso da colchicina, havia menor taxa de recorrências e diminuição da persistência dos sintomas em 72 horas.[67] Quanto ao estudo CORP (*Colchicine for recurrent pericarditis),* além da diminuição da taxa de recorrências e dos sintomas em 72 horas, demonstrou que o grupo que tomou colchicina tinha aumento da taxa de remissão em 1 semana, diminuição do número médio de recorrências e aumento do tempo para nova recorrência, com efeitos colaterais semelhantes aos do grupo-placebo.[53] Os detalhes desses estudos estão resumidos no Quadro 71.3.

A pericardiectomia permanece como última opção para os pacientes com sintomas importantes por mais de 2 anos.[53,68-69]

Pacientes com pericardite recorrente raramente desenvolvem constrição, acometimento miocárdico ou tamponamento cardíaco, porém as recorrências comprometem a qualidade de vida.[12,57,64]

O Quadro 71.4 resume as medicações, doses e estratégia de tratamento para a pericardite aguda e pericardite recorrente.

2.6 CAUSAS ESPECÍFICAS DE PERICARDITE AGUDA

2.6.1 Pericardite viral

A etiologia viral é uma das mais frequentes na pericardite aguda e a pesquisa de DNA viral por PCR no líquido ou tecido pericárdicos raramente é necessária para que o diagnóstico seja feito. Qualquer vírus pode comprometer o pericárdio, mas os *echovírus* e os vírus coxsackie são os mais comuns.[5,19] Os citomegalovírus acometem principalmente pacientes imunossuprimidos. A agressão direta acontece na fase aguda e, nas recorrências, a resposta imune está envolvida.

2.6.2 Pericardite bacteriana

Várias bactérias podem causar esse tipo de comprometimento,[5,19,70] porém as mais frequentes são estafilococos, pneumococos e estreptococos, que podem alcançar o pericárdio por

QUADRO 71.4 Tratamento da pericardite aguda e da pericardite recorrente			
MEDICAÇÃO	DOSE	TEMPO DE TRATAMENTO (ATÉ RESOLUÇÃO DOS SINTOMAS E NORMALIZAÇÃO DA PCR)	DIMINUIÇÃO DA DOSE
Ácido acetilsalicílico	1 g 8/8 h	Pericardite aguda: 1-2 semanas Pericardite recorrente: 2-4 semanas	500 mg/dia na semana 1 1 g/dia na semana 2 1,5 g/dia na semana 3 Retirada completa na semana 4
Ibuprofeno	600 mg 8/8 h	Pericardite aguda: 1-2 semanas Pericardite recorrente: 2-4 semanas	200 mg/dia na semana 1 400 mg/dia na semana 2 600 mg/dia na semana 3 Retirada completa na semana 4
Colchicina	0,5 mg 2x/dia quando peso ≥ 70 kg Ou 0,5 mg/dia quando peso < 70 kg	Pericardite aguda: 3 meses Pericardite recorrente: 6-12 meses	
Prednisona	0,25 a 0,5 mg/kg/dia	Pericardite aguda: 2 semanas Pericardite recorrente: 2-4 semanas	25-50 mg/dia: 5-10 mg a cada 1-2 semanas 15-25 mg/dia: 2,5 mg a cada 2-4 semanas < de 15 mg/dia: 1-2,5 mg a cada 2-6 semanas

disseminação hematogênica ou por contiguidade a partir de pneumonia e empiema. Abcesso de anel valvar secundário à endocardite infecciosa também pode ser causa, porém mais rara. O meningococo, por sua vez, pode provocar pericardite aguda durante episódio de septicemia, mesmo que não haja comprometimento das meninges.

Os fatores predisponentes à pericardite bacteriana são derrame pericárdico prévio, cirurgia cardíaca ou trauma de tórax recente, doença renal crônica, imunossupressão, abuso de álcool, artrite reumatoide e neoplasias malignas.

Além do quadro clínico característico de pericardite aguda, há febre alta com calafrios. Frequentemente, o quadro clínico do comprometimento de base supera o da pericardite em si. Laboratorialmente, leucocitose com desvio à esquerda é observada. O líquido pericárdico tem polimorfonucleares e baixa taxa de glicose, alta taxa de proteínas e aumento de lactato desidrogenase, podendo haver pus à drenagem. Ao ecocardiograma, além do acúmulo de líquido no espaço pericárdico, podem ser identificadas aderências, tornando mais provável a evolução para constrição. Nesses casos, estreptoquinase ou uroquinase intrapericárdica podem ser utilizadas para que tais aderências sejam desfeitas.

O tratamento deve ser iniciado o quanto antes pela drenagem do líquido com manutenção do dreno até que haja melhora clínica, o que também ajuda na prevenção de constrição.

O isolamento da bactéria responsável deve ser tentado e, nos casos de comprometimento por tuberculose (tratado em tópico próprio), o diagnóstico pode ser mais difícil. Antibióticos de amplo espectro devem ser prescritos até que o isolamento da bactéria e o antibiograma fiquem prontos. Quando há suspeita de infecção secundária por bactérias causadoras de infecções de cabeça e pescoço, deve ser feita cobertura para anaeróbios.

O prognóstico é reservado,[19] com sobrevida em torno de 30% mesmo nos tempos atuais.

2.6.3 Pericardite e o vírus HIV

As pericardiopatias são as doenças cardiovasculares mais encontradas em pacientes com Aids. Vinte por cento deles são afetados em alguma fase da evolução, de formas variadas, sendo a pericardite aguda mais rara. O derrame pericárdico é mais frequente (10 a 40%)[71] e pode ser consequência de infecção (incluindo tuberculose) ou neoplasia (incluindo sarcoma de Kaposi), caracterizando pior evolução.[72-73] Citomegalovírus também é frequente nos pacientes com Aids.[74-75]

2.6.4 Pericardite tuberculosa

Os pacientes com tuberculose pulmonar desenvolvem comprometimento pericárdico em 1 a 8% dos casos,[76-79] sendo as menores percentagens relatadas nos países desenvolvidos e as maiores frequências nos países em desenvolvimento e em pacientes imunossuprimidos. A mortalidade e a evolução para constrição após ocorrer derrame perocárdico[76,80] variam de 17 a 40%. Em pacientes africanos com Aids, a tuberculose é a causa mais frequente de comprometimento pericárdico, que geralmente é secundário à disseminação a partir de focos peribrônquicos e de gânglios mediastinais, ou por disseminação hematogênica a partir do complexo primário.

A apresentação clínica é caracteristicamente subaguda ou crônica, sendo o derrame pericárdico, um exsudato, mais frequente que um quadro agudo. Porém, em 20 a 25% dos casos, o aparecimento dos sintomas pode ser agudo.[79] Há descrição de tamponamento cardíaco[81] em 7%. Constrição pode-se desenvolver mesmo com tratamento adequado da infecção[76-77]e, em séries históricas, a tuberculose era responsável por até 50% dos casos de pericardite constritiva.

O diagnóstico etiológico geralmente é difícil,[76,82] já que nem sempre o isolamento da bactéria no derrame (40 a 60%)[83] ou sua caracterização em biópsias é obtido.[77] O encontro de granulomas é útil, mas não é diagnóstico de tuberculose, já que essas alterações anatomopatológicas podem aparecer em outras doenças, como a sarcoidose. Os testes cutâneos positivos podem ajudar no diagnóstico; mas, quando negativos, não excluem a possibilidade. Além disso, esses testes podem ser falsos-negativos em 25 a 33% dos pacientes e falsos-positivos em 30 a 40% dos pacientes idosos.[84]

A cultura do líquido pericárdico tem alta especificidade, mas baixa sensibilidade.[85] Do ponto de vista clínico, tuberculose em outra localização torna o diagnóstico etiológico da pericardite altamente provável.

A dosagem de adenosina desaminase, uma enzima produzida pelos leucócitos, no derrame pericárdico,[76] com níveis superiores a 40 unidades/L, tem 88% de sensibilidade e 83% de especificidade para diagnóstico de pericardite por tuberculose. O interferon-gama aumentado no líquido pericárdico também pode ser um marcador adicional, porém sua utilização ainda não está liberada para líquidos cavitários, além de não haver, até o momento, vantagens importantes em relação à adenosina desaminase. Pesquisa de DNA da bactéria por PCR pode ser feita em tecido ou líquido,[86] porém esse não é um procedimento de rotina.

O tratamento visa controlar os sintomas e prevenir as complicações, sendo que o tratamento presuntivo deve ser evitado. Se não há comprovação da etiologia, as medicações devem ser prescritas apenas para aqueles pacientes nos quais a probabilidade de tuberculose é muito alta.

O tratamento recomendado pela I Diretriz Brasileira de Miocardites e Pericardites está resumido no Quadro 71.5.[33] Após 3 meses, o esquema de quatro medicamentos deve ser interrompido, com manutenção de isoniazida e rifampicina por um total de 6 meses. O papel dos corticosteroides ainda é discutido, já que esses medicamentos melhoram os sintomas e diminuem o acúmulo de líquido,[5,87,88] porém seu uso não modifica a evolução para constrição. A dose utilizada é de 1 a 2 mg/kg/dia por 5 a 7 dias, simultaneamente com a medicação específica, com redução progressiva e interrupção em 6 a 8 semanas.

QUADRO 71.5 Tratamento da pericardite tuberculosa	
MEDICAÇÃO	**DOSE**
Isoniazida	300 mg/dia
Rifampicina	600 mg/dia
Pirazinamida	15 a 30 mg/kg/dia
Etambutol	15 a 20 mg/kg/dia

2.6.5 Pericardite relacionada ao infarto agudo do miocárdio

Pode ser precoce ou surgir após meses do quadro agudo.

A pericardite precoce geralmente surge entre o 1º e o 3º dia após infarto agudo do miocárdio.[5] A causa é a necrose transmural relacionada ao tamanho da massa necrosada. A trombólise e a revascularização mecânica diminuíram esse tipo de comprometimento[89-90] e uma série atual refere 4% de incidência em pacientes submetidos à angioplastia primária.[91] Geralmente, é um processo benigno que por si só não altera a mortalidade intra-hospitalar. O tratamento é feito com AINH, de preferência com ácido acetilsalicílico, já que outros fármacos e os corticosteroides interferem na cicatrização da área infartada.[5,82,92] A utilização de heparina e de outras medicações antitrombóticas não aumenta a probabilidade de hemopericárdio.

A síndrome de Dressler se caracteriza por pericardite tardia, depois de 1 semana do infarto agudo do miocárdio e até alguns meses após, com derrame pericárdico e pleural, febre e dor pleurítica.[5,83] Sua incidência também vem diminuindo, ocorrendo em aproximadamente 0,1% dos casos.[91] Acredita-se que a causa seja autoimune, com demonstração de anticorpos antimiocárdicos nos pacientes acometidos. Ao contrário da pericardite precoce, em que a inflamação é localizada, na síndrome de Dressler a inflamação é difusa. Alterações eletrocardiográficas são comuns. A síndrome de Dressler é autolimitada e os AINH, os corticosteroides e provavelmente a colchicina são eficazes no tratamento.[5,82]

É importante distinguir a dor da pericardite daquela consequente a um novo infarto do miocárdio. As alterações eletrocardiográficas típicas de pericardite devem ser analisadas com cuidado para serem diferenciadas daquelas secundárias ao comprometimento isquêmico.

2.6.6 Pericardite em pacientes com doença renal

O comprometimento pericárdico por doença renal crônica pode ser de duas formas: urêmica e dialítica.[93]

Desde que a diálise é usada de forma rotineira, a incidência de pericardite urêmica tem diminuído. Pode acontecer em torno de 10% dos casos, antecedendo a diálise ou logo após seu início.[94] O motivo pelo qual ocorre ainda não é conhecido,[5,95] mas não parece haver relação com a doença que ocasionou a insuficiência renal, exceto no lúpus eritematoso sistêmico e na esclerodermia. Tem relação com níveis séricos de ureia.

A pericardite relacionada à diálise é mais comum,[5,95] em torno de 15%, e ocorre quando os níveis de ureia e creatinina estão normais ou pouco elevados. Acontece em pacientes que já estão fazendo diálise há mais de 8 semanas. É mais frequente na hemodiálise do que na diálise peritoneal. Está relacionada à hipervolemia e à diálise inadequada.[96] O quadro clínico é de pericardite aguda, podendo existir derrame pericárdico e tamponamento cardíaco. As alterações no ECG normalmente são aquelas da doença de base e menos frequentemente de pericardite aguda.

A resolução do quadro acontece com a melhora das condições de diálise, com aumento da frequência das sessões.[5,82,95] Os AINH e corticosteroides podem ser utilizados para melhora da dor, além de colchicina.[97] O uso de heparina durante a diálise deve ser criterioso, pelo risco de hemorragia no espaço pericárdico.

2.6.7 Doença pericárdica neoplásica

A pericardite aguda ocorre como primeira manifestação de tumores em cerca de 4% dos pacientes com neoplasia primária de outro órgão. Os tumores primários do pericárdio são muito raros e limitam-se quase que exclusivamente ao mesotelioma. O prognóstico dos pacientes acometidos é reservado.

Raramente o quadro clínico é de pericardite aguda, sendo o derrame pericárdico e o tamponamento cardíaco mais frequentes. O carcinoma de pulmão é responsável por metástases pericárdicas em 40% dos casos de derrame pericárdico por malignidade; outros 40% estão relacionados a carcinoma de mama e linfomas. Melanomas, sarcomas e tumores de aparelho digestivo são menos frequentes.[98]

Dor torácica pode acontecer, mas os sinais e sintomas de derrame pericárdico são mais frequentes,[99] podendo chegar a tamponamento cardíaco.[100] Alterações eletrocardiográficas compatíveis com pericardite aguda são menos comuns. Nesses casos, a tomografia de tórax e a ressonância magnética cardíaca (RMC) são de grande valor para que seja caracterizada a extensão do comprometimento.

Identificação de células tumorais e marcadores no líquido pericárdico devem ser buscados, mas cada caso deve ser analisado de forma independente. Quando a quantidade de líquido for pequena e não houver indicação de instilação de drogas no espaço pericárdico, a coleta de líquido deve ser reavaliada, levando-se em conta inclusive a expectativa de vida do paciente.

2.6.8 Pericardite por radiação

Muitos tumores necessitam de tratamento radioterápico na região do tórax e o comprometimento pericárdico está relacionado à dose total de radiação, à área de pericárdio exposta, ao tipo de radiação necessária e à duração e ao fracionamento do tratamento. A incidência atual é em torno de 2%;[5,82] porém, se o pericárdio todo for exposto, a incidência pode chegar a 20%. O quadro clínico pode surgir ainda na fase de tratamento ou mesmo após anos.

O comprometimento por radiação pode ter expressão clínica na forma de pericardite aguda, às vezes com discreto derrame pericárdico, ainda na fase de tratamento. Porém, pode também acontecer uma 20 anos depois, na forma de pericardite constritiva, que condiciona alta mortalidade operatória e baixa sobrevida em 5 anos.[101]

É importante diferenciar invasão pericárdica pelo tumor do comprometimento secundário à radioterapia.

2.6.9 Doença pericárdica autoimune

O comprometimento pericárdico ocorre em praticamente todas as doenças autoimunes, mas é frequente principalmente na artrite reumatoide, no lúpus eritematoso sistêmico e na esclerodermia.[5,82] Nem sempre há quadro clínico característico.

Na artrite reumatoide, o comprometimento pericárdico clinicamente evidente acontece em até 25% dos pacientes, e pode ser na forma de pericardite aguda, em geral acompanhada de piora da doença de base. Quando há derrame pericárdico, as características do líquido são baixa concentração de glicose, leucocitose com neutrofilia, títulos altos de fator reumatoide e baixos níveis de complemento. Há boa resposta ao tratamento com AINH e, nas recorrências, a colchicina é eficaz.[5] É importante que seja excluída infecção associada. A evolução para constrição é rara.

No lúpus eritematoso sistêmico, a pericardite é a manifestação cardiovascular mais frequente[5,82] e a forma aguda pode ser a primeira manifestação da doença. Cerca de 40% dos pacientes com lúpus desenvolvem pericardite em alguma fase da doença, quase sempre em associação com períodos de reativação. Derrame pericárdico pode ocorrer, mas normalmente é de pequena monta.[102] Quando há necessidade de abordagem, o líquido pericárdico tem alta concentração de proteínas e baixa de glicose, com leucócitos abaixo de 10.000/mL. Da mesma forma que na artrite reumatoide, é importante excluir infecção associada, especificamente tuberculose, porque esses pacientes são imunossuprimidos. O tratamento envolve corticosteroides e imunossupressores.

Na esclerodermia, o comprometimento pericárdico pode ocorrer em 10% dos pacientes,[5,82] em geral na forma de pericardite aguda. Derrame pode ocorrer, frequentemente em pequena quantidade e pericardite constritiva é descrita. O tratamento

com AINH tem resposta imprevisível e colchicina deve ser considerada, apesar da falta de estudos a respeito.

2.6.10 Síndrome pós-pericardiotomia

Consiste na pericardite que comete 10 a 15% dos pacientes submetidos à cirurgia cardíaca, ocorrendo dias ou até meses após a intervenção, apesar de acontecer, em 80% dos casos, no primeiro mês de pós-operatório.[103] Em um primeiro momento ocorre inflamação e, em sequência, um processo imune, com produção de anticorpos anticoração.[5]

O quadro clínico é de resposta inflamatória sistêmica, com febre baixa, discreta leucocitose e inflamação pleuropericárdica. A radiografia de tórax geralmente mostra derrame pleural e as alterações no ECG são as características de pericardite aguda na metade dos casos. O ecocardiograma pode mostrar derrame pericárdico discreto.

A síndrome pós-pericardiotomia pode ser causa de complicações graves, como derrame pleural importante e raramente tamponamento cardíaco, além de aumentar o tempo de internação.[104,105]

O tratamento na fase aguda é semelhante ao da pericardite aguda viral, com AINH e colchicina, sendo esta última indicada também nas recorrências.[17,106-107] O tratamento deve ser feito por 2 a 3 semanas e os corticosteroides devem ser utilizados para os pacientes não responsivos ou com sintomas recorrentes.

A colchicina também tem indicação na prevenção da síndrome pós-pericardiectomia, conforme demonstrado no estudo COPPS (*Colchicine for the prevention of the post-pericardiotomy syndrome*),[106] detalhado no Quadro 71.6. Houve diminuição da incidência em 12 meses, além de diminuição das internações relacionadas, da incidência de tamponamento cardíaco, de pericardite constritiva e dos episódios de recorrência. Nesse estudo, foi utilizada dose de ataque. Já no estudo COPPS-2, não está prevista dose de ataque (detalhes no Quadro 71.6), e serão observadas incidências de síndrome pós-pericardiotomia, de derrame pericárdico e de fibrilação atrial nos 3 meses iniciais de pós-operatório; tamponamento cardíaco, necessidade de pericardiocentese ou de toracocentese e as recorrências e internações também serão comparadas.[106,108-109]

QUADRO 71.6 Estudos com a utilização de colchicina na síndrome pós-pericardiotomia				
ESTUDO	CARACTERÍSTICAS	DURAÇÃO DO TRATAMENTO	SEGUIMENTO	COLCHICINA
COPPS	duplo-cego, randomizado, controlado com placebo	30 dias	12 meses	1 a 2 mg no 1º dia de tratamento (3º pós-operatório), depois 0,5 mg 2 x/dia quando peso ≥ 70 kg e 0,5 mg/dia quando peso < 70 kg
COPPS-2	duplo-cego, randomizado, controlado com placebo	30 dias	3 meses	0,5 mg 2 x/dia quando peso ≥ 70 kg e 0,5 mg/dia quando peso < 70 kg, 48 h a 72 h antes da cirurgia

2.6.11 Pericardite induzida por medicamentos

A grande maioria das medicações que provocam pericardite na verdade desencadeia síndrome lúpus-*like*.[5] Muitas são descritas e as principais são: isoniazida; hidralazina; ciclosporina; procainamida; e doxorrubicina. Derrames volumosos são raros.

3 DERRAME PERICÁRDICO

3.1 INTRODUÇÃO

O derrame pericárdico é a apresentação clínica mais comum das pericardiopatias, podendo cursar em uma forma assintomática observada no ecodopplercardiograma de rotina em um paciente portador de doença cardiovascular, até formas potencialmente fatais cursando com tamponamento cardíaco ou choque séptico associado a uma pericardite purulenta. No Brasil, a etiologia tuberculosa associada ou não a pacientes portadores de HIV ainda representa uma causa comum. Essa condição é frequente em populações de baixo poder socioeconômico.[33]

A condição mais comum associada ao derrame pericárdico é a relacionada à pericardite aguda de etiologia viral, frequentemente uma condição autolimitada.[6-7] Nos últimos anos, têm aumentado os casos de pacientes oncológicos com comprometimento pericárdico por fatores que envolvem o crescimento da prevalência do câncer, maior acesso a exames de cardioimagem facilitando o diagnóstico, melhora da sobrevida e os efeitos cardiotóxicos dos agentes quimioterápicos e da radioterapia sobre o pericárdio.[110]

O avanço nas intervenções invasivas em cardiologia, tais como biópsia miocárdica, ablação com radiofrequência e instalação de marcapasso e cirurgia cardíaca, têm levado a um quadro imunoinflamatório frequentemente associado a derrame pericárdico e sinais e sintomas de pericardite aguda denominada síndrome pós-injúria cardíaca.[5]

O cardiologista, frente a todo paciente com derrame pericárdico, deve focar a sua avaliação em quatro pilares: busca etiológica; presença ou risco de tamponamento cardíaco; sinais de infecção piogênica; e sinais de risco de evolução para pericardite constritiva.[33]

Os métodos de cardioimagem como o ecodopplercardiograma, a tomografia computadorizada (TC) e a RM, além de biomarcadores como adenosina deaminase e, mais recentemente, a biópsia pericárdica/epicárdica associado a técnicas de biologia molecular e celular têm permitido uma melhor abordagem do diagnóstico e do tratamento das síndromes pericárdicas que cursam com derrame.[5,33]

3.2 FISIOPATOLOGIA

O pericárdio é um saco fibroeslástico que envolve o coração e a raiz dos grandes vasos, contendo em seu interior uma fina camada de fluido (15 a 50 mL) entre seus folhetos parietal e visceral, a qual possibilita a efetiva movimentação do órgão de modo homogêneo, limitando sua distensão excessiva. O pericárdio oferece proteção mecânica para o coração e lubrificação que reduz o atrito entre o coração e as estruturas subjacentes. O pericárdio exerce também um efeito hemodinâmico sobre os átrios e ventrículos. Normalmente, as pressões intrapericárdica e intratorácica são iguais, variando entre +5 e -5 entre a inspiração e expiração respectivamente.[111]

A baixa pressão no espaço intrapericárdico permite que a variação respiratória na pressão intratorácica possa ser refletida nas pressões intracardíacas. Durante a inspiração, a pressão intratorácica se reduz causando aumento do fluxo para o interior das câmaras direitas e uma diminuição dos gradientes de pressão entre as veias pulmonares e o átrio esquerdo, causando uma redução nos fluxos sanguíneos no lado esquerdo do coração. Durante a expiração o processo se inverte. Em condições normais, o fluxo através das valvas cardíacas varia durante as fases da respiração: menos de 10 a 15% através da mitral; 20 a 25% através da tricúspide; e 10% através da pulmonar e aórtica. O pericárdio visceral, frente a um processo inflamatório, aumenta a sua quantidade de líquido e pode ocasionar um aumento rápido ou lento da pressão intrapericárdica. Em condições clínicas como hipotireoidismo, neoplasias e doença renal crônica, podem ocorrer volumosos derrames pericárdicos sem evidências de tamponamento cardíaco. Contudo, perfurações da parede cardíaca ou o aparecimento de um hematoma pós-cirurgia cardíaca elevam rapidamente a pressão intrapericárdica e, por isso, aumentando o risco de tamponamento cardíaco.[112]

A presença de derrame pericárdico pode ser suspeitada pela história clínica, exame físico, ECG e exame radiológico do tórax. Na ausência de tamponamento cardíaco, a sensibilidade e especificidade de sinais clínicos de derrame pericárdico são baixas, dessa forma, o diagnóstico na maioria dos pacientes é confirmado pelo ecodopplercardiograma.[113,9]

A visão contemporânea do derrame pericárdico/tamponamento cardíaco tem identificado essa condição como um contínuo dividido em três fases. Na fase 1, há acúmulo inicial do líquido pericárdico, observando-se aumento gradual da pressão intrapericárdica; fase 2 ou pré-tamponamento, em que o pulso paradoxal já pode ser percebido, caracteriza-se pelo aumento das pressões no átrio direito e intrapericárdica, com diminuição do débito cardíaco, porém sem choque; e a fase 3, também chamada de tamponamento cardíaco, que tem como característica a equalização das pressões pericárdicas e do átrio direito e esquerdo, sendo evidenciados pulso paradoxal e sinais de choque cardiogênico que podem levar à parada cardíaca.[33,112,114]

O quadro de acúmulo de líquido pericárdico e consequente aumento da pressão intrapericárdica, quando ocorrem de forma, lenta pode levar ao aparecimento de edema e dispneia. O emprego de diurético, em um caso de derrame pericárdico de instalação lenta com aumento da pressão venosa e edema, pode transformar um quadro de derrame pericárdico benigno em um quadro catastrófico de tamponamento cardíaco.[10]

3.3 ETIOLOGIA

Pacientes com derrame pericárdico podem, na ausência de alterações hemodinâmicas significativas, não apresentar sinais e sintomas relacionados ao derrame, estando os sintomas condicionados somente a doença de base causadora do derrame. Esse fato evidencia a relevância de uma investigação clínica bem realizada de forma a elucidar a etiologia por meio da ordenação de exames complementares para busca do fator causal.[33]

Processos infecciosos causados por agentes virais, bacterianos ou fúngicos, podem cursar ou não com o acometimento do pericárdio. Em caso de pericardite associada, encontraremos, em sua forma aguda, manifestações clínicas como dor torácica tipo pleurítica e atrito pericárdico, além de alterações no traçado eletrocardiográfico. Em geral, infecções virais estão menos associadas a quadros de derrame pericárdico na ausência de pericardite clínica. A presença de derrame pericárdico volumoso, na ausência de sinais clínicos de pericardite aguda, direciona a buscar outra etiologia.[111]

Desordens metabólicas também estão relacionadas a acometimento do pericárdio, em especial a uremia, o derrame pericárdico relacionado à diálise e o hipotireoidismo que cursa com mixedema.[1,5]

A identificação das causas é um ponto fundamental no atendimento de todo paciente com derrame pericárdico e tamponamento cardíaco, podendo ser dividido em condições clínicas associadas a pericardites, neoplasias, cirurgias, trauma cardíaco, perfuração iatrogênica (pós-marcapasso, biópsias, cateterismo cardíaco ou estudo eletrofisiológico/ablação por radiofrequência), dissecção aórtica e ruptura cardíaca pós-infarto do miocárdio e dissecção aórtica.[111,115]

3.4 DIAGNÓSTICO

3.4.1 Sinais e sintomas

A presença de sinais e de sintomas em um paciente com derrame pericárdico sem alterações hemodinâmicas significativas, como tamponamento cardíaco, é de baixo valor e baixa sensibilidade na prática clínica. A sintomatologia pode ser das mais variadas, tais como dor torácica, síncope, palpitações, dispneia, disfagia, soluço, rouquidão e tosse. Alguns deles seriam explicados por ação compressiva de estruturas extracardíacas, a exemplo do esôfago, das vias aéreas e dos nervo laríngeo recorrente e frênico.[6]

Na avaliação clínica dos pacientes com derrame pericárdico, os principais sinais são a evidência de atrito pericárdico, presença da pressão venosa sistêmica elevada, pulso venoso de Kusmaul, a perda do colapso Y no pulso venoso e a presença do pulso arterial paradoxal caracterizado pela queda maior que 10 mmHg da pressão arterial sistólica e taquicardia.[1]

3.4.2 Eletrocardiograma

Podem ser encontrados complexos QRS com baixa voltagem nas derivações bipolares ($\leq$ 5 mm), podendo ou não se acompanhar de similar diminuição nas derivações precordiais ($\leq$ 10mm) e alternância elétrica nos casos de volumosos derrames pericárdicos. Quando acompanhados de taquicardia sinusal, deve-se investigar a possibilidade de um quadro de tamponamento cardíaco.[6]

Outro padrão eletrocardiográfico presente no derrame pericárdico e no tamponamento é a alternância elétrica, caracterizada como uma mudança do eixo do QRS ciclicamente a cada batimento cardíaco em decorrência de uma oscilação mecânica do coração para frente e para trás, em geral, quando em face de um derrame volumoso. Apesar de seu achado, quando em conjunto de taquicardia sinusal, apresentar elevada especificidade, sua sensibilidade é apenas mediana, logo, a ausência desse padrão não exclui o diagnóstico.[6,10]

3.4.3 Radiografia de tórax

Seus achados podem ser variados dependendo do volume do derrame e da própria etiologia deste. Quando o conteúdo de fluido é pequeno, as alterações são pouco perceptíveis; por sua vez, quando o volume é extenso, encontramos o padrão radiológico descrito como coração em moringa, dado o alargamento da silhueta cardíaca na ausência de congestão pulmonar.

3.4.4 Ecodopplercardiograma

Os exames de cardioimagem são indispensáveis frente à suspeita clínica de derrame pericárdico ou tamponamento, sendo o ecodopplercardiograma o exame de mais fácil acesso e que oferece informações sobre volume e hemodinâmicas fundamentais para o diagnóstico. O Quadro 71.7 indica o tamanho do derrame pericárdico pelo ecodopplercardiograma.

QUADRO 71.7 Tamanho do derrame pericárdico pelo ecodopplercardiograma			
TAMANHO	PEQUENO	MODERADO	GRANDE
Volume (mL)	< 100	100-500	> 500
Localização	localizado	circunferencial	circunferencial
Espessura (cm)	< 1	1-2	> 2

O ecodopplercardiograma é um método de elevada utilidade na identificação do processo de derrame pericárdico, não apenas por apresentar boas sensibilidade e especificidade, mas também por possibilitar a identificação da repercussão hemodinâmica promovida pelo acúmulo de líquido.

A TC é a melhor modalidade de imagem cardiovascular para avaliação do pericárdio, superior à RM e ao ecodopplercardiograma em relação à resolução espacial, conseguindo identificar derrames localizados e coágulos (pós-operatório) que podem ocasionar formas localizadas de tamponamento cardíaco.

A punção do líquido pericárdico está recomendada frente à suspeita de pericardite purulenta, fúngica, tuberculosa ou neoplásica e também diante de um quadro de tamponamento cardíaco de qualquer etiologia. A análise bioquímica do líquido pericárdico e da sua celularidade pode oferecer importantes evidências do diagnóstico etiológico. O Quadro 71.8 apresenta as diferenças entre exsudato e transudato no derrame pericárdico.

A partir da biópsia do pericárdio, é possível analisar a presença de infiltrados inflamatórios ou neoplásicos ou identificar por técnicas de biologia molecular e culturas a presença de vírus, fungos, bactérias e do bacilo da tuberculose.[1]

3.5 TRATAMENTO

A conduta frente ao derrame pericárdico deve estar embasada no contexto hemodinâmico (presença ou não de tamponamento) ou clínico (infecção, tuberculose ou neoplasia) que está resumido no Quadro 71.8.[6]

Na maioria dos pacientes com doença do pericárdio, a internação hospitalar pode ser necessária para determinação da etiologia e controle do tamponamento cardíaco.[1,5]

Na maioria dos casos, o uso de AINH é a abordagem de escolha. O emprego de corticosteroides deve ser restrito aos casos em que exista associação com doenças do tecido conjuntivo, autoimunes ou pericardite urêmica.[1]

Nos casos em que é necessário o uso de anticoagulantes, a heparina deve ser utilizada sob observação cuidadosa.[1]

Na presença de doença do pericárdio com ou sem derrame resultante de tuberculose, o uso de combinações de medicamentos por diferentes períodos de tempo pode ser feito[1]. Somente pacientes com tuberculose pulmonar comprovada ou muito provável devem ser tratados.[1] A prevenção da constrição na presença de derrame pericárdico crônico de etiologia indeterminada com o emprego de medicação antituberculosa se mostrou ineficaz.[1]

A pericardiocentese ou drenagem pericárdica aberta terapêutica é indicada em pacientes com sintomas clínicos e na pesquisa do diagnóstico etiológico.[1]

4 TAMPONAMENTO CARDÍACO

Condição hemodinâmica caracterizada por diminuição dos volumes intracardíacos e por um aumento das pressões de enchimento diastólico. Ocorre quando o acúmulo de líquido no espaço intrapericárdico é suficiente para elevar a pressão ao redor das câmaras cardíacas a um ponto em que há alteração do enchimento ventricular. Estudos experimentais demonstraram que há aumento da pressão pericárdica, de átrio direito e esquerdo quando o líquido é injetado no saco pericárdico. À medida que esse líquido aumenta, ocorre uma diminuição do volume sistólico e do débito cardíaco com taquicardia compensatória,[116] posteriormente, há aumento da resistência arterial periférica. O mecanismo fisiopatológico básico do tamponamento cardíaco é a restrição ao enchimento diastólico de ambos os ventrículos. O volume de líquido que ocasiona tamponamento varia inversamente (150 a 2000 mL), de acordo com a rigidez e espessamento pericárdico. Em pacientes com tamponamento e choque, o enchimento ventricular pode ocorrer apenas durante a sístole atrial.[117]

4.1 QUADRO CLÍNICO E EXAME FÍSICO

O quadro clínico do tamponamento cardíaco é feito com a presença de elevação da pressão venosa, queda da pressão arterial, pulso paradoxal, taquicardia, dispneia e taquipneia.

A intensidade das manifestações clínicas depende da etiologia do tamponamento. Nos sangramentos pericárdicos, tais como trauma, dissecção ou rotura cardíaca, as manifestações clínicas são muito evidentes, com presença de choque, elevação da pressão venosa sistêmica e hipofonese de bulhas, também conhecida como tríade de Beck. Os pacientes com grades efusões pericárdicas que acabam evoluindo para tamponamento, geralmente, apresentam pressões e ausculta mais preservadas.

O sinal de Kussmaul, descrito em 1873 por Kussmaul em uma série de três pacientes com pericardite constritiva, e o pulso paradoxal são de grande utilidade no diagnóstico de tamponamento cardíaco.[118] Em condições fisiológicas, existe variação da pressão arterial, com queda durante a inspiração e aumento na expiração. As mudanças na pressão intratorácica durante o ciclo

QUADRO 71.8 Derrame pericárdico. Diferenças entre exsudato e transudato		
PARÂMETRO	**EXSUDATO**	**TRANSUDATO**
Causa	Maligno	Radiação
	Infecção/tuberculose (*)	Uremia
	Síndrome pós injúria cardíaca	Hipotireoidismo
	Doença vascular do colágeno	Trauma
Proteína total g/dL	> 3	< 3
Densidade especifica (g/mL)	> 1,015	< 1,015
(*) elevada taxa proteína > 6 g/dL, células linfocitárias, aspecto hemorrágico e níveis elevados de adenosina deaminase (ADA).		

respiratório são transmitidas aos grandes vasos. Existe um aumento do retorno venoso durante a inspiração que ocasiona uma distensão do VD e leva a um desvio do septo interventricular em direção ao VE, reduzindo seu tamanho (efeito Bernheim reverso). No tamponamento, há um aumento da interdependência dos ventrículos que são obrigados a distender em um espaço fixo. Durante a inspiração, há também uma queda proporcional da pressão pericárdica e pleural. No tamponamento, a queda da pressão pericárdica é menor do que a pleural, consequentemente, a pressão nas veias pulmonares que são intrapleurais e extrapericárdicas diminui mais que a pressão diastólica final do VE diminuindo, portanto, o gradiente de pressão para o enchimento ventricular. Por definição, o pulso paradoxal é uma queda maior de 10 mmHg na pressão sistólica durante a inspiração. O "paradoxo" no pulso paradoxal está no fato de poder detectar o batimento na ausculta cardíaca e sua ausência no pulso radial durante inspiração.[118] O diagnóstico pode ser realizado pedindo-se ao paciente para respirar confortavelmente e o *cuff* do esfigmomanômetro é insuflado acima da pressão sistólica. Os sons de Korotkoff são evidenciados na artéria braquial e o *cuff* desinsuflado à taxa de 2 a 3 mmHg por batimento. O pico da pressão sistólica durante a expiração deve ser identificado e reconfirmado. O *cuff* é, então, desinsuflado devagar a fim de estabelecer a pressão na qual os sons de Korotkoff se tornam audíveis na inspiração e expiração. A palpação do pulso paradoxal é mais bem observada no pulso radial, sendo possível, nos casos mais graves, detectar diminuição do volume do pulso durante a inspiração e aumento durante expiração.[119]

Outras etiologias de pulso paradoxal evolvem causas cardíacas, pulmonares e extras cardíacas e pulmonares. No choque hipovolêmico, a hipovolemia pode precipitar o pulso paradoxal em pacientes graves e a sua presença leva ao diagnóstico de hipovolemia sem evidência ainda de perda sanguinea.[119]

Existem situações clínicas nas quais há tamponamento, porém sem pulso paradoxal, como dissecção aórtica com insuficiência aórtica importante, grandes defeitos de septo interatrial, tamponamento isolado de VD e elevação das pressões diastólicas de VE.

O sinal de Kussmaul é o aumento da pressão venosa jugular durante a inspiração. O mecanismo resulta do fato de o VD não complacente ocasionar um aumento maior da pressão atrial direita em relação à queda da pressão pleural, levando à distensão da veias da região cervical durante inspiração.[120]

Alguns pacientes podem necessitar de tratamento sem as clássicas manifestações clínicas de tamponamento, entre os quais destacam-se aqueles com disfunção ventricular esquerda, tamponamento localizado do lado esquerdo e com uso de respiração com pressão positiva.[121]

Exceto nos casos de tamponamento de baixa pressão, a pressão diastólica usualmente é 15 a 30 mmHg. Esses valores são similares aos dos pacientes com insuficiência cardíaca; no entanto, por razões desconhecidas, os pacientes com tamponamento não desenvolvem congestão pulmonar.[122]

O tamponamento de baixa pressão é a situação clínica na qual o tamponamento existe, porém a pressão pericárdica está baixa. Em geral, são pacientes com depleção de líquido intravascular. O critério hemodinâmico do tamponamento é a equalização das pressões pericárdicas e atrial direita com uma pressão transmural < 2 mmHg. O tamponamento de baixa pressão é diagnosticado com pressão intrapericárdica < 7 mmHg antes da pericardiocentese, e pressão atrial direita < 4 mmHg depois que a pressão intrapericárdica tenha diminuído a próximo de 0 após pericardiocentese.[123] Sagristà-Sauleda encontraram tamponamento cardíaco com pressão baixa em 9,6% da sua casuística nos pacientes com grandes efusões pericárdicas e em 20% dos pacientes com tamponamento. Nos pacientes com tamponamento cardíaco e baixa pressão, a prevalência de doenças sistêmicas, uso prévio de diurético e medicações hipotensoras ou vasodilatadoras eram similares aos casos de tamponamento clássico, porém com uma prevalência menor nos casos de neoplasias e de causas iatrogênicas. A principal diferença entre as duas formas de apresentação está relacionada a manifestações clínicas de tamponamento. Estas foram encontradas em 24% do tamponamento de baixa pressão quando comparadas a 71% dos pacientes com tamponamento clássico. Apenas 20% dos casos apresentavam alguma evidência de estase jugular e o pulso paradoxal em apenas 2 de 29 casos. Portanto, um alto índice de suspeição clínica deve ser aventado para se chegar a um diagnóstico correto de pacientes com tamponamento cardíaco.[123]

O tamponamento regional ocorre quando qualquer câmara cardíaca é comprimida por efusões pericárdicas localizadas, geralmente observadas após cirurgia cardíaca.[122] Entre as cirurgias que aumentam a probabilidade de tamponamento, estão as intervenções valvares e quando há necessidade de anticoagulação.

4.2 MÉTODOS COMPLEMENTARES

O tamponamento cardíaco é uma entidade clínica, no entanto métodos complementares diagnósticos podem sugerir a presença de tamponamento mesmo antes das alterações clínicas de pressão e o pulso paradoxal.

4.2.1 Eletrocardiograma

As alterações eletrocardiográficas que podem sugerir tamponamento são baixa voltagem, depressão de segmento PR e alternância de QRS.

A baixa voltagem é definida nas derivações precordiais como a amplitude do QRS menor de 10 mm e nas derivações dos membros menor de 5 mm. No entanto, vale ressaltar que, no estudo de Brunch e colaboradores,[124] a amplitude do QRS persistiu diminuída após a pericardiocentese em um período de 1 semana. No estudo de Oliver e colaboradores,[125] a voltagem permaneceu diminuída ao ECG em 12% dos casos após pericardiocentese com sucesso.

4.2.2 Radiografia de tórax

Pode ser normal dependendo da etiologia do tamponamento ou, mais comumente, com aumento globoso da área cardíaca com pouca trama vascular pulmonar e aspecto de "coração em moringa".

4.2.3 Ecodopplecardiograma

Apesar de o tamponamento cardíaco ser uma entidade clínica mais do que laboratorial, a compressão diastólica do átrio e VD são achados de grande utilidade para o respectivo diagnóstico, podendo preceder o desenvolvimento do pulso paradoxal e hipotensão. Os colapsos das cavidades cardíacas podem ser avaliados pelo ecocardiograma bidimensional ou pelo modo M. O colapso da aurícula e do VD surge quando a pressão intrapericárdica supera a pressão no interior das cavidades. Pode ocorrer também colapso de câmaras esquerdas. Outros sinais relacionados ao tamponamento são variações recíprocas dos diâmetros de ambos os ventrículos com relação ao ciclo respiratório e aumento da veia cava inferior com diminuição das variações respiratórias.[5] Em condições normais, existem pequenas variações da velocidade máxima do fluxo transvalvares com relação à respiração. No tamponamento, a velocidade da onda E ao fluxo mitral será 25% menor durante a inspiração quando comparada àquela da expiração. Pode-se também avaliar o fluxo venoso pelas veias supra-hepáticas e veia cava superior. Em condições normais, o fluxo venoso tem uma morfologia bifásica com um componente sistólico e diastólico que se dirigem a aurícula direita, sendo o primeiro maior que o segundo; esses fluxos aumentam com a respiração. No tamponamento, há uma diminuição do componente diastólico que pode, inclusive, desaparecer ou inverter durante a expiração, predominando o componente sistólico. Em certas situações, a análise do fluxo mitral encontra-se prejudicada para definir tamponamento, entre estas se destacam a insuficiência tricúspide e fibrilação atrial e ritmo de marcapasso.

O grau da volemia, pressões intracardíacas, espessamento e rigidez das paredes cardíacas são fatores que, ao ecocardiograma, influenciam parcialmente a presença de colapso das câmaras.[126]

Nem sempre existe correlação entre os achados clínicos e ecocardiográficos no diagnóstico de tamponamento em pacientes com derrame pericárdico moderado a importante. Mercé e colaboradores encontraram colapsos de câmaras direita em 53% dos pacientes com efusões importantes. Cerca de 90% dos pacientes com sintomas clínicos de tamponamento demonstravam colapso de pelo menos uma câmara. Todavia, em 33% dos pacientes que não apresentavam sintomas de tamponamento, existia colapso de pelo menos uma câmara. Nesse estudo, a sensibilidade e especificidade foram de 75 e 91%, respectivamente, da análise do fluxo venoso em pacientes com sintomas clínicos de tamponamento.[127]

Existem algumas limitações ao ecocardiograma decorrentes de alterações patológicas de estruturas adjacentes ao pericárdio e que simulam efusões pericárdicas, tais como derrames pleurais, atelectasia de lobo inferior, massas intrapericárdica e lesões do mediastino. Outras dificuldades inerentes ao método são relacionadas à identificação de trombos e sangramento pericárdico e à diferenciação de pequenas coleções pericárdicas com espessamento.[128]

4.2.4 Tomografia computadorizada de tórax e ressonância magnética cardíaca

Outros métodos diagnósticos permitem identificar o tamponamento e fornecem informações adicionais de estruturas torácicas, tais como anormalidades pulmonares, mediastino e estruturas adjacentes. Além disso, a TC permite demonstrar calcificação pericárdica, espessamento localização e extensão.

A TC obtém informações da natureza do derrame pericárdico com base nos coeficientes de atenuação. Naqueles casos em que há baixa atenuação semelhante à água, sugere uma efusão serosa encontrada nos casos de insuficiência cardíaca e renal. Valores de atenuação maiores do que a água sugerem hemopericárdio, neoplasias, exsudato purulento ou mixedema.

Os achados de tamponamento pela TC incluem aumento da veia cava superior com seu diâmetro similar ou maior do que a aorta torácica adjacente, aumento da veia cava inferior com seu diâmetro maior do que o dobro da aorta abdominal adjacente, linfedema periportal, refluxo de contraste dentro da veia cava inferior, refluxo de contraste dentro das veias ázigos e aumento de veias hepáticas e renais. Outros achados descritos são compressão do seio coronariano e angulação do septo.[129]

A RM permite a detecção de pequenas efusões de até 30 mL. Em virtude da urgência do procedimento, não é um método de escolha para o diagnóstico de tamponamento. Alguns achados descritos são *swinging heart* e alteração paradoxal do septo, observados ao eixo curto e longo. Além disto, a RM também pode sugerir informações relacionadas à natureza da efusão pericárdica.[130]

4.3 ETIOLOGIAS

A etiologia da afecção pericárdica determina, muitas vezes, a sintomatologia decorrente do processo. Nas doenças que ocasionam hemorragia (dissecção, trauma, iatrogênicas, rotura miocárdica), a pressão intrapericárdica aumenta rapidamente em questão de minutos a horas; contudo, em processos inflamatórios de baixa intensidade a compressão cardíaca, ocorre em questão de dias a semanas.

As lesões iatrogênicas que ocasionam hemorragia e tamponamento são: valvoplastia mitral, durante ou após punção transeptal; transecção durante intervenções coronárias, biópsia endomiocárdica e implante de marca passo cardíaco, nesse último caso, a sugestão diagnóstica pode ser o achado de bloqueio de ramo direito (BRD) em vez de bloqueio de ramo esquerdo (BRE).[111,115]

Nos traumas torácicos, geralmente, ocorre pela força de desaceleração do veículo, ocasionando contusão cardíaca, hemorragia intrapericárdica ou ruptura cardíaca. Em alguns casos, pode surgir até em algumas semanas após o trauma.

Na dissecção de aorta os derrames pericárdicos são observados em 17 a 45% dos casos e em 48% dos casos de autópsia. Em uma série de casos, o tamponamento pericárdico foi observado em 17 a 33% dos pacientes com dissecção tipo I, 18 a 45% das dissecções do tipo II e 6% da dissecção do tipo III.[131]

Nos pacientes com lúpus, as pericardiopatias são as afecções cardíacas mais frequentes, no entanto, o tamponamento é descrito em apensa 1 a 2,5% dos quadros e estão relacionados com baixos níveis de C4.[132]

4.4 TRATAMENTO

O tamponamento cardíaco é uma entidade que deve ser tratada com urgência, sendo o tratamento definitivo a pericardiocentese ou a abordagem cirúrgica.

O tratamento clínico é ineficaz e deve ser realizado apenas enquanto o tratamento cirúrgico é programado.

Estudos experimentais[133] demonstram que há um aumento do débito cardíaco e da pressão arterial com a expansão volêmica. Em um estudo de 49 pacientes com tamponamento, Sagristà-Sauleda utilizaram expansão de volume (500 mL de solução salina em 10 minutos) e observaram um aumento discreto da pressão arterial e do índice cardíaco. Nenhum paciente relatou melhora sintomática com essa manobra, além de se observar um aumento significativo da pressão intrapericárdica, pressão atrial direita e pressão diastólica final de VE. Esses autores acreditam que um subgrupo de pacientes (48% da casuística) poderia se beneficiar da expansão de volume. Os pacientes com hipotensão arterial (PA < 100mmHg) e índice cardíaco reduzido apresentaram uma melhora (10%) após expansão volêmica Os autores observaram que nem a quantidade de volume nem a presença de colapso atrial ou ventricular avaliados pelo ecocardiograma foram preditoras de uma resposta favorável à expansão volêmica.[126]

O uso de inotrópicos é ineficaz e controverso, uma vez que esses pacientes com tamponamento já apresentam uma ativação adrenérgica excessiva. Kaszaki e colaboradores demonstraram que, com a redução do débito cardíaco no tamponamento pericárdico experimental, existia liberação de substância vasoativas. Entre as substâncias vasoconstritoras, destacou-se a liberação de vasopressina, epinefrina, norepinefrina e renina.[127]

Na dissecção aórtica, a pericardiocentese está contraindicada em decorrência do risco de aumentar o sangramento e a extensão da dissecção.[134] A cirurgia deve ser realizada imediatamente após o diagnóstico ser estabelecido pela ecocardiografia e ou tomografia, mesmo na ausência de realização de cinecoronariografia.

A decisão de adotar uma técnica invasiva é influenciada pelo quadro clínico do paciente. Quando o quadro é evidente, com presença de hipotensão arterial, dispneia e pulso paradoxal, não existe controvérsia quanto ao procedimento. A Figura 71.2 apresenta o fluxograma diagnóstico das afecções pericárdicas.

5 PERICARDITE CONSTRITIVA

5.1 DEFINIÇÃO E ETIOLOGIA

A descrição de afecções pericárdicas pode ser encontrada em textos antigos egípcios e gregos. Richard Lower, em 1669, descreveu um paciente com dispneia e pulso intermitente; Corrigan, em 1842, descreveu o *knock* pericárdico e Kusmaul, em 1873, o pulso paradoxal. Em 1896, o termo doença de Pick foi descrito em um paciente que apresentava ascite e hepatomegalia (pseudocirrose) em um quadro associado à pericardite constritiva.[135]

A pericardite constritiva é uma afecção secundária à inflamação crônica do pericárdio, que se torna espessado e calcificado, provocando restrição do enchimento diastólico dos ventrículos, queda do volume sistólico e baixo débito cardíaco. Existem as formas variantes da pericardite constritiva: pericardite efusiva constritiva; a pericardite constritiva oculta; a localizada; e a transitória.[136,137,138]

O termo pericardite efusiva constritiva é utilizado nos casos de constrição pericárdica no qual há espessamento do pericárdio visceral e derrame pericárdio, muitas vezes, localizado.[138] Na forma localizada, a constrição encontra-se limitada ao ventrículo direito (VD) ou esquerdo (VE), já a forma transitória, após a resolução da pericardite aguda com derrame a constrição desenvolve, porém, pode se resolver espontaneamente ou com anti-inflamatórios.[136,137]

Tuberculose, colagenoses, neoplasias e cirurgia cardíaca prévia são causas frequentes da doença que pode se manifestar de diferentes formas de acordo com a localização, extensão e grau de espessamento pericárdico. As principais etiologias estão resumidas no Quadro 71.1. De maneira geral, causas mais comum são as idiopáticas e as secundárias a pericardite viral. Nos países ocidentais, as etiologias mais frequentes são pós-cirurgias cardíaca e pós-irradiação. A tuberculose ainda continua uma etiologia frequente nos países em desenvolvimento ou em pacientes imunodeprimidos.[139,5]

Na casuística da Mayo Clinic, de 135 pacientes, o diagnóstico etiológico esteve presente em 73%, sendo as principais etiologias: pós-cirurgia cardíaca (18%); pericardite (16%); e pós-irradiação (13%). Outras etiologias menos frequentes descritas foram doenças reumatológicas (artrite reumatoide, polimialgia, miopericardite, artrite psoriática e Doença de Still). Nessa casuística, as causas infecciosas foram também infrequentes: um caso de pericardite fúngica; e dois de tuberculose.[140]

Na casuística de nossa Instituição, observamos causa idiopática (70,7%), tuberculose (17,2%), pós-cirurgia cardíaca

(5,2%), doença inflamatória sistêmica (5,2%) e radioterapia mediastinal (1,7%).

Imazio e colaboradores avaliaram o risco de pericardite constritiva após surto de pericardite aguda em 500 pacientes e dividiram os casos em causas idiopáticas e específicas. O risco de pericardite constritiva foi menor nos pacientes com etiologia idiopática/viral - 2 de 416 casos (0,46%) contra 7 casos de 84 pacientes com causas específica (8,3%). A incidência de pericardite constritiva foi de 0,76 casos por 1.000 pessoas/ano para causas idiopáticas virais e de 4,40 casos/1.000 pessoas/ano nas doenças do tecido conectivo; 6,33 casos em 1.000 pessoas/ano; na tuberculose 31,65 casos/1.000 pessoas/ano; e na pericardite purulenta, 52,74 casos/1.000 pessoas/ano. Fatores específicos, tais como curso incessante, derrame pericárdico importante e falência da terapia empírica anti-inflamatória, deveriam alertar o clínico para possível evolução de pericardite constritiva. Contudo, o curso recorrente teve baixo risco de constrição.[35]

5.2 FISIOPATOLOGIA

O pericárdio em condições fisiológicas acomoda alterações do volume cardíaco. Na pericardite constritiva, o pericárdio espessado limita a expansão dos ventrículos durante a diástole. Desse modo, no momento em que se abrem as valvas atrioventriculares ocorrem rápido enchimento dos ventrículos e aumento abrupto da pressão diastólica.[136]

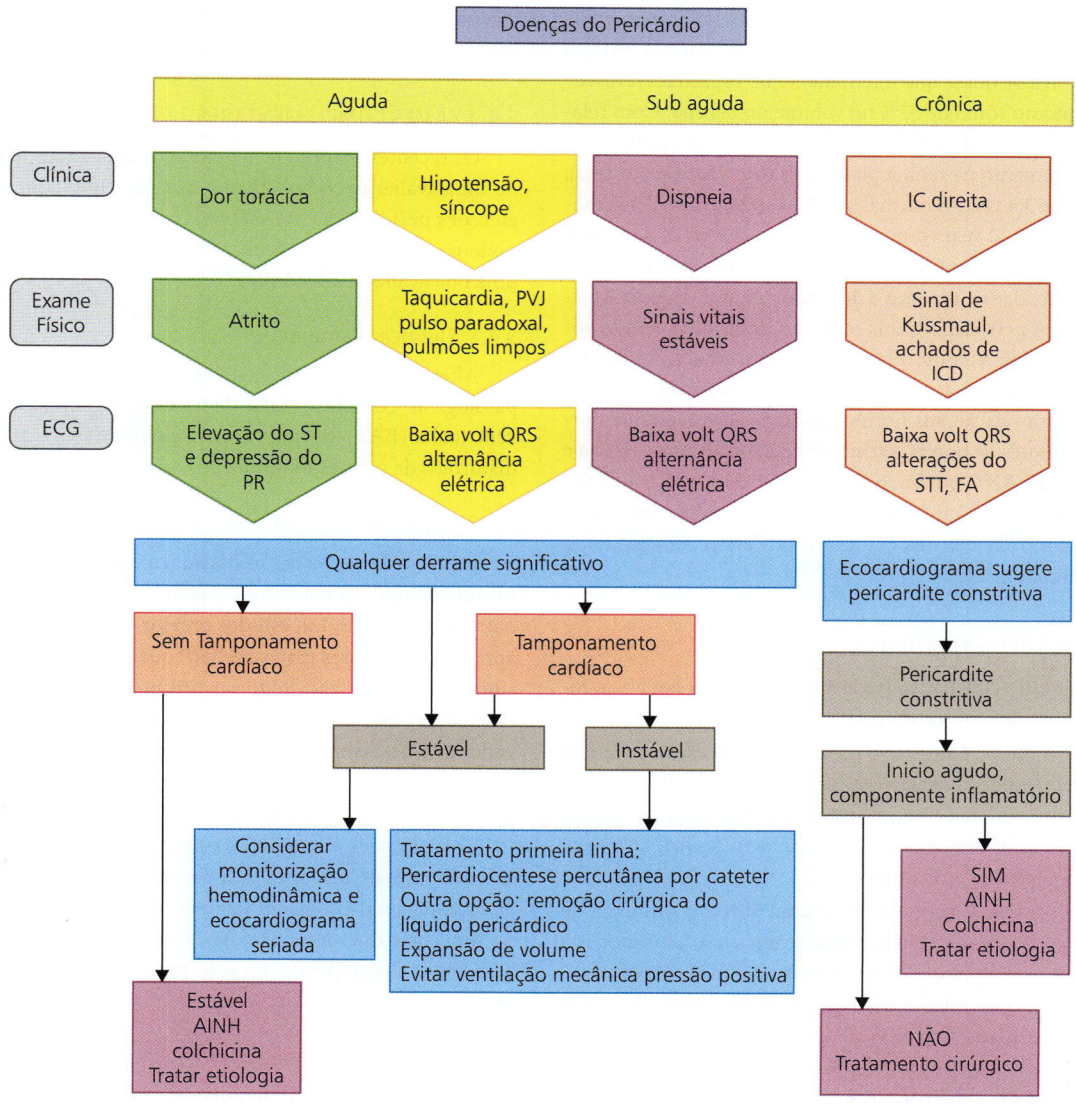

FIGURA 71.2 Fluxograma diagnóstico das afecções pericárdicas.

Em pacientes com fisiologia constritiva, a inspiração determina aumento de retorno venoso para as câmaras direitas do coração e diminuição para as câmaras esquerdas. O VD, ao receber maior volume sanguíneo durante a diástole, é impedido pelo pericárdio espessado de expandir sua parede livre. Como resultado, há desvio do septo interventricular em direção ao VE, com consequente redução do enchimento diastólico, volume e pressão sistólica. Assim, aumentam as pressões de enchimento em câmaras direitas em associação com redução da pré-carga em câmaras esquerdas e do débito cardíaco. Esse fenômeno é denominado interdependência ventricular, marco fisiopatológico da doença constritiva e ferramenta útil para diferenciá-la das miocardiopatias restritivas.[5,33]

Uma das características fisiopatológicas de pacientes com pericardite constritiva é a retenção de sódio e água. Em um estudo de 16 pacientes com pericardite constritiva, sem uso de medicação enquanto aguardavam cirurgia, Hanand e colaboradores observaram aumento da água total do corpo em 36% do normal, em que esta encontrava-se quase que inteiramente no espaço extravascular, e aumento no sódio de 53% no volume do plasma. Com relação aos hormônios, observou-se, nos pacientes com pericardite constritiva, aumento na renina plasmática de 7,2 vezes o normal, aldosterona de 3,4 vezes o normal, ANP 5 vezes o normal, hormônio crescimento (22 vezes o normal), cortisol 1,4 vezes o normal, norepinefrina 3,6 vezes o normal, confirmando que existe uma ativação da atividade simpática e do sistema renina-angiotensina-aldosterona. A pericardiectomia reduziu significativamente o volume extracelular, volume plasmático, água total e sódio; no entanto, nenhuma dessas medidas retornou aos padrões de normalidade. Com relação aos hormônios, a pericardiectomia normalizou os valores de norepinefrina, reduziu os níveis de renina e de aldosterona e ANP; porém, nesses dois últimos, não houve significância estatística. O máximo efeito regulatório da cirurgia foi observado em pacientes nos quais os níveis eram elevados antes do procedimento.[141]

5.3 DIAGNÓSTICO E QUADRO CLÍNICO

A pericardite constritiva pode simular cirrose hepática, falência miocárdica e miocardiopatia restritiva.[142]

O quadro clínico é sugestivo de insuficiência cardíaca direita com anasarca, ascite, distensão abdominal e edema de membros inferiores, que podem ser agravados por enteropatia perdedora de proteínas. Sintomas inespecíficos incluem fadiga, anorexia, náuseas, dispepsia e perda de peso.

Alguns pacientes apresentam-se com sinais e sintomas de cirrose hepática. A congestão hepática crônica leva à hepatopatia e posterior cirrose com o achado de fibrose em vênulas centrais. Não é incomum pacientes com diagnóstico de cirrose idiopática em lista de transplante hepático e, depois, terem o diagnóstico de pericardite constritiva. O grau de disfunção hepática em pacientes com pericardite constritiva (escore de Child-Plug > 7) prediz mortalidade após pericardiectomia.[143]

O quadro clínico descrito na casuística da Mayo Clinic foi: insuficiência cardíaca (67%); dor torácica (8%); sintomas abdominais (6%); sintomas de restrição (5%); arritmias atriais (4%); e doença hepática severa (4%). Em 6% dos casos, estavam em baixo débito, derrame pleural de repetição e síncope. A duração dos sintomas anteriormente ao procedimento cirúrgico foi de 11,7 meses variando de 3 dias a 30 anos.[140]

Ao exame físico, observa-se paciente com caquexia cardíaca, elevação de pulso venoso jugular e sinal de Kussmaul. O *knock* pericárdico é um achado sugestivo de pericardite constritiva; trata-se de som rude, protodiastólico, que resulta da vibração da parede ventricular na fase de enchimento rápido coincidindo com o nadir do descenso Y. Em virtude da fisiopatologia semelhante, por vezes é difícil diferenciá-lo da terceira bulha cardíaca (B3). A ausculta pulmonar, em geral, revela pulmões limpos. O pulso arterial é usualmente normal; entretanto, nos casos mais severos, associados à disfunção ventricular, pode-se apresentar filiforme. O pulso paradoxal é incomum na pericardite constritiva.[111]

5.4 EXAMES COMPLEMENTARES

Os recentes avanços nos métodos diagnósticos têm permitido uma avaliação complementar nos pacientes com suspeita de afecções pericárdicas. As informações fisiológicas e estruturais podem ser obtidas pelo ecocardiograma. A TC e RM permitem uma boa avaliação anatômica.[144]

5.4.1 Eletrocardiograma

Alterações inespecíficas do segmento ST e onda T, ondas Q patológicas, complexos QRS de baixa voltagem, bloqueio atrioventricular (BAV), fibrilação atrial, sinais de sobrecarga atrial ou distúrbios da condução intraventricular.[20,145]

5.4.2 Peptídeo natriurético tipo B (BNP)

Em virtude da restrição diastólica e menor tensão parietal, postula-se que ocorra menor estímulo à liberação de peptídeo natriurético tipo B. Em estudos prévios, a pericardite constritiva apresentou menores níveis de BNP quando comparada a outras síndromes restritivas. Pode ser útil no diagnóstico diferencial com outras síndromes restritivas. Valores normais ou pouco elevados falam a favor de pericardite constritiva.[146]

5.4.3 Radiografia de tórax

Calcificações pericárdicas e derrame pleural podem ser observados em até um terço dos pacientes. Podem ser mais bem visualizadas nas projeções laterais e estar localizadas no VD e na superfície diafragmática. As calcificações pericárdicas estão associadas a quadros de duração prolongada da doença (Figura 71.3).[20,145]

5.4.4 Ecodopplercardiograma

Primeiro exame não invasivo que pode auxiliar no diagnóstico da doença e permitir o diagnóstico diferencial de formas de insuficiência ventricular direita, tais como: miocardiopatia restritiva, hipertensão pulmonar, valvopatia mitral.[147] Os principais achados incluem espessamento pericárdico, mais bem visualizado pelo ecocardiograma transesofágico; movimentação anormal do septo interventricular; dilatação e ausência de colapso inspiratório da veia cava inferior; variação respiratória dos fluxos mitral (> 25%) e tricúspide (> 40%); ondas E' com velocidade normal ou aumentada; e dilatação biatrial. Estudos realizados na Mayo Clinic observaram espessamento pericárdico em 37%, movimento anormal do septo em 49% e em 61% aumento biatrial. Um dado interessante é que, em 18% dos pacientes, não havia espessamento pericárdico a despeito da confirmação cirúrgica; dessa forma, a pericardiectomia não deve ser postergada na ausência de espessamento pericárdico quando há outros sinais de constrição pericárdica.[136,140,148]

5.4.5 Ressonância magnética cardíaca e tomografia computadorizada de tórax

O pericárdico apresenta uma estrutura fibrosa que apresenta uma característica hipointensa em ambas sequências de T1 e T2, quando comparada ao miocárdio. Considera-se pericárdio normal uma espessura de 2 mm. Um espessamento de 4 mm

sugere pericardite constritiva e o valor de 6 mm tem um alta especificidade para diagnóstico de constrição.[149] Aproximadamente 10 a 20% dos pacientes submetidos a tratamento cirúrgico têm espessura pericárdica normal; portanto, esse achado não descarta o diagnóstico.[149] Talreja e colaboradores, em estudo retrospectivo de 26 pacientes com diagnóstico de pericardite constritiva com espessura pericárdica normal (< 2mm), as etiologia foram cirurgia cardíaca (42%), irradiação torácica (19%), pós-infarto miocárdio(12%) e idiopáticas (12%).[150] Quando comparados com casos de espessamento pericárdio, não havia diferenças estatisticamente significantes relacionadas aos sintomas, exame físico e calcificação pericárdica. Esses autores recomendam, nos casos de alta suspeita clínica, o estudo hemodinâmico com o objetivo de confirmar a síndrome restritiva.[149-150] A Figura 71.4 apresenta o espessamento pericárdico em RMC.

Contudo, um espessamento pericárdico anormal > 4 mm e a presença de realce tardio e edema pericárdico correlacionam-se com inflamação aguda do pericárdico e podem sugerir processo inflamatório em atividade, o que abre perspectivas para o tratamento etiológico. Outros sinais encontrados na RM são movimentação atípica do septo interventricular e dilatação da

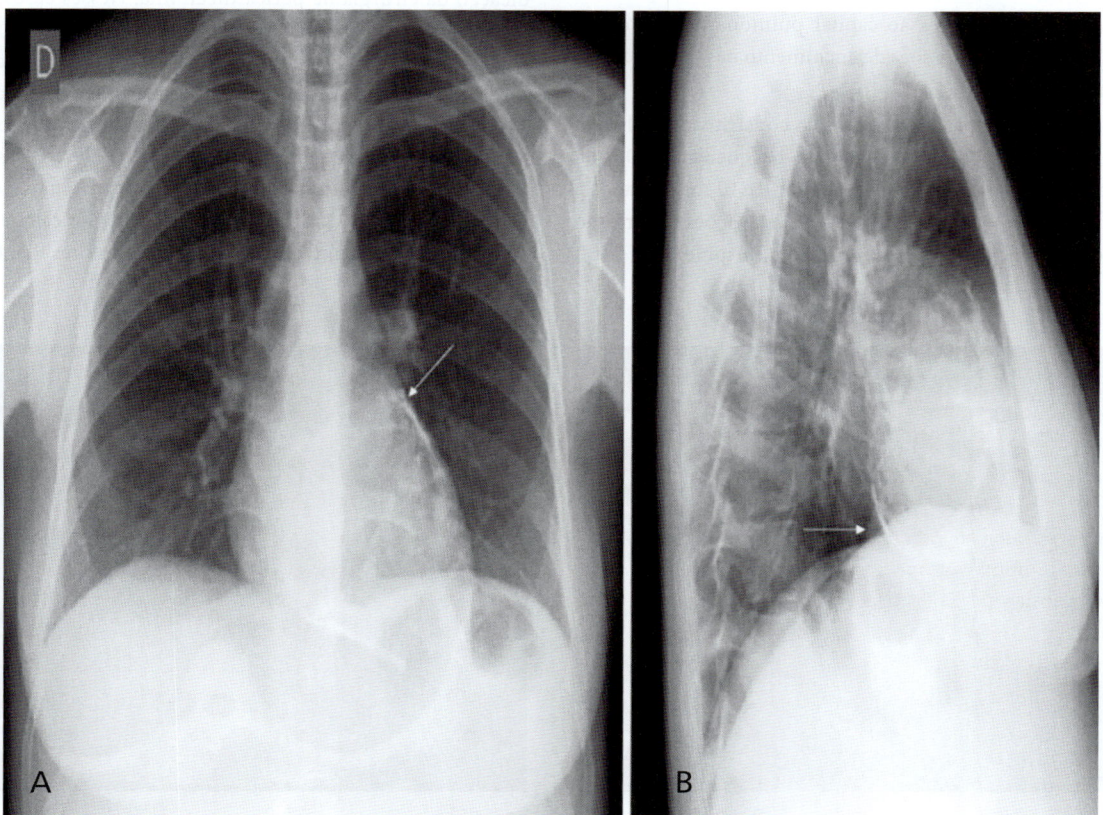

FIGURA 71.3A, B. Calcificação pericárdica em radiografia de tórax PA e perfil (setas).

veia cava inferior. O exame pode ser útil também na identificação de miocardiopatias restritivas, importante diagnóstico diferencial.[151]

A TC também pode evidenciar um pericárdio espessado > 4mm, calcificação e outros sinais indiretos de constrição tais como dilatação de veia cava inferior, distorção da cavidade ventricular e angulação do septo interventricular.[140] A Figura 71.5 apresenta a extensa calcificação pericárdica observada à TC de tórax.

5.4.6 Estudo hemodinâmico invasivo

Na pericardite constritiva, o pericárdio espessado limita a expansão dos ventrículos durante a diástole. Desse modo, no momento em que se abrem as valvas atrioventriculares, ocorrem rápido enchimento dos ventrículos e aumento abrupto da pressão diastólica. Como resultado, observamos que a maior parte do enchimento ventricular acontece no terço inicial da diástole e, a partir do momento em que o pericárdio determina a máxima expansão da cavidade, cessa o aumento de volume e de pressão em seu interior. Essas alterações determinam, no cateterismo direito, o padrão chamado de *dip* (descenso *Y* rápido) e *plateau* ou "sinal da raiz quadrada" na curva de pressão venosa consequente à queda inicial da pressão, aumento abrupto e estabilização. Além disso, podemos observar aumento das pressões de átrio direito, VD e pressão capilar pulmonar, culminando com a equalização das pressões de enchimento nas quatro câmaras cardíacas.[152]

O diagnóstico da pericardite efusivo constritiva é realizado quando, após a pericardiocentese, não há queda de 50% da pressão atrial direita ou a um nível menor de 10 mmHg após a exclusão de causas que possam provocar elevações de pressão atrial direita (falência VD ou regurgitação tricúspide).[138]

5.5 DIAGNÓSTICO DIFERENCIAL

O principal diagnóstico diferencial da pericardite constritiva são as miocardiopatias restritivas, tais como amiloidose, sarcoidose, endomiocardiofibrose, síndrome hipereosinofílica e desordens secundárias a quimioterapia ou radiação.

Em alguns casos, é difícil a diferenciação entre restrição e constrição, já que há grande semelhança entre os parâmetros hemodinâmicos dessas duas entidades. Nos pacientes com miocardiopatia restritiva, a reduzida complacência dos ventrículos pode determinar aumento das pressões de enchimento diastólico, equalização das pressões nas câmaras cardíacas e o padrão *dip-plateau*. Entretanto, a interdependência ventricular com desvio do septo e a variação respiratória das pressões de enchimento são achados típicos da fisiologia constritiva. O Quadro 71.9 resume as principais diferenças entre as duas entidades.[153]

5.6 TRATAMENTO

Nos pacientes assintomáticos, devem-se realizar avaliações periódicas da função hepática, da capacidade funcional e das pressões venosas jugulares. Em pacientes com quadro clínico sugestivo de pericardite constritiva sem calcificação pericárdica importante e com sinais de atividade inflamatória pericárdica e sistêmica, o tratamento clínico pode ser considerado antes da indicação da cirurgia de pericardiectomia. Nesses casos, o tratamento etiológico (p. ex.: tuberculose e colagenoses) ou com anti-inflamatórios (nos casos idiopáticos) pode levar à completa reversão dos sinais de insuficiência cardíaca. A essa condição dá-se o nome de pericardite constritiva transitória, que foi inicialmente descrita por Saugrista-Sauleda em 1987. Esses autores avaliaram 16 pacientes de um total de 177 com sinais e sintomas de constrição e pericardite efusiva aguda idiopática que se resolveram com tratamento clínico apenas. Os autores identificaram

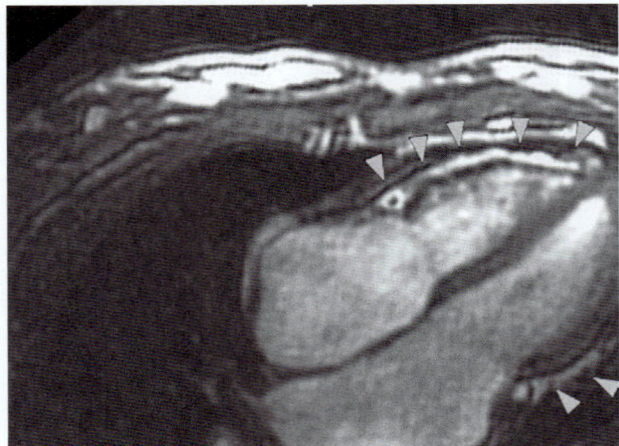

FIGURA 71.4 Espessamento pericárdico em ressonância magnética cardíaca.

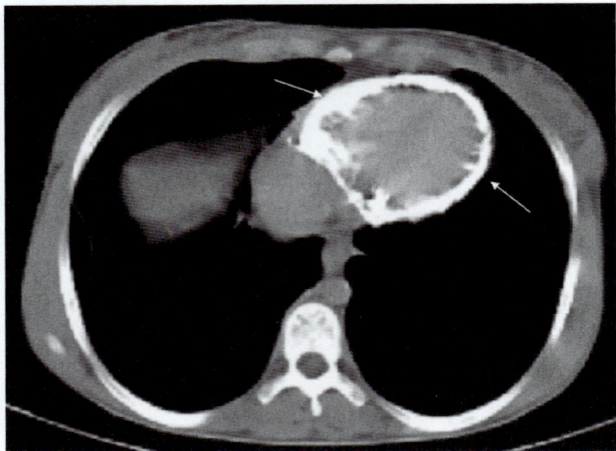

FIGURA 71.5 Extensa calcificação pericárdica observada à tomografia computadorizada de tórax.

três fases de evolução: fase I do derrame pericárdico; fase II da constrição; e a fase III da normalização. O tempo médio do ecocardiograma ao primeiro sinal de constrição variou de 5 a 30 dias com média de 11 dias.[154]

Em outro estudo, no qual 212 pacientes apresentavam sinais ecocardiográficos de pericardite constritiva, foi observada em 36 pacientes (17%) normalização hemodinâmica no período de 2,1 meses sem tratamento cirúrgico, confirmando a existência de pericardite constritiva transitória.[155] Esses autores recomendam que, nos casos iniciais estáveis, seja tentando um tratamento clínico antes de indicar pericardiectomia por um período de 3 meses. Nesse estud,o foram utilizados AINH em 56%, corticosteroides em 44%, antibióticos em 11% inibidores da enzima de conversão e diuréticos em 6%, em 14% dos casos nenhum tratamento foi administrado.

O tratamento clínico é realizado com anti-inflamatórios, corticosteroides, diuréticos e antibióticos. O tratamento para tuberculose deve ser realizado antes da cirurgia e continuado depois dela. Os diuréticos devem ser utilizados com o objetivo de reduzir, mas não eliminar, a pressão venosa jugular, ascite e edema. A fração de ejeção pode se reduzir no pós-operatório e levar meses para se normalizar; nesse ínterim, o uso de digoxina, diuréticos e vasodilatadores pode ser de utilidade clínica.[142]

O pericárdio é uma estrutura pouco vascularizada com fibras constituídas por colágeno e, geralmente, não apresenta realce tardio após injeção de gadolínio. Nos casos em que existem espessamento pericárdico e pouca inflamação, a vascularização é reduzida e há mais fibrose no espaço extravascular; dessa forma, a distribuição do gadolínio fica limitada. Nesses casos, existe pouco realce tardio. Ao contrário, nos casos em que existem espessamento pericárdio e inflamação, há hiperemia e aumento da vascularização, resultando em aumento do realce tardio pericárdico.[156]

Feng e colaboradores utilizaram a RM com gadolínio pela técnica de realce tardio para caracterizar a presença de atividade inflamatória aumentada e sua capacidade para predizer a reversão da pericardite constritiva após tratamento anti-inflamatório. Nesse estudo, 29 pacientes receberam AINH após a imagem da RM – em 14 pacientes houve resolução da pericardite constritiva e em 15 houve, a persistência da constrição. A presença da intensidade moderada ou severa do realce tardio pericárdio, o aumento de proteína C-reativa e as etiologias idiopáticas e secundárias às colagenoses foram mais prevalentes no grupo no qual houve reversão da fisiopatologia restritiva. Entretanto, no grupo em que não houve reversão da constrição as etiologias mais frequentes foram pós-irradiação e pós-cirurgia cardíaca.[156]

A pericardiectomia é o tratamento definitivo para a constrição pericárdica. A presença de aumento da pressão venosa jugular, a necessidade de diuréticos, a evidência de insuficiência hepática e a redução da capacidade funcional são indicativos de cirurgia.[92,142]

Nos casos sintomáticos, em que não há sinais de inflamação e o espessamento e calcificação pericárdica estão presentes, a cirurgia de pericardiectomia não deve ser adiada, pois pacientes em classe funcional avançada (III-IV da NYHA) e com longo período entre os sintomas e a cirurgia apresenta maior mortalidade (30 a 40% *versus* 6 a 19%) e menor benefício com o procedimento.[140,157]

QUADRO 71.9 Diagnóstico diferencial entre pericardite constritiva e miocardiopatia restritiva

	CONSTRIÇÃO	RESTRIÇÃO
Pulso Paradoxal	1/3 do casos	ausente
Knock Pericárdico	presente	ausente
B3, B4, sopro regurgitativo	raro	comum
ECG: baixa voltagem QRS ECG distúrbios de condução intraventricular	comum ausente	raro Presente
Radiografia de tórax	calcificação (20 a 30%)	congestão pulmonar
Variação respiratória das pressões/ fluxos esquerda-direita	aumentada	normal
Desvio do septo interventricular	presente	ausente
Espessura da parede do ventrículo	normal	aumentado
Doppler tecidual Velocidade Onda E'	aumentada	reduzida
Hipertensão pulmonar	ausente geralmente < 40 mmHg	presente geralmente > 40 mmHg
Equalização das pressões enchimento esquerda-direita	presente	esquerda > direita mais que 5 mmHg
Pressões de enchimento > 25 mmHg	raro	comum
Sinal da raiz quadrada	presente	variável
Ressonância/tomografia	Espessamento presente	Espessamento ausente

Além desses, os principais preditores de desfecho são idade, hiponatremia e funções hepática e renal. Em relação à etiologia, os pacientes com pericardite secundária à radioterapia têm pior prognóstico quando comparados àqueles com causa idiopática.[136] A presença de calcificação pericárdica e de comprometimento pericárdio visceral é também determinante de mau prognóstico.[92]

Existem dois tipos de abordagem cirúrgica para ressecção do pericárdio: toracotomia anterolateral e esternotomia mediana. A toracotomia lateral pode ser usada em casos de pericardite purulenta a fim de se evitar infecção de esterno. A esternotomia mediana permite melhor exposição do átrio direito e dos grandes vasos e ressecções amplas e completas. A pericardiectomia total é realizada com uma excisão ampla do pericárdio de região de frênico a frênico, dos grandes vasos, incluindo porção intrapericárdica da veia cava superior, superfície diafragmática e porção do átrio direito e veia cava inferior. Qualquer excisão menor que a total é definida como pericardiectomia parcial. A excisão total do pericárdio está associada à menor mortalidade perioperatória, menor porcentagem de síndrome de baixo débito cardíaco perioperatório e melhor sobrevida quando comparada à pericardiectomia parcial.[158] Outros fatores que determinam o prognóstico dependem do grau de atrofia e fibrose miocárdica, assim como do grau de calcificação e adesão entre epicárdio e pericárdio que dificulta o desbridamento cirúrgico. A utilização de circulação extracorpórea é uma exceção apenas nos casos de sangramento difuso ou complicações. A mortalidade relacionada ao procedimento varia de 6 a 12% e as principais complicações incluem disfunção ventricular esquerda aguda, sangramento e ruptura de parede ventricular. Em pacientes com indicação precoce do procedimento, é frequente a remissão completa dos sintomas e a sobrevida em longo prazo é igual à da população geral. Entretanto, nos pacientes com intervenção tardia pode não haver remissão completa. Nesse grupo, segundo Senni e colaboradores,[148] apenas 40% dos pacientes apresentam normalização da hemodinâmica cardíaca no pós-operatório em 3 meses, podendo chegar a 60% em 2 anos. Além disso, ocorre melhora da função ventricular esquerda consequente ao aumento da pré-carga, porém não há modificação significativa do remodelamento atrial.

5.7 PROGNÓSTICO

A pericardite constritiva é uma doença com prognóstico variável de acordo com a casuística. No estudo da Mayo Clinic em 135 pacientes, houve 39 óbitos (30%) e, destes, 26 ocorreram após a alta hospitalar. A sobrevida em 5 e 10 anos foi respectivamente de 71 e 52%. Os determinantes de sobrevida foram idade, radioterapia prévia, classe funcional e concentração de sódio. Cerca de 31% dos pacientes apresentavam ainda sinais e sintomas de insuficiência cardíaca classe funcional II-IV em algum momento da evolução, com média de 7 meses após o procedimento cirúrgico. Os preditores de insuficiência cardíaca tardios foram idade, radiação e presença de ascite.[140]

REFERÊNCIAS BIBLIOGRÁFICAS

1. Khandaker MH; Espinosa RE; Nishimura RA; Sinak LJ; Hayes SN; Melduni RM; Oh JK. Pericardialdisease. Diagnosisandmanagement. MayoClin Proc. 2010;85(6):572-93.

2. Johnson D. The pericardium. In: Standring S; et al (eds): Gray's Anatomy. New York; Elsevier Churchill Livingstone; 2005; pp 995-6.

3. Jöbsis PD; Ashikaga H; Wen H; Rothstein EC; Horvath KA; McVeigh ER; et al. The visceral pericardium. Macromolecular structure and contribution to passive mechanical properties of the left ventricle. Am J Physiol 2007;293:H3379-87.

4. Lange RA; Hillis LD. Clinical practice. Acute pericarditis. N Engl J Med. 2004;351(21):2195-202.

5. Maisch B; Seferović PM; Ristić AD; Erbel R; Rienmüller R; Adler Y; et al. Task force on the diagnosis and management of pericardial diseases of the European society of cardiology. Guidelines on the diagnosis and management of pericardial diseases. Executive summary. Eur Heart J. 2004;25(7):587-610.

6. Permanyer-Miralda G; Sagrista-Sauleda J; Soler-Soler J. Primary acute pericardial disease. A prospective series of 231 consecutive patients. Am J Cardiol. 1985;56:623-30.

7. Zayas R; Anguita M; Torres F; Gimenez D; Bergillos F; Ruiz M; et al. Incidence of specific etiology and role of methods for specific etiologic diagnosis of primary acute pericarditis. Am J Cardiol. 1995;75(5):378-82.

8. Imazio M; Cecchi E; Demichelis B; Ierna S; Demarie D; Ghisio A; et al. Indicators of poor prognosis of acute pericarditis. Circulation. 2007;115:2739–44.

9. Imazio M; Trinchero R. Triage and management of acute pericarditis. Int J Cardiol. 2007;118:286–94.

10. Permanyer-Miralda G. Acute pericardial disease. Approach to the aetiologic diagnosis. Heart. 2004;90(3):252-4.

11. Brucato A; Brambilla G; Moreo A; Alberti A; Munforti C; Ghirardello A; et al. Long-term outcomes in difficult-to-treat patients with recurrent pericarditis. Am J Cardiol. 2006;98:267–71.

12. Imazio M; Brucato A; Adler Y; Brambilla G; Artom G; Cecchi E; et al. Prognosis of idiopathic recurrent pericarditis as determined from previously published reports. Am J Cardiol. 2007 Sep 15;100(6):1026-8.

13. Imazio M; Demichelis B; Parrini I; Giuggia M; Cecchi E; Gaschino G; et al. Day-hospital treatment of acute pericarditis. A management program for outpatient therapy. J Am Coll Cardiol 2004;43:1042–6.

14. Imazio M; Trinchero R; Shabetai R. Pathogenesis; management; and prevention of recurrent pericarditis. J Cardiovasc Med (Hagerstown). 2007;8:404–10.

15. Meneghini A; Breda JR; Ferreira C. Pericardite aguda. In Serrano Jr CV; Timerman A; Stefanini E. Tratado de Cardiologia SOCESP. 2. ed. Barueri: Editora Manole; 2009. p. 1961-78.

16. Spodick DH. Acutecardiactamponade. N Engl J Med. 2003;349(7):684-90.

17. Imazio M; Bobbio M; Cecchi E; Demarie D; Demichelis B; Pomari F; et al. Colchicine in addition to conventional therapy for acute pericarditis. Results of the Colchicine for acute Pericarditis (COPE) trial. Circulation. 2005;112(13):2012-6.

18. Spodick DH. Acute pericarditis. Current concepts and practice. JAMA. 2003;289(9):1150-3.

19. Troughton RW; Asher CR; Klein AL. Pericarditis. Lancet. 2004;363(9410):717-27.

20. Seferović PM; Ristić AD; Maksimović R; Simeunović DS; Milinković I; SeferovićMitrović JP; et al. Pericardial syndromes. An update after the ESC guidelines 2004. Heart Fail Rev. 2013;18(3):255-66.

21. Bonnefoy E; Godon P; Kirkorian G; Fatemi M; Chevalier P; Touboul P. Serum cardiac troponin I and ST-segment elevation in patients with acute pericarditis. Eur Heart J. 2000;21(10):832-6.

22. Imazio M; Demichelis B; Cecchi E; Belli R; Ghisio A; Bobbio M; et al. Cardiac troponin I in acute pericarditis. J Am CollCardiol. 2003;42(12):2144-8.

23. Imazio M; Cecchi E; Demichelis B; Chinaglia A; Ierna S; Demarie D; et al. Myopericarditis versus viral or idiopathic acute pericarditis. Heart. 2008;94(4):498-501.

24. Spodick DH. Pericardial rub. Prospective; multiple observer investigation of pericardial friction in 100 patients. Am J Cardiol. 1975;35(3):357-62.

25. Ginzton LE; Laks MM. The differential diagnosis of acute pericarditis from the normal variant. New electrocardiographic criteria. Circulation. 1982;65(5):1004-9.

26. Spodick DH. Diagnostic electrocardiographic sequences in acute pericarditis. Significance of PR segment and PR vector changes. Circulation. 1973;48(3):575-80.

27. Surawicz B; Lasseter KC. Electrocardiogram in pericarditis. Am J Cardiol. 1970;26(5):471-4.

28. Wang K; Asinger RW; Marriott HJ. ST-segment elevation in conditions other than acute myocardial infarction. N Engl J Med. 2003;349(22):2128-35.

29. Ariyarajah V; Spodick DH. Acute pericarditis. Diagnostic cues and common electrocardiographic manifestations. Cardiol Rev. 2007;15:24–30.

30. Baljepally R; Spodick DH. PR-segment deviation as the initial electrocardiographic response in acute pericarditis. Am J Cardiol. 1998;81(12):1505-6.

31. Bruce MA; Spodick DH. Atypical electrocardiogram in acute pericarditis. Characteristics and prevalence. J Electrocardiol. 1980;13(1):61-6.

32. Cohen R; Cohen-Aubart F; Steg PG. Acute pericarditis in the modern era. A diagnostic challenge. Ann Cardiol Angeiol (Paris). 2008;57(1):10-5.

33. I Diretriz Brasileira de Miocardites e Pericardites. Arq Bras Cardiol. 2013;100(4; Supl. 1): 1-36.

34. Imazio M; Brucato A; Maestroni S; Cumetti D; Dominelli A; Natae G; et al. Prevalence of C-reactive protein elevation and time course of normalization in acute pericarditis. Implications for the diagnosis; therapy; and prognosis of pericarditis. Circulation. 2011;123(10):1092-7.

35. Imazio M; Brucato A; Maestroni S; Cumetti D; Belli R; Trinchero R; et al. Risk of constrictive pericarditis after acute pericarditis. Circulation. 2011;124(11):1270-5.

36. Imazio M; Brucato A; Barbieri A; Ferroni F; Maestroni S; Ligabue G; et al. Good prognosis for pericarditis with and without myocardial involvement. Results from a multicenter, prospective cohort study. Circulation. 2013;128(1):42-9.

37. Dudzinski DM; Mak GS; Hung JW. Pericardial diseases. Curr Probl Cardiol 2012;37:75–118.

38. Imazio M; Adler Y. Treatment with aspirin, NSAID, corticosteroids, and colchicine in acute and recurrent pericarditis. Heart Fail Rev. 2013;18(3):355-60.

39. Berman J; Haffajee CI; Alpert JS. Therapy of symptomatic pericarditis after myocardial infarction. Retrospective and prospective studies of aspirin, indomethacin, prednisone, and spontaneous resolution. Am Heart J. 1981;101(6):750-3.

40. Schifferdecker B; Spodick DH. Nonsteroidal anti-inflammatory drugs in the treatment of pericarditis. Cardiol Rev. 2003;11(4):211-7.

41. Brown EJ Jr; Kloner RA; Schoen FJ; Hammerman H; Hale S; Braunwald E. Scar thinning due to ibuprofen administration after experimental myocardial infarction. Am J Cardiol. 1983;51(5):877-83.

42. Hammerman H; Kloner RA; Schoen FJ; Brown EJ Jr; Hale S; Braunwald E. Indomethacin-induced scar thinning after experimental myocardial infarction. Circulation. 1983;67(6):1290-5.

43. Jugdutt BI; Basualdo CA. Myocardial infarct expansion during indomethacin or ibuprofen therapy for symptomatic post infarction pericarditis. Influence of other pharmacologic agents during early remodelling. Can J Cardiol. 1989;5(4):211-21.

44. Maisch B; Bethge C; Drude L; Hufnagel G; Herzum M; Schonian U. Pericardioscopy and epicardial biopsy. New diagnostic tools in pericardial and perimyocardial diseases. Eur Heart J. 1994;15(Suppl C):68-73.

45. Shabetai R. Recurrent pericarditis. Recent advances and remaining questions. Circulation. 2005;112:1921-3.

46. Adler Y; Zandman-Goddard G; Ravid M; Avidan B; Zemer D; Ehrenfeld M; et al. Usefulness of colchicine in preventing recurrences of pericarditis. Am J Cardiol. 1994;73(12):916-7.

47. Imazio M; Brucato A; Cemin R; Ferrua S; Maggiolini S; Beqaraj F; et al. ICAP Investigators. A randomized trial of colchicine for acute pericarditis. N Engl J Med. 2013;369(16):1522-8.

48. Lange U; Schumann C; Schmidt KL. Current aspects of colchicine therapy. Classical indications and new therapeutic uses. Eur J Med Res. 2001;6(4):150-60.

49. Wilbur K; Makowsky M. Colchicine myotoxicity. Case reports and literature review. Pharmacotherapy. 2004;24(12):1784-92.

50. Brucato A; Adler Y; Spodick DH. Letter regarding article by Imazio; et al. Colchicine in addition to conventional therapy for acute pericarditis. Circulation. 2006;113(14):e693.

51. Rollot F; Pajot O; Chauvelot-Moachon L; Nazal EM; Kelaidi C; Blanche P. Acute colchicine intoxication during clarithromycin administration. Ann Pharmacother. 2004;38(12):2074-7.

52. Hung IF; Wu AK; Cheng VC; Tang BS; To KW; Yeung CK; et al. Fatal interaction between clarithromycin and colchicine in patients with renal insufficiency. A retrospective study. Clin Infect Dis. 2005;41(3):291-300.

53. Imazio M; Brucato A; Cemin R; Ferrua S; Belli R; Maestroni S; et al. CORP (COlchicine for Recurrent Pericarditis) Investigators. Colchicine for recurrent pericarditis (CORP). A randomized trial. Ann Intern Med. 2011;155(7):409-14.

54. Deftereos S; Giannopoulos G; Papoutsidakis N; Panagopoulou V; Kossyvakis C; Raisakis K; et al. Colchicine and the heart. Pushing the envelope. J Am CollCardiol. 2013;62(20):1817-25.

55. Imazio M; Demichelis B; Parrini I; Cecchi E; Pomari F; Demarie D; et al. Recurrent pain without objective evidence of disease in patients with previous idiopathic or viral acute pericarditis. Am J Cardiol. 2004;94(7):973-5.

56. Maisch B; Ristic AD; Pankuweit S. Intrapericardial treatment of autoreactive pericardial effusion with triamcinolone. The way to avoid side effects of systemic corticosteroid therapy. Eur Heart J. 2002;23(19):1503-8.

57. Soler-Soler J; Sagrista-Sauleda J; Permanyer-Miralda G. Relapsing pericarditis. Heart. 2004;90:1364–8.

58. Imazio M; Demichelis B; Parrini I; Cecchi E; Demarie D; Ghisio A; et al. Management; risk factors; and outcomes in recurrent pericarditis. Am J Cardiol. 2005;96:736–9.

59. Imazio M; Bobbio M; Cecchi E; Demarie D; Pomari F; Moratti M; et al. Colchicine as first choice therapy for recurrent pericarditis. Arch Intern Med. 2005;165:1987–91.

60. Kleynberg RL; Kleynberg VM; Kleynberg LM; Farahmandian D. Chronic constrictive pericarditis in association with end-stage renal disease. Int J Nephrol. 2011;2011:469602.

61. Caforio AL; Brucato A; Doria A; Brambilla G; Angelini A; Ghirardello A; et al. Anti-heart and antiintercalated disk autoantibodies. Evidence for autoimmunity in idiopathic recurrent acute pericarditis. Heart. 2010;96:779-84.

62. Maisch B. Recurrent pericarditis. Mysterious or not so mysterious? Eur Heart J. 2005;26(7):631-3.

63. Fowler NO; Harbin AD III. Recurrent acute pericarditis. Follow-up study of 31 patients. J Am Coll Cardiol. 1986;7(2):300-5.

64. Cantarini L; Imazio M; Brucato A; Lucherini OM; Galeazzi M. Innate versus acquired immune response in the pathogenesis of recurrent idiopathic pericarditis. Autoimmun Rev. 2010;9(6):436-40.

65. Imazio M; Brucato A; Cumetti D; Brambilla G; Demichelis B; Ferro S; et al. Corticosteroids for recurrent pericarditis. High versus low doses. A nonrandomized observation. Circulation 2008;118:667–671.

66. Leonard S. Lilly. Treatment of acute and recurrent idiopathic pericarditis. Circulation. 2013;127:1723-6.

67. Imazio M; Bobbio M; Cecchi E; Demarie D; Pomari F; Moratti M; et al. Colchicine as first-choice therapy for recurrent pericarditis. Results of the CORE (COlchicine for REcurrent pericarditis) trial. Arch Intern Med. 2005;165(17):1987-91.

68. Hatcher CR Jr; Logue RB; Logan WD Jr; Symbas PN; Mansour KA; Abbott OA. Pericardiectomy for recurrent pericarditis. J Thorac Cardiovasc Surg. 1971;62(3):371-8.

69. Khandaker MH; Schaff HV; Greason KL; Anavekar NS; Espinosa RE; Hayes SN; et al. Pericardiectomy vs medical management in patients with relapsing pericarditis. Mayo Clin Proc. 2012;87(11):1062-70.

70. Brook I. Pericarditis caused by anaerobic bacteria. Int J Antimicrob Agents. 2009;33:297-300.

71. Heidenreich PA; Eisenberg MJ; Kee LL; Somelofski CA; Hollander H; Schiller NB; et al. Pericardial effusion in AIDS. Incidence and survival. Circulation. 1995;92(11):3229-34.

72. Barbaro G. Pathogenesis of HIV-associated cardiovascular disease. Adv Cardiol. 2003;40:49-70.

73. Ntsekhe M; Hakim J. Impact of human immunodeficiency virus infection on cardiovascular disease in Africa. Circulation. 2005;112:3602-7.

74. Ntsekhe M; Mayosi BM. Cardiac manifestations of HIV infection. An African perspective. Nat Clin Pract Cardiovasc Med. 2009;6(2):120-7.

75. Campbell PT; Li JS; Wall TC; O'Connor CM; Van Trigt P; Kenney RT; et al. Cytomegalovirus pericarditis. A case series and review of the literature. Am J Med Sci. 1995;309(4):229-34.

76. Mayosi BM; Burgess LJ; Doubell AF. Tuberculous pericarditis. Circulation. 2005;112:3608-16.

77. Syed FF; Mayosi BM. A modern approach to tuberculous pericarditis. Prog Cardiovasc Dis. 2007;50:218-36.

78. Ewer MS; Ewer SM. Cardiotoxicity of anticancer treatments. What the cardiologist needs to know. Nat Rev Cardiol. 2010;7(10):564-75.

79. Fowler NO. Tuberculous pericarditis. JAMA. 1991;266(1):99-103.

80. Ortbals DW; Avioli LV. Tuberculous pericarditis. Arch Intern Med. 1979;139(2):231-4.

81. Trautner BW; Darouiche RO. Tuberculous pericarditis. Optimal diagnosis and management. Clin Infect Dis. 2001;33(7):954-61.

82. Maisch B; Ristic AD. Practical aspects of the management of pericardial disease. Heart. 2003;89:1096-103.

83. Fowler NO; Manitsas GT. Infectious pericarditis. Prog Cardiovasc Dis. 1973;16(3):323-36.

84. Porte HL; Janecki-Delebecq TJ; Finzi L; Métois DG; Millaire A; Wurtz AJ. Pericardioscopy for primary management of pericardial effusion in cancer patients. Eur J Cardiothorac Surg. 1999;16(3):287-91.

85. Ewer K; Deeks J; Alvarez L; Bryant G; Waller S; Andersen P; et al. Comparison of T-cell-based assay with tuberculin skin test for diagnosis of Mycobacterium tuberculosis infection in a school tuberculosis outbreak. Lancet. 2003;361(9364):1168-73.

86. Lee JH; Lee CW; Lee SG; Yang HS; Hong MK; Kim JJ; et al. Comparison of polymerase chain reaction with adenosine deaminase activity in pericardial fluid for the diagnosis of tuberculous pericarditis. Am J Med. 2002;113(6):519-21.

87. Alzeer AH; FitzGerald JM. Corticosteroids and tuberculosis. Risks and use as adjunct therapy. Tuber Lung Dis. 1993;74(1):6-11.

88. Mayosi BM; Ntsekhe M; Volmink JA; Commerford PJ. Interventions for treating tuberculous pericarditis. Cochrane Database Syst Rev. 2002;(4):CD000526.

89. Lee KO; Choo MH. Low voltage electrocardiogram with tachycardia in hypothyroidism--a warning sign of cardiac tamponade. Ann Acad Med Singapore. 1993;22(6):945-7.

90. Gregoratos G. Pericardial involvement in acute myocardial infarction. CardiolClin. 1990;8(4):601-8.

91. Imazio M; Negro A; Belli R; Beqaraj F; Forno D; Giammaria M; et al. Frequency and prognostic significance of pericarditis following acute myocardial infarction treated by primary percutaneous coronary intervention. Am J Cardiol. 2009;103:1525-9.

92. Little WC; Freeman GL. Pericardial disease. Circulation. 2006;113:1622-32.

93. Bertog SC; Thambidorai SK; Parakh K; Schoenhagen P; Ozduran V; Houghtaling PL; et al. Constrictive pericarditis. Etiology and cause-specific survival after pericardiectomy. J Am CollCardiol. 2004;43(8):1445-52.

94. Sagristà-Sauleda J; Mercé AS; Soler-Soler J. Diagnosis and management of pericardial effusion. World J Cardiol. 2011;3(5):135-43.

95. Alpert MA; Ravenscraft MD. Pericardial involvement in end-stage renal disease. Am J Med Sci. 2003;325:228-36.

96. Rostand SG; Brunzell JD; Cannon RO 3rd; Victor RG. Cardiovascular complications in renal failure. J Am SocNephrol. 1991;2(6):1053-62.

97. Connors JP; Kleiger RE; Shaw RC; Voiles JD; Clark RE; Harter H; et al. The indications for pericardiectomy in the uremic pericardial effusion. Surgery. 1976;80(6):689-94.

98. Cocco G; Chu DC; Pandolfi S. Colchicine in clinical medicine. A guide for internists. Eur J Intern Med. 2010;21(6):503-8.

99. Ben-Horin S; Bank I; Guetta V; Livneh A. Large symptomatic pericardial effusion as the presentation of unrecognized cancer. A study in 173 consecutive patients undergoing pericardiocentesis. Medicine (Baltimore). 2006;85:49-53.

100. Maisch B; Ristic A; Pankuweit S. Evaluation and management of pericardial effusion in patients with neoplastic disease. Prog Cardiovasc Dis. 2010;53(2):157-63.

101. Kim SH; Kwak MH; Park S; Kim HJ; Lee HS; Kim MS; et al. Clinical characteristics of malignant pericardial effusion associated with recurrence and survival. Cancer Res Treat. 2010;42(4):210-6.

102. Rosenbaum E; Krebs E; Cohen M; Tiliakos A; Derk CT. The spectrum of clinical manifestations; outcome and treatment of pericardial tamponade in patients with systemic lupus erythematosus. A retrospective study and literature review. Lupus. 2009;18:608-12.

103. Banerjee A; Davenport A. Changing patterns of pericardial disease in patients with end-stage renal disease. Hemodial Int. 2006;10(3):249-55.

104. Imazio M; Brucato A; Adler Y. Is possible to prevent the post-pericardiotomy syndrome? Int J Cardiol. 2012;159(1):1-4.

105. Imazio M; Brucato A; Rovere ME; Gandino A; Cemin R; Ferrua S; et al. Contemporary features; risk factors; and prognosis of the post-pericardiotomy syndrome. Am J Cardiol. 2011;108(8):1183-7.

106. Imazio M; Trinchero R; Brucato A; Rovere ME; Gandino A; Cemin R; et al. COlchicine for the Prevention of the Post-pericardiotomy Syndrome (COPPS). A multicentre; randomized; double-blind; placebo-controlled trial. Eur Heart J. 2010;31(22):2749-54.

107. Ashikhmina EA; Schaff HV; Sinak LJ; Li Z; Dearani JA; Suri RM; et al. Pericardial effusion after cardiac surgery. Risk factors; patient profiles; and contemporary management. Ann Thorac Surg. 2010;89(1):112-8.

108. Imazio M; Belli R; Brucato A; Ferrazzi P; Patrini D; Martinelli L; et al. Rationale and design of the COlchicine for Prevention of the Post-pericardiotomy Syndrome and Post-operative Atrial Fibrillation (COPPS-2 trial). A randomized; placebo-controlled; multicenter study on the use of colchicine for the primary prevention of the postpericardiotomy syndrome; postoperative effusions; and postoperative atrial fibrillation. Am Heart J. 2013;166(1):13-9.

109. Imazio M; Brucato A; Rovere ME; Gandino A; Cemin R; Ferrua S; et al. Colchicine prevents early postoperative pericardial and pleural effusions. Am Heart J. 2011;162(3):527-32.e1.

110. Galve E; Permanyer-Miralda G; Tornos MP; Oller G; Roma F; Soler- Soler J. Self-limited acute pericarditis as initial manifestation of primary cardiac tumor. Am Heart J. 1992;123(6):1690-1692.

111. Khandaker MH; Espinosa RE; Nishimura RA; Sinak LJ; Hayes SN; Melduni RM; et al. Pericardial disease. Diagnosis and management. MayoCLin Proc. 2010;85:572-593.

112. Reddy PS; Curtiss EI; Uretsky BF. Spectrum of hemodynamic changes in cardiac tamponade. Am J Cardiol. 1990; 66:1487.

113. Spodick DH. Acute pericarditis. Current concepts and practice. JAMA. 2003;289(9):1150-1153.

114. Corey GR; Campbell PT; Van Trigt P; et al. Etiology of large pericardial effusions. Am J Med. 1993; 95:209.

115. Holmes DR Jr; Nishimura R; Fountain R; Turi ZG. Iatrogenic pericardial effusion and tamponade in the percutaneous intracardiac intervention era. JACC Cardiovasc Interv. 2009;2(8):705-717.

116. Morgan BC; guntheroth wg; dillard dh. Relationship of pericardial to pleural pressure during quiet respiration and cardiac tamponade. Circ Res. 1965;16:493-8.

117. Chatterjee K; McGlothlin D; Michaels A. Analytic reviews. Cardiogenic shock with preserved systolic function. A reminder. J Intensive Care Med. 2008;23(6):355-66.

118. Abu-Hilal MA; Mookadam F. Pulsus paradoxus; historical and clinical perspectives. Int J Cardiol. 2010;138(3):229-32.

119. Khasnis A; Lokhandwala Y. Clinical signs in medicine. Pulsus paradoxus. J Postgrad Med 2002;48(1):46-9.

120. Bilchick K C; Wise RA. Paradoxical physical findings described by Kussmaul. Pulsus paradoxus and Kussmaul's sign. Lancet 2002;359(9321):1940-2.

121. Fowler NO. Cardiac tamponade. A clinical or an echocardiographic diagnosis? Circulation. 1993;87(5):1738-41.

122. Spodick DH. Low atrial natriuretic factor levels and absent pulmonary edema in pericardial compression of the heart. Am J Cardiol. 1989;63:1271-2.

123. Sagrista-Sauleda J; Angel J; Sambola A; Alguersuari J; Permanyer-Miralda G; Soler-Soler J. Low-pressure cardiac tamponade. Clinical and hemodynamic profile. Circulation. 2006;114: 945-52.

124. Bruch C; Schmermund A; Dagres N; et al. Changes in QRS voltage in cardiac tamponade and pericardial effusion. Reversibility after pericardiocentesis and after anti-inflammatory drug treatment. J Am Coll Cardiol. 2001;38:219–26.

125. Oliver C; Marin F; Pineda J; et al. Low QRS voltage in cardiac tamponade. A study of 70 cases. Int J Cardiol. 2002;83:91–2.

126. Sagristà-Sauleda J; Angel J; Sambola A; Permanyer-Miralda G. Hemodynamic effects of volume expansion in patients with cardiac tamponade. Circulation 2008;117(12):1545-9.

127. Merce J; Sagrista-Sauleda J; Permanyer-Miralda G; Evangelista A; Soler-Soler J. Correlation between clinical and Doppler echocardiographic findings in patients with moderate and large pericardial effusion. Implications for the diagnosis of cardiac tamponade. Am Heart J 1999;138(4 Pt 1):759-64.

128. D'Cruz IA; Constantine A. Problems and pitfalls in the echocardiographic assessment of pericardial effusion. Echocardiography 1993;10:151–166.

129. Restrepo CS; Lemos DF; Lemos JA; Velasquez E; Diethelm L; Ovella TA; Martinez S; Carrillo J; Moncada R; Klein JS. Imaging findings in cardiac tamponade with emphasis on CT. Radiographics. 2007;27(6):1595-610.

130. Wang ZJ; Reddy GP; Gotway MB; Yeh BM; Hetts SW; Higgins CB. CT and MR imaging of pericardial disease. RadioGraphics 2003;23(spec issue):S167–S180.

131. Erbel R. Diseases of the aorta. Heart 2001;86:227–34.

132. Rosenbaum E; Krebs E; Cohen M; Tiliakos A; Derk CT. The spectrum of clinical manifestations; outcome and treatment of pericardial tamponade in patients with systemic lupus erythematosus. A retrospective study and literature review. Lupus 2009;18(7):608-12.

133. Gascho JA; Martins JB; Marcus ML; Kerber RE. Effects of volume expansion and vasodilators in acute pericardial tamponade. Am J Physiol.1981;240:H49–H53.

134. Isselbacher EM; Cigarroa JE; Eagle KA. Cardiac tamponade complicating proximal aortic dissection. Is pericardiocentesis harmful? Circulation. 1994;90(5):2375-8.

135. Osterberg L; Vagelos R; Atwood JE. Case presentation and review. Constrictive pericarditis. West J Med. 1998;169:232-9.

136. Schwefer M; Aschenbach R; Heidemann J; Mey C; Lapp H. Constrictive pericarditis; still a diagnostic challenge. Comprehensive review of clinical management. Eur J Cardiothorac Surg. 2009;36(3):502-10.

137. Hancock EW. A clearer view of effusive-constrictive pericarditis. N Engl J Med. 2004;350(5):435-7.

138. Sagristà-Sauleda J; Angel J; Sánchez A; Permanyer-Miralda G; Soler-Soler J. Effusive-constrictive pericarditis. N Engl J Med. 2004;350(5):469-75.

139. Cameron J; Oesterle SN; Baldwin JC; Hancock EW. The etiologic spectrum of constrictive pericarditis.Am Heart J. 1987;113:354-60.

140. Ling LH; Oh JK; Schaff HV; Danielson GK; Mahoney DW; Seward JB; Tajik AJ. Constrictive pericarditis in the modern era. Evolving clinical spectrum and impact on outcome after pericardiectomy. Circulation. 1999;100(13):1380-6.

141. Anand IS; Ferrari R; Kalra GS; Wahi PL; Poole-Wilson PA; Harris PC.Pathogenesis of edema in constrictive pericarditis. Studies of body water and sodium; renal function; hemodynamics; and plasma hormones before and after pericardiectomy. Circulation. 1991;83;1880-7. Circulation. 1999;100(13):1380-6.

142. Hoit B. Management of effusive and constrictive pericardial heart disease 2002;105(25): 2939-2942.

143. Komoda T; Frumkin A; Knosalla C; Hetzer R. Child-pugh score predicts survival after radical pericardiectomy for constrictive pericarditis. Ann Thorac Surg. 2013;96(5):1679-85.

144. Yared K; Baggish AL; Picard MH; Hoffmann U; Hung J. Multimodality imaging of pericardial diseases. JACC Cardiovasc Imaging. 2010;3(6):650-60.

145. Sengupta PP; Eleid MF; Khandheria BK. Constrictive pericarditis. Cir J. 2008;72:1555-62.

146. Leya FS; Arab D; Joyal D; Shioura KM; Lewis BE; Steen LH; Cho L. The efficacy of brain natriuretic peptide levels in differentiating constrictive pericarditis from restrictive cardiomyopathy. J Am Coll Cardiol. 2005;45(11):1900-2.

147. Nishimura RA Constrictive pericarditis in the modern era. A diagnostic dilemma. Heart. 2001;86(6):619-23.

148. Senni M; Redfield MM; Ling LH et al. Left ventricular systolic and diastolic function after pericardiectomy in patients with constrictive pericarditis. Doppler echocardiographic findings and correlation with clinical status. J Am Coll Cardiol. 1999;33(5):1182-8.

149. Feng D; Glockner J; Kim K; Martinez M; Syed IS; Araoz P; et al. Cardiac magnetic resonance imaging pericardial late gadolinium enhancement and elevated inflammatory markers can predict the reversibility of constrictive pericarditis after antiinflammatory medical therapy. A pilot study.Circulation. 2011;124(17):1830-7.

150. Talreja DR; Edwards WD; Danielson GK; Schaff HV; Tajik AJ; Tazelaar HD; Breen JF; Oh JK. Constrictive pericarditis in 26 patients with histologically normal pericardial thickness. Circulation. 2003;108(15):1852-7.

151. Zurick AO; Bolen MA; Kwon DH; Tan CD; Popovic ZB; Rajeswaran J; Rodriguez ER; Flamm SD; Klein AL. Pericardial delayed hyperenhancement with CMR imaging in patients with constrictive pericarditis un-

dergoing surgical pericardiectomy. A case series with histopathological correlation. JACC Cardiovasc Imaging. 2011;4(11):1180-91.

152. Talreja DR; Nishimura RA; Oh JK; Holmes DR. Constrictive pericarditis in the modern era. Novel criteria for diagnosis in the cardiac catheterization laboratory. J Am Coll Cardiol. 2008;51(3):315-9.

153. Hancock EW. Differential diagnosis of restrictive cardiomyopathy and constrictive pericarditis. Heart. 2001;86(3):343-9.

154. Sagristà-Sauleda J; Permanyer-Miralda G; Candell-Riera J; Angel J; Soler-Soler J. Transient cardiac constriction. An unrecognized pattern of evolution in effusive acute idiopathic pericarditis. Am J Cardiol. 1987;59(9):961-6.

155. Haley JH; Tajik AJ; Danielson GK; Schaff HV; Mulvagh SL; Oh JK. Transient constrictive pericarditis. Causes and natural history. J Am Coll-Cardiol. 2004; 43:271-5.

156. Feng D; Glockner J; Kim K; Martinez M; Syed IS; Araoz P; Breen J; Espinosa RE; Sundt T; Schaff HV; Oh JK. Cardiac magnetic resonance imaging pericardial late gadolinium enhancement and elevated inflammatory markers can predict the reversibility of constrictive pericarditis after antiinflammatory medical therapy. A pilot study. Circulation. 2011;124(17):1830-7.

157. Seifert FC; Miller DC; Oesterle SN; Oyer PE; Stinson EB; Shumway NE. Surgical treatment of constrictive pericarditis. Analysis of outcome and diagnostic error. Circulation. 1985;72(3 Pt 2):II264-73.

158. Chowdhury UK; Subramaniam GK; Kumar AS; Airan B; Singh R; Talwar S; et al. Pericardiectomy for constrictive pericarditis. A clinical; echocardiographic; and hemodynamic evaluation of two surgical techniques. Ann Thorac Surg. 2006;81(2):522-9.

SEÇÃO 11

DOENÇA VALVAR E ENDOCARDITE INFECCIOSA

Coordenadores

MAX GRINBERG

FLÁVIO TARASOUTCHI

FEBRE REUMÁTICA 72

Guilherme Sobreira Spina

1 EPIDEMIOLOGIA E IMPORTÂNCIA

A prevalência de febre reumática (FR) e da cardiopatia reumática crônica em uma determinada comunidade é reflexo do nível de cuidados preventivos primários.[1] Em muitos países desenvolvidos a doença tornou-se rara, enquanto em países subdesenvolvidos e em desenvolvimento, como o Brasil, a cardiopatia reumática crônica permanece como a maior causa de doença cardíaca entre crianças e adultos jovens.

A FR caracteriza-se pelo impacto de sua forma aguda e de suas sequelas valvares reumáticas, porém estes não são capazes de revelar o real impacto da da doença. Os dados sobre cirurgias cardíacas relacionadas com valvopatia reumática demonstram a atividade da doença nas últimas décadas: do surto reumático inicial até sequelas valvares graves podem se passar de uma a três décadas. Um paciente que necessita cirurgia cardíaca hoje reflete um surto agudo de FR 20 ou 30 anos atrás, que muito provavelmente não foi diagnosticado corretamente ou foi assintomático.

Os números relativos a internações por FR aguda revelam que apenas cerca de 2 a 3% dos pacientes necessitam de internação: a maioria pode ser mantida em tratamento domiciliar, com seguimento ambulatorial cuidadoso e frequente. Portanto, números de internações decorrentes de FR representam apenas 3% do total de pacientes com FR aguda e existe uma multidão de pacientes com FR aguda, assintomática ou não diagnosticada, que só procurará assistência médica depois de uma ou duas décadas, quando iniciarem sintomas de insuficiência cardíaca decorrentes de suas valvopatias.

Além disso, apenas cerca de 3% dos indivíduos são predispostos a desenvolver FR após episódio de amigdalite estreptocócica. Ou seja, dos 188 milhões de habitantes no Brasil (segundo o IBGE), aproximadamente 5.640 milhões têm risco de desenvolver FR após amigdalite esteptocócica. Se cerca de 2.500 pacientes são internados ao ano com diagnóstico de FR[2] e estes perfazem 2% da população de pacientes com FR aguda, estima-se que 125.000 pacientes no Brasil tenham FR aguda todos os anos.

Em geral, 30% dos pacientes com FR aguda apresentam acometimento cardíaco (37.500/ano, aproximadamente). Se 30% destes desenvolvem sequelas valvares graves, um total de pelo menos 11.200/ano desenvolvem sequela grave decorrente de FR, e em 10 a 30 anos necessitará cirurgia cardíaca. Portanto, no futuro, as sequelas reumáticas ainda serão frequentes, dificilmente desaparecendo da prática médica neste século.

Estatísticas internacionais indicam que o Brasil ainda é um dos países com maior incidência de FR. Os dados que embasam essas estatísticas são resultado de pequenos levantamentos estatísticos, em geral em estados do Sul e Sudeste, e, portanto, a real incidência deve ser ainda maior. Este é um valor extremamente elevado, considerando-se que esta, entre as doenças cardiológicas, é, com certeza, a mais facilmente prevenível.[2]

2   O ESTREPTOCOCO

A correlação entre FR aguda e amigdalites estreptocócicas foi postulada no início do século. O estreptococo do grupo A, ou *Streptococcus pyogenes,* contém na camada mais externa as proteínas M, T e R e o ácido lipotecóico, que é responsável pela adesão da bactéria à fibronectina do epitélio da orofaringe, iniciando assim a colonização bacteriana. As camadas média e interna são formadas por açúcares e mantêm a rigidez e a forma da bactéria.

A proteína M é a proteína mais imunogênica do estreptococo e tem propriedades antifagocitárias, sendo semelhante a proteínas do tecido humano, como miosina cardíaca, tropomiosina, queratina, vimentina, laminina.[3]

3   RESPOSTA IMUNE NA DOENÇA REUMÁTICA

A existência de processo autoimune na FR foi postulada após a observação de que as lesões no coração estavam associadas a anticorpos que reconheciam tecido cardíaco.[4] Kaplan confirmou experimentalmente que os antissoros obtidos reconheciam tanto o tecido cardíaco quanto o estreptococo.[5]

A Figura 72.1 apresenta um fluxograma com as características imunogenéticas do hospedeiro de acordo com os antígenos estreptocócicos.

O mecanismo atualmente postulado para o desenvolvimento da FR envolve o mimetismo molecular entre proteínas do hospedeiro e do estreptococo. Anticorpos do hospedeiro dirigidos

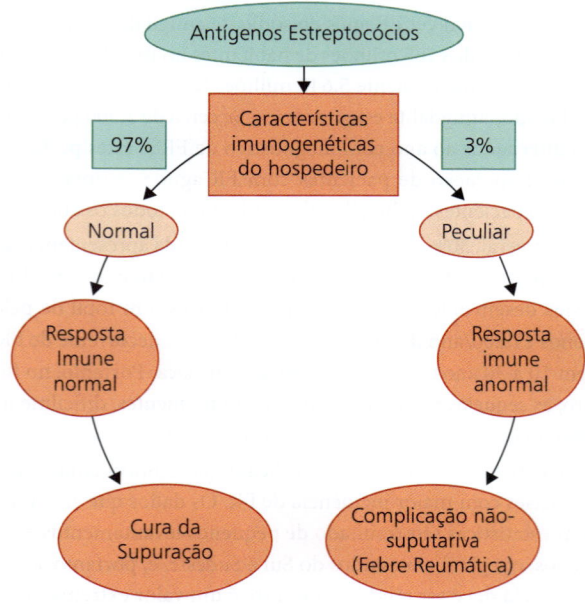

FIGURA 72.1 Fluxograma com as características imunogenéticas do hospedeiro de acordo com os antígenos estreptocócicos.

contra antígenos estreptocócicos também reconhecem estruturas do hospedeiro, iniciando o processo de autoimunidade. Assim como acontece o reconhecimento cruzado humoral, também acontece a reação cruzada celular, com linfócitos T ativados com epítopos estreptocócicos passando a reconhecer epítopos próprios, o que causa uma agressão celular a tecidos próprios. Essa resposta celular parece ser especialmente importante em pacientes que desenvolvem cardite grave. O papel dos anticorpos na FR parece ser mais importante durante a fase inicial da FR, causando entre outros, artrite por depósito de imunocomplexos nas articulações. Assim, as manifestações de artrite e coreia de Sydenham da FR estariam mais envolvidas com a resposta humoral, enquanto a cardite grave estaria mais ligada à resposta celular.

Na cardite reumática não está claro o papel da resposta humoral, sendo possível que cause alguma forma de lesão na fase aguda da doença. Estudos histológicos de pacientes com Doença Reumática Cardíaca (DRC) mostraram células plasmáticas cercadas por linfócitos T CD4$^+$, próximos a fibroblastos, sugerindo interação entre a célula plasmática (linfócito B) e o linfócito T.[6] Os nódulos de Aschoff, considerados patognomônicos da doença, são compostos por agregados de células semelhantes a macrófagos e monócitos, que exercem a função de células apresentadoras de antígeno para as células T.[7] Dessa forma além da reação cruzada inicial temos uma apresentação continuada de antígenos no sítio da lesão, contribuindo para uma amplificação da resposta imune e ativação de maior número de clones autorreativos de linfócitos T. A presença de linfócitos T CD4+ foi demonstrada em grande quantidade em pacientes com DRC, o que sugere um papel direto dessas células na patologia da doença.[8] A ativação de linfócitos CD4+ leva a processo de autoagressão.

Além dos mecanismos descritos, a produção de citocinas influência de forma decisiva a resposta imune nos pacientes com FR. A análise do perfil de citocinas no tecido cardíaco de pacientes com doença reumática cardíaca grave mostrou predomínio de células mononucleares secretoras de TNF-αe IFN-γ (padrão Th1). Postula-se que a produção de citocinas também direcionaria a resposta imune para reposta mais humoral (resposta Th2), que causaria quadro clínico com coreia e artrite, ou para celular (resposta Th1), causando quadros de cardite grave e sequela valvar. Essa diferença de resposta é vista também na clínica, pois apenas 5% dos pacientes com cardite grave cursaram com coreia, enquanto entre pacientes com cardite leve, 65% tiveram coreia de Sydenham.[9,10] Com base no conjunto desses dados, a Figura 72.2, ilustra o processo infeccioso pelo *S. pyogenes* que leva ao desenvolvimento doença reumática nos indivíduos suscetíveis.

Entretanto, a hipótese do mimetismo molecular não é universalmente aceita – para alguns autores a FR seria relacionada com a agressão do subendotélio e endotélio vascular desencadeada pela ligação da proteína M ao colágeno tipo IV. Esta ligação iniciaria uma resposta imunológica contra o colágeno que causaria a inflamação.[11]

4 DIAGNÓSTICO

A FR é doença autoimune sistêmica, e inclui manifestações neurológicas, cardiovasculares, osteoarticulares e cutâneas. Essas manifestações foram agrupadas por Jones em critérios maiores e menores para o diagnóstico da doença reumática em sua fase aguda; o diagnóstico seria feito se estivessem presentes dois critérios maiores ou um critério maior e dois critérios menores de FR. Entretanto, mesmo essa classificação pressupõe exceções, como é o caso da coreia de Sydenham, que isoladamente faz o diagnóstico de FR. Na prática, raramente os critérios de Jones são aplicáveis, principalmente porque são critérios para diagnóstico de febre reumática aguda, e a maioria dos pacientes hoje procura atenção médica na fase crônica da doença.

Até hoje não há um exame laboratorial ou por imagem que permita fazer com segurança o diagnóstico de FR. Esse diagnóstico, ainda hoje, é com base no quadro clínico e exame físico detalhado e ajudado por exames laboratoriais inespecíficos que, quando casados com a clínica, permitem o diagnóstico da FR na maior parte dos casos, demonstrando a importância de uma boa história clínica e do exame físico cuidadoso.

O diagnóstico da FR é mais fácil na fase aguda, quando os muitos sinais clínicos e laboratoriais permitem estabelecer o diagnóstico do quadro na maioria dos pacientes. Nessa fase, é importante restringir o uso indiscriminado e precoce de anti-inflamatórios não humorais.

Diagnósticos retrospectivos de FR podem ser extremamente difíceis, sobretudo se o quadro clínico foi de artrite pura, com pouca ou nenhuma sequela cardíaca. Em paciente sem qualquer história de FR, mas com sequelas cardíacas características de FR, como uma estenose mitral ou uma lesão mitroaórtica, pode-se fazer o diagnóstico presumido de FR com razoável segurança, podendo-se inclusive indicar profilaxia secundária em paciente com sequelas cardíacas muito características de FR.

A coreia é exceção na FR, podendo ser facilmente diagnosticada, tanto na fase aguda quanto retrospectivamente, pelo seu quadro clínico extremamente característico e também por ser doença estigmatizante, que raramente passa despercebida, dessa forma sempre levando o paciente a procurar atenção médica.

É importante notar que, em qualquer população, apenas 3 a 4% dos pacientes com amigdalite estreptocócica podem desenvolver um surto agudo de FR. Assim, para desenvolver FR, o indivíduo,

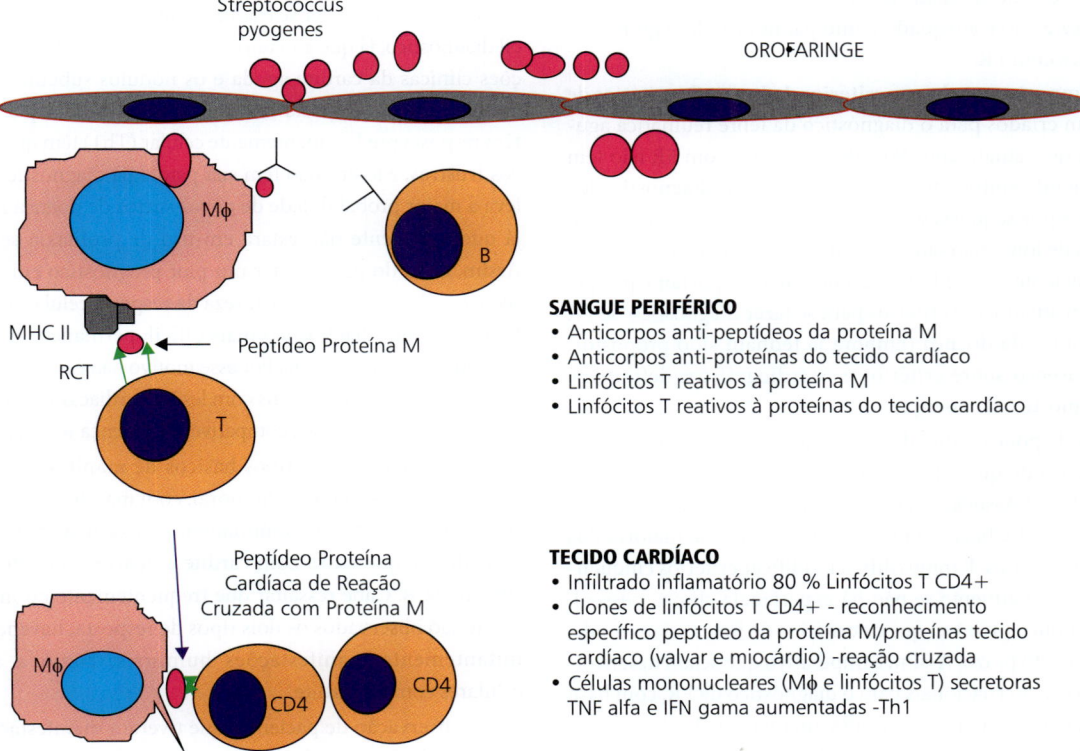

FIGURA 72.2 Processo infeccioso pelo *S. pyogenes* que leva ao desenvolvimento doença reumática nos indivíduos suscetíveis. MHC II: Complexo de histocompatibilidade tipo II; RCT: Receptor de célula T; Mφ: Macrógafo; T: Célula T; B: Célula B; CD4: Linfócito CD4.

além de ter uma amigdalite não tratada, tem de possuir um substrato genético favorável ao desenvolvimento da FR. Portanto, para o diagnóstico da FR não basta se demonstrar que o paciente apresentou amigdalite estreptocócica; é necessário comprovar as reações não supurativas subsequentes que caracterizam a FR.

Antiestreptolisina O (ASLO). Um erro comum no diagnóstico da FR é a supervalorização dos níveis de antiestreptolisina O (ASLO). Altos níveis desse anticorpo são um marcador de contato com estreptococos beta-hemolíticos, mas não são altamente sugestivos de FR. Em um paciente com elevados títulos de ASLO, há 97% de chance de que esse paciente não tenha FR, não podendo desenvolvê-la por não possuir substrato imunogenétco favorável.

De acordo com os critérios de Jones, a comprovação de que houve infecção estreptocócica é importante *somente após o diagnóstico de um quadro clínico bastante sugestivo de FR.* A procura de algum quadro clínico de FR após a obtenção de um título elevado de ASLO no sangue é equivocada, já que infecções estreptocócias são bastante comuns, sobretudo na faixa etária de ocorrência da FR (altos títulos de ASLO são frequentemente encontrados em escolares, sem nenhum significado clínico). Por fim, o ASLO não é exame de atividade inflamatória, como são a VHS ou a proteína C realtiva e, assim, não serve como marcador de atividade da FR, devendo ser solicitado apenas uma vez e não é adequado como parâmetro de seguimento de pacientes com FR.

Nota importante sobre os critérios de Jones. Os critérios de Jones foram criados para o diagnóstico da febre reumática aguda. Ocorre que, atualmente, 90% dos pacientes com FR não têm uma fase aguda sintomática e os pacientes são diagnosticados tardiamente por sequelas valvares características. Dessa forma, os critérios de Jones não são adequados para fazer diagnóstico de 90% dos pacientes com FR. Isto é ainda mais importante porque não existem atualmente critérios para se fazer diagnóstico de FR na fase crônica da doença (embora já tenham sido propostos, não há consenso sobre critérios ecocardiográficos definitivos para o diagnóstico da doença).

Apesar da pouca utilidade clínica dos critérios de Jones, não há perspectiva de que sejam modificados, pois são critérios da American Heart Association e nos Estados Unidos da América a incidência de FR é baixa, sendo desconhecida pela maioria dos médicos americanos. É muito difícil modificar critérios cinquentenários, principalmente se não há experiência clínica pessoal, portanto é pouco provável que os critérios de Jones sejam modificados em curto prazo. Assim, é imperativo que sejam desenvolvidos critérios internacionais para o diagnóstico da FR, com base na experiência de países com alta incidência da doença. O Quadro 72.1 apresenta os critérios de Jones para o diagnóstico da febre reumática.

Resposta imune e quadro clínico. Clinicamente, a resposta humoral (Th2) é a que mais determina sinais e sintomas clínicos. Os sintomas mais frequentes da doença reumática, artrite e

coreia de Sydenham, são manifestações predominantemente humorais. Geralmente essas manifestações permitem o diagnóstico mais precoce da doença reumática, o que faz com que o prognóstico do paciente em longo prazo seja bom, pois pela natureza da resposta humoral, esses pacientes frequentemente têm lesões cardíacas leves, que não tendem a progredir se for feita profilaxia secundária adequada.

QUADRO 72.1 Critérios de Jones para o diagnóstico de febre reumática	
CRITÉRIOS MAIORES	**CRITÉRIOS MENORES**
Cardite	Artralgia
Artrite	Febre
Coreia	Aumento do intervalo PR
Eritema *marginatum*	Alterações laboratoriais – aumento de provas de atividade inflamatória
Nódulos subcutâneos	História de surto de FR prévio
Evidência de estreptococcia anterior (aumento nos títulos de ALSO, escarlatina recente)	

Já a resposta celular se traduz em quadro clínico maior de difícil diagnóstico, já que a maioria dos pacientes não tem manifestações clínicas da cardite aguda e os nódulos subcutâneos, outra manifestação de resposta celular, são raros. Muitos pacientes que têm resposta predominantemente celular (Th1) têm quadros clínicos frustros, e assim não têm sua patologia diagnosticada, o que leva a maior probabilidade de novos surtos de doença reumática, já que o paciente não estará em uso de profilaxia secundária. Assim, além do paciente ter um pior prognóstico em termos de sequela valvar, tanto pela natureza da resposta celular quanto pelo fato de ter um diagnóstico mais difícil, permanece mais tempo sem profilaxia secundária. Por esse motivo não é incomum encontrar pacientes adultos jovens com lesões cardíacas reumáticas graves e sem história clínica compatível de Doença Reumática (DR).

Assim têm-se dois tipos básicos de manifestações da DR, uma predominantemente humoral, com manifestações como artrite e coreia e uma predominantemente celular, de diagnóstico mais difícil, que cursa com cardite e, mais raramente, nódulos subcutâneos. Cabe ressaltar que frequentemente no mesmo paciente são observados os dois tipos de resposta, havendo concomitantemente manifestações humorais, como a artrite, e celulares como a cardite.

A observação de pacientes que tiveram manifestação de coreia de Sydenham revelou que a maioria deles tem lesões valvares mais leves que pacientes com DR e com outras manifestações. Essa observação é favorável à teoria de que há pacientes nos quais a manifestação humoral é predominante, e a sequela cardíaca menor. Uma explicação alternativa para esse fato é que na maioria dos pacientes com coreia o diagnóstico de DR é precoce pela severidade das manifestações clínicas, e isso leva a um risco menor de novos surtos de DR. Além disso, como a coreia é uma manifestação extremamente desagradável e estigmatizante, pacientes que a desenvolveram geralmente têm aderência melhor à profilaxia secundária por temerem recorrência da doença.

Devemos ressaltar que um paciente com uma resposta predominantemente humoral em um surto inicial pode, em um surto subsequente, desenvolver uma resposta principalmente celular. Há relatos de pacientes que desenvolveram coreia pura em surto inicial e em novo surto desenvolveram cardite grave, ou seja, tiveram um *"switch"* de resposta. Este fato poderia ser explicado por:

1. Exposição a uma variante de proteína M, que inicialmente determina resposta humoral mais acentuada e, em surto seguinte, resposta predominantemente celular por exposição a antígenos de resposta celular presentes em cepas estreptocócicas diferentes nos dois surtos.

2. Em decorrência da resposta imune que inicialmente pode reconhecer epítopos do estreptococo, chamados de dominantes, e que em um novo surto pela mesma cepa de estreptococo reconheceria um grande número de epítopos por um mecanismo conhecido como espalhamento de epítopos (*"epitope spreading"*)[12] que direcionaria a resposta para o tipo Th1 (celular).

Assim, independentemente da manifestação clínica do surto, é importantíssimo que o paciente tenha boa aderência à profilaxia secundária. Um paciente que tem cardite leve pode, em novo surto de DR, desenvolver lesões cardíacas importantes.

5 QUADRO CLÍNICO

5.1 CARDITE

É a mais grave das manifestações da FR, por deixar sequelas (cardiopatia reumática crônica). No Brasil, cada vez mais pacientes têm quadros de cardite assintomáticos ou oligossintomáticos, tornando cada vez mais difícil o diagnóstico da cardite aguda. O fato de a cardite ser uma manifestação predominantemente celular faz com que possam não haver outros sintomas como artrite e/ ou coreia, que são manifestações predominantemente humorais, dificultando, assim, o reconhecimento da doença. Outras manifestações celulares, como os nódulos subcutâneos, podem acompanhar a cardite, e por isso são classicamente marcadores de cardite grave. O uso precoce de anti-inflamatórios não hormonais também pode dificultar o reconhecimento da cardite reumática, impedindo seu reconhecimento e tratamento adequados.

A cardite reumática pode ser classificada clinicamente em três tipos básicos:

- aguda clássica;
- assintomática crônica do adulto e;
- de rápida evolução da criança.

5.1.1 Forma aguda clássica

É a forma mais rara de acometimento cardíaco da FR, acometendo aproximadamente 1 a 3% dos pacientes com diagnóstico de FR com acometimento cardíaco. O paciente, tipicamente duas a quatro semanas após uma amigdalite estreptocócica, apresenta quadro de insuficiência cardíaca de rápida evolução. Geralmente é jovem, sem sintomas prévios de dispneia a esforços, que desenvolve quadro agudo de insuficiência cardíaca que o motiva a procurar assistência médica.

Sinais e sintomas clássicos que estão presentes nesse paciente: taquicardia, aparecimento de sopros novos de regurgitação, como insuficiência mitral, insuficiência aórtica ou o sopro de Carrey-Coombs, acompanhado de aumento da área cardíaca à radiografia de tórax. O eletrocardiograma pode revelar bloqueio atrioventricular do primeiro grau e o exame ecocardiográfico mostra frequentemente dilatação de câmaras cardíacas, com função miocárdica no limite inferior, derrame pericárdico e espessamento pericárdico (em exames de qualidade técnica excelente, pode ser possível visualizar as verrucosidades reumáticas em borda livre das valvas). As provas de atividade inflamatória, como alfa-1 glicoproteína ácida, fração alfa-2 da eletroforese de proteínas, proteína C reativa e velocidade de hemossedimentação encontram-se bastante elevadas.

Esses pacientes necessitam em geral de internação, tratamento intensivo da insuficiência cardíaca e corticoterapia em altas doses, inicialmente com 1 a 2 mg/kg de predinisona, e em casos graves refratários podendo até ser necessária pulsoterapia com 1 mg/kg de metilpredinisolona.

Um subtipo dessa forma clássica é a cardite reumática fatal, na qual a disfunção miocárdica secundária a inflamação, em conjunto com a disfunção valvar, pode ser tão intensa que leva a choque cardiogênico refratário e óbito.

Esses pacientes provavelmente apresentam a forma mais conhecida da resposta imune, com mobilização de grande número de clones autorreativos, ativados rapidamente após a exposição ao antígeno estreptocócico. Há participação importante de inflamação miocárdica, gerando miocardite e sintomas de insuficiência cardíaca. A inflamação em tecido miocárdico é tão importante como no tecido valvar; quando resolvida a atividade inflamatória, persiste atividade inflamatória de baixo grau no tecido valvar.

A persistência da inflamação de baixo grau no tecido valvar é provavelmente por carência de linfócitos produtores de interleucina-4 (IL-4).[40] A IL-4 tem propriedades antinflamatórias, de modo que é possível que a presença de maior quantidade de clones produtores dessa citocina no miocárdio faça com que essa inflamação seja autolimitada, enquanto o processo inflamatório em tecido valvar se torna crônico e leva tardiamente às sequelas valvares.

5.1.2 Forma assintomática crônica do adulto

Essa é a forma mais frequente de apresentação clínica do acometimento cardíaco da FR. São pacientes em geral com mais de 20 anos, que procuram assistência médica por sintomas de insuficiência cardíaca por sequelas valvares reumáticas. Assim, o paciente apresenta quadro insidioso de dispneia a esforços, relacionado não com processo inflamatório, mas sim com consequências hemodinâmicas das sequelas reumáticas. Nessa fase, em geral já não apresentam sinais clínicos ou laboratoriais de atividade inflamatória (provas de atividade inflamatória em geral são normais).

Não há benefício do uso de corticoides ou imunossupressores para esses pacientes, pois não há atividade inflamatória detectável. A descompensação cardíaca decorre de consequências hemodinâmicas das sequelas cardíacas, e não da atividade inflamatória.

A apresentação pode ser bastante tardia, sendo frequente o diagnóstico de pacientes com mais de 60 anos com sequelas reumáticas que nunca tiveram o diagnóstico prévio de FR. O diagnóstico é realizado retrospectivamente, ao notarmos lesões características de FR ou pelas características anatomopatológicas da valva, pois esses pacientes, em geral, são submetidos à cirurgia para correção da valvopatia.

É interessante notar que esses pacientes não têm em geral história clínica de FR. O surto agudo foi provavelmente assintomático ou oligossintomático, não motivando o paciente a procurar assistência médica quando dos sintomas. Assim, a cardite subclínica é extremamente frequente, podendo ocorrer em mais de 80% dos pacientes adultos com sequelas reumáticas e sem história de surto agudo clássico.

Alguns autores[13] destacam a importância da cardite subclínica e postulam que deveria ser feita uma triagem populacional por meio da realização de ecocardiogramas em grande número de crianças, a procura de lesões características de FR e início de profilaxia secundária.

Do ponto de vista imunológico, algumas hipóteses podem ser postuladas para o comportamento imunológico desses pacientes: provavelmente trata-se de pacientes que durante o surto agudo apresentaram inflamação de baixo grau, com pequeno número de clones autorreativos, ocasionando inflamação miocárdica e valvular de pequena monta que levaram a uma resolução espontânea da inflamação miocárdica e persistência de atividade inflamatória de baixo grau no tecido valvar. Como a inflamação é de muito baixo grau nesses pacientes, a progressão da doença valvar é bastante lenta e insidiosa, podendo levar décadas até atingir o horizonte clínico.

Como esses pacientes não têm diagnóstico precoce de febre reumática, e por isso não usam a profilaxia secundária, há exposição continuada aos antígenos estreptocócicos, o que provavelmente também contribui para a cronificação do processo.

Mesmo décadas após o surto reumático é possível se obter clones de linfócitos autorreativos de pacientes desse subgrupo quando são submetidos a cirurgia cardíaca, o que demonstra a inflamação persistente e sustentada, de baixo grau, presente nesses pacientes.

5.1.3 Forma de rápida evolução da criança

É uma variante da forma assintomática crônica do adulto. Nesta forma de manifestação clínica de FR a criança é levada a procurar assistência médica por sintomas de insuficiência cardíaca decorrentes de sequelas valvares reumáticas com importante repercussão hemodinâmica. Entretanto, ao contrário da forma aguda clássica, esses pacientes não demonstram à apresentação, evidência de atividade inflamatória: os exames de atividade inflamatória são normais e a história de insuficiência cardíaca é mais arrastada.

Assim como a forma crônica do adulto, a descompensação cardíaca decorre de consequências hemodinâmicas das sequelas cardíacas, e não da atividade inflamatória. Por esse motivo, esses pacientes também não se beneficiam de terapêutica anti-inflamatória, sendo tratados para a insuficiência cardíaca e frequentemente necessitando de correção cirúrgica da sequela valvar reumática.

Como o próprio nome declara, essa forma é observada em crianças e adolescentes que, em geral, têm história clínica de vários surtos de FR sintomáticos. Por baixa aderência à profilaxia secundária ou falha no diagnóstico de FR no surto inicial, esses pacientes ficam expostos a antígenos estreptocócicos repetidamente, tendo repetidos surtos de FR. Os repetidos surtos reumáticos levam a graves sequelas valvares, com comprometimento hemodinâmico importante e necessidade de correção cirúrgica precoce, durante a infância e adolescência.

Pode-se postular que essa forma é o resultado tardio de duas situações: repetidos episódios da forma aguda clássica da FR ou evolução rápida das sequelas valvares após um surto único da forma clássica.

Imunologicamente, um grande número de clones de linfócitos autorreativos estaria presente no tecido valvar, levando a rápida evolução das sequelas valvares, fazendo com que estas atinjam sérias consequências hemodinâmicas nesses pacientes jovens. Em alguns pacientes foram isolados clones linfocitários autorreativos de apenas um paciente com essa forma de acometimento cardíaco reumático, o que demonstra a abundância de processo autorreativo, que leva à rápida progressão da sequela valvar.[10]

O *exame físico* na cardite grave em geral revela taquicardia, sendo característicos os sopros mitrais. Um aumento do volume de sangue proveniente do átrio esquerdo pode também gerar um sopro diastólico, especialmente quando os folhetos mitrais estão espessados, como acontece na doença reumática. Na fase ativa dessa doença observa-se hipofonese de B1, associada a sopro sistólico regurgitativo e sopro diastólico em ruflar sem reforço pré-sistólico (*Sopro de Carey-Coombs*). A valvulite aguda leva a uma insuficiência mitral aguda, que determina aumento do volume em átrio esquerdo e aumento do fluxo sanguíneo na diástole atrial, fazendo vibrar a valva espessada pelo processo inflamatório agudo. Pelos motivos acima descritos, esse sopro é indicativo de valvulite reumática ativa. Diferenciamos esse sopro da dupla disfunção mitral estabelecida por não haver hiperfonese de B1, estalido de abertura de mitral ou reforço pré-sistólico no sopro diastólico, além do quadro clínico, que é bastante diferente nas duas entidades. O sopro mais comum na cardite reumática é o sopro sistólico regurgitativo mitral.

O eletrocardiograma pode revelar sobrecarga de câmaras esquerdas, e por vezes arritmias atriais. Um sinal importante nesse exame é a presença de bloqueio atrioventricular do primeiro grau, que inclusive é critério menos de Jones para o diagnóstico. A radiografia de tórax em geral apresenta grande aumento da área cardíaca e congestão pulmonar. O ecocardiograma, especialmente o transesofágico, além do espessamento valvar e das insuficiências valvares, pode mostrar as pequenas verrucosidades reumáticas na borda das valvas, características de atividade reumática. Outro exame de imagem que pode ser útil nessa fase é a cintilografia cardíaca com Gálio-67, que tem boa especificidade para a miocardite reumática.

Terapêutica: As medidas gerais são muito importantes, como restrição hidrossalina e repouso absoluto, por quatro a seis semanas, no caso da cardite leve e moderada, e até o controle da insuficiência cardíaca no caso da cardite grave, com retorno gradual às atividades após esse período. Embora alguns grupos tenham utilizado anti-inflamatórios não hormonais no tratamento da cardite, entendemos que, como é a mais grave manifestação da doença reumática, a cardite deve ser tratada necessariamente com anti-inflamatórios hormonais. Também destaca-se que atualmente, como a maioria (mais de 80%) dos casos de cardite reumática aguda é assintomática, a identificação de cardite reumática, mesmo que subclínica demonstra que há grande inflamação miocárdica, que deve ser tratada vigorosamente por sua gravidade. Dessa forma, anti-inflamatórios não hormonais não devem ser usados para o tratamento da cardite.

O anti-inflamatório de escolha é a prednisona, na dose de 1 mg/kg para os casos leves e 2 mg/kg em casos graves, máximo de 60 mg/dia, com uma dose por dia, pela manhã. Em pacientes com insuficiência cardíaca de difícil controle está indicada a pulsoterapia com metilpredinisolona, na dose de 1 g por três dias consecutivos (diluído em soro e administrado lentamente), podendo ser repetida até quatro vezes. Em crianças, a dose é de 10 a 40 mg/kg de metilpredinisolona, e após a pulsoterapia, os pacientes devem continuar com corticoterapia oral. Os corticoides devem ser mantidos por três a quatro semanas em dose máxima, quando então deve ser feita a retirada gradual, em média de 20% por semana, não sendo necessária, em nossa experiência, associação de AAS na retirada do corticoide. A duração da corticoterapia pode ser guiada por parâmetros clínicos, como a taquicardia (o mais sensível marcador clínico de atividade reumática) ou o grau de insuficiência cardíaca. Parâmetros laboratoriais como mucoproteínas, alfa-1 glicoproteína ácida e fração alfa-2 da eletroforese de proteínas, também devem ser usados para acompanhamento da terapêutica.

5.1.4 Formas extracardíacas

As formas extracardíacas representam na sua maioria acometimentos por resposta imune tipo Th2, ou seja, humoral. A única manifestação extracardíaca que representa resposta imune do tipo Th1 são os nódulos subcutâneos. Não é surpreendente, pois, a observação clínica clássica que o achado de nódulos subcutâneos na FR seja um sinal de cardite grave.

5.1.4.1 Manifestações osteoarticulares

Classicamente, a artrite da FR é descrita como uma poliartrite migratória assimétrica de grandes articulações, com excelente resposta ao ácido acetilsalicílico. Entretanto, esse quadro clássico é visto cada vez com menos frequência, sobretudo pelo uso cada vez mais disseminado e precoce de anti-inflamatórios, antes mesmo que o diagnóstico de FR esteja estabelecido. A diminuição da frequência do quadro clássico fez com que nos critérios revisados de Jones conste como critério maior artrite e não mais poliatrite migratória. Idealmente, diante de uma criança ou adulto com artrite que pudesse ser suspeita de FR, deve-se usar apenas analgésicos como o paracetamol, e não anti-inflamatórios, a fim de que se possa melhor caracterizar a evolução da artrite. Atualmente, na maioria dos casos, observa-se um quadro de poliartrite aditiva assimétrica de grandes articulações, na qual caracteristicamente há pouca dor articular e intensa inflamação.

A artrite da FR surge geralmente de duas a quatro semanas após a estreptococcia, e tem duração também de duas a quatro semanas. Ocasionalmente, a artrite pode surgir mais precocemente, até uma semana após a infecção estreptocócica, o que levou muitos pesquisadores a denominar essa entidade clínica de artrite reativa pós-estreptocócica. Posteriormente, viu-se que muitos pacientes com esse quadro evoluíam para cardite, demonstrando que se tratava apenas de uma variante da doença reumática.

O quadro típico é de uma artrite de grandes articulações, não necessariamente assimétrica ou migratória, no qual chama a atenção à desproporção entre dor e inflamação, com o paciente geralmente relatando intensa dor em articulação com sinais flogísticos frustros. A evolução é mais rápida em crianças e, em adultos, especialmente acima de 25 anos, a artrite pode ser mais crônica, com duração que pode chegar a 8 ou 10 semanas, e de resposta mais difícil a anti-inflamatórios não hormonais.

Artrite do adulto: A artrite em pacientes com mais de 20 anos de idade tem características bastante peculiares, com o paciente apresentando intensa dor articular, que frequentemente impede a deambulação e sinais flogísticos frustros. Esses pacientes têm comumente resposta insatisfatória a anti-inflamatórios não hormonais e necessitam de terapêutica por tempo prolongado, pois a artrite pode persistir por 2 ou 3 meses, tempo bem mais prolongado que a artrite dita "clássica", vista em crianças e adolescentes. Talvez esse quadro clínico exacerbado esteja ligado à reação imune, que se modificaria com a idade do indivíduo. Por suas características atípicas, esse diagnóstico só pode ser firmado em pacientes com diagnóstico prévio confirmado de febre reumática

Terapêutica: A terapêutica recomendada em crianças e adolescentes com quadro de artrite por febre reumática permanece sendo o ácido acetilsalicílico, na dose de 80 a 100 mg/kg/dia, ou seja, em dose anti-inflamatória. A brilhante resposta que se observa após a administração do AAS é uma característica diagnóstica da artrite da FR. A terapêutica deve ser mantida durante três a quatro semanas, com retirada gradual posterior. Já em adultos com a forma da artrite da FR caracterizada por artralgia intensa e poucos sinais flogísticos, devemos inicialmente prescrever anti-inflamatórios não hormonais em dose plena, como o naproxeno 500 mg 2 ou 3 vezes ao dia. Na ausência de resposta a eles, o que pode ocorrer em pacientes adultos com artrite da febre reumática, está indicada a corticoterapia, com predinisona 1 mg/kg/dia, associada com analgesia, a qual pode ter de incluir até opiáceos por via oral.

É importante salientar que o uso precoce de anti-inflamatórios deve ser evitado ao máximo no tratamento de paciente com artrite de etiologia não definida. De preferência, nos primeiros dias do quadro articular, ele deve ser mantido com analgésicos, como o paracetamol, que tem pouco poder anti-inflamatório. Durante esse período deve-se documentar o padrão da artrite (migratório, aditivo) e a ocorrência de remissão espontânea do quadro, se houver. Muitas artrites reativas virais têm duração inferior a 1 semana, portanto, artrites que entram em remissão em período inferior a 7 dias, sem uso de anti-inflamatórios são provavelmente reativas, e assim, provavelmente não necessitarão de anti-inflamatórios e outras investigações, apenas de seguimento clínico.

5.1.4.2 Manifestações neurológicas

A manifestação neurológica típica da FR é a coreia de Sydenham. Consiste na tríade de movimentos involuntários, labilidade emocional e hipotonia. Manifestação tipicamente humoral, a coreia em geral tem início tardio, ocorrendo de 1 a 6 meses após a infecção estreptocócica, motivo pelo qual pacientes com coreia raramente têm história característica de estreptococcia.

Em geral afeta crianças, predominantemente do sexo feminino e em adultos afeta quase que exclusivamente mulheres. As manifestações iniciais são relacionadas com irritabilidade e mais tarde notam-se os movimentos involuntários e a dificuldade de escrever e de apreender objetos, causada pela hipotonia que acompanha a doença. Em nosso meio, a forma mais comum de coreia é a hemicoreia, em que os sintomas são restritos a um hemicorpo. Os movimentos coreicos são exacerbados com estresse emocional e desaparecem com o sono.

Uma manobra valiosa em diferenciar a coreia de outros quadros consiste em solicitar em voz firme que o paciente pare de movimentar o membro afetado pela coreia. Se se tratar de paciente com coreia, este vai aumentar seu nível de ansiedade diante da solicitação e, como os movimentos são involuntários, observa-se exacerbação deles. Ao contrário, se se tratar de outros quadros, especialmente conversivos, é provável que, ante a solicitação, os movimentos diminuam ou mesmo cessem. Clinicamente, outro aspecto importante é a presença de movimentos involuntários e fasciculação de língua, que na coreia é classicamente relatada como "língua em saco de vermes".

Classicamente, é dito que a coreia é autolimitada e não deixa sequelas, contudo observações recentes parecem indicar o contrário. Mulheres que tiveram coreia na infância podem ter recorrência dela sem novo surto de doença reumática durante a gestação (*Coreia Gravidarum*) ou, mais raramente, durante o uso de anticoncepcionais orais. Tal fato sugere que talvez haja sequela manifestada por sensibilização aos estrógenos em núcleos da base.

Outras possíveis sequelas neurológicas estão relacionadas com a observação de que pacientes com doença reumática apresentam maior frequência de diagnóstico de transtorno obcessivo-compulsivo. Tal hipótese ainda se encontra em investigação, e pode consistir em evidência de sequelas tardias da coreia de Sydenham.

Há outras manifestações neurológicas que ocorrem após estreptococcias, conhecidas coletivamente como PANDAS, ou seja: transtorno obcessivo-compulsivo, e tiques relacionados com estreptococcia. Ainda não se sabe se o PANDAS seria uma entidade isolada ou apenas uma manifestação atípica da coreia da febre reumática.

Terapêutica: A coreia em geral é autolimitada, mas seus sintomas são extremamente incapacitantes e estigmatizantes, e requerem terapêutica sintomática imediata. Em casos leves e moderados, inicia-se com ácido valpróico ou a reserpina. A reserpina tem sido particularmente útil em casos leves, mas tem o inconveniente de necessitar de formulação (não há apresentação comercialmente disponível) e de ocasionar hipotensão postural.

O haloperidol, embora muito eficiente no controle da sintomatologia, deve ser reservado aos casos mais graves, pelo risco de sequelas tardias por esse fármaco, como a discinesia tardia. Em geral, nos casos graves, inicia-se o haloperidol na dose de 1 mg ao dia, apenas pela manhã, pois os sintomas remitem a noite. Essa dose pode ser aumentada gradualmente para até 3 mg ao dia, pela manhã, dose que controla a coreia na grande maioria dos casos. O paciente deve permanecer com o fármaco na dose em que se obtiver controle clínico por pelo menos dois a três meses, quando então se procede à retirada gradual, com atenção à volta dos sintomas clínicos. Durante o tratamento, é de grande importância monitorar sintomas parkinsonianos, que podem surgir com o uso do fármaco, e que podem progredir até impregnação por neurolépticos.

5.1.4.3 Manifestações cutâneas

As manifestações cutâneas da FR são bastante raras em nosso meio, embora sejam muito características da doença. Os nódulos subcutâneos são formações com diâmetro médio de 1 cm que surgem em superfícies extensoras, sobre tensões e em couro cabeludo; sendo manifestações celulares, são marcadores de cardite grave.

O eritema *marginatum* (ou marginado) é manifestação raríssima em nosso meio, de fundo humoral, e caracterizado por máculas róseas, confluentes com bordas eritematosas e centro claro, em regressão. São confluentes, não pruriginosas e sem descamação, motivos pelos quais raramente são percebidos pelo paciente. Em geral ocorre em tronco e raiz de membros (chamada classicamente de região de "traje de banho"). As Figuras 72.3 a 72.5 apresentam exemplos de eritema marginado.

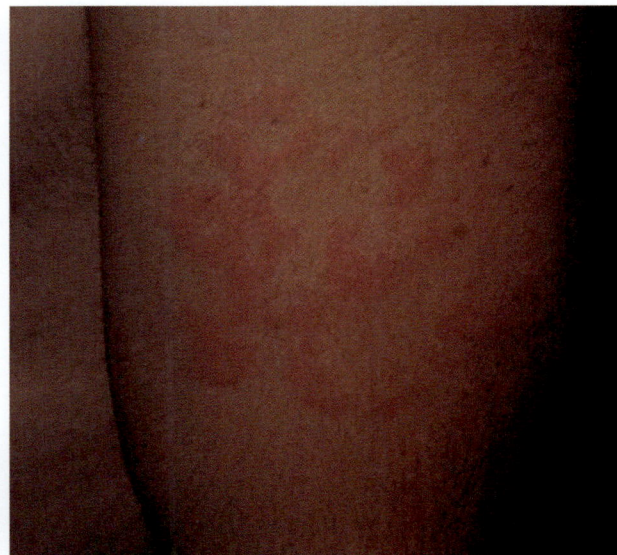

FIGURA 72.5 Eritema marginado. Cortesia da Liga de Combate à Febre Reumática da FMUSP.

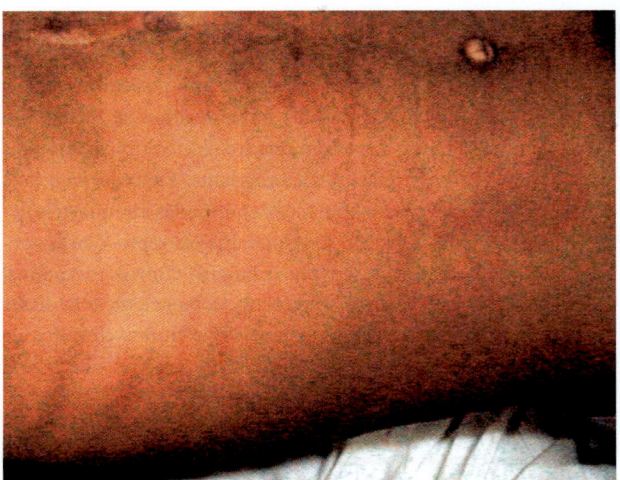

FIGURA 72.3 Eritema marginado. Cortesia da Liga de Combate à Febre Reumática da FMUSP.

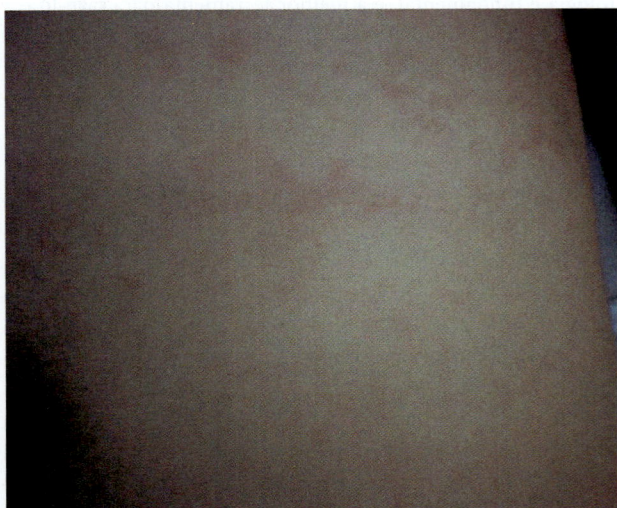

FIGURA 72.4 Eritema marginado. Cortesia da Liga de Combate à Febre Reumática da FMUSP.

Nenhuma das manifestações cutâneas da FR requer tratamento específico.

6 PROFILAXIA PRIMÁRIA

Para impedir que novos casos continuem surgindo, o mais importante é realizar adequadamente a profilaxia primária da FR, impedindo que os indivíduos suscetíveis venham a contrair a doença. Infecções (faringites e amigdalites) por estreptococos beta-hemolíticos do grupo A não diagnosticadas e não tratadas adequadamente, em indivíduos sensíveis, podem levar a um surto de FR. Assim é necessário um esquema eficaz, não só de tratamento, mas de prevenção de infecções pelos estreptococos.

Alguns autores[12,14] têm questionado a utilidade e custo-efetividade da profilaxia primária. Esses autores argumentam que a profilaxia primária, com a realização de testes como o teste rápido de orofaringe para a detecção de estreptococos, é cara e pouco efetiva. Por esse motivo, eles postulam que deveria ser feita uma triagem populacional com vistas à detecção de pacientes com cardite reumática subclínica e apenas realizar a profilaxia secundária nesses pacientes. O *"screneening"* de pacientes com cardite subclínica por ecocardiogramas em grande número de crianças, sugerido por alguns, não parece ser a conduta a mais adequada. Além do alto custo e dificuldade logística de se realizar um grande número de ecocardiogramas, a abordagem sugerida de não se realizar a profilaxia primária deixa de prevenir as formas graves da FR, como a cardite reumática grave, que pode até ser fatal.

Fatores socioeconômicos estão relacionados com essas infecções e, portanto, a casos de FR. A FR classicamente é considerada uma doença derivada de más condições de vida da população, aglomerações e de um sistema de saúde que não consegue dar assistência adequada à população. Assim, o adequado tratamento das infecções estreptocócicas passa pela melhora das condições de vida da população, especialmente aquela de mais baixa renda que, por viver em condições favoráveis à disseminação dos estreptococos (precárias condições de higiene, aglomerações e maior promiscuidade) e sem acesso ao sistema de saúde, é a mais suscetível à FR. Um dos fatores que levaram ao declínio da FR na Europa e América do Norte foi a melhoria das condições de vida da população, combinado a um adequado sistema de tratamento de infecções estreptocócicas, com identificação e tratamento precoce dos portadores de amigdalites estreptocócicas. Se todos os casos de amigdalites estreptocócicas pudessem ser adequadamente tratados, poderia se esperar praticamente a erradicação da doença.

A profilaxia primária pressupõe a erradicação precoce da infecção de orofaringe por estreptococos beta-hemolíticos do grupo A, assim prevenindo o aparecimento da FR. A profilaxia primária é com base no diagnóstico precoce dos portadores de infecções estreptocócicas de orofaringe e seu tratamento com antibióticos bactericidas. O diagnóstico rápido é essencial, devendo a infecção ser tratada nos primeiros dias do quadro, pois a persistência do microrganismo por mais de uma semana acarretará, nos indivíduos suscetíveis, a sequência de reações imunológicas que provocará o surto de FR.

O quadro clínico da amigdalite estreptocócica inclui dor de garganta, por vezes intensa, impedindo a deglutição, febre alta (acima de 38°C), adenopatia cervical e submandibular e petéquias em palato e úvula. Geralmente, não há secreção nasal ou tosse, sendo o diagnóstico diferencial feito com outras infecções das vias aéreas superiores, como as causadas por vírus. Podem ser realizados exames laboratoriais para o diagnóstico da estreptococcia, como a cultura de orofaringe, que em geral tem baixa positividade, e os testes rápidos. Esses testes muitas vezes são de difícil obtenção e retardariam o tratamento adequado da estreptococcia, motivo pelo qual, não raro, em saúde pública o procedimento mais adequado é tratar com antibióticos todas as infecções de garganta com a mínima possibilidade de serem bacterianas. Esse regime mais agressivo de uso de antibióticos é adequado a situações de alta prevalência de estreptococos no ambiente ou em surtos epidêmicos de amigdalite aguda.[13]

O antibiótico de eleição para a profilaxia primária da FR é a penicilina G benzatina em dose única de 600.000 UI para crianças de até 25 kg e 1.200.000 UI para pacientes acima desse peso, em injeção intramuscular profunda, dose única. A grande vantagem desse regime é o seu baixo custo e grande eficácia e a vantagem de não haver necessidade de repetir o tratamento. Considerando-se o tratamento por via oral, a droga de escolha ainda é a Fenoximetilpenicilina (penicilina V), na dose de 500.000 UI de 12 em 12 horas para crianças e em intervalo mais frequente (de 8/8 ou 6/6 horas) para adultos.[15] Deve ser

lembrado que o tratamento antibiótico deve ser mantido por pelo menos 10 dias para que se possa prevenir a ocorrência de FR. Ainda deve ser lembrado que as penicilinas ocupam lugar de destaque no combate às estreptococcias também pela ausência de resistência delas a essas drogas. Novos tratamentos para a amigdalite, como por exemplo com macrolídeos[16] ou cefalosporinas[17,18] podem ser efetivos na erradicação do estreptococo, mas por serem medicamentos de alto custo e assim têm seu emprego limitado na amigdalite estreptocócica, principalmente quando se tem um tratamento tão efetivo e de baixo custo disponível. Para pacientes alérgicos à penicilina pode-se usar a eritromicina 10 a 12 mg/kg, de 8/8 horas ou 500 mg, de 6/6 horas, também durante 10 dias. As sulfas são inadequadas para o tratamento das amigdalites estreptocócicas, pois não são bactericidas e assim não previnem a FR.[1]

Devemos aqui ressaltar que o diagnóstico de amigdalite estreptocócica, mesmo que esta cause aumento nos títulos de antiestreptolisina O (ASLO) não faz o diagnóstico de FR. Para o diagnóstico dela é necessário um quadro clínico típico compatível, que em geral se instala após a amigdalite, e não durante esta. Em estudos clássicos em populações confinadas em quartéis verificou-se que após um surto de amigdalites estreptocócicas apenas 3% dos infectados desenvolveu quadro clínico compatível com FR. Assim, não basta a estreptococcia, o paciente tem de ser suscetível à FR. Ressaltando, portanto, que títulos elevados de ASLO apenas demonstram estreptococcia anterior, não fazem diagnóstico de FR.

7 PROFILAXIA SECUNDÁRIA

Para pacientes que já têm o diagnóstico de FR, é indicada a profilaxia secundária para a prevenção de novos surtos da doença. Aqui deve-se ressaltar que o diagnóstico correto da patologia é fundamental, e a melhor ferramenta para fazê-lo é a história clínica detalhada do paciente e um exame físico minucioso. Tal cuidado é fundamental para se evitar que, por exemplo, pacientes sem FR recebam profilaxia apenas por serem portadores de altos títulos de antiestreptolisina O e que pacientes com valvopatia grave não recebam a adequada profilaxia, que pode melhorar o prognóstico do paciente em longo prazo.

A droga de escolha é a penicilina G benzatina, nas mesmas doses de 600.000 UI para crianças com até 25 kg e 1.200.000 UI acima desse peso. A frequência das doses de penicilina é motivo de controvérsia, que vem ganhando mais definição graças a muitos estudos comparando diversos regimes de profilaxia. Segundo a American Heart Association,[13] o uso de aplicações mensais seria adequado, reservando-se as aplicações a cada três semanas para localidades com alta incidência de FR ou de amigdalites estreptocócicas. Entretanto vários trabalhos mostram que, ao menos fora dos Estados Unidos e Europa, o regime de uma aplicação de penicilina a cada quatro semanas é inadequado.[19-24] Assim, em nosso meio, a profilaxia secundária deve ser realizada com aplicações de penicilina G benzatina com intervalo máximo de três semanas. Considerando-se que o maior risco de recorrência da FR acontece nos dois primeiros anos após o surto reumático, a penicilina deve ser administrada a cada 15 dias nos dois primeiros anos após o surto reumático e depois desse período deverá ser administrada com intervalos de 21 dias.[23] Em nosso meio, pela alta prevalência de FR e de infecções estreptocócicas, aplicações mensais de penicilina benzatina não devem ser usadas, por não proporcionarem proteção adequada aos portadores de doença reumática. Para pacientes com alergia à penicilina está indicada a sulfadiazina, na dose de 1 g/dia, sendo necessário o controle de possíveis quadros leucopênicos.

Os critérios de suspensão à profilaxia são os seguintes:[3] pacientes sem acometimento cardíaco, apenas com manifestação articular ou coreia "pura" – suspender aos 18 anos ou 5 anos após o surto reumático; pacientes com cardite durante o surto agudo que não apresentam sequelas tardias – suspender aos 25 anos ou 10 anos após o último surto reumático; pacientes nos quais é retirada a profilaxia e os sintomas retornam deverão ter profilaxia mantida por mais 5 anos. Pacientes com acometimento cardíaco, mesmo discreto, deverão ter profilaxia prolongada, de preferência por toda a vida, e quando isso não for possível, até a quarta década.[3] Pacientes que têm contato ocupacional frequente com os estreptococos, como os que trabalham em escolas e creches, necessitam cuidado especial e devem fazer uso da profilaxia secundária enquanto trabalharem em tais atividades, independentemente da idade. Nesse sentido, a formação de centros para o acompanhamento da profilaxia secundária da FR deve ser incentivada, pois permite o acompanhamento adequado de portadores de FR e pesquisa ativa nos casos de absenteísmo, pois a falta de aderência entre adolescentes e famílias migrantes leva a grande incidência de recidivas. A Tabela 72.1 apresenta os agentes, suas doses, vias e duração, para a prevenção da febre reumática. A Tabela 72.2 apresenta a duração da profilaxia antibiótica em pacientes com febre reumática.

TABELA 72.2 Duração da profilaxia antibiótica em pacientes com febre reumática

CATEGORIA	DURAÇÃO
Febre reumática sem cardite	5 anos ou até os 18 anos, o que for mais longo
Febre reumática com cardite sem sequela valvar, ou com sequela valvar mínima	Pelo menos 10 anos após o último surto ou até os 25 anos, o que for mais longo
Febre reumática com cardite e sequela valvar grave	Pelo menos até os 40 anos. Algumas vezes pela vida inteira (exposição ocupacional)

8 DESTAQUES DO CAPÍTULO

- A febre reumática (FR) ainda é a principal causa de valvopatia adquirida no Brasil;
- O diagnóstico é difícil e frequentemente só é feito na fase final da doença, quando há expressiva lesão valvar;

TABELA 72.1 Prevenção da febre reumática

AGENTE	DOSE	VIA	DURAÇÃO
Profilaxia primária			
Penicilina G benzatina	600.000IU para pacientes < 27 kg 1.200.000 para pacientes ≥ 27 kg	IM	Dose única
Amoxicilina	Crianças – 50 mg/kg, 8/8 h, por 10 dias Adultos – 500 mg, VO, 8/8 h por 10 dias	VO	10 dias
Para pacientes alérgicos à penicilina			
Eritromicina	Crianças – 40 mg/kg/dia, 6/6 h por 10 dias Adultos – 500 mg, VO, 6/6 h por 10 dias	VO	10 dias
Profilaxia secundária			
Penicilina G benzatina	1.200.000 UI, 15/15 dias, nos dois primeiros anos após o surto, e de 21/21 dias nos anos subsequentes	IM	Ver Tabela 72.2
Penicilina V	250 mg, 2 ×/dia	VO	Ver Tabela 72.2
Para pacientes alérgicos à penicilina			
Sulfadiazina	0,5 g, 1 ×dia para pacientes < 27 kg 1 g, 1 ×/dia para pacientes > 27 kg	VO	Ver Tabela 72.2
Para pacientes alérgicos à penicilina e à sulfadiazina			
Eritromicina	250 mg, 2 ×/dia	VO	Ver Tabela 72.2

- As manifestações clínicas mais frequentes são artrite e coreia (que isoladamente permite o diagnóstico de FR), enquanto a cardite aguda sintomática é rara;

- Os critérios de Jones só são úteis para o diagnóstico das formas agudas – em pacientes crônicos o diagnóstico é feito pelo achado de sequelas valvares características de FR;

- É a mais prevenível de todas as cardiopatias; a profilaxia primária deve ser enfatizada – Penicilina benzatina intramuscular para todo caso de amigdalite;

- Profilaxia secundária é extremamente importante, e deve ser realizada com penicilina G benzatina intramuscular de 15/15 dias nos dois primeiros anos após o surto e de 21/21 dias nos anos subsequentes.

REFERÊNCIAS BIBLIOGRÁFICAS

1. Massel B. Rheumatic Fever and Streptococcal Infection: Unraveling the Mysteries of a Dread Disease. Harvard Univ. Press, 1997.

2. Disponível em http://www.datasus.gov.br (Consultado em Janeiro de 2011).

3. Tanaka ACS. Febre reumática: critérios diagnósticos e tratamento. In: Timerman A, Cesar LAM (eds.). Manual de Cardiologia – Socesp. São Paulo: Editora Atheneu; 2000.

4. Cunningham MW. Pathogenesis of group A streptococcal infections. Clin. Microbiol. Rev. 2000; 13 (3) 470-511.

5. Kaplan MH, Svec KH. Immunologic relation of streptococcal antibody cross-reactive with heart tissue: Association with streptococcal infection, rheumatic fever and glomerulonephritis. J Exp Med. 1964; 119: 651-66.

6. Willians Jr. RC. Host factors in rheumatic fever and heart disease. Hosp. Practice. 1982; 125-38.

7. Kemeny E, Grieve T, Marcus R et al. Identification of mononuclear cells and T cell subsets in rheumatic valvulitis. Clin Immunol Immunopathol. 1989; 52: 225-37.

8. Raizada V, Williams RC JR, Chopra P et al. Tissue distribuition of lymphocytes in rheumatic heart valves as defined by monoclonal anti-T cells antibodies. Am J Med. 1983; 74: 225-37.

9. Guilherme L, Cunha-Neto E, Coelho V et al. Human infiltrating T cell clones from rheumatic heart disease patients recognize both streptococcal and cardiac proteins. Circulation. 1995; 92: 415-20.

10. Guilherme L, Oshiro SE, Faé KC et al. T cell reactivty against streptococcal antigens in the periphery mirrors reactivity of heart infiltrating

11. Tandon R, Sharma M, Chandrashekhar Y et al. Revisiting the pathogenesis of rheumatic fever and carditis. Nat Rev Cardiol. 2013; 10, 171-7. doi:10.1038/nrcardio.2012.197.

12. Tubridy-Clark M, Carapetis JR. Subclinical carditis in rheumatic fever: A systematic review. Int J Cardiol. 2006 Oct 9.

13. Dajani AS, Ayoub E, Bieman FZ et al. Guidelines for the diagnosis of rheumatic fever. Circulation. 1993; 87: 302-7. (Diretriz).

14. Kothari SS. Of history, half-truths, and rheumatic fever Annals of Pediatric Cardiology 2013 Vol 6 Issue 2.

15. Still JG. Management of pediatric patients with group A beta-hemolytic Streptococcus pharyngitis: Treatment options. Pediatr Infect Dis J. 1995; 14:S57.

16. Hooton TM. A comparison of azithromycin and penicillin V for the treatment of streptococcal pharyngitis. Am J Med. 1991; 91:23S.

17. Pichichero ME, Margolis PA. A comparison of cephalosporins and penicillin in the treatment of group A streptococcal pharyngitis: A meta-analysis supporting the concept of microbial copathogenicity. Pediatr Infect Dis J. 1991; 10:275.

18. Block SL, Hedrick JA, Tyler RD. Comparative study of the effectiveness of cefixime and penicillin V for the treatment of streptococcal pharyngitis in children and adolescents. Pediatr Infect Dis J. 1992; 11:919.

19. Dajani AS, Kessler SL, Mendelson R et al. Cefpodoxime proxetil vs penicillin V in pediatric streptococcal pharyngitis/tonsillitis. Pediatr Infect Dis J. 1993; 12:275.

20. Markowitz M, Gerber MA, Kaplan EL. Treatment of streptococcal pharyngotonsillitis: Reports of penicillin's demise are premature. J Pediatr. 1993; 123:679.

21. Lue HC, Wu MH, Wang JK et al. Three- versus four-week administration of benzathine penicillin G: effects on incidence of streptococcal infections and recurrences of rheumatic fever. Pediatrics 1996 Jun; 97(6 Pt 2):984-8.

22. Oran B, Tastekin A, Karaaslan S et al. Prophylactic efficiency of 3-weekly benzathine penicillin G in rheumatic fever. Indian J Pediatr. 2000 Mar;67(3):163-7.

23. Kassem AS, Madkour AA, Massoud BZ, Zaher SR. Benzathine penicillin G for rheumatic fever prophylaxis: 2-weekly versus 4-weekly regimens. Indian J Pediatr. 1992 Nov-Dec; 59(6):741-8.

24. Lue, H C, Wu M.H, Wang J K et al. Long-term outcome of patients with rheumatic fever receiving benzathine penicillin G prophylaxis every three weeks versus every four weeks. J. Pediatr. 1994; 125:812.

25. Manyemba J, Mayosi BM. Intramuscular penicillin is more effective than oral penicillin in secondary prevention of rheumatic fever – a systematic review. S Afr Med J. 2003 Mar;93(3):212-8.

T lymphocytes in rheumatic heart disease patients. Infect Immunity. 2001; 69(9):5345-535. (Artigo original).

DOENÇA DA VALVA MITRAL 73

Roney Orismar Sampaio
Auristela Isabel de Oliveira Ramos
Paulo de Lara Lavítola
Lucas José Tachotti Pires

1 INSUFICIÊNCIA MITRAL

1.1 ETIOLOGIA

A insuficiência mitral (IM), caracterizada pela regurgitação de sangue do ventrículo esquerdo (VE) para o átrio esquerdo (AE), pode ocorrer como consequência de alterações em um ou mais dos componentes da valva mitral: folhetos, anel ou aparato subvalvar (cordas tendíneas e/ou músculos papilares).

No caso da IM primária, as alterações têm origem em deformidades da própria estrutura valvar. No Brasil, a causa mais comum de IM primária é a febre reumática, que leva a espessamento e retração dos folhetos valvares e/ou das cordas tendíneas. Acredita-se que a prevalência de febre reumática em nosso país seja subestimada pelo modo como são coletados os dados: em geral provenientes de registros de internações hospitalares e dados cirúrgicos, desconsiderando, assim, portadores de doença com menor gravidade e acompanhados ambulatorialmente. No entanto, estudos com escolares de capitais brasileiras estimam a prevalência de cardite reumática entre 1 a 7 casos/ 1000 escolares.[1] Como segunda causa mais frequente em nosso meio, aparecem a degeneração mixomatosa e o prolapso da valva mitral (PVM). A prevalência do PVM na população em geral é estimada em 1 a

2,5%,[1] podendo ou não ocorrer de forma familiar, sendo a evolução natural muito favorável na maioria dos pacientes. Esta é, atualmente, a causa mais frequente de IM em países desenvolvidos.[2] Outras causas de IM primária, menos frequentes, são endocardite infecciosa, trauma e as malformações congênitas da valva.

No caso de IM secundária (relacionada com outra doença cardíaca), a isquemia miocárdica é responsável por cerca de 50% dos casos de IM aguda. As cardiomiopatias que evoluem com remodelamento e dilatação ventricular, gerando aumento do diâmetro do anel valvar mitral,[3,4] e a cardiomiopatia hipertrófica são responsáveis pelas IM secundárias crônicas.

1.2 FISIOPATOLOGIA

De acordo com a causa e a evolução clínica, a IM pode ser dividida em aguda e crônica.Mais frequentemente causada por isquemia miocárdica (por disfunção ou ruptura do músculo papilar), endocardite infecciosa (com perfuração das cúspides valvares ou ruptura das cordas tendíneas) e trauma, sendo importante também lembrar as disfunções de próteses valvares mitrais e a cardite reumática aguda, a IM aguda desencadeia sobrecarga súbita de volume ao ventrículo esquerdo, que se mostra incapaz de acomodar o volume regurgitante, gerando aumento de suas pressões de enchimento, diminuição do débito cardíaco efetivo e congestão pulmonar.

A IM crônica também acarreta imposição de sobrecarga de volume ao ventrículo e átrio esquerdos. Nesse caso, entretanto, ocorre aumento gradual e progressivo dessa sobrecarga, possibilitando tempo para que ocorram mecanismos adaptativos, com hipertrofia excêntrica e dilatação do ventrículo e átrio esquerdos. Esses mecanismos fazem com que o coração seja capaz de acomodar o volume regurgitante e manter o débito cardíaco durante anos, permanecendo o paciente assintomático por muito tempo. Nessa fase – compensada – o volume diastólico final do VE é aumentado, enquanto o volume sistólico final do VE é normal ou até mesmo reduzido, uma vez que o esvaziamento ventricular, que ocorre tanto pela via de saída do VE quanto pela valva mitral incompetente, acaba sendo facilitado. Ainda por essa razão, nessa fase, a fração de ejeção (FE) do ventrículo esquerdo encontra-se normal ou elevada.

No paciente assintomático, a definição do estágio da IM em que o paciente se encontra – compensado, intermediário ou descompensado – ocorre habitualmente mediante avaliação dos diâmetros e da função do VE. No estágio compensado, o diâmetro diastólico final do VE é inferior a 60 mm, o diâmetro sistólico final é inferior a 40 mm e FE é superior a 60%. Com o passar do tempo, os mecanismos de hipertrofia excêntrica e dilatação ventricular se intensificam, e há ainda ativação neuro-humoral, aumento de citocinas proinflamatórias, e aumento dos níveis de peptídeos natriuréticos.[5,6] Na fase descompensada, as medidas dos diâmetros diastólico e sistólico do VE são, respectivamente, maiores que 70 mm e 45 mm, e a FE é menor que 55%. A fase intermediária é aquela entre os dois estágios descritos anteriormente.[7]

1.3 HISTÓRIA NATURAL

Nos pacientes com IM, a etiologia tem impacto na evolução. Pacientes com o mesmo grau de regurgitação e função ventricular esquerda semelhante têm prognóstico diferente, quando se leva em consideração a etiologia da doença. Em estudo com 248 pacientes submetidos à cirurgia, o diagnóstico anatômico avaliado pela ecocardiografia transesofágica (ETE) mostrou ótima correlação com o prognóstico do paciente a curto e longo prazos e com a possibilidade de realização de plástica valvar mitral. Os pacientes com IM secundária à degeneração mixomatosa tiveram sobrevida pós-operatória, em seis anos, significativamente superior àqueles com IM reumática, que, por sua vez, tiveram sobrevida superior àqueles de etiologia isquêmica ou dilatada (85 ± 3%, 64 ± 9% e 46 ± 9%, respectivamente).[8] A classificação anatômica obtida pela ETE foi um fator independente de mortalidade cirúrgica, possibilidade de realização de plástica e sobrevida tardia, mesmo após ajustado para idade, sexo e função ventricular esquerda.[8,9]

O grau de IM também é relevante na evolução desses pacientes. A sobrevida livre de eventos do paciente com PVM é negativamente afetada, se o grau de regurgitação for moderado a importante.[10] Um estudo publicado em 2005 por Enriquez-Sarano e colaboradores, realizado com 456 pacientes assintomáticos, mostrou um número de eventos cardíacos (morte de causa cardíaca, insuficiência cardíaca congestiva ou fibrilação atrial) significativamente maior nos pacientes com orifício regurgitante ≥ 40 mm^2 do que naqueles com orifício £ 20 mm^2 (62 + 8% versus 15 + 4%).[11]

Os pacientes com IM secundária a *flail leaflet* (imagem ecocardiográfica semelhante ao flamular de uma bandeira, em geral secundária à ruptura de cordas tendíneas) pareciam ter pior prognóstico. Entretanto, estudos mais recentes demonstraram que quando não há sintomas nem disfunção ventricular esquerda, o prognóstico desses pacientes é semelhante ao daqueles com PVM.[12-14]

O desenvolvimento de fibrilação atrial (FA) é, também, um marcador de progressão da doença; pacientes com FA apresentam pior prognóstico, quando comparados àqueles que permanecem em ritmo sinusal.[13,15]

1.4 MANIFESTAÇÕES CLÍNICAS

Os pacientes com IM crônica evoluem assintomáticos durante muitos anos. Nos casos de origem reumática, os sintomas em geral têm início entre a segunda e a quinta décadas de vida, enquanto naqueles relacionados com prolapso valvar, a média de apresentação clínica se dá por volta dos 50 anos de idade.[1] Os sintomas surgem em decorrência da gravidade da IM e de sua repercussão em nível pulmonar ou cardíaco. Os sintomas mais comuns são dispneia, tosse, palpitações e fraqueza. Fenômenos tromboembólicos, hemoptise e sinais e sintomas de insuficiência cardíaca direita podem manifestar-se nas fases mais avançadas da doença.

Ao exame físico, nota-se um pulso arterial cheio e amplo. Com o aumento do VE, o *ictus cordis* fica um pouco desviado para a esquerda. A primeira bulha é abafada, enquanto a segunda bulha pode ser hiperfonética quando já existe hipertensão arterial pulmonar (HP). O sopro cardíaco pode ser holossistólico ou mesotelessistólico, como no PVM, muitas vezes associado à presença de clique mesossistólico. Quando a IM é decorrente de alteração da cúspide posterior o sopro se irradia para a região esternal e base do pescoço, lembrando um sopro de estenose aórtica. Quando decorre de alteração da cúspide anterior o sopro se irradia para a região dorsal do tórax. Na ausculta dinâmica, o sopro da IM diminui com o movimento de levantar-se rapidamente e com a manobra de Valsalva. Por outro lado, o sopro aumenta com a posição agachada ("de cócoras").

1.5 EXAMES COMPLEMENTARES

O eletrocardiograma pode ser normal ou mostrar sobrecarga atrial e/ou ventricular esquerda. Pode estar presente, também, fibrilação atrial. Sinais de sobrecarga de câmaras direitas podem ocorrer em caso de hipertensão pulmonar significativa. Nos pacientes cuja etiologia da IM é isquêmica, alterações de repolarização ventricular e áreas eletricamente inativas também poderão ser encontradas.

À radiografia de tórax, nota-se aumento da área cardíaca à custa do átrio esquerdo e ventrículo esquerdo; pode haver abaulamento da artéria pulmonar e quarto arco, decorrentes de hipertensão arterial pulmonar e dilatação acentuada do átrio esquerdo, respectivamente. Na fase descompensada, são observados congestão pulmonar e, eventualmente, aumento de câmaras direitas.

A ecocardiografia com Doppler é essencial para avaliar o mecanismo da regurgitação, sua intensidade e o grau de repercussão hemodinâmica. Fornece dados sobre a anatomia da valva (podendo mostrar ruptura de cordas tendíneas, prolapso da valva, vegetações, calcificação do anel mitral, retrações das cúspides), o grau de regurgitação, os diâmetros das cavidades cardíacas, a função do VE e a presença ou não de HP. No caso do grau de regurgitação, este é avaliado por meio do cálculo da largura da *vena contracta*, da área do orifício regurgitante, do volume regurgitante, da fração regurgitante, da presença de fluxo reverso nas veias pulmonares, da relação entre a área do jato regurgitante e o átrio esquerdo.[16] A classificação da insuficiência mitral, segundo as diretrizes AHA/ACC de 2014, em estágios A, B, C e D, levando em consideração os dados ecocardiográficos, a repercussão hemodinâmica e os sintomas estão descritos a seguir:

A.*Pacientes em risco*: Prolapso de valva mitral – Mínima regurgitação – Ausência de repercussão hemodinâmica e ausência de sintomas.

B.*Doença valvar em progressão*: Prolapso de valva mitral, alteração reumática da valva mitral com restrição dos fo-

lhetos e perda da coaptação central, endocardite infecciosa prévia – Discreta dilatação atrial esquerda – Ausência de dilatação ventricular esquerda ou de hipertensão arterial pulmonar – Assintomáticos.

Dados ecocardiográficos: *Vena contracta* (VC) < 0,7 cm; fração regurgitante (FR) < 50%; orifício regurgitante efetivo (ERO) < 0,40 cm^2; volume regurgitante (VR) < 60 mL;

C.*Pacientes com IM importante*: Pelas causas descritas anteriormente – Moderada a importante dilatação atrial esquerda – Dilatação ventricular esquerda e algum grau de hipertensão arterial pulmonar – Assintomáticos.

Dados ecocardiográficos: *Vena contracta* > 0,7 cm; FR > 50%; ERO > 0,4 cm^2; VR > 60 mL.

De acordo com a FE e o volume sistólico final do VE (VsfVE), há dois grupos de pacientes:

- *C1* – FE > 60%; VsfVE < 40 mm
- *C2* – FE ≤ 60%; VsfVE ≥ 40 mm

D.*Pacientes com IM importante*: Pelas causas descritas anteriormente – Moderada a importante dilatação atrial esquerda – Dilatação ventricular esquerda e presença de hipertensão arterial pulmonar – Presença de dispneia aos esforços.

Dados ecocardiográficos: *Vena contracta* > 0,7 cm; FR > 50%; ERO > 0,4 cm^2; VR > 60 mL.

Atualmente, encontra-se também disponível a ecocardiografia tridimensional, que permite avalição mais detalhada da anatomia e função da valva, aparato subvalvar e do átrio esquerdo, auxiliando na determinação no melhor momento de intervenção e na programação da técnica a ser utilizada.[1] Em estudo recente, a utilização da técnica tridimensional mostrou-se melhor que ecocardiografia bidimensional na avaliação de pacientes com PVM e IM importante.[17]

O teste de esforço tradicional e o cardiopulmonar podem ser úteis na avaliação da capacidade funcional dos pacientes com sintomas duvidosos de insuficiência cardíaca e sua aplicabilidade será discutida adiante.[18,19]

O estudo hemodinâmico tem papel limitado no diagnóstico e no acompanhamento do paciente com IM. Deve ser solicitado quando for indicado o tratamento cirúrgico com objetivo de avaliar as artérias coronárias. Pode também ser realizado no caso de discrepância entre os achados clínicos e os resultados dos métodos não invasivos.

1.6 ACOMPANHAMENTO CLÍNICO

Nos pacientes com IM, tanto a precisão da classe funcional (CF, habitualmente avaliada de acordo com a classificação da New York Heart Association) obtida por anamnese e exame físico, quanto a classificação anatômica e o grau da regurgitação obtidos pela ecocardiografia são de fundamental importância para nortear as condutas a serem tomadas.

A ecocardiografia com Doppler deve ser realizada de maneira evolutiva e sistemática, sendo útil tanto na avaliação do diagnóstico e da etiologia quanto do prognóstico.[1,2,20] A ecocardiografia transtorácica (ETT) pode fornecer informações importantes sobre o mecanismo da regurgitação, detalhando o aspecto dos folhetos, do anel e do aparelho subvalvar, assim como sobre o grau de regurgitação, tanto de maneira qualitativa quanto quantitativa, além de fornecer dados sobre os diâmetros das cavidades cardíacas e a função ventricular esquerda. Embora não seja aferida de rotina, a avaliação da função do ventrículo direito também tem valor prognóstico e impacto na sobrevida dos pacientes com IM importante.

De acordo com as Diretrizes Brasileiras de Valvopatias de 2011, o paciente com IM importante, função ventricular esquerda normal e sem sintoma de insuficiência cardíaca, deve ser avaliado clinicamente, com radiografia de tórax, eletrocardiograma e ETT a cada 6 a 12 meses, ou assim que o paciente perceba qualquer mudança na sintomatologia.

A ETE não está indicada para avaliação de rotina do paciente com IM crônica. No entanto, uma avaliação pré-operatória do mecanismo da IM e das alterações do aparelho subvalvar, além de uma avaliação intraoperatória nos pacientes submetidos à plástica mitral deve ser considerada.[8]

Embora vários outros índices de contratilidade ventricular obtidos de forma invasiva e não invasiva tenham sido relacionados com o prognóstico dos pacientes, a FE permanece um simples e fiel indicador de sobrevida. Quando a FE cai abaixo de 60% mesmo em pacientes assintomáticos, a sobrevida após a troca valvar ou o reparo valvar é inferior à dos pacientes que são submetidos à cirurgia com FE maior que 60%.[21,22]

Outros parâmetros estruturais a serem avaliados no acompanhamento, com possível alteração de conduta, são:

- O diâmetro sistólico final superior a 40 mm compromete a sobrevida pós-operatória mesmo em pacientes com FE preservada.
- A presença de FA persistente ou recorrente, da mesma forma, compromete a evolução no pós-operatório. Além disso, a ocorrência de FA impõe a necessidade de uso permanente do anticoagulante oral. O diâmetro do átrio esquerdo maior que 50 mm e duração da FA superior a três meses são fatores preditores de persistência da FA no pós-operatório.[13]

Enriquez-Sarano e colaboradores[11] avaliaram o orifício regurgitante efetivo (ERO) em 465 pacientes com IM importante isolada (Ver na Figura 73.1, algoritmo de avaliação para pacientes com IM crônica). Nesse estudo, a maioria dos pacientes apresentava IM causada por PVM. Os resultados obtidos demonstraram que o ERO foi um preditor independente de sobrevida e de eventos cardíacos, ou seja, pacientes com ERO superior a 40 mm^2 tiveram maior incidência de complicações cardiológicas e maior mortalidade por qualquer causa, do que aqueles que apresentavam ERO inferior a 40 mm^2.

1.7 TRATAMENTO FARMACOLÓGICO

Não há estudos de longo prazo demonstrando que os vasodilatadores desempenhem algum papel benéfico, seja diminuindo o grau de regurgitação ou prevenindo a disfunção do VE, e consequentemente adiando com segurança o tratamento cirúrgico dos pacientes com IM primária, assintomáticos.[21-23] Os estudos

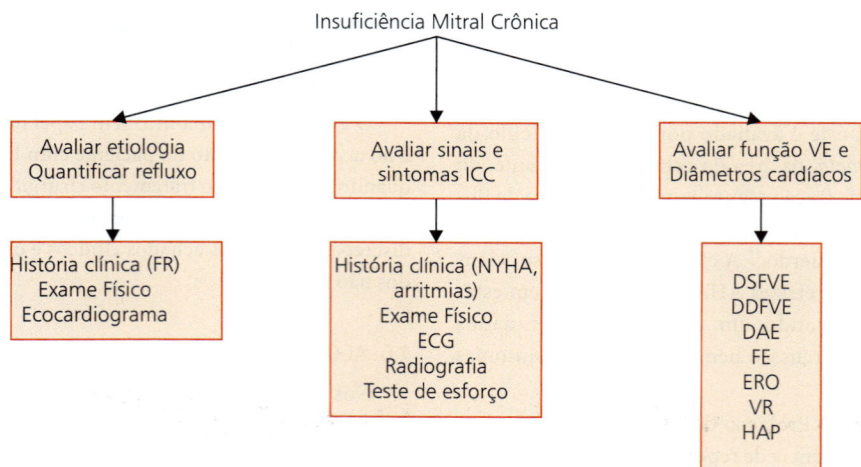

FIGURA 73.1 Algoritmo de avaliação de paciente com IM crônica. FR: febre reumática; ICC: insuficiência cardíaca congestiva; VE: ventrículo esquerdo; NYHA: New York Heart Association; DSFVE: diâmetro sistólico final do VE; DDFVE: diâmetro diastólico final do VE; DAE: diâmetro do átrio esquerdo; FE: fração de ejeção; ERO: orifício regurgitante efetivo; VR: volume regurgitante; HAP: hipertensão arterial pulmonar.

com vasodilatadores em IM realizados até o momento são avaliações de curto período, até 12 meses e, ainda que tenham demonstrado redução do refluxo mitral, não tiveram tempo de avaliação suficiente para afirmar benefício de mudança na história natural.[24] Com exceção dos pacientes com IM que são também portadores de hipertensão arterial sistêmica, nos quais as medicações dessa classe podem ser utilizadas, não há indicação de vasodilatadores nos pacientes com IM importante assintomática e com função VE normal.[1] Da mesma forma, não há indicação de diuréticos ou digitálicos.

Se houver algum sinal de congestão pulmonar ou periférica o tratamento com vasodilatador e diurético pode ser iniciado e a correção cirúrgica indicada. Mesmo que o paciente retorne a CF I ou II o tratamento cirúrgico é superior ao tratamento clínico. Além disso, nos pacientes que evoluem com disfunção ventricular e sintomáticos, pode ser considerado o uso de vasodilatadores nos casos não elegíveis ao tratamento cirúrgico ou que permanecem com sintomas residuais no pós-operatório.[2] Níveis anormais de norepinefrina têm sido observados nas fases precoces da disfunção do VE nos pacientes com IM. Assim, tem sido pesquisado o potencial benefício dos betabloqueadores nesse grupo de pacientes.[25-27]

Nas descompensações agudas, o tratamento inicial a ser implementado deve ter como objetivo a estabilização do paciente enquanto ele aguarda o tratamento cirúrgico, evitando que o caso evolua para choque cardiogênico ou edema pulmonar agudo, ou visando à reversão desses quadros. Há indicação de vasodilatadores, como o nitroprussiato de sódio, diuréticos e, nos quadros de hipotensão / choque cardiogênico, agentes inotrópicos como a dobutamina. Em quadros mais graves, pode ainda haver benefício do emprego do balão intra-aórtico.

Por outro lado, quando se trata de pacientes com insuficiência cardíaca sistólica e sintomática, com IM secundária, o uso tanto de inibidores da enzima conversora de angiotensina quanto de betabloqueadores pode melhorar tanto os sintomas do paciente quanto o próprio grau da regurgitação.[1]

1.7.1 Profilaxia para febre reumática e endocardite infecciosa

A manutenção clínica do paciente assintomático com IM crônica de origem reumática consta da profilaxia para FR até pelo menos 40 anos de idade.[20] Todos os pacientes devem ser orientados a manter uma boa higiene oral para prevenir cáries e infecções periodontais.

A profilaxia para endocardite infecciosa nos pacientes com IM e que se submetem a intervenções que possam cursar com bacteremia é controversa. Recentemente, foi proposto que os pacientes com valvopatia não necessitam de antibioticoterapia antes de procedimentos odontológicos, genitourinários ou do trato digestivo.[28] Como as evidências contra a profilaxia também não são muito robustas, muitos autores continuam indicando atibioticoterapia para esse grupo de pacientes.[1]

1.8 TRATAMENTO CIRÚRGICO

A indicação cirúrgica nos pacientes com IM crônica importante baseia-se na avaliação dos seguintes dados: sintomas, função ventricular esquerda, história de FA, sinais de HP e anatomia valvar.[20,29]

O primeiro dado a ser avaliado é assegurar que o paciente é realmente assintomático, ante a realização das tarefas do cotidiano de uma vida normal e ativa para a idade. A história deve ser baseada em perguntas sobre as atividades diárias do paciente e o grau de dificuldade por ele encontrado para realização delas. Vale a pena lembrar que muitas vezes os pacientes limitam suas atividades físicas e se dizem assintomáticos, quando na realidade não o são.

Os pacientes em classe funcional III ou IV têm sobrevida pós-operatória inferior àqueles operados em CF I e II.[28] Por essa razão, sempre que o paciente, em qualquer momento da evolução, se tornar sintomático, o tratamento cirúrgico está indicado, mesmo que o paciente retorne a CF I ou II após o uso de medicação, ou que a função VE esteja preservada. A correção cirúrgica é, portanto, a melhor opção terapêutica, caso o paciente tenha apresentado sinais de descompensação.

Na dúvida sobre o real *status* sintomático ou assintomático do paciente, o teste de esforço (TE) está indicado e pode trazer informações objetivas. Quanto à utilização do teste cardiopulmonar com a finalidade de avaliar a capacidade funcional dos pacientes que se dizem assintomáticos, ainda são necessários mais dados da literatura.[24] De qualquer forma, um estudo com 134 pacientes com IM, dos quais 57% tinham IM importante, e que foram submetidos ao teste cardiopulmonar, concluiu que os pacientes que tiveram baixa capacidade funcional eram os mesmos que tinham maiores refluxos e pior desempenho ventricular. Esses pacientes, identificados como portadores de fraca capacidade funcional, foram os que apresentaram maior incidência de eventos clínicos (morte, insuficiência cardíaca, FA) e indicação cirúrgica mais precoce.[18,19]

O segundo passo, nos pacientes assintomáticos, é a avaliação ecocardiográfica da função do VE e dos diâmetros das cavidades cardíacas. Se a função do VE estiver preservada, ou seja, FE igual ou superior a 60% e diâmetro sistólico final do VE (DsVE) inferior a 40 mm, os pacientes podem ser mantidos em acompanhamento clínico e supervisionados rotineiramente. A indicação cirúrgica deve ocorrer quando a FE se aproximar de 60% ou o DsVE se aproximar de 40 mm.[1,2,20]

A presença de FA paroxística deve ser avaliada por meio de história clínica de palpitação e/ou da realização de Holter. O diâmetro atrial esquerdo também deve ser avaliado e quando se aproxima de 50 mm a chance de episódios de FA se eleva.

A presença de HP maior ou igual a 50 mmHg no repouso ou maior do que 60 mmHg no exercício também pode ser considerada para a indicação de intervenção cirúrgica.[1,2,20]

Recentemente, tem sido bastante discutida a validade de se indicar intervenção cirúrgica precocemente nos pacientes com IM importante, antes que desenvolvam sintomas ou queda da FE.[30,31] Tabata e colaboradores analisaram os dados de 212 pacientes assintomáticos submetidos a cirurgia da valva mitral por IM importante de etiologia degenerativa. Os pacientes foram divididos em dois grupos: Grupo A – pacientes que apresentavam disfunção ventricular, FA ou HP e Grupo B – pacientes que não apresentavam essas alterações. Nesse estudo, foi possível a realização de plástica em 99,5% dos pacientes. Após um acompanhamento médio de 86 meses, a sobrevida livre de eventos (morte cardíaca, reoperação ou readmissão por insuficiência cardíaca) foi menor nos pacientes do grupo A (92,7% *versus* 96,2%), entretanto sem alcançar significância estatística.

No estudo de Suri e colaboradores, foram analisados os dados de um registro multicêntrico com 2.097 pacientes com IM secundária à disfunção de cordoalha (*flail leaflet*). Desses pacientes, 1.021 não tinham sintomas ou queda da FE, sendo 575 mantidos em acompanhamento clínico e 446 submetidos à cirurgia nos primeiros três meses após a detecção da IM importante. Foi realizada a cirurgia conservadora da valva em 93% dos pacientes. Após um período de 10 anos, houve maior sobrevida (86% *versus* 69%, p < 0,001) e menor risco de insuficiência cardíaca (7% *versus* 23%, p < 0,001) no grupo submetido precocemente à cirurgia.

Recentemente, foi sugerido que a recomendação de intervenção precoce sobre a valva mitral dependerá fundamentalmente de dois fatores: presença de IM importante e alta probabilidade de sucesso duradouro da plástica valvar com baixa mortalidade operatória. Esses objetivos têm mais chances de serem concretizados em serviços de referência no tratamento da insuficiência mitral, com equipe cirúrgica experiente e com tratamento de um número maior de pacientes.[32]

Nos pacientes com IM secundária, em geral o que se observa é a presença de disfunção importante do ventrículo esquerdo (FE < 30 a 35%). Esses pacientes apresentam remodelamento ventricular que leva a aumento do anel valvar e/ou alteração do funcionamento da musculatura papilar que acarretam piora da coaptação valvar, com consequente regurgitação. Uma vez que a origem do problema não se encontra na valva, mas sim no miocárdio, e cuja progressão será mantida independentemente da intervenção valvar, a tendência, nesses casos, é pela não indicação de intervenção valvar isolada. Diretrizes recentes sugerem a possibilidade de tratamento cirúrgico da IM secundária no caso de outra indicação cirúrgica concomitante, como revascularização do miocárdio ou cirurgia da valva aórtica, ou nos pacientes que se mantêm sintomáticos apesar de otimizado o tratamento da doença arterial coronária e da insuficiência cardíaca (incluindo o uso de terapia de ressincronização, quando indicado).[33]

1.8.1 Plástica *versus* troca valvar

Em decorrência da baixa morbimortalidade perioperatória e pós-operatória dos pacientes submetidos à plástica da valva mitral e do pior prognóstico observado após a cirurgia nos pacientes que são operados após o surgimento de sintomas ou a queda da FE, alguns autores passaram a defender a indicação de cirurgia precoce nos pacientes com IM importante e com anatomia favorável ao procedimento, mesmo ainda assintomáticos e com FE > 60%. Por outro lado, mesmo nos centros com grande experiência, em cerca de 10% dos pacientes a plástica não se concretiza, e faz-se necessário o implante de prótese valvar. O reparo da valva mitral preserva a função do VE, melhora a sobrevida pós-operatória e evita as complicações decorrentes das próteses, por isso deve ser realizada sempre que possível.[1,2,34-36] Tais benefícios ocorrem tanto nos pacientes com IM importante assintomáticos e com função do VE preservada quanto naqueles sintomáticos e com disfunção ventricular.

Kouris e colaboradores[37] avaliaram o impacto da plástica mitral sobre a função ventricular esquerda em 45 pacientes com IM moderada a importante e FE menor que 50% submetidos à intervenção cirúrgica. Nesse estudo, os pacientes submetidos à plástica tiveram redução significativa do DsVE e a FE, apesar de ter apresentado queda no pós-operatório imediato, elevou-se no decorrer do seguimento. Ao contrário, no grupo em que foi realizada a troca valvar mitral, o DsVE permaneceu elevado no pós-operatório e a FE não melhorou no decorrer do seguimento.

O sucesso da plástica mitral depende dos diferentes tipos de patologia mitral e da experiência do serviço. A chance de realização de plástica mitral avaliada em 2.500 pacientes operados em Coimbra, Portugal, foi de 90,2% nos reumáticos, 94,9% no prolapso de valva mitral e 93,1% na IM isquêmica.[38]

De forma geral, os índices de reoperação em 10 anos são similares aos da troca valvar – entre 7 e 10%. Entretanto, os índices de sucesso são maiores e com menores taxas de reoperações nos procedimentos realizados em pacientes com prolapso da valva mitral, particularmente sobre a cúspide posterior, sobretudo o segmento P2.

Em estudo publicado em 2003 por Thourani e colaboradores, a sobrevida em cinco anos para os pacientes submetidos à plástica mitral foi de 82%, contra 72% nos submetidos à troca valvar.[1]

1.9 OUTROS PROCEDIMENTOS

Como procedimentos alternativos à cirurgia e menos invasivos, tem-se estudado a utilização de dispositivos percutâneos para o tratamento da IM importante.

A anuloplastia indireta consiste no implante de um dispositivo ao redor do anel valvar mitral através do seio coronariano, capaz de tensionar ou "reformatar" o seio, causando contração e deslocamento da parte posterior do ânulo mitral em direção ao septo. Estudos seguem em andamento visando a avaliar sua segurança e eficácia. Na anuloplastia direta, os dispositivos são posicionados diretamente sobre o anel mitral, através do ventrículo esquerdo ou de punção transseptal, visando à diminuição do anel, com consequente melhora da regurgitação. Da maneira semelhante aos dispositivos para anuloplastia indireta, encontram-se também em estudos para validação de sua segurança e viabilidade.

Dentre os dispositivos menos invasivos, o mais amplamente utilizado até o momento é o clipe mitral ("MitraClip"), que pode ser indicado para os casos de IM degenerativa ou funcional, e no qual ocorre a ligação das extremidades livres dos folhetos criando um duplo orifício na valva mitral. O procedimento é guiado

através da ETE, e se a IM não for controlada de maneira satisfatória, um segundo clipe pode ser utilizado, ou o clipe pode ser removido sem aparente dano da cúspide. Os estudos disponíveis mostram um resultado menos favorável desse procedimento, quando comparado à cirurgia valvar, porém com menor índice de complicações, apontando para a possibilidade de indicação naqueles pacientes de alto risco e com contraindicação ao procedimento cirúrgico.[1,39]

A seguir, estão os algoritmos de tratamento para IM primária e secundária, adaptados das mais recentes diretrizes brasileiras e americanas de valvopatias[1,33] (Figuras 73.2 e 73.3).

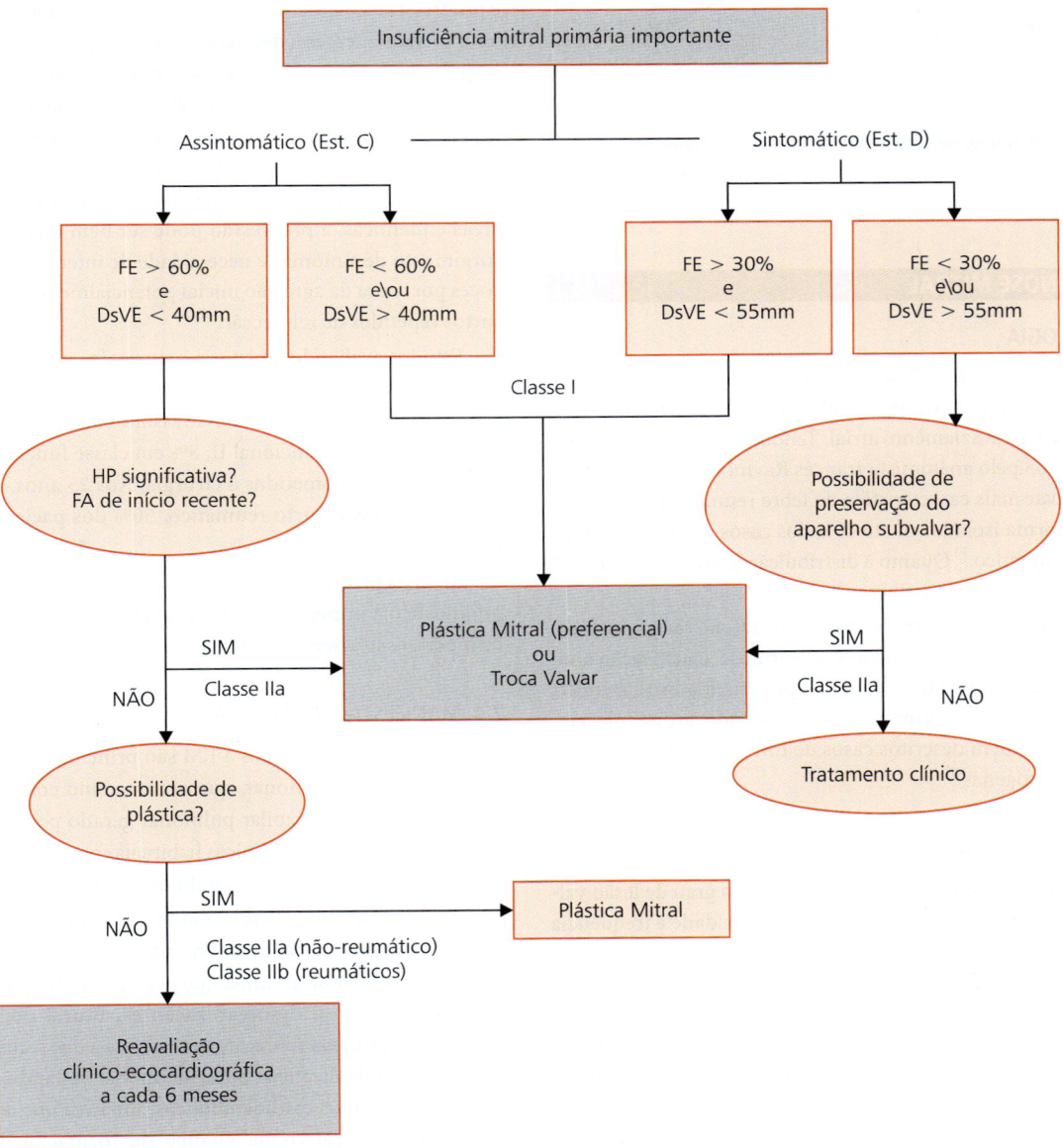

FIGURA 73.2 Algoritmo de tratamento da insuficiência mitral primária.

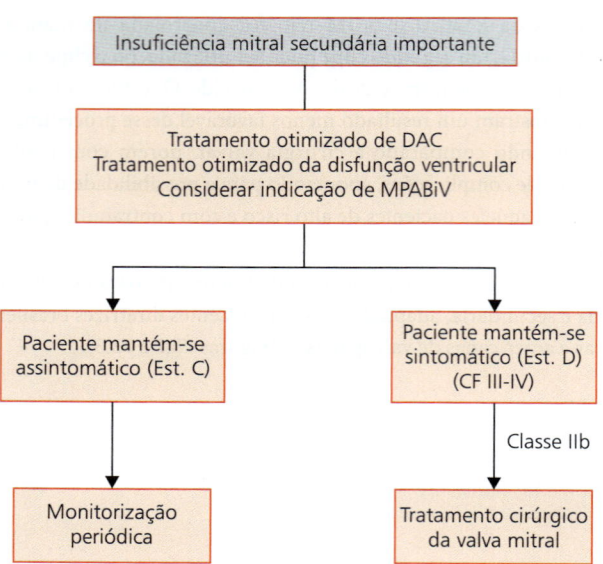

FIGURA 73.3 Algoritmo de tratamento da insuficiência mitral secundária.

2   ESTENOSE MITRAL

2.1 ETIOLOGIA

Na estenose mitral (EM), ocorre estreitamento do orifício entre o átrio esquerdo e o ventrículo esquerdo, acarretando dificuldade para o esvaziamento atrial. Tendo sido inicialmente descrita em 1705 pelo anatomista francês Raymond de Vieussens, é a lesão valvar mais característica da febre reumática (FR), ocorrendo de forma isolada em até 40% dos casos de acometimento cardíaco reumático.[40] Quanto à distribuição entre gêneros, é 2 a 3 vezes mais comum em mulheres.[41]

Outras causas de obstrução valvar mitral são raras e incluem mixoma atrial esquerdo, mucopolissacaridose, calcificação anular grave, estenose mitral congênita, lúpus eritematoso sistêmico, artrite reumatoide, síndrome carcinoide e endocardite infecciosa.[1] Foram também descritos casos de EM associados ao uso de drogas anorexígenas.[41]

2.2 FISIOPATOLOGIA

Como consequência da febre reumática, o grau de lesão valvar está diretamente relacionado com a intensidade e frequência dos surtos reumáticos. A progressão da diminuição da área valvar não é completamente esclarecida, e acredita-se que seja decorrente tanto do próprio distúrbio hemodinâmico local gerado sobre a valva lesada quanto dos repetidos surtos reumáticos, discutindo-se ainda a possibilidade de uma atividade inflamatória contínua e de baixa intensidade que persistiria ao longo dos anos.[41] A dificuldade ao esvaziamento atrial gera um regime de hipertensão atrial que se transmite retrogradamente à circulação venocapilar pulmonar, levando à congestão pulmonar e ao surgimento de sintomas.

Na estrutura valvar, ocorre espessamento das cúspides e fusão comissural, além de alterações das cordas tendíneas (encurtamento e fusão).

No átrio esquerdo, o aumento da pressão intracavitária leva progressivamente ao aumento das dimensões atriais, com alterações na composição do miocárdio atrial e aumento da chance de desenvolvimento de arritmias supraventriculares, em especial a fibrilação atrial (FA).

2.3 HISTÓRIA NATURAL

Em geral, a evolução dos pacientes com EM é lenta, contínua e progressiva, com curso estável nos primeiros anos e maior aceleração após a terceira década de vida. Em países desenvolvidos, há períodos de latência ainda maiores, de 20 a 40 anos.[40,41] A idade média de surgimento dos sintomas é de 27 anos.[42] Entretanto, há séries com idade média de apresentação dos sintomas na quinta a sexta décadas de vida, com mais de um terço dos pacientes sendo submetidos a valvoplastia após os 65 anos.[41] Em áreas endêmicas, a progressão pode ser bem mais rápida, com surgimento de sintomas e necessidade de intervenção mais precoces por causa da agressão inicial potencialmente mais grave e a surtos repetidos de reinfecção.[40,41]

Estudos avaliando a história natural dos pacientes com EM mostraram que, 16 anos após o surto de febre reumática inicial, 50% dos pacientes mantinham-se assintomáticos, enquanto 35% estavam em classe funcional II, 8% em classe funcional III e 7% já haviam sido submetidos à cirurgia. Aos 25 anos de acompanhamento após o surto reumático, 50% dos pacientes haviam sido operados.[43]

Além da presença de sintomas, são ainda marcadores de mau prognóstico a presença de fibrilação atrial e o desenvolvimento de hipertensão arterial pulmonar.[1]

2.4 MANIFESTAÇÕES CLÍNICAS

Os sintomas associados à EM são principalmente secundários à congestão pulmonar, que ocorre como consequência ao aumento da pressão capilar pulmonar gerado pela lesão valvar. Assim, as apresentações clínicas habituais consistem em dispnéia aos esforços, fadiga ou edema pulmonar agudo.

Em outros pacientes, no entanto, o diagnóstico de estenose mitral pode permanecer desconhecido até que o paciente desenvolva FA. Essa é uma arritmia que ocorre com frequência nestes pacientes, devido à desorganização estrutural do miocárdio atrial provocada pela sobrecarga pressórica a que o átrio fica submetido. Além de dispneia, pode manifestar-se também por palpitações ou eventos cardioembólicos, uma vez que acarreta um aumento significativo na chance de formação de trombo intra-atrial.

Em fases mais avançadas, o aumento do volume atrial esquerdo pode levar a compressão esofágica, causando disfagia, ou a compressão do nervo laríngeo recorrente, causando rouquidão (síndrome de Ortner). Em consequência à hipertensão pulmonar, pode também ocorrer hemoptise[40] e, em casos mais graves, sinais de insuficiência cardíaca direita (hepatomegalia, ascite, edema periférico).[41]

A ausculta característica é o sopro diastólico em ruflar, com reforço pré-sistólico e acompanhado de estalido de abertura da valva mitral. É um sopro grave, mais audível com a campânula do estetoscópio colocada sobre o tórax na projeção do ápice cardíaco em decúbito lateral esquerdo. Pode irradiar-se para a região axilar e o dorso, sendo mais intenso após esforço físico. Na presença de FA, não ocorre o reforço pré-sistólico. Nestes pacientes, a primeira bulha é caracteristicamente hiperfonética. Com relação ao estalido de abertura, quanto mais próximo da segunda bulha (ou seja, mais precoce), maior a gravidade da EM.[40] Em pacientes crônicos, a região malar e extremidade do nariz podem apresentar teleangiectasias e hiperemia, a chamada "facies mitral".

2.5 EXAMES COMPLEMENTARES

É comum no eletrocardiograma a presença de sobrecarga atrial sem que haja sobrecarga ventricular esquerda associada. Pode haver tendência a desvio do eixo para a direita e sinais de sobrecarga de câmaras direitas em casos de HP.[40] Também é possível estar presente ritmo de FA.

A radiografia de tórax evidencia área cardíaca normal e sinais de importante aumento de átrio esquerdo: o chamado "sinal da bailarina" e o "duplo contorno". Há sinais de congestão pulmonar crônica, como as linhas B de Kerley e cefalização da trama vascular pulmonar.[40] Nos casos de HP, podem ser visualizadas dilatações do tronco pulmonar e das câmaras direitas.

A ecocardiografia com Doppler é o método diagnóstico complementar mais importante, pois permite a quantificação objetiva da lesão, sua gravidade e suas repercussões, pela mensuração, por exemplo, da área valvar mitral (pela planimetria ou pelo *Pressure Half Time* – PHT), do gradiente de pressão transmitral e da estimativa da pressão sistólica de artéria pulmonar.[2,40] É possível ainda, por esse método, avaliar o escore valvar para valvuloplastia mitral por cateter balão, ou escore de Wilkins, que será fundamental para a definição da conduta terapêutica. Finalmente, o ecocardiograma pode avaliar a presença de trombos atriais e de insuficiência tricúspide associada.[1] A classificação da estenose mitral segundo as diretrizes AHA/ACC de 2014, em estágios A, B, C e D, de acordo com dados ecocardiográficos, repercussão hemodinâmica e sintomas está descrita a seguir:

A. *Pacientes em risco*: Valva mitral espessada, aspecto de cicatriz de febre reumática – sem repercussão hemodinâmica e sem sintomas.

B. *Pacientes em progressão*: Espessamento dos folhetos, fu-

são comissural – Discreta a moderada dilatação do átrio esquerdo – Ausência de hipertensão arterial pulmonar em repouso – Ausência de sintomas.

Dados ecocardiográficos: área valvar mitral > 1,5 cm², velocidade de fluxo transvalvar mitral aumentada.

C. *Pacientes com EM importante*: espessamento dos folhetos, fusão comissural – Acentuada dilatação do átrio esquerdo – Hipertensão arterial pulmonar > 30 mmHg – Ausência de sintomas.

Dados ecocardiográficos: área valvar ≤ 1,5 cm², ou área valvar < 1,0 cm² (EM crítica);

D. *Pacientes com EM importante com dispneia aos esforços*: espessamento dos folhetos, fusão comissural – Acentuada dilatação do átrio esquerdo – Hipertensão arterial pulmonar > 30 mmHg – Presença de dispneia aos esforços;

Dados ecocardiográficos: área valvar ≤ 1,5 cm², ou área valvar < 1,0 cm² (EM crítica).

Nos casos em que persiste dúvida diagnóstica após avaliação clínica e ecocardiográfica em repouso, pode ser solicitada ecocardiografia com estresse físico, a fim de estimar a pressão pulmonar e o gradiente transvalvar de forma dinâmica ao esforço.[40] A ecocardiografia tridimensional pode melhorar a acurácia da planimetria, e ser utilizada para guiar e monitorizar a realização da valvuloplastia mitral percutânea por cateter balão (VMCB).[2]

A maioria dos pacientes prescinde da realização de estudo hemodinâmico invasivo; há indicação desse estudo quando ocorre discrepância entre os achados clínicos e ecocardiográficos. Nos pacientes com sintomas desproporcionais a uma EM aparentemente de menor gravidade pelos estudos hemodinâmicos não invasivos em repouso, pode ser útil a realização de cateterismo esquerdo e direito mediante esforço físico ou prova de volume associada à administração de atropina. Por fim, a cineangiocoronariografia é reservada aos pacientes com suspeita de coronariopatia associada ou que serão submetidos a tratamento cirúrgico e apresentam fatores de risco para coronariopatia (homens com mais de 40 anos e mulheres após a menopausa ou que tenham mais de um fator de risco para doença arterial coronária).[1]

2.6 TRATAMENTO FARMACOLÓGICO

Os pacientes em classe funcional I ou II, sem lesão anatômica moderada ou importante e sem marcadores de mau prognóstico devem ser reavaliados a cada 6 a 12 meses.[2,42]

Nenhuma terapia medicamentosa pode especificamente aliviar a obstrução observada na EM. Assim como descrito na IM, as medicações cardiológicas não são indicadas com intuito de adiar a necessidade de intervenção. Uma vez que seja necessária medicação para controle de sintomas de IC, a intervenção para alívio da EM deve ser considerada. Drogas cronotrópicas negativas podem, no entanto, ser úteis em aliviar os sintomas, prolongando a diástole e diminuindo a pressão atrial esquerda no final do enchimento ventricular. Assim, sobretudo em pacientes com sintomas ao esforço em frequências cardíacas mais elevadas, betabloqueadores e bloqueadores de canais de cálcio não diidropiridínicos mostram-se eficazes nesse aspecto, com certa vantagem para os primeiros em alguns estudos.[41]

Restrição hidrossalina e o uso de diuréticos também podem ser úteis nos pacientes que apresentam sinais de congestão pulmonar.[28,41]

Como a FA acomete até 30 a 40% dos pacientes sintomáticos, é importante o adequado manejo dessa arritmia em conjunto com as outras medidas.[28,40,41] Em pacientes idosos, a incidência é ainda maior, associada também a pior prognóstico. O risco de embolização arterial, especialmente acidente vascular cerebral, é maior do que na FA não valvar (7 a 15% ao ano).[40,41]

A FA crônica, recorrente ou paroxística, pode ser tratada com controle de frequência ou com o uso de antiarrítmicos para o controle de ritmo. Entretanto, com o avançar da doença e progressão do volume atrial, torna-se cada vez mais difícil a manutenção do ritmo sinusal. Nesses pacientes, para o controle da frequência cardíaca, digitálicos podem ser úteis, associados ou não aos betabloqueadores ou bloqueadores de canais de cálcio. A anticoagulação é indicada, mesmo nos casos de FA paroxística, uma vez que a taxa de recorrência é elevada e o risco de fenômeno embólico semelhante à FA permanente.[28,41]

Os pacientes com EM podem apresentar descompensações diante de sobrecarga volêmica, arritmias agudas (por exemplo, FA), gestação e peri-operatório de cirurgia não cardíaca. Essas descompensações apresentam-se como quadros de congestão pulmonar, sendo dispneia o principal sintoma. O tratamento envolve suporte de oxigênio, incluindo uso de ventilação não invasiva (ou invasiva, se indicado) e diuréticos intravenosos. No caso dos pacientes com FA de alta resposta ventricular, o controle da frequência cardíaca com betabloqueadores, bloqueadores de canais de cálcio ou digitálicos intravenosos é indicado.[28,40,41] A decisão sobre a reversão do ritmo de FA para ritmo sinusal dependerá de haver ou não instabilidade clínica com risco iminente de vida, do tempo de instalação da arritmia (considerado agudo se menor que 48 horas) e da presença ou não de trombo atrial.

A profilaxia para febre reumática e endocardite infecciosa seguem os mesmos moldes da insuficiência mitral, conforme comentado anteriormente.

2.7 TRATAMENTO INTERVENCIONISTA

Procedimentos invasivos a fim de corrigir a obstrução mecânica são indicados em lesões moderadas ou importantes (área valvar mitral ≤ 1,5 cm^2).[28,40,41] O tratamento de escolha é a valvuloplastia mitral percutânea com cateter balão (VMCB). É necessária a avaliação ecocardiográfica específica utilizando-se o escore de pontos idealizado por Wilkins e colaboradores, que avalia objetivamente alterações de mobilidade valvar, espessamento dos folhetos, aparato subvalvar e calcificação (Tabela

73.1). A escala varia de 4 a 16, sendo candidatos ideais aqueles com escores abaixo de oito.[1,40]

Esse procedimento apresenta taxa de sucesso que varia entre 80% e 95%.[1] A longo prazo, 65% dos pacientes estão livres de re-estenose após 10 anos.[41] Os critérios de sucesso desse procedimento consistem em diminuição de pelo menos 50% do gradiente transvalvar mitral, aumento de área valvar para mais que 1,5 cm^2 e diminuição da pressão capilar pulmonar para menos de 18 mmHg, sem causar IM moderada a importante.[1] A VMCB apresenta índice de mortalidade de 0,5 a 4%, e tem como principais complicações: insuficiência mitral importante (2 a 10% dos casos), eventos embólicos, incluindo acidente vascular cerebral (0,5 a 5% dos casos), e tamponamento cardíaco (0,5 a 10% dos casos).[1,2] A curva de aprendizado da técnica de dilatação tem grande impacto nos resultados da VMCB.

TABELA 73.1 Escore ecocardiográfico de Wilkins
Mobilidade dos folhetos
1. Mobilidade elevada da valva com apenas apenas nas extremidades dos folhetos
2. Regiões medial e basal apresentam mobilidade normal
3. A valva continua se movendo adiante na diástole, principalmente na base
4. Nenhum ou mínimo movimento dos folhetos em diástole
Acometimento subvalvar
1. Mínimo espessamento subvalvar exatamente abaixo dos folhetos mitrais
2. Espessamento de cordas estendendo-se por mais de um terço do comprimento
3. Espessamento expandindo-se para o terço distal das cordas
4. Espessamento extenso e encurtamento de todas as estruturas das cordas expandindo-se para os músculos papilares
Espessura dos folhetos
1. Espessamento dos folhetos com espessura próxima do normal (4-5 mm)
2. Camadas médias normais, espessamento considerável de margens (5-8 mm)
3. Espessamento expandindo através de toda a camada (5-8 mm)
4. Espessamento considerável de toda a camada do tecido (> 8-10 mm)
Calcificação valvar
1. Uma área única da ecoluminosidade aumentada
2. Mínimas áreas de luminosidade confinadas às margens do folheto
3. Luminosidade expandindo-se dentro da porção média dos folhetos
4. Luminosidade extensa, além dos limites dos folhetos
Fonte: Adaptado das Diretrizes Brasileiras de Valvopatias 2011.

A incidência de complicações tromboembólicas pós-VMCB caiu significativamente após a estratégia de realizar ETE antes do procedimento em pacientes considerados de alto risco: FA paroxística ou permanente, AE maior que 50 mm, contraste espontâneo graus III ou IV, presença de trombo, fenômeno embólico nos últimos 6 meses.[44] Se o ETE detectar trombo em átrio esquerdo o paciente deve ser encaminhado para correção valvar cirúrgica. Por outro lado, se não houver trombo, o paciente poderá realizar a VMCB, retornando a anticoagulação logo quando possível.

Quando o escore é maior que 12, ou há associação com IM moderada a importante ou evidência de trombo no átrio esquerdo, o tratamento cirúrgico convencional é a melhor opção. A cirurgia pode ser conservadora, como a comissurotomia mitral aberta, ou consistir no implante de uma prótese valvar.[1,2,40] A sobrevida 15 anos após realização de comissurotomia é de 96%, enquanto a mortalidade relacionada com a troca valvar varia de 3 a 10%.[1] O tratamento cirúrgico é a primeira opção quando houver necessidade de intervenção cirúrgica sobre a valva aórtica ou tricúspide, ou também na presença de coronariopatia obstrutiva.

Segue a seguir o algoritmo de tratamento intervencionista para EM, conforme publicado nas diretrizes brasileiras de valvopatias[1] (Figura 73.4).

2.8 ESTENOSE MITRAL E GRAVIDEZ

Apresentando um predomínio significativo em pacientes do sexo feminino, e com manifestações clínicas que ocorrem frequentemente na idade fértil, as pacientes com EM podem apresentar descompensação cardíaca durante a gravidez. Nesse período, há aumento de volemia e de débito cardíaco, alterações fisiológicas da gestação que podem levar, na presença de EM, a aumento do gradiente transvalvar mitral, com consequente elevação das pressões no átrio esquerdo e na circulação venocapilar pulmonar, desencadeando congestão e dispneia.

Para o controle dos sintomas, podem ser utilizados betabloqueadores, como o propranolol e o metoprolol, ou bloqueadores de canais de cálcio, como o verapamil, diuréticos, como a furosemida, e digoxina (na presença de FA). Se for constatada refratariedade ao tratamento farmacológico, a VMCB é a primeira opção de tratamento, de preferência realizada a partir do segundo trimestre, precedida de ecocardiografia transesofágica, visando a afastar a presença de trombo atrial.[1,41]

3 ANTICOAGULAÇÃO NAS DOENÇAS DA VALVA MITRAL

A doença valvar está associada a duas importantes ocorrências: tromboembolismo e desadaptação hemodinâmica. O

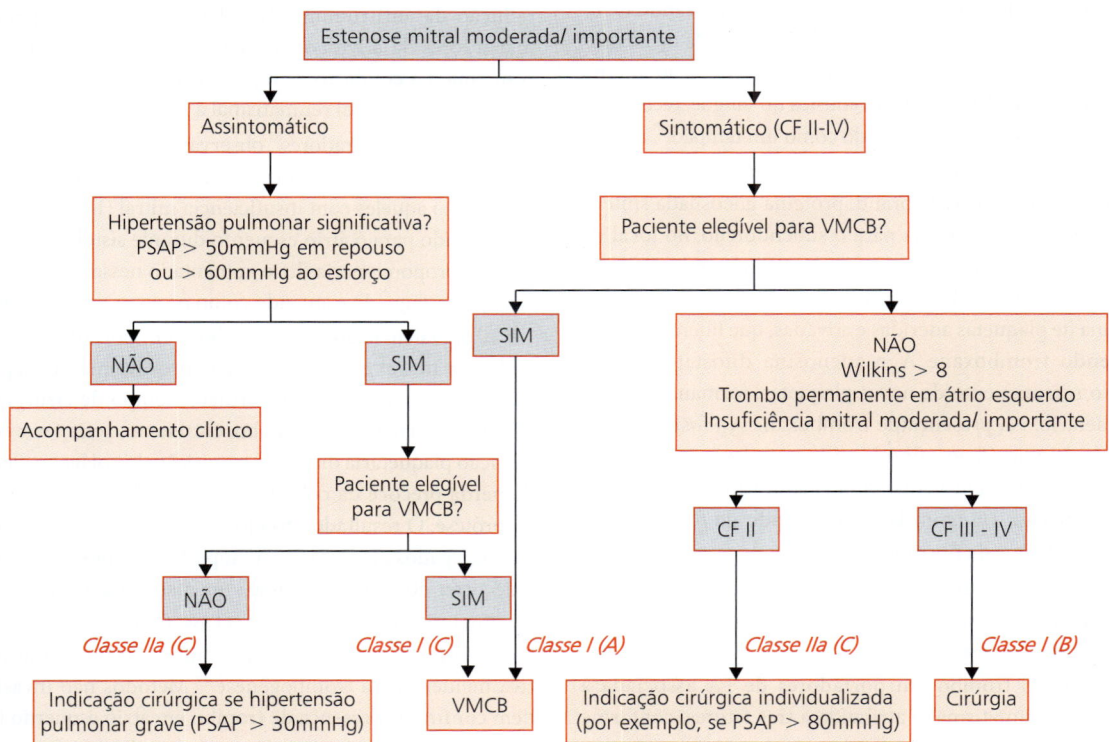

FIGURA 73.4 Algoritmo de tratamento da EM moderada/importante.

fenômeno tromboembólico pode também modificar, de forma expressiva, a história natural da doença valvar. Uma vez instalado, o paciente fica exposto às consequências, pois existem poucos meios eficientes para revertê-lo. O melhor é a prevenção, que reduz, embora não elimine por completo, a ocorrência de fenômenos tromboembólicos.[45] Assim, a prevenção do tromboembolismo deve constar do arsenal terapêutico dos pacientes com doença valvar na presença de fibrilação atrial (FA).[46]

A varfarina tornou-se a droga de eleição na prevenção de eventos embólicos nos portadores de doença valvar. A redução do risco de eventos tromboembólicos em pacientes com FA e doença valvar é bem conhecida.[47] A varfarina é medicação segura e eficaz desde que os valores de razão normatizada internacional (INR – *International Normalized Ratio*) permaneçam dentro da faixa que inclui os valores-alvo (2,5 a 3,5 para prótese mecânica – independentemente do ritmo – e 2,0 a 3,0 para as demais indicações).

Vários fatores externos podem comprometer os resultados do tratamento proposto. Variação no hábito alimentar, hemodinâmica cardiocirculatória e ingestão associada de medicação são fatores de interferência na eficácia do tratamento.

3.1 TROMBOGÊNESE EM DISFUNÇÕES VALVARES

O sangue, formado por plasma (parte líquida), células (glóbulos), e plaquetas e fibrinas (fragmentos citoplasmáticos), flui através do circuito fechado cardiocirculatório, mantendo a capacidade potencial de modificar sua composição biofísica, passando de líquida para sólida, todas as vezes em que houver perda de integridade da parede dos vasos e risco de transferência do meio interno para o meio externo. A nova forma biofísica do sangue, reconhecida como coágulo, atua no local lesado como um tampão.[48]

As plaquetas presentes na periferia da corrente sanguínea se aderem ao fator de von Willebrand, proteína glicosilada sintetizada no endotélio e secretada para o subendotélio, no local da lesão da parede vascular. O fator de von Willebrand se une ao receptor glicoproteína lb da superfície plaquetária. Forma-se uma lâmina de plaquetas aderidas e ativadas, que liberam grânulos contendo tromboxane A_2 e adenosina difosfato (ADP). Segue-se o recrutamento de novas plaquetas, formando o tampão plaquetário. Na presença de tromboxane A_2, fosfolípides e fator tecidual (macrófagos, fibroblastos e células musculares lisas), as plaquetas passam a atuar como gatilho ativador dos fatores de coagulação. Há, com isso, velocidade de formação da fibrina maior do que da fibrinólise.

O coágulo pode se formar em outros locais, como nas cavidades cardíacas, resultado da estimulação patológica dos fatores pró-coagulantes, ou seja, o trombo.[48]

A origem do trombo em portadores de FA associada à doença valvar reumatismal é atribuída a três fatores, conforme descrito por Rudolph Virchow[49] há mais de 150 anos: fatores pró-coagulantes ativados, lesão endotelial e estase sanguínea.

Na FA, as câmaras cardíacas atriais se comportam como cisternas, sofrendo modificações anatômicas e funcionais que permitem passagem do sangue de forma passiva. Dessa forma, elas favorecem depósito de fibrina, protrombina e demais fatores pró-coagulantes da cascata de coagulação, além de albergar hemácias hemolisadas que liberam adenosina difosfato (ADP), um fator ativador das plaquetas.[50] Além disso, na FA, turbilhonamento de sangue dentro da câmara cardíaca atrial e presença de áreas acinéticas, que se tornam isquêmicas, geram lesões no endocárdio atrial com exposição de colágeno. Tal situação é favorecedora da liberação do fator de von Willebrand e tido como marcador de alteração endotelial. Goswami e colaboradores[51] descreveram aumento significativo no plasma sanguíneo desse marcador endotelial, em pacientes com doença valvar reumatismal, pressupondo existência de lesão endocárdica. Guilherme e colaboradores[52] descreveram presença de reação histomiocítica no endocárdio após 24 meses do surto reumático, situação favorecedora da ativação plaquetária.

A presença aumentada de dois marcadores da atividade plaquetária, P-selectina solúvel e b-tromboglobulina, descritos por Li-Saw-Hee e colaboradores,[53] em portadores de FA confirma hiperatividade desse elemento sanguíneo.

A estase sanguínea em cavidade atrial esquerda e em seu apêndice, comum na associação entre estenose mitral (EM) e FA, é apontada como um dos principais fatores determinantes de hipercoagulabilidade e trombogênese.[54,55] Baseando-se em concentrações plasmáticas aumentadas do D-dímero, fibrinogênio, redução da antitrombina III, elevação do fibrinopeptídeo B, marcadores da atividade de coagulação, Lip e coalboradores[56] confirmam a condição de hipercoagulação gerada por associação da doença mitral reumatismal à FA.

Beppu e colaboradores[55] observaram presença de trombo em átrio esquerdo uma vez e meia a mais em pacientes com FA e EM em relação àqueles com insuficiência mitral (IM). Na IM, o sangue refluído para o átrio esquerdo durante sístole ventricular esquerda, proporcionaria fluxo aumentado nessa câmara, agitando o sangue estagnado e atuando como protetor da trombogênese.[52]

A prevalência atual de trombose em portadores de prótese biológica mitral é desconhecida e, provavelmente, depende de vários fatores, como ritmo cardíaco, tempo de cirurgia, sexo e idade.[57] A formação do trombo, entretanto, seria favorecida por ativação plaquetária diante da exposição do colágeno, decorrente da perda precoce da cobertura endotelial do tecido usado pela bioprótese. O resultado seria formação de uma camada de fibrina e agregados plaquetários na superfície da bioprótese que, com o decorrer do tempo, torna-se uma massa organizada.

Em estudos anatomopatológicos, foram observados 10% de bioprótese com trombose em cúspides, configurando significativa incidência da trombogênese.[58] Métodos não invasivos podem confirmar presença de trombo em átrio esquerdo (AE), na doença mitral reumatismal associada à FA, de forma precoce durante a evolução da doença. A ecocardiografia transesofágica permite identificação precoce do trombo, com alta sensibilidade e especificidade.[59]

3.2 TROMBOEMBOLISMO

O tromboembolismo (TE) sistêmico é apontado como uma das graves complicações da formação de trombo em câmara atrial esquerda.[60] A exata correlação entre a presença de trombo em AE e a incidência de eventos embólicos não é bem conhecida.[61] Acarturk e colaboradores[62] estudaram portadores de EM, dos quais 45,8% com FA e episódios de tromboembolismo, através de ecocardiografia transesofágica, identificando 20% com trombo. O autor concluiu que não identificação do trombo em AE reduz riscos, embora não os elimine.

Doença mitral reumática é a disfunção valvar que mais se associa a TE. Em 1/5 desses pacientes, fenômenos tromboembólicos são clinicamente diagnosticados.[53] Estudos de Framingham demonstraram que pacientes com FA estão expostos à incidência de TE cinco vezes mais do que a população em geral; e, quando a esse ritmo cardíaco se associa a doença valvar reumatismal, o risco de evento tromboembólico aumenta em 17,5 vezes.

Coushed e colaboradores[63] confirmaram que portadores de IM reumatismal ou EM que permaneceram em ritmo sinusal apresentam incidência semelhante de eventos embólicos (respectivamente 7,7% e 8%). Entretanto, quando em FA, esses eventos embólicos passaram a ocorrer com maior frequência, aumentando para 21,1% nos pacientes com IM e para 31,5% nos que apresentam EM.

Melhora das condições hemodinâmicas após o implante de prótese biológica não elimina a tendência para TE, se persistirem outros fatores considerados pró-tromboembólicos.[64]

É controversa a relação de trombose e tromboembolismo entre aqueles com prótese biológica em posição mitral que se mantêm em FA. Gonzalez e colaboradores seguiram por seis anos pacientes com bioprótese em posição mitral que não receberam proteção com anticoagulação oral (ACO). Não havia outro fator de risco associado, tal como AE aumentado, TE pregresso, idade

avançada e FA. No período de seguimento, não foi registrado fenômeno tromboembólico. Entretanto, outros estudos revelaram TE na frequência de 0,4 a 1,9% ao ano, nas mesmas condições do estudo anterior.[65]

É elevada a incidência de TE entre portadores de prótese mecânica e não protegidos com droga anticoagulante. Cannegieter e colaboradores[66] descrevem maior incidência de eventos embólicos (0,9% por ano) entre os que mantinham a prótese mecânica na posição mitral e 0,5% por ano quando o implante é aórtico. A maior incidência de eventos embólicos com a válvula metálica na posição mitral é atribuída por Horstkotte e colaboradores[67] à presença mais frequente de FA e maiores dimensões do AE.

Coushed e colaboradores[63] descrevem incidência de 1,5% de eventos embólicos quando a prótese mecânica está na posição aórtica e o ritmo cardíaco se mantém sinusal, que se torna dez vezes maior quando o ritmo muda para FA.

3.3 ANTICOAGULAÇÃO
3.3.1 Posologia

A intensidade da anticoagulação eficaz é a que impede formação do trombo ou seu desprendimento do interior da câmara cardíaca sem, contudo, expor o paciente a riscos de sangramento sistêmico.[48]

Estudos de James e colaboradores[68] consideram seguro e eficaz iniciar o tratamento com o anticoagulante na dose de 5 mg, mantida por três a cinco dias para pacientes com idade igual ou inferior a 65 anos. No quinto dia de tratamento, deve ser feito ajuste da dose do medicamento, se necessário, baseado no primeiro controle laboratorial. Exames laboratoriais devem ser repetidos a cada cinco dias para conhecimento do valor da INR e ajustes da dose até se encontrar a dose que mantenha o valor-alvo de INR. Considera-se a dose como adequada quando forem obtidas três amostras de sangue com valores dentro do desejado, com intervalo de cinco a sete dias entre cada coleta. Em pacientes com idade superior a 65 anos, a dose inicial da varfarina recomendada é de 2,5 mg/dia (Figura 73.5). Recomenda-se, uma vez

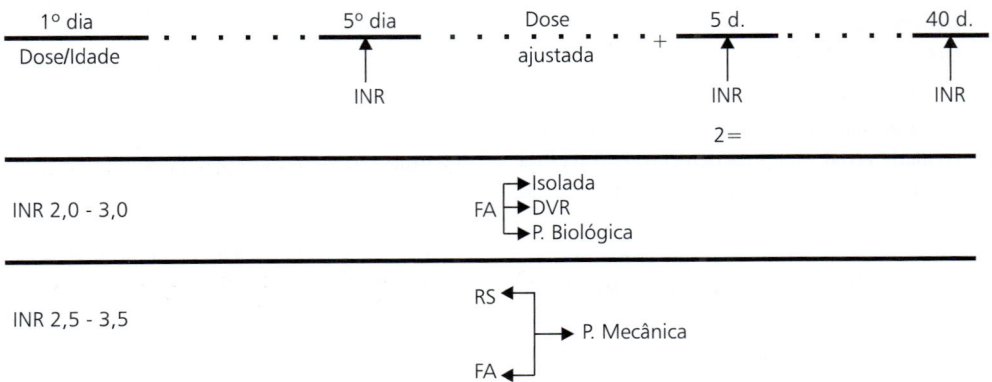

FIGURA 73.5 Dinâmica de uso da varfarina – esquema terapêutico.

encontrada a dose adequada, que os controles da INR não excedam o tempo de 30 dias.[69]

3.3.2   Controle da dose eficaz de varfarina

Para o uso da varfarina se tornar eficaz, é necessário que a dose administrada seja rigorosamente controlada.[47]

O controle laboratorial da dose da varfarina é baseado nos índices da INR, critério de padronização proposto pela Organização Mundial da Saúde desde 1982, com valores estipulados entre 2 e 3. Confirmou-se eficácia da ACO em baixas doses, nessa população de risco, com menores efeitos colaterais.[47]

À medida que os valores da INR se reduzem em relação aos índices-alvo, a probabilidade da ocorrência de TE aumenta. Para valores de INR de 1,7, a probabilidade de TE dobra, e triplica para INR de 1,5.[70] Dentre 119 pacientes medicados com varfarina, todos com alguma doença valvar mitral e FA, registrou-se índice de INR menor do que 2 no momento do TE em 78,2%, enquanto apenas em 17,3% dos pacientes o TE ocorreu com INR adequada.[84] Nesse estudo, a análise multivariada permitiu observar que a cada 1% dos valores de INR menores do que 2,0, a probabilidade de ocorrer TE aumenta em 8,4%.

Para se conseguir benefícios do tratamento com varfarina, não basta ingerir comprimidos nas doses recomendadas; é também necessário seguir a algumas normas bem definidas que envolvem participação conjunta do paciente e da equipe multiprofissional de saúde. Entre as orientações, está a necessidade de manter uma alimentação composta por cardápios pouco variados. Assim, evita-se flutuação no consumo de vitamina K.

Deve-se procurar manter adequado equilíbrio hemodinâmico, evitando períodos de congestão hepática, que resultará em variações na formação de fatores sanguíneos pró-coagulantes, com consequente aumento nas flutuações dos índices de INR para a mesma dose do ACO.

Existem evidências de que a monitorização domiciliar dos resultados da INR reduziu os eventos tromboembólicos em 42%, quando comparado com a monitorização por exames colhidos no laboratório.[71]

3.4   PREVENÇÃO DO TROMBOEMBOLISMO NOS PACIENTES COM VALVA NATIVA

Os pacientes com disfunção valvar mitral estenótica ou insuficiente, em ritmo sinusal, sem clínica sugestiva de TE prévio e sem trombo em cavidade atrial esquerda detectável através da ecocardiografia transesofágica, não necessitam de prevenção medicamentosa.[72]

Vários estudos falharam em demonstrar que as maiores dimensões do átrio esquerdo (AE ³ 50 mm) aumentam os riscos de TE. Portanto, aumento isolado do AE ³ 50 mm não é indicativo do tratamento preventivo antitrombótico. Entretanto, no idoso em ritmo "pré-fibrilatório" ou na presença de contraste espontâneo, deve-se considerar a anticoagulação.[73]

Pacientes com disfunção da valva mitral na presença de FA necessitam da prevenção antitrombótica com anticoagulante oral, assim como pacientes com trombo em AE, mesmo em ritmo sinusal. Há também indicação de ACO no caso de relato de evento tromboembólico, independente do ritmo.

3.5   PREVENÇÃO ANTITROMBÓTICA EM PRÓTESE BIOLÓGICA MITRAL

As bioproteses são consideradas menos trombogênicas. Entretanto, alguns autores consideram os três primeiros meses após a implantação da prótese como os de maior risco para TE. A trombogenicidade estaria ligada aos pontos de sutura e tecidos perivalvares traumatizados ainda não endotelizados, sobretudo na posição mitral.[74] Apesar do risco trombótico, os fenômenos embólicos não são frequentes em pacientes com bioprótese e ritmo sinusal. Assim, há divergência entre as diferentes diretrizes com relação à indicação de ACO nos primeiros três meses posteriores ao implante de prótese biológica em posição aórtica, enquanto muitos autores concordam com a prescrição de anticoagulante oral nos pacientes com prótese biológica na posição mitral.[1,2,75,76]

A presença de trombo intracavitário observado durante ato operatório implica anticoagulação por período mínimo de três meses após a cirurgia, mesmo que seja realizada a retirada do trombo durante o ato cirúrgico, com INR-alvo de 2,5.[77]

Para os pacientes com FA, inicia-se o uso da heparina de baixo peso molecular ou heparina não fracionada 48 horas após o término da cirurgia, desde que não haja sinais de sangramento após a retirada dos drenos torácicos. Com a extubação e retorno da capacidade de deglutição, inicia-se concomitantemente à heparina a anticoagulação oral visando à INR entre 2,0 e 3,0.

3.6   PREVENÇÃO ANTITROMBÓTICA EM PRÓTESE MECÂNICA MITRAL

É consenso que as próteses mecânicas expõem seu portador a riscos elevados de TE, independentemente do ritmo cardíaco. Estima-se sua incidência em 12% ao ano para as próteses na posição aórtica e em 22% ao ano na posição mitral, na ausência do anticoagulante oral.[78]

A incidência de trombogênese na posição aórtica é menor em função da maior pressão do fluxo de sangue sobre a superfície valvar, reduzindo o depósito de fibrina. Independentemente do ritmo cardíaco, os cuidados profiláticos contra o TE devem ser maiores nos casos de prótese mecânica implantada na posição mitral, em relação à posição aórtica. Preconiza-se INR alvo de 3,0 (2,5 a 3,5) em pacientes com prótese mecânica em posição mitral, e INR-alvo de 2,5 em posição aórtica.[29]

Diante de algum fator de risco para a trombogênese além da prótese mecânica, como estado de hipercoagulabilidade, tromboembolismo prévio na presença de anticoagulação adequada, ou função ventricular comprometida, recomenda-se acrescentar à anticoagulação oral aspirina na dose de 50 a 100 mg/dia. São exceções: idosos com mais de 80 anos ou aqueles com tendência a sangramento gastrointestinal.[79] Essa associação tem o potencial, entretanto, de expor o paciente a maior risco de sangramento, podendo dificultar ainda mais o controle adequado da ACO.

3.7 EFEITOS INDESEJÁVEIS DA VARFARINA

Vários são os efeitos colaterais dos anticoagulantes orais[80]: sangramento, necrose cutânea, distúrbio gastrointestinal, púrpura, dermatite urticariforme e alopecia.

3.7.1 Sangramento

Computam-se grandes hemorragias entre 1,2 e 7,7% por ano e como sangramentos menores entre 2 e 24% por ano. O estudo SPAF 2[81] demonstra serem os usuários da varfarina com idade mais avançada os expostos à maior incidência de sangramento durante uso de ACO (4,2% por ano para pacientes com mais de 75 anos; e 1,7% por ano para os mais jovens).

O risco de sangramento é dependente da intensidade da anticoagulação, espelhada pelos valores da INR. À medida que os valores de INR se tornam mais elevados, afastando-se das taxas-alvo (2,0 a 3,0), a probabilidade da ocorrência de sangramento triplica (INR 3,0 a 3,9) ou quadruplica (INR 4,0 a 4,9). Sangramentos com INR abaixo de 4,0 estão, frequentemente, ligados a doenças subclínicas associadas à predisposição a sangramento (Figura 73.6).[71,82]

Diante de sangramentos de pequena gravidade, como epistaxe, metrorragia e hematúria discretas, recomenda-se diminuir a dose do anticoagulante. Procura-se manter índices de INR não superiores a 2,0 durante todo o período de sangramento. Com a subdose do anticoagulante, a eficácia antitrombótica está reduzida, porém não é nula, mantendo-se alguma proteção.

Se houver sangramento de maior magnitude, torna-se necessária internação hospitalar e suspensão da ACO.

3.8 PROCEDIMENTOS DURANTE SUPERDOSAGEM DE ANTICOAGULANTE ORAL, NA AUSÊNCIA DE SANGRAMENTO

Para valores de INR entre 3,0 e 5,0, na ausência de sangramento e sem causa aparente para a perda do controle, a conduta consiste em suspender a próxima tomada e reiniciar o tratamento com dose menor com novo controle da INR no máximo em cinco dias.[1]

Para valores da INR entre 5,0 e 9,0, sem sangramento, sem fator de potencial risco para eventual hemorragia como hipertensão arterial sistêmica, suspender as doses durante os próximos três dias, retomar com doses menores após conhecer o valor da INR no quarto dia e controlar a seguir com intervalos não superiores a sete dias.[1]

Com valores de INR maior que 9,0, mesmo sem sangramento, sugere-se internar o paciente, suspender o anticoagulante por quatro dias em média, prescrever vitamina K 2,5 a 5 mg por via oral. Nesse caso, exames laboratoriais para avaliação da INR devem ser diários. Se de 24 a 48 horas não houver redução significativa da INR, ou seja, valores próximos a 5,0, deve-se acrescentar nova dose de 1,0 a 2,5 mg via oral de vitamina K e somente reiniciar o tratamento com o antivitamina K, com doses menores do que as habituais, após constatar valores de INR próximos dos valores-alvo (menor que 4,0).

3.9 PROCEDIMENTOS INVASIVOS

Diante do uso de ACO por tempo prolongado, o aparecimento de doença que requer tratamento cirúrgico coloca o médico em situação conflitante. Enquanto por um lado a manutenção da ACO aumenta o risco de sangramento cirúrgico, por outro, sua suspensão deixará o paciente exposto ao fenômeno da trombogênese, com possibilidade de consequente evento embólico. Antes de alterar a medicação, devem-se conhecer os riscos de sangramento esperado para o procedimento, mesmo em ausência de ACO, e contrapô-lo à probabilidade de TE.

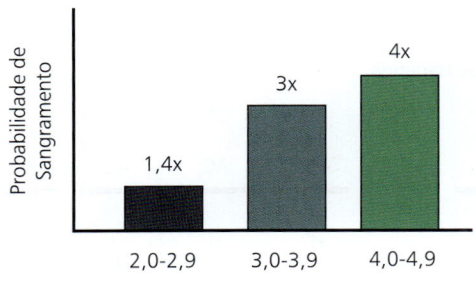

INR	POP	Pat. Assoc. +	-
2,0-3,0	20	100%	0
5,0-7,0	24	41,6%	58,3%

N = 119 pts.

FIGURA 73.6 Correlação entre INR e sangramento.

Os grandes estudos realizados com pacientes que não podem sofrer interrupção da medicação anticoagulante propõem condutas práticas de acordo com o procedimento cirúrgico necessário. Adotando-se esse raciocínio, o anticoagulante é mantido em muitos dos procedimentos invasivos por terem risco menor de sangramento e maior de embolia. Deve-se lembrar que sangramentos, mesmo pouco expressivos, podem comprometer o resultado de determinadas cirurgias, como ocorre com correções oftalmológicas ou reparadoras da estética. Nesse caso, o anticoagulante deve ser suspenso. Exceção se faz à cirurgia para catarata, na qual aplicação de anestésico local não impõe a retirada da ACO.

As heparinas, seja não fracionada ou de baixo peso molecular, têm-se mostrado eficazes no período de transição entre suspensão da ACO e a cirurgia.

A vida média da heparina não fracionada (HNF) é de 4 horas, e da heparina de baixo peso molecular (HBPM) é de 8 a 14 horas. A "ponte de heparina" fornece proteção a eventos tromboembólicos durante a interrupção do anticoagulante oral. Estudos observacionais aconselham suspender o anticoagulante oral a partir do quinto dia pré-operatório, e introduzir a HNF de aplicação intravenosa ou a HBPM de aplicação subcutânea a partir do terceiro dia antes do procedimento[1] (Figura 73.7).

Não existem estudos randomizados e comparativos que avaliaram o momento da última dose da heparina. Recomenda-se que a última dose da HNF seja aplicada 4 a 6 horas antes da cirurgia, e da HBPM 24 horas antes.[83]

A determinação da INR 24 horas antes do procedimento cirúrgico dá maior segurança para a realização da cirurgia. Nos casos em que a INR estiver maior que 1,5, a vitamina K oral nas doses de 1 a 2 mg é suficiente para otimizar a situação. Inicia-se a reintrodução da heparina em comum acordo com o cirurgião. Quando a hemostasia foi eficaz e o risco de TE é elevado, a heparina pode ser reintroduzida 12 horas após a cirurgia.[84]

As doses utilizadas devem ser as mesmas para tratamento de eventos embólicos. A dose de HNF deve garantir manutenção do tempo de tromboplastina parcial ativada (TTPa) em 1,5 a 2,5 vezes o normal. Dentre as HBPM, a enoxaparina é prescrita na dose de 1 mg/kg a cada 12 horas.[85] O controle laboratorial da HBPM é obtido através da dosagem da atividade anti-Xa, que deve permanecer entre 0,7 e 1,0 U/mL.

A reintrodução da varfarina oral deverá ocorrer em comum acordo com o cirurgião. O tempo médio de reintrodução depende do controle do sangramento. Estima-se em 24 a 48 horas o tempo médio para que o esquema da anticoagulação volte a ser prescrito.[84] Inicia-se com a reintrodução da heparina em doses utilizadas antes da cirurgia e o anticoagulante oral em conjunto à heparina tão logo haja condição de deglutição. Esse esquema é mantido por 72 horas. Quanto a INR estiver ≥ 1,8 em portadores de risco médio ou baixo (disfunção valvar nativa ou prótese biológica) de TE, a heparina pode ser suspensa. Para pacientes com maior risco para TE (prótese mecânica), exige-se INR ≥ 2,2 antes da suspensão da heparina.

Estudo multicêntrico prospectivo de Kovacs e colaboradores[86] observou paciente com alto risco para TE: portadores de prótese mecânica valvar e FA. Concluíram que o uso da HBPM durante a interrupção temporária da varfarina impediu de forma significativa a ocorrência de eventos embólicos com índices de sangramento aceitáveis, tornando-se opção válida.

3.9.1   Procedimentos cirúrgicos menores

Consideram-se cirurgias de baixo risco de sangramento as de até 0,2% de risco ou onde a hemostasia mecânica (compressão extrínseca) é eficiente, como a exodontia de um ou dois dentes, cirurgia oftalmológica para remoção de catarata e pequenas cirurgias de pele.[87] Nessas situações, não há necessidade de suspensão do anticoagulante oral, ficando o paciente liberado para o procedimento indicado desde que o valor da INR esteja com níveis inferiores aos preconizados (entre 2,0 e 2,5) 24 horas antes do procedimento.[1]

Existe uma situação específica na qual a probabilidade de sangramento é de pequena magnitude, mas a hemostasia é limitada. Pertencem a esse grupo a colonoscopia com ressecção de pólipos intersticiais ≥ 2 cm de diâmetro (as dimensões são conhecidas somente durante o procedimento), postectomia, vasectomia, biópsia de órgãos internos – fígado, rim e próstata. Para esses pacientes, e para os que serão submetidos a cirurgias que expõem a riscos de sangramento maior (p. ex.: laparoscopia exploratória ou cirurgia ortopédica), recomenda-se a suspensão do anticoagulante oral e prescrição da heparina como ponte para o procedimento cirúrgico.

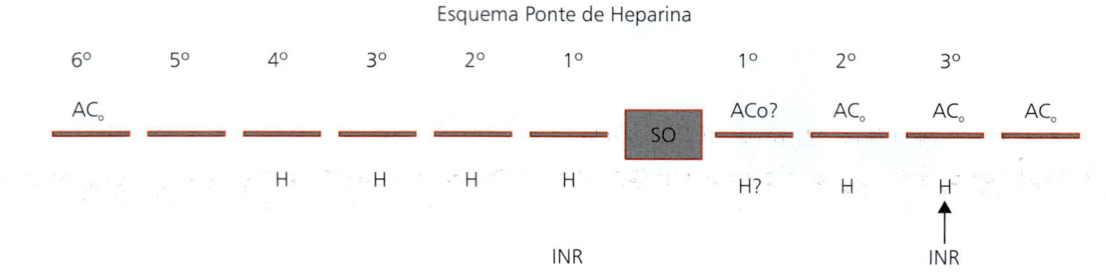

FIGURA 73.7 Esquema de ponte de heparina.

3.10 SITUAÇÃO ESPECIAL

Os pacientes com disfunção valvar e FA que necessitam do uso do anticoagulante oral na prevenção da trombogênese e tromboembolismo podem evoluir com o surgimento de doença arterial coronariana.[88,89] Com a escolha do método da angioplastia coronariana, o número de candidatos a implante de *stent* vem aumentando. Existe risco elevado de trombose intra-*stent* nos primeiros 30 dias após seu implante, o que implica no uso rotineiro de aspirina associada a um inibidor de ADP, como o clopidogrel. Sabe-se que a combinação de aspirina e clopidogrel é efetiva como tratamento preventivo da trombose intra-*stent*, mas não suficiente na prevenção do TE, notadamente nos portadores de FA e disfunção valvar. Por sua vez, a varfarina como droga isolada não impede a trombose intra-*stent*.[90]

Dessa forma, torna-se complexo o tratamento desse grupo especial de pacientes, com FA e doença valvar, principalmente aqueles com prótese mecânica, e que são submetidos à angioplastia e implante de *stent* coronário. Na angioplastia eletiva, em função do tempo menor de tratamento com drogas antiplaquetárias (aspirina e clopidogrel), sugere-se que o *stent* escolhido seja o convencional (não farmacológico), sobretudo em pacientes idosos e com alto risco de sangramento. Os *stents* farmacológicos seriam recomendados nos diabéticos e quando houver dificuldades técnicas ou risco aumentado de reestenose coronariana.

Recomenda-se utilizar, para as angioplastias eletivas com implante de *stent* convencional, a terapia tríplice – associação de aspirina 100 mg por dia, clopidogrel 75 mg por dia e varfarina com doses individuais suficientes para manter INR entre 2,0 e 3,0 – por quatro semanas. A seguir, mantém-se a varfarina com os mesmos valores-alvo de INR, associado à aspirina.

Para os *stents* farmacológicos, o tempo de tratamento com esquema tríplice é mais prolongado, com proposta de duração desse esquema por até três meses. A seguir, propõe-se reduzir para o esquema duplo: varfarina com INR entre 2,0 e 3,0 e clopidogrel 75 mg por dia ou aspirina 100 mg por dia. Após 12 meses, segue-se o tratamento apenas com varfarina com INR 2,0 a 3,0.[91,92]

3.11 Novos anticoagulantes

Os anticoagulantes dicumarínicos, apesar da conhecida eficácia, necessitam de controle laboratorial frequente, e apresentam interação intensa medicamentosa e alimentar dificultando sua administração. Assim, novos anticoagulantes com melhor perfil de administração, mais ou igualmente seguros e com eficácia antitrombótica semelhante têm sido motivo de estudos e liberados para uso na prevenção de TE em FA não valvar.

Dentre os novos anticoagulantes, destacam-se a dabigatrana, a apixabana e a rivaroxabana. O primeiro é inibidor direto da trombina e os demais são inibidores do fator Xa. Entretanto, os estudos realizados para avaliar a eficácia dessas drogas tiveram como objetivo primordial a avaliação na FA de origem não valvar.[93]

Um estudo de fase II para testar o uso da Dabigatrana em relação à varfarina em portadores de prótese mecânica em posição mitral ou aórtica foi interrompido precocemente pela alta incidência de TE, incluindo acidente vascular cerebral (5% da dabigatrana *versus* 0% da varfarina) e de sangramento (4% *versus* 2%, respectivamente).[94]

Assim, é contraindicado o uso dos novos anticoagulantes em portadores de estenose mitral ou prótese mecânica. Observamos crescente uso de novos anticoagulantes em portadores de insuficiência mitral ou prótese biológica e FA, mas ainda não há estudos específicos e consistentes a respeito. Assim, é preferida, por ora, a anticoagulação clássica com dicumarínicos.

REFERÊNCIAS BIBLIOGRÁFICAS

1. Tarasoutchi F, Montera MW, Grinberg M et al. Diretriz Brasileira de Valvopatias - SBC 2011 / I Diretriz Interamericana de Valvopatias - SIAC 2011. Arq Bras Cardiol. 2011;97(5 supl. 1):1-67.
2. Vahanian A, Alfieri O, Andreotti F et al. Guidelines on the management of valvular heart disease (version 2012). Eur Heart J. 2012;33(19):2451-96.
3. Iung B, Baron G, Butchart EG et al. A prospective survey of patients with valvular heart disease in Europe: The Euro Heart Survey on Valvular Heart Disease. Eur Heart J. 2003;24(13):1231-43.
4. Padala M, Gyoneva LI, Thourani VH, Yoganathan AP. Impact of mitral valve geometry on hemodynamic efficacy of surgical repair in secondary mitral regurgitation. J Heart Valve Dis. 2014;23(1):79-87.
5. Sutton TM, Stewart RA, Gerber IL et al. Plasma natriuretic peptide levels increase with symptoms and severity of mitral regurgitation. J Am Coll Cardiol. 2003;41(12):2280-7.
6. Oral H, Sivasubramanian N, Dyke DB et al. Myocardial proinflammatory cytokine expression and left ventricular remodeling in patients with chronic mitral regurgitation. Circulation. 2003;107(6):831-7.
7. Carabello BA. The pathophysiology of mitral regurgitation. J Heart Valve Dis. 2000;9(5):600-8.
8. Enriquez-Sarano M, Freeman WK, Tribouilloy CM et al. Functional anatomy of mitral regurgitation: accuracy and outcome implications of transesophageal echocardiography. J Am Coll Cardiol. 1999;34(4):1129-36.
9. Tribouilloy CM, Enriquez-Sarano M, Schaff HV et al. Impact of preoperative symptoms on survival after surgical correction of organic mitral regurgitation: rationale for optimizing surgical indications. Circulation. 1999;99(3):400-5.
10. Avierinos JF, Gersh BJ, Melton LJ et al. Natural history of asymptomatic mitral valve prolapse in the community. Circulation. 2002;106(11):1355-61.
11. Enriquez-Sarano M, Avierinos JF, Messika-Zeitoun D et al. Quantitative determinants of the outcome of asymptomatic mitral regurgitation. N Engl J Med. 2005;352(9):875-83.
12. Ling LH, Enriquez-Sarano M, Seward JB et al. Clinical outcome of mitral regurgitation due to flail leaflet. N Engl J Med. 1996;335(19):1417-23.
13. Grigioni F, Avierinos JF, Ling LH et al. Atrial fibrillation complicating the course of degenerative mitral regurgitation: determinants and long-term outcome. J Am Coll Cardiol. 2002;40(1):84-92.
14. Rosenhek R, Rader F, Klaar U et al. Outcome of watchful waiting in asymptomatic severe mitral regurgitation. Circulation. 2006;113(18):2238-44.
15. Eguchi K, Ohtaki E, Matsumura T et al. Pre-operative atrial fibrillation as the key determinant of outcome of mitral valve repair for degenerative mitral regurgitation. Eur Heart J. 2005;26(18):1866-72.

16. Zoghbi WA, Enriquez-Sarano M, Foster E et al. Recommendations for evaluation of the severity of native valvular regurgitation with two--dimensional and Doppler echocardiography. J Am Soc Echocardiogr. 2003;16(7):777-802.

17. Izumo M, Shiota M, Kar S et al. Comparison of real-time three-dimensional transesophageal echocardiography to two-dimensional transesophageal echocardiography for quantification of mitral valve prolapse in patients with severe mitral regurgitation. Am J Cardiol. 2013;111(4):588-94.

18. Meneghelo R, Meneghelo Z, Buglia S. Teste ergométrico nas valvopatias. In: Meneghelo Z, Ramos A (eds.). Lesões das valvas cardíacas: do diagnóstico ao tratamento: Editora Atheneu; 2007. p. 109-25.

19. Messika-Zeitoun D, Johnson BD, Nkomo V et al. Cardiopulmonary exercise testing determination of functional capacity in mitral regurgitation: physiologic and outcome implications. J Am Coll Cardiol. 2006;47(12):2521-7.

20. Bonow RO, Carabello BA, Chatterjee K et al. ACC/AHA 2006 guidelines for the management of patients with valvular heart disease: a report of the American College of Cardiology/American Heart Association Task Force on Practice Guidelines (writing Committee to Revise the 1998 guidelines for the management of patients with valvular heart disease) developed in collaboration with the Society of Cardiovascular Anesthesiologists endorsed by the Society for Cardiovascular Angiography and Interventions and the Society of Thoracic Surgeons. J Am Coll Cardiol. 2006;48(3):e1-148.

21. Enriquez-Sarano M, Tajik AJ, Schaff HV et al. Echocardiographic prediction of left ventricular function after correction of mitral regurgitation: results and clinical implications. J Am Coll Cardiol. 1994;24(6):1536-43.

22. Iung B, Gohlke-Bärwolf C, Tornos P et al. Recommendations on the management of the asymptomatic patient with valvular heart disease. Eur Heart J. 2002;23(16):1253-66.

23. Grayburn PA. Vasodilator therapy for chronic aortic and mitral regurgitation. Am J Med Sci. 2000;320(3):202-8.

24. Sampaio RO, Grinberg M, Leite JJ et al. Effect of enalapril on left ventricular diameters and exercise capacity in asymptomatic or mildly symptomatic patients with regurgitation secondary to mitral valve prolapse or rheumatic heart disease. Am J Cardiol. 2005;96(1):117-21.

25. Høst U, Kelbaek H, Hildebrandt P et al. Effect of ramipril on mitral regurgitation secondary to mitral valve prolapse. Am J Cardiol. 1997;80(5):655-8.

26. Tischler MD, Rowan M, LeWinter MM. Effect of enalapril therapy on left ventricular mass and volumes in asymptomatic chronic, severe mitral regurgitation secondary to mitral valve prolapse. Am J Cardiol. 1998;82(2):242-5.

27. Capomolla S, Febo O, Gnemmi M et al. Beta-blockade therapy in chronic heart failure: diastolic function and mitral regurgitation improvement by carvedilol. Am Heart J. 2000;139(4):596-608.

28. Nishimura RA, Carabello BA, Faxon DP et al. ACC/AHA 2008 Guideline update on valvular heart disease: focused update on infective endocarditis: a report of the American College of Cardiology/American Heart Association Task Force on Practice Guidelines endorsed by the Society of Cardiovascular Anesthesiologists, Society for Cardiovascular Angiography and Interventions, and Society of Thoracic Surgeons. J Am Coll Cardiol. 2008;52(8):676-85.

29. Vahanian A, Baumgartner H, Bax J et al. Guidelines on the management of valvular heart disease: The Task Force on the Management of Valvular Heart Disease of the European Society of Cardiology. Eur Heart J. 2007;28(2):230-68.

30. Tabata M, Kasegawa H, Suzuki T et al. Long-term outcomes of early surgery for asymptomatic severe chronic mitral regurgitation. J Heart Valve Dis. 2013;22(3):354-60.

31. Suri RM, Vanoverschelde JL, Grigioni F et al. Association between early surgical intervention vs watchful waiting and outcomes for mitral regurgitation due to flail mitral valve leaflets. JAMA. 2013;310(6):609-16.

32. Nishimura RA, Otto C. 2014 ACC/AHA valve guidelines: earlier intervention for chronic mitral regurgitation. Heart. 2014;100(12):905-7.

33. Nishimura RA, Otto CM, Bonow RO et al. 2014 AHA/ACC Guideline for the Management of Patients With Valvular Heart Disease: A Report of the American College of Cardiology/American Heart Association Task Force on Practice Guidelines. Circulation. 2014;129(23):e521-643.

34. Lee EM, Shapiro LM, Wells FC. Superiority of mitral valve repair in surgery for degenerative mitral regurgitation. Eur Heart J 1997;18(4):655-63.

35. Enriquez-Sarano M, Schaff HV, Orszulak TA et al. Valve repair improves the outcome of surgery for mitral regurgitation. A multivariate analysis. Circulation. 1995;91(4):1022-8.

36. Ray S, Chambers J, Gohlke-Baerwolf C, Bridgewater B. Mitral valve repair for severe mitral regurgitation: the way forward? Eur Heart J. 2006;27(24):2925-8.

37. Kouris N, Ikonomidis I, Kontogianni D et al. Mitral valve repair versus replacement for isolated non-ischemic mitral regurgitation in patients with preoperative left ventricular dysfunction. A long-term follow-up echocardiography study. Eur J Echocardiogr. 2005;6(6):435-42.

38. Oliveira JM, Antunes MJ. Mitral valve repair: better than replacement. Heart. 2006;92(2):275-81.

39. Rudolph V, Baldus S. Mitral regurgitation in patients with heart failure. Interventional therapies. Herz. 2013;38(2):136-42.

40. Grinberg M, Sampaio RO. Doença valvar. Barueri: Editora Manole; 2006.

41. Carabello BA. Modern management of mitral stenosis. Circulation. 2005;112(3):432-7.

42. Cardoso L, Rossi E, Bento A. Estenose mitral. In: Grinberg M, Sampaio R, editors. Doença valvar. Barueri: Manole; 2006. p. 142-7.

43. Horstkotte D, Niehues R, Strauer BE. Pathomorphological aspects, aetiology and natural history of acquired mitral valve stenosis. Eur Heart J. 1991;12 Suppl B:55-60.

44. Cardoso LF, Ayres CV, Bento AM et al. Immediate and late results of percutaneous mitral valve repair in patients with mitral stenosis. Arq Bras Cardiol. 2010;94(3):383-90, 406-13.

45. Butchart EG. Thrombogenesis and anticoagulation in heart valve disease: towards a rational approach. J Heart Valve Dis. 1993;2(1):1-6.

46. Levine HJ, Pauker SG, Eckman MH. Antithrombotic therapy in valvular heart disease. Chest. 1995;108(4 Suppl):360S-70S.

47. You JJ, Singer DE, Howard PA et al. Antithrombotic therapy for atrial fibrillation: Antithrombotic Therapy and Prevention of Thrombosis, 9th ed: American College of Chest Physicians Evidence-Based Clinical Practice Guidelines. Chest. 2012;141(2 Suppl):e531S-75S.

48. Manrique R. Terapia anticoagulante no idoso. In: Souza A, editor. Tratado de Cardiologia SOCESP. 2. São Paulo: Editora Atheneu; 1996. p. 1098-105.

49. Lourenço D. Mecanismos envolvidos na formação do trombo. Revista da Sociedade de Cardiologia do Estado de São Paulo. 1997;3:54-61.

50. Yasaka M, Beppu S. Hypercoagulability in the left atrium: Part II: Coagulation factors. J Heart Valve Dis. 1993;2(1):25-34; discussion 5-6.

51. Goswami KC, Yadav R, Rao MB et al. Clinical and echocardiographic predictors of left atrial clot and spontaneous echo contrast in patients with severe rheumatic mitral stenosis: a prospective study in 200 patients by transesophageal echocardiography. Int J Cardiol. 2000;73(3):273-9.

52. Guilherme L, Cunha-Neto E, Tanaka AC et al. Heart-directed autoimmunity: the case of rheumatic fever. J Autoimmun. 2001;16(3):363-7.

53. Li-Saw-Hee FL, Blann AD, Goldsmith I, Lip GY. Indexes of hypercoagulability measured in peripheral blood reflect levels in intracardiac

blood in patients with atrial fibrillation secondary to mitral stenosis. Am J Cardiol. 1999;83(8):1206-9.

54. Ho YL, Wu CC, Lin LC et al. Integrated backscatter for quantification and risk stratification of blood stagnation in left atrial appendages of patients with rheumatic mitral stenosis. Cardiology. 2000;93(1-2):113-20.

55. Beppu S. Hypercoagulability in the left atrium: Part I: Echocardiography. J Heart Valve Dis. 1993;2(1):18-24.

56. Lip GY, Lowe GD. Fibrin D-dimer: a useful clinical marker of thrombogenesis? Clin Sci (Lond). 1995;89(3):205-14.

57. Oliver JM, Gallego P, Gonzalez A et al. Bioprosthetic mitral valve thrombosis: clinical profile, transesophageal echocardiographic features, and follow-up after anticoagulant therapy. J Am Soc Echocardiogr. 1996;9(5):691-9.

58. Zeien LB, Klatt EC. Cardiac valve prostheses at autopsy. Arch Pathol Lab Med. 1990;114(9):933-7.

59. Kumar V, Nanda NC. Is it time to move on from two-dimensional transesophageal to three-dimensional transthoracic echocardiography for assessment of left atrial appendage? Review of existing literature. Echocardiography. 2012;29(1):112-6.

60. Chiang CW, Lo SK, Ko YS et al. Predictors of systemic embolism in patients with mitral stenosis. A prospective study. Ann Intern Med. 1998;128(11):885-9.

61. Hwang JJ, Kuan P, Lin SC et al. Reappraisal by transesophageal echocardiography of the significance of left atrial thrombi in the prediction of systemic arterial embolization in rheumatic mitral valve disease. Am J Cardiol. 1992;70(7):769-73.

62. Acarturk E, Usal A, Demir M et al. Thromboembolism risk in patients with mitral stenosis. Jpn Heart J. 1997;38(5):669-75.

63. Coulshed N, Epstein EJ, McKendrick CS et al. Systemic embolism in mitral valve disease. Br Heart J. 1970;32(1):26-34.

64. Pumphrey CW, Fuster V, Chesebro JH. Systemic thromboembolism in valvular heart disease and prosthetic heart valves. Mod Concepts Cardiovasc Dis. 1982;51(12):131-6.

65. Laupacis A, Albers G, Dalen J et al. Antithrombotic therapy in atrial fibrillation. Chest. 1998;114(5 Suppl):579S-89S.

66. Cannegieter SC, Rosendaal FR, Wintzen AR et al. Optimal oral anticoagulant therapy in patients with mechanical heart valves. N Engl J Med. 1995;333(1):11-7.

67. Horstkotte D, Scharf RE, Schultheiss HP. Intracardiac thrombosis: patient-related and device-related factors. J Heart Valve Dis. 1995;4(2):114-20.

68. James AH, Britt RP, Raskino CL, Thompson SG. Factors affecting the maintenance dose of warfarin. J Clin Pathol 1992;45(8):704-6.

69. Salem DN, O'Gara PT, Madias C et al. Valvular and structural heart disease: American College of Chest Physicians Evidence-Based Clinical Practice Guidelines (8th Edition). Chest. 2008;133(6 Suppl):593S-629S.

70. Hylek EM, Skates SJ, Sheehan MA, Singer DE. An analysis of the lowest effective intensity of prophylactic anticoagulation for patients with nonrheumatic atrial fibrillation. N Engl J Med. 1996;335(8):540-6.

71. Holbrook A, Schulman S, Witt DM et al. Evidence-based management of anticoagulant therapy: Antithrombotic Therapy and Prevention of Thrombosis, 9th ed: American College of Chest Physicians Evidence-Based Clinical Practice Guidelines. Chest. 2012;141(2 Suppl):e152S-84S.

72. Landefeld CS, Beyth RJ. Anticoagulant-related bleeding: clinical epidemiology, prediction, and prevention. Am J Med. 1993;95(3):315-28.

73. Hillis LD, Smith PK, Anderson JL et al. 2011 ACCF/AHA Guideline for Coronary Artery Bypass Graft Surgery. A report of the American College of Cardiology Foundation/American Heart Association Task Force on Practice Guidelines. Developed in collaboration with the American Association for Thoracic Surgery, Society of Cardiovascular Anesthe-

siologists, and Society of Thoracic Surgeons. J Am Coll Cardiol. 2011;58(24):e123-210.

74. Patrono C, Coller B, FitzGerald GA et al. Platelet-active drugs: the relationships among dose, effectiveness, and side effects: the Seventh ACCP Conference on Antithrombotic and Thrombolytic Therapy. Chest. 2004;126(3 Suppl):234S-64S.

75. Whitlock RP, Sun JC, Fremes SE, Rubens FD, Teoh KH, Physicians ACoC. Antithrombotic and thrombolytic therapy for valvular disease: Antithrombotic Therapy and Prevention of Thrombosis, 9th ed: American College of Chest Physicians Evidence-Based Clinical Practice Guidelines. Chest. 2012;141(2 Suppl):e576S-600S.

76. Heidbuchel H, Verhamme P, Alings M et al. European Heart Rhythm Association Practical Guide on the use of new oral anticoagulants in patients with non-valvular atrial fibrillation. Europace. 2013;15(5):625-51.

77. Hamm CW, Bassand JP, Agewall S et al. ESC Guidelines for the management of acute coronary syndromes in patients presenting without persistent ST-segment elevation: The Task Force for the management of acute coronary syndromes (ACS) in patients presenting without persistent ST-segment elevation of the European Society of Cardiology (ESC). Eur Heart J. 2011;32(23):2999-3054.

78. Baudet EM, Puel V, McBride JT et al. Long-term results of valve replacement with the St. Jude Medical prosthesis. J Thorac Cardiovasc Surg. 1995;109(5):858-70.

79. Cappelleri JC, Fiore LD, Brophy MT et al. Efficacy and safety of combined anticoagulant and antiplatelet therapy versus anticoagulant monotherapy after mechanical heart-valve replacement: a metaanalysis. Am Heart J. 1995;130(3 Pt 1):547-52.

80. Ansell JE. Oral anticoagulant therapy – 50 years later. Arch Intern Med. 1993;153(5):586-96.

81. Albers GW, Dalen JE, Laupacis A et al. Antithrombotic therapy in atrial fibrillation. Chest. 2001;119(1 Suppl):194S-206S.

82. Turpie AG, Gunstensen J, Hirsh J et al. Randomised comparison of two intensities of oral anticoagulant therapy after tissue heart valve replacement. Lancet. 1988;1(8597):1242-5.

83. Douketis JD, Spyropoulos AC, Spencer FA et al. Perioperative management of antithrombotic therapy: Antithrombotic Therapy and Prevention of Thrombosis, 9th ed: American College of Chest Physicians Evidence-Based Clinical Practice Guidelines. Chest. 2012;141(2 Suppl):e326S-50S.

84. Steger V, Bail DH, Graf D et al. A practical approach for bridging anticoagulation after mechanical heart valve replacement. J Heart Valve Dis. 2008;17(3):335-42.

85. Accorsi T, Machado F, Lavitola P. Anticoagulação. In: Nicolau J, Tarasoutchi F, Vieira da Rosa L, Machado F, editors. Condutas práticas em cardiologia. Barueri: Manole; 2010. p. 269-79.

86. Kovacs MJ, Kearon C, Rodger M et al. Single-arm study of bridging therapy with low-molecular-weight heparin for patients at risk of arterial embolism who require temporary interruption of warfarin. Circulation. 2004;110(12):1658-63.

87. Mayer SA, Brun NC, Begtrup K et al. Recombinant activated factor VII for acute intracerebral hemorrhage. N Engl J Med. 2005;352(8):777-85.

88. Nabauer M, Gerth A, Limbourg T, et al. The Registry of the German Competence NETwork on Atrial Fibrillation: patient characteristics and initial management. Europace. 2009;11(4):423-34.

89. Nieuwlaat R, Capucci A, Camm AJ et al. Atrial fibrillation management: a prospective survey in ESC member countries: the Euro Heart Survey on Atrial Fibrillation. Eur Heart J. 2005;26(22):2422-34.

90. Van de Werf F, Bax J, Betriu A et al. Management of acute myocardial infarction in patients presenting with persistent ST-segment elevation: the Task Force on the Management of ST-Segment Elevation Acute Myocardial Infarction of the European Society of Cardiology. Eur Heart J. 2008;29(23):2909-45.

91. Lip GY, Huber K, Andreotti F et al. Management of antithrombotic therapy in atrial fibrillation patients presenting with acute coronary syndrome and/or undergoing percutaneous coronary intervention/ stenting. Thromb Haemost. 2010;103(1):13-28.

92. Brilakis ES, Patel VG, Banerjee S. Medical management after coronary stent implantation: a review. JAMA. 2013;310(2):189-98.

93. Granger CB, Alexander JH, McMurray JJ et al. Apixaban versus warfarin in patients with atrial fibrillation. N Engl J Med. 2011;365(11):981-92.

94. Eikelboom JW, Connolly SJ, Brueckmann M et al. Dabigatran versus warfarin in patients with mechanical heart valves. N Engl J Med. 2013;369(13):1206-14.

DOENÇA DA VALVA TRICÚSPIDE E PULMONAR, E DOENÇA MULTIVALVAR

74

Antonio Sérgio de Santis Andrade Lopes
Eduardo Giusti Rossi
Vitor Emer Egypto Rosa

1 INSUFICIÊNCIA TRICÚSPIDE

1.1 INTRODUÇÃO

A insuficiência da valva tricúspide ou insuficiência tricúspide (IT) determinada pelo refluxo de sangue do ventrículo direito para o átrio direito durante a sístole, acomete de maneira expressiva (IT moderada/importante) em torno de 0,8% da população, com maior prevalência em mulheres.[1] Em países com maior prevalência de doença reumática, dados ecocardiográficos sugerem acometimento da valva tricúspide em até 9% dos portadores de valvopatia reumática.[2]

Vale ressaltar nos dias de hoje, que a presença da IT de grau moderado ou importante, pode determinar pior prognóstico clínico ou pós-operatório, principalmente quando associado às valvopatias mitral e/ou aórtica.

1.2 ETIOLOGIA DA INSUFICIÊNCIA TRICÚSPIDE FUNCIONAL

As causas mais comuns de IT não decorrem propriamente de agressão anatômica valvar, são secundárias a alterações do ventrículo direito (VD) e do anel tricúspide. Dessa forma, as lacíneas e as cordas tendíneas têm a anatomia conservada, com dilatação do átrio e ventrículo direitos e alargamento do anel tricúspide.[3,4] Outro fator importante na gênese da IT funcional é o grau de hipertensão pulmonar (HP), decorrente de cardiopatia ou de doença vascular pulmonar. O grau de HP pode influenciar a intensidade da IT. Geralmente, valores de pressão sistólica do ventrículo direito acima de 55 mmHg causam IT funcional.

As principais causas relacionadas com HP e dilatação do VD são (Tabela 74.1): insuficiência cardíaca esquerda, lesão primária da valva mitral,[5] doença pulmonar primária (cor pulmonale, tromboembolismo pulmonar), cardiopatias congênitas (shunt esquerda-direita, síndrome de Eisenmenger, estenose pulmonar) e hipertiroidismo. A IT funcional pode reduzir sua intensidade com medidas que gerem diminuição volumétrica do coração direito, diminuição do grau da HP, tratamento adequado da insuficiência cardíaca e resolução da valvopatia à esquerda.

A frequente associação entre fibrilação atrial e IT importante relaciona-se com o aumento acentuado do átrio direito e da dilatação do anel tricúspide; a ausência da sístole atrial pode agravar a IT, iniciando um "ciclo" de perpetuação da arritmia e dilatação atrial progressiva.[6-8,9]

1.3 ETIOLOGIA DA INSUFICIÊNCIA TRICÚSPIDE PRIMÁRIA

As principais causas de lesão primária da valva tricúspide são descritas na Tabela 74.2.

A IT primária de origem congênita geralmente decorre da anomalia de Ebstein, de defeitos do canal atrioventricular ou da transposição corrigida das grandes artérias. Raramente encontra-se a IT como defeito congênito primário isolado.

TABELA 74.1 Causas de insuficiência tricúspide secundária

Doença do coração esquerdo (disfunção do VE ou doença valvar a esquerda), associada ou não à HP
HP significativa (pneumopatia crônica, tromboembolismo pulmonar, shunt cardíaco da esquerda para direita)
Injúria ao VD (doença miocárdica, infarto ou isquemia do VD)

TABELA 74.2 Principais causas de insuficiência tricúspide primária

Doença reumática
Degeneração mixomatosa
Doença congênita: anomalia de Ebstein, defeitos do canal atrioventricular e transposição corrigida das grandes artérias
Endomiocardiofibrose
Endocardite infecciosa e tumores cardíacos
Doença carcinoide
Trauma: trauma torácico fechado, laceração por trauma torácico aberto
Iatrogênica: eletrodo de marca-passo ou de desfibriladores, biópsias do miocárdio
Exposição à metisergida ou fenfluramina-fentermina
Lúpus eritematoso sistêmico

A doença reumática pode afetar a valva tricúspide diretamente. Nesses casos, provoca cicatriz das lacíneas e/ou das cordas tendíneas, levando à diminuição de mobilidade do aparelho valvar. Geralmente, observa-se comprometimento concomitantemente da valva mitral e/ou aórtica.

A endomiocardiofibrose, com encurtamento das lacíneas e cordas tendinosas, é uma causa importante de IT na África tropical, sendo também descrito no nosso meio.[10]

A IT por prolapso da valva tricúspide, causada por alterações mixomatosas dos folhetos e das cordas tendíneas, ocorre em 20% dos pacientes com prolapso da valva mitral (PVM).

Outras causas de IT primária incluem trauma (penetrante ou não), endocardite infecciosa (particularmente em usuários de drogas), eletrodos de marca-passo ou desfibriladores que atravessem a valva tricúspide,[11] tumores cardíacos (particularmente mixoma do átrio direito), múltiplas biópsias endomiocárdicas de transplantados cardíacos, doença valvar associada a metisergida, exposição ao anorexígeno fenfluramina-fentermina (inexistente no nosso meio) e lúpus eritematoso sistêmico.

1.4 FISIOPATOLOGIA

A IT significativa, associada à disfunção do VD, acarreta aumento da pressão venosa central, induzindo insuficiência cardíaca direita. Sintomas e sinais de baixo débito cardíaco podem ser desenvolvidos nesses pacientes. Como o átrio direito é muito complacente, com frequência a IT discreta a moderada não acarreta distúrbio circulatório significativo, mas fatores hemodinâmicos com aumento da pré-carga e da pós-carga imposta sobre o VD, bem como a contratilidade intrínseca desse ventrículo, podem influenciar o grau de IT.

A "solidariedade" que existe entre VD e o ventrículo esquerdo desempenha um papel importante na função ventricular direita. Existe continuidade de fibras que se distribuem em ambos os ventrículos e as contrações do ventrículo esquerdo aumentam a intensidade das contrações da parede livre do VD.[12,13] Desse modo, a disfunção ventricular miocárdica esquerda pode contribuir com a IT funcional, cuja presença mostrou ser fator independente de prognóstico.[14]

Outro importante desencadeante da IT secundária é o desenvolvimento de HP, estando independentemente associada ao grau de IT.[15] Assim, o aumento da pressão do VD, causado pela congestão venocapilar pulmonar e pela HP, pode levar à remodelação dessa câmara e desenvolvimento da IT.

Na presença de IT importante, a pressão aumentada em átrio direito é transmitida às veias hepáticas, causando hepatopatia congestiva, disfunção e atrofia de hepatócitos e, eventualmente, fibrose intersticial hepática. A alteração do fígado também pode decorrer de lesão isquêmica pelo baixo débito cardíaco.[16] Tais achados geralmente acontecem na fase terminal da cardiopatia.

A pressão venosa elevada também pode contribuir para o desenvolvimento de insuficiência renal pela redução do gradiente glomerular renal.[17-18]

1.5 SINTOMAS

A presença de sintomas depende do grau da IT, da presença ou não de HP e da etiologia da valvopatia. Usualmente, na ausência de HP a IT, mesmo que grave, é bem tolerada. Os sintomas são resultado de baixo débito cardíaco e insuficiência cardíaca direita como distensão hepática dolorosa, edema periférico e ascite.

Pode haver sensação incômoda de batimento cervical (relacionada com as veias jugulares distendidas e com pulsação aumentada). Os sintomas relacionados com baixo débito incluem fadiga, fraqueza geral, dispneia e intolerância ao exercício. Um aspecto frequente é inapetência e desnutrição, podendo levar à caquexia cardíaca. A sensibilidade individual é muito variável; alguns pacientes não relatam sintomas por muitos anos.

Os sintomas também dependem da origem etiológica da IT, e a dispneia é frequente na IT associada a valvopatia mitral.

1.6 EXAME FÍSICO

As principais características da IT no exame físico são o sopro de regurgitação tricúspide e os sinais de insuficiência cardíaca direita. Nos casos graves, o paciente tem aspecto caquético, cianose periférica e icterícia. As veias jugulares estão distendidas refletindo a pressão atrial direita. Pode-se notar uma onda "C-V" no pulso jugular, relacionada com regurgitação sistólica no átrio direito. O pulsar das veias jugulares pode ser intenso, levando à confusão com pulsações carotídeas. Frequentemente pode ser notado o ingurgitamento das veias jugulares, relacionado com a inspiração pelo aumento do retorno venoso.

Na palpação do tórax podemos notar um VD hiperdinâmico consequente à dilatação do VD, porém, nos casos de disfunção importante do VD, a palpação pode ser pouco expressiva. Raramente há frêmito sistólico subxifoide ou paraesternal direito, achado sempre indicativo de IT grave. Edema periférico importante, ascite e anasarca podem ser encontrados nos casos graves. Pode haver sinais de derrame pleural, principalmente nos casos de HP secundária a cardiopatia esquerda (valvopatia mitral ou aórtica ou disfunção miocárdica esquerda).

O fígado frequentemente está aumentado e doloroso, podendo ser pulsátil nos casos graves. Nos pacientes com IT crônica e cirrose congestiva, o fígado torna-se firme e indolor.

Pode-se eventualmente encontrar terceira bulha de VD que também costuma se intensificar com a inspiração. Sua presença é indicativa de um VD dilatado, enquanto a presença de eventual quarta bulha relaciona-se com a hipertrofia do VD. A presença de HP pode levar à hiperfonese da segunda bulha em foco pulmonar.

O sopro sistólico de regurgitação tricúspide geralmente é holossistólico, melhor auscultado na região paraesternal à direita ou abaixo do apêndice xifoide. Com o aumento importante do VD, o sopro pode ser deslocado até o foco mitral. Raramente há frêmito associado. Um dos complicadores semiológicos da IT é que frequentemente a intensidade do sopro regurgitativo tricúspide é pequena, mesmo na IT importante, dificultando o diagnóstico.

Na IT que ocorre na ausência de HP (p. ex., endocardite infecciosa), o sopro em geral é de baixa intensidade sendo limitado à primeira parte da sístole.

Toda manobra que aumenta o retorno venoso (elevação das pernas, exercício, compressão hepática) pode aumentar o sopro de regurgitação. Por outro lado, diminuição do retorno venoso, como a causada ao se levantar ou a inalação de nitrato de amila, diminui a intensidade do sopro.

O aumento da duração e da intensidade do sopro tricúspide relacionado com a inspiração profunda (sinal de Rivero-Carvallo) é próprio da IT. Contudo, nos casos de falência do VD, há dificuldade em aumentar o débito durante a inspiração, na posição deitada ou sentada, podendo desaparecer esse sinal.

É incomum a presença de sopro diastólico por hiperfluxo, sendo sua presença indicativo de estenose tricúspide associada. Nos casos de "shunt" cardíaco da esquerda para a direita, o grande fluxo transvalvar pode causar curto sopro diastólico.

Os sinais de cardiopatia esquerda (geralmente miocardiopatia ou valvopatia mitral) etiologia habitual da IT secundária, frequentemente estão presentes.

O prolapso da valva tricúspide causa estalido não ejetivo e sopros telessistólicos. Esses achados, similares aos do PVM, são mais intensos na borda externa esquerda. Com a inspiração o sopro se torna mais tardio.

1.7 EXAMES COMPLEMENTARES

O eletrocardiograma apresenta sinais de dilatação atrial e ventricular direita, podendo demonstrar também os eventuais achados da doença do coração esquerdo, origem da insuficiência tricúspide funcional. Não existem alterações características do eletrocardiograma na IT discreta, podendo ser encontradas alterações não específicas do ST e T nas derivações precordiais direitas, refletindo a disfunção de VD.

Nos casos de IT associada a HP, podem existir evidências de hipertrofia de VD, com desvio de eixo para direita e onda T aumentada em V1 a V2. Eventualmente, há bloqueio incompleto ou completo do ramo direito. Podem ocorrer hipertrofia do átrio direito e aspecto de P *pulmonale* (onda P de grande amplitude, de curta duração e aspecto em pico) em derivações II, III, AVF e V1. Associadamente, o componente terminal de P é ausente em derivação V1.

A radiografia de tórax evidencia cardiomegalia relacionada com o aumento do VD e átrio direito. Existe aumento da silhueta cardíaca à direita na incidência posteroanterior da radiografia de tórax; o VD aumentado preenche a porção retroesternal do tórax na visão lateral.

O estudo ecocardiográfico é o principal meio de diagnóstico da IT (Figuras 74.1 a 74.3). Os principais achados ecocardiográficos incluem os achados específicos da IT primária, com as etiologias associadas como anomalia de Ebstein, doença cardíaca da síndrome do carcinoide, doença reumática, prolapso da valva tricúspide e endocardite.

Um dos métodos de avaliação ecocardiográfico da IT inclui o fluxo colorido, utilizando a *vena contracta* que, quando maior que 0,7 cm, é indicativo de IT importante. Outro achado frequente é a presença de fluxo reverso nas veias hepáticas. Existe dificuldade na avaliação do fluxo reverso hepático na presença de fibrilação atrial. A avaliação do anel tricúspide é de fundamental importância.[19-20] Dilatação importante do anel é considerada quando o diâmetro diastólico é maior que 40 mm ou 21 mm/m^2 na incidência transtorácica apical quatro câmaras.[19,21,22,23] Na IT secundária, ponto de coaptação maior que 8 mm (distância entre o plano anular valvar e o ponto de coaptação na mesossístole) caracteriza a presença de *tethering* significativo (no plano apical quatro câmaras).[24]

Uma característica frequentemente encontrada é o movimento paradoxal do septo interventricular, indicativo de sobrecarga de volume do VD. A função do VD pode ser hiperdinâmica, normal ou reduzida, dependendo da causa da IT e do grau de compensação do VD. Outros dados de função ventricular direita incluem a determinação da excursão sistólica do plano anular da tricúspide (TAPSE). Um valor de TAPSE menor que 8,5 mm correlaciona-se com uma fração de ejeção do ventrículo direito menor que 25%. Uma TAPSE menor que 16 mm indica uma redução significativa da fração de ejeção do VD. Outro método inclui a medida da velocidade tecidual ao Doppler, da porção lateral do anel tricúspide, onda S do VD. Essa medida, quando

menor que 10,5 cm/s correlaciona-se com fração de ejeção menor que 45%.[19]

O grau de HP pode ser determinado pela avaliação do gradiente sistólico entre átrio direito e VD pelo jato regurgitante tricúspideo, usando-se a equação de Bernoulli e adicionando-se a estimativa de pressão do átrio direito.

A ressonância magnética cardíaca permite a avaliação quantitativa do volume de regurgitação da IT e do grau de dilatação do átrio direito e VD, bem como o cálculo da fração de ejeção do VD.

A cateterização cardíaca pode ser útil para avaliar a resistência vascular pulmonar ou fazer parte do estudo da IT decorrente de distúrbios do lado esquerdo do coração.

A Tabela 74.3 apresenta os estágios da insuficiência tricúspide.

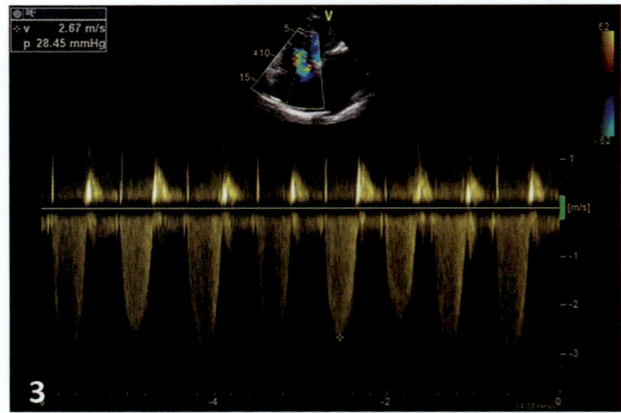

FIGURA 74. 3 Imagem ecocardiográfica com Doppler contínuo da regurgitação tricúspide demonstrando gradiente VD-AD 28 mmHg.

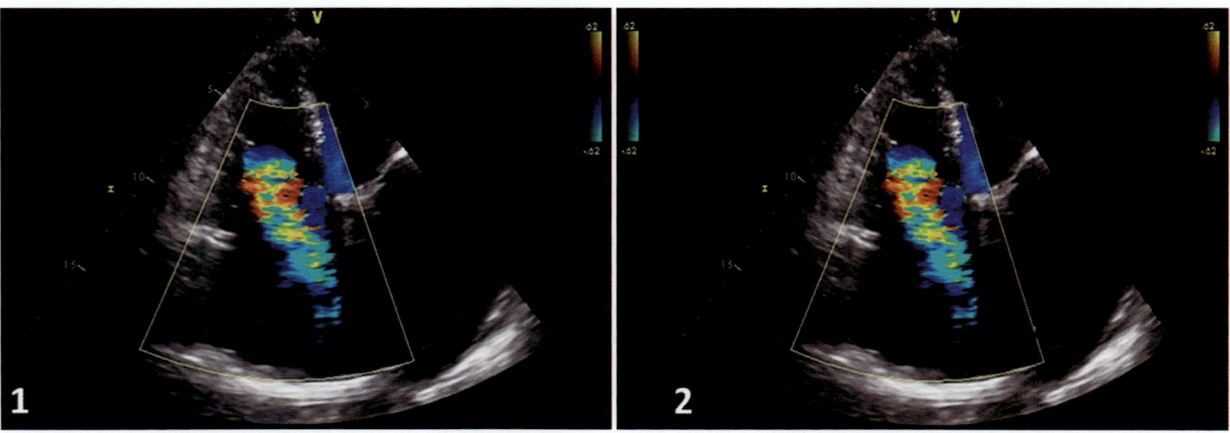

FIGURAS 74.1 e 74.2 Imagem ecocardiográfica, corte 4 câmaras, Doppler-colorido, evidenciando insuficiência tricúspide importante.

TABELA 74.3 Estágios da insuficiência tricúspide[18]

ESTÁGIO	DEFINIÇÃO	ANATOMIA VALVAR	HEMODINÂMICA VALVAR	CONSEQUÊNCIAS HEMODINÂMICAS	SINTOMAS
A	Risco de IT	Primária: • Alteração reumática discreta • Prolapso discreto • Presença de eletrodo de marca-passo • Após biópsia cardíaca Funcional: • Normal • Dilatação discreta do anel	Nenhuma	Nenhuma	• Nenhum • Relacionado a outras valvopatias ou alterações vasculares pulmonar
B	IT Progressiva	Primária: • Destruição/deterioração progressiva das cúspides • Prolapso moderado-grave Funcional: • Dilatação precoce de anel • *Tethering* moderado de cúspide	IT leve: • Área de jato central < 5,0 cm² • Largura da *vena contracta* não definida • Densidade de jato de onda contínua e contorno: suave e parabólico • Fluxo de veia hepática: dominância sistólica • Área de jato central 5-10 cm² • Largura da não definida, mas < 0,7 cm • Densidade de jato de onda contínua e contorno: densa, contorno variável • Fluxo de veia hepática: embotamento sistólico	• Tamanho e pressão normais de átrio direito, ventrículo direito e veia cava inferior	• Nenhum • Relacionado com outras valvopatias ou alterações vasculares pulmonar
C	IT Importante assintomática	Primária: • Cúspides grosseiramente distorcidas Funcional: • Dilatação de anel grave (> 40 mm ou 21 mm/m²) • *Tethering* importante da cúspide	• Área de jato central > 10 cm² • Largura da *vena contracta* > 0,7 cm • Densidade de jato de onda contínua e contorno: densa, triangular com pico precoce • Fluxo de veia hepática: sistólico reverso	• Dilatação de átrio direito, ventrículo direito e veia cava inferior com variação respiratória de veia cava inferior reduzida • Pressão de átrio direito elevada com onda "C-V"	• Nenhum • Relacionado com outras valvopatias ou alterações vasculares pulmonares
D	IT Importante sintomática	Primária: • Cúspides grosseiramente distorcidas Funcional: • Dilatação de anel grave (> 40 mm ou 21 mm/m²) • *Tethering* importante da cúspide	• Área de jato central > 10 cm² • Largura da *vena contracta* > 0,7 cm • Densidade de jato de onda contínua e contorno: densa, triangular com pico precoce • Fluxo de veia hepática: sistólico reverso	• Dilatação de átrio direito, ventrículo direito e veia cava inferior com variação respiratória de veia cava inferior reduzida • Pressão de átrio direito elevada com onda "C-V" • Achatamento diastólico do septo interventricular • Função de ventrículo direito reduzida na fase tardia	• Fadiga, palpitações, dispneia, anorexia, edema, inchaço abdominal

1.8 PROGNÓSTICO

A IT é importante marcador de mortalidade. Tal fato foi demonstrado em estudo com 5.223 pacientes, cujas taxas de sobrevida em um ano variaram de 92%, 90%, 70% e 64% consequente a IT ausente, discreta, moderada ou grave, respectivamente.[14]

1.9 TRATAMENTO

Quando uma IT se torna sintomática, o seu manuseio inclui a avaliação e tratamento da cardiopatia que determinou a sua origem, destacando-se a doença valvar mitral ou insuficiência cardíaca esquerda. Restrição hídrica associada à dieta hipossódica é um método frequentemente utilizado na abordagem clínica dos pacientes com IT importante. Os diuréticos são indicados para o tratamento da sobrecarga de volume e congestão.

O tratamento da HP ajuda na melhora da IT nos pacientes com insuficiência cardíaca por disfunção sistólica do ventrículo esquerdo.[25] Vários estudos têm demonstrado a melhora da IT após a valvoplastia mitral por cateter balão (VMCB).[26-28] em uma série de 71 pacientes com estenose mitral e IT funcional, moderada a importante, o tratamento com VMCB determinou resolução ecocardiográfica da IT em 32 a 51%. Nesses estudos, demonstrou-se que a melhora da IT relacionava-se com a queda da pressão pulmonar. De maneira semelhante, tromboendarterectomia relacionada com tromboembolismo pulmonar leva a melhora importante da IT.[29]

A indicação da cirurgia da valva tricúspide depende em grande parte da existência de outras valvopatias passíveis de correção. As diretrizes brasileiras de valvopatias, da ACC/AHA e da sociedade Europeia de cardiologia determinam que a IT de grau importante deve ser corrigida, quando da correção de outra valvopatia.[18,30,31]

A indicação cirúrgica no caso de IT moderada, nos portadores de valvopatia esquerda, deve basear-se na presença de fatores de risco para progressão da lesão valvar, como idade, sexo feminino, etiologia reumática, presença de fibrilação atrial e HP.[32] Estudos demonstram progressão da IT mesmo após correção da valvopatia mitral, quando não realizada correção concomitante da IT.[33] Assim, mesmo na presença de IT moderada, é recomendada a realização de anuloplastia tricuspídea. Um fator relevante é a presença de dilatação importante do anel tricúspide. Diâmetro anular maior que 40 mm ou 21 mm/m^2 (corrigido pela superfície corpórea), na presença de dilatação de câmaras direitas favorece a indicação de cirurgia da tricúspide.[21,22,23,31]

Vários estudos mostram a possibilidade de melhora da capacidade funcional com esta intervenção.[17,34-36] Um grande estudo de intervenção cirúrgica tricúspide (plástica ou implante de prótese) demonstrou que ambos os procedimentos levam à redução da incidência de classe funcional NYHA III/IV de 85% para 34%.[17] No entanto, existem poucas evidências do valor da cirurgia da IT no aumento da sobrevida.[36]

As diretrizes atuais preconizam a cirurgia tricúspide (plástica ou prótese) importante em pacientes com IT primária sintomática.[18,30,31]

Eventualmente, existe possibilidade da indicação cirúrgica em pacientes assintomáticos, com IT grave primária que apresentem aumento progressivo do VD concomitantemente a disfunção ventricular progressiva.[18]

Embora não existam dados sólidos para confirmar essa conduta, existe nítida preferência da plástica tricúside sobre o implante de prótese, desde que esse procedimento seja factível. Em estudos observacionais é descrita mortalidade para a troca valvar maior do que o procedimento de plástica valvar.[37,38] Outras características que favorecem a plástica incluem sua maior facilidade técnica e o menor tempo cirúrgico. Os dois principais tipos de plástica incluem a inserção de anéis valvares (tipo Carpentier e dispositivos não anulares como os de Cosgrove-Edwards) ou anuloplastia (procedimento de Vega e Periguari).[11] A recorrência da IT após cirurgia plástica é comum e na tentativa de minimizar esse risco, alguns autores enfatizam o uso de anéis contínuos em vez da anuloplastia simples por sutura.[19,30,39] Fatores associados à recorrência da IT após plástica da tricúspide incluem: IT de maior grau antes do procedimento, disfunção acentuada do ventrículo esquerdo, presença de marca-passo e HP mais acentuada antes do procedimento.[40]

A cirurgia da IT secundária acrescenta risco cirúrgico ao procedimento, pois ele envolve abordagem de valvas do lado esquerdo e direito do coração. Assim, o risco cirúrgico estimado dos pacientes operados por IT secundária envolvendo reparo de tricúspide e plástica valvar esquerda varia de 6 a 14%.[19,37,38,40] Apesar disso, as diretrizes atuais preconizam a troca ou plástica valvar tricúspide no momento da intervenção em valvas do coração esquerdo.[18]

A mortalidade operatória da intervenção sobre a tricúspide isolada geralmente é muito elevada sendo de 37% em uma série.[41]

A mortalidade cirúrgica para implante de prótese tricúspide varia de 10 a 22%, com sobrevida em 5 anos de 60 a 74% e em 10 anos de 37 a 58%.[24,26,27,30,37]

As principais diretrizes recomendam o uso de bioproteses de grandes diâmetros.[30] A Figura 74.4 apresenta os estágios da insuficiência tricúspide.

2 ESTENOSE TRICÚSPIDE

2.1 ETIOLOGIA

A estenose tricúspide (ET) é uma valvopatia rara, geralmente associada a outras lesões valvares, principalmente por ter origem reumática na maioria das vezes. Pode se apresentar como estenose ou dupla lesão tricúspide. Associa-se frequentemente a valvopatia mitral; trambém pode estar ligada à valvopatia aórtica.[41,42]

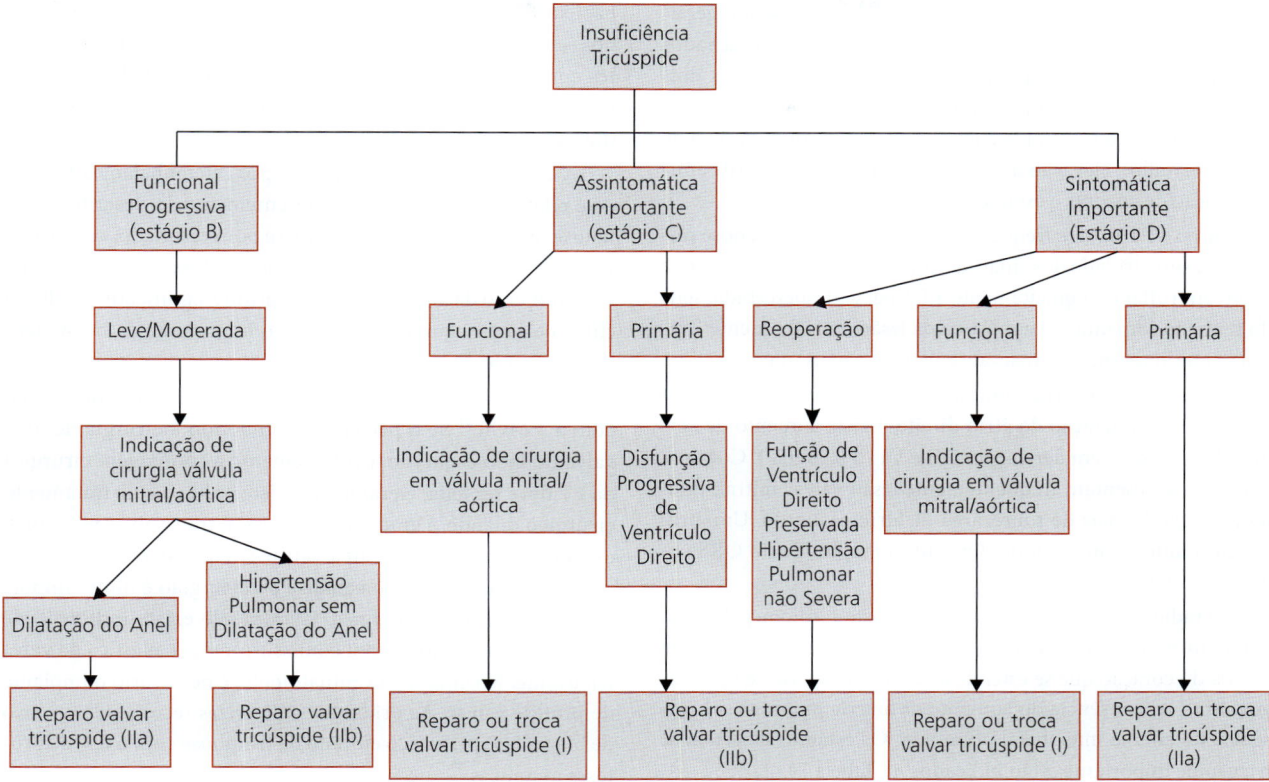

FIGURA 74.4 Estágios da insuficiência tricúspide.[18]

Outras causas de estenose tricúspide incluem: atresia ou estenose congênita,[43,44] tumores envolvendo o átrio direito (primários ou metastáticos), fibrose desencadeada por cabos de marca-passo, síndrome carcinoide, endomiocardiofibrose[45] e vegetações volumosas de endocardite tricúspide.[46-49]

2.2 FISIOPATOLOGIA

A marca hemodinâmica da estenose tricúspide é a presença de gradiente diastólico persistente entre o átrio e o VD. Esse gradiente é fluxo dependente, aumentando durante a inspiração e diminuindo na expiração

Como as pressões do lado direito do coração são baixas, mesmo um gradiente transvalvar de 5 mmHg é suficiente para elevar a pressão do átrio direito, congestão sistêmica, distensão jugular, ascite e edema periférico.

Pode haver queda do débito cardíaco do lado direito do coração, tanto no repouso como no exercício. Essa característica pode ser a causa da eventual "proteção" que eventualmente é encontrada em pacientes com valvopatia mitral, que não apresentem aumentos expressivos da pressão capilar pulmonar e da pressão arterial pulmonar. Assim a ET pode fazer a valvulopatia mitral ser menos sintomática.

2.3 DIAGNÓSTICO

A obstrução ao fluxo tricúspide limita o débito cardíaco, implicando fadiga, e aumenta a pressão venosa sistêmica, causando edema periférico, ascite e congestão hepática referida como desconforto abdominal no hipocôndrio direito.

Eventualmente os pacientes podem sentir sensação desagradável de palpitação cervical, reflexo das contrações aumentadas do átrio direito e do aumento da onda A, no pulso venoso jugular. O aumento exuberante da onda A, muitas vezes pode ser confundido com o pulso carotídeo.

O encontro de um paciente com valvopatia mitral com sinais evidentes de insuficiência cardíaca direita, sem um quadro de dispneia correspondente, reforça a hipótese de ET complicando uma valvopatia mitral.

O diagnóstico de ET frequentemente é difícil no exame clínico, pois podem prenominar os sinais da valvopatia esquerda.

A presença de um estalido de abertura da tricúspide, melhor audível na borda esternal esquerda baixa é um achado frequente da ET. A presença de frêmito diastólico na borda esternal inferior esquerda, que pode aumentar com a inspiração profunda, ajuda no diagnóstico de ET, porém é raramente encontrado. Um sopro de baixa frequência (em ruflar) pode eventualmente ser escutado na mesma região do estalido de abertura, sendo geralmente menos intenso e mais frequente em relação aos achados auscultatórios correspondentes na estenose mitral. Esses dois fenômenos (estalido e sopro) aumentam de intensidade com o aumento do fluxo tricúspide como: inspiração profunda sinal de Rivero-Cavallo), elevação das pernas inalação de nitrato de amilo, posição de cócoras e exercício isotônico.

Como a ET ocorre frequentemente associada à estenose mitral e há similaridade dos sinais de ambas (estalido de abertura e sopro em ruflar), frequentemente a ET passa despercebida, sendo feito tão somente o diagnóstico da lesão mais frequente (mitral) e que apresenta os sinais auscultatórios mais intensos.

Na presença de ritmo sinusal, o eletrocardiograma mostra evidências de dilatação do átrio direito. Existe aumento de amplitude da onda P em derivações DII e V1 (> 0,25 mV). Como os pacientes apresentam frequentemente lesão valvar mitral, existem em geral sinais de sobrecarga de átrio esquerdo. Um átrio direito muito dilatado pode diminuir a amplitude do QRS em derivação V1.

Na radiografia de tórax geralmente existe cardiomegalia com aumento significativo do átrio direito, como aumento da borda direita do coração que se estende a veia cava superior e veia ázigos. Nota-se a ausência do aumento da artéria pulmonar e a ausência do edema intersticial pulmonar. Os estágios da estenose tricúspide importante estão indicados na Tabela 74.4.

2.4 TRATAMENTO

O tratamento clínico tem resultado limitado, mas deve ser cuidadosamente implementado, inclusive para equilibrar o paciente para eventual intervenção. Assim, restrição hídrica, associada à dieta hipossódica, é método frequentemente utilizado na abordagem clínica dos pacientes com ET importante. Os diuréticos são indicados para o tratamento da sobrecarga de volume e congestão.

Na presença de fibrilação atrial é de fundamental importância manter a resposta ventricular adequada, utilizando-se para isso: betabloqueadores, bloqueadores dos canais de cálcio não diidropiridínicos ou digoxina (frequentemente de forma associada).[31]

Como a maioria dos pacientes com ET tem concomitantemente doença do coração esquerdo, o tratamento global do paciente deve abordar o tratamento da insuficiência cardíaca, nos seus vários aspectos. No entanto é frequente que os pacientes com ET tenham edema refratário, não remediável com o tratamento medicamentoso e nesses casos a cirurgia pode ser indicada.[18]

A experiência com valvoplastia por cateter balão na ET ainda é relativamente pequena, diferentemente do descrito na estenose mitral. Geralmente obtêm-se bom resultado, com a área valvar tricúspide passando de menos que 1 para cerca de 2 cm^2. Esse aumento da área geralmente permite significativa melhora clínica e é conseguido sem aumento importante da insuficiência tricúspide.[50]

Frequentemente esse procedimento pode ser combinado com a VMCB.[51] Se o paciente é submetido à cirurgia de uma valva do lado esquerdo, evidentemente a abordagem cirúrgica da ET deve ser feita. Geralmente existe indicação de tratamento cirúrgico quando o gradiente de pressão transvalvar tricúspide excede 5 mm Hg e/ou a área valvar tricúspide é inferior a 2,0 cm^2. Durante a cirurgia, a análise do cirurgião é muito importante na indicação cirúrgica. Geralmente existe indicação de cirurgia conservadora, com comissurotomia e plástica da valva tricúspide. No entanto, eventualmente, é necessário o implante de prótese valvar. As principiais diretrizes recomendam o uso de bioprótese pelo risco elevado de trombose com o uso de próteses metálicas.[30]

3 INSUFICIÊNCIA PULMONAR

3.1 INTRODUÇÃO

A insuficiência pulmonar (IP) é considerada uma entidade rara, em que o refluxo diastólico decorre de afecções primárias dos folhetos valvares ou dilatação anular. Na maioria dos casos, a IP é secundária, caracterizando-se por dilatação patológica do anel valvar relacionada com hipertensão pulmonar, doenças do tecido conjuntivo ou afecções idiopáticas da artéria pulmonar. As etiologias primárias envolvem comprometimento estrutural dos folhetos, de origem adquirida (endocardite infecciosa, iatrogênica, febre reumática trauma) ou congênita (valva quadricúspide, fenestrações). A iatrogênica comumente associa-se à intervenções cirúrgicas, como correção de estenose pulmonar ou de tetralogia de Fallot.[18,31]

TABELA 74.4 Estágios da estenose tricúspide importante[18]					
ESTÁGIO	**DEFINIÇÃO**	**ANATOMIA VALVAR**	**HEMODINÂMICA VALVAR**	**CONSEQUÊNCIAS HEMODINÂMICAS**	**SÍNTOMAS**
C, D	ET importante	Cúspides espessadas, distorcidas, calcificadas	• Pressure *half time* ≥ 190 ms • Área valvar ≤ 1,0 cm²	• Aumento de átrio direito e veia cava inferior	• Nenhum ou variável e dependente da gravidade das valvopatias associadas e grau de obstrução

3.2 APRESENTAÇÃO CLÍNICA

A IP impõe sobrecarga de volume ao VD, geralmente bem tolerada. O remodelamento ventricular progressivo, combinado à redução da função sistólica, principalmente em associação à HP, determina o surgimento de sintomas de insuficiência cardíaca direita.

O VD geralmente é hiperdinâmico, podendo produzir pulsação sistólica palpável na região paraesternal. O sopro da IP isolada é diastólico, aspirativo, com configuração em decrescendo, semelhante ao sopro de insuficiência aórtica, porém melhor audível no segundo e terceiro espaços intercostais à esquerda, com aumento na inspiração e redução com manobra de Valsalva. Concomitantemente, alguns casos apresentam sopro sistólico ejetivo de hiperfluxo, além de terceira e quarta bulhas relacionadas com ventrículo direito. Nos casos de associação com HP, nota-se hiperfonese e desdobramento amplo da segunda bulha (pelo aumento do componente pulmonar). Na IP por ausência de cúspide, o componente pulmonar da segunda bulha não é audível. O sopro de Graham-Steell é o epônimo para o sopro de IP secundária à HP em consequência de estenose mitral.[52]

Na maioria das vezes, a IP sem HP apresenta, no eletrocardiograma, padrão de sobrecarga diastólica de VD (rSr' ou rsR' nas derivações precordiais). Quando secundária à HP, a eletrocardiografia exibe sinais nítidos de sobrecarga pressórica de câmaras direitas. A radiografia de tórax pode evidenciar sinais de sobrecarga de câmaras direitas e alargamento das artérias pulmonares. A ressonância magnética cardíaca tem utilidade na avaliação da fração regurgitante, dos volumes ventriculares finais e da fração de ejeção de VD.

A ecocardiografia com Doppler colorido consiste em uma ferramenta extremamente necessária para avaliação da IP. Além de definir a importância anatômica da valvopatia pulmonar, pode trazer informações úteis em relação à etiologia da lesão valvar, quantificar a HP e avaliar repercussões hemodinâmicas. Dados adquiridos pelo Doppler colorido como *vena contracta*, preenchimento da via de saída do VD pela regurgitação[18] e porcentagem do tempo diastólico ocupado pela regurgitação podem definir o grau de IP. A Tabela 74.5 apresenta a grvidadade da insuficiência pulmonar.

3.3 TRATAMENTO

Nos casos de IP primária ou relacionada coma procedimentos cirúrgicos (correção de tetralogia de Fallot ou valvoplastia por cateter balão), raramente é necessária a troca valvar, estando indicado o tratamento cirúrgico apenas nos casos de IP importante associada a sintomas limitantes (classe funcional III ou IV da NYHA).[18,31] A intervenção em casos de pacientes assintomáticos ainda é controversa.[53] Os principais métodos para correção cirúrgica consistem no implante de bioproteses e, mais recentemente, na inserção percutânea de prótese pulmonar.[54] Nos casos de IP secundária, o tratamento deve ser direcionado para a patologia predisponente.

4 ESTENOSE PULMONAR

4.1 INTRODUÇÃO

A Estenose Valvar Pulmonar (EP) é uma doença infrequente, de etiologia congênita em quase 95% dos casos. Geralmente é encontrada como defeito isolado, porém pode estar associada a doenças cardíacas complexas como tetralogia de Fallot, transposição de grandes artérias, síndrome de Noonan, defeito do canal atrioventricular e dupla via de saída do ventrículo direito. A maioria apresenta valva pulmonar em domo (pequena abertura central, com orifício em "boca de peixe") e cerca de 20% tem displasia das cúspides, com espessamento e dificuldade de mobilidade.[56] Outras causas raras de EP são a válvula bicúspide e as causas adquiridas, como doença carcinoide cardíaca, sequela valvar reumatismal (invariavelmente associada a outras valvopatias) e endocardite infecciosa.

4.2 APRESENTAÇÃO CLÍNICA

Crianças e adolescentes usualmente são assintomáticos. Porém, com o passar do tempo e progressão da obstrução, o paciente pode apresentar desde dispneia leve aos esforços até sintomas de insuficiência cardíaca direita. Situações em que há queda da pré-carga ou da resistência vascular sistêmica podem ocasionar baixo fluxo sanguíneo pulmonar e sintomas como fadiga, síncope e dor torácica. A EP isolada e grave pode determinar proeminência da onda A no pulso jugular, embora a pressão

TABELA 74.5 Gravidade da insuficiência pulmonar[18]					
ESTÁGIO	**DEFINIÇÃO**	**ANATOMIA VALVAR**	**HEMODINÂMICA VALVAR**	**CONSEQUÊNCIAS HEMODINÂMICAS**	**SÍNTOMAS**
C, D	IP importante	Dilatação de anel, cúspides ausentes ou distorcidas	▪ Jato colorido preenchendo a via de saída do ventrículo direito ▪ Densidade do jato de onda contínua e contorno: fluxo denso laminar com desaceleração íngreme; pode terminar abruptamente	▪ Movimentação paradoxal do septo ▪ Aumento do ventrículo direito	▪ Nenhum ou variável e dependente da causa da IP e função do ventrículo direito

venosa central seja normal. O sopro é sistólico, ejetivo, com pico tardio, melhor audível na borda esternal esquerda no segundo espaço intercostal, com aumento de intensidade com a manobra de Rivero-Carvallo. Pode ocorrer clique de abertura da valva pulmonar e desdobramento da segunda bulha, podendo tornar-se amplo e fixo a depender da gravidade da valvopatia. Nos casos de hipertrofia significativa de VD direito pode haver quarta bulha.

4.3 EXAMES COMPLEMENTARES

O eletrocardiograma e a radiografia de tórax podem evidenciar sinais de sobrecarga pressórica de câmaras direitas. O cateterismo cardíaco é necessário apenas em casos de dúvida diagnóstica ou nos pacientes candidatos a Valvuloplastia Pulmonar por Cateter-Balão (VPCB). Gradientes pressóricos entre 40 e 50 mmHg são indicativos de gravidade anatômica.[34] Todo paciente com EP deve ser submetido ao ecocardiograma transtorácico para avaliação da anatomia valvar, do tamanho e função do ventrículo direito e do gradiente transvalvar, tendo os seguintes critérios para estratificação da gravidade da lesão:[18,31,53-57]

- Leve: velocidade de pico inferior a 3 m/s ou gradiente de pico inferior a 36 mmHg;
- Moderada: velocidade de pico entre 3 e 4 m/s ou gradiente de pico entre 36 a 64 mmHg;
- Importante: velocidade de pico maior que 4 m/s, gradiente de pico maior que 64 mmHg ou gradiente médio maior que 30 a 40 mmHg.

O ecocardiograma transesofágico não deve ser realizado de rotina, porém tem sua importância, quando há suspeita de endocardite infecciosa em valva pulmonar.[57] A gravidade da estenose pulmonar está descrita na Tabela 74.6.

4.4 TRATAMENTO

Pacientes com EP, sem regurgitação moderada a importante e com valva em domo têm indicação de VPCB quando:[56]

- Sintomáticos com gradiente de pico maior que 50 mmHg ou gradiente médio acima de 30 mmHg;
- Assintomáticos com gradiente de pico superior a 60 mmHg ou gradiente médio acima de 40 mmHg.

A VPCB apresenta taxas de sucesso de 98%, mortalidade de menos de 0,5% e reestenose de menos de 5% em 10 anos.[59,60] Insuficiência pulmonar após o procedimento ocorre na maioria dos casos, entretanto usualmente é leve e sem repercussões hemodinâmicas.[61]

A VPCB é menos efetiva em pacientes com displasia das cúspides, sendo a cirurgia com implante de bioprótese preferida nesses casos. Outras indicações de cirurgia são: necessidade de procedimento cardíaco combinado, IP moderada a importante ou hipoplasia de anel pulmonar.

4.5 IMPLANTE PERCUTÂNEO DE VALVA PULMONAR

O Implante Percutâneo de Valva Pulmonar (IPVP) é um procedimento para reduzir o número de cirurgias realizadas ao longo da vida de pacientes com obstrução da Via de Saída do Ventrículo Direito (VSVD). É indicado em pacientes com obstrução importante entre o VD e a artéria pulmonar (incluindo portadores de bioprótese na posição pulmonar) que apresentem sintomas relacionados com obstrução da VSVD e velocidade de pico com Doppler de onda contínuo acima de 3,5 m/s na VSVD ou assintomáticos com velocidade de pico com Doppler de onda contínuo acima de 4,0 m/s na VSVD ou pressão sistólica de artéria pulmonar maior que dois terços da pressão sistólica sistêmica.[62-65] O IPVP também pode ser indicado em casos de IP importante isolada. Existem dois sistemas de implante: valva Melody (Medtronic) e a valva Edwards-Cribier (Edwards Lifesciences). Ambas apresentam um sistema de liberação por balão e os resultados comparativos de curto e médio prazos são similares. Dados confrontando a cirurgia e IPVP são escassos.

5 DOENÇA MULTIVALVAR

As afecções valvares combinadas possuem relativa prevalência em países em desenvolvimento em função da alta incidência de doença reumática. Em países desenvolvidos, essa prevalência também não é desprezível. Segundo o EuroHeart Survey, publicado em 2003, cerca de 15% das cirurgias realizadas foram motivadas por lesões multivalvares.[66] A miríade de combinações das lesões dificulta o emprego de recomendações terapêuticas baseadas em adequados níveis de evidência,

TABELA 74.6 Gravidade da estenose pulmonar[18]					
ESTÁGIO	**DEFINIÇÃO**	**ANATOMIA VALVAR**	**HEMODINÂMICA VALVAR**	**CONSEQUÊNCIAS HEMODINÂMICAS**	**SINTOMAS**
C, D	EP importante	▪ Cúspides espessadas, distorcidas, possivelmente calcificadas com excursão reduzida e/ou formato em domo	▪ $V_{max} > 4$ m/s ▪ Gradiente de pico instantâneo > 64 mmHg	▪ Hipertrofia de ventrículo direito ▪ Possível aumento de ventrículo e átrio direitos ▪ Dilatação pós-estenótica da artéria pulmonar	▪ Nenhum ou variável dependendo da gravidade da obstrução

exigindo experiência clínica e condutas individualizadas. O manejo clínico exige a compreensão de como a interação entre as diferentes lesões repercute na fisiopatologia e nas manifestações clínicas.

5.1 ETIOLOGIA

A doença multivalvar pode ter etiologia congênita ou adquirida. Mundialmente, a febre reumática ainda representa a principal etiologia. Estudos verificam que até 40% dos portadores de valvopatia mitral reumática apresentam envolvimento combinado da valva aórtica.[67] Outras possibilidades para etiologia adquirida incluem endocardite infecciosa, lesões actínicas decorrentes de radioterapia torácica, síndrome carcinoide e reações adversas a certas drogas.[68-71] Fenômenos relacionados com a senescência podem determinar o surgimento de lesões degenerativas combinadas, como a estenose aórtica e a calcificação do anular mitral.[72] Quanto às lesões congênitas, certas doenças do tecido conectivo como as síndromes de Ehlers-Danlos e de Marfan podem cursar com acometimento multivalvar, sendo frequente a associação de PVM e regurgitação aórtica por dilatação anular. A própria história natural de uma valvopatia específica é capaz de gerar quadros multivalvares. Notadamente, disfunções valvares aórticas, ao promoverem sobrecargas de volume e/ou pressão ao ventrículo esquerdo, potencializam o surgimento de graus variados de insuficiência mitral funcional, secundária ao remodelamento cavitário. Analogamente, sobrecargas volumétricas e/ou pressóricas impostas ao VD podem provocar IT significatica secundária à dilatação anular, como observado nos casos de valvopatia mitral com hipertensão venocapilar importante.[73]

5.2 APRESENTAÇÃO E AVALIAÇÃO CLÍNICA

O quadro clínico na doença multivalvar costuma ser variável e influenciado pelo efeito hemodinâmico combinado de cada lesão envolvida. Nesse cenário, observam-se desde quadros habituais de insuficiência cardíaca esquerda até apresentações mais dramáticas, com sinais e sintomas proeminentes de envolvimento cardíaco direito (ascite, edema, hepatomegalia). De maneira peculiar, lesões proximais costumam atenuar a gravidade de lesões concorrentes distais. Esse fenômeno é comum em portadores de estenose valvar aórtica associada à estenose mitral importante, em que o baixo volume diastólico final prejudica a avaliação de gravidade da estenose aórtica.

O exame ideal para avaliação consiste na ecocardiografia com Doppler colorido. Contudo, as complexas interações hemodinâmicas observadas nas doenças multivalvares, ao afetarem o volume sistólico e as curvas de manometria, podem prejudicar a acurácia desse método. Essas limitações, por dificultarem a correta quantificação das lesões, podem exigir avaliação invasiva por cateterismo cardíaco direito e esquerdo.

5.3 TRATAMENTO

O tratamento cirúrgico de lesões valvares combinadas correlaciona-se com maiores taxas de morbimortalidade. No EuroHeart Survey o risco operatório para correção de lesões univalvares variou entre 0,9 a 3,9 %, chegando a 6,5% nos casos de intervenção multivalvar combinada.[66]

De modo particular, o limiar para indicação cirúrgica nas valvopatias combinadas pode divergir, em alguns aspectos, do habitualmente empregado em lesões isoladas. Geralmente, quando as múltiplas disfunções são importantes, indica-se tratamento cirúrgico combinado, utilizando-se graus de recomendação adequados (Classes I e IIa). Na presença de lesões valvares com diferentes graus de gravidade, a decisão cirúrgica pode ser norteada por alguns princípios:

1. Lesões de moderada importância anatômica podem ser abordadas no mesmo tempo cirúrgico de lesões importantes, evitando-se necessidade de intervenções futuras;

2. Condutas expectantes podem ser necessárias quando existem dúvidas relacionadas com o benefício do procedimento cirúrgico, evitando-se alta morbi-mortalidade relacionada com o tratamento cirúrgico valvar combinado;

3. A análise dos benefícios relacionados com cirurgia deve contemplar não somente a sobrevida em longo prazo, mas a possibilidade de impacto precoce na melhoria da qualidade de vida.[74]

4. Algumas associações de lesões valvares, por apresentarem maior prevalência na prática assistencial, exigem discussão mais detalhada relacionada com os aspectos fisiopatológicos e peculiaridades nas condutas.

5.4 ESTENOSE AÓRTICA E INSUFICIÊNCIA MITRAL

Estudos demonstram que 60 a 90% dos portadores de estenose valvar aórtica apresentam graus variados de insuficiência mitral associada.[75] A estenose aórtica importante, mediante aumento no gradiente pressórico ventriculoatrial, provoca incremento expressivo no volume regurgitante e consequente agravamento da insuficiência mitral. Em contrapartida, a insuficiência mitral importante, ao reduzir o volume sistólico ventricular, pode gerar o fenótipo hemodinâmico da estenose aórtica de baixo fluxo/baixo gradiente, mesmo com função ventricular preservada. Além disso, a insuficiência mitral, ao superestimar a função ventricular esquerda, pode dificultar a identificação de graus incipientes de disfunção miocárdica. Geralmente, o tratamento cirúrgico isolado da estenose aórtica é capaz de reduzir a intensidade da insuficiência mitral, especialmente quando esta última for funcional e sem preditores de mau prognóstico como HP, remodelamento atrial importante e fibrilação atrial. A intervenção cirúrgica combinada é indicada quando a estenose aórtica associa-se à insuficiência mitral importante e primária. A abordagem mitral nos casos de regurgitação menos significativa ainda é controversa. A literatura médica considera a área efetiva do orifício regurgitante (AEOR) como o melhor parâmetro para graduação da insuficiência mitral, com recomendações de tratamento cirúrgico combinado (mitral e aórtico) quando a AEOR for superior a 30 mm^2.[76] Nessas situações, sempre que possível, recomenda-se a troca valvar aórtica combinada à cirurgia mitral reparadora (plástica).

5.5 INSUFICIÊNCIA AÓRTICA E MITRAL

A principal etiologia para essa associação é a doença reumática, embora existam relatos relacionados com prolapso mitroaórtico. Na prática, verifica-se que a insuficiência aórtica, pela imposição de sobrecarga de volume, determina hipertrofia ventricular excêntrica e remodelamento significativo, determinando graus variados de insuficiência mitral secundária. Nesses casos, o tratamento cirúrgico isolado da válvula aórtica é capaz de reduzir a insuficiência mitral funcional, sem necessidade de abordagem combinada.[33] Quando ambas lesões são primárias e anatomicamente importantes, o tratamento cirúrgico mitroaórtico é indicado.

5.6 ESTENOSE MITRAL E AÓRTICA

A febre reumática corresponde à etiopatogenia da imensa maioria desses casos. O quadro clínico caracteriza-se por dispneia, decorrente da intensa hipertensão venocapilar gerada pela associação das lesões. A estenose mitral pode determinar HP, fibrilação atrial, hemoptise e eventos cardioembólicos. Conforme descrito anteriormente, a lesão proximal pode prejudicar a avaliação da lesão distal. A estenose mitral significativa, ao reduzir o volume diastólico final, gera um estado hemodinâmico de baixo fluxo/baixo gradiente ao nível da valva aórtica, subestimando a gravidade de lesões estenóticas significativas e conduzindo a falhas na seleção da melhor modalidade terapêutica.

REFERÊNCIAS BIBLIOGRÁFICAS

1. Singa JP, Evans JC, Levy D et al. Prevalence and clinical determinants of mitral, tricuspid, and aortic regurgitation (the Framingham Heart Study). Am J Cardiol. 1999;83(6):897-902.
2. Goswami KC, Rao MB, Dev V, Shrivastava S. Juvenile tricuspid stenosis and rheumatic tricuspid valve disease: an echocardiographic study. Int J Cardiol. 1999;72(1):83-6.
3. Irwin RB, Luckie M, Khattar RS. Tricuspid regurgitation: contemporary management of a neglected valvular lesion. Postgrad Med J. 2010;86(1021):648-55.
4. Fukuda S, Gillinov AM, Song JM et al. Echocardiographic insights into atrial and ventricular mechanisms of functional tricuspid regurgitation. Am Heart J 2006; 152:1208.
5. Koelling TM, Aaronson KD, Cody RJ et al. Prognostic significance of mitral regurgitation and tricuspid regurgitation in patients with left ventricular s dysfunction Am Heart J 2002; 144:524.
6. Waller BF, Howard J, Fess S. Pathology of tricuspid valve stenosis and pure tricuspid regurgitation--Part III. Clin Cardiol 1995; 18:225.
7. Yamasaki N, Kondo F, Kubo T, et al. Severe tricuspid regurgitation in the aged: atrial remodeling associated with long-standing atrial fibrillation. J Cardiol 2006; 48:315.
8. Mutlak D, Aronson D, Lessick L, et al. Functional tricuspid regurgitation in patients with pulmonary hipertension: is the pulmonary arterial pressure the only determinant of regurgitation severity? Chest 2009:135;115.
9. Bruce CJ, Connolly HM. Right-sided valve disease deserves a little more respect. Circulation 119:2726, 2009.177.
10. Salemi, VM; Mady, C et al. Aspectos clínicos e fatores prognósticos em pacientes com endomiocardiofibrose/Clinical aspects and prognostic indices in patients with endomyocardial fibrosis. Rev. Soc. Cardiol. Estado de São Paulo 2003;13(4):509-515, jul.-ago.
11. Rogers JH, Bolling SF. The tricuspid valve: Current perspective and evolving management of tricuspid regurgitation. Circulation. 2009;119:2718.
12. Ho SY, Nihoyannopoulos P. Anatomy, echocardiography, and normal right ventricular dimensions. Heart. 2006;92(suppl):i2–i13.
13. Suga H, Sagawa K, Shoukas AA. Load independence of the instantaneous pressure-volume ratio of the canine left ventricle and effects of epinephrine and heart rate on the ratio. Circ Res. 1973;32:314-22.
14. Nath j, Foster E, Heidenreich PA. Impact of tricuspid regurgitation on long term survival. J Am Coll Cardiol. 2004; 43:405.
15. Mutlak D, Aronson D, Lessick J et al.. Functional tricuspid regurgitation in patients with pulmonary hypertension: is pulmonary artery pressure the only determinant of regurgitation. Chest. 2009 Jan;135(1):115-21.
16. Giallourakis CC, Rosenberg PM, Friedman LS. The liver in heart failure. Clin Liver Dis. 2002;6:947-697.
17. Marquis-Gravel G, Bouchard D, Perrault LP et al. Retrospective cohort analysis of 926 tricuspid valve surgeries: clinical and hemodynamic outcomes with propensity sis. Am Heart J. 2012; 163:851.
18. Nishimura RA, Otto CM, Bonow RO, Carabello BA, Erwin JP 3rd, Guyton RA, O'Gara PT, Ruiz CE, Skubas NJ, Sorajja P, Sundt TM 3rd, Thomas JD; American College of Cardiology/American Heart Association Task Force on Practice Guidelines. 2014 AHA/ACC guideline for the management of patients with valvular heart disease: executive summary: a report of the American College of Cardiology/American Heart Association Task Force on Practice Guidelines. J Am Coll Cardiol. 2014 Jun 10;63(22):2438-88.
19. Lancellotti P, Moura L, Pierard LA et al. ndations for the assessment of valvular regurgitation. Part 2: mitral and tricuspid regurgitation (native valve disease). Eur J Echocardiogr. 2010;11:307–332.
20. Rudski LG, Lai WW, Afilalo J et al. Guidelines for the Echocardiographic Assessment of the Right Heart in Adults: A Report from the American Society of Echocardiography endorsed by the European Association of Echocardiography and the Canadian Society of Echocardiography J Am Soc Echocardiogr. 2010; 23:685-713.
21. Colombo T, Russo C, Ciliberto GR, et al.Tricuspid regurgitation secondary to mitral valve disease: tricuspid annulus function as guide to tricuspid valve repair. Cardiovas Surg. 2001;9:369-377.
22. Dreyfus GD, Corbi PJ, Chan KM, Bahrami T. Secondary tricuspid regurgitation or dilatation: which should be the criteria for surgical repair? Ann Thorac Surg. 2005;79:127-132.
23. Van de Veire NR, Braun J, Delgado V, et al.Tricuspid annuloplasty prevents right ventricular dilatation and progression oftricuspid regurgitation in patients with tricuspid annular dilatation undergoing mitral valve repair. J Thorac Cardiovasc Surg. 2011;141:1431-39.
24. Fukuda S, Gillinov AM, McCarthy PM, et al. Determinants of recurrent or residual functional tricuspid regurgitation after tricuspid annuloplasty. Circulation. 2006;114(1 Suppl):I582-7.
25. Hamilton MA, Stevenson LW, Child JS, et al. Sustained reduction in valvular regurgitation and atrial volumes with tailored vasodilator

therapy in advanced congestive heart failure secondary to dilated (ischemic or idiopathic) cardiomyopathy. Am J Cardiol. 1991; 67:259.

26. Song JM, Kang DH, Song JK et al. Outcome of significant functional tricuspid regurgitation after percutaneous mitral valvuloplasty. Am Heart J. 2003; 145:371.

27. Hannoush H, Fawzy ME, Stefadouros M et al. Regression of significant tricuspid regurgitation after mitral balloon valvotomy for severe mitral stenosis. Am Heart J. 2004; 148:865.

28. Shafie MZ, Hayat N, Majid OA. Fate of tricuspid regurgitation after closed valvotomy for mitral stenosis. Chest. 1985; 88:870.

29. Sadeghi HM, Kimura BJ, Raisinghani A et al. Does lowering pulmonary arterial pressure eliminate severe functional tricuspid regurgitation? Insights from pulmonary thromboendarterectomy. J Am Coll Cardiol. 2004; 44:126.

30. Vahanian A, Baumgartner H, Bax J, et al. Guidelines on the management of valvular heart disease: The Task Force on the Management of Valvular Heart Disease of the European Society of Cardiology. Eur Heart J. 2007; 28:230.

31. Tarasoutchi F, Montera MW, Grinberg M, et al. Diretriz Brasileira de Valvopatias - SBC 2011/ I Diretriz Interamericana de Valvopatias - SIAC 2011. Volume 97, Nº 5, Supl.1, Novembro 2011

32. Messika-Zeitoun D, Thomson H, Bellamy M et al. Factors associated with development of late significant tricuspid regurgitation after successful left-sided valve surgery. Heart. 2009;128(2):296-302.

33. Antunes MJ, Barlow JB. Management of tricuspid valve regurgitation. Heart 2007; 93(2):271-6.

34. Kim YJ, Kwon DA, Kim HK et al. Determinants of surgical outcome in patients with isolated tricuspid regurgitation. Circulation. 2009; 120:1672.

35. Scully HE, Armstrong CS. Tricuspid valve replacement. Fifteen years of experience with mechanical prostheses and bioprostheses. J Thorac Cardiovasc Surg. 1995; 109:1035.

36. Lee JW, Song JM, Park JP et al. Long-term prognosis of isolated significant tricuspid regurgitation. Circ J. 2010; 74:375.

37. Guenther T, Noebauer C, Mazzitelli D et al. Tricuspid valve surgery: a thirty-year assessment of early and late outcome. Eur J Cardiothorac Surg. 2008; 34:402.

38. Ghanta RK, Chen R, Narayanasamy N et al. Suture bicuspidization of the tricuspid valve versus ring annuloplasty for repair of functional tricuspid regurgitation: midterm results of 237 consecutive patients. J Thorac Cardiovasc Surg 2007;133:117.

39. Sales VL, McCarthy PM: Durability of Functional Tricuspid Valve Repair. Semin Thoracic Surg. 2010; 22:97-103.

40. 40. McCarthy PM, Bhudia SK, Rajeswaran J et al. Tricuspid valve repair: durability and risk factors for failure. J Thorac Cardiovasc Surg. 2004;127:674.41.

41. Sung K, Park PW, Park KH, et al. Is tricuspid valve replacement a catastrophic operation? Eur J Cardiothorac Surg 2009; 36:825.

42. Hauck AJ, Freeman DP, Ackermann DM et al. Surgical pathology of the tricuspid valve: a study of 363 cases spanning 25 years. Mayo Clin Proc. 1988; 63:851.

43. Daniels SJ, Mintz GS, Kotler MN. Rheumatic tricuspid valve disease: two-dimensional echocardiographic, hemodynamic, and angiographic correlations. Am J Cardiol. 1983; 51:492.

44. Cohen ML, Spray T, Gutierrez F et al. Congenital tricuspid valve stenosis with atrial septal defect and left anterior fascicular block. Clin Cardiol. 1990; 13:497.

45. Tennstedt C, Chaoui R, Körner H, Dietel M. Spectrum of congenital heart defects and extracardiac malformations associated with chromosomal abnormalities: results of a seven year necropsy study. Heart. 1999; 82:34.

46. Salemi, VM; Mady, C, et al. Aspectos clínicos e fatores prognósticos em pacientes com endomiocardiofibrose / Clinical aspects and prog-

nostic indices in patients with endomyocardial fibrosis. Rev. Soc. Cardiol. Estado de São Paulo 2003;13(4):509-15.

47. Nisanci Y, Yilmaz E, Oncul A, Ozsaruhan O. Predominant tricuspid stenosis secondary to bacterial endocarditis in a patient with permanent pacemaker and balloon dilatation of the stenosis. Pacing Clin Electrophysiol. 1999; 22:393.

48. Unger P, Clevenbergh P, Crasset V, et al. Pacemaker-related endocarditis inducing tricuspid stenosis. Am Heart J. 1997;133:605.

49. Hagers Y, Koole M, Schoors D, Van Camp G. Tricuspid stenosis: a rare complication of pacemaker-related endocarditis. J Am Soc Echocardiogr. 2000; 13:66.

50. Lewis JF, Peniston RL, Randall OS, et al. Tricuspid stenosis in prosthetic valve endocarditis. Diagnosis by Doppler echocardiography. Chest 1997; 91:276.

51. Ribeiro PA, Al Zaibag M, Al Kasab S et al. Percutaneous double balloon valvotomy for rheumatic tricuspid stenosis. Am J Cardiol. 1988; 61:660.

52. Bahl VK, Chandra S, Mishra S. Concurrent balloon dilatation of mitral and tricuspid stenosis during pregnancy using an Inoue balloon. Int J Cardiol. 1997; 59:199.

53. Iris Ma and Tierney Jr. LM. Name That Murmur — Eponyms for the Astute Auscultician. NEJM 2010; 363 (22): 2164-8.

54. Therrien J, Siu SC, McLaughlin PR et al. Pulmonary valve replacement in adults late after repair of tetralogy of Fallot: are we operating too late? J Am Coll Cardiol. 2000; 36:1670-5.

55. McElhinney DB, Hellenbrand WE, et al. Short- and medium-term outcomes after transcatheter pulmonary valve placement in the expanded multicenter US melody valve trial. Circulation. 2010; 122:507.

56. Warnes CA, Williams RG, Bashore TM et al. ACC/AHA 2008 Guidelines for the Management of Adults with Congenital Heart Disease: a report of the American College of Cardiology/American Heart Association Task Force on Practice Guidelines (writing committee to develop guidelines on the management of adults with congenital heart disease). Circulation. 2008; 118:e714.

57. Baumgartner H, Hung J, Bermejo J et al. Echocardiographic assessment of valve stenosis: EAE/ASE recommendations for clinical practice. J Am Soc Echocardiogr. 2009; 22:1.

58. Shapiro SM, Young E, Ginzton LE, Bayer AS. Pulmonic valve endocarditis as an underdiagnosed disease: role of transesophageal echocardiography. J Am Soc Echocardiogr. 1992; 5:48.

59. Stanger P, Cassidy SC, Girod DA et al.. Balloon pulmonary valvuloplasty: results of the Valvuloplasty and Angioplasty of Congenital Anomalies Registry. Am J Cardiol. 1990; 65:775.

60. Roos-Hesselink JW, Meijboom FJ, Spitaels SE et al. Long-term outcome after surgery for pulmonary stenosis (a longitudinal study of 22-33 years). Eur Heart J. 2006; 27:482.

61. Rao PS, Galal O, Patnana Met al. Results of three to 10 year follow up of balloon dilatation of the pulmonary valve. Heart. 1998; 80:591.

62. Bonhoeffer P, Boudjemline Y, Saliba Z et al. Percutaneous replacement of pulmonary valve in a right-ventricle to pulmonary-artery prosthetic conduit with valve dysfunction. Lancet. 2000; 356:1403.

63. Momenah TS, El Oakley R, Al Najashi K et al.. Extended application of percutaneous pulmonary valve implantation. J Am Coll Cardiol. 2009;53:1859.

64. Boudjemline Y, Brugada G, Van-Aerschot I, et al. Outcomes and safety of transcatheter pulmonary valve replacement in patients with large patched right ventricular outflow tracts. Arch Cardiovasc Dis 2012;105:404..

65. Gillespie MJ, Rome JJ, Levi DS et al. Melody valve implant within failed bioprosthetic valves in the pulmonary position: a multicenter experience. Circ Cardiovasc Interv. 2012; 5:862.

66. Lung B, Baron G, Butchart EG et al. A prospective survey of patients with valvular heart disease in Europe: The Euro Heart Survey on Valvular Heart Disease. Eur Heart J. 2003;24:1231e43.

67. Soma Raju B, Turi ZG. Rheumatic fever. In: Braunwald's Heart Disease. A textbook of Cardiovascular Medicine. 8th ed. Saunders Elsevier, Philadelphia, USA 2008:2079e103.

68. Roberts WC, Dangel JC, Bulkley BH. Nonrheumatic valvular cardiac disease: a clinico-pathologic survey of 27 different conditions causing valvular dysfunction. Cardiovasc Clin. 1973;5:333e446.

69. Carlson RG, Mayfield WR, Normann S et al. Radiation-associated valvular disease. Chest. 1991;99:538e45.

70. Mihaljevic T, Byrne JG, Cohn LH et al. Long-term results of multivalve surgery for infective multivalve endocarditis. Eur J Cardiothorac Surg. 2001;20:842e6.

71. Horvath J, Fross RD, Kleiner-Fisman G et al. Severe multivalvular heart disease: a new complication of the ergot derivative dopamine agonists. Mov Disord 2004;19:656e62.

72. Aronow WS. Heart disease and aging. Med Clin North Am 2006;90:849e62.

73. Balik M, Pachl J, Hendl J. Effect of the degree of tricuspid regurgitation on cardiac output measurements by thermodilution. Intensive Care Med 2002;28:1117e21.

74. Unger P, Rosenhek R, Dedobbeleer C et al. Management of multiple valve disease. Heart. 2011 Feb;97(4):272-7.

75. Unger P, Dedobbeleer C, Van Camp G et al. Mitral regurgitation in patients with aortic stenosis undergoing valve replacement. Heart. 2010;96:9e14.

76. Gillinov AM, Blackstone EH, Cosgrove DM 3rd et al. Mitral valve repair with aortic valve replacement is superior to double valve replacement. J Thorac Cardiovasc Surg. 2003;125:1372e87.

VALVOPATIAS AÓRTICAS

75

Tarso Augusto Duenhas Accorsi
Antonio Carlos Bacelar
Flávio Tarasoutchi
Alberto Takeshi Kiyose

1 INTRODUÇÃO

A valvopatia aórtica, manifesta como estenose (EAo) ou insuficiência (IAo), é relativamente comum. A EAo é caracteristicamente um processo degenerativo crônico e acomete de 2 a 9% dos idosos (5% das pessoas com mais de 70 anos), cursando com calcificação e redução da mobilidade das cúspides, levando a sobrecarga pressórica em ventrículo esquerdo (VE).[1] Também é possível ser consequente à sequela reumatismal ou aorta bicúspide, porém nesses casos com manifestação em indivíduos mais jovens. A IAo ocorre quando há o fechamento inadequado das cúspides valvares, o que implica na regurgitação de sangue durante a diástole ventricular da aorta para o VE, com imposição de sobrecarga volumétrica e pressórica a ele. Pode ser consequente à disfunção primária da cúspide, dilatação do anel aórtico (arcabouço de sustentação da valva aórtica) ou ambos. Há maior incidência de IAo por sequela reumatismal e aterosclerótico-degenerativa.

Uma vez instalada, a valvopatia aórtica crônica evolui lentamente para alteração anatomicamente importante e, ao atingir esse ponto, desencadeia vários mecanismos compensatórios – com destaque para hipertrofia ventricular – que mantêm o débito cardíaco adequado e baixas pressões de enchimento, apesar da sobrecarga de pressão e/ou volume. Os mecanismos adaptativos mantêm boa *performance* do ventrículo esquerdo (VE) por vários anos, em uma fase dita latente, com o paciente permanecendo assintomático. Essa fase apresenta baixa morbimortalidade. Quando há falência dos mecanismos compensatórios, há aumento das pressões de enchimento e queda do débito cardíaco podendo fazer o paciente tornar-se sintomático. Nessa nova fase, há várias evidências de importante aumento na morbimortalidade e é indicação inequívoca de tratamento cirúrgico da valva aórtica, caracteristicamente troca da valva aórtica por prótese (Figura 75.1).[2-3]

2 ESTENOSE AÓRTICA

2.1 ASPECTOS GERAIS E EPIDEMIOLÓGICOS

Como exposto anteriormente, a principal causa de EAo é a calcificação das valvas semilunares, gerando redução na mobilidade dos folhetos e na área valvar efetiva.

A estenose aórtica (EAo) é, primariamente, uma doença característica do idoso (prevalência de 5% nas pessoas acima dos 70 anos). Os sintomas costumam manifestar-se por volta da oitava década de vida (nos casos de pacientes com válvula aórtica tricúspide), sendo caracterizados pela tríade de dispneia, síncope e morte súbita. Também existe forte associação entre EAo e válvula aórtica bicúspide, variante anatômica que acomete até 2% da população geral. Stephan e colaboradores, analisando válvulas aórticas retiradas de pacientes com EAo, notaram que 50% das válvulas estudadas eram bicúspides ou unicúspides. Nos pacientes acima dos 65 anos, essa prevalência chegou até 75%.[4] As válvulas aórticas com anatomia usual (tricúspides) evoluem para estenose com a idade, justificando a maior prevalência de EAo na população geriátrica. A calcificação valvar aórtica possui um espectro de apresentações que varia de esclerose valvar (sem obstrução ao fluxo) a estenose grave e sintomática. Aranow e colaboradores, em estudo prospectivo, analisaram 1.881 mulheres e 924 homens com idade média de 81 anos. Por meio de ecocardiografia com Doppler, a EAo foi diagnosticada em 17% das mulheres, e 15% dos homens, sem diferença estatisticamente significante entre os gêneros.[5]

Embora seja entidade rara nos países desenvolvidos, existe a possibilidade de EAo por doença valvar reumática. Nesses casos, geralmente, existe acometimento combinado das válvulas aórtica e mitral. Adicionalmente, nota-se fusão comissural (demonstrada por meio de exames de imagem do tipo ecocardiografia) como achado típico da doença reumatismal cardíaca.

2.2 FISIOPATOLOGIA

A EAo caracteriza-se por uma obstrução ao fluxo na via de saída do ventrículo esquerdo (VE). Em razão da sua lenta progressão, a doença permite o desenvolvimento de mecanismos compensatórios. Normalmente, a área valvar aórtica varia de 3 a 4 cm^2. As alterações hemodinâmicas mais significativas costumam ocorrer quando esse valor reduz-se pela metade, com imposição de sobrecarga pressórica ao VE. A sobrecarga de pressão aumenta a pós-carga do VE, dificultando a *performance* ventricular durante a sístole.[6,7] Remetendo à lei de Laplace: T= PR/2w, em que T representa a tensão ventricular, P a pressão no VE, R o raio da cavidade do VE e w a espessura da parede do ventrículo, depreende-se

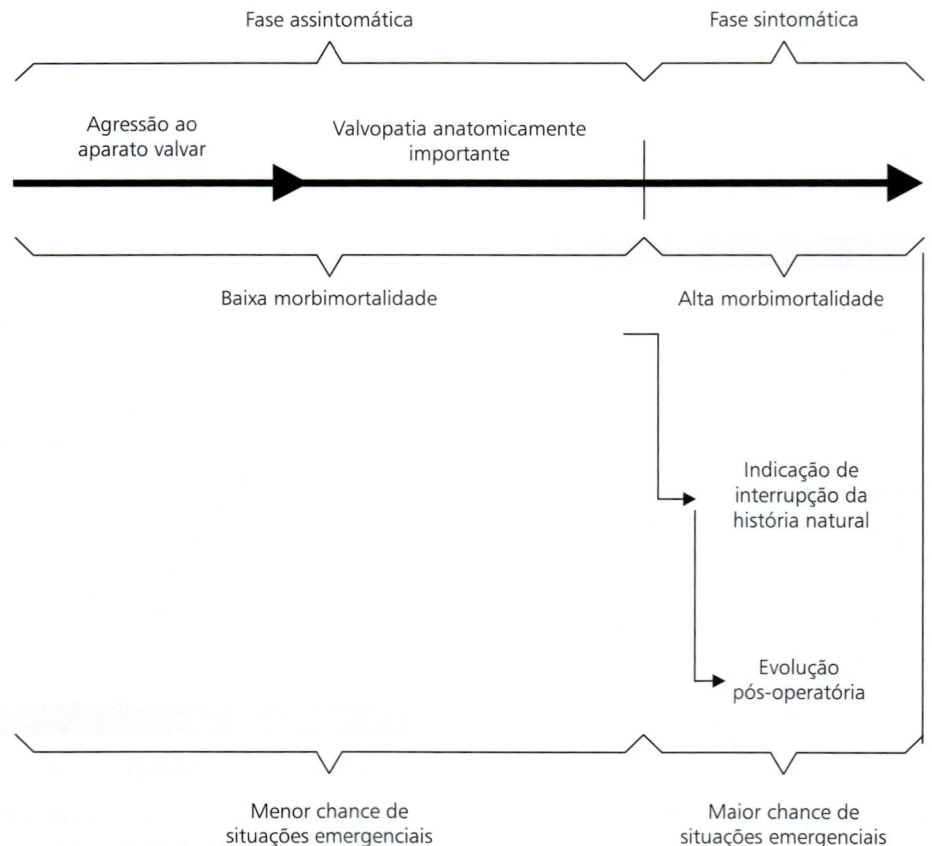

FIGURA 75.1 Evolução natural das valvopatias: prognóstico e risco de descompensações.

que, conforme a pressão (P) aumenta, um incremento proporcional na espessura ventricular (w) deve ocorrer para que a tensão mantenha-se constante (hipertrofia concêntrica). Com o aumento da espessura do miocárdio, a complacência ventricular diminui e a pressão diastólica final no VE aumenta, prejudicando a reserva de sangue coronariana e gerando disfunção diastólica, com aumento de mortalidade.[8,9]

Nesse contexto, surgem sinais e sintomas de insuficiência cardíaca congestiva (ICC). Conforme a demanda miocárdica por oxigênio supera a oferta, pode ocorrer angina *pectoris*. A resposta fisiológica de aumento do débito cardíaco em situações de queda da resistência vascular sistêmica (RVS) mostra-se também prejudicada, na medida em que as reservas e mecanismos de compensação cardiovasculares encontram-se em seus limites máximos. Sendo assim, uma redução na RVS, pode gerar queda na pressão arterial com consequente síncope.[7]

O surgimento de dispneia e outros sinais de ICC são um mau presságio ao paciente. Enquanto a hipertrofia concêntrica preserva a função sistólica, o aumento de espessura miocárdica prejudica a função diastólica. A diástole é classicamente dividida em relaxamento ativo e enchimento passivo. Durante o relaxamento ativo, o cálcio citosólico é captado de forma ativa pelo retículo sarcoplasmático, diminuindo a interação miosina-actina. Na hipertrofia concêntrica, esse processo é afetado por causa das baixas reservas de oxigênio e adenosina trifosfato (ATP). Nesse cenário, o paciente adquire, com o tempo, um miocárdio que "relaxa mal", gerando altas pressões diastólicas, com congestão pulmonar e dispneia.[7]

2.3 QUADRO CLÍNICO E DIAGNÓSTICO

O achado auscultatório da EAo consiste no típico sopro sistólico em ejeção do tipo crescendo-decrescendo, com irradiação para fúrcula esternal e região cervical. Na esclerose aórtica, entidade na qual não há comprometimento hemodinâmico significativo, o pico sistólico do sopro é precoce e os pulsos periféricos possuem amplitude normal. Conforme há progressão de doença, o sopro torna-se mais intenso, com pico sistólico mais tardio e frêmito palpável. A segunda bulha, geralmente encontra-se hipofonética, podendo haver desdobramento paradoxal de B2. Os pulsos periféricos apresentam-se reduzidos em sua amplitude e velocidade de ascensão (pulso *parvus et tardus*).[2,3,7]

A história natural da EAo consiste em um longo período latente de baixa morbidade e mortalidade. A taxa de progressão da EAo foi estimada por vários estudos invasivos e não invasivos. Em geral, uma vez estabelecida uma lesão moderada, há, anualmente, aumento da velocidade do fluxo em cerca de 0,3 m/s, aumento do gradiente médio de pressão em cerca de 7 mm Hg e diminuição de 0,1 cm² na área valvar.[10,11]

Em geral, sintomas e complicações decorrentes da estenose valvar aórtica ocorrem quando a área da valva aórtica fica menor que 1 cm² e/ou velocidade do jato aórtico > 4 m/s e/ou gradiente transvalvar aórtico > 40 mmHg, índices que caracterizam estenose aórtica anatomicamente importante.[3]

O quadro clínico caracteriza-se por dispneia aos esforços físicos progressiva, angina *pectoris*, síncope, morte súbita e arritmias.

Há variabilidade na evolução da EAo, de forma que não é possível prever exatamente as modificações anatômicas e funcionais, individualmente. Provavelmente, a progressão é mais rápida em pacientes com doença degenerativa calcificante, do que por febre reumática ou congênita. Por isso é fundamental o acompanhamento regular e seriado de pacientes com EAo moderada e importante.[11,12]

É possível a ocorrência de morte súbita em pacientes assintomáticos, mas é evento raro, menor que 1% ao ano. Após o início dos sintomas, a sobrevida média é de 2 a 3 anos, com alto risco de morte súbita, implicando rápida indicação de procedimento cirúrgico.

Nove estudos publicados desde 1988 avaliaram a história natural da EAo importante assintomática, com 1.427 pacientes acompanhados no total. Os critérios diagnósticos foram diferentes:

- Velocidade máxima: maior que 2,6 m/s – 1 estudo; 3,6 m/s – 1 estudo; 4 m/s – 3 estudos;
- Área valva aórtica: de 0,7 a 1,2 cm² – 1 estudo; menor que 1,4 cm2 – 1 estudo; 1,0 cm² ou maior – 1 estudo;
- Gradiente de pico aórtico: maior ou igual a 60 mmHg – 1 estudo.

A sobrevida livre de eventos variou de:

- 57 a 100% em um ano;
- 19 a 67% em 2 anos;
- 26 a 33% em 5 anos.

Várias características estão associadas à rápida evolução para sintomas e, consequentemente são marcadores de pior prognóstico: velocidade de fluxo maior que 3 m/s, aumento da velocidade de fluxo em 0,3 m/s por ano, calcificação moderada a grave, área valvar menor que 0,7 cm², diminuição da área valvar de pelo menos 0,1 cm² por ano, teste de esforço positivo (sintomas, resposta anormal do segmento ST, resposta anormal da PA), BNP elevado e PCR elevado.[2,3]

Após o aparecimento de sintomas, há alto risco de morte, em curto prazo (Figura 75.2).

2.4 EXAMES COMPLEMENTARES

O eletrocardiograma costuma revelar sinais de sobrecarga ventricular esquerda, com alterações da repolarização ventricular, inclusive o padrão *strain*. A radiografia de tórax geralmente revela área cardíaca normal, condizente com hipertrofia concêntrica. Graus variados de congestão pulmonar podem estar presentes.

O ecocardiograma transtorácico com Doppler ainda representa o principal método diagnóstico complementar. Ele permite avaliação da função ventricular, grau de hipertrofia miocárdica, gradiente de pressão transvalvar e determinação da área valvar aórtica. O gradiente pressórico transvalvar é determinado, por meio da equação de Bernoulli: $G = 4V2$, em que G é o gradiente e V é a velocidade de pico do fluxo transvalvar.

Atualmente, existe uma tendência ao uso de marcadores bioquímicos para avaliação prognóstica dos pacientes portadores de EAo. Vários estudos têm validado o uso do BNP e pró-BNP como marcadores prognósticos nesses pacientes. Foi demonstrado que pacientes com EAo sintomática possuem maior concentração sérica de BNP do que pacientes assintomáticos. Adicionalmente, pacientes sem sintomas, que evoluem com aumento dos níveis de BNP/pró-BNP durante o seguimento, apresentam rápida progressão para fase sintomática. Tais dados reforçam a importância destes biomarcadores como preditores de sintomas.[13,14]

A relação entre o nível de BNP e prognóstico em estenose aórtica foi avaliado em grande estudo de Clavel e colaboradores, que de forma consecutiva avaliou 1.953 pacientes portadores de estenose aórtica pelo menos moderada (área valvar aórtica $1,03 \pm 0,26$ cm²; gradiente médio 36 ± 19 mmHg) com dosagem de BNP concomitante à realização do ecocardiograma, com valor médio de BNP de 252 pg/mL, fração de ejeção de $57 \pm 15\%$, sendo 60% dos pacientes sintomáticos. Os valores de BNP foram divididos em faixas, de acordo com a variação interquartil. Nesse estudo, a sobrevida em 8 anos foi de $62 \pm 3\%$ com BNP normal, $44 \pm 3\%$, com BNP nas faixas 1 a 2, $25 \pm 4\%$, nas faixas 2 a 3, e de $15 \pm 2\%$, para BNP > faixa 3. Houve correlação de maior mortalidade, independente das características de base, quanto maior os níveis de BNP, mesmo em pacientes assintomáticos. Sendo assim, o BNP pode ser usado como uma ferramenta a mais para tomada de decisão em portadores de estenose aórtica.[15]

O cateterismo cardíaco faz parte da avaliação complementar nos casos de EAo, com possível doença arterial coronariana concomitante. A realização de estudo hemodinâmico com manometria das câmaras esquerdas não é mais recomendada nos casos em que a caracterização não invasiva da valvopatia foi conclusiva. No entanto, nos casos em que essa avaliação não invasiva (anamnese, exame clínico, ecocardiográfico) foi inconsistente, com dúvidas quanto ao grau de gravidade da lesão, o cateterismo torna-se o exame padrão ouro para diagnóstico, fornecendo o gradiente pressórico transvalvar.[7]

2.5 TRATAMENTO

A abordagem clínica ou intervencionista (implante percutâneo de prótese biológica aórtica) ou cirurgia convencional de troca valvar aórtica no tratamento da estenose aórtica dependem da acurácia na caracterização de estágio da doença valvar e na determinação do risco cirúrgico.

2.5.1 Tratamento medicamentoso

A EAo grave e sintomática consiste em uma obstrução fixa ao fluxo sistólico que requer cirurgia como método terapêutico definitivo para a maioria dos pacientes. Nenhum tratamento medicamentoso é efetivo para a doença crônica. Entretanto, vertentes de pesquisa atuais indicam que a EAo possui um processo inflamatório semelhante à doença aterosclerótica.[16,17] Nesse sentido, terapias que retardam a progressão de doença arterial coronariana tem mostrado resultados animadores, quando aplicadas aos portadores de EAo. Vários estudos retrospectivos e um prospectivo demonstram que pacientes em uso de estatinas possuem uma progressão mais lenta da estenose.[18-20] Entretanto, em um importante estudo randomizado, Cowell e colaboradores não conseguiram demonstrar benefício no uso de estatina para esse grupo de doentes.

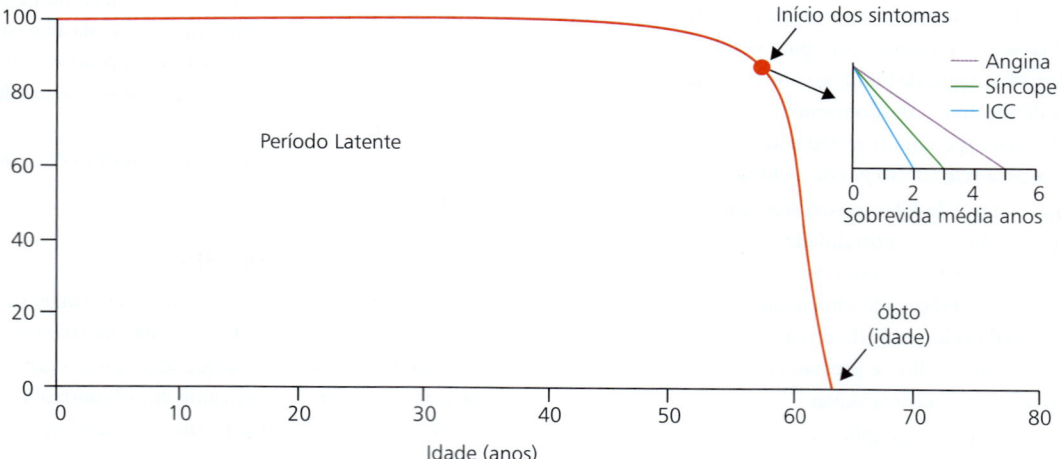

FIGURA 75.2 História natural da EAo (Adaptado de Carabello BA.[7]).

Esses pesquisadores alocaram 165 pacientes para receber atorvastatina (80 mg) ou placebo. A concentração média de LDL-colesterol pré-tratamento nos 2 grupos foi de 130 mg/dL e a área valvar aórtica média foi de 1,01 cm². Após 25 meses de seguimento, não houve diferença significativa na taxa de progressão de estenose nos 2 grupos.[20] Moura e colaboradores, em outro estudo prospectivo, administraram 20 mg de rosuvastatina para pacientes com LDL médio de 160 mg/dL e placebo para pacientes com LDL médio mais baixo (120 mg/dL). A área valvar média nos dois grupos foi de 1,23 cm². Para pacientes no grupo estatina a progressão de doença foi significativamente menor. Portanto, a terapia com estatina mostrou-se mais efetiva para pacientes com EAo leve a moderada e com concentrações maiores de LDL sérico.[20]

Mais recentemente no *trial* ASTRONOMER comprovou-se definitivamente que a terapia com estatina não é indicada na prevenção da progressão da estenose aórtica leve a moderada. Nível de evidência A.

O uso de vasodilatadores em pacientes com EAo é assunto controverso em razão do potencial dos mesmos em gerar hipotensão sintomática e síncope nesse grupo de doentes. Entretanto, os vasodilatadores podem ter papel importante em pacientes portadores de EAo com hipertensão arterial sistêmica (HAS), concomitante ou ICC descompensada. A HAS causa uma "dupla pós-carga" nesses doentes, na medida em que impõe maior dificuldade à ejeção ventricular. Os diuréticos geralmente não são capazes de promover controle pressórico adequado quando usados isoladamente. Os betabloqueadores não são recomendados, por reduzirem o inotropismo ventricular, o qual, por sua vez, é fundamental para manutenção do débito cardíaco, em situações de aumento de pós-carga. Os inibidores da enzima de conversão da angiotensina (IECA) são os vasodilatadores mais utilizados. Devem ser iniciados em baixas doses, com ajuste lento da posologia.[7] O nitroprussiato de sódio mostrou bons resultados quando usado em pacientes com EAo e ICC sistólica descompensada com congestão pulmonar.[21,22]

Nos casos de EAo grave descompensada, o aumento das pressões de enchimento ventricular comprime o endocárdio, diminuindo o fluxo coronariano miocárdico. Nos casos de ICC descompensada, há um aumento ainda maior na pressão diastólica final, gerando isquemia subendocárdica e déficit contrátil. O nitroprussiato parece reduzir as pressões de enchimento, melhorando o fluxo sanguíneo miocárdico e a contratilidade.

2.5.2 Tratamento cirúrgico

O tratamento cirúrgico (troca da válvula aórtica) está sempre indicado em pacientes com EAo grave sintomática. Esse grupo de pacientes possui prognóstico ruim, chegando a 75% de letalidade após 3 anos do início dos sintomas (Figura 75.3).

No caso de pacientes portadores de EAo grave assintomática há uma tendência crescente na indicação de tratamento cirúrgico na medida em que este grupo tem demonstrado maior morbimortalidade, com maior risco de morte súbita do que a população geral[2] (Figura 75.4).

As diretrizes sugerem a utilização de parâmetros clínico-ecocardiográficos capazes de identificar pacientes assintomáticos que possuem alto risco para progressão de doença e que, portanto, podem obter maior benefício com o tratamento cirúrgico. Dentre esses parâmetros destacam-se o aumento anual da velocidade de fluxo sistólico aórtico acima de 0,3 m/s/ano, redução de 0,1 cm²/ano na área valvar, aumento de níveis sérico de BNP, idade acima de 50 anos, presença de doença arterial coronariana concomitante e alterações no teste ergométrico (hipotensão, arritmias ventriculares ou sintomas).[2]

Em pacientes com EAo grave pode haver disfunção ventricular por causa do excesso de pós-carga imposta ao VE ou por déficit contrátil. Quando a pós-carga excessiva é a causa primária, o prognóstico é bom. Todavia, quando a disfunção é secundária a um déficit contrátil do miocárdio, o prognóstico torna-se pior.[23,24] Nessas situações é importante determinar se a EAo gerou disfunção ventricular esquerda, com gradiente baixo e área valvar reduzida ou se o VE enfraqueceu por causa de uma cardiomiopatia independente, tornando-se incapaz de "abrir" uma válvula pouco doente. No primeiro caso, como a EAo produziu a disfunção sistólica, o tratamento cirúrgico será benéfico. No segundo, como a válvula não é a causa primaria da disfunção ventricular, o tratamento cirúrgico terá pouco impacto. Para que essas duas entidades possam ser distinguidas, recorre-se ao conceito de reserva inotrópica ventricular. Utilizando o ecoestresse com dobutamina, demonstrou-se que um aumento no volume sistólico de 20% correlacionou-se com melhor prognóstico e sobrevida com a cirurgia.[25]

Apresenta-se a seguir o fluxograma de indicação cirúrgica conforme os estágios definidos.

A evolução da estenose aórtica, conforme a última diretriz de 2014 AHA/ACC, foi dividida em quatro estágios a saber:

- **Estágio A:** Pacientes "com potencial risco". Considera-se nesse grupo portadores de estenose aórtica bicúspide e esclerose valvar aórtica; velocidade máxima aórtica < 2 m/s.

- **Estágio B:** Pacientes com estenose aórtica em progressão. Portadores de calcificação leve a moderada da valva bicúspide ou tricúspide, com redução da abertura sistólica ou valvas reumáticas com fusão comissural. Definimos como estenose leve com gradiente pressórico médio menor que 20 mmHg ou velocidade máxima entre 2,0 a 2,9 m/s e estenose moderada com gradiente médio entre 20 a 39 mmHg e velocidade máxima entre 3,0 a 3,9 m/s.

- **Estágio C:** Pacientes assintomáticos portadores de estenose aórtica importante. Apresentam velocidade máxima maior ou igual a 4 m/s ou gradiente médio igual ou superior a 40 mmHg.

Área valvar aórtica igual ou menor que 1 cm². Subdividido em 2 subgrupos:

◻ C1: Com função ventricular esquerda normal.

◻ C2: Com disfunção ventricular esquerda. Fração de ejeção ventrículo esquerdo menor que 50%.

▪ Estágio D: Pacientes sintomáticos portadores de estenose aórtica importante. Apresentam área valvar aórtica igual ou menor que 1 cm². Subdivididos em 3 grupos:

◻ D1: Gradiente médio igual ou superior a 40 mmHg.

◻ D2: Gradiente baixo e fluxo baixo com disfunção ventricular esquerda (fração de ejeção < 50%). Ecostress com dobutamina mostra área valvar menor ou igual a 1 cm² com velocidade máxima igual ou maior que 4 m/s com qualquer fluxo.

◻ D3: Gradiente baixo com função ventricular esquerda normal ou fluxo baixo paradoxal.

Ressalta-se que a troca valvar é válida no estágio D3, quando a estenose aórtica importante é a causa provável dos sintomas, com volume sistólico indexado menor que 35 mL/m², área valvar aórtica indexada menor ou igual a 0,6 cm²/m² com os dados obtidos em paciente normotenso (PAS < 140 mmHg).

Outra situação sugerida como Classe IIa para troca valvar aórtica são aqueles pacientes assintomáticos com estenose valvar "muito importante" com velocidade máxima maior ou igual a 5 m/s ou gradiente médio maior ou igual a 60 mmHg ou, ainda, com progressão da velocidade maior que 0,3 m/s ao ano, considerados de baixo risco cirúrgico.

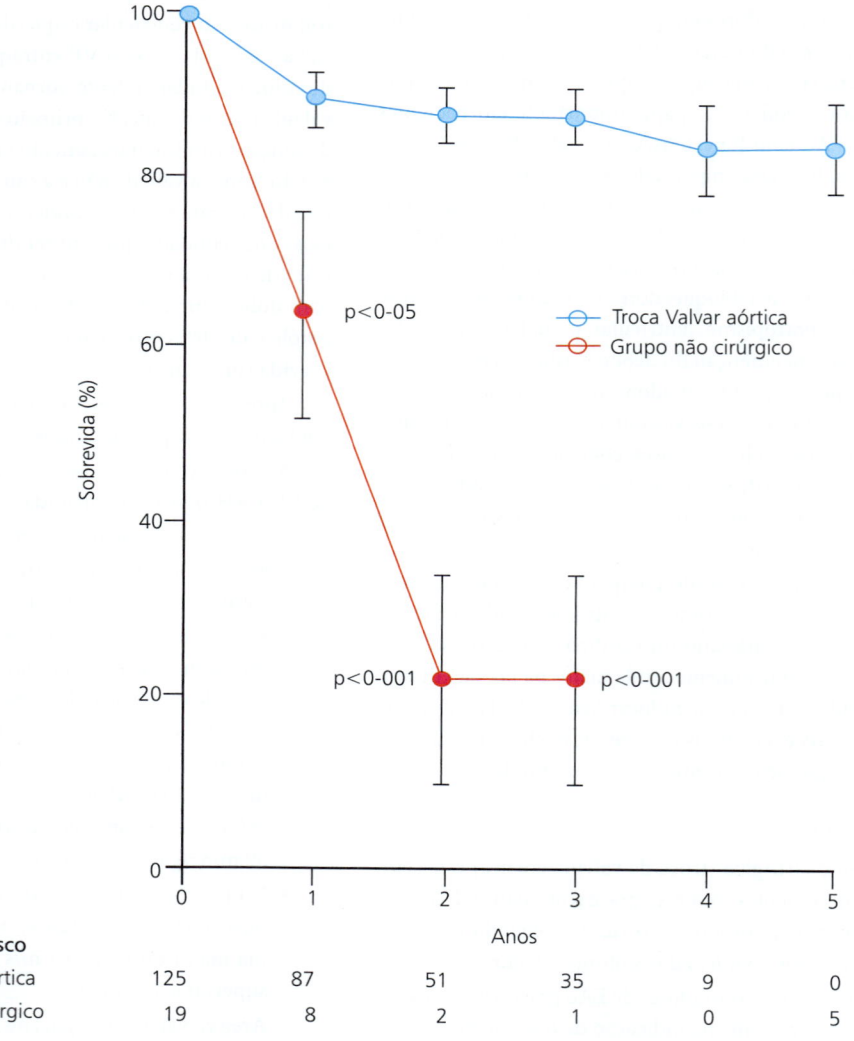

FIGURA 75.3 Sobrevida média de pacientes com EAo sintomática, operados e não operados (Adaptado de Schwarz et al.).[40]

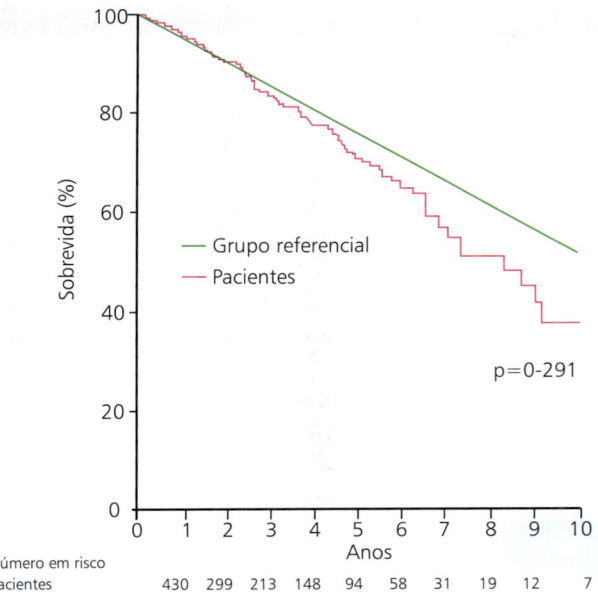

Número em risco
Pacientes   430   299   213   148   94   58   31   19   12   7

FIGURA 75.4 Sobrevida de pacientes com EAo grave assintomática comparada com a população geral dos EUA (Adaptado de Carabello BA[7])

2.5.3 Tratamento intervencionista

A valvoplastia com cateter-balão foi introduzida como modalidade terapêutica há mais de 2 décadas como uma alternativa para tratamento da EAo. Após grande entusiasmo inicial, o interesse pelo procedimento diminuiu em razão da alta taxa de recorrência (50% em 6 meses) e ausência de redução significativa na mortalidade. Tal fenômeno pode ser imputado à calcificação difusa da válvula, que dificulta a modificação efetiva de sua estrutura com esse tipo de procedimento.[26,27]

A colocação de biopróteses por cateter ou cirúrgica transapical tem recebido destaque, atualmente. No primeiro caso, é feita uma valvoplastia por cateter-balão da valva nativa e, em seguida, implante por cateter da bioprótese.[28] Na abordagem transapical é necessária toracotomia, porém a válvula é colocada sem necessidade de circulação extracorpórea.[29]

A segurança e eficácia do implante por cateter de bioprótese aórtica foram testadas nos estudos randomizados PARTNER. Na coorte B, o tratamento por cateter foi comparado com o tratamento convencional nos pacientes com estenose aórtica importante e contraindicação à cirurgia, por causa de risco cirúrgico proibitivo (mortalidade estimada > 50%). O resultado foi uma expressiva redução de mortalidade absoluta de 20% por todas as causas, em 1 ano.[30]

O PARTNER coorte A incluiu aproximadamente 700 pacientes com estenose aórtica importante, sintomáticos com alto risco cirúrgico (EuroSCORE > 20% e STS > 10%), e randomizou para o implante por cateter ou cirurgia convencional. Ao término de 5

anos, a mortalidade foi semelhante em ambos os grupos (67,8% no grupo TAVI *versus* 62,4% no grupo cirúrgico; p = 0,76).[31] Importante ressaltar que não houve alteração estrutural da prótese transcateter nesse período.

No estudo PARTNER, também se avaliou a incidência de sangramentos maiores tardios, isto é, após 30 dias da TAVI. Em 2.401 pacientes submetidos à TAVI, esse evento ocorreu em 5,9%, geralmente após 4 meses, sendo 40,8% sangramento do trato digestivo, 15,5% neurológico e 7,8% após trauma. Como preditores de sangramento tardio encontrou-se: baixa hemoglobina pré-TAVI, FA ou flutter pré ou pós-TAVI, refluxo paravalvar de moderado a importante após 30 dias, além de aumento da massa ventricular esquerda. Além disso, o sangramento tardio foi preditor independente de mortalidade pós--TAVI de 30 dias a 1 ano.[32]

Atualmente, o implante por cateter de bioprótese aórtica é considerado o tratamento padrão para os pacientes com estenose aórtica importante, sintomáticos, que apresentam risco cirúrgico proibitivo e uma boa opção terapêutica para os pacientes com alto risco cirúrgico e sobrevida esperada pós-procedimento, maior que 12 meses (Classe IIa).

O risco intervencionista (implante percutâneo) ou cirúrgico é com base nos critérios de STS, fragilidade, comorbidades e fator limitante ao procedimento. Sendo assim, considera-se paciente de baixo risco aqueles pacientes com STS menor que 4%, sem fragilidade, sem disfunção de qualquer órgão ou fator limitante do procedimento.

A cirurgia convencional de troca de valva aórtica em pacientes com alto risco cirúrgico está associada à maior taxa de sangramento maior (22,7%) em relação à TAVI transfemoral (7,1%) e à TAVI transaórtica (4,8%) nos primeiros 30 dias pós-procedimento. Este tipo de sangramento é um forte preditor independente de mortalidade no primeiro ano pós-procedimento em todas as estratégias intervencionistas, mas mais significativo no grupo pós-cirúrgico, do que no pós-TAVI.[33]

Pacientes de risco intermediários são aqueles com STS entre 4 a 8% ou um critério presente de fragilidade leve ou uma disfunção de órgão.

Pacientes de alto risco são aqueles com STS superior a 8% ou dois ou mais com critérios de fragilidade moderada a importante ou não mais que dois órgãos com comprometimento.

Uma análise de 41 estudos com 11.210 pacientes submetidos à TAVI encontrou 17% de necessidade de implante de marca--passo após intervenção, com variação de 2 a 51%, sendo uma média de 28% com a prótese Medtronic CoreValve e 6% para a prótese Edwards Sapien. Foram preditores de implante de marca-passo nos estudos com a prótese Medtronic CoreValve: sexo masculino, BAV 1º grau pré-TAVI, BDAS pré-TAVI, BRD pré--TAVI, BAV intraprocedimento. Esses dados não são extrapoláveis para a prótese Edward Sapien, em médica, há um risco 2,5 vezes maior de implante de marca-passo após TAVI com CoreValve do que com a Edward-Sapiens.[34]

Sabe-se que o tratamento invasivo para estenose aórtica importante é a cirurgia para pacientes considerados de baixo ou intermediário risco. Nível de evidência A.

Porém, para aqueles pacientes considerados para implante transcateter ou cirurgia de alto risco, para troca valvar aórtica por cirurgia convencional com circulação extracorpórea, deve-se sempre consultar a equipe médica multidisciplinar, composta por cardiologista clínico, cirurgião cardíaco, cirurgião vascular, ecocardiografista e hemodinamicista (Heart Team), com a finalidade de melhor seleção de pacientes com avaliação de parâmetros morfológicos do complexo aórtico e da via de acesso, objetivando determinar a exequibilidade técnica da substituição valvar por cateter. A Figura 75.5 apresenta o fluxograma para indicação cirúrgica na estenose aórtica.

3   INSUFICIÊNCIA AÓRTICA

3.1 ETIOLOGIA

A insuficiência aórtica (IAo) caracteriza-se pelo fluxo retrógrado de sangue, durante a diástole para o ventrículo esquerdo. As causas incluem doenças primárias das valvas semilunares, comprometimento da parede da aorta ascendente, influenciando a coaptação das valvas e, mais raramente, comprometimento de ambas.

A causa mais comum de insuficiência aórtica em nosso meio é a febre reumática, responsável por até 85% dos casos de regurgitação pura.

Outras causas de acometimento primário valvar incluem:

a. Estenose aórtica aterosclerótica do idoso, na qual em

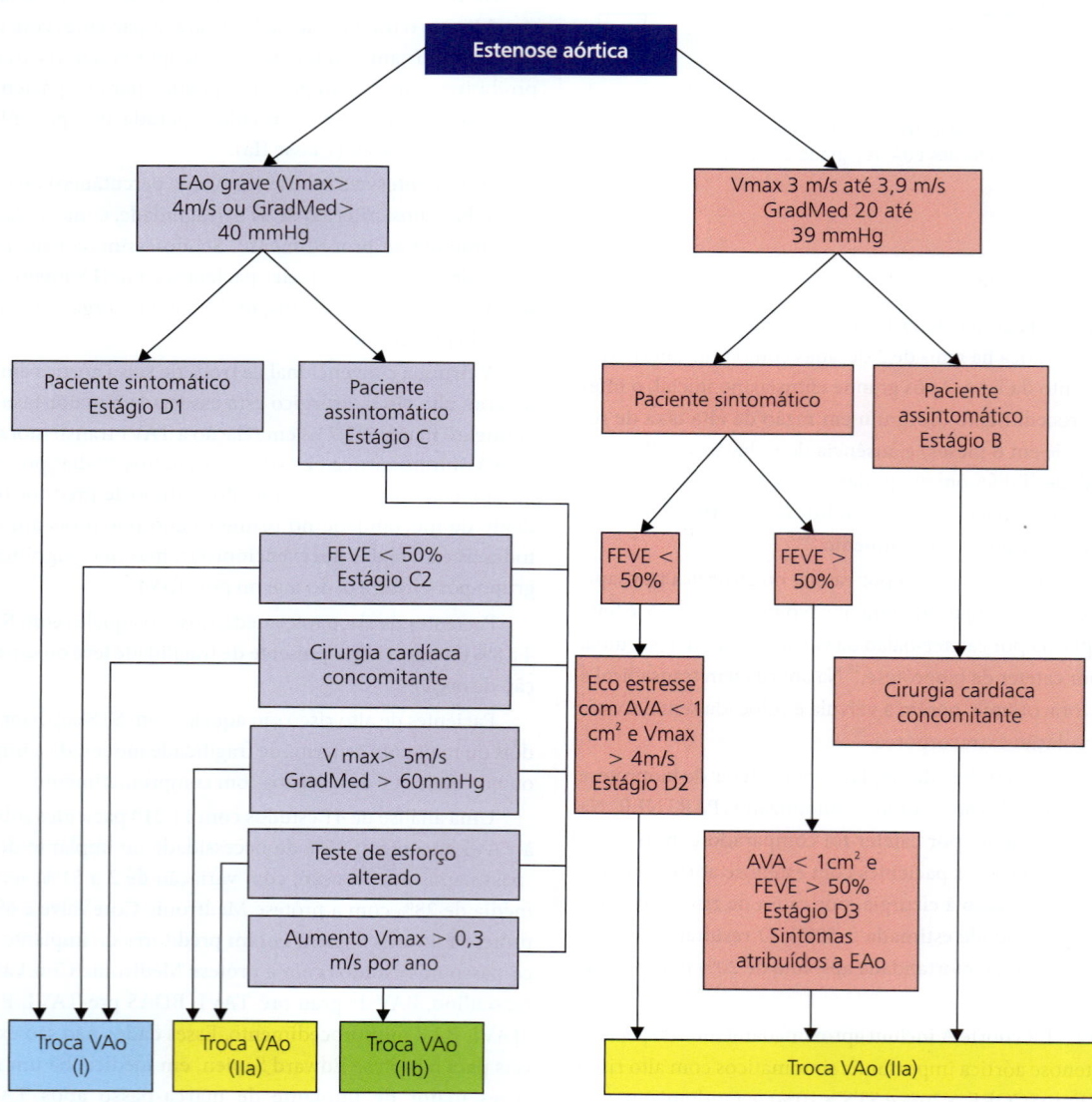

FIGURA 75.5 Fluxograma para indicação cirúrgica na estenose aórtica.

75% dos casos algum grau de regurgitação aórtica está presente;

b. Endocardite infecciosa com destruição e perfuração dos folhetos;

c. Valva aórtica bivalvularizada;

d. Deterioração estrutural de bioprótese aórtica. Causas menos comuns são a espondilite anquilosante, o lúpus eritematoso sistêmico, a artrite reumatoide, a síndrome de Reiter, a doença de Crohn, e a presença de defeitos septais ventriculares.

Insuficiência aórtica pode ocorrer secundária à dilatação da aorta ascendente. Nesse grupo encontram-se a dilatação aórtica degenerativa, necrose cística da média (isolada ou associada com a síndrome de Marfan), dissecção de aorta, aortite sifilítica, espondilite anquilosante, artrite psoriásica, síndrome de Behçet, arterite de células gigantes e a hipertensão arterial sistêmica.

3.2 FISIOPATOLOGIA

Há sobrecarga progressiva de volume e pressão do ventrículo esquerdo com elevação das tensões diastólica e sistólica, por aumento da impedância da aorta. Isso, a diferencia da sobrecarga de volume observada na insuficiência mitral crônica, na qual se ejeta um volume de sangue em câmara de baixa pressão, como é o átrio esquerdo. Essa peculiaridade corresponde ao aumento da pós-carga na IAo, traduzindo o aspecto de sobrecarga de volume e pressão. O aumento de pré- e pós-carga ativa mecanismos neuro-humorais que levam a modificações na estruturação proteica do miocárdio pela adição em paralelo de novos sarcômeros. Como consequência, desenvolve-se a hipertrofia excêntrica, capaz de manter a proporcionalidade dos três componentes: muscular, vascular e intersticial do ventrículo esquerdo na evolução da insuficiência.[35]

Em pacientes com IAo crônica grave, a sobrecarga sobre o ventrículo leva à redução da reserva coronária, que pode ser responsável por isquemia miocárdica, a qual, por sua vez, pode desempenhar um papel importante na deterioração da função ventricular esquerda.

3.3 MANIFESTAÇÕES CLÍNICAS

Nos pacientes com regurgitação aórtica crônica, o ventrículo esquerdo dilata-se gradativamente, enquanto o paciente permanece assintomático ou oligossintomático. A fase assintomática pode se prolongar por anos ou décadas, sem excesso de morbimortalidade pela valvopatia.[36]

As queixas principais são a fadiga, dispneia de esforço, ortopneia e dispneia paroxística noturna. A angina de peito é frequente em estágio mais avançado da doença e a presença de síncope é rara. Pacientes com regurgitação grave frequentemente queixam-se de uma desconfortável percepção do batimento cardíaco, especialmente se deitados, e de dor torácica em virtude do impacto do coração contra a parede torácica.

Nos casos de regurgitação aórtica aguda, pela ausência de mecanismos compensatórios, os pacientes frequentemente desenvolvem manifestações clínicas súbitas de colapso cardiovascular, com sintomas de baixo débito e congestão pulmonar.

3.4 DIAGNÓSTICO E MANUSEIO CLÍNICO

O diagnóstico de insuficiência aórtica é favorecido pela riqueza de achados característicos ao exame físico. Em pacientes com regurgitação aórtica crônica grave pode ser visualizado o sinal de Musset, que é o batimento da cabeça simultâneo ao batimento cardíaco. Os pulsos têm a característica de "martelo d'água" (pulso de Corrigan) com ascensão abrupta, descenso rápido e curta duração. O pulso arterial pode ser proeminente e pode ser mais bem apreciado pela palpação da artéria radial com o braço do paciente elevado.

Uma variedade de achados auscultatórios confirma a presença de pressão de pulso ampla. O duplo sopro de Duroziez refere-se a sons sistólicos e diastólicos audíveis na artéria femoral. O sinal de Müller consiste de pulsações sistólicas da úvula, e o sinal de Quincke refere-se às pulsações capilares presentes no leito ungueal.

Na insuficiência aórtica crônica tem-se apreciável aumento na pressão de pulso, isto é: grande diferença entre a pressão sistólica e a diastólica. Na medida da pressão arterial, os sons de Korotkoff persistem até zero, embora a pressão intra-arterial raramente caia abaixo de 30 mmHg. A modificação de intensidade desses sons corresponde à pressão diastólica (amortecimento de som de Korotkoff na fase IV). A evolução da pressão de pulso acompanha a história natural da insuficiência aórtica: nas fases iniciais, de insuficiência aórtica discreta, a pressão de pulso é reduzida, assim como na insuficiência aórtica aguda, pela baixa complacência ventricular. Na evolução, a pressão de pulso aumenta e nas fases finais volta a se reduzir, pela diminuição da complacência ventricular secundária à disfunção ventricular associada à vasoconstrição periférica. Esse achado não deve ser interpretado como diminuição do grau de lesão valvar, mas sim como seu agravamento.

A Figura 75.6 apresenta a evolução da pressão sistólica e diastólica ao longo da história natural da insuficiência aórtica.

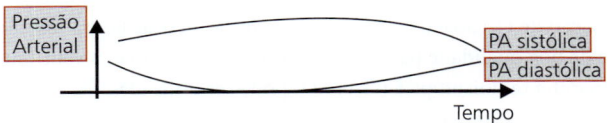

FIGURA 75.6 Evolução da pressão sistólica e diastólica ao longo da história natural da insuficiência aórtica.

O *ictus cordis* é difuso e hiperdinâmico, e deslocado lateral e inferiormente; pode haver retração sistólica na região paraesternal.

O sopro diastólico de caráter decrescente e aspirativo é o principal achado auscultatório da insuficiência aórtica. É um som de alta frequência que começa imediatamente após a segunda bulha (protodiástole). O sopro é mais bem audível com o paciente sentado e com o corpo inclinado para frente, e no terceiro espaço intercostal esquerdo (foco aórtico acessório). Em casos de IAo por dilatação da aorta (sífilis, síndrome de Marfan) o sopro é mais bem audível à direita do esterno no foco aórtico. Por ser de alta frequência, a maioria de suas frequências é inaudível pelo ouvido humano. Há pouca correlação entre a intensidade dos sopros e a gravidade da regurgitação aórtica. Pode-se, entretanto, correlacionar a gravidade da valvopatia com a duração do sopro: quanto maior sua duração na diástole (mais holodiastólico), maior o grau de insuficiência aórtica. Pacientes com insuficiência aórtica discreta ou moderada tendem a ter sopros que são apenas protomesodiastólicos.

Por estar anatomicamente localizado ao lado da valva mitral, um jato de regurgitação aórtica pode provocar vibrações diastólicas nos folhetos desta valva mitral. Essas vibrações podem ser auscultadas como sopro diastólico em ruflar, denominado sopro de Austin-Flint. Pode ser diferenciado da estenose mitral pela ausência de B1 hiperfonética ou estalido de abertura de mitral.

Pacientes com insuficiência aórtica aguda apresentam taquicardia, vasoconstrição periférica, cianose e, eventualmente, congestão pulmonar. Os sinais periféricos não são tão frequentes e expressivos, como na valvopatia crônica e a ausculta do sopro é dificultada pelo aumento da pressão diastólica final do ventrículo esquerdo, tornando-o de curta duração e baixa intensidade.

Os achados eletrocardiográficos da insuficiência aórtica crônica são o desvio do eixo para a esquerda e um padrão de sobrecarga de câmaras esquerdas.

As alterações encontradas na radiografia de tórax refletem o tempo e a gravidade da doença, e não é possível determinar o estado da função ventricular esquerda, pois a cardiomegalia é um fator adaptativo. Na forma aguda, a área cardíaca é normal ou discretamente aumentada. Na forma crônica, o ventrículo esquerdo cresce inferior e lateralmente. A dilatação aneurismática da aorta ascendente pode sugerir que a doença da raiz aórtica seja responsável pela IAo.

A ecocardiografia é útil para identificar a insuficiência aórtica, buscar sua causa, avaliar sua repercussão hemodinâmica e a presença de lesões associadas. Estudos bidimensionais são úteis na medida das dimensões sistólica e diastólica, dos volumes, da fração de ejeção e da massa. Se a avaliação ecocardiográfica não é de boa qualidade para avaliar a função ventricular, a ventriculografia radioisotópica (GATED) pode ser utilizada.

A ressonância magnética é método excelente na avaliação da regurgitação aórtica, ideal na avaliação do orifício regurgitante, da massa e dos volumes ventriculares, e principalmente, da aorta, quando a etiologia da insuficiência aórtica é a doença da aorta. É útil também para quantificação da fibrose miocárdica na insuficiência aórtica, sendo considerado um bom indicador prognóstico.[37,38]

A cineangiocoronariografia com aortografia só deve ser realizada para avaliação pré-operatória ou quando a avaliação não invasiva é inconclusiva ou discordante com os achados clínicos.

Atualmente, o método de eleição para avaliação de doenças da aorta é a angiotomografia computadorizada da aorta.

A utilização de biomarcadores, notadamente o peptídeo natriurético do tipo B, apresentou a mesma capacidade na predição de sintomas e necessidade de troca valvar quando comparado aos diâmetros ventriculares avaliados pelo ecocardiograma, num acompanhamento de 8 anos.[39]

3.5 TRATAMENTO

O tratamento da regurgitação aórtica deve levar em consideração sua história natural. No caso da regurgitação aguda, a mortalidade precoce por insuficiência cardíaca é frequente, apesar de cuidados médicos intensivos. Neles, a intervenção cirúrgica está indicada de imediato, e enquanto o paciente está sendo preparado para a cirurgia, drogas inotrópicas e vasodilatadoras devem ser utilizadas. Estão contraindicados os betabloqueadores, pois aumentam o jato regurgitante.

Em pacientes hemodinamicamente estáveis, com regurgitação aguda secundária à endocardite infecciosa, a operação pode ser postergada por 5 a 7 dias, enquanto se faz a antibioticoterapia, diminuindo, dessa forma, a recidiva de endocardite no pós-operatório. Entretanto, a troca valvar deve ser realizada rapidamente, se houver qualquer sinal de instabilidade hemodinâmica.

A insuficiência aórtica crônica tem prognóstico melhor que a forma aguda. Os pacientes têm uma longa fase assintomática, durante a qual deve ser realizada apenas a profilaxia para endocardite infecciosa e para recorrências de febre reumática. Mas, como é o caso da estenose aórtica, após o início dos sintomas, o declínio na sobrevida é progressivo. Insuficiência cardíaca congestiva, com episódios de edema agudo pulmonar e morte súbita pode ocorrer em pacientes sintomáticos. Sem tratamento cirúrgico, a morte geralmente ocorre dentro de 4 anos após o desenvolvimento de angina e dentro de 2 anos após o início da insuficiência cardíaca.

No acompanhamento clínico de pacientes com insuficiência aórtica, deve-se esperar até o início da fase sintomática para indicar o tratamento cirúrgico. Nos pacientes assintomáticos, diversos índices com base em medidas ecocardiográficas (diâmetro diastólico > 75 mm e sistólico > 55 mm) têm sido propostos. Nesses casos pode-se considerar cirurgia de troca valvar aórtica, especialmente nos não reumáticos. No entanto, prefere-se aguardar o sintoma, que embora subjetivo e imensurável, é o melhor marcador da história natural, que define o momento da intervenção cirúrgica.[11]

Um estudo de 75 pacientes com IAo crônica grave (90% de etiologia reumática), em ausência de vasodilatador, concluiu, ao final de 10 anos, que 50% permaneciam assintomáticos e, entre os demais que foram operados à medida que desenvolveram sintomas, nenhum óbito ocorreu, em razão da disfunção ventricular esquerda.[37] Desse modo, a cirurgia não deve ser proposta em pacientes assintomáticos com função ventricular esquerda normal e estável, e deve ser sempre recomendada aos sintomáticos.

A cirurgia está indicada em pacientes assintomáticos com IAo grave, com função ventricular esquerda reduzida em decorrência da valvopatia e nos pacientes assintomáticos com IAo grave, submetidos à cirurgia de revascularização do miocárdio ou à cirurgia de outra valvopatia.

A indicação de cirurgia em paciente com IAo grave secundária a doença da raiz da aorta ou valva aórtica bicúspide é similar à dos pacientes com doença valvar primária. Entretanto, na dilatação progressiva da aorta ascendente ou diâmetro maior que 55 mm a cirurgia é indicada.

A terapia com agentes vasodilatadores arteriais tem sido motivo de controvérsia recente, com estudos mostrando que não seriam úteis em adiar o momento cirúrgico de pacientes com IAo. Como a utilização de vasodilatadores em pacientes assintomáticos com IAo pode mascarar o surgimento de sintomas, a utilização está reservada para pacientes sintomáticos e/ou com disfunção ventricular (estágios C2 e D), não candidatos à cirurgia por comorbidades (classe IIa).

O tratamento da hipertensão arterial (pressão sistólica acima de 140 mmHg) é recomendada em pacientes nos estágios B e C, preferencialmente com bloqueadores de canais de cálcio, inibidores de enzima conversora de angiotensina ou inibidores dos bloqueadores dos receptores de angiotensina.

De acordo com os *guidelines* da AHA/ACC 2014[2] classifica-se em diferentes estágios a insuficiência aórtica crônica para caracterização anatômica e funcional, orientando a abordagem cirúrgica, conforme a Figura 75.7.

- Estágio A: Pacientes com "potencial risco" para insuficiência aórtica; portadores de valva aórtica bicúspide (ou outra anomalia congênita), esclerose valvar aórtica, doenças do seio aórtico (Valsalva) ou aorta ascendente,

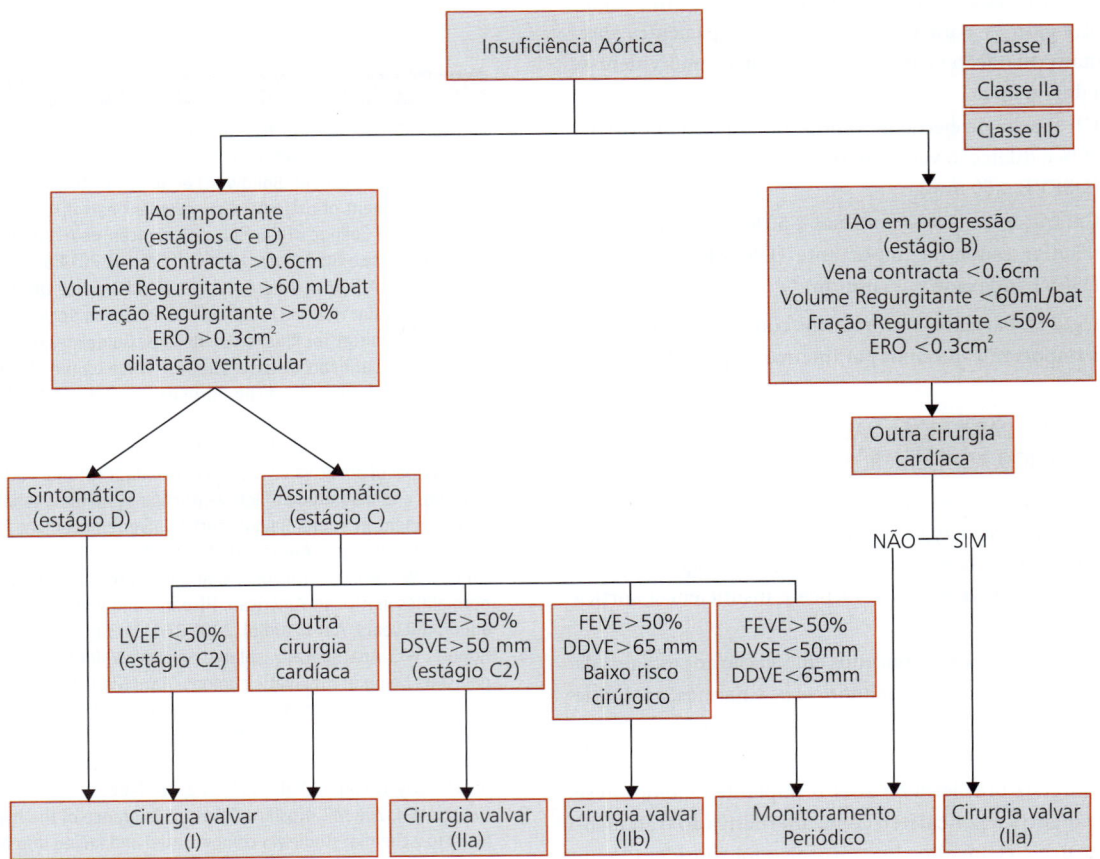

FIGURA 75.7 Classificação dos diferentes estágios da insuficiência aórtica crônica para caracterização anatômica e funcional, orientando a abordagem cirúrgica, conforme os *guidelines* da AHA/ACC 2014.[2]

história de febre reumática ou doença reumática conhecida ou endocardite infecciosa.

- Estágio B: pacientes com insuficiência aórtica em progressão; calcificação leve a moderada dos folhetos valvares seja bicúspide ou tricúspide, dilatação dos seios de valsalva ou alterações decorrentes da febre reumática e endocardite infecciosa prévia. A insuficiência aórtica leve caracteriza-se pela largura do jato < 25% da via de saída do ventrículo esquerdo, *vena contracta*, 0,3 cm, volume regurgitante < 30 mL/sístole, fração regurgitante < 30%, área do orifício do refluxo < 0,10 cm², ou na angiografia grau 1+.

  A insuficiência aórtica moderada caracteriza-se por largura de jato 25 a 64% da via de saída do VE, *vena contracta* 0,3-0,6 cm, volume regurgitante 30 a 59 mL/sístole, fração regurgitante de 30 a 49%, área do orifício do refluxo 0,10 a 0,29 cm², angiografia grau 2+.

- Estágio C: Pacientes assintomáticos com insuficiência aórtica importante; largura do jato≥ 65% da via de saída do ventrículo esquerdo, *vena contracta* > 0,6 cm, fluxo holodiastólico reverso na aorta abdominal proximal, volume regurgitante 60 mL/sístole, fração regurgitante ≥ 50%, área efetiva do orifício de refluxo ≥ 0,3 cm², angiografia grau 3+ para 4+. Nesse estágio os pacientes apresentam dilatação ventricular esquerda e subdividem-se em dois grupos.

  - C1: Fração de ejeção de ventrículo esquerdo normal ≥ 50% e dilatação ventricular esquerda leve a moderada (DSFVE ≤ 50 mm).

  - C2: fração de ejeção anormal < 50% ou dilatação ventricular esquerda importante (DSFVE > 50 mm e DSFVE indexado > 25 mm/m).[2]

- Estágio D: Pacientes sintomáticos com insuficiência aórtica importante; mesmos parâmetros de gravidade.

3.6 INDICAÇÕES PARA TROCA VALVAR AÓRTICA NA INSUFICIÊNCIA AÓRTICA CRÔNICA

Os novos *guidelines* AHA/ACC 2014, *guidelines* versão 2012 da ESC (European Society of Cardiology) e Diretriz Brasileira e Interamericana de Valvopatias 2011 apresentam algumas particularidades entre si na estenose aórtica e insuficiência aórtica crônica:[2,3,11]

- Introdução de novos conceitos em relação aos estágios da doença valvar correlacionando-se os sintomas, anatomia da valva, dados funcionais da válvula e função ventricular esquerda na diretriz americana 2014;

- Na diretriz brasileira de 2011 o implante de bioprótese valvar aórtica por cateter, como alternativa ao tratamento cirúrgico com alto risco cirúrgico foi considerado nível de recomendação IIa com nível de evidência B, primeira diretriz internacional com referência ao procedimento. Nos *guidelines* europeu e americano subsequentes mais recentes 2012 e 2014 a recomendação passou a ser classe I;

- Pacientes assintomáticos com estenose aórtica importante tem indicação cirúrgica quando apresentam sintomas evidentes ou queda de pressão arterial no teste de esforço. Além do dado funcional, as diretrizes são concordantes na indicação cirúrgica de risco baixo aqueles que apresentam velocidade > 5,5 m/s ou valva calcificada com incremento anual na velocidade de ≥ 0,3 m/s;

  BNP consistentemente elevada, incremento de gradiente médio com exercício em 20 mmHg, hipertrofia ventricular esquerda importante sem história de hipertensão arterial são considerações apenas das diretrizes brasileira e europeia;

- Na diretriz brasileira considera-se estenose valvar aórtica importante área valvar 0,8 cm² (< 0,6 cm²/m²);

- Diâmetros sistólico e diastólico finais do ventrículo esquerdo, utilizados nos cortes para indicação cirúrgica na diretriz americana: DSFVE 50 mm e DDFVE 65 mm, na diretriz europeia DSFVE 50 mm e DDFVE 70 mm; na diretriz brasileira: DSFVE 50 a 55 mm e DDFVE 70 a 75 mm.

REFERÊNCIAS BIBLIOGRÁFICAS

1. Avakian SD. Estenose aórtica. In: Doença Valvar. Editores: Max Grinberg e Roney Orismar Sampaio. Barueri, SP: Manole, 2006.
2. Nishimura RA, Otto CM, Bonow RO et al. 2014 AHA/ACC guideline for the management of patients with valvular heart disease: a report of the American College of Cardiology/American Heart Association Task Force on Practice Guidelines. J Am Coll Cardiol. 2014;63(22):e57-e185.
3. Vahanian A, Alfieri O, Andreotti F et al. Task Force on the Management of Valvular Hearth Disease of the European Society of Cardiology; ESC Committee for Practice Guidelines. Guidelines on the management of valvular heart disease: The Task Force on the Management of Valvular Heart Disease of the European Society of Cardiology. Eur Heart J. 2012;33(2):2451-96.
4. Stephan PJ, Henry CH III, Hebeler RF Jr, et al. Comparison of age, gender, number of aortic valve cusps, concomitant coronary artery bypass grafting, and magnitude of left ventricular-systemic arterial peak systolic gradient in adults having aortic valve replacement for isolated aortic valve stenosis. Am J Cardiol. 1997;79:166-72.
5. Aronow WS, Ahn C, Kronzon I. Comparison of echocardiographic abnormalities in African-American, Hispanic and white men and women aged >60 years. Am J Cardiol. 2001;87:1131-33.
6. Roberts WC. Anatomically isolated aortic valvular disease: the casea-gainst its being of rheumatic etiology. Am J Med. 1970; 49: 151-59.
7. Carabello BA. Aortic stenosis. Lancet. 2009; 373: 956-66.
8. Levy D, Garrison RJ, Savage DD et al. Prognostic implications of echocardiographically determined left ventricular mass in the Framingham heart study. N Engl J Med. 1990; 322: 1561-66.
9. Gaasch WH, Zile MR, Hoshino PK et al. Tolerance of the hypertrophic heart to ischemia: studies in compensated and failing dog hearts with pressure overload hypertrophy. Circulation. 1990; 81: 1644-53.
10. Zoghbi WA, Enriquez-Sarano M, Foster E et al. Recommendations for evaluation of the severity of native valvular regurgitation with two-

-dimensional and Doppler echocardiography. J Am Soc Echocardiogr. 2003;16:777-802.

11. Tarasoutchi F, Montera MW, Grinberg M et al. Diretriz Brasileira de Valvopatias - SBC 2011/I Diretriz Interamericana de Valvopatias - SIAC 2011. Arq Bras Cardiol. 2011; 97(5 supl. 3): 1-67.

12. Rosenhek R, Binder T, Porenta G et al. Predictors of outcome in severe, asymptomatic aortic stenosis. N Engl J Med. 2000;343:611-7.

13. Bergler-Klein J, Klaar U, Heger M et al. Natriuretic peptides predict symptom-free survival and postoperative outcome in severe aorticstenosis. Circulation. 2004; 109: 2303-08.

14. Lim P, Monin JL, Monchi M et al. Predictors of outcome in patients with severe aortic stenosis and normal left ventricular function: roleof B-type natriuretic peptide. Eur Heart J. 2004; 25: 2048-53.

15. Clavel M, Malouf J, Michelena HI et al. B-type natriuretic peptide clinical activation in aortic stenosis: impact on long-term survival. J Am Coll Cardiol. 2014 May 20;63(19):2016-25.

16. Ngo MV, Gottdiener JS, Fletcher RD et al. Smoking and obesity are associated with the progression of aorticstenosis. Am J Geriatr Cardiol. 2001; 10: 86-90.

17. Palta S, Pai AM, Gill KS, Pai RG. New insights into the progression of aortic stenosis: implications for secondary prevention. Circulation. 2000; 101: 2497-502.

18. Rajamannan NM, Otto CM. Targeted therapy to prevent progression of calcifi c aortic stenosis. Circulation. 2004;110: 1180-82.

19. Novaro GM, Tiong IY, Pearce GL et al. Effect of hydroxymethylglutaryl coenzyme a reductase inhibitors on the progression of calcific aortic stenosis. Circulation. 2001; 104: 2205-09.

20. Moura LM, Ramos SF, Zamorano JL et al. Rosuvastatin aff ecting aortic valve endothelium to slow the progression of aortic stenosis. J Am Coll Cardiol. 2007; 49: 554-61.

21. Cowell SJ, Newby DE, Prescott RJ et al. A randomized trial of intensive lipid-lowering therapy in calcifi c aortic stenosis. N Engl J Med. 2005; 352: 2389-97.

22. Khot UN, Novaro GM, Popovic ZB et al. Nitroprusside in critically ill patients with left ventricular dysfunction and aortic stenosis. N Engl J Med. 2005; 348: 1756-63.

23. Connolly HM, Oh JK, Schaff HV et al. Severe aortic stenosis with low transvalvular gradient and severe left ventricular dysfunction: result of aortic valve replacement in 52 patients. Circulation. 2000;101: 1940-46.

24. Brogan WC III, Grayburn PA, Lange RA, Hillis LD. Prognosis after valve replacement in patients with severe aortic stenosis and a low transvalvular pressure gradient. J Am Coll Cardiol. 1993;

25. Monin JL, Quere JP, Monchi M et al. Low-gradient aortic stenosis: operative risk stratifi cation and predictors for long-term outcome – a multicenter study using dobutamine stress hemodynamics. Circulation. 2003; 108: 319-24.

26. Otto CM, Mickel MC, Kennedy JW et al. Three-year outcome after balloon aortic valvuloplasty: insights into prognosis of valvular aortic stenosis. Circulation. 1994; 89: 642-50.

27. Rahimtoola SH. Catheter balloon valvuloplasty for severe calcific aortic stenosis: a limited role. J Am Coll Cardiol. 1994; 23: 1076–78.

28. Webb JG, Chandavimol M, Thompson C et al. Percutaneous aortic valve implantation retrograde from the femoral artery. Circulation. 2006; 113: 842-50.

29. Lichtenstein SV, Cheung A, Ye J et al. Transapical transcatheter aortic valve implantation in humans: initial clinical experience. Circulation. 2006; 114: 591-96.

30. Leon MB, Smith CR, Mack M et al. Transcatheter aortic-valve implantation for aortic stenosis in patients who cannot undergo surgery. NEJM. 2010;363:1597-1607.

31. Mack MJ, Leon MB, Smith CR, et al. 5-year outcomes of transcatheter aortic valve replacement or surgical aortic valve replacement for high surgical risk patients with aortic stenosis (PARTNER 1): a randomised controlled trial. Lancet. 2015 Mar 15. pii: S0140-6736(15)60308-7. doi: 10.1016/S0140-6736(15)60308-7. [Epub ahead of print]

32. Kodali SK, Williams MR, Smith CR, Svensson LG, Webb JG, Makkar RR, Leon MB, et al., for the PARTNER Trial Investigators. Two-Year Outcomes after Transcatheter or Surgical Aortic-Valve Replacement. N Engl J Med 2012; 366:1686-1695May 3, 2012.

33. Généreux P, Cohen DJ, Mack M et al. Incidence, predictors, and prognostic impact of late bleeding complications after transcatheter aortic valve replacement. J Am Coll Cardiol. 2014 Dec 23;64(24):2605-15.

34. Siontis GC, Jüni P, Pilgrim T et al. Predictors of permanent pacemaker implantation in patients with severe aortic stenosis undergoing TAVR: a meta-analysis. J Am Coll Cardiol. 2014 Jul 15;64(2):129-40.

35. Généreux P, Cohen DJ, Williams MR et al. Bleeding complications after surgical aortic valve replacement compared with transcatheter aortic valve replacement: insights from the PARTNER I Trial (Placement of Aortic Transcatheter Valve). J Am Coll Cardiol. 2014 Mar 25;63(11):1100-109.

36. Tarasoutchi F. Insuficiência aórtica. In: Grinberg M, Sampaio RO. Doença Valvar. Barueri: Manole, 2006. 160-66.

37. Tarasoutchi F, Grinberg M, Spina G et al. Ten-year clinical laboratory follow-up after application of a symptom-based therapeutic strategy to patients with severe chronic aortic regurgitation of predominant rheumatic etiology. J Am Coll Cardiol. 2003;41:1316-24.

38. Azevedo CF, Nigri M, Higuchi ML et al. Prognostic significance of myocardial fibrosis quantification by histopathology and magnetic resonance imaging in patients with severe aortic disease. J Am Coll Cardiol. 2010;56:278-87.

39. Spina GS, Tarasoutchi F, Sampaio RO et al. Neurohormonal profile of rheumatic patients with significant aortic regurgitation. Arq Bras Cardiol. 2009;92:143-56.

40. Schwarz, P Baumann, J Manthey, M Hoffmann, G Schuler, H C Mehmel, W Schmitz and W The effect of aortic valve replacement on survival. Circulation. 1982;66:1105-1110.

ENDOCARDITE INFECCIOSA

76

João Ricardo Cordeiro Fernandes
Rinaldo Focaccia Siciliano
Max Grinberg

1 CONSIDERAÇÕES GERAIS

A incidência de endocardite infecciosa (EI) tem sido estimada em 3 a 10 episódios por 100 mil pessoas-ano, segundo diferentes fontes.[1-3] Sua incidência vem aumentando especialmente na população mais idosa. Os homens são, em geral, mais acometidos que as mulheres, nos quais o prognóstico tende a ser pior.[4]

Trata-se de um processo infeccioso da superfície endotelial do coração, envolvendo preferencialmente as válvulas cardíacas, mas também pode acometer regiões de defeito septal, cordas tendíneas e o endocárdio mural. Há vários tipos de EI, com diferentes cenários clínicos, estratégias de tratamento e prognóstico. A apresentação pode ser aguda ou subaguda/crônica, podendo ter evolução fatal se não tratada agressivamente com antibióticos, combinados ou não com cirurgia. Embora possa ser causada por fungos ou outros microrganismos, a etiologia mais frequente é a bacteriana. Pacientes em maior risco de desenvolvê-la são aqueles com alterações estruturais cardíacas (ex: doença reumática, anomalias cardíacas congênitas ou cirurgia valvar cardíaca prévia) e expostos a condições que potencialmente possam gerar bacteriemia, como tratamentos dentários, procedimentos invasivos em trato geniturinário ou intestinal, uso de drogas ilícitas intravenosas ou uso de cateteres venosos centrais e outros dispositivos intracardíacos.

Historicamente, os casos dessa doença foram classificados de acordo com sua história natural, conceito que foi definido no século passado, antes da era antibiótica. Desse modo, as endocardites podem ser didaticamente divididas em dois pólos: aguda e subaguda/crônica. O principal agente da doença aguda é o *Staphylococcus aureus*. Sua infecção, em geral, progride rapidamente (entre 1 e 6 semanas), com maior chance de septicemia e complicações, como destruição da anatomia valvar, formação de abscessos perivalvares e embolias sépticas. A forma subaguda/crônica usualmente se desenvolve em valvas que apresentam alterações estruturais prévias e cursa com febre que pode durar de semanas a meses, associada a perda de peso, mal-estar e calafrios. Nesses casos, de maneira geral, os microrganismos responsáveis são de menor virulência, tipicamente os estreptococos do grupo viridans; não raro, há retardo no diagnóstico em razão dos sintomas pouco específicos e da evolução mais indolente. Alguns autores preferem agrupar as endocardites de acordo com a condição clínica predisponente (EI em valvas nativas, EI em valvas protéticas, EI em usuários de drogas intravenosas ou EI hospitalares) ou de acordo com a sua etiologia.

Endocardite recorrente é definida como episódio repetido de EI causada pelo mesmo microrganismo, em menos de 6 meses após um episódio inicial. A reinfecção, por sua vez, é um quadro causado por um microrganismo diferente ou um episódio repetido causado pelo mesmo microrganismo após 6 meses do episódio inicial.

2 EPIDEMIOLOGIA

Pode-se dizer que as características epidemiológicas da EI têm se modificado nos últimos 30 anos, especialmente em países da Europa e nos Estados Unidos. Nesses locais, em vez de ser uma doença que afeta adultos jovens com doença valvar reumática, tem sido cada vez mais frequente em idosos portadores de dispositivos intracardíacos. Essas modificações devem-se muito mais à alteração dos fatores predisponentes e à suscetibilidade do hospedeiro, do que à variação da virulência dos microrganismos envolvidos. Observa-se um aumento gradual da idade média dos pacientes acometidos, e nos Estados Unidos e na Europa tem se tornado uma infecção predominantemente de idosos. A mudança na distribuição etária da doença pode ter sido influenciada por vários fatores: aumento da expectativa de vida da população, mudança na condição predisponente valvar - declínio da doença reumática cardíaca e aumento das doenças cardíacas degenerativas na população idosa (especialmente calcificação da valva aórtica), maior sobrevida de indivíduos com cardiopatia congênita e novas técnicas cirúrgicas valvares, como as plásticas e os implantes de próteses. Além disso, houve a emergência das endocardites hospitalares, que são secundárias às novas modalidades de tratamento invasivo, como uso de cateter venoso central, marca-passo cardíaco, alimentação parenteral, hemodiálise, entre outros.

Estima-se que, nos Estados Unidos, há aproximadamente 15 mil novos casos de EI diagnosticados a cada ano. No Brasil, não existem registros oficiais ou estudos regionais, não se podendo estimar a sua prevalência. As valvas mais frequentemente envolvidas são a mitral e a aórtica. A valva tricúspide é envolvida em menor grau (predominantemente em usuários de drogas intravenosas ou relacionada a uso de marca-passo cardíaco) e o acometimento da valva pulmonar é excepcional.

2.1 EI EM VALVAS NATIVAS

A grande maioria dos casos de EI (70 a 80%) ocorre em pacientes com doença cardíaca predisponente ou qualquer anormalidade que determine alteração do fluxo sanguíneo no coração. Embora o prolapso da valva mitral tenha alta prevalência na população (1 a 5%), o risco associado de EI é relativamente baixo (3 a 8 vezes maior que a população em geral) e está relacionado à presença de regurgitação. Outros fatores de risco, como a presença de uma valva protética ou a ocorrência prévia de endocardite infecciosa, representam um risco relativo muito maior.[5]

Sua incidência relacionada à doença reumática cardíaca declinou nos Estados Unidos nas últimas décadas, mas ainda permanece como um importante fator predisponente nos países em desenvolvimento. Já as valvopatias degenerativas, como estenose aórtica calcificada e calcificação do anel mitral, predispõem a EI especialmente na população idosa. Cardiopatias congênitas, por sua vez, representam aproximadamente 10 a 20% dos casos de EI, e os mais comuns são os defeitos do septo ventricular, a tetralogia de Fallot, a persistência do canal arterial e a coarctação de aorta. A EI pode ocorrer tanto antes como após a correção cirúrgica, na infância ou na fase adulta.

2.2 EI EM PRÓTESES VALVARES

A EI em prótese valvar (EPV) constitui 10 a 30% de todos os casos dessa doença em países desenvolvidos, permanecendo como uma grave complicação infecciosa após cirurgias de substituição valvar cardíaca, apesar dos avanços no seu diagnóstico, tratamento e na profilaxia. De forma global, a taxa de EPV por paciente/ano varia de 0,1 a 2,3%, atingindo elevadas taxas de letalidade (23 a 48%).[6] O risco de EPV é maior nos primeiros três meses de pós-operatório, mantendo-se elevado até o sexto mês e declinando gradualmente até atingir uma taxa relativamente constante de 0,2 a 0,6%/ano após o 12° mês pós-operatório.[7]

Apesar de não ser uma definição consensual, a EPV é tradicionalmente classificada como precoce, quando ocorre nos primeiros 60 dias após a cirurgia, ou tardia, quando a infecção apresenta-se após esse período. Se, de um lado, A EPV precoce tem origem hospitalar, relacionada ao ato cirúrgico ou a eventos perioperatórios, por outro, a EPV tardia tem epidemiologia semelhante à EI de valva nativa (bacteriemias originadas após procedimentos odontológicos, urológicos, gastrintestinais ou secundárias ao uso de drogas injetáveis ou dispositivos invasivos).[8] Estudos com grandes casuísticas mostraram que, até 12 meses após a cirurgia de troca valvar, o risco de EI mantém-se elevado, com um nítido predomínio de bactérias hospitalares (*S. aureus* e estafilococos coagulase-negativo), enquanto, após esse período, são isoladas bactérias comuns às endocardites em valva nativa, como os estreptococos do grupo viridans. Por esse motivo, preferimos adotar a designação "EPV precoce" para aqueles casos de EI que se desenvolvem até o 12° mês pós-operatório.

Vários estudos procuraram encontrar fatores de risco para o desenvolvimento de EPV, encontrando resultados heterogêneos. Ivert e colaboradores[9] compararam 53 casos de EPV com 1.465 controles e mostraram maior risco para aqueles com diagnóstico prévio de EI, presença de prótese mecânica, raça negra e sexo masculino; Calderwood e colaboradores[10] estudaram 116 casos de EPV e 2.608 controles, separando aqueles que ocorreram no primeiro ano pós-operatório (n = 72), e avaliaram os seguintes fatores de risco: duração da circulação extracorpórea, tipo de cirurgia, procedimentos associados, localização e tipo da prótese. Houve maior risco de EI nas próteses metálicas no primeiro ano após implante, enquanto as próteses biológicas assumem maior risco a partir desse período. Embora existam muitos pontos obscuros quanto à contaminação das próteses no primeiro ano pós-operatório, provavelmente estão envolvidos aspectos do ato cirúrgico em si, bacteriemias que se desenvolvem no pós-operatório precoce e características individuais do hospedeiro.

2.3 ENDOCARDITES EM USUÁRIOS DE DROGAS INTRAVENOSAS

Segundo a literatura internacional, a incidência geral de EI em usuários de drogas intravenosas (UDI) é de 1,5 a 20 por 1.000 indivíduos/ano – taxa significativamente maior do que em pacientes com doença cardíaca reumática ou portadores de prótese valvar. Os pacientes são, em sua maioria, adultos jovens do sexo masculino e mais da metade não apresentam doença valvar predisponente. No Brasil, a proporção de pacientes com EI secundária ao uso de drogas injetáveis é menor que em países desenvolvidos. Isso se deve, provavelmente, ao menor consumo de droga injetável em nosso país, aliado a um número proporcionalmente maior de pacientes com valvopatia reumática ainda existentes em nosso meio.

A EI está localizada na valva tricúspide em 46 a 78% dos casos, tendo, porém, menor mortalidade do que aquelas que ocorrem nas valvas mitral ou aórtica. A infecção tem origem em injeções intravenosas não estéreis, e provavelmente a própria pele do UDI é a fonte de contaminação. Isso explica o *S. aureus* como etiologia bacteriana mais frequente (60 a 70%). É possível que a droga ou o seu diluente contaminados também possam carrear bactérias à corrente sanguínea. O *S. aureus* é seguido em prevalência pelos estreptococos e enterococos, os quais são mais frequentes nas endocardites em valva aórtica e mitral. *Pseudomonas aeruginosa*, fungos e infecções polimicrobianas também podem ocorrer, com evolução clínica mais grave. As vegetações do lado direito do coração frequentemente geram embolizações sépticas para os pulmões, particularmente nas infecções por *S. aureus*. Entre pacientes com o vírus da imunodeficiência humana (HIV), o uso de drogas injetáveis é a principal condição predisponente para a ocorrência de EI. O *S. aureus* é o agente mais comum e há aumento da mortalidade apenas quando a contagem de CD4 é inferior a 200 células/mm^3.

2.4 ENDOCARDITES HOSPITALARES

São habitualmente definidas como aquelas que têm início a partir de 48 a 72 horas da internação hospitalar ou quadros de EI diretamente relacionados a um procedimento realizado em ambiente hospitalar, até 4 a 8 semanas antes do seu diagnóstico.[11,12]

EPV precoces também são consideradas de origem hospitalar, mas por suas particularidades foram apresentadas separadamente. Dentre todos os casos de EI, 7,5 a 30% são de aquisição hospitalar, com incidência crescente nas últimas décadas. Contribuem para isso o aumento do número de procedimentos invasivos (cateteres de hemodiálise, acessos venosos centrais, marca-passos), o maior número de leitos em UTI e a maior sobrevida de pacientes idosos e imunodeprimidos.

As endocardites hospitalares podem ser consideradas complicações das bacteriemias hospitalares. A origem dessas bacteriemias é mais facilmente identificada do que nos casos de EI adquiridos na comunidade, sendo a maioria relacionada a cateteres intravasculares, predominantemente os cateteres venosos centrais, seguido pelos acessos venosos periféricos e cateteres de Swan-Ganz. Outras fontes importantes de bacteriemia são a instrumentação urinária, fístulas arteriovenosas para hemodiálise, derivações ventriculoperitoneais, cirurgias do aparelho digestivo e infecções de ferida operatória, da pele e ou de partes moles. Os microrganismos mais comuns nas endocardites hospitalares são as bactérias gram-positivas, principalmente o *S. aureus*, seguidas por estafilococos coagulase-negativos e enterococos.

A taxa de EI entre pacientes com bacteriemia por *S. aureus* é alta e esta pode passar despercebida. Estudos de necropsia encontraram de 18 a 55% de EI por *S. aureus* sem suspeita clínica. Fowler e colaboradores[13] observaram EI em 23% de 69 pacientes com bacteriemia por *S. aureus* por meio de ecocardiograma transesofágico (ETE) e sugerem que a realização desse exame poderia ser superior ao ecocardiograma transtorácico (ETT) na detecção de vegetações ou embolizações nas bacteriemias por *S. aureus* hospitalares. Entretanto, o uso rotineiro do ETE para detecção de EI em pacientes com bacteriemia por *S. aureus* não é uma realidade em grande parte dos serviços no Brasil. Dentre os pacientes que apresentam bacteriemia por *S. aureus*, alguns apresentam maior risco de EI e deveriam ser priorizados para avaliação ecocardiográfica transesofágica, como pacientes com prótese valvar, pacientes com bacteriemia persistente (> 4 dias) ou febre persistente (> 72 horas) a despeito de antibioticoterapia adequada, pacientes com bacteriemia de fonte desconhecida e aqueles com estafilococcia de aquisição na comunidade.

Embora as infecções de corrente sanguínea hospitalares por bactérias gram-negativas sejam relativamente frequentes e imprimam alta letalidade, elas representam uma pequena parcela das endocardites nosocomiais. Uma possível explicação seria sua menor capacidade de adesão ao tecido valvar cardíaco, quando comparada às bactérias gram-positivas. *P. aeruginosa* são as mais prevalentes, embora potencialmente qualquer outra bactéria gram-negativa que cause bacteriemia possa ocasionar EI, incluindo as bactérias multirresistentes. Infecções fúngicas merecem destaque entre as endocardites hospitalares pelas suas altas taxas de letalidade e recidiva. Trata-se de uma infecção emergente, sendo os fungos mais comuns: *Candida albicans*, *Candida* não *albicans* e, em menor grau, *Aspergillus spp.*

Outro grupo emergente de pacientes sob risco de EI relacionada à assistência à saúde são os pacientes em hemodiálise. Esses pacientes são especialmente vulneráveis pelo maior risco de bacteriemia transitória secundária e, em geral, encontram-se em estado de imunodeficiência em virtude das comorbidades, do *status* urêmico e da desnutrição. Estima-se um risco entre 50 e 180 vezes maior para EI em pacientes hemodialíticos, quando comparados com a população geral. Pelas casuísticas de EI de países desenvolvidos nos últimos 10 anos, os pacientes hemodialíticos representam 20% dos casos. O risco de EI varia de acordo com o dispositivo de hemodiálise, podendo-se colocar em ordem decrescente: cateteres vasculares de curta permanência, cateteres vasculares de longa permanência, enxertos arteriovenosos e fístula arteriovenosa nativa.

É interessante notar que, embora seja uma contaminação do sistema venoso (como nos UDI), as infecções ocorrem na grande maioria das vezes do lado esquerdo do coração, o que confere maior gravidade (letalidade de 40 a 50%). Uma explicação plausível é a maior incidência de valvopatia degenerativa na população de hemodialíticos, quando comparada à população em geral. O microrganismo predominante é o *S. aureus* e cerca de 30% deles são resistentes à oxacilina. Um dos principais sinais clínicos da EI, a febre tem baixa incidência entre os pacientes dialíticos com EI (45 a 70%). Dessa forma, a suspeita de infecção nessa população deve ocorrer quando houver bacteriemia por microrganismo típico (ex: estafilococo ou enterococo), desenvolvimento de hipotensão durante a diálise (especialmente em paciente previamente hipertenso), recidiva de uma bacteriemia após tratamento adequado com antibióticos ou novo episódio de insuficiência cardíaca.

3   MICROBIOLOGIA

Streptococcus spp. tipicamente causam EI e são ainda a principal etiologia em nosso país. Estreptococos do grupo viridans (alfa-hemolíticos, não classificados de acordo com Lancefield) são os mais frequentes, destacando-se o *S. mitis, S. mutans, S. sanguis* e *S. oralis.* Essas bactérias fazem parte da flora normal humana, principalmente da cavidade bucal e da faringe. Favorecidas por doença periodontal ou trauma local (procedimento dentário), elas podem atingir a corrente sanguínea e causar EI em uma valva que apresente condição predisponente. Condições do dia a dia, como escovação dentária e a própria mastigação, permitem bacteriemias transitórias e potencialmente podem causar EI. Por terem baixa virulência, os estreptococos produzem uma doença de evolução mais arrastada e potencialmente menor risco de complicações locais ou embolização séptica do que *S. aureus.*

Os enterococos fazem parte da flora endógena do intestino grosso dos seres humanos e podem colonizar a região perineal, sendo causa de infecção urinária. Eles são a terceira causa de EI depois dos estreptococos e estafilococos, e sua incidência parece estar aumentando. A EI por enterococo acomete classicamente idosos do sexo masculino via urinária e mulheres jovens após procedimento obstétrico ou instrumentação urinária. No ambiente hospitalar, os enterococos são causa frequente de bacteriemia em pacientes imunodeprimidos, em uso de cefalosporinas e sondagem vesical, porém EI secundária à bacteriemia ocorre em menos de 10% dos casos. A infecção, em geral, tem evolução subaguda e envolve tanto valvas nativas como protéticas.

Colonizante habitual do trato gastrintestinal humano, *Streptococcus bovis* (grupo D de Lancefield) pode ser causa de bacteriemia e EI principalmente em indivíduos com mais de 60 anos. Trauma ou doenças do cólon, como pólipos, adenomas e câncer, podem produzir bacteriemias por *S. bovis* e EI. A incidência de associação de neoplasia de cólon e bacteriemia ou endocardite infecciosa por *S. bovis* tem sido descrita em 18 a 62% dos casos. O câncer pode estar silente ao diagnóstico da EI ou ser diagnosticado à colonoscopia nos primeiros anos após o diagnóstico do episódio infeccioso. Dessa forma, sugere-se que, na presença de endocardite infecciosa ou apenas bacteriemia por *S. bovis*, deve-se seguir uma investigação detalhada para doenças do cólon, com especial atenção a neoplasias.

Variantes do estreptococo nutricionalmente deficientes são agrupadas em um novo gênero, a Abiotrophia, e tem sido causa de até 6% das endocardites estreptocócicas. As espécies mais comuns são a *A. defectiva* e *A. adjacens,* que frequentemente apresentam suscetibilidade reduzida à penicilina. Sua participação nas endocardites pode estar sendo subdiagnosticada por causa de suas exigências especiais para o cultivo microbiológico.

Entre os estafilococos coagulase-positivos, o único patogênico ao homem é o *S. aureus.* Trata-se de uma bactéria de alta virulência, principal causa de EI aguda e capaz de causar infecção em valvas cardíacas previamente normais. Na comunidade, a EI estafilocócica pode ter origem a partir de processos infecciosos de pele e partes moles, uso de drogas injetáveis ou bacteriemia primária, por vezes secundária a trauma fechado. Dentro do ambiente hospitalar, a ocorrência de infecções de corrente sanguínea por *S. aureus* e consequentemente de EI vem sofrendo um expressivo aumento nas últimas décadas. Isso se deve ao maior número de procedimentos invasivos, próteses implantáveis e principalmente de uso de cateteres vasculares. Paralelamente, observa-se a emergência de cepas de *S. aureus* resistentes à oxacilina por causa do uso excessivo de antibióticos e dificuldades na adesão às medidas de controle das infecções hospitalares. Comparada às outras causas de EI, o *S. aureus* tem maior probabilidade de levar a eventos embólicos (especialmente sistema nervoso central) e maior risco de óbito.

Os estafilococos coagulase-negativos habitam naturalmente a pele e as vias aéreas superiores, têm baixa virulência e raramente causam infecções em indivíduos sadios. Esse microrganismo, entretanto, ganha importância dentre as infecções de origem hospitalar, podendo causar bacteriemia ou sepse relacionada a cateteres vasculares e consequentemente EI nosocomial, sendo a principal causa de EPV precoce. Os *Staphylococcus epidermidis* representam a maioria dos casos; outros coagulase-negativos relacionados à EI incluem o *S. hominis*, *S. hemolyticus*, *S. warnerii*, *S. cohnii* e *S. saprophyticus*. Os estafilococos coagulase-negativos também podem causar endocardites em valvas nativas, afetando em maior número indivíduos com alteração estrutural valvar predisponente. Por apresentarem um curso clínico mais indolente e serem contaminantes habituais de hemoculturas, deve-se ter atenção especial para fazer um diagnóstico específico e precoce. De outra forma, o *Staphylococcus lugdunensis*, uma espécie de estafilococo coagulase-negativo de aquisição na comunidade, tem alta virulência, sendo capaz de causar EI com destruição valvar e que geralmente necessita de correção cirúrgica.

O acrônimo HACEK (*Haemophilus spp.*, *Actinobacillus actinomycetemcomitans*, *Cardiobacterium hominis*, *Eikenella corrodens* e *Kingella kingae*) representa um grupo de bactérias gram-negativas pouco patogênicas mas que caracteristicamente causam EI. Esse agrupamento surgiu em decorrência às suas características comuns: frequentemente colonizam a orofaringe de humanos, apresentam crescimento lento e seu cultivo é favorecido pelo dióxido de carbono. Em geral, as endocardites causadas pelo grupo HACEK têm prognóstico mais favorável que outras causas de EI, com taxa de letalidade ao redor de 15%. Embora o grupo HACEK deva ser considerado como uma possibilidade nas endocardites com hemoculturas negativas em virtude de seu crescimento lento, na maior parte das vezes elas são identificadas até o quinto dia de hemocultivo nos sistemas automatizados. Esse grupo de bactérias representa no máximo 5% das causas de EI.

Os fungos apresentam-se como causa de aproximadamente 2% de todas as endocardites, destacando-se por imprimir elevadas taxas de mortalidade e recidiva. O uso de drogas intravenosas, que no passado foi importante fonte para as endocardites fúngicas, parece estar sendo substituído por um paciente com valvopatia, hospitalizado e debilitado por outras comorbidades e tratamentos invasivos. Dois estudos envolvendo grandes casuísticas encontraram como fatores de risco mais importantes para a EI fúngica o uso de cateter venoso central, uso prévio de antibióticos de amplo espectro, doença maligna, tratamento imunossupressor, presença de prótese valvar, entre outros.[14,15] Os fungos habitualmente encontrados são: *Candida albicans*, *Candida* não *albicans* (*C. parapsilosis*, *C. glabrata*, *C. tropicalis*) e *Aspergillus spp*. Uma grande variedade de fungos pode causar EI de forma esporádica, sendo alguns deles emergentes: *Trichosporon spp.*, *Scedosporium spp.*, *Fusarium spp.*, *Mucor spp.*, *Cryptococcus neoformans*, *Histoplasma capsulatum*, *Pseudallescheria boydii* e *Penicillium marneffei*. O risco de embolização é superior ao encontrado nas endocardites bacterianas e, infelizmente, as taxas de mortalidade ainda são excessivamente altas (50 a 70%). Ocorre maior sobrevida em pacientes com infecção por *Candida spp*. do que por *Aspergillus spp*. e naqueles tratados com antifúngico associado à cirurgia de substituição valvar. A cura parece ser improvável sem a troca valvar e, em razão do alto risco de recorrência (superior a 30%), alguns autores sugerem manutenção de um antifúngico por período indeterminado, ou principalmente nos primeiros 2 anos.

3.1 ENDOCARDITES COM CULTURAS NEGATIVAS

A hemocultura permanece como principal método utilizado para o diagnóstico etiológico da EI. Entretanto, em alguns casos dessa enfermidade as hemoculturas ou cultura da vegetação valvar podem ser negativas, dificultando o reconhecimento etiológico da infecção e a escolha de terapia antibiótica específica. Culturas negativas ocorrem de 2,5 a 30% dos casos de EI e, segundo alguns autores, associam-se com maior risco de destruição valvar, embolização séptica e maior mortalidade quando comparadas às endocardites com agente etiológico conhecido. Possíveis razões para culturas negativas são: administração de antibióticos antes da coleta das hemoculturas e presença de microrganismos que não se desenvolvem nas hemoculturas habituais ou não podem ser identificados por meio das técnicas microbiológicas de rotina.

Nos últimos anos, a investigação da infecção por *Coxiella burnetii* e *Bartonella spp*., por meio de sorologia ou técnicas de biologia molecular entre pacientes com EI e culturas negativas, tem recebido destaque na literatura. Por se tratarem de microrganismos intracelulares, *C. burnetii* e *Bartonella spp*. não são identificadas por métodos microbiológicos empregados rotineiramente. A sorologia (imunofluorescência indireta) é um método seguro e de fácil realização para o diagnóstico das endocardites por *Bartonella spp*. e *C. burnetii*. Títulos séricos de anticorpos IgG anti-fase I superiores a 1:800 têm valor preditivo positivo de 98% nas endocardites causadas por *C. burnetii* e sensibilidade de 97% e especificidade de 98 a 100% nas endocardites por *Bartonella spp*.[16,17] Isso levou recentemente alguns autores a proporem que títulos elevados de anticorpos (> 1/800) para *C. burnetii* ou *Bartonella spp*. sejam considerados novos critérios maiores para o diagnóstico de EI dentre os já estabelecidos critérios de Duke.[18,19] O diagnóstico das endocardites por essas espécies de bactérias pode ser confirmado por técnicas de imuno-histoquímica no tecido valvar ou por análise de biologia molecular, principalmente se associada ao cultivo celular de sangue ou da vegetação valvar.

C. burnetii é um microrganismo intracelular obrigatório responsável pela Febre Q, zoonose mundialmente distribuída, e que pode ocasionalmente infectar humanos e causar EI. Seus hospedeiros naturais são bovinos, equinos e carneiros, que raramente adoecem. Existem alguns estudos de prevalência em São Paulo e Minas Gerais realizados nas décadas de 1960 e 1970 que encontraram sorologia positiva em baixos títulos para *C. burnetii* (infecção pregressa) em cerca de 8,5 a 29% dos tratadores de rebanhos de gado.[20,21] A prevalência da infecção humana, entretanto, é desconhecida. Provavelmente se trata de uma doença subdiagnosticada e somente nos últimos anos foram descritos os primeiros casos da doença no Brasil.[22-24]

Bartonella spp., pertencente ao grupo das alfaproteobactérias, pode causar várias síndromes clínicas em indivíduos imunocompetentes e imunodeprimidos. Estas incluem a doença da arranhadura do gato, febre prolongada, adenopatia crônica febril, meningoencefalites, peliose hepática e angiomatose bacilar. As espécies patogênicas mais importantes são a *B. henselae* e *B. quintana*. Estas duas espécies são agentes reconhecidos de EI com hemocultura negativa e podem constituir até 3% de todas as endocardites.[25] A EI por *B. henselae* ocorre em pacientes com valvopatia prévia e está relacionada ao contato com gatos domésticos, enquanto a *B. quintana* tem como reservatório o próprio homem e é transmitida por ectoparasitos. Esta última ocorre com maior frequência entre pacientes etilistas, moradores de rua e na ocorrência de pediculose ou escabiose. Assim como a *C. burnetii*, somente nos últimos anos foram publicados os primeiros casos de EI por *Bartonella spp.* no Brasil, sendo sua real prevalência ainda desconhecida.

Outros agentes infecciosos, como *Legionella spp.*, *Brucella spp.*, *Abiotrophia spp.* e *Fracisella tularensis*, foram identificados como causa de EI, embora em descrições esporádicas. A *Chlamydia psittaci* é associada à exposição a pássaros e seu diagnóstico pode ser confundido com o de bartonelose pela possibilidade de sorologia cruzada. Recentemente, a *Tropheryma whippelii* tem sido apontada como uma nova etiologia para EI com hemocultura negativa. Os casos de EI foram reconhecidos principalmente com a técnica de PCR (reação em cadeia da polimerase) no tecido valvar e nem sempre estavam presentes os sintomas clássicos da doença de Whipple: artralgia, diarreia, adenomegalia e emagrecimento.

4 MANIFESTAÇÕES CLÍNICAS

A EI pode manifestar-se, local e sistemicamente, de maneiras bastante diversas. Seus sinais e sintomas podem ser decorrentes da bacteriemia persistente, da lesão valvar ou miocárdica, de fenômenos embólicos periféricos ou de vasculites. Nem sempre a síndrome clássica de febre, anemia, sopro cardíaco e fenômenos embólicos está presente ou é reconhecida. Por esse motivo, não é infrequente a justificativa da febre por outro foco infeccioso presumido, assim como complicações embólicas extracardíacas são avaliadas fora do contexto de EI.

O intervalo de tempo entre a bacteriemia e o início dos sintomas de EI é, em geral, menor que 2 semanas. Em alguns pacientes com EPV precoce, o período de incubação pode ser mais prolongado (até 5 meses).

A febre é a manifestação clínica mais comum e está presente em mais de 80% dos casos. Em pacientes idosos ou debilitados por doenças crônicas, ela pode ter menor intensidade ou estar ausente, assim como em casos com prescrição inadvertida de antibióticos. Nas infecções por estreptococos do grupo viridans, a febre é menos intensa do que na EI por *S. aureus* ou *S. pneumoniae*, podendo ainda ser acompanhada de sintomas inespecíficos, como calafrios, fadiga, anorexia e perda de peso. A febre prolongada, a despeito de tratamento antibiótico, pode ocorrer por causa da formação de abscesso ou de episódios de embolização.

A segunda manifestação mais frequente é o sopro cardíaco, o qual pode preexistir pela alteração valvar predisponente ou ser intensificado por destruição do folheto valvar ou ruptura de corda tendínea. Sopros novos ou intensificados, indicativos de dano valvar, são mais prevalentes nos casos de EI aguda e de EPV, sendo infrequentes nos pacientes com EI subaguda de valva nativa.

A esplenomegalia é observada em maior frequência nos casos com evolução mais lenta. Sua ocorrência parece ter diminuído nas últimas décadas com o diagnóstico mais precoce e o uso de antibióticos em larga escala. Ela é resultado da estimulação progressiva à proliferação de células do sistema reticuloendotelial por bactérias e imunocomplexos.

Microembolizações ou vasculites focais podem determinar alterações cutâneas que, embora inespecíficas, contribuem para o diagnóstico de EI. Podem ocorrer pequenas hemorragias lineares no leito ungueal ou petéquias que, na maioria das vezes, são observadas na conjuntiva, no palato, na mucosa oral ou nas extremidades. Lesões de Janeway são lesões maculares hemorrágicas ou eritematosas, não dolorosas, na palma das mãos e na planta dos pés, secundárias a fenômenos embólicos. Outra alteração cutânea típica são os nódulos de Osler - nódulos subcutâneos eritematosos, dolorosos, que se desenvolvem nas polpas digitais e regiões proximais dos dedos, sendo sua patogênese mais relacionada à deposição de complexos imunes do que à embolia séptica. A fundoscopia pode mostrar hemorragia retiniana, classicamente oval com parte central pálida (manchas de Roth), e o exame de urina, micro-hematúria e proteinúria (glomerulonefrite imunomediada).

Dor lombar, artralgias e artrites ocorrem com frequência e podem ser confundidas com distúrbios reumatológicos, uma vez que, na EI, também há aumento da velocidade de hemossedimentação e pode haver positivação do fator reumatoide sérico. As manifestações clínicas secundárias à estimulação imunológica desenvolvem-se com maior frequência nos quadros subagudos. Não há, entretanto, qualquer manifestação clínica patognomônica da EI.

O desprendimento de fragmentos das vegetações cardíacas pode gerar eventos embólicos na periferia vascular. As complicações mais temidas são as embolias para o sistema nervoso central (SNC), que podem ocorrer em 20 a 40% dos pacientes com EI. As alterações anatômicas incluem infarto cerebral, aneurismas micóticos, abscessos, hemorragia intraparenquimatosa ou subaracnoide e meningite. Deve-se ter atenção a sintomas neurológicos, como déficits focais, ataxia, crise convulsiva ou confusão mental que, por vezes, constituem a principal queixa do paciente com EI. O início precoce do tratamento antibiótico reduz o risco de embolizações; entretanto, pacientes hospitalizados em tratamento para EI podem apresentar sinais ou sintomas neurológicos, cefaleia intensa ou focal, devendo ser submetidos a exames de imagem do SNC (tomografia ou ressonância magnética) para a pesquisa de eventos isquêmicos, hemorrágicos ou de aneurismas micóticos. Esse tipo de aneurisma geralmente é precedido de embolização séptica, que pode não ser clinicamente evidente.

Outros órgãos também podem ser afetados por embolizações vasculares, como os rins, o baço, o fígado e as artérias ilíacas ou mesentéricas. Embolizações esplênicas são frequentes e geralmente causam dor abdominal no quadrante superior esquerdo ou dor torácica pleurítica, podendo ainda gerar abscessos esplênicos que perpetuam a febre mesmo em vigência de antibioticoterapia adequada. Dor em região lombar ou em flancos pode sugerir infarto renal, algumas vezes associado à hematúria. Todavia, a causa mais comum de insuficiência renal em pacientes com EI é a instabilidade hemodinâmica ou a toxicidade gerada pelo tratamento antimicrobiano (especialmente por aminoglicosídeos).

Quando a EI acomete as valvas tricúspide ou pulmonar, pode haver embolia séptica para a circulação pulmonar, compondo um quadro clínico composto por tosse com escarro hemoptoico, dispneia e dor torácica pleurítica. Alterações à radiografia de tórax são observadas em mais de 50% dos casos. Nesses casos, ainda, o sopro cardíaco nem sempre é detectado à admissão e os fenômenos embólicos podem ser os responsáveis pelo diagnóstico de EI.

Nos quadros de EI causadas por *C. burnetii*, o quadro clínico costuma ser mais discreto, porém progressivo. O retardo no diagnóstico é muito comum nesta infecção, pois, além de apresentarem hemoculturas negativas, somente 20 a 30% dos pacientes têm vegetações ao ecocardiograma. Trata-se de uma EI de curso crônico (em geral mais de 12 meses até o diagnóstico) que deve ser suspeitada em pacientes com valvopatia prévia (90% dos casos) e que apresentam sintomas de insuficiência cardíaca progressiva e/ou sintomas inespecíficos, como fadiga, perda de peso, sudorese noturna e febre baixa. Ao exame físico, observa-se esplenomegalia e, laboratorialmente, anemia, trombocitopenia, elevação discreta das transaminases e hipergamaglobulinemia. É comum o dado epidemiológico positivo de contato com animais de fazenda e vida em ambiente rural.

5 DIAGNÓSTICO

O diagnóstico de EI requer múltiplos achados clínicos, laboratoriais e de imagem. Uma história clínica consistente associada à presença de lesão cardíaca prévia e evidência de bacteriemia recente sugerem fortemente o diagnóstico de EI.

Em 1981, von Reyn e colaboradores, do Beth Israel Hospital, sugeriram uma classificação para auxílio no diagnóstico de EI: endocardite provável, possível ou rejeitada.[26] Em 1994, Durack e colaboradores (Duke University) redefiniram os critérios diagnósticos de EI, agregando o exame de imagem ecocardiográfica

aos dados clínicos e laboratoriais.[27] Esses critérios foram validados por estudos subsequentes e denominados critérios de Duke, sendo que algumas modificações foram propostas recentemente[28] (Tabela 76.1). Embora auxiliem o médico clínico, os critérios de Duke foram originalmente criados para que houvesse uniformização no diagnóstico de EI entre estudos epidemiológicos e ensaios clínicos. Assim, decisões à beira do leito (como o início da terapia antibiótica) não devem ser absolutamente restritas a esse modelo de diagnóstico.

5.1 MICROBIOLOGIA

O principal exame para o diagnóstico etiológico de EI é a hemocultura. É muito importante que a coleta de sangue seja realizada com técnica adequada, para minimizar o risco de contaminação da amostra. Dessa forma, sugere-se que sejam coletados três pares de hemoculturas (meio aeróbio e anaeróbio), com punções venosas periféricas independentes, sob cuidados de higienização da pele com antissépticos e, preferencialmente, antes da introdução de antibióticos. Não é recomendada a coleta por aspiração de cateteres, pelo risco de contaminação da amostra. Não há diferença quanto à sensibilidade para sangue arterial ou venoso. O intervalo de tempo ideal entre as coletas das hemoculturas não é precisamente definido; sugere-se intervalo de, pelo menos, 30 a 60 minutos, mas pode ser reduzido nos casos agudos com apresentação grave, pela urgência do início da terapia antibiótica. Cinco a sete dias de incubação nos sistemas automatizados de hemocultura são usualmente suficientes para isolar a maioria dos microrganismos envolvidos em casos de EI.

O cultivo da vegetação valvar de pacientes submetidos a tratamento cirúrgico da EI apresenta baixa sensibilidade (< 30%), especialmente quando as hemoculturas são negativas (< 6%). Entretanto, uma vantagem dessa técnica é avaliar se há viabilidade do microrganismo até o momento da cirurgia, sendo este um indicador de resposta do tratamento antibiótico até então empregado. A positividade da cultura da vegetação pode denotar a dificuldade de ação microbicida tecidual e, dessa forma, interferir no tempo de uso e na escolha dos antibióticos no período pós-operatório.

5.2 EXAMES LABORATORIAIS

Exames laboratoriais inespecíficos podem sugerir a existência da doença e suscitar uma investigação pormenorizada. A anemia é bastante frequente nas endocardites com evolução prolongada, mas o leucograma pode estar pouco alterado; casos agudos podem apresentar leucocitose com desvio à esquerda, como ocorre na EI estafilocócica. As provas de atividade inflamatória, como a velocidade de hemossedimentação e a proteína C reativa, encontram-se quase invariavelmente elevadas. No exame de sedimento urinário, pode-se evidenciar hematúria, proteinúria e leucocitúria, decorrentes de glomerulonefrite associada á EI, ou embolia renal.

TABELA 76.1 Critérios de Duke para o diagnóstico de EI modificados por Li e colaboradores (2000). Modificações propostas em negrito.

CRITÉRIOS MAIORES

Hemoculturas

- 2 hemoculturas positivas para microrganismos típicos: *S.viridans*, *S.bovis*, bactérias grupo HACEK, *S. aureus*, ou enterococo de origem comunitária na ausência de foco primário
- bacteriemia persistente definida como 2 hemoculturas colhidas com intervalo > 12h, ou positiva em 3 de 3 hemoculturas ou maioria de 4 ou mais hemoculturas (intervalo maior que 1h entre as culturas)
- cultura positiva para *C. burnetii* ou sorologia positiva com títulos anti-fase I > 1/800

Envolvimento endocárdico

- ecocardiograma positivo (**ecocardiograma transesofágico é recomendado em pacientes com prótese valvar, pacientes classificados como EI possível por critérios clínicos, ou EI com abscesso perivalvar; ecocardiograma transtorácico é recomendado como primeira opção para os demais pacientes**): massa oscilante intracardíaca aderida à valva, ao trajeto de jatos de regurgitação, ao material implantável na ausência de outra explicação anatômica ou abscesso ou deiscência nova de prótese valvar
- Nova regurgitação valvar (alteração de sopro não é suficiente)

CRITÉRIOS MENORES

- uso de droga IV ou cardiopatia predisponente
- temperatura >38ºC
- fenômeno vascular: embolia arterial, infarto séptico pulmonar, aneurisma micótico, hemorragia intracraniana, hemorragia conjuntival, lesões de Janeway
- fenômeno imunológico: glomerulonefrite, nódulos de Osler, manchas de Roth ou fator reumatoide positivo
- evidência microbiológica: hemocultura positiva sem critério maior (excluindo estafilococo coagulase-negativo em apenas uma hemocultura) ou evidência sorológica de infecção ativa por microrganismo compatível com EI

Endocardite definida

- Presença de 2 critérios maiores, ou 1 maior + 3 menores, ou 5 menores
- Vegetação ou abscesso intracardíaco com evidência histológica de EI ativa ou demonstração direta de microrganismo em vegetação, abscesso ou êmbolo

Endocardite possível¶

- Presença de 1 critério maior e 1 critério menor, ou 3 menores

Endocardite rejeitada

- Diagnóstico claro de outro foco infeccioso ou remissão completa dos sinais com menos de 4 dias de tratamento, ou ausência de evidências anatomopatológicas de EI em cirurgia ou autópsia com menos de 4 dias de tratamento antibiótico
- Não preenche os critérios acima

5.3 ECOCARDIOGRAMA

É um exame essencial na investigação de um caso suspeito de EI. Além da detecção de vegetações, que tem importante valor diagnóstico, esse exame também é relevante na investigação de complicações, como a presença de abscessos, deiscência da prótese valvar, novas regurgitações, fístulas, aneurismas ou perfurações de folhetos. O ecocardiograma também tem grande utilidade na avaliação da severidade da doença, na predição de risco embólico e no seguimento de pacientes sob tratamento antibiótico.[29] O ecocardiograma transtorácico (ETT) é um exame rápido, não invasivo, com boa sensibilidade para vegetações, especialmente quando ocorrem nas valvas do lado direito do coração. A obesidade, a doença pulmonar obstrutiva crônica e as deformidades da parede torácica podem comprometer a qualidade da imagem do ETT. Uma alternativa é a realização do ecocardiograma transesofágico (ETE), que tem maior sensibilidade que o ETT, especialmente para investigação de EI em próteses valvares e na avaliação da extensão perivalvar da infecção. Em razão do caráter invasivo e maior custo do ETE, habitualmente a avaliação inicial do paciente com suspeita de EI é realizada pelo ETT, sendo o ETE solicitado quando a imagem transtorácica é

tecnicamente inadequada ou se persiste a suspeita da doença com ETT negativo. Sugere-se o uso do ETE como primeiro exame quando há suspeita de EI em prótese valvar ou suspeita de complicações cardíacas (abscesso perivalvar). Caso o ETE seja negativo e persista a suspeita de EI, sugere-se que ele seja repetido dentro de 7 dias. A persistência de febre durante o tratamento de um caso de EI ou um novo bloqueio atrioventricular ao ECG, por exemplo, podem sugerir a formação de abscessos e devem ser investigados com ETE.

Entretanto, achados atípicos não são infrequentes e o ecocardiograma pode ter achado falso-negativo em aproximadamente 15% dos casos de EI, particularmente naqueles com lesões valvares severas preexistentes (prolapso de valva mitral, lesões degenerativas, próteses valvares).[28] Além disso, em alguns casos há dificuldade na diferenciação entre vegetações e trombo, prolapso de cúspide, tumores cardíacos, alterações mixomatosas ou vegetações não infecciosas.

O diagnóstico ecocardiográfico de EI é mais difícil na presença de prótese valvar, com sensibilidade e especificidade, tanto do ETT como do ETE, menores do que nos casos de valva nativa. Nesses casos, a realização de ETE é mandatória, segundo recomendação da Sociedade Europeia de Cardiologia.[30] Nos casos duvidosos, o emprego de outras modalidades de exame de imagem, como a tomografia computadorizada por emissão de pósitrons (PET-CT, sigla em inglês), pode ser de grande valia.

5.4 TOMOGRAFIA COMPUTADORIZADA

As vantagens e limitações de outros métodos de imagem usados no diagnóstico e na avaliação evolutiva da EI vêm sendo estudadas. A tomografia computadorizada (TC) vem tendo papel crescente dentro da cardiologia. Apesar de estudos recentes não mostrarem grande vantagem da TC em relação ao ETE,[31] ela parece levar vantagem em casos de valvas extremamente calcificadas, na avaliação da extensão perivalvar da EI (como abscessos e pseudoaneurismas) e nos casos de próteses valvares. A realização de TC de crânio ou abdome também tem sua utilidade na avaliação de complicações ou nas manifestações extracardíacas, como o embolismo sistêmico.

5.5 IMAGENS MOLECULARES

O uso de tomografia por emissão de pósitrons com 18F-fluordesoxiglicose (18F-FDG PET-CT, sigla em inglês) permite a detecção do metabolismo de glicose nos diversos órgãos. Além do seu já habitual uso em doenças oncológicas, o método vem se provando útil no diagnóstico e no seguimento de condições clínicas infecciosas, com resultados promissores em casos de EI.[32] Saby L. e colaboradores mostraram que a detecção de captação anormal de fluordesoxiglicose ao redor de prótese valvar aumenta a sensibilidade do critério de Duke modificado para o diagnóstico de EI à admissão de 70 a 97%.[33] Porém, ainda existem sérias e diversas limitações a 18F-FDG PET-CT no diagnóstico e na avaliação de pacientes com EI.

5.6 RESSONÂNCIA MAGNÉTICA

A aplicabilidade da ressonância magnética no diagnóstico e na avaliação de pacientes com EI restringe-se às complicações neurológicas. H. Kin e colaboradores consideram a ressonância cerebral uma importante ferramenta na EI, auxiliando decisões clínicas e contribuindo para evitar complicações cerebrais devastadoras após cirurgia cardíaca valvar convencional.[34]

5.7 OUTROS MÉTODOS DIAGNÓSTICOS

O exame anatomopatológico da vegetação, obtido após cirurgia cardíaca ou necropsia, é o padrão-ouro para o diagnóstico de EI, podendo ainda sugerir sua etiologia. Infecções agudas costumam apresentar mais necrose e infiltrado neutrofílico, enquanto as endocardites com evolução subaguda apresentam-se com um infiltrado inflamatório mononuclear, maior fibrose no folheto valvar, além de calcificação e neovascularização (especialmente nos pacientes em uso de antibioticoterapia apropriada). O exame histológico com coloração de hematoxilina-eosina

(HE) não permite investigação microbiológica adequada, o que torna necessária a pesquisa direta de bactérias no tecido valvar. Esta é usualmente realizada por colorações histoquímicas no tecido, tais como Brown-Brenn (bactérias gram-positivos), Brown-Hopps (bactérias gram-negativos) e Grocott (fungos). Pacientes com hemoculturas negativas podem ser investigados ainda com Ziehl-Neelsen (bacilos álcool-ácido resistentes), Warthin-Starry (*Bartonella spp.*), Periodic acid-Schiff (*T. whipplei*) e Gimenez (*C. burnetii*).

Nos últimos anos, a investigação de *Bartonella spp.* e *C. burnetii* como etiologia de EI tem recebido destaque na literatura. Como explicado previamente, por serem microrganismos intracelulares, estas espécies de bactérias não são identificadas por meio dos métodos microbiológicos empregados rotineiramente. Portanto, a sorologia (imunofluorescência indireta) é um método seguro e de fácil realização para o seu diagnóstico. Títulos séricos de anticorpos IgG superiores a 1:800 têm elevada sensibilidade e especificidade no diagnóstico de EI causadas por *C. burnetii* e *Bartonella spp.* O diagnóstico pode ser confirmado por técnicas de imuno-histoquímica no tecido valvar ou por análise de biologia molecular, principalmente se associada ao cultivo no sangue ou da vegetação valvar.

A técnica de biologia molecular é promissora como método auxiliar no diagnóstico etiológico das endocardites quando aplicada na vegetação valvar, mas apresenta baixa sensibilidade em sangue periférico. Há interesse especial na utilização deste método na investigação de casos de EI com hemoculturas negativas pelo uso de antibióticos ou para detectar microrganismos de difícil cultivo, como *T. whipplei*, *Bartonella spp.* ou *C. burnetii*. Embora existam várias publicações referentes à aplicação da biologia molecular nos casos de EI, a maioria destas utilizaram técnicas caseiras, com carência de padronização.

5.8 FLUXOGRAMA DIAGNÓSTICO

A seguir, a Figura 76.1 resume a recomendação da Associação Americana de Cardiologia (AHA) quanto ao emprego de métodos de imagem para o diagnóstico de EI:

6 TRATAMENTO

De maneira geral, o tratamento da EI baseia-se em três aspectos: estabilização clínica inicial, obtenção precoce de hemoculturas e instituição de tratamento medicamentoso e/ou cirúrgico definitivo.

6.1 TRATAMENTO CLÍNICO

O tratamento medicamentoso com antibióticos deve ser direcionado para o microrganismo que ocasionou infecção; todavia, quando a situação clínica demanda um início de terapia imediato, antes do isolamento do agente, esta deve ser direcionada para os germes mais prováveis e prevalentes. Por outro lado, o

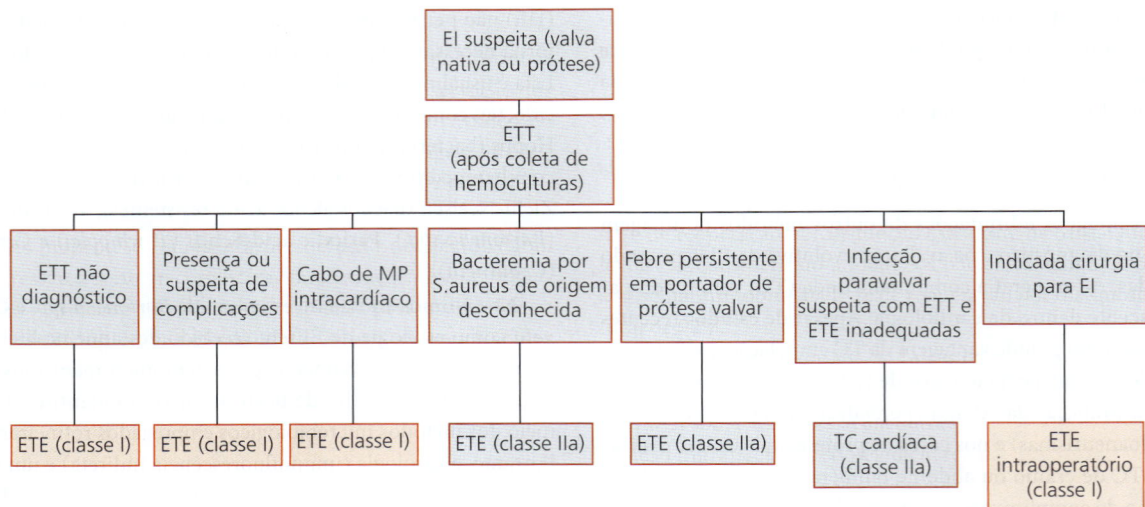

FIGURA 76.1 Recomendação da Associação Americana de Cardiologia (AHA) quanto ao emprego de métodos de imagem para o diagnóstico de EI. EI: endocardite Infecciosa; ETT: ecocardiograma transtorácico; MP: marca-passo; ETE: ecocardiograma transesofágico; TC: tomografia computadorizada.

tratamento cirúrgico está indicado na maioria dos casos de EPV, naqueles causados por *S. aureus* ou fungos, e em EI com grande vegetação (> 10mm).[35]

O sucesso do tratamento da EI depende do tratamento antibiótico adequado e tem como objetivo final erradicar os microrganismos contidos na vegetação. Este microambiente favorece a perpetuação da infecção por bactérias ou fungos, pois são menos expostos à resposta imune celular e humoral do hospedeiro e há dificuldade para os antibióticos atingirem concentrações efetivas no seu interior.

O tratamento antimicrobiano ideal seria aquele com alta atividade microbicida, administrado por via venosa e em doses e intervalos que permitam atingir níveis séricos elevados de forma constante e por período de tempo prolongado. Na prática clínica, entretanto, há problemas quanto à toxicidade de antibióticos, resistência bacteriana e necessidade de tratamento cirúrgico combinado por condições cardíacas ou complicações sépticas à distância. Devido à ocorrência esporádica da EI, a maioria dos esquemas terapêuticos recomendados foi avaliada em modelos experimentais animais ou por estudos clínicos observacionais.

Na maioria dos casos, o tratamento antimicrobiano da EI aguda deve ser empírico, iniciado antes da identificação do microrganismo pela hemocultura e da definição do seu perfil de sensibilidade. Algumas informações clínicas são relevantes para a escolha terapêutica, tais como o uso de drogas intravenosas, a presença de prótese valvar (e o tempo pós-implante), hospitalizações prévias, bacteriemias ou endocardites prévias. Uma sugestão para a cobertura antibiótica empírica é apresentada na Tabela 76.2. Os pacientes com maior risco e que merecem antibioticoterapia imediatamente após a coleta das primeiras hemoculturas são aqueles que se apresentam com quadro de sepse, disfunção valvar grave, suspeita de evento embólico ou abscesso perivalvar. Nos pacientes que fizeram uso de antibiótico antes do diagnóstico da EI ou que se apresentam com EI subaguda de baixo risco para complicações ou sepse, é possível aguardar os primeiros dias de incubação das hemoculturas antes do início do tratamento. Caso permaneçam negativas, deve-se iniciar antibioticoterapia empírica após coleta de novas amostras.

Entre estreptococos do grupo viridans, observa-se a emergência de cepas com suscetibilidade diminuída à penicilina e a

TABELA 76.2 Sugestão para tratamento antimicrobiano empírico em EI com culturas negativas em adultos		
SITUAÇÃO	**ANTIBIOTICOTERAPIA**	**DURAÇÃO/SEMANAS**
Valva nativa ou prótese valvar implantada há mais de 12 meses	Penicilina G cristalina 3-4 milhões 6x/24h + oxacilina 2g 6x/24h + gentamicina 1 mg/kg 3x/24h	4-6 4-6 2
Prótese valvar implantada a menos de 12 meses	Vancomicina 15 mg/kg 2x/24h + rifampicina 300 mg 3x/24h + gentamicina 1 mg/kg 3x/24h	6 6 2-4

outros betalactâmicos, por redução na afinidade de proteínas de membrana ligadoras da penicilina. A determinação da concentração inibitória mínima (CIM) desse grupo bacteriano auxilia na escolha do esquema terapêutico (Tabela 76.3).[36] Eles são usualmente classificados como sensíveis à penicilina (CIM ≤ 0,1 mg/L), com resistência intermediária (CIM > 0,1 até 0,5 mg/L) ou alta resistência à penicilina (CIM ≥ 0,5 mg/L). A EI por estreptococos sensíveis é tratada habitualmente com a combinação de penicilina e um aminoglicosídeo por duas semanas e manutenção da penicilina por mais 14 dias. Embora o sinergismo das penicilinas com aminoglicosídeos permita a redução do tempo de tratamento para 2 semanas, sua eficácia não foi testada adequadamente entre pacientes com choque séptico, complicações (abscesso, embolização) ou presença de prótese valvar. Pacientes idosos ou com alteração da função renal e EI não complicada podem ser tratados com penicilina por 4 semanas sem associação de aminoglicosídeo. Embora não tenha sido devidamente estudado em EI, outra estratégia para minimizar o risco renal é o uso do aminoglicosídeo em dose única diária. Esse esquema

posológico tem sido o preferido para pacientes de risco renal e com EI sem complicação.

Enterococos são resistentes às cefalosporinas e apresentam menor sensibilidade às penicilinas. O tratamento das endocardites por enterococo com monoterapia com penicilina, ampicilina ou glicopeptídeos (vancomicina e teicoplanina) mostrou-se insuficiente e a combinação com aminoglicosídeos é parte importante desse tratamento, aumentando a atividade bactericida. No entanto, um estudo recente mostrou mesma taxa de sucesso terapêutico e menor nefrotoxicidade com a associação de ampicilina e altas doses de ceftriaxona (Tabela 76.3). A escolha dos antibióticos deve ser ajustada de acordo com o perfil de sensibilidade para as penicilinas, aminoglicosídeos e glicopeptídeos; há preferência para ampicilina ou penicilina em cepas sensíveis. A resistência à gentamicina sugere também resistência aos demais aminoglicosídeos, exceto à estreptomicina, embora todos devam ser testados individualmente. A associação de um antibiótico de ação na parede celular (penicilina, ampicilina ou glicopeptídeo) com um aminoglicosídeo é necessária por pelo menos 4 semanas

TABELA 76.3 Tratamento antimicrobiano para os principais agentes infecciosos de EI em adultos (adaptado de ESC *guidelines*, 2009; Mylonakis & Calderwood, 2001)

MICRORGANISMO	VALVA NATIVA		VALVA PROTÉTICA	
	Antibiótico	Sem	Antibiótico	Sem
Estreptococos do grupo viridans e S. bovis sensíveis à penicilina (CIM ≤ 0,1 mg/l)	Penicilina G cristalina 2-3 milhões 6x/24h ou ceftriaxona 2 g /24h ± gentamicina 1 mg/kg 3x/24h ou penicilina G cristalina 2-3 milhões 6x/24h ou ceftriaxona 2 g /24h + gentamicina 1 mg/kg 3x/24h	4 2 2 2 2 2	Penicilina G cristalina 2-3 milhões 6x/24h ou ceftriaxona 2 g/24h + gentamicina 1 mg/kg 3x/24h	6 6 2
Estreptococos do grupo viridans e S. bovis com sensibilidade intermediária à penicilina (CIM > 0,1 a 0,5 mg/L)	Penicilina G cristalina 3-4 milhões 6x/24h + gentamicina 1 mg/kg 3x/24h	4-6 2	Penicilina G cristalina 3-4 milhões 6x/24h + gentamicina 1 mg/kg 3x/24h	6 2-4
Estreptococos do grupo viridans e S. bovis CIM ≥ 0,5 mg/L ou Abiotrophia spp.	Penicilina G cristalina 4-5 milhões 6x/24h + gentamicina 1 mg/kg 3x/24h, ou vancomicina 15 mg/kg 2x/24h	4-6 4-6 4-6	Penicilina G cristalina 4-5 milhões 6x/24h + gentamicina 1 mg/Kg 3x/24h	6 6
Enterococos (avaliar perfil de sensibilidade)	Penicilina G cristalina 3-4 milhões 6x/24h + gentamicina 1 mg/kg 3x/24h, ou ampicilina 2 g 6x/24h + ceftrixona 2 g 12/12h ou vancomicina 15 mg/kg 2x/24h + gentamicina 1 mg/kg 3x/24h	4-6 4-6 4-6 4-6 4-6 4-6	Penicilina G cristalina 3-4 milhões 6x/24h + gentamicina 1 mg/kg 3x/24h, ou ampicilina 2 g 6x/24h + ceftrixona 2 g 12/12h ou vancomicina 15 mg/kg 2x/24h + gentamicina 1 mg/kg 3x/24h	6 6 6 6 6 6
HACEK	Ceftriaxona 2 g/24h	4	Ceftriaxona 2 g/24h	6
Estafilococos sensíveis à oxacilina	Oxacilina 2 g 6x/24h ± gentamicina 1 mg/kg 3x/24h	4-6 3-5 dias iniciais	Oxacilina 2 g 6x/24h + rifampicina 300 mg 3x/24h + gentamicina 1 mg/kg 3x/24h	6 6 2
Estafilococos resistentes à oxacilina	Vancomicina 15 mg/kg 2x/24h ± gentamicina 1 mg/kg 3x/24h	4-6 3-5 dias iniciais	Vancomicina 15 mg/kg 2x/24h + rifampicina 300mg 3x/24h + gentamicina 1 mg/kg 3x/24h	6 6 2-4

nas endocardites por enterococos, devendo ser estendida até a 6ª semana nas endocardites em próteses, complicadas com abscessos ou com quadro clínico com mais de 3 meses de duração.

Endocardites por *S. aureus* adquiridos na comunidade são sua maioria sensíveis à oxacilina. Na infecção de valvas nativas, a combinação com aminoglicosídeo pode ter um benefício potencial de acelerar a erradicação dos estafilococos no sangue, mas não há evidência de que melhore a evolução clínica ou diminua o risco de complicações. O uso dessa associação (aminoglicosídeo/oxacilina) é sugerido por até 5 dias, pela nefrotoxicidade. Isso é válido também para endocardites por estafilococos resistentes à oxacilina quando o fármaco de escolha é a vancomicina. Caso seja identificado um estafilococo sensível à oxacilina em um paciente sob tratamento empírico com vancomicina, esta deve ser substituída pela oxacilina em virtude de seu maior poder bactericida.

As EPV causadas por *S. aureus* têm alta mortalidade e o tratamento é feito com associação de três antibióticos (oxacilina ou vancomicina + aminoglicosídeo + rifampicina) e indicação de cirurgia de substituição valvar precoce. A rifampicina tem especial atividade antiestafilocócica quando a infecção está relacionada a próteses, mas há alto risco de emergência de cepas resistentes se usada isoladamente. A combinação betalactâmico ou vancomicina com aminoglicosídeo reduz a possibilidade de emergência de resistência do estafilococo à rifampicina e alguns autores sugerem ainda que esta deva ser agregada ao esquema poucos dias após o início do tratamento.

A detecção de cocos gram-positivos no tecido valvar pelo exame histológico após uma cirurgia de troca por EI não pode servir como parâmetro único para decisão de prolongar o tempo de tratamento, já que bactérias mortas podem persistir por longos períodos em uma vegetação estéril. De outra forma, o crescimento bacteriano a partir de cultura da vegetação/tecido valvar ou achado de infecção ativa sugere a viabilidade das bactérias devendo-se estender a duração da antibioticoterapia.

Endocardites fúngicas têm alta mortalidade e elevados índices de recidiva. A anfotericina B ou suas formulações lipídicas permanecem como melhor opção terapêutica para as endocardites por *Candida spp.* associada à cirurgia precoce de substituição valvar. A manutenção de antifúngico oral por longos períodos é sugerida para pacientes tratados que não puderam realizar substituição valvar pelo risco cirúrgico ou por dificuldades técnico-cirúrgicas, e até mesmo nos pacientes que trocaram a valva infectada, pelo alto risco de recidiva dessa infecção. A associação de anfotericina B com 5-fluorocitosina pode ser benéfica.

6.2 TRATAMENTO CIRÚRGICO

Até 50% dos pacientes com EI são submetidos à cirurgia valvar durante o tratamento antibiótico.[37] A indicação e o momento ideal para a realização do tratamento cirúrgico na EI podem ser decisivos para a sobrevida do paciente ou para a prevenção de recidivas. A cirurgia é necessária em pelo menos 30% dos casos com EI ativa e em outros 20 a 40% depois do tratamento antibiótico. A identificação de pacientes que necessitam de cirurgia precoce é muitas vezes difícil e cada caso deve ser avaliado individualmente, analisando-se os fatores associados a maior risco.

Idealmente, a decisão final do tratamento da EI deve ser tomada pela equipe de especialistas, conhecido como *Heart Team*, o qual inclui cardiologista clínico, cirurgião cardíaco e infectologista. Isso porque a mortalidade intra-hospitalar da EI é alta, aproximadamente 15 a 20%, podendo chegar até 40% em 1 ano; além disso, o melhor momento, ou a melhor indicação para tratamento cirúrgico, ainda é tema incerto e cheio de controvérsias.

Diferentes estudos demonstraram o benefício da cirurgia precoce, em termos de mortalidade hospitalar, comparado com o tratamento clínico isolado.[38,39] Plástica valvar é sempre preferível à troca da válvula; todavia, preservação da valva nativa só é possível em uma minoria dos casos.

As principais situações em que o tratamento cirúrgico precoce da EI (durante a internação, antes de completado o curso de tratamento antibiótico) é indicado são apresentadas a seguir:[32]

6.2.1 Insuficiência cardíaca

Insuficiência cardíaca é a complicação mais grave e frequente da EI. Pode ocorrer morte súbita em pacientes com sintomas de insuficiência cardíaca secundários a EI, especialmente se houver envolvimento da valva aórtica. Os sintomas podem decorrer do surgimento ou da progressão de disfunção valvar preexistente. Caso não haja contraindicação, está indicada cirurgia precoce em casos de EI de valva nativa que evoluem com insuficiência cardíaca.

6.6.2 Infecção descontrolada

Trata-se da segunda maior causa de tratamento cirúrgico da EI. São sinais de infecção descontrolada: infecção persistente (> 7 a 10 dias), organismos resistentes (*P. aeruginosa*, fungos, *S. aureus*) e infecção localmente descontrolada, com a formação de abscessos, fístulas ou rotura de uma ou mais válvulas. A infecção persistente geralmente está relacionada com extensão perivalvar ou com presença de organismos resistentes.

Geralmente, há negativação de hemoculturas após 48 horas de terapia antimicrobiana apropriada, exceto em casos de *S. aureus* meticilinorresistente e outros organismos resistentes, nos quais essa negativação pode demorar até 1 semana. Pacientes com sepse persistente têm elevado risco para desenvolvimento de disfunção de múltiplos órgãos e pode ser necessário tratamento cirúrgico para o debridamento de tecidos necróticos ou infectados e para a adequada erradicação da infecção.

Em pacientes com EI por fungos, a taxa de mortalidade é significativamente menor em pacientes tratados com agentes antifúngicos e submetidos à cirurgia valvar, quando comparada com aqueles tratados com antifúngicos isoladamente. Estudos mostram benefício semelhante em pacientes com EI por *S. aureus*, *P. aeruginosa* e enterococos multirresistentes, para os quais não há esquema bactericida sinérgico, sendo também menos suscetíveis ao tratamento clínico.

Abscesso de valva nativa ou de estruturas paravalvulares, com ou sem acometimento do sistema de condução, é uma complicação grave e potencialmente fatal, que não pode ser curada com tratamento antibiótico isolado. Um novo distúrbio de condução elétrica cardíaca encontrado no eletrocardiograma (ex: bloqueio atrioventricular) tem elevada especificidade, porém sensibilidade menor que 50%, indicando disseminação local da infecção. Bloqueio atrioventricular é mais comumente associado à EI de valva aórtica, em razão da elevada prevalência de extensão paravalvular e de sua proximidade com o sistema de condução.

EI com extensão perivalvar (abscessos e lesões penetrantes/fístulas) tem pouca resposta a tratamento medicamentoso e está associada à mortalidade ≥ 40%. Da mesma forma, pacientes com EPV complicada têm elevada mortalidade e raramente são curados com tratamento clínico isolado; porém, após tratamento cirúrgico, podem apresentar sobrevida de até 70%.

6.2.3 Eventos embólicos

Complicação frequente e ameaçadora à vida, eventos embólicos estão relacionados à migração de vegetações cardíacas. Complicam de 20 a 50% dos casos de EI; após tratamento antibiótico, sua incidência é reduzida para cerca de 10%. Os principais sítios de embolização na EI são cérebro e baço (nos casos que acometem o coração esquerdo), além do pulmão (se EI no coração direito). O maior risco de ocorrência de evento embólico está nas primeiras duas semanas de tratamento antibiótico e geralmente está relacionado ao tamanho e à mobilidade da vegetação.

Caso haja sinais de embolismo, a decisão de tratamento cirúrgico deve ser individualizada e com base em alguns dados com valor prognóstico: tamanho e mobilidade da vegetação, embolismo prévio, tipo de microrganismo e duração do tratamento antibiótico. Cirurgia precoce está associada à redução na taxa de complicações embólicas em pacientes com EI esquerda, acometimento valvar importante e grandes vegetações (> 10mm).

Kang DH e colaboradores randomizaram 76 pacientes com EI esquerda, doença valvar importante e vegetação maior que 10 mm, para tratamento cirúrgico precoce (até 48 horas do diagnóstico) ou tratamento convencional. Dos pacientes randomizados para tratamento convencional, 77% foram submetidos à cirurgia, durante a hospitalização ou no seguimento. Os autores concluíram que cirurgia precoce para EI com grandes vegetações diminuiu significativamente o desfecho combinado de morte por qualquer causa e eventos embólicos em 6 semanas, à medida que reduziu o risco de embolizações sistêmicas.[37]

6.2.4 EI em próteses valvares

Apesar de ser geralmente indicado em casos de EPV, o tratamento cirúrgico ainda é discutível nesse contexto. Apesar da falta de evidência sólida, a cirurgia é recomendada para EPV em subgrupos de pacientes considerados de alto risco para eventos adversos, como portadores de insuficiência cardíaca, disfunção protética importante, abscesso valvar e febre persistente.

Da mesma forma, tratamento cirúrgico precoce está geralmente indicado em EPV por Staphylococcus aureus, por fungo ou por outro microorganismo altamente resistente. EPV estafilocócica está associada com taxas de mortalidade de até 70%.

Por outro lado, pacientes com EPV não-estafilocócica sem complicações ou disfunção de prótese e aqueles que se mantêm clinicamente estáveis ou apresentam melhora após instituição de tratamento antibiótico são os que mais se beneficiam de tratamento clínico sem necessidade de cirurgia.

Os resultados da cirurgia precoce têm melhorado na última década. Eles dependem principalmente do quadro clínico pré-operatório do paciente, do tipo de lesão (valva nativa ou prótese, ausência ou presença de lesões paravalvares), do microrganismo e da experiência da equipe cirúrgica.

6.3 FLUXOGRAMA DE TRATAMENTO

Segundo recomendações da AHA, o tratamento da EI pode ser esquematizado de acordo com a Figura 76.2.

7 PREVENÇÃO

A AHA publicou, em 2008, uma atualização das suas recomendações para antibioticoprofilaxia da EI.[38] A explicação para tão radical mudança baseia-se na constatação que bacteriemias transitórias ocorrem naturalmente com atividades cotidianas, como escovação dos dentes ou mastigação, associada ao fato de não existirem estudos prospectivos, randomizados e placebo-controlados comprovando a eficácia de profilaxia antibiótica para EI após procedimentos dentários. Registra-se, também, o risco de anafilaxia associado ao uso de antibióticos profiláticos. Na mesma linha, a Sociedade Europeia de Cardiologia (ESC), com sua diretriz publicada em 2012, endossou as novas tendências.[39]

Segundo os novos conceitos, o uso de antibiótico para profilaxia da EI, antes da realização de procedimentos dentários que envolvam manipulação do tecido gengival, da região periapical do dente ou perfuração da mucosa oral, deve ser indicado apenas para os pacientes que apresentam maior risco de desfecho adverso do episódio de EI. Tabelas 76.4 e 76.5.

Todavia, considerando a peculiaridade epidemiológica da doença valvar no Brasil, com a predominância da etiologia reumática, a Diretriz Brasileira/Interamericana de Valvopatias, conforme publicada em 2011, recomendou antibioticoprofilaxia "clássica" e abrangente para EI.[40] Em outras palavras, a Sociedade Brasileira de Cardiologia e a Sociedade Interamericana de

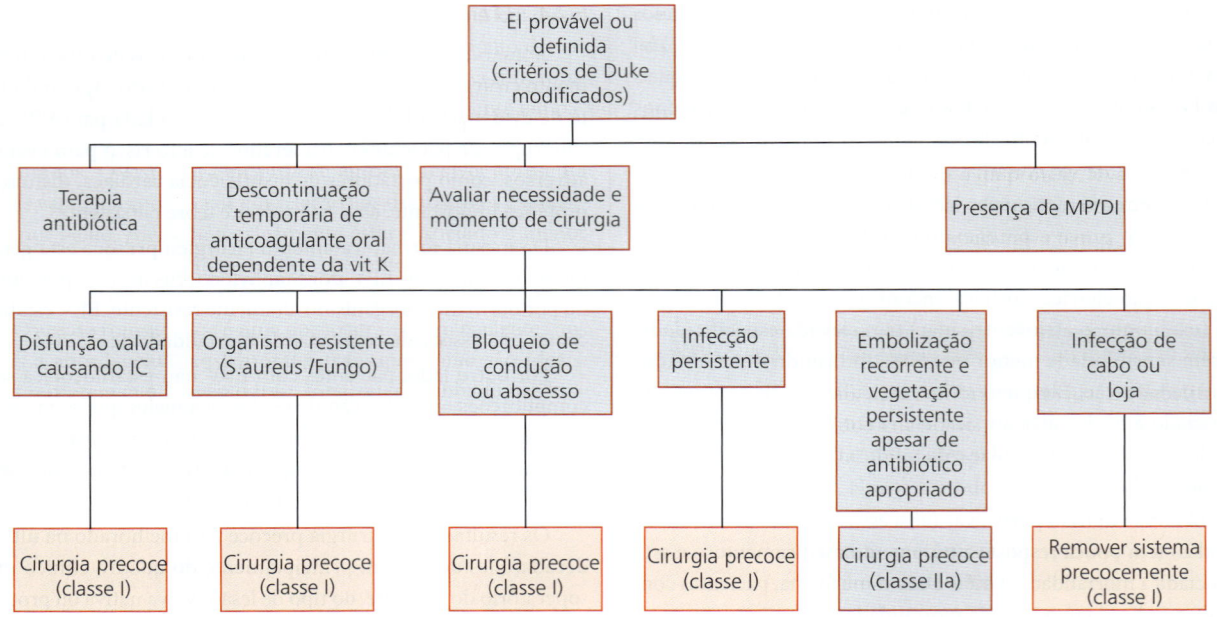

FIGURA 76.2 Fluxograma de tratamento da EI. * na ausência de infecção da loja ou cabo do dispositivo, a remoção do sistema está indicada na presença de organismo resistente (*S. Aureus,* fungo) ou se houver indicação de cirurgia valvar pela EI. EI: endocardite infecciosa; MP: marca-passo; CDI: cardiodesfibrilador implantável; IC: insuficiência cardíaca.

Cardiologia aconselham a profilaxia antibiótica antes de procedimentos odontológicos com alta probabilidade de bacteriemia significativa aos pacientes com as conhecidas modalidades de valvopatia ou de cardiopatia congênita sob risco de EI, independente de pressuposições sobre diferenças evolutivas da doença. Essa mesma diretriz reforça a necessidade de estudos prospectivos e controlados para definir o real valor da PAEI, especialmente após tratamento dentário.[41, 42]

Os esquemas antibióticos recomendados são apresentados na Tabela 76.6.

TABELA 76.4 Condições cardíacas de alto risco de endocardite e desfecho desfavorável em que a profilaxia com antibióticos é recomendada antes de procedimentos dentários

1. Próteses valvares
2. Endocardite prévia
3. Cardiopatias congênitas:
   - Cianóticas não corrigidas, incluindo *shunts* e condutos paliativos
   - Com correção completa com prótese ou dispositivo nos primeiros 6 meses após procedimento (período de endotelização)
   - Corrigida com defeitos residuais locais ou adjacentes a retalhos ou dispositivos protéticos (inibem a endotelização)
4. Receptores de transplante cardíaco com valvopatias
5. Valvopatia reumática crônica (?)

TABELA 76.5 Procedimentos invasivos com indicação de profilaxia antibiótica para endocardite em pacientes de risco

1. Procedimento dentário:
   - Manipulação de gengivas
   - periapical dos dentes
   - Perfuração das mucosas
   - Não é indicada em anestesia em tecido não infectado, colocação, ajuste ou retirada de próteses e dispositivos ortodônticos, perda da 1ª dentição ou trauma aos lábios e mucosa oral
2. Procedimentos em trato respiratório
   - Amigdalectomia, adenoidectomia e procedimentos que envolvem incisão ou biópsia da mucosa respiratória
   - Broncoscopia quando houver perspectiva de biópsia
3. Procedimentos em trato gastrintestinal ou geniturinário
   - Profilaxia não é recomendada rotineiramente para tais procedimentos, inclusive endoscopia digestiva alta ou colonoscopia (não há estudos que a indiquem ou justifiquem)
   - ·Os pacientes colonizados que serão submetidos à manipulação de trato GI/GU: tratar antes do procedimento.

TABELA 76.6 Profilaxia antibiótica para procedimentos invasivos orais ou de trato respiratório com indicação

DOSE ÚNICA 30 A 60 MIN ANTES DO PROCEDIMENTO

SITUAÇÃO	ANTIBIÓTICO	ADULTOS	CRIANÇAS
Oral Sem condições de ingestão oral	Amoxicilina ampicilina ou cefazolina ou ceftriaxona	2 g 2 g IM ou IV 1 g IM ou IV	50 mg/kg 50 mg/kg 50 mg/kg
Alergia à penicilina – uso oral	Cefalexina* ou clindamicina ou azitromicina ou claritromicina	2 g 600 mg 500 mg	50 mg/kg 20 mg/kg 15 mg/kg
Alergia à penicilina e sem condições de ingestão oral	Cefazolina ou ceftriaxona ou clindamicina	1 g IM ou IV 600 mg IM ou IV	50 mg/kg 20 mg/kg

IM: indicação intramuscular; IV: intravenosa.* Não utilizar em pacientes com história de alergia grave às penicilinas.

REFERÊNCIAS BIBLIOGRÁFICAS

1. Hoen B; Alla F; Selton-Suty C; et al. Changing profile of infective endocarditis: results of a 1-year survey in France. JAMA. 2002; 288:75-81.
2. Hogevik H; Olaison L; Anderson R; et al. Epidemiologic aspects of infective endocarditis in an urban population. A 5-year prospective study. Medicine (Baltimore). 1995; 74:324-339.
3. Berlin JA; Abrutyn E; Storm BL; et al. Incidence of infective endocarditis in the Delaware Valley 1988-1990. Am J Cardiol. 1995; 76:933-936.
4. Tornos P; Gonzalez-Alujas T; Thuny F; Habib G. Infective Endocarditis: The European Viewpoint. Curr Probl Cardiol. 2011; 36:175-222.
5. Libby P; Bonow RO; Mann DL; Zipes DP, ed. Braunwlad´s Heart Disease: A Textbook of Cardiovascular Medicine. 8a ed. Philadelphia: Elsevier Saunders; 2008:1713-1737.
6. Horstkotte D; Piper C; Niehues R; Wiemer M; Schultheiss HP. Late prosthetic valve endocarditis. Eur Heart J. 1995 Apr; 16 Suppl B:39-47.
7. Agnihotri AK; McGiffin DC; Galbraith AJ; O'Brien MF. The prevalence of infective endocarditis after aortic valve replacement. J Thorac Cardiovasc Surg. 1995 Dec; 110(6):1708-1720.
8. Pierce D; Calkins BC; Thornton K. Infectious Endocarditis: Diagnosis and Treatment. Am Fam Physicians. 2012; 85(10):981-986.
9. Ivert TS; Dismukes WE; Cobbs CG; Blackstone EH; Kirklin JW; Bergdahl LA. Prosthetic valve endocarditis. Circulation. 1984 Feb; 69(2):223-232.
10. Calderwood SB; Swinski LA; Waternaux CM; Karchmer AW; Buckley MJ. Risk factors for the development of prosthetic valve endocarditis. Circulation. 1985 Jul; 72(1):31-37.
11. Ben-Ami R; Giladi M; Carmeli Y; Orni-Wasserlauf R; Siegman-Igra Y. Hospital-acquired infective endocarditis: should the definition be broadened? Clin Infect Dis. 2004; 38(6):843-850.
12. Peetermans WE; Hill EE; Herijgers P; Claus P; Herregods MC; Verhaegen J; et al. Nosocomial infective endocarditis: should the definition be extended to 6 months after discharge. Clin Microbiol Infect. 2008; 14(10):970-973.
13. Fowler VG Jr; Li J; Corey GR; Boley J; Marr KA; Gopal AK; et al. Role of echocardiography in evaluation of patients with Staphylococcus aureus bacteremia: experience in 103 patients. J Am Coll Cardiol. 1997 Oct; 30(4):1072-1078.
14. Pierrotti LC; Baddour LM. Fungal endocarditis, 1995-2000. Chest. 2002 Jul; 122(1):302-310.
15. Baddley JW; Benjamin DK Jr; Patel M; Miró J; Athan E; Barsic B; et al. International Collaboration on Endocarditis-Prospective Cohort Study Group (ICE-PCS). Candida infective endocarditis. Eur J Clin Microbiol Infect Dis. 2008 Jul; 27(7):519-529.
16. Dupont HT; Thirion X; Raoult D. Q fever serology: cutoff determination for microimmunofluorescence. Clin Diagn Lab Immunol. 1994; 1(2):189-196.
17. Fournier PE; Casalta JP; Habib G; Messana T; Raoult D. Modification of the diagnostic criteria proposed by the Duke Endocarditis Service to permit improved diagnosis of Q fever endocarditis. Am J Med. 1996; 100(6):629-633.
18. Fournier PE; Mainardi JL; Raoult D. Value of microimmunofluorescence for diagnosis and follow-up of Bartonella endocarditis. Clin Diagn Lab Immunol. 2002; 9(4):795-801.
19. Ribeiro-Netto A; Nikitin T; Ribeiro IF. Q Fever Study in São Paulo. Prevalence among Milkers and Dairy Farm Workers. Rev Inst Med Trop Sao Paulo. 1964; 6:255-257.
20. Riemann HP; Brant PC; Behymer DE; Franti CE. Toxoplasma gondii and Coxiella burneti antibodies among Brazilian slaughterhouse employees. Am J Epidemiol. 1975; 102(5):386-393.
21. Siciliano RF; Ribeiro HB; Furtado RH; Castelli JB; Sampaio RO; Santos FC; et al. Endocarditis due to Coxiella burnetii (Q fever): a rare or underdiagnosed disease? Rev Soc Bras Med Trop. 2008; 41(4):409-412.
22. Siciliano RF; Strabelli TM; Zeigler R; Rodrigues C; Castelli JB; Grinberg M; et al. Infective endocarditis due to Bartonella spp. and Coxiella burnetii: experience at a cardiology hospital in Sao Paulo, Brazil. Ann N Y Acad Sci. 2006; 1078:215-222.
23. Lamas Cda C; Ramos RG; Lopes GQ; Santos MS; Golebiovski WF; Weksler C; et al. Bartonella and Coxiella infective endocarditis in Brazil: molecular evidence from excised valves from a cardiac surgery referral center in Rio de Janeiro, Brazil, 1998 to 2009. Int J Infect Dis. 2013; 17(1):e65-66.
24. Brouqui P. and Raoult D. Endocarditis due to rare and fastidious bacteria. Clin Microbiol Ver. 2001; 14:177-207.
25. Von Reyn CF; Levy BS; Arbeit RD; Friedland G; Crumpacker CS. Infective endocarditis: an analysis based on strict case definitions. Ann Intern Med. 1981; 94(4 pt 1):505-518.
26. Durack DT; Lukes AS; Bright DK. New criteria for diagnosis of infective endocarditis: utilization of specific echocardiographic findings. Duke Endocarditis Service. Am J Med. 1994; 96(3):200-209.
27. Habib G; Derumeaux G; Avierinos J F; et al. Value and limitations ofthe Duke criteria for the diagnosis of infective endocarditis. J Am Coll Cardiol. 1999; 33(07):2023-2029.
28. Habib G; Badano L; Tribouilloy C; et al. Recommendations for the practice of echocardiography in infective endocarditis. Eur J Echocardiogr. 2010; 11:202-219.
29. Bruno Hoen; Pilar Tornos; Habib G; et al. Guidelines on the prevention, diagnosis, and treatment of infective endocarditis (new version 2009):

the Task Force on the Prevention, Diagnosis, and Treatment of Infective Endocarditis of the ESC. Eur Heart J. 2009; 30:2369–2413.

30. Fagman E; Perrotta S; Bech-Hanssen O; Flinck A; Lamm C; Olaison L; et al. ECG-gated computed tomography: a new role for patients with suspected aortic prosthetic valve endocarditis. Eur Radiol. 2012; 22:2407-2414.

31. Bruun NE; Habib G; Thuny F; Sogaard P. Cardiac imaging in infectious endocarditis. Eur H Journal. 2013 Jul 30. [Epub ahead of print].

32. Saby L; Laas O; Habib G; Cammilleri S; et al. Positron emission tomography/computed tomography for diagnosis of prosthetic valve endocarditis: increased valvular 18F-fluorodeoxyglucose uptake as a novel major criterion. J Am Coll Cardiol. 2013; 61(23):2374-2382.

33. Kin H; Yoshioka K; Kawazoe K; et al. Management of infectious endocarditis with mycotic aneurysm evaluated by brain magnetic resonance imaging. Eur J Cardiothorac Surg. 2013; 44(5):924-930.

34. Sabe MA; Shrestha NK; Menon V. Contemporary drug treatment of infective endocarditis. Am J Cardiovasc Drugs. 2013 Aug; 13(4):251-258.

35. Fernández-Hidalgo N; Almirante B; Gavaldà J; Gurgui M; Peña C; de Alarcón A; et al. Ampicillin plus ceftriaxone is as effective as ampicillin plus gentamicin for treating enterococcus faecalis infective endocarditis. Clin Infect Dis. 2013 May; 56(9):1261-1268.

36. Hoen B; Duval X. Infective Endocarditis. N Engl J Med. 2013; 368:1425-1433.

37. Kang DH; Kim YJ; Kim SH; et al. Early surgery versus conventional treatment for infective endocarditis. N Engl J Med. 2012; 366:2466-2473.

38. Lalani T; Cabell CH; Benjamin DK; et al. Analysis of the impact of early surgery on in-hospital mortality of native valve endocarditis: use of propensity score and instrumental variable methods to adjust for treatment-selection bias. Circulation. 2010; 121:1005-1013.

39. Nishimura RA; Carabello BA; Faxon DP; et al. ACC/AHA 2008 guideline update on valvular heart disease: Focused update on infective endocarditis: A report of the American College of Cardiology/American Heart Association Task Force on Practice Guidelines: Endorsed by the Society of Cardiovascular Anesthesiologists, Society for Cardiovascular Angiography and Interventions, and Society of Thoracic Surgeons. Circulation. 2008; 118:887-896.

40. Joint Task Force on the Management of Valvular Heart Disease of the European Society of Cardiology (ESC); European Association for Cardio-Thoracic Surgery (EACTS); Vahanian A; Alfieri O; Andreotti F; Antunes MJ; et al. Guidelines on the management of valvular heart disease (version 2012). Eur Heart J. 2012 Oct; 33(19):2451-2496.

41. Tarasoutchi F; Montera MW; Grinberg M; Barbosa MR; Piñeiro DJ; Sánchez CRM; et al. Diretriz Brasileira de Valvopatias - SBC 2011/I Diretriz Interamericana de Valvopatias - SIAC 2011. Arq Bras Cardiol. 2011; 97(5 supl. 3):1-67.

77

PRÓTESES VALVARES

Carlos Manuel de Almeida Brandão
Pablo Maria Alberto Pomerantzeff

1 INTRODUÇÃO

A cirurgia cardiovascular está sofrendo uma rápida transformação, principalmente nos países desenvolvidos. No campo da cirurgia valvar, essa transformação compreende as próteses percutâneas[1] (via apical ou femoral), novas próteses com tratamento de tecidos,[2] a cirurgia minimamente invasiva,[3] a cirurgia robótica,[4] entre outros avanços que estão sendo incorporados na prática clínica.

Fatores sociais, como o aumento da expectativa de vida da população, vêm aumentando a prevalência de determinadas doenças valvares, entre elas a estenose aórtica calcificada e a insuficiência mitral degenerativa; e o aumento das comorbidades nestes pacientes tem implicação direta nos resultados cirúrgicos.[5]

Vários estudos já foram realizados com o objetivo de se determinar qual o substituto valvar ideal. Os substitutos valvares biológicos (bioproteses) se caracterizam pela baixa trombogenicidade, baixa turbulência em razão do fluxo central, boa hemodinâmica, facilidade de implante e ausência de ruído. As limitações das bioproteses estão relacionadas à sua durabilidade, relacionada principalmente à rotura e à calcificação, o que condiciona os pacientes a várias reoperações, com os seus custos e riscos associados.[6]

A escolha de um tipo de prótese mecânica é realizada de acordo com a sua hemodinâmica e durabilidade, bem como a sua incidência de tromboembolismo e hemorragia secundária à anticoagulação. As próteses mecânicas de duplo folheto apresentam boas características hemodinâmicas, baixo perfil, boa durabilidade e baixas taxas de trombose e tromboembolismo, sendo as mais utilizadas na atualidade. A indicação das próteses mecânicas está bem estabelecida em crianças e adultos jovens, como este grupo está associado à alta incidência de disfunção estrutural com a utilização de bioproteses.[7]

2 SUBSTITUTOS VALVARES

2.1 HOMOENXERTOS

Os homoenxertos apresentam vantagens, como maior resistência à infecção e baixos gradientes transvalvares. No entanto, a experiência mundial com esses enxertos é limitada, em virtude de fatores como a escassez de doadores, dificuldade de conservação e esterilização, necessidade de criação de bancos de valvas para processamento e armazenamento e dificuldades técnicas relativas ao implante. As indicações mais comuns na atualidade incluem crianças e adultos jovens, reconstruções congênitas complexas e principalmente na endocardite infecciosa.

No Brasil, a experiência com homoenxertos é pequena.[8] A experiência mundial é mais extensa, porém poucos autores publicaram séries expressivas com longo tempo de seguimento. Gelsomino e colaboradores, em série de 1.022 homoenxertos aórticos com 29 anos de seguimento, apresentaram resultados bastante satisfatórios, com sobrevida livre de reoperação de 50% em 20 anos, sem diferenças quanto ao tipo de preservação.[9]

2.2 PRÓTESES BIOLÓGICAS

As valvas de tecido biológico foram amplamente utilizadas como substitutos valvares após a introdução da preservação dos tecidos em glutaraldeído, o que trouxe um grande avanço no campo das próteses biológicas, pois diminuiu a antigenicidade e reduziu a atividade proteolítica sobre a prótese, por meio de ligações cruzadas com as proteínas do tecido valvar. A geração atual das biopróteses apresenta preservação dos tecidos com baixa pressão e também com baixa concentração de glutaraldeído (0,5%), conceito introduzido em 1969,[10] preservando dessa maneira sua função e sua durabilidade. A atual preservação dos tecidos e a nova geração de suportes contribuem para melhorar as características anatômicas e as propriedades biomecânicas das cúspides.

2.2.1 Biopróteses porcinas

A bioprótese porcina Hancock produzida pela Medtronic (Medtronic, Inc., Minneapolis, MN, USA) teve sua primeira geração iniciada em 1969 e era confeccionada sob alta pressão (60 mmHg a 80 mmHg) em glutaraldeído. A atual Hancock II teve seu uso clínico iniciado em 1982, tendo como característica perfil mais baixo e fabricação com baixa pressão (< 2 mmHg ou ausência de pressão) com glutaraldeído diluído. Foi feita para posição supra-anular, tem suporte de Delrin* e é tratada com soluções que retardam a calcificação. Recentemente, David e colaboradores publicaram estudo com seguimento em longo prazo mostrando excelentes resultados em 1.134 pacientes submetidos à troca valvar aórtica utilizando a prótese Hancock II. A sobrevida após 20 e 25 anos de seguimento, foi de 19,2% e 6,7% respectivamente. A curva livre de disfunção estrutural em 20 anos foi de 63,4% no total dos casos, 29,2% em pacientes com idade menor que 60 anos, 85,2% entre 60 e 70 anos e 99,8% em pacientes com 70 anos ou mais.[11]

O bioprótese porcina Carpentier-Edwards (Edwards Lifescience, Inc., Irvine, CA, USA) foi introduzida em 1971 e atualmente apresenta vários modelos. É montada em arame flexível de Elgiloy* para reduzir o estresse, apresenta um menor perfil e é preservada com glutaraldeído em baixa porcentagem, soluções anticalcificantes e sob baixa pressão. Outro estudo publicado recentemente comparou os efeitos em longo prazo dessas duas próteses (Hancock II e a Carpentier-Edwards Perimount). Os autores observaram durante 16 anos a evolução dos efeitos clínicos e hemodinâmicos por meio de exames clínicos e ecocardiográficos. Apesar do gradiente transvalvar de pico e médio terem sido maiores com a Hancock II (32,7±0,7 e 16±0,3 mmHg) em comparação com a Perimount (24,9±0.7 e 13,4±0,4 mmHg) ambos com p < 0,001, não houve diferença na regressão da massa do ventrículo esquerdo no pós-operatório tardio (p = 0,9) e na sobrevida em 10 anos (59,4% para Hancock II e 70,2% para Perimount – p = 0,07). Os autores concluem que o desempenho clínico e hemodinâmico em longo prazo é semelhante.[12]

A bioprótese porcina St. Jude Medical Biocor (Figura 77.1) é uma prótese produzida no Brasil (St. Jude Medical, Inc., Belo Horizonte, MG, Brasil), confeccionada com baixa pressão e fixação com glutaraldeído (< 1 mmHg), possui configuração supra-anular. Myken e Bech, analisando 1.712 pacientes, mostraram bons resultados com 20 anos de seguimento e boa durabilidade em 17 anos após substituição valvar aórtica com curva atuarial livre de reoperação por disfunção estrutural de 61%. Quando se levou em consideração a idade, os pacientes acima de 65 anos apresentaram sobrevida livre de reoperação por disfunção estrutural de 92%.[13]

A experiência publicada do Instituto do Coração com as biopróteses porcinas St. Jude Medical Biocor é de 15 anos de seguimento. A sobrevida atuarial encontrada foi de 45 +/- 15,8% para a posição mitral, sendo a sobrevida livre de disfunção estrutural de 84 +/- 9,8%, no grupo de pacientes com idade superior a 60 anos.[14]

2.2.2 Biopróteses de pericárdio bovino

A bioprótese de pericárdio bovino Carpentier-Edwards Perimount é produzida pela Edwards (Edwards Lifesciences, Inc., Irvine, CA), construída com engenharia biomecânica e contém em sua estrutura um *stent* de Elgiloy*, o que lhe confere maior flexibilidade, além de ser tratada com a substância anticalcificante XenoLogiX (polissorbato 80 e etanol). A experiência clínica inicial foi realizada no Canadá em 1980 e demonstrou ótimo desempenho hemodinâmico com baixos gradientes transvalvares. Em estudo multicêntrico com a prótese de pericárdio bovino Carpentier-Edwards Perimount, Marchand e colaboradores[15] apresentaram 37,1% de sobrevida atuarial com 68,8% livre de disfunção estrutural em 14 anos. As taxas linearizadas dos eventos endocardite e tromboembolismo foram baixas, mostrando o bom desempenho dessas bioproteses.

A bioprótese de pericárdio bovino Carpentier-Edwards Perimount Magna (Edwards Lifesciences, Inc., Irvine, CA) foi introduzida em 2003, como uma modificação da bioprótese Perimount padrão (Figura 77.2). Apresenta um anel externo para sutura menor, o que aumenta o orifício valvar efetivo e melhora o desempenho hemodinâmico, além de possuir tratamento anticalcificante. Borger e colaboradores[16] publicaram estudo comparando o desempenho hemodinâmico precoce da prótese

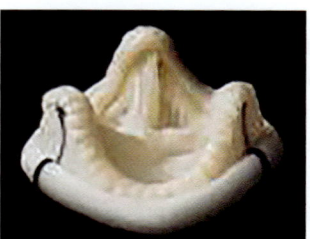

FIGURA 77.1 Bioprótese porcina St. Jude Medical Biocor (St. Jude Medical, Inc., Belo Horizonte, MG, Brasil).

Carpentier-Edwards Perimount Magna e da prótese Hancock II. Após uma semana de pós-operatório, a Magna apresentou menores gradientes transvalvares de pico (22,1 ± 7,4 mmHg *versus* 32,3 ± 15,1 mmHg) e médios (10,4 ± 4 mmHg *versus* 18,5 ± 15,5 mmHg, ambos com p < 0,001). Além disso, o grupo que recebeu a Magna teve um maior orifício valvar efetivo (1,40 ± 0,24 cm² *versus* 1,29 ± 0,34 cm², p = 0,07).

No Brasil, Pomerantzeff e colaboradores, publicaram em 1997, experiência de 15 anos com prótese de pericárdio bovino Fisics-InCor implantada no Instituto do Coração do Hospital das Clínicas da Faculdade de Medicina da Universidade de São Paulo (HCFMUSP). As taxas linearizadas para os eventos calcificação, tromboembolismo, rotura, escape e endocardite foram, respectivamente: 1,1%; 0,2%; 0,9%; 0,1% e 0,5% pacientes/ano. A curva atuarial de sobrevida foi de 56,7% (Figura 77.3), livre de rotura de 43,7% e livre de calcificação de 48,8%, em 15 anos de seguimento pós-operatório.[17]

2.3 PRÓTESES MECÂNICAS

As próteses mecânicas foram modificadas para melhorar seu desempenho hemodinâmico e diminuir as complicações, como trombose e tromboembolismo. Sua estrutura passou por vários modelos e a evolução entre eles passou pela prótese de bola, disco pivotante, disco basculante e finalmente a de disco

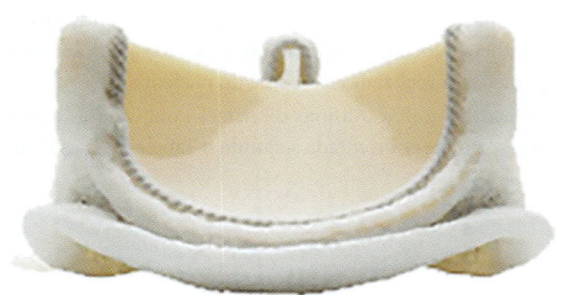

FIGURA 77.2 Bioprótese de pericárdio bovino Carpentier-Edwards Perimount Magna (Edwards Lifesciences, Irvine, CA, USA).

duplo, que é a utilizada atualmente. As próteses mecânicas de disco duplo têm boas características hemodinâmicas, baixo perfil, boa durabilidade e baixas taxas de trombose e tromboembolismo. O material utilizado hoje em dia para confecção dessas próteses é o carbono pirolítico,[18] o que melhorou os resultados em relação à incidência de tromboembolismo. Sua indicação é bem estabelecida em crianças e adultos jovens pela alta taxa de disfunção estrutural quando se utiliza a prótese biológica nesses pacientes.

A prótese mecânica St. Jude Medical (St. Jude Medical, Inc., St. Paul, Minneapolis, MN, USA) foi introduzida em 1977 e foi a primeira prótese mecânica que utilizou o carvão pirolítico em sua estrutura (Figura 77.4). Apresenta dois discos semicirculares que abrem 85 graus, resultando em um fluxo próximo do laminar. Toole e colaboradores, estudando os pacientes após 25 anos de seguimento de troca valvar com a prótese na posição aórtica e mitral. Observaram curva atuarial de sobrevida após substituição valvar aórtica de 28% e 17% em 20 e 25 anos respectivamente e taxas livres de reoperação, tromboembolismo, sangramento e endocardite de 90%, 69%, 67% e 93% respectivamente.[19]

A prótese mecânica CarboMedics (CarboMedics, Inc., Austin, Tex) foi introduzida clinicamente em 1986. É considerada uma prótese de última geração, possui duplo disco revestido por carvão pirolítico e anel de carvão e titânio, o que a torna radiopaca. Em estudo comparativo entre essa prótese e a prótese da St. Jude, os autores observaram que os resultados no seguimento de 10 anos foram semelhantes em relação à sobrevida, ao evento tromboembólico e ao sangramento.[20]

A prótese mecânica Sorin Bicarbon (SorinBiomedica, Saluggia, Italy), foi introduzida em 1990 e foi desenhada para melhorar a durabilidade e o desempenho hemodinâmico e diminuir a trombogenicidade. Possui dois discos em sua estrutura e seu ângulo de abertura é de 80 graus. Spiliopoulos e colaboradores, mostraram taxa de sobrevida cumulativa de 80,1%, 95,1% e 76,4% para a troca aórtica, mitral e dupla troca respectivamente, após 9,8 anos de seguimento.[21]

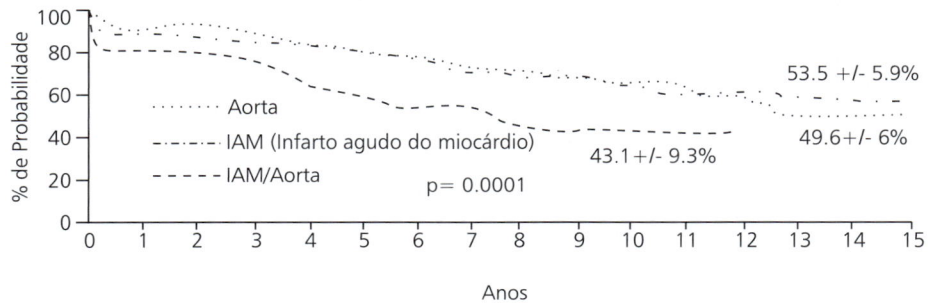

FIGURA 77.3 Sobrevida atuarial após o implante de próteses biológicas de pericárdio bovino.

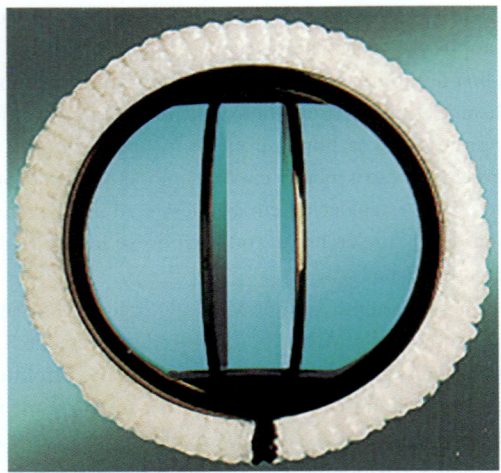

FIGURA 77.4 Prótese mecânica St. Jude Medical (St. Jude Medical, Inc., St. Paul, Minneapolis, MN, USA).

Os resultados clínicos tardios com a utilização de próteses mecânicas de duplo folheto no Instituto do Coração foram publicados[22], com boa sobrevida a médio prazo (Figura 77.5), sendo baixa a incidência de eventos tardios relacionados à prótese, como o tromboembolismo e a hemorragia relacionada à anticoagulação.

2.4 PRÓTESES *STENTLESS*

As próteses *stentless* (montadas sem o anel de sustentação) surgiram no final da década de 1980 para substituição da valva aórtica no intuito de melhorar a hemodinâmica em relação às próteses existentes (*stented*), pois a ausência do anel diminuiria o gradiente transvalvar e consequentemente o estresse sobre o tecido, diminuindo a disfunção estrutural e reduzindo o volume de massa do ventrículo esquerdo, melhorando a função do ventrículo esquerdo e a sobrevida tardia. Entretanto, houveram problemas principalmente relacionados ao implante dessas próteses, pois são de difícil implante, o que aumenta o tempo cirúrgico e também a mortalidade, podendo levar o paciente a reoperação precoce por falha na prótese.

A bioprótese porcina Toronto SPV é comercializada pela St. Jude (St. Jude Medical, Inc., St. Paul, MN, USA) e é uma bioprótese porcina *stentless* subcoronária que contém em sua face externa uma faixa muscular coberta com uma fina malha de Dacron* e confeccionada para a posição aórtica. Seu tecido contém glutaraldeído fixado em baixa pressão. A segunda geração, St. Jude Medical-Toronto SPV-II, apresenta a tecnologia anticalcificante BiLinx* com etanol. Lehmann e colaboradores acompanharam prospectivamente 186 pacientes com doença valvar aórtica associada com doença da raiz da aorta que receberam essa prótese, observaram mortalidade precoce de 5,9% e sobrevida em 5 anos de 83,3%, chegando a 90,3% nos pacientes que foram submetidos à troca isolada do anel aórtico, associado a bons resultados clínicos e ecocardiográficos.[23]

3 INDICAÇÕES PARA A ESCOLHA DA PRÓTESE

A escolha da prótese a ser utilizada deve vir de uma discussão entre o paciente, o cardiologista e o cirurgião. Vários fatores devem ser considerados para a escolha da prótese: idade, idade fértil em pacientes do sexo feminino, gestação, condições clínicas, condições sociais, possibilidade de anticoagulação, número de operações já realizadas e escolha do paciente.[24]

De acordo com as últimas diretrizes publicadas,[25] a escolha da prótese pode ser orientada segundo a Tabela 77.1 a seguir.

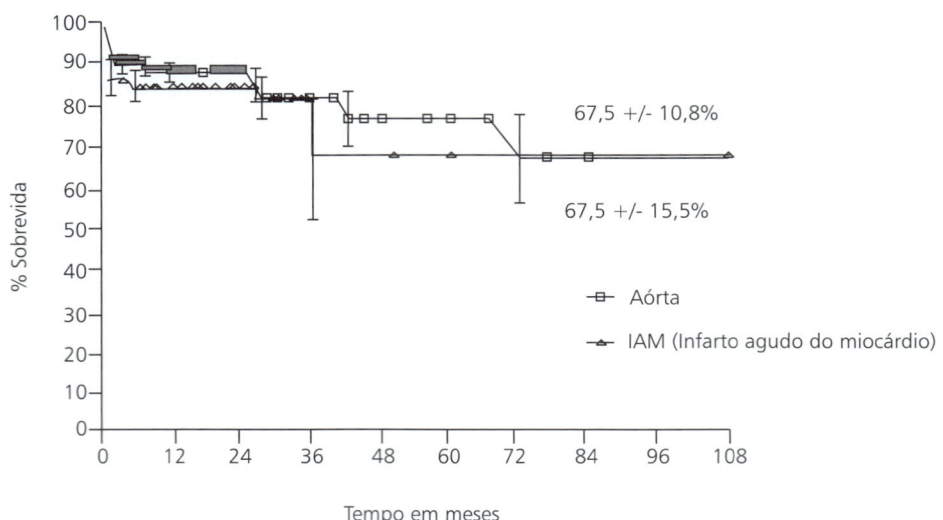

FIGURA 77.5 Sobrevida atuarial após o implante de próteses mecânicas de duplo folheto.

TABELA 77.1 Recomendações para a escolha de prótese

INDICAÇÃO	CLASSE	EVIDÊNCIA
1. A escolha da prótese deve ser um processo de consenso.	IC	C
2. As bioproteses são recomendadas em pacientes de qualquer idade com contraindicação para a anticoagulação, ou quando esta não puder ser controlada adequadamente ou não for desejada.	IC	C
3. As próteses mecânicas são recomendadas na substituição da valva mitral ou aórtica em pacientes com idade inferior a 60 anos, que não possuem contraindicação à anticoagulação.	IIa	B
4. As bioproteses são recomendadas em pacientes com idade superior a 70 anos.	IIa	B
5. Tanto as bioproteses quanto as próteses mecânicas são recomendadas em pacientes com idade entre 60 e 70 anos.	IIa	B
6. A operação de Ross, desde que realizada por um cirurgião experiente, pode ser considerada em pacientes jovens, com contraindicação para a anticoagulação.	IIb	C

A indicação das próteses mecânicas está bem estabelecida em crianças e adultos jovens, porém a qualidade de vida desses pacientes é alterada nos portadores de prótese mecânica, principalmente por causa do uso do anticoagulante. A utilização de anticoagulação oral é mandatória nesses pacientes, com a utilização de antagonistas da vitamina K (Classe I). A utilização de novos anticoagulantes antitrombina foi interrompida e é atualmente contraindicada.

Com relação à reoperação e a mortalidade relacionadas à prótese, não há diferença entre as bioproteses e as próteses mecânicas em pacientes com 65 anos ou mais. A comparação evolutiva prioriza a utilização das próteses biológicas em pacientes com idade maior ou igual à 65 anos. Alguns autores recomendam a utilização de anticoagulantes nos três primeiros meses de pós-operatório, sendo que o nível de evidência da literatura é classe IIa (posição mitral) e IIb (posição aórtica).

4 IMPLANTE VALVAR TRANSCATETER

As técnicas de implante valvar aórtico transcateter estão se tornando cada vez mais estabelecidas como uma alternativa viável aos pacientes antes considerados inoperáveis e de alto risco. O acesso via transfemoral ou transapical têm se tornado procedimento de rotina para o implante transcateter de prótese aórtica em muitas instituições, com resultados já estabelecidos.[26,27,28] Avanços no desenvolvimento de novas próteses, assim como novas abordagens, como as novas vias de acesso, podem melhorar ainda mais essa técnica, minimizando as suas complicações e facilitando ainda mais o implante dessas próteses.

Para o grupo de pacientes de alto risco (EuroSCORE > ou = a 15% ou STS > ou = a 10%), ou a presença de comorbidades (aorta em porcelana, radiação torácica prévia e cirrose hepática) o implante transcateter minimamente invasivo e sem o uso de circulação extracorpórea tem se mostrado uma alternativa viável e de menor morbidade e mortalidade, com possibilidade de realização, inclusive em reoperações.

O conceito de implante valvar percutâneo foi inicialmente demonstrado por Andersen e colaboradores, em 1992, e 10 anos após, Cribier e colaboradores publicaram o primeiro caso de implante percutâneo da valva aórtica em humano e desde então dois dispositivos protéticos têm sido testados clinicamente em diferentes centros, a CoreValve (Figura 77.6) (CoreValve, Inc., Medtronic-CV Luxembourg) e a Edwards Sapiens (Figura 77.7) (Edwards Lifesciences, Inc., Irvine, CA, USA). A maior experiência mundial concentra-se na prótese da Edwards Lifesciences, a qual se encontra sob investigação em estudo randomizado multicêntrico (PARTNER - Placement of Aortic Transcatheter Valve). Resultados iniciais do PARTNER, com 358 pacientes randomizados para reduzir a terapia padrão (incluindo a valvoplastia por balão) ou implante percutâneo transfemoral mostrou, em 1 ano, uma taxa de morte por qualquer causa de 31% no grupo percutâneo e 51% com a terapia padrão (p < 0,001). Em 30 dias, o implante transcateter foi associado a uma maior incidência de acidentes vasculares cerebrais graves (5% *versus* 1% - p = 0,06) e as complicações vasculares maiores (16% *versus* 1% - p < 0,001). A taxa de escape paravalvar foi de 12% e não houve evidências de deterioração do funcionamento da prótese.[29] Como já citado anteriormente, o primeiro implante foi realizado por Alain Cribier em 2002, utilizando-se a via transeptal anterógrada por punção femoral venosa.

Para o implante valvar aórtico transcateter, é necessário um ambiente cirúrgico híbrido capaz de integrar tecnologias cirúrgicas e intravasculares com a presença de dispositivo de aquisição de imagens fluoroscópicas (com capacidade de reprodução de imagens em tempo real), ecocardiograma transesofágico, além de material cirúrgico adaptado ao uso radioscópico.

O acesso transapical por uma toracotomia anterolateral esquerda no quinto ou sexto espaço intercostal para acesso ao ápice cardíaco tem sido uma alternativa para pacientes com doenças ileofemorais e/ou vasos femorais pequenos.[30] As principais vantagens da abordagem transapical são: inserção anterógrada, associada com mínima manipulação da aorta ascendente e do arco aórtico e menor incidência de acidente vascular cerebral quando comparada com a via transfemoral. Além disso, não há problema de acesso vascular e o posicionamento é mais preciso. Por outro lado, a via transapical requer uma minitoracotomia que pode ser uma desvantagem, especialmente em pacientes com doença pulmonar grave e naqueles muito debilitados. O sistema com prótese autoexpansível apresenta várias vantagens potenciais em relação aos dispositivos expansíveis por balão. Além de teoricamente estar associado à menor incidência de vazamento paravalvar, permite tratar também pacientes com insuficiência aórtica.

O acesso transaórtico é uma opção atrativa em pacientes nos quais a abordagem transfemoral e transapical não são ideais. Mais recentemente, o acesso transaórtico tem ganhado mais interesse da literatura[31] e maior aceitação por parte dos cirurgiões,

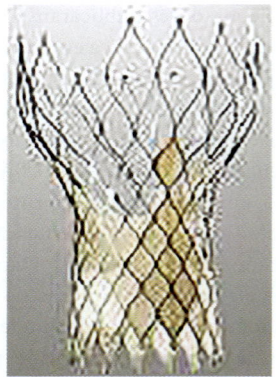

FIGURA 77.6 Prótese Transcateter CoreValve (CoreValve, Inc., Medtronic-CV Luxembourg, com permissão).

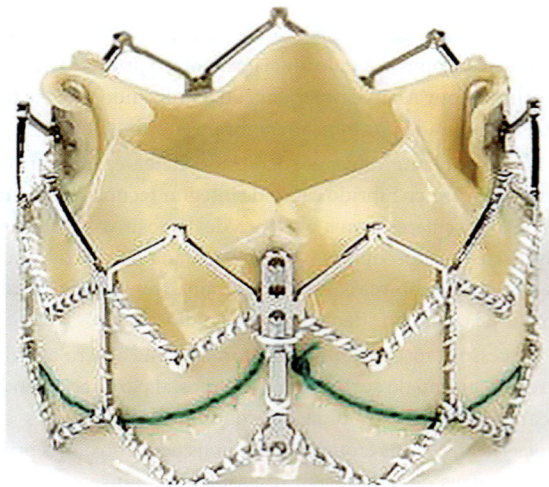

FIGURA 77.7 Prótese Transcateter Edwards Sapiens (Edwards Lifescience, Inc., Irvine, CA, USA).

por ser mais próxima da cirurgia convencional e pela maior facilidade do implante.

O implante transcateter não é um procedimento isento de complicações. Entre elas estão: lesões vasculares (trombose e perfuração), baixo fluxo sanguíneo na via de saída de ventrículo esquerdo por mau posicionamento da prótese, levando a danos na cúspide anterior da valva mitral, obstrução coronariana (mais frequente na coronária esquerda) pela valva nativa, escape paravalvar e bloqueios cardíacos com o acesso percutâneo.

5   CONSIDERAÇÕES FINAIS

As bioproteses são, sem sombra de dúvida, os substitutos valvares mais utilizados em nosso meio.[32] Apresentam como maior desafio a sua durabilidade, por causa da calcificação ou da ruptura do tecido. Novos métodos de preservação dos tecidos e tratamentos anticalcificantes vêm apresentando resultados consistentes. As próteses mecânicas também evoluíram com melhora do desempenho hemodinâmico e redução da hemólise, porém continuam com a desvantagem de serem trombogênicas, permanecendo a necessidade do uso de anticoagulante. Desenvolvimentos futuros, melhorando o fluxo e as características de superfície, poderão reduzir a incidência de tromboembolismo e trombose.

Os procedimentos transcateter continuam evoluindo e um número maior de estudos multicêntricos, prospectivos e randomizados é necessário para determinar a sua eficácia em comparação à cirurgia convencional, bem como determinar as indicações específicas de cada procedimento.[33]

REFERÊNCIAS BIBLIOGRÁFICAS

1. Leon MB; Smith CR; Mack M; Miller DC; et al. PARTNER Trial Investigators - Transcatheter aortic-valve implantation for aortic stenosis in patients who cannot undergo surgery. N Engl J Med. 2010; 363(17):1667-1668.
2. Brown JW; Elkins RC; Clarke DR; et al. Performance of the CryoValve* SG human decellularized pulmonar valve in 342 patients relative to the conventional CryoValve at a mean follow-up of four years. J Thorac Cardiovasc Surg. 2010; 139:339-348.
3. Moreira LFP; Celullari AL. Cirurgia cardíaca minimamente invasiva no Brasil. Rev Bras Cir Cardiovasc. 2011; 26(4):III-V.
4. Mihaljevic T; Pattakos G; Gillinov AM; et al. Robotic Posterior Mitral Leaflet Repair: Neochordal Versus Resectional Techniques. Ann Thorac Surg. 2013; 95:787–794.
5. Webb JG; Barbanti M. Transcatheter Aortic Valve Adoption Rates. J Am Coll Cardiol. 2013; 62(3):220-221.
6. Brandão CMA; Pomerantzeff PMA; Souza LR; et al. Multivariate analysis of risk factors for hospital mortality in valvular reoperations for prosthetic valve dysfunction. Eur J Cardio-thoracic Surg. 2002; 22:922-926.
7. Jamieson WRE; Rosado LJ; Munro AI; et al. Carpentier-Edwards Standard porcine bioprosthesis: primary tissue failure (structural valve deterioration) by age groups. Ann Thorac Surg. 1988; 46:155-162.
8. Costa FDA; Costa MBA; Costa IA; Poffo R; Sardeto EA; Matte E. Clinical experience with heart valve homografts in Brazil. Artif Organs. 2001; 25(11):895-900.

9. Gelsomino S; Frassani R; Porreca L; Morocutti G; Morelli A; Livi U. Early and midterm results of model 300 Crio Life O`Brien stentless porcine aortic bioprosthesis. Ann Thorac Surg. 2001; 71:S302-305.

10. Carpentier A; Lemaigre G; Robert L; Carpentier S; Dubost C. Biological factors affecting long- term results of valvular heterografts. J Thorac Cardiovasc Surg. 1969; 58:467-481.

11. David TE; Armstrong S; Maganti M. Hancock II Bioprosthesis for Aortic Valve Replacement: The Gold Standard of Bioprosthetic Valves Durability? Ann Thorac Surg. 2010; 90:775-781.

12. Chan V; Kulik A; Tran A; Hendry P; Masters R; et al. Long-Term Clinical and Hemodynamic Performance of the Hancock II Versus the Perimount Aortic Bioprostheses. Circulation. 2010; 122:S10-S16.

13. Myken PSU; Bech-Hansen O. A 20-year experience of 1712 patients with the Biocor porcine bioprosthesis. J Thorac Cardiovasc Surg. 2009; 137(1):76-81.

14. Pomerantzeff PMA; Brandão CMA; Albuquerque JMA; Stolf NAG; Grinberg M; Oliveira SA. Long-Term Follow UP of the Biocor Porcine Bioprosthesis in the Mitral Position. The Journal of Heart Valve Disease. 2006; 15:763-767.

15. Marchand MA; Aupart MR; Norton R.; et al. Fifteen-Year Experience with the Mitral Carpentier-Edwards Perimount Pericardial Bioprosthesis. Ann Thorac Surg. 2001; 71:236-239.

16. Borger MA; Nette AF; Maganti M; Feindel CM. Carpentier-Edwards Perimount Magna versus Medtronic Hancock II: a matched hemodynamic comparison. Ann Thorac Surg. 2007; 83(6):2054-2058.

17. Pomerantzeff PMA; Brandão CMA; Cauduro P; Puig LB; Grimberg M; Tarasoutchi F; et al. Fisics-InCor bovine pericardial bioprosthesis: 15 year results. Heart Surg Forum. 1998; 1(2):130-135.

18. Bokros JC. Carbon in prosthetic heart valves. Ann Thorac Surg. 1989; 48:S49- S50.

19. Toole JM; Stroud MR; Kratz JM; Crumbley AJ; Bradley SM; et al. Twenty-Five Year Experience with the St. Jude Medical Mechanical Valve Prosthesis. Ann Thorac Surg. 2010; 89:1402-1409.

20. Bryan AJ; Rogers CA; Bayliss K; Wild J; Angelini GD. Prospective randomized comparison of Carbomedics and St. Jude Medical bileaflet mechanical heart valve prosthesis: Ten-year folow-up. J Thorac Cardiovasc Surg. 2007 Mar; 133(3):614-622.

21. Spiliopoulos K; Haschemi A; Parasiris P; Kemkes BM. Sorin Bicarbon bileaflet valve: a 8,9-year experience. Clinical performance of the prosthesis after heart valve replacement in 587 patients. Interact Cardiovasc Thorac Surg. 2009; 8(2):252-259.

22. Brandão CMA; Pomerantzeff PMA; Cunha CR; et al. Substituição valvar com próteses mecânicas de duplo-folheto. Rev Bras Cir Cardiovasc. 2000; 15(3):227- 233.

23. Lehmann S; Walther T; Leontyev S; Kempfert J; Garbade J; et al. The Toront Root bioprosthesis: midterm results of 186 patients. Ann Thorac Surg. 2009; 87(6):1751-1756.

24. Tarasoutchi F; Montera MW; Grinberg M; Barbosa MR; Piñeiro DJ; Sánchez CRM; et al. Diretriz Brasileira de Valvopatias - SBC 2011/I Diretriz Interamericana de Valvopatias - SIAC 2011. Arq Bras Cardiol. 2011; 97(5 supl. 1):1-67.

25. Nishimura RA; Otto CM; Bonow RO; Carabello BA; Erwin JP III; Guyton RA; et al. 2014 AHA/ACC Guideline for theManagement of Patients With Valvular Heart Disease. Journal of the American College of Cardiology.2014.

26. Webb JG; Altwegg L; Boone RH; et al. Transcatheter aortic valve implantation: impact on clinical and valve-related outcomes. Circulation. 2009; 119: 3009-3016.

27. Wendler O; Walther T; Schroefel H; et al. Transapical aortic valve implantation: mid-term outcome from the SOURCE REGISTRY. Eur J Cardiothorac Surg. 2013; 43:505-512.

28. Guyton RA. The Placement of Aortic Transcatheter Valve (PARTNER) Trial: The Surgeon's Perspective: Celebration and Concern. Circulation. 2012; 125:3237-3239.

29. Holmes DR Jr; Mack MJ, Kaul S, et al. 2012 ACCF/AATS/SCAI/STS expert consensus document on transcatheter aortic valve replacement. The Journal of Thoracic and Cardiovascular Surgery. 2012; 144(3)e29.

30. Gaia DF; Palma JH; Souza JAM; et al. Implante transapical de endoprótese valvada balão-expansível em posição aórtica sem circulação extracorpórea. Rev Bras Cir Cardiovasc. 2009; 24(2):233-238.

31. Bruschi G; De Marco F; Fratto P; et al. Direct aortic access through right minithoracotomy for implantation of self-expanding aortic bioprosthetic valves. J Thorac Cardiovasc Surg. 2010; 140:715-717.

32. Pomerantzeff PMA; Brandão CMA; Barbosa GV. Tratamento Cirúrgico das Valvopatias. Cardiologia. Livro-texto da Sociedade Brasileira de Cardiologia. São Paulo: Manole; 2012. Capítulo 8, Sessão 28, p. 1285-1291.

33. Feldman AM; DiSesa VJ. Transcatheter Aortic Valve Replacement: Flattening the Cost Curve. JAMA. 2014 May 05.

SEÇÃO 12

CARDIOPATIAS CONGÊNITAS

Coordenadoras

NANA MIURA

ESTELA AZEKA

Aspectos Morfológicos e Genéticos das Cardiopatias e Prevenção Cardiovascular na Infância e Adolescência

78

Alexandre da Costa Pereira
Ana Cristina Sayuri Tanaka
Débora Romeo Bertola
Ieda Biscegli Jatene
Nana Miura
Vera Demarchi Aiello

1   INTRODUÇÃO

A compreensão da apresentação morfológica dos defeitos congênitos do coração e das cardiopatias de origem genética evoluiu de forma considerável juntamente com o desenvolvimento dos métodos de diagnóstico, biologia molecular e terapêutica, principalmente nas quatro últimas décadas. Tal fenômeno baseou-se nas necessidades crescentes de diálogo entre equipes clínicas e cirúrgicas para estratificação de riscos, determinação de prognóstico[1] e aconselhamento genético. Mais recentemente, técnicas avançadas de biologia celular aplicadas ao estudo da embriogênese cardíaca também contribuíram para o entendimento dessas doenças.[2] Também muito importantes são os aspectos de prevenção cardiovascular na criança e no adolescente descritos ao final do capítulo.

2   MORFOLOGIA DAS CARDIOPATIAS CONGÊNITAS

Conhecer a anatomia cardíaca normal é o ponto de partida para reconhecer as estruturas malformadas. A classificação dos defeitos se baseia na avaliação sistemática dos segmentos cardíacos e nas relações com o sistema vascular central e periférico.

O método da "análise segmentar sequencial", proposto na década de 1970 e modificado nos anos de 1980, provou ser de grande valia até os dias atuais.[3] Ele inclui a determinação inicial do *situs* ou arranjo espacial dos átrios em relação aos demais órgãos do corpo, seguida da descrição das conexões entre veias e átrios, entre átrios e ventrículos e entre estes e as grandes artérias

(Figuras 78.1 e 78.2). Só após esse tipo de avaliação, dar-se-á atenção aos defeitos septais, às anormalidades de valvas, às lesões obstrutivas intra-cardíacas e aos canais fetais persistentes.

Tendo como base a análise segmentar sequencial, é possível classificar as cardiopatias congênitas como visto no Quadro 78.1.

2.1   ANOMALIAS DA POSIÇÃO ESPACIAL E DA RELAÇÃO DOS ÓRGÃOS TORACOABDOMINAIS

Em geral, descreve-se a posição da massa cardíaca dentro do tórax como levocardia, dextrocardia ou mesocardia, sem nenhuma conotação de defeito intracardíaco associado. Já o termo *ectopia cordis* refere-se ao encontro do coração fora do tórax, geralmente em associação com falta de formação completa do esterno e do pericárdio.

Também as alterações do *situs* ou arranjo espacial de vísceras toracoabdominais têm associação com achados no coração. No *situs inversus*, os apêndices atriais e demais vísceras mostram imagem especular em relação à normalidade. Na condição conhecida como isomerismo de apêndices atriais, também os brônquios, fígado, baço e intestinos são anormais na forma. Quando estão presentes dois apêndices atriais morfologicamente direitos, também há isomerismo brônquico direito; em geral, o fígado é mediano e há ausência do baço (asplenia). No isomerismo esquerdo, o fígado também é mediano e, quase sempre, há muitas massas esplênicas (poliesplenia). As alterações do *situs* costumam acompanhar-se de variados tipos de malformações intracardíacas que não serão aqui discutidas.

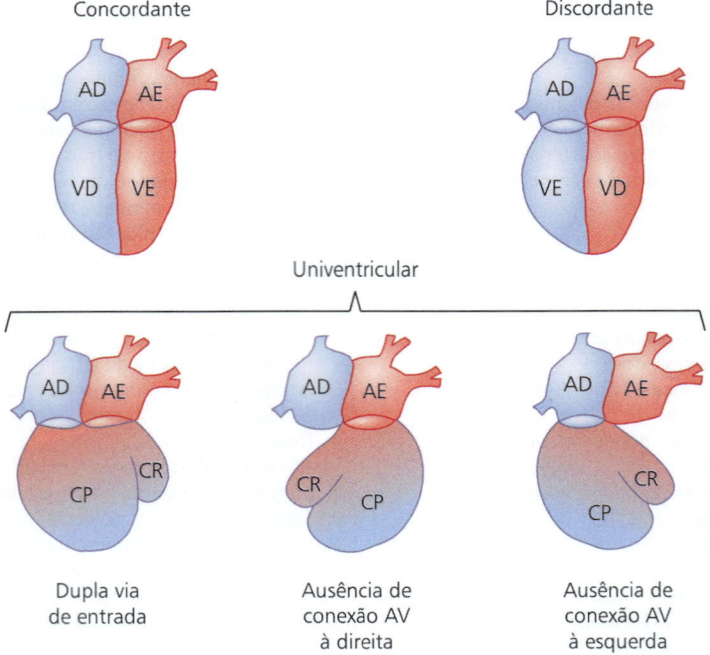

FIGURA 78.1 Esquema representativo dos tipos de conexão atrioventricular. AD: átrio direito; AE: átrio esquerdo; VD: ventrículo direito; VE: ventrículo esquerdo; CP: câmara principal; CR: câmara rudimentar.

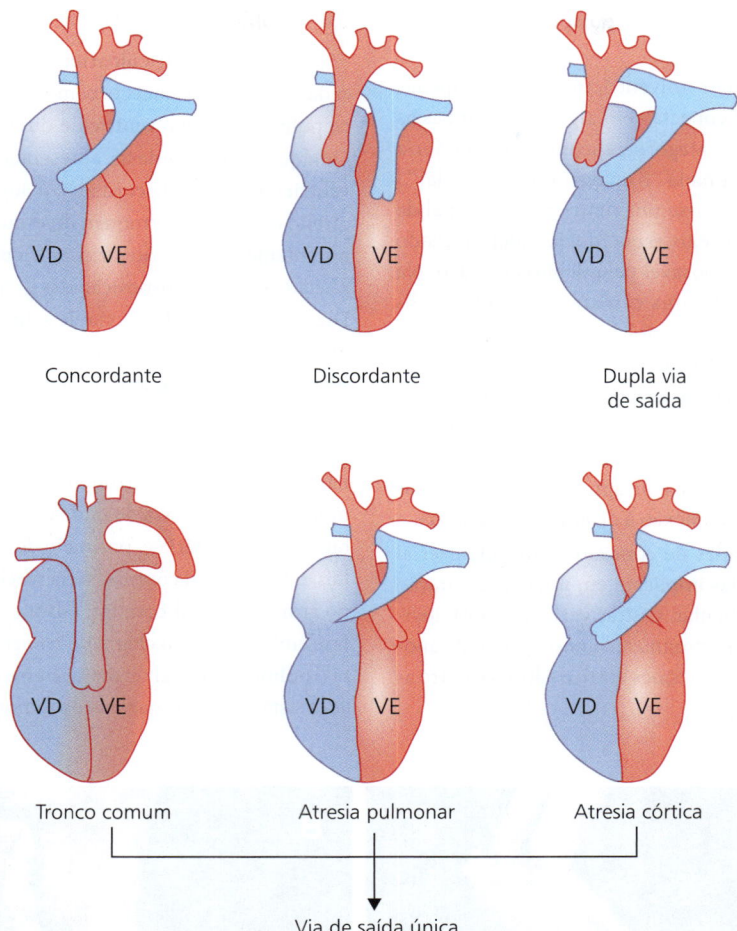

Concordante   Discordante   Dupla via de saída

Tronco comum   Atresia pulmonar   Atresia córtica

Via de saída única

FIGURA 78.2 Esquema representativo dos tipos de conexão ventriculoarterial. VD: ventrículo direito; VE: ventrículo esquerdo.

2.2 ANOMALIAS DAS CONEXÕES VENOSAS SISTÊMICAS E PULMONARES

Tanto as veias sistêmicas (cavas) quanto as pulmonares podem conectar-se em local diferente do esperado e, nesses casos, dizemos que a conexão é anômala. Em geral, descrevem-se o trajeto das veias anômalas e o local de conexão, além de potenciais obstruções.

2.3 ANOMALIAS DAS CONEXÕES ATRIOVENTRICULARES

No coração normal, diz-se que existe conexão atrioventricular biventricular e concordante, visto que cada átrio se conecta com seu ventrículo correspondente. Situações de anormalidade nesse segmento são:

- Conexão biventricular e discordante, em que cada átrio se conecta ao ventrículo "errado", ou seja, átrio direito com ventrículo esquerdo e vice-versa. Essa anomalia, em geral, mas não exclusivamente, se associa a uma conexão ventriculoarterial também discordante, constituindo a

QUADRO 78.1 Classificação das cardiopatias congênitas com base na análise segmentar sequencial

CARDIOPATIAS CONGÊNITAS

1. Anomalias da posição e da relação espacial dos órgãos toracoabdominais
2. Anomalias das conexões venosas sistêmicas e pulmonares
3. Anomalias das conexões atrioventriculares
4. Anomalias das conexões ventriculoarteriais
5. Anomalias congênitas dos átrios e ventrículos, incluindo os defeitos septais
6. Anomalias das valvas cardíacas
7. Anomalias das grandes artérias e do canal arterial
8. Anomalias das artérias coronárias
9. Anomalias do pericárdio

malformação conhecida como "transposição corrigida das grandes artérias".

- Conexão atrioventricular univentricular, em que apenas um dos ventrículos se conecta com alguma ou ambas as câmaras atriais. Nesta categoria, encontra-se a maioria dos corações com a chamada "fisiologia univentricular".[4] Anatomicamente, detecta-se um ventrículo principal de morfologia variável – direito, esquerdo ou indeterminado – o qual é o maior responsável pelo débito cardíaco. Na maioria das vezes, existe uma câmara ventricular rudimentar ou incompleta, de morfologia complementar à do ventrículo principal. Morfologicamente, encontramos uma das seguintes situações: as duas valvas atrioventriculares abrem-se no ventrículo principal ou apenas uma delas, quando o assoalho de um dos átrios é muscular, e o átrio não estabelece conexão com a massa ventricular – as chamadas ausências de conexão à direita ou à esquerda.

Há inúmeras possibilidades de conexão ventriculoarterial nesses casos, e cada uma delas implicará em uma apresentação clínica e hemodinâmica particular. Outras variáveis morfológicas com impacto na evolução e prognóstico nesse grupo de anomalias dizem respeito às comunicações entre os átrios e entre as câmaras ventriculares.

2.4 ANOMALIAS DAS CONEXÕES VENTRICULOARTERIAIS

A conexão ventriculoarterial normal é concordante, ou seja, cada ventrículo se conecta com a artéria "correta", ou seja, o tronco pulmonar com o ventrículo direito e a aorta com o esquerdo. Qualquer variação dessa apresentação é anormal. Na conexão ventriculoarterial discordante, a aorta origina-se do ventrículo direito e o tronco pulmonar, do esquerdo. Quando existe concomitantemente conexão atrioventricular normal, a situação é conhecida como "transposição das grandes artérias" (Figura 78.3). Diz-se que existe dupla via de saída quando as duas artérias se originam de um mesmo ventrículo. Na quase totalidade dos casos, é o ventrículo anatomicamente direito que acomoda as duas grandes artérias. O nome "via de saída única" é utilizado para denominar uma das três possibilidades a seguir: atresia pulmonar, atresia aórtica ou tronco arterial comum. Nas atresias pulmonar e aórtica, a via de saída única do coração se dá através da outra grande artéria e, por meio de vasos colaterais ou canais fetais, o território da outra artéria recebe suprimento sanguíneo. Já no tronco arterial comum, admite-se que haja persistência da fase embrionária do chamado *truncus*, antes da septação em aorta e pulmonar, de tal forma que esse único vaso supre as circulações sistêmica, coronariana e pulmonar.

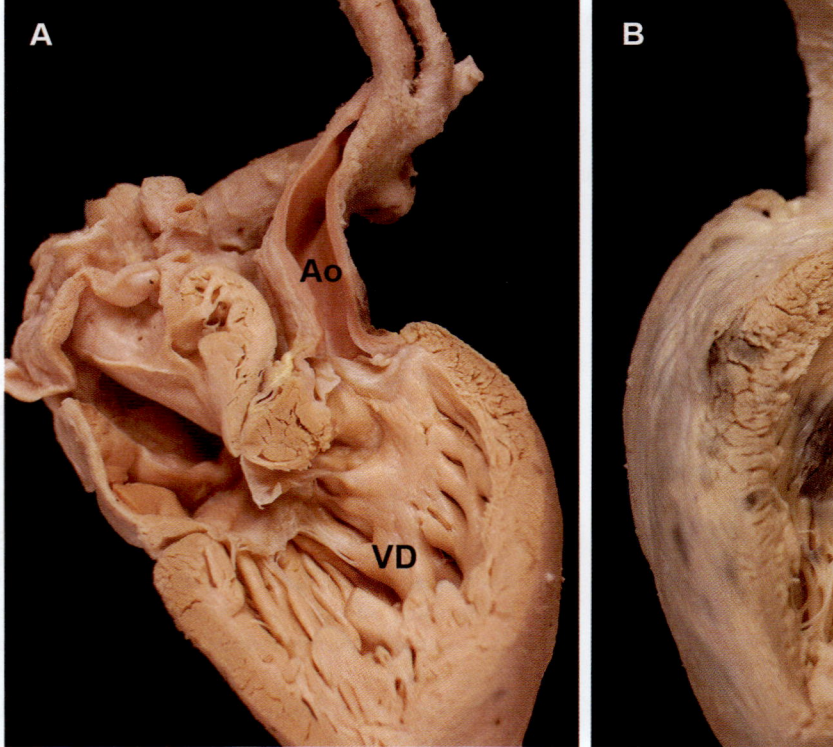

FIGURA 78.3 Coração com transposição das grandes artérias, mostrado em suas câmaras da direita (A) e da esquerda (B). Notam-se conexões atrioventricular concordante e ventriculoarterial discordante, com aorta (Ao) originando-se do ventrículo direito (VD) e o tronco pulmonar (TP), do ventrículo morfologicamente esquerdo (VE).

2.5 ANOMALIAS CONGÊNITAS DOS ÁTRIOS E VENTRÍCULOS, INCLUINDO OS DEFEITOS SEPTAIS

Átrios e ventrículos podem apresentar diferentes graus de hipoplasia congênita, em associação ou não com outros defeitos intracardíacos. Não raramente, quando hipoplásicos e hipertensos por estenose ou atresia da via de saída, apresentam trabeculações exuberantes conhecidas como sinusoides miocárdicos. Estes podem se comunicar com a circulação coronariana, constituindo as fístulas coronariocavitárias. Ainda, ventrículos e átrios podem mostrar bandas ou membranas anômalas que causam obstrução ao fluxo sanguíneo em diferentes níveis. Inclui-se aqui o chamado *cor triatriatum*, anormalidade caracterizada pela presença de uma membrana fibromuscular que septa parcialmente o átrio esquerdo ocasionando dificuldade ao retorno venoso pulmonar. Também os ventrículos podem mostrar estruturas anômalas que provocam estenoses localizadas, a saber, banda anômala do ventrículo direito e membrana ou túnel muscular subaórtico.

As comunicações intercavitárias e os defeitos septais costumam ser descritas de acordo com a sua localização e com a natureza de suas bordas.

Nem todas as comunicações interatriais são consequência de um defeito na formação do septo atrial. Sabe-se que o forame oval, pertuito do septo atrial que é fundamental à circulação fetal, pode permanecer aberto em até 15% dos adultos. Na maioria das vezes, esse forame não permite fluxo sanguíneo na vida pós-natal, já que, por sua morfologia, ele funciona como pertuito valvulado, só se abrindo quando a pressão no átrio direito sobrepuja a do esquerdo. Quando, todavia, o septo é deficiente, diz-se que a comunicação interatrial é consequência de um verdadeiro defeito septal. Outras situações em que há comunicação interatrial, mas não defeito do septo, são:

- Ausência parcial ou completa da parede que separa o átrio esquerdo da veia do seio coronário permitindo comunicação pela abertura do orifício natural do seio coronário no átrio direito.

- Defeito de incorporação de veias pulmonares direitas superiores ou inferiores, com conexão a uma das veias cavas e cavalgamento destas sobre o septo atrial, permitindo a comunicação.

Já nos ventrículos, todas as comunicações são defeitos septais. Costuma-se descrever as bordas, se completamente musculares ou contíguas à região do septo membranoso (continuidade entre uma valva atrioventricular e uma valva arterial), ou ainda se atingem o plano de implantação das valvas arteriais, sendo chamadas respectivamente de comunicações interventriculares musculares, perimembranosas (Figuras 78.4 e 78.5) e subarteriais. Adicionalmente, descreve-se a posição da maior extensão do defeito no septo (se para a via de entrada, porção trabecular ou via de saída) além da presença ou ausência de desalinhamentos entre os componentes do septo. Uma das cardiopatias congênitas mais frequentes, a tetralogia de Fallot (Figura 78.6), tem como defeito básico uma comunicação interventricular com

desalinhamento do septo de saída que acaba por ocasionar estenose subpulmonar.

A descrição das bordas das comunicações interventriculares tem grande importância cirúrgica, pois, nas perimembranosas, existem grande proximidade com o feixe de condução atrioventricular do estímulo elétrico e potencial risco de bloqueio atrioventricular.[5]

A anomalia de formação do septo atrioventricular (defeito septal atrioventricular) (Figura 78.7) compreende uma série de alterações que incluem não apenas comunicações entre átrios e ventrículos, mas também a existência de uma junção atrioventricular comum, em vez das junções separadas, direita e esquerda presentes no coração normal. Nessa malformação, o anel valvar atrioventricular é único, podendo conter um ou dois orifícios valvares. Pode existir comunicação interatrial isolada (chamada *ostium primum*), interventricular, ou ambas.

2.6 ANOMALIAS DAS VALVAS CARDÍACAS

Tanto as valvas atrioventriculares como as arteriais podem apresentar-se congenitamente estenóticas ou insuficientes. Entre as lesões mais frequentes, destacam-se a estenose aórtica ou pulmonar com valva em *domus*, em que as semilunares aparecem fundidas e com pequeno orifício central.

Na valva tricúspide, descreve-se a anomalia de Ebstein, caracterizada pela inserção baixa ou mais apical da cúspide septal, acompanhada por aspecto displásicos das outras cúspides, que se

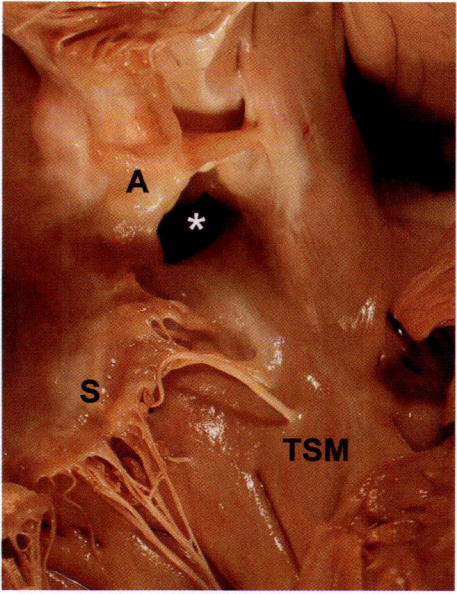

FIGURA 78.4 Visão aproximada da transição atrioventricular direita mostrando uma comunicação interventricular (asterisco) chegando até a região do septo membranoso, ou seja, entre as cúspides septal e anterior da valva tricúspide. TSM: trabécula septomarginal.

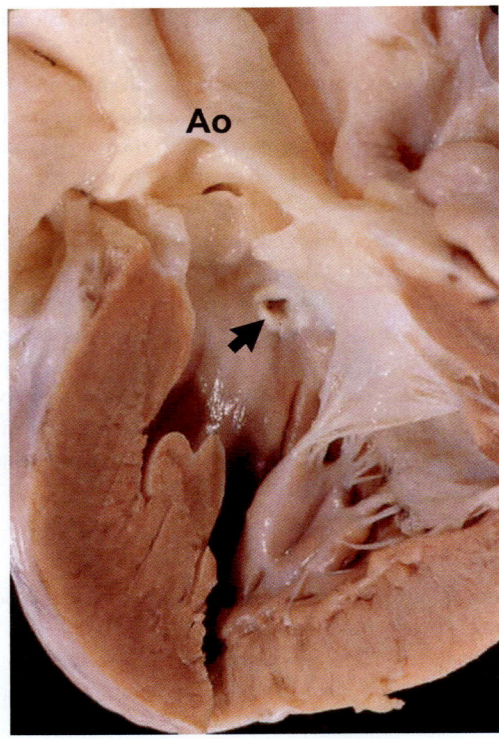

FIGURA 78.5 Visão de uma comunicação interventricular (seta) pelo lado do ventrículo esquerdo. Esta também é uma comunicação perimembranosa, situada na proximidade da área de continuidade fibrosa mitroaórtica. As bordas esbranquiçadas indicam que o defeito estava em fase de fechamento espontâneo. Ao: aorta ascendente

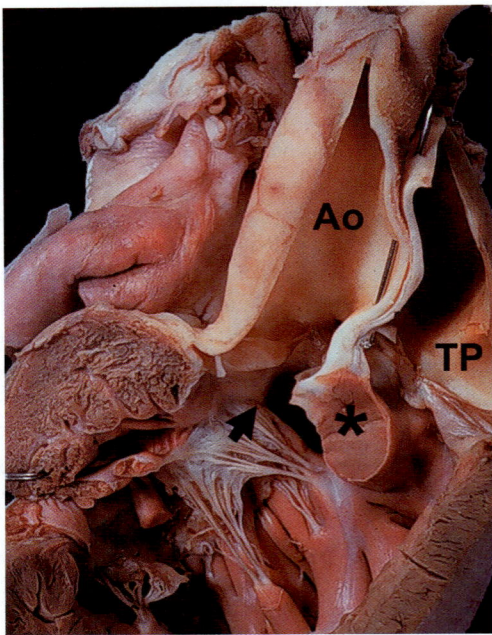

FIGURA 78.6 Visão aproximada da via de saída do ventrículo direito em coração com tetralogia de Fallot. Nota-se comunicação interventricular que chega até a área do septo membranoso (seta), onde se estabelece continuidade fibrosa entre as valvas tricúspide e aórtica. A aorta cavalga a comunicação interventricular e existe desvio anterior do septo infundibular ou de saída (asterisco), o que ocasiona estenose subpulmonar. Ao: aorta; TP: tronco pulmonar.

mostram espessas e com anomalias de cordas. A anomalia é acompanhada de dilatação e afilamento do miocárdio ventricular direito.

A valva mitral pode apresentar estenose por alteração do aparelho sub-valvar caracterizada pela presença de um único músculo papilar que recebe todas as cordas. Essa anomalia recebe o nome de valva em paraquedas. A insuficiência congênita, em geral, apresenta-se sob forma de valva em arcada, em que há encurtamento ou ausência de cordas, e as cúspides com espessamento da borda acabam por se inserir diretamente nos músculos papilares.

2.7 ANOMALIAS DAS GRANDES ARTÉRIAS E DO CANAL ARTERIAL

As principais lesões das grandes artérias são as hipoplasias e obstruções, localizadas ou segmentares. Enquanto nas lesões obstrutivas do coração direito as hipoplasias e estenoses do tronco e ramos pulmonares são frequentes, na aorta é mais comum a coarctação ístmica, que é lesão caracterizada por estreitamento localizado acompanhado de prega intimal, que se acredita corresponda à extensão do tecido do canal arterial.

O canal arterial persistente ou patente após os 3 meses de vida é uma anomalia que pode aparecer como defeito isolado ou estar associada a outro defeito cardíaco, permitindo fluxo para suprir um território com circulação deficiente.

Uma anomalia mais rara que merece ser mencionada é a janela aortopulmonar, uma comunicação de tamanho variável entre as porções iniciais das duas grandes artérias da base.

2.8 ANOMALIAS DAS ARTÉRIAS CORONÁRIAS

As principais anormalidades congênitas das coronárias são as de origem e as fístulas. As primeiras são didaticamente divididas em anomalias maiores – correspondem à situação de origem fora da aorta, geralmente no tronco pulmonar –; e menores – caracterizadas por origem alta ou, então, pericomissural na própria aorta. Como existe enorme variação anatômica, nem sempre é possível definir com exatidão se existe uma anomalia menor ou uma variação da normalidade.

2.9 ANOMALIAS DO PERICÁRDIO

O saco pericárdico pode estar total ou parcialmente ausente, quase sempre em associação com malposição do coração ou herniação de uma parte do ventrículo ou de uma aurícula.

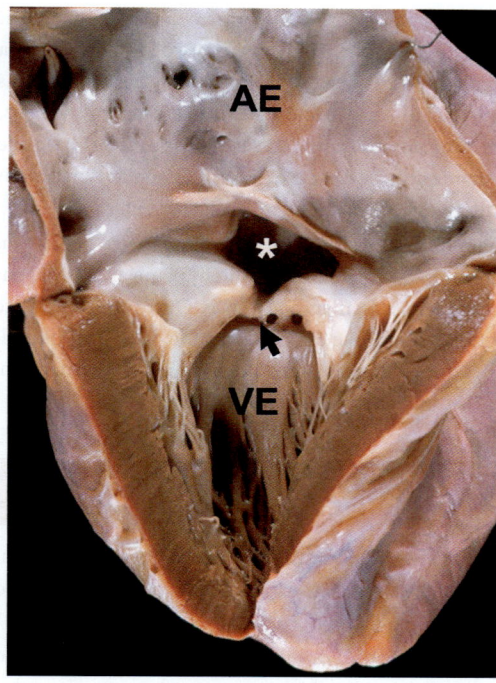

FIGURA 78.7 Câmaras cardíacas da esquerda abertas para mostrar defeito septal atrioventricular. Existe comunicação interatrial do tipo *ostium primum* (asterisco) e os folhetos-ponte da valva comum se unem no topo do septo ventricular (seta), definindo dois orifícios valvares. AE: átrio esquerdo; VE: ventrículo esquerdo.

3 ASPECTOS ESSENCIAIS DA MORFOGENIA CARDÍACA, ETAPAS DO DESENVOLVIMENTO E GENES ENVOLVIDOS

O coração é o primeiro órgão do ser humano a ser formado. Por essa razão, e por conta dos rápidos processos morfogênicos e da natureza de seus defeitos congênitos, as condições para terapia gênica em cardiopatias congênitas não são muito favoráveis. Porém, os novos conhecimentos da embriogenia cardíaca e da genética podem permitir uma melhoria da capacidade de prevenir, diagnosticar e intervir de modo precoce nas cardiopatias congênitas.

O gene é a unidade fundamental da informação genética e codifica, em geral, um polipeptídeo específico (proteína). É constituído de uma sequência de DNA cercado por regiões regulatórias também com sequências de DNA. Cada indivíduo tem duas cópias de cada gene, chamadas de alelos.

A tradução da informação genética para a funcional, na forma de proteína, é um processo com múltiplas etapas, passando por uma cópia funcional de fita simples (RNA). Esse RNA é editado para produzir a síntese da proteína e controlado em múltiplos locais.

Os genes estão localizados ao longo de 23 pares de cromossomos, sendo 22 autossomos e um de cromossomos sexuais (X e Y). Mulheres têm dois cromossomos X, enquanto os homens carregam um cromossomo X e um Y.

O genótipo, carga genética de um indivíduo, pode ser nocivo em razão de mutações que alteram a embriologia e a fisiologia e levam ao aparecimento de uma anormalidade clínica, produzindo uma doença ou um fenótipo.

Atualmente, é sabido que fatores genéticos têm um papel significante em todas as desordens cardiovasculares. Entre as anomalias congênitas, as malformações cardíacas são as mais frequentes e afetam aproximadamente 1% dos nascidos vivos. Quando essas malformações são verificadas em óbitos perinatais, observa-se uma porcentagem 10 vezes maior.

Além dos fatores genéticos, a exposição do embrião em desenvolvimento a numerosos agentes ambientais, incluindo agentes químicos, agentes infecciosos e algumas doenças maternas, pode causar o aparecimento de defeitos cardíacos. Os agentes ambientais são responsáveis por aproximadamente 2% de todas as anomalias do coração.

Atualmente, maior importância tem sido dada à interação entre os agentes ambientais e os fatores genéticos (Figura 78.8). A suscetibilidade herdada é parte da patogenia da doença e uma das razões pelas quais se investiga a história familiar de um paciente. A detecção das suscetibilidades herdadas de um paciente e a intervenção antes do aparecimento de sequelas clínicas irreversíveis vêm se tornando uma realidade.[6]

Mutações em genes localizados em um dos 22 pares de autossomos ou em um dos dois cromossomos sexuais produzem fenótipos herdados de acordo com os dois princípios fundamentais de Mendel: os genes alelos segregam e não alelos se agrupam de acordo com a distância que os separam (Figura 78.9).

Gene e Ambiente na determinação Fenotípica

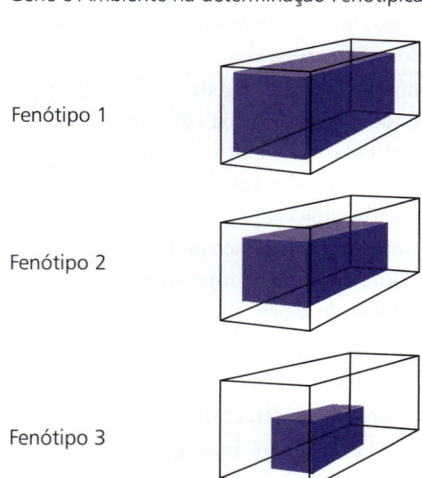

Fenótipo 1

Fenótipo 2

Fenótipo 3

FIGURA 78.8 Interação entre componentes genéticos (genótipo: cubo interno) e ambientais definem qualquer fenótipo (cubo externo) humano.

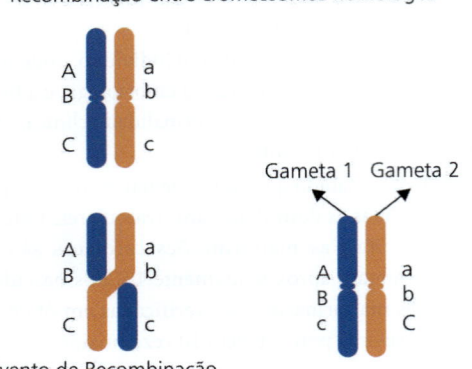

FIGURA 78.9 Recombinação entre cromossomos homólogos através da meiose. A, a, B, b, C e c são alelos de três *loci* diferentes.

O tipo e o momento de interferências dos agentes mutagênicos são elementos-chaves determinantes do fenótipo cardíaco. A mesma interferência pode produzir malformação cardíaca complexa quando a exposição ocorre precocemente durante a cardiogênese, ou malformação mais simples quando ocorre em fase mais avançada do desenvolvimento cardíaco.

Recentes avanços têm identificado variantes comuns e raras associadas à cardiopatia congênita usando tecnologia de sequenciamento e genotipagem. O sequenciamento pode ser usado, não somente para testes genéticos clínicos, mas também para testes pré-natais não invasivos de DNA fetal no soro materno, a fim de diagnosticar condições genéticas como aneuploidia fetal no primeiro semestre. Essa abordagem não é somente mais acurada, mas também mais segura do que testes de *screening* maternos invasivos. Os testes invasivos ainda são diagnósticos. Sempre que houver alteração no DNA livre fetal, essa alteração deve ser comprovada pelo exame invasivo.

As técnicas moleculares e genéticas promoveram uma revolução no estudo da embriogenia em geral e na do músculo cardíaco em particular. Já foram identificadas várias famílias de genes envolvidas na embriogenia cardíaca e seus papéis no desenvolvimento do coração.

O desenvolvimento cardíaco pode ser compreendido de forma simplificada como uma interação entre produtos de seis grandes categorias de genes:

- os sinalizadores;
- os receptores;
- os de transdução intracelular de sinais;
- os reguladores do fenótipo cardíaco (fatores de transcrição);
- os estruturais; e
- os de matriz extracelular.

Os genes sinalizadores e receptores definem, no embrião jovem, a região com potencial para desenvolvimento do coração e se encarregam de ativar os fatores de transcrição responsáveis pelo projeto cardíaco. Os fatores de transcrição, por sua vez, estabelecem uma complexa rede de relações entre si e definem os genes estruturais e de matriz extracelular que devem ser ativados para a diferenciação das células cardíacas (Quadro 78.2).

Atualmente, os avanços na identificação dos genes causadores de cardiopatia congênita permitem planejar abordagens pré-natais e de aconselhamento genético. Outra área com potencial é o diagnóstico precoce em casos de alto risco e a possibilidade de um seguimento mais agressivo da gestação, aumentando as chances de uma intervenção cirúrgica precoce.

4 MECANISMOS BÁSICOS DE HERANÇA E TRANSMISSÃO GÊNICA

Os conceitos de herança dominante, recessiva ou ligada ao cromossomo X são características relacionadas ao fenótipo, não ao gene.

Um fenótipo é dito dominante quando o paciente é heterozigoto para uma mutação, isto é, quando uma cópia do alelo mutante e outra cópia do alelo normal estão presentes. Isso é válido para genes em ambos os autossomos (herança autossômica dominante) e no cromossomo X (herança ligada ao X dominante).

Um fenótipo é recessivo quando o paciente tem dois alelos mutantes no *locus* que causa a condição (herança autossômica recessiva ou herança ligada ao X recessiva). Se os alelos são idênticos, o paciente é homozigoto para aquele *locus*, situação, geralmente, presente, quando o alelo é idêntico por ascendência dos pais ou quando o alelo mutante é comum na população.

4.1 HETEROGENEIDADE GENÉTICA

Fenótipos semelhantes ou mesmo idênticos podem ser decorrentes de mutações fundamentalmente distintas, fenômeno denominado heterogeneidade genética. Heterogeneidade genética é um conceito difuso no que tange a análises no âmbito intragênico; virtualmente todas as doenças causadas por um único gene resultam de uma série variada de mutações diferentes dentro de um mesmo *locus*, denominada heterogeneidade alélica. Quando uma condição é causada por mutações em diferentes genes, a heterogeneidade é denominada lócica ou *locus*.

Um número cada vez maior de doenças do sistema cardiovascular tem seus genes causadores já identificados e essa informação pode ser utilizada na definição de um diagnóstico específico.[7-9] Como discutido anteriormente, uma série de problemas, como a heterogeneidade genética e clínica,[10] inerentes à utilização desses testes surge com o maior conhecimento sobre a fisiopatologia dessas doenças e com o aprendizado advindo da utilização, ainda muito recente, dessas novas ferramentas diagnósticas.

QUADRO 78.2 Genes envolvidos na embriogênese cardíaca		
Genes sinalizadores	Codificam proteínas ou peptídeos que atuam diretamente como sinais extracelulares como o ácido retinoico (AR), conectando diversos tipos celulares por meio de receptores localizados na membrana ou no núcleo, como *BMPR/ALK*, TGFR (receptor do TGF), FGFR (receptor do FGF), *frizzled*, RAR (receptor do ácido transretinoico), RXR (receptor do ácido retinoico), delta, *jagged*.	BMP – proteína de morfogênese do osso. TGF – fator de crescimento de transformação. FGF – fator de crescimento de fibroblastos. *WNT* *Notch*
Genes de fatores de transcrição	Codificam proteínas especializadas na regulação da expressão de vários outros genes, incluindo os sinalizadores, reguladores e estruturais. Exercem papel importante na formação das subestruturas cardíacas, como septos, coxins, valvas e circulação coronariana. Atuam em processos de maturação cardíaca e em genes como *GATA4* e *MEF2C*. Participam de respostas adaptativas em corações maduros, como a hipertrofia cardíaca.	*NKX2.5* *GATA4* *TBX5* *IRX4* *MEF2C* *Myocardin* *HAND1* *HAND2* *SRF* *MESP1* e *2*
Genes estruturais	Envolvidos na formação do sarcômero e dos canais iônicos que caracterizam as fibras cardíacas, que produzirão o fenótipo muscular estriado cardíaco.	Miosinas Actinas Tropomiosinas Troponinas Titinas Actininas Tropomodulinas
Genes que codificam proteínas da matriz extracelular cardíaca	Atuam nos processos de migração celular e diferenciação dos diversos tipos de células cardíacas. Outros genes importantes em todas as etapas do desenvolvimento cardíaco são aqueles envolvidos na transdução intracelular dos sinais externos (MADS, MAPK, proteínas G, correpressores e coativadores).	Fibronectina Versicam Perlecan Hialuronato Flectina

Conceitua-se toda variante gênica que tem frequência populacional maior do que 1%, como um polimorfismo gênico. Polimorfismos gênicos não são novidade na medicina. Desde há muito, são identificados polimorfismos nos grupos sanguíneos ou em proteínas do metabolismo secundário, por exemplo. Ainda, a existência de variação gênica entre diferentes pessoas ou populações é, em si, a essência da variabilidade humana e – por que não dizer? – de todos os seres vivos.

Com a identificação de fatores de susceptibilidade genéticos, será possível desenhar melhor um plano terapêutico para pacientes com a doença já instalada, introduzindo de maneira prática o conceito de farmacogenética, ou a utilização mais específica e individualizada de medicamentos. Ainda, poderemos por meio da determinação de um perfil de risco mais específico propor medidas de prevenção primária mais eficazes e custo-efetivas.

Atualmente, nenhum dos marcadores de risco moleculares propostos para doença cardiovascular, excetuando-se aqueles ligados ao desenvolvimento de doenças monogênicas, tem uso clínico comprovado.

O estudo citogenético deve ser considerado nas seguintes situações:

- Qualquer criança com o fenótipo de uma síndrome cromossômica conhecida.
- Qualquer paciente com:
  a. defeito cardíaco congênito combinado com características dismórficas;
  b. retardo de crescimento que não pode ser explicado pelo defeito cardíaco congênito;
  c. retardo de desenvolvimento ou retardo mental; ou
  d. múltiplas anomalias congênitas.
- História familiar de múltiplas perdas gestacionais ou irmãos com defeitos congênitos.
- Se a anomalia cardíaca e outra malformação visceral maior são documentadas por exame ultrassonográfico pré-natal ou ecocardiografia fetal. Em alguns casos, principalmente nas cardiopatias decorrentes de obstrução do trato de saída do lado esquerdo, a avaliação deve incluir a realização de eletrocardiograma e ecocardiografia dos parentes mais próximos ou pelo menos dos pais.

Se o cariótipo mostrar resultado normal, outras técnicas podem ser indicadas (*Fluorescence in situ hybridization* – FISH ou análise do DNA, como hibridização genômica comparativa – CGH*array* ou sequenciamento gênico).

É ressaltado que a avaliação de um paciente com defeito cardíaco congênito sempre incluirá outros familiares além do próprio paciente, dada a regularidade com a qual o fenômeno da expressividade variável é reconhecido.

A confirmação de uma síndrome genética pode ser útil para *screening* preventivo e tratamento de complicações, tais como dilatação aórtica na síndrome de Marfan, cardiomiopatia hipertrófica na síndrome de Noonan e doença neuropsiquiátrica na microdeleção 22q11.2.

Na decisão de se realizar testes genéticos, deve-se sempre levar em conta o potencial impacto que o teste terá sobre a família. O termo de consentimento livre e informado deverá ser sempre obtido antes de realizar um teste específico.

O conhecimento do desenvolvimento cardíaco e os mecanismos das anomalias congênitas são essenciais à prática diária, tanto no exame das doenças cardíacas como para o aconselhamento genético, seja no período pré-natal ou em caso de formas familiares.

5 ALTERAÇÕES LIGADAS ÀS SÍNDROMES GENÉTICAS, CARDIOPATIAS CONGÊNITAS E CARDIOMIOPATIAS

As doenças genéticas dividem-se em três grandes grupos principais quanto à sua etiologia: anormalidades citogenéticas: doenças monogênicas (mendelianas); e doenças de etiologia complexa (multifatoriais).

5.1 ANORMALIDADES CITOGENÉTICAS OU CROMOSSÔMICAS

São responsáveis por muitas condições genéticas diagnosticadas no período perinatal e infância; na fase adulta, o achado de anormalidades citogenéticas é mais raro. Exceções à regra são as anormalidades cromossômicas presentes em algumas doenças relacionadas à reprodução.

O diagnóstico das aberrações cromossômicas é feito pelo estudo cromossômico, geralmente do sangue periférico, por meio do cariótipo com bandas. A técnica de bandeamento mais utilizada é a coloração por Giemsa (banda G), a qual permite detectar alterações cromossômicas maiores do que 5Mb. Alterações citogenéticas menores, as denominadas microdeleções e microduplicações, podem ser detectadas pela técnica da hibridização *in situ* por fluorescência (FISH), do MLPA (*Multiplex Ligation-dependent Probe Amplification*) e da técnica de *chromosomalmicroarray*, seja por hidratação genômica comparativa (CGH) ou por SNP (*single nucleotide-polymorphism*). Esta última permite o estudo do genoma, contrário às duas primeiras técnicas que requerem análises de regiões específicas. Atualmente, há um consenso da utilização da técnica do *chromosomalmicroarray* como o primeiro exame a ser solicitado, em detrimento do cariótipo, em casos de investigação genética de indivíduos apresentando atraso do desenvolvimento neuropsicomotor/deficiência intelectual, espectro autista ou malformações múltiplas.[11]

O estudo cromossômico por meio do cariótipo por Banda G permanece com sua indicação em todo indivíduo portador de quadro sindrômico associado à cardiopatia congênita, reconhecível por essa técnica, como a síndrome de Down.

Em cardiologia, as síndromes caracterizadas por alterações citogenéticas cromossômicas podem ser numéricas ou estruturais (Quadro 78.3). A mais comum é a aneuploidia, com diminuição ou aumento do número de cromossomos não múltiplos do conjunto haplóide de cromossomos, podendo envolver cromossomos autossomos, sexuais ou ambos, encontradas nas síndromes de Down, de Edwards, de Turner e outras.

QUADRO 78.3 Anormalidades cromossômicas associadas com doenças cardíacas			
SÍNDROMES GENÉTICAS	**ALTERAÇÕES CROMOSSÔMICAS**	**CARDIOPATIAS CONGÊNITAS**	**OUTRAS MALFORMAÇÕES ASSOCIADAS**
Turner	45,X	CoAo, EAo, VAo bicúspide, dilatação/dissecção Ao, CIV, PVM, DAPVP, CIA, distúrbios de condução ECG.	Baixa estatura, baixa implantação das orelhas, ptose palpebral, pescoço alado, infertilidade, linfedema de membros.
Patau	Trissomia 13	TAC, TF, CIV, CIA, PCA, DSAV, EP, CoAo.	Polidactilia, fenda palatina/labial, anomalias neurológicas, retardo mental, microftalmia.
Edwards	Trissomia 18	CIV, TF, CIA, PCA, EP, TGA, CoAo, displasia polivalvares, VAo bicúspide.	Microcefalia com occipício proeminente, mãos cerradas com 2º e 5º dedos sobrepostos, anomalias neurológicas e renais.
Down	Trissomia 21	DSAV, CIV, CIA, PCA, TF.	Atraso DNPM, fácies característica, pregas epicânticas, anomalias endócrinas, gastrintestinais, imunodeficiências, reação leucemoide, braquicefalia.
Schmid-Fraccaro	Tetrassomia parcial 22	DAVP.	Anomalias anorretais, orifício pré-auricular, coloboma, anomalias genituninárias.

[Continua]

[Continua]

QUADRO 78.3 Anormalidades cromossômicas associadas com doenças cardíacas			
SÍNDROMES GENÉTICAS	**ALTERAÇÕES CROMOSSÔMICAS**	**CARDIOPATIAS CONGÊNITAS**	**OUTRAS MALFORMAÇÕES ASSOCIADAS**
Wolf-Hirschhorn	Deleção 4p		
	Deleção 4qter		
Cri du chat	Deleção parcial 5p15	CIV, PCA, TF.	Choro de gato, fenda palatina/labial, apêndices pré-auriculares.
Williams-Beuren	Deleção 7q11.23	EAo supravalvar, EPV e ramos, CoAo, PVM, TF.	Hipertelorismo ocular, fronte alargada, ponte nasal rebaixada, nariz curto e arrebitado, boca grande, lábios grossos.
	Deleção 11q23 S. Jacobsen	CIV, Obstrução VSVE, SHCE.	Fácies distinta, baixa estatura, retardo mental, ptose palpebral leve, orelhas pequenas, olhos próximos, trombocitopenia e anomalias renais.
DiGeorge Velocardiofacial	Deleção 22q11 *TBX1* *CRKL* *ERK2*	IAAo, TAC, TF, CIV, PCA.	Fenda palatina, hipocalcemia, imunodeficiências, dificuldade na alimentação e fala.
SÍNDROMES GENÉTICAS	**ALTERAÇÕES MONOGÊNICAS**	**CARDIOPATIAS CONGÊNITAS**	**OUTRAS MALFORMAÇÕES ASSOCIADAS**
Alagille	JAG1 (20p12) NOTCH2	Estenose APs, TF, CIA, CIV	Anomalias das vias biliares Colestase crônica.
Char (PCA familiar)	TFAP2ß	PCA, CIV	Hipoplasia da falange média do 5º dedo (mão/pé), polidactilia, clinodactilia do 5º dedo (mão/pé).
CHARGE	CHD7 SEMA3E	TF, DVSVD, DSAV, Anomalias AAo	Coloboma ocular, Heart, Atresia de coanas, Retardo de crescimento, G: anomalias geniturinárias, E (ear): displasias auriculares.
Cornelia de Lange	NIPBL (cromossomo 5) SMC1A (cromossomo 10)	CIV, CIA, EP, Cardiomiopatia hipertrófica	Baixo peso ao nascer, microcefalia, sobrancelhas espessas unidas na linha media, pelos do corpo excessivo, fenda palatina, refluxo gastresofágico.
Costello	HRAS	EP, displasia de outras valvas, CMH, dilatação Ao, taquicardia atrial	Pele flácida e articulações frouxas, cabelo encaracolados, desvio ulnar, papilomata perianal, escoliose.
Holt-Oram	TBX5 (12q24)	CIA, CIV, DAPVP, distúrbios de condução ECG.	Anomalias de MMSS
Kabuki	MLL2	CIA, CIV, SHCE, CoAo	Fissura palpebral alongada, fenda labial/palatina, anormalidades de esqueleto.
LEOPARD	PTPN11 (12q22) RAF1	EP, CMH, distúrbios de condução	Manchas lentiginosas, surdez.
Neurofibromatose	NF1	EP, CIA, CoAo, CMH	Manchas café com leite, glioma óptico, escoliose, pseudoartrose, neurofibroma.
Noonan	PTPN11 (12q22) KRAS SOS1 RAF1 NRAS BRAF MEK1 SHOC2 CBL RIT1	EP, CIA, DSAVP, CoAo, Cardiomiopatia hipertrófica	Baixa estatura e implantação das orelhas, face triangular, ptose palpebral, deformidade torácica, criptorquidia.
Rubinstein-Taybi	CREBBP EP300	PCA, CIA, DSAV parcial, CoAo, CMH	Primeiros dedos largos, pés grandes.

[Continua]

[Continua]

QUADRO 78.3 Anormalidades cromossômicas associadas com doenças cardíacas

SÍNDROMES GENÉTICAS	ALTERAÇÕES CROMOSSÔMICAS	CARDIOPATIAS CONGÊNITAS	OUTRAS MALFORMAÇÕES ASSOCIADAS
Ellis van Creveld	Autossômico recessivo (cromossomo 4p16.1) EVC EVC2	DSAV Átrio único CIA	Baixa estatura, polidactilia, unhas hipoplásicas, anomalias dentárias.
Kartagener (autossômico recessivo, autossômico dominante, ligado ao X)	Mutações na dineína DNAI1 (9p13-p21) DNAH5 (5p) DNAH11 (7p21)	*Situs inversus*, dextrocardia.	Discinesia ciliar primária, bronquiectasias, infertilidade masculina.

SÍNDROMES GENÉTICAS	ETILOGIA COMPLEXA, MULTIFATORIAIS	CARDIOPATIAS CONGÊNITAS	OUTRAS MALFORMAÇÕES ASSOCIADAS
PHACES		CoAo IAAo Anomalias AAo	Hemangiomas, malformação de fossa posterior e oculares.
Goldenhar		TF	Hipoplasia da face, anomalias vertebrais e geniturinárias
Heterotaxias	LEFTY2 ACVR2B CFC1 ZIC3	Dextrocardia,TGA, DSAV, DATVP Interrupção VCI,VCSE	Anomalias de situs visceral, lobos pulmonares, geniturinárias, vias biliares, poliesplenia ou asplenia.
VACTERL	Trissomia 18 entre outros	CIV, CIA, TF – mais comuns TAC, TGA – mais raras	Anomalias Vertebrais, anomalias Anorretais, Cardiopatia congênita, anomalia de Traqueia, anomalia Esofágica, anomalia Renal ou Radial, anomalias dos membros (Limbs) – sindactilia, polidactilia, artéria umbilical única.

AP: artéria pulmonar; AAo: arco aórtico; Ao: aorta; CIA: comunicação interatrial; CIV: comunicação interventricular; CMH: cardiomiopatia hipertrófica; CoAo: coarctação da aorta; DAPVP: drenagem anômala parcial de veias pulmonares; DAVP: drenagem anômala de veias pulmonares; DATVP: drenagem anômala total de veias pulmonares; DSAV: defeito do septo atrioventricular; DVSVD: dupla via de saída do ventrículo direito; EAo: estenose aórtica; ECG: eletrocardiograma; EP: estenose pulmonar; EPV: estenose pulmonar valvar; IAAo: interrupção do arco aórtico; PCA: persistência do canal arterial; PVM: prolapso de valva mitral; SHCE: síndrome de hipoplasia do coração esquerdo; TAC: "truncus arteriosus comunis"; TGA: transposição de grandes artérias; TF: tetralogia de Fallot; VCI: veia cava inferior; VCSE: veia cava superior esquerda; VSVE: via de saída do ventrículo esquerdo; CIV: .

Algumas síndromes genéticas estão associadas a deleções muito pequenas, não detectáveis pelo estudo cromossômico tradicional com bandas.[12] O fenótipo dessas síndromes pode ser atribuído à haploinsuficiência de múltiplos genes contíguos, presentes na região acometida. De maior relevância diagnóstica para o cardiologista clínico é o diagnóstico de microdeleções cromossômicas, em particular das 7q11 e *22q11.2*, presentes em indivíduos com síndrome de Williams e síndrome da deleção 22q11.2, respectivamente.[13]

5.1.1 Síndrome de Down

Com frequência estimada em 1/800 nascimentos, a trissomia do cromossomo 21 caracteriza-se por atraso do desenvolvimento neuropsicomotor (DNPM) e deficiência intelectual, braquicefalia, isto é, a parte posterior da cabeça é levemente achatada, olhos com inclinação para cima das fendas palpebrais, pregas epicânticas, ponte nasal deprimida, nariz pequeno, língua protrusa, orelhas pequenas, cabelo liso e fino, pescoço alargado com excesso de pele, displasia do quadril, prega palmar única e aumento da distância entre háluces e demais artelhos.

O risco de nascimento de criança com a síndrome de Down aumenta com a idade materna e a recorrência na prole é de 1% para mulheres com idade inferior a 30 anos. A partir dessa idade, o risco é aquele observado pela idade materna em si.[14] A trissomia do cromossomo 21 é o resultado da não disjunção primária, que pode ocorrer em ambas as divisões meióticas em ambos os pais, mas ocorre com maior frequência na meiose materna. Na síndrome de Down, a região 21q22, quando triplicada, produz o fenótipo característico. Nessa região, podem estar os genes responsáveis pelo desenvolvimento da cardiopatia congênita. A patogênese continua desconhecida. Parece envolver a expressão de múltiplos genes contíguos do cromossomo 21.

Os defeitos cardíacos ocorrem em 40% das crianças afetadas. Entre os mais frequentes, tem-se o defeito de septo atrioventricular – DSAV (45%), comunicação interventricular – CIV (35%), comunicação interatrial – CIA (8%), tetralogia de Fallot (5%), persistência do canal arterial – PCA (3%),[15] com precocidade de desenvolvimento da doença vascular pulmonar e hipertensão pulmonar. A expectativa média de vida aumentou de 25 para 49 anos de 1983 a 1997,[16] sendo o risco de mortalidade maior na lactância em decorrência de defeitos cardíacos, leucemia e doenças respiratórias.

A síndrome de Down é causada pela trissomia 21 simples em 95% dos casos, translocação cromossômica robertsoniana em 2% e mosaicismo em 3%.[17] O estudo citogenético permite identificar o mecanismo responsável pela síndrome de Down, diferenciando, assim, por exemplo, a presença da trissomia simples de um rearranjo estrutural não equilibrado. Embora o fenótipo seja o mesmo nas duas condições, a importância reside no aconselhamento genético para o casal, uma vez que nos rearranjos estruturais, um dos genitores pode apresentar um rearranjo equilibrado, com risco de recorrência para a prole futura.

A correção cirúrgica das cardiopatias graves nesses pacientes é um fator importante para uma maior sobrevida e melhor qualidade de vida. Na idade adulta, a doença de Alzheimer e alterações do sistema imunológico constituem outros fatores de mortalidade.

5.1.2 Síndrome de Edwards

A trissomia do cromossomo 18 tem frequência estimada de 1/8.000 nascimentos, a maioria do sexo feminino. Calcula-se que 95% resultem em abortos espontâneos durante a gravidez. Apresenta-se com múltiplas malformações incluindo baixo peso ao nascimento, sucção débil, hipotonia seguida de hipertonia, acentuado retardo de crescimento e do desenvolvimento, crânio alongado com occipício proeminente, orelhas displásicas, com poucos sulcos e de implantação baixa, mãos fechadas com 2º e 5º dedos sobrepostos respectivamente aos 3º e 4º dedos, dedo indicador maior que os demais e flexionado sobre o dedo médio, pés em cadeira de balanço e dorsifletidos.[18] As anomalias cardíacas ocorrem em 90% dos afetados; as mais frequentes são CIV perimembranosa, displasia valvar, PCA, tetralogia de Fallot (TF), coarctação de aorta (CoAo), CIA e cardiopatias complexas. A maioria dos casos de trissomia 18 é simples (94%); alterações estruturais ocorrem em 2%; e mosaicismo em < 5%.[19] O gene causador das anomalias cardiovasculares continua desconhecido.[18]

O prognóstico é bastante reservado pela presença de diversas malformações associadas (mais de 150 anomalias já foram descritas). Entre os afetados, 50% morrem na 1ª semana de vida e grande parte dos restantes nos próximos 12 meses de vida. Somente 5 a 10% sobrevivem ao 1º ano de vida e, em geral, apresentam deficiência intelectual grave. Entretanto, alguns afetados com sobrevida prolongada são capazes de interagir com seus familiares e apresentam certa progressão do desenvolvimento neuropsicomotor. Dessa forma, o manejo clinicocirúrgico tem sido objeto de calorosas discussões, ressaltando-se que a possibilidade de adoção ou não de medidas com o intuito de apenas prolongar a vida desses pacientes deve encontrar ressonância na vontade dos familiares.

5.1.3 Síndrome de Patau

A trissomia do cromossomo 13 é doença rara com frequência estimada de 1:5.000 a 1:20.000 nascidos vivos com mortalidade elevada e precoce. A tríade característica – microftalmia, lábio leporino/fenda palatina e polidactilia – encontra-se presente em 70% dos pacientes. Outros achados comuns são baixo peso ao nascimento, retardo de crescimento, fronte oblíqua, microftalmia bilateral, hipertelorismo ocular, coloboma da íris, orelhas malformadas e punhos cerrados. Diversos outros órgãos e sistemas também são acometidos, como malformações graves do sistema nervoso central (microcefalia, holoprosencefalia, alterações cerebelares, agenesia do corpo caloso e hidrocefalia); sistema digestivo (malrotação intestinal, anomalias do baço, displasia do pâncreas e divertículo de Meckel); sistema urogenital (rins policísticos, duplicação da pelve renal ou ureter, hidronefrose, hidroureter, disgenesia ovariana, criptorquidia). As malformações cardíacas ocorrem em 80% dos casos, sendo as mais frequentes: defeitos septais – CIV, CIA, PCA, estenose pulmonar, *truncus arteriosus comunis* (TAC), dextrocardia e coarctação da aorta.[20]

Cerca de 50% dos pacientes afetados têm óbito no 1º mês de vida, os pacientes afetados pela trissomia 13 tem sobrevida diminuída e apenas 12% sobrevivem até 1 ano de idade.[18]

A síndrome de Patau tem como principal causa a não disjunção dos cromossomos durante a meiose na maioria dos casos. Cerca de 20% resultam de translocação robertsoniana. Nessa situação, o estudo cromossômico dos pais está indicado, uma vez que o risco de recorrência aumenta na translocação herdada.

5.1.4 Síndrome de Turner

A síndrome de Turner é definida pela presença de um cromossomo X e deleção total ou parcial do segundo cromossomo sexual em paciente com fenótipo feminino. A incidência é estimada em 1:2.500 a 3.000 nascimentos vivos em meninas. Caracteriza-se por baixa estatura, orelhas proeminentes, prega epicântica, palato alto e estreito, implantação baixa de cabelos na nuca, pescoço curto e alado, tórax largo com mamilos afastados e hipoplásicos, cúbito valgo, quartos metacarpianos e/ou metatarsianos curtos (braquidactilia tipo E), unhas hipoplásicas e hiperconvexas, linfedema de mãos e pés transitório, nevos pigmentados em número excessivo e disgenesia gonadal. Cerca de 99% dos embriões e fetos acometidos têm morte intrauterina, contrastando com a relativa benignidade da evolução dos afetados que sobrevivem.

A síndrome de Turner deve ser aventada em menina com baixa estatura, retardo puberal e amenorreia primária. Defeitos cardiovasculares são comuns como valva aórtica bicúspide (30%), coarctação da aorta (10%), estenose aórtica valvar, prolapso da valva mitral, dilatação e ruptura da aorta e hipertensão arterial sistêmica. O risco de ruptura da aorta inspira cuidado especial em caso de gravidez. Alterações congênitas renais estão presentes em cerca de 30% das pacientes, como rins em ferradura, duplicação pieloureteral e agenesia renal. O hormônio de crescimento exógeno tem sido utilizado de rotina em alguns centros, com ganho substancial na estatura final, embora não haja evidências de deficiência desse hormônio na síndrome.

O diagnóstico da síndrome de Turner é realizado por meio de cariótipo em sangue periférico, no qual a monossomia do cromossomo X está presente em 50% dos casos. Nos restantes, diversos tipos de mosaicismos e alterações estruturais no cromossomo X podem ser observados.[21,22]

5.1.5 Síndrome de Williams-Beuren

Síndrome de genes contíguos, com incidência estimada entre 1:10.000 e 1:25.000 crianças nascidas vivas. Descrita por Williams e colaboradores, médicos da Nova Zelândia, em 1961, e por Beuren e sua equipe, em 1962, na Alemanha,[23,24] tem como principais achados clínicos: dismorfismos faciais (intumescência periorbitária, aspecto estrelado da íris, ponte nasal deprimida, narinas antevertidas, filtro longo, lábios grossos); cardiopatia congênita; atraso de desenvolvimento neuropsicomotor; deficiência intelectual leve a moderada; hiperacusia; *déficit* de crescimento; anormalidades oculares (principalmente estrabismo); anormalidades renais, urinárias e esqueléticas; e personalidade alegre e amigável. Ocasionalmente, as crianças afetadas apresentam hipercalcemia transitória (níveis elevados de cálcio no sangue) na lactância.

As anomalias cardiovasculares ocorrem em 80% dos afetados, sendo a estenose aórtica supravalvar o defeito cardíaco mais frequente (64% dos casos) muitas vezes progressiva e requerendo intervenção cirúrgica. A estenose das artérias pulmonares periféricas está frequentemente presente na lactância e tende a melhorar com o passar dos anos. A coarctação da aorta, a estenose da artéria renal e a hipertensão arterial sistêmica são complicações que podem surgir na síndrome. Portanto, uma avaliação cardiovascular deve ser realizada periodicamente, mesmo na ausência de qualquer anormalidade cardíaca detectada ao diagnóstico da síndrome, assim como o monitoramento da pressão arterial sistêmica (American Academy of Pediatrics – Committe on Genetics, 2004).

Mais de 20 genes já foram identificados na região do braço longo do cromossomo 7 (7q11.23), onde se dá a microdeleção. Entre eles, há o gene *ELN*, que codifica a proteína estrutural elastina, um importante componente das fibras elásticas encontradas no tecido conectivo de diversos órgãos, incluindo a parede das artérias.[25] Como consequência, a haploinsuficiência desse gene está implicada na gênese da estenose que pode acometer qualquer artéria do organismo. A técnica de FISH tem se

mostrado altamente eficiente para a detecção da microdeleção, nos afetados pela síndrome de Williams, sendo considerado um exame padrão-ouro para a confirmação diagnóstica. Outras técnicas como o MLPA e o *array* também podem ser empregadas.

Na grande maioria dos casos, a ocorrência é esporádica. No entanto, casos familiais já foram descritos, seguindo, portanto, um modelo de herança autossômica dominante, em que um dos genitores é afetado e o risco de recorrência para uma futura prole do casal é de 50%.

5.1.6 Síndrome da deleção 22q11.2 (SD22q11.2)

A microdeleção 22q11.2, decorrente do desenvolvimento anormal da terceira e quarta bolsas faríngeas, caracteriza-se pela presença de malformações cardíacas, dismorfismos craniofaciais, anomalias velopalatais, hipocalcemia (por agenesia das paratireoides) e hipoplasia ou aplasia do timo, que leva a uma imunodeficiência de grau variável. Estima-se que sua frequência seja de 1:4.000 nascidos vivos e que seja a doença de base de cerca de 5% das crianças com cardiopatias congênitas.[26,27]

As síndromes de DiGeorge (SDG), a velocardiofacial e a de anomalias faciais e conotruncais, inicialmente consideradas diferentes síndromes, atualmente, são classificadas como variações de um mesmo espectro clínico e com sobreposição de fenótipos. Atualmente, a denominação síndrome da deleção 22q11.2 (SD22q11.2) é a mais usada para designar todas as condições.[27,28]

Embora as manifestações clínicas da SD22q11.2 sejam muito variáveis, as cardíacas constituem uma característica básica da doença e estão presentes em 75 a 95% dos pacientes.[29,30] As malformações conotruncais são as mais relatadas, em especial a tetralogia de Fallot (observada em 38,3% dos pacientes do Instituto da Criança/Instituto do Coração HCFMUSP), atresia pulmonar com defeito no septo interventricular, transposição das grandes artérias, *truncus arteriosus comunis* tipo I e interrupção do arco aórtico tipo B. No entanto, na nossa casuística de 60 pacientes, 10 (21,3%) apresentavam comunicação interventricular.[31,32]

As anomalias craniofaciais mais comumente observadas são as fendas palpebrais estreitas, pálpebras encobertas, as orelhas redobradas e com angulação proeminente e a presença de alterações nos lóbulos. O comprimento do nariz é aumentado, a base é pequena com depressão infranasal curta, asa nasal hipoplásica e ponta bulbosa. O fenótipo facial do recém-nascido pode ser difícil de ser reconhecido, pois as anomalias na grande maioria dos pacientes são sutis, tornando-se mais evidentes com o crescimento anatômico da face.[26,30]

As anomalias do palato afetam 9 a 16% dos pacientes com a SD22q11.2 e cursam com morbidade elevada. Além da presença de fenda palatina, cerca de 80% dos pacientes apresentavam também insuficiência velofaríngea, manifestando-se com voz anasalada. Tal característica clínica é pouco valorizada na suspeita diagnóstica talvez por ser observada mais tardiamente, mas constitui um importante sinal de alerta para a síndrome.[30,31]

Aproximadamente 80% dos pacientes com a SD22q11.2 têm alterações no sistema imunológico e a maior parte deles apresenta imunodeficiência leve a moderada, com infecções de repetição, manifestações autoimunes (sobretudo anemia hemolítica e trombocitopenias), linfocitopenia e deficiências de classes de imunoglobulinas, em especial IgM e IgA. Na radiografia do tórax, é característica a imagem da hipoplasia tímica com estreitamento do mediastino superior. Completa ausência do timo ocorre em cerca de 1% dos casos, apresentando, assim, uma imunodeficiência gravíssima, com indicação de transplante de timo.[27,28,33]

A hipoplasia ou aplasia das glândulas paratireoides é outra anomalia comum na SDG levando ao hipoparatireoidismo. Estima-se que entre 49 e 60% dos recém-nascidos acometidos apresentem hipocalcemia com tetania e, às vezes, convulsões de difícil controle.[34]

Os pacientes com a SD22q11.2 têm maior chance do que a população geral de apresentar determinadas alterações neurocognitivas, comportamentais e psiquiátricas, podendo evoluir para transtorno de déficit de atenção, hiperatividade, instabilidade emocional, ansiedade e autismo. A dificuldade de aprendizado é descrita em 80 a 100% desses pacientes. O raciocínio abstrato e conceitual, além de cálculos matemáticos, frequentemente, é afetado. O atraso mental é comum, atinge 25 a 40% dos casos, porém, geralmente, é leve.[27,28]

Em 30% dos casos podem estar presentes alterações renais e do trato urinário, sendo as mais frequentes a estenose de junção ureteropielocalicial, hidronefrose, agenesia renal, rim único, displasia renal multicística e acidose tubular renal. É muito importante a solicitação de ultrassonografia de rins e vias urinárias.[34]

A deleção 22q11.2 não é detectada pelo cariótipo por bandeamento G, sendo o diagnóstico molecular realizado pelas técnicas de FISH e/ou triagem genômica quantitativa por MLPA,[34] ou ainda pelo *array*.

Atualmente, é recomendado que em todos os recém-nascidos ou crianças com tetralogia de Fallot, *truncus arteriosus comunis*, interrupção do arco aórtico, anomalias isoladas do arco aórtico e defeito perimembranoso do septo ventricular com anomalia do arco aórtico sejam realizados os testes para a deleção do cromossomo 22q11.2. Nos pacientes com defeito perimembranoso do septo ventricular sem a anomalia do arco aórtico, mas com qualquer outra característica da SD22q11.2, também deve ser realizado teste genético.[28]

A grande maioria dos casos decorre de uma deleção de 3Mb, a qual contém mais de 30 genes, incluindo o *TBX1*. O mecanismo da deleção se dá por uma troca desigual entre segmentos cromossômicos cujas regiões flanqueadoras são semelhantes por conter cópias repetitivas. Como o fenótipo apresenta uma expressão muito variável, está indicado o estudo dos genitores em um caso confirmado. Se um deles apresentar a microdeleção, há um risco de recorrência para a prole de 50%.

5.2 DOENÇAS MONOGÊNICAS

Decorrentes de uma alteração em um único gene, as doenças monogênicas são classificadas pela forma como são herdadas nas famílias. Se o gene estiver localizado em um cromossomo autossômico, recebe a denominação de doença de herança autossômica; se estiver no cromossomo X, doença de herança ligada ao X; e se estiver no cromossomo Y, de herança holândrica. A importância do reconhecimento de um distúrbio monogênico e, por conseguinte, de seu padrão de herança, permite que se proceda a um aconselhamento genético mais preciso, estimando-se de forma mais acurada o risco de recorrência para uma eventual futura prole do casal e/ou do indivíduo afetado (Quadro 78.2).

A comprovação diagnóstica das síndromes monogênicas baseia-se no estudo molecular do gene envolvido, ou seja, pelo sequenciamento clássico tipo Sanger. Nos últimos 6 anos, uma nova técnica de sequenciamento de alta *performance*, denominada sequenciamento de nova geração, tem permitido estudar diversos genes ao mesmo tempo, seja pela utilização de painéis de genes responsáveis por uma única doença ou um grupo de doenças, ou pelo exoma, o qual permite a análise conjunta das regiões exônicas de todos os genes do indivíduo.[35]

O estudo molecular permite a confirmação do diagnóstico clínico, com melhor definição do prognóstico do paciente e um melhor manejo clínico/terapêutico. Além disso, permite acessar com maior precisão o risco de recorrência para futuros filhos do casal, o qual pode definir com maior clareza seu futuro reprodutivo, comportando, se for o caso, os diagnósticos pré-natal e pré-implantacional.

5.2.1 Síndrome de Holt-Oram

Doença hereditária autossômica dominante caracterizada pela associação de anomalias de membros superiores, com acometimento do eixo radial, e cardiopatia congênita como CIA, CIV, PCA, TF, TAC, defeitos da valva mitral e arritmias cardíacas. Pacientes em uma mesma família podem ter anormalidades nos braços, apenas uma máformação cardíaca congênita, ou ambas. Além disso, a gravidade de acometimento varia de maneira importante, desde uma anormalidade de fixação do polegar até a quase total ausência de um braço, indicativo de uma expressividade muito variável.[36] Mutações no gene *TBX5* foram associadas à síndrome, mas com uma positividade em torno de 30%. Já em pacientes que preenchiam critérios clínicos mais restritos, como a presença de defeito do membro superior, em pelo menos um dos membros e com acometimento do eixo radial, em associação com história pessoal ou familiar de um defeito cardíaco septal ou um defeito de condução atrioventricular, a sensibilidade do estudo molecular atinge 74%.[37]

5.2.2 Síndrome de CHARGE

Acrônimo cujas letras representam: C – coloboma ocular; H (*heart*) – defeitos cardíacos; A – atresia de coanas; R – retardo de crescimento e desenvolvimento; G – anomalias geniturinárias; E (*ear*) – displasia auricular e/ou surdez. Inicialmente considerada uma associação, desde a descoberta do gene responsável (*CHD7*), cujas alterações estão presentes em 90 a 95% dos casos, passou a ser reconhecida como uma síndrome.[38] A grande maioria dos casos (97%) é isolada, decorrente de uma mutação nova na família. Antes da descoberta do gene, as anomalias cardíacas descritas eram as decorrentes de alterações conotruncais, mas após a disponibilidade do estudo molecular, observou-se uma gama mais variada de defeitos cardíacos, embora as anomalias conotruncais e defeitos do septo AV serem mais comuns.[39]

5.2.3 Síndrome de Noonan e síndromes relacionadas

A síndrome de Noonan (SN) é uma doença gênica de herança autossômica dominante, com incidência estimada entre 1/1.000 e 1/2.500 de nascidos vivos, caracterizada por baixa estatura, dismorfismos craniofaciais (hipertelorismo ocular, inclinação para baixo das fendas palpebrais, ptose palpebral, proptose, orelhas com dobradura exagerada da porção superior da hélice, má- oclusão dentária), pescoço alado, criptorquidia nos meninos, diátese hemorrágica e anomalias cardiovasculares como estenose pulmonar valvar em 50% dos casos, hipertrofia do ventrículo esquerdo em 20%, defeito do septo atrioventricular, anomalias da valva mitral, coarctação de aorta, CIA, PCA, entre outras.[40,41] O estudo molecular na SN é complexo, dado o envolvimento de vários genes componentes da via de sinalização do RAS-MAPK, como os genes *PTPN11* (o mais frequente), *SOS1, RAF1, KRAS, NRAS, SHOC2, CBL, BRAF, MEK1* e *RIT1*. O estudo de todos esses genes confere uma positividade de aproximadamente 75% nos casos com diagnóstico clínico, indicando que há ainda genes responsáveis pela síndrome a serem descobertos. A presença de diferentes genes tanto na SN como nas síndromes relacionadas, como a síndrome de Noonan com múltitplas lentigines, a síndrome cardiofaciocutânea, a síndrome de Costello e a síndrome de Noonan-neurofibromatose, dificulta a confirmação diagnóstica, sendo necessária a correlação genótipo-fenótipo. A recente tecnologia do sequenciamento de nova geração permite o estudo conjunto de todos esses genes por meio de um painel específico.[42,43]

5.2.4 Síndrome de Alagille

Doença autossômica dominante caracterizada por colestase hepática crônica, dismorfismos faciais, anomalias esqueléticas, oculares e cardíacas, estas em 90% dos casos, sendo a mais comum, a estenose de artérias pulmonares. Outras podem estar presentes como atresia pulmonar, tetralogia de Fallot, coarctação de aorta, CIA, PCA e CIV. O gene causador mais comum é Jagged-1 (*JAG1*) localizado no cromossomo 20p12[44,45] com mutação em 90% dos pacientes e microdeleções envolvendo este gene em 5 a 7%. Outro gene responsável pelo fenótipo da síndrome de Alagille é o *NOTCH2*, em aproximadamente 1%, mostrando a heterogeneidade genética de locos.[46]

5.2.5 Doenças monogênicas com acometimento primário do sistema cardiovascular

São exemplos a hipercolesterolemia familiar, a doença de Tangier, a sitosterolemia, a síndrome de Marfan, os aneurismas de aorta torácica e dissecção aórtica, a síndrome do QT longo, a cardiomiopatia hipertrófica familiar, a cardiomiopatia dilatada, a hemocromatose hereditária, as formas monogênicas de hipertensão arterial sistêmica (síndrome de Liddle, síndrome do excesso aparente de mineralocorticoide, hipertensão exacerbada pela gravidez, hiperaldosteronismo suprimível por glicocorticosteroide ou hiperaldosteronismo familiar tipos I e II). Algumas dessas doenças serão desenvolvidas mais adiante.

5.3 DOENÇAS DE ETIOLOGIA COMPLEXA (MULTIFATORIAIS)

São condições ou síndromes decorrentes de fatores genéticos e ambientais, muitas vezes desconhecidos. A grande maioria dos defeitos cardíacos isolados pertence a essa categoria, como os defeitos septais.

Algumas doenças são classificadas como associações, a exemplo das associações VACTERL e PHACES, os fatores genéticos destas últimas são desconhecidos. Alguns exemplos como as síndromes de PHACES, de Goldenhar, de VACTERL e de Kartagener, além de heterotaxias podem ser vistos no Quadro 78.2. Kartagener é uma doença monogênica com alteração na dineína.

Outras doenças complexas como a hipertensão arterial sistêmica, dislipidemias e doença arterial coronariana são explicadas, parcialmente, pela interação de diversos genes reguladores relacionados a diferentes sistemas fisiológicos de regulação e às interações destes com fatores ambientais. Essas patologias, atualmente, são aquelas que mais prejuízos trazem para a sociedade tanto em termos sociais como econômicos. Sendo assim, a busca por marcadores mais específicos tem sido uma constante de modo que seja possível predizer o desenvolvimento ou o prognóstico das doenças, além de conseguirmos prever as doenças e suas complicações e como tratá-las adequada e precocemente.

5.4 ACOMETIMENTO DO MÚSCULO CARDÍACO

As cardiomiopatias são afecções primárias do miocárdio associadas à disfunção cardíaca. Classificam-se pela fisiopatologia dominante (fenótipo) ou pelos fatores etiopatológicos como cardiomiopatias dilatadas, hipertróficas, restritivas, arritmogênicas do ventrículo direito e outras (miocárdio não compactado, fibroelastose, disfunção sistólica com dilatação mínima, mitocondriopatia).

5.4.1 Cardiomiopatia hipertrófica (CMH)

Tem prevalência estimada de 2,5:100.000 crianças e 1:500 indivíduos considerando-se a população geral. É determinada geneticamente e caracterizada anatômica e histologicamente por hipertrofia e desarranjo de cardiomiócitos de grau, extensão e localização variáveis.

Pode ser classificada nas formas obstrutivas e não obstrutivas. Funcionalmente, apresenta-se com disfunção diastólica, ou seja, com diminuição da distensibilidade e dificuldade de enchimento da câmara ventricular acometida. A função sistólica costuma estar preservada, salvo em casos de extrema gravidade e de deterioração hemodinâmica.

Pode ter caráter familiar e é caracterizada por uma grande heterogeneidade quanto à sua apresentação clínica e suas alterações funcionais e morfológicas. Pode aparecer em todas as idades (desde recém-nascidos até pessoas idosas); com progressão variável, desde assintomáticos até aqueles com insuficiência cardíaca congestiva e pacientes com morte súbita por arritmias. O sintoma mais frequente é a dispneia aos esforços físicos, além de outros como angina, palpitações, ortostase, pré-síncope e síncope. A hipertrofia e o desarranjo das fibras miocárdicas com graus variáveis de fibrose intersticial e perivascular contribuem para o desenvolvimento de insuficiência cardíaca, isquemia miocárdica, arritmias ventriculares e morte súbita.[47]

A cardiomiopatia hipertrófica é uma doença autossômica dominante altamente heterogênea, com 19 genes associados à doença e mais de 900 mutações descritas responsáveis pela codificação das proteínas do sarcômero cardíaco (filamentos grossos e finos com funções contráteis, estruturais e regulatórias) (Tabela 78.1). Fenótipo similar à CMH pode ser também resultante de mutações em genes codificadores de proteínas não sarcoméricas do disco Z e do mecanismo de controle do fluxo intracelular do cálcio. Além desses, outros genes não sarcoméricos, como aqueles causadores de defeitos mitocondriais e de canal de potássio e o da subunidade de proteína quinase A, contribuem para o desenvolvimento da CMH (Tabela 78.2). Um padrão mitocondrial de herança tem sido relatado, adicionando complexidade à doença.

TABELA 78.1 Genes causais para cardiomiopatia hipertrófica (genes sarcoméricos)

PROTEÍNA	GENE	LOCUS	FREQUÊNCIA	MUTAÇÃO PREDOMINANTE
Genes de miofilamento				
Cadeia pesada da ß-miosina	MYH7	14q12	15-25%	Missenses
Proteína C de ligação da miosina	MYBPC3	11p11.2	15-25%	Splice-junction e insertion/deletion
Troponina T cardíaca	TNNT2	1q32	< 5%	Missenses
Troponina I cardíaca	TNNI3	19p13.2	< 5%	Missenses e deleção
α-tropomiosina	TPM1	15q22.1	< 5%	Missenses
Cadeia leve da miosina essencial	MYL3	3q21.3	< 1%	Missenses
Cadeia leve da miosina regulatória	MYL2	12q23-24.3	< 2%	Missenses e truncação
Actina cardíaca-α	ACTC	15q11	< 1%	Mutações missense
Titina	TTN	2q24.1	< 1%	Mutações missense
Cadeia pesada da α-miosina	MYH6	14q1	< 1%	Mutações missense e rearranjo (associação)
Troponina C cardíaca	TNNC1	3p21.3-3p14.3	< 1%	Mutações missense (associações)
Genes do disco Z				
Domínio 3 de ligação LIM	LBD3	10	1-5%	
Proteína muscular LIM	CSRP3	17	< 1%	
Teletonina (Tcap)	TCAP	17q2	< 1%	Mutações missense
Vinculina/Metavinculina	VCL	10	< 1%	
α-actina	ACTN2	1	< 1%	
Miozenina 2	MYOZ2	4q26-q27	< 1%	Mutações pontuais
Genes controladores de cálcio				
Fosfolamban	PLN	6p22.1	< 1%	Mutações pontuais (associações)
Junctofilina 2	JPH2	20	< 1%	

Genes citados estão disponíveis para testes comerciais genéticos.

TABELA 78.2 Genes conhecidos como causa de alterações cardiovasculares para diagnóstico diferencial com cardiomiopatia hipertrófica			
PROTEÍNA	GENE	CROMOSSOMO	FREQUÊNCIA
Proetína quinase A – subunidade	PRKAG2	7q22-q31.1	1 – 2%
Alfa galactosidase A	GLA	Xq22	3%
Miosina-6 não convencional	MOY6	6q12	Raro
Proteína-2 de membrana associada ao lisossoma	LAMP2	Xq24	1-2%
Genes mitocondriais	MTTG, MTTI	MtDNA	Raro
Frataxina (Ataxia de Friedreich)	FRDA	9q13	Raro
Miotonina proteína quinase (distrofia miotônica)	DMPK, DMWD	19q13	Incomum
Proteína tirosina fosfatase tipo 11 não receptora	PTPN11	12q24	Incomum, elevado em crianças

Mutações no gene da cadeia pesada da betamiosina respondem por aproximadamente 25% dos casos de CMH familiar. Algumas mutações neste gene parecem refletir em pior prognóstico clínico, algumas em curso benigno e expectativa de vida praticamente inalterada, outras foram descritas em famílias com reduzida expectativa de vida, tanto por morte súbita, quanto por rápida progressão para falência cardíaca.[48]

A CMH relacionada com mutações no gene da proteína C de ligação da miosina (MYBPC3) foi associada com um desenvolvimento mais tardio da doença, menor hipertrofia, menor penetrância e melhor prognóstico, quando comparados a mutações no gene MYH7.[47]

Mutações em alfatropomiosina correspondem a aproximadamente 5% dos casos. As famílias descritas com mutações neste gene são caracterizadas por expectativa de vida praticamente normal e grande variabilidade intrafamiliar na apresentação clínica da doença.

Certas mutações genéticas parecem estar implicadas em risco maior ou menor em relação às manifestações clínicas da CMH. Um exemplo são as mutações na troponina T inicialmente relacionadas a uma hipertrofia miocárdica discreta ou ausente, porém com alta incidência de morte súbita.[49] Outras descrições de defeitos da troponina T evidenciaram baixo risco de morte precoce. Os mecanismos pelos quais as mutações causam a doença permanecem não esclarecidos, embora várias hipóteses tenham sido sugeridas.

Outros fatores, como a coexistência de mutações de DNA mitocondrial em algumas famílias, mutações múltiplas ou polimorfismos genéticos, parecem responder por uma maior variabilidade na expressão dessa doença miocárdica. Desse modo, discute-se muito se testes genéticos para algumas das mutações mais comuns seriam relevantes, levando-se em conta o manejo clínico, os custos e a repercussão psicossocial da realização do diagnóstico de CMH.

Recentemente, o estudo da base molecular genética da CMH tem dado ênfase à necessidade de detecção precoce de indivíduos afetados (genótipo positivo) sem evidência fenotípica da doença (hipertrofia ventricular esquerda por ecocardiograma ou eletrocardiograma), ou em atletas, ou pacientes hipertensos suspeitos de também apresentarem CMH. O objetivo final desses estudos é a intervenção precoce, a fim de prevenir a evolução e a progressão do fenótipo cardíaco. Raramente a CMH desenvolve-se antes da puberdade, podendo aparecer apenas em faixa etária mais avançada. Em geral, o aumento da espessura miocárdica ocorre durante a fase de crescimento somático acelerado (adolescência) e a expressão morfológica completa-se na maturidade física (ao redor de 18 anos de idade). Infelizmente, em 30 a 40% dos pacientes com o fenótipo de CMH não se consegue detectar o genótipo responsável.

Em outras situações, análises moleculares podem, algumas vezes, ajudar os clínicos a melhor estratificar os riscos de morte súbita em pacientes com CMH. Além dos fatores de risco

QUADRO 78.4 Fatores de risco potenciais para morte súbita cardíaca em pacientes com cardiomiopatia hipertrófica	
FATORES DE RISCO ESTABELECIDOS	FATORES DE RISCO MENOS ESTABELECIDOS
Episódio prévio de MSC abortada (PC súbita)	Gradiente em VSVE
História familiar de MSC (mais de 1 vítima)	Fenótipos histológicos (fibrose intersticial e desarranjo de miócitos)
Mutações causais, incluindo mutações duplas	QCI de início precoce (idade jovem)
Genes modificadores (backgroud genético)	Resposta anormal de PA ao exercício
História de síncope	Presença de isquemia miocárdica
Hipertrofia cardíaca severa	
TVS e TVNS repetitiva	

MSC: morte súbita cardíaca; PA: pressão arterial; PC: parada cardíaca; QCI: quadro clínico; TVNS: taquicardia ventricular não sustentada: TVS: taquicardia ventricular sustentada; VSVE: via de saída do ventrículo esquerdo.

clínicos (Quadro 78.4), a presença de uma mutação deletéria pode, em uma avaliação caso a caso, influenciar a decisão de implante de um desfibrilador cardíaco.

5.4.2   Cardiomiopatia dilatada (CMD)

Caracteriza-se pela dilatação e disfunção sistólica de ventrículo esquerdo (VE) ou de ambos os ventrículos. Manifesta-se, em geral, com insuficiência cardíaca, que é frequentemente progressiva. Arritmias, tromboembolismo e morte súbita (MS) são comuns e podem ocorrer, sobretudo nas formas mais graves da doença.[50] Relatos da literatura referem uma incidência que varia de 0,34 a 3,8 casos para cada 100 mil crianças ao ano; além de altas taxas de mortalidade, variando de 16% em 10 anos, até 49,66 e mesmo 80% em 5 anos.

A CMD idiopática (CMDI) tem sido associada à etiologia multifatorial. Uma metanálise publicada recentemente indicou que certos alelos HLA-DR podem ser marcadores para suscetibilidade e outros para a resistência ao desenvolvimento da CMD. Outro artigo refere mutação em 31 genes autossômicos e dois ligados ao cromossomo X implicados na ontogenia da CMD familiar, sugerindo a realização de testes genéticos aos portadores dessa forma de cardiomiopatia e em seus familiares para avaliação e aconselhamento[48] (Tabelas 78.3 e 78.4).

Importante ressaltar que todos os genes são passíveis de testes genéticos, contudo esses dados são recentes e precisam ser complementados. Além disso, vários dos genes explicam apenas baixíssima porcentagem dos casos, não justificando, assim, testes genéticos moleculares de rotina. Os genes *LMNA* e *MYH7*, por serem mais comuns, podem, sim, ser considerados para tais testes.[48]

Evidências recentes indicam que CMDI pode ser familiar em 20 a 50% dos casos. Logo, há necessidade de triagem dos parentes de 1ºgrau para cardiomiopatia dilatada com histórico médico, exames físicos, ecocardiograma e eletrocardiograma (ECG) e verificação da existência de familiares com CMD assintomática. Contudo, pela doença exibir sua idade de início variável e baixa penetrância, um ecocardiograma basal e um ECG não excluem por completo a possibilidade de CMD. Sendo assim, torna-se recomendável que os parentes em 1º grau com um ecocardiograma e ECG normais sejam revistos a cada 3 a 5 anos para, de forma completa, avaliar seus riscos e o diagnóstico de CMD dentro da família.

A frequência de causas genéticas em casos isolados de CMDI permanece largamente desconhecida, dessa maneira, nesses casos, testes moleculares genéticos não podem ser realizados com segurança. Contudo, o teste genético pode ser considerado para casos de CMDI acompanhados de doença no sistema de condução e/ou arritmias; o gene a ser testado seria o *LMNA* que apresenta sensibilidade clínica de 6% dentre todos os casos.

A cardiomiopatia dilatada familiar pode ser herdada na forma autossômica dominante, autossômica recessiva ou ligada ao cromossomo X, sendo que a forma mais encontrada é a autossômica dominante, correspondendo a aproximadamente 90% dos casos.

5.4.3   Cardiomiopatia restritiva (CMR)

Entidade rara em crianças e representa de 2 a 5% de todas cardiomiopatias na faixa pediátrica, podendo assomar em qualquer idade dessa faixa etária.

É uma das causas de síndrome restritiva em crianças e caracteriza-se por uma disfunção diastólica primária dos ventrículos, com função sistólica preservada, acentuada dilatação atrial, sem sinais de hipertrofia ou dilatação ventricular. Trata-se de uma anormalidade específica da diástole ventricular, causada por um desarranjo da dinâmica do enchimento ventricular. Em adultos, a cardiomiopatia restritiva pode ter evolução relativamente benigna, diferentemente de crianças em que a doença apresente progressão muito rápida e elevada mortalidade, sendo de pior prognóstico. Em virtude da raridade, o diagnóstico, por vezes, é feito apenas em fase adiantada da doença.

A CMR em crianças pode ser de origem miocárdica ou endomiocárdica. No grupo das endomiocárdicas, encontram-se a síndrome hipereosinofílica, a doença cardíaca carcinoide e os cânceres metastáticos. Contudo, as de origem miocárdica são representadas pela forma familial, amiloidose, sarcoidose, doenças de depósito (doença de Gaucher, Pompe) e, por fim, a forma idiopática, que é a mais frequente em crianças (Tabela 78.3).

A etiologia da CMR não está totalmente definida, entretanto, vários estudos recentes têm tentado esclarecer este aspecto e demonstrando mutações no gene *TNNI3* da troponina I. Há descrições CMR familiar associada a alterações de músculos esqueléticos e anormalidades ortopédicas progressivas, sugerindo uma possível herança autossômica recessiva.

As alterações da estrutura miocárdica levam a um desarranjo das fibras miocárdicas, além de processo de fibrose. Os efeitos principais sobre a fisiologia cardíaca são a redução da complacência miocárdica ventricular e a consequente disfunção diastólica. Os aumentos das pressões venosas sistêmicas e pulmonar são responsáveis pela apresentação clínica da doença. A grande dilatação atrial, por outro lado, predispõe a arritmias atriais e formação de trombos.

5.4.4   Miocárdio não compactado

O miocárdio não compactado ou ventrículo esquerdo não compactado (VENC) é uma cardiomiopatia rara, de etiologia genética e caracterizada por miocárdio hipertrabeculado, com recessos profundos que se comunicam com a cavidade ventricular esquerda. O sangue penetra nas malhas dessas trabeculações proeminentes e aumenta o risco de desenvolvimento de trombos nesse local.

O VE geralmente apresenta disfunção sistólica, com ou sem dilatação. O envolvimento biventricular ocorre em menos de 50% dos casos. O sexo masculino tende a predominar. Relatos da

TABELA 78.3 Genes causais para cardiomiopatia dilatada

PROTEÍNA SARCOMÉRICA/DE CITOESQUELETO	GENE	*LOCUS*	HERANÇA	FREQUÊNCIA/OUTROS FENÓTIPOS
Actina cardíaca	ACTC1	15q11-14	AD	< 1% CMH
Cadeia pesada da miosina	MYH7	14q11-13	AD	5 – 8% CMH
Troponina T cardíaca	TNNT2	1q32	AD	2 -4% CMH
Tropomiosina	TPM1	15q22.1	AD	? % CMH
Proteína C de ligação da miosina	MYBPC3	11p11.2	AD	? % CMH
Cypher/ZASP (LIM domínio 3 de ligação)	LDB3	10q22.3-q23.2	Esporádico e familial	? %
Titina	TTN	2q24.1	AD	? % Miopatia distal de Udd, CMH
Teletonina (Tcap)	TCAP	17q12		
Citoesqueleto				
α-sarcoglicana	SGCA	17q21	AD	Distrofia muscular limb-girdle
β-sarcoglicana	SGCB	4q12	AD	
δ-sarcoglicana	SGCD	5q33-34	AD, AR	? % Sarcoglicanopatia-δ
Distrofina	DMD	Xp21	X	Distrofia muscular de Duchenne e Becker
Proteína LIM muscular	MLP (CSRP3)	11q15.1	AD	Raro, *founder effect* em famílias
Anquirina repetida de domínio 1	ANKRD1	10q23.31	esporádico	~ 1%
Filamentos intermediários				
Desmina	DES	2q25	AD	< 1% CMR, miopatia miofibrilar e desminopatias
α-β-cristalina	CRYAB	11q35		desminopatia
Proteínas nucleares				
Laminina A/C	LMNA	1q21.2		7 – 8% Lipodistrofia parcial, CMT2B1, distrofia muscular Emery-Dreifuss, síndrome de Hutchinson-Gilford, LGMD, resistência à insulina
Emerina	EMD	Xq28		
Vinculina	VCL	10q22.1-q23		? % Isoforma da metavinculina
Moléculas de junção celular				
Desmoplakina	DSP	6p23-25		Também causa de DAVD
Desconhecida				
Taffazin (G4.5)	TAZ	Xq28 1q32 2q14-22 2q31 3p22-25 6q23-24 9q13-22 10q21-23 7p12.1-7q21	X AD	? % Miocárdio não compactado, síndrome de Barth, fibroelastose endocárdica tipo 2

AD: autossômico dominante; AR: autossômico recessivo; CMD: cardiomiopatia dilatada; CMH: cardiomiopatia hipertrófica; CMR: cardiomiopatia restritiva; DAVD: displasia arritmogênica do ventrículo direito; X: ligada ao X.

TABELA 78.4 Exemplos de genes causais para cardiomiopatias metabólicas				
PROTEÍNA	GENE	LOCUS	FREQUÊNCIA	MUTAÇÃO/FENÓTIPO
AMP ativado proteína quinase, 2 subunidades regulatórias	*PRKAG2*	7q35-q36	Raro	Mutações pontuais e de inserção, CMH, WPW e distúrbios de condução
Maltase ácida	*GAA*	7q25.2-q25.3	Raro	Doença de Pompe, CMD, CMH, distúrbios de condução
Fitanoil-CoA hidroxilase	*PAHX* ou *PHYH*	10p13	Raro	CMD, CMH e distúrbios de condução

AMP: adenosina monofosfato; CMD: cardiomiopatia dilatada; CMH: cardiomiopatia hipertrófica; CoA: coenzima A; WPW: síndrome de Wolff-Parkinson-White.

prevalência em adultos com VENC variam entre 0,05 e 0,24%, sugerindo que esta é uma condição extremamente rara, com incidência pediátrica anual menor que 0,1 por 100 mil.

O VENC pode ocorrer em associação com cardiopatias congênitas como defeitos septais ventriculares, duplo orifício mitral, doença de Ebstein da valva tricúspide e valva aórtica bicúspide.

Desordens genéticas são identificadas em apenas metade dos casos relatados de não compactação miocárdica. Alguns estudos sugerem que a não compactação possa ser também uma patologia adquirida em oposição à etiologia congênita. Regressão de não compactação foi observada também em outros relatos. Veja mais detalhes no capítulo 68.

5.4.5 Displasia arritmogênica do ventrículo direito

Forma rara de cardiomiopatia com apresentação clínica de arritmias ventriculares, originárias do ventrículo direito, morte súbita e insuficiência cardíaca. Caracteriza-se histologicamente pela substituição gradual dos cardiomiócitos por adipócitos e fibrose.

Os achados eletrocardiográficos incluem uma onda épsilon, anormalidades na despolarização e repolarização nas derivações precordiais direitas e arritmias ventriculares originárias do ventrículo direito.

Diagnósticos diferenciais devem ser feitos com uma infiltração gordurosa do miocárdio, distrofia muscular de Becker, distrofia muscular de Emery-Dreifuss e distrofia miotônica, além de pacientes em taquicardia idiopática de via de saída de ventrículo direito e taquicardia ventricular polimórfica induzida por esforços (catecolaminérgica).

A displasia arritmogênica do ventrículo direito (DAVD) é uma doença genética com apresentação familiar em 30 a 50% dos casos com herança autossômica dominante na maioria deles. Várias mutações em genes localizados em cromossomos variados foram mapeadas como visto na Tabela 78.5 e responsabilizadas pela doença.

TABELA 78.5 *Loci* cromossômico e genes causais para displasia arritmogênica do ventrículo direito				
	CROMOSSOMO	GENE	PROTEÍNA	FUNÇÃO
ARVC1a	14q24.3	*TGF β 3*	Fator de crescimento transformador β3	Fator trófico e mitótico
ARVC2a	14q42.2-q43	*RYR2*	Receptor da rianodine 2	Canal de Cálcio
ARVC3	1q12-q22			
ARVC4	2q32.1			
ARVD5	3p23	*TMEM43*	Proteína transmembrana	Desconhecida
ARVD6	10p12-p14			
ARVD7	10q22			
ARVC8	6p24	*DSP*	Desmoplaquina	Desmossoma
ARVC9	12p11 18q12.1 18q21	*PKP2* *DSG2* *DSC2*	Placofilina 2 Desmogleína 2 Desmocolina 2	Desmossoma Desmossoma Desmossoma
Doença Naxos	17q21	*JUP*	placoglobina	Desmossoma

A: fenocópia – mutações RYR2 causam taquicardia ventricular polimórfica catecolaminérgica.

TABELA 78.6 Desordens genéticas causando arritmias cardíacas na ausência de doença cardíaca estrutural (desordens primárias de ritmo)

SUPRAVENTRICULAR	RITMO	HERANÇA	*LOCUS*	GENE
Fibrilação atrial	FA	AD	10q22	–
		AD	6q14-16	–
		AD	10p11-q21	–
		AD	12p12	–
		AD	5p15	–
		AD	11p15	*KCNQ1*
		AD	21q22	*KCNE2*
		AD	11q13	*KCNE3*
		AD	17q23	*KCNJ2*
		AD	12p13	*KCNA5*
		AD	1q21	*GJAS5*
		AD	5p13	*NUP155*
		AD	3p21	*SCN5A*
		AD	1p36-35	*NPPA*
Standstill atrial	Disfunção NS	AD	3p21	*SCN5A*
Doença do NS	Disfunção NS	AD	15q24	*HCN4*
		AR	3p21	*SCN5A*
Ausência RS	Disfunção NS, FA	AD	–	–
WPW	TAV	AD	–	–
TJ paroxística familiar	TAV	AD	–	–
Desordens de condução				
PCCD	BAV	AD	19Q13	–
			3P21	*SCN5A*
Síndrome QT longo (Romano-Ward) LQT1	*Torsades de pointes*	AD	11p15	*KCNQ1*
LQT2			7q35	*HERG*
LQT3			3p21	*SCN5A*
LQT4			4q25	*ANKB*
LQT5			21q22	*Mink*
LQT6			21q22	*MiRP1*
LQT7			17q23	*KCNJ2*
LQT8			12p13	*CACNA1C*
LQT9			3p25	*Car3*
LQT10			11q23	*SCN4B*
LQT11			7q21-q22	*AKAP9*
LQT12			20q11.2	*SNTA1*
Síndrome QT longo (Jervell e Lange-Nielsen)	*Torsades de pointes*	AR	11p15 21q22	*KCNQ1 mink*
Síndrome QT curto SQT1	FV	AD	7q35	*HERG*
SQT2			11p15	*KCNQ1*
SQT3			17q23	*KCNJ2*

TABELA 78.6 Desordens genéticas causando arritmias cardíacas na ausência de doença cardíaca estrutural (desordens primárias de ritmo)

SUPRAVENTRICULAR	RITMO	HERANÇA	LOCUS	GENE
TVparoxística catecolaminérgica			1q42 1p13-p11	RYR2 CASQ2
Síndrome de Brugada	TV/FV	AD	3p21	SCN5A
		AD	3p22	GPD-1L
		AD	12p13	CACNA1c
		AD	10p12	CACNB2b
		AD	11q13	KCNE3

AD: autossômica dominante; AR: autossômica recessiva; FA: fibrilação atrial; FV: fibrilação ventricular; NS: nó sinusal; PCCD: TAV: taquicardia por reentrada atrioventricular; TJ: taquicardia por reentrada juncional; TV: taquicardia ventricular; WPW: síndrome de Wolff-Parkinson-White.

5.5 DOENÇAS DO RITMO CARDÍACO E SISTEMA DE CONDUÇÃO

Podem surgir de forma primária ou ser decorrentes de doenças genéticas que levem a anormalidades estruturais do coração. Em geral, as arritmias cardíacas e defeitos de condução resultam de anormalidades em três famílias principais de proteínas: proteínas sarcoméricas contráteis (p. ex.: na CMH); proteína do citoesqueleto (p. ex.: na CMD); e canais iônicos e seus reguladores (Tabela 78.6).

Há uma significativa sobreposição de fenótipos como mutações no mesmo gene causando uma variedade de desordens do ritmo cardíaco e de condução, como na mutação do canal de sódio (SCN5A) que pode levar tanto à síndrome do QT longo como à de Brugada.

5.5.1 Síndrome de Brugada

A característica eletrocardiográfica é um padrão de bloqueio de ramo direito com elevação do segmento ST em V1 a V3 e morte súbita em idade jovem. Foi descrita originalmente em 1992, na ocorrência de síncope ou morte súbita em pacientes com coração estruturalmente normal e com padrão característico do eletrocardiograma.

Os episódios de síncope e morte súbita são causados por uma taquicardia ventricular polimórfica rápida.

A síndrome de Brugada, geralmente, manifesta-se na terceira e quarta décadas de vida, mas pode, ocasionalmente, manifestar-se em crianças. O óbito, quase sempre, ocorre à noite e predomina no sexo masculino.

O gene causal da síndrome de Brugada é o SCN5A, sendo descritas mais de 60 mutações e responsável por 25% dos casos de doença.

Outras mutações em outros genes também foram relacionadas ao aparecimento da síndrome de Brugada (Tabela 78.6).

5.5.2 Síndrome do QT longo

A síndrome do QT longo é uma doença familiar causada por mutações em um dos seguintes genes: KCNQ1, KCNE1, KCNH2, KCNE2 e SCN5A (Tabela 78.6).

A síndrome do QT longo (SQTL) é uma doença eletrofisiológica cardíaca caracterizada por uma repolarização ventricular anormal com prolongamento do intervalo QT, anormalidades em onda T e grande risco de desenvolvimento de taquiarritmias ventriculares malignas (torsade de pointes e fibrilação ventricular, em particular), geralmente ocorrendo em situações de importante atividade adrenérgica.

As arritmias ventriculares são usualmente autolimitadas levando à síncope, o sintoma mais comum em indivíduos afetados, cujos episódios, frequentemente, ocorrem durante o exercício ou emoções fortes e menos frequentemente durante o sono. Em geral, acontecem sem pródromo. Eventos cardíacos podem ocorrer da infância à idade adulta, mas são mais frequentes entre a 1ª e a 2ª décadas de vida.[51]

A principal característica tanto diagnóstica quanto fenotípica é o prolongamento anormal do intervalo QT. A SQTL é, frequentemente, subdiagnosticada, mas se constitui em importante causa de morte súbita em jovens assintomáticos, muitas vezes atletas. Nesse sentido, um sistema de pontuação desenvolvido para o diagnóstico clínico da síndrome tenta levar em consideração não apenas dados eletrocardiográficos, mas também antecedentes pessoais de síncope e a história familiar.[52]

Duas grandes síndromes foram definidas com base nas características de transmissão da doença: uma mais comum, autossômica dominante, caracterizada por manifestação fenotípica exclusivamente cardíaca (síndrome de Romano-Ward); e a segunda, mais rara, autossômica recessiva, caracterizada pela coexistência de anormalidades cardíacas e surdez congênita (síndrome de Jervell e Lange-Nilsen).[53]

Atualmente, uma série de genes já foi identificada como causadores dessas patologias. Tais achados levantam a discussão sobre a grande heterogeneidade genética observada nessa e em outras patologias cardíacas de origem genética.

Testes moleculares para identificação de mutações nos cinco genes mais comumente afetados são comercialmente disponíveis (KCNQ1, KCNE1, KCNH2, KCNE2 e SCN5A). Aproximadamente 70% das famílias com o diagnóstico clínico de QT longo apresentam mutação em pelo menos um desses genes. Assim, após a determinação do diagnóstico clínico, a identificação da mutação causadora da doença pode ser solicitada em um ou todos os cinco genes descritos. Uma vez que o fenótipo clínico tem uma alta acurácia na predição do gene afetado, a solicitação de testes moleculares pode, eventualmente, ser mais eficiente se realizada de maneira escalonada, iniciando-se com o gene mais associado com a manifestação clínica do probando. A identificação da mutação e, consequentemente, do subtipo de SQTL tem implicações terapêuticas, uma vez que pode ajudar na estratificação do risco de morte súbita, assim como na determinação da terapêutica inicial.[53]

O exemplo que melhor caracteriza a importância da realização de testes genéticos no tratamento dessa condição é a utilização de betabloqueadores, a principal droga no tratamento de pacientes sintomáticos com o diagnóstico de SQT do subtipo LQT1 e LQT2, mas seu uso em indivíduos com o subtipo LQT3 é controverso. Contudo, deve-se ressaltar que a realização de teste molecular não parece ser útil na predição da idade de início de sintomas, gravidade de sintomas, tipo de sintomas ou progressão da doença em indivíduos assintomáticos.

Além das síndromes atuais, é possível citar outras que têm estudos genéticos em andamento como a síndrome do QT curto, o bloqueio cardíaco familiar progressivo, a taquicardia ventricular polimórfica catecolaminérgica, a fibrilação atrial familiar, a síndrome da doença do nó sinusal, entre outras (Tabela 78.6). Mais detalhes são apresentados na Seção 8 - Arritmia e Síncope do livro.

6 ACOMETIMENTO CARDIOVASCULAR NAS DOENÇAS DO TECIDO CONECTIVO

Algumas doenças do tecido conectivo também têm alterações genéticas que levam ao comprometimento cardiovascular como as síndromes de Marfan, de Ehlers-Danlos e a de Ellis-van Creveld, além de ensejar a *cutis laxa*, o pseudoxantoma elástico e a osteogênese imperfeita.

6.1 SÍNDROME DE MARFAN

Patologia primária do tecido conectivo de herança autossômica dominante, com incidência estimada entre 1-2:10.000 nascimentos. O gene responsável é a fibrilina 1 (*FBN1*), localizado no cromossomo 15q15.23. Mutações em um novo gene (*TGFBR2*) foram observadas recentemente em pacientes com síndrome de Marfan sem anormalidades no gene *FBN1*.[54]

Caracteriza-se por extrema variabilidade clínica, acometendo os sistemas cardiovascular, ocular e esquelético com aparecimento em idades variadas. Os achados cardiovasculares são dilatação da raiz aórtica, aneurisma aórtico, dissecção aórtica e insuficiências valvares aórtica e mitral. A dissecção aórtica é a maior causa de morte prematura. As outras manifestações encontradas são estatura muito elevada com desproporção entre os dedos e os membros, luxação ou subluxação do cristalino, aracnodactilia, anormalidades torácicas e aumento da elasticidade articular.

Critérios clínicos foram elaborados para o diagnóstico da síndrome e recentemente revistos, nos quais o estudo molecular de *FBN1* é contemplado.

Pelo fato de algumas características clínicas aparecerem no decorrer da vida, o estudo molecular, nesse caso, pode auxiliar no estabelecimento de um diagnóstico mais precoce.[55]

7 DESORDENS LIPÍDICAS

Doenças relacionadas com o metabolismo lipídico também podem ser encontradas na faixa etária apesar de ter incidência e prevalência muito baixas. Podemos citar a hipercolesterolemia familial, a apolipoproteína B100 defectiva familial, a sitosterolemia, a hipercolesterolemia tipo 3 autossômica dominante, a hipercolesterolemia autossômica recessiva, a hipobetalipoproteinemia, a doença Fish-Eye e a doenças de Tangier. Outros detalhes são apresentados nos capítulos 21 e 23.

7.1 HIPERCOLESTEROLEMIA FAMILIAR (HF)

Doença autossômica dominante do metabolismo lipídico com uma prevalência de 1/500 indivíduos nas formas leves e de 1/100.000 indivíduos nas severas. É caracterizada pelos níveis plasmáticos muito elevados da fração lipoproteica de baixa densidade do colesterol (*low-density lipoprotein cholesterol*: LDL-c) e aterosclerose precoce.

A maioria das formas da doença é causada por mutações no gene do receptor de LDL localizado no cromossomo 19p13, as quais afetam a função dessa proteína.

A doença é extremamente heterogênea em nível molecular, sendo que centenas de diferentes mutações já foram identificadas em diferentes famílias e que afetam de maneira variável os níveis plasmáticos de LDL e colesterol. O diagnóstico molecular é bastante difícil, embora já disponível em alguns centros.[56]

8 FORMAS MONOGÊNICAS DE HIPERTENSÃO ARTERIAL SISTÊMICA

A hipertensão arterial sistêmica (HAS) na faixa etária pediátrica, habitualmente, se deve a causas secundárias como a presença de anomalias cardiovasculares a exemplo da coarctação de aorta, arterite de Takayasu, alterações renovasculares etc. Existem, porém, genes implicados no aparecimento de HAS em pacientes jovens como na síndrome do excesso aparente de mineralocorticosteroide, na hipertensão exacerbada pela gravidez, no aldosteronismo suprimível por glicocorticosteroide, hiperaldosteronismo familiar tipo II e hiperplasia adrenal congênita (Tabela 78.7).

TABELA 78.7 Formas monogênicas de hipertensão arterial sistêmica

DOENÇA	HERANÇA	*LOCUS*	GENE
Síndrome de Liddle	AD	16q13-q12	*SCNN1B e S*
Síndrome do excesso aparente de mineralocorticosteroide	AR	16q22	11β-hidroxalase e 17α-hidroxalase
Hipertensão exacerbada pela gravidez	AD	4q31.1	Receptor de mineralocorticosteroide
Síndrome de Gordon	AD	17q21-q22 12q13	*WNK1 e WNK4*
Hiperaldosteronismo suprimível por glicocorticosteroide	AD	8q21	*CYP11B1 e CYP11B2*
Hiperaldosteronismo familiar tipo II	AD	7q22	indeterminado
Hiperplasia adrenal congênita	A	8q21	*CY11B*

A hipertensão arterial é um dos mais importantes problemas de saúde pública da atualidade, tanto pelo grande número de pessoas acometidas, como também pelas complicações crônicas que levam a incapacitações e mortalidades prematuras. Consequentemente, estudos clínicos, epidemiológicos e genéticos têm sido amplamente realizados com o propósito de melhor compreender os mecanismos envolvidos no desenvolvimento da hipertensão arterial, bem como aprimorar os métodos de diagnóstico, tratamento e prevenção dessa doença.[57]

9 SOLICITAÇÃO DE TESTE MOLECULAR

Talvez o desejo inicial da maioria das solicitações de um teste molecular seja o de se obter uma definição diagnóstica para um determinado caso. Avanços na identificação de uma série de genes responsáveis por diversas patologias tornaram isso uma possibilidade real nas últimas décadas.

Um número cada vez maior de doenças do sistema cardiovascular já tem seu defeito molecular caracterizado, são elas:

- síndromes de Marfan, de Ehrler Danlos, de Alagille, de Liddle, de Holt Oram e a do QT longo;
- cardiomiopatia hipertrófica familiar;
- hipercolesterolemia familiar;
- doença de Tangier;
- comunicação interatrial familiar;
- heterotaxia familiar;
- estenose aórtica supravalvar familiar; e
- hemocromatose.

Poderíamos delimitar três diferentes situações, não totalmente excludentes, que justificam a solicitação de determinado exame molecular:

1. Diagnóstico de uma doença genética.
2. Aconselhamento familiar.
3. Melhor definição de prognóstico e terapêutica mais específicos.

A delimitação de em qual dessas situações se enquadra o resultado do teste molecular deve ser feita antes de ele ser solicitado. Devem ser discutidos também sua disponibilidade, relevância e desejos próprios do paciente e/ou responsáveis.

Uma série de problemas inerentes à utilização desses testes surge com o maior conhecimento sobre a fisiopatologia dessas doenças e com o aprendizado advindo da utilização, ainda muito recente, dessas novas ferramentas diagnósticas. São exemplos desses problemas a heterogeneidade genética e clínica das doenças em questão que limita a determinação dos valores preditivos positivo e negativo para a maioria dos testes.

A HAS, a doença coronariana, o diabetes, a obesidade e outras são frequentes e consideradas doenças complexas. São explicadas, parcialmente, pela interação de diversos genes reguladores relacionados a diferentes sistemas fisiológicos de regulação e às interações destes com fatores ambientais como a alimentação, o tabagismo, as medicações e outros. São justamente as doenças complexas as que mais prejuízos sociais e econômicos trazem para a sociedade.

10 PREVENÇÃO E ACONSELHAMENTO NA CRIANÇA E ADOLESCENTE

A redução na incidência de complicações da aterosclerose está diretamente ligada à adoção de estilo de vida saudável e, quando necessário, ao tratamento medicamentoso para os diferentes fatores de risco. Embora não haja consenso em qual fase da vida e de que forma a prevenção deva ser implantada, é amplamente aceito, nos dias atuais, que esse tratamento deve ser iniciado ainda na infância. Entretanto, esses fatores estão presentes desde o útero e continuam ao longo de todo o curso da vida.[58,59]

Quando o ambiente intrauterino é desfavorável, o feto pode apresentar retardo de crescimento intrauterino ou macrossomia, condições associadas ao desenvolvimento tardio de diabetes, dislipidemia, hipertensão arterial sistêmica e doença cardiovascular. Os primeiros anos de vida são tão importantes na programação da saúde e da doença quanto na vida intrauterina.

Os principais fatores de risco envolvidos na doença aterosclerótica e que merecem consideração na infância e na adolescência são a hipertensão arterial sistêmica, a obesidade e sobrepeso, sedentarismo, dislipidemias, tabagismo e estresse.

10.1 HIPERTENSÃO ARTERIAL SISTÊMICA

Embora seja aceito que a prevalência de HAS varie entre 1 e 13%, é sabido que a hipertensão em crianças e adolescentes é subdiagnosticada.

O aumento da prevalência mundial de hipertensão arterial primária na infância e adolescência tem relação direta com o aumento da prevalência de obesidade[60] e alguns mecanismos podem explicar a relação entre a obesidade e hipertensão: distúrbios do metabolismo da insulina, aumento do tônus simpático, diminuição do tônus vagal, aumento da agregação plaquetária e do estresse oxidativo, com diminuição dos níveis de óxido nítrico, além de distúrbios do sono.[61]

A hipertensão arterial sistêmica pode determinar complicações cardiovasculares ainda na infância ou adolescência, como a hipertrofia ventricular esquerda.

A HAS na infância e adolescência é definida e classificada com os percentis de idade, sexo e altura, após aferições em três visitas distintas. Crianças com mais de 3 anos de idade devem ter seus níveis de pressão arterial aferidos rotineiramente em visitas pediátricas, assim como crianças menores que apresentem condições predisponentes (Quadro 78.5).[62]

Crianças consideradas hipertensas devem ter seus níveis avaliados em ambos os membros superiores e inferiores. O tamanho do manguito é de extrema importância e as medidas devem ser feitas longe das principais refeições.[62]

Diante do diagnóstico de HAS na infância, devem ser questionados três aspectos fundamentais: se a hipertensão é primária ou secundária; se há ou não evidência de lesões de órgãos-alvo; e se existem fatores de risco que piorem o prognóstico da HAS se não tratada adequadamente.

Para se responder a essas questões, deve-se seguir um roteiro de investigação que inclui história clínica, exame físico e exames complementares incluindo os laboratoriais, ultrassonografia de abdome total, Doppler e fluxo em cores de artérias renais, cintilografia renal, tomografia computadorizada, angiorressonância magnética e arteriografia renal de acordo com a suspeita específica do caso em investigação. Ainda a monitorização da pressão arterial (MAPA) já tem o seu papel bem estabelecido no manuseio da criança hipertensa.

O tratamento da hipertensão arterial na infância deve sempre incluir a mudança do estilo de vida, controle de peso, atividade física regular e a terapia farmacológica sempre que necessário.

10.2 DISLIPIDEMIA

A dislipidemia é um dos grandes fatores de risco associados às doenças cardiovasculares. Na população pediátrica, a prevalência de níveis séricos elevados de LDL-colesterol situa-se entre 6 e 13%,[64,65] tendo sido encontradas prevalências de cerca de 50% de dislipidemia em crianças com índice de massa corporal acima do percentil 99 para a idade. A obesidade é um critério para triagem de perfil lipídico em crianças e adolescentes.

Durante as últimas décadas, observou-se aumento progressivo da prevalência de dislipidemia na infância, podendo chegar a 33% quando considerados níveis de colesterol total acima de que 200 mg/dL.

A aterogênese inicia-se desde a concepção, podendo-se encontrar estrias gordurosas em fetos de mães com dislipidemia, e quantidade expressiva de placas ateromatosas na 2ª década de vida em pacientes com doenças como hipercolesterolemia familiar e diabetes melito tipo I. O fator considerado de maior influência na aceleração da progressão da aterosclerose desde a infância é a dislipidemia, principalmente níveis elevados de colesterol total, LDL-colesterol e triglicerídeos e níveis baixos de HDL colesterol.[65,66]

QUADRO 78.5 Indicações de aferição de PA em crianças menores de três anos[61]

- Prematuridade
- Baixo peso ao nascimento
- Necessidade de UTI neonatal
- Doença cardíaca congênita
- Doenças renais
- Doenças urológicas
- Transplantes
- Doenças malignas
- Uso de drogas que elevam a PA
- Doenças sistêmicas
- Hipertensão intracraniana

PA: pressão arterial; UTI: unidade de terapia intensiva.

QUADRO 78.6 Principais doenças que cursam com dislipidemia na infância.

- Atresia biliar congênita
- Colestases crônicas
- Deficiência de hormônio do crescimento
- Diabetes melito
- Doença de armazenamento
- Hipopituitarismo
- Hipotireoidismo
- Insuficiência renal crônica
- Leucemia aguda
- Lúpus eritematoso sistêmico
- Obesidade
- Quadros infecciosos graves
- Síndrome nefrótica
- Síndrome da imunodeficiência adquirida
- Síndrome dos ovários policísticos
- Síndrome de Alagille
- Síndrome de Prader Willi
- Transplantes de órgãos sólidos

QUADRO 78.7 Drogas e nutrientes que mais comumente alteram o perfil lipídico

CLASSE	SUBSTÂNCIAS
Anticonvulsivantes	Ácido valproico, carbamazepina
Anti-hipertensivos	β-bloqueadores, espironolactona, tiazídicos
Drogas lícitas	Álcool, tabagismo primário ou passivo
Esteroides sexuais	Contraceptivos orais, estrógenos, progestágenos
Imunossupressores	Ciclosporina, prednisona, prednisolona
Nutrição	Dieta cetogênica, nutrição parenteral
Outros	AAS, ácido ascórbico, alopurinol, amiodarona, hemodiálise, inibidores de protease

AAS: ácido acetilsalicílico.

QUADRO 78.8 Critério para coleta de perfil lipídico, entre 2 e 10 anos de idade

- Critérios de coleta de perfil lipídico.
- Pais ou avós com história de aterosclerose precoce, ou seja, insuficiência coronariana, vascular periférica ou cerebrovascular antes dos 55 anos para o sexo masculino e antes dos 65 anos para o feminino.
- Parentes de 1º grau com valores de colesterol total ≥ 240 mg/dL, e de triglicerídeos ≥ 400 mg/dL.
- Outros fatores de risco: obesidade, sedentarismo, tabagismo, hipertensão arterial, diabetes melito, obesidade abdominal.
- História positiva de pancreatite aguda, xantomas eruptivos, arco corneano palpebral, xantomas em tornozelos, em face dorsal de mãos e joelhos.
- História familiar desconhecida.

TABELA 78.8 Valores de referência para lipídeos em crianças e adolescentes[67]

LÍPIDES (MG/DL)	DESEJÁVEIS (MG/DL)	LIMÍTROFES (MG/DL)	AUMENTADOS
Colesterol total	< 150	150-169	≥ 170
LDL-colesterol	< 100	100-129	≥ 130
HDL-colesterol	≥ 45		
Triglicerídeos	< 100	100-129	≥ 130

A dislipidemia tem associação com outras doenças como obesidade infantil, lúpus eritematoso sistêmico, diabetes melito e hipertireoidismo. Nos Quadros 78.6 e 78.7, estão descritas doenças e substâncias envolvidas nos distúrbios do metabolismo dos lipídeos.

O diagnóstico de dislipidemia na infância e adolescência pode ser feito a partir do perfil lipídico que deve ser solicitado entre 2 e 10 anos de idade, segundo a I Diretriz Brasileira para Prevenção da Aterosclerose na Infância e na Adolescência (Quadro 78.8). Segundo a mesma diretriz, toda criança aos 10 anos deve dosar os níveis de colesterol total, em jejum. Nos casos em que houver indicação para determinação de perfil lipídico, devem-se considerar os valores de referência da Tabela 78.8.[67]

O tratamento da dislipidemia inclui dieta orientada por nutricionista, além de atividade física correspondente a 1 hora por dia de atividade moderada à intensa e da redução para no máximo 2 horas por dia de atividades sedentárias ou de tela (televisão, jogos eletrônicos ou computador).[68]

Em alguns casos, é indispensável acompanhamento com equipe multidisciplinar para abordagem global. Quanto ao tratamento medicamentoso, têm-se utilizado estatinas a partir dos 8 anos de idade quando indicado.

10.3 TABAGISMO

O hábito de fumar entre estudantes brasileiros dos níveis fundamental e médio variava entre 1 e 34% nos anos de 1980 e continua presente em 3 a 12,1% dos adolescentes, de acordo com a I Diretriz de Prevenção da Aterosclerose na Infância e Adolescência. Variáveis socioculturais, ambientais, familiares, individuais, genéticas e psicofarmacológicas podem favorecer a iniciação ao tabagismo e/ou dificultar o seu abandono. Há ainda o condicionamento resultante da exposição à propaganda feita pela indústria do tabaco e pelos meios de comunicação, entre outros fatores diversos.[69]

Os profissionais da área de saúde devem encorajar e apoiar a interrupção do hábito do tabagismo, principalmente entre pais de crianças e adolescentes, pelo duplo impacto que esta atitude causa no tratamento e na prevenção do tabagismo ativo e passivo nas crianças.

O jovem fumante, especificamente, deve ser tratado de maneira lenta e progressiva, a cada consulta. Os conteúdos do aconselhamento devem se adequar ao público jovem, com dinâmica, linguagem e materiais didáticos voltados para o adolescente.

Deverão ser enfatizadas as atividades físicas (perda da capacidade de escolha provocada pela dependência), os aspectos ilusórios da propaganda do cigarro, os cuidados com o corpo, com a estética e o desempenho sexual.

O tratamento medicamentoso não é autorizado para menores de 16 anos na Inglaterra e nos Estados Unidos da América e por esse motivo existe a necessidade de se desenvolver métodos alternativos para apoiar jovens fumantes.[70]

10.4 ESTRESSE

Os aspectos psicológicos interagem com outros fatores, resultando em um círculo vicioso que pode ter como consequência a doença coronariana.[71]

Há cinco classes de fatores psicológicos que podem contribuir para a patogênese da doença arterial coronariana: depressão, ansiedade, características de personalidade, isolamento social e estresse crônico. Entre os mecanismos envolvidos no desenvolvimento da aterosclerose estão envolvidas a ativação excessiva do sistema nervoso simpático e a ativação das plaquetas. Considerando-se a associação entre estresse agudo ou crônico e doenças físicas e mentais, torna-se necessário implementar ações dirigidas para a família e para a sociedade com o objetivo de aliviar a tensão emocional à qual crianças e adolescentes estão expostos.

11 CONCLUSÃO

Desde a descoberta do número correto de cromossomos humanos numa célula, na década de 50, avanços tecnológicos têm ocorrido continuamente, porém o que estamos vivendo atualmente não tem precedentes. Passamos a observar alterações cromossômicas numéricas ou estruturais de um tamanho considerável, pelo cariótipo, por técnicas como o FISH, MLPA e, agora, CGH-*array* (a partir do ano 2000), as quais permitem detectar microdeleções/microduplicações na ordem de KB, contra 5 a 10 Mb observadas pela citogenética clássica. Com isto, em 2010, o consenso da ISCA (Consórcio Internacional de Citogenética), substanciado pelo American College of Medical Genetics, propõe que o CGH*array* seja o primeiro exame na investigação de crianças com atraso global do desenvolvimento, deficiência intelectual, espectro autista ou malformações múltiplas.

Em paralelo, para o estudo de doenças monogênicas, o sequenciamento tradicional de Sanger, extremamente importante e, ainda, considerado o *gold standard*, começa a ser substituído pelo sequenciamento de alta *performance* – o sequenciamento de nova geração, seja pelo uso de painéis específicos de genes ou pelo exoma. Esta técnica tem sido empregada com grande sucesso nos últimos 5 a 6 anos.

Cada teste genético apresenta vantagens e limitações, apresentando muitas vezes uma complementariedade. Essas ferramentas permitem atingir ou confirmar o diagnóstico, visando um manejo mais adequado do paciente, bem como orientações para a família do afetado.

Pelo fato destas técnicas serem recentes e de nosso conhecimento não avançar na mesma proporção, a interpretação destes exames ainda requer cautela, sobretudo no encontro de variantes de significado incerto. Outro problema levantado por estas técnicas recentes refere-se a questões éticas com a descoberta de achados acidentais ou secundários. Estes possuem relevância clínica futura e questiona-se o que deve ser descrito no relatório que a ser entregue ao paciente e sua família.

Salienta-se que a história clínica, familial e o exame físico são essenciais para, juntamente a estas novas técnicas, alcançar o diagnóstico etiológico de uma determinada doença.

Na área de pesquisa, estas técnicas têm permitido a identificação da causa genética de um número cada vez maior de doenças e direcionará, num futuro bem próximo, o foco das pesquisas para a terapia destas mesmas doenças.

REFERÊNCIAS BIBLIOGRÁFICAS

1. Jacobs JP, O'Brien SM, Pasquali SK, Jacobs ML, Lacour-Gayet FG, Tchervenkov CI et al. Variation in outcomes for risk-stratified pediatric cardiac surgical operations: an analysis of the STS Congenital Heart Surgery Database. Ann Thorac Surg. 2012; 94 (2): 564-71.
2. Sylva M, van den Hoff MJ, Moorman AF. Development of the Human Heart. Am J Med Genet A. 2013 Apr 30:0. doi 10.1002/ajmg.a.35896. [Epub ahead of print].
3. Anderson RH, Becker AE, Freedom RM, Macartney FJ, Quero-Jimenez M, Shinebourne EA et al. Sequential segmental analysis of congenital heart disease. Pediatr Cardiol. 1984; 5 (4): 281-7.
4. Wilkinson JL, Anderson RH. Anatomy of functionally single ventricle. World J Pediatr Congenit Heart Surg. 2012; 3 (2): 159-64.
5. Spicer DE, Anderson RH, Backer CL. Clarifying the surgical morphology of inlet ventricular septal defects. Ann Thorac Surg. 2013; 95 (1): 236-41.
6. Mensah GA. Eliminating disparities in cardiovascular health: six strategic imperatives and a framework for action. Circulation. 2005; 111 (10): 1332-6.
7. Thanassoulis G. Mendelian randomization: how genetics is pushing the boundaries of epidemiology to identify new causes of heart disease. Can J Cardiol. 2013: 29 (1): 30-6.
8. Kantos PF, Lougheed J, Dancea A, Mc Gillion M, Barbosa N, Chan C et al. Presentation, diagnosis, and medical management of heart failure in children: Canadian Cardiovascular Society Guidelines. Can J Cardiol. 2013; 29 (12): 1535-52.
9. Rizzo S, Pilichou K, Thiene G, Basso G. The changing spectrum of arrhythmogenic (right ventricular) cardiomyopathy. Cell Tissue Res. 2012; 348 (2): 319-23.
10. Cahill TJ, Ashrafian H, Wtkins H. Genetic cardiomyopathies causing heart failure. Circ Res. 2013; 113 (6): 660-75.
11. Miller DT, Adam MP, Ardhya S, Biesecker LG, Brothman AR, Carter NP et al. Consensus statement: chromosomal microarray is a first-tier clinical diagnostic test for individuals with developmental disabilities or congenital anomalies. Am J Hum Genet. 2010; 86 (5): 749-64.
12. Efefteriades JA, Pomianowski P. Practical genetics of thoracic aortic aneurysm. Prog Cardiovasc Dis. 2013; 56 (1): 57-67.
13. Gioli-Pereira L, Pereira AC, Mesquita SM, Lopes AA, Krieger JE. PCR screening for 22q11.2 microdeletion: development of a new cost-effective diagnostic tool. Clin Chim Acta. 2006; 369 (1): 78-81.
14. Schhinzel A. Catalogue of unbalanced chromosome aberration in man. Berlin, Walter de Gruyter, 2001. 966p.
15. Hunter AGW. Down syndrome: In Cassidy, SB; Allanson, JE – Management of genetic syndromes. New York, Wiley-Liss, 2001. Pp. 103 – 129.
16. Yang Q, Rasmussen AS, Friedman JM. Mortality associated with Down's syndrome in the USA from 1983 to 1997: a population-based study. Lancet 2002; 359: 1019-25.

17. Tibby SM, Durward A, Goh CT, Thornburn K, Morris K, Broadhead M, Peters MJ. Clinical course and outcome for critically ill children with Down syndrome: a retrospective cohort study. Intensive Care Med. 2012; 38 (8): 1365-71.

18. Acevedo-Gallegos S, García M, Benavides-Serralde A, Camargo-Marín L, Aguinaga-Ríos M, Ramírez-Calvo J et al. Association between selected structural defects and chromosomal abnormalities. Rev Invest Clin. 2013; 65 (3): 248-54.

19. Cereda A, Carey JC. The trisomy 18 syndrome. Orphanet J Rare Dis. 2012; 7: 81.

20. Bruns D. Birth history, physical characteristics, and medical conditions in long-term survivors with full trisomy 13. Am J Med Genet A. 2011; 155A (11): 2634-40.

21. Nielsen J, Wohlert M. Sex chromosome abnormalities found among 34,910 newborn children: results from a 13-year incidence study in Arhus, Denmark. Birth Defects Orig Artic Ser. 1990; 26: 209-23.

22. Collett-Solberg PF, Gallicchio CT, Coelho SC, Siqueira RA, Alves ST, Guimarães MM. Endocrine diseases: perspectives and care in Turner syndrome. Arq Bras Endocrinol Metabol. 2011; 55 (8): 550-8.

23. Delio M, Pope K, Wang T, Samanich J, Haldeman-Englert CR, Kaplan P et al. Spectrum of elastin sequence variants and cardiovascular phenotypes in 49 patients with Williams-Beuren syndrome. Am J Med Genet A. 2013; 161A (3): 527-33.

24. Ergul Y, Nisli K, Kayserili H, Karaman B, Basaran S, Koca B et al. Cardiovascular abnormalities in Williams syndrome: 20 years'experience in Istanbul. Acta Cardiol. 2012; 67 (6): 649-55.

25. Schubert C. The genomic basis of the Williams-Beuren syndrome. Cell Mol Life Sci. 2009; 66 (7): 1178-97.

26. De la Morena MT, Eitson JL, Dozmorov IM, Belkaya S, Hoover AR, Anguiano E et al. Signature MicroRNA expression patterns identified in humans with 22q11.2 deletion/DiGeorge syndrome. ClinImmunol. 2013; 147 (1): 11 – 22. doi: 10.1016/j.clim.2013.01.011. Epub 2013 Jan 30.

27. Gennery AR Immunological aspects of 22q 11.2 deletion syndrome. Cell. Mol. Life. Sci. 2012; 69: 17-27.

28. Scambler PJ. 22q11 deletion syndrome: a role for TBX1 in pharyngeal and cardiovascular development. Pediat Cardiol. 2010; 31: 378-90.

29. Momma K. Cardiovascular anomalies associated with chromosome 22q 11.2 deletion syndrome. Am J Cardiol. 2010; 105 (11): 1617-24.

30. Carneiro-Sampaio M, Moraes-Vasconcelos D, Kokron CM, Jacob CM, Toledo-Barros M, Dorna MB et al. Primary immunodeficiency diseases in different age groups: a report on 1,008 cases from a single Brazilian reference center. J Clin Immunol. 2013; 33 (4): 716-24.

31. Rosa RF, Trevisan P, Koshiyama DB, Pilla CB, Zen PR, Varella-Garcia M, Paskulin GA. [22q11.2 deletion syndrome and complex congenital heart defects]. Rev Assoc Med Bras. 2011; 57 (1): 62-5.

32. Grassi MS, Kulikowski LD, Jacob CMA, Miura N, Ceccon MEJ, Krebs VLJ et al. Diagnóstico precoce da síndorme de DiGeorge em recém-nascidos e lactentes portadores de cardiopatia congênita.In XL Congresso Brasileiro de Imunologia,Belém do Pará 2013. Brazilian Journal os Allergy and Immunology, 2013.v1.

33. 12 sinais de alerta para imunodeficiências primárias nos primeiros anos de vida. Disponível em http://portal.saude.gov.br/portal/saude/visualizar texto.cfm/dtxt=41993.

34. Bassett AS, McDonald-McGinn DM, Devriendt K, Digilio MC, Goldenberg P, Habel A et al. Practical Guidelines for managing patients with 22q 11.2 deletion syndrome. J Pediatr. 2011; 159 (2): 332-9.

35. Voelkerding KV, Dames SA, Durtschi JD. Next-generation sequencing: from basic research to diagnostics. Chin Chem. 2009; 55 (4): 641-58.

36. Bruneau BG, Logan M, Davis N, Levi T, Tabin CJ, Seidman JG, Seidman CE. Chamber-specific cardiac expression of TBX5 and heart defescts in Holt-Oram syndrome. Dev Biol. 1999; 211: 100-8.

37. McDermott DA, Bressan MC, He J, Lee JS, Aftimos S, Brueckner M et al. Pediatr Res. 2005; 58 (5): 981-6.

38. Corsten-Janssen N, Kerstjens-Frederikse WS, du Marchie Sarvaas GJ, Baardman ME, Bakker MK, Bergman JE et al. The cardiac phenotype in patients with a CHD7 mutation. Circ Cardiovasc Genet. 2013; 6 (3): 248-54.

39. Hsu P, Ma A, Wilson M, Williams G, Curotta J, Munns CF, Mehr S. CHARGE syndrome: A review. J Paediatr Child Health. 2014; 1-8.

40. Bertola DR, Kim CA, Sugayama SMM, Albano LMJ, Wagenführ J, Moysés RL, Gonzalez CH. Cardiac findings in 31 patients with Noonan's syndrome. Arq Bras Cardiol. 2000; 75: 409-12.

41. Cornwall JW, Green RS, Nielsen JC, Gelb BD. Frequency of aortic dilation in Noonan syndrome. Am J Cardiol. 2014; 113 (2): 368-71.

42. Tartaglia M, Gelb BD, Zenker M. Noonan syndrome and clinically related disorders. Best Pract Res Cin Endocrinol Metab. 2011; 25 (1): 161-79.

43. Aoki Y, Niihori T, Banjo T, Okamoto N, Mizuno S, Kurosawa K et al. Gain-of-function mutations in RIT1 cause Noonan syndrome, a RAS/MAPK pathway syndrome. Am J Hum Genet. 2013; 93 (1): 173-80.

44. Vajro P, Ferrante L, Paolella G. Alagille syndrome: an overview. Clin Res Hepatol Gastroenterol. 2012; 36 (3): 275-7.

45. Guegan K, Stals K, Day M, Turnpenny P, Ellard S. JAG1 mutations are found in approximately one third of patients presenting with only one or two clinical features of Alagille syndrome. Clin Genet. 2012; 82 (1): 33-40.

46. Turnpenny PD, Ellard S. Alagille syndrome pathogenesis, diagnosis and management. Eur J Hum Genet. 2012; 20 (3): 251-7.

47. Marsiglia JD, Credidio FL, de Oliveira TG, Reis RF, Antunes M de O, de Araújo AQ et al. Screening of MYH7, MYBPC3, and TNNT2 genes in Brazilian patients with hypertrophic cardiomyopathy. Am Heart J. 2013; 166 (4): 775-82.

48. Di Domenico M, Casadonte R, Ricci P, Santini M, Frati G, Rizzo A et al. Cardiac and skeletal muscle expression of mutant b-myosin heavy chains, degree of funcitional impairment and phenotypic heterogeneity in hypertrophic cardiomyopathy. J Cell Physiol. 2012; 227 (10): 3471-6.

49. Ho CY. Genetics and clinical destiny: improving care in hypertrophic cardiomyopathy. Circulation. 2010; 122 (23): 2430-40; discussion 2440.

50. Cheng J, Morales A, Siegfried JD, Li D, Norton N, Song J et al. SCN5A rare variants in familial dilated cardiomyopathy decrease peak sodium current depending on the common polymorphism H558R and commom splice variant Q1077 del. Clin Transl Sci. 2010; 3 (6): 287-94.

51. Szeliga MA, Hedley PL, Green CP, Moller DV, Christiansen M. Long QT syndrome – a genetic cardiac channelopathy. Kardiol Pol. 2010; 68 (5): 575-83.

52. Wirsching M. Congenital long QT syndrome. AACN Adv Crit Care. 2010; 21 (1): 112-6.

53. Lu JT, Kass RS. Recent progress in congenital long QT syndrome. Curr Opin Cardiol. 2010; 25 (3): 216-21.

54. Attanasio M, Pratelli E, Porciani MC, Evangelisti L, Torricelli E, Pellicanò G et al. Dural ectasia and FBN1 mutation screening of 40 patients with Marfan syndrome and related disorders: role of dural ectasia for the diagnosis. Eur J Med Genet. 2013; 56 (7): 356-60.

55. Loeys BL, Dietz HC, Braverman AC, Callewaert BL, De Backer J, Devereux RB et al. The revised Ghent nosology for the Marfan syndrome. J Med Genet. 2010; 47 (7): 476-85.

56. Braamskamp MJ, Tsimikas S, Wiegman A, Kastelein JJ, Hutten BA. Statin therapy and secretory phospholipase A in children with heterozygous familial hypercholesterolemia. Atherosclerosis. 2013; 229 (2): 404-7.

57. Furusawa T, Naka I, Yamauchi T, Nastuhara K, Eddie R, Kimura R et al. Hypertension-susceptibility gene prevalence in the Pacific Island and associations with hypertension in Melanesia. J Hum Genet. 2013; 58 (3): 142-9.

58. Barker DJ, Hanson MA, Altered regional blood flow in the fetus: the origins of cardiovascular disease? Acta Paediatr 2004; 93 (12): 1559-60.

59. Barker DJ. In: Útero programming of cardiovascular disease. Theriogenology. 2000; 53 (2): 555-74.

60. Ogden CL, Carroll MD, Kit BK, Flegal KM. Prevalence of childhood and adult obesity in the United States, 2011 – 2012. JAMA. 2014: 311 (8): 806-14.

61. Haszon I, Papp F, Kovacs J, Bors M, Nemeth I, Bereczki C et al. Platelet aggregation, blood viscosity and serum lipids in hypertensive and obese children. Eur J Pediatr. 2003; 162 (6): 385-90.

62. National High Pressure Education Program Working Group on High Blood Pressure in Children and Adolescents. The Fourth Report from the National High Blood Pressure Education Program (NHBPEP) Working Group on Children and Adolescents. Pediatrics. 2004; 114: 555-76.

63. Rover MR, Kupek E, Delgado RC, Souza LC. Perfil lipídico e sua relação com fatores de risco para a aterosclerose em crianças e adolescentes. RBAC. 2010; 42 (3): 191-5.

64. Giuliano IC, Coutinho MS, Freitas SF, Pires MM, Zunino JN, Ribeiro RQ. Serum lipids in school kids and adolescents from Florianópolis, SC, Brazil – Healthy Floripa 2040 study. Arq Bras Cardiol. 2005; 85 (2): 85-91.

65. Kelly AS, Barlow SE, Rao G, Inge TH, Hayman LL, Steinberger J et al. American Heart Association Atherosclerosis, Hypertension, and Obesity in the Young Committee of the Council on Cardiovascular Disease in the Young, Council on Nutrition, Physical Activity and Metabolism, and Council on Clinical Cardiology. Severe obesity in children and adolescents: identification, associated health risks, and treatment approaches: a scientific statement from the American Heart Association. Circulation. 2013; 128 (15): 1689-712.

66. Raynor LA, Schreiner PJ, Loria CM, Carr JJ, Pletcher MJ, Shikany JM. Associations of retrospective and concurrent lipid levels with subclinical atherosclerosis prediction after 20 years of follow-up: the Coronary Artery Risk Development in Young Adults (CARDIA) study. Ann Epidemiol. 2013; 23 (8): 492-7.

67. Giuliano IC, Caramelli B, Pellandra L, Duncan B, Mattos S, Fonseca FH. I Guidelines of prevention of atherosclerosis in childhood and adolescente. Arq Bras Cardiol. 2005; 85 (Suppl 6): 4- 36.

68. Gidding SS, Dennison BA, Birch LL, Daniels SR, Gillman MW, LIchetenstein AH et al. Dietary recommendations for children and adolescents: a guide for practitioners: consensus statement from the American Heart Association. Circulation. 2005; 112 (13): 2061-75.

69. INCA. Tabagismo. www.inca.gov.br/tabagismo. 2005. 10-1-2005.

70. Hanson K, Allen S, Jensen S, Hatsukami D. Treatment of adolescent smokers with the nicotine patch. Nicotine Tob Res. 2003; 5 (4): 515-26. Romaldine CC, Issler H, Cardoso AL, Diament J, Forti N. Fatores de risco para aterosclerose em crianças e adolescentes com história familiar de doença arterial coronariana prematura. J Pediatr (Rio de Janeiro). 2004; 80 (2): 135-40.

CARDIOPATIAS CONGÊNITAS COM COMUNICAÇÕES INTRA OU EXTRACARDÍACAS NO PACIENTE PEDIÁTRICO

79

Antonio Augusto B. Lopes
Alessandra Costa Barreto
Valéria de Melo Moreira
Glaucia Maria Penha Tavares

1 INTRODUÇÃO

As comunicações entre as cavidades cardíacas ou entre as grandes artérias (aorta e artéria pulmonar) são anomalias acianogênicas, e constituem o grupo mais prevalente de cardiopatias congênitas tanto na faixa etária pediátrica como no adulto. Entre elas, as comunicações interventriculares (CIVs) são as mais frequentes na criança, respondendo por quase 30% de todas as cardiopatias congênitas, seguindo-se as comunicações interatriais (CIAs) e a persistência do canal arterial (PCA) em pouco menos de 10% dos casos. Em contrapartida, as CIAs representam o grupo de anomalias mais prevalente no adulto, correspondendo a mais de um terço dos casos.[1] A PCA é muito prevalente, sobretudo em crianças que nascem e residem em grandes altitudes, conforme observado, por exemplo, na região dos Andes, na América do Sul.[2] Os defeitos septais atrioventriculares, com aspectos anatômicos diversos (DSAVs), são menos prevalentes (menos de 5% de todas as anomalias), mas são particularmente frequentes em portadores da síndrome de Down, estando presentes em cerca de 30% dos casos.

Atualmente, sobretudo em comunidades mais privilegiadas, as comunicações intra e extracardíacas são corrigidas precocemente, mediante tratamento cirúrgico ou percutâneo através do cateterismo. Lactentes submetidos ao tratamento corretivo nos primeiros dias, semanas ou meses após o nascimento em geral apresentam boa evolução, sem o aparecimento de lesões vasculares na circulação pulmonar. Há, entretanto, uma pequena porcentagem de indivíduos (cerca de 2 a 10% dos casos) que evoluem com alterações vasculares pulmonares obliterativas significantes, passando à assim chamada hipertensão arterial pulmonar (HAP), que dificulta ou impossibilita a correção da anomalia cardíaca. O diagnóstico tardio (sobretudo após os dois anos de idade), a presença da síndrome de Down e o caráter não restritivo de certas comunicações (amplas, sobretudo em nível ventricular ou entre as grandes artérias) são considerados fatores de risco para o desenvolvimento da HAP. Esses indivíduos evoluem sem a correção da anomalia cardíaca até as idades adolescente e adulta, passando a apresentar inversão do fluxo sanguíneo através da comunicação (progressivamente da direita para a esquerda, devido ao significativo aumento de pressões em artéria pulmonar e cavidades cardíacas direitas). Ocorrem aparecimento de cianose (insaturação de oxigênio na circulação sistêmica), aumento do hematócrito e da viscosidade sanguínea e predisposição a fenômenos trombóticos. O quadro constitui a chamada síndrome de Eisenmenger, correspondendo à forma mais avançada da HAP associada às cardiopatias congênitas.

2 COMUNICAÇÕES INTERATRIAIS

2.1 PATOLOGIA E FISIOPATOLOGIA

São defeitos na estruturação do septo interatrial a partir do *septum primum* e *septum secundum* na vida embrionária e fetal.

O defeito do tipo *ostium primum* é localizado na parte baixa do septo interatrial, na região correspondente ao canal atrioventricular, fazendo parte do conjunto de anomalias designadas por defeitos septais atrioventriculares. O defeito do tipo *ostium secundum*, o mais frequente, localiza-se no centro do septo atrial, próximo à *fossa ovalis*. Defeitos do tipo *sinus venosus* estão localizados entre a conexão das veias pulmonares direitas e o átrio direito, na área derivada do *sinus venosus* embriológico.

A dinâmica circulatória nas CIAs é caracteristicamente um estado de fluxo sanguíneo pulmonar aumentado (por vezes, relação entre o fluxo pulmonar e o sistêmico ao redor de 4:1 ou 5:1), com baixa pressão. A pressão sistólica em artéria pulmonar pode elevar-se (por exemplo, ao redor de 40 mmHg, considerando-se níveis fisiológicos em torno de 25 mmHg), mas a pressão diastólica permanece baixa em situações não complicadas (por exemplo, ao redor de 10 a 15 mmHg, com relação pressão sistólica:pressão diastólica superior a 2:1). A resistência vascular pulmonar (RVP) é caracteristicamente baixa (níveis normais considerados abaixo de 3 unidades Wood•m^2) nos casos não complicados por vasculopatia pulmonar. Há fatores, além do tamanho propriamente dito da comunicação, que determinam a magnitude do desvio (*shunt*) sanguíneo do átrio esquerdo para o direito e consequentemente do fluxo pulmonar. Um deles é a função diastólica do ventrículo direito em relação ao esquerdo, e a capacidade do mesmo em se adaptar à sobrecarga volumétrica, uma vez que o *shunt*, em nível atrial, ocorre predominantemente durante a diástole. Em indivíduos com fisiologia ventricular direita do tipo "restritivo", o *shunt* atrial pode ser de pequena magnitude, mesmo em presença de comunicação ampla. Outro fator é a RVP. À medida que esta se eleva, em alguns casos, em consequência de instalação e desenvolvimento de doença vascular pulmonar, há aumento de pressões em câmaras cardíacas direitas. Progressivamente, o *shunt* atrial, originalmente de esquerda para direita, pode tornar-se bidirecional, ou predominantemente de direita para esquerda, com aparecimento de cianose (em geral, níveis de RVP superiores a 10 unidades Wood•m^2). A evolução para a doença vascular pulmonar é infrequente em crianças portadoras de CIA. Entretanto, a progressão insidiosa da vasculopatia pulmonar ao longo dos anos faz com que as CIAs não corrigidas em tempo hábil apareçam entre as causas de HAP em adultos portadores de cardiopatias congênitas.[1] Isso torna imperativos o diagnóstico e o tratamento na faixa etária pediátrica.

2.2 CARACTERÍSTICAS CLÍNICAS E PRINCIPAIS EXAMES SUBSIDIÁRIOS

Na faixa etária pediátrica, a história clínica é restrita, podendo haver manifestação de cansaço moderado, embora muitas crianças sejam assintomáticas. Quando a CIA está associada à síndrome de Holt-Oram, as malformações em extremidades superiores estão presentes.

O desenvolvimento físico em geral é normal. No pulso jugular, pode haver acentuação da onda "v". No precórdio, pode haver hiperdinamicidade correspondente ao ventrículo direito. A segunda bulha cardíaca encontra-se nitidamente desdobrada. O sopro sistólico suave paraesternal reflete estenose pulmonar relativa, em função do aumento de fluxo através da via de saída do ventrículo direito. Crianças frequentemente exibem vibrações diastólicas suaves em região paraesternal, devido à estenose tricúspide relativa. Se houver desenvolvimento de vasculopatia pulmonar, com elevação significante da RVP, acentua-se o componente pulmonar da segunda bulha, e, subsequentemente, desaparece o desdobramento.

Os achados eletrocardiográficos costumam diferir entre crianças e adultos. Na idade pediátrica, os sinais de sobrecarga ventricular direita "diastólica" usualmente são nítidos, com complexos do tipo rsR' em derivações precordiais direitas, sendo o componente R' amplo. Essa amplitude tende a desaparecer no adulto, dando lugar a complexos do tipo rsr', sugestivos de transtorno de condução à direita.

As alterações radiológicas são proporcionais ao aumento de fluxo sanguíneo em câmaras cardíacas direitas e na circulação pulmonar e à magnitude da sobrecarga diastólica. Graus variados de aumento do ventrículo direito, proeminência da artéria pulmonar e dilatação arterial nos hilos pulmonares podem ser encontrados.

2.3 AVALIAÇÃO ATRAVÉS DA ECOCARDIOGRAFIA COM DOPPLER

A ecocardiografia transtorácica, bidimensional, com Doppler é fundamental na caracterização dos tipos anatômicos e na detecção de eventuais anomalias associadas, sobretudo com relação à situação das veias pulmonares. A ecocardiografia transesofágica pode ser importante em casos selecionados. Além do aspecto anatômico, a ecocardiografia com Doppler é essencial na caracterização dos padrões de fluxo e na estimação das pressões pulmonares, aspectos que serão discutidos adiante, de fundamental importância para a decisão quanto ao tratamento corretivo.

As comunicações interatriais (Figuras 79.1 e 79.2) precisam ser definidas estruturalmente quanto:[3,4]

- ao seu tipo anatômico;
- ao tamanho e forma;
- à localização;
- à relação com as estruturas contíguas (especialmente para definir sobre a viabilidade de fechamento percutâneo).

Quanto à sua repercussão hemodinâmica e fisiopatológica, devem ser considerados para a avaliação:

- a magnitude e o direcionamento do fluxo através da comunicação;

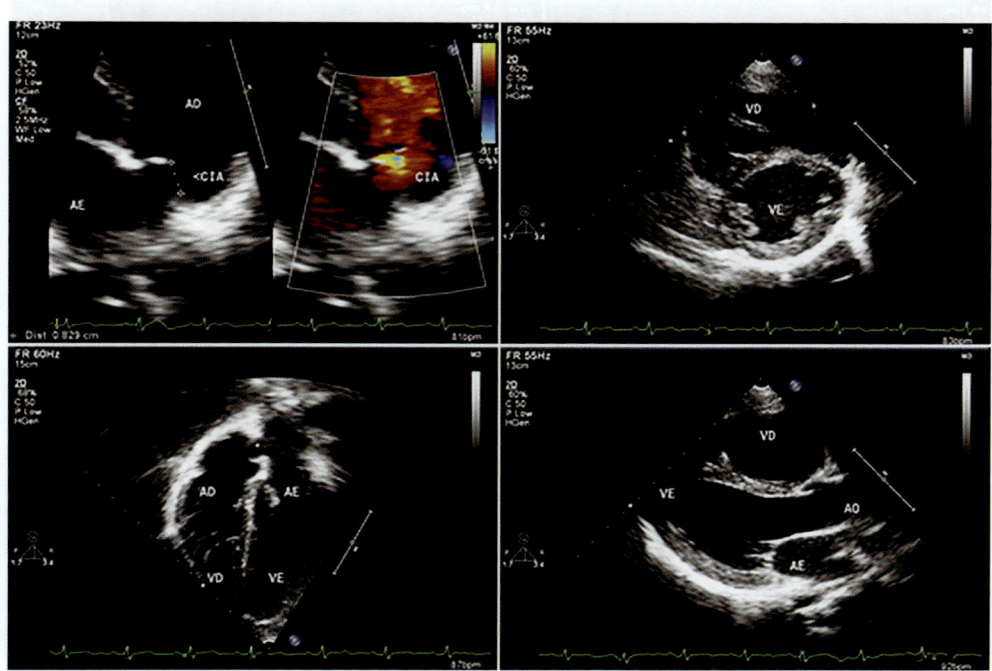

FIGURA 79.1 Ecocardiograma bidimensional mostrando (A): imagem em plano paraesternal evidenciando aneurisma do septo interatrial com comunicação, simultânea com o mapeamento de fluxo em cores; (B) eixo curto dos ventrículos, com dilatação discreta do VD; (C) plano de quatro câmaras; (D) plano paraesternal eixo longo com aumento discreto do VD. CIA: comunicção interatrial; AD: átrio direito; AE: átrio esquerdo; VD: ventrículo direito; VE: ventrículo esquerdo; AO: aorta.

- a consequência sobre o tamanho das câmaras, tronco e artérias pulmonares;

- a capacidade ventricular de acomodação (ou não) desse fluxo suplementar gerado pelo defeito, que se reflete no comportamento de sua função diastólica;

- o padrão e a correlação entre os fluxos pulmonar, aórtico e de retorno venoso pulmonar, quantificados pelo Doppler.

Outros fatores que também devem ser levados em conta como colaboradores indiretos para a interpretação das repercussões da lesão são:

- padrão do fluxo em veia cava inferior, que quando reverso corrobora a hipótese de congestão retrógrada ou de disfunção diastólica direita;

- presença de refluxo tricúspide, que pode ser resultado da dilatação das cavidades e do anel, e que permite estimar a pressão sistólica do ventrículo direito;

- pesquisa de lesões associadas, que podem interferir na direção do fluxo ou em suas consequências sobre as estruturas cardíacas.

Os dados hemodinâmicos podem ser obtidos pelo cálculo e comparação dos débitos sistêmico e pulmonar, sendo para tal incluídas as variáveis diâmetro da via de saída ventricular, integral da curva de velocidade x tempo (VTI) dos fluxos arteriais e frequência cardíaca. Como uma pequena variação na medida, em especial do diâmetro da via de saída, que é elevado à segunda potência para o cálculo, pode determinar uma grande mudança no resultado, é válido comparar as medidas isoladas dos VTIs aórtico e pulmonar para se ter uma noção de grandeza de cada fluxo. O desenvolvimento de aumento da pressão e a resistência vascular pulmonar tendem a determinar menor fluxo transvalvar e a diminuição do VTI nesta artéria.

O ecocardiograma também deverá avaliar as capacidades de contração e de relaxamento de ambos os ventrículos e suas mudanças com a história natural da comunicação interatrial. É fato que a função contrátil do ventrículo direito pode sofrer deterioração em longo prazo, em função do surgimento de hipertensão pulmonar, somada à sobrecarga crônica de volume desta câmara. A função diastólica do ventrículo esquerdo também pode ser abalada por interferência em sua geometria secundária à dilatação do ventrículo direito, levando ao abaulamento do septo interventricular para a esquerda, deformando esta cavidade e prejudicando sua complacência.

O ecocardiograma transesofágico (ETE) comumente é necessário para a avaliação adequada do septo interatrial em adolescentes e adultos, pois a janela transtorácica geralmente vai ficando limitada com a idade. Para a indicação de fechamento

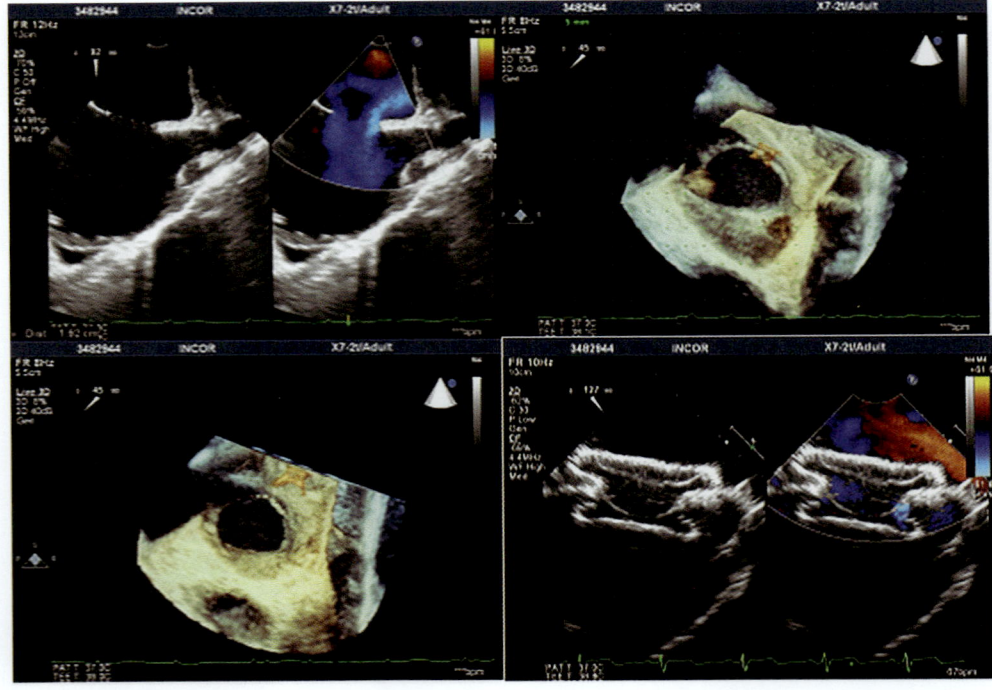

FIGURA 79.2 Ecocardiograma transesofágico de paciente de 42 anos, mostrando: (A) imagem bidimensional com comparativo com mapeamento de fluxo em cores de comunicação interatrial na fossa oval, medindo cerca de 31 mm, com fluxo direcionado do átrio esquerdo para o direito; (B) e (C): imagens tridimensionais da comunicação pela face atrial direita; (D) imagem bidimensional com comparativo com mapeamento de fluxo em cores após oclusão com prótese CERA nº 36.

percutâneo (Figuras 79.3 e 79.4), o ETE é mandatório,[5] já que define com clareza a se há passagem de fluxo transeptal, as dimensões da CIA e se suas bordas são favoráveis para o ancoramento do dispositivo. Esta técnica permite localizar com precisão a posição que a comunicação ocupa no septo e quais seus limites em relação às estruturas contíguas, que não podem sofrer interferência pela colocação da prótese. A possibilidade de fazer essa análise com a imagem tridimensional facilitou o entendimento desses aspectos e tornou-se a tendência atual.[6] Além dessa análise, com o ETE o procedimento é acompanhado e realizado com maior segurança, e os resultados avaliados imediatamente.

2.4 AVALIAÇÃO ATRAVÉS DA RESSONÂNCIA MAGNÉTICA CARDIOVASCULAR

Geralmente a avaliação da comunicação interatrial se faz de maneira inicial pelo ecocardiograma, e na maioria das vezes é ele que conduz a decisão clínica na faixa etária pediátrica, sendo conclusivo devido à ótima janela acústica. Em alguns casos, a ressonância magnética cardiovascular (RMC) pode ser útil, principalmente nos adolescentes e adultos em que o ecocardiograma não foi completamente elucidativo.

Através da RMC podemos, além de caracterizar a anatomia do defeito, avaliar o retorno venoso pulmonar, volume e desempenho ventricular direito, anatomia de tronco e ramos pulmonares, e a quantificação do fluxo sistêmico-pulmonar (Qp/Qs).[7]

As câmaras cardíacas são bem-definidas, assim como a sua septação, permitindo a visualização da comunicação interatrial, caracterizando a topografia, o número e o tamanho dos defeitos. Deve-se ter o cuidado de se caracterizar o defeito septal em mais de um corte, já que muitas vezes ocorre ausência de sinal devido à fina espessura do septo interatrial, principalmente em topografia da fossa oval. Através de sequências de cine gradiente-eco com aquisição em estado de equilíbrio (SSFP- *steady state free precession*), pode-se muitas vezes visualizar o artefato de fluxo causado pelo *shunt* na topografia do septo interatrial. Uma estimativa pressórica em território pulmonar e cavidade ventricular direita pode ser obtida pela análise da geometria septal. Em casos de aumento pressórico pulmonar é possível observar abaulamento do septo interventricular para a esquerda.

O mapeamento de fluxo por contraste de fase consiste em uma técnica que permite realizar análise de velocidade de fluxo, com sua quantificação em vasos torácicos e através de valvas cardíacas, fornecendo uma informação quantitativa importante no diagnóstico e manejo das cardiopatias congênitas. Através dessa técnica, podemos calcular a magnitude de *shunts*, fazendo medidas de fluxo simultâneas na aorta e artéria pulmonar. Desta

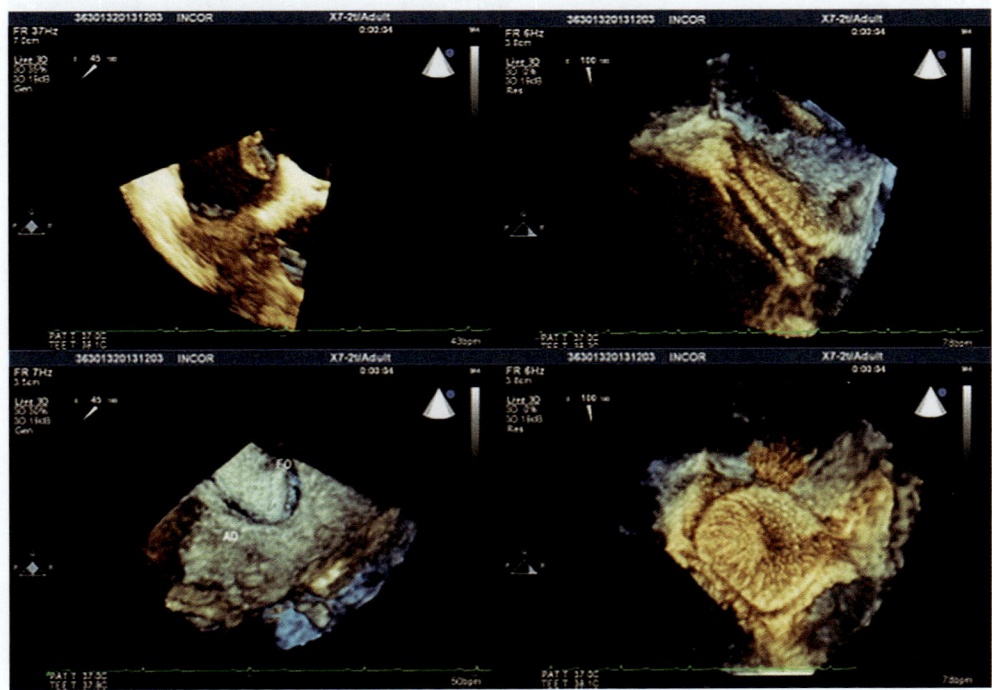

FIGURA 79.3 Ecocardiograma transesofágico de paciente de 26 anos, mostrando: painéis à direita (A) imagem bidimensional com comparativo com mapeamento de fluxo em cores de forame oval pérvio, com fluxo direcionado do átrio esquerdo para o direito; (B) e (C): imagens tridimensionais da comunicação pela face atrial direita; painéis à esquerda (D) imagem bidimensional com comparativo com mapeamento de fluxo em cores após oclusão com prótese CERA nº 35; (E) e (F): imagens tridimensionais da prótese bem posicionada e ocluindo totalmente o forame. AD: átrio direito; AE: átrio esquerdo; FO: forame oval.

forma, obtemos o fluxo no território pulmonar (Qp) e no território sistêmico (Qs), podendo ser traduzido na relação Qp/Qs, e com isso estabelecer a repercussão hemodinâmica de cardiopatias de *shunt* como a comunicação interatrial.

Na comunicação interatrial tipo seio venoso, a ressonância magnética tem uma importante indicação pela frequente associação com anomalias de drenagem das veias pulmonares direitas.[8] A acurada caracterização anatômica venosa pulmonar, determinando o local de drenagem no átrio direito ou mesmo a conexão direta das veias pulmonares direitas na veia cava superior, orienta a abordagem cirúrgica corretiva adequada. A angiorressonância com gadolínio é um método sensível e eficiente para a detecção de anomalias de veias pulmonares, apesar de não ser ideal na caracterização de defeito septal atrial pelo borramento de estruturas finas intracardíacas.

Na comunicação interatrial tipo seio coronário, na qual há deficiência da parede entre o seio coronário e o átrio esquerdo, a melhor visualização se dá na sequência de cine gradiente-eco em eixo curto com varredura até os átrios. Nesse tipo de avaliação podemos caracterizar melhor o teto do seio coronário, identificando desde uma fenestração até uma ausência total do mesmo. A angiorressonância pode trazer informações adicionais, principalmente se houver associação com veia cava esquerda persistente.

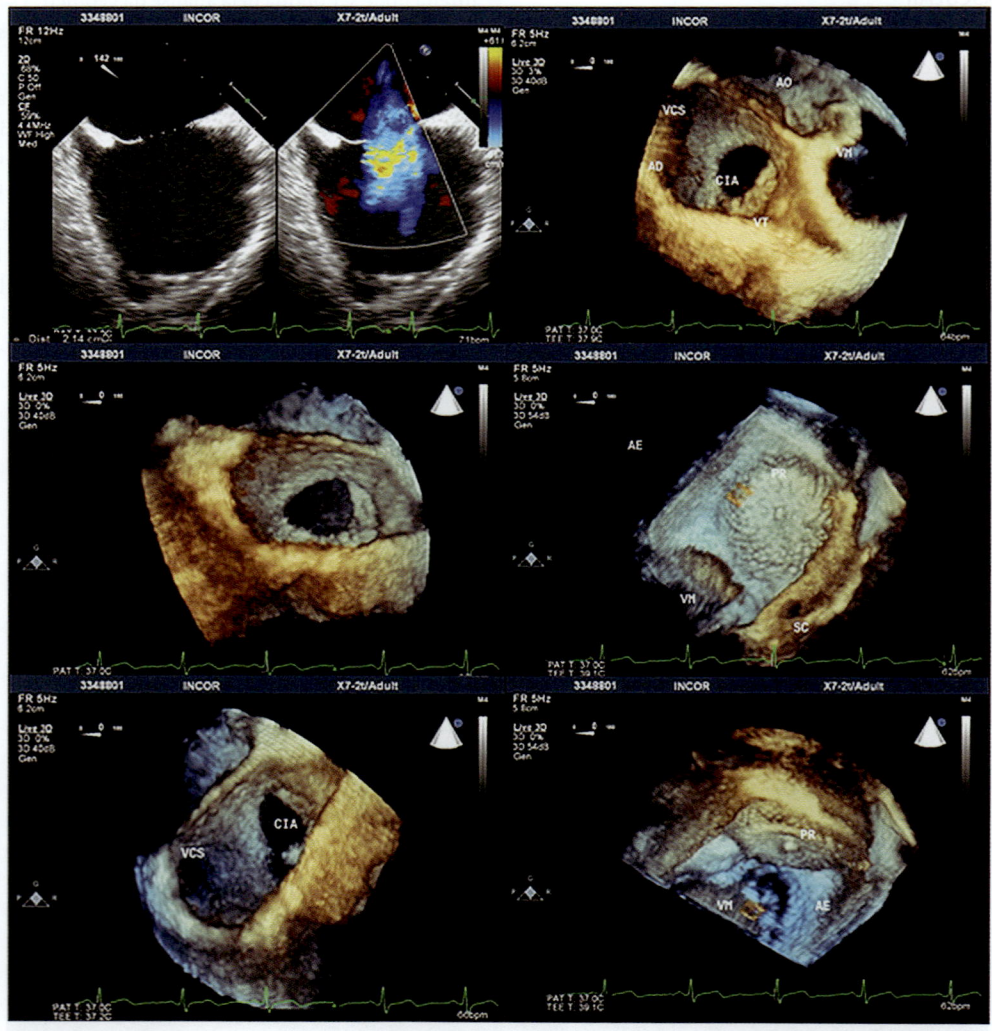

FIGURA 79.4 Ecocardiograma transesofágico de paciente masculino de 52 anos, mostrando: painéis à direita (A) imagem bidimensional com comparativo com mapeamento de fluxo em cores de comunicação interatrial de 22 mm, com fluxo direcionado do átrio esquerdo para o direito; (B), (C) imagens tridimensionais da comunicação pela face atrial direita; painéis à esquerda (D) imagem tridimensional da CIA e estruturas contíguas no AD; (E) e (F) imagens tridimensionais após oclusão com prótese CERA nº 26; AD: átrio direito; AE: átrio esquerdo; CIA: comunicação interatrial; VM: valva mitral; VT: valva tricúspide; SC: seio coronário; VCS: veia cava superior; PR: prótese.

2.5 TRATAMENTO

A correção das CIAs pode ser feita mediante intervenção cirúrgica, ou, havendo disponibilidade, através de colocação de próteses, por via percutânea (cateterismo cardíaco, Figuras 79.3 e 79.4). A indicação e a oportunidade do tratamento se estabelecem em função das alterações clínicas, radiológicas, eletrocardiográficas e ecocardiográficas, sendo rara, na infância, a necessidade de avaliação invasiva através do cateterismo cardíaco. Entretanto, em algumas situações, sobretudo havendo associação com defeitos pós-tricúspides ou a presença da síndrome de Down, uma avaliação diagnóstica mais ampla torna-se necessária. A caracterização desses pacientes e o uso dos achados diagnósticos para tomada de decisão serão apresentados adiante.

3 COMUNICAÇÕES INTERVENTRICULARES

3.1 PATOLOGIA E FISIOPATOLOGIA

As CIVs constituem o grupo de cardiopatias congênitas mais prevalente. Podem se apresentar como defeitos isolados, ou como parte de anomalias mais complexas. Cerca de 80% das CIVs são de localização perimembranosa no septo interventricular, podendo haver extensão para a via de entrada, porção trabecular ou via de saída. O defeito pode, alternativamente, localizar-se primariamente na via de entrada ventricular (muitas vezes em associação a DSAVs), na via de saída (por vezes designado como subarterial) ou na porção trabecular do septo. Nesta última localização, pode haver a ocorrência de múltiplas CIVs.

Sob o ponto de vista fisiopatológico, é importante identificar as CIVs como defeitos pós-tricúspides, isto é, entre câmaras cardíacas que operam com pressões mais elevadas comparativamente às CIAs. Nesse sentido, as complicações no que diz respeito ao aumento de fluxo sanguíneo e pressões em território pulmonar dependem, entre outros fatores, do seu tamanho. São designadas como *restritivas* ou *não restritivas* se o diâmetro aproximado é respectivamente inferior ou superior a 50% do diâmetro do anel aórtico.[9]

Em CIVs grandes, não restritivas, a consequência imediata do aumento do fluxo sanguíneo pulmonar em condições de pressão elevada (ao contrário das CIAs) é a vasoconstrição na pequena circulação, com aumento da RVP. Este fenômeno tende a minimizar a situação de congestão venocapilar pulmonar (impedindo, de certa forma, a ocorrência de edema e transudação alveolar), que é uma característica clínica e fisiopatológica dos defeitos pós-tricúspides. É frequente, mesmo em CIVs não complicadas por vasculopatia pulmonar, a observação de níveis de RVP ao redor de 4 a 5 unidades Wood•m^2. O aumento do fluxo sanguíneo e da RVP acarreta elevação das pressões pulmonares. Ao contrário das CIAs, nas CIVs a pressão diastólica em artéria pulmonar tende a elevar-se paralelamente ao aumento da pressão sistólica, sendo mantida, até certo ponto, a relação 2:1 (sistólica:diastólica) entre elas.

À vasoconstrição pulmonar, seguem-se alterações obliterativas em pequenas artérias, que resultam em RVP elevada de forma "fixa" (por exemplo, acima de 8 unidades Wood•m^2). Tais níveis de RVP dificultam ou impedem a correção da CIV, trazem complicações pós-operatórias sérias em casos operados (falência ventricular direita e baixo débito cardíaco), ou estão associados à persistência de HAP tardiamente, após tratamento aparentemente bem-sucedido. O risco de desenvolvimento de vasculopatia pulmonar avançada está em torno de 3% em CIVs restritivas, mas eleva-se acima de 50% em pacientes com CIVs não restritivas não tratados no primeiro ano de vida.[10]

3.2 CARACTERÍSTICAS CLÍNICAS E PRINCIPAIS EXAMES SUBSIDIÁRIOS

Em CIVs pequenas, restritivas, a exteriorização clínica se faz pela presença de sopro holossistólico junto à borda esternal esquerda. Os sintomas são pouco expressivos ou ausentes. Lactentes com CIVs grandes, não restritivas, apresentam caracteristicamente dispneia, dificuldade às mamadas e retardo significativo no desenvolvimento ponderal (ganho de peso). Em virtude da congestão venocapilar pulmonar, os processos infecciosos e inflamatórios de vias aéreas são frequentes (broncoespasmo, estertores, bronquites, pneumonias). É frequente observar-se lactente com um ano de idade e peso correspondente a cinco ou seis meses. Alternativamente, o desaparecimento da congestão e dos fenômenos bronquíticos não necessariamente reflete evolução favorável. Isso costuma ocorrer nos casos em que existe elevação progressiva da RVP, com instalação de vasculopatia pulmonar oclusiva.

Em CIVs restritivas, as bulhas cardíacas são normais, havendo a presença de sopro holossistólico junto à borda esternal esquerda. Em CIVs não restritivas porém sem elevação acentuada da RVP, observam-se baixo peso, dispneia moderada a acentuada, mas saturação periférica de oxigênio ainda dentro dos limites normais (acima de 93%). O sopro precordial tende a ser de menor intensidade, devido à equalização de pressões entre os ventrículos. O retorno venoso pulmonar aumentado ocasiona o aparecimento de terceira bulha e vibrações mesodiastólicas em área mitral. Portanto, a suspeita diagnóstica de defeito septal não restritivo se faz não pela presença de sopro paraesternal expressivo, mas sim pelo aumento de intensidade da segunda bulha pulmonar, cujo desdobramento tende a desaparecer. A primeira bulha em área tricúspide, que na CIV restritiva é encoberta pelo sopro, na forma não restritiva tende a ser aumentada.

As CIVs restritivas costumam cursar com eletrocardiograma normal para a idade da criança. A sobrecarga ventricular esquerda seguida de sobrecarga biventricular (visível sobretudo através de complexos RS amplos em derivações precordiais) acompanha as CIVs não restritivas com aumento de fluxo sanguíneo e congestão pulmonar. À medida que se instala a vasculopatia pulmonar com HAP e há o desaparecimento dos sinais congestivos, passa a predominar a sobrecarga ventricular direita, com ondas

R proeminentes em derivações V_1 e V_2. O bloqueio divisional anterossuperior esquerdo, com desvio do eixo de QRS para cima e para a esquerda, pode ocasionalmente acompanhar as CIVs perimembranosas, mas caracteristicamente as comunicações de via de entrada ventricular que se associam aos DSAVs.

O radiograma de tórax deve ser analisado tanto quanto à morfologia do coração e tamanho da área cardíaca como em relação ao padrão de circulação pulmonar. Comunicações muito restritivas cursam com radiograma inteiramente normal. Comunicações grandes, não restritivas e sem aumento importante na RVP cursam com aumento de área cardíaca e da vascularidade em campos pulmonares até a periferia dos mesmos. Em crianças maiores ou adolescentes, pode ser observado aumento nítido de câmaras esquerdas, com proeminência do tronco pulmonar. Esses padrões costumam se associar a aumento expressivo do fluxo sanguíneo e retorno venoso pulmonar, em geral com relação entre os fluxos pulmonar e sistêmico acima de 3:1. Em pacientes com CIVs não restritivas porém já com elevação da RVP (o fluxo sanguíneo pulmonar se reduz, mantendo-se uma

relação de 1,5:1 a 2,0:1 comparativamente ao sistêmico), o aumento da área cardíaca é menos expressivo, e o coração assume um aspecto "mais hipertrófico". Deixa de existir o padrão típico de congestão encontrado em pacientes com RVP menos elevada. A vascularidade pulmonar pode estar expressiva nos hilos, mas reduz-se em direção à periferia (Figura 79.5).

3.3 AVALIAÇÃO ATRAVÉS DA ECOCARDIOGRAFIA COM DOPPLER

A ecocardiografia transtorácica é importante para a determinação da localização e do tamanho das comunicações, presença de lesões associadas, sobretudo de valvas atrioventriculares e repercussão sobre a função dos ventrículos. Fundamental para o estabelecimento da indicação e da oportunidade do tratamento corretivo é a determinação de diversos parâmetros de fluxo com uso da ecocardiografia com Doppler. Entre eles, pode ser obtida uma estimativa do fluxo sanguíneo pulmonar, através de sua relação com o fluxo sistêmico (Qp:Qs). Como será visto adiante,

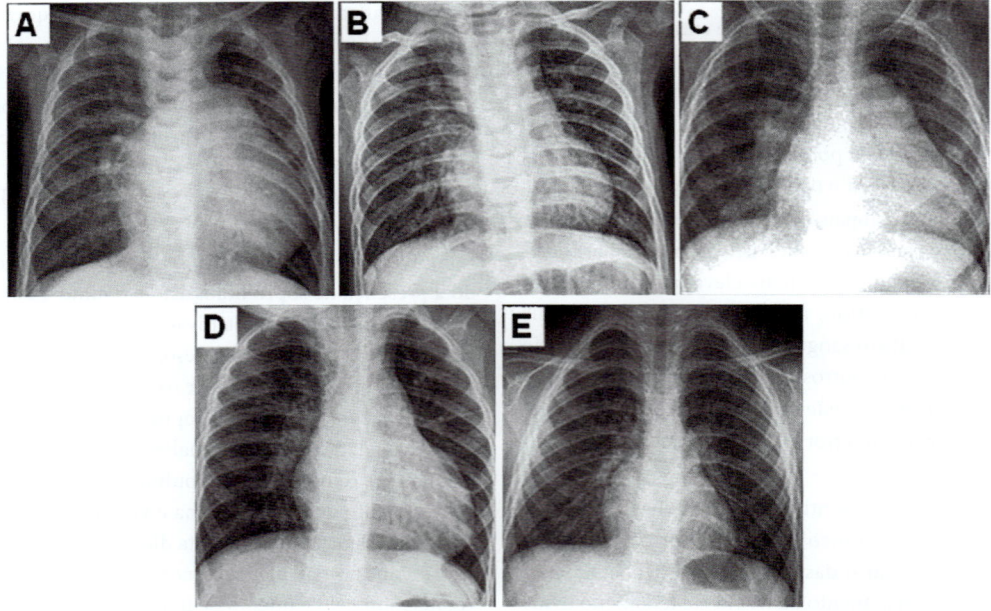

FIGURA 79.5 Radiograma de tórax em crianças com defeitos septais cardíacos em situação hemodinâmica diversa. Em A e C, radiogramas de portadores de defeito septal atrioventricular (DSAV). Observe-se o importante aumento da área cardíaca, com vascularidade pulmonar aumentada difusamente (A) ou predominando nos hilos (C). Em B, D e E, radiogramas de portadores de comunicação interventricular (CIV). Em B, acentuado aumento da trama vascular pulmonar (difuso), contrastando com D e E, onde a vascularidade é nitidamente reduzida na periferia dos pulmões. Note-se o coração não aumentado em E. A: paciente masculino, 5 meses de idade, DSAV associado a persistência do canal arterial, com fluxo bidirecional através das comunicações, predominando de esquerda para direita (relação entre o fluxo sanguíneo pulmonar e o sistêmico – Qp:Qs – igual a 3,3:1); saturação periférica de oxigênio (SpO_2) ao redor de 95%; submetido à correção cirúrgica dos defeitos, com sucesso. B: paciente masculino, 9 meses, CIV de 11 mm de diâmetro com fluxo bidirecional, predominando de esquerda para direita (Qp:Qs de 4,2:1); SpO_2 igual a 96%; submetido com sucesso à cirurgia corretiva. C: paciente feminino, 2 anos e 8 meses, DSAV com fluxo de esquerda para direita através da CIV (Qp:Qs de 4,0:1); SpO_2 igual a 98%; submetida com sucesso à correção da anomalia. D: paciente masculino, 2 anos e 4 meses, CIV com orifícios de 4,7 e 4,0 mm, fluxo bidirecional, predominando de direita para esquerda (Qp:Qs de 0,43:1); SpO_2 variando entre 86% e 92%; contraindicado para o fechamento da comunicação. E: paciente masculino, 5 anos, CIV de 9 mm com fluxo bidirecional (QP:Qs de 0,61:1, chegando a 0,96:1 com administração de oxigênio); SpO_2 com períodos abaixo de 90%; contraindicado para a correção do defeito septal.

esses parâmetros de fluxo, juntamente com elementos clínicos, são de fundamental importância na identificação dos casos que necessitarão de diagnóstico invasivo (cateterismo cardíaco), além de auxiliar na decisão final quanto à forma de tratamento.

O ecocardiograma identifica as comunicações interventriculares pela análise bidimensional e mapeamento em cores (Figura 79.6) e as define estruturalmente quanto:

- ao seu tipo anatômico;
- ao tamanho e forma;
- à localização e extensão;

- à relação com as estruturas contíguas, que podem ocluir parcialmente o defeito e atenuar seus efeitos, embora algumas vezes à custa de um comprometimento anatômico e funcional (quando se trata das valvas cardíacas). Essa relação também pode balizar a viabilidade de fechamento percutâneo.

Quanto à sua repercussão hemodinâmica e fisiopatológica, devem ser considerados para a avaliação:

- a magnitude e o direcionamento do fluxo através da comunicação;

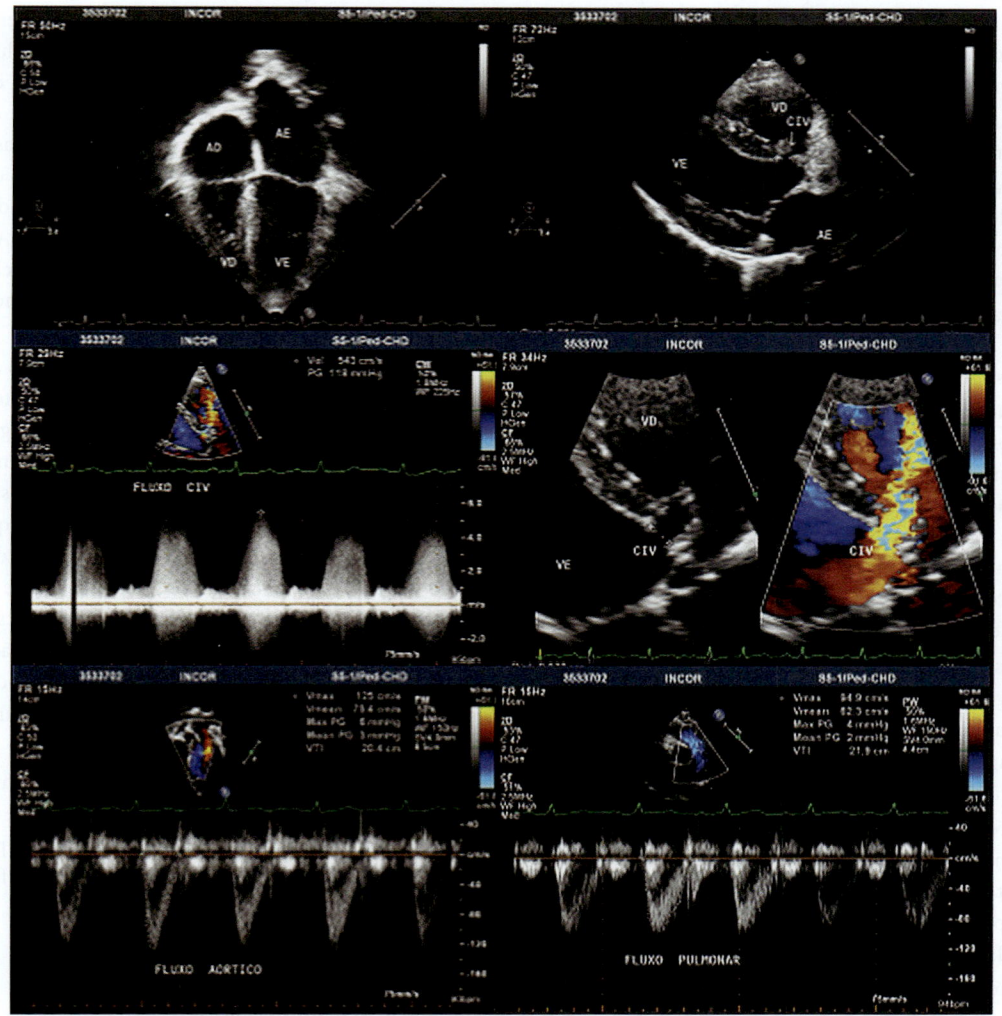

FIGURA 79.6 Ecocardiograma bidimensional de paciente masculino de 10 anos, mostrando: (A) imagem apical de quatro câmaras com discreto aumento das cavidades esquerdas; (B) plano paraesternal de eixo longo evidenciando a CIV perimembranosa de 13 mm; (C) registro da curva de Doppler interventricular com o fluxo da CIV e gradiente de 118 mmHg; (D) imagem bidimensional com comparativo com mapeamento de fluxo em cores da comunicação parcialmente ocluída por tecido da valva tricúspide, com fluxo direcionado do ventrículo esquerdo para o direito; (E), (F) registro da curva de Doppler dos fluxos aórtico e pulmonar, evidenciando integral das curvas de velocidade x tempo (VTI) dos fluxos aórtico = 20,4 cm, e pulmonar = 21,9 cm. AD: átrio direito; AE: átrio esquerdo; VE: ventrículo esquerdo; VD: ventrículo direito; CIV: comunicação interventricular.

- a consequência sobre o tamanho das câmaras, tronco e artérias pulmonares;
- a capacidade ventricular de acomodação (ou não) desse fluxo suplementar gerado pelo defeito, que se reflete no comportamento de sua função diastólica;
- o padrão e a correlação entre os fluxos pulmonar, aórtico e de retorno venoso pulmonar, quantificados pelo Doppler.

Outros fatores que também devem ser levados em conta como colaboradores indiretos para a interpretação das repercussões da lesão são:

- medida do gradiente interventricular pela curva de Doppler do fluxo através da lesão, que reflete a diferença pressórica entre as circulações sistêmica e pulmonar e permite estimar a pressão sistólica no território pulmonar, quando se subtrai esse valor da pressão sistólica sistêmica no mesmo momento do exame;
- magnitude do fluxo em veias pulmonares, que reflete a sobrecarga de volume para os pulmões;
- presença de refluxo tricúspide ou mitral,[11] que pode ser resultado da dilatação das cavidades e dos anéis valvares, e que no primeiro caso permite estimar a pressão sistólica do ventrículo direito;
- pesquisa de lesões associadas, que podem interferir na direção do fluxo ou em suas consequências sobre as estruturas cardíacas.

Em CIVs isoladas em que inicialmente não há indicação de intervenção, os ecocardiogramas seriados comparativos no período expectante vão monitorar o comportamento fisiopatológico, assim como ocorre com as CIAs. Às vezes nesse período é documentado o fechamento da comunicação, ou complicações decorrentes da presença de uma lesão a princípio sem repercussão, caso dos comprometimentos valvares secundários à tentativa natural de fechamento espontâneo, e de endocardites.

Quando associada a outras malformações, não raro a comunicação interventricular é fundamental para a garantia de um fluxo pulmonar ou sistêmico vital. Nesses casos, o ecocardiograma deve ser capaz de caracterizá-la quanto a um comportamento restritivo ou não, para a definição da estratégia terapêutica.

Como já referido para as CIAs, podemos aplicar as fórmulas para a estimativa dos débitos pulmonar e sistêmico, ou, simplificadamente, inferir sua relação a partir das integrais das curvas de Doppler dos fluxos aórtico, pulmonar e de veias pulmonares (VTIs).

O ETE intraoperatório pode confirmar os achados anatômicos e hemodinâmicos do exame transtorácico e avaliar o resultado do pós-operatório imediato, permitindo reintervenção no mesmo ato cirúrgico no caso de lesões residuais consideráveis. A avaliação tridimensional das CIVs é uma tendência e pode contribuir com o melhor entendimento da anatomia e correlação com as estruturas adjacentes.[12]

3.4 AVALIAÇÃO ATRAVÉS DA RESSONÂNCIA MAGNÉTICA CARDIOVASCULAR

Assim como na comunicação interatrial, o ecocardiograma é conclusivo nas comunicações interventriculares como defeito isolado. A RMC vai ser útil nos casos em que é necessário correlacionar a sua localização anatômica com a anatomia das grandes artérias, nos casos em que está associada a outros defeitos, como a dupla via de saída de ventrículo direito, ou nos casos de anatomia univentricular com aorta emergindo da cavidade rudimentar, em que a análise da comunicação interventricular é de fundamental importância, já que consiste na passagem da circulação sistêmica.

A anatomia do defeito septal interventricular pode ser demonstrada nas sequência spin eco ou cine gradiente-eco. Muitas vezes a visualização de pequenos defeitos pode ser difícil e dada através de sinais indiretos, como turbulência de fluxo nas proximidades da comunicação. A análise deve ser feita em vários planos para caracterizar tridimensionalmente a comunicação interventricular. Utilizando o corte quatro câmaras, se observa a via de entrada em toda a extensão, em eixo longo da base para o ápice. O eixo curto correlaciona o defeito aos grandes vasos, dando um noção anterossuperior e posteroinferior. Algumas vezes planos auxiliares oblíquos são necessários para melhor esclarecimento anatômico, mas geralmente se visualiza nos cortes convencionais (Figura 79.7).

Como objetivos do exame temos a definição anatômica e a sua repercussão hemodinâmica. Em relação à anatomia do defeito, temos a mensuração de seu tamanho, morfologia, localização no septo e sua relação com vasos da base. Em algumas situações, podemos encontrar prolapso da valva aórtica ocasionando insuficiência associada ao defeito septal ventricular quando este se encontra em topografia subarterial aórtica. A inadequada coaptação valvar aórtica pode ser constatada pelo cine gradiente-eco em eixo curto, e a insuficiência pode ser quantificada pela técnica de contraste de fase. A avaliação da regurgitação aórtica deve ser realizada programando-se um corte em plano transversal à raiz da aorta, imediatamente acima do plano valvar, aproximadamente na região sinotubular.

O estudo da repercussão da comunicação interventricular inclui a volumetria ventricular, além da análise de *shunt* pelo mapeamento de fluxo. A quantificação do *shunt* pela CIV é feita pelo mapeamento de fluxo por contraste de fase, em que é medido o fluxo no tronco pulmonar e na aorta, obtendo-se a relação Qp/Qs.

3.5 CATETERISMO CARDÍACO

Mais de 90% dos pacientes pediátricos com defeitos septais cardíacos são hoje tratados com base em diagnóstico essencialmente não invasivo, constando de história clínica, exame físico, eletrocardiograma, radiograma de tórax e ecocardiograma transtorácico com Doppler. Entretanto, alguns pacientes com

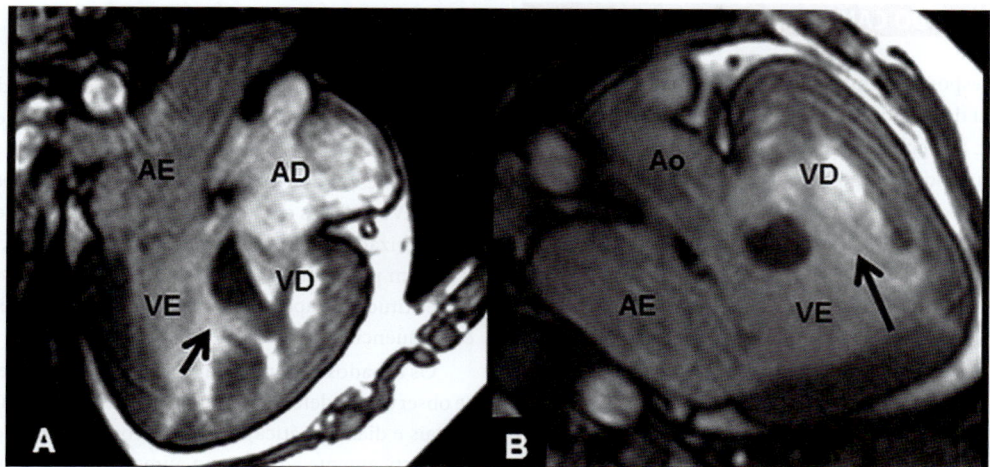

FIGURA 79.7 Cinerressonância demonstrando a presença de comunicação interventricular muscular (setas). Ao: aorta; AD: átrio direito; AE: átrio esquerdo; VD: ventrículo direito; VE: ventrículo esquerdo.

comunicações não restritivas apresentam-se sem história clínica ou exame físico indicativos de insuficiência cardíaca congestiva (congestão pulmonar), e sem evidência de déficit ponderal.

Ao lado de outros elementos de exame físico, essas observações são altamente sugestivas de elevação moderada a acentuada da RVP, o que pode dificultar ou impossibilitar a correção da anomalia cardíaca. Como regra geral, todos esses pacientes devem ser submetidos ao estudo hemodinâmico através do cateterismo cardíaco, com a determinação de pressões, fluxos e resistências nas circulações pulmonar e sistêmica. A interpretação e o uso dos resultados para tomada de decisão serão discutidos adiante.

3.6 HISTÓRIA NATURAL E TRATAMENTO

A base racional para a eventual conduta expectante (acompanhamento clínico) diante de uma criança com CIV é a possibilidade de fechamento espontâneo. Isso ocorre em 25% dos defeitos restritivos até os 18 meses, 50% até os quatro anos e 75% até os dez anos de idade. Mesmo comunicações menos restritivas (perimembranosas ou musculares) podem ter seu diâmetro progressivamente reduzido. Entretanto, há que se considerar o risco de ocorrência de endocardite infecciosa. Assim sendo, a conduta tende a ser expectante em lactentes ou crianças menores com CIVs muito restritivas (sopro presente, mas todos os exames complementares indicando completa ausência de repercussão), enquanto em crianças maiores, mesmo assintomáticas, a tendência tem sido no sentido da correção, sempre que as evidências apontam para uma relação de fluxos acima de 2:1. A indicação para o tratamento corretivo também deve ser considerada na presença de insuficiência valvar aórtica (CIVs subarteriais, mas de ocorrência também nas perimembranosas), uma vez que, diante da associação, a endocardite infecciosa torna-se aparentemente mais prevalente.

A indicação para o tratamento corretivo deve ser considerada em todo lactente que se apresente com sintomas e sinais de insuficiência cardíaca e congestão pulmonar associadas à dificuldade para ganho ponderal nos primeiros meses ou ao longo do primeiro ano de vida. Digitálicos, diuréticos e inibidores da enzima conversora de angiotensina podem ser considerados transitoriamente, mas dificilmente conduzem a uma estabilidade sustentável ou retorno à curva de ganho ponderal adequada. No paciente pediátrico, a correção das CIVs pode ser feita através do tratamento cirúrgico ou por intervenção percutânea, na dependência do número, tamanho e localização das comunicações, disponibilidade de próteses e experiência da equipe local com os diferentes procedimentos.

Tão importante quanto determinar quais pacientes são candidatos ao fechamento de CIVs (lactentes com sintomas congestivos, dificuldade de desenvolvimento e crianças maiores com comunicações com repercussão ao exame clínico ou exames subsidiários) é a identificação daqueles indivíduos (2 a 10% dos casos) que, embora portadores de defeitos não restritivos, não apresentam congestão pulmonar e/ou problemas de desenvolvimento como seria esperado. A probabilidade de ocorrência de RVP moderada ou acentuadamente elevada nesses casos é considerável, e, em decorrência, é esperada evolução pós-operatória tormentosa. Aqueles que ultrapassarem o período pós-operatório imediato estarão sujeitos à persistência de HAP após a correção do defeito cardíaco, ocorrência de evolução altamente desfavorável. Assim sendo, além de avaliação diagnóstica em profundidade (incluindo hemodinâmica através do cateterismo cardíaco), esses pacientes requerem ampla discussão quanto aos riscos e aos benefícios esperados no curto e no longo prazo. Pacientes com comunicações amplas sem sintomas congestivos não podem ser encaminhados ao tratamento corretivo de forma rotineira, devendo ser discutidos individualmente.

4 PERSISTÊNCIA DO CANAL ARTERIAL

A PCA corresponde à comunicação extracardíaca mais frequente, em geral desviando fluxo sanguíneo da aorta para a artéria pulmonar. O fechamento fisiológico do canal arterial (*ductus arteriosus*) ocorre logo após o nascimento, inicialmente por vasoconstrição, na presença de mecanismos complexos que envolvem aumento na pressão parcial de oxigênio (devido à expansão dos pulmões) e alterações nos níveis circulantes e na expressão de receptores de prostaglandinas (notadamente a prostaglandina E_2, cuja ação se reduz). A indometacina, um inibidor de prostaglandinas, tem sido utilizada para promover o fechamento do canal arterial em prematuros, nos quais sua persistência é mais prevalente. Devido à baixa pressão atmosférica de oxigênio, a PCA é observada com frequência em regiões de altas altitudes,[16] com uma prevalência que chega a ser 30 a 40 vezes superior àquela observada ao nível do mar. Entretanto, apesar de serem portadores de *ductus arteriosus* muitas vezes de grande dimensão, índios e mestiços (faixa etária pediátrica) dessas regiões, possivelmente em razão de substratos genéticos, em geral não evoluem com HAP após a correção cirúrgica.[2]

4.1 FISIOPATOLOGIA

Caracterizada como comunicação pós-tricúspide, envolvendo território vascular de alta pressão (aorta), a PCA cursa com alterações fisiopatológicas semelhantes às CIVs no que diz respeito a aumento do fluxo sanguíneo e das pressões pulmonares, congestão venocapilar e, evolutivamente, aumento da RVP em graus variados. Em pacientes que se encontram na situação hipercinética/hiperdinâmica (aumento de fluxo sanguíneo pulmonar com elevação discreta a moderada da RVP), o retorno venoso pulmonar aumentado, a exemplo do que ocorre nas CIVs, acarreta aumento de volume e sobrecarga das câmaras cardíacas esquerdas. A repercussão clínica e hemodinâmica depende fundamentalmente da dimensão do *ductus* (área seccional transversa em relação ao tamanho da aorta e da artéria pulmonar) e do grau de elevação da RVP.

O desenvolvimento de alterações vasculares pulmonares, em decorrência da situação de fluxo e pressão cronicamente aumentados, é semelhante ao que ocorre nas CIVs, para pacientes não tratados em tempo hábil. Pacientes (crianças ou adultos) com alterações vasculares pulmonares oclusivas em grau avançado possuem RVP próxima ao nível sistêmico (a resistência vascular sistêmica em lactentes em crianças encontra-se ao redor de 20 unidades Wood•m^2). Nessa situação, o fluxo sanguíneo através do *ductus*, originalmente de aorta para artéria pulmonar, tende a inverter-se, com o aparecimento de hipoxemia sistêmica (Figura 79.8C).

4.2 CARACTERÍSTICAS CLÍNICAS E PRINCIPAIS EXAMES SUBSIDIÁRIOS

Os dados de história clínica (insuficiência cardíaca com congestão pulmonar, fenômenos bronquíticos e pneumonias) e o comprometimento do desenvolvimento ponderal são, em teoria, semelhantes ao que se observa nos outros defeitos pós-tricúspides (CIVs, DSAVs etc.), estando na dependência de o *ductus* ser caracterizado como restritivo ou não restritivo, e do nível da RVP. Em prematuros, a precocidade das manifestações clínicas exige atitudes terapêuticas imediatas, não havendo tempo para as consequências sobre o desenvolvimento.

Os achados de dinâmica respiratória são semelhantes ao que se observa nos defeitos do tipo CIV (dispneia com tiragens intercostais e diafragmática). Crianças com *ductus* não restritivo caracteristicamente apresentam aumento de amplitude dos pulsos periféricos, uma vez que a anomalia se assemelha às fístulas arteriovenosas. A saturação periférica de oxigênio é normal em membros superiores e inferiores. Havendo desenvolvimento de vasculopatia pulmonar oclusiva, com elevação significativa da RVP, tende a ocorrer fluxo bidirecional através do *ductus* e, subsequentemente, predomínio de direita para esquerda (da artéria pulmonar para a aorta, principalmente descendente). Nas etapas intermediárias do desenvolvimento de HAP, a redução na saturação de oxigênio em extremidades inferiores (com gradiente entre o membro superior direito e membros inferiores) pode ser aparente apenas durante o esforço físico (que é obrigatório na avaliação desses pacientes). Em etapas avançadas da vasculopatia pulmonar, com RVP aproximando-se ou ultrapassando os níveis sistêmicos, a insaturação de oxigênio (cianose) é marcante, tanto em membros inferiores como superiores.

A semiologia de precórdio revela, nos casos não complicados por vasculopatia pulmonar, sopro caracteristicamente contínuo em região intraclavicular esquerda, "granuloso" nos *ductus* não restritivos, dando a impressão de estalidos múltiplos. Impulsão apical relacionada a aumento do ventrículo esquerdo está presente. Com o desenvolvimento de vasculopatia pulmonar e elevação da RVP, há tendência a desaparecimento do sopro contínuo (por vezes um sopro sistólico discreto se mantém presente), com acentuação da intensidade da segunda bulha em área pulmonar, cujo desdobramento pode tornar-se ausente.

As alterações eletrocardiográficas são semelhantes às observadas nas CIVs, e de magnitude proporcional à repercussão hemodinâmica da anomalia (*ductus* restritivos podem cursar com eletrocardiograma dentro de normalidade). Nos casos típicos com circulação hipercinética, a sobrecarga biventricular costuma se acompanhar de ondas "q" profundas na derivação D_3. Havendo elevação na RVP, passam a predominar os sinais de sobrecarga ventricular direita.

O radiograma torácico revela as mesmas alterações descritas para as CIVs na dependência da magnitude das anormalidades hemodinâmicas. A vascularidade pulmonar pode estar normal (*ductus* restritivo), aumentada com aspecto de congestão (*ductus* não restritivo, sobretudo em recém-nascidos ou lactentes) ou exuberante nos hilos e pobre na periferia nos casos com elevação expressiva da RVP.

4.3 AVALIAÇÃO ATRAVÉS DA ECOCARDIOGRAFIA COM DOPPLER

O ecocardiograma transtorácico é fundamental para a caracterização morfológica (forma, tortuosidade) e dimensionamento. O efeito Doppler é utilizado para a identificação das condições de fluxo (aorta para artéria pulmonar, bidirecional ou reverso). A identificação do tipo anatômico e o dimensionamento são essenciais na decisão quanto ao tipo de tratamento, cirúrgico ou percutâneo, e, nesta última situação, a escolha da prótese oclusiva a ser implantada.

O canal arterial é uma estrutura anatômica normal e fundamental na fisiologia circulatória fetal, que tende a involuir, fibrosar e se ocluir naturalmente no pós-natal.[17] Em Neonatologia, que sofreu grande mudança de conceitos e transformação quanto ao suporte de prematuros nas últimas duas

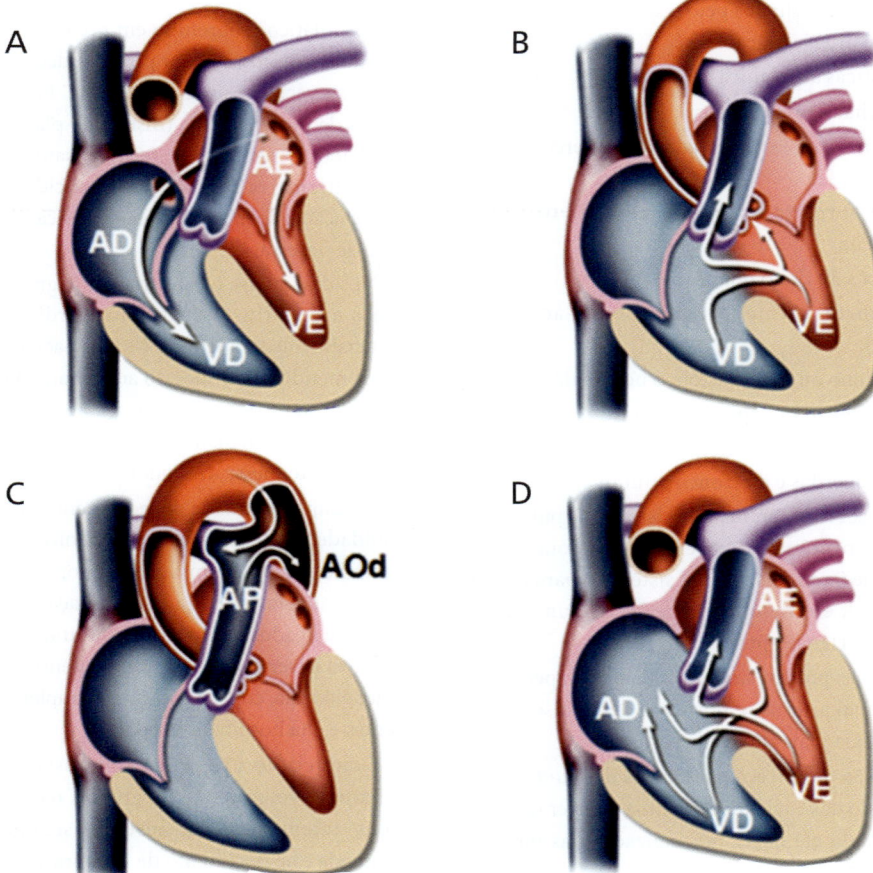

FIGURA 79.8 Padrões de fluxos sanguíneos no interior das cavidades cardíacas e grandes artérias nas comunicações mais frequentes. A: Na comunicação interatrial, a magnitude do *shunt* do átrio esquerdo (AE) para o direito (AD) depende não somente da dimensão do defeito, mas também das propriedades diastólicas do ventrículo direito (VD) em relação ao esquerdo (VE), e do nível de resistência arterial na circulação pulmonar. B: Classicamente, as comunicações interventriculares cursam com *shunt* do ventrículo esquerdo para o direito (fluxo direcionado diretamente para a artéria pulmonar). Entretanto, pacientes com grandes comunicações (ditas não restritivas) podem apresentar fluxo bidirecional, mesmo na ausência de elevação significativa da resistência vascular pulmonar. C: Pacientes com persistência do canal arterial, vasculopatia pulmonar e aumento da resistência vascular naquele território podem apresentar fluxo bidirecional através da comunicação. O componente de fluxo da artéria pulmonar (AP) para a aorta descendente (AOd) ocasiona queda na saturação de oxigênio em membros inferiores. Esses pacientes não podem ser submetidos ao fechamento da comunicação, por causa do risco de falência ventricular direita. D: Devido à ampla comunicação entre as cavidades cardíacas na presença de valva atrioventricular única, pacientes com defeitos septais atrioventriculares (na forma "total") apresentam fluxos em direções diversas. A regurgitação de ventrículos para átrios acarreta congestão em território venocapilar pulmonar, o que pode dificultar o diagnóstico de arteriopatia em evolução, dando a falsa impressão de tratar-se de hipertensão venosa isolada. Esses pacientes necessitam de cuidadosa avaliação diagnóstica antes da decisão quanto ao tratamento.

décadas, conseguindo garantir a sobrevida de pré-termos extremos e de muito baixo peso, a investigação e o tratamento do canal arterial patente são muitas vezes cruciais para a sobrevivência. O ecocardiograma permite acompanhar as mudanças fisiológicas da circulação fetal e as repercussões hemodinâmicas dessa transição, que tem características muito peculiares. Mas a persistência do canal arterial não é exclusividade dos prematuros, e, por razões já expostas neste capítulo, podem ocorrer falhas no mecanismo de fechamento de bebês a termo. A patência do canal às vezes é identificada na infância, adolescência e mesmo em adultos; geralmente é suspeitada pela ausculta, mas eventualmente é um achado do ecocardiograma com mapeamento em cores e Doppler (Figuras 79.9 e 79.10). Os aspectos relevantes a serem avaliados pelo ecocardiograma quando se constata o canal arterial pérvio são:

- suas características anatômicas quanto a:
  - localização (habitual ou atípica);
  - diâmetro em cada extremidade (e no terço médio, quando longo);
  - extensão e formato (tubular, cônico, tortuoso, aneurismático);
- as características do fluxo quanto a:
  - direção (aorta-pulmonar, pulmonar-aorta ou bidirecional);
  - padrão contínuo ou sistodiastólico no canal;
  - magnitude, velocidade e gradiente entre as artérias;
- as repercussões cardíacas, identificadas pela dilatação das câmaras esquerdas e do tronco pulmonar;
- consequências sobre as circulações sistêmica e pulmonar, como visto pelo padrão do fluxo em aorta abdominal, reverso na diástole ("roubo de fluxo" sistêmico para o território pulmonar), e o desenvolvimento de aumento de resistência e hipertensão pulmonar.

Todos esses detalhes podem sinalizar quanto à repercussão hemodinâmica do canal arterial, e nortear a decisão sobre seu fechamento e a estratégia mais adequada para tal.[18]

Quando a indicação de correção das lesões de *shunt* é oportuna, o remodelamento das cavidades costuma ocorrer desde os primeiros dias, podendo até haver normalização das medidas por volta de um ano após.

De uma forma geral, o ecocardiograma pode contribuir no diagnóstico e caracterização das lesões cardíacas de *shunt*, acompanhar seu tratamento, inclusive orientando as intervenções,[19] e monitorar a evolução tardia pós-operatória ou natural.[20,21]

4.4 AVALIAÇÃO ATRAVÉS DA RESSONÂNCIA MAGNÉTICA CARDIOVASCULAR

Quando o defeito é isolado, raramente se utiliza a RMC em seu diagnóstico. Já quando associado a outras cardiopatias, sua análise se torna fundamental, pois é uma importante estrutura de fluxo, como nos casos de obstruções importantes ao fluxo sistêmico ou pulmonar.

Se a persistência do canal arterial é detectada na RMC, é fundamental a avaliação da direção do fluxo. A análise de fluxo e quantificação do Qp/Qs é feita pelo mapeamento por contraste de fase.

4.5 TRATAMENTO MEDICAMENTOSO, CATETERISMO CARDÍACO E CIRURGIA

A indometacina tem sido a escolha terapêutica para prematuros, sendo que frequentemente a administração de mais de uma dose torna-se necessária, sobretudo para pacientes com peso inferior a 1.000 g (a reabertura do *ductus* pode ocorrer). O uso "profilático", sobretudo em prematuros com peso <1.000 g, tem sido associado a maior probabilidade de fechamento do *ductus*, mas a recidiva ainda é frequente. Em virtude dos efeitos colaterais da indometacina (disfunção plaquetária, sangramentos, insuficiência renal, arterite necrosante), o ibuprofeno surge como alternativa (menor nefrotoxicidade), mas a supervisão com relação a doença pulmonar crônica e hipertensão pulmonar torna-se necessária.

Nos dias atuais, o cateterismo diagnóstico torna-se cada vez menos necessário. O cateterismo cardíaco assume uma função essencialmente terapêutica. Muitos pacientes pediátricos podem ser submetidos com sucesso ao fechamento percutâneo do *ductus arteriosus* através da colocação de *coils* de Gianturco (geralmente *ductus* com diâmetro inferior a 3,0–3,5 mm, em pacientes acima de oito meses de idade) ou de próteses do tipo Amplatzer.

Na impossibilidade de fechamento percutâneo (ou indisponibilidade das próteses) o tratamento cirúrgico é considerado seguro há décadas, com risco inferior a 1% e interrupção do fluxo praticamente absoluta. A obliteração do *ductus* pode ser feita mediante ligadura, ou secção e sutura. Em instituições com experiência desenvolvida, o procedimento pode ser feito em nível de hospital-dia, com abordagem extrapleural, sem a utilização de drenos, e alta hospitalar imediata.

Com relação a pacientes com suspeita de vasculopatia pulmonar em evolução (*ductus* grande, não restritivo, sopro de pequena intensidade ou ausente, segunda bulha pulmonar acentuada e aparecimento de insaturação de oxigênio em membros inferiores), a oclusão do canal arterial, por qualquer técnica, pode ser altamente prejudicial e seguida de piora clínica, com disfunção ventricular direita progressiva e baixo débito cardíaco. A evolução dos casos que permanecem com o *ductus* aberto tem sido melhor. Em situações excepcionais, de elevação moderada a acentuada de RVP, o fechamento de um grande *ductus* pode ser discutido, se o paciente se apresenta (e permanece) com uma comunicação adicional, intracardíaca, pós-tricúspide, capaz de proteger contra a falência ventricular direita. Esses casos necessitam de discussão individualizada, com base diagnóstica ampla (avaliação não invasiva e invasiva).

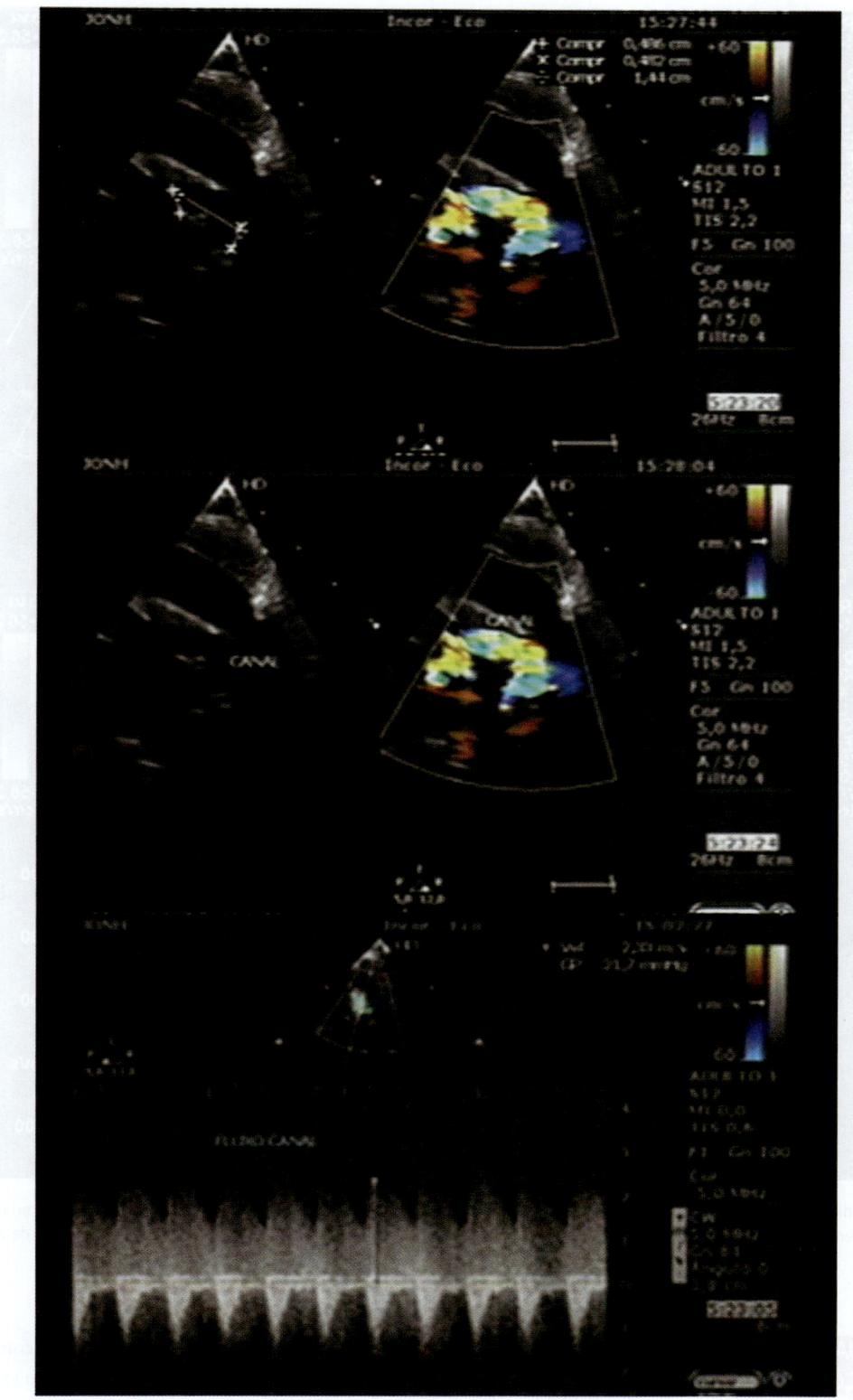

FIGURA 79.9 Ecocardiograma bidimensional no plano paraesternal alto, mostrando em (A) e (B) o canal arterial pérvio, tortuoso, medindo 4,2 mm na extremidade aórtica e 5,1 mm na extremidade pulmonar, com extensão de aproximadamente 2 cm; em (C) registro da curva de Doppler do fluxo com gradiente Ao-TP máximo de 22 mmHg e velocidade de 2,5 m/s.

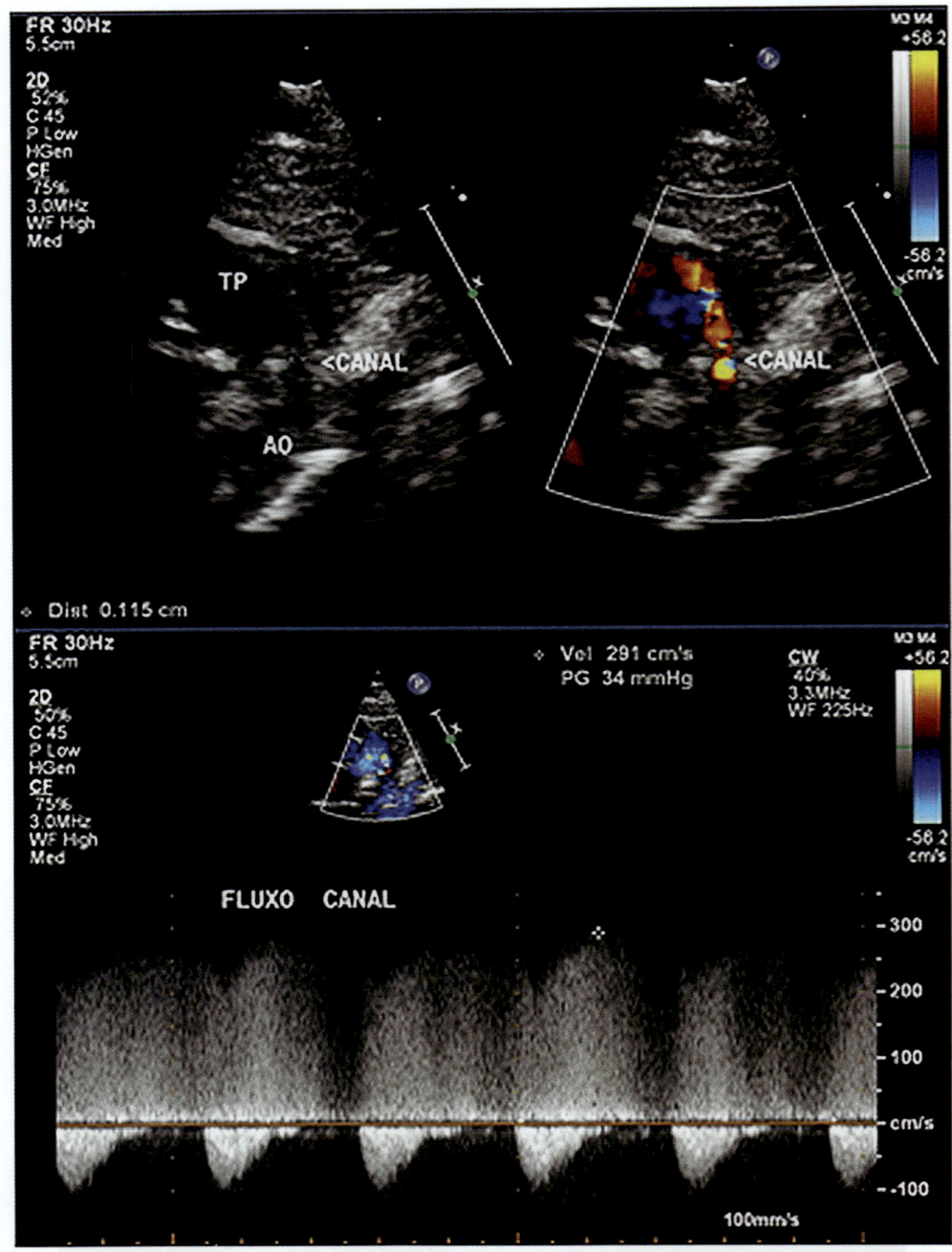

FIGURA 79.10 Ecocardiograma bidimensional no plano paraesternal do canal arterial, mostrando em (A) a imagem do canal arterial e o mapeamento simultâneo do fluxo em cores; (B) registro da curva de Doppler do fluxo com gradiente Ao-TP máximo de 34 mmHg e velocidade de 2,9 m/s. AO: aorta; TP: tronco pulmonar.

5 | DECISÃO QUANTO AO TRATAMENTO CORRETIVO NAS COMUNICAÇÕES INTRACARDÍACAS E INTERATRIAIS

A hipertensão pulmonar, de etiologia diversa, é bastante prevalente na faixa etária pediátrica, do recém-nascido ao adolescente. As cardiopatias congênitas com comunicações entre a circulação sistêmica e a pulmonar (intra ou extracardíacas) figuram entre as principais etiologias da hipertensão pulmonar na criança (neste caso, especificamente hipertensão arterial pulmonar – HAP). Em sentido inverso, a HAP é um dos principais complicadores do tratamento dessas anomalias, muitas vezes inviabilizando-o. A vasculopatia pulmonar que se associa às cardiopatias congênitas com *shunts* sistêmico-pulmonares é conhecida e classificada em diferentes níveis de gravidade há muitas décadas.[22] Pacientes (sobretudo pediátricos) submetidos à correção de cardiopatias congênitas na vigência de vasculopatia pulmonar moderada a acentuada apresentam evolução sombria (disfunção e falência ventricular direita) com sobrevida reduzida quando comparados aos que são acompanhados sem intervenções sobre os defeitos.[10,23] Além da HAP propriamente dita, uma série de fatores pode comprometer o sucesso do tratamento dessas cardiopatias, exigindo investigação diagnóstica. Entre eles, pode-se citar a complexidade ou a associação de defeitos (como nas heterotaxias, por exemplo), a hipoplasia de um dos ventrículos (configurando-se a fisiologia univentricular), a disfunção ventricular sistólica e/ou diastólica, a presença de arritmias complexas e a ocorrência de outras doenças sistêmicas (sobretudo problemas respiratórios de vias aéreas altas ou baixas) associadas ou não a síndromes extracardíacas (aqui, a síndrome de Down merece destaque, por sua prevalência).

5.1 DECISÃO QUANTO AO FECHAMENTO DAS COMUNICAÇÕES INTERATRIAIS

O fechamento de uma CIA, seja cirúrgico ou por intervenção percutânea, costuma ser um procedimento simples, com resolução do problema. Entretanto, em raras situações uma CIA não necessita ou não deveria ser submetida ao fechamento, porque a magnitude do *shunt* do átrio esquerdo para o direito é pequena:

1. a comunicação é muito pequena, restritiva;
2. a comunicação não é restritiva, mas as características anatômicas e funcionais do ventrículo direito são tais que promovem restrição ao fluxo de entrada, limitando o *shunt* de esquerda para direita através da CIA, ou mesmo provocando a sua inversão (de direita para esquerda), com aparecimento de insaturação sistêmica de oxigênio (Figura 79.8-A);
3. a comunicação é ampla, mas o aumento das pressões em cavidades direitas, em razão do desenvolvimento da HAP, acarreta *shunt* bidirecional através da CIA, ou mesmo com predomínio de direita para esquerda.

Assim sendo, em casos suspeitos, sobretudo em crianças maiores, adolescentes e adultos, uma avaliação clínica e funcional cuidadosa deve ser efetuada, e em algumas situações o diagnóstico invasivo, através do cateterismo cardíaco, torna-se imperativo. Por outro lado, em algumas situações o *shunt* de esquerda para direita numa CIA é necessário para o equilíbrio dentro de determinada condição fisiopatológica, e sua eliminação pode ser acompanhada de deterioração clínica. Isso ocorre quando existe doença do coração esquerdo, com tendência a elevação das pressões em território venocapilar pulmonar (obstrução ao fluxo venoso pulmonar no interior do átrio esquerdo, doença valvar mitral, disfunção

diastólica do ventrículo esquerdo). Nesses casos, a eliminação do problema em coração esquerdo torna-se imperativa, antes que se possa considerar o fechamento da CIA. Nas situações em que o problema em cavidades esquerdas não pode ser eliminado, a correção da CIA deve ser questionada. Em casos especiais, o fechamento parcial da comunicação pode ser discutido. O Quadro 79.1 resume os achados de avaliação clínica, não invasiva e invasiva, que devem ser utilizados na discriminação entre pacientes com potencial para evolução favorável após o tratamento e aqueles que provavelmente apresentarão complicações.

5.2 DECISÃO QUANTO AO FECHAMENTO DAS COMUNICAÇÕES PÓS-TRICÚSPIDES

Uma pequena porcentagem de crianças apresenta-se para diagnóstico e tratamento já no curso de evolução de alterações vasculares pulmonares, necessitando de avaliação minuciosa e individualizada. Essas crianças correspondem a menos de 10% de todos os pacientes pediátricos com comunicações entre a circulação sistêmica e a pulmonar. Embora a opção mais segura para a correção bem-sucedida das cardiopatias congênitas seja o tratamento precoce (no primeiro ano de vida, e, em algumas situações, nos primeiros dias ou semanas), em países e regiões menos privilegiados, pacientes ainda apresentam-se para assistência tardiamente, na idade pré-escolar, escolar, na adolescência, ou mesmo na idade adulta.

A decisão quanto a uma avaliação diagnóstica essencialmente não invasiva (história clínica, exame físico, radiograma torácico, eletrocardiograma e ecocardiograma transtorácico) ou a necessidade de realização do cateterismo cardíaco é baseada em alguns fatores.[10] Pacientes que apresentam as seguintes características são considerados de risco para complicações pós-operatórias devido à presença de vasculopatia pulmonar em evolução:

1. idade superior a 18 meses;
2. ausência de sintomas e sinais de congestão pulmonar (indicando aumento de RVP);
3. *shunt* bidirecional através da comunicação;
4. períodos de redução na saturação periférica de oxigênio, com níveis inferiores a 93% ou 90% nos casos mais graves;
5. síndromes associadas, sobretudo a síndrome de Down (associada a HAP precoce em cardiopatias congênitas).

Quando vários desses fatores estão presentes, o cateterismo cardíaco se impõe. Entretanto, os resultados do cateterismo cardíaco não são hierarquicamente superiores na decisão quanto ao fechamento da comunicação; ao contrário, são avaliados juntamente com todos os elementos de diagnóstico não invasivo. O Quadro 79.2 resume as principais características diagnósticas dos pacientes que provavelmente apresentarão evolução favorável após o tratamento corretivo da cardiopatia, comparativamente àqueles sob risco de complicações (baixo débito cardíaco no período pós-operatório imediato e/ou persistência de

QUADRO 79.1 Variáveis a serem consideradas na decisão quanto ao fechamento de uma comunicação interatrial não restritiva		
PARÂMETROS	**EVOLUÇÃO FAVORÁVEL**	**EVOLUÇÃO DESFAVORÁVEL**
SpO2 (repouso e exercício)	Normal (> 93%)	Reduzida
Ecocardiografia transtorácica		
Direção do fluxo	E → D	Bidirecional ou D → E
PSVD e PSAP (mmHg)	< 70	> 70
Qp:Qs	> 3:1	< 2:1
VD anatômica ou funcionalmente restritivo	Não	Sim
Cardiopatia esquerda	Ausente	Presente
Cateterismo cardíaco		
PSVD e PSAP (mmHg)	Até 40-50	> 70
Relação PSAP/PDAP	> 2:1	≤ 2:1
Qp:Qs	> 2,5:1	< 2:1
RVP (unidades Wood•m2)	< 6 (idealmente < 4)	> 8

E→D e D→E, respectivamente do átrio esquerdo para o direito e predominantemente do direito para o esquerdo; PSAP/PDAP, relação entre as pressões arteriais pulmonares sistólica e diastólica; PSVD e PSAP, respectivamente pressão sistólica em ventrículo direito e artéria pulmonar; Qp:Qs, relação entre a magnitude do fluxo sanguíneo pulmonar e do sistêmico; RVP, resistência vascular pulmonar.

HAP meses ou anos após a correção do defeito). A ecocardiografia transtorácica assume papel importante no que diz respeito à estimação de alguns parâmetros hemodinâmicos nesses pacientes.[24-28]

Alguns aspectos anatômicos e funcionais das cardiopatias também precisam ser levados em consideração no planejamento do tratamento. Assim, por exemplo, pacientes com CIVs não restritivas muito amplas podem apresentar fluxo bidirecional através da comunicação, identificado pela ecocardiografia com Doppler, sem que necessariamente tenham aumento significativo da RVP por vasculopatia pulmonar oclusiva (Figura 79.8B). Por outro lado, a insaturação sistêmica de oxigênio é sempre preocupante em pacientes portadores de PCA, indicando elevação crítica da RVP (Figura 79.8C). Esses pacientes devem necessariamente ter a saturação de oxigênio aferida em membro superior direito comparativamente aos membros inferiores durante o esforço físico. Pacientes com *shunt* de artéria pulmonar para a aorta, com decréscimo de saturação em membros inferiores, são contraindicados para o fechamento do canal arterial. Em indivíduos com DSAV, a dinâmica de fluxos no interior das cavidades é complexa, trazendo dificuldades para a interpretação dos dados diagnósticos (Figura 79.8D). A tendência à equalização de pressões nas câmaras cardíacas faz com que os sopros sejam de pequena intensidade ou ausentes. Fluxo sanguíneo bidirecional pode ser observado através da ecocardiografia com Doppler, mesmo na ausência de RVP importantemente elevada. Por outro lado, alguns pacientes com DSAV na forma "total" (valva atrioventricular única) e RVP elevada podem apresentar-se com congestão pulmonar e insuficiência cardíaca (o que não é de se esperar em indivíduos com CIV e RVP aumentada) devido à regurgitação valvar e

aumento de pressões atriais. Por essa razão, muitos lactentes portadores de DSAV avaliados tardiamente (ao final do primeiro ano de vida ou mais tarde), sobretudo os portadores da síndrome de Down, passam a necessitar de complementação diagnóstica através do cateterismo cardíaco. O cateterismo, por sua vez, envolve uma série de dificuldades de realização e interpretação dos resultados,[29,30] devendo ser analisado conjuntamente com todas as outras observações diagnósticas (Quadro 79.2).

5.3 OPERABILIDADE

A decisão quanto à indicação de correção de anomalias cardíacas congênitas, na presença de HAP, em crianças com suspeita de vasculopatia pulmonar, não é simples. Não há índices pré-operatórios que possam, isoladamente, predizer a evolução e a eventual ocorrência de complicações.[31,32] Há iniciativas no sentido de se tratar a HAP com as chamadas "novas drogas" (prostanoides, antagonistas de endotelina e inibidores de fosfodiesterases) e em seguida proceder-se à correção da cardiopatia, mas não há nenhum estudo controlado que suporte o benefício dessa estratégia. Até que índices prognósticos sejam identificados e o benefício dos tratamentos possa ser comprovado, a decisão quanto à operabilidade nessa pequena parcela de pacientes deve ser baseada no maior número possível de elementos diagnósticos (Quadro 79.2). Sabe-se que, apesar do benefício oferecido com o tratamento, alguns pacientes não ficarão livres de lesões cardíacas residuais (DSAVs e anomalias mais complexas) ou HAP persistente. Por esse motivo, a operabilidade não deve ser baseada em números isolados.[10] Um determinado paciente é considerado candidato ao tratamento cirúrgico (ou à correção da anomalia por intervenção percutânea) se os riscos relacionados ao período perioperatório podem ser vistos como aceitáveis, e se se espera que o benefício do reparo das lesões seja significativo em médio e longo prazos, a despeito da eventual persistência de problemas residuais.

6　CARDIOPATIAS CONGÊNITAS COM RESTRIÇÃO DO FLUXO SANGUÍNEO PULMONAR NO PACIENTE PEDIÁTRICO

6.1　INTRODUÇÃO

Algumas cardiopatias congênitas podem cursar com defeitos que reduzem o fluxo sanguíneo pulmonar. São, em sua maioria, cianogênicas, cursando com defeitos intracardíacos que permitem a mistura de sangue arterial e venoso, com consequente hipoxemia. A tetralogia de Fallot é uma das cardiopatias congênitas cianogênicas mais comuns. Ocorre em cerca de um a cada 3600 nascidos vivos e corresponde a cerca de 3,5% daqueles com cardiopatias congênitas.[33,34] Além da forma clássica, há variantes anatômicas que também se encontram no espectro da doença: a forma associada a atresia da valva pulmonar e a associada a agenesia da valva pulmonar. A doença corresponde a aproximadamente 15% dos pacientes com a deleção do cromossomo 22q11,[35] mais frequentemente nos portadores de atresia da valva pulmonar. A estenose pulmonar valvar, quando crítica, também cursa com redução no fluxo pulmonar.

Anomalias cardíacas complexas também podem apresentar hipofluxo pulmonar, dependendo da forma de apresentação da doença. Tais anomalias constituem alterações nos principais segmentos cardíacos, como o *situs* visceroatrial, a relação atrioventricular e a conexão dos ventrículos com as grandes artérias. No coração univentricular, ambas as valvas atrioventriculares estão

QUADRO 79.2　Variáveis a serem consideradas na decisão quanto ao fechamento de uma comunicação ou comunicações pós-tricúspides			
FONTE	**PARÂMETROS**	**ACHADOS FAVORÁVEIS**	**ACHADOS DESFAVORÁVEIS**
	Idade	< 1 ano	> 2 anos
História Clínica	ICC/congestão pulmonar	Presente	Ausente
	Déficit ponderal	Sim	Não
	Medicação anticongestiva	Em uso	Não
	Síndromes associadas	Não	Sim
	Doença respiratória associada	Não	Sim
Exame Físico	Dispneia	Presente	Discreta/Ausente
	Precórdio dinâmico	Sim	Não
	Sopro cardíaco	Presente	Discreto/Ausente
	Segunda bulha cardíaca	Aumentada, desdobramento presente	Acentuada, desdobramento ausente
	SpO$_2$	> 93%	< 90%
	Obstrução em vias aéreas	Não	Sim
Radiograma de Tórax	Aspecto do coração	Aumentado	"Hipertrófico"
	Vascularidade pulmonar	Proeminente	Reduzida na periferia
	Congestão	Presente	Ausente
	Doença pulmonar parenquimatosa	Ausente	Presente
Ecocardiograma com Doppler	Direção do fluxo	E→D ou predominantemente E→D	Bidirecional, predominando D→E
	Tamanho das câmaras cardíacas esquerdas	Aumento	Sem aumento
	Qp:Qs	> 3:1	< 2:1
	Disfunção ventricular direita	Ausente	Presente
	Anatomia dos defeitos	Simples	Complexa
Cateterismo Cardíaco	Resistência vascular pulmonar (unidades Wood•m^2)	< 6,0 (preferencialmente < 4,0)	> 8,0
	Relação RVP/RVS	< 0,3	> 0,5
E→D e D→E, respectivamente de esquerda para direita e de direita para esquerda; ICC, insuficiência cardíaca congestiva; Qp:Qs, relação entre os fluxos sanguíneos pulmonar e sistêmico; RVP e RVS, respectivamente, resistência vascular pulmonar e sistêmica; SpO$_2$, saturação periférica de oxigênio.			

conectadas, completa ou predominantemente, a uma única câmara ventricular. O modelo mais comum de fisiologia univentricular é a atresia da valva tricúspide (AT), terceira cardiopatia congênita cianogênica mais comum, com prevalência em torno de 0,6 a cada 10.000 nascimentos.[36] A sobrevida pode ser abaixo de 10% no primeiro ano de vida, quando não tratada.[37] Diferentes variantes anatômicas e lesões associadas, como a presença de comunicação interatrial (CIA) e a persistência do canal arterial (PCA), contribuem para as várias manifestações clínicas.

6.2   TETRALOGIA DE FALLOT

6.2.1   Patologia e fisiopatologia

O surgimento precoce da cianose favorece o diagnóstico e a correção cirúrgica em tempo oportuno. A maioria dos pacientes é submetida ao tratamento corretivo das lesões ainda no primeiro ano de vida. A presença de obstrução discreta na via de saída do ventrículo direito, porém, pode levar a um quadro de cianose leve, condição essa denominada *pink Fallot*, o que pode dificultar o reconhecimento da doença. Adultos com tetralogia de Fallot sem tratamento prévio são raros, e são beneficiados quando submetidos a correção cirúrgica, mesmo tardia.

As alterações anatômicas encontradas têm como ponto de partida o desvio anterior e cefálico do septo infundibular e a hipertrofia das trabeculações septomarginais, que resulta em um defeito septal interventricular por mau alinhamento, cavalgamento da aorta sobre o defeito, estreitamento na via de saída do ventrículo direito (VSVD) e consequente hipertrofia desse ventrículo. A comunicação interventricular em geral é ampla, não restritiva, do tipo perimembranosa. Quanto à obstrução da VSVD, o principal componente da estenose é o infundibular, podendo haver também obstrução ao nível da valva pulmonar, por hipoplasia do anel valvar e fusão comissural dos folhetos (Figura 79.11).

Pacientes com tetralogia de Fallot podem apresentar outras alterações anatômicas associadas, como comunicações interatriais, forame oval patente e persistência do canal arterial. Além da CIV perimembranosa, pode haver defeitos septais ventriculares do tipo muscular, ou mesmo defeito atrioventricular completo. A presença de um arco aórtico localizado à direita pode ter implicação quando houver necessidade de tratamento cirúrgico paliativo, como um *shunt*. Nos casos mais críticos, mais comumente na atresia da valva pulmonar, pode haver o desenvolvimento de vasos colaterais sistêmico-pulmonares. Em cerca de 3% dos casos pode haver anomalia das artérias coronárias. Na alteração mais comum, a artéria descendente anterior esquerda origina-se da artéria coronária direita e, em seu percurso, pode cruzar a VSVD, com sérias implicações no tratamento cirúrgico.

A apresentação clínica do paciente depende diretamente do grau de obstrução subpulmonar. Como a CIV ampla permite a equalização das pressões em ambos os ventrículos, será a pressão intraventricular que ditará a direção do fluxo sanguíneo pelo defeito. Em pacientes com estenose leve, a resistência ao

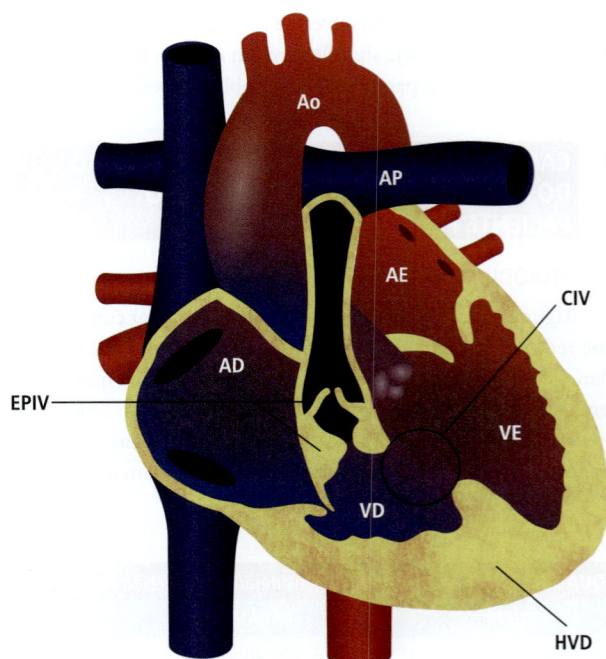

FIGURA 79.11 Lesões anatômicas da tetralogia de Fallot: presença de comunicação interventricular (CIV), dextroposição da aorta (Ao), estenose pulmonar infundibulovalvar (EPIV), e consequente hipertrofia do ventrículo direito (HVD); AD: átrio direito; AE: átrio esquerdo; VD: ventrículo direito; VE: ventrículo esquerdo; AP: artéria pulmonar.

fluxo sanguíneo na VSVD é inferior à resistência sistêmica, permitindo um fluxo da esquerda para a direita pelo defeito. Nesses casos, o fluxo pulmonar pode estar aumentado, e o paciente é acianótico. Tanto maior o grau de estenose infundibular e valvar, mais elevada será a pressão no interior do ventrículo direito (VD), até que esta ultrapasse a pressão sistêmica e inverta o fluxo sanguíneo da direita para a esquerda, provocando cianose. Nos casos em que a obstrução é importante, o fluxo sanguíneo pulmonar está bastante reduzido, e o conteúdo do VD mistura-se ao do ventrículo esquerdo (VE). O retorno venoso pulmonar, porém, encontra-se reduzido, significando que a principal fonte de enchimento ventricular esquerdo é o sangue altamente insaturado vindo do VD. Situações como diminuição da resistência vascular sistêmica induzida pelo esforço e aumento da frequência cardíaca (potencializando o *shunt* direita-esquerda) agravam o quadro. Adicionalmente, a obstrução da VSVD é dinâmica, podendo em algumas situações, mesmo em paciente acianóticos, apresentar redução crítica do fluxo sanguíneo pulmonar, com piora importante do grau de cianose, quadro conhecido como "crise de hipóxia". Os pacientes com tetralogia de Fallot podem apresentar níveis elevados de hemoglobina e hematócrito, aumentando a viscosidade sanguínea e o risco de acidente vascular encefálico.

6.2.2　Características clínicas e principais exames subsidiários

A manifestação clínica mais característica é a cianose, que pode estar presente desde o nascimento ou surgir ao longo da evolução da doença. Em lesões obstrutivas de leve intensidade, a criança pode apresentar inicialmente um quadro clínico sugestivo de fluxo pulmonar aumentado com insuficiência cardíaca congestiva, apresentando cansaço aos esforços. À medida que a obstrução na VSVD progride, o cansaço desaparece e surge a cianose de forma progressiva. Nas lesões moderadas, haverá cianose aos esforços. A posição de cócoras é comum entre os pacientes, principalmente após esforço, pois a angulação e compressão das artérias femorais aumentam a resistência vascular sistêmica e reduzem consequentemente o *shunt* direita-esquerda, melhorando a cianose. Em lesões mais graves, a cianose ocorre mesmo ao repouso, podendo surgir já no período neonatal, com hipoxemia importante e necessidade de cuidados intensivos. A "crise de hipóxia" é uma situação de emergência, na qual o paciente apresenta piora importante do grau de cianose, taquipneia e alteração no nível de consciência. Costuma ser desencadeada por esforço físico e agitação, como o choro.

O desenvolvimento físico é, em geral, normal. O precórdio pode apresentar impulsões sistólicas que correspondem ao aumento do VD. Quando presente, a cianose é observada de forma mais evidente nos lábios, mucosas e leito ungueal. Em casos graves, pode haver baqueteamento digital. À palpação, são observados a impulsão sistólica do VD bem como frêmito sistólico. Os pulsos periféricos e pressão arterial são normais. Na presença de colaterais sistêmico-pulmonares, e na persistência do canal arterial, os pulsos periféricos podem estar com amplitude aumentada. A primeira bulha cardíaca é normal. A segunda bulha é única nos pacientes cianóticos, pois o componente pulmonar é reduzido. Em pacientes mais graves, a raiz aórtica mais dilatada se reflete como um clique sistólico na porção superior da borda esternal esquerda. O sopro sistólico corresponde à obstrução da VSVD, localizado nos dois terços superiores da borda esternal esquerda, caracteristicamente em crescendo-decrescendo. À medida que a obstrução progride, o sopro torna-se menos audível, podendo ser inaudível durante uma crise de hipóxia.

Os achados eletrocardiográficos demonstram a hipertrofia do VD, com desvio do eixo para a direita. Nas derivações precordiais observam-se ondas R amplas em V1 e ondas S amplas em V6. A onda T pode estar invertida em V1.

Apesar de não serem patognomônicas, algumas alterações radiológicas são bastante comuns na tetralogia de Fallot. A área cardíaca costuma apresentar-se de tamanho normal. A borda cardíaca esquerda encontra-se escavada, côncava, como consequência da hipoplasia do infundíbulo e artéria pulmonar, e o ápice cardíaco está voltado para cima, criando uma silhueta comumente conhecida como "coração em bota". Em um quinto dos casos o arco aórtico pode se localizar à direita. A trama vascular pulmonar pode estar diminuída (Figura 79.12).

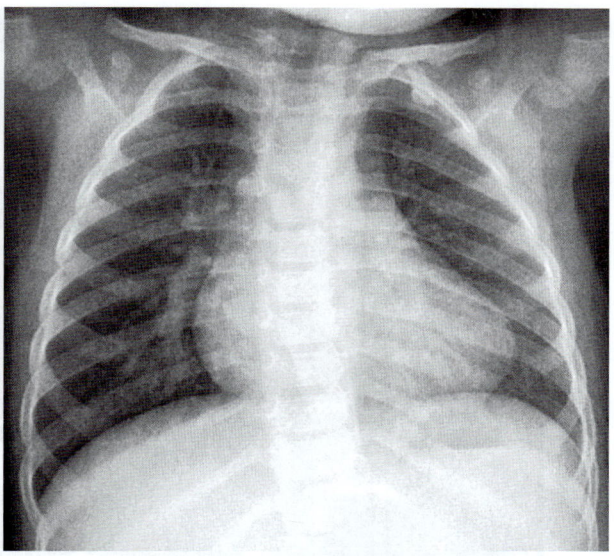

FIGURA 79.12 Radiograma de tórax em criança de dois anos de idade, com tetralogia de Fallot. Observe-se o aumento da área cardíaca, com elevação da ponta do ventrículo direito como consequência da hipertrofia do VD, e o arco médio escavado, refletindo o tronco pulmonar de tamanho reduzido.

6.2.3　Avaliação através da ecocardiografia com Doppler

As alterações consequentes ao desvio anterior do septo infundibular, restringindo o fluxo da via de saída ventricular direita, deslocando a aorta anteriormente e para a direita, somadas à comunicação interventricular perimembranosa subaórtica e à hipertrofia ventricular direita, contribuem para o direcionamento do fluxo do ventrículo direito para o esquerdo e sua ejeção preferencialmente para a aorta. Há um espectro variável de apresentação, que vai desde estenose infundibulovalvar pulmonar mais leve e manifestação clínica predominante da comunicação interventricular até o grau extremo de ausência de fluxo anterógrado, que ocorre na atresia pulmonar associada, com dependência total da circulação pulmonar pelo canal arterial ou pelas colaterais.

Cabe ao ecocardiograma, como exame de imagem inicial, definir as peculiaridades anatômicas e o grau de prejuízo determinado à circulação pulmonar pela restrição do fluxo, assim como procurar outras anomalias eventualmente associadas ou detalhes que podem implicar complicações na abordagem cirúrgica.

A avaliação ecocardiográfica deve investigar e descrever (Figuras 79.13 e 79.14):

- a comunicação interventricular quanto à sua localização, tamanho, extensão, direção do fluxo e gradiente interventricular, e a pesquisa de eventual outra CIV associada (muscular apical, por exemplo);
- o grau de dextroposição da aorta sobre o septo interventricular, que pode superar 50% de cavalgamento;

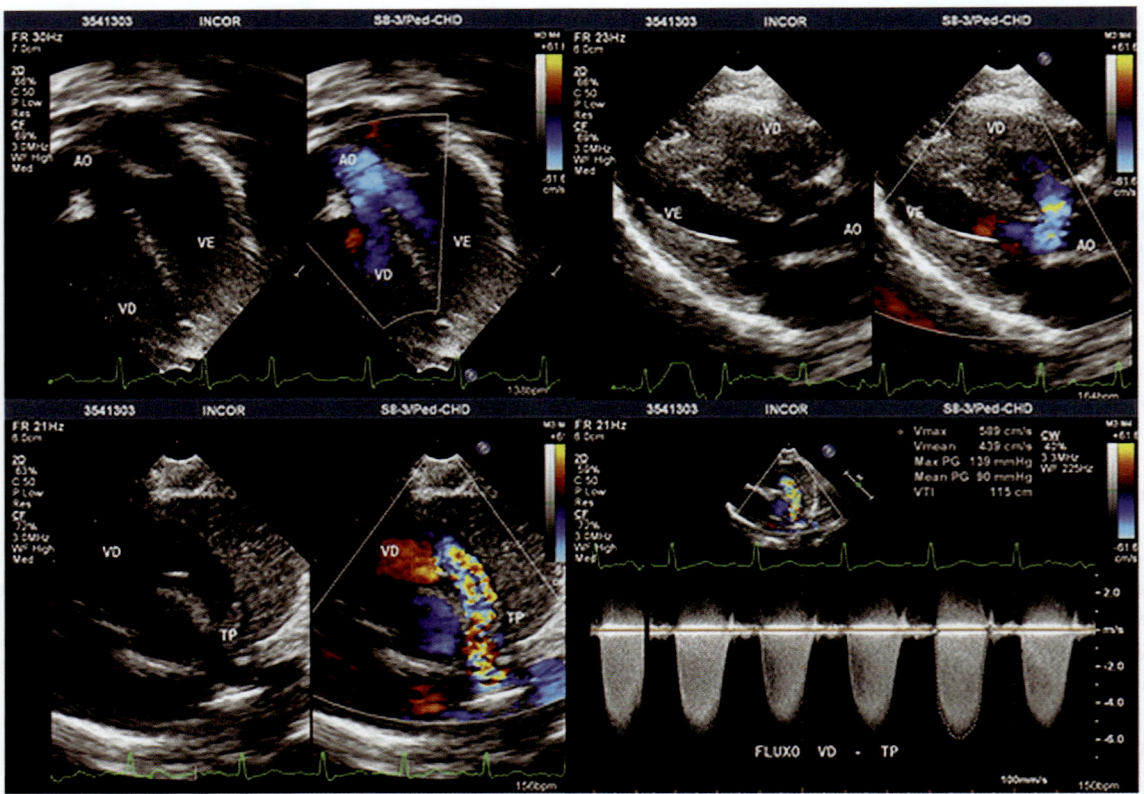

FIGURA 79.13 Ecocardiograma bidimensional de paciente com tetralogia de Fallot mostrando em (A) plano apical de cinco câmaras com imagem simultânea do mapeamento de fluxo em cores à comunicação interventricular, dextroposição da aorta e direcionamento preferencial do fluxo dos dois ventrículos para a aorta; (B) mesmos aspectos evidenciados no plano paraesternal de eixo longo; (C) plano paraesternal de eixo curto da via de saída do ventrículo direito com estenose infundibular e a aceleração do fluxo ao mapeamento em cores desde essa região; (D) curva de mapeamento do fluxo da via de saída do VD para o TP ao Doppler, com gradiente máximo de 139 mmHg. AO: aorta; TP: tronco pulmonar, VE: ventrículo esquerdo; VD: ventrículo direito.

- a gravidade da obstrução na via de saída do ventrículo direito secundária ao desvio do septo infundibular e à hipertrofia do infundíbulo;

- a presença de outros elementos determinantes de obstrução subpulmonar, como o componente dinâmico do miocárdio hipertrófico ou bandas musculares anômalas;

- a dimensão do anel valvar e características da valva pulmonar estenótica, que pode apresentar até agenesia de válvulas;

- a dimensão do tronco pulmonar e ramos e avaliação anatômica cuidadosa, pesquisando:

  ◦ a presença de outros elementos determinantes de obstrução supravalvar, como estenose no tronco ou em ramos;

  ◦ a confluência dos ramos e sua emergência, se habitual ou atípica (origem cruzada, origem de uma das artérias a partir da outra ou outras variações);

◦ canal arterial patente (com anatomia típica ou variante) ou colaterais.

- as características do ventrículo direito quanto ao grau de hipertrofia, aspecto e tamanho da cavidade e das porções de via de entrada, trabecular e via de saída (esta última podendo apresentar hipoplasia e hipertrofia); função sistólica e diastólica;

- a lateralidade do arco aórtico, não raro voltado para a direita;

- a posição da veia inominada, que pode ter trajeto infra-aórtico, confundindo a interpretação da imagem dos ramos pulmonares no plano em que se obtêm as suas medidas;

- a origem e o trajeto das coronárias, especialmente se há curso na região habitual da ventriculotomia na via de saída.

A avaliação dos demais aspectos do coração, seguindo a análise segmentar sequencial, deve ser completada rotineiramente, buscando a eventual presença de defeitos cardíacos associados, como comunicação interatrial, defeito do septo atrioventricular total, ou, muito mais raramente, drenagem anômala de veias, coarctação de aorta e outros.

No intraoperatório, o ETE pode avaliar o resultado imediato da correção, com especial atenção para a ampliação da via de saída ventricular direita e o fechamento da comunicação interventricular, além da monitoração da função contrátil biventricular. Lesões residuais significativas podem ser reabordadas no mesmo ato cirúrgico.

Ao curto, médio e longo prazos, os exames seriados acompanham principalmente o comportamento do remodelamento ventricular direito, o gradiente na via de saída do ventrículo direito e a competência da valva pulmonar, que, seja qual for a estratégia de correção escolhida, costuma evoluir com algum grau de regurgitação. A insuficiência pulmonar acentuada pode determinar dilatação significativa do ventrículo direito, que, ao atingir volumes acima de 140 a 180 mL/m², pode não responder com recuperação funcional dessa cavidade mesmo após reintervenção. A análise funcional e o acompanhamento desses aspectos têm sido estudados de forma mais detalhada, com padronizações recentes fortemente recomendadas para os estudos ecocardiográficos,[38] embora a ressonância magnética seja o exame de imagem com padrão ouro de referência.[39]

6.2.4 Avaliação através da ressonância magnética cardiovascular

A ressonância magnética exerce um papel diagnóstico importante tanto no pré como no pós-operatório da tetralogia de Fallot. O foco da avaliação pré-operatória consiste na determinação da suplência circulatória pulmonar, demonstrando os ramos pulmonares centrais, a presença ou não de colaterais sistêmico-pulmonares ou canal arterial.[40] A circulação coronariana é visibilizada em sua porção proximal, podendo definir se há origem anômala ou alterações de seu trajeto, mas, dependendo do tamanho do paciente e de sua frequência cardíaca, essa análise poderá ser dificultada. Devido a essas limitações, a tomografia computadorizada substitui a ressonância, avaliando com maior segurança a anatomia da circulação coronariana.

A evolução em longo prazo no pós-operatório da tetralogia de Fallot é determinada pela resposta adaptativa do ventrículo direito aos defeitos residuais decorrentes da reconstrução de sua via de saída. Como complicação tardia, podemos ter lesões residuais como estenose pulmonar ou, mais frequentemente, a insuficiência pulmonar (Figura 79.15). A RMC tem um papel importante nessas situações por sua superior avaliação do ventrículo direito e de sua via de saída, fornecendo informações da árvore pulmonar, aorta e colaterais sistêmico-pulmonares e por seu papel crucial na quantificação da volumetria e função biventricular, regurgitação pulmonar e viabilidade miocárdica.

Apesar da complexidade geométrica e da extensa trabeculação miocárdica do ventrículo direito, a RMC tem mostrado boa

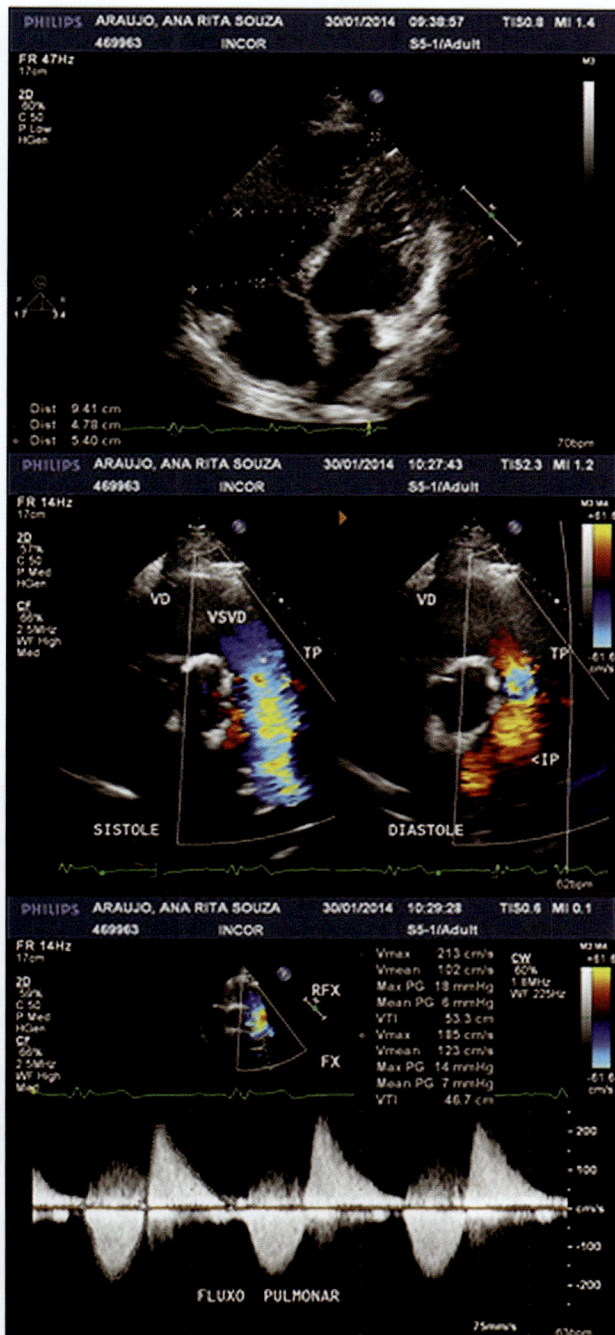

FIGURA 79.14 Ecocardiograma bidimensional de paciente em pós-operatório tardio de tetralogia de Fallot mostrando em (A) plano apical de quatro câmaras com as medidas do ventrículo direito; (B) plano paraesternal de eixo curto com o mapeamento em cores do fluxo pulmonar evidenciando a sístole, sem aceleração significativa, e a diástole, com refluxo desde os ramos; (C) curva de mapeamento do fluxo da via de saída do VD para o TP ao Doppler, com gradiente máximo de 7 mmHg (não significativo) e as integrais do fluxo (53,3 cm) e do refluxo pulmonar (46,7 cm). TP: tronco pulmonar, VE: ventrículo esquerdo; VD: ventrículo direito; VSVD: via de saída do ventrículo direito.

reprodutibilidade intra e interobservador. Consiste em uma ferramenta padrão ouro na avaliação de volume, massa, função global e no estudo de anormalidades de contratilidade regional de suas paredes, tendo adequada resolução espacial e temporal.

Quando há agressão crônica, com sobrecarga de volume pela insuficiência pulmonar, temos a dilatação gradual da cavidade ventricular direita, culminando com deterioração progressiva do desempenho ventricular direito. Com a falha dos mecanismos compensatórios temos a falência do ventrículo direito, com deterioração da função ventricular esquerda e um aumento da incidência de arritmias.

O momento mais adequado da reabordagem cirúrgica é de fundamental importância, sendo necessário o acompanhamento do volume e da função ventricular direita, sob o risco de se perder a possibilidade da obtenção de recuperação funcional após a reintervenção cirúrgica.

Na avaliação pós-operatória através da RMC, devemos mensurar as consequências hemodinâmicas da insuficiência pulmonar residual no ventrículo direito, estabelecendo o volume diastólico final indexado pela superfície corpórea, que irá orientar o momento de reintervenção cirúrgica. Estudos realizados por Therrien *et al.*[41] e Oosterhov *et al.*[42] compararam medidas do volume ventricular direito antes e depois da correção da insuficiência pulmonar residual. Pacientes com volume diastólico final indexado pela superfície corpórea acima de 170 mL/m^2 (ou acima de 160 mL/m^2 no estudo de Oosterhov) ou volume sistólico final do ventrículo direito indexado acima de 85 mL/m^2 (ou acima de 82 mL/m^2) não obtiveram recuperação da volumetria do ventrículo direito.

A quantificação do grau de insuficiência pulmonar também é mensurada através do mapeamento de fluxo por contraste de fase no tronco pulmonar. Calculam-se então os volumes anterógrado, retrógrado e anterógrado efetivo. A partir dos volumes anterógrado e retrógrado, calcula-se a fração de regurgitação.[43] Comparando com o fluxo na aorta, pode-se obter ainda a relação de Qp/Qs, para exclusão de algum *shunt* residual.

O realce tardio é uma técnica da RMC que detecta fibrose e infarto miocárdico. Tem sido descrito na tetralogia de Fallot, estabelecendo prognóstico e permitindo correlação da quantidade de fibrose com disfunção ventricular, intolerância ao exercício e desencadeamento de eventos arrítmicos.[44]

Avaliam-se ainda estenoses residuais de tronco pulmonar ou ramos e a presença de aneurismas e regiões acinéticas em via de saída de ventrículo direito. A via de saída comumente apresenta-se como uma região de disfunção segmentar por ser

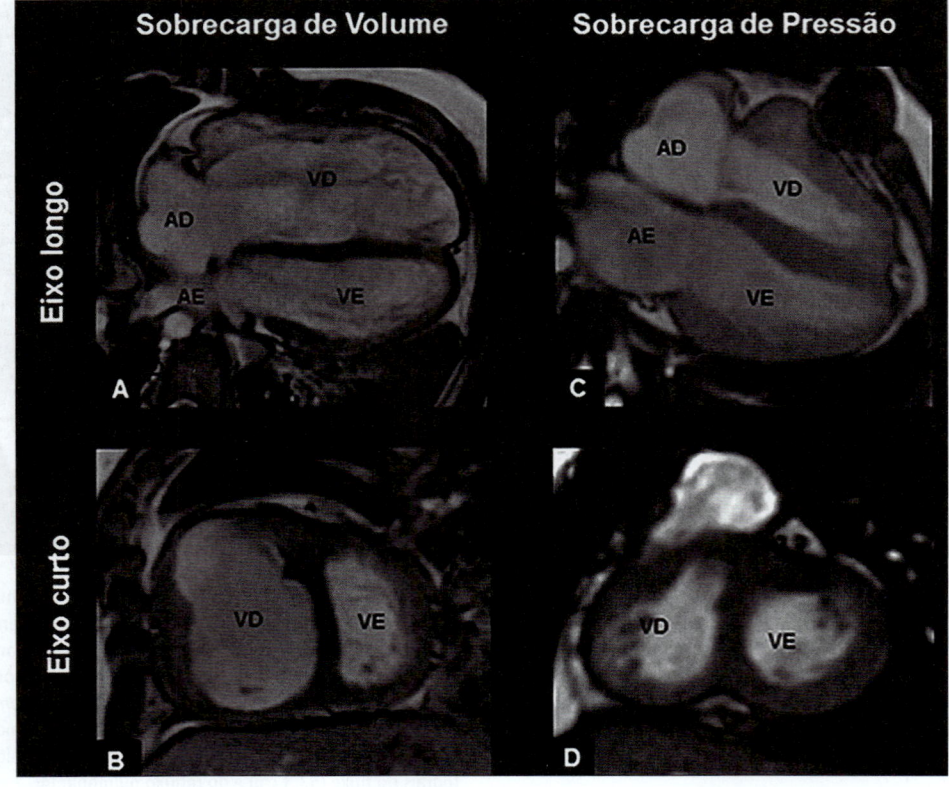

FIGURA 79.15 Lesões residuais na tetralogia de Fallot. (A e B) Insuficiência pulmonar com dilatação do ventrículo direito. (C e D) Estenose pulmonar com hipertrofia do ventrículo direito. AD: átrio direito; AE: átrio esquerdo; VD: ventrículo direito; VE: ventrículo esquerdo.

um local de abordagem cirúrgica, e muitas vezes acaba subestimando a função global do ventrículo direito.[45] Área de realce tardio nessa topografia geralmente corresponde à área de ampliação cirúrgica.

Nos casos de Fallot com agenesia de valva pulmonar, a RMC correlaciona as estruturas vasculares com a via aérea, fornecendo importante informação sobre a presença de compressão extrínseca. As artérias pulmonares podem se tornar aneurismáticas, comprimindo as vias aéreas e muito raramente podendo comprimir o tronco da artéria coronária esquerda, podendo ser causa de angina e morte súbita (Figura 79.16).

6.2.5 Cateterismo cardíaco

Apesar de o exame ecocardiográfico definir em detalhes as características anatômicas da tetralogia de Fallot, o estudo hemodinâmico pode ser necessário na análise de alterações na vasculatura pulmonar, como estenoses dos ramos pulmonares e a presença de vasos colaterais sistêmico-pulmonares.

6.2.6 Tratamento

6.2.6.1 Tratamento clínico

Apesar de o tratamento cirúrgico para a correção das lesões anatômicas ser necessário, medicações antes e após a cirurgia também são utilizadas. Em neonatos com obstrução importante na VSVD, apresentando-se com hipoxemia importante, o uso de prostaglandina intravenosa mantém a permeabilidade do canal arterial, fornecendo melhor fluxo sanguíneo para os pulmões. O uso de bloqueadores beta-adrenérgicos como o propranolol pode ser utilizado para prevenção das crises de hipóxia até a realização da cirurgia.

6.2.6.2 Tratamento cirúrgico

Pacientes muito sintomáticos ou com idade adequada necessitam de correção cirúrgica. Alguns pacientes podem apresentar condições desfavoráveis, como prematuridade, presença de artérias pulmonares hipoplásicas ou durante uma crise de hipóxia refratária. Nesses casos, indica-se o *shunt* paliativo, que consiste

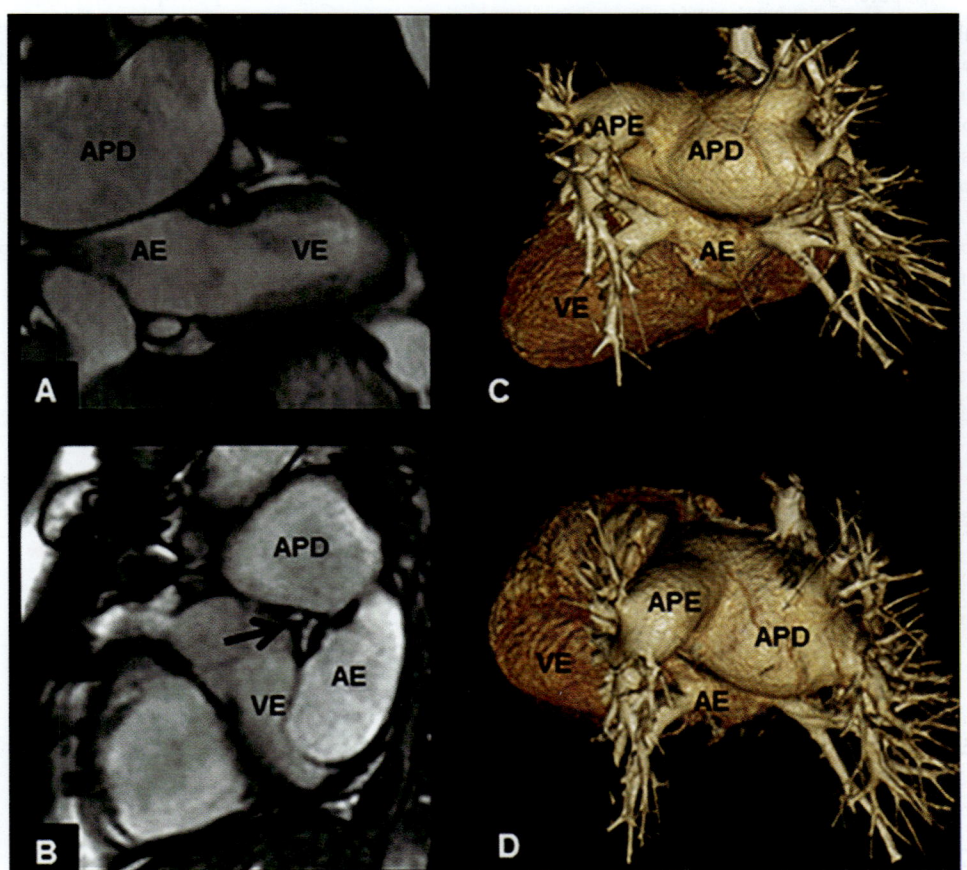

FIGURA 79.16 Tetralogia de Fallot com agenesia de valva pulmonar. (A) Dilatação aneurismática da artéria pulmonar direita. (B) Presença de compressão extrínseca do tronco da artéria coronária esquerda pela artéria pulmonar direita dilatada (seta). (C e D) Reconstrução tridimensional demonstrando aneurisma de artéria pulmonar direita. AD: átrio direito; AE: átrio esquerdo; APD: artéria pulmonar direita; APE: artéria pulmonar esquerda; VE: ventrículo esquerdo.

na interposição de enxerto entre a artéria subclávia e a artéria pulmonar ipsilateral (cirurgia de Blalock-Taussig modificada).

A correção cirúrgica costuma ser realizada por volta de um ano de idade na maioria dos pacientes, até mesmo antes dos seis meses.[46] Consiste no fechamento do defeito septal ventricular e na ampliação da VSVD, incluindo a ressecção da musculatura infundibular e a redução da estenose pulmonar valvar. Em casos com obstrução infundibular importante e tamanho reduzido do anel valvar pulmonar, pode haver necessidade do uso de valva monocúspide e de retalho transanular, que pode se estender até os ramos pulmonares. O uso dessa técnica, porém, cursa com insuficiência valvar pulmonar.

A mortalidade cirúrgica é baixa, estando em torno de 2%.[47] Lesões residuais como comunicações interventriculares e obstrução na VSVD podem requerer nova abordagem cirúrgica precoce. A insuficiência da valva pulmonar costuma ser bem tolerada por anos, e pode levar a dilatação do ventrículo direito e insuficiência cardíaca congestiva.

6.3 CORAÇÃO UNIVENTRICULAR

6.3.1 Patologia e fisiopatologia

Quando ambas as câmaras atriais estão conectadas predominantemente a uma câmara ventricular, denomina-se esta conexão de univentricular. Além da presença de um ventrículo como câmara principal e dominante, e outro rudimentar, as formas de apresentação de um coração univentricular variam de acordo com as conexões atrioventriculares e ventriculoarteriais presentes. A ausência de conexão atrioventricular direita, com átrio esquerdo conectando-se ao ventrículo esquerdo dominante e ventrículo direito hipoplásico (atresia tricúspide), é a forma mais comum de coração univentricular. Lesões anatômicas associadas ocorrem nas conexões ventriculoarteriais (VA), que podem ser concordantes ou discordantes, e na VSVD, com vários graus de obstrução pulmonar (Figura 79.17)[48] (Quadro 79.3). O sangue venoso sistêmico é dirigido em sua totalidade do átrio direito ao esquerdo, misturando-se ao sangue venoso pulmonar. Nos casos com concordância VA, esse conteúdo é dirigido à aorta diretamente e à artéria pulmonar através de uma CIV. Quando há discordância VA, o fluxo sanguíneo atinge a aorta através da CIV. Portanto, a presença de uma CIV pequena, que promova restrição ao fluxo sanguíneo, irá reduzir o fluxo sistêmico. Quanto à VSVD, casos com atresia da valva pulmonar ou estenose pulmonar importante dependem da presença de um canal arterial pérvio para sobrevivência. Por outro lado, a presença de uma grande CIV e a ausência de obstrução da VSVD permitem um elevado fluxo sanguíneo para os pulmões, cursando com congestão pulmonar.

6.3.2 Características clínicas e principais exames subsidiários

A cianose central é o principal sintoma, geralmente presente desde os primeiros dias de vida. O achado de onda "a" proeminente no pulso venoso jugular, além de hepatomegalia, indica restrição do fluxo sanguíneo do átrio direito para o esquerdo através da CIA. Nos casos associados a atresia da valva pulmonar e ausência de CIV, o fluxo pulmonar depende exclusivamente do canal arterial. O fechamento deste nas primeiras horas de vida ocasiona hipoxemia importante e acidose. Já o achado de sinais clínicos de hiperfluxo pulmonar, como taquipneia, é comum quando não há restrição ao fluxo pulmonar.

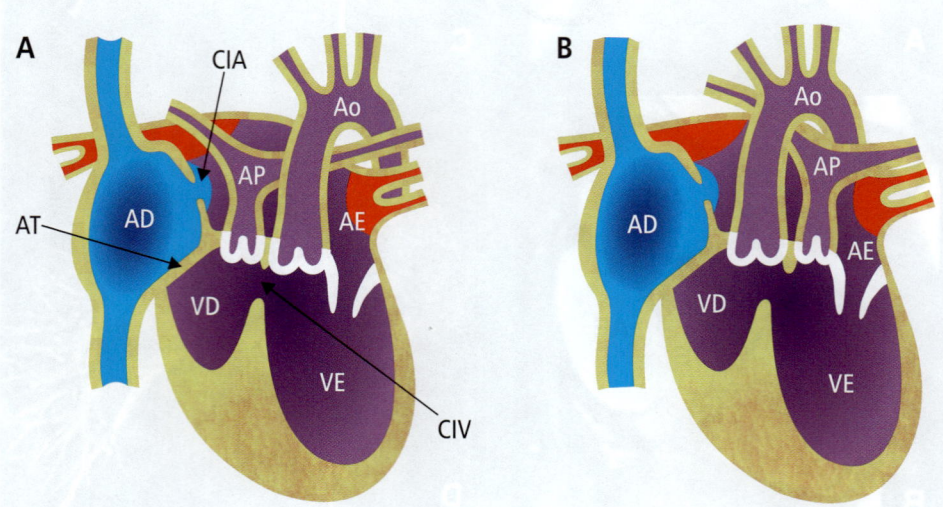

FIGURA 79.17 Atresia da valva tricúspide (AT) e lesões associadas. A presença de uma comunicação interatrial (CIA) é sempre necessária. A: Na presença de concordância ventriculoarterial, o fluxo sanguíneo para a artéria pulmonar (AP) depende do tamanho da comunicação interventricular (CIV) e do grau de obstrução da via de saída do ventrículo direito (VD); B: na presença de discordância ventriculoarterial, o fluxo sanguíneo para a aorta (Ao) depende do tamanho da CIV e do grau de obstrução na via de saída do VD.

QUADRO 79.3 Classificação da atresia tricúspide	
Tipo I (concordância VA)	Septo interventricular íntegro e atresia pulmonar
	Comunicação interventricular restritiva e estenose pulmonar
	Comunicação interventricular ampla sem estenose pulmonar
Tipo II (discordância VA)	Comunicação interventricular com atresia pulmonar
	Comunicação interventricular e estenose pulmonar
	Comunicação interventricular sem estenose pulmonar
VA, ventriculoarterial	

À ausculta cardíaca, a primeira bulha é única, e, nos casos com atresia pulmonar ou discordância VA, a segunda bulha também é única. Um sopro holossistólico pode ser audível ao longo da borda esternal esquerda baixa, através da CIV, ou um sopro ejetivo característico da estenose pulmonar valvar.

À radiografia de tórax, a área cardíaca é habitualmente normal. Em pacientes com restrição ao fluxo pulmonar, observam-se uma concavidade na região da artéria pulmonar e redução na trama vascular. Nos casos sem obstrução pulmonar, a área cardíaca pode estar aumentada, com vascularidade pulmonar proeminente (Figura 79.18).

O eletrocardiograma demonstra desvio do eixo do QRS para cima e para a esquerda, no plano frontal, e ausência de potencial ventricular direito. Também observam-se sinais de hipertrofia atrial direita.

O ecocardiograma confirma o diagnóstico e suas variantes anatômicas. Dados relevantes, como a localização dos grandes vasos, tamanho da CIA e da CIV, grau de obstrução pulmonar e avaliação do canal arterial, contribuem para a definição da condição hemodinâmica do paciente.

6.3.3 Avaliação através da ecocardiografia com Doppler

Sempre que o fluxo de ambos os átrios é direcionado preferencialmente ou exclusivamente para apenas um dos ventrículos, configura-se fisiologia circulatória univentricular. Esta anomalia da conexão atrioventricular pode decorrer da atresia de uma das valvas ou do relacionamento de ambas ao mesmo ventrículo.

Dentre as várias cardiopatias congênitas de fisiologia circulatória univentricular, a atresia tricúspide é a mais comum, e por isso foi o modelo escolhido para ilustrar este capítulo, e em cima dessa proposta discutiremos os aspectos estudados pelo ecocardiograma nessa situação.

O ecocardiograma é o primeiro exame de imagem e eventualmente único para a definição diagnóstica e da estratégia terapêutica inicial (Figuras 79.19 e 79.20).

Na avaliação ecocardiográfica, seguindo a análise segmentar sequencial, são informações fundamentais:

- a definição da conexão venosa sistêmica e pulmonar;
- a descrição da anomalia de conexão atrioventricular;

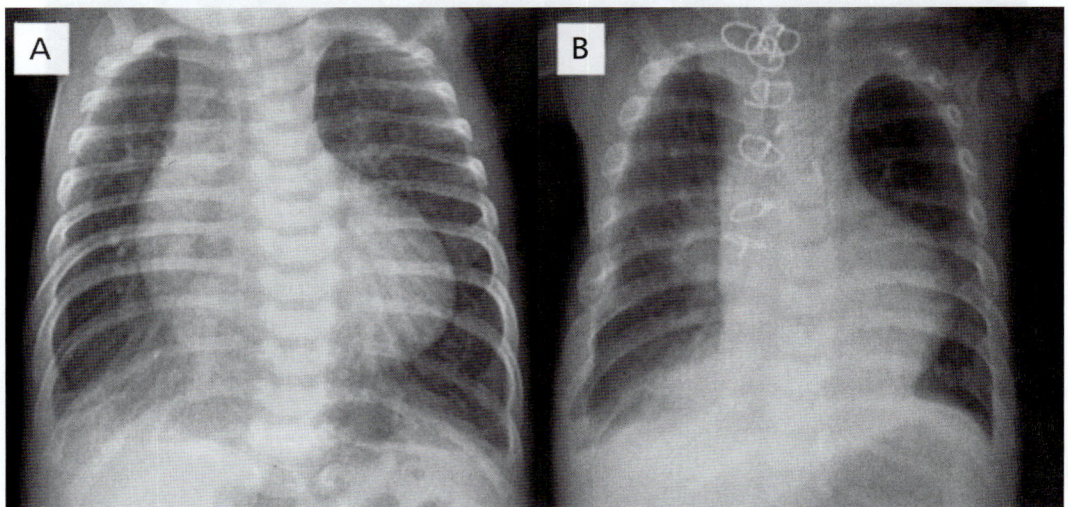

FIGURA 79.18 Radiograma de tórax em criança de um mês e 15 dias, com atresia tricúspide IIC, ou seja, discordância ventriculoarterial, comunicação interventricular ampla e ausência de obstrução na via de saída do ventrículo direito: observe-se o aumento da área cardíaca e da trama vascular pulmonar (A); criança de um ano de idade com atresia tricúspide IB, submetida a cirurgia de Glenn bidirecional (B): observe-se a área cardíaca de tamanho normal, assim como a trama vascular pulmonar. A retificação da borda cardíaca à direita pode ser atribuída à justificação dos apêndices atriais à esquerda.

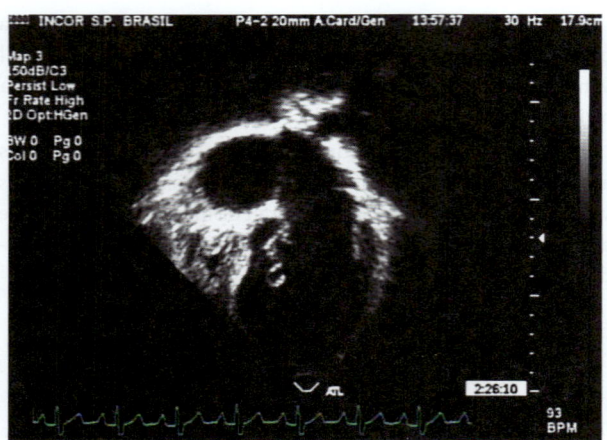

FIGURA 79.19 Ecocardiograma bidimensional no plano apical de quatro câmaras em paciente com atresia tricúspide. O ventrículo esquerdo é dilatado e a valva mitral espessada e redundante; o ventrículo direito é hipoplásico e hipertrófico.

- a descrição da conexão ventriculoarterial e se há algum tipo de obstrução ao fluxo;
- a avaliação dos *shunts* intracardíacos naturais, caracterizando-os se restritivos ou não, já que um átrio com valva

AV atrésica vai depender da comunicação interatrial para o desaguamento do seu fluxo, e a comunicação interventricular pode ser imprescindível para a manutenção da circulação sistêmica ou pulmonar suportada pela câmara ventricular hipoplásica;

- avaliação anatômica e funcional da valva atrioventricular;
- a avaliação dos grandes vasos quanto a estenoses, hipoplasias, desconexão dos ramos, coarctação ou interrupção da aorta;
- a avaliação das dimensões e da função do ventrículo principal.

Concluído o diagnóstico, considera-se a necessidade imediata de intervenção ou não.

Diante de um caso de atresia tricúspide, o primeiro ponto a se atuar é sobre a comunicação interatrial. Caso ela seja restritiva no recém-nascido, pode ser realizada atriosseptostomia à beira do leito, via percutânea por cateter-balão, guiado pelo ecocardiograma.

Com relação à adequação das circulações sistêmica e pulmonar, deve-se considerar primeiramente o tipo de conexão. Na concordância ventriculoarterial é preciso checar se há restrição crítica ao fluxo pulmonar, e, nesse caso, necessidade de *shunt* sistêmico pulmonar. Na discordância ventriculoarterial geralmente é preciso

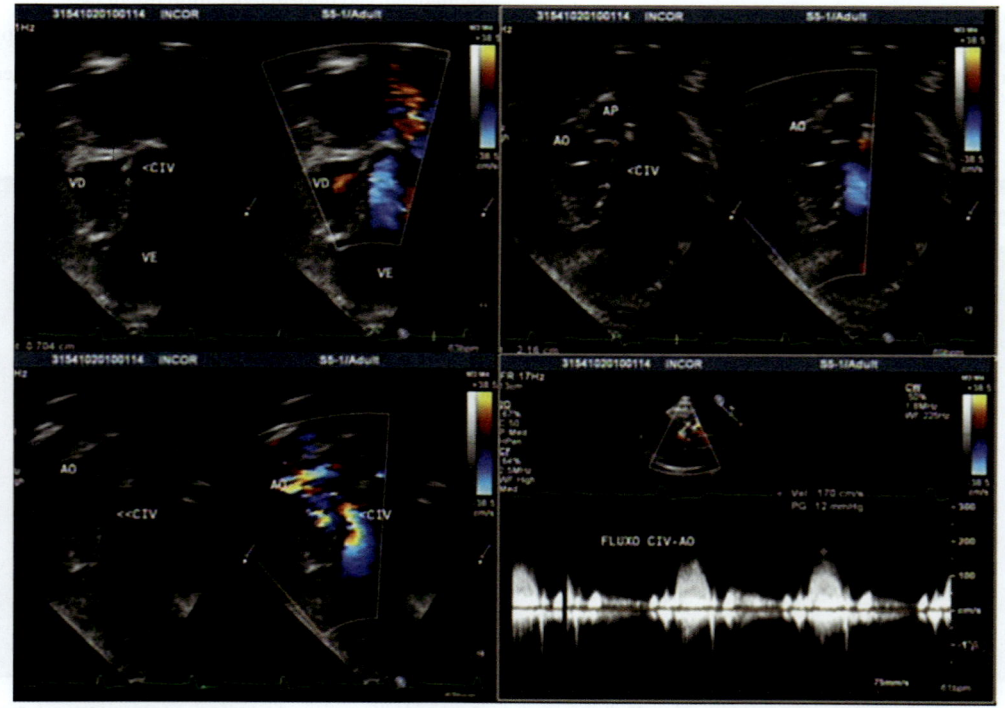

FIGURA 79.20 Ecocardiograma bidimensional de paciente portador de atresia tricúspide com discordância ventriculoarterial e CIV restritiva. Em (A) evidenciados no plano apical de quatro câmaras o ventrículo direito pequeno e a comunicação restritiva, com mapeamento de fluxo em cores simultâneo. Em (B) imagem anteriorizada do apical mostrando a saída dos vasos. Em (C) a CIV e o fluxo para a aorta, também representado em (D) pelo Doppler.

restringir o fluxo pulmonar através de bandagem do tronco e atuar sobre o arco aórtico, caso se observe coarctação. O ecocardiograma pode avaliar os resultados de todas essas intervenções, assim como monitorar as funções sistólica e diastólica do ventrículo principal e a competência da valva atrioventricular.

Em um segundo momento, para realizar o primeiro estágio da derivação cavopulmonar, é preciso rechecar as condições de função do ventrículo principal, a anatomia satisfatória das artérias pulmonares, a presença de refluxo da valva atrioventricular e, quando possível, estimar a pressão pulmonar. Entretanto, o estudo hemodinâmico é o mais apropriado para avaliar a anatomia, as pressões e a resistência vascular no território pulmonar, autorizando a cirurgia com mais segurança.

No controle evolutivo pós-operatório é possível acompanhar com o ecocardiograma a adaptação da circulação ao novo regime, considerando as velocidades de fluxo no território das artérias pulmonares e das veias cavas, a competência da valva atrioventricular, as funções sistólica e diastólica do ventrículo principal, a presença de derrame pericárdico e de trombos.

Para o terceiro estágio da derivação cavopulmonar, o estudo ecocardiográfico deve certificar a normalidade da função ventricular, a competência da valva atrioventricular, a boa anatomia das artérias pulmonares, a ausência de trombos, velocidades adequadas no circuito de retorno venoso já estabelecido, da cava superior para a artérias pulmonares (Figura 79.21).

Na evolução tardia, o ecocardiograma é um instrumento valioso para acompanhar o comportamento da circulação cavopulmonar, da valva atrioventricular única e especialmente da função ventricular. As ferramentas mais recentes de Speckle Tracking, Strain e avaliação tridimensional de volume e sincronia[49] são promissoras para a detecção precoce de alterações desse ventrículo único.

6.3.4 Avaliação através da ressonância magnética cardiovascular

A ressonância magnética é útil na avaliação do coração univentricular, estabelecendo a anatomia de maneira adequada, independentemente de sua disposição do tórax.[50] Além da caracterização anatômica, delimita as cavidades ventriculares, permitindo uma análise funcional global e segmentar do ventrículo principal, com estudo do desempenho contrátil da cavidade ventricular única independentemente da cavidade hipoplásica. Isso consiste em um dado importante, já que em algumas situações a cavidade secundária tem dimensões não tão pequenas e por interdependência ventricular poderia interferir no desempenho regional do ventrículo principal.[51]

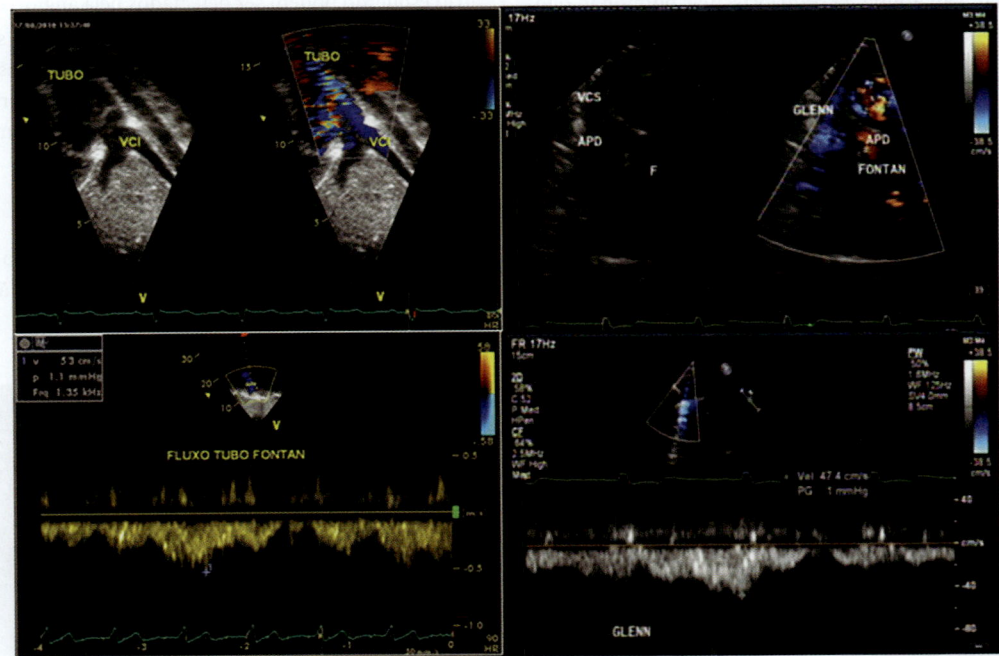

FIGURA 79.21 Ecocardiograma bidimensional de paciente portador de atresia tricúspide submetido a cirurgia de derivação cavopulmonar total, mostrando em (A) no plano subcostal o direcionamento do fluxo da VCI para a APD pelo tubo com mapeamento de fluxo em cores simultâneo (azul); (B) imagem no plano supraesternal da conexão da VCS com a APD ao bidimensional e com mapeamento de fluxo em cores (azul) simultâneo, onde também se observa a chegada do fluxo do tubo na APD (vermelho). Em (C) e (D) o fluxo das conexões venosas pelo Doppler, com padrão e velocidades normais. VCI: veia cava inferior; APD: artéria pulmonar direita.

Na atresia tricúspide visualiza-se o assoalho atrésico, caracterizando a ausência de conexão atrioventricular, além da avaliação da conexão ventriculoarterial, da comunicação interventricular e dos diversos graus de obstrução ao fluxo pulmonar (Figura 79.22).

O estudo diagnóstico pela RMC dos pacientes com subtipos de atresia tricúspide, que cursam com hipofluxo pulmonar e que foram submetidos a cirurgia paliativa de Blalock-Taussig, consiste na delimitação do *shunt* sistêmico pulmonar bem como na avaliação da trama vascular pulmonar, que pode ter sido distorcida no local do plano de sutura. A avaliação de patência de *shunts* é possível pela angiorressonância, caracterizando os pontos de redução luminal. Com a utilização do mapeamento de fluxo por contraste de fase, pode-se estimar o gradiente pressórico nesses condutos.

Nos subtipos de atresia tricúspide com hiperfluxo pulmonar em pós-operatório de bandagem pulmonar, o grau de estenose localizado no plano supravalvar pulmonar é avaliado, com gradiente local estimado por técnica de contraste de fase, em que é calculado o pico de velocidade local. A repercussão ventricular após bandagem consiste em ponto importante de avaliação, principalmente quando há discordância ventriculoarterial, já que na dependência do grau de hipertrofia reacional poderíamos ter como consequência redução do tamanho da comunicação interventricular e obstrução subaórtica.

No acompanhamento pós-operatório da cirurgia de Glenn, devem-se avaliar a anatomia da trama vascular pulmonar, o local de anastomose da veia cava superior e possível formação de alterações fistulosas nos casos menos favoráveis. Medidas de fluxo podem ser obtidas na veia cava superior ou nos ramos pulmonares, estimando a distribuição de fluxo para o pulmão direito e esquerdo.

O controle pós-operatório da cirurgia de Fontan requer a análise do tubo e de sua geometria, seja intra ou extracardíaco, estudando-se a perviedade do circuito cavopulmonar, excluindo a presença de trombos em seu interior ou áreas de estenose geralmente em planos de sutura (Figura 79.23). Neste último caso pode-se realizar o mapeamento de fluxo local com técnica de *phase contrast,* seja no território de veia cava superior, cava inferior ou artérias pulmonares.

Circulação colateral pode se desenvolver em pacientes após cirurgia de Fontan, apesar de sua prevalência ser desconhecida. Sua presença pode resultar em competição na perfusão pulmonar, tendo efeito deletério no circuito cavopulmonar. A quantificação da magnitude dessa circulação pode ser determinada pela técnica de contraste de fase, com medidas obtidas nos territórios de cavas, aorta, artérias e veias pulmonares. Pode ser calculada ou com a diferença de fluxo entre a aorta e o retorno sistêmico (veia cava superior + veia cava inferior) ou com a diferença entre o fluxo das artérias pulmonares e retorno pelas veias pulmonares.[52] Essa avaliação indireta da circulação colateral é importante, pois em muitas situações a angiorressonância pode não detectar colaterais de fino calibre. A detecção de fluxo aumentado pela técnica de mapeamento de fluxo pela RMC, oriundo de circulação colateral sistêmica pulmonar, pode estar correlacionada a maior volume de derrame pleural, além de maior permanência hospitalar nos pacientes após cirurgia de Fontan, independentemente dos fatores de risco convencionais.[53]

Além de colaterais aortopulmonares, podemos observar malformação venovenosa nesses pacientes. Vasos colaterais patentes entre as veias sistêmicas e veias pulmonares ou rede de colaterais entre as veias sistêmicas conectando-se diretamente ao átrio esquerdo podem ser detectados pela angiorressonância.

A utilização da técnica de realce tardio pode ser uma ferramenta de estratificação de risco para os pacientes com coração univentricular, já que tem sido relatada a presença de fibrose miocárdica nessa população, tendo correlação com mecanismos de arritmia ventricular.[54]

6.3.5 Cateterismo cardíaco

O estudo hemodinâmico pode ser necessário na análise de casos com anatomia complexa e na avaliação da árvore

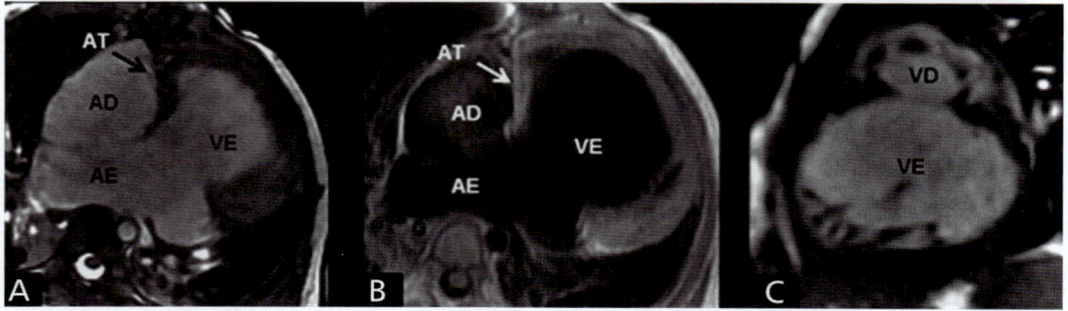

FIGURA 79.22 Atresia tricúspide. (A) Cine-SSFP com ausência de conexão atrioventricular à direita e cavidade ventricular esquerda principal. (B) Spin eco com melhor caracterização do assoalho na atresia tricúspide (seta). (C) Cine-SSFP em eixo curto demonstrando a cavidade ventricular rudimentar direita, de localização superior, e cavidade ventricular esquerda principal, de localização mais inferior. AD: átrio direito; AE: átrio esquerdo; AT: atresia tricúspide; VD: ventrículo direito; VE: ventrículo esquerdo.

pulmonar visando o tratamento cirúrgico paliativo. Além de avaliar possíveis tortuosidades e a presença de vasos colaterais, são calculados índices obtidos a partir das medidas das artérias pulmonares, com o intuito de analisar o leito vascular pulmonar. O índice de McGoon utiliza os diâmetros de ambas as artérias pulmonares e da aorta, com valores ideais acima de 1,5.[55] O índice de Nakata é calculado com base no diâmetro das artérias pulmonares e a superfície corpórea do paciente, considerando-se o fator de risco para a realização da cirurgia de Fontan menor que 200 mm^2/m^2 (Quadro 79.4).[56] Em pacientes com defeitos interatriais restritivos, a septostomia por balão alivia a obstrução, melhorando o fluxo sanguíneo do átrio direito para o esquerdo.

6.3.6 Tratamento

6.3.6.1 Tratamento clínico

O manejo inicial do recém-nascido com AT deve ser feito preferencialmente em hospital especializado, visando a estabilidade hemodinâmica e a manutenção adequada do fluxo pulmonar, com suporte cardiorrespiratório e infusão de prostaglandina intravenosa se necessários.

6.3.6.2 Tratamento cirúrgico

Tendo em vista a impossibilidade de uma correção biventricular, a meta do tratamento cirúrgico em corações univentriculares é a separação entre a circulação sistêmica e a pulmonar. Essa separação é realizada em três estágios:

1. O primeiro procedimento cirúrgico, realizado preferencialmente no período neonatal, visa garantir fluxo pulmonar adequado, nos casos com atresia pulmonar ou estenose pulmonar importante, através de um *shunt* entre a artéria subclávia e ramo pulmonar ipsilateral (cirurgia de Blalock-Taussig modificada, como citado anteriormente)

(Figura 79.24A). Na ausência de obstrução na VSVD, o excesso de fluxo sanguíneo deverá ser controlado através da bandagem da artéria pulmonar, evitando pressões sistêmicas no leito vascular e consequente evolução para hiper-resistência vascular pulmonar (Figura 79.24B);

2. Em um segundo estágio, por volta dos três a seis meses de vida, é realizada a cirurgia de Glenn bidirecional, que consiste na anastomose da veia cava superior com o ramo direito da artéria pulmonar, melhorando em parte a hipoxemia (Figura 79.24C);

No terceiro estágio realiza-se a cirurgia de Fontan, que consiste na conexão entre a veia cava inferior e a artéria pulmonar, completando o processo de separação entre as circulações sistêmica e pulmonar,[57] levando à normalização da saturação de oxigênio na circulação sistêmica e reduzindo a sobrecarga de volume do ventrículo funcional (Figura 79.24D). Orienta-se a sua realização por volta dos dois a três anos de vida, quando costuma ocorrer piora da hipoxemia.

A realização da cirurgia na infância também pode evitar o surgimento de alguns fatores que constituem risco elevado à realização da cirurgia (Quadro 79.4).[58] Dentre esses fatores, destacam-se a disfunção ventricular sistólica e diastólica, elevação na pressão e resistência vascular pulmonar, presença de arritmias, disfunção da valva atrioventricular e alterações anatômicas no leito vascular pulmonar. A presença de vasos colaterais venovenosos ou sistêmico-pulmonares pode influenciar a análise da pressão na artéria pulmonar.

As complicações tardias em crianças e adolescentes incluem arritmias atriais, enteropatia perdedora de proteínas, disfunção ventricular e eventos tromboembólicos. A mortalidade pós-operatória é baixa, estando entre 2 a 5%, com sobrevida de até 92% em 15 anos.[59,60]

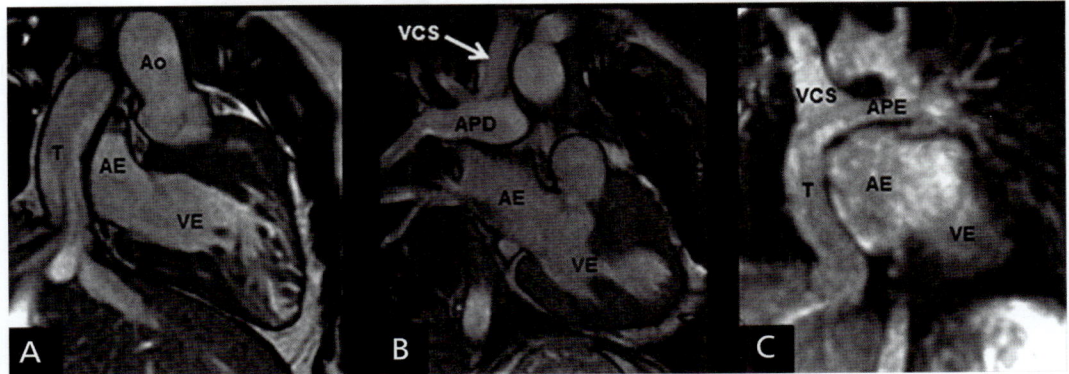

FIGURA 79.23 Ressonância magnética na avaliação da cirurgia de Fontan. (A) Cinerressonância, na qual se nota tubo extracardíaco pérvio. (B) Cinerressonância em corte oblíquo com veia cava superior adequadamente conectada à artéria pulmonar direita (seta). (C) Angiorressonância demonstrando circuito cavopulmonar sem sinais de obstrução. AD: átrio direito; AE: átrio esquerdo; APD: artéria pulmonar direita: APE: artéria pulmonar esquerda; VD: ventrículo direito; VE: ventrículo esquerdo.T: tubo extracardíaco; VCS: veia cava superior.

QUADRO 79.4 Fatores de risco para a cirurgia de Fontan

- Disfunção ventricular sistólica (FE < 60%) ou diastólica
- Elevação na pressão e resistência vascular pulmonar (≥15 mmHg e >4 U•m^2, respectivamente)
- Arritmias
- Alterações no leito vascular pulmonar (índice de McGoon menor que 1,5; índice de Nakata menor que 200 mm^2/m^2)
- Insuficiência da valva atrioventricular de grau moderado a grave

REFERÊNCIAS BIBLIOGRÁFICAS

1. Engelfriet PM, Duffels MG, Möller T, Boersma E, Tijssen JG, Thaulow E, et al. Pulmonary arterial hypertension in adults born with a heart septal defect: the Euro Heart Survey on adult congenital heart disease. Heart. 2007;93(6):682-7.
2. Lopes AA, Bandeira AP, Flores PC, Tavares Santana MV. Pulmonary Hypertension in Latin America Pulmonary Vascular Disease: The Global Perspective. Chest. 2010;137(6):78S-84S.
3. McCarthy K, Ho S, Anderson R. Defining the morphologic phenotypes of atrial septal defects and interatrial communications. Images Paediatr Cardiol. 2003;5(2):1-24.
4. Anderson RH, Webb S, Brown NA. Clinical anatomy of the atrial septum with reference to its developmental components. Clin Anat. 1999;12(5):362-74.
5. Elzenga NJ. The role of echocardiography in transcatheter closure of atrial septal defects. Cardiol Young. 2000;10(5):474-83.

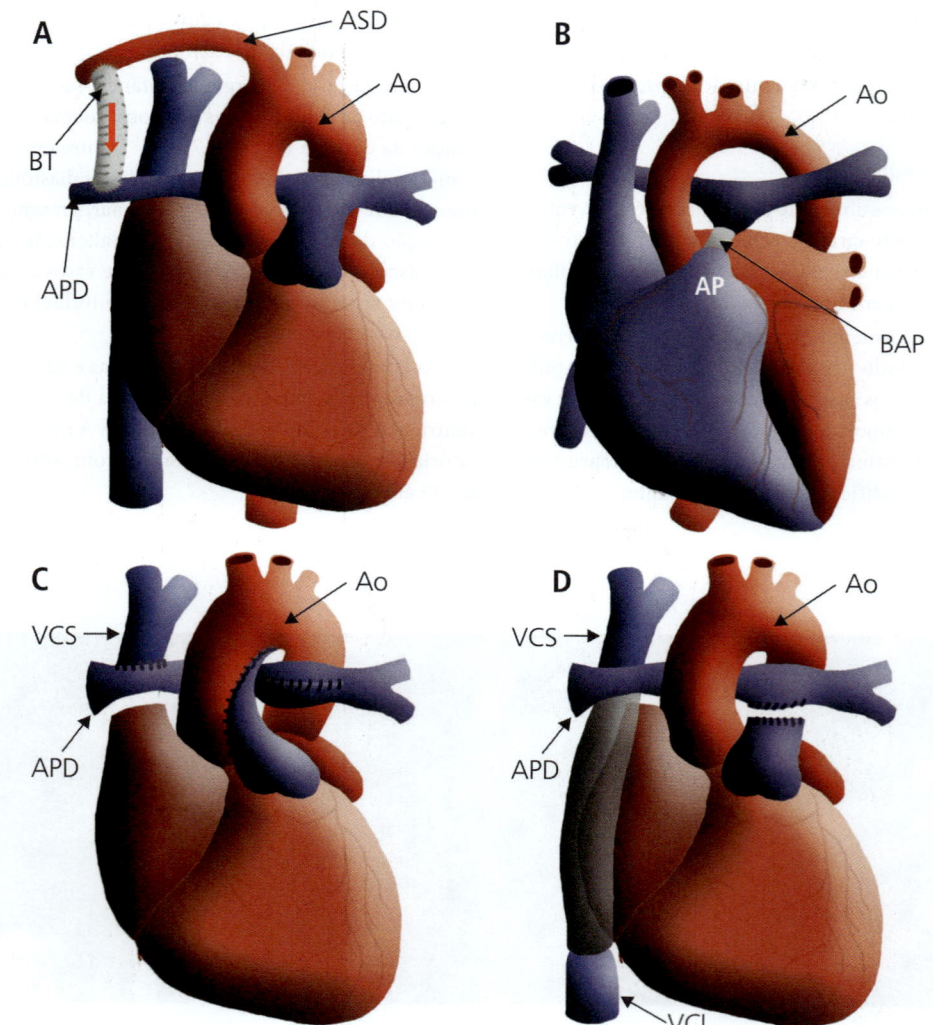

FIGURA 79.24 Estágios do tratamento cirúrgico univentricular (paliativo). A: bandagem da artéria pulmonar; B: cirurgia de Blalock-Taussig modificada, com *shunt* entre a artéria subclávia e o ramo da artéria pulmonar ipsilateral; C: cirurgia de Glenn bidirecional, com anastomose da veia cava superior com o ramo direito da artéria pulmonar; D: cirurgia de Fontan, com conexão entre a veia cava inferior e o ramo direito da artéria pulmonar.

6. Kutty S, Smallhorn JF. Evaluation of atrioventricular septal defects by three-dimensional echocardiography: benefits of navigating the third dimension. J Am Soc Echocardiogr. 2012;25(9):932-44.

7. Wood JC. Anatomical assessment of congenital heart disease. J Cardiovasc Magn Reson. 2006;8(4):595-606.

8. Valente AM, Sena L, Powell AJ, Del Nido PJ, Geva T. Cardiac magnetic resonance imaging evaluation of sinus venosus defects: comparison to surgical findings. Pediatr Cardiol. 2007;28(1):51-6.

9. Lopes AA. Pre-operative pulmonary hypertension in congenital heart disease and aspects of Eisenmenger's syndrome in children. In: Beghetti M, editor. Pediatric Pulmonary Hypertension. Munich: Elsevier Urban & Fischer 2011. p. 187-207.

10. Lopes AA, Barst RJ, Haworth SG, Rabinovitch M, Al Dabbagh M, Del Cerro MJ, et al. Repair of congenital heart disease with associated pulmonary hypertension in children: what are the minimal investigative procedures? Consensus statement from the Congenital Heart Disease and Pediatric Task Forces, Pulmonary Vascular Research Institute (PVRI). Pulm Circ. 2014;4(2):330-41.

11. Cho HJ, Ma JS, Cho YK, Ahn BH, Na KJ, Jeong IS. Timing in resolution of left heart dilation according to the degree of mitral regurgitation in children with ventricular septal defect after surgical closure. J Pediatr (Rio J). 2014;90(1):71-7.

12. Parisi V, Ratto E, Silvestri C, Pastore F. Ventricular septal defect: the three-dimensional point of view. Transl Med UniSa. 2013;6:41-2.

13. Baumgartner H, Bonhoeffer P, De Groot NM, de Haan F, Deanfield JE, Galie N, et al. ESC Guidelines for the management of grown-up congenital heart disease (new version 2010). Eur Heart J. 2010;31(23):2915-57.

14. Bellenger NG, Burgess MI, Ray SG, Lahiri A, Coats AJ, Cleland JG, et al. Comparison of left ventricular ejection fraction and volumes in heart failure by echocardiography, radionuclide ventriculography and cardiovascular magnetic resonance; are they interchangeable? Eur Heart J. 2000;21(16):1387-96.

15. Grothues F, Moon JC, Bellenger NG, Smith GS, Klein HU, Pennell DJ. Interstudy reproducibility of right ventricular volumes, function, and mass with cardiovascular magnetic resonance. Am Heart J. 2004;147(2):218-23.

16. Penaloza D, Sime F, Ruiz L. Pulmonary hemodynamics in children living at high altitudes. High Alt Med Biol. 2008;9(3):199-207.

17. Forsey JT, Elmasry OA, Martin RP. Patent arterial duct. Orphanet J Rare Dis. 2009;4:17.

18. Zhao QM, Ma XJ, Jia B, Huang GY. Prevalence of congenital heart disease at live birth: an accurate assessment by echocardiographic screening. Acta Paediatr. 2013;102(4):397-402.

19. Kutty S, Delaney JW, Latson LA, Danford DA. Can we talk? Reflections on effective communication between imager and interventionalist in congenital heart disease. J Am Soc Echocardiogr. 2013;26(8):813-27.

20. Siddiqui WT, Parveen S, Siddiqui MT, Amanullah MM. Clinical outcomes of surgically corrected atrial septal defects. J Pak Med Assoc. 2013;63(5):662-5.

21. Anderson BR, Stevens KN, Nicolson SC, Gruber SB, Spray TL, Wernovsky G, et al. Contemporary outcomes of surgical ventricular septal defect closure. J Thorac Cardiovasc Surg. 2013;145(3):641-7.

22. Heath D, Edwards JE. The pathology of hypertensive pulmonary vascular disease; a description of six grades of structural changes in the pulmonary arteries with special reference to congenital cardiac septal defects. Circulation. 1958;18(4 Part 1):533-47.

23. Haworth SG, Hislop AA. Treatment and survival in children with pulmonary arterial hypertension: the UK Pulmonary Hypertension Service for Children 2001-2006. Heart. 2009;95(4):312-7.

24. Dyer KL, Pauliks LB, Das B, Shandas R, Ivy D, Shaffer EM, et al. Use of myocardial performance index in pediatric patients with idiopathic pulmonary arterial hypertension. J Am Soc Echocardiogr. 2006;19(1):21-7.

25. de Sa Ribeiro ZV, Tsutsui JM, Miranda RdA, Mohry S, Mathias W, Lopes AA. Doppler echocardiography and hemodynamic parameters in congenital heart disease with increased pulmonary flow. Arquivos Brasileiros de Cardiologia. 2010;94(5):592-600.

26. Alkon J, Humpl T, Manlhiot C, McCrindle BW, Reyes JT, Friedberg MK. Usefulness of the right ventricular systolic to diastolic duration ratio to predict functional capacity and survival in children with pulmonary arterial hypertension. Am J Cardiol. 2010;106(3):430-6.

27. Ajami GH, Cheriki S, Amoozgar H, Borzouee M, Soltani M. Accuracy of Doppler-derived estimation of pulmonary vascular resistance in congenital heart disease: an index of operability. Pediatr Cardiol. 2011;32(8):1168-74.

28. Cevik A, Kula S, Olgunturk R, Tunaoglu FS, Oguz AD, Pektas A, et al. Quantitative evaluation of right ventricle function by transthoracic echocardiography in childhood congenital heart disease patients with pulmonary hypertension. Echocardiography. 2012;29(7):840-8.

29. Wilkinson JL. Haemodynamic calculations in the catheter laboratory. Heart. 2001;85(1):113-20.

30. Lopes AA, O'Leary PW. Measurement, interpretation and use of haemodynamic parameters in pulmonary hypertension associated with congenital cardiac disease. Cardiology in the Young. 2009;19(5):431-5.

31. Giglia TM, Humpl T. Preoperative pulmonary hemodynamics and assessment of operability: is there a pulmonary vascular resistance that precludes cardiac operation? Pediatr Crit Care Med. 2010;11(2 Suppl):S57-69.

32. Beghetti M, Galiè N, Bonnet D. Can "inoperable" congenital heart defects become operable in patients with pulmonary arterial hypertension? Dream or reality? Congenit Heart Dis. 2012;7(1):3-11.

33. (CDC) CfDCaP. Improved national prevalence estimates for 18 selected major birth defects. United States, 1999-2001. 2006. p. 1301.

34. Fox D, Devendra GP, Hart SA, Krasuski RA. When 'blue babies' grow up: What you need to know about tetralogy of Fallot. Cleve Clin J Med. 2010;77(11):821-8.

35. Digilio MC, Luca AD, Lepri F, Guida V, Ferese R, Dentici ML, et al. JAG1 mutation in a patient with deletion 22q11.2 syndrome and tetralogy of Fallot. Am J Med Genet A. 2013;161A(12):3133-6.

36. Bjornard K, Riehle-Colarusso T, Gilboa SM, Correa A. Patterns in the prevalence of congenital heart defects, metropolitan Atlanta, 1978 to 2005. Birth Defects Res. A Clin Mol Teratol. 2013;97(2):87-94.

37. Dick M, Fyler DC, Nadas AS. Tricuspid atresia: clinical course in 101 patients. Am J Cardiol. 1975;36(3):327-37.

38. Valente AM, Cook S, Festa P, Ko HH, Krishnamurthy R, Taylor AM, et al. Multimodality imaging guidelines for patients with repaired tetralogy of Fallot: a report from the American Society of Echocardiography: developed in collaboration with the Society for Cardiovascular Magnetic Resonance and the Society for Pediatric Radiology. J Am Soc Echocardiogr. 2014;27(2):111-41.

39. Anderson K, Prylutska H, Ducharme A, Finnerty V, Grégoire J, Marcotte F, et al. Evaluation of the right ventricle: comparison of gated blood-pool single photon electron computed tomography and echocardiography with cardiac magnetic resonance. Int J Cardiol. 2014;171(1):1-8.

40. Yoo S-J, Kellenberger CJ, Roman KS, Al-Habshan F, Branson H, Sun A-M, et al. Magnetic resonance evaluation of pulmonary circulation in children. Progress in Pediatric Cardiology. 2006;22:221-3.

41. Therrien J, Provost Y, Merchant N, Williams W, Colman J, Webb G. Optimal timing for pulmonary valve replacement in adults after tetralogy of Fallot repair. Am J Cardiol. 2005;95(6):779-82.

42. Oosterhof T, van Straten A, Vliegen HW, Meijboom FJ, van Dijk AP, Spijkerboer AM, et al. Preoperative thresholds for pulmonary valve

replacement in patients with corrected tetralogy of Fallot using cardiovascular magnetic resonance. Circulation. 2007;116(5):545-51.

43. Hundley WG, Bluemke DA, Finn JP, Flamm SD, Fogel MA, Friedrich MG, et al. ACCF/ACR/AHA/NASCI/SCMR 2010 expert consensus document on cardiovascular magnetic resonance: a report of the American College of Cardiology Foundation Task Force on Expert Consensus Documents. J Am Coll Cardiol. 2010;55(23):2614-62.

44. Babu-Narayan SV, Kilner PJ, Li W, Moon JC, Goktekin O, Davlouros PA, et al. Ventricular fibrosis suggested by cardiovascular magnetic resonance in adults with repaired tetralogy of Fallot and its relationship to adverse markers of clinical outcome. Circulation. 2006;113(3):405-13.

45. Bove T, Vandekerckhove K, Devos D, Panzer J, De Groote K, De Wilde H, et al. Functional analysis of the anatomical right ventricular components: should assessment of right ventricular function after repair of tetralogy of Fallot be refined? Eur J Cardiothorac Surg. 2014;45(2):e6-12.

46. Al Habib HF, Jacobs JP, Mavroudis C, Tchervenkov CI, O'Brien SM, Mohammadi S, et al. Contemporary patterns of management of tetralogy of Fallot: data from the Society of Thoracic Surgeons Database. Ann Thorac Surg. 2010;90(3):813-9; discussion 9-20.

47. Egbe AC, Mittnacht AJ, Nguyen K, Joashi U. Risk factors for morbidity in infants undergoing tetralogy of Fallot repair. Ann Pediatr Cardiol. 2014;7(1):13-8.

48. Edward JE BH. Congenital tricuspid atresia: a classification. Med Clin North Am. 1949;33:1117-9.

49. Ho PK, Lai CT, Wong SJ, Cheung YF. Three-dimensional mechanical dyssynchrony and myocardial deformation of the left ventricle in patients with tricuspid atresia after Fontan procedure. J Am Soc Echocardiogr. 2012;25(4):393-400.

50. Fogel MA. Cardiac magnetic resonance of single ventricles. J Cardiovasc Magn Reson. 2006;8(4):661-70.

51. Prakash A, Travison TG, Fogel MA, Hurwitz LM, Powell AJ, Printz BF, et al. Relation of size of secondary ventricles to exercise performance in children after fontan operation. Am J Cardiol. 2010;106(11):1652-6.

52. Glatz AC, Rome JJ, Small AJ, Gillespie MJ, Dori Y, Harris MA, et al. Systemic-to-pulmonary collateral flow, as measured by cardiac magnetic resonance imaging, is associated with acute post-Fontan clinical outcomes. Circ Cardiovasc Imaging. 2012;5(2):218-25.

53. Odenwald T, Quail MA, Giardini A, Khambadkone S, Hughes M, Tann O, et al. Systemic to pulmonary collateral blood flow influences early outcomes following the total cavopulmonary connection. Heart. 2012;98(12):934-40.

54. Rathod RH, Prakash A, Powell AJ, Geva T. Myocardial fibrosis identified by cardiac magnetic resonance late gadolinium enhancement is associated with adverse ventricular mechanics and ventricular tachycardia late after Fontan operation. J Am Coll Cardiol. 2010;55(16):1721-8.

55. Fiore AC, Turrentine M, Rodefeld M, Vijay P, Schwartz TL, Virgo KS, et al. Fontan operation: a comparison of lateral tunnel with extracardiac conduit. Ann Thorac Surg. 2007;83(2):622-9; discussion 9-30.

56. Chowdhury UK, Govindappa RM, Das P, Ray R, Kalaivani M, Reddy SM. Histomorphometric analysis of intrapulmonary vessels in patients undergoing bidirectional Glenn shunt and total cavopulmonary connection. J Thorac Cardiovasc Surg. 2010;140(6):1251-6.e1-14.

57. Kreutzer GO, Schlichter AJ, Kreutzer C. The Fontan/Kreutzer procedure at 40: an operation for the correction of tricuspid atresia. Semin Thorac Cardiovasc Surg Pediatr Card Surg Annu. 2010;13(1):84-90.

58. Bridges ND, Lock JE, Castaneda AR. Baffle fenestration with subsequent transcatheter closure. Modification of the Fontan operation for patients at increased risk. Circulation. 1990;82(5):1681-9.

59. Ohuchi H, Kagisaki K, Miyazaki A, Kitano M, Yazaki S, Sakaguchi H, et al. Impact of the evolution of the Fontan operation on early and late mortality: a single-center experience of 405 patients over 3 decades. Ann Thorac Surg. 2011;92(4):1457-66.

60. d'Udekem Y, Xu MY, Galati JC, Lu S, Iyengar AJ, Konstantinov IE, et al. Predictors of survival after single-ventricle palliation: the impact of right ventricular dominance. J Am Coll Cardiol. 2012;59(13):1178-85.

CARDIOPATIAS CONGÊNITAS COM MANIFESTAÇÃO OU TRANSIÇÃO PARA O ADULTO

80

Maria Angélica Binotto
Santiago Raul Arrieta
Sonia Maria Mesquita
Sonia Meiken Franchi

1 INTRODUÇÃO

Nas últimas décadas, houve um aumento significativo no número de adultos com cardiopatia congênita entre a população geral, como resultado dos avanços nos tratamentos clínico e cirúrgico realizados no período neonatal e na infância, de tal forma que hoje a relação adulto/criança com cardiopatia congênita ultrapassa 2:1.[1,2] A prevalência de cardiopatia congênita na população adulta é atualmente estimada em 3 para cada 1.000 adultos, com consequente aumento de casos de insuficiência cardíaca, internação hospitalar e custos com esses pacientes, visto que muitos deles demandam seguimento especializado em hospitais terciários.[2]

A doença cardíaca congênita no adulto envolve diferentes formas de apresentação. Há os adultos cujo diagnóstico é realizado somente na vida adulta, por exemplo a comunicação interatrial; aqueles com cirurgia cardíaca paliativa prévia e suas consequências, como, por exemplo, a tetralogia de Fallot com *shunt* sistêmico pulmonar realizado previamente, e aqueles com complicações ou lesões residuais decorrentes de cirurgias corretivas realizadas na infância, como recoarctação de aorta, com formação de pseudoaneurisma ou dilatação de aorta ascendente.[3]

O tratamento desses pacientes de meia-idade ou idosos que apresentam lesões residuais com repercussão hemodinâmica pode se associar a doenças adquiridas, como doença isquêmica, dificultando ainda mais a abordagem terapêutica.[3]

Aproximadamente 80% dos óbitos nos pacientes adultos com cardiopatia congênita estão associados a insuficiência cardíaca, morte súbita, arritmias e complicações vasculares. A insuficiência cardíaca pode ocorrer com função sistólica preservada ou não. A taquicardia por reentrada é comum nessa população, podendo chegar a 50% dos casos de arritmia atrial, decorrente da atriotomia prévia. As complicações vasculares envolvem desenvolvimento de hipertensão pulmonar, dilatação de raiz da aorta, formação de aneurismas e insuficiência venosa.[3]

Outro ponto a ressaltar, é a necessidade de orientação e seguimento para questões relacionadas à contracepção, gestação e parto, cirurgias não cardíacas e, eventualmente, tratamento de complicações como endocardite, fenômenos tromboembólicos, entre outros.[4]

Desse modo, ressalta-se a importância do treinamento dos cardiologistas no reconhecimento, tratamento e acompanhamento de pacientes adultos portadores de cardiopatias congênitas.

2 CARDIOPATIAS CONGÊNITAS MAIS FREQUENTES NA IDADE ADULTA

2.1 COMUNICAÇÃO INTERATRIAL

A comunicação interatrial (CIA) é uma das cardiopatias congênitas que mais frequentemente tem apresentação inicial na idade adulta.

Muitos pacientes com uma CIA moderada não apresentam sintomas durante muitos anos. A presença de sintomas correlaciona-se ao aumento progressivo do *shunt* da esquerda para a direita com o passar do tempo, secundário à redução da complacência do ventrículo esquerdo em relação ao direito, ou, ainda, qualquer condição acompanhada de elevação da pressão atrial esquerda (valvopatia mitral e aórtica, hipertensão arterial sistêmica, doença isquêmica).

Dispneia aos esforços é o sintoma inicial na maioria dos casos. Palpitações são frequentes, particularmente acima dos 40 anos, quando aumenta a incidência de *flutter* e fibrilação atrial. Muitas vezes, o achado casual de cardiomegalia na radiografia de tórax sugere o diagnóstico. Alguns pacientes podem desenvolver gradualmente hipertensão arterial pulmonar e sinais de insuficiência cardíaca direita. A gestação é usualmente bem tolerada, embora haja um risco pequeno de arritmias, insuficiência cardíaca e embolia paradoxal.[5]

O exame do precórdio de pacientes com uma CIA grande pode revelar impulsões sistólicas na borda esternal esquerda; o tronco pulmonar dilatado pode ser palpado na área pulmonar. A ausculta de um desdobramento amplo e fixo da segunda bulha na área pulmonar denota o aumento do volume ejetado pelo ventrículo direito. Um sopro sistólico ejetivo grau 2 pode ser audível na área pulmonar; pode haver um sopro mesodiastólico audível na área tricúspide por causa do fluxo aumentado através da valva tricúspide.

A radiografia de tórax de pacientes com CIA grande mostra aumento da área cardíaca à custa de câmaras direitas, dilatação da artéria pulmonar e aumento da trama vascular pulmonar (Figura 80.1). O eletrocardiograma apresenta um padrão na derivação V_1 tipo rsR' ou RSR' que se relaciona com a sobrecarga de volume do ventrículo direito.

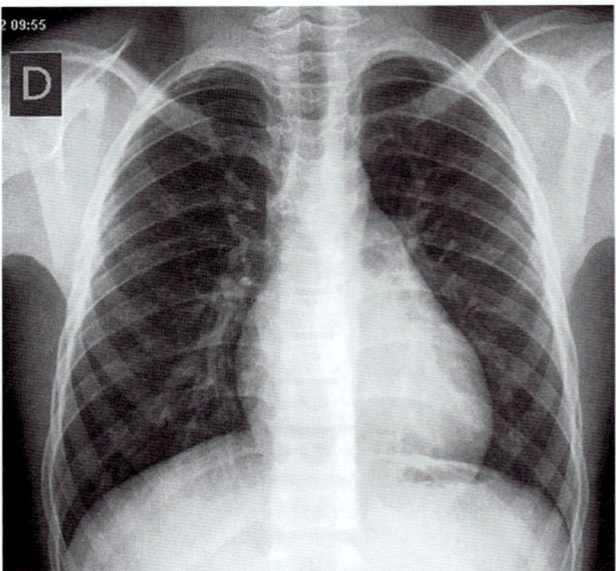

FIGURA 80.1 Radiografia do tórax de paciente de 35 anos com comunicação interatrial grande – observam-se aumento da área cardíaca à custa de câmaras direitas, dilatação da artéria pulmonar e aumento da trama vascular pulmonar.

O ecocardiograma é um método seguro e não invasivo que permite a adequada visualização do septo atrial, caracterizando a topografia, o número, o diâmetro e a repercussão do defeito nas cavidades direitas (Figura 80.2). A visualização de todos esses elementos pode ser obtida pelos cortes subcostal e paraesternal direito. No corte apical de quatro câmaras, identifica-se a repercussão do defeito pelas dimensões das cavidades direitas. Em adultos, pode haver dificuldade do diagnóstico de CIA, *ostium secundum* e seio venoso em aproximadamente 30% dos casos, o que implica a necessidade da modalidade transesofágica. Além disso, o método é obrigatório para selecionar os defeitos com características adequadas à oclusão percutânea do defeito.

O estudo hemodinâmico é indicado para os casos em que há dúvida sobre a resistência vascular pulmonar ou para a exclusão de doença coronária em pacientes com idade superior a 40 anos.

A oclusão do defeito exige uma análise criteriosa que envolva os seguintes parâmetros: diâmetro do defeito geralmente maior que 10 mm, *shunt* da esquerda para a direita e relação QP/QS maior que 1,5:1, dilatação das cavidades direitas e ausência de hipertensão pulmonar significativa. Quando disponível, a oclusão por prótese pelo cateterismo cardíaco deve ser considerada para defeitos tipo *ostium secundum*. Nesses casos, é indispensável que o defeito tenha bordas adequadas para permitir a fixação da prótese. Para os demais, a correção cirúrgica está indicada, com mortalidade inferior a 1% e excelente evolução.[5] Ainda, pacientes que apresentam embolia paradoxal ou ortodeoxia-platipneia, a presença de uma CIA, mesmo que pequena, deve ser considerada para a oclusão do defeito. Em razão da evolução desfavorável a longo prazo entre pacientes em evolução natural e considerando a baixa taxa de mortalidade e a excelente evolução pós-operatória, recomenda-se o fechamento do defeito precocemente, de forma eletiva, em idade pré-escolar.

Pacientes submetidos à oclusão do defeito abaixo de 25 anos de idade têm sobrevida em longo prazo semelhante à população normal. Arritmias podem ocorrer na evolução tardia, incluindo taquicardia por reentrada intra-atrial, *flutter* atrial e disfunção do nó sinusal.[3] O risco de arritmias persistentes é maior para pacientes operados após os 40 anos de idade.[6] Com a idade, o remodelamento arteriolar pode levar a um aumento da resistência vascular pulmonar; entretanto, apresentação como síndrome de Eisenmenger é rara. Estudos recentes demonstraram o benefício da oclusão do defeito em pacientes acima de 60 anos, com poucos óbitos e complicações maiores, tanto após fechamento percutâneo quanto cirúrgico.[7]

Os pacientes que seguem a evolução natural podem desenvolver insuficiência cardíaca direita, insuficiência tricúspide, arritmias e hipertensão pulmonar e apresentam menor sobrevida quando comparados à população normal (Figura 80.3).

2.2 FORAME OVAL PATENTE

O forame oval patente (FOP) está presente em aproximadamente 20% da população adulta, podendo permitir um *shunt* do átrio direito para o esquerdo e, por fim, embolia paradoxal. Isso ocorre quando a pressão atrial direita excede a esquerda, favorecendo o fluxo de sangue da direita para a esquerda em situações como tosse, espirro e após a manobra de Valsalva.

Aproximadamente 50% dos pacientes que apresentaram um acidente vascular encefálico isquêmico (AVEI) criptogênico apresentam um FOP, sugerindo que a embolia paradoxal seja uma causa relevante dessa complicação. A associação é mais importante em pacientes portadores de aneurisma da fossa oval. A taxa de recorrência de um AVEI em pacientes com FOP é em torno de 2% ao ano.

Estudos observacionais sugerem que o tratamento clínico com agentes antiagregantes plaquetários ou antitrombóticos reduz a taxa de recorrência de eventos. No entanto, o estudo WARSS (Warfarin Aspirin Recurrent Stroke Study) não mostrou diferença na taxa de recorrência em pacientes recebendo antiagregantes ou antitrombóticos.[8]

Estudos não randomizados observacionais sugerem também haver benefício com o fechamento do forame oval em condições como AVEI criptogênico, enxaqueca com aura, mal da descompressão e síndrome de platipneia-ortodeoxia. No entanto, o estudo randomizado CLOSURE I (Evaluation of the STARFlex Septal Closure System in Patients With a Stroke or TIA Due to the Possible Passage of a Cloth of Unknown Origin Through a Patent Foramen Ovale), que procurou avaliar o efeito do fechamento do forame oval com a prótese STARFlex sobre a ocorrência de AVEI criptogênico e ataque isquêmico transitório em comparação com o tratamento clínico (varfarina, aspirina, varfarina associada a aspirina), não demonstrou benefício da oclusão sobre o tratamento clínico. As evidências científicas quanto ao fechamento ou não do FOP ainda são controversas.[9,10,11] Resultados de estudos randomizados para prevenção secundária do AVCI e tratamento da enxaqueca grave são aguardados para esclarecer o papel do fechamento percutâneo do FOP.[12,13]

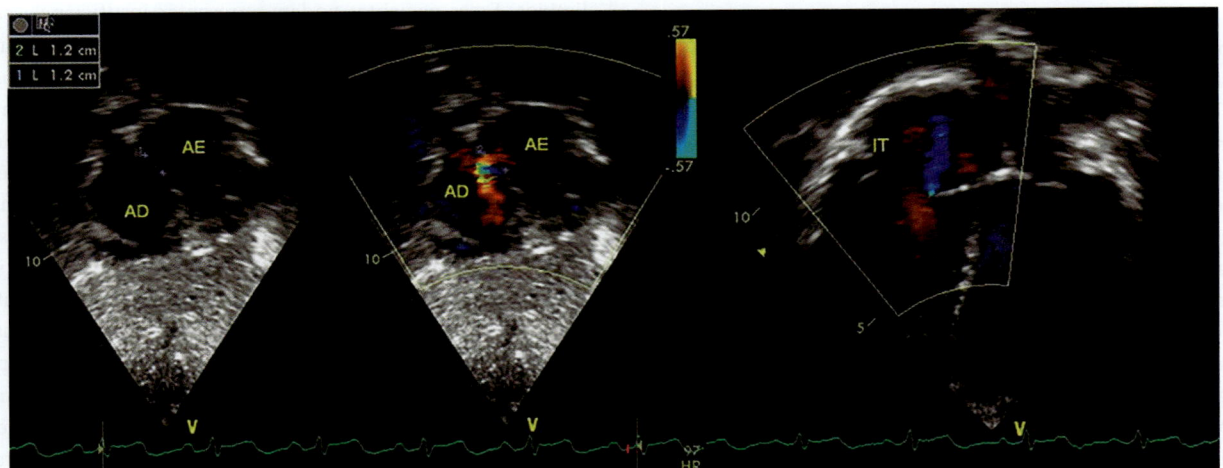

FIGURA 80.2 Ecocardiograma de um paciente com comunicação interatrial - à esquerda, no corte subcostal, descontinuidade do septo interatrial medindo aproximadamente 12 mm na região da fossa oval. Ao centro, a mesma projeção com o mapeamento em cores, mostrando o fluxo em vermelho através do defeito, representando o *shunt* do átrio esquerdo para o direito. À direita, observam-se no corte apical de quatro câmaras as câmaras direitas dilatadas e um jato de insuficiência tricúspide. AD: átrio direito; AE: átrio esquerdo; IT: insuficiência tricúspide.

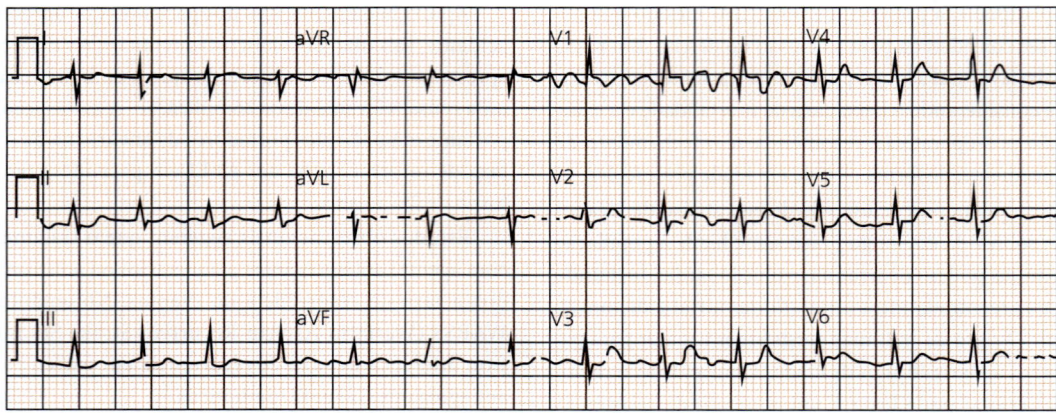

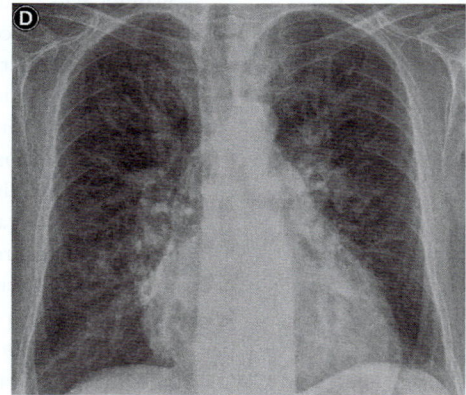

FIGURA 80.3 Eletrocardiograma de paciente de 71 anos de idade, com diagnóstico de comunicação interatrial tipo *ostium secundum*, mostra ritmo de fibrilação atrial e sobrecarga ventricular direita. Na radiografia do tórax observam-se aumento da área cardíaca, aumento da trama vascular pulmonar e dilatação do tronco pulmonar.

2.3 TETRALOGIA DE FALLOT

A característica fundamental dessa entidade é o desvio anterior do septo infundibular em relação ao septo interventricular, que resulta no estreitamento da via de saída do ventrículo direito (estenose pulmonar infundibulovalvar), na comunicação interventricular perimembranosa e, como consequência desses defeitos, na dextroposição da aorta, que cavalga o septo interventricular, e na hipertrofia miocárdica do ventrículo direito. Existe uma ampla variabilidade anatômica relacionada à magnitude do desvio do septo infundibular causando maior ou menor grau de obstrução ao fluxo pulmonar efetivo. Esses aspectos anatômicos determinam a exteriorização clínica de maior ou menor grau de hipoxemia e explicam a razão pela qual alguns pacientes podem alcançar a idade adulta sem tratamento cirúrgico da malformação. Esses pacientes provavelmente tinham uma situação anatômica mais favorável, em que a estenose pulmonar é moderada e o grau de dextroposição da aorta é discreto, permitindo um fluxo pulmonar balanceado. Pacientes com atresia pulmonar e múltiplos colaterais sistêmico-pulmonares podem também chegar à idade adulta sem nenhuma

intervenção ou, ainda, seguindo um ou mais procedimentos paliativos. Esses pacientes podem apresentar insuficiência cardíaca congestiva e disfunção sistólica secundárias à sobrecarga de volume pelos colaterais ou, ainda, sintomas relacionados à hipertensão pulmonar. Pacientes em história natural podem se apresentar com policitemia secundária a hipoxemia crônica, consequente hiperviscosidade sanguínea e expostos à ocorrência de eventos trombóticos e abscesso cerebral. A endocardite infecciosa, a disfunção ventricular e as arritmias cardíacas são outras complicações que podem ocorrer em pacientes que seguem a evolução natural. Pode haver hemoptise em pacientes gravemente hipoxêmicos, secundária à ruptura de vasos colaterais sistêmico-pulmonares. Por outro lado, a sobrevida dos pacientes submetidos à correção cirúrgica na infância é excelente, maior que 90% em 30 anos. As principais causas de óbito em pacientes operados são arritmia e falência cardíaca. O risco tardio de morte é baixo, em torno de 0,5% ao ano, mas aumenta progressivamente, em torno de 0,1% por década.[14]

Na população de adultos com diagnóstico de cardiopatia congênita operada a tetralogia de Fallot é, entre as cardiopatias congênitas cianogênicas, a mais frequente, sendo o seu prognóstico relacionado ao substrato anatômico inicial. Dessa forma, torna-se importante o conhecimento de detalhes relacionados à idade na cirurgia, do tipo de procedimento cirúrgico realizado, da magnitude dos defeitos residuais e das alterações evolutivas do miocárdio.

Após a cirurgia, todos os pacientes devem ser acompanhados regularmente em centros especializados em cardiopatias congênitas no adulto.[15,16] Atenção deve ser direcionada ao grau de insuficiência e/ou estenose pulmonar residual, à dilatação e função do ventrículo direito[17,18] e à estratificação de risco para arritmias graves e morte súbita.[15] Outras complicações e defeitos residuais incluem: aneurisma na via de saída do ventrículo direito, comunicação interventricular, insuficiência da valva aórtica secundária à dilatação da raiz aórtica, disfunção ventricular esquerda e endocardite.

Em geral, a insuficiência pulmonar residual cursa sem a exteriorização de sintomas, mas exames de rotina podem identificar o grau de dilatação do ventrículo direito e de regurgitação da valva pulmonar. Ocorrem dilatação progressiva do ventrículo direito, insuficiência tricúspide secundária, dilatação atrial direita e arritmias atriais. A dilatação do ventrículo direito com o tempo leva ao comprometimento do desempenho sistólico, a alterações elétricas com prolongamento da condução intraventricular e circuitos de reentrada, favorecendo a ocorrência de taquicardia ventricular e morte súbita.[19] Sintomas ocorrem quando há disfunção sistólica estabelecida, podendo ser irreversível nessa fase.

A radiografia do tórax pode apresentar cardiomegalia à custa de câmaras direitas e, eventualmente, dilatação da aorta ascendente (Figura 80.4). O eletrocardiograma em repouso mostra bloqueio de ramo direito praticamente em todos os pacientes, particularmente quando houve ventriculotomia. O bloqueio completo do ramo direito acompanha a grande maioria dos pacientes operados, mas a observação sistemática da duração do QRS nos permite inferir o grau de dilatação do ventrículo direito, sendo que valores superiores a 0,18 segundo são considerados marcadores na estratificação do risco para o desenvolvimento de arritmias graves e morte súbita (Figura 80.5). O ecocardiograma traz subsídios importantes para quantificar a magnitude das lesões residuais, as dimensões e a função ventricular, as dimensões da raiz aórtica e o grau de insuficiência aórtica.

A ressonância magnética é considerada padrão ouro na avaliação pós-operatória tardia, pois permite mensurar as consequências funcionais da insuficiência pulmonar residual no ventrículo direito por estabelecer o volume diastólico final indexado pela superfície corpórea, que irá orientar o momento da reintervenção cirúrgica.[20] Embora não exista um consenso, a substituição da valva pulmonar tem sido indicada quando o volume diastólico final do ventrículo direito for igual ou superior a 150 mL/m^2 de superfície corpórea e volume sistólico final de 85 mL/m^2 (Figura 80.6). Além da ressonância magnética, o teste

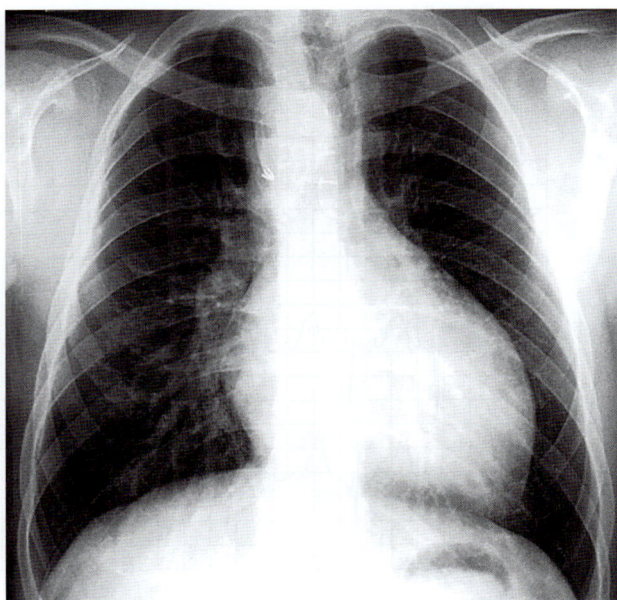

FIGURA 80.4 Radiografia do tórax de um paciente de 23 anos, submetido à correção cirúrgica da tetralogia de Fallot aos sete anos de idade e com insuficiência pulmonar residual importante. Nota-se aumento da área cardíaca à custa do ventrículo direito.

ergoespirométrico realizado de forma seriada também é importante, por permitir a detecção precoce de deterioração subclínica da função ventricular direita. Tanto os pacientes que seguem a evolução natural como aqueles que foram operados devem ser orientados quanto à profilaxia para endocardite infecciosa.

A orientação quanto à prática de exercícios físicos deve ser individualizada. Pacientes sem lesões residuais significativas, com função ventricular preservada, sem insuficiência aórtica ou dilatação da aorta ascendente e QRS estreito não necessitam de restrição de exercícios. Para os demais, recomenda-se a prática de exercícios com baixo componente dinâmico e estático (Bethesda Classe IA).[21]

2.4 ANOMALIA DE EBSTEIN

A anomalia de Ebstein é uma doença relativamente rara (1% das cardiopatias congênitas), caracterizada por malformação e acolamento dos folhetos septal e posterior da valva tricúspide no endocárdio do ventrículo direito, de tal forma que a abertura da valva é deslocada em direção à ponta do ventrículo direito, criando uma porção fina e dilatada do mesmo, denominada porção atrializada. A coaptação dos folhetos raramente é adequada, gerando graus variáveis de insuficiência tricúspide. A maioria dos pacientes apresenta uma comunicação interatrial ou um forame oval patente. Pode haver associação com outros defeitos, sendo mais comum a estenose ou atresia da valva pulmonar. Cerca de um quarto dos pacientes apresenta vias de condução acessórias.[22]

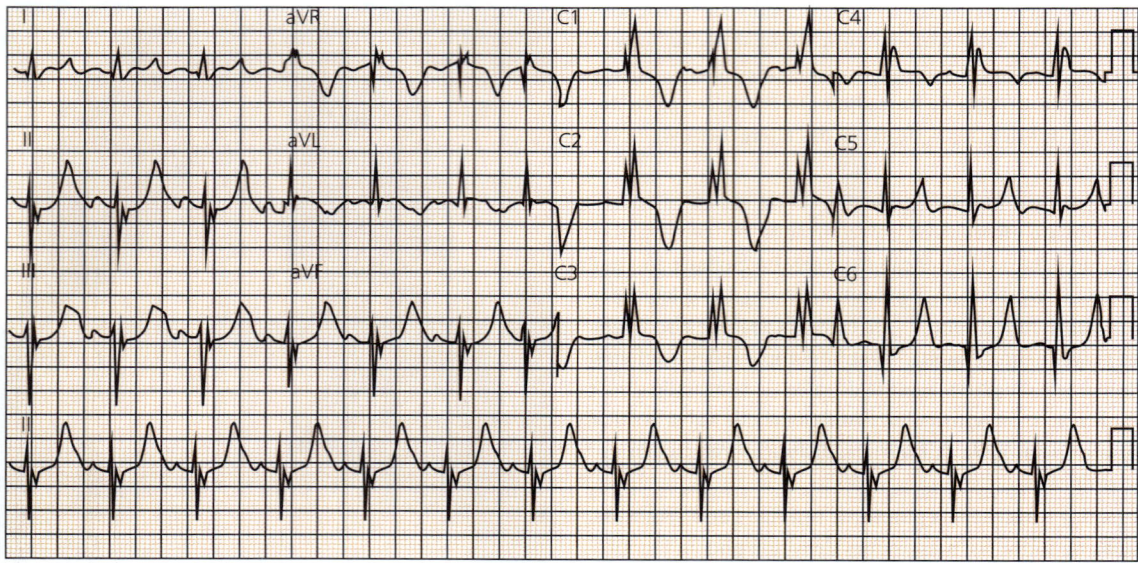

FIGURA 80.5 Eletrocardiograma em repouso do paciente da Figura 80.4 – observa-se ritmo sinusal com bloqueio completo do ramo direito e duração do QRS de 160 ms.

A apresentação clínica é muito variável, dependendo da gravidade das alterações anatômicas e dos defeitos associados. Pacientes com malformação grave têm apresentação neonatal. Pacientes com alterações relativamente discretas são geralmente assintomáticos ou pouco sintomáticos e, por vezes, o diagnóstico é feito incidentalmente na adolescência ou na idade adulta, com manifestação inicial de arritmia. Os sintomas mais frequentes são dispneia, fadiga, baixa tolerância aos esforços, dor torácica, palpitações ou síncope. Aqueles com alterações severas apresentam *shunt* direita-esquerda pela CIA ou pelo forame oval, desenvolvendo cianose.

Pacientes portadores de forma leve da anomalia podem apresentar apenas um sopro sistólico, que corresponde a disfunção da valva tricúspide. Pode haver sinais de baixo débito sistêmico,

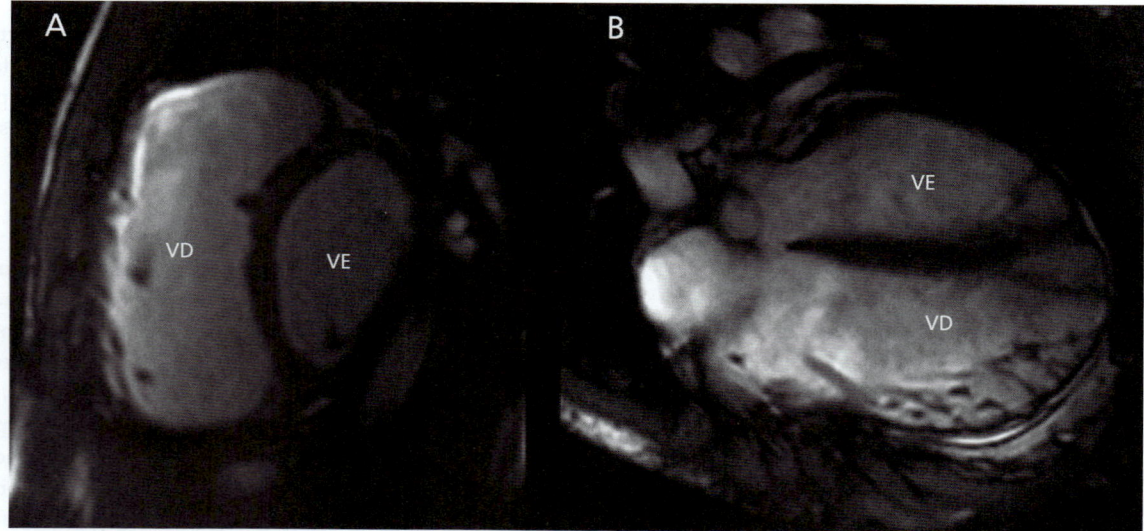

FIGURA 80.6 Ressonância magnética cardíaca de um paciente no pós-operatório tardio de correção de tetralogia de Fallot com insuficiência pulmonar residual importante. Presença de grande dilatação de ventrículo direito demonstrada nos cortes de eixo curto (A) e eixo longo (B). VD: ventrículo direito; VE: ventrículo esquerdo. (Imagem cedida gentilmente pela Dra. Valeria Moreira.)

como pulso fino e cianose periférica ou cianose central decorrente de *shunt* direita-esquerda pela CIA ou forame oval.

As características fundamentais do exame clínico do precórdio incluem sopro holossistólico, audível na borda esternal esquerda baixa e que aumenta com a inspiração. Pode haver desdobramento amplo da primeira e segunda bulhas, terceira ou quarta bulhas com ritmo em três ou quatro tempos. No exame clínico pode haver hepatomegalia.[23]

O ECG é valioso no diagnóstico da anomalia de Ebstein. Podemos ter prolongamento de intervalo PR, aumento do átrio direito e bloqueio de ramo direito, com baixas voltagens do QRS nas derivações direitas. Ondas Q profundas em DII, DIII e AVF e V1 a V4. Pré-excitação pode ou não estar evidente.[23]

A radiografia é um bom exame para se avaliar a repercussão do defeito. Nos casos leves, a área cardíaca pode ser normal ou discretamente aumentada, enquanto nos casos graves há uma cardiomegalia maciça com redução da vascularidade pulmonar. Há aumento importante do átrio direito, com formato globoso do coração.

O diagnóstico é confirmado pelo ecocardiograma, que possibilita uma excelente definição anatômica e funcional do defeito, além de demonstrar outros defeitos associados (Figura 80.7).

A ressonância magnética do coração pode ser realizada no pré-operatório, para maior detalhamento da valva tricúspide, do ventrículo direito e da função ventricular (Figura 80.8).

As complicações mais comuns são insuficiência tricúspide importante, disfunção ventricular direita, abscesso cerebral, embolia paradoxal, embolia pulmonar e taquiarritmias.

O tratamento cirúrgico está indicado nas seguintes condições:[23]

1. Insuficiência tricúspide ao menos moderada com sintomas ou deterioração de classe funcional (IC).
2. Cianose com saturação de oxigênio arterial abaixo de 90% (nível de evidência B).
3. Ocorrência de embolia paradoxal (nível de evidência B)
4. Arritmias supraventriculares não controladas (nível de evidência B).

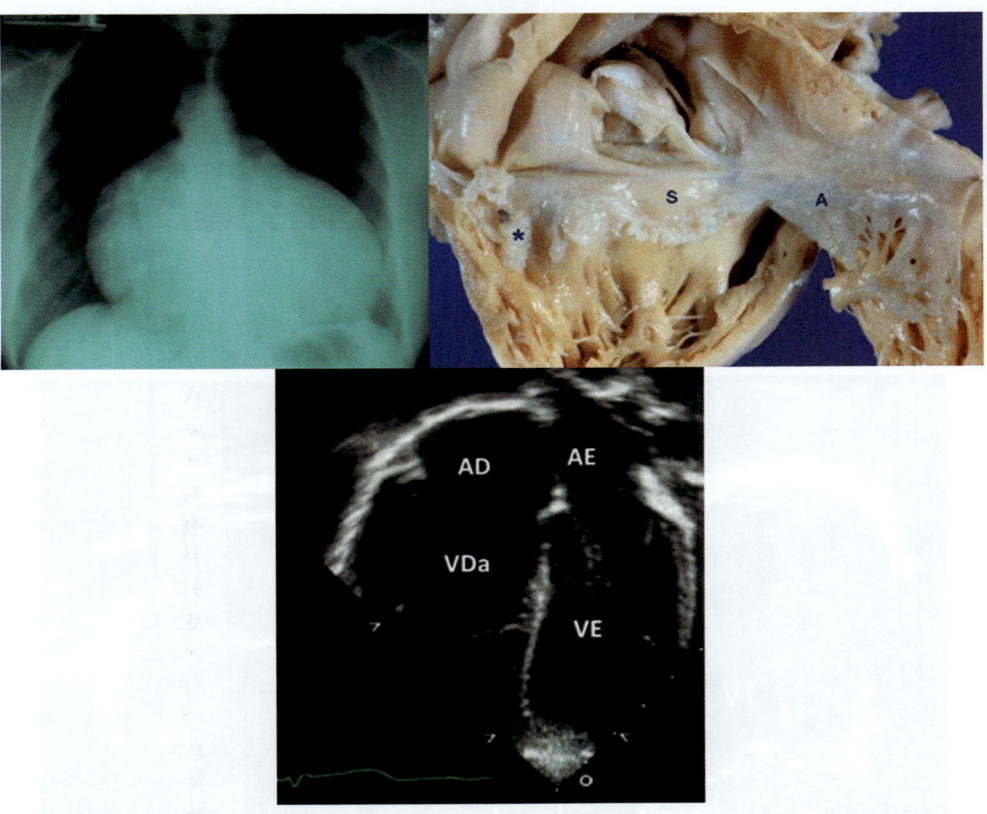

FIGURA 80.7 A imagem apresentada superiormente e à esquerda mostra uma radiografia de tórax de um paciente portador de anomalia de Ebstein com o aspecto típico em "moringa", mostrando importante cardiomegalia à custa de câmaras direitas e trama vascular pulmonar reduzida. A imagem superior e à direita mostra um espécime anatômico com anomalia de Ebstein, mostrando o acolamento do folheto septal da valva tricúspide acolada na parede do VD. No canto inferior, uma imagem ecocardiográfica em corte apical de quatro câmaras mostrando o deslocamento apical do folheto septal da valva tricúspide e a porção atrializada do ventrículo direito. A: cúspide anterior da valva tricúspide; AD: átrio direito; AE: átrio esquerdo; S: cúspide septal da valva tricúspide; VDa: ventrículo direito atrializado; VE: ventrículo esquerdo.

5. Cardiomegalia assintomática progressiva (índice cardiotorácico > 65%)[23] com ou sem diminuição da função sistólica do VD (IIaC).

Quando indicado o tratamento cirúrgico, sempre que possível, a valva deve ser preservada e os defeitos associados corrigidos. Inúmeras técnicas de plastia já foram empregadas, e, atualmente, a reconstrução da valva tricúspide com a técnica do cone[24] vem sendo utilizada com bons resultados a curto, médio e longo prazos,[25] com baixa mortalidade hospitalar, restaurando a área funcional do ventrículo direito e permitindo remodelamento reverso do coração, além da melhora clínica do paciente (Figura 80.9). Esta técnica também tem sido empregada em caso de reoperações da valva tricúspide, com bons resultados a curto prazo.[26] Nos casos em que a plastia ou a reconstrução da valva não for possível, procede-se com a substituição valvar. Pacientes com taquiarritmias secundárias a vias anômalas têm indicação de ablação por cateter. O tratamento da arritmia pode ser concomitante à cirurgia.

Recomendações para acompanhamento do paciente:[23]

1. Acompanhamento regular, ao menos anual, em centro especializado.

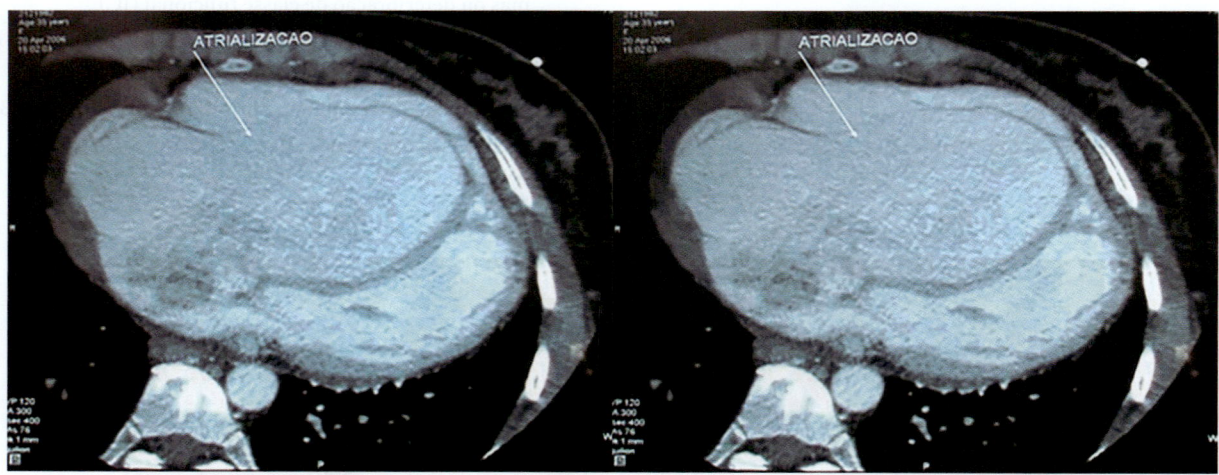

FIGURA 80.8 Imagem de ressonância magnética de um paciente portador de anomalia de Ebstein mostrando grande porção atrializada do ventrículo direito (VD). (Imagem cedida gentilmente pelo Dr. José Pedro da Silva.)

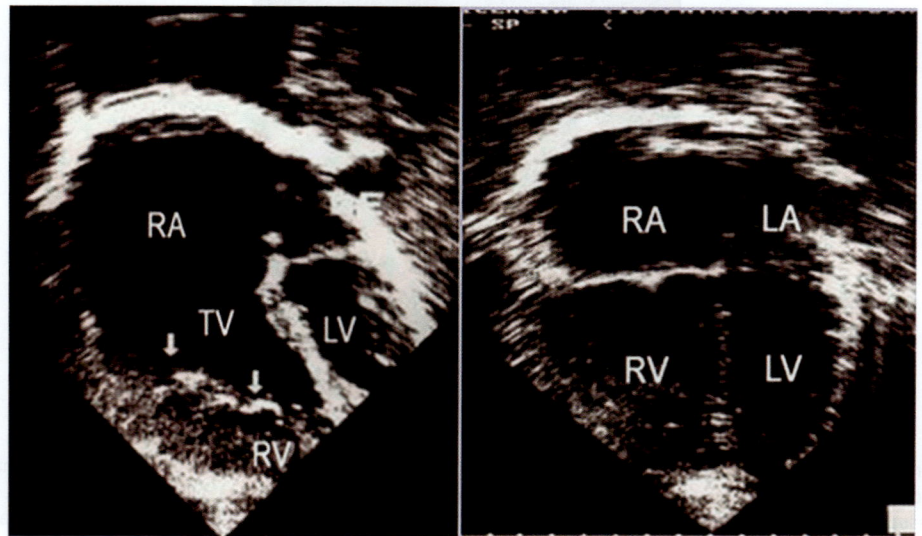

FIGURA 80.9 Imagem ecocardiográfica, corte em quatro câmaras, mostrando acolamento do folheto da tricúspide na anomalia de Ebstein no pré-operatório e outra imagem no pós-operatório após correção pela técnica do cone. (Imagem cedida gentilmente pelo Dr. José Pedro da Silva.)

2. Pacientes sem lesão residual estão liberados para atividades físicas não competitivas. Pacientes que apresentam pelo menos insuficiência tricúspide leve, disfunção ventricular, cianose ou arritmia devem evitar exercícios isométricos pesados.

3. Pacientes assintomáticas, com boa função ventricular, toleram bem a gestação. Há risco de arritmia, falência ventricular e embolia paradoxal. Serão de maior risco se apresentarem cianose, arritmia grave ou disfunção de ventrículo direito.

2.5 TRANSPOSIÇÃO CORRIGIDA DAS GRANDES ARTÉRIAS

Na transposição anatomicamente corrigida das grandes artérias (TCGA) o átrio direito está conectado ao ventrículo morfológico esquerdo, de onde emerge a artéria pulmonar; o átrio esquerdo conecta-se ao ventrículo morfologicamente direito que dá origem à aorta, quase sempre situada anteriormente e à esquerda da artéria pulmonar. Desta forma o retorno venoso sistêmico é direcionado para a artéria pulmonar e o retorno venoso pulmonar, para a aorta, portanto na direção normal e com o ventrículo morfologicamente direito dando suporte à circulação sistêmica. A maioria dos pacientes apresenta um ou mais defeitos associados, doas quais os mais frequentes são a comunicação interventricular (70%), graus variados de obstrução da via de saída do ventrículo esquerdo (40%) e alterações da valva tricúspide, com características de Ebstein, ou, ainda, associação entre eles.[27] Raramente (1% dos casos), pode não haver defeito cardíaco associado. Adicionalmente, o nó atrioventricular e o feixe de His têm uma posição anômala, podendo desenvolver fibrose com o passar do tempo e, consequentemente, bloqueio atrioventricular total, com frequência ao redor de 2% ao ano.[28]

A história natural e as manifestações clínicas dependem das lesões associadas. Em geral, quando há comunicação interventricular, sintomas de insuficiência cardíaca já aparecem na infância. Quando há comunicação interventricular e estenose pulmonar, há graus variados de cianose. Nos casos de TCGA isolada não há repercussão clínica na infância e idade adulta precoce. Os pacientes são assintomáticos e o diagnóstico é feito por alterações encontradas em exames de radiografia de tórax e eletrocardiograma realizados de rotina. Disfunção do ventrículo sistêmico (VD) com insuficiência da valva atrioventricular esquerda (especialmente tipo Ebstein) pode causar dispneia e intolerância ao exercício por volta da quarta ou quinta década de vida. Há uma tendência progressiva a distúrbios de condução atrioventricular até bloqueio atrioventricular. Palpitações secundárias a arritmias supraventriculares são comuns em torno da quinta e sexta décadas de vida.[23]

Os achados clínicos dependem das lesões associadas, como sopro de insuficiência tricúspide, comunicação interventricular ou estenose pulmonar.

O eletrocardiograma característico dessa anomalia mostra ondas Q nas derivações precordiais direitas e ausentes nas precordiais esquerdas, já que a ativação septal ocorre da direita para a esquerda pela inversão ventricular, podendo ser interpretada como infarto do miocárdio. O intervalo PR pode estar prolongado, e pode haver bloqueio atrioventricular total.

A radiografia de tórax mostra o pedículo vascular retificado; a aorta ascendente não é visível à direita, e as convexidades correspondentes ao botão aórtico e tronco pulmonar estão ausentes à esquerda. O contorno do ventrículo esquerdo encontra-se mais verticalizado que o normal.

O ecocardiograma é o exame que confirma o diagnóstico, mostrando a discordância atrioventricular e ventrículo arterial, presença de lesões associadas, grau de regurgitação da valva atrioventricular esquerda e a função ventricular.

A ressonância magnética pode ser realizada para confirmação da anatomia, além da avaliação funcional do ventrículo em relação a massa, volume e fração de ejeção (Figura 80.10). O Holter está indicado para pacientes com maior risco de arritmia.

A indicação de tratamento cirúrgico depende dos defeitos associados e da repercussão hemodinâmica.

Indicações de intervenção na TCGA:[23]

1. Correção da insuficiência tricúspide importante (sistêmica) deve ser considerada antes da deterioração da função do VD (FE<45%) - IIa C.

2. Correção anatômica (cirurgia de Senning associada a Jatene ou Rastelli) quando o ventrículo esquerdo funciona com pressões sistêmicas - IIb C. Não recomendada em adultos.

3. Correção dos defeitos associados.

Recomendações:[23]

1. Acompanhamento regular, ao menos anual, em centro especializado em doenças congênitas no adulto, especialmente devido a distúrbios de ritmo e função ventricular (I C).

2. Realização anual de ecocardiograma e/ou ressonância magnética (IC).

3. Pacientes com TCGA devem evitar atividades estáticas e competitivas. Pacientes com lesões associadas ou disfunção ventricular devem ser restritos a atividades de baixa intensidade.

4. O risco de gravidez depende da classe funcional, da função ventricular e da presença de arritmias (I C).

2.6 COARCTAÇÃO DA AORTA

A coarctação da aorta é caracterizada por um estreitamento em geral localizado na região distal da aorta torácica, geralmente próximo à emergência da artéria subclávia esquerda, adjacente ao canal arterial ou ao ligamento arterioso. Associa-se frequentemente a valva aórtica bicúspide (>70%), a comunicação interventricular, persistência do canal arterial e lesões obstrutivas da

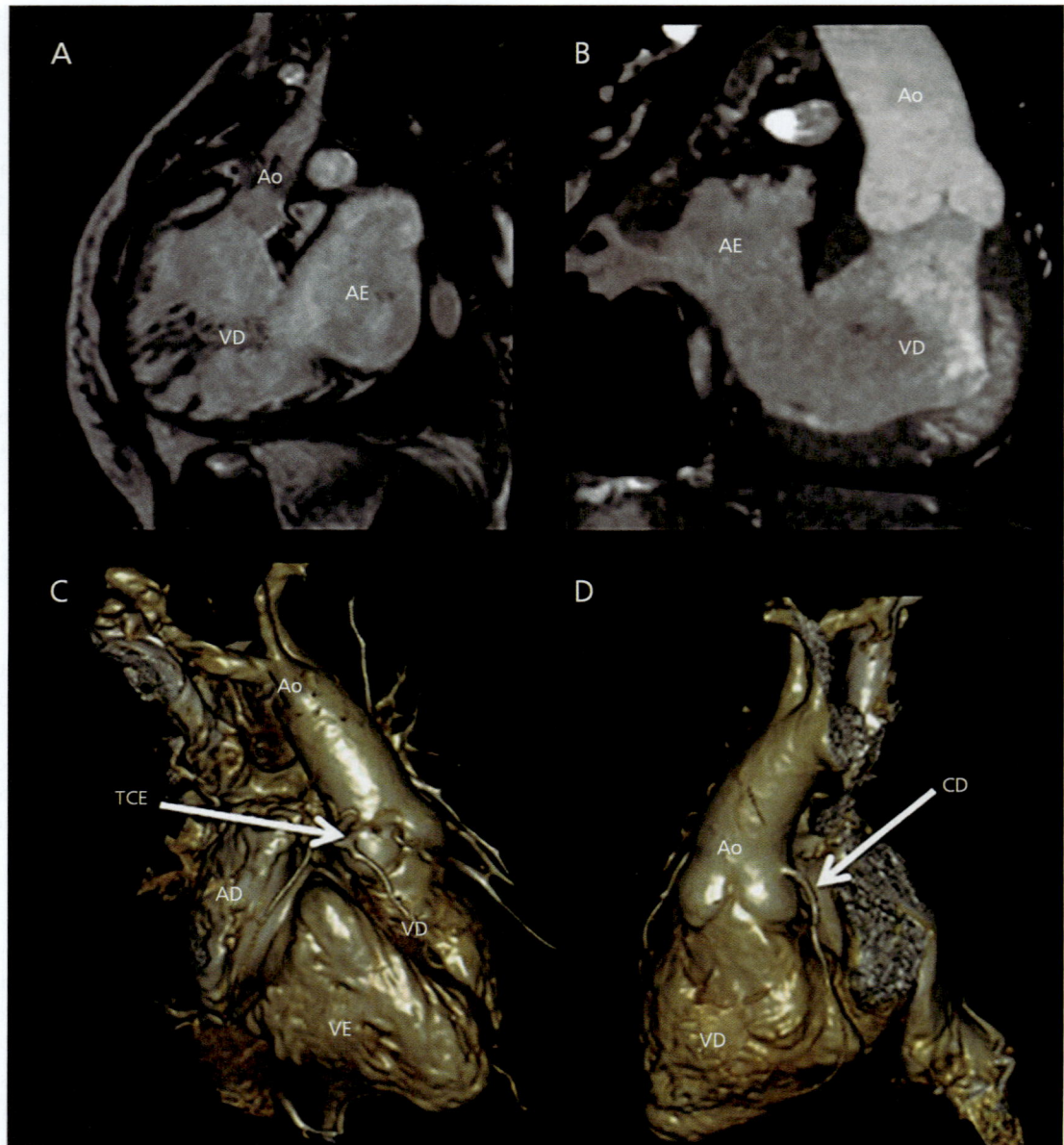

FIGURA 80.10 Transposição corrigida das grandes artérias. Discordância atrioventricular e ventriculoarterial demonstrada na ressonância magnética (A) e na tomografia computadorizada (B). Padrão invertido de circulação coronariana evidenciado em reconstrução tridimensional da tomografia computadorizada (C e D). AD: átrio direito; AE: átrio esquerdo; Ao: aorta; CD: coronária direita; TCE: tronco da coronária esquerda; VD: ventrículo direito. (Imagem cedida gentilmente pela Dra. Valéria Moreira.)

via de saída do ventrículo esquerdo.[29] Com o decorrer dos anos, vias alternativas entre a aorta ascendente e descendente formam-se como vasos colaterais; ramos das artérias mamárias e intercostais dilatados levam à erosão das bordas inferiores das costelas, visíveis na radiografia de tórax.

Obstruções graves manifestam-se no período neonatal por insuficiência cardíaca ou mesmo choque cardiogênico após o fechamento do canal arterial. Crianças maiores, adolescentes e adultos geralmente não apresentam sintomas. Suspeita-se do diagnóstico pelo achado de assimetria de pulsos entre os membros superiores e inferiores ou em presença de hipertensão arterial sistêmica refratária ao tratamento medicamentoso. Coarctação da aorta deve sempre ser considerada no diagnóstico diferencial em adolescentes e adultos jovens com hipertensão arterial. Epistaxes, cefaleia e claudicação em membros inferiores podem fazer parte do quadro.

O ECG pode ser normal ou apresentar sobrecarga ventricular esquerda. A radiografia de tórax mostra área cardíaca normal associada ao sinal do "3 invertido", correspondente a expressão da parede da aorta no local da coarctação, com dilatação proximal e distal à obstrução. Erosões de costela podem ser visíveis na radiografia de tórax de pacientes com circulação colateral bem desenvolvida. O ecocardiograma bidimensional permite a definição do diagnóstico anatômico, do grau de obstrução e da presença de defeitos associados. A ressonância magnética e a angiotomografia (Figura 80.11) são os exames de eleição para o detalhamento anatômico e para o seguimento após o tratamento, cirúrgico ou intervencionista.

São indicações de intervenção em pacientes com coarctação da aorta:[23]

1. Todos os pacientes com diferença de pressão maior que 20 mmHg entre membros superiores e inferiores, com HAS em membros superiores; resposta pressórica patológica ao exercício físico ou com hipertrofia importante do VE têm indicação de intervenção (I C)

2. Independentemente do gradiente pressórico, pacientes hipertensos com estreitamento da aorta ≥ 50% da aorta ao nível do diafragma devem ser considerados para intervenção (IIa, C)

3. Independentemente do gradiente pressórico e da presença de hipertensão, pacientes com estreitamento da aorta ≥ 50% da aorta ao nível do diafragma devem ser considerados para intervenção (IIb, C)

Em geral, a maioria dos adultos com coarctação da aorta já foi submetida a algum tipo de tratamento.[30] Todos os pacientes devem ser acompanhados regularmente em serviço especializado.[30] Além da avaliação clínica com controle rigoroso da pressão arterial, exames de imagem com boa resolução para a definição anatômica do arco aórtico, como a angiotomografia computadorizada ou a ressonância magnética, devem ser incluídos periodicamente no seguimento desses pacientes. Hipertensão arterial, aterosclerose precoce, recoarctação e formação de aneurisma são as complicações mais frequentes. Outras complicações incluem: estenose e/ou insuficiência aórtica (na presença de valva aórtica bicúspide), endocardite/endarterite e ruptura de aneurismas cerebrais saculares, associados à anomalia (Figura 80.12).

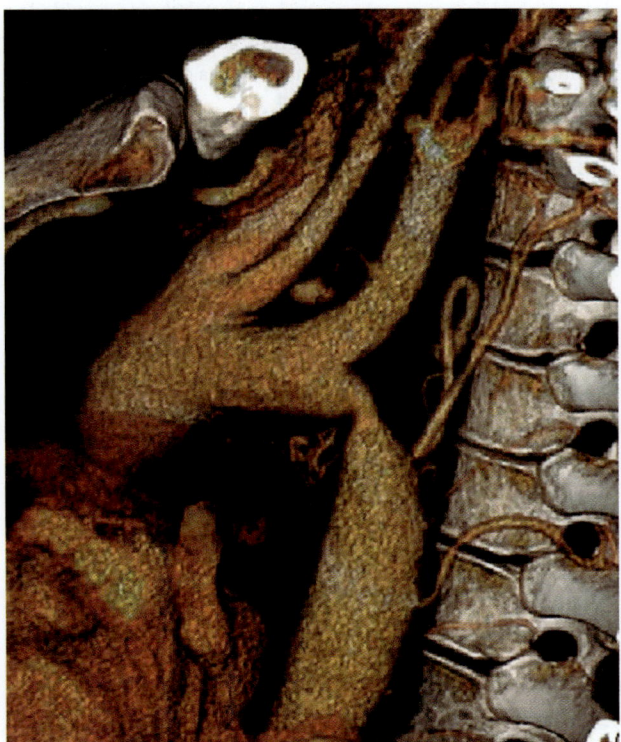

FIGURA 80.11 Angiotomografia da aorta torácica de um paciente de 31 anos com coarctação da aorta diagnosticada devido a hipertensão de difícil controle. Observam-se estreitamento importante (seta – local da coarctação) após a emergência da artéria subclávia esquerda, dilatação pós-estenótica e circulação colateral evidente.

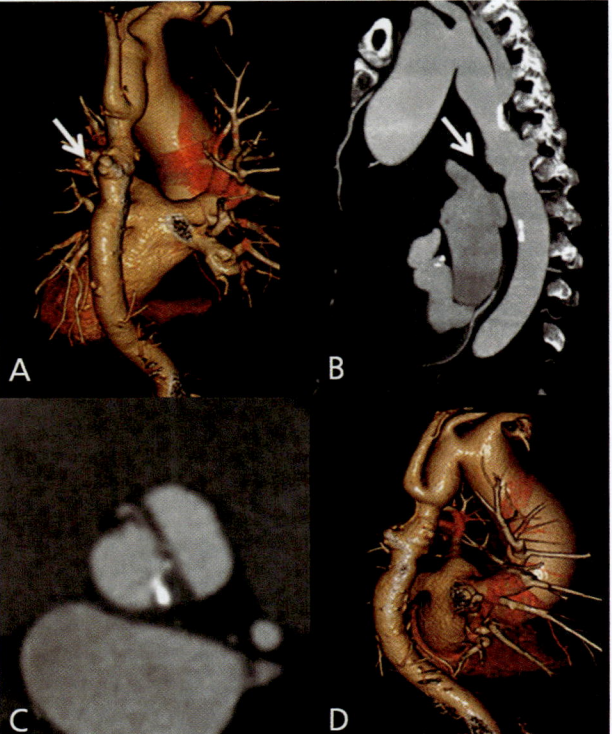

FIGURA 80.12 Angiotomografia de aorta demonstrando pseudoaneurisma como complicação local de correção de coarctação da aorta (setas). Presença de associação de valva aórtica bicúspide com pontos de calcificação e ectasia da porção ascendente da aorta (C e D). (Imagem cedida gentilmente pela Dra. Valeria Moreira.)

É importante salientar que a coarctação da aorta deve ser vista como parte de uma arteriopatia difusa, com propensão para a formação de aneurismas longe do local da obstrução.[31] Hipertensão arterial persistente, em repouso ou após o exercício, ocorre em mais de dois terços dos pacientes, independentemente de haver obstrução residual. A reatividade vascular é alterada mesmo em adultos normotensos operados na infância. Esses pacientes tendem também a desenvolver doença aterosclerótica precoce e acelerada, o que pode comprometer sua longevidade.

Pacientes sem obstrução residual e normotensos em repouso e durante o exercício devem ser estimulados à prática de exercícios físicos sem restrições, com exceção de esportes com alto componente estático. Pacientes hipertensos ou com outras complicações devem ter sua prática orientada de forma individualizada.[21]

2.6.1　Valva Aórtica Bicúspide

A valva aórtica bicúspide (VAB) é a malformação cardíaca congênita mais frequente, acometendo 1-2% da população. Associa-se a outras cardiopatias congênitas, particularmente a coarctação da aorta (até em 80% dos casos), incluindo também comunicação interventricular e interrupção do arco aórtico. Faz parte da evolução da VAB estenose ou insuficiência valvar. Além da degeneração da função valvar, esses pacientes têm um risco maior de desenvolver aneurismas e dissecção da aorta. Esses pacientes devem ser acompanhados regularmente do ponto de vista clinico e por exames de imagem[32] (Figura 80.12).

2.7　SÍNDROME DE EISENMENGER

Pacientes com cardiopatia congênita, em especial aqueles com *shunt* sistêmico-pulmonar relevante, desenvolverão hipertensão arterial pulmonar (HAP) se não tratados. A exposição persistente da vasculatura pulmonar a um fluxo sanguíneo aumentado, assim como a pressão elevada, pode resultar em arteriopatia obstrutiva pulmonar, que leva a um aumento da resistência vascular pulmonar, que resultará em *shunt* reverso, caracterizando a síndrome de Eisenmenger, que é a forma mais avançada de HAP associada à cardiopatia congênita (HAP-CCG).[33]

A síndrome de Eisenmenger pode ser causada por defeitos tanto simples como complexos. Dos defeitos simples, a comunicação interventricular parece ser o mais frequente, seguida pela comunicação interatrial e canal arterial.[34]

As alterações histopatológicas e biopatológicas encontradas nos pacientes com HAP-CCG, como a disfunção endotelial da vasculatura pulmonar, são consideradas semelhantes às observadas na forma idiopática e em outras formas de HAP.

A síndrome de Eisenmenger se apresenta com envolvimento de múltiplos órgãos, com deterioração progressiva da função ao longo do tempo.

Os sinais e sintomas incluem cianose, dispneia, fadiga, hemoptise, poliglobulia, síncope e falência ventricular do coração direito. Por apresentarem baixa saturação periférica de oxigênio, apresentam alteração de hemostasia, incluindo trombocitopenia, o que leva a maior risco tanto de sangramento como de trombose.[35] A hemoptise pode ocorrer por ruptura de artérias brônquicas dilatadas.

Outras complicações incluem acidentes vasculares encefálicos decorrentes de embolização paradoxal, trombose venosa de vasos centrais ou hemorragia intracraniana. Além disso, os pacientes com síndrome de Eisenmenger apresentam risco de abscesso cerebral, endocardite bacteriana e pneumonia. A eritrocitose secundária a hipóxia crônica leva à síndrome da hiperviscosidade, expressa clinicamente por cefaleia, tonturas, visão borrada, parestesias e mialgia.

A radiografia de tórax mostra aumento de área cardíaca, com abaulamento do arco médio decorrente da dilatação de tronco e ramos pulmonares e vasculatura bem diminuída, com desproporção hilo-periferia, com aspecto de "galho seco" (Figura 80.13).

A ecocardiografia transtorácica é a modalidade principal na avaliação inicial de todos os pacientes, possibilitando a definição do defeito anatômico, a avaliação da direção do *shunt* através da comunicação e da função ventricular, e pode fornecer uma estimativa das pressões pulmonares. O cateterismo cardíaco confirma o diagnóstico e a gravidade da hipertensão pulmonar. A avaliação funcional pode ser realizada pelo teste de seis minutos de caminhada ou ergoespirometria, que estabelece a gravidade e o prognóstico da doença. A tomografia computadorizada de alta resolução é particularmente útil na pesquisa de trombos, hemorragia ou infarto pulmonar.[35]

Recentemente, o melhor entendimento fisiopatológico e o advento de novos medicamentos direcionados especificamente para a doença têm beneficiado um grande número de adultos portadores dessa condição, melhorando a classe funcional e a sobrevida.[36,37]

As medidas gerais do tratamento incluem hidratação adequada, tratamento de deficiência de ferro, hemodiluição quando indicado, vacinação contra gripe e pneumococo e anticoncepção. A anticoagulação e a oxigenoterapia são controversas.

Drogas vasodilatadoras foram introduzidas recentemente, incluindo a prostaciclina em várias formas, os inibidores da fosfodiesterase-5, como a sildenafila e tadalafila, e antagonistas de receptor da endotelina, como a bosentana.[38,39]

Transplante pulmonar ou cardiopulmonar deve ser considerado em pacientes graves, não responsivos ao tratamento clínico.[40]

3　SITUAÇÕES E COMPLICAÇÕES CLÍNICAS COMUNS À MAIORIA DAS CARDIOPATIAS CONGÊNITAS EM IDADE ADULTA

3.1　CONTRACEPÇÃO E GESTAÇÃO

Considerando o número crescente de mulheres com diagnóstico de cardiopatia congênita que alcançam a idade de procriação, torna-se necessária uma atenção especial a essa

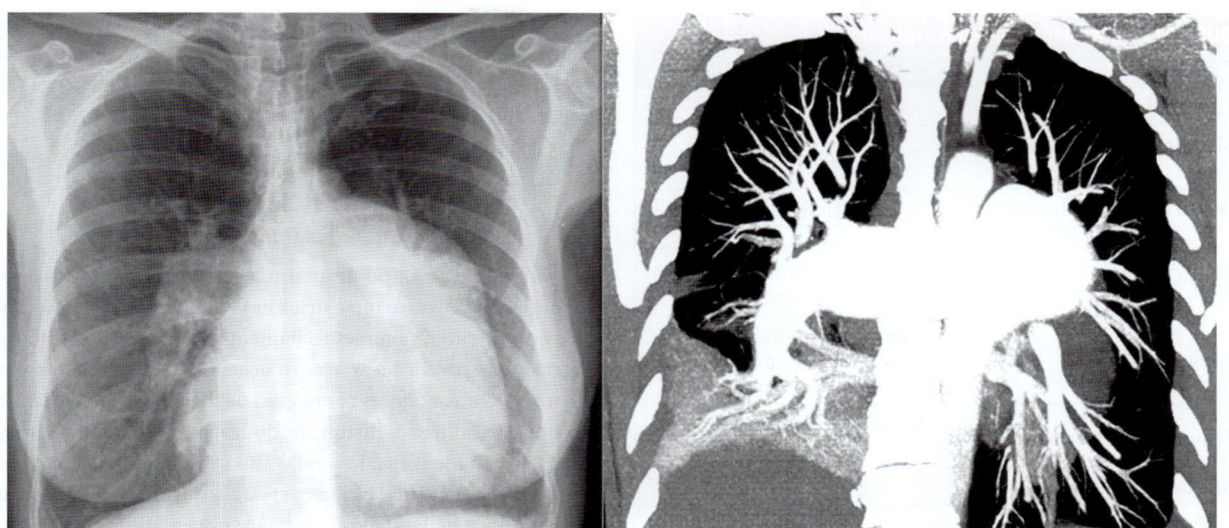

FIGURA 80.13 Radiografia de tórax em paciente com 60 anos de idade, com diagnóstico de CIA *ostium secundum,* mostra sinais de hipertensão pulmonar grave com dilatação importante do tronco pulmonar e desproporção da trama vascular periférica entre hilo e periferia. Na angiotomografia de tórax observam-se a imagem da circulação pulmonar em "galho seco" e grave dilatação do tronco e ramos pulmonares.

população com o objetivo de estabelecer fatores de risco maternos e fetais que possam envolver cada uma das cardiopatias congênitas. O sistema cardiovascular materno é submetido, por ocasião da gravidez, a alterações hemodinâmicas que incluem a duplicação do volume intravascular e o aumento do débito cardíaco acompanhado de redução da resistência vascular sistêmica, representando uma importante sobrecarga para o sistema cardiovascular. Essas alterações fisiológicas devem ser relacionadas com o tipo de lesão, com a situação de classe funcional, história de insuficiência cardíaca, presença ou não de cianose, função sistólica do ventrículo esquerdo, tipo de lesão e cirurgia realizada e outros.[41] Além disso, as alterações do sistema de coagulação que ocorrem nesse período levam a um maior risco de eventos tromboembólicos. Por essas razões, pacientes portadoras de cardiopatias congênitas podem apresentar descompensação durante a gravidez. Assim, mulheres devem ser aconselhadas já na adolescência sobre os riscos da gestação, incluindo orientações quanto a métodos contraceptivos, risco de recorrência da cardiopatia, expectativa de vida e cuidados necessários durante a gestação, quando for o caso.

Complicações possíveis (Quadro 80.1) incluem arritmias, eventos tromboembólicos, insuficiência cardíaca congestiva (ICC), endocardite, dissecção da aorta (em pacientes com coarctação da aorta, valva aórtica bicúspide e síndrome de Marfan) e até mesmo o óbito. O quadro a seguir mostra condições associadas a alto risco materno para eventos cardiovasculares e óbito durante a gestação e o periparto. Pacientes com risco baixo a moderado devem ser encaminhadas para uma reavaliação da sua condição hemodinâmica antes da gestação. Aquelas com risco moderado ou maior devem ser acompanhadas em centro terciário especializado. Ecocardiograma fetal deve ser realizado entre 18 e 22 semanas de gestação.

3.2 ARRITMIAS

As arritmias são frequentes causas de mortalidade e morbidade em adultos com cardiopatia congênita. Estão relacionadas com as condições intrínsecas do defeito cardíaco e/ou modificadas pela cirurgia, pela sobrecarga de volume e/ou pressão imposta ao substrato anatômico e em decorrência de cianose prolongada. As arritmias mais frequentes e as condições clínicas associadas estão representadas no Quadro 80.2.[42,43]

QUADRO 80.1 Complicações associadas a risco materno[41]
CONDIÇÕES ASSOCIADAS A ALTO RISCO MATERNO
Hipertensão arterial pulmonar, incluindo síndrome de Eisenmenger
Síndrome de Marfan com raiz da aorta >40 mm
Lesão obstrutiva grave do coração esquerdo (estenose aórtica, estenose mitral, cardiomiopatia hipertrófica)
Classe funcional III – IV (NYHA) antes da gestação
Fração de ejeção do ventrículo sistêmico < 40%
OUTRAS CONDIÇÕES COM RISCO MATERNO SIGNIFICATIVO
Cardiopatia cianogênica
Insuficiência pulmonar grave
Disfunção do ventrículo subpulmonar
Próteses valvares

QUADRO 80.2 Arritmias e defeitos associados	
TIPO DE ARRITMIA	**DEFEITOS ASSOCIADOS**
Taquiarritmias	
Síndrome de Wolff-Parkinson-White	Ebstein, TGA
Duplo nó atrioventricular	Heterotaxia
Flutter atrial	Pós-operatório das cirurgias de Senning, Mustard, Fontan e outras
Fibrilação atrial	Valvopatia mitral, estenose aórtica e corações univentriculares
Taquicardia ventricular	Tetralogia de Fallot e estenose aórtica
Bradiarritmias	
Disfunção congênita do nó sinusal	Heterotaxias
Disfunção adquirida do nó sinusal	Pós-operatório das cirurgias de Senning, Mustard, Fontan e Glenn
Bloqueio atrioventricular congênito	Defeito do septo atrioventricular e TGA
Bloqueio atrioventricular adquirido	Substituição de valva atrioventricular, comunicação interventricular e estenose subaórtica
TGA: transposição de grandes artérias.	

3.3 TAQUIARRITMIAS

3.3.1 Síndrome de Wolff-Parkinson-White

Alterações embriológicas acidentais são responsáveis pela ocorrência do defeito cardíaco e podem causar impacto no desenvolvimento do sistema de condução. Algumas vezes, o simples deslocamento do nó atrioventricular e do feixe de His da posição usual pode resultar em via acessória ou duplicação da conexão atrioventricular com potencial para o desenvolvimento de taquiarritmias reentrantes. O exemplo típico dessa situação pode ser observado na anomalia de Ebstein da valva tricúspide, quando associada à síndrome de WPW. Nessa anomalia, a via acessória localiza-se ao longo do trajeto posterior e septal do anel da valva tricúspide, cujos folhetos são anormais. Situação similar pode ser observada em pacientes com transposição corrigida das grandes artérias, quando associada à anomalia de Ebstein. Em geral, os eventos de taquicardia na anomalia de Ebstein tornam-se mais frequentes e recorrentes na adolescência e na idade adulta, em razão do aumento do átrio direito. O tratamento de escolha é a ablação por cateter, mas nem sempre é possível identificar as vias acessórias, em razão da distorção estrutural do coração, justificando a elevada incidência de recorrência da arritmia.

Em alguns casos de ventrículo único com discordância atrioventricular associada à CIV ampla na região do canal atrioventricular, o paciente pode ter dois nós atrioventriculares separados, com feixes de His distintos, mas com conexão das fibras entre os dois nós. Essa situação é rara, e a eliminação da arritmia segue a estratégia de ablação.

3.3.2 Reentrada intra-atrial (*flutter* atrial)

Em geral, esse tipo de arritmia aparece muitos anos após a cirurgia, que envolve uma atriotomia ou manipulação do tecido do átrio direito. O simples fechamento do defeito do septo interatrial pode desencadear, na evolução, o desenvolvimento dessa arritmia. Outros fatores como grau de dilatação, espessura, cicatriz do átrio direito, disfunção do nó sinusal, idade à cirurgia também são identificados como situações de risco para a ocorrência dessa arritmia. Nesse contexto, as operações de Mustard, de Senning e de Fontan representam um elevado potencial para a arritmia, uma vez que as extensas linhas de suturas levam a fibrose e alterações do miocárdio atrial. Assim, o circuito de propagação da taquicardia do *flutter* atrial varia com o tipo de defeito anatômico e com o tipo de cirurgia. Em geral, o circuito é restrito ao tecido atrial e modulado por regiões de fibrose originadas nas linhas de sutura ou de retalhos utilizados para a correção dos defeitos. Em geral, quando a valva tricúspide está presente, a região do istmo entre o anel da valva e da veia cava inferior é a localização mais comum desse circuito, mas, quando ausente ou deslocada e deformada, o circuito só pode ser identificado através do mapeamento eletrofisiológico. O reconhecimento da arritmia é feito pelo ECG convencional, e as estratégias de tratamento incluem desde o uso de antiarrítmicos (classe I ou III), cardioversão elétrica e outros. Nos casos em que as arritmias são mal toleradas, recorrentes ou estão associadas com a formação de trombos, são indicados procedimentos de ablação isolada ou até mesmo associada à cirurgia de Maze.

3.3.3 Fibrilação Atrial

As lesões congênitas associadas com a fibrilação atrial incluem: estenose aórtica, deformidade da valva mitral, ventrículo único e outras.

O comprometimento das estruturas do coração direito em cardiopatia congênita do adulto é bastante frequente, sendo que, não raramente, o estresse imposto a essas cavidades pode comprometer o átrio esquerdo, tendo como resultado a fibrilação atrial.

O manuseio da fibrilação atrial segue as mesmas orientações preconizadas para outras formas de fibrilação atrial que decorrem de outras doenças do coração. As medidas de anticoagulação, drogas antiarrítmicas, cardioversão elétrica e outras fazem parte do arsenal terapêutico e devem ser analisadas caso a caso.

3.3.4 Taquicardia Ventricular

A taquicardia ventricular é uma situação rara entre os pacientes com cardiopatia congênita nas duas primeiras décadas da vida. Consideram-se fatores de alto risco para o desenvolvimento dessa arritmia a ventriculotomia, a utilização de *patch* para fechamento do septo interventricular e situações de hipertrofia e dilatação crônica das cavidades. As cardiopatias que podem cursar com miopatia incluem a doença da valva aórtica, a transposição corrigida das grandes artérias por disfunção do ventrículo direito que está conectado à circulação sistêmica, formas severas da anomalia de Ebstein, ventrículo único e síndrome de Eisenmenger. A prevalência de arritmia ventricular após correção da tetralogia de Fallot tem sido estimada entre 3 e 14%. Alguns pacientes podem apresentar a taquicardia ventricular rápida e se manter estáveis hemodinamicamente, mas, em geral, os eventos tendem a ser rápidos, causando síncope.

Algumas variáveis clínicas com valor prognóstico têm sido identificadas, incluindo: pacientes mais velhos à época da cirurgia, história de cirurgia paliativa, alto grau de ectopia ventricular, taquicardia ventricular induzida no estudo eletrofisiológico, alterações hemodinâmica do ventrículo direito e duração do QRS superior 180 ms. A determinação desse perfil clínico dos pacientes pode ajudar a estratificar o risco que eles apresentam para desenvolver arritmia ventricular e morte súbita. Assim sendo, a estimulação ventricular programada pode trazer informações sobre o risco de novos eventos de taquicardia ventricular. Caso a investigação seja positiva (taquicardia ventricular induzida), há indicação do implante de cardiodesfibrilador implantável (CDI) e, se no exame for induzida a taquicardia monomórfica e bem tolerada, a ablação é uma das opções terapêuticas.

3.4 BRADICARDIAS

3.4.1 Disfunção do Nó Sinusal

As formas mais comuns de bradicardia sinusal em adultos com cardiopatia congênita decorrem de trauma do nó sinoatrial como ocorre durante as operações de Mustard, Senning, Glenn e Fontan. A indicação do implante de marca-passo é baseada na presença de sintomas, na frequência cardíaca menor que 40 batimentos por minuto e/ou pausas maiores que três segundos. Para o sucesso do procedimento é necessário avaliar possíveis distorções do sistema venoso que possam coexistir com as cardiopatias congênitas.

3.4.2 Bloqueio Atrioventricular Total

No pós-operatório de certas formas de cardiopatia congênita pode resultar trauma direto no tecido de condução (Quadro 80.2). No entanto, a melhora dos conhecimentos na precisão da localização do nó atrioventricular e do feixe de His nas várias formas de cardiopatias congênitas tem reduzido a ocorrência dessa complicação. A correção do defeito do septo interventricular, operações para correção de obstruções da via de saída do ventrículo esquerdo, reparo ou substituição da valva atrioventricular podem evoluir com bloqueio atrioventricular total, que pode ser transitório e relacionado com o estresse miocárdico e/ou edema no local do procedimento. A indicação do implante de marca-passo deve ser considerada após sete a dez dias da cirurgia se não houver recuperação de forma satisfatória.

3.5 ENDOCARDITE INFECCIOSA

A endocardite infecciosa se mantém como um grande problema em pacientes com cardiopatia congênita, independentemente de ser corrigida, paliada ou não operada.

A incidência global de endocardite em adultos com cardiopatia congênita relatada é de 11 por 100.000 pacientes-ano, consideravelmente maior que o da população em geral, que é de 1,5 a 6 por 100.000 pacientes-ano.[44]

A cardiopatia congênita é a condição cardíaca de base com maior prevalência de endocardite infecciosa. Apesar de o prognóstico da endocardite infecciosa ser melhor na cardiopatia congênita do que nas adquiridas, a mortalidade continua alta, com uma média relatada de 4 a 10%, porém melhor do que anteriormente, graças aos avanços no diagnóstico da mesma, tratamento antimicrobiano, cirurgia cardíaca e terapia intervencionista.[44]

Devido ao prognóstico, à morbidade e ao alto custo do tratamento, a prevenção dessa complicação é um dos principais objetivos no seguimento dos pacientes adultos com cardiopatia congênita. Diretriz publicada recentemente sobre cardiopatias congênitas no adulto[23] enfatiza o papel da prevenção primária, como a boa higiene oral, revisão regular dos dentes e cuidados com as unhas e acne e desencorajamento do uso de *piercing* e tatuagem, e limita o uso do antibiótico profilático aos pacientes de maior risco, que serão submetidos a procedimentos de alto risco.[45]

A profilaxia com antibiótico foi limitada a procedimentos dentários que envolvam manipulação da região gengival ou periapical dos dentes ou perfuração da mucosa oral. Não são mais recomendados para procedimentos dos tratos respiratório, gastrintestinal, geniturinário e dermatológico e músculo esquelético, exceto se houver infecção estabelecida (classe III, nível C).[46]

Essa recomendação inclui pacientes com prótese valvar ou material protético utilizado para reparo valvar; pacientes com endocardite prévia e certos pacientes[46] (Quadro 80.3) com cardiopatia congênita como:

1. cardiopatia cianogênica não operada, presença de lesão residual ou cirurgias paliativas ou condutos;
2. cardiopatia congênita reparada com emprego de material protético por via percutânea ou cirúrgica, até seis meses após o procedimento (até endotelização); e
3. persistência de defeito residual no local do implante da prótese ou dispositivo após procedimento cirúrgico ou percutâneo.

QUADRO 80.3 Lesões cardíacas congênitas e risco perioperatório em cirurgias não cardíacas[46]

RISCO ALTO

1. Hipertensão pulmonar primária ou associada
2. Cardiopatia cianogênica
3. Classes funcionais III e IV da NYHA
4. Disfunção importante do ventrículo sistêmico
5. Lesões obstrutivas do coração esquerdo

RISCO MODERADO

1. Prótese valvar ou conduto
2. *Shunt* intracardíaco
3. Obstrução moderada de coração esquerdo
4. Disfunção moderada do ventrículo sistêmico

REFERÊNCIAS BIBLIOGRÁFICAS

1. DeFaria D, King ME. Congenital heart disease in the adult: what should the adult cardiologista know? Curr Cardiol Rep. 2015;17:25.
2. Avila P, Mercier,LA, Dore A, Marcotte F, Mongeon FP. Adult congenital heart disease: a growing epidemic. Canadian Journal of Cardiology. 2014; 30. S410-S419.
3. Bhatt AB, Foster E, Kuehl K, Alpert J, Brabeck S, Crumb S, et al. Congenital heart disease on the older adult. A scientific statement from the American Heart Association. Circulation. 2015; 131:1884-1931.
4. Bedard E, Shore DF, Gatzoulis MA. Adult congenital heart disease: a 2008 overview. Br Med Bull. 2008;85:151-80.
5. Webb G, Gatzoulis MA. Atrial septal defects in the adult: recent progress and overview. Circulation. 2006;114(15):1645-53.
6. Warnes CA. The adult with congenital heart disease: born to be bad? J Am Coll Cardiol. 2005 Jul 5;46(1):1-8.
7. Hanninen M, Kmet A, Taylor DA, Ross DB, Rebeyka I, Vonder Muhll IF. Atrial septal defect closure in the elderly is associated with excellent quality of life, functional improvement and ventricular remodeling. Can J Cardiol. 2011;27:698-704.
8. Mohr J, Thompson JLP, Lazar RM, et al., for the Warfarin-Aspirin Recurrent Stroke Study Group. A comparison of warfarin and aspirin for the prevention of recurrent ischemic stroke. N Engl J Med. 2001;345:1444–51.
9. Irbaz Bin Riaz, Abhijeet Dhoble, Ahmad Mizyed. Transcatheter patent foramen ovale closure versus medical therapy for cryptogenic stroke: a meta-analysis of randomized clinical trials. BMC Cardiovasc Disord. 2013 Dec 11;13:116.
10. John D Carroll, M.D., Jeffrey L Saver, M.D., David E.Thaler, M.D. et al. Closure of patent foramen ovale versus medical therapy after cryptogenic stroke. N Engl J Med. 2013;368:1092-100.
11. Tobis J, Shenoda M. Percutaneous treatment of patent foramen ovale and atrial septal defects. JACC. 2012; 60:1722–32.
12. Handke M, Harloff A, Bode C, Geibel A. Patent foramen ovale and cryptogenic stroke: a matter of age? Semin Thromb Hemost. 2009, 35:505-14.
13. Rohrhof JP, Vavalle JP, Halim S, Kiefer TL. Current status of percutaneous PFO closure. Cur Cardiol Rep. 2014; 15:477.
14. Hickey EJ, Veldtman G, Bradley TJ, Gengsakul A, Manlhiot C, Williams WG, et al. Late risk of outcomes for adults with repaired tetralogy of Fallot from an inception cohort spanning four decades. European Journal of Cardio-thoracic Surgery. 2009; 35:156-66.
15. Martinez M, Ringewald JM, Fontanet HL, Quintessenza JA, Jacobs JP. Management of adults with tetralogy of Fallot. Cardiology in the Young. 2013; 23: 921-932.
16. Villafane J, Feinetein JA, Jenkins KJ. Hot topics in tetralogy of Fallot. JACC. 2013;62(23): 2155-66.
17. Davlouros PA, Karatza AA, Gatzoulis MA, Shore DF. Timing and type of surgery for severe pulmonary regurgitation after repair of tetralogy of Fallot. Int J Cardiol. 2004 Dec;97 Suppl 1:91-101.
18. Therrien J, Provost Y, Merchant N, Williams W, Colman J, Webb G. Optimal timing for pulmonary valve replacement in adults after tetralogy of Fallot repair. Am J Cardiol. 2005 Mar 15;95(6):779-82.
19. Khairy P, Aboulhosn J, Gurvitz MZ. Arrhythmia burden in adults with surgically repaired tetralogy of Fallot: a multi-institutional study. Circulation. 2010;122:868-875.
20. Kathryn W. HolmesDeFaria D, King ME. Congenital heart disease in the adult: what should the adult cardiologista know? Curr Cardiol Rep. 2015;17:25.
21. Takken T, Giardini A, Reybrouck T, Gewillig M, Hövels-Gürich HH, Longmuir PE. Recommendations for physical activity, recreation sport, and exercise training in paediatric patients with congenital heart disease: a report from the Exercise, Basic & Translational Research Section of the European Association of Cardiovascular Prevention and Rehabilitation, the European Congenital Heart and Lung Exercise Group, and the Association for European Paediatric Cardiology. Eur J Cardiovasc Prev Rehabil. 2012; 19:1034.
22. O'Leary PW. Diseases of the tricuspid valve. In: Anderson RH, Baker EJ, Penny D, Redington A, Rigby ML, Wernovsky G, editors. Paediatric Cardiology. 3. ed. Philadelphia: Churchill-Livingstone; 2010. p. 713.
23. Baumgartner H. ESC Guidelines for the management of grown-up congenital heart disease (New version 2010). European Heart Journal. 2010; 31: 2915-57.
24. Da Silva JP, Silva L da F, Moreira LF, Lopez LM, Franchi SM, et al. Cone reconstruction in Ebstein's anomaly repair: early and long-term results. Arq Bras Cardiol. 2011 Sep;97(3):199-208.
25. Da Silva JP, da Silva LF. Ebstein's anomaly of the tricuspid valve. The cone repair. Semin Thorac Cardiovasc Surg Pediatr Card Surg Ann. 2012; 15:38-45.
26. Dearani JA, Said SM, O'Leary PW, Burkhart, et al. Anatomic repair of Ebstein's malformation: lessons learned with cone reconstruction. The Annals of Thoracic Surgery. 2013 January;95(1): 220-228.
27. Hornung TS, Calder L. Congenitally corrected transposition of the great arteries. Heart. 2010 Jul;96(14):1154-61.
28. Silversides CK, Salehian O, Oechslin E, Schwerzmann M, Vonder Muhll I, Khairy P, et al. Canadian Cardiovascular Society 2009 Consensus Conference on the management of adults with congenital heart disease: complex congenital cardiac lesions. Can J Cardiol. 2010 Mar;26(3):e98-117.
29. Warnes CA. Bicuspid aortic valve and coarctation: two villains part of a diffuse problem. Heart. 2003; 89:965-6.
30. Brown ML, Burkhart HM, Connolly HM, Dearani JA, Cetta F, Li Z, et al. Coarctation of the aorta: lifelong surveillance is mandatory following surgical repair. J Am Coll Cardiol. 2013 Sep 10;62(11):1020-5.
31. Niwa K. Aortopathy in congenital heart disease in adults: aortic dilatation with decreased aortic elasticity that impacts negatively on left ventricular function. Korean Circ J. 2013 Apr;43(4):215-20.
32. Adamo L, Braverman AC. Surgical threshold for bicuspid aortic valve aneurysm: a case for individual decision-making. Heart 2015;0:1–7.
33. Galie N, Manes A, Palazzini M, Negro L, Marinelli A, Gambetti S, et al. Management of pulmonary arterial hypertension associated with congenital systemic-to-pulmonary shunts and Eisenmenger's syndrome. Drugs. 2008;68(8):1049-66. Review.
34. Kaemmerer H, Mebus S, Schulze-Neick I, Eicken A, Trindade PT, Hager A, et al. The adult patient with Eisenmenger syndrome: a medical

update after Dana Point Part I: Epidemiology, Clinical Aspects and Diagnostic Options. Curr Cardiol Rev. 2010 Nov;6(4):343-55.

35. Caramuru LH, Maeda NY, Bydlowski SP, Lopes AA. Age-dependent likelihood of in situ thrombosis in secondary pulmonary hypertension. Clin Appl Thromb Hemost. 2004 Jul;10(3):217-23.

36. Mebus S, Schulze-Neick I, Oechslin E, Niwa K, Trindade PT, Hager A, Hess J, Kaemmerer H. The adult patient with Eisenmenger syndrome: a medical update after Dana Point Part II: Medical Treatment - Study Results. Curr Cardiol Rev. 2010 Nov;6(4):356-62.

37. Beghetti M, Galiè G. Eisenmenger syndrome. A clinical perspective in a new therapeutic era of pulmonary arterial hypertension. JACC. 2009; 53(9): 733-40.

38. Gatzoulis MA, Beghetti M, Galiè N, Granton J, Berger RM, Lauer A, Chiossi E, Landzberg M; BREATHE-5 Investigators. Longer-term bosentan therapy improves functional capacity in Eisenmenger syndrome: results of the BREATHE-5 open-label extension study. Int J Cardiol. 2008 Jun 23;127(1):27-32.

39. Galiè N, Beghetti M, Gatzoulis MA, Granton J, Berger RM, Lauer A, Chiossi E, Landzberg M; Bosentan Randomized Trial of Endothelin Antagonist Therapy-5 (BREATHE-5) Investigators. Bosentan therapy in patients with Eisenmenger syndrome: a multicenter, double-blind, randomized, placebo-controlled study. Circulation. 2006 Jul 4;114(1):48-54.

40. Oechslin E, Mebus S, Schulze-Neick I, Niwa K, Trindade PT, Eicken A, Hager A, Lang I, Hess J, Kaemmerer H. The adult patient with Eisenmenger syndrome: a medical update after Dana Point Part III: Specific Management and Surgical Aspects. Curr Cardiol Rev. 2010 Nov;6(4):363-72.

41. Greutmann M, Klemperer K, Brooks R. Pregnancy outcome in women with congenital heart disease and residual haemodynamic lesions of the right ventricular outflow tract. Eur Hear J. 2010; 31(14): 1764-70.

42. Walsh EP, Cecchin F. Arrhythmias in adult patients with congenital heart disease. Circulation. 2007; 115: 534-45.

43. Abadir S, Khairy P. Electrophysiology and adult congenital heart disease: Advances and options. Progress in Cardiovascular Diseases. 2011; 53: 281-92.

44. Mulder BJ. Endocarditis in congenital heart disease. Who is at highest risk? Circulation. 2013;128:1396-97

45. Baumgartner H. Infective endocarditis in adults with congenital heart disease: is it time to change our approach to prophylaxis based on new insights into risk prediction? European Heart Journal. 2011;32,1835-37.

46. Warnes CA, Williams RG, Bashore TM, Child JS, Connolly HM, Dearani JA, et al. ACC/AHA 2008 Guidelines for the management of adults with congenital heart disease: a report of the American College of Cardiology/American Heart Association Task Force on Practice Guidelines. JACC. 2008; 52(23).

Insuficiência Cardíaca Congestiva e Transplante Cardíaco na Criança

81

Estela Azeka
Anna Christina Ribeiro
Ana Maria Thomaz
Vanessa Guimarães
Filomena Regina Galas

Estela Horowitz
Adailson Siqueira
Luiz Benvenuti
Leina Zorzanelli
Marcelo Jatene

1 INTRODUÇÃO

Neste capítulo serão abordados os aspectos relevantes, atuais e de aplicação na prática médica em relação à insuficiência cardíaca congestiva (ICC) e transplante cardíaco na criança.

2 INSUFICIÊNCIA CARDÍACA CONGESTIVA

2.1 FISIOPATOLOGIA

A ICC é uma síndrome clínica e fisiopatológica progressiva que resulta em sinais e sintomas característicos acompanhada por alterações circulatórias, neuro-hormonais e moleculares.[1,2] Do ponto de vista fisiopatológico, ocorre o remodelamento ventricular por ativação do sistema neuro-humoral com ativação do sistema nervoso simpático e do sistema renina-angiotensina-aldosterona (SRAA) levando a alterações hemodinâmicas pelo aumento da vasoconstricção sistêmica e retenção de sal e água. Quando o coração falha como bomba, o organismo utiliza três mecanismos homeostáticos principais: reação inflamatória (citocinas, fator de necrose tumoral, complemento), resposta hipertrófica do miocárdio (inicialmente adaptativa, mas que ao longo do tempo torna-se inadequada e acarreta dilatação de câmaras) e resposta de defesa hemodinâmica (adaptativa após hemorragia e exercício físico, mas em longo prazo proporciona disfunção circulatória progressiva e aumento de morbimortalidade).[3,4]

A resposta de defesa hemodinâmica é composta por 3 mecanismos: retenção de sal e água, vasoconstrição e estimulação cardíaca (Quadro 81.1).

A retenção hidrossalina é mediada por substâncias como aldosterona, angiotensina II e noradrenalina e contrabalanceada por prostaglandinas e peptídeos natriuréticos. Na IC o estímulo mais importante para liberação de aldosterona é a angiotensina II, a qual é liberada após ativação do SRAA como consequência de baixo fluxo sanguíneo renal (Figura 81.1).

A resposta vasoconstritora na IC é mediada por três sistemas neuro-hormonais: sistema nervoso simpático (principal regulador noradrenalina), SRAA e vasopressina. Entre outros vasoconstritores, podemos citar: angiotensina II e endotelina.

Na IC crônica, o estímulo no sistema nervoso simpático pode trazer efeitos deletérios como: piora congestão pulmonar por aumento nas pressões de enchimento; redução do débito cardíaco por aumento da resistência vascular periférica e limitação do débito urinário por vasoconstrição renal apesar da retenção de sal e água.[4]

Em resposta aos estímulos vasoconstritores e a retenção salina, o organismo libera outros mediadores com propriedades vasodilatadoras e natriuréticas como peptídeos natriuréticos, prostaglandinas e bradicininas.[4]

Assim, a IC caracteriza-se pela falha do coração em exercer sua função de fornecer suprimento sanguíneo adequado para as circulações pulmonar e sistêmica ou de receber o retorno venoso com pressão de enchimento também adequada.[3]

A IC pode ocorrer como consequência de doenças congênitas ou adquiridas, sistêmicas ou não (Quadro 81.2). No caso das doenças congênitas nas quais as alterações na morfologia das câmaras, das valvas e das conexões circulatórias são comuns, a IC geralmente tem início precoce.[5]

Há duas formas mais comuns de apresentação dessa síndrome clínica na população pediátrica:

1. *Débito sistólico aumentado com sobrecarga de volume*:
   - Frequentemente diagnosticado pelo pediatra geral;
   - Função sistólica preservada ou hiperdinâmica;
   - Causas comuns:
     a. Comunicações interventriculares (CIVs);
     b. Persistência do canal arterial (PCA);
     c. Conexões aortopulmonares (p. ex., janela aortopulmonar);
     d. Regurgitação de valvas atrioventriculares e semilunares.
   - O surgimento dos sintomas coincide com a transição da circulação fetal para a neonatal. O aumento do fluxo pulmonar aliado a maior permeabilidade vascular pulmonar neonatal causa edema pulmonar e taquipneia, além de aumento do trabalho ventricular. Assim, há aumento de gasto energético do lactente que juntamente com a interrupção das sucções acarreta baixo ganho ponderal.[1,5]

QUADRO 81.1 Resposta de defesa hemodinâmica na ICC		
MECANISMO	**CURTO PRAZO/ADAPTATIVO**	**LONGO PRAZO/MÁ ADAPTAÇÃO**
Retenção de sal e água	↑ Pré-carga → Mantém DC	→ Congestão pulmonar → Anasarca
Vasoconstrição	↑ Pós-carga → Mantém PA e DC	↑ Gasto metabólico coração ↓ DC Necrose cardíaca
Estimulação cardíaca	↑ Contratilidade/FC	→ Aumento de gasto de energia e cálcio intracelular/ necrose celular/arritmias
DC: débito cardíaco; PA: pressão arterial sistêmica, FC: frequência cardíaca. Fonte:Chang AC, Jeffrey AT 2006.		

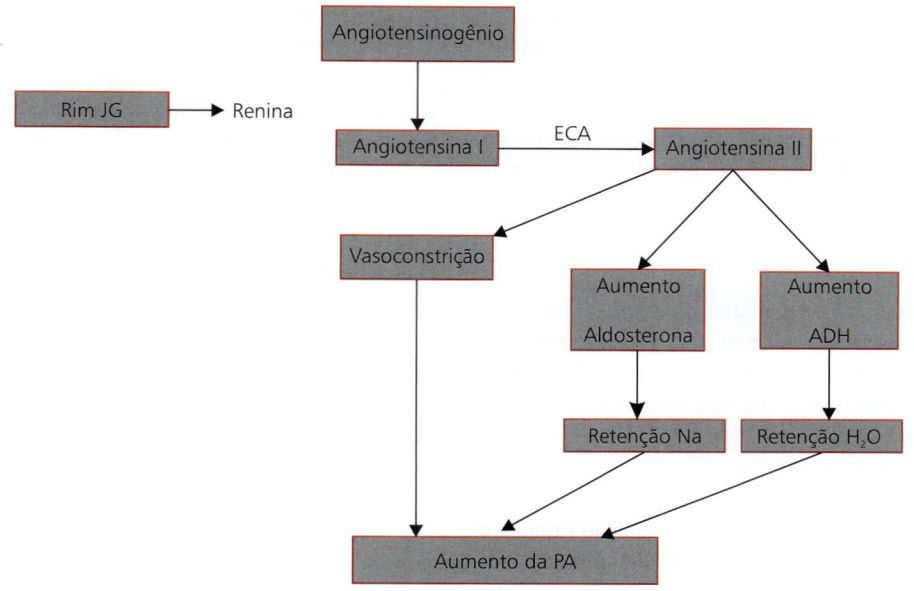

FIGURA 81.1 Sistema renina-angiotensina-aldosterona (SRAA). JG: células justaglomerulares; ECA: enzima conversora de angiotensina; ADH: hormônio antidiurético; Na: sódio; H$_2$O: água. Fonte: Chang AC, Jeffrey AT 2006.

QUADRO 81.2 Causas cardiovasculares de ICC infantil				
SOBRECARGA VOLUME	**SOBRECARGA PRESSÃO**	**CARDIOPATIA CONGÊNITA COMPLEXA**	**CARDIOMIOPATIA PRIMÁRIA**	**CARDIOMIOPATIA SECUNDÁRIA**
Shunt esquerda-direita	OVSVE	Ventrículo único	Dilatada	▪ Infecção ▪ Toxicidade ▪ Arritmias
Insuficiências valvares	OVSVD	VD sistêmico (TCGA)	Hipertrófica	
			Restritiva	
OVSVE: obstrução de via de saída de ventrículo esquerdo; OVSVD: obstrução de via de saída de ventrículo direito; TCGA: Transposição corrigida de grandes artérias.				

2. *Baixo débito cardíaco:*

▪ Caracteriza-se por redução do débito circulatório sistêmico;

▪ Causas:

   a. Obstrução de via de saída de ventrículo esquerdo (OVSVE), como estenose aórtica crítica, coarctação grave e síndrome de hipoplasia de coração esquerdo. A sobrecarga de pressão promove hiperplasia dos miócitos e redução da cavidade do ventrículo esquerdo (VE) e, em casos extremos, pode provocar isquemia subendocárdica com disfunção miocárdica. Há aumento do estresse na parede ventricular com posterior dilatação e remodelamento para formato esférico. Essas alterações são ainda mais intensas no miócito imaturo do recém-nascido e lactente jovem (menor número de mitocôndrias e menor quantidade de cálcio intracelular).[1]

   b. Doenças primárias/genéticas do miocárdio, como as cardiomiopatias dilatada, restritiva e hipertrófica;

   c. Doenças adquiridas do miocárdio, como miocardite aguda, cardiotoxicidade relacionada às drogas antineoplásicas, taquicardiomiopatias, doenças metabólicas e sistêmicas;

   d. Isquemia (origem anômala de coronária esquerda).[1]

3. *Sobrecarga de volume e de pressão*

▪ Há inclusive malformações congênitas cardíacas complexas que combinam características de sobrecarga de volume e pressão e afetam ambas as circulações (pulmonar e sistêmica) causando a IC.

Vale ressaltar a diferença entre a doença cardíaca no adulto e na criança com relação ao maior acometimento do ventrículo direito na população pediátrica, seja por cardiopatia congênita ou por hipertensão pulmonar idiopática.[1] Há diferenças morfológicas relevantes entre os ventrículos esquerdo e direito quanto a organização dos miócitos, a forma geométrica, curva de pressão e volume e a própria expressão gênica.[1]

2.2 BIOMARCADORES

Dado o caráter dinâmico e evolutivo da IC envolvendo mecanismos neuroendócrinos e hormonais como expostos anteriormente, busca-se um entendimento detalhado da ativação neuro-hormonal visando minimizar a morbimortalidade e otimizar a terapia farmacológica.[4]

Assim, o interesse na família dos peptídeos natriuréticos iniciou-se na década de 80. Essa família compõe-se dos peptídeos A, B, C e D produzidos no miocárdio, endotélio vascular e rins. Eles estão envolvidos na homeostase dos fluidos intravasculares, resistência vascular sistêmica e função miocárdica porque contrapõem-se aos efeitos do sistema RAA, atenuam efeitos do sistema nervoso simpático, promovem vasodilatação (coronariana, pulmonar e sistêmica) e estimulam a natriurese.[6]

Segue adiante a descrição de cada um:

- Peptídeo A (ANP): liberado nos átrios cardíacos em resposta a sua distensão;
- Peptídeo B (BNP): também chamado *"brain peptide"*, pois foi inicialmente isolado em cérebro de porcos. É liberado nos ventrículos cardíacos em resposta ao aumento de estresse na parede ventricular.[6]

O peptídeo natriurético tipo B é sintetizado na forma de pró-hormônio (pró-BNP) e posteriormente é clivado formando a forma ativa BNP e a forma inativa NT pró-BNP. A meia-vida da forma inativa é de 60 a 120 minutos e a da forma ativa é de aproximadamente 20 minutos. As duas subunidades do pró-BNP são produzidas em quantidades equimolares, a forma NT pró-BNP, por ter meia-vida maior, acaba acumulando-se no organismo, resultando em concentrações de 2 a 10 vezes maiores que a de BNP.[6,7]

- Peptídeo C (CNP): componente endotelial do sistema dos peptídeos natriuréticos, pois tem a produção, liberação e ação no próprio endotélio vascular. Tem como propriedades a vasodilatação e inibição da proliferação de fibroblastos endoteliais.[6]
- Peptídeo D (DNP): foi isolado do miocárdio ventricular com propriedades semelhantes ao ANP e BNP.[6]

Atualmente, o BNP tem sido largamente reconhecido como biomarcador de rotina para a insuficiência cardíaca (IC) em adultos. As concentrações plasmáticas de BNP estão elevadas em pacientes com IC e podem distinguir causas cardíacas de não cardíacas de dispneia, correlacionar com a gravidade dos sintomas de IC e predizer mortalidade e readmissão hospitalar. Tem valor prognóstico na doença arterial coronariana.[3]

Na literatura há também correlação entre altos níveis de pró-BNP e disfunção sistólica e diastólica ventriculares, além de progressão de sintomas de ICC.[7-8]

Dessa maneira o BNP e o pró-BNP são biomarcadores valiosos no diagnóstico da ICC nos adultos nas unidades de atendimento de emergência e têm se mostrado úteis na população pediátrica para o diagnóstico diferencial de doenças cardíacas e não cardíacas diante de um quadro de desconforto respiratório.[8]

Quanto à aplicação clínica desse marcador bioquímico na população pediátrica a literatura sugere possível papel em diversos cenários:[3,6,8]

- Diferenciação de doença pulmonar e cardíaca;[3,6,8]
- Previsão de descompensação em crianças sabidamente cardiopatas;[6,9]

Tan *et al*[9] realizaram estudo retrospectivo em 82 pacientes admitidos em unidade de terapia intensiva (UTI) com IC descompensada e concluíram que BNP > 760 pg/mL era fortemente preditivo de evento adverso incluindo readmissão em UTI e óbito.

- Neonatologia: Os peptídeos natriuréticos estão envolvidos na transição da circulação fetal para a neonatal. Essa transição é acompanhada por um aumento do fluxo sanguíneo pulmonar, diminuição da resistência pulmonar e aumento da sistêmica. Essas mudanças aumentam o volume e a pressão do sangue nos ventrículos, estimulando a síntese de BNP.

O BNP pode ser marcador de canal arterial patente com importante repercussão hemodinâmica, marcador de persistência de hipertensão pulmonar do recém-nascido, e pode estar relacionado a pior prognóstico em portadores de hérnia diafragmática congênita.[3,6]

- Cardiomiopatias: Estudo de coorte prospectivo em pacientes portadores de IC crônica devido a cardiomiopatia dilatada e disfunção sistólica ventricular demonstrou correlação entre níveis de BNP > 300 pg/mL e maior índice de hospitalização e indicação e lista para transplante cardíaco.[7]

Quanto à cardiomiopatia hipertrófica achados na literatura também mostraram associação de altos níveis de BNP com parâmetros não invasivos de gravidade da doença como espessura máxima de parede, pressões de enchimento elevadas de VE e porcentagem de consumo de oxigênio (VO$_2$) máxima predita.[7]

- Cardiopatias congênitas: aumento dos níveis séricos em pacientes com disfunção ventricular e em portadores de pressão sistólica de ventrículo direito e de artéria pulmonar elevadas. Em pacientes com Tetralogia de Fallot em pós-operatório há descrição de aumento do marcador bioquímico conforme dilatação do ventrículo direito. Ainda no contexto das cardiopatias congênitas alguns estudos sugerem sua utilização em pacientes com ventrículo único e em pós-operatório das cardiopatias estruturais em geral, sendo que altos níveis plasmáticos de BNP nas primeiras 12 horas poderiam predizer maior tempo de ventilação mecânica e síndrome de baixo débito cardíaco sendo respectivamente os valores 540 pg/mL e 815 pg/mL.[3,6,7]

No caso dos pacientes portadores de cardiopatia com coração univentricular, estudos com número reduzido de pacientes demonstraram níveis de BNP elevados nos que aguardavam a cirurgia de Fontan ou quando eram sintomáticos após cirurgia paliativa.[10] Entretanto, para elucidarmos o BNP, como fator prognóstico no cenário das cardiopatias congênitas, são necessários estudos prospectivos detalhadamente delineados e com maior número de pacientes.[10]

- Oncologia: pacientes submetidos ao tratamento com antraciclinas podem apresentar BNP e pró-BNP elevados nos casos de disfunção ventricular e/ou alteração de demais parâmetros ecocardiográficos por cardiotoxicidade (p. ex., pacientes que receberam altas doses de doxorrubicina).[3,6,8,7]

- Transplante cardíaco: nos casos de pacientes submetidos ao transplante cardíaco, o BNP se mostra útil na avaliação de rejeição.[3,6,7]

Os níveis séricos de BNP podem variar conforme idade e condições (p. ex., obesidade e insuficiência renal) e também aumentam nos casos de tromboembolismo pulmonar, hipertensão pulmonar, nos estados de alto débito, como sepse, cirrose e hipertireoidismo, doença de Kawasaki e em casos de lesões do sistema nervoso central, assim como após crises convulsivas.[3,6]

O uso de valores séricos seriados de BNP e pró-BNP em crianças na monitorização da classe funcional da IC e guiar a terapêutica pode representar uma perspectiva. Embora até o momento, não há evidências de ser marcador de terapia para recomendação formal rotineira.[8]

Segundo as diretrizes canadenses para o manejo da IC pediátrica[8] há forte recomendação e nível de evidência moderado para a consideração de que os níveis de BNP ou pró-BNP são úteis no diagnóstico da IC, e seu diferencial (doenças não cardíacas) frente a um quadro de dispneia e que deveriam ser utilizados como testes confirmatórios na avaliação da ICC aguda infantil.[8]

2.2.1 Troponinas cardíacas

A especificidade das troponinas para a ICC em crianças é limitada, principalmente em neonatos nos quais a faixa de normalidade é extremamente variável.

A troponina I pode estar elevada em cardiormiopatias, mas não há níveis preditores de morbidade e mortalidade. Os níveis de troponina T normalmente são elevados na IC secundária a um quadro de miocardite aguda.

Há outros biomarcadores que têm sido investigados em IC na faixa etária pediátrica, como marcadores de inflamação por exemplo: a proteína C reativa (PCR), interleucinas e hormônios, como vasopressina, noradrenalina e adrenalina. Esses marcadores possuem especificidade e sensibilidade variáveis quanto à etiologia e gravidade da IC.[8]

2.3 QUADRO CLÍNICO

Há consenso de que a fisiopatologia dessa síndrome clínica inclui complexas alterações circulatórias, neuro-hormonais e moleculares caracterizando o quadro clínico da IC.

Durante a fase aguda, o objetivo dos mecanismos compensatórios é manter o fluxo sanguíneo e a pressão de perfusão para os órgãos vitais. Observamos, portanto, o aumento da frequência cardíaca, da contratilidade miocárdica, vasoconstricção periférica seletiva, retenção de sal e fluidos e manutenção da pressão arterial sistêmica. Com a progressão da doença, esses mecanismos passam a causar efeitos adversos e são observados sinais de congestão venosa sistêmica e pulmonar. Estágios finais da insuficiência cardíaca são caracterizados por sinais e sintomas de baixo débito cardíaco e choque (Quadro 81.3).

2.3.1 Sintomatologia de acordo com a faixa etária

- Feto: devido à fisiologia miocárdica fetal, a insuficiência cardíaca (*hidrops fetalis*) pode ocorrer na presença de pressão venosa elevada, manifestando-se clinicamente com ascite e edema. As principais causas são taquiarritmias, miocardiopatias, regurgitações severas das valvas atrioventriculares, obstrução do forame oval, constricção do canal arterial ou estados de alto débito cardíaco, como as anemias das síndromes transfusionais (síndrome de transfusão feto-fetal).

- Recém-nascido (RN): com o nascimento há uma diminuição da resistência vascular pulmonar, a qual persiste nos primeiros três meses de vida. Os ventrículos passam a funcionar em série e não mais em paralelo. Há uma grande permeabilidade vascular pulmonar e, quando ocorrem sobrecargas, o edema pulmonar aparece. Assim podemos observar outro sinal da IC – taquipneia por elevação da pressão atrial esquerda e pressão venosa pulmonar. Os sinais clínicos de baixo débito nesta faixa etária se confundem com quadro de choque séptico e se caracterizam por taquipneia, taquicardia, irritabilidade, má perfusão periférica e sinais clínicos de baixo débito.

- Lactentes: nessa faixa etária, observamos aumento da complacência pulmonar e o quadro clínico inclui, além dos sinais e sintomas citados no RN, hepatomegalia, sudorese excessiva, principalmente na sucção, as infecções respiratórias de repetição e o baixo ganho pondero-estatural.

QUADRO 81.3 Sintomas da IC divididos pela causa fisiopatológica principal

CONGESTÃO VENOSA SISTÊMICA	CONGESTÃO VENOSA PULMONAR
Hepatomegalia	Dispneia de esforço
Ingurgitamento jugular	Taquipneia ou taquidispneia
Edema	Pausas às mamadas
Ganho rápido de peso	Ortopneia (maior conforto no colo)
Ascite	Tosse, roncos, sibilos, broncoespasmo
Terceira bulha (VD)	Terceira bulha (VE)
Edema de membros inferiores	Gemido expiratório
Edema palpebral	Crepitações teleinspiratórias
Anasarca	Edema agudo de pulmão
AÇÃO ADRENÉRGICA	**BAIXO DÉBITO E CHOQUE**
Irritabilidade, agitação	Apatia e fadiga
Distúrbios do sono	Extremidades frias
Taquicardia	Cianose periférica
Baixo ganho de peso	Pulsos finos ou fracos
Palidez cutânea	Enchimento capilar lento
Sudorese fria e cefálica	Hipotensão
Pele úmida e fria	Pressão convergente
Nervosismo, ansiedade	Oligúria
Palpitações	Precórdio hipoativo

IC: insuficiência cardíaca; VD: ventrículo direito; VE: ventrículo esquerdo.

- **Crianças maiores e adolescentes:** o grau de intolerância aos esforços (dispneia de esforço) nos dá uma noção semi-quantitativa da disfunção cardíaca. Na maioria dos casos existe predominância dos sintomas congestivos. Os sinais clínicos mais frequentes são taquipneia, esforço respiratório (dispneia) proporcional à gravidade do quadro, taquicardia, terceira bulha, hepatomegalia, cardiomegalia, engurgitamentos venosos e edema. Nos casos mais graves, podemos observar sinais de baixo débito ou choque cardiogênico (Quadro 81.3), que pode ocorrer em choques de outras etiologias, exceto pela presença de sintomas congestivos. A taquipneia com ou sem esforço respiratório ocorre em praticamente todos os casos (frequência respiratória > 60 irpm no RN prematuro, > 45 no RN a termo, 35 no lactente e 25 na criança maior (Quadro 81.4).

A taquicardia é muito frequente apesar de ser um achado muito inespecífico (frequência cardíaca > 160 no RN em repouso, > 130 até um ano, > 120 até 2 anos e > 100 bpm em crianças maiores). É útil para o diagnóstico, bem como no acompanhamento evolutivo.

Um quadro clínico típico ou sugestivo de insuficiência cardíaca associado a uma causa é a base para o diagnóstico desta síndrome clínica.

2.4 CLASSIFICAÇÃO

O diagnóstico da IC e a resposta ao tratamento são avaliados pelo uso das tabelas de classificação de severidade.

Em adultos e adolescentes está muito bem estabelecido o uso da tabela da *New York Heart Association* (NYHA) (Quadro 81.5).

Ambas as escalas, NYHA e Ross, não discriminam bem os pacientes em estágios iniciais de IC ou entre estágios compensados ou descompensados da doença (Quadro 81.6). Foi desenvolvido pela *American College of Cardiology* (ACC) e *American Heart Association* (AHA), uma escala com estágios que

QUADRO 81.4 Sintomas característicos da IC em crianças

	MAIS COMUNS	MENOS COMUNS
Lactentes e crianças menores	▪ Taquipneia ▪ Dificuldade para alimentação (RGE), vômitos e recusa alimentar ▪ Diaforese ▪ Palidez	▪ Cianose ▪ Palpitações ▪ Síncope ▪ Edema facial ▪ Ascite
Crianças maiores e adolescentes	▪ Fadiga ▪ Intolerância aos esforços ▪ Dispneia ▪ Ortopneia ▪ Dor abdominal ▪ Náusea ▪ Vômitos	▪ Palpitações ▪ Dor torácica ▪ Ascite

IC: insuficiência cardíaca; RGE: refluxo gastroesofágico.

identificam pacientes com IC em risco e necessitam de intervenção precoce para prolongar o estágio livre de sintomas. Além disso, podemos identificar pacientes que necessitam de tratamento mais agressivo logo no início da manifestação de IC. Essa escala feita para adultos é aplicada para lactentes e crianças com IC com algumas modificações (Quadro 81.7).

2.5 TRATAMENTO DA IC NA CRIANÇA

A faixa etária pediátrica apresenta as seguintes peculiaridades ao se falar em terapêutica da IC que são:

- idade de apresentação da doença;
- diagnóstico precoce;
- quadro clínico.

Esses fatores terão impacto na evolução quanto a sobrevida e qualidade de vida. Crianças portadoras de cardiopatia congênita com repercussão hemodinâmica e operadas precocemente apresentam prognóstico favorável em termos de prevenção de eventuais complicações que a cardiopatia pode apresentar.

Crianças com disfunção ventricular por cardiomiopatias, disfunção ventricular no pós-operatório de cirurgia cardíaca apresentam arsenal terapêutico medicamentoso que deve ser instituído assim que o diagnóstico de IC é realizado.

Os cuidados terapêuticos na criança com IC englobam equipe multiprofissional, terapêutica nutricional, restrição hídrica e fármacos que irão atuar na pré-carga, função ventricular e pós-carga. Classicamente, são os diuréticos, digital e vasodilatadores.

QUADRO 81.5 Classificação da *New York Heart Association* - NYHA.

CLASSE I: Ausência de sintomas (dispneia) durante atividades cotidianas. A limitação para esforços é semelhante à espera para indivíduos normais
CLASSE II: Sintomas desencadeados por atividades cotidianas
CLASSE III: Sintomas desencadeados por atividades menos intensas que as cotidianas ou aos pequenos esforços
CLASSE IV: Sintomas em repouso

Fonte: Rosenthal C, Chrisant MRK, Edens E, Mahony YL, Canter C, Shaddy RE, *et al*. International Society of Heart and Lung transplantation: Practice Guidelines for Management of Heart Failure in Children. J Heart Lung Transplant. 2004; 23(12):1313-30.

QUADRO 81.6 Classificação de Ross modificada de IC em crianças

CLASSE	INTERPRETAÇÃO
I	Assintomático
II	Leve taquipneia ou diaforese na alimentação em lactentes. Dispneia aos exercícios em crianças maiores
III	Importante dispneia ou diaforse na alimentação em lactentes. Tempo de alimentação muito prolongado, com déficit de crescimento. Em crianças maiores, importante dispneia aos exercícios
IV	Sintomas de taquipneia, retrações, roncos e diaforese em repouso

Fonte: Rosenthal C, Chrisant MRK, Edens E, Mahony YL, Canter C, Shaddy RE, *et al*. International Society of Heart and Lung transplantation:Practice Guidelines for Management of Heart Failure in Children. J Heart Lung Transplant. 2004; 23(12):1313-30.

QUADRO 81.7 Estágios de IC para lactentes e crianças (ACC/AHA)

ESTÁGIO	INTERPRETAÇÃO
A	Pacientes com aumento de risco de desenvolver IC, mas que têm função cardíaca normal e sem evidências de sobrecarga de câmaras cardíacas. Exemplos: exposição prévia a agentes cardiotóxicos, história familiar de miocardiopatia genética, coração univentricular, transposição congenitamente corrigida dos grandes vasos da base.
B	Pacientes com morfologia ou função cardíaca anormal, mas sem sintomas de IC no passado ou no presente. Exemplos: insuficiência aórtica com sobrecarga de VE, história de antraciclina com função sistólica do VE deprimida.
C	Pacientes com doença cardíaca estrutural ou funcional, e sintomas de IC no passado ou no presente.
D	Pacientes com estágio final de IC, necessitando de infusão de agentes inotrópicos, suporte circulatório mecânico, transplante cardíaco.

IC: insuficiência cardíaca: VE: ventrículo esquerdo. Fonte: Rosenthal C, Chrisant MRK, Edens E,Mahony YL, Canter C, Shaddy RE, et al. International Society of Heart and Lung transplantation:Practice Guidelines for Management of Heart Failure in Children. J Heart Lung Transplant. 2004; 23(12):1313-30.

Recentemente, os beta-bloqueadores têm sido utilizados no tratamento destas crianças.

Nas crianças que se apresentam com choque cardiogênico, drogas vasoativos são necessárias na manutenção do débito cardíaco em associação com ventilação mecânica, e diálise podendo evoluir com necessidade de assistência circulatória.

2.6 INDICAÇÃO DE ASSISTÊNCIA VENTRICULAR EM CRIANÇAS

Nos últimos anos, os dispositivos de assistência circulatória tornaram-se alternativas terapêuticas no tratamento do choque cardiogênico e na manutenção do suporte circulatório de pacientes com insuficiência cardíaca, refratários ao tratamento convencional.[12-15] Esses dispositivos são capazes de manter as condições hemodinâmicas dos pacientes por período prolongado e substituir de forma temporária ou definitiva, total ou parcialmente, as funções de bomba do coração. Estão indicados como suporte temporário no miocárdio viável ("terapia ou ponte de resgate"), durante o repouso obtido pelo suporte mecânico prolongado em pacientes com miocardiopatias e em pós-operatório de cirurgia cardíaca, até sua recuperação ("terapia ou ponte de resgate") e como ponte para posterior realização do transplante cardíaco. Está ainda indicado como substituto ventricular permanente ("terapia de destino"), quando existe alguma contra-indicação ao transplante ou recusa do paciente ao procedimento.[16]

2.6.1 Dispositivos de assistência circulatória mecânica

2.6.1.1 Oxigenação por membrana extracorpórea (ECMO)

A ECMO fornece suporte cardiocirculatório, respiratório ou ambos.[17,18] Entre os dispositivos esse é o mais utilizado em situações de emergência;[17] entretanto, oferece apenas apoio em curto prazo, uma vez que o potencial de complicações aumenta com desfecho fatal até a terceira semana de uso.[18] O dispositivo é constituído por uma bomba geradora de fluxo não pulsátil, uma membrana de oxigenação e um circuito tubular, o qual é adaptado às cânulas arterial e venosa.

Com a forma de canulação veno-arterial o suporte é cardiocirculatório e respiratório. Já quando instituída canulação veno-venosa, o auxílio é exclusivamente respiratório, sendo, portanto, necessária função miocárdica preservada.

Seu uso está indicado quando ocorre falha do desmame da circulação extracorpórea, no choque cardiogênico, em parada cardíaca no pós-operatório de cirurgia cardíaca ou no manejo pós-operatório de cardiopatias congênitas com hipertensão pulmonar.[19] Também pode ser usada para estabilizar pacientes que serão transportados de avião até um centro de referência em que será realizada a cirurgia cardíaca completa, o implante de um dispositivo de assistência circulatória duradouro ou mesmo o transplante cardíaco.[18,19]

2.6.1.2 Bombas centrífugas

As bombas centrífugas são úteis quando existe disfunção cardíaca com função pulmonar preservada. Têm sido geralmente indicadas para assistência temporária do miocárdio atordoado do ventrículo esquerdo.[20] O sistema é concebido para assistência ventricular esquerda ou direita isoladamente, mas duas bombas ligadas em série também podem ser acopladas ao paciente para fornecer suporte biventricular.[18]

2.6.1.3 Dispositivos de assistência ventricular com fluxo pulsátil

Nesta categoria enquadram-se aparelhos cujos sistemas são extracorpóreos. Como exemplo pode ser citado o Berlim Heart* que consiste em bombas de vácuo controladas por um processador, capazes de funcionar em modo uni ou biventricular com frequência de 30 a 150 vezes por minuto, câmaras de poliuretano com capacidade para 10 a 30 mL, divididas por uma membrana flexível tripla de poliuretano, que separa as duas unidades, uma que circula ar, ligada à unidade eletro-pneumática e outra que circula sangue e por fim, cânulas de silicone.[21]

Podem ser indicados como ponte para transplante em doenças miocárdicas crônicas ou em estágio final de doença cardíaca congênita, como terapia de resgate após cirurgia da doença cardíaca congênita, miocardite viral, cardiomiopatias, infarto do miocárdio, choque cardiogênico após cardiotomia e após parada cardíaca.[19]

2.6.1.4 Dispositivos de assistência ventricular com fluxo contínuo

Alguns aparelhos de assistência ventricular com fluxo contínuo estão disponíveis. O INCOR* (Berlim Heart) é um exemplo, sendo um dispositivo implantável no ventrículo esquerdo.[18] É composto por uma bomba com rotor axial magnético que funciona por flutuação. Foi concebido com o objetivo de funcionar como terapia permanente (terapia de destino) na medida em que pode assumir o trabalho do ventrículo esquerdo, sem desgaste em longo prazo. No entanto, também pode ser implantado como ponte para transplante e ponte para recuperação.[22]

2.6.2 Indicações de assistência circulatória

Embora não existam diretrizes com orientações precisas para a implantação de dispositivos de assistência ventricular em pediatria, a literatura disponível sobre o tema vem se expandindo. Até o momento, a decisão para o implante de um dispositivo de assistência ventricular é feita por meio da avaliação da situação clínica de cada paciente, associada a um método de diagnóstico, sendo, portanto, relevante as experiências individuais das unidades. A classificação proposta pelo INTERMACS (Interagency Registry for Mechanically Assisted Circulatory Support)[21,23-24] tem sido utilizada para melhor diferenciação dos pacientes em insuficiência cardíaca avançada.

As indicações para a implantação dos dispositivos de assistência ventricular podem ser divididas em casos de pacientes não operados (p. ex., miocardite, endocardite, neoplasia, Síndrome de Eisenmenger) e pacientes em pós-operatório com deterioração da função ventricular pré-operatória exacerbada pela cirurgia (alterações hemodinâmicas, após cirurgia de neoplasia; cirurgia de Jatene, após o período neonatal; obstrução arterial ou atrial, após a correção de transposição congenitamente corrigida das grandes artérias; deterioração do ventrículo único, após a cirurgia de Fontan; crise de hipertensão pulmonar refratária às medicações habituais; falência do ventrículo direito, após correção de Tetralogia de Fallot; tempo de circulação extracorpórea ou de pinçamento prolongados e complicações cirúrgicas da doença de Kawasaki).[19]

Dados específicos de algumas cardiopatias serão expostos adiante.

2.6.2.1 Miocardiopatia

Crianças portadoras de miocardiopatia refratária ao tratamento farmacológico devem ser candidatas ao implante de um dispositivo de assistência circulatória de longo prazo, até que seja possível o transplante cardíaco. O tempo de espera na fila de transplante é em geral longo e imprevisível, levando muitas crianças ao óbito. Embora ainda não totalmente compreendido, a recuperação da função cardíaca foi observada com a utilização de suporte circulatório em crianças com diagnóstico de miocardiopatia, resultado talvez de um remodelamento reverso obtido com a diminuição do volume ventricular obtido com o implante do dispositivo.[25]

2.6.2.2 Miocardite fulminante

As crianças que têm miocardite viral aguda compõem o grupo com maior probabilidade de se beneficiar do uso de um dispositivo de assistência circulatória. Esses pacientes são saudáveis até o início do quadro de miocardite fulminante, e o suporte circulatório de longo prazo com dispositivo pneumático pulsátil é um método eficaz para a manutenção clínica até a recuperação cardíaca quando o explante do aparelho pode ser realizado. Se a função miocárdica não melhora, mesmo depois de várias semanas do implante do dispositivo, o transplante é uma terapia possível (ponte para transplante).[18]

2.6.2.3 Cirurgia cardíaca

Apesar das melhorias nas técnicas cirúrgicas e na gestão da circulação extracorpórea e proteção miocárdica, pode ocorrer disfunção após a cirurgia de cardiopatias congênitas complexas, resultando em disfunção ventricular esquerda, direita ou de ambos os ventrículos. A decisão de usar suporte mecânico deve ser feita logo após a cirurgia, e a indicação deve ser baseada no perfil hemodinâmico ruim combinado com acidose metabólica, oligúria, aumento do nível de lactato, má perfusão, apesar do tratamento com altas doses de medicações inotrópicas, a redução da pós-carga e, dependente no caso, apesar de uma combinação ótima de agentes farmacológicos. Das crianças submetidas à cirurgia cardíaca, 2-5 % necessitam de assistência circulatória mecânica. Antes que seja instituído o uso do suporte circulatório

mecânico, qualquer defeito cardíaco residual deve ser descartado e uma adequada homeostase é necessária. Esse fator confere maior importância à escolha do tipo de dispositivo a ser utilizado. Se a recuperação completa dentro de 2 semanas pode ser esperada, e a função pulmonar do paciente não é comprometida, um circuito de bomba centrífuga pode ser a melhor opção, mas caso haja insuficiência respiratória concomitante, a ECMO deve ser considerada.[18]

2.6.2.4 Estágios crônicos de cardiopatia congênita

Crianças em estágios crônicos da doença cardíaca congênita, quando todas as outras opções médicas e cirúrgicas foram esgotadas, podem desenvolver insuficiência ventricular em algum momento após a cirurgia cardíaca e tornar-se candidatos ao transplante. Como em crianças com cardiomiopatia, os dispositivos pulsáteis pneumáticos para apoio em longo prazo podem ser implantados quando o transplante está indicado. Como as crianças desse grupo têm distúrbios anatômicos complexos e muitas vezes foram submetidas a várias operações anteriores, a colocação cirúrgica das cânulas requer maior atenção quando comparado ao grupo de cardiomiopatia.[18]

O uso de dispositivos de assistência ventricular é uma terapêutica factível na população pediátrica, sendo necessário considerar principalmente a natureza da cardiopatia, a condição clínica do paciente, a experiência da equipe, a disponibilidade de recursos e o conhecimento das particularidades de cada tipo de dispositivo no momento de determinar a sua indicação.[20-26]

3 | TRANSPLANTE CARDÍACO

3.1 INDICAÇÃO

As principais indicações de transplante na população pediátrica englobam:

a. as cardiomiopatias desde o período neonatal até os 18 anos de idade;
b. cardiopatias congênitas, corrigidas ou não, desde o período neonatal até a vida adulta;
c. pacientes submetidos a transplante desde o período neonatal até os 18 anos de idade.[27-31]

O transplante cardíaco é geralmente considerado quando a expectativa de sobrevida é menor do que dois anos, quando existe uma qualidade de vida inaceitável ou ambos. As cardiomiopatias, principalmente a cardiomiopatia dilatada (Figura 81.2 e 81.3) e as cardiopatias congênitas complexas são as principais indicações e juntas compreendem 90 % dos transplantes pediátricos.[29]

Alguns aspectos peculiares desse grupo devem ser considerados. Aproximadamente, um quarto dos receptores é lactente com menos de um ano de idade, dos quais dois terços possuem cardiopatias congênitas complexas que necessitam de reconstrução especializada durante o transplante. É importante salientar que o receptor deve ter idade gestacional maior que 36 semanas e peso acima de 2000 g.[29-31] Além disso, as co-morbidades nesses receptores diferem dos adultos, como síndromes genéticas, retardo de desenvolvimento neuropsicomotor e malformações extra cardíacas, que devem ser consideradas no momento da indicação do transplante. As Tabelas 81.1, 81.2, 81.3, 81.4 e 81.5 resumem as indicações e as contraindicações de transplante cardíaco em pacientes pediátricos com cardiomiopatia e cardiopatia congênita e em pacientes adultos portadores de cardiopatia congênita.[27-29]

3.1.1　Avaliação do receptor

Os pacientes candidatos ao transplante devem ser avaliados do ponto de vista cardiovascular com radiografia de tórax, eletrocardiograma, ecocardiograma com *Doppler* colorido, ventriculografia radioisotópica, cintilografia com gálio 67, ressonância magnética e angiotomografia dependendo da cardiopatia, dosagem de peptídeo natriurético, sorologia de toxoplasmose, citomegalovírus, mononucleose infecciosa, painel imunológico, tipagem sanguínea, tipagem HLA, perfil hemoterápico, ultrasonografia de abdomen, avaliação social e psicológica.

Os pacientes pediátricos portadores de insuficiência cardíaca refratária às medidas anticongestivas possuem elevada morbi-mortalidade, sendo o transplante cardíaco uma importante alternativa terapêutica. Desde os primeiros transplantes cardíacos ortotópicos na década de 1960 até hoje, a associação da resposta imunológica com a sobrevida do receptor permanece um campo em contínuo aperfeiçoamento e desenvolvimento. Nesse sentido e em decorrência dos avanços do arsenal terapêutico, o uso de dispositivos para assistência ventricular tem levado os pacientes a se tornarem sensibilizados no momento do transplante, sendo pertinente a discussão da abordagem destes pacientes.[27]

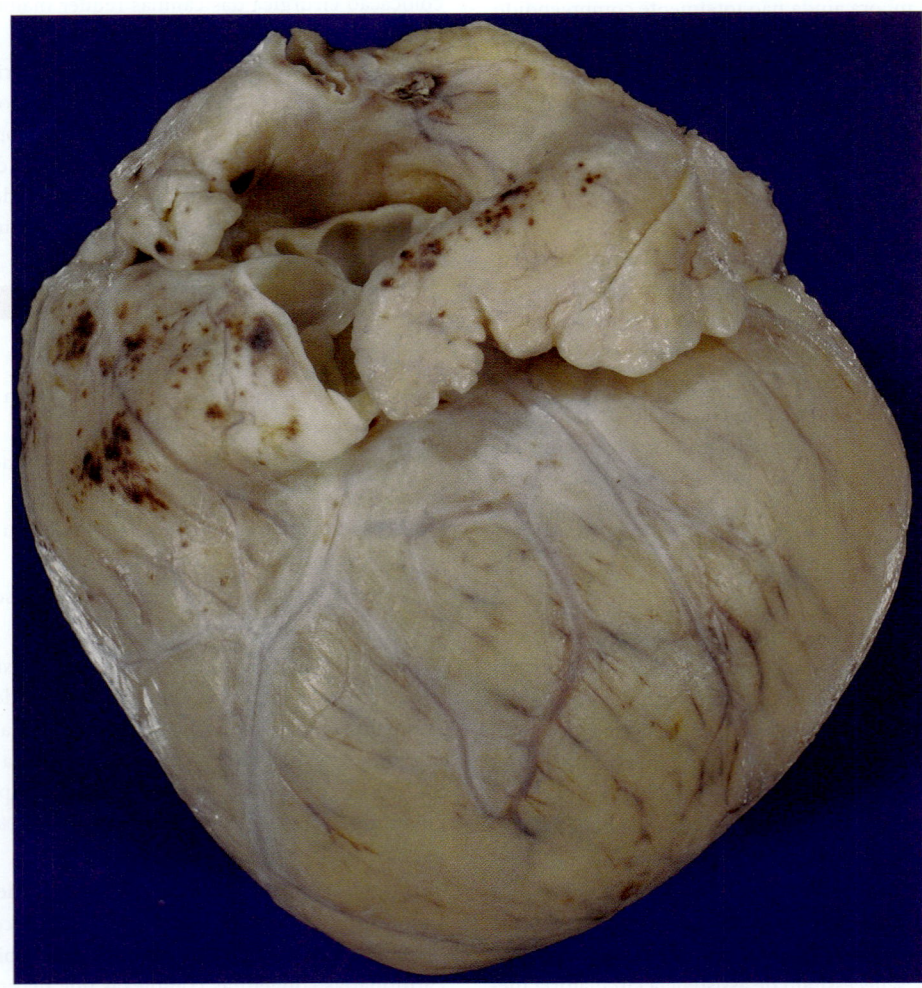

FIGURA 81.2A　Cardiomiopatia dilatada – visão externa com aumento e arredondamento do tamanho do coração.

3.2 PACIENTES SENSIBILIZADOS E *CROSS-MATCH* VIRTUAL

O paciente selecionado para transplante cardíaco deverá ser submetido a uma série de exames complementares, entre os quais, a pesquisa de anticorpos circulantes, devido ao risco de desenvolverem rejeição hiperaguda e perda precoce do enxerto. Até 88 % dos óbitos em pacientes sensibilizados ocorreram nos primeiros três meses pós-transplante e foram principalmente associados a causas imunológicas.[31-33]

3.2.1 Grupo sanguíneo – incompatibilidade ABO

O grupo sanguíneo ABO consiste de 4 categorias: A, B, AB e O. Os antígenos são expressos nas hemácias, nos linfócitos, plaquetas, células epiteliais e endoteliais. A formação dos anticorpos ocorre contra aqueles antígenos não nativos do hospedeiro. Centros que realizam transplante mostraram que dessensibilização em pacientes com incompatibilidade ABO levaram a resultados semelhantes na evolução clínica comparados aos com compatibilidade (Tabela 81.6).

A terapêutica utilizada na redução dos anticorpos ABO circulantes são a plasmaférese, imunoabsorção e rituximabe. A esplenectomia tem sido usada, mas permanece controversa.

3.2.2 Anticorpos circulantes contra os antígenos HLA (*human leukocyte antigen*)

Anticorpos anti-HLA são direcionados ao complexo maior de histocompatibilidade classe I e classe II expressos nas células endoteliais do enxerto. A resposta imune anamnéstica tem origem na exposição prévia do receptor aos seguintes fatores:

- Transfusão sanguínea
- Cirurgia prévia:
  - Cirurgia cardíaca com exposição a materiais como homoenxertos, próteses biológicas

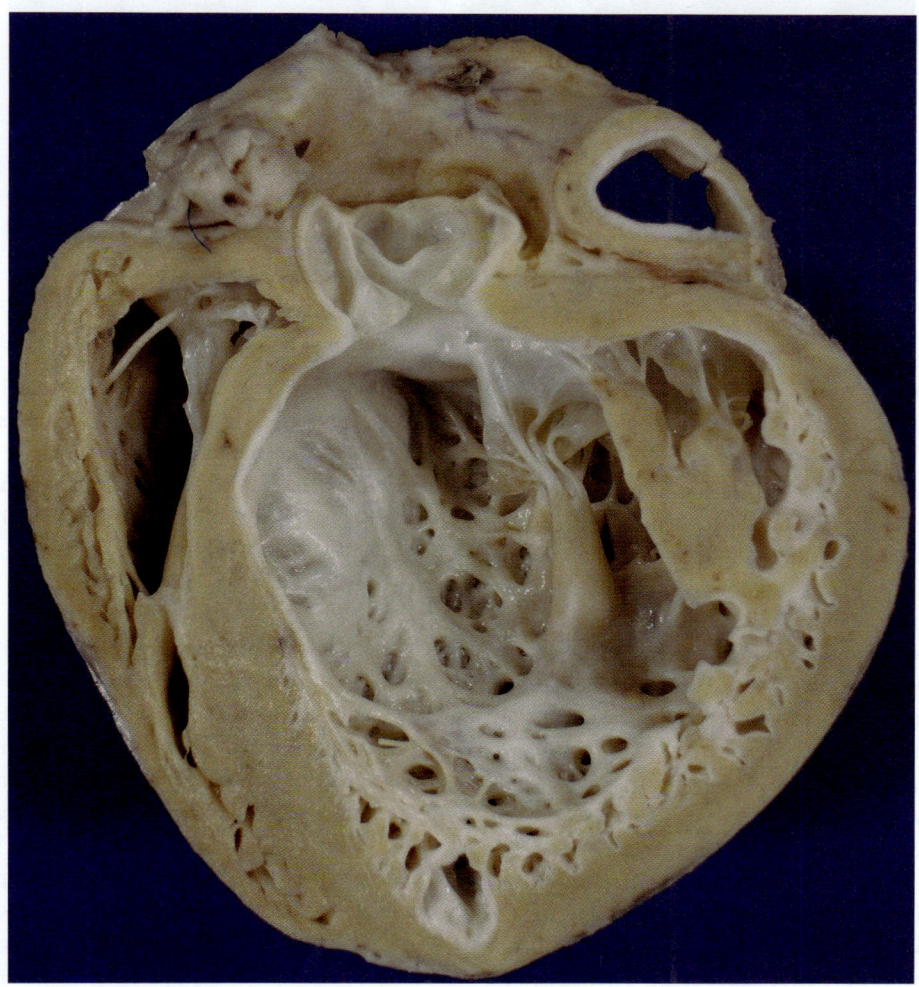

FIGURA 81.2B Cardiomiopatia dilatada, 4 câmaras: dilatação severa do ventrículo esquerdo com espessamento esbranquiçado do endocárdio – fibroelastose endocárdica.

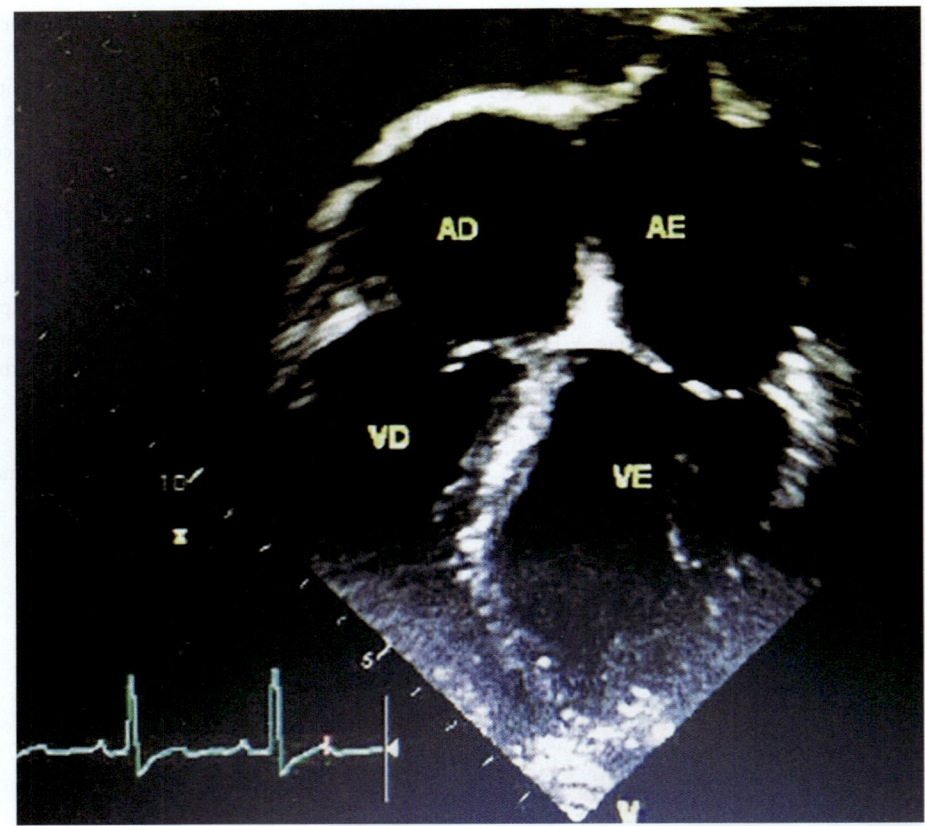

FIGURA 81.3 Ecocardiograma mostrando dilatação das câmaras esquerdas em criança portadora de cardiomiopatia dilatada.

□ Transplantes prévios

▪ Dispositivo de assistência ventricular – ponte para transplante

Os pacientes sensibilizados podem continuar a produzir anticorpos por muitos anos após os eventos sensibilizantes, limitando as opções de procura de órgãos, permanecendo por um tempo maior na fila de espera por um doador compatível, aumentando a incidência de morbi-mortalidade. Pacientes sensibilizados HLA classes I e/ou II foram positivamente associados com rejeição mediada por anticorpos (AMR – *antibody-mediated rejection*) e com menor taxa de sobrevida do enxerto no primeiro ano pós-transplante.[34]

O painel imunológico (PRA – *panel reative antibody*) é utilizado para avaliar o grau de sensibilização. Obtido através da reação entre o soro do receptor e um painel de antígenos HLA representativos. O percentual de reatividade determina o PRA e define o grau de sensibilização. Pacientes com PRA acima de 10 % são considerados sensibilizados e apresentam substancial risco para o desenvolvimento de rejeição aguda celular e humoral; além de aumento da mortalidade, quando comparado com os pacientes não sensibilizados (PRA menor que 10%) pós-transplante.[35]

Shaddy *et al.* evidenciaram que pacientes em lista de espera com PRA ≥ 50% (fortemente sensibilizados) apresentaram mortalidade de 19 %, comparados com mortalidade de 9 % nos pacientes com PRA < 10%[36]. A mortalidade dos pacientes transplantados com PRA ≥ 50% foi de 77% e dos PRA < 10% de 93% em seis meses de seguimento pós-cirurgia.[36]

3.2.3 Prova cruzada (*cross-match*) virtual

O doador que apresenta compatibilidade ABO será testado por meio da prova cruzada (*cross-match*) com o soro do receptor para identificar anticorpos específicos anti-HLA contra os antígenos do doador previamente ao transplante. O *cross-match* prospectivo pré-transplante deve avaliar a compatibilidade para posterior liberação do órgão. Esses testes podem identificar o risco da presença de anticorpos anti-HLA classe I ou classe II, mostrando perspectivas e probabilidades de um particular receptor candidato receber novo coração com segurança.

O teste de linfotoxicidade dependente de complemento (CDC – *complement-dependent lymphototoxixity*) é o método comumente usado para detectar anticorpos HLA. Outros métodos podem ser usados como ELISA (*enzyme-linked immunosorbent assay*) ou

TABELA 81.1 Recomendações para transplante cardíaco em pacientes pediátricos com cardiomiopatia e cardiopatia congênita (indicações) da II Diretriz de Transplante da Sociedade Brasileira de Cardiologia[28]

CLASSE DE RECOMENDAÇÃO	INDICAÇÕES
Classe I	IC estágio D associada à disfunção do ventrículo sistêmico em cardiomiopatia ou cardiopatia congênita, previamente corrigida ou paliada
	IC estágio C e severa limitação às atividades físicas. Se medido teriam consumo de O_2 < 50 % do previsto para idade e sexo
	IC estágio C associada à disfunção do ventrículo sistêmico em cardiomiopatia ou cardiopatia congênita, previamente corrigida ou paliada, quando houver importante retardo de crescimento atribuível a IC
	IC associada à morte súbita e/ou arritmias com risco de morte súbita não responsivas à terapêutica medicamentosa ou CDI
	IC estágio C em cardiomiopatia restritiva associada a HAP reversível
	Quando houver indicação de transplante cardíaco, este é factível em pacientes com RVP > 6 U Wood/m^2 e/ou gradiente transpulmonar > 15 mmHg se a administração de inotrópicos ou vasodilatadores pulmonares reduzir a RVP para < 6 U Wood/m^2 e/ou o gradiente transpulmonar a < 15 mmHg
Classe IIa	IC estágio C em cardiopatias associadas a HAP reversível com risco de desenvolver elevação da RVP fixa e irreversível contraindicando transplante no futuro
	Condições anatômicas e fisiológicas que possam piorar a história natural das cardiopatias congênitas com ventrículo único funcional como: ▪ estenose(s) severa(s) ou atresia de coronárias; ▪ estenose ou regurgitação moderada a severa das valvas atrioventriculares ou semilunares; ▪ disfunção ventricular severa
	Condições anatômicas e fisiológicas que pioram a história natural das cardiopatias congênitas previamente corrigidas ou paliadas e IC estágio C sem disfunção ventricular severa: ▪ HAP e risco de desenvolver elevação da RVP fixa e irreversível contraindiciando transplante no futuro; ▪ regurgitação aórtica ou de valva atrioventricular sistêmica severas não passíveis de correção cirúrgica; ▪ dessaturação arterial não passível de correção cirúrgica; ▪ enteropatia perdedora de proteína apesar da terapêutica otimizada
	Retransplante está indicado em crianças com função ventricular normal e vasculopatia do enxerto pelo menos moderada

IC: insuficiência cardíaca; RVP: resistência vascular pulmonar; HAP: hipertensão arterial pulmonar; CDI: cardiodesfibrilador implantável. Fonte: Bacal F, Neto JD, Fiorelli AI, Mejia J, Marcondes-Braga FG, Mangini S, Oliveira Jde L Jr, de Almeida DR, Azeka E, Dinkhuysen JJ, Moreira Mda C, Neto JM, Bestetti RB, Fernandes JR, Cruz Fd, Ferreira LP, da Costa HM, Pereira AA, Panajotopoulos N, Benvenuti LA, Moura LZ, Vasconcelos GG, Branco JN, Gelape CL, Uchoa RB, Ayub-Ferreira SM, Camargo LF, Colafranceschi AS, Bordignon S, Cipullo R, Horowitz ES, Branco KC, Jatene M, Veiga SL, Marcelino CA, Teixeira Filho GF, Vila JH, Montera MW; Sociedade Brasileira de Cardiologia. *[II Brazilian Guidelines for Cardiac Transplantation]*. Arq Bras Cardiol. 2010;94(1 Suppl):e16-76.

citometria de fluxo. Os resultados do CDC podem demorar cerca de 5 a 6 horas, criando longo tempo de espera que pode ser fatal, eliminando a chance do receptor ser transplantado.

A introdução do *cross-match* virtual parece promissor, pois não requer que o soro do doador seja transportado por grandes distâncias e pode reduzir o tempo de espera na fila de pacientes sensibilizados aguardando um *cross-match* prospectivo negativo. O método (*Luminex*) consiste em predizer incompatibilidade aguda por rastreamento de anticorpos específicos, comparando o HLA genotípico do doador com perfil de anticorpos do receptor sensibilizado. *Cross-match* virtual é considerado positivo se os anticorpos detectados no teste de fase-sólida correspondem aos da tipificação do doador.[38]

Estudos têm evidenciado que o *cross-match* virtual pode ser considerado um teste acurado e permite aumentar a oportunidade de transplante, encurtar o tempo de espera, fornecer melhores resultados e definir estratificação de risco em pacientes sensibilizados para transplante cardíaco.[39]

A conduta nos pacientes sensibilizados permanece controversa, devendo ser levado em consideração o prazo da sensibilização em relação à rejeição, desenvolvimento da doença vascular do enxerto e o tempo de sobrevida. Estratégias mais agressivas de imunossupressão em transplante cardíaco pediátrico podem aumentar o número de possíveis doadores e a utilização desses órgãos.

O primeiro passo no manejo do paciente sensibilizado candidato ao transplante é evitar exposições futuras a antígenos humanos exógenos, minimizando transfusões de hemoderivados o máximo possível.

TABELA 81.2 Recomendações para transplante cardíaco em pacientes pediátricos com cardiomiopatia e cardiopatia congênita (contraindicações relativas e absolutas)[28]

CLASSE DE RECOMENDAÇÃO	INDICAÇÃO
Classe IIb	Infecções prévias por Hepatite B ou C ou HIV
	História de uso recente de substâncias ilícitas, tabaco ou abuso de bebidas alcoólicas
	História de distúrbios psicológicos, comportamentais ou cognitivos, inadequado suporte da estrutura familiar, não aderência a terapêuticas prévias podendo comprometer o resultado do tratamento após o transplante
Classe III	Doença cardíaca associada à doença irreversível em outros órgãos ou quando for parte de doença multissistêmica irreversível. Transplante de múltiplos órgãos pode ser considerado
	Cardiopatia associada à elevação fixa, severa e irreversível da RVP
	Presença de hipoplasia severa das artérias pulmonares centrais ou veias pulmonares
	Terapêutica de rotina para qualquer cardiopatia congênita
	Retransplante durante episódio de rejeição aguda, mesmo na presença de vasculopatia do enxerto
	Nos primeiros 6 meses após primeiro transplante

IC: insuficiência cardíaca; RVP: Resistência Vascular Pulmonar; HAP: hipertensão arterial pulmonar. Fonte: Bacal F, Neto JD, Fiorelli AI, Mejia J, Marcondes-Braga FG, Mangini S, Oliveira Jde L Jr, de Almeida DR, Azeka E, Dinkhuysen JJ, Moreira Mda C, Neto JM, Bestetti RB, Fernandes JR, Cruz Fd, Ferreira LP, da Costa HM, Pereira AA, Panajotopoulos N, Benvenuti LA, Moura LZ, Vasconcelos GG, Branco JN, Gelape CL, Uchoa RB, Ayub-Ferreira SM, Camargo LF, Colafranceschi AS, Bordignon S, Cipullo R, Horowitz ES, Branco KC, Jatene M, Veiga SL, Marcelino CA, Teixeira Filho GF, Vila JH, Montera MW; *Sociedade Brasileira de Cardiologia. [II Brazilian Guidelines for Cardiac Transplantation]*. Arq Bras Cardiol. 2010;94(1 Suppl):e16-76.

TABELA 81.3 Recomendações para transplante cardíaco em adultos com cardiopatia congênita corrigida[28]

CLASSE DE RECOMENDAÇÃO	INDICAÇÃO
Classe I	Disfunção severa do ventrículo sistêmico após correção de cardiopatia congênita associada ao estágio D de IC persistente ou recorrente apesar da terapêutica otimizada
	Arritmias ventriculares sintomáticas recorrentes e refratárias a todas as modalidades terapêuticas
	Quando houver indicação de transplante cardíaco, este é factível em pacientes com RVP > 6 U Wood/m^2 e/ou gradiente transpulmonar > 15 mmHg se a administração de inotrópicos ou vasodilatadores pulmonares reduzir a RVP para < 6 U Wood/m^2 e/ou o gradiente transpulmonar a < 15 mmHg
Classe IIA	IC estágio C associada a severa limitação das atividade físicas. Consumo de O_2 < 15 mL/Kg/min ou < 50 % do previsto para idade e sexo.
	Condições anatômicas e fisiológicas que pioram a história natural das cardiopatias congênitas previamente corrigidas ou paliadas e aumentam a indicação de transplante: • HAP e risco de desenvolver elevação da RVP fixa e irreversível contraindiciando transplante no futuro; • regurgitação aórtica ou de valva atrioventricular sistêmica graves não passíveis de correção cirúrgica; • dessaturação arterial não passível de correção cirúrgica; • enteropatia perdedora de proteína persistente, apesar da terapêutica otimizada

IC: insuficiência cardíaca; RVP: Resistência Vascular Pulmonar; HAP: hipertensão arterial pulmonar. Fonte: Bacal F, Neto JD, Fiorelli AI, Mejia J, Marcondes-Braga FG, Mangini S, Oliveira Jde L Jr, de Almeida DR, Azeka E, Dinkhuysen JJ, Moreira Mda C, Neto JM, Bestetti RB, Fernandes JR, Cruz Fd, Ferreira LP, da Costa HM, Pereira AA, Panajotopoulos N, Benvenuti LA, Moura LZ, Vasconcelos GG, Branco JN, Gelape CL, Uchoa RB, Ayub-Ferreira SM, Camargo LF, Colafranceschi AS, Bordignon S, Cipullo R, Horowitz ES, Branco KC, Jatene M, Veiga SL, Marcelino CA, Teixeira Filho GF, Vila JH, Montera MW; *Sociedade Brasileira de Cardiologia. [II Brazilian Guidelines for Cardiac Transplantation]*. Arq Bras Cardiol. 2010;94(1 Suppl):e16-76.

TABELA 81.4 Recomendações para transplante cardíaco em adultos com cardiopatia congênita corrigida (contraindicações relativas e absolutas)[28]

CLASSE DE RECOMENDAÇÃO	INDICAÇÃO
Classe III	Cardiopatias congênitas previamente corrigidas ou paliadas associadas a consumo de O_2 > 15 mL/Kg/min ou > 50 % do previsto para idade e sexo sem outras indicações
	Cardiopatia associada à elevação fixa, severa e irreversível da RVP
	Presença de hipoplasia severa das artérias pulmonares centrais ou veias pulmonares
	Associação com comorbidades que contraindiquem o transplante cardíaco

IC: insuficiência cardíaca; RVP: Resistência Vascular Pulmonar; HAP: hipertensão arterial pulmonar. Fonte: Bacal F, Neto JD, Fiorelli AI, Mejia J, Marcondes-Braga FG, Mangini S, Oliveira Jde L Jr, de Almeida DR, Azeka E, Dinkhuysen JJ, Moreira Mda C, Neto JM, Bestetti RB, Fernandes JR, Cruz Fd, Ferreira LP, da Costa HM, Pereira AA, Panajotopoulos N, Benvenuti LA, Moura LZ, Vasconcelos GG, Branco JN, Gelape CL, Uchoa RB, Ayub-Ferreira SM, Camargo LF, Colafranceschi AS, Bordignon S, Cipullo R, Horowitz ES, Branco KC, Jatene M, Veiga SL, Marcelino CA, Teixeira Filho GF, Vila JH, Montera MW; *Sociedade Brasileira de Cardiologia. [II Brazilian Guidelines for Cardiac Transplantation].* Arq Bras Cardiol. 2010;94(1 Suppl):e16-76.

TABELA 81.5 Contraindicações para transplante cardíaco em pacientes pediátricos[28]

CLASSE DE RECOMENDAÇÃO	INDICAÇÃO
Classe I	Infecção por HIV
	Sepse ou outra infecção generalizada
	Hipertensão pulmonar irreversível
	Falência de outros órgãos ou de múltiplos órgãos: insuficiência renal, hepática
	Anormalidade significativa do sistema nervoso central
	Distúrbio psiquiátrico significativo
	História de não aderência ao tratamento
	Algum impedimento psico-social econômico
	Prematuridade (< 36 semanas de IG)
	Peso nascimento < 2Kg
	Doença maligna não controlada

IG: idade gestacional. Fonte: Bacal F, Neto JD, Fiorelli AI, Mejia J, Marcondes-Braga FG, Mangini S, Oliveira Jde L Jr, de Almeida DR, Azeka E, Dinkhuysen JJ, Moreira Mda C, Neto JM, Bestetti RB, Fernandes JR, Cruz Fd, Ferreira LP, da Costa HM, Pereira AA, Panajotopoulos N, Benvenuti LA, Moura LZ, Vasconcelos GG, Branco JN, Gelape CL, Uchoa RB, Ayub-Ferreira SM, Camargo LF, Colafranceschi AS, Bordignon S, Cipullo R, Horowitz ES, Branco KC, Jatene M, Veiga SL, Marcelino CA, Teixeira Filho GF, Vila JH, Montera MW; *Sociedade Brasileira de Cardiologia. [II Brazilian Guidelines for Cardiac Transplantation].* Arq Bras Cardiol. 2010;94(1 Suppl):e16-76.

TABELA 81.6 Compatibilidade ABO receptor/doador

RECEPTOR	COMPATIBILIDADE DO GRUPO SANGUÍNEO DO DOADOR DE ÓRGÃOS	INCOMPATÍVEL
O	O	A, B, AB
A	A, O	B, AB
B	B, O	A, AB
AB	AB, B, A, O	-

DOADOR	COMPATIBILIDADE DO GRUPO SANGUÍNEO DO RECEPTOR	INCOMPATÍVEL
O	O, A, B, AB	-
A	A, AB	O, B
B	B, AB	O, A
AB	AB	O, A, B

Uma variedade de protocolos de dessensibilização tem sido utilizada com o objetivo de reduzir os níveis de anticorpos em candidatos ao transplantes que são sensibilizados; porém, ainda necessitam de melhor avaliação, pois tem apresentado resultados díspares. Um dos protocolos orienta que pacientes com PRA > 50% devem dessensibilizar com imunoglobulina endovenosa (IVIG – 1 mg/kg/dia em 6 a 8 horas, durante 2 dias) mensalmente por 2 meses. Pré-medicação com acetoaminofen, difenidramina e metilpredinisolona para evitar reação à infusão. Duas semanas após a infusão da IVIG, recomenda rituximabe.[40] Também é citado na literatura o uso de baixas doses de imunoglobulina endovenosa associada à plasmaférese; porém, com as complicações inerentes ao método.

Pacientes pediátricos com elevados PRA apresentam mortalidade global de cerca de 50% e, dado o limitado número de doadores pediátricos, questões éticas devem ser consideradas no uso desses órgãos, pois muitas vezes esses pacientes estão em estágio final da insuficiência cardíaca e o transplante seria sua única chance de sobrevivência.[40,41]

3.3 TRANSPLANTE

3.3.1 Aspectos cirúrgicos

O transplante cardíaco pediátrico apresenta caráter peculiar em função de alguns aspectos principais; entre eles os transplantes em crianças de baixo peso ou em neonatos e nos portadores de cardiopatias congênitas complexas. Nos casos de receptores portadores de diferentes tipos de cardiomiopatias, sem operações cardíacas prévias, o transplante costuma ser realizado sem maiores dificuldades técnicas, ficando reservadas manobras e táticas cirúrgicas mais elaboradas e trabalhosas para os casos de receptores portadores de diferentes cardiopatias de etiologia congênita.

Os transplantes mais prevalentes no primeiro ano de vida são aqueles realizados em crianças portadoras de cardiopatia congênita e em idade entre 10 e 17 anos, e em crianças portadoras de cardiomiopatias de diferentes etiologias.[41] As cardiopatias congênitas consideradas para transplante mais prevalentes, nos casos em que os tratamentos cirúrgicos convencionais não obtiveram bons resultados ou estão contraindicados são: atresia pulmonar com septo íntegro; casos de anatomia desfavorável da anomalia de Ebstein; tumores cardíacos ressecáveis; anomalias complexas de retorno venoso; cardiomiopatia em pós-operatório tardio de correção definitiva associada ou não a bloqueio atrioventricular total; casos de evolução desfavorável de síndrome de hipoplasia de coração esquerdo; disfunção ventricular grave em pacientes portadores de corações univentriculares e anomalia de Uhl, entre outros.

3.3.2 Técnica cirúrgica

Nos casos de cardiomiopatia, a técnica utilizada se assemelha aos casos de transplante em adultos, podendo ser utilizada a técnica convencional, descrita por Shumway, ou a técnica bicaval, descrita por Web. Em ambas as técnicas, há necessidade de extremo cuidado na adequação e compatibilização das estruturas do coração doador em relação às estruturas do receptor, pelo fato de que, na maioria dos casos, o peso do doador é maior que o do receptor, e comumente há diferenças entre as dimensões e calibres dos vasos a serem anastomosados. Costuma-se aceitar corações de doadores com peso superior ao receptor em até 3 vezes e corações de doadores com peso inferior ao receptor em até 20%. Deve-se, sempre que possível, avaliar e comparar a área cardíaca do doador e do receptor pela radiografia de tórax, como mais um parâmetro de compatibilização entre ambos.

Alguns casos de cardiopatias congênitas necessitam programação prévia com relação à técnica a ser empregada na captação, como em pacientes portadores de distorções e estenoses das artérias pulmonares do receptor, em que o coração doador deve ser preparado com extensos segmentos de artérias pulmonares.

Nos casos de operações prévias tipo Fontan, o coração doador deve conter longos segmentos de veia cava superior, bem como de artéria pulmonar direita, para facilitar a reconstrução destas estruturas durante o transplante. Outra situação peculiar é quando os pacientes apresentam *situs inversus*, em que o coração doador deve conter longos segmentos de aorta, artérias pulmonares, e, sobretudo, veia cava superior e veia inominada, para que se criem prolongamentos dos vasos para facilitar as anastomoses com estruturas contralaterais.

Na síndrome de hipoplasia do coração esquerdo, longo segmento de aorta, contendo o arco e seus ramos, deve ser preparado, para que se possa realizar a reconstrução da aorta no receptor. Cuidado adicional precisa ser tomado naqueles pacientes com presença de desvio de sangue sistêmico pulmonar (*shunt*) ou canal arterial persistente, que precisam ser ligados, antes do início da circulação extracorpórea (CEC), para evitar desvio e roubo de sangue para os pulmões.

A preservação miocárdica pode ser realizada com a utilização de diferentes tipos de soluções cardioplégicas protetoras, infundidas no momento da captação do órgão doador. Nas situações de tempo de isquemia prolongados, por causa de captação à distância, recomendamos repetir a infusão de cardioplegia no campo operatório, antes do implante do órgão, em tempos superiores a 2 horas de isquemia. Damos preferência pela utilização de solução cardioplégica cristaloide hipotérmica (solução de Roe, St. Thomas ou Custodiol), injetada na aorta ascendente, com infusão por gavagem, sem pressão, após descompressão das câmaras direitas e esquerdas.

Em crianças receptoras com aumento da resistência vascular pulmonar (RVP > 6 U Wood/m2), deve ser considerada a utilização de um coração de maior tamanho que o normalmente aceito para implante, algumas vezes até maior que o limite de 3 vezes o peso do receptor.[42] Nessa situação peculiar, deve-se analisar cuidadosamente as variáveis envolvidas, para que se evite a utilização de órgão com tamanho inadequado, com consequente problemas de compatibilização de tamanho.

A retirada e o implante do órgão devem ser conduzidos por duas equipes distintas, sincronizadas entre si, para que se evitem longas esperas ou que tenha aumento do tempo de isquemia do órgão a ser implantado. Após ter sido retirado do doador, o coração deve ser colocado dentro de sacos plásticos estéreis em solução salina gelada, acondicionado e transportado em reservatório térmico com gelo.

3.3.3 Técnica de retirada

Após a confirmação da normalidade quanto à anatomia e função contrátil de todas as paredes, inicia-se a dissecção das veias cavas superior e inferior, a dissecção e ligadura da veia ázigos e a dissecção entre a artéria aorta e a artéria pulmonar e dos ramos pulmonares. Com frequência, realiza-se a retirada múltipla de órgãos no mesmo doador, havendo necessidade de adequada integração e diálogo entre os diferentes grupos, para se evitar manobras que possam prejudicar algum órgão específico.[28]

Inicia-se a abertura das pleuras (para melhor drenagem do sangue oriundo do saco pericárdico), interrompe-se a ventilação mecânica e realiza–se a secção parcial da veia cava superior junto à origem na veia inominada, da veia cava inferior junto ao diafragma e da veia pulmonar superior direita, para descomprimir as cavidades cardíacas. Clampeia-se a aorta ascendente e inicia a infusão da solução cardioplégica. Após parada total do coração e o término da infusão da cardioplegia, procede para a secção total de todos os vasos, completando a secção das veias cava, das veias pulmonares direitas e esquerdas, da aorta e do tronco pulmonar. Nos casos em que tenha necessidade de retirada de pedículos vasculares mais longos, na dependência do diagnóstico do receptor, como já citado, deve-se realizar o preparo antes da retirada propriamente dita.

3.3.4 Técnica de implante

A operação no receptor inicia-se após o aval favorável do chefe de equipe de retirada do coração doador. Em função do crescente número de receptores com operação cardíaca prévia, este tempo pode ser readequado, uma vez que as dissecções cirúrgicas e as técnicas de hemostasia exigem cuidados adicionais. No transplante cardíaco ortotópico procede-se à circulação extracorpórea da forma convencional, com drenagens individuais das veias cavas superior e inferior e perfusão arterial pela aorta ascendente, mesmo nos casos de reoperação. Realiza-se uma hipotermia moderada à temperatura de 28°C. A remoção do coração é realizada pela secção dos vasos da base (aorta e tronco pulmonar), veias cava superior e inferior e do átrio esquerdo, próximo ao plano da valva mitral.

Inicia-se o implante pela reconstrução do átrio esquerdo, seguido pela anastomose das veias cava inferior e superior, tronco pulmonar e por fim, a aorta. Em situações especiais, com tempo prolongado de isquemia, pode-se inverter essa ordem, realizando a anastomose da aorta antes do tronco pulmonar e da veia

cava superior, para que se proceda à perfusão miocárdica o mais rápido possível.

O transplante cardíaco com a técnica da anastomose bicaval costuma apresentar aspectos favoráveis durante a evolução, prevenindo aumento do volume atrial direito, menor incidência de insuficiência tricúspide e diminuição de arritmias.

Nos casos de receptores portadores de cardiopatias congênitas, com operações prévias, diferentes estratégias técnicas podem ser utilizadas, dependendo da anatomia de cada caso.

Após o término do implante, após cuidadosas manobras para retirada de ar das cavidades cardíacas, se procede à reperfusão do coração, com o desclampeamento da aorta. Antes do término das anastomoses, se inicia a infusão de diferentes drogas vasoativas, como isoproterenol, milrinone e adrenalina, em doses variáveis para cada caso, além da utilização rotineira de óxido nítrico, inalado na linha ventilatória.

Revisão de hemostasia cuidadosa deve ser sempre realizada, especialmente nos casos de reoperação, seguida por síntese da toracotomia por planos.

3.3.5 Imunossupressão

Os esquemas de imunossupressão baseiam-se no uso de inibidor de calcineurina e citostático. Dependendo do esquema utilizado, que pode incluir ou não os corticosteroides. Em crianças, evita-se o uso de corticosteroides pelo fechamento precoce dos núcleos de ossificação. Os esquemas podem ser monoterapia (somente o inibidor de calcineurina), duplo (inibidor de calcineurina e citostático) e triplo (inibidor de calcineurina, citostático e corticosteroide.[43,44]

3.3.6 Complicações

Em relação às complicações pós-transplante, as principais incluem: falência primária do enxerto, disfunção do ventrículo direito, infecção (Figura 81.4), rejeição, doença vascular do enxerto, tumores, litíase biliar e insuficiência renal.[43,44]

Apesar dos avanços terapêuticos, a rejeição ainda representa a principal limitação do transplante. A biópsia endomiocárdica tem sido o padrão ouro para o diagnóstico de rejeição aguda humoral e celular. A biópsia endomiocárdica deve ser constituída por ao menos três e idealmente quatro ou mais fragmentos de miocárdio ventricular. Essa orientação é válida tanto para pacientes adultos como da faixa pediátrica, apesar da maior dificuldade para obtenção de amostras de crianças. Cortes histológicos seriados devem ser corados pela hematoxilina e eosina, e o exame se dá por microscopia óptica convencional, devendo o patologista atentar fundamentalmente para a intensidade, constituição celular e padrão do infiltrado inflamatório, para a presença de agressão dos cardiomiócitos e para detalhes da microcirculação.

A rejeição aguda celular (Figura 81.5) se caracteriza pela presença de infiltrado inflamatório linfohistiocitário, com ou sem agressão celular dos cardiomiócitos e é classificada de acordo com a Tabela 81.7.[45]

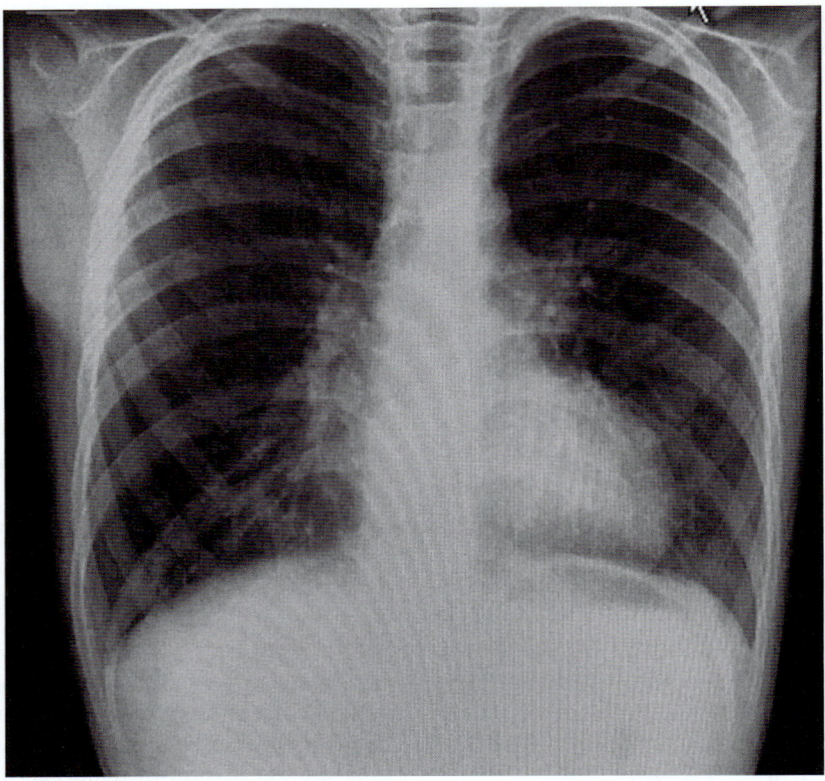

FIGURA 81.4 Radiografia de tórax revelando broncopneumonia em criança no pós-operatório de transplante cardíaco.

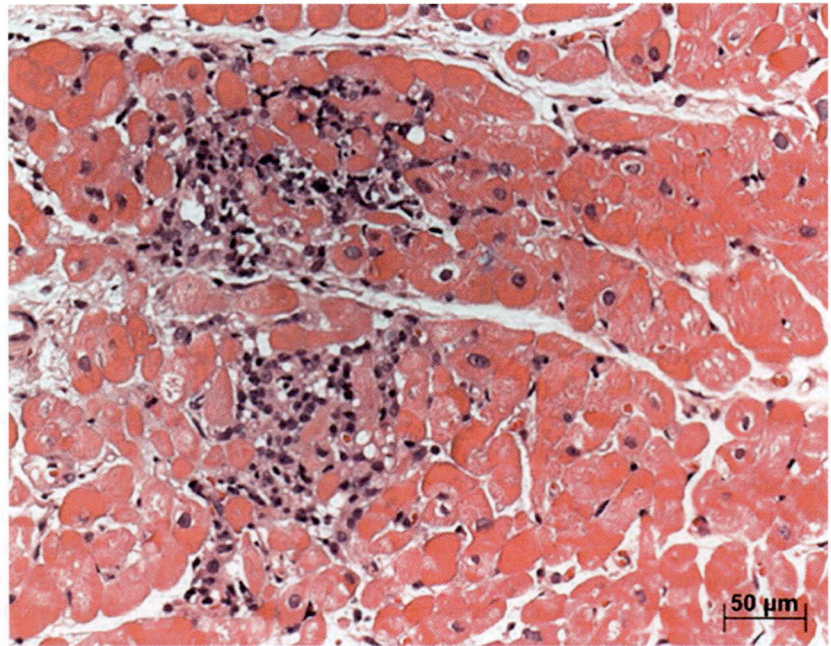

FIGURA 81.5 Infiltrado inflamatório linfohistiocitário focal denso, com nítida agressão de cardiomiócitos em biópsia endomiocárdica apresentando rejeição aguda celular moderada (grau 2R).

TABELA 81.7 Classificação da rejeição celular[45]	
GRAU DA REJEIÇÃO AGUDA CELULAR	**CARACTERÍSTICAS HISTOPATOLÓGICAS**
Ausência de rejeição (grau 0R)	Ausência de infiltrado inflamatório
Rejeição leve (1R)	Infiltrado inflamatório discreto, perivascular ou intersticial, com no máximo 1 foco de agressão
Rejeição moderada (2R)	Infiltrado inflamatório nítido, de padrão multifocal, com 2 ou mais focos de agressão
Rejeição intensa (3R)	Infiltrado inflamatório intenso e difuso, com múltiplos focos de agressão celular, geralmente com eosinófilos, vasculite e hemorragia

A rejeição aguda mediada por anticorpos (AMR) se caracteriza pela deposição de anticorpos e ativação do complemento nas células endoteliais dos capilares, e não depende de infiltração inflamatória. Os achados histológicos sugestivos são edema e tumefação das células endoteliais, eventual denudação de capilares e edema intersticial. O diagnóstico deve ser complementado com o estudo imunohistológico, cujos achados típicos são deposição de frações do complemento (C4d) na parede capilar e aglomeração de macrófagos na luz capilar. A classificação patológica é baseada no combinado dos achados histológicos e imunohistológicos da biópsia endomiocárdica, de acordo com o esquema adiante.[45,46]

- pAMR 0 = negativo para o diagnóstico patológico de AMR; achados histológicos e imunohistológicos negativos.
- pAMR 1 = suspeito para o diagnóstico patológico de AMR; achados histológicos positivos e imunohistológicos negativos (pAMR 1-h) ou achados histológicos negativos e imunohistológicos positivos (pAMR 1-i).
- pAMR 2 = positivo para o diagnóstico patológico de AMR; achados histológicos e imunohistológicos positivos.
- pAMR 3 = positivo para o diagnóstico patológico de AMR severa; presença de hemorragia intersticial, destruição capilar, neutrófilos e severo edema intersticial.

3.3.7 Rejeição celular e humoral e aspectos ecocardiográficos

Apesar dos avanços no arsenal diagnóstico e terapêutico, a rejeição continua sendo um importante marcador de morbidade e mortalidade em curto, médio e longo prazo nos pacientes submetidos ao transplante, especialmente naqueles com faixa etária pediátrica. Um dos maiores objetivos no manejo desses pacientes tem sido a busca de método não invasivo para detecção de rejeição, pois a biópsia é um método invasivo, caro, que demanda tempo, habilidade técnica e está sujeito a erros de amostras.[47] Deve-se lembrar também alguns aspectos limitantes, como o tamanho e peso dos pacientes pediátricos, a dificuldade de acesso venoso após repetidos cateterismos e a necessidade de anestesia.

Nesse contexto, o ecocardiograma exerce importante papel na avaliação dos pacientes após o transplante cardíaco, principalmente por ser um exame não invasivo, de simples aplicação e reprodutibilidade, de uso rotineiro, podendo ser realizado facilmente à beira do leito quando necessário.[47] Achados como o aumento da massa ventricular esquerda, derrame pericárdico e disfunção ventricular sistólica/diastólica já são indicadores de rejeição bem descritos na literatura. Infelizmente, os parâmetros da ecocardiografia convencional ainda apresentam muitas limitações na detecção de rejeição, muitas vezes realizando diagnóstico nos casos mais graves, em que já há também sinais clínicos evidentes. Avanços mais recentes neste método têm contribuído para torná-lo uma importante ferramenta no diagnóstico precoce de rejeição.[47,48]

A análise de rotina em um paciente transplantado, no laboratório de ecocardiograma, deve incluir: modo M, avaliação bidimensional, análise dos fluxos por meio do *Doppler* pulsado e contínuo, avaliação com o *Doppler* colorido e, mais recentemente, foi incluído também a avaliação através do *Doppler* tecidual (Figuras 81.6 e 81.7).[49]

O *Doppler* tecidual permite a medida das velocidades sistólica e diastólica dentro do miocárdio. Um dos avanços no diagnóstico de episódios de rejeição aguda tem sido relacionado com marcadores ecocardiográficos de disfunção diastólica, visto que ela normalmente precede a disfunção sistólica nestes eventos. A disfunção diastólica pode ser a única alteração detectável em episódios leves de rejeição, se tornando desta forma um marcador mais sensível no auxílio diagnóstico. Em adultos, a alta acurácia do método já está bem descrita na literatura. Porém, em crianças as velocidades miocárdicas são mais variáveis e dependentes da idade. Além disso, crianças transplantadas podem apresentar velocidades mais baixas na análise do ventrículo direito, em comparação com crianças normais. Motivos como esses dificultam a análise e determinação de quando baixas velocidades estão relacionadas com episódios agudos de rejeição.

Frequentemente, pacientes com rejeição evoluem com disfunção diastólica, fisiologia restritiva e graus variados de disfunção sistólica. Há relato na literatura de que uma redução de cerca de 15 % no tempo de desaceleração mitral ou no tempo de relaxamento isovolumétrico (TRIV) foram associados com rejeição, confirmada pela biópsia. Outros parâmetros descritos também relacionados com rejeição foram o TRIV menor que 90 ms e uma relação E/A mitral maior do que 1,7.[47]

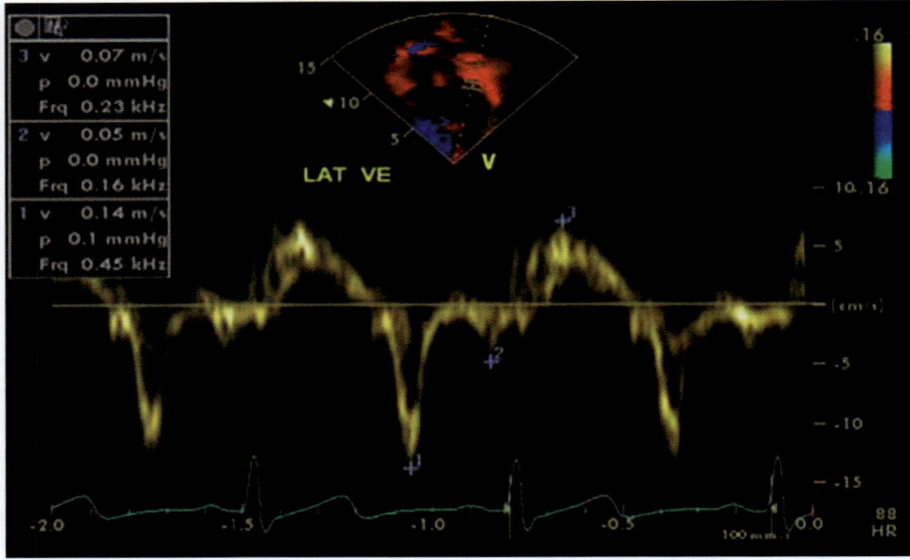

FIGURA 81.6 Ecocardiografia demonstrando a análise da parede lateral do ventrículo esquerdo por meio do *Doppler* tecidual.

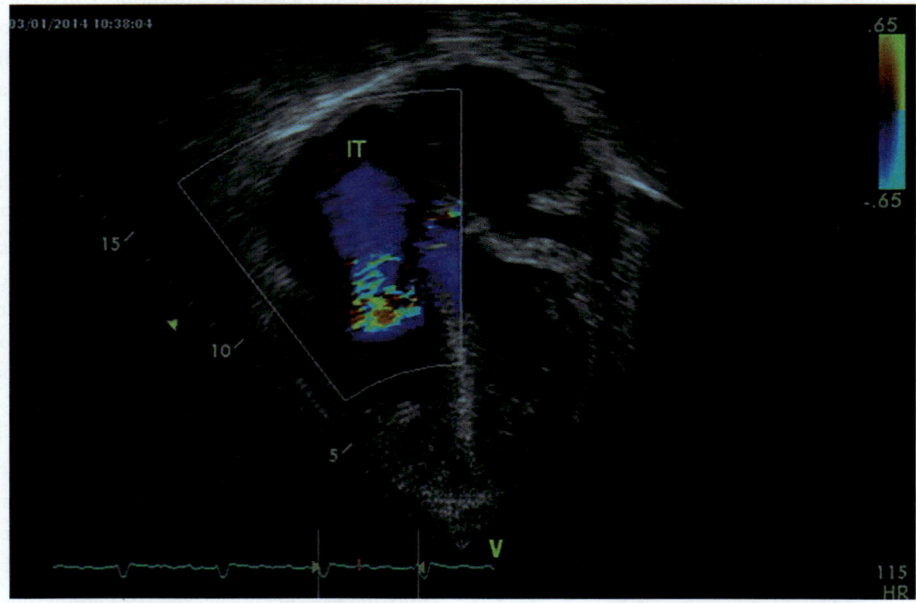

FIGURA 81.7 Ecocardiografia no plano apical quatro câmaras evidenciando a presença de insuficiência tricúspide em paciente com quadro de rejeição, não presente em exames anteriores.

Uma das dificuldades na análise ecocardiográfica é a obtenção de curvas adequadas ao *Doppler*, devido a tendência que os pacientes transplantados têm de manter frequências cardíacas mais altas, principalmente durante episódios de rejeição. Nesses casos, o IPM (índice de performance miocárdica), que independe da frequência cardíaca, da pressão arterial ou do grau de regurgitação mitral pode ser usado de forma mais segura. O IPM é uma medida ecocardiográfica de fácil realização e que avalia o desempenho global ventricular tanto sistólico quanto diastólico. O IPM é calculado pela soma dos tempos de contração e relaxamento isovolumétricos dividido pelo tempo de ejeção aórtico ou pulmonar (Figura 81.8).[47,49]

Prakash *et al* encontraram um valor de IPM para o ventrículo esquerdo (IPM-VE) de 0,41 ± 0,12 em um grupo de crianças transplantadas sem evidência de rejeição. Glenn *et al* descreveram diferenças significantes no valor do IPM-VE ao compararem grupos de paciente pediátricos transplantados com e sem rejeição confirmada pela biópsia. O IPM-VE foi de 0,42 ± 0,03 para o grupo sem rejeição, 0,57 ± 0,06 para aqueles com biópsia grau 2 e de 0,73 ± 0,05 para os com biópsia grau 3. Ao final do estudo, encontraram um valor de corte do IPM-VE de 0,44, com alta sensibilidade para a detecção de rejeição (92 %); porém, com especificidade baixa (61 %). O valor preditivo negativo do IPM-VE < 0,44 foi de 93 % e o valor preditivo positivo foi de 57 %. Um valor do IPM-VE ≥ 0,64 esteve associado com rejeição significativa em todos os casos neste estudo. Não foram observadas diferenças estatisticamente significantes entre os grupos no que diz respeito aos outros parâmetros analisados, como fração de ejeção e de encurtamento do ventrículo esquerdo, percentual de espessamento do septo e da parede posterior do ventrículo esquerdo, índice de massa do ventrículo esquerdo ou no tempo de desaceleração da valva mitral. Outro dado interessante encontrado foi a redução no valor do IPM-VE após o tratamento do quadro de rejeição, ressaltando a importância da análise individual e detalhada de cada paciente para que possa ser feita uma comparação dos valores encontrados em médio e longo prazo.[50] Flanagan *et al* sugeriram previamente que uma mudança relativa no valor do IPM-VE habitual de pacientes transplantados sem rejeição durante um episódio de rejeição, teria uma melhor correlação na detecção precoce do evento quando comparado apenas a um valor absoluto alterado do IPM-VE. Nesse mesmo trabalho, foi relatado que um aumento absoluto no valor do IPM-VE ≥ 0,47 teve uma sensibilidade de 82,5 % e especificidade de 85 % para detecção de rejeição aguda, enquanto um aumento de ≥ 20,4 % no valor do IPM-VE de base dos pacientes transplantados teria uma sensibilidade de 90 % e especificidade de 100 %. Concluíram que medidas seriadas do IPM-VE tendem a ser marcadores sensíveis e específicos na detecção precoce de rejeição nos pacientes transplantados.[51] Em crianças, os novos marcadores de função derivados do *Doppler* tecidual parecem ser menos dependentes da idade. Entre esses, podemos citar o *"strain"*, o *"strain rate"* e a aceleração miocárdica durante a contração isovolumétrica (AVI). Esse último parâmetro (AVI) tem sido demonstrado como uma sensível medida da contratilidade miocárdica global. Linda *et al* demonstraram que durante um episódio de rejeição aguda houve uma queda significativa da aceleração isovolumétrica em todos

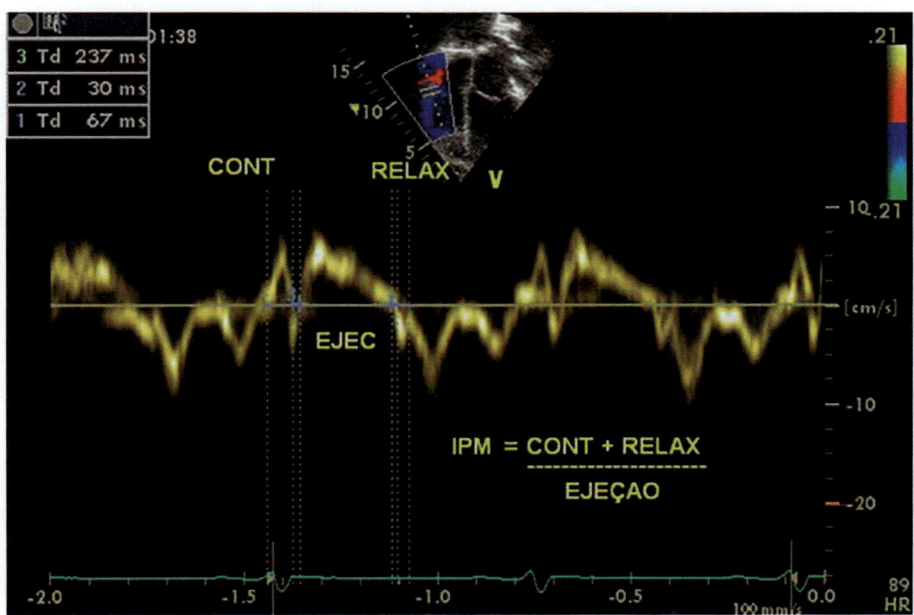

FIGURA 81.8 Ecocardiografia demonstrando o cálculo do índice de performance miocárdica (IPM) por meio do *Doppler* tecidual na parede lateral do ventrículo direito. CONT: tempo de contração; RELAX: tempo de relaxamento; EJEC: tempo de ejeção.

segmentos do ventrículo esquerdo, quando comparado com os valores individuais de base de cada paciente. A maior redução do AVI ocorreu na parede inferior (região basal), em que foi demonstrado que um valor ≤ 0,9 m/s^2 teve sensibilidade de 86 % e especificidade de 100 % para detecção de rejeição aguda. Achado adicional foi a redução da velocidade de pico das ondas "S" e "E" nas paredes lateral e inferior do ventrículo esquerdo. A análise do AVI requer uma alta resolução temporal e imagens com "*frame rates*" de pelo menos 100 por minuto, pois a fase de contração isovolumétrica é de curta duração.[52]

Eun *et al* relataram uma associação entre a medida da onda E' e da relação E/E' com episódios de rejeição. O *Doppler* tecidual também permite uma análise quantitativa do "*strain*" regional e "*strain rate*" do miocárdio, refletindo, tanto a função ventricular sistólica quanto a diastólica. Com base em dados da literatura, espera-se que os parâmetros obtidos por meio do "*strain rate*" tenham o potencial de detectar até mesmo os casos leves de rejeição, principalmente naqueles em o paciente não tenha ainda apresentado qualquer sintomatologia que leve a suspeita clínica. Entretanto, essa nova modalidade também apresenta limitações, por exemplo, aquisições ângulo dependentes e a necessidade de *frame-rate* elevado (Figuras 81.9, 81.10 e 81.11).[53,54]

A avaliação por meio do ecocardiograma bidimensional com "*speckle-tracking*", outra modalidade mais recente, analisa a mecânica da função cardíaca, com a vantagem de ser ângulo independente. Está bem documentada a associação entre valores diminuídos da torsão do ventrículo esquerdo, analisados pelo "*speckle-tracking*", em pacientes transplantados com rejeição e sua normalização aos valores habituais após o adequado tratamento do episódio[47,55].

Crianças submetidas ao transplante cardíaco ortotópico podem evoluir em longo prazo com falência crônica do enxerto, geralmente decorrente do desenvolvimento progressivo da doença vascular do enxerto, em que há grave acometimento das artérias coronárias. A história natural nesses casos acaba sendo a evolução para o óbito ou o para o retransplante. A dificuldade da detecção não invasiva da falência crônica permanece como um problema atual devido à falta ou escassez de sintomas clínicos e de achados ecocardiográficos específicos. Por esses motivos citados, destaca-se a importância do diagnóstico cada vez mais precoce da falência crônica do enxerto, especialmente quando realizado de forma não invasiva. Dereck *et al* descreveram como preditores de mortalidade estatisticamente significantes a fração de ejeção do ventrículo esquerdo, as velocidades sistólica e diastólica analisadas no anel tricúspide com o *Doppler* tecidual e a gravidade da regurgitação tricúspide.[56]

Há uma expectativa futura de que o exame ecocardiográfico feito de forma completa e detalhada, associado a outros métodos diagnósticos pouco invasivos, por exemplo, a análise da expressão gênica, possa substituir em alguns casos a necessidade da biópsia endomiocárdica para avaliação de rejeição, especialmente naqueles pacientes de baixo risco, assintomáticos e estáveis do ponto de vista cardiovascular.[47,48] A detecção precoce de um episódio de rejeição, em uma fase em que o paciente ainda não apresenta sintomas, é um dos objetivos futuros principais no manejo dos pacientes após o transplante.

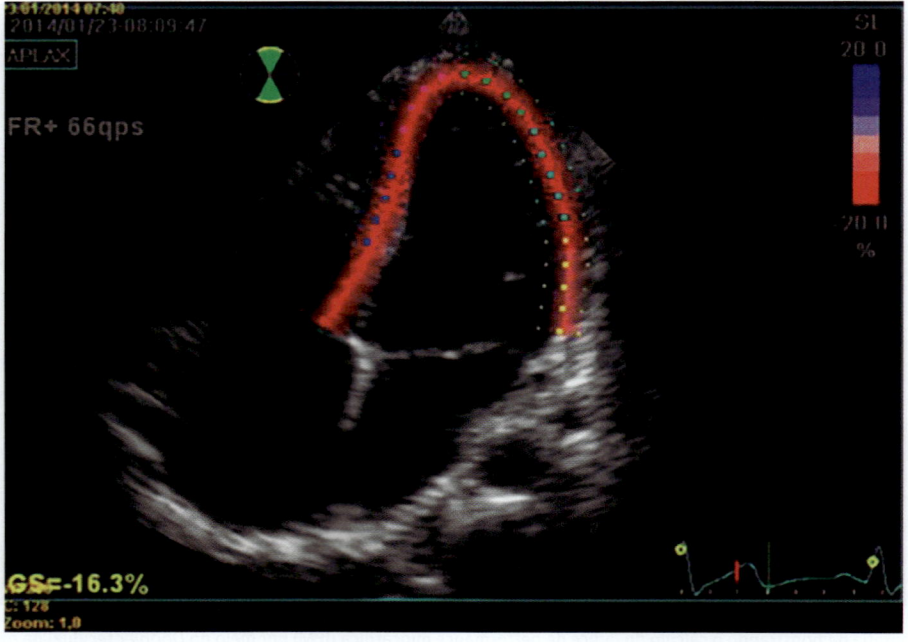

FIGURA 81.9 Ecocardiografia demonstrando a análise do ventrículo esquerdo pela técnica de *strain* longitudinal.

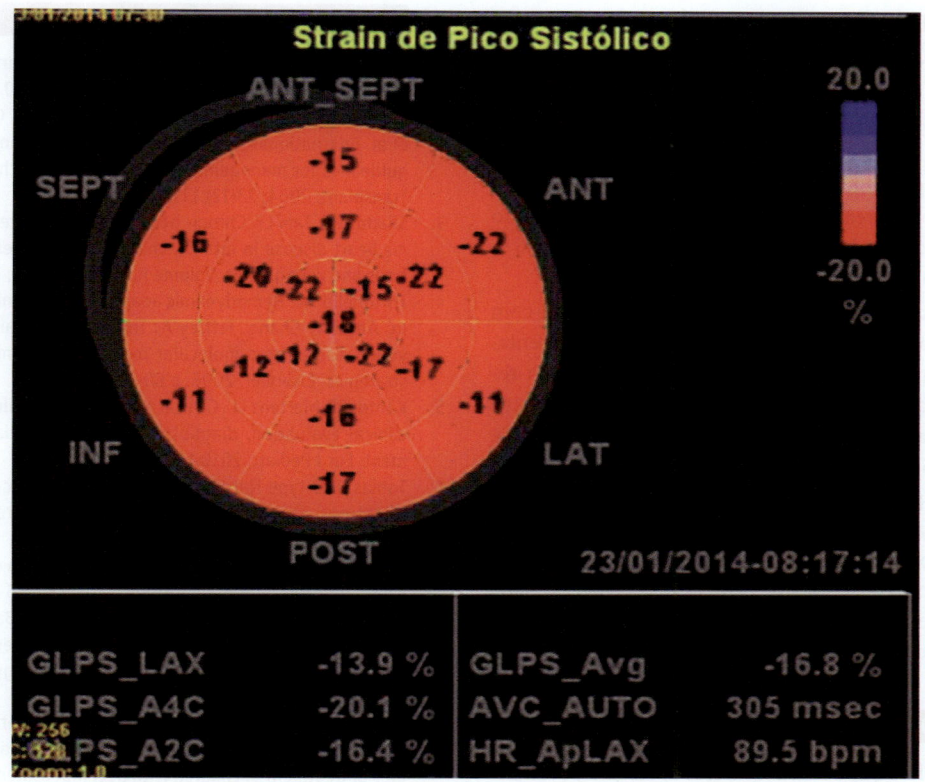

FIGURA 81.10 Resultado da análise pela técnica de *strain* longitudinal das diferentes paredes do ventrículo esquerdo (*bulls-eyes*).

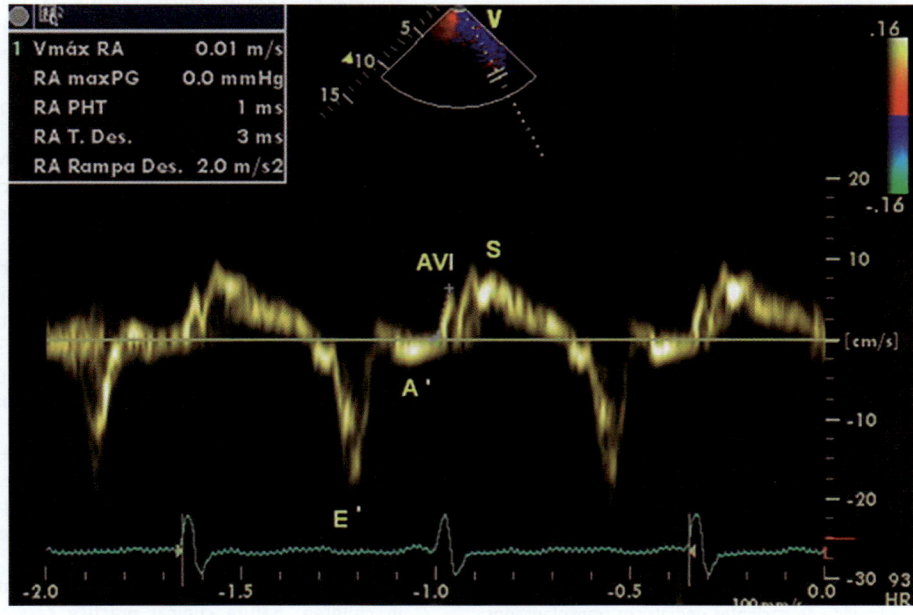

FIGURA 81.11 Ecocardiografia demonstrando a análise do AVI pelo *Doppler* tecidual. AVI: aceleração isovolumétrica.

3.4 RESULTADOS DO TRANSPLANTE CARDÍACO

Em relação à evolução de transplante infantil no Brasil e no mundo, é importante salientar que a sobrevida e as complicações dependem dos fatores de risco, critérios de indicação.[54,57-58] A Figura 81.12 ilustra a curva de sobrevida pelo método de Kaplan-Meier de pacientes do Instituto do Coração (InCor) FMUSP em que foram realizados 177 transplantes no período de outubro de 1992 a junho de 2015, sendo 85,8, 74,4 e 65,6 % com 30 dias, 1 ano e 5 anos, respectivamente.

As principais complicações foram insuficiência renal com necessidade de transplante renal em 3 pacientes, 8,2 % apresentaram doença linfoproliferativa, 4 pacientes submetidos ao retransplante por doença vascular do enxerto.[57] O registro internacional de transplante cardíaco pediátrico revela sobrevida mediana que variou 20,6 a 12,9 anos de acordo com a idade do paciente. As principais complicações foram falência primária do enxerto em 31 %, falência de múltiplos órgãos em 16 %, infecção em 13 % e rejeição em 12 % no primeiro ano de transplante. A doença vascular do enxerto foi a principal causa de necessidade de retransplante, sendo a principal causa de mortalidade após 10 anos de transplante (25,7 %).[58]

4   CONCLUSÃO

Podemos concluir que a IC em crianças apresenta peculiaridades em decorrência da apresentação, diagnóstico e terapêutica a ser realizada e o transplante constitui-se em opção terapêutica e de resgate de uma situação em que o paciente se encontra em uma condição clínica refratária com possibilidade de sobrevida e melhora da qualidade de vida, no entanto, pesquisas são necessárias no sentido de desenvolvimento e aperfeiçoamento no cuidado destes pacientes.[59]

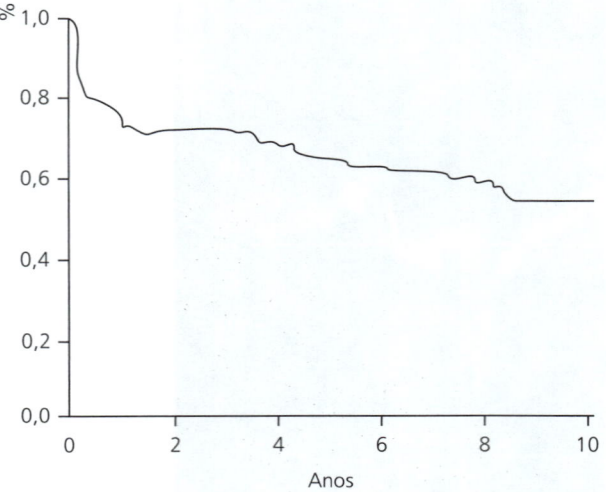

FIGURA 81.12 Curva de sobrevida de pacientes pediátricos transplantados no InCor.

REFERENCIAS BIBIOGRÁFICAS

1. Hsu DT, Pearson GD. Heart failure in children: part I: history, etiology, and pathophisiology.circ heart fail. 2009.2:63-70.

2. Rosenthal C, Chrisant MRK, Edens E, Mahony YL, Canter C, Shaddy RE, et al. International society of heart and lung transplantation:practice guidelines for management of heart failure in children. J Heart Lung Transplant; 2004; 23(12):1313-30.

3. Shaddy RE, Tani LY. Chronic heart failure in children. In: moss and adams heart disease in infants, children, and adolescents including the fetus and young adult. Volume II. Eighth edition; 2013. P.1565-78.

4. Tortoriello TA. Hemodynamic adaptative mechanisms in heart failure. In: Anthony Chang, Jeffrey A. Towbin. Heart failure in children and young adults from molecular mechanisms to medical and surgical strategies. Elservier; 2006. p.60-77.

5. Kantor PF, Mertens LL. Clinical practice. Heart failure in children. Part I clinical evaluation, diagnostic testing and initial medical management. Eur J Pediatr; 2010.169(3):269-79.

6. Tobias JD.B-type Natriuretic peptide: Diagnostic and therapeutic applications in infants and children. J Intensive Care Med; 2011.26(3):183-195.

7. Bibhuti BD. Plasma B-Type natriuretic peptides in childern with cardiovascular diseases. Pediatr Cardiol; 2010. 31:1135-1145.

8. Kantor PF, Lougheed J,Dancea A, McGillion M, Barbosa N, Chan C, et al. Presentation, diagnosis, and medical management of heart failure in Children: canadian cardiovascular society guidelines. Canadian Journal of Cardiology; 2013. 29:1535-1552.

9. Tan LH, Jefferies JL, Liang JF, Denfield SW, Dreyer W J, Mott A R, et al. Concentration of brain natriuretic peptide in plasma predicts outcomes of treatment of children with decompensated heart failure admitted to the intensive care unit. Cardiol Young; 2007. 17:397-406.

10. Eindhoven JA, van den Bosch AE, Jansen PR, Boersma E, Roos-Hesselink JW.The usefulness of brain natriuretic peptide in complex congenital heart disease: a systematic review.J Am Coll Cardiol; 2012. 60(21):2140-9.

11. Carvalho AMF. Atualização em insuficiência cardíaca na criança. Ver. Saúde Criança Adolescente; 2011. 3(1): 81-92.

12. Kouretas PC, Kaza AK, Burch PT, Witte MK, Clayson SE, Everitt MD, Selzman CH. Experience with the levitronix centrimag in the pediatric population as a bridge to decision and recovery: Artificial organs; 2009. 33:1002-1004.

13. Betit P. Extracorporeal membrane oxygenation: quo vadis? respiratory care; 2009. 54:948-957.

14. Imamura M, Dossey AM, Prodhan P, Schmitz M, Frazier E, Dyamenahalli U, Bhutta A, Morrow WR, Jaquiss RDB. Bridge to cardiac transplant in children: Berlin heart versus extracorporeal membrane oxygenation. ATS; 2009. 87:1894-1901.

15. Chen JM, Richmond ME, Charette, K, Takayama H, Williams M, Gilmone L, Garcia A, Addonizio L. A decade of pediatric mechanical circulatory support before and after cardiac transplantation. The Journal of Thoracic and Cardiovascular Surgery; 2012. 143:344-351.

16. Azeka E, Jatene M, Tanaka AC. Clinical recommendations for postoperative care after heart transplantation in children: 21 years of a single-center experience; Clinics. 2014;69(1):47-50.

17. Cassidy J, Haynes S, Kirk R, Crossland D, Smith JH, Hamilton L, Griselli M, Hasan A. Changing patterns of bridging to heart transplantation in children. The journal of heart and lung transplantation: the official publication of the international society for heart transplantation; 2009. 28:249-254

18. Hetzer R, Stiller B. technology insight: use of ventricular assist devices in children. nature clinical practice cardiovascular medicine; 2006.3:377-386.

19. Fuchs A, Netz H. Ventricular assist devices in pediatrics. Images Pediatr Cardiol; 2001. 3(4):24-54.

20. Mohite PN, Zych B, Popov AF, Sabashnikov A, Saez DG, Patil NP, Amrani M, Bahrami T, DeRobertis F, Maunz O, Marczin N, Banner NR, Simon AR. Centrimag(r) short-term ventricular assist as a bridge to solution in patients with advanced heart failure: use beyond 30 days. European journal of cardio-thoracic surgery; 2013.44:e310-e315.

21. Alba AC, Rao V, Ivanov J, Ross HJ, Delgado DH. Usefulness of the intermacs scale to predict outcomes after mechanical assist device implantation. Healun; 2009.28:827-833.

22. Berlin Heart Incor [homepage na internet]. MyLVAD; 2014- [acesso em 17/01/2014]. Disponível em: http://www.mylvad.com/lvad-devices/berlin-heart-incor.

23. Kirklin JK, Naftel DC, Kormos RL, Stevenson LW, Pagani FD, Miller MA, Timothy Baldwin J, Young JB. Fifth intermacs annual report: risk factor analysis from more than 6,000 mechanical circulatory support patients. the journal of heart and lung transplantation: the official publication of the international society for heart transplantation; 2013.32:141-156.

24. Stevenson LW, Pagani FD, Young JB, Jessup M, Miller L, Kormos RL, Naftel DC, Ulisney K, Desvigne-Nickens P, Kirklin JK. Intermacs profiles of advanced heart failure: the current picture. the journal of heart and lung transplantation: the official publication of the international society for heart transplantation; 2009.28:535-541.

25. Zimmerman H, Covington D, Smith R, Ihnat C, Barber B, Copeland J. recovery of dilated cardiomyopathies in infants and children using left ventricular assist devices. ASAIO journal; 2010.56:364-368.

26. Merrill ED1, Schoeneberg L, Sandesara P, Molitor-Kirsch E, O'Brien J Jr, Dai H, Raghuveer G. Outcomes after prolonged extracorporeal membrane oxygenation support in children with cardiac disease-extracorporeal life support organization registry study. J Thorac Cardiovasc Surg. 2013 Nov 1. pii: S0022-5223(13)01135-5. doi: 10.1016/j.jtcvs.2013.09.038. [Epub ahead of print]

27. Canter CE, Shaddy RE, Bernstein D, Hsu DT, Chrisant MR, Kirklin JK et al. indications for heart transplantation in pediatric heart disease: a scientific statement from the american heart association council on cardiovascular disease in the young; the councils on clinical cardiology, cardiovascular nursing, and cardiovascular surgery and anesthesia; and the quality of care and outcomes research interdisciplinary working group. Circulation; 2007.115(5):658-76.

28. Bacal F, Neto JD, Fiorelli AI, Mejia J, Marcondes-Braga FG, Mangini S, Oliveira Jde L Jr, de Almeida DR, Azeka E, Dinkhuysen JJ, Moreira Mda C, Neto JM, Bestetti RB, Fernandes JR, Cruz Fd, Ferreira LP, da Costa HM, Pereira AA, Panajotopoulos N, Benvenuti LA, Moura LZ, Vasconcelos GG, Branco JN, Gelape CL, Uchoa RB, Ayub-Ferreira SM, Camargo LF, Colafranceschi AS, Bordignon S, Cipullo R, Horowitz ES, Branco KC, Jatene M, Veiga SL, Marcelino CA, Teixeira Filho GF, Vila JH, Montera MW; Sociedade Brasileira de Cardiologia.[II Brazilian Guidelines for Cardiac Transplantation]. Arq Bras Cardiol. 2010;94(1 Suppl):e16-76. Portuguese. No abstract available.

29. Loma Linda University Medical Center and Children's Hospital/Transplantation Institute/Cardiac Transplant Program. "PEDIATRIC HEART TRANSPLANTATION PROTOCOL." 2002 (apenas online no site).

30. Huddleston CB. Indications for heart transplantation in children. In: Progress in Pediatric Cardiology 26 (2009): 3–9.

31. Ghelani SJ, Spaeder MC, Pastor W, Spurney CF, Klugman D. Demographics, trends, and outcomes in pediatric acute myocarditis in the United States, 2006 to 2011. Circ Cardiovasc Qual Outcomes. 2012 Sep 1;5(5):622-7. Epub 2012 Jul 24.

32. Hospital for Sick Children Heart Transplant Program. Clinical Protocols. Dipchand A et al. 2011.

33. Jeewa A, Manlhiot C, Kantor PF, Mital S, McCrindle BW, Dipchand AI. Risk factors for mortality or delisting of patients from the pediatric heart transplant waiting list. J Thorac Cardiovasc Surg. 2014 Jan;147(1):462-8. doi: 10.1016/j.jtcvs.2013.09.018. Epub 2013 Nov 1. Yanagida R, Czer LSC, Reinsmoen NL, et al. Impact of virtual cross match on waiting times for heart transplantation. ANN Thorac Surg 2011; 92:2104-11.

34. Arnaouatakis GJ, George TJ, Kilic A, et al. Effect of sensitization in US heart transplant recipients bridged with a ventricular assist device: Update in a modern cohort. The Journal of Thoracic and Cardiovascular Surgery 2011; 1236-1245.

35. Stehlik J, Islam N, Hurst D, et al. Utility of virtual crossmatch in sensitized patients awaiting heart transplantation. the journal of heart and lung transplantation 2009; Volume 28, Number 11.

36. Mahle WT, Shaddy RE, et al. Allosensitization and outcomes in pediatric heart transplantation. J Heart Lung Transplant 2011; 30:1221-7.

37. Picascia A, Napoli C et al. Current concepts in histocompatibility during heart transplant. Experimental and clinical transplantation. 2012; volume10(3): 209-218.

38. Stehlik J, Islam N, Hurst D, et al. Utility of virtual crossmatch in sensitized patients awaiting heart transplantation. J Heart Lung Transplant. 2009;28(11):1129-1134.

39. Velez M, Johnson MR. Management of allosensitized cardiac transplant candidates. Transplantation Reviews. 2009; 23: 235-247.

40. Conway J, Dipchand AI. Challenges with sensitized recipients in pediatric heart transplantation. Clinics. 2014;69(S1):17-21.

41. Kirk R1, Dipchand AI, Edwards LB, Kucheryavaya AY, Benden C, Christie JD, Dobbles F, Rahmel AO, Stehlik J, Hertz MI; International Society for Heart and Lung Transplantation. The Registry of the International Society for Heart and Lung Transplantation: fifteenth pediatric heart transplantation report--2012. J Heart Lung Transplant. 2012 Oct;31(10):1065-72. doi: 10.1016/j.healun.2012.08.001. No abstract available.

42. Gries CJ, White DB, Truog RD, Dubois J, Cosio CC, Dhanani S, Chan KM, Corris P, Dark J, Fulda G, Glazier AK, Higgins R, Love R, Mason DP, Nakagawa TA, Shapiro R, Shemie S, Tracy MF, Travaline JM, Valapour M, West L, Zaas D, Halpern SD; American Thoracic Society Health Policy Committee. An official American Thoracic Society/International Society for Heart and Lung Transplantation/Society of Critical Care Medicine/Association of Organ and Procurement Organizations/United Network of Organ Sharing Statement: ethical and policy considerations in organ donation after circulatory determination of death. Am J Respir Crit Care Med. 2013 Jul 1;188(1):103-9. doi: 10.1164/rccm.201304-0714ST.

43. Branco KC, Azeka E, Trindade E, Galas FR, Hajjar LA, Benvenuti L, Riso A, Tanamati C, Penha J, Auler JO Jr, Jatene M. The impact of tacrolimus as rescue therapy in children using a double immunosuppressive regimen after heart transplantation.Transplant Proc. 2012 Oct;44(8):2483-5. doi: 10.1016/j.transproceed.2012.07.139.

44. Chinnock R, Webber SA, Dipchand AI, Brown RN, George JF; Pediatric Heart Transplant Study. A 16-year multi-institutional study of the role of age and EBV status on PTLD incidence among pediatric heart transplant recipients. Am J Transplant. 2012 Nov;12(11):3061-8. doi: 10.1111/j.1600-6143.2012.04197.x.

45. Stewart S, Winters GL, Fishbein MC, Tazelaar HD, Kobashigawa J, Abrams J, Andersen CB, Angelini A, Berry GJ, Burke MM, Demetris AJ, Hammond E, S Itescu, Marboe CC, McManus B, Reed EF, NL Reinsmoen, Rodriguez ER, Rose AG, Rose M, Suciu - Focia N, Zeevi A, Billingham ME. Revision of the 1990 working formulation for the standardization of nomenclature in the diagnosis of heart rejection.J Heart Lung Transplant 2005 Nov, 24 (11):1710-20. Epub 2005 Jun 20.

46. Kobashigawa J1, Crespo-Leiro MG, Ensminger SM, Reichenspurner H, Angelini A, Berry G, Burke M, Czer L, Hiemann N, Kfoury AG, Mancini D, Mohacsi P, Patel J, Pereira N, Platt JL, Reed EF, Reinsmoen N, Rodriguez ER, Rose ML, Russell SD, Starling R, Suciu-Foca N, Tallaj J, Taylor

DO, Van Bakel A, West L, Zeevi A, Zuckermann A; Consensus Conference Participants. Report from a consensus conference on antibody-mediated rejection in heart transplantation. J Heart Lung Transplant. 2011 Mar;30(3):252-69. doi: 10.1016/j.healun.2010.11.003.

47. Kato TS, Homma S, Mancini D. Novel echocardiographic strategies for rejection diagnosis. Curr Organ Transplant 18:573-580, 2013.

48. Sun JP, Abdalla IA, Asher CR, et al. Non-invasive evaluation of orthotopic heart transplant rejection by echocardiography. J Heart Lung Transplant 24:160-165, 2005.

49. Leonard Jr GT, Fricker FJ, Pruett D, et al. Increased myocardial performance index correlates with biopsy-proven rejection in pediatric heart transplant recipientes. J Heart Lung Transplantation 25:61-66, number 1, 2006.

50. Prakash A, Printz BF, Lamour JM, et al. Myocardial performance index in pediatric patients after cardiac transplantation. J Am Soc Echocardiogr 17:439-42, 2004.

51. Flanagan R, Cain N, Tatum GH, et al. Left ventricular myocardial performance index change for detection of acute cellular rejection in pediatric heart transplantation. Pediatric Transplantation 17:782-786, 2013.

52. Pauliks LB, Pietra BA, DeGroff CG, et al. Non-Invasive detection af acute allograft rejection in children by Tissue Doppler imaging: Myocardial velocities and myocardial acceleration during isovolumic contraction. J Heart Lung Transplantation 24:S239-S248, number 7S, 2005.

53. Kato TS, Oda N, Hashimura K, et al. Strain rate imaging would predict subclinical acute rejection in heart transplant recipientes. Eur J Cardiothorac Surg 37:1104-1110, 2010.

54. Azeka E, Jatene MB, Jatene IB, Horowitz ES, Branco KC, Souza Neto JD, Miura N, Mattos S, Afiune JY, Tanaka AC, Santos CC, Guimarães IC, Manso PH, Pellizari RC, Santos MV, Thomaz AM, Cristofani LM, Ribeiro AC, Kulikowski LD, Sampaio MC, Pereira AC, Soares A, Soares Junior J, Oh GH, Moreira V, Mota CC, Afiune CM, Pedra C, Pedra S, Pedrosa A, Guimarães V, Caneo LF, Ferreiro CF, Cavalheiro Filho C, Stefanello B, Negrão CE, Turquetto AL, Mesquita SM, Maeda WF, Zorzanelli L, Panajotopolos N, Siqueira AW, Galas FR, Hajjar LA, Benvenuti LA, Vincenzi P, Odone V, Lopes MH, Strabelli TM, Franchi SM, Takeuti AD, Duarte MF, Leon RG, Hermida RP, Sorpreso IC, Soares Junior JM, Melo NR, Baracat EC, Bortolotto MR, Scanavacca M, Shimoda MS, Foronda G, Romano BW, Silva DB, Omura MM, Barbeiro CP, Vinhole AR, Palomo JS, Gonçalves MA, Reis IC, Oliveira LG, Ribeiro CC, Isosaki M, Vieira LP, Feltrim MI, Manoel LA, Abud KC, Paschotto DR, Neves IL, Senaha LE, Garcia AC, Cipriano SL, Santos VC, Ferraz AS, Moreira AE, De Paulo AR, Duque AM, Trindade E, Bacal F, Auler Junior JO, Almeida DR.i diretriz de insuficiência cardíaca (ic) e transplante cardíaco, no feto, na criança e em adultos com cardiopatia congênita, da sociedade brasileira de cardiologia. arq bras cardiol. 2014 dec;103(6 suppl 2):1-126

55. Sato T, Kato TS, Kamamura K, et al. Utility of left ventricular systolic torsion derived from 2-dimensional speckle-tracking echocardiography in monitoring acute cellular rejection in heart transplant recipientes. J Heart Lung Transplant 30:536-543, 2011.

56. Fyfe DA, Ketchum D, Lewis R, et al. Tissue Doppler imaging detects severely abnormal myocardial velocities that identify children with pre-terminal cardiac graft failure after heart transplantation. J Heart Lung Transplantation 25:510-517, number 5, 2006.

57. Schumacher KR, Almond C,Singh TP, Kirk R, Spicer R, Hoffman TM, et al., on behalf of the PHTS study group investigators predicting graft loss by 1 year in pediatric heart transplantation candidates: an analysis of the pediatric heart transplant study database; Circulation. 2015;131:10 890-898./ CLINICAL PERSPECTIVE

58. Azeka E, Jatene M, Galas FR, Tanamati C, Penha J, Benvenuti L, Miura N, Junior JO. Heart transplantation in pediatric population and in adults with congenital heart disease: long-term follow-up, critical clinical analysis, and perspective for the future.Transplant Proc. 2014 Jul-Aug;46(6):1842-4.

59. Azeka E, Saavedra LC, Fregni F. Clinical research in pediatric organ transplantation. Clinics. 2014;69(S1):73-75.

SEÇÃO 13

DOENÇAS DOS GRANDES VASOS E DOENÇA ARTERIAL PERIFÉRICA

Coordenador

NELSON WOLOSKER

DOENÇAS DA AORTA

82

Alexandre Maierá Anacleto
Marcia Maria Morales

1 ANATOMIA E TOPOGRAFIA DA AORTA

A aorta é classificada como uma artéria elástica e apresenta três camadas definidas: a íntima, a média e a adventícia. Em termos anatômicos, a aorta é a continuação do ventrículo esquerdo (Figura 82.1). Na região de transição ventrículo-aorta, denominada vestíbulo aórtico, podem-se distinguir elementos vasculares e cardíacos intimamente associados: encontra-se, nesta região, o anel fibroso esquerdo, cuja microestrutura constituída por fibras miocárdicas e tecido conectivo fornece sustentação para a valva aórtica.

A aorta ascendente inicia-se acima dos seios de Valsalva. Ela possui cerca de 5 centímetros de comprimento, uma porção intrapericárdica e outra extrapericárdica, cujas extensões variam dependendo da inserção da serosa cardíaca. Inicialmente, o trajeto da aorta ascendente é oblíquo para a direita, afastando-se da artéria pulmonar. Depois, torna-se verticalizada até se infletir para a esquerda, originando a porção horizontal do arco aórtico e formando o chamado "joelho direito ou anterior da aorta".

O arco da aorta situa-se totalmente no mediastino superior. Entre seus dois extremos, assume a forma de uma longa curva de direção posterossinistra, de modo que, neste curso, a aorta assume sua localização topográfica habitual à esquerda da coluna vertebral, formando o "joelho esquerdo ou posterior da aorta". Três ramos emergem da face superior do arco aórtico: tronco braquiocefálico, artéria carótida comum esquerda e artéria subclávia esquerda. Não raramente, ocorrem variações da origem desses ramos arteriais.

A aorta descendente ou torácica se origina ao nível da borda inferior da quarta vértebra torácica, à esquerda da coluna vertebral. Seu lúmen, entre a emergência da artéria subclávia esquerda e o ligamento arterial, possui um estreitamento chamado istmo da aorta. Os ramos da aorta descendente podem ser divididos em parietais e viscerais. Os ramos parietais são as artérias frênicas superiores, os últimos nove pares de artérias intercostais posteriores e as artérias subcostais. Os ramos viscerais são pequenos ramos pericárdicos, pequenos ramos mediastinais, as artérias brônquicas em número variável (um a quatro) e as artérias esofágicas (de quatro a cinco). A artéria radicular magna ou artéria de Adamkiewicz raramente constitui um ramo direto da aorta. Em geral, sua origem encontra-se na nona ou décima artéria intercostal posterior esquerda, podendo variar, entretanto, desde T-9 a T-12.

A aorta abdominal se inicia na passagem da aorta descendente pelo hiato aórtico, ao nível da face anterior da décima segunda vértebra torácica, e termina ao nível da quarta vértebra lombar, onde se bifurca nas artérias ilíacas comuns. Toda a sua extensão está confinada ao espaço retroperitoneal.

A aorta abdominal é cruzada obliquamente pela raiz do mesentério. Da sua face anterior emergem tronco celíaco, artéria mesentérica superior e artéria mesentérica inferior, responsáveis pela irrigação das vísceras abdominais. Das faces laterais emergem as artérias renais, e da face posterior, três a quatro pares de artérias lombares e artéria sacral média. Ao nível da quarta vértebra, a aorta se divide em artérias ilíacas comuns.

Sobre os diâmetros da aorta, os valores aumentam com a idade e variam de acordo com o sexo. O conhecimento desses valores é importante para avaliação e conduta das doenças aórticas.[1]

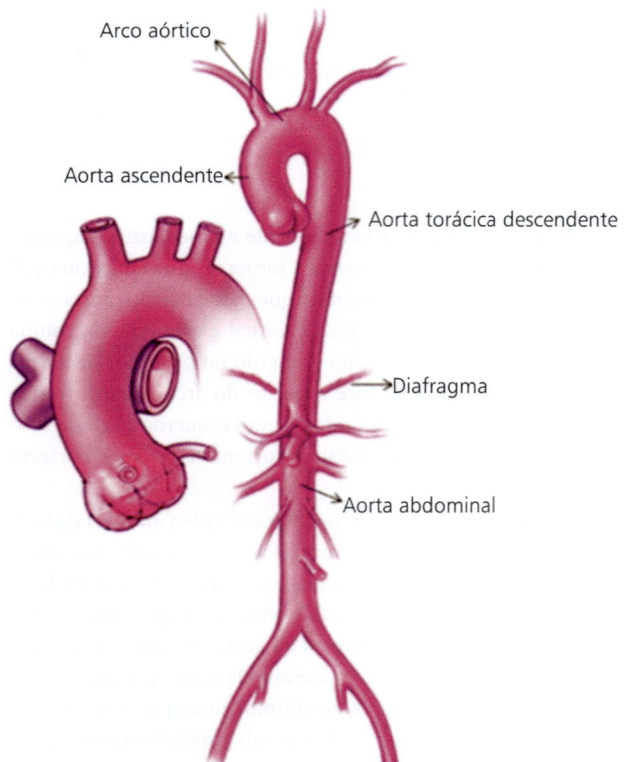

Arco aórtico

Aorta ascendente

Aorta torácica descendente

Diafragma

Aorta abdominal

FIGURA 82.1 Divisão anatômica da aorta.

2   PATOLOGIAS MAIS FREQUENTES DA AORTA

2.1 ANEURISMAS

2.1.1   Considerações gerais

Aneurisma, segundo a definição do Subcommittee on Reporting Standard for Arterial Aneurysms, é uma dilatação permanente, localizada, ou seja, focal de uma artéria, tendo pelo menos 50% de aumento comparado ao diâmetro normal esperado para a artéria em questão.[2] Todavia, o diâmetro esperado depende do método usado para efetuar a sua medida e da idade, sexo, porte físico e outras características do paciente. Como ressalva, há poucas informações sobre isso na literatura, sendo inexistentes para algumas artérias. E na prática, pode-se considerar o diâmetro da artéria proximal ao segmento dilatado como sendo o normal e, assim, definir o aneurisma como um aumento igual ou maior que 50% comparativamente àquele diâmetro. Apesar da influência de fatores como idade, sexo e raça, é possível se estabelecer um diâmetro médio dos principais segmentos arteriais.[3] As dilatações arteriais menores que 50% do diâmetro normal são descritas como ectasias. Quando a dilatação arterial é difusa, acometendo todos os segmentos do vaso, com aumento do diâmetro maior que 50% do normal, é denominada arteriomegalia, diferentemente dos aneurismas múltiplos (aneurismose), que são dilatações distintas, separadas por segmentos normais do vaso.

Qualquer segmento da aorta pode ser acometido por um aneurisma. O aneurisma da aorta é a 13.ª causa de morte nos Estados Unidos, sendo a 3.ª causa de morte súbita. Sua prevalência está aumentando, o que pode ser explicado tanto pelo aumento da longevidade do homem quanto pelo aperfeiçoamento das técnicas de diagnóstico por imagem e o maior conhecimento da doença por parte dos clínicos e cirurgiões. Os aneurismas de aorta são potencialmente letais, pois suas histórias naturais culminam em rotura. Crawford[4] preconizava que, diante da história natural da doença, não há exame clínico ou radiológico que justifique a demora na intervenção cirúrgica de um aneurisma. Em consonância, todos os autores têm observado que quanto mais tempo se leva para o tratamento cirúrgico ou endovascular, maiores serão os índices de morbidade e mortalidade associados aos aneurismas aórticos. Há nítida relação entre o diâmetro transverso do aneurisma e o risco de rotura. Juvonen et al.[5] mostraram que para cada centímetro de aumento no diâmetro do aneurisma o risco de rotura se eleva com um fator de risco estimado em 1,9. A Lei de Laplace descreve a relação entre a tensão transmural, a pressão, o raio e a espessura da parede do vaso. Quanto maior o raio (diâmetro do aneurisma) maiores a tensão e a chance de rotura.

Os aneurismas arteriais são classificados de acordo com sua localização (ver Seção 2.1.2), quanto ao formato, em sacular e fusiforme, e quanto a sua e etiologia (Tabela 82.1).

TABELA 82.1 Classificação etiológica dos aneurismas	
TIPO DE ANEURISMA	**EXEMPLOS**
Degenerativos	Inespecífico ("aterosclerótico") Displasia fibromuscular
Distúrbios do tecido conectivo	Síndrome de Marfan Síndrome de Ehlers-Danlos Necrose cística da média
Infecciosos	Bacteriano Fúngico Sifilítico
Congênito	Idiopático Síndrome de Turner Esclerose tuberosa Artéria ciática persistente
Pós-dissecção	Necrose cística da média Dissecção traumática
Pós-estenótico	Coarctação aórtica Síndrome do desfiladeiro torácico
Arterite	Takayasu Behçet Kawasaki Poliarterite nodosa Arterite de células gigantes
Pseudoaneurisma	Traumas Rotura de anastomoses
Diversos	Doença inflamatória Associado à gestação

2.1.2 Aneurismas quanto ao segmento aórtico acometido

Os aneurismas podem ser classificados pela sua localização, ou seja, aneurisma da aorta ascendente, do arco aórtico, da aorta torácica descendente e da aorta abdominal. Não raramente, os aneurismas que acometem a aorta torácica descendente progridem em sentido caudal, atingindo uma porção da aorta abdominal e requerendo a abertura do tórax e do abdome para o tratamento cirúrgico; nesse caso, por convenção, a aorta torácica descendente e a aorta abdominal são consideradas uma única unidade anatomopatológica, denominada aorta toracoabdominal.[6] Estudos estimam que em 25% dos pacientes ocorre a associação de aneurisma torácico, mais comumente da aorta descendente, com o aneurisma da aorta abdominal infrarrenal: o chamado aneurisma multissegmentar da aorta. Por essa razão, é de bom senso que o estudo por imagem da aorta torácica seja realizado em pacientes com aneurisma da aorta abdominal e vice-versa.

A classificação do aneurisma quanto ao segmento aórtico acometido é muito importante porque a história natural e o tratamento de cada aneurisma diferem, dependendo de sua localização. O crescimento médio dos aneurismas de aorta torácica costuma ser duas vezes maior que o crescimento médio do aneurisma de aorta abdominal (0,42 cm/ano *versus* 0,28 cm/ano).[7] Grande parte dos aneurismas aórticos é assintomática. Por vezes, eles são descobertos durante exames de imagem, especialmente a ultrassonografia abdominal em modo B, realizados para outras doenças.

Exames de diagnóstico por imagem são imprescindíveis para o correto diagnóstico, o delineamento anatômico dos aneurismas de todos os segmentos aórticos e o planejamento cirúrgico convencional ou endovascular (incluindo a escolha da endoprótese a ser utilizada).

O eco-Doppler da aorta é um exame pouco dispendioso e não invasivo, por isso é utilizado como método de escolha para confirmação diagnóstica inicial da suspeita de um aneurisma e também para o seu acompanhamento clínico. Apresenta algumas limitações quanto ao diagnóstico de rotura e para avaliação da aorta descendente, situações em que damos preferência para a angiotomografia.

Nas duas últimas décadas, o diagnóstico por imagem da aorta apresentou uma mudança significativa. A angiografia por subtração digital, uma técnica invasiva, que era imprescindível até 15 anos atrás, na atualidade foi totalmente substituída pela angiotomografia computadorizada e, em alguns serviços, pela angiorressonância magnética.[8]

A angiotomografia computadorizada de boa qualidade é considerada o exame padrão ouro para o diagnóstico, o planejamento cirúrgico, a mensuração da endoprótese e o controle de pós-operatório dos aneurismas da aorta em toda a sua extensão, desde a aorta ascendente até as artérias ilíacas.[9] Com os novos aparelhos de tomografia helicoidal de 16, 64 e até 128 canais e boa técnica radiológica podemos fazer diagnóstico rápido, com quantidade de contraste iodado aceitável e sem os riscos da angiografia, mesmo em casos de urgências, como dissecção aguda de aorta, aneurismas da aorta rotos tamponados e outros. A angiotomografia fornece visualização em 3D de toda a aorta com seus ramos viscerais, supra-aórticos, intercostais, permitindo ao cirurgião uma orientação espacial da patologia. Os cortes axiais continuam sendo extremamente importantes pela visualização dos órgãos vizinhos, hematoma por rotura, derrame pleural e medida precisa do diâmetro da aorta nos seus vários segmentos.[10] Como desvantagens, temos, ainda, a radiação ionizante e o contraste nefrotóxico; porém os novos tomógrafos e o aperfeiçoamento das técnicas de angiotomografia têm diminuído esses riscos.[11]

2.1.2.1 Aneurismas da aorta ascendente e do arco aórtico

Os aneurismas da aorta ascendente e arco, quando acometem os pacientes idosos, são causados principalmente pela aterosclerose. Nos pacientes mais jovens as doenças degenerativas do tecido conectivo, mais comumente a síndrome de Marfan, estão associadas, bem como a presença de valva aórtica bicúspide. Sua incidência fica em torno de 5 a 10 por 100.000 pacientes por ano,[12] com predileção para o sexo masculino (4 homens: 1

mulher). Na maioria das vezes são assintomáticos e detectados incidentalmente por exames de imagem. Na radiografia do tórax, aneurismas da aorta ascendente produzem uma sombra convexa à direita da silhueta cardíaca, e aneurismas do arco aórtico produzem uma sombra anterior e para o lado esquerdo. A ecografia transtorácica é o método de escolha para diagnóstico e monitoração. A angiotomografia está indicada quando a visualização pela ecografia não foi adequada ou para o planejamento cirúrgico.

O tratamento clínico desses pacientes deve priorizar o controle da pressão arterial e de outros fatores de risco para doença cardiovascular. Para os pacientes com síndrome de Marfan, o uso profilático de betabloqueadores está indicado. A orientação para os pacientes com diâmetro aórtico maior que 40 mm é de reduzir a atividade física para níveis moderados para evitar picos hipertensivos. O uso dos exames de imagem para seguimento deve ser regular para que não se postergue de forma inadequada o tratamento cirúrgico. A seleção dos pacientes para intervenção cirúrgica é baseada nas características e fatores de risco específicos de cada paciente, em associação com as medidas de diâmetro da aorta. O diâmetro aórtico indicado para intervenção cirúrgica nos pacientes com doenças do tecido conectivo e anomalias valvares aórticas é a partir de 50 mm. Para todos os outros pacientes, a partir de 55 mm.

2.1.2.2 Aneurismas da aorta torácica e toracoabdominal

Consideramos aneurisma da aorta torácica descendente as dilatações que se estendem desde a emergência da artéria subclávia esquerda até o diafragma. A incidência dos aneurismas da aorta torácica é estimada em 5,9 casos por 100.000 pessoas/ano. A média de idade no diagnóstico varia de 59 a 69 anos, com predominância do sexo masculino de 2:1 a 4:1. A história natural do aneurisma de aorta descendente está relacionada ao seu diâmetro e tem se mostrado um fator de risco significativo de rotura. A maioria dos pacientes com aneurismas da aorta torácica é assintomática. Os sintomas se desenvolvem tardiamente, com aumento do diâmetro da aorta, em decorrência da compressão causada pelo aneurisma às estruturas adjacentes, da expansão rápida e de rotura. Os sintomas mais frequentes são: dispneia, disfagia, rouquidão, dor torácica à esquerda podendo evoluir para hipotensão nos casos de rotura. Não raramente, os aneurismas que acometem a aorta torácica descendente progridem em sentido caudal, atingindo uma porção da aorta abdominal e requerendo a abertura do tórax e do abdome para o tratamento cirúrgico; nesse caso, por convenção, a aorta torácica descendente e a aorta abdominal são consideradas uma única unidade anatomopatológica, denominada aorta toracoabdominal.[6]

Estima-se que em 25% dos pacientes a causa dos aneurismas da aorta torácica e toracoabdominal seja a dissecção aórtica; para os demais casos a lesão tem sido particularmente associada a degeneração crônica da camada média.

Coselli & LeMaire,[13] em 2007, publicaram sua experiência com 2.286 pacientes com aneurismas toracoabdominais: encontraram idades de 18 a 88 anos, com média de 66 anos, sendo 59% homens e 41% mulheres. Em 10% dos casos, os pacientes eram de alto risco cirúrgico e apresentavam mais de 70 anos. Estudos mostram que aproximadamente 6% dos aneurismas aórticos são do tipo toracoabdominal. Estabelecer uma classificação precisa para esses aneurismas é de fundamental importância, pois o planejamento operatório e a morbimortalidade cirúrgica dependem do segmento e da extensão de aorta acometida. Em 1986, Crawford *et al.*[6] desenvolveram um sistema de classificação (Figura 82.2), baseado em critérios anatomocirúrgicos, até hoje utilizado, inclusive em nosso Serviço.

No aneurisma de aorta toracoabdominal tipo I, a lesão envolve a maior parte da aorta descendente e a parte superior da aorta abdominal, até as artérias renais. No tipo II, acomete a maior parte da aorta descendente e a abdominal em toda a sua extensão (Figura 82.3). No tipo III, compromete a aorta torácica descendente distal (nível da sexta vértebra torácica) e a maior parte da aorta abdominal. No tipo IV, a doença aneurismática envolve a aorta abdominal, incluindo o segmento das artérias viscerais abdominais e renais, desde o diafragma, prolongando-se até a bifurcação. Embora, do ponto de vista anatômico, a lesão tipo IV seja identificada como aneurisma aórtico subdiafragmático, do ponto de vista cirúrgico sua correção exige acesso à aorta torácica descendente, por toracotomia, para controle proximal do pinçamento aórtico, e está sujeita a morbimortalidade relacionada ao pinçamento aórtico supracelíaco, sendo, por convenção, considerado toracoabdominal. Safi e Miller[14] incluíram, na classificação de Crawford, o ATA tipo V, referindo-se às lesões que acometem a aorta descendente (como o tipo III) porém se estendem somente até o nível das artérias renais.

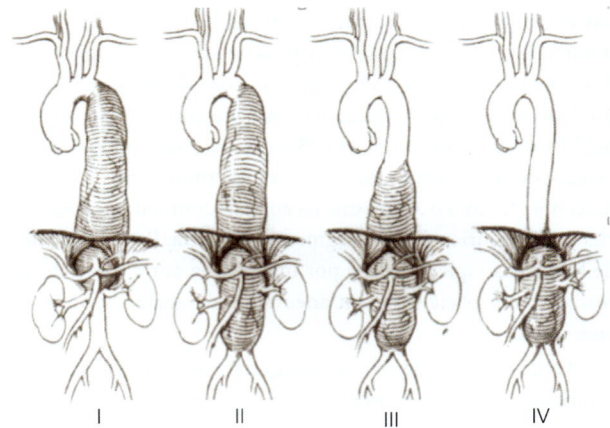

FIGURA 82.2 Classificação Anatomocirúrgica do ATA. Descrição no texto. De Crawford ES et al.,1986.

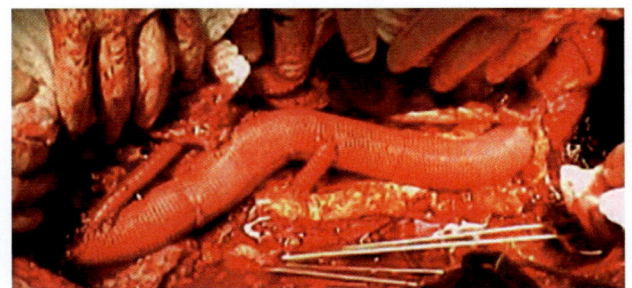

FIGURA 82.3 Aspecto final da correção cirúrgica de aneurisma de aorta toracoabdominal tipo II.

Estima-se que após três anos do diagnóstico, 74% dos aneurismas torácicos e toracoabdominais, considerados globalmente, apresentam rotura, que é a causa determinante do óbito de 94% dos pacientes.[15] Em relação ao ATA, Crawford e DeNatale[16] observaram que, no seguimento de dois anos, 76% de 94 pacientes não operados morreram, principalmente, devido à rotura do aneurisma (50%). A sobrevida em cinco anos foi de 19%. No seguimento de pacientes que receberam tratamento cirúrgico, Crawford et al.,[6] em 1986, observaram sobrevida de 70% em dois anos e de 59% em cinco anos. Um grupo de pesquisadores, da Universidade de Yale, acompanhou a evolução de 304 aneurismas toracoabdominais assintomáticos, com diâmetro mínimo de 3,5 cm, e observou que a taxa combinada dos desfechos rotura, dissecção e óbito foi de 15,6% entre os casos com diâmetro ≥6 cm versus 3,9% entre os casos com diâmetro entre 4 e 4,9 cm. O grupo de Yale, ainda, concluiu que a possibilidade de rotura dos aneurismas com diâmetro ≥6 cm seria 27 vezes maior em comparação aos casos com diâmetro ≤4 cm.[17]

Entre os autores, é consenso indicar cirurgia eletiva para pacientes de baixo risco cirúrgico com aneurisma de aorta torácica maior que 6 cm[18] e aneurisma toracoabdominal maior que 5,5 cm. Em nosso Serviço, a cirurgia é indicada para todos os aneurismas com diâmetro maior que 5,5 cm.[19]

Para pacientes sintomáticos, com dor no aneurisma (em expansão), trombose do aneurisma, embolização periférica ou compressão de órgãos adjacentes (traqueia, esôfago ou brônquio fonte esquerdo), há indicação para cirurgia, independentemente do diâmetro.

Pacientes com aneurisma de aorta torácica ou toracoabdominal que apresentarem dor compatível com rotura e não explicada por outras causas deverão ser, rapidamente, levados à tomografia computadorizada. Se esta mostrar que o aneurisma está roto, a operação impõe-se de imediato; se a tomografia não confirmar rotura, considera-se o aneurisma "em expansão", podendo-se preparar melhor o paciente e programar a operação o mais breve possível.

Os pacientes com diagnóstico de aneurisma de aorta roto e hemodinamicamente instáveis devem ser encaminhados imediatamente ao centro cirúrgico e submetidos à correção cirúrgica. O retardo do tratamento com a realização de exames complementares e estabilização hemodinâmica em salas de emergência ou unidades de terapia intensiva pode reduzir drasticamente as chances de sobrevida desses pacientes.

Embora o aneurisma inflamatório seja uma ocorrência rara na aorta torácica, ele deverá ser tratado independentemente do diâmetro, pois geralmente está associado a dor ou sintomas como febre, mal-estar e perda de peso.

Na indicação da cirurgia eletiva deve-se levar em conta, além do diâmetro do aneurisma, o "risco cirúrgico" (idade avançada e comorbidade importante). Além do risco cirúrgico, inerente ao paciente, devem-se considerar, também, os riscos relacionados à experiência da equipe cirúrgica e às condições de infraestrutura do hospital, circunstâncias chamadas de "volume do cirurgião" e "volume do hospital". Os pacientes receberão tratamento cirúrgico de melhor qualidade quando forem operados por cirurgiões especializados em cirurgia arterial e com grande número de cirurgias por ano, e em hospitais em que esses procedimentos são comuns.

Nas últimas décadas, vários autores de importantes centros médicos dedicaram-se ao tratamento cirúrgico do aneurisma de aorta descendente e aneurisma de aorta toracoabdominal, conseguindo, cada vez mais, diminuir a morbimortalidade. Entretanto, apesar de terem ocorrido avanços importantes, as taxas de morbimortalidade ainda são elevadas e dependentes da extensão aórtica acometida (Tabela 82.2).

TABELA 82.2 Morbimortalidade Cirúrgica do ATA				
ATA	PACIENTES (N)	MORTALIDADE 30 DIAS (%)	PARAPLEGIA/PARAPARESIA (%)	INSUFICIÊNCIA RENAL (%)
Tipo I	706	5,0	3,3	2,7
Tipo II	762	6,0	6,3	8,3
Tipo III	391	5,4	2,6	6,1
Tipo IV	427	3,0	1,4	5,4
Total	2286	5,0	3,8	5,6
Coselli JS et al. Ann Thorac Surg 2007;83:S862-4.				

Mesmo com o uso de vários métodos de proteção medular, a paraplegia continua a ser uma complicação temida e ocorre pela isquemia medular consequente à interrupção temporária ou permanente de fluxo sanguíneo, através da artéria espinal anterior. Várias técnicas têm sido propostas para diminuir o risco da lesão neurológica; porém, até o momento, nenhuma se mostrou totalmente eficaz. Além da isquemia medular, a isquemia visceral também é causa determinante da morbimortalidade dessa complexa cirurgia. Mesmo com tempo curto de isquemia visceral, principalmente da artéria mesentérica superior, várias alterações metabólicas e de coagulação ocorrem, e são responsáveis por coagulopatias graves e/ou alterações inflamatórias, semelhantes às encontradas na síndrome da resposta inflamatória sistêmica. Inúmeras estratégias têm sido adotadas para minimizar a isquemia renal, visceral e medular que acompanha o pinçamento aórtico. A proteção renal e mesentérica consiste, basicamente, em três pontos: reduzir o tempo de isquemia, prevenir a coagulopatia por consumo e tratar ou prevenir a reação inflamatória. Para que o tempo de pinçamento aórtico seja o menor possível e, por conseguinte, o tempo de isquemia visceral também, fazem-se necessários a experiência do cirurgião e o perfeito entrosamento da equipe cirúrgica, o que se consegue com tempo e treinamento.

Quando o tratamento cirúrgico ainda não estiver indicado (ATA assintomático com diâmetro menor que 5,5 cm), os pacientes devem ser acompanhados com eco-Doppler a cada 6 meses, e, na impossibilidade de visualizar a aorta descendente, com tomografia computadorizada. Caso haja crescimento do aneurisma maior que 0,5 cm em seis meses ou o aparecimento de sintomas, a indicação cirúrgica deve ser abreviada.

O tratamento endovascular oferece excelentes resultados no caso de lesões restritas à aorta torácica descendente (AAT), sem comprometimento do arco aórtico e/ou da aorta abdominal. O procedimento usado para tratar o aneurisma da aorta torácica descendente é seguro. A taxa de mortalidade endovascular reduziu-se à metade (7,6%) quando comparada à da cirurgia convencional. O risco de paraplegia (6,7%) e de reintervenções é semelhante.[20]

Eventuais limitações devido a anatomia desfavorável devem ser avaliadas considerando os achados de angiotomografia, para que se faça a escolha da endoprótese mais adequada.

Recentemente, um importante estudo multicêntrico confirmou que os resultados iniciais do tratamento endovascular parecem ser melhores que os da cirurgia, com mortalidade de 2,1% versus 11,7% (P <0,001) mesmo entre pacientes de baixo risco.[21] Os resultados foram mantidos em cinco anos, sugerindo que o tratamento endovascular foi superior.

Para pacientes com dilatação se estendendo para a aorta abdominal, o procedimento endovascular exige o uso de endopróteses fenestradas, ramificadas ou adaptações das endopróteses convencionais (técnicas de *snorkel* e sanduíche). Esses procedimentos ainda precisam ser acompanhados ao longo do tempo

com estudos prospectivos e multicêntricos para se estabelecerem como técnica alternativa ou substituta à cirurgia convencional.

2.1.2.3 Aneurisma da Aorta Abdominal (AAA)

Considerações gerais

O aneurisma da aorta abdominal, como a palavra grega *aneurysma* já define, é uma dilatação localizada e irreversível com aumento de, no mínimo, 50% do diâmetro, quando comparado ao diâmetro normal esperado para a aorta. Como nem sempre identificar a aorta normal, livre de doença, é possível, consideramos, de forma prática, dilatações acima de 30 mm de diâmetro como aneurisma. A principal etiologia é degenerativa, embora esteja frequentemente associado à presença de aterosclerose.

Patogenia

Embora a aterosclerose ocorra na maioria dos pacientes portadores de AAA, esse tipo de alteração não é capaz de explicar completamente a formação dos aneurismas de aorta. Certamente há mecanismos mais complexos envolvidos na etiologia dos aneurismas. Desta forma, o termo aneurisma aterosclerótico foi substituído por aneurisma degenerativo. Há algumas explicações plausíveis para a dilatação aórtica:

a. A elastina é o principal elemento de sustentação da aorta, conferindo resistência da parede à pressão arterial. A análise histológica da aorta abdominal identifica redução progressiva das camadas de elastina e colágeno na túnica média quando comparada à aorta torácica, fator esse que pode justificar a prevalência significativamente maior dos aneurismas na aorta abdominal infrarrenal. Essa proteína não é sintetizada pela aorta de adultos e tem meia-vida de 40 a 70 anos, o que explicaria a maior prevalência de AAA em pacientes idosos. Já o colágeno atuaria na contenção da parede para evitar rotura quando a aorta já se apresenta dilatada.

b. Fatores hemodinâmicos também estão envolvidos: a contrapulsatilidade exercida pela bifurcação aórtica aumenta a tensão mural na aorta abdominal distal, em geral aterosclerótica e menos complacente.

c. Desequilíbrio entre as enzimas proteolíticas e seus inibidores na matriz celular da parede aórtica levando a degeneração da parede e consequente dilatação.

d. Presença de infiltrado inflamatório crônico na média e na adventícia, diferentemente do observado na doença obstrutiva, parece ter papel fundamental na formação dos AAA de causas ainda não esclarecidas.

e. Diversas anormalidades genéticas foram detectadas em portadores de AAA. A combinação multifatorial de fatores genéticos e ambientais parece contribuir na gênese dos aneurismas, e é provável que futuramente possamos triar geneticamente a suscetibilidade desses pacientes.

Epidemiologia

O AAA predomina em homens brancos e idosos. A incidência de AAA está em torno de 6,5/1.000 habitantes por ano em homens acima de 60 anos.[22] Embora a incidência e a prevalência de AAA tenham diminuído nos últimos 20 anos, o projeto Global Burden Disease 2010 demonstrou um aumento da taxa de mortalidade global para essa doença.[23] Nas mulheres, são menos prevalentes e ocorrem mais tardiamente. A prevalência dos AAA em determinada população depende dos fatores de risco associados a eles, como idade avançada, sexo masculino, raça branca, história familiar, tabagismo, hipertensão, hipercolesterolemia, doença obstrutiva vascular periférica e doença obstrutiva coronariana. Esses fatores não são causais e sim marcadores da doença, importantes na suspeição clínica e diagnóstico dos AAA. Os fatores de risco de maior impacto na prevalência são idade, sexo e tabagismo. O risco de um tabagista desenvolver um AAA é sete vezes maior que o de um não fumante e aumenta com o tempo de exposição mais do que com o número de cigarros consumidos. A história familiar em parentes de primeiro grau aumenta a chance de se ter um AAA em 12 a 19%.[24]

A taxa de crescimento estimado de um AAA varia de 1-6 mm por ano. Essa velocidade de crescimento depende de fatores ambientais, especialmente o cigarro. Quanto maior o diâmetro de um AAA, maior a sua taxa de crescimento e por consequência a chance de rotura. Os AAA em mulheres rompem com diâmetros, em média, 10 mm menores que nos homens.

Manifestações Clínicas e Diagnóstico

A maioria dos AAA é assintomática. São achados incidentais durante a realização de exame de imagem por qualquer outra indicação. A sensibilidade da palpação abdominal ao exame físico é muito baixa, e pode detectar massa abdominal pulsátil em apenas 30 a 40% das vezes.[24] O aparecimento de outros sintomas relacionados ao AAA como embolia periférica, compressão de estruturas adjacentes e trombose do aneurisma é raro. Por esse motivo justifica-se, nos pacientes de risco, o *screening* para AAA, já que se aguardarmos o aparecimento de sintomas, nos casos de rotura, em que estão presentes dor abdominal e choque hemorrágico, perderemos a oportunidade de tratar esses pacientes com excelente taxa de sobrevida (>95%) presente nos AAA eletivos.

O eco-Doppler é uma excelente ferramenta para o diagnóstico inicial e acompanhamento do AAA, sem riscos e com baixo custo. A medida do diâmetro da aorta, variável utilizada como preditiva de rotura e para indicar o tratamento, é feita perpendicularmente ao eixo arterial e pode ser obtida com margem de erro aceitável. Geralmente o eco-Doppler subestima o diâmetro de um AAA em 3 mm quando comparado à angiotomografia. Nenhum dos exames de imagem tem resolução perfeita para avaliação da aorta, e devem ser interpretados e comparados.

Recomenda-se *screening* de AAA com eco-Doppler para:

a. todos os pacientes do sexo masculino acima de 65 anos;

b. pacientes do sexo masculino acima de 55 anos com história familiar de AAA;

c. mulheres acima de 65 anos com antecedente de tabagismo ou história familiar de AAA.

Caso se identifique um AAA no exame de *screening*, recomenda-se que se repita o eco-Doppler com intervalos que dependem do diâmetro inicial do AAA:

a. AAA 3,0 a 3,4 cm: a cada 3 anos;

b. AAA de 3,5 a 4,4 cm: anualmente;

c. AAA de 4,5 a 5,4 cm: a cada 6 meses.

Nas ectasias aórticas (2,5 a 2,9 cm de diâmetro), o exame deve ser repetido a cada 5 anos.

O eco-Doppler realizado com intervalos de tempo estabelecidos nos permite identificar, além do valor absoluto do diâmetro aórtico, taxas de crescimento anormais que podem ser preditivas de rotura. AAA que crescem acima de 5 mm em 6 meses ou 10 mm em 1 ano são considerados aneurismas em expansão rápida e devem ser encaminhados para tratamento cirúrgico.[24,25]

Quando, por algum critério se decide por tratamento cirúrgico, a angiotomografia da aorta passa a ser utilizada como padrão ouro para avaliação pré-operatória dos AAA, em substituição à angiografia convencional, por ser minimamente invasiva, e com custos aceitáveis. Ela é capaz de mensurar o diâmetro máximo, a relação do AAA com as artérias viscerais e renais, extensão, angulações, tortuosidades, diâmetro do segmento de aorta infrarrenal normal (colo proximal, de especial importância no reparo endovascular) e avaliação das artérias ilíacas (colo distal). Também são identificadas obstruções arteriais, dilatações de outros vasos e anormalidades vasculares. Ela não deve ser considerada um exame para acompanhamento dos AAA pequenos e assintomáticos, ainda sem indicação cirúrgica. Isso é feito com vantagens, pelo eco-Doppler.

Tratamento

Aneurismas pequenos

Os aneurismas pequenos são definidos de forma variável na literatura. Consideram-se AAA pequenos os que têm diâmetro de 30 a 54 mm. O questionamento em relação a esses aneurismas está em se há benefícios ou não em tratá-los cirurgicamente. No entanto, o diâmetro não é a única variável a ser utilizada na decisão terapêutica de um aneurisma.

Dois trabalhos clássicos publicados na literatura comparando tratamento cirúrgico e acompanhamento de aneurismas pequenos (Aneurysm Detection Management - ADAM e UK Small Aneurysm Trial- UKSAT) foram analisados em uma metanálise recente[26] que não mostrou benefícios em relação a mortalidade a longo prazo do tratamento cirúrgico, independentemente da técnica adotada.[27,28] Por outro lado, devemos dispensar mais atenção no acompanhamento desses pacientes, pois se mostraram de alto risco para outros eventos cardiovasculares, além da rotura do aneurisma. Eles devem ser tratados clinicamente para prevenir outros eventos cardiovasculares, limitar o crescimento do AAA e preparar o paciente para uma eventual intervenção. Atualmente, o acompanhamento clínico é recomendável para homens idosos e com comorbidades significativas. Para os mais jovens, saudáveis e especialmente mulheres com AAA com 50 e 54 mm, considerar a possibilidade de intervenção precoce.

Em relação à terapia clínica dos AAA, o uso de betabloqueadores aparece como primeira escolha para tratar a hipertensão arterial, embora não esteja comprovado o seu papel em reduzir o crescimento ou a taxa de rotura dos AAA. As estatinas e os inibidores da enzima conversora de angiotensina ou angiotensinogênio devem ser utilizados no controle dos fatores de risco. O uso do ácido acetilsalicílico deve ser considerado de acordo com a presença de outras comorbidades cardiovasculares. Mudanças de hábito como parar o tabagismo, redução de peso e atividade física leve são recomendáveis.

Aneurismas assintomáticos

Consideramos para tratamento cirúrgico os pacientes com AAA com diâmetro acima de 55 mm. A escolha da técnica a ser utilizada depende de critérios anatômicos. Nos pacientes em que a anatomia é favorável, devemos optar pela correção endovascular (EVAR), e, para os outros, a cirurgia convencional permanece como referência.

Cirurgia convencional

A técnica de correção cirúrgica descrita por Dubost *et al.* em 1950 com substituição da aorta dilatada por uma aorta de cadáver foi modificada ao longo dos anos com a utilização de substituto sintético (dacron) que modificou a história da cirurgia vascular. Por muitos anos a endoaneurismorrafia com interposição de uma prótese de dacron sem ressecção do saco aneurismático, descrita por Creech em 1966, foi a única opção terapêutica disponível, até a introdução da técnica endovascular (EVAR) por Parodi, em 1991. Apesar do sucesso técnico, a cirurgia convencional acarreta mortalidade significativa (1 a 4%, dependendo do Serviço).

No entanto, 20 a 30%[29] dos pacientes portadores de AAA não são elegíveis para o reparo endovascular por apresentarem anatomia complexa, ausência de colo proximal ou envolvimento das artérias renais. Isso justifica o esforço em treinar especialistas para desempenhar o procedimento com bons resultados. Além disso, quando analisamos os estudos que comparam os resultados das duas técnicas, temos que considerar alguns dados obtidos pela metanálise[30] dos principais estudos comparando os resultados da cirurgia aberta com o reparo endovascular. Estudos EVAR-1, DREAM, OVER e outros três *trials* mostraram que:

a. A cirurgia EVAR reduziu em 66% a mortalidade perioperatória (1,4% EVAR *versus* 4,2% para cirurgia aberta);

b. Durante o seguimento, o benefício da técnica EVAR foi gradativamente perdido em decorrência de roturas secundárias após a correção;

c. A taxa de reintervenções foi consideravelmente mais alta no grupo EVAR a médio (maior que 2 anos) e longo prazos (maior que 3 anos), o que corrobora a perda de benefício da técnica ao longo do tempo.

A maior causa de mortalidade depois da cirurgia convencional do a AAA é a doença coronariana. Ela está presente em dois terços dos pacientes, e, juntamente com a doença pulmonar obstrutiva crônica e com a insuficiência renal, contribui para aumento de mortalidade perioperatória. Outro fator preditivo é a experiência do cirurgião e o volume do hospital.

A grande vantagem do tratamento cirúrgico convencional refere-se à durabilidade do reparo, que é excelente ao ponto de exigir pouco ou nenhum seguimento.[31]

Cirurgia endovascular

Desde a sua introdução como técnica para correção do AAA na década de 1990, subsequentes avanços técnicos e tecnológicos, associados à grande vantagem da técnica de ser menos invasiva e permitir uma recuperação mais rápida do paciente, transformaram a técnica EVAR (Figura 82.4) no procedimento atualmente mais realizado para a correção do AAA.

Em estudos recentes, a taxa de mortalidade, em 30 dias, da cirurgia EVAR é de 1,4%. Por outro lado, sua grande desvantagem é

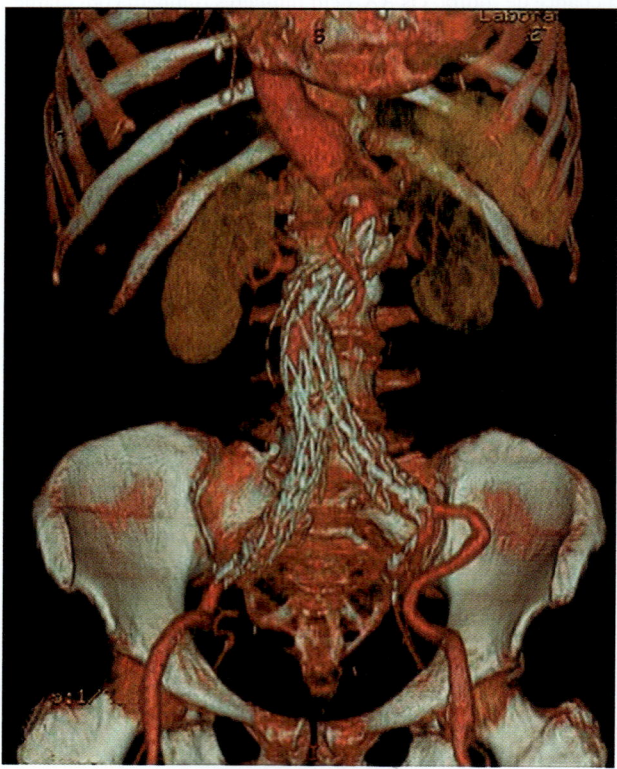

FIGURA 82.4 Angiotomografia de aorta abdominal mostrando correção de AAA infrarrenal por técnica EVAR.

a necessidade de monitoração a longo prazo, com exames de imagem (tomografia com utilização de radiação ionizante e contraste iodado) devido às altas taxas de complicações tardias como rotura, *endoleaks*, migração. Um estudo norte- americano demonstrou crescimento do saco aneurismático maior que 5 mm após técnica EVAR em 41%[32] dos casos em 5 anos, e essa taxa foi crescente ao longo do estudo, muito provavelmente devido a indicação liberal da técnica EVAR, fora das recomendações atuais. Para que se tenha bons resultados dessa técnica é preciso ter cautela com os casos em que a anatomia não é favorável. São critérios para se indicar cirurgia EVAR:

a. colo proximal de no mínimo 10 a 15 mm de extensão e diâmetro de no máximo 32 mm;

b. angulação do colo proximal máxima de 60°;

c. evitar oclusões bilaterais das artérias ilíacas internas, que podem gerar claudicação de nádegas, disfunção erétil, isquemia visceral e medular;

d. avaliar o diâmetro do eixo ilíaco-femoral para passagem dos dispositivos, que variam de 14 a 24 F.

A maioria dos dispositivos disponíveis para técnica EVAR é constituída por um esqueleto de nitinol revestido por uma membrana de poliéster ou de politetrafluoroetileno. O diâmetro a ser utilizado deve exceder em 10 a 20% o diâmetro do colo proximal. O procedimento pode ser realizado sob anestesia locorregional associada a sedação ou anestesia geral, por via femoral com exposição cirúrgica da artéria ou por punção. A complicação mais comum é a ocorrência de *endoleaks,* que são classificados em

▪ **Tipo I:** Ia vazamento no colo proximal; Ib vazamento no colo distal;

▪ **Tipo II:** reenchimento do saco aneurismático por refluxo de um ou múltiplos ramos (lombares, artéria mesentérica inferior, polares, sacral média).

▪ **Tipo III:** defeitos mecânicos do dispositivo, vazamento nas junções, separação dos módulos, perfurações na malha;

▪ **Tipo IV:** vazamento devido a porosidade do tecido;

▪ **Tipo V:** expansão do saco aneurismático sem vazamento detectado.

Os *endoleaks* tipo I e III exigem correção (*cuff* proximal ou extensão), e os tipo II podem se resolver espontaneamente em 50% dos casos.

Podemos concluir que ambas as técnicas se prestam à correção do AAA com bons resultados, desde que o cirurgião vascular esteja apto a selecionar e realizar cada procedimento com a habilidade necessária.

Curva de sobrevida dos pacientes com AAA

A Figura 82.5 apresenta a adaptação de três trabalhos (A, B e C), indicados logo abaixo da figura, mostrando que:

1. Desde 1966, por esse trabalho histórico de Szilagyi no Hospital Henry Ford, podemos compreender melhor a história natural dos AAA e concluir que, mesmo com os recursos anestésicos e pós-operatórios utilizados na década de 1960, quando a mortalidade era muito elevada, os pacientes se beneficiavam da cirurgia quando seu aneurisma apresentava mais que 6 centímetros de diâmetro. A curva de sobrevida A, no gráfico da figura, mostra que ao final do segundo ano mais da metade dos pacientes havia morrido.

2. Hertzer e colaboradores, em estudo realizado na Cleveland Clinic, acompanharam 1.135 pacientes operados de AAA por meio de cirurgia convencional, e, conforme demonstra a curva B do gráfico da figura, obtiveram excelentes resultados a curto e longo prazos, com mortalidade operatória em 30 dias de 1,2%. Esses resultados foram reproduzidos posteriormente por outros Centros de Referência, mesmo no Brasil. Após dez anos de seguimento dos pacientes operados, somente 0,4% apresentaram complicações relacionadas à prótese.

3. Na curva C do gráfico da figura, extraída do trabalho recentemente publicado em uma das mais importantes revistas de Cirurgia Vascular, podemos analisar os resultados de sobrevida a longo prazo dos pacientes portadores de AAA e tratados pela técnica endovascular. Os autores concluem que: a mortalidade inicial da técnica endovascular é semelhante à da cirurgia convencional. No seguimento a longo prazo, quando analisamos o grupo de pacientes tratados antes de 2005 e após 2006, os autores relatam que, com o melhor desempenho dos *endografts*, a curva de mortalidade entre as duas técnicas se aproximou. As limitações da técnica endovascular atualmente, para o tratamento do AAA, se relacionam às elevadas

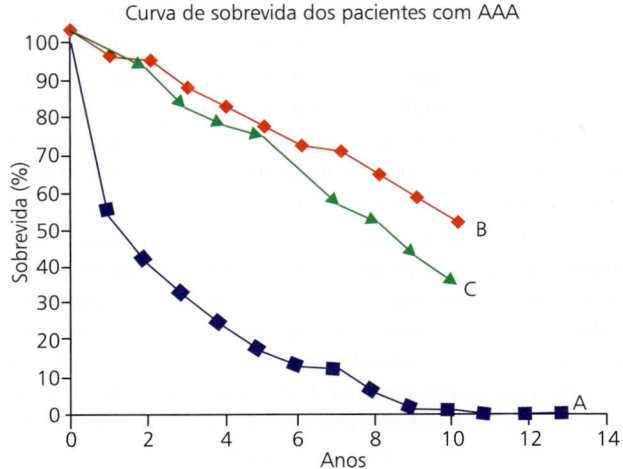

FIGURA 82.5 Curva de Sobrevida dos pacientes com AAA. (A) Pacientes portadores de AAA acompanhados clinicamente.[71] (B) Pacientes portadores de AAA tratados com cirurgia aberta (convencional).[72] (C) Pacientes portadores de AAA tratados com técnica endovascular.[73]

taxas de reintervenção e ao risco tardio de rotura, que embora seja pequeno é real. Desta forma, os autores não conseguiram demonstrar superioridade da técnica endovascular sobre a cirurgia aberta quando considerada mortalidade precoce ou tardia.

Aneurismas sintomáticos

Expansão e rotura tamponada

A apresentação clássica do aneurisma roto está presente em 50% dos casos e corresponde à presença de dor e massa abdominal pulsátil acompanhadas por hipotensão. Nos pacientes em que a rotura está contida pelas estruturas adjacentes ou o AAA apresenta expansão rápida pode estar presente dor abdominal ou dor lombar que por vezes mimetiza outras emergências abdominais. Desta forma, o exame clínico não é suficiente para realizar esse diagnóstico. Em pacientes hemodinamicamente estáveis, a tomografia computadorizada é o exame de escolha a partir da suspeição de um AAA sintomático.

Os pacientes com dor abdominal ou lombar em que se confirma o diagnóstico de AAA sem sinais de rotura na tomografia e em que se excluem outras causas abdominais para a dor devem ser preparados para a correção cirúrgica o mais breve possível (primeira cirurgia do dia seguinte).

Quando a tomografia demonstrar sinais de rotura contida como grande saco aneurismático, halo em crescente com grande atenuação, descontinuidade focal na calcificação circunferencial da aorta, *draped aorta* (perda dos limites da parede aórtica posterior em contato com o corpo vertebral), os pacientes, ainda que estáveis, devem ser imediatamente encaminhados a correção cirúrgica de emergência.

Rotos

A rotura de um AAA, quando não tratada em tempo hábil, é fatal. A taxa de mortalidade dos pacientes que chegam vivos aos hospitais varia de 40 a 70%. Se considerarmos os óbitos pré-hospitalares, essa taxa chega a 90%. A maioria dos óbitos se dá em decorrência de complicações pós-operatórias motivadas pelo choque hemorrágico e sua consequente resposta inflamatória sistêmica. O custo do tratamento do AAA roto é em média quatro vezes maior que o do tratamento eletivo.

A suspeita clínica de aneurisma com rotura exige anamnese e exame físico rápidos e precisos, especialmente nos pacientes acima de 50 anos, com dor abdominal e hipotensão. A massa abdominal pulsátil, que, juntamente com a hipotensão e a dor abdominal, constituem sinais clássicos do AAA roto, pode ficar obscurecida pela presença de obesidade ou de distensão abdominal. Dor no flanco ou na virilha e hematúria também podem ser relatadas. O diagnóstico diferencial inclui cólica nefrética, diverticulite, pancreatite, hemorragia digestiva, infarto do miocárdio de parede inferior e úlcera perfurada. É crucial que a partir da suspeita clínica o diagnóstico seja confirmado imediatamente, pois a redução das taxas de mortalidade depende da rapidez do tratamento.

A ultrassonografia abdominal deve ser realizada no setor de emergência para confirmar a presença do AAA. Ela é sensível à detecção da dilatação, mas não é suficiente para demonstrar rotura. Se o paciente se apresentar hipotenso, pálido, sudoreico, com sinais francos de choque hemorrágico, nenhum outro exame de imagem deve ser realizado. Esse paciente será encaminhado diretamente ao centro cirúrgico para iniciar a reanimação e cirurgia imediata. Se o quadro clínico inicial permitir, a tomografia de tórax e abdome deve ser realizada. Ela é o método mais preciso para diagnosticar a rotura de um AAA. Hoje, esse exame é feito de forma rápida e muitas vezes na sala de emergência, embora em pacientes instáveis os atrasos para sua execução sejam responsabilizados por maior mortalidade.

O erro mais frequente nas equipes de emergencistas no atendimento dos pacientes com suspeita de AAA é realizar a reanimação volêmica na sala de primeiro atendimento. O restabelecimento da pressão arterial nesses pacientes acarreta a possibilidade de rompimento da contenção aórtica temporária e ressangramento muitas vezes fatal. A estratégia é administrar o mínimo de volume necessario de cristaloides para se manter a consciência com pressão sistólica entre 50 e 70 mmHg. Assim que possível, iniciar a reposição de hemoderivados.

Já na sala cirúrgica, providencia-se um outro acesso venoso de grosso calibre, medida invasiva de pressão arterial e sondagem vesical de demora. Os campos cirúrgicos sao colocados antes da indução anestesica feita com fármacos que exerçam efeitos mínimos na pressao arterial. Isso permite que o pinçamento aórtico seja feito de forma rápida após a indução. Após o pinçamento aórtico, a reanimação volêmica pode ser completada com reposição de hemoderivados. As complicações pós-operatórias mais frequentes sao sangramento pós-operatório (12-14% dos casos) em decorrência de discrasias sanguineas pela ausência de reposição dos fatores de coagulação e hipotermia; isquemia intestinal de 3 a 13% pelo choque hemorrágico. Quando presente, a isquemia intestinal acarreta 73 a 100% de mortalidade. As complicações sistêmicas mais frequentes são infarto do miocárdio, insuficiência respiratória e renal, arritmias, septicemia e falência de múltiplos órgãos.

O tratamento endovascular (EVAR) é também uma estratégia que pode ser adotada na correção do AAA. Esse assunto ainda é objeto de investigação, mas resultados recentes do Amsterdam Acute Aneurysm (AJAX) não mostrou nenhuma diferença significativa quando comparamos morte e complicações graves entre as duas técnicas (42% para EVAR e 47% para cirurgia aberta).[33] Essa proporção foi confirmada pelo Imediate Management of the Patient with Rupture: Open *vs* Endovascular repair trial (IMPROVE) com mortalidade similar entre reparo aberto e endovascular (37,4% e 35,4).[34] A grande limitação do EVAR é que em muitos serviços não se dispõe de próteses de vários tamanhos e características apropriadas para uso correto. Nas roturas contidas o EVAR se torna mais viável, mas para o AAA roto com instabilidade hemodiâmica ainda existe ressalva.

2.2 SÍNDROME AÓRTICA AGUDA (SAA)

A síndrome aórtica aguda é definida como condições de emergência com características clínicas semelhantes que envolvem a aorta. Todas as doenças que compõem a SAA levam a rotura da íntima e da média, o que pode resultar em dissecção aguda da aorta (DAA), formação de úlceras penetrantes (PAU na sigla em inglês) e de hematomas intramurais (IMH, sigla em inglês). Essas patologias, juntamente com o aneurisma da aorta roto, fazem parte da SAA.

2.2.1 Dissecção aguda da aorta

2.2.1.1 Considerações gerais

A dissecção aguda da aorta (DAA), muitas vezes indevidamente denominada aneurisma dissecante, é a mais comum das entidades clínicas que compõem a síndrome aórtica aguda (SAA), juntamente com o hematoma intramural e a úlcera penetrante. A incidência da SAA é de 3 casos por 100.000 habitantes ao ano, sendo que, destes, 80% correspondem à dissecção aguda da aorta.[35]

A DAA é mais comum entre homens do que entre mulheres. Um estudo de 2004 mostrou que a prevalência observada no sexo masculino ultrapassa de três a cinco vezes a estimada para o sexo feminino.[21] Dos pacientes acometidos por uma DAA, 20% falecem antes de chegar ao hospital, 30%, durante a internação, e 20%, nos 10 anos posteriores ao evento agudo.[35]

Arbitrariamente, convencionou-se classificar a dissecção aórtica de **aguda** quando o diagnóstico é feito até 14 dias após o início dos sintomas e de **crônica** após a segunda semana. Essa classificação enfatiza o fato de o prognóstico ser melhor quando o paciente sobrevive à fase aguda da doença, motivo pelo qual é aceita universalmente.

O primeiro e mais difundido sistema de classificação da dissecção aórtica foi proposto por DeBakey *et al.* em 1955,[36] e era baseado em critérios anatomocirúrgicos. Os autores definiam três tipos de dissecção aórtica, consoante o local da rotura primária da íntima e a extensão da dissecção. Nos tipos I e II, a rotura primária da íntima localizava-se na aorta ascendente, enquanto no tipo II a dissecção ficava confinada à aorta ascendente e no tipo I propagava-se através da aorta, podendo atingir a croça, a descendente e a abdominal. No tipo III, a rotura primária estava localizada na aorta descendente, geralmente no istmo aórtico, logo após a origem da artéria subclávia esquerda, podendo a dissecção propagar-se proximal ou distalmente.

Em 1970, Daily *et al.*[37] propuseram um sistema de classificação baseado em critérios clínicos (Classificação de Stanford), denominando a doença de **tipo A** quando ocorre comprometimento da aorta ascendente (podendo o arco e a aorta descendente estar ou não comprometidos) e de **tipo B** quando a aorta ascendente não está comprometida (independentemente do local da rotura primária da íntima). Tal sistema de classificação é muito mais racional, pois, do ponto de vista das complicações, do prognóstico e

do tratamento, o que importa é o fato de a aorta ascendente estar ou não comprometida pelo processo de dissecção.

Em nosso Serviço, adotamos a classificação de dissecção aórtica tipo A e tipo B, que pode ser aguda ou crônica (Figura 82.6).

Cerca de 2/3 das dissecções aórticas são do tipo A. Há envolvimento da aorta ascendente em 65% dos casos, da aorta descendente em 20%, do arco aórtico em 10% e da aorta abdominal em 5%.

2.2.1.2 Fisiopatologia

A dissecção aórtica é caracterizada, do ponto de vista fisiopatológico, por uma separação longitudinal da túnica média, que se estende paralelamente à luz aórtica. Essa separação se inicia por uma rotura ou laceração, inicialmente transversa, que envolve cerca de metade da circunferência aórtica, ocasionalmente menos e, raramente, toda a circunferência, comprometendo toda a camada íntima e mais da metade da camada média, mais precisamente os 2/3 internos (Figura 82.7).

A rotura da íntima, que marca o início da dissecção, está localizada, aproximadamente em 62% dos casos, na aorta ascendente; em 25%, no istmo aórtico, logo após a emergência da artéria subclávia esquerda; em 10%, no arco aórtico; e em torno de 3%, na aorta abdominal.

A localização do canal de dissecção, também chamado de falso canal ou falsa luz, é a metade externa da túnica média da aorta; como consequência, a parede externa da falsa luz é muito fina, cerca de 1/4 da parede aórtica original. Em contrapartida, a parede entre a luz verdadeira e a luz falsa (isto é, a parede interna do falso canal) corresponde a 3/4 da espessura original da aorta. Esse aspecto anatomopatológico explica a alta frequência de rotura de falsa luz, com consequente extravasamento do sangue

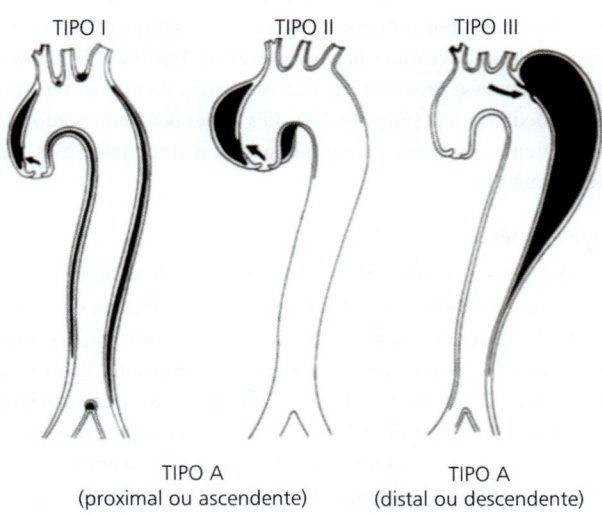

TIPO I   TIPO II   TIPO III

TIPO A
(proximal ou ascendente)

TIPO A
(distal ou descendente)

FIGURA 82.6 Classificação da DAA baseada em critérios cirúrgicos.

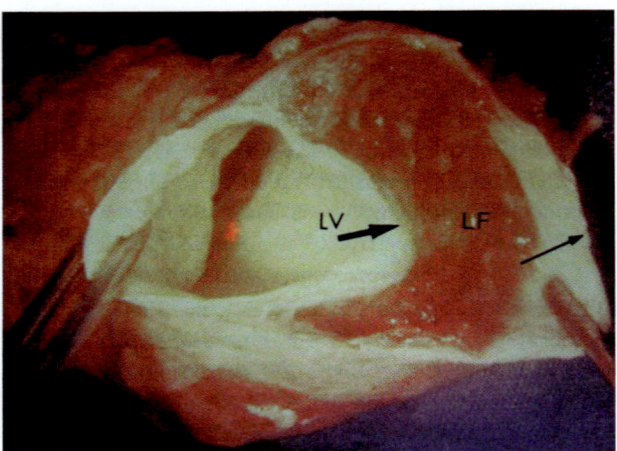

FIGURA 82.7 Peça anatômica com corte transversal da aorta descendente mostrando dissecção de aorta com trombose da falsa luz. LF, luz falsa; LV, luz verdadeira. As setas apontam a diferença de espessura das paredes interna (seta grossa) e externa (seta fina) da luz falsa.

para fora da aorta, como principal causa de morte,[38] ao contrário da rotura da parede interna do falso canal, com reentrada na luz verdadeira, o que levaria à cura espontânea.

2.2.1.3 Etiopatogenia

Praticamente todos os mecanismos que causam enfraquecimento da camada média da aorta, aumentando o estresse mecânico na parede desse vaso, podem desencadear uma DAA. As principais alterações estão descritas a seguir.

Alterações degenerativas da túnica média

As alterações degenerativas da túnica média têm grande importância na patogênese da DAA. O tecido conectivo elástico e/ou o músculo liso são afetados, em graus variados, por doenças hereditárias ou por processos degenerativos adquiridos, devido ao uso e desgaste crônico da parede da aorta. Em 1929, Erdheim[39] denominou esse processo de "necrose cística da média" ou "necrose mediocística" (Figura 82.8). Tais lesões ocorrem, predominantemente, na aorta proximal, sujeita a um maior estresse hemodinâmico.

Hipertensão arterial sistêmica

A hipertensão arterial sistêmica de longa duração leva à hipertrofia e à degeneração do músculo liso da parede da aorta. Contudo, em relação à patogenia da dissecção aórtica, esse fato parece não ser importante, uma vez que o músculo liso não é um componente da parede da aorta torácica onde ocorre a maioria das dissecções. A hipertensão arterial é, por certo, um fator importante na patogenia da dissecção aórtica em relação à rotura da íntima e à propagação da dissecção, quando considerada como força mecânica, agindo diretamente sobre a parede da aorta. Nesse aspecto, a progressão do espessamento da

íntima e da fibrose da adventícia pode comprometer a nutrição e oxigenação da parede arterial, resultando em morte das células musculares lisas por necrose e desorganização das estruturas elásticas, comprometendo a biomecânica aórtica (que se torna vulnerável) e criando um cenário ideal para o desenvolvimento de uma dissecção.[40]

Apesar de ser o denominador comum, a hipertensão arterial sistêmica, isoladamente, não pode ser considerada a causa única da patogenia da dissecção aórtica. Estima-se que aproximadamente 71,6% da população norte- americana acima de 65 anos seja hipertensa.[41] A incidência da dissecção aórtica não é proporcional. Aparentemente, a hipertensão arterial "modula" os

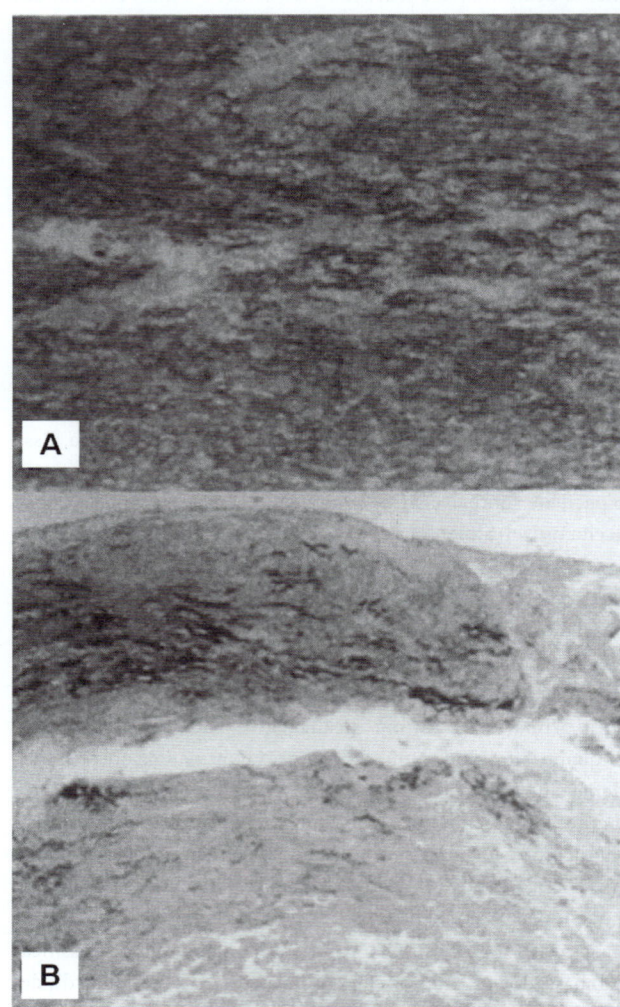

FIGURA 82.8 Cortes histológicos de parede aórtica com coloração para fibras elásticas. Em A, aorta normal evidenciando a camada média com fibras elásticas coradas em preto, com distribuição uniforme e paralela. Em B, aorta com degeneração cística da média evidenciando acentuada fragmentação e desorganização das fibras elásticas na camada média, com total desaparecimento dessas fibras em algumas áreas.

fatores etiológicos da dissecção aórtica, bem como o tabagismo, a dislipidemia e o uso de cocaína e *crack*.[40]

O motivo que leva um indivíduo hipertenso a sofrer dissecção aórtica enquanto outro também hipertenso e de mesma idade não sofre ainda não foi definido.[42] De qualquer modo, a combinação de hipertensão arterial sistêmica e idade avançada parece ser um importante fator de risco especialmente para dissecção aórtica tipo B, uma vez que a incidência de hipertensão refratária no curso clínico dessa lesão atinge 64% dos casos.[43] A hipertensão arterial sistêmica está presente em mais da metade dos pacientes com dissecção aórtica tipo A.

Aterosclerose

A aterosclerose e sua relação com a dissecção aórtica constituem um ponto controvertido. A maioria dos autores não considera a aterosclerose como causa importante da dissecção aórtica, uma vez que a maioria das dissecções se inicia na aorta ascendente, onde a aterosclerose, comumente, é pouco evidente.

Síndrome de Marfan

A síndrome de Marfan é um defeito hereditário do tecido conectivo autossômico dominante com penetrância variável em que há mutação no gene FBN1 que codifica a fibrilina-1, principal componente das microfibrilas da matriz extracelular encontradas isoladamente ou associadas a elastina nas fibras elásticas. A complicação cardiovascular mais comum na síndrome de Marfan é a dilatação da aorta ascendente que predispõe à dissecção aguda da aorta tipo A. A necrose da camada média está presente em 33% dos pacientes com Marfan.

Gravidez

A gravidez tem sido frequentemente enumerada como uma das causas de dissecção aórtica. O número relatado de pacientes com dissecção aórtica durante a gravidez é, contudo, pequeno, e, mesmo entre eles, a informação sobre a presença de hipertensão arterial sistêmica é falha. A literatura, em geral, sugere que existe uma relação muito importante entre gravidez, hipertensão arterial sistêmica e dissecção aórtica, durante o parto ou no puerpério. Nienaber & Eagle,[40] em 2006, afirmaram que a gravidez em si não é um fator de risco para a dissecção aórtica, exceto se ela for associada a pré-eclâmpsia, hipertensão arterial sistêmica ou síndrome de Marfan.

Valva aórtica bicúspide e coarctação do istmo

A valva aórtica bicúspide é o defeito congênito cardíaco mais prevalente, acometendo 1,3% da população.[44] Sua complicação mais comum é a disfunção valvar; entretanto, pode causar um processo similar ao ocorrido na síndrome de Marfan, com dilatação da aorta ascendente e consequente dissecção, com altas taxas de mortalidade. Pacientes com valva aórtica bicúspide congênita, com ou sem estenose aórtica, apresentam um tipo de dissecção aórtica que não está associada a hipertensão arterial sistêmica. A literatura mostra que não somente a frequência da valva aórtica bicúspide congênita é muito mais alta que o esperado em pacientes com dissecção aórtica como a frequência desta é muito grande em pacientes com valva aórtica bicúspide congênita.

A coarctação do istmo aórtico está associada, em alta frequência, à dissecção aórtica, provavelmente através de um duplo mecanismo – por causar hipertensão arterial sistêmica a montante; e por estar, frequentemente, associada a valva aórtica bicúspide.

Trauma e lesão iatrogênica

O trauma é uma das causas, embora rara, de dissecção aórtica. O trauma é não penetrante e a laceração aórtica ocorre na região do istmo aórtico, onde a mobilidade aórtica é reduzida pelo ligamento arterioso durante o movimento de desaceleração brusca.

Quanto às lesões iatrogênicas, elas podem ser provocadas por canulação aórtica, defeitos de anastomoses, e durante os procedimentos endovasculares por uso de fios-guia e cateteres.

2.2.1.4 Sintomas e sinais

O sintoma mais comum, que está presente em mais de 90% dos casos, é a dor. A dor é súbita e de intensidade insuportável, principalmente no início, o que contrasta com a dor do infarto agudo do miocárdio, cuja intensidade aumenta progressivamente até atingir o máximo. Por ser intolerável, a dor faz com que o paciente se contorça, se torne agitado e se movimente no leito, procurando obter alívio. Essa é outra característica que diferencia a dissecção aguda da aorta do infarto agudo do miocárdio, em que o paciente procura manter-se imóvel, para reduzir a intensidade da dor, que é descrita como "rasgando" ou "dilacerando", qualidade esta que é, particularmente, apropriada para se suspeitar de dissecção aguda da aorta. Outra característica da dor é a sua tendência a migrar do local de origem, seguindo o trajeto da dissecção. A localização da dor pode sugerir o local da dissecção; assim, a dor referida na face anterior do tórax (subesternal ou precordial) é mais frequente nas dissecções do tipo A, e a dor referida, especificamente, na região interescapular é patognomônica do tipo B. Nas dissecções que envolvem o arco aórtico, a dor pode ser referida tanto no pescoço como na mandíbula.

Do ponto de vista do exame físico, a dissecção aguda da aorta pode apresentar-se sob a forma de síndromes variadas, relacionadas ao tipo de complicação causada pela progressão do hematoma dissecante, que incluem a síncope, o choque periférico, o icto cerebral isquêmico, a insuficiência cardíaca aguda, a hipertensão pulmonar periférica, a paraplegia ou paraparesia flácida e a insuficiência arterial periférica. Outras síndromes clínicas podem ocorrer por compressão ou oclusão dos ramos aórticos como: isquemia mesentérica aguda; infarto agudo do miocárdio; e isquemia renal com hipertensão arterial sistêmica grave, resistente à terapêutica. A febre também tem sido descrita como sinal de dissecção aguda da aorta, cuja causa provável é a absorção de substâncias pirogênicas, devido à hemólise na falsa luz.

Manifestações não características de dissecção aguda da aorta podem ocorrer, tais como a paralisia de corda vocal por compressão do nervo recorrente laríngeo esquerdo; a síndrome da veia cava superior; massa pulsátil no pescoço; compressão traqueobrônquica com broncoespasmo; articulação esternoclavicular pulsátil; síndrome de Horner por compressão do gânglio estrelado; hemoptise por hemorragia na árvore traqueobrônquica; hematêmese por rotura da falsa luz no esôfago; bloqueio atrioventricular de grau variável; sopro cardíaco contínuo devido a fístula aortoventricular ou aortoatrial direita.

2.2.1.5 Complicações e causas de morte

As principais causas de complicações da DAA estão listadas na Tabela 82.3. A principal causa, responsável por quase 90% das mortes, é o choque hemorrágico por rotura da falsa luz. Pelo fato de o pericárdio parietal se prolongar pela aorta ascendente até a emergência do tronco braquiocefálico, a rotura de qualquer porção da aorta ascendente se faz dentro do saco pericárdico, levando, geralmente, à morte em poucas horas, por tamponamento cardíaco. O local usual da rotura é a parede lateral direita da aorta, isto é, o local de contato do sangue ejetado pelo ventrículo esquerdo. A rotura do arco aórtico é mais comum no mediastino; a rotura da aorta torácica descendente ocorre, quase que invariavelmente, no espaço pleural esquerdo, podendo, no entanto, mais raramente, ocorrer no espaço pleural direito, na luz esofágica ou no pulmão; a rotura da aorta abdominal se dá para o retroperitônio, peritônio livre ou dentro de víscera oca.

Devido ao fato de a aorta ascendente e o tronco da artéria pulmonar compartilharem uma adventícia comum, o hematoma dissecante pode estender-se para a adventícia da artéria pulmonar principal ou de seus ramos e, sendo a pressão arterial pulmonar mais baixa que a sistêmica, a luz da artéria pulmonar pode sofrer estreitamento, causando um tipo de estenose pulmonar periférica. A progressão da dissecção para uma das artérias que emergem da aorta leva a isquemia ou infarto do órgão ou do tecido perfundido por essa artéria. A propagação da dissecção para os ramos supra-aórticos pode ocasionar isquemia dos membros superiores, isquemia cerebral, ou ambas. A extensão da dissecção em uma das artérias renais, mais comumente à esquerda, geralmente, produz sinais de insuficiência renal e elevação da pressão arterial rebelde ao tratamento. A dissecção de artérias intercostais e/ou artérias lombares e/ou da artéria de Adamkiewicz, geralmente, causa isquemia medular aguda com paraplegia flácida. A dissecção do tronco celíaco e/ou das artérias mesentéricas pode levar a insuficiência visceral abdominal. A propagação para as artérias ilíacas, ou mais distalmente, pode levar a isquemia dos membros inferiores, às vezes grave e que, não raramente, simula um quadro de embolia periférica.

A dissecção tipo A pode evoluir com complicações bastante graves:

- dissecção dos óstios coronarianos, mais comumente da artéria coronária direita, causando arritmias ou infarto agudo do miocárdio;
- dissecção da parede livre e/ou septo dos átrios e/ou ventrículos, levando à formação de fístula aortoatrial ou aortoventricular direita ou causando bloqueio atrioventricular parcial ou completo;
- comprometimento do aparelho valvar aórtico, levando a insuficiência aórtica aguda.

TABELA 82.3 COMPLICAÇÕES DA DISSECÇÃO AGUDA DA AORTA

I. ROTURA DA FALSA LUZ

a. Saco pericárdico
b. Espaço pleural
c. Mediastino
d. Retroperitônio
e. Pulmão
f. Esôfago
g. Átrio direito ou ventrículo direito
h. Parede da artéria pulmonar
   - Estenose pulmonar periférica
i. Septo atrial e/ou ventricular
   - Defeito de condução A-V

II. OBSTRUÇÃO COMPLETA OU PARCIAL DE RAMO DA AORTA

a. Coronárias
   - Insuficiência coronariana
b. Inominada e/ou carótida comum
   - Insuficiência arterial cerebral
c. Inominada e/ou subclávia
   - Insuficiência arterial MMSS
d. Intercostal e/ou lombar
   - Isquemia medular aguda
e. Tronco celíaco e/ou mesentérica
   - Insuficiência arterial visceral
f. Renal
   - Insuficiência renal (perfusional)
g. Ilíacas e/ou femorais
   - Insuficiência arterial MMII

III. SEPARAÇÃO DE RAMOS DA AORTA

IV. LESÃO DO APARELHO VALVAR AÓRTICO

   - Insuficiência aórtica aguda

V. OBSTRUÇÃO DA AORTA

a. Compressão da luz verdadeira pelo hematoma
b. Intussuscepção da aorta

VI. ANEURISMA SECUNDÁRIO DA FALSA LUZ

a. aorta ascendente
b. arco aórtico
c. aorta torácica descendente
d. aorta abdominal (supra e infrarrenal)
e. múltiplos

2.2.1.6 Diagnóstico

Os exames laboratoriais e o eletrocardiograma são pouco úteis para confirmar o diagnóstico de DAA. São importantes para descartar outras síndromes agudas, como o infarto agudo do miocárdio, e detectar complicações da DAA, como insuficiência renal aguda, isquemia hepática, acidose metabólica.

Os métodos diagnósticos por imagem são imprescindíveis para confirmar ou descartar, definitivamente, a dissecção aórtica. Até o momento, não existe consenso em relação ao método de eleição para o diagnóstico definitivo da dissecção da aorta; a escolha depende da experiência e da disponibilidade dos métodos diagnósticos de cada serviço.

O método diagnóstico ideal deve apresentar três propriedades:

1. rapidez na execução, pela alta mortalidade da doença nas primeiras horas;
2. altas sensibilidade e especificidade, de modo que a técnica por si confirme ou descarte o diagnóstico;
3. capacidade de oferecer informações meticulosas, anatômicas e hemodinâmicas que possam ser transmitidas ao cirurgião. Embora cada método diagnóstico disponível pretenda ter as mais altas sensibilidade, especificidade e valores preditivos para o diagnóstico da dissecção aórtica, nenhum deles, isoladamente, oferece segurança absoluta em relação às propriedades citadas.

A radiografia simples do tórax pode contribuir com informações importantes no diagnóstico da DAA: em 90% dos pacientes ela está alterada, com sinais que levam à suspeita de DAA: contorno aórtico irregular, "sinal do cálcio" (separação maior que 10 mm entre a íntima e a borda externa do botão aórtico), dupla densidade radiográfica da aorta, disparidade de calibre entre aorta ascendente e descendente, alargamento do mediastino superior, derrame pleural, deslocamento da traqueia e do esôfago.

A ecocardiografia apresenta muitas vantagens para o diagnóstico da DAA. Além de ser técnica rápida, realizada à beira do leito, não invasiva, sem contraste ou radiação ionizante, ser de baixo custo e amplamente disponível, ela apresenta sensibilidade de 77 a 83% e especificidade de 93 a 96%[45] no diagnóstico da DAA tipo A, tornando-se assim o exame de escolha para o diagnóstico inicial. Ele permite avaliar a extensão da dissecção, a trombose da luz falsa, regurgitação valvar aórtica, derrame pericárdico, localizar a rotura primária, os pontos de reentrada, o flap da íntima, e diferenciar a luz falsa da verdadeira. Apresenta algumas limitações: detecta a dissecção distal em somente 70% dos casos[45] devido à interferência do pulmão e dos arcos costais. É o exame de escolha para o acompanhamento dos pacientes em tratamento clínico da dissecção.

A tomografia computadorizada e a angiotomografia são os exames mais comumente utilizados para avaliar a síndrome aórtica aguda e em especial a DAA. Isso se deve a sua disponibilidade, excelente sensibilidade (maior que 95%) em confirmar o diagnóstico de DAA tipo A ou B por meio de achados diretos ou indiretos. Os sinais diretos são: presença do flap da íntima; demonstração nítida das duas luzes (falsa e verdadeira) em decorrência de velocidades diferentes de fluxos entre as luzes; aumento do diâmetro da aorta e deslocamento da calcificação da camada íntima. São sinais indiretos: presença de sangue no espaço pleural, mediastino, pericárdio retroperitoneal ou em cavidade peritoneal livre. A única limitação do método é quanto à avaliação da insuficiência valvar aórtica.

A ressonância magnética, apesar da excelente resolução como exame de imagem para a DAA, apresenta várias limitações metodológicas e práticas que impossibilitam seu uso na maioria dos pacientes, especialmente nos instáveis.

A aortografia não é mais utilizada para diagnóstico de DAA, exceto durante coronariografia ou nos casos em que se pretende intervenção endovascular.

No IRAD (sigla em inglês de Registro Internacional de Dissecção Aórtica), diante da suspeita de dissecção, realizou-se a angiotomografia em 61% dos casos, a ecocardiografia transtorácica/transesofágica em 33%, a angiografia em 4%, e a ressonância magnética em 2%. Como segundo exame, para confirmação diagnóstica, a ecocardiografia transtorácica/transesofágica foi usada em 56% dos pacientes, a angiotomografia, em 18%, a angiografia, em 17%, e a ressonância magnética, em 9%.[46]

Com base no quadro epidemiológico, no quadro clínico e na radiografia simples de tórax, infere-se, na grande maioria dos casos, forte suspeita diagnóstica, que é confirmada, inicialmente, com a ecocardiografia na emergência ou na UTI. Em seguida, o paciente é levado à angiotomografia, que fornecerá maiores detalhes sobre a morfologia da aorta e possibilitará a definição quanto à escolha do tratamento a ser feito a seguir. Embora procuremos, sempre que possível, seguir a sequência diagnóstica antes descrita, existem casos em que ela deve ser interrompida. Pacientes que, à admissão, apresentam hipotensão arterial ou choque e nos quais a ecocardiografia mostre ser a dissecção do tipo A, com derrame pericárdico e/ou regurgitação aórtica grave, devem ser, imediatamente, levados a cirurgia.

2.2.1.7 Tratamento

O tratamento da dissecção aguda da aorta é direcionado no sentido de se evitar a progressão da dissecção, uma vez que as complicações fatais não ocorrem em virtude da rotura da íntima, mas sim devido ao curso subsequente tomado pelo hematoma dissecante. Didaticamente, podemos considerar três etapas no tratamento da dissecção aguda da aorta: tratamento inicial ou de emergência; tratamento definitivo; e tratamento de manutenção ou de longo prazo.

Tratamento inicial ou de emergência

Com base no quadro clínico ou nos resultados dos exames complementares não invasivos, havendo forte suspeita de dissecção aguda da aorta, o paciente deverá ser admitido em uma "unidade de tratamento intensivo" para que os seguintes sinais vitais possam ser monitorados: pressão arterial, frequência e ritmo cardíacos, pressão venosa central e débito urinário. A inserção de cateter arterial, de preferência na artéria radial, permite a monitoração contínua da pressão arterial média e a coleta de amostras de sangue para gasometria sanguínea. A sondagem vesical de demora permite o controle do débito urinário.

Os pontos fundamentais do tratamento inicial ou de emergência são: eliminação da dor; redução da pressão arterial sistêmica; e redução da força de contração e da velocidade de ejeção do ventrículo esquerdo (dp/dt), o que constitui a base do "tratamento farmacológico intensivo" descrito inicialmente por Wheat and Palmer[47] utilizando a associação de agentes anti-hipertensivos e betabloqueadores. Durante o tratamento inicial ou de emergência, a possibilidade de progressão da dissecção e/ou rotura da falsa luz precisa ser conferida meticulosa e frequentemente, dedicando-se especial atenção aos pulsos periféricos, ao desenvolvimento de sopro de regurgitação aórtica, ao tamponamento cardíaco e ao acúmulo de líquido na cavidade pleural ou na cavidade abdominal. O eco-Doppler da aorta deve ser repetido a cada 48 horas para monitorar a evolução da dissecção.

Tratamento definitivo

Após o diagnóstico anatômico da dissecção, é importante e necessário decidir qual tipo de tratamento subsequente ou definitivo será instituído: a continuação do tratamento medicamentoso ou a realização da correção cirúrgica definitiva. A escolha dependerá, fundamentalmente, do tipo de dissecção, da idade e das condições gerais do paciente, das complicações existentes, da infraestrutura e da equipe médica do hospital.

Sobre a dissecção aguda da aorta tipo A existe um consenso entre os autores no sentido de que o paciente deverá ser submetido, o quanto antes, ao tratamento cirúrgico definitivo, salvo se houver contraindicação formal. Essa concordância foi estabelecida com base em dois pontos: pela própria história natural da doença, pois, a cada momento, a progressão de uma dissecção proximal traz consequências catastróficas, levando a complicações graves e, geralmente, fatais; e pela experiência acumulada por vários autores nos últimos cinquenta anos, mostrando que o tratamento cirúrgico da dissecção aguda da aorta tipo A, complicada ou não, permite maior sobrevida. Nos pacientes muito idosos, o comprometimento prévio dos sistemas vascular, renal e pulmonar determina mortalidade hospitalar cirúrgica da ordem de 40 a 60%, mesmo em mãos experientes e em centros com infraestrutura adequada. Do mesmo modo, pacientes com dissecção aguda da aorta, complicada com infarto agudo do miocárdio e/ou icto cerebral isquêmico, apresentam prognóstico particularmente ruim, podendo contraindicar a cirurgia. Apesar das melhorias ocorridas nas técnicas anestésica e cirúrgica, a mortalidade perioperatória da DAA tipo A permanece alta (25%), bem como as complicações neurológicas (18%).[48]

Diferentemente dos pacientes com dissecção aguda da aorta tipo A, os pacientes com dissecção do tipo B tendem a ser mais idosos, portadores de doença pulmonar crônica, com doença aterosclerótica generalizada, com comprometimento cerebral coronariano e periférico, frequentemente com função renal diminuída e hipertensão arterial sistêmica não tratada e de longa duração. Todos esses fatores, evidentemente, aumentam o risco do tratamento cirúrgico. Por outro lado, na dissecção aguda da aorta tipo B, as complicações, quando ocorrem, são mais tardias, menos frequentes e menos graves, de tal modo que o tratamento clínico definitivo tem se mostrado eficaz nesse grupo de pacientes. Pacientes com DAA tipo B não complicada recebem tratamento clínico e vigilância para identificar progressão da dissecção ou sinais de isquemia. Exames de imagem devem ser repetidos.

A correção endovascular da DAA tipo B não complicada é proposta com o intuito de evitar as complicações tardias e atuar no processo de remodelamento aórtico com a colocação de endoprótese no ponto de rotura proximal e melhorando a perfusão distal. No entanto, há poucos dados comparando o tratamento endovascular com o tratamento clínico nas DAA tipo B não complicadas. O estudo INSTEAD (The Investigation of Stent Grafts in Patients with Type B AD Trial), um *trial* que randomizou 140 pacientes com dissecção aórtica tipo B subaguda (maior que 14 dias) mostrou no acompanhamento de dois anos que o tratamento endovascular remodelou a aorta em 91,3% dos pacientes, porém sem benefícios clínicos, pois não houve diferença em relação à sobrevida quando comparado aos pacientes tratados clinicamente.[49] A extensão do seguimento desses pacientes está registrada no estudo INSTEAD –XL publicado recentemente e mostrando que em cinco anos de acompanhamento houve redução da progressão da doença, mas não houve redução da mortalidade global.[50] No entanto, não há evidências clínicas disponíveis para indicar o tratamento endovascular da DAA tipo B não complicada.

A DAA tipo B se torna complicada em 30%[51] dos pacientes e, desta forma, exige intervenção quando:

a. há comprometimento do fluxo sanguíneo para vísceras ou extremidades;

b. há a formação de aneurisma sacular da luz falsa com rotura ou iminência de rotura;

c. o diâmetro da falsa luz é maior que 4 centímetros ou o diâmetro total da aorta é maior que 4,5 centímetros;

d. há dissecção retrógrada com regurgitação aórtica grave e/ou hemopericárdio;

e. há dor persistente ou recorrente;

f. da impossibilidade de controle da pressão arterial;

g. pacientes com síndrome de Marfan devem ser tratados devido à alta chance de dissecção retrógrada e rotura.

A correção endovascular da aorta torácica é o tratamento de escolha na DAA tipo B complicada. Os objetivos do tratamento endovascular são: fechamento da rotura primária para redirecionar o fluxo sanguíneo para a luz verdadeira, descomprimindo-a, o que permite melhora da perfusão visceral e periférica. A trombose da falsa luz pode ocorrer, iniciando o processo de remodelação e estabilização da aorta. A técnica apresenta vantagens significativas sobre a cirurgia convencional, com mortalidade em 30 dias menor que 10%, enquanto a cirurgia convencional apresenta 35%.[52] Os pacientes tratados clinicamente por DAA tipo B não complicada ao longo da vida, em 40%[53] das vezes evoluirão com dilatação crônica da falsa luz e necessitarão de correção cirúrgica para troca da aorta dilatada.

Parte dos pacientes que necessitam de intervenção na fase aguda não é elegível para o tratamento endovascular por apresentar doença arterial obstrutiva dos membros inferiores, tortuosidade excessiva das artérias ilíacas, arco aórtico desfavorável, ausência de colo proximal, e, desta forma, a cirurgia aberta está indicada com o intuito de substituir a aorta descendente por uma prótese de Dacron®.

Tratamento de manutenção

Os pacientes que sofreram dissecção aórtica devem receber terapêutica farmacológica, indefinidamente, para controlar a pressão arterial e a frequência cardíaca, seja como continuidade do tratamento clínico, ou nos pacientes que receberam tratamento cirúrgico. Exames de imagem periódicos são necessários para acompanhar a dilatação aórtica.

2.2.2 Úlceras Penetrantes Aórticas (PAU)

As úlceras penetrantes se caracterizam pela presença de placas ateroscleróticas que causam ulceração e desorganizam a lâmina elástica interna, penetrando profundamente por meio da íntima até a camada média da aorta. Ocorrem em 2-7% dos pacientes com síndrome aórtica aguda.

Embora a revisão da literatura atribua a primeira descrição a Shennan, 1934,[54] foram Stanson et al.[55] quem introduziram os conhecimentos sobre a doença, tendo sido os primeiros a descreverem a incidência, a história natural, o tratamento cirúrgico da lesão e seus possíveis desfechos. A propagação do processo ulcerativo pode levar a:

- dissecção localizada intramedial, associada a grau variável de hematoma na parede da aorta, podendo se estender até a adventícia, formando pseudoaneurismas;
- romper para os hemitórax;
- evoluir para dissecção aguda da aorta.

Essas úlceras podem acometer raramente a aorta ascendente (PAU tipo A) ou ainda mais comumente a aorta descendente (PAU tipo B). O perfil clássico do paciente portador de PAU é idoso, do sexo masculino, tabagista, hipertenso, coronariopata, portador de doença pulmonar obstrutiva crônica e muitas vezes de aneurisma da aorta abdominal associado. Os sintomas podem se assemelhar aos da DAA, porém em pacientes mais velhos que raramente apresentam sinais e sintomas de má perfusão visceral

e de extremidades. A tomografia é o exame de escolha para o diagnóstico. O tratamento deve prevenir a rotura e a progressão para DAA. As indicações para intervenção são: dor refratária, sinais de rotura contida, crescimento rápido da úlcera, hematoma periaórtico e derrame pleural. Pacientes assintomáticos com úlceras maiores que 20 mm e/ou profundidade maior que 10 mm são de alto risco para progressão da doença, sendo candidatos para a intervenção precoce. Não há estudos randomizados comparando os resultados da cirurgia convencional e do tratamento endovascular. Consideram-se, para escolha da técnica, características anatômicas, quadro clínico e presença de comorbidades. Por se tratar de pacientes com múltiplas comorbidades, a indicação do tratamento endovascular tem crescido, com resultados animadores.

Em linhas gerais, as recomendações para o tratamento da PAU são:

a. alívio da dor e controle da pressão arterial;
b. tratamento cirúrgico para PAU tipo A;
c. tratamento clínico e vigilância para PAU tipo B não complicada com exames de imagem seriados;
d. tratamento endovascular (Figura 82.9) ou cirurgia convencional (Figura 82.10A-D) para PAU tipo B complicada.

2.2.3 Hematoma Intramural (IMH)

O hematoma intramural (IMH na sigla em inglês) faz parte do espectro da síndrome aórtica aguda (SAA) no qual ocorre um hematoma na camada média da aorta por provável sangramento na parede do vaso, sem que haja rotura da íntima ou formação de falsa luz. Ele é definido pela presença de espessamento circular ou em crescente maior que 5 mm e sem fluxo detectável.

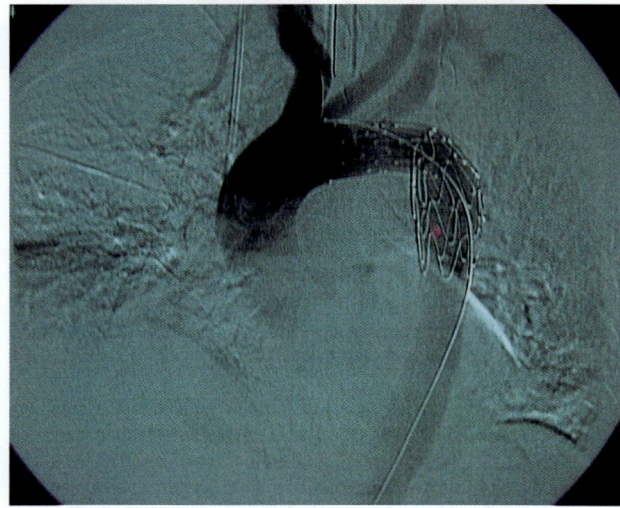

FIGURA 82.9 Angiografia por subtração digital, mostrando correção endovascular de úlcera penetrante de aorta torácica descendente.

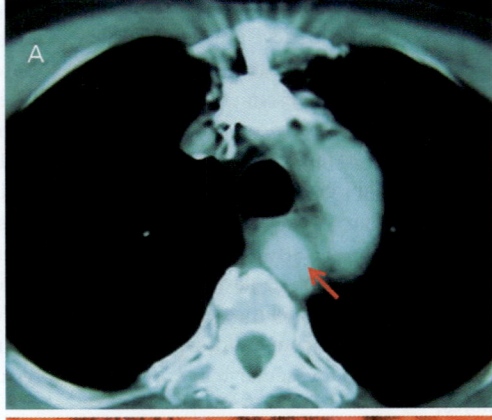

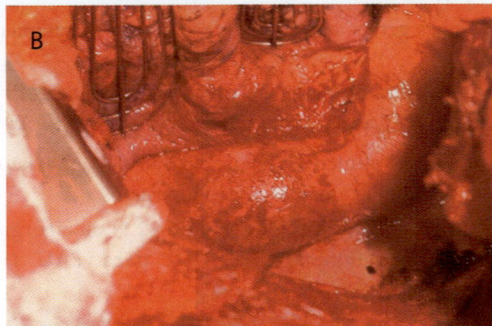

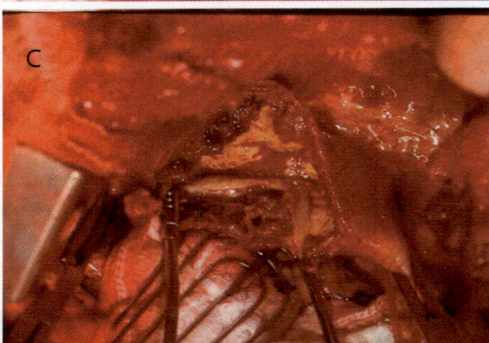

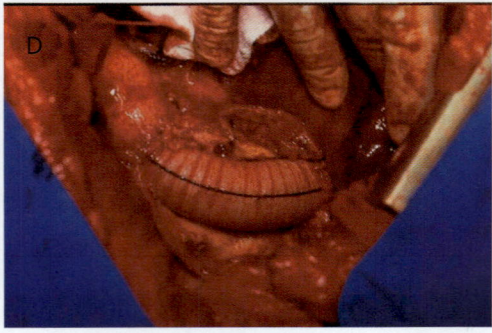

FIGURA 82.10 Em A, tomografia computadorizada de tórax em corte axial. Aorta descendente com úlcera penetrante em sua face posteromedial (seta). Em B, aspecto externo da úlcera penetrante. Notar dilatação focal e alteração na coloração da parede. Em C, aspecto interno da úlcera penetrante. Presença de trombos e *debris* no seu interior. Em D, correção de todo o segmento acometido da aorta, com substituição por prótese de dacron.

Corresponde a 10-25% das SAA e acomete principalmente a aorta descendente (60-70% dos casos).[56]

O exame de escolha para diagnóstico do IMH é a tomografia computadorizada. A ecocardiografia não tem sensibilidade adequada para esse diagnóstico (menor que 40%). Quando o hematoma envolve a aorta ascendente (tipo A) a chance de evolução para uma DAA na primeira semana é de 30-40%. Na aorta descendente (tipo B) essa evolução ocorre em menos de 10% dos casos. Os critérios de mau prognóstico de um IMH são dor persistente, dificuldade de controle da pressão arterial, acometimento da aorta ascendente, diâmetro máximo maior que 50 mm, espessamento da parede aórtica maior que 11 mm, derrame pleural recorrente, isquemia de órgão.

O tratamento do IMH tipo A requer cirurgia de emergência na presença de derrame pericárdico, hematoma periaórtico e aneurismas grandes. Nos outros casos o paciente pode ser estabilizado e tratado nas 24 horas que se seguem ao diagnóstico. O tratamento conservador e expectante é aceitável em pacientes muito idosos sem dilatação da aorta e com espessamento menor que 11 mm.

Para os IMH tipo B, o tratamento conservador é a primeira escolha, e as indicações para intervenção cirúrgica ou endovascular são as mesmas que para DAA tipo B.

2.3 DOENÇA ATEROSCLERÓTICA DA AORTA

2.3.1 Doença Obstrutiva

A doença obstrutiva da aorta é muito menos comum que a doença obstrutiva dos seus ramos. Porém, quando a estenose ocorre no óstio dos ramos, na maioria das vezes, a placa que promove tal obstrução está, na realidade, localizada na própria parede aórtica. Isso tem implicações na escolha da técnica para seu tratamento

Embora a causa da aterosclerose da aorta não seja totalmente esclarecida, ela tem sido associada a diabetes, hipertensão, hiperlipidemia e tabagismo. A aterosclerose, quando acomete a aorta, comumente, afeta sua bifurcação e as artérias ilíacas proximais. As artérias aorta e ilíaca, quando acometidas pela doença, causam sintomas que são decorrentes da falta ou diminuição do fluxo de sangue para os membros inferiores. A claudicação intermitente de membros inferiores é o sintoma mais clássico, manifestada por dor em grupamentos musculares de panturrilhas, coxas e nádegas bilateralmente, durante o caminhar, que se inicia após alguma distância e piora quando o paciente caminha com rapidez ou enfrenta uma subida. Por vezes, essa dor é relatada como câimbras ao caminhar e é totalmente aliviada pelo repouso. Nos pacientes do sexo masculino, a impotência sexual é uma queixa frequente. A tríade claudicação de nádegas, impotência sexual e ausência de pulsos femorais é conhecida como síndrome de Leriche.

Todos os ramos aórticos podem ser acometidos por placas com estenose ou oclusão da sua origem, sendo que por muitas vezes são assintomáticos. Em relação aos troncos supra-aórticos, podem ocorrer sintomas como perda de consciência, distúrbios visuais, fraqueza e, ocasionalmente, claudicação das extremidades superiores. Raramente os pacientes desenvolvem ou evoluem com acidente vascular encefálico, ataque isquêmico transitório, amaurose, disfunção do cerebelo e gangrena das extremidades superiores relacionadas a embolização presumidamente de agregados plaquetários.

As lesões de óstios de artérias renais podem promover disfunção renal em graus variados, podendo também se manifestar por hipertensão renovascular e até culminar com perda do órgão. Para as obstruções de óstios de artérias viscerais quando mais de uma artéria é acometida (artéria mesentérica superior e tronco celíaco), a redução de fluxo para as vísceras pode gerar isquemia intestinal crônica, manifestada por dor abdominal após a alimentação, emagrecimento, diarreia crônica e sopros abdominais. Essas lesões podem progredir, com consequências desastrosas como gangrena intestinal e insuficiência renal.

A estenose focal da aorta abdominal infrarrenal sem acometimento, da bifurcação aortoilíaca, é uma entidade rara, que acomete especialmente mulheres jovens, fumantes, com perfil lipídico elevado.

O objetivo do tratamento da doença obstrutiva da aorta consiste em revascularizar o território acometido, o que pode ser feito com cirurgia convencional (enxerto ou endarterectomia) ou endovascular.

O Trans-Atlantic Inter-Society Consensus Document on Management of Peripheral Arterial Disease (TASC) é um consenso, publicado em janeiro de 2000, como resultado de um trabalho cooperativo entre quatorze serviços médicos europeus e norte-americanos com impacto imenso na condução da doença obstrutiva periférica. Em 2004, um novo processo (TASC II)[57] se iniciou com o objetivo de focar em aspectos diagnósticos e terapêuticos da doença, estabelecendo recomendações baseadas em nível de evidência para garantir a boa prática no tratamento das obstruções periféricas.

Em linhas gerais, a classificação TASCII para a doença oclusiva aortoilíaca é definida como:

- **TASC A:** lesões de artéria ilíaca comum ou ilíaca externa uni ou bilaterais e curtas (≤ 3 cm) que têm excelente resultados e devem ser tratadas com técnica endovascular, quando necessário.

- **TASC B:** lesões curtas (≤ 3 cm) da aorta infrarrenal, oclusão unilateral da ilíaca comum, lesão única ou múltiplas de 3 a 10 cm envolvendo a artéria ilíaca externa e não se estendendo para a artéria femoral comum, oclusão da ilíaca externa não envolvendo a origem da ilíaca interna ou da femoral comum. Essas lesões apresentam bons resultados para o tratamento endovascular, exceto se for necessário operação aberta para outro território.

- **TASC C:** oclusão bilateral da ilíaca comum, estenoses longas (3-10 cm) das artérias ilíacas externas sem se estender para femoral comum, estenoses ou oclusão da ilíaca externa que envolve a origem da ilíaca interna ou da femoral comum, lesões calcificadas da ilíaca externa. Nesses casos, o tratamento cirúrgico tem melhores resultados a longo prazo, e o tratamento endovascular somente será preferido em pacientes de alto risco.

- **TASC D:** oclusão da aorta infrarrenal, lesão difusa da aorta e ambas as artérias ilíacas, lesões múltiplas e difusas envolvendo ilíaca comum, externa e femoral comum, oclusão bilateral das ilíacas comuns e externa, estenose ilíaca em pacientes com aneurisma da aorta abdominal com contraindicação para reparo endovascular. Nesses casos, a cirurgia aberta é o tratamento de escolha.

Independentemente da técnica adotada para o tratamento da obstrução aortoilíaca, uma vez diagnosticada a doença, é primordial que se estabeleça a modificação dos fatores de risco para a aterosclerose, não somente pela existência da lesão periférica mas também por se tratar de pacientes com risco cardiovascular elevado. As orientações incluem: cessar o tabagismo, controlar pressão arterial sistêmica, controlar o diabetes e considerar o uso de antiagregantes plaquetários.

2.3.2 Doença Tromboembólica da Aorta (*Shaggy Aorta*)

O termo "*shaggy aorta*" se refere a uma degeneração grave da aorta associada a aterosclerose difusa, presença de calcificação e eventos tromboembólicos (Figura 82.11). Os trombos são usualmente grandes, ocluindo artéria de médio a grande calibre, podendo provocar isquemia do sistema nervoso central, infartos renais e embolia periférica.[58] Os êmbolos menores, de colesterol, podem causar síndrome do dedo azul ou ainda piora da função renal e isquemia visceral. Os fatores de risco para aterosclerose estão presentes nesses pacientes.

Os eventos embólicos podem ser induzidos por intervenções como arteriografias, coronariografias, uso de balão intra-aórtico, cirurgias cardíacas e vascular da aorta.[59] A aterosclerose da aorta ascendente é o maior fator de risco para acidente vascular encefálico (AVE) após cirurgia cardíaca. Em estudo realizado por Van der Linden e colaboradores em 921 pacientes submetidos a cirurgia cardíaca, a incidência de AVE foi de 8,7% no grupo com aterosclerose da aorta ascendente e de 1,8% no grupo sem a doença.[60] Essas lesões são classificadas, utilizando a ecocardiografia, em quatro graus, de acordo com a extensão da doença.

- **Grau I:** aorta normal ou mínimo espessamento da íntima;
- **Grau II:** espessamento intenso da íntima;
- **Grau III:** presença de placa de ateroma séssil;
- **Grau IV:** ateroma protruso;
- **Grau V:** ateroma móvel na luz do vaso.[61]

O tratamento dessas lesões inclui: antiagregantes e anticoagulantes. Não há estudos adequados comparando o uso de antiagregantes *versus* anticoagulantes, mas a varfarina tem sido

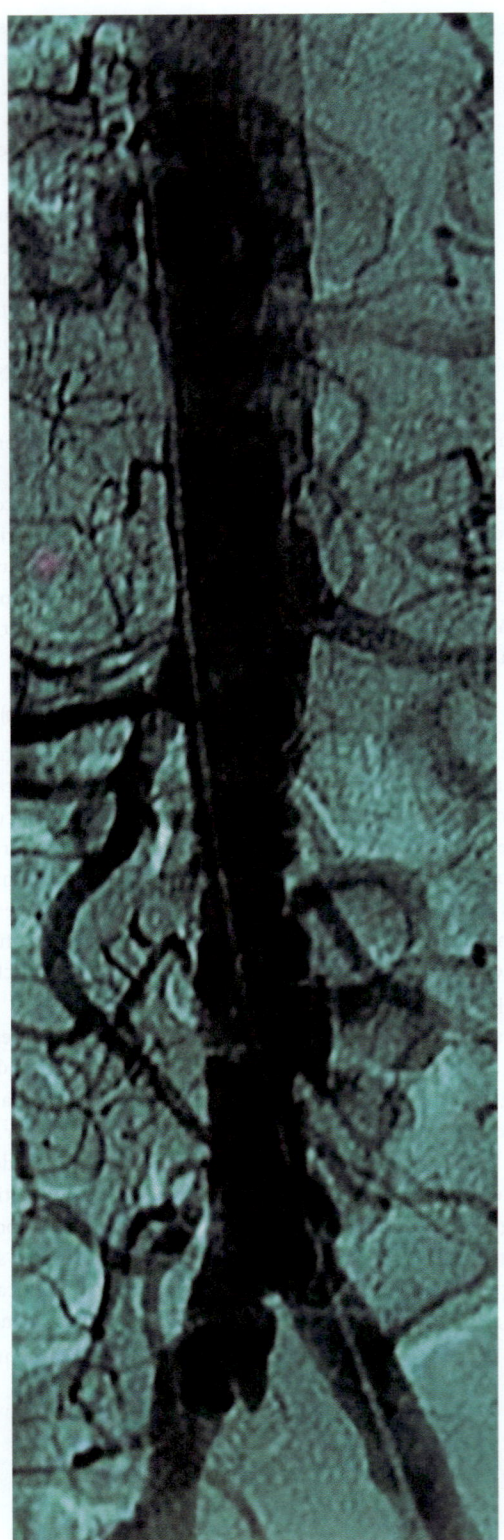

FIGURA 82.11 Angiografia por subtração digital, mostrando aorta toracoabdominal e artérias ilíacas com irregularidades parietais, por aterosclerose difusa e calcificações (*"shaggy aorta"*).

utilizada para profilaxia primária e secundária dos pacientes com *shaggy aorta* associada a ácido acetilsalicílico. Em relação ao uso das estatinas, também não há evidências que suportem recomendações precisas. Devemos controlar os fatores de risco para aterosclerose com medidas preventivas, e, no caso das placas sintomáticas, utilizar antiagregantes e anticoagulantes. A cirurgia profilática para remover placas aórticas de alto risco não está indicada.

2.3.3 Trombo móvel

Trombos flutuantes (Figura 82.12A e B) decorrentes de placas ateroscleróticas na aorta ocorrem em pacientes mais jovens sem doença ateromatosa difusa, e na maioria das vezes se localizam no arco aórtico.

A história natural dessas lesões não é conhecida, ainda que sejam detectadas, principalmente, em pacientes com episódios de embolização. A fisiopatologia destas lesões ainda não está clara. Os estados trombofílicos não são frequentemente encontrados nesses pacientes como seria esperado. Publicações mais recentes indicam uma possível correlação entre pequenas placas ateroscleróticas aórticas (visualmente a parede está normal) e a formação de trombos locais.

O diagnóstico pode ser feito com ecografia transesofágica. Trombos flutuantes podem causar complicações graves devido à possibilidade de episódios recorrentes de embolização de origem extracardíaca, como o caso do sistema nervoso central. A anticoagulação sistêmica deve ser instituída, e o reparo endovascular com colocação de *stent* e a cirurgia para trombectomia constituem tratamentos propostos, porém não há dados de estudos comparativos entre as duas técnicas.

2.4 ARTERITES

As arterites/aortites são caracterizadas pela presença de células inflamatórias na camada média e/ou na adventícia da aorta. A doença é macroscopicamente caracterizada por um espessamento da parede do vaso, que pode variar desde um infiltrado edematoso na fase aguda até uma cicatriz fibrosa nos estágios mais avançados da lesão. As arterites constituem um amplo espectro de alterações microscópicas. A causas mais comuns de aortite não infecciosa são a doença de Takayasu (arterite primária da aorta e seus ramos) e a arterite de células gigantes ou arterite temporal. Outras condições inflamatórias, não infecciosas podem acometer a aorta como: doenças de Behçet, Buerguer, Kawasaki, Reiter e espondilite anquilosante.

2.4.1 Arterite primária da aorta e seus ramos

A arterite primária da aorta e seus ramos (arterite de Takayasu) é uma doença rara, de etiologia não esclarecida, que causa lesões aneurismáticas e estenose. Aproximadamente 80% a 90% dos pacientes são mulheres, com idades entre 10 e 40 anos. A inflamação pode estar restrita à aorta torácica ou à abdominal.

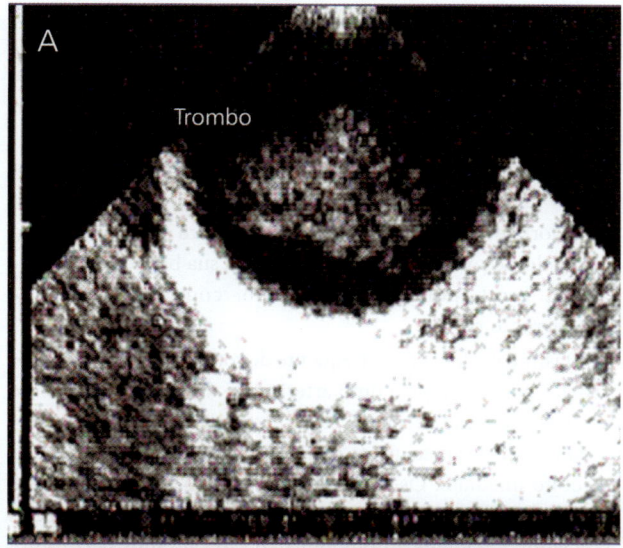

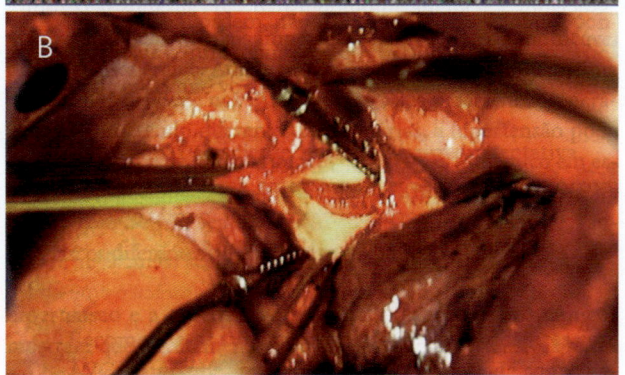

FIGURA 82.12 Em A, ecocardiograma transesofágico com imagem de trombo móvel na aorta descendente, com sua base no duto arterioso e cauda móvel se estendendo por aproximadamente 7 cm na aorta descendente. Em B, imagem intraoperatória, com abertura longitudinal da aorta descendente mostrando trombo intravascular.

Na progressão da doença é comum o surgimento de lesões em todos os vasos da base, variando desde lesões localizadas até estenoses segmentares extensas. Em 50% dos casos, geralmente, há envolvimento da aorta abdominal e das artérias pulmonares.

A aorta dos pacientes com arterite de Takayasu apresenta parede espessa, camada íntima aumentada por fibrose, degeneração da camada média com perda de células musculares lisas e de tecido elástico, hemorragia, proliferação dos *vasa vasorum* e espessamento da adventícia. Clinicamente, a arterite de Takayasu se caracteriza por uma fase aguda com sintomas constitucionais, seguida por meses ou anos, quando, então, os sinais serão decorrentes da fibrose e/ou da oclusão vascular (fase crônica).

Na fase aguda, a doença se caracteriza pela infiltração de células inflamatórias, entre elas linfócitos, histiócitos, células gigantes, plasmócitos e polimorfonucleares. O padrão histológico dos *vasa vasorum* é um infiltrado perivascular de células mononucleares, resultando no típico aspecto de casca de cebola. A fase crônica é caracterizada pela obliteração do vaso, com formação de densa fibrose local. O acometimento de todas as camadas da aorta ocorre em extensões variadas, podendo afetar toda a aorta ou segmentos espaçados por aorta sem doença. Sobre a cicatriz antiga é possível observar áreas novas com doença ativa, um indicativo do caráter progressivo da doença. Quando há predomínio de necrose, a tendência é evoluir para a formação de aneurismas. Quando há predomínio do componente proliferativo da íntima, a doença oclusiva da aorta e de seus ramos ocorrerá em maior frequência.

A arterite primária da aorta e seus ramos pode ser anatomicamente classificada em:[62,63]

- **Tipo I:** com comprometimento do arco aórtico, caracterizada por isquemia cerebral, distúrbios visuais e redução do fluxo sanguíneo nas extremidades superiores do corpo;
- **Tipo II:** com comprometimento toracoabdominal, descrita como coarctação atípica da aorta toracoabdominal associada a hipertensão arterial (usualmente renovascular) e isquemia mesentérica;
- **Tipo III:** com comprometimento difuso da aorta e principais ramos;
- **Tipo IV:** com comprometimento da artéria pulmonar, descrita como hemoptise ou hipertensão pulmonar secundária a estenose e inflamação do tronco e dos ramos principais da artéria pulmonar; e
- **Tipo V:** descrita como aneurisma difuso da aorta e de seus ramos principais.

O diagnóstico de arterite primária da aorta e seus ramos deve sempre ser suspeitado, especialmente em mulheres jovens com sinais de doença oclusiva, ausência de pulso carotídeo, subclávio, braquial ou radial e história de febre recente de origem desconhecida. Nesse contexto, Ishikawa[63] propôs critérios para diagnosticar a doença aguda: geralmente a paciente tem menos de 40 anos de idade, apresenta doença em artéria subclávia direita ou esquerda, apresenta associação de quatro ou mais critérios menores, como elevada taxa de sedimentação eritrocitária, hipertensão arterial, insuficiência aórtica, ectasia anuloaórtica, lesão da artéria pulmonar, da carótida comum esquerda, do tronco braquiocefálico, da aorta descendente ou da abdominal. Se as duas artérias subclávias estiverem comprometidas, somente dois dos critérios menores serão necessários para o diagnóstico.

O tratamento clínico da fase aguda, com corticoterapia isolada, pode ser eficiente, em mais de 75% dos pacientes, para aliviar os sintomas sistêmicos. A associação de ciclofosfamida ou de metotrexate à corticoterapia tem sido associada a 80% de resolução dos sintomas na fase aguda. Com a introdução da terapia biológica, com anti-TNF, novas perspectivas têm surgido para os pacientes com arterite de Takayasu refratária às terapias com corticosteroides associados a imunossupressores.

O tratamento cirúrgico estaria indicado em situações de exceção, tais como a presença de hipertensão renovascular, de isquemia cerebral ou coronariana e de claudicação limitante, em pacientes que não responderam adequadamente ao tratamento clínico. O procedimento pode ser executado com enxerto interposto, por derivações extra-anatômicas, ou através da abordagem endovascular.

2.4.2 Arterite de células gigantes sistêmica

A arterite de células gigantes sistêmica é relativamente comum entre idosos e acomete predominantemente as artérias da origem do arco aórtico e especialmente os ramos extracranianos das artérias carótidas. A etiologia da arterite de células gigantes sistêmica é desconhecida. Alguns estudos encontraram associação de fatores genéticos, agentes infecciosos e história prévia de doença cardiovascular. Em geral, a doença afeta pacientes com mais de 50 anos de idade, sendo mais frequente nas mulheres do que nos homens. As várias modalidades de apresentação da arterite de células gigantes sistêmica incluem a aortite, que pode representar a manifestação inicial da doença, ou, ainda, a evolução da arterite temporal em pacientes cuja corticoterapia foi diminuída ou descontinuada. As manifestações clínicas da arterite de células gigantes, quando acomete a aorta, ocorrem sob a forma de aneurismas, dissecção e rotura. A aortite torácica com aneurismas ocorre em aproximadamente 15% dos pacientes. O diagnóstico, por vezes, se baseia na associação de características demográficas, critérios clínicos e marcadores inflamatórios elevados. As indicações cirúrgicas seguem os critérios adotados para os aneurismas degenerativos da aorta. A cirurgia convencional para correção de aneurismas em decorrência de aortites apresenta maior taxa de complicações quando comparada à cirurgia para correção de aneurismas degenerativos, uma vez que a parede da aorta é mais suscetível à formação de aneurismas paranastomóticos. Não há resultados bem-definidos quanto ao uso da técnica endovascular; porém, quando se opta por esse procedimento, deve-se dispensar especial atenção à escolha do tamanho da endoprótese, para não romper a aorta.

2.5 PSEUDOANEURISMAS DA AORTA

O pseudoaneurisma ou falso aneurisma pode ser definido como uma cavidade sem as três camadas (íntima, média e adventícia) da parede aórtica, constituindo-se de hematoma contido, resultante da ruptura arterial localizada, com um canal persistente comunicando-se com a luz arterial, de forma que eles são pulsáteis e têm a aparência de um aneurisma verdadeiro ao exame. Essa ruptura da continuidade vascular resulta no extravasamento do sangue contido pela escarificação do tecido circundante. Sem a integridade e a força de resistência da parede do vaso, a cápsula fibrosa pode aumentar progressivamente de volume, resultando em complicações, como rotura do pseudoaneurisma, erosão para dentro das estruturas contíguas e compressão dessas estruturas, embolização e trombose vascular.[64,65]

A etiologia dos pseudoaneurismas da aorta é variada e inclui: rotura traumática da aorta, aortite infecciosa, pseudoaneurismas paranastomóticos, ferimentos por arma de fogo ou arma branca, entre outros. Discutiremos, neste capítulo, as duas causas mais frequentes de pseudoaneurismas.

2.5.1 Rotura traumática de aorta

A aorta pode sofrer uma rotura traumática em qualquer segmento, desde sua porção ascendente até a sua bifurcação, causada, em geral, por trauma fechado, com movimento de desaceleração rápida.

O istmo é o local mais frequente de rotura da aorta (45% dos casos),[66] pois é fixo pelo duto arterioso, e durante o movimento de vaivém causado pela desaceleração ocorre lesão parcial ou total da parede da aorta, nessa região, com sangramento e, em geral, óbito imediato. Os pacientes apresentam-se com múltiplas lesões pela gravidade do trauma, e 1/5 dos casos de óbitos locais associados a acidente automobilístico são causados pela rotura traumática da aorta.

Apesar de Vesalius, em 1557, diagnosticar o primeiro paciente com rotura traumática de aorta por queda de cavalo, somente em 1959 Passaro e Pace descreveram o primeiro reparo de uma rotura aórtica traumática. A rotura traumática de aorta ganhou importância nos tempos modernos, com o advento dos veículos de alta velocidade.

O diagnóstico rápido, com uso das novas técnicas de angiotomografia, nos pacientes com trauma grave torácico e/ou abdominal, com movimento de desaceleração, nos permite o tratamento dessa lesão mortal em número cada vez maior de pacientes. Nos pacientes instáveis, sem condições de se realizar angiotomografia, o diagnóstico pode ser realizado na sala de emergência ou na UTI, ou mesmo no centro cirúrgico, com eco transesofágico, por apresentar sensibilidade e especificidade muitos boas, para diagnosticar a rotura. Existe o risco de esse exame destamponar a rotura inicial; portanto, deve ser realizado com extremo cuidado.

Na atualidade são duas as opções para o tratamento: endovascular ou cirurgia convencional. Na última década, a técnica endovascular tornou-se o padrão ouro para tratamento da rotura traumática da aorta descendente e abdominal. Suas vantagens incluem: menor mortalidade, menor necessidade de uso de hemoderivados, menor risco de paraplegia, e, em particular, além do exposto, os pacientes são de alto risco na fase aguda, devido aos traumas associados, beneficiando-se da técnica menos invasiva. Apesar das múltiplas vantagens, o procedimento endovascular apresenta alguns inconvenientes. Se por um lado ele é excelente para retirar o paciente do risco de vida iminente, por outro apresenta dificuldades relacionadas à técnica no ato do tratamento e no acompanhamento a longo prazo.

A introdução da endoprótese em pacientes jovens, com artérias femorais e ilíacas muito finas, pode provocar a rotura das mesmas durante a passagem do introdutor. A aorta lesada pode ter diâmetro pequeno, o que dificultaria a abertura das endopróteses, com necessidade de utilização de *wallstents* para proceder ao término de sua abertura e fixação, em um número considerável de casos. Não se deve utilizar endoprótese superdimensionada na rotura da aorta de pacientes jovens sem aterosclerose, pois isso poderia causar dilatação e/ou perfuração da aorta proximal ou distal à lesão primária pela própria endoprótese no acompanhamento de longo prazo.[67]

A cirurgia convencional deve ser considerada uma boa alternativa em pacientes estáveis, e com lesões associadas em menor número e gravidade, por fornecer resultados mais definitivos a longo prazo (Figura 82.13A e B). A técnica consiste em toracotomia lateroposterior esquerda, no quarto ou quinto espaço intercostal. O acesso à aorta proximal e distal ao hematoma deve ser realizado com muito cuidado para não destamponar e causar sangramento, por vezes incontrolável. Podemos optar por sutura primária nas lesões mais simples, ou, quando a lesão é mais extensa, por sutura de *patch* de Dacron® ou ressecção de todo o segmento da aorta lesionada e substituição por tubo de Dacron® com suturas terminoterminais proximal e distal.

Quando se prevê um tempo de pinçamento aórtico curto (com sutura primária), preferimos a técnica de *clamp-and-go*, sem perfusão distal. Para tempos de pinçamento mais longos (maiores que 30 minutos) é imprescindível o uso de perfusão distal, pelo risco de paraplegia e insuficiência renal aguda.[68] Tal experiência provém de estudos realizados para se comparar as técnicas de perfusão para diminuir as taxas de paraplegia e insuficiência renal aguda no tratamento dos aneurismas degenerativos da aorta descendente. O trabalho publicado com 832 pacientes operados do grupo de Houston,[69] com patologias da aorta torácica descendente (entre elas aneurismas verdadeiros, dissecção aguda e rotura de aorta) preconiza o uso de *shunt* distal com bomba centrífuga atriofemoral. Em nosso Serviço, utilizamos a técnica de perfusão distal atriofemoral com bomba centrífuga sem a necessidade de heparina, para reduzir complicações

decorrentes de lesões encefálicas, abdominais e fraturas frequentemente presentes nesses casos.

Os resultados da cirurgia convencional podem ser avaliados em uma importante metanálise da literatura de língua inglesa revisada por Von Oppel,[70] com 1.742 pacientes tratados cirurgicamente. Os pacientes foram divididos em quatro grupos. A mortalidade no grupo em que se utilizou circulação extracorpórea total foi de 18,2%; para o grupo com perfusão distal com bomba atriofemoral sem heparina, foi de 11,9%; para uso de *shunt* passivo, de 12,3%; e os que somente receberam pinçamento, sem perfusão distal, foi de 16%. Em relação à paraplegia, a taxa foi de 2,4% na extracorpórea total, 1,7% na perfusão atriofemoral, 11,1% no *shunt* passivo e 19,2% no *clamp-and-go*.

A rotura traumática aórtica é uma emergência cujo tratamento de escolha é a correção endovascular. Modificações futuras nas endopróteses devem melhorar os resultados a curto e longo prazos.

2.5.2 Aortites infecciosas

As aortites infecciosas podem estar associadas a infecção bacteriana (não necessariamente da aorta) e infecções primárias da aorta (aneurisma micótico). Fatores predisponentes para o desenvolvimento de infecções primárias incluem o uso de esteroides, fármacos quimioterápicos, alcoolismo, doença renal crônica, diabetes, câncer, tuberculose, pancreatite crônica, doenças degenerativas do colágeno, radiação e HIV. Embora a sífilis também seja apontada como fator predisponente, frequentemente ela degenera para aneurismas verdadeiros. As infecções da aorta também podem ser causadas por traumas diretos, por vezes relacionados a cirurgias prévias e intimamente relacionados a *grafts* aórticos.

A causa mais frequente de aortite infecciosa seria a deposição direta de bactérias na íntima da aorta em alguma porção doente ou aterosclerótica seguindo um episódio, por exemplo, de

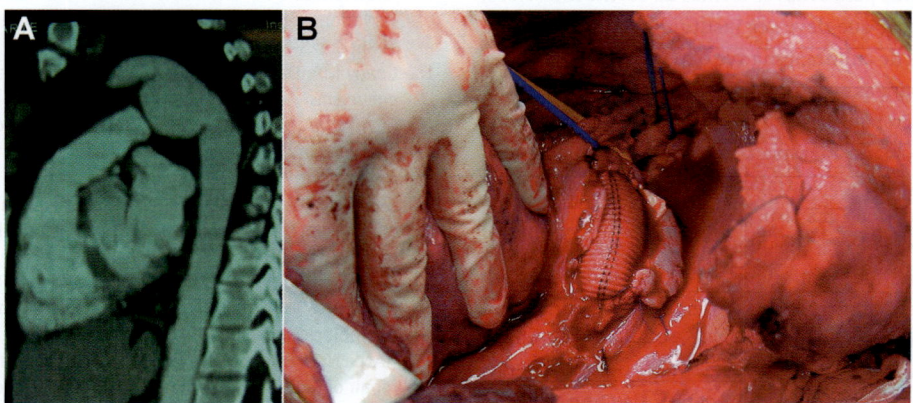

FIGURA 82.13 Em A, angiotomografia de aorta torácica descendente mostrando pseudoaneurisma por rotura traumática na região do istmo. Em B, aspecto intraoperatório de correção do pseudoaneurisma, com interposição de enxerto de Dacron, com auxílio de bomba centrífuga atriofemoral.

endocardite. Também pode ocorrer infecção de um trombo intraluminal de um aneurisma degenerativo preexistente após um episódio de bacteremia ou outros processos infecciosos. O organismo mais comum é o *Staphylococcus aureus*, seguido pelo *Staphylococcus epidermidis*, *Salmonella* e espécies do gênero *Streptococcus*. A literatura mostra que a incidência desses microrganismos é de aproximadamente 38% em aneurismas micóticos rompidos, 13% em sintomáticos e 9% em assintomáticos.

A denominação aneurisma micótico foi usada pela primeira vez por Willliam Osler, que o descreveu como uma lesão que lembraria fungos no trajeto aórtico. Entretanto, esse tipo de aneurisma é frequentemente causado por bactérias, conforme mencionado antes, e raramente pela presença de fungos. Pode ser definido como um segmento da aorta dilatada infectado por microrganismos de um sítio distal, sem que esteja associado a outras infecções (endocardite), trauma ou, ainda, presença de *grafts*.

Sobre os *grafts*, como nos aneurismas micóticos, sua infecção também se dá por microrganismos de um sítio distal, embora a contaminação também possa ser direta durante o ato cirúrgico, ou, ainda, associada *à* presença de fístulas. Cuidados referentes ao manejo do *graft* durante a cirurgia e a administração profilática de antibióticos são fatores importantes para se evitar a infecção. Se possível, antes da cirurgia, pacientes com focos de infecção, tais como infecção urinária, infecção do trato respiratório e úlceras de pele, devem ser tratados. A cefalozina e o cefamandol são os antibióticos mais usados.

Os sinais clínicos relacionados à aortite infecciosa, quando na aorta abdominal, incluem, classicamente, dor abdominal e a presença de uma massa pulsátil, sendo que letargia e anorexia são sintomas comuns. No arco aórtico e aorta ascendente, os sinais e sintomas são parecidos com os da dissecção. Geralmente, ao exame de sangue, a contagem de glóbulos brancos aparece elevada, embora nas infecções por *Salmonella* ocorra o inverso, com redução de leucócitos. O diagnóstico definitivo pode ser feito com tomografia ou angiorressonância.

A base inicial do tratamento, como mencionado para os *grafts* e que se entende para todas as formas de aortite infecciosa, é a antibioticoterapia, que deve ser instituída antes mesmo do resultado dos testes de cultura, uma vez que nem todas as bactérias são positivas para as colorações e testes de colônias usadas. Tratamento cirúrgico também está indicado devido ao alto risco de mortalidade associado à terapia clínica isolada e ao potencial risco de rotura. Candidatos ao tratamento cirúrgico incluem os pacientes com arterite de Takayasu, doença de Behçet, doença de Kawasaki e arterite de células gigantes. Outras doenças inflamatórias como a espondilite anquilosante, a artrite psoriática, a poliarterite nodosa e a síndrome de Reiter podem resultar em dilatação da raiz da aorta e insuficiência aórtica, necessitando de tratamento cirúrgico. Durante a cirurgia, fragmentos de tecidos devem ser colhidos e encaminhados para teste de Gram visando adequações ou alterações na antibioticoterapia inicial, que deverá ser continuada na UTI após a cirurgia.

REFERÊNCIAS BIBLIOGRÁFICAS

1. Hannuksela M, Lundqvist S, Carlberg B. Thoracic aorta--dilated or not? Scand Cardiovasc J 2006; 40(3):175-8.

2. JOHNSTON KW, RUTHERFORD RB, TILSON MD et al. Suggested standards for reporting on arterial aneurysms. Subcommittee on Reporting Standards for Arterial Aneurysms, Ad HOC Committee on Reporting Standards, Society for Vascular Surgery and North American Chapter, International Society for Cardiovascular Surgery. J Vasc Surg 1991;13: 452-58.

3. RUTHERFORD RB. Arterial Aneurysms: General Considerations. In: RUTHERFORD RB. (Ed.). Vascular Surgery. 7th ed. Philadelphia: WB Saunders: 2010.p.1920-27.

4. Crawford ES, Walker HS, Saleh SA, Normann NA. Graft replacement of aneurysm in descending thoracic aorta: results without bypass or shunting. Surgery, 1981; 89:73.

5. Juvonen T, Ergin MA, Galla JD, et al. Prospective study of the natural history of thoracic aortic aneurysms. Ann Thorac Surg, 1997; 63:1533-45.

6. Crawford ES, Crawford JL, Safi HJ et al. Thoracoabdominal aortic aneurysms: Preoperative and intraoperative factors determining immediate and long-term results of operations in 605 patients. J Vasc Surg 1986; 3:389-404.

7. Hirose Y, Hamada S, Takamiya N, et al. Aortic aneurysms: growth rates measured with CT. Radiology 1992; 185:249-252.

8. RENGIER F, GEISBÜSCH P, VOSSHENRICH R, et al. Cross-sectional imaging studies: what can we learn and what do we need to know? Semin Vasc Surg 2007 Jun;20(2):108-114.

9. FLAMM SD. State-of-the-art computed tomography angiography of acute aortic syndrome. Semin Ultrasound CT MR. 2012 Jun;33(3):222-34.

10. CHIN AS. Imaging modalities for the thoracic aorta. J Cardiovasc Surg (Torino) 2008 Aug; 49(4):429-47

11. VON TENGG-KOBLIGK H, WEBER TF, RENGIER F, et al. Endovascular aneurysm repair: state-of-the-art imaging techniques for preoperative planning and surveillance. J Cardiovasc Surg (Torino) 2009 Aug;50(4):423-38.

12. LAVALL D, SCHAFERS HJ, BOHM M, LAUFS U. Aneurysms of the ascending aorta. Dtsch Arztebl Int 2012 109(13): 227-33.

13. Coselli JS, BOZINOVSKI J, LeMaire AS. Open surgical repair of 2.286 thoracoabdominal aortic aneurysms. Ann Thorac Surg 2007;83:S862-4.

14. SAFI HJ & MILLER CC. Spinal cord protection in descending thoracic and thoracoabdominal aortic repair. Ann Thorac Surg 1999; 67:1937-9.

15. Bickerstaff LK, Hollier LH, Cherry KJ et al. Thoracic aortic aneurysms: a population-based study. Surgery 1982; 92:1103-1108.

16. Crawford ES & DeNatale RW. Thoracoabdominal aortic aneurysm: observations regarding the natural course of the disease. J Vasc Surg 1986; 3:578-582.

17. Coady MA, Davies RR, Roberts M. Familial patterns of thoracic aortic aneurysms. Arch Surg 1999; 134(4):361-67.

18. COADY MA, RIZZO JÁ, ELEFTERIADES JÁ. Elaborando critérios para intervenção cirúrgica em aneurismas da aorta torácica. Clin Cardiol Am Norte 1999; 1083-1099.

19. ANACLETO A, MORALES MM, ANACLETO JC. Cirurgia Vascular-Cirurgia Endovascular-Angiologia, Terceira edição. BRITO CJ. Rio de Janeiro: Revinter, 2014.

20. STONE DH, BREWSTER DC, KWOLEK CJ, LaMURAGLIA GM, CONRAD MF,CHUNG TK, CAMBRIA RP. Stent graft versus open surgical repair of the thoracic aorta: Mid-term results. J Vasc Surg 2006;44:1188-97.

21. HANSEN CJ, BUI H, DONAYRE CE, et al. Complications of endovascular repair of high-risk and emergent descending thoracic aortic aneurysms and dissections. J Vasc Surg 2004; 40:228-34.

22. LEDERLE FA, JOHNSON GR, WILSON SE et al. Yeld of repeated screening for abdominal aortic aneurysm after a 4-year interval. Aneurysm

detection and management Veterans Affairs Cooperative Study Investigators. Arch Intern Med 160:1117. 2000.

23. SAMPSON UKA, NORMAN PE, FOWKES GR et al. Estimation of global and regional incidence and prevalence of abdominal aortic aneurysm 1990-2010. Global Heart 2014 Mar;9(1);159-70

24. CHAIKOF EL, BREWSTER DC, DALMAN RL, et al. SVS Practice Guidelines for the care of patients with an abdominal aortic aneurysm: executive summary. J Vasc Surg 2009; 50(4):880-96.

25. Guirguis EM, Barber GG. The natural history of abdominal aortic aneurysms. Am J Surg 1991;162(5):481-3.

26. BALLARD DJ, FILARDO G, FOWKES G, POWELL JT. Surgery for small asymptomatic abdominal aortic aneurysms. Cochrane Database Syst Rev 2008.

27. OURIEL K. The PIVOTAL study: a randomized comparison of endovascular repair versus surveillance in patients with smaller abdominal aortic aneurysms. Vasc Surg 2009 Jan;49(1):266-9.

28. CAO P. Comparison of surveillance vs Aortic Endografting for Small Aneurysm Repair (CAESAR) trial: study design and progress. Eur J Vasc Endovasc Surg 2005 Sep;30(3):245-51.

29. KRISTMUNDSSON T, SONESSON B, DIAS N, MALINA M, RESCH T. Anatomic suitability for endovascular repair of abdominal aortic aneurysms and possible benefits of low profile delivery systems. Vascular 2014; Apr;22(2):112-5.

30. DANGAS G, O'CONNOR D, FIRWANA B, et al. Open versus endovascular stent graft repair of abdominal aortic aneurysms: a meta-analysis of randomized trials. JACC Cardiovasc Interv 2012;5:1071–1080.

31. RUTHERFORD RB, KRUPSKI WC. Current status of open versus endovascular stent-graft repair of abdominal aortic aneurysm. J Vasc Surg. 2004 May;39(5):1129-39.

32. SCHANZER A, GREENBERG RK, HEVELONE N, et al. Predictors of abdominal aortic aneurysm sac enlargement after endovascular repair. Circulation 2011;123:2848–2855.

33. REIMERINK JJ, HOORNWEG LL, VAHL AC, et al. Endovascular repair versus open repair of ruptured abdominal aortic aneurysms: a multicenter randomized controlled trial. Ann Surg 2013;258:248–256.

34. IMPROVE INVESTIGATORS. Endovascular or open repair strategy for ruptured abdominal aortic aneurysm: 30 day outcomes from IMPROVE randomized trial. BMJ 2014;Jan (13);348:f7661.

35. VEGA JS, ZAMORANO JG, PEREIRA NC et al. Síndrome aórtico agudo. Revisión de la literatura y actualización del tema. Rev Med Chile 2014; 142: 344-352.

36. DEBAKEY ME, COOLEY DA, CREECH OJR. Surgical considerations of dissecting aneurysm of the aorta. Ann Surg 1955; 142:586-612.

37. DAILY PO, TRUEBLOOD HW, STINSON EB et al. Management of acute aortic dissections. Ann Thoracic Surg 1970; 10:237-47.

38. HIRST AE Jr, JOHNS VJ Jr., KIME SWJ. Dissecting aneurysm of the aorta: a review of 505 cases. Medicine 1958; 37:217-79.

39. ERDHEIN J. Medionecrosis aorta idiopathica cystica. Virchous Arch 1930; 276:187-229.

40. NIENABER CA, EAGLE KA. Aortic dissection: new frontiers in diagnosis and management: Part I, From etiology to diagnosis strategies. Circulation 2003; 108:628-35.

41. GILLESPIE CD, KIMBERLY MA, HURVITZ, MHS. Prevalence of hypertension and controlled hypertension — United States, 2007–2010. Supplements 2013; Nov; 62(03);144-148.

42. CARLSON, RG, LILLEHEI CW, EDWARDS JE. Cystic medial necrosis of the ascending aorta in relation to age and hypertension. Am J Cardiol 1970; 25:411-5.

43. BOSSONE E, RAMPOLDI V, NIENABER CA, et al. Usefulness of pulse deficit to predict in-hospital complications and mortality in patients with acute type A aortic dissection. Am J Cardiol 2002; 89:851-55.

44. MICHELENA HI, KHANNA AD, MAHONEY D et al. Incidence of aortic complications in patients with bicuspid aortic valves. JAMA 2011;306(10):1104-1112.

45. AUTHORS/TASK FORCE MEMBERS. 2014 ESC Guidelines on the diagnosis and treatment of aortic diseases. European Heart Journal 2014; 35: 2873-2926.

46. INCE H, NIENABER CA. Diagnosis and management of patients with aortic dissection. Heart 2007; 93:266-70.

47. WHEAT MW JR, PALMER RF, et al. Treatment of dissecting aneurysms of the aorta without surgery. J Thorac Cardiovasc Surg 1965;50:364-73.

48. CHIAPPINI B, SCHEPENS M, TAN E, et al. Early and late outcomes of accute type A aortic dissection: analysis of risk factors in 487 consecutive patients. Eur Heart J 2005; 26:180-86.

49. NIENABER CA, ROUSSEAU H, EGGEBRECHT H, et al. Randomized comparison of strategies for type B aortic dissection: the INvestigation of STEnt Grafts in Aortic Dissection (INSTEAD Trial). Circulation 2009;120:2519-2528.

50. NIENABER CA, ROUSSEAU H, EGGEBRECHT H, et al. Endovascular repair of type B aortic dissection: long-term results of the randomized investigation of stent grafts in aortic dissection trial. Circ Cardiovasc Interv 2013;6:407-16.

51. CRIADO FJ. Aortic dissection: A 250-year perspective. Tex Heart Inst J 2011;38(6):694-700.

52. GARZON G, FERNANDEZ-VELILLA M, MARTI M, et al Radiographics 2005 Oct; 25 suppl 1: S229-44.

53. KATO M. Actitude chirúrgica en la disección aórtica aguda tipo B. In: Vilacosta I & San Roman JA. Disección Aórtica. Harcourt Brace de España. 1997;159-71.

54. Shennan T. Dissecting aneurysms. Medical Research Council, Special Report Series, n.º 193, 1934.

55. Stanson AW, Welch TJ, Ehman RL, Sheedy PF II. A variant of aortic dissection: computer tomography and magnetic resonance findings. Cardiovasc Imaging 1989;1:55-9.

56. EVANGELISTA A, MUKHERJEE D, METHA RH, et al. Accute intramural haematoma of the aorta: a mystery in evolution. Circulation 2005;111:1063-70

57. NORGREN L, HIATT WR, DORMANDY MR, et al. Inter-society Consensus for the Management of Peripheral Arterial Disease (TASC II). J Vasc Surg 2007; 45(1) S5-S47.

58. HOLLIER LH, KAZNIER FJ, Ochner J et al. Shaggy aorta with atheromatous embolization to visceral vessels. Ann Vasc Surg 1991; 5(5):439-44.

59. KUKUDA I, DAITOKU K, MINAKAWA M, FUKUDA W. Shaggy and calcified aorta: surgical implication. Gen Thorac Cardiovasc Surg 2013;16:3e01-13.

60. VAN DER LINDEN J, HADJINIKOLAOU L, BERGMAN P, et al. Posoperative stroke in cardiac surgery is related to the location and extent of atheroslerotic disease in the ascending aorta. J Am Coll Cardiol 2001; 38:131-35.

61. RIBAKOVE GH, KATZ ES, GALLOWAY AC, et al. Surgical implications of transesofageal echocardiography to grade the atheromatous aortic arch. Ann Thorc Surg 1992;53:758-63.

62. Kerr GS, Hallahan CW, Giordano J et al. Takayasu arteritis. Ann Intern Med 1994;120:919-29.

63. Ishikawa K. Diagnostic approach and proposed criteria for the clinical diagnosis of Takayasu's arteriopathy. J Am Coll Cardiol 1988;12:964-72.

64. Atik FA, Navia JL, Svensson LG, et al. Surgical treatment of pseudoaneurysm of the thoracic aorta. J Thorac Cardiovasc Surg 2006;132:379-85.

65. Dumont E, Carrier M, Cartier R, et al. Repair of aortic false aneurysm using deep hypothermia and circulatory arrest. Ann Thorac Surg 2004;78:117-21.

66. PARMLEY LF, MATTINGLY TW, MANION WC, JAHNKE EJ Jr. Non penetrating injury of the aorta. Circulation 1958;17(6):1086-101.

67. MILLER EL. Potential long-term complications of endovascular stent grafting for blunt thoracic aortic injury. Scientific World Journal 2012; 2012:897489.

68. SVENSSON LG, LOOP FD. Prevention of spinal cord ischemia in aortic surgery. In BERGAN JJ, YAO JST, Eds. Arterial Surgery: New Diagnostic and Operative Techniques. New York: Grune & Stratton, 1988. p. 273-85.

69. SVENSSON LG, CRAWFORD ES, HESS KR, et al. Variables predictive of outcome in 832 patients undergoing repairs of the descending thoracic aorta. Chest 1993, 104:1248-53.

70. VON OPPEL UO, DUNNE TT DE GROOT M, et al. Traumatic aortic rupture: twenty-year meta-analysis of mortality and risk of paraplegia. Ann Thorac Surg1994, 58:585-593.

71. SZILAGYI, DE; et al. Contribution of Abdominal Aortic Aneurysmectomy to Prolongation of Life. Ann Surg, 1966: 164, 678-697.

72. HERTZER, NH et al. Open infrarenal abdominal aortic aneurysm repair: The Cleveland Clinic experience from 1989 to 1998. J Vasc Surg, 2002: 35, 1145-1154.

73. HUANG, Y et al. Outcome after open and endovascular repairs of abdominal aortic aneurysms in matched cohorts using propensity score modeling. J Vasc Surg, 2015: Article in press.

DOENÇA CEREBROVASCULAR

83

Rodrigo Meirelles Massaud
Andreia Maria Heins Vacari
Gisele Sampaio Silva

1 INTRODUÇÃO

O acidente vascular cerebral (AVC) é uma doença altamente prevalente, que leva a um impacto social substancial, sendo a principal causa de incapacidade crônica, a segunda causa de demência e a quarta causa de morte nos Estados Unidos.[1-3]

No Brasil, dados do Datasus de 2010 demonstram que o AVC é a primeira causa de morte e de incapacidade crônica.[4, 5]

Nos EUA, a prevalência do AVC é de aproximadamente 3% da população adulta, o que se traduz em cerca de 7 milhões de pessoas, com 800.000 casos por ano, com 600.000 casos primários.

Calcula-se que aproximadamente 85% são acidentes vasculares isquêmicos, 10% são hemorragias intraparenquimatosas e 3% são hemorragias subaracnóideas. As estimativas mundiais indicam que as hemorragias intraparenquimatosas constituem um percentual mais elevado de todos os acidentes vasculares cerebrais, variando de 10% a 25%. Os indivíduos de origem asiática tendem a apresentar maior frequência de hemorragia intraparenquimatosa que as pessoas de origem caucasiana europeia.[1,6]

A incidência do AVC aumenta rapidamente com o aumento da idade, duplicando a cada década após os 55 anos. Entre adultos com idades entre 35 e 44 anos, a incidência de AVC é de 30 a 120 por 100.000 habitantes por ano, e para aqueles com idade de 65 a 74 anos a incidência é de 670 a 970 por 100.000 habitantes por ano. Entre as crianças a incidência é substancialmente menor que nos adultos, com 1 a 2,5 AVC por 100.000 habitantes por ano. Aproximadamente 50 a 75% dos acidentes vasculares cerebrais em crianças são resultado de hemorragias. A doença falciforme é a causa mais comum de acidente vascular cerebral na infância.[1]

A taxa de letalidade média dos acidentes vasculares cerebrais em 30 dias varia de 10% a 15%. A letalidade do acidente vascular cerebral isquêmico é de 8-12%, comparada ao acidente vascular cerebral hemorrágico, de 33-45%.

Após seis meses de um AVC, aproximadamente 35% dos sobreviventes apresentam sintomas depressivos, 30% não são capazes de deambular sem ajuda, e 26% permanecem dependentes para realizar as atividades de vida diária. Fatores como a localização geográfica, fatores étnicos, fatores socioeconômicos, idade, gênero e recursos de saúde para tratamento da fase aguda podem influenciar diretamente nos desfechos clínicos.[1,6,7]

Talvez devido ao melhor controle dos fatores de risco vasculares durante a última década, a incidência de AVC nas nações desenvolvidas diminuiu modestamente, ocorrendo o oposto em países em desenvolvimento. Por causa do envelhecimento da população, especialmente nos países ocidentais, essas taxas devem subir novamente dramaticamente durante os próximos 40 anos.[1,7,8]

2 EPIDEMIOLOGIA DOS ATAQUES ISQUÊMICOS TRANSITÓRIOS (AIT)

Um ataque isquêmico transitório (AIT) foi durante muito tempo definido como um déficit neurológico de instalação súbita e transitório, com sintomas hemisféricos, espinais ou retinianos de duração inferior a 24 horas.[9,10]

Recentemente vários consensos de especialistas propuseram uma mudança formal na definição do AIT, que continua a ser um déficit neurológico de instalação súbita e transitório com sintomas hemisféricos, espinais ou retinianos, porém sem a presença de lesão tecidual nos exames de imagem realizados após o icto. A decisão de considerar a adoção de uma definição baseada na presença de lesão tecidual e não em uma definição arbitrária de tempo foi impulsionada principalmente por estudos de imagem. Estudos com ressonância magnética revelaram que mais de 50% dos pacientes com déficits transitórios com duração inferior a 24 horas apresentam lesão isquêmica no exame inicial de ressonância magnética e 50% das anormalidades iniciais se mantinham em imagens subsequentes. As estimativas sugerem que o potencial impacto epidemiológico de adotar uma definição baseada na presença de lesão tecidual no AIT reduziria as taxas de incidência anual de AIT em aproximadamente 33%, aumentando a taxa de AVC isquêmico.[9,11]

Determinar a incidência exata ou prevalência dos AIT pode ser um desafio, devido a vários fatores como: os sintomas experimentados podem não ser específicos, a natureza transitória não permite avaliação de parte dos pacientes durante a presença dos sintomas, investigação incompleta por falta da disponibilidade de ressonância magnética, definições antigas e métodos diferentes nos estudos epidemiológicos. Muitos pacientes não procuram atendimento médico ou procuram após um longo período, o que atrapalha a coleta de informações. Vários estudos de base populacional têm investigado a questão da incidência do AIT. Um estudo em Rochester, Minnesota, observou uma taxa de idade e incidência ajustadas por gênero de 68 por 100.000 pessoas por ano, durante os anos de 1985 a 1989. A maior incidência observada foi de 584 por 100.000 pessoas, observada entre indivíduos com idades compreendidas entre 75-84 anos. Na Estônia, estudos populacionais chegaram a 37 por 100.000 pessoas por ano em 1970-1973. Dados da Suécia, Inglaterra, França e Japão também têm sido nessa faixa. As taxas mais elevadas no estudo de Rochester podem refletir métodos distintos de investigação, porque as taxas de incidência de AVC isquêmico são comparáveis entre diversos países. As taxas de incidência de AIT definidas pelo tempo de duração dos sintomas se mantiveram estáveis ao longo do tempo.[9,11]

O melhor entendimento da história natural e de fatores prognósticos levou a mudança na condução de pacientes com AIT. Vários estudos apontam para um risco de AVC, em 90 dias, que varia de 10 a 20% após um AIT, a maior parte ocorrendo nas primeiras 48h após o AIT. O conhecimento desse fato levou à busca por instrumentos que definam quem são os pacientes de maior e mais iminente risco de AVC, para definir quem são os candidatos a investigação imediata e urgente.[10,12]

3 FATORES DE RISCO PARA AS DOENÇAS CEREBROVASCULARES

A prevenção primária permanece sendo a forma mais efetiva para diminuir os impactos sociais das doenças cerebrovasculares, sobretudo tendo em vista a elevada incidência do AVC em todo o mundo, a forte contribuição dos fatores de risco modificáveis e o baixo percentual de pacientes elegíveis para o tratamento da fase aguda do AVC. Estudos longitudinais identificam vários fatores de risco, que são divididos em fatores não modificáveis e fatores modificáveis.[13,14] Estudos demonstram que aproximadamente 90% dos acidentes vasculares cerebrais podem ser explicados por dez fatores de risco modificáveis (Tabela 83.1).[15]

TABELA 83.1 Fatores de risco para acidente vascular cerebral isquêmico	
FATORES DE RISCO NÃO MODIFICÁVEIS	**FATORES DE RISCO MODIFICÁVEIS**
Idade	Hipertensão
Gênero	Diabetes
Raça	Causas cardíacas / Fibrilação atrial
História familiar	Tabagismo
	Obesidade
	Dislipidemia
	Inatividade física
	Consumo de álcool

3.1 HIPERTENSÃO ARTERIAL

É considerado o mais importante fator de risco modificável para AVC isquêmico. Atinge mais de 75 milhões de adultos acima dos 20 anos de idade nos EUA. Devido à sua prevalência generalizada, acometendo diferentes faixas etárias, a hipertensão pode explicar até 50% de risco atribuível para o AVC isquêmico em estudos populacionais.[16] A prevalência de hipertensão varia de acordo com a etnia, sendo mais frequente entre os negros, levando a riscos diferentes de AVC entre as diferentes etnias.[13,14] O elevado risco de AVC tem sido associado a todos os níveis de hipertensão e a hipertensão sistólica isolada. Ensaios clínicos mostram que o tratamento com drogas anti-hipertensivas reduzindo em 6 mmHg na pressão diastólica pode levar a uma diminuição de 42% na incidência de AVC Entretanto, os estudos epidemiológicos mostram que o controle da hipertensão explica somente 16 a 25% da redução de mortalidade no AVC nos EUA.[13]

3.2 FIBRILAÇÃO ATRIAL

Fibrilação atrial (FA) é um fator de risco importante para AVC isquêmico.

Nos indivíduos com mais de 65 anos de idade, a prevalência de FA é de aproximadamente 6%. A prevalência da FA aumenta significativamente com a idade, levando a um risco atribuível de AVC isquêmico relacionado a FA progressivamente maior com o aumento da idade, chegando a ser responsável por até 25% dos AVC isquêmicos em pessoas com mais de 80 anos.[13,14] O risco de AVC isquêmico é aproximadamente 20 vezes maior entre os pacientes com FA associada a doença valvar e cinco vezes maior em pacientes com FA não valvar quando comparados a pacientes sem FA. Estudos clínicos e dados epidemiológicos têm sido usados para definir escalas de estratificação de risco de AVC em pacientes com FA usadas na prática clínica como a escala de CHADS-Vasc.[17] O monitoramento contínuo ambulatorial de arritmias tem mostrado que a FA é responsável por até 25% dos AVC classificados inicialmente como de origem indeterminada.

3.3 DOENÇA CORONARIANA

Indivíduos com doença arterial coronariana têm o dobro do risco de AVC quando comparados a pacientes sem a doença. O risco atribuível de AVC a doença arterial coronariana é de aproximadamente 12%. Pacientes com hipertrofia ventricular esquerda, aneurisma de ponta do ventrículo esquerdo ou insuficiência cardíaca congestiva com fração de ejeção baixa estão sob maior risco de acidente vascular cerebral.[13,14]

3.4 DIABETES

Um estudo de base populacional de mais de 14.000 pacientes observou que a presença de diabetes foi considerada fator de risco independente para AVC. No Stroke Study Northern Manhattan (NOMASS) a prevalência de diabetes foi de 22% entre indivíduos idosos negros e de 20% nos idosos hispânicos, com riscos atribuível de AVC de 13% e 20%, respectivamente. A resistência à insulina sem a presença de diabetes está associada a um maior risco de AVC. No estudo Atherosclerosis Risk in Communities, elevados níveis de insulina em jejum em não diabéticos foi relacionado a um maior risco de AVC. Além disso, entre os indivíduos não diabéticos no estudo NOMASS aqueles com alta resistência à insulina foram significativamente mais propensos a ter um primeiro AVC isquêmico.[13,14]

O termo síndrome metabólica inclui uma constelação de alterações metabólicas que levam a alterações múltiplas como: elevação dos níveis de glicose, obesidade, hipertensão, dislipidemia, e tem sido demonstrado que confere maior risco para o desenvolvimento de AVC, não estando claro se esse risco é maior do que o de seus componentes isolados.[13]

3.5 DISLIPIDEMIA

Estudos recentes têm mostrado uma associação dos níveis séricos de triglicerídeos, colesterol total e colesterol de lipoproteína de baixa densidade (LDL) com risco de AVC isquêmico, especialmente nos subtipos ateroscleróticos e lacunares.[13,14,18] Níveis elevados de lipoproteína de alta densidade (HDL) funcionam como fator protetor para AVC.

3.6 TABAGISMO

Tabagismo está associado a redução da complacência da parede dos vasos sanguíneos, aumento dos níveis de fibrinogênio, aumento da agregação plaquetária, diminuição os níveis de colesterol HDL e aumento do hematócrito. O risco atribuível ao tabagismo para AVC pode chegar a 18%.[19] O efeito sugere que o risco aumenta em fumantes de grandes quantidades comparados a fumantes de pequenas quantidades. O risco parece atingir níveis de não fumantes após 5 anos da cessação do tabagismo. O fumo passivo parece aumentar a progressão da aterosclerose. Há um maior risco de AVC isquêmico, risco relativo de 4,8, entre as mulheres com maridos tabagistas quando comparadas àquelas com marido não tabagista. O tabagismo aumenta até sete vezes o risco de acidente vascular cerebral em mulheres usuárias de contraceptivos orais.[13,14]

3.7 CONSUMO DE ÁLCOOL

O consumo abusivo de álcool está associado a elevação da pressão arterial, maior coagulabilidade e arritmias cardíacas. Por outro lado, o consumo leve a moderado de álcool pode estar relacionado a um aumento do HDL. O aumento do consumo de álcool está associado a um maior risco de AVC hemorrágico, de uma forma dependente da dose. No entanto, os estudos que avaliam o impacto do consumo de álcool sobre o risco de AVC isquêmico não têm mostrado resultados consistentes. Na verdade, a maioria das publicações evidencia um efeito protetor de pequenas doses diárias.[13,14]

3.8 ATIVIDADE FÍSICA

A prática de atividade física está associada a reduções de fibrinogênio, homocisteína e da atividade plaquetária, bem como elevações do HDL e da atividade plasmática do ativador do plasminogênio tecidual. Dados observacionais mostram que a atividade física está relacionada a menor risco de AVC, enquanto um comportamento sedentário está relacionado a um maior risco de AVC. Uma metanálise de 23 estudos examinou a relação da atividade física com o risco de AVC e observou que os indivíduos que se exercitam experimentam um risco atribuível 27% menor de AVC ou mortalidade quando comparados aos indivíduos sedentários.[14]

3.9 OBESIDADE

A obesidade aumenta a frequência de diversos fatores de risco importantes e modificáveis para as doenças cerebrovasculares, incluindo: hipertensão, dislipidemia, resistência à insulina e diabetes. Os dados de grandes estudos prospectivos têm mostrado consistentemente que os indivíduos com peso corporal superior têm um aumento linear na morbidade e mortalidade por doenças cardiovasculares, após o ajuste para outros fatores de risco.

A seleção de tratamento para indivíduos com sobrepeso é baseada em uma avaliação inicial de risco cardiovascular. Todos devem ser avaliados quanto à motivação e a capacidade de adotar mudanças no estilo de vida, bem como outras intervenções de benefício comprovado. Todos os indivíduos que estão dispostos a perder peso devem receber informações sobre a modificação do comportamento, dieta e aumento da atividade física.[14,20]

Medir o índice de massa corporal (IMC) é o primeiro passo para determinar o grau de adiposidade. O IMC é fácil de medir e se correlaciona bem com o porcentual de gordura corporal. Pode ser utilizado para a identificação de adultos em risco aumentado de morbidade e mortalidade devido a obesidade. A distinção entre excesso de peso e obesidade é feita com base no índice de massa corporal (IMC). O IMC é a forma mais prática para avaliar o grau de excesso de peso. É calculado a partir do peso e do quadrado da altura da seguinte forma:[21]

IMC = peso (em kg) ÷ altura (em metros) ao quadrado

A classificação recomendada para o IMC é adotada pelo Instituto Nacional de Saúde (NIH) e pela Organização Mundial da Saúde (OMS) e aprovado pela maioria dos grupos de especialistas (Tabela 83.2).

3.10 CIRCUNFERÊNCIA ABDOMINAL

Aumento da adiposidade central está associado a maior morbidade e mortalidade por doenças cerebrovasculares. Portanto, além de se medir o índice de massa corporal, a circunferência da cintura deve ser medida para avaliar a obesidade abdominal. Pacientes com obesidade abdominal têm risco aumentado de doenças cardiovasculares, diabetes, hipertensão e dislipidemia.

O perímetro da cintura é medido com uma fita flexível colocada sobre um plano horizontal ao nível da crista ilíaca.[21]

A tomografia computadorizada (TC) e a ressonância magnética (RM) são mais precisas do que as medidas de circunferência da cintura para avaliar a distribuição da adiposidade central, mas, possuem alto custo e devem ficar restritas ao ambiente de pesquisa.[14,21]

Adultos com o IMC de 25-34,9 kg/m^2 ou circunferência da cintura maior que 102 cm (40 polegadas) para os homens e 88 cm (35 polegadas) para as mulheres possuem um maior risco de hipertensão, diabetes tipo 2, dislipidemia e doenças cardiovasculares. Em pacientes com um IMC ≥ 35 kg/m^2, a medida da circunferência da cintura é menos útil, pois quase todos os indivíduos com esse IMC também têm a circunferência abdominal anormal.[14]

TABELA 83.2 IMC.	
IMC	**CLASSIFICAÇÃO**
<18,5 kg/m^2	Baixo peso
IMC ≥ 18,5-24,9 kg/m^2	Peso normal
IMC ≥ 25,0-29,9 kg/m^2	Excesso de peso
IMC de 30,0-34,9 kg/m^2	Obesidade classe I
IMC de 35,0-39,9 kg/m^2	Obesidade Classe II
IMC ≥ 40 kg/m^2	Obesidade Classe III, Obesidade Severa, extrema ou mórbida

4 FISIOPATOLOGIA E ETIOLOGIA DO ACIDENTE VASCULAR CEREBRAL ISQUÊMICO

A classificação de TOAST deriva de um estudo denominado "TOAST trial" e vem sendo usada em todo o mundo. Possui uma boa confiabilidade e concordância entre examinadores. O sistema TOAST tenta classificar os AVCs isquêmicos levando em consideração a fisiopatologia e as causas.[22]

Desde a criação da classificação de TOAST, no início dos anos 1990, avanços na avaliação e nos métodos de imagem levaram a uma maior identificação de múltiplas causas de AVC, antes não reconhecidas. A evolução levou a um aumento das causas de AVC indeterminadas, pois a classificação considerava que pacientes com duas ou mais causas deveriam permanecer como causa indeterminada.

Com o resultado de estudos baseados em evidências, foi proposto um novo sistema de classificação, denominado SSS-TOAST. O novo sistema dividiu o TOAST original em subcategorias: provável e possível, e atribuiu pesos diferentes a cada variável diagnóstica clínica e de imagem. Estudos com o sistema modificado mostraram uma diminuição do número de casos indeterminados e demonstraram uma confiabilidade entre examinadores maior para o SSS-TOAST, porém sem diferença estatisticamente significativa.[23]

Posteriormente ocorreu um refinamento do SSS-TOAST para uma versão computadorizada, que criou um algoritmo computadorizado com o objetivo de melhorar a acurácia da classificação. Esse algoritmo recebeu o nome de Causative Classification System (CCS). Possui boa confiabilidade no ambiente de pesquisa quando comparando vários centros.[24] Essa versão se encontra disponível em http://ccs.mgh.harvard.edu/ccs_title.php.

A classificação de TOAST modificada divide os AVCs isquêmicos nas seguintes categorias (Tabela 83.3):

Os AVCs isquêmicos ocorrem devido a uma redução ou bloqueio completo do fluxo sanguíneo cerebral. Essa redução pode ocorrer devido a diminuição da perfusão sistêmica, estenose ou oclusão de um vaso sanguíneo. A determinação do tipo de AVC pode influenciar a decisão terapêutica a ser utilizada. Os principais mecanismos de lesão isquêmica são trombose, embolia e infarto lacunar ou doença de pequenos vasos.[23]

A trombose refere-se à obstrução de um vaso sanguíneo, devido a um processo oclusivo localizado no interior do vaso. A obstrução pode ocorrer de forma aguda, geralmente relacionada à adesão de plaquetas no local da placa ateromatosa, ou de forma gradual. Na maior parte dos casos a alteração patológica subjacente é a aterosclerose, que provoca o estreitamento do vaso acometido. Isso pode levar a restrição do fluxo sanguíneo. A aterosclerose pode afetar os grandes vasos extras e intracranianos.[25]

A embolia refere-se à migração de coágulos ou outro material formado dentro do sistema vascular, que se deslocam a partir do local de formação e se aloja em vasos distais de menor calibre, causando obstrução dos vasos e isquemia. O coração é uma fonte comum de material embólico; outras artérias também podem ser fontes desse material embólico (embolia arterioarterial). Tumores, coágulos venosos, êmbolos sépticos, ar e gordura também podem embolizar e causar um AVC isquêmico. Os acidentes vasculares isquêmicos de origem embólica tendem a acometer mais frequentemente o córtex cerebral e são mais propensos a sofrer transformação hemorrágica.[26,27]

Os AVCs lacunares ou de pequenos vasos acometem preferencialmente vasos penetrantes (artérias lenticuloestriadas, penetrantes pontinas) que são comumente afetados pela presença de hipertensão crônica, que provoca hiperplasia da camada média dos vasos e deposição de material fibrinoide, levando a estreitamento da luz e oclusão. Os AVCs lacunares podem ocorrer em qualquer lugar do cérebro, mas são tipicamente vistos em áreas subcorticais e no tronco encefálico.[25,26]

A autorregulação cerebral é um fenômeno no qual o fluxo sanguíneo cerebral é mantido a um nível relativamente constante apesar das variações moderadas na pressão arterial, na pressão

---

TABELA 83.3 Classificação de subtipos de AVC isquêmico, TOAST modificada

Aterosclerose de grandes artérias (tromboembolia arterioarterial)
Provável (dados clínicos e laboratoriais compatíveis com aterosclerose de grandes artérias; outras causas excluídas)
Possível (dados clínicos e laboratoriais compatíveis com aterosclerose de grandes artérias; outras causas não excluídas)

Embolia cardiogênica (fontes de médio ou alto risco)
Provável (dados clínicos e laboratoriais compatíveis com embolia cardíaca; outras causas excluídas)
Possível (dados clínicos e laboratoriais compatíveis com embolia cardíaca; outras causas não excluídas; ou fonte cardíaca de médio risco e nenhuma outra causa encontrada)

Oclusão de pequenos vasos (lacuna)
Provável (dados clínicos e laboratoriais compatíveis com infarto lacunar; outras causas excluídas)
Possível (dados clínicos e laboratoriais compatíveis com infarto lacunar; outras causas não excluídas)

AVC isquêmico de outras etiologias definidas (incomuns)
Provável (dados clínicos e laboratoriais compatíveis com a etiologia em questão; outras causas excluídas)
Possível (dados clínicos e laboratoriais compatíveis com a etiologia em questão; outras causas não excluídas)

intracraniana e na pressão de perfusão cerebral. O fluxo sanguíneo cerebral é determinado pela resistência vascular dentro dos vasos cerebrais e pela variação da pressão de perfusão cerebral. A manutenção do fluxo sanguíneo cerebral pela autorregulação ocorre tipicamente dentro de uma faixa de pressão arterial média de 60 a 150 mmHg.[26]

Várias doenças levam a perda dos mecanismos de autorregulação, fazendo com que o cérebro perca a capacidade de manter o fluxo sanguíneo estável e levando a perda dos mecanismos de proteção que evitam extremos de fluxo muito baixo ou muito alto.

A diminuição intensa da perfusão sistêmica pode produzir isquemia cerebral generalizada. Acomete geralmente territórios que ocupam regiões no limite de dois territórios arteriais, produzindo infartos conhecidos como de zona de fronteira (borderzone). A isquemia causada por hipotensão pode ser assimétrica devido a lesões vasculares prévias. As áreas do cérebro mais sensíveis a hipoperfusão são: as células piramidais do hipocampo, as células de Purkinje do cerebelo e as células laminares corticais.[26,28]

Em indivíduos hipertensos a autorregulação geralmente se adapta a pressões arteriais médias mais elevadas. A redução abrupta da pressão arterial nesses indivíduos após um AVC pode levar a um aumento da área isquêmica.

O cérebro humano é responsável por uma grande parte do metabolismo do corpo, recebendo cerca de 20% do débito cardíaco, embora represente apenas 2% do peso corporal total. Apesar do alto consumo de energia, as células do cérebro não conseguem armazenar energia, o que as torna muito suscetíveis mesmo a curtos períodos de isquemia.

As lesões isquêmicas se correlacionam de forma linear com a diminuição no fluxo sanguíneo cerebral.[28] A diminuição do fluxo leva a inibição da síntese proteica, que piora progressivamente conforme queda do fluxo sanguíneo representado na Tabela 83.4.

Vários mecanismos estão envolvidos nos danos teciduais que resultam em isquemia cerebral.[28]

A isquemia cerebral inicia uma cascata de eventos que terminam por conduzir à morte celular, incluindo mecanismos como: depleção de ATP com falência dos mecanismos reguladores de manutenção do gradiente iônico transmembrana (sódio, potássio, cálcio), aumento dos níveis de lactato que levam a acidose tecidual, acúmulo de radicais livres, acúmulo de água intracelular e ativação de processos proteolíticos.[26,28]

A morte celular após a isquemia cerebral pode ocorrer por necrose ou apoptose. Os baixos níveis de ATP no centro da área de infarto não são suficientes para suportar a apoptose, e a morte celular ocorre por necrose. Na área de penumbra isquêmica, os níveis de ATP são suficientemente elevados para que a morte celular ocorra por apoptose. À medida que o tempo de duração da isquemia aumenta, ocorre depleção dos níveis de ATP, diminuindo o percentual de apoptose e aumentando as áreas que sofrem necrose celular.[28]

4.1 ATEROSCLEROSE DE GRANDES ARTÉRIAS

Classificado como AVC aterotrombótico, seu mecanismo mais comum compreende oclusão distal por embolia arterioarterial a partir de trombos fibrinoplaquetários sediados em lesões ateromatosas proximais extra ou intracranianas, mais frequentemente situadas nas bifurcações de grandes artérias cervicais (carótidas e vertebrais).[24]

A estenose ou oclusão aterosclerótica dos vasos cervicais pode levar a infartos cerebrais associados a mecanismos hemodinâmicos.

A aterosclerose do arco aórtico pode também ser fonte de embolia cerebral.

Os exames de imagem demonstram estenoses significativas, geralmente maiores que 50% da luz de uma grande artéria cervical ou do polígono de Willis.[23,24]

4.1.1 Manifestações clínicas do AVC isquêmico por aterosclerose de grandes artérias

Pacientes com AVC isquêmico por aterosclerose de grandes artérias apresentam comprometimento cortical (afasia, negligência, envolvimento motor desproporcionado) ou disfunção do tronco encefálico ou cerebelo.

A história de ataque isquêmico transitório (AIT) no mesmo território vascular, sopro carotídeo ou diminuição de pulsos ajuda no diagnóstico clínico.

Geralmente o paciente apresenta múltiplos fatores de risco para doenças cerebrovasculares. Ocorre associação frequente com doença coronariana e doença arterial periférica. Os exames não invasivos ou invasivos como: ultrassom Doppler de

TABELA 83.4 Fluxo sanguíneo cerebral e cascata de lesão tecidual.	
FLUXO SANGUÍNEO	**ALTERAÇÕES METABÓLICAS E CELULARES**
50 mL/100 g/min	Início da inibição da síntese proteica.
35 mL/100 g/min	Interrupção da síntese proteica e aumento da utilização de glicose.
25 mL/100 g/min	A utilização da glicose cai, iniciando-se a glicólise anaeróbia, resultando em aumento do ácido lático e acidose tecidual.
16 a 18 mL/100 g/min	Evolução com disfunção elétrica neuronal.
10 a 12 mL/100 g/min	Perda da homeostase da membrana neuronal.
A partir de 10 mL/100 g/min	A maior parte das células cerebrais atinge o ponto de lesão isquêmica irreversível.

carótidas, angiotomografia, angiorressonância ou angiografia com subtração digital devem apresentar placas compatíveis com o território vascular acometido.[23,24]

4.2 EMBOLIA CARDIOGÊNICA

Essa categoria inclui pacientes com oclusão arterial presumivelmente devido a um êmbolo originário do coração. As fontes cardíacas são divididas em grupos de médio e alto risco emboligênico.[24]

Consideram-se fontes de alto risco: válvula cardíaca bioprostética ou mecânica, estenose mitral com fibrilação atrial (FA), FA, *flutter* atrial, trombo no átrio esquerdo ou ventrículo esquerdo, infarto recente do miocárdio (<4 semanas), miocardiopatia dilatada, acinesia ventricular esquerda, mixoma atrial e endocardite infecciosa.[23]

As fontes de médio risco são: prolapso da válvula mitral, calcificação do anel mitral, estenose mitral sem FA, contraste espontâneo no átrio esquerdo, aneurisma do septo atrial, forame oval patente, endocardite trombótica não infecciosa, insuficiência cardíaca congestiva, hipocinesia ventricular esquerda, infarto do miocárdio com 4 semanas a 6 meses de evolução.[22,23]

Pelo menos uma fonte cardíaca de êmbolo deve ser identificada para se firmar o diagnóstico de possível ou provável AVC cardioembólico. Evidência de isquemia cerebral prévia em mais de um território vascular ou embolia sistêmica reforça o diagnóstico de embolia cardíaca. Os achados de imagem frequentemente demonstram lesões corticais em cunha com a possibilidade de lesões em múltiplos territórios. As transformações hemorrágicas são mais comuns nas embolias de origem cardíaca.[23,24]

4.3 ESTENOSE E OCLUSÃO DE PEQUENAS ARTÉRIAS (AVC ISQUÊMICO LACUNAR)

Esse subtipo abrange pacientes que apresentam AVCs frequentemente denominados infartos lacunares em outras classificações. Tais infartos, pequenos e profundos, com menos de 15 mm de diâmetro, têm como substratos principais a lipo-hialinose e lesões microateromatosas acometendo o óstio das artérias perfurantes profundas.[29]

Os infartos lacunares preferencialmente se localizam no território dos ramos lenticuloestriados da artéria cerebral média, dos ramos talamoperfurantes da artéria cerebral posterior e dos ramos paramedianos pontinos da artéria basilar

O paciente deve apresentar um quadro clínico compatível com as síndromes lacunares:[23]

- Hemiparesia motora pura;
- Hemiparesia atáxica;
- AVC sensitivo puro;
- AVC sensitivo-motor;
- Disartria-mão desajeitada (*dysarthria-clumsy hand syndrome*).

O paciente não deve apresentar sinais de disfunção cortical (afasia, apraxia, agnosia, negligência). História de hipertensão ou diabetes reforça esse diagnóstico clínico. Potenciais fontes cardioembólicas devem estar ausentes, e a investigação por imagem das grandes artérias extra e intracranianas deve excluir estenose significativa no território arterial correspondente.

O estado lacunar é a denominação utilizada para o quadro de múltiplos infartos lacunares e se caracteriza clinicamente por distúrbios de equilíbrio com marcha com pequenos passos, sinais pseudobulbares tais como disartria e disfagia, declínio cognitivo e incontinência urinária.[29]

4.4 AVC ISQUÊMICO DE OUTRAS ETIOLOGIAS

Esse grupo compreende etiologias menos comuns de AVC isquêmico e costuma acometer mais frequentemente adultos jovens:[13]

- dissecções arteriais;
- CADASIL (angiopatia cerebral autossômica dominante com infartos subcorticais e leucoencefalopatia);
- doença de *moyamoya;*
- displasia fibromuscular;
- vasculites primárias e secundárias do sistema nervoso central;
- síndrome de Sneddon (associação de AVC e livedo reticular);
- doença de Fabry;
- estados de hipercoagulabilidade e distúrbios hematológicos: síndrome dos anticorpos antifosfolipídeos, policitemia vera, trombocitose essencial anemia falciforme, deficiência de proteínas C, deficiência de proteína S adquirida ou congênita, deficiência de antitrombina III, mutação do fator V de Leiden, mutação G20210A do gene da protrombina, entre outras entidades.

As dissecções arteriais são as causas mais comuns de infarto cerebral em adultos com idade inferior a 45 anos, respondendo por cerca de 20% dos casos nessa faixa etária. A artéria carótida interna cervical é o sítio mais acometido, seguido pela artéria vertebral extra e intracraniana, respectivamente. São geralmente consideradas espontâneas, porém costumam associar-se a traumas triviais, associados a movimentos cervicais abruptos. Podem ocorrer após manipulações quiropráticas.[13]

Fontes cardíacas de êmbolo e aterosclerose de grandes artérias devem ser excluídas através de exames subsidiários, e a propedêutica armada, mediante testes laboratoriais e exames de imagem, deve revelar uma das causas raras de AVC.

4.5 AVC ISQUÊMICO DE ETIOLOGIA INDETERMINADA

A causa do AVC isquêmico permanece indeterminada em quase um terço dos pacientes, a despeito de extensa investigação realizada em parte deles. Já em outros pacientes, a etiologia do

AVC isquêmico não pode ser definida devido à investigação insuficiente.[23]

A frequência relativa de cada subtipo de AVC isquêmico exibe variações que dependem das características raciais, geográficas e socioeconômicas da população estudada. Dados norte-americanos sugerem que os infartos ateroscleróticos de grandes artérias respondem por 25 a 50% dos AVCs isquêmicos. Embolia cardiogênica ocorre em 10 a 30%, infartos lacunares, em 10 a 15%, e as causas menos comuns respondem por cerca de 2% dos AVCs isquêmicos. Os AVCs isquêmicos de causas indeterminadas variam com a classificação utilizada, podendo chegar a aproximadamente 30% dos pacientes (AVCs criptogênicos).[23, 24]

5 PRINCIPAIS SÍNDROMES VASCULARES

O sistema arterial carotídeo, também conhecido como circulação anterior, é acometido em cerca de 70% dos casos de

AVC isquêmico, sendo o território vertebrobasilar ou circulação posterior responsável pelos 30% restantes. A apresentação clínica depende do território arterial acometido, do hemisfério acometido e do subtipo de AVC. Convém lembrar, no entanto, que a isquemia frequentemente acomete apenas parte de determinado território arterial pela presença de circulação colateral eficaz. A circulação colateral adequada pode prevenir a instalação de lesão isquêmica decorrente de oclusão arterial focal. As síndromes arteriais carotídeas compreendem o acometimento dos seus principais ramos, que são: artéria oftálmica, artéria coroideia anterior, artéria cerebral anterior e artéria cerebral média.[30]

Nas síndromes vertebrobasilares pode ocorrer envolvimento das artérias vertebral, basilar, cerebral posterior e cerebelares posteroinferior, anteroinferior e superior.[30]

5.1 SÍNDROMES CAROTÍDEAS

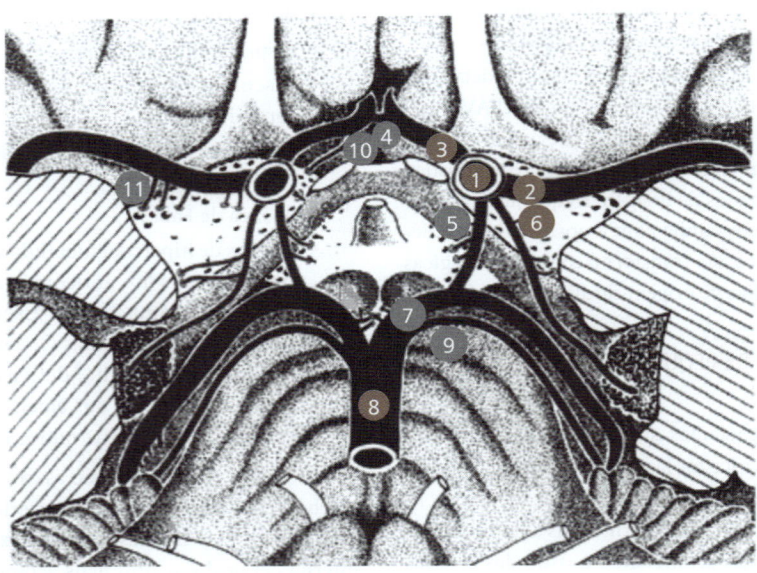

FIGURA 83.1 Principais artérias do polígono de Willis. 1 Artéria carótida interna; 2 Artéria cerebral média; 3 Artéria cerebral anterior; 4 Artéria comunicante anterior; 5 Artéria comunicante posterior; 6 Artéria coroideia anterior; 7 Artéria cerebral posterior; 8 Artéria basilar; 9 Artéria cerebelar superior; 10 Artéria recorrente de Heubner; 11 Ramos perfurantes da artéria cerebral média.

TABELA 83.5 Síndromes mais comuns da circulação anterior (carotídea)	
ARTÉRIA ACOMETIDA	**SINTOMA**
Artéria cerebral média	Hemiparesia de predomínio braquiofacial contralateral, hemi-hipoestesia contralateral, hemianopsia homônima contralateral, afasia (hemisfério dominante), negligência (hemisfério não dominante)
Artéria cerebral anterior	Hemiparesia de predomínio crural contralateral, hemi-hipoestesia contralateral, distúrbios esfincterianos, abulia, déficit de memória
Artéria coroideia anterior	Hemiplegia grave e proporcionada contralateral, hemi-hipoestesia contralateral, hemianopsia contralateral

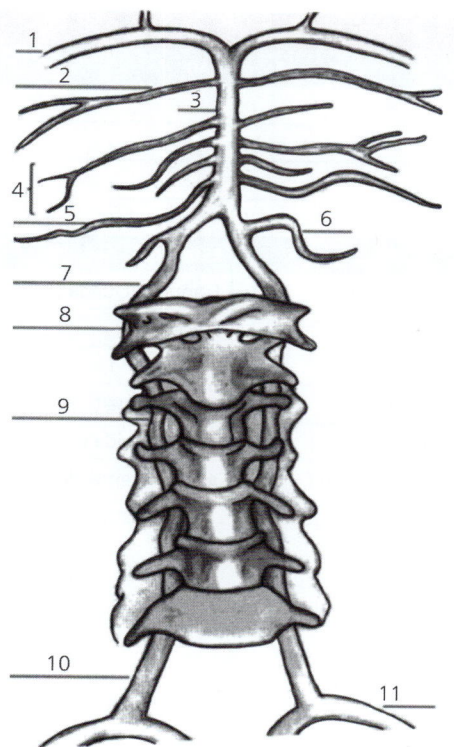

FIGURA 83.2 Circulação posterior (sistema vertebrobasilar). 1 Artéria cerebral posterior; 2 Artéria cerebelar superior; 3 Artéria basilar; 4 Artéria perfurantes pontinhas; 5 Artéria cerebelar anteroinferior; 6 Artéria cerebelar posteroinferior; 7 Artéria vertebral segmento V4; 8 Artéria vertebral segmento V3; 9 Artéria vertebral segmento V2; 10 Artéria vertebral segmento V1; 11 Artéria subclávia.

6 TRATAMENTO DA FASE AGUDA DO AVC ISQUÊMICO

A partir da comprovação, há quase duas décadas, dos benefícios do tratamento de reperfusão com trombolítico endovenoso para o AVC isquêmico agudo, o AVC progressivamente passou a ser visto como uma verdadeira emergência médica, de forma semelhante às síndromes coronarianas agudas. Surgiu então a necessidade de criar um sistema integrado de atendimento ao AVC, ágil e eficiente.[3]

Protocolos foram elaborados e levaram a maior agilidade no atendimento pré-hospitalar, com um sistema de referência para hospitais com estrutura para o atendimento do AVC agudo.

A partir do ano 2000 começaram a surgir nos EUA centros primários de atendimento ao AVC. Esses centros iniciaram protocolos seguindo indicadores de qualidade considerados essenciais no cuidado do AVC agudo. Estudos demonstraram que esses centros apresentavam melhores desfechos e maior taxa de pacientes tratados com trombolítico. A avaliação de emergência segue critérios de qualidade, monitorando o tempo de cada etapa do processo de atendimento de emergência.

O processo ideal de atendimento ao AVC agudo começa no atendimento pré-hospitalar de qualidade, que deve encaminhar o paciente para um centro especializado e avisar com antecedência que o paciente com suspeita de AVC está sendo transferido. Na chegada dos pacientes aos centros de referência deve haver na triagem da enfermagem instrumentos de reconhecimento dos sintomas capazes de triar esses pacientes com agilidade para a sala de emergência, sem perda de tempo, pois tempo é cérebro. Os instrumentos utilizados na triagem são escalas clínicas utilizadas também no ambiente pré-hospitalar, com alta sensibilidade e de fácil aplicação por não médicos. A escala mais utilizada nesse ambiente é a escala LAPSS (Los Angeles Prehospital Stroke Screen).

TABELA 83.6 Síndromes mais comuns da circulação posterior (vertebrobasilar)	
ARTÉRIA ACOMETIDA	**SINTOMA**
Artéria vertebral	Hemi-hipoestesia alterna (face ipsilateral e membros contralateralmente), ataxia cerebelar ipsilateral, paralisia bulbar ipsilateral (IX e X nervos cranianos), síndrome de Claude Bernard-Horner ipsilateral, síndrome vestibular periférica (vertigem, náuseas, vômitos e nistagmo), diplopia devido a *skew deviation* (desvio não conjugado do olhar vertical)
Artéria basilar	Dupla hemiplegia, dupla hemianestesia térmica e dolorosa, paralisia de olhar conjugado horizontal ou vertical, torpor ou coma, desvio ocular tipo *skew deviation* (desvio não conjugado vertical do olhar), paralisia ipsilateral de nervos cranianos (III, IV, VI, VII), ataxia cerebelar, cegueira cortical, alucinações visuais
Artéria cerebral posterior	Hemianopsia homônima contralateral, alexia sem agrafia (hemisfério dominante), hemi-hipoestesia térmica e dolorosa contralateral, movimentos coreoatetoides, estado amnéstico
Artéria cerebelar posteroinferior	Ataxia cerebelar ipsilateral, síndrome vestibular com vertigem, náuseas, vômitos e nistagmo
Artéria cerebelar anteroinferior	Ataxia cerebelar ipsilateral, surdez, vertigem, vômitos, nistagmo, hemi-hipoestesia térmica e dolorosa contralateral
Artéria cerebelar superior	Ataxia cerebelar ipsilateral, tremor braquial postural, síndrome de Claude Bernard-Horner ipsilateral, hemi-hipoestesia térmica e dolorosa contralateral

TABELA 83.7 Los Angeles Prehospital Stroke Screen (LAPSS)			
IDADE > 45 ANOS		**SIM**	**NÃO**
Sem história prévia de crise convulsiva			
Sintomas neurológicos < 24 horas			
Paciente deambulava antes do evento			
Glicemia entre 60 e 400			
EXAME FÍSICO	**NORMAL**	**DIREITA**	**ESQUERDA**
Facial: sorriso	( )	Fraqueza/Queda ( )	Fraqueza/Queda ( )
Aperto de mão	( )	Fraco ( )	Fraco ( )
Fraqueza no braço	( )	Ausente ( )	Ausente ( )
	( )	Queda lenta ( )	Queda lenta ( )
	( )	Queda rápida ( )	Queda rápida ( )

Baseado no exame, o paciente apresenta fraqueza unilateral ou alteração da fala: ( ) sim ou ( ) não. Caso apresente algum sim e o paciente possua alteração no exame físico, a escala é considerada positiva.

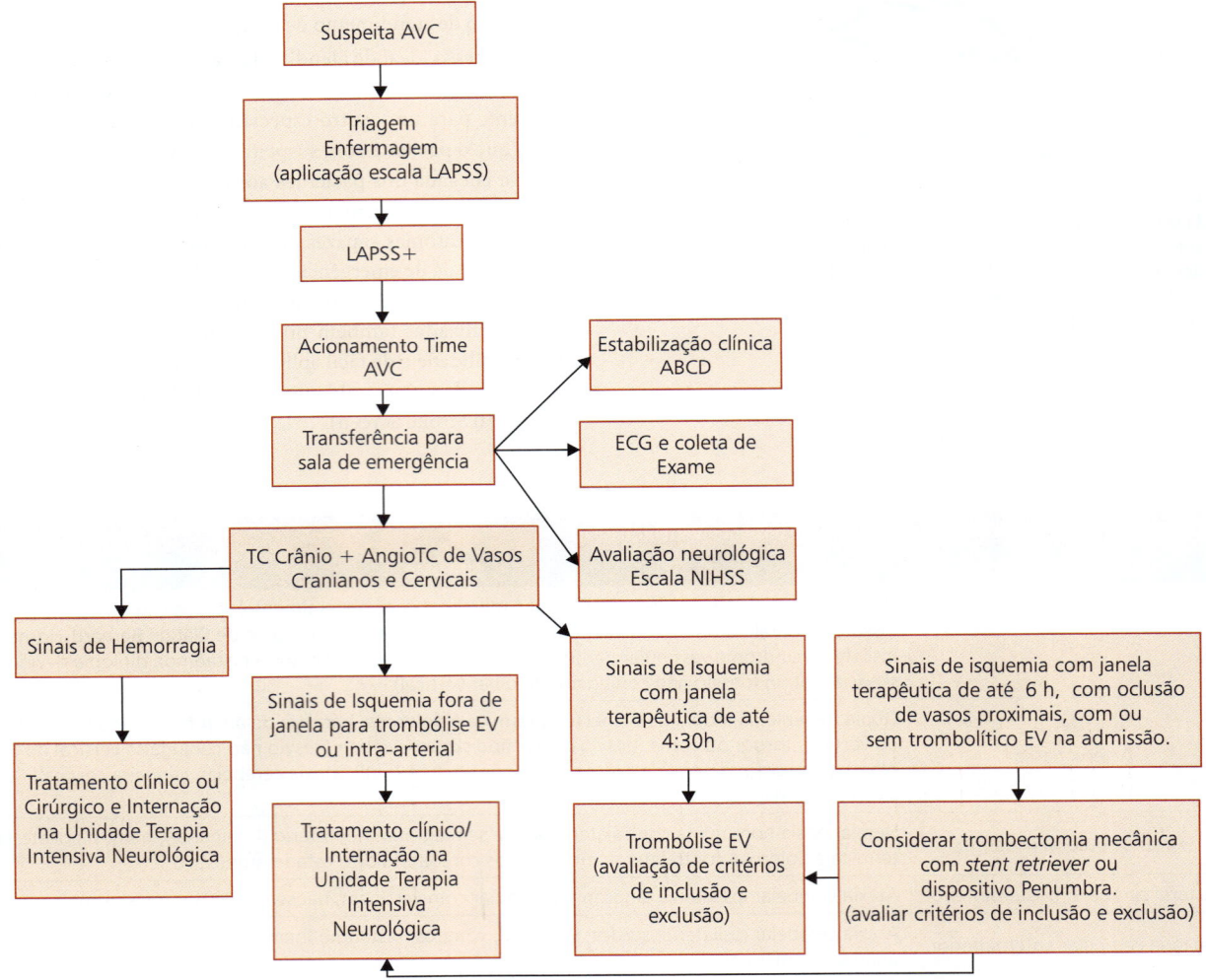

ALGORITMO 1 Modelo de atendimento do AVC agudo nos centros de referência especializados. *Exames recomendados: Hemograma, Cr, U, Na, K, TP, TTPA, troponina. **Salvo contraindicação ao contraste.

Após a avaliação pelo time de AVC, é fortemente recomendada a utilização de uma escala clínica para quantificação adequada dos sintomas neurológicos. A mais utilizada é a escala do National Institute of Health Stroke Scale

(NIHSS). A Escala de NIH foi descrita inicialmente em 1989 por pesquisadores americanos da do Stroke Center da Universidade de Cincinnati.

Através de 11 itens do exame neurológico sistematizado, ela é capaz de fornecer informações seguras acerca da gravidade do quadro clínico, prognóstico e resposta ao tratamento trombolítico.

É uma escala que exige treinamento para ser adequadamente aplicada, e sua aplicação leva em média 7 minutos.

O treinamento pode ser feito pelo site: http://strokeassociation.org/nihss.

Alguns aspectos devem ser seguidos para aumentar a sua confiabilidade:

- Aplicá-la em ordem, não retornando para mudar a pontuação de algum item.
- Pontuar o que você vê, não o que você acha que poderia ser.
- Não ensinar o paciente, pontuar a primeira tentativa.

A avaliação ideal na emergência segue um processo com uma "linha do tempo" ideal, conforme algorítimo 1.[3]

7 CUIDADOS GERAIS NO AVC ISQUÊMICO AGUDO

- Recomenda-se suporte ventilatório para pacientes com AVC agudo que apresentem rebaixamento da consciência ou disfunção bulbar com risco para proteção da via aérea.
- Suplemento de O_2 deve ser administrado para manter a saturação de O_2 > 94 %.
- A hipertermia > que 38 °C deve ser tratada com antitérmicos, e a causa da febre deve ser investigada.
- A monitoração cardíaca é recomendada por pelo menos 24h para *screening* de arritmias como as FA e outras

arritmias potencialmente perigosas que necessitem de intervenção cardiológica de emergência.

- Pacientes elegíveis para tratamento trombolítico com a pressão arterial (PA) elevada na admissão devem ter a pressão cuidadosamente reduzida, mantendo a PA sistólica < 185 mmHg e a PA diastólica < 110 mmHg, antes de a terapia trombolítica ser iniciada.
- A pressão deve ser mantida abaixo de 180 x 105 mmHg por pelo menos 24h após o tratamento trombolítico.
- Os níveis pressóricos na trombólise intra-arterial devem seguir os níveis recomendados para trombólise endovenosa, até o surgimento de novas evidências.
- Pacientes que não receberam tratamento trombolítico e apresentam PA muito elevada à admissão devem ter a pressão reduzida em 15% nas primeiras 24h. O nível pressórico ideal não é conhecido, mas sugere-se tratamento de rotina para PA sistólica > 220 mmHg e PA diastólica > 120 mmHg.
- Reiniciar as medicações anti-hipertensivas do paciente após 24h se se mostrar seguro, salvo alguma contraindicação.
- Não há evidência para selecionar anti-hipertensivos específicos no AVC isquêmico agudo. São geralmente resultado de consenso de especialistas.
- Os pacientes hipovolêmicos devem ser tratados com solução salina a 0,9%.
- Arritmias instáveis com queda do débito cardíaco devem ser corrigidas.
- Hipoglicemia menor que 60 mg/dL deve ser tratada com glicose hipertônica a 50%.
- A hiperglicemia nas primeiras 24h se correlaciona a pior prognóstico. Manter a glicemia entre 140 e 180 mg/dL e evitar hipoglicemia é a conduta mais adequada.

7.1 RECOMENDAÇÕES DO USO DE EXAMES DE IMAGEM NO AVC ISQUÊMICO AGUDO[3]

- Recomenda-se sempre a realização de neuroimagem de emergência do cérebro antes de iniciar qualquer tipo de tratamento para o AVC agudo. Na maioria das vezes a TC de crânio sem contraste é o suficiente.
- A TC de crânio ou a RM de crânio são recomendadas antes da administração de trombolítico para excluir hemorragia e definir a presença de isquemia.
- O tratamento trombolítico está recomendado na presença de sinais indiretos de isquemia na TC de crânio, independentemente da extensão, salvo na presença de hipodensidade extensa.
- Um estudo dos vasos intracranianos e cervicais (angiotomografia e/ou angiorressonância) é fortemente recomendado no AVC agudo, desde que isso não atrase a terapia de reperfusão.

TABELA 83.8

AÇÃO	TEMPO
Porta – primeira avaliação	10 min
Avaliação do neurologista do time de AVC	15 min
Porta - tomografia	25 min
Porta – interpretação da tomografia (laudo)	45 min
Início do tratamento trombolítico	60 min
Admissão em leito monitorado (Unidade AVC/ UTI)	3 horas

- O laudo da TC ou da RM deve ser avaliado e liberado em 45 minutos no máximo.
- A perfusão por TC ou a perfusão e difusão por RM são recomendadas para avaliação da área de penumbra em pacientes que ultrapassaram a janela terapêutica da trombólise EV.
- A presença de franca hipodensidade na TC de crânio aumenta o risco de hemorragia, e quando acomete mais de um terço da artéria cerebral média deve contraindicar a trombólise.

A restauração do fluxo sanguíneo precocemente é a forma mais efetiva de salvar tecido isquêmico que ainda não infartou. Algumas perguntas devem ser sempre feitas ao tratar um paciente com terapia trombolítica:

- Quais os benefícios comparado aos riscos da terapia de reperfusão?
- Até que momento o tratamento de reperfusão com trombolíticos pode salvar tecido isquêmico?
- Qual o risco de hemorragia intracraniana sintomática?

A terapia trombolítica para o AVC isquêmico agudo foi aprovada inicialmente pela Food and Drug Administration (FDA) em 1996. Vários estudos e metanálises confirmaram os benefícios da trombólise endovenosa até a janela de 4,5h. A trombólise endovenosa além das 4,5h pode ser prejudicial.

7.2 RECOMENDAÇÕES DA ASA PARA TROMBÓLISE ENDOVENOSA[3]

- Quanto mais cedo, mais efetiva é a trombólise. O tempo porta-agulha deve ser inferior a 60 minutos.
- O benefício da terapia trombolítica se estende até 4,5h.
- Na janela de 3 a 4,5h, rever critérios adicionais de exclusão do estudo ECASS 3 (critérios de exclusão além dos exigidos para a janela de 3h: idade maior que 80 anos, NIHSS maior que 25, AVC prévio e DM, história de uso de anticoagulantes com qualquer INR).
- Além das 4,5h, o risco da trombólise EV supera o benefício.
- Hospitais que realizam trombólise devem estar preparados para tratar as possíveis complicações como as hemorragias e o angioedema, que pode causar obstrução das vias aéreas.
- Pacientes que abrem o quadro com crises convulsivas podem receber trombolítico se confirmado que o déficit está relacionado a isquemia e não a um fenômeno pós-ictal.
- O uso de tenecteplase, reteplase, desmoteplase, urokinase e ancrod deve permanecer restrito ao ambiente de pesquisa.
- O uso de estreptoquinase para o tratamento do AVC não é recomendado.

- O uso de rt-pa em pacientes com déficit neurológico menor (NIHSS< 4), com melhora rápida dos sintomas, cirurgias de grande porte nos últimos 3 meses ou IAM recente deve ser analisado quanto ao risco *versus* benefício.
- O uso de rt-pa em pacientes usando inibidores da trombina (dabigatrana) ou inibidores diretos do fator Xa (rivaroxabana ou apixabana) não deve ser recomendado salvo se houver disponibilidade de testes específicos ou história comprovando que o paciente não usou esses agentes nas últimas 48h.

7.3 RECOMENDAÇÕES PARA REPERFUSÃO INTRA-ARTERIAL[3]

- O tratamento IA requer centros especializados com disponibilidade 24 horas 7 dias por semana, com rápido acesso ao tratamento e com neurorradiologistas intervencionistas treinados. Os desfechos devem ser seguidos sistematicamente.
- A reperfusão precoce dos vasos, no tratamento IA, se correlaciona fortemente a melhor prognóstico.
- Pacientes elegíveis dentro da janela para trombólise EV devem sempre receber trombolítico EV, mesmo que a trombólise intra-arterial ou trombectomia mecânica sejam consideradas uma boa opção terapêutica. O uso de trombolítico IA ou trombectomia mecânica dentro da janela para trombólise EV é considerado quando há contraindicação para trombólise EV ou para resgate de pacientes que não reperfundiram após o tratamento com trombolítico EV.
- A trombólise intra-arterial, com rtpa, pode ser benéfica para pacientes com AVCI, com início dos sintomas até 6h, com oclusão de grandes troncos arteriais, principalmente nos casos de oclusão proximal da artéria cerebral média que não sejam elegíveis para rt-pa endovenoso (EV).
- O rt-pa para uso intra-arterial (IA), apesar de utilizado na prática clínica, não é bem estabelecido e não possui dose ideal estabelecida.
- Na trombectomia mecânica os *stent-retrievers* como SOLITAIRE e TREVO devem ser preferidos
- A efetividade do dispositivo PENUMBRA *versus* os dispositivos conhecidos como *stent-retrievers* não é bem estabelecida.
- Os cateteres SOLITARE, TREVO, PENUMBRA podem ser usados isolados ou em associação com trombólise química em pacientes cuidadosamente selecionados. A eficácia desses dispositivos no prognóstico clínico dos pacientes precisa ser confirmada em estudos controlados e randomizados.

O estudo holandês MR CLEAN foi o primeiro estudo randomizado multicêntrico que comprovou a eficácia e segurança da trombectomia mecânica em pacientes com AVCI. Avaliou

500 pacientes com AVCI moderado ou grave, com oclusão de vasos proximais da circulação anterior. O estudo randomizou pacientes após tratamento com rt-pa EV: um braço do estudo recebeu o tratamento IA após o tratamento EV e o outro braço recebeu somente o tratamento EV convencional. O estudo demonstrou que a adição da trombectomia com stent retriever utilizada precocemente, até 6h do início dos sintomas, duplicou a probabilidade de um bom desfecho neurológico. O estudo também confirmou que não houve aumento de hemorragia sintomática ou da mortalidade.[31]

- Resgate IA com trombolítico ou trombectomia mecânica é uma opção razoável para os pacientes com oclusão de vasos proximais intracranianos que não reperfundiram após rt-pa EV.
- O uso de outros dispositivos que não os *stent retrievers* (SOLITAIRE, TREVO) e o dispositivo PENUMBRA para trombectomia mecânica não são bem estudados e só devem ser utilizados no ambiente de estudos clínicos.
- O uso de emergência de angioplastia com *stent* intracraniano não é bem estudado e deve ser utilizado somente no ambiente de estudos clínicos.
- O uso de emergência de angioplastia com stent nos vasos cervicais extracranianos, artérias carótidas, basilar e vertebrais pode ser utilizados em casos selecionados de dissecção ou doença aterosclerótica.

7.4 RECOMENDAÇÕES PARA USO DE ANTICOAGULANTES NO AVC ISQUÊMICO AGUDO[3]

Muitos neurologistas prescreviam de rotina anticoagulantes na fase aguda do AVC isquêmico. Atualmente essas medicações vêm sendo menos usadas. As razões mais citadas para o uso dessas medicações são: prevenir piora do quadro neurológico, prevenir embolia recorrente e melhorar o prognóstico neurológico. A AHA concluiu que os estudos em anticoagulantes no AVC isquêmico agudo são negativos ou inconclusivos. Até o momento, o uso de anticoagulantes, inibidores de trombina e inibidores do fator Xa no AVC isquêmico agudo não está estabelecido. Portanto, a anticoagulação urgente de pacientes com AVC isquêmico agudo para prevenir piora neurológica, prevenir recorrência de embolia ou melhorar prognóstico não está recomendada. O uso de anticoagulação em paciente com estenose crítica de artéria carótida ipsilateral a um AVC isquêmico agudo também não está estabelecido. O próprio uso de anticoagulação urgente para manejo de complicações não cerebrovasculares em pacientes com lesões extensas encefálicas como tromboembolismo venoso aumenta o risco de hemorragia intracraniana.

7.5 RECOMENDAÇÕES PARA O USO DE ANTIAGREGANTES PLAQUETÁRIOS NO AVC ISQUÊMICO AGUDO

A administração de ácido acetilsalicílico na dose inicial de 325 mg nas primeiras 24h a 48h após o AVC isquêmico é recomendada para o tratamento da maioria dos pacientes. Contudo, o ácido acetilsalicílico não substitui qualquer tratamento agudo do AVC isquêmico. Caso o paciente tenha sido tratado com rt-pa EV, o uso de ácido acetilsalicílico nas primeiras 24 horas não é recomendado. O uso de clopidogrel de emergência no AVC isquêmico agudo por sua vez não é bem estabelecido. Também não é estabelecido o uso de tirofibana (Aggrastat), eptifibatida (Integrilin) e dos antiagregantes plaquetários EV inibidores dos receptores da glicoproteína IIb IIIa.[3] O uso da dupla antiagregação plaquetária (bolo de clopidogrel 300 mg seguido por 75 mg dia por 90 dias associado a ácido acetilsalicílico 75 mg/dia nos primeiros 21 dias foi superior ao ácido acetilsalicílico sozinho em pacientes com AVC menor (escala do National Institutes of Health (NIHSS) <4) e nos AITs. Esse estudo foi realizado na China e aguarda confirmação de estudo ocidental sendo realizado no momento.[32]

7.6 RECOMENDAÇÕES PARA EXPANSÃO VOLÊMICA, VASODILATADORES E INDUÇÃO DE HIPERTENSÃO

Casos excepcionais de hipotensão provocam sintomas isquêmicos e necessitam de drogas vasoativas para manter o fluxo sanguíneo cerebral. A hemodiluição não é recomendada no tratamento do AVC isquêmico agudo, assim como indução de hipertensão deve ficar restrita a estudos clínicos. A administração de altas doses de albumina não é recomendada até que evidências mais robustas estejam disponíveis.[3]

7.7 RECOMENDAÇÕES E EVIDÊNCIA DO USO DE ESTRATÉGIAS DE NEUROPROTEÇÃO

Infelizmente não há droga neuroprotetora estabelecida para uso no AVC isquêmico. O uso da hipotermia no AVC isquêmico não é bem estabelecido e pode ocorrer dentro da realidade de estudos clínicos. Pacientes que estavam em uso de estatinas no início dos sintomas do AVC isquêmico devem permanecer em uso de tais medicações.[3]

7.8 RECOMENDAÇÕES DE CUIDADOS GERAIS NO AVC ISQUÊMICO AGUDO

Cuidados em unidade de AVC com reabilitação precoce são recomendados. Avaliação para disfagia em jejum é recomendada, e pacientes com disfagia devem usar sonda nasoentérica, nasogástrica ou gastrostomia até que recuperem a deglutição. A opção por gastrostomia deve ser feita após 3 semanas do uso de SNG/SNE sem recuperação da deglutição.[3]

O uso profilático de heparina deve ser recomendado para prevenção de tromboembolismo venoso, e a mobilização precoce de pacientes é recomendada. O uso de dispositivos de compressão mecânica intermitente nos membros inferiores para pacientes que não podem ser anticoagulados é recomendado.[3]

7.9 RECOMENDAÇÕES PARA O TRATAMENTO DAS COMPLICAÇÕES NEUROLÓGICAS AGUDAS

Pacientes com grandes áreas de infarto são de alto risco para complicar com edema cerebral e hipertensão intracraniana. Esses pacientes devem ser monitorados de perto nos 5 primeiros dias após o AVC. Medidas clínicas para tratamento de hipertensão intracraniana como hiperventilação, uso de soluções hipertônicas e manitol não são bem estabelecidas. O uso de corticoides não está indicado para o tratamento de edema cerebral no AVC isquêmico, podendo piorar o prognóstico clínico.[3] Por sua vez, a cirurgia descompressiva para edema maligno cerebral hemisférico é efetiva e diminui a mortalidade e a incapacidade em longo prazo. No entanto, a idade do paciente assim como as preferências familiares devem ser consideradas. A cirurgia descompressiva da fossa posterior para infartos cerebelares é eficiente na prevenção de herniação e compressão do tronco encefálico.[33]

Crises convulsivas recorrentes devem ser tratadas como outras complicações neurológicas. A escolha da droga antiepiléptica deve ser individualizada; no entanto, o uso de anticonvulsivante profilático não está recomendado.[3]

8 PROFILAXIA SECUNDÁRIA NO AVC ISQUÊMICO

Todos os pacientes com história de doença cerebrovascular devem realizar controle rigoroso dos fatores de risco. Inúmeros estudos sugerem que a redução da pressão arterial e a terapia com estatinas reduzem o risco de eventos cardiovasculares em pacientes com acidente vascular cerebral ou com alto risco para acidente vascular cerebral. Dessa maneira, a maioria dos pacientes com AVC isquêmico ou AIT deve ser tratada com todas as estratégias de redução de riscos disponíveis, como redução da pressão arterial, uso de estatinas e terapia antiagregante plaquetária.[3, 13]

8.1 REDUÇÃO DA PRESSÃO ARTERIAL

As diretrizes da American Stroke Association recomendam a redução da pressão arterial para a prevenção de AVC recorrente e outros eventos vasculares em pacientes com AVC isquêmico ou AIT após a fase aguda do evento isquêmico. Os inibidores da ECA e bloqueadores de receptor da angiotensina II parecem diminuir a mortalidade de doenças cardiovasculares, incluindo AVC isquêmico.[13]

8.2 DIABETES

Para pacientes com diabetes que apresentaram um AVC isquêmico ou AIT, após passar a fase aguda sugere-se o controle da glicemia próxima aos níveis normais. Essa recomendação é baseada em evidências de que o controle glicêmico rigoroso reduz complicações microvasculares. Não há evidências de que o controle glicêmico em pacientes diabéticos do tipo 2 reduza o risco de complicações macrovasculares e morte no longo prazo. Dieta, exercício, hipoglicemiantes orais e insulina são métodos comprovados para alcançar o controle glicêmico. A meta ideal da terapia é atingir um valor de HbA1C menor ou igual a 7%.[13]

8.3 DISLIPIDEMIA

A dislipidemia, particularmente a hipercolesterolemia, representa um importante fator de risco para AVC isquêmico. A introdução dos inibidores da HMG-CoA redutase (estatinas) trouxe importantes perspectivas para o controle das dislipidemias. Vários estudos revelaram que as estatinas reduzem a incidência de AVC isquêmico em pacientes com alto risco cardiovascular, sendo tal benefício praticamente equivalente ao do uso de antiagregantes plaquetários. Parece que os efeitos benéficos obtidos com o uso dos inibidores da HMG-CoA redutase, visando a redução de eventos vasculares cerebrais, são maiores que os esperados apenas com o controle dos níveis séricos de colesterol, sugerindo-se que outros mecanismos tenham participação na ação das estatinas sobre a prevenção do AVC isquêmico. Aliás, as estatinas melhoram a função endotelial, reduzindo a ativação plaquetária, limitando a inflamação.

Considerando a prevenção secundária do AVC isquêmico, recomenda-se reduzir os níveis de LDL-colesterol para menos que 100 mg% e aumentar o HDL-colesterol para taxas acima de 60 mg%, atuando-se de forma mais agressiva naqueles pacientes com outros fatores de risco, associados como na síndrome metabólica.[13]

8.4 MUDANÇA DE ESTILO DE VIDA

Para os pacientes com fatores de risco relacionados ao estilo de vida, incluindo: obesidade, sedentarismo, níveis elevados de triglicerídeos, HDL baixo, síndrome metabólica, sugerem-se modificações no estilo de vida, incluindo a redução da ingestão de gordura saturada.

Uma série de modificações comportamentais e de estilo de vida pode reduzir o risco de AVC e doença cardiovascular. A cessação do tabagismo, o consumo limitado de álcool, o controle de peso, atividade física aeróbica regular, restrição de sal, dieta rica em frutas, legumes e produtos lácteos com baixo teor de gordura são recomendados pelas diretrizes da ASA. Recomenda-se a cessação do tabagismo para pacientes que tiveram AVC isquêmico ou AIT.

O papel do álcool como fator de risco para AVC é controverso: vários estudos epidemiológicos a esse respeito produziram resultados conflitantes. Parece haver risco elevado em pessoas que consomem grandes quantidades de álcool, ao passo que a ingestão de pequenos volumes, particularmente de vinho, teria efeito protetor quando comparada com a população abstêmia.

A atividade física deve ser plenamente encorajada nos pacientes capazes de realizá-la, devendo ser praticada regularmente em todas as faixas etárias. Trinta minutos diários de caminhada, pelo menos quatro vezes por semana, são suficientes para diminuir significativamente o risco de AVC.[13]

8.5 ANTIAGREGANTES PLAQUETÁRIOS

Todos os pacientes com AIT ou AVC isquêmico de origem aterosclerótica devem receber um agente antiagregante plaquetário. Ácido acetilsalicílico 100 a 325 mg ou clopidogrel 75 mg/dia são opções razoáveis para a terapia inicial.[13]

8.6 ANTICOAGULANTES

Pacientes com AVC isquêmico de fonte cardíaca, particularmente aqueles com FA, devem ser submetidos a anticoagulação com varfarina ou, em caso de FA não valvar, com um dos novos anticoagulantes (apixabana, dabigatrana ou rivaroxabana). Outras indicações de tratamento anticoagulante são a prevenção secundária do AVC em estados de hipercoagulabilidade, como na síndrome de anticorpos antifosfolipídeos.[13, 34]

8.7 ENDARTERECTOMIA E ANGIOPLASTIA CAROTÍDEAS

Em 1991, os estudos North American Symptomatic Endarterectomy Trial (NASCET) e European Carotid Surgery Trial (ECST) comprovaram a eficácia da endarterectomia carotídea em situações de estenose severa, entre 70 e 99%, na prevenção de AVC em pacientes com evento isquêmico carotídeo recente AVC com pequena sequela ou AIT.[13]

Na indicação de procedimentos para pacientes sintomáticos com estenose carotídea moderada (50-69%) o benefício da cirurgia é mais modesto, aparentemente restrito aos homens e em serviços com baixa taxa de complicações cirúrgicas.[13]

A indicação de endarterectomia de carótida em pacientes assintomáticos é mais controversa. Embora validada em um estudo randomizado para estenoses acima de 60% e baixo risco cirúrgico e angiográfico (< 3%), sua indicação deve ser cuidadosamente individualizada, visto que o risco de AVC nessa população assintomática é baixo.

A angioplastia com *stent* aparece como alternativa ao tratamento para estenoses carotídeas, tendo em vista que seus resultados nos ensaios clínicos não foram melhores que os da cirurgia de endarterectomia.[13, 35]

9 ACIDENTE VASCULAR CEREBRAL HEMORRÁGICO

O acidente vascular cerebral hemorrágico (AVCH) acontece por ruptura espontânea (não traumática) de um vaso, com extravasamento de sangue para o interior do cérebro (hemorragia intraparenquimatosa cerebral-HIC), para o espaço subaracnóideo (hemorragia subaracnóidea) e/ou para o sistema ventricular (hemorragia intraventricular). HIC causa 8-20% dos AVCs, com incidência variando de 12 a 31 por 100.000 pessoas.[36] São fatores de risco para HIC: hipertensão arterial, idade avançada, raça negra, abuso de álcool, níveis baixos de colesterol total, LDL e triglicerídeos.[2]

Hipertensão é a etiologia mais comum de HIC, enquanto angiopatia amiloide é a causa mais frequente de hemorragia lobar não traumática. Causas menos frequentes de HIC incluem trombose venosa cerebral com infarto hemorrágico, embolia séptica, vasculites, doença de *moyamoya*, uso de drogas incluindo os vasoconstritores e sangramento secundário a tumores cerebrais. Essas causas devem ser sempre investigadas em pacientes não hipertensos e sem evidência de micro-hemorragias sugestivas de angiopatia amiloide na RM de encéfalo.

HIC hipertensiva acomete o território de artérias penetrantes, que são particularmente suscetíveis aos efeitos da hipertensão prolongada.[37] Anatomicamente, essas artérias se dispõem em ângulo de aproximadamente 90° com as artérias das quais emergem, perdendo assim a proteção do decréscimo progressivo e gradual de calibre dos vasos e sendo expostas a pressões iguais às das artérias das quais se originam. Artérias intracranianas penetrantes suprem o mesencéfalo (artérias penetrantes originadas da artéria basilar), os tálamos (artérias talamoestriadas penetrantes dos segmentos proximais das artéria cerebrais posteriores) e os núcleos da base (putâmen e caudado - artérias lenticuloestriadas, penetrantes do segmento M1 da artéria cerebral média). Assim as localizações mais frequentes de HIC hipertensiva incluem tálamos, núcleos da base, mesencéfalo e núcleos cerebelares profundos. As artérias penetrantes submetidas a um regime de hipertensão crônica desenvolvem hiperplasia da íntima e hialinose da parede do vaso, o que predispõe a necrose focal, causando falhas na parede dos vasos. Essas falhas na parede vascular (chamadas frequentemente de pseudoaneurismas) podem levar a uma hemorragia maciça, principalmente se a cascata de coagulação do paciente não for capaz de compensar a ruptura do vaso.[38]

Na angiopatia amiloide ocorrem depósitos de peptídeo beta-amiloide em vasos de pequeno e médio calibres do cérebro e das meninges. Angiopatia amiloide pode ser assintomática, se apresentar como sintomas neurológicos focais transitórios, como uma leucoencefalopatia com declínio cognitivo, ou como etiologia de uma HIC lobar. A localização lobar das HIC associadas à angiopatia amiloide reflete a distribuição vascular de depósito de beta-amiloide. Hemorragias associadas a angiopatia amiloide ocorrem mais frequentemente nas regiões posteriores do encéfalo. Por serem superficiais, HIC com angiopatia amiloide como etiologia frequentemente se estendem ao espaço subaracnóideo e têm menos inundação ventricular do que HIC hipertensivas.[39]

O quadro clínico inicial varia com a topografia do sangramento. Não é possível determinar se a origem dos sintomas se deve a isquemia ou hemorragia com base em características clínicas. Vômitos, hipertensão arterial em níveis extremos à admissão (PA sistólica acima de 220 mmHg), cefaleia intensa, coma ou rebaixamento do nível de consciência podem sugerir hemorragia, embora nenhum desses achados seja específico. A realização de estudo de neuroimagem é portanto mandatória e emergencial durante a abordagem inicial.[2]

Tomografia de crânio sem contraste é o exame mais amplamente utilizado para diagnóstico de HIC, que aparece na TC de crânio quase que imediatamente após o início dos sintomas. Através da TC de crânio podemos definir a localização e o volume do hematoma. O cálculo do volume do hematoma pode ser feito pela fórmula A x B x C/2 (volume de uma elipse), em que A é o maior diâmetro do hematoma no corte tomográfico com maior área de hemorragia (corte índex), B, o maior diâmetro perpendicular a A no mesmo corte tomográfico, e C, aproximadamente o número de cortes da TC em que o hematoma aparece multiplicado pela espessura do corte em centímetros. Para cálculo de C, cada corte tomográfico deve ser comparado com o corte índex. Todos os cortes em que o hematoma tiver > 75% da área do corte índex são contados como um corte; os cortes em que o hematoma tiver entre 25 e 75% da área do corte índex são contados como 0,5; e os cortes em que o hematoma possuir < 25% da área do corte índex são desprezados.[2,40]

A TC de crânio com angiotomografia é capaz ainda de identificar aqueles pacientes com maior chance de expansão da HIC, principal causa de deterioração neurológica nas primeira horas pós-sangramento, ocorrendo em cerca de 1/3 dos pacientes. A angiotomografia, quando realizada na fase aguda, pode demostrar um sinal radiológico chamado *spot sign*, que está associado à expansão do hematoma em 70% dos casos. Esse achado indica a presença de extravasamento de contraste para dentro do hematoma e está associado a pior prognóstico.[2,41]

9.1 MANEJO CLÍNICO DO PACIENTE COM HIC

Pacientes com HIC devem ser internados em uma unidade de terapia intensiva neurológica quando possível, pois a admissão em unidades especializadas se associa a melhor desfecho clínico nesses pacientes. Na avaliação inicial devem ser priorizadas medidas de suporte geral como proteção de vias aéreas, monitoração cardíaca, manutenção adequada da temperatura corporal e manutenção de níveis normais de glicemia.[2]

Um estudo recente (INTERACT II) demonstrou que a redução da PA de forma agressiva nas primeiras 6 horas do sangramento (PAS abaixo de 140 mmHg) é segura e está associada a redução de incapacidade e melhor qualidade de vida em pacientes com HIC, apesar de não reduzir mortalidade.[4,23] Portanto, recomenda-se naqueles pacientes sem evidência de hipertensão intracraniana redução da PA de forma precoce, rápida e sustentada para valores de PAS abaixo de 140 mmHg. Caso o paciente tenha sinais clínicos de hipertensão intracraniana, deve ser realizada monitoração da pressão intracraniana (PIC), e a redução da PA deve ser guiada pela pressão de perfusão (PPC) cerebral (pressão arterial média – PIC), mantendo-se uma PPC maior que 60 mmHg. A PIC deve ser monitorada nos pacientes com Escala de Coma de Glasgow < 8 ou evidência clínica de herniação transtentorial (colocação de um cateter ventricular, subdural ou parenquimatoso).[2] A vantagem do cateter ventricular é a possibilidade de realizar drenagem liquórica como tratamento da hipertensão intracraniana. O tratamento da PIC em pacientes com HIC segue os princípios utilizados no paciente com trauma

cranioencefálico, incluindo desde a derivação liquórica, passando pelo uso de medicações osmóticas (manitol ou solução hipertônica), otimização de sedação, bloqueio neuromuscular e hiperventilação leve (com o intuito de manter $PaCO_2$ entre 30-35 mmHg). Coma barbitúrico, hipotermia e craniectomia descompressiva são considerados tratamentos de segunda linha para hipertensão intracraniana refratária.[2]

O risco de crises epilépticas em pacientes com HIC varia de 4,2 a 29%. Apesar do risco relativamente alto, não se deve realizar profilaxia de crises epilépticas em pacientes com HIC, seja o hematoma lobar ou profundo, porque estudos demonstram que o uso de antiepilépticos não reduz o risco de o paciente apresentar crises, além de estar associado a pior desfecho cognitivo, principalmente quando utilizada a fenitoína.[44] A ocorrência de crises epilépticas indica tratamento com drogas antiepilépticas, e um eletroencefalograma deve ser realizado para detectar crises naqueles pacientes com sintomas sutis e suspeita de crise epilépticas não convulsivas.[2]

9.2 MANEJO CIRÚRGICO DO PACIENTE COM HIC

As indicações de tratamento cirúrgico em pacientes com HIC são controversas e dependem da localização do hematoma. Pacientes com HIC cerebelar que apresentam deterioração do nível de consciência ou que apresentem compressão de tronco encefálico na TC de crânio e/ou hidrocefalia devem ser submetidos a cirurgia descompressiva.[2] A colocação de derivação ventricular externa sem descompressão da fossa posterior traz o risco teórico de herniação cerebelar ascendente e não deve ser realizada. A evacuação de hematomas supratentoriais é uma questão ainda mais discutida, e o papel do tratamento cirúrgico em evitar morte ou incapacidade não foi definido. A evacuação cirúrgica de hematomas supratentoriais deve então ficar reservada aos pacientes que apresentem importante efeito de massa local.[2,43] O prognóstico em longo prazo desses pacientes deve ser levado em conta na decisão terapêutica. Portanto, a cirurgia para evacuação de hematomas supratentoriais não deve ser recomendada rotineiramente. Técnicas menos invasivas como aspiração endoscópica do coágulo e uso de fibrinolíticos local para dissolver o coágulo após aspiração têm sido avaliadas em estudo clínicos randomizados.[2] Pacientes com hemorragia intraventricular apresentam risco de hidrocefalia, principalmente se há acometimento do terceiro e quarto ventrículos. Pacientes com deterioração neurológica e hidrocefalia devem ser submetidos a derivação ventricular externa. O uso de fibrinolítico intraventricular para evitar hidrocefalia e mau prognóstico também está em estudo no momento.[2,45]

9.3 PROGNÓSTICO

O prognóstico do paciente com HIC depende da gravidade da apresentação clínica inicial, da idade do paciente, do volume e localização do hematoma e da presença de hemorragia intraventricular. Diversas escalas já foram elaboradas, na tentativa de conseguir definir prognóstico com precisão em pacientes com HIC, e a mais utilizada é a escala do ICH (Intracerebral Hemorrhage), descrita na Tabela 83.9.[2,46] Pacientes com 4 ou mais pontos na escala do ICH apresentam mortalidade superior a 90%.

TABELA 83.9 Escala do ICH (Intracerebral Hemorrhage)

CARACTERÍSTICA	PONTUAÇÃO DO ICH
Escala de Coma de Glasgow	
3 - 4	2
5-12	1
13-15	0
Volume do hematoma (cm³)	
> 30	1
<30	0
Inundação ventricular	
Sim	1
Não	0
Sangramento infratentorial	
Sim	1
Não	0
Idade do paciente	
< 80	1
> 80	0
Total do ICH	0 - 6

REFERÊNCIAS BIBLIOGRÁFICAS

1. Roger VL, Go AS, Lloyd-Jones DM, Benjamin EJ, Berry JD, Borden WB, et al. Heart disease and stroke statistics--2012 update: A report from the American Heart Association. Circulation 2012;125:e2-e220
2. Morgenstern LB, Hemphill JC, 3rd, Anderson C, Becker K, Broderick JP, Connolly ES, Jr., et al. Guidelines for the management of spontaneous intracerebral hemorrhage: A guideline for healthcare professionals from the American Heart Association/American Stroke Association. Stroke 2010;41:2108-2129
3. Jauch EC, Saver JL, Adams HP, Jr., Bruno A, Connors JJ, Demaerschalk BM, et al. Guidelines for the early management of patients with acute ischemic stroke: A guideline for healthcare professionals from the American Heart Association/American Stroke Association. Stroke 2013;44:870-947
4. Andre C, Curioni CC, Braga da Cunha C, Veras R. Progressive decline in stroke mortality in Brazil from 1980 to 1982, 1990 to 1992, and 2000 to 2002. Stroke; a Journal of Cerebral Circulation. 2006;37:2784-2789
5. de Carvalho JJ, Alves MB, Viana GA, Machado CB, Dos Santos BF, Kanamura AH, et al. Stroke epidemiology, patterns of management, and outcomes in Fortaleza, Brazil: A hospital-based multicenter prospective study. Stroke 2011.
6. Lavados PM, Hennis AJ, Fernandes JG, Medina MT, Legetic B, Hoppe A, et al. Stroke epidemiology, prevention, and management strategies at a regional level: Latin America and the Caribbean. Lancet Neurology 2007;6:362-372
7. Lavados PM, Sacks C, Prina L, Escobar A, Tossi C, Araya F, et al. Incidence, case-fatality rate, and prognosis of ischaemic stroke subtypes in a predominantly hispanic-mestizo population in Iquique, Chile (Piscis Project): A community-based incidence study. Lancet Neurol2007;6:140-148.
8. Schwamm LH, Fonarow GC, Reeves MJ, Pan W, Frankel MR, Smith EE, et al. Get with the guidelines-stroke is associated with sustained improvement in care for patients hospitalized with acute stroke or transient ischemic attack. Circulation 2009;119:107-115.
9. Siket MS, Edlow J. Transient ischemic attack: An evidence-based update. Emerg Med Pract 2013;15:1-26
10. Sacco RL, Kasner SE, Broderick JP, Caplan LR, Connors JJ, Culebras A, et al. An updated definition of stroke for the 21st century: A statement for healthcare professionals from the American Heart Association/ American Stroke Association. Stroke 2013;44:2064-2089
11. Sato S, Minematsu K. [Transient ischemic attack: Past, present, and future]. Brain Nerve 2013;65:729-738.
12. Mohr JP. History of transient ischemic attack definition. Front Neurol Neurosci 2014;33:1-10.
13. Furie KL, Kasner SE, Adams RJ, Albers GW, Bush RL, Fagan SC, et al. Guidelines for the prevention of stroke in patients with stroke or transient ischemic attack: A guideline for healthcare professionals from the American Heart Association/American Stroke Association. Stroke 2011;42:227-276.
14. Goldstein LB, Bushnell CD, Adams RJ, Appel LJ, Braun LT, Chaturvedi S, et al. Guidelines for the primary prevention of stroke: A guideline for healthcare professionals from the American Heart Association/ American Stroke Association. Stroke 2011;42:517-584
15. O'Donnell MJ, Xavier D, Liu L, Zhang H, Chin SL, Rao-Melacini P, et al. Risk factors for ischaemic and intracerebral haemorrhagic stroke in 22 countries (The Interstroke Study): A case-control study. Lancet 2010;376:112-123.
16. Lawes CM, Bennett DA, Feigin VL, Rodgers A. Blood pressure and stroke: An overview of published reviews. Stroke 2004;35:1024.
17. Boriani G, Botto GL, Padeletti L, Santini M, Capucci A, Gulizia M, et al. Improving stroke risk stratification using the chads2 and cha2ds2-vasc risk scores in patients with paroxysmal atrial fibrillation by continuous arrhythmia burden monitoring. Stroke 2011;42:1768-1770
18. Iso H, Jacobs DR, Jr., Wentworth D, Neaton JD, Cohen JD. Serum cholesterol levels and six-year mortality from stroke in 350,977 men screened for the multiple risk factor intervention trial. N Engl J Med 1989;320:904-910.
19. Wolf PA, D'Agostino RB, Kannel WB, Bonita R, Belanger AJ. Cigarette smoking as a risk factor for stroke. The Framingham Study. JAMA 1988;259:1025-1029
20. Isozumi K. Obesity as a risk factor for cerebrovascular disease. Keio J Med 2004;53:7-11.
21. Morrill AC, Chinn CD. The obesity epidemic in the United States. J Public Health Policy 2004;25:353-366.
22. Adams HP, Jr., Woolson RF, Biller J, Clarke W. Studies of org 10172 in patients with acute ischemic stroke. TOAST Study Group. Haemostasis 1992;22:99-103
23. Ay H, Furie KL, Singhal A, Smith WS, Sorensen AG, Koroshetz WJ. An evidence-based causative classification system for acute ischemic stroke. Ann Neurol 2005;58:688-697.
24. Ay H, Benner T, Arsava EM, Furie KL, Singhal AB, Jensen MB, et al. A computerized algorithm for etiologic classification of ischemic stroke: The causative classification of stroke system. Stroke 2007;38:2979-2984.
25. Stone WM. Ischemic stroke syndromes: Classification, pathophysiology and clinical features. Med Health R I 1998;81:197-203.

26. Yenari MA. Pathophysiology of acute ischemic stroke. Cleve Clin J Med 2004;71 Suppl 1:S25-27.

27. Rajanikant GK, Pretorius E. Critical appraisal of ischemic stroke pathophysiology: Road to cerebral resuscitation? Curr Med Chem 2013.

28. Tanaka K. [Pathophysiology of brain injury and targets of treatment in acute ischemic stroke]. Rinsho Shinkeigaku 2013;53:1159-1162

29. Bejot Y. Understanding lacunar stroke: Also an epidemiological challenge. Eur J Neurol 2012;19:1051-1052.

30. Kumar S, Caplan LR. Why identification of stroke syndromes is still important. Curr Opin Neurol 2007;20:78-82.

31. Berkhemer OA, Fransen PS, Beumer D, van den Berg LA, Lingsma HF, Yoo AJ, et al. A randomized trial of intraarterial treatment for acute ischemic stroke. The New England Journal of Medicine 2015;372:11-20

32. Gorelick PB, Farooq MU. Aspirin plus clopidogrel in acute minor ischaemic stroke or transient ischaemic attack is superior to aspirin alone for stroke risk reduction: Chance trial. Evid Based Med 2013.

33. Wijdicks EF, Sheth KN, Carter BS, Greer DM, Kasner SE, Kimberly WT, et al. Recommendations for the management of cerebral and cerebellar infarction with swelling: A statement for healthcare professionals from the American Heart Association/American Stroke Association. Stroke 2014.

34. Armaganijan L, Patel D, Dietrich C, Morillo CA. Stroke prevention in atrial fibrillation: Latest clinical trials and guidelines. Pharmaceuticals (Basel) 2012;5:384-397.

35. Rothwell PM, Eliasziw M, Gutnikov SA, Fox AJ, Taylor DW, Mayberg MR, et al. Analysis of pooled data from the randomised controlled trials of endarterectomy for symptomatic carotid stenosis. Lancet 2003;361:107-116.

36. Burns JD, Manno EM. Primary intracerebral hemorrhage: Update on epidemiology, pathophysiology, and treatment strategies. Compr Ther 2008;34:183-195.

37. Juvela S. Risk factors for impaired outcome after spontaneous intracerebral hemorrhage. Arch Neurol 1995;52:1193-1200.

38. Fewel ME, Thompson BG, Jr., Hoff JT. Spontaneous intracerebral hemorrhage: A review. Neurosurg Focus 2003;15:E1.

39. Cheung WK, Shu YP, Tseng SC, Wang KL. Spontaneous intracerebral hemorrhage secondary to cerebral amyloid angiopathy. J Am Geriatr Soc 2009;57:1714-1716.

40. Kothari RU, Brott T, Broderick JP, Barsan WG, Sauerbeck LR, Zuccarello M, et al. The ABCs of measuring intracerebral hemorrhage volumes. Stroke 1996;27:1304-1305.

41. Goldstein JN, Fazen LE, Snider R, Schwab K, Greenberg SM, Smith EE, et al. Contrast extravasation on ct angiography predicts hematoma expansion in intracerebral hemorrhage. Neurology 2007;68:889-894.

42. Anderson CS, Heeley E, Huang Y, Wang J, Stapf C, Delcourt C, et al. Rapid blood-pressure lowering in patients with acute intracerebral hemorrhage. N Engl J Med 2013;368:2355-2365.

43. Marchuk G, Kaufmann AM. Spontaneous supratentorial intracerebral hemorrhage: The role of surgical management. Can J Neurol Sci 2005;32 Suppl 2:S22-30.

44. Naidech AM, Garg RK, Liebling S, Levasseur K, Macken MP, Schuele SU, et al. Anticonvulsant use and outcomes after intracerebral hemorrhage. Stroke 2009;40:3810-3815.

45. Dey M, Stadnik A, Awad IA. Spontaneous intracerebral and intraventricular hemorrhage: Advances in minimally invasive surgery and thrombolytic evacuation, and lessons learned in recent trials. Neurosurgery 2014;74 Suppl 1:S142-150.

46. Hemphill JC, 3rd, Bonovich DC, Besmertis L, Manley GT, Johnston SC. The ICH Score: A simple, reliable grading scale for intracerebral hemorrhage. Stroke 2001;32:891-897.

TRATAMENTO ENDOVASCULAR DE ESTENOSE DA ARTÉRIA CARÓTIDA

84

Nelson Wolosker
Alexandre Fioranelli

1 INTRODUÇÃO

Estenose de artéria carótida (EAC) é a terceira causa de acidente vascular cerebral (AVC), e estudos de triagem permitiram estimar que 3,8% dos homens e 2,7% das mulheres entre 25 e 84 anos podem apresentar EAC assintomática. Essa prevalência chega a 8% em populações de pacientes mais idosos (ou seja, com 70 anos ou mais), e também é mais alta entre indivíduos com níveis aumentados de colesterol, hipertensão arterial sistêmica, diabetes melito e/ou tabagistas.[1] O risco de AVC em indivíduos com EAC assintomática é de aproximadamente 2% a 3% em 1 ano; já para os indivíduos com EAC sintomática, esse risco pode chegar a 25% em 1 ano.[2]

Por outro lado, a EAC é a principal causa de AVC que pode ser prevenida, tanto por meio de controle de seus fatores de risco quanto por meio de tratamento clínico associado a intervenção cirúrgica ou endovascular.[3]

Os últimos 60 anos trouxeram avanços significativos no tratamento da doença carotídea, desde que, na década de 1950, Scott, DeBakey e Cooley realizaram a primeira endarterectomia de carótida e publicaram os promissores resultados desse procedimento.[4] Quase três décadas depois, a partir da já então conhecida angioplastia para correção de artérias periféricas, Mathias *et al.*[5,6] desenvolveram a angioplastia percutânea para tratamento da EAC, cujos bons resultados fizeram com que seu uso se expandisse consideravelmente nos anos posteriores.[7-9]

Com o advento do *stent,* houve significativo progresso sobre a angioplastia convencional, com melhora nos resultados referentes a porcentagens de reestenoses, prevenção do *recoil* elástico e tratamento das dissecções locais.

A princípio, a revascularização endovascular da estenose de artéria carótida era realizada com o posicionamento de dispositivos (*stents*) expandidos por balão, que, todavia, apresentavam importante propensão para compressão extrínseca, além de altas taxas de complicações maiores.[10] O desenvolvimento dos *stents* de arame autoexpansíveis e, depois, dos dispositivos feitos de nitinol[11] resolveu muitas das preocupações com os resultados da técnica, mas a prevenção de acidente vascular embólico ainda era um grande desafio. Logo, porém, rapidamente se desenvolveram dispositivos avançados de proteção antiembólica cerebral, a partir do uso de um balão oclusivo na artéria carótida distal, inicialmente proposto por Theron *et al.*, em 1990.[12]

Hoje é amplamente aceito que a abordagem endovascular para revascularização da artéria carótida em casos selecionados pode ser muito mais simples do que a endarterectomia, podendo, inclusive, ser realizada em ambiente ambulatorial. De toda forma, diversos ensaios clínicos randomizados vêm sendo realizados para que se determine a eficácia de fato da revascularização endovascular da artéria carótida (REAC).

2 INDICAÇÕES E CONTRAINDICAÇÕES À REVASCULARIZAÇÃO DA ARTÉRIA CARÓTIDA

Via de regra, as indicações para a abordagem endovascular para a REAC são bastante específicas. Trata-se, assim, de procedimento indicado para:

a. pacientes sintomáticos, com estenose na artéria carótida interna maior do que 70% e com alto risco operatório e/ou com alto risco anatômico. Recorde-se que alto risco operatório inclui as cardiopatias clinicamente significativas (infarto agudo do miocárdio prévio, fração de ejeção ≤ 30% e angina instável) e a doença pulmonar grave, enquanto alto risco anatômico inclui bifurcação carotídea alta em relação ao ângulo da mandíbula; estenose importante na artéria carótida comum abaixo da clavícula; oclusão da artéria carótida contralateral; paralisia recorrente do nervo laríngeo contralateral; cirurgia radical ou radioterapia prévia na região do pescoço; traqueostomia; e recorrência de estenose após endarterectomia.

b. pacientes assintomáticos com estenose maior que 80%, sem risco operatório importante (menor que 3%), e com idade inferior a 75 anos. Em estudo recente envolvendo a história natural de estenoses severas em pacientes assintomáticos em uso de terapia clínica pôde-se observar o desenvolvimento de sintomas neurológicos ipsilaterais precocemente, especialmente em estenoses severas, concluindo que terapia médica com ácido acetilsalicílico e estatinas falhou no controle em pacientes assintomáticos com estenose severa, validando a regra de procedimento cirúrgico nesse grupo de pacientes.[13] Da mesma forma, 10 anos de seguimento dos dados do estudo ACST de-

monstram o benefício da endarterectomia sobre a terapia médica otimizada com significância estatística.[14,15,16]

c. pacientes sintomáticos com estenose entre 50-70%, desde que risco cirúrgico menor que 6%.

De toda forma, as indicações para REAC devem se fundamentar, inicialmente, na apresentação e no tipo de sintomas e no grau de estenose.[17] A seleção dos pacientes elegíveis para REAC deve visar à redução nas taxas de complicações e à otimização dos resultados da intervenção, o que inclui a identificação prévia de fatores clínicos e anatômicos que possam vir a aumentar o risco operatório.[18]

2.1 FATORES CLÍNICOS

Do ponto de vista clínico, a indicação para REAC deve considerar a presença ou a ausência de sintomas, o tempo da sintomatologia (quando presente), a idade e o gênero do paciente, bem como a presença de doenças associadas.

Parece não haver mais dúvidas quanto à elegibilidade para REAC no caso de pacientes sintomáticos com estenose carotídea maior que 70% e, em casos mais cuidadosamente selecionados, com estenose carotídea entre 50% e 70%. Nessas condições, o risco perioperatório é inferior a 6%.[19] Ressalte-se, todavia, que o risco da REAC pode ser maior do que o da cirurgia aberta no caso de pacientes sintomáticos em geral.[20,21]

Ainda não há consenso estabelecido sobre o melhor momento para a realização da REAC em pacientes sintomáticos. Essa intervenção realizada nas 2 primeiras semanas a partir do aparecimento de sintomas, representados pela ocorrência de AVC, já se mostrou fator preditivo de maior risco de complicações (26%) nos 30 dias que se seguem ao tratamento.[22] Por outro lado, já foi relatada taxa de apenas 1,7% de eventos adversos nos primeiros 30 dias após a intervenção, quando a REAC foi realizada entre 24 e 48 horas após ataque isquêmico transitório ou entre 14 e 30 dias após AVC menor.[23]

É importante relembrar constantemente que o objetivo da intervenção carotídea, seja endarterectomia ou angioplastia, é prevenir evento neurológico hemisférico ipsilateral. A presença de estenose carotídea sintomática recente apresenta trombo fresco e pode resultar em risco maior de eventos sintomáticos em seguimento de curto prazo. Não há evidência atual suficiente para indicar angioplastia em período hiperagudo de sintomas. Entretanto, a endarterectomia em período precoce apresenta risco menor e mais aceitável. Portanto, o que a literatura mostra no momento é que a manipulação cirúrgica através de endarterectomia em estenose carotídea sintomática recente com trombos e hemorragia intraplaca continua a apresentar risco cirúrgico menor em relação à manipulação com a angioplastia. Avanços futuros tecnológicos poderão mudar esse conceito, porém no momento a endarterectomia é a terapia de escolha.[24,25]

No caso de pacientes assintomáticos, estenoses de grau muito severo podem ser tratadas preferencialmente com cirurgia aberta, com risco perioperatório inferior a 3%.[17] O tratamento endovascular de pacientes assintomáticos com baixo risco cirúrgico deve ser avaliado individualmente, considerando, de modo especial, a presença de eventuais comorbidades.

Em pacientes com 80 anos ou mais, o risco de complicações após REAC é muito maior. O risco para AVC ou morte nos primeiros 30 dias após o procedimento chega a 11,3% nessa população etária, para a qual muitos autores contraindicam a REAC, já que a idade avançada tem sido reiteradamente identificada com o principal fator preditivo desse risco.[2] Apesar do caráter menos invasivo da REAC, deve-se considerar que pacientes mais idosos apresentam doença aterosclerótica mais extensa, a qual pode resultar em tortuosidade arterial, calcificação difusa e reservas cerebrovasculares prejudicadas, motivo pelo qual se recomenda antes da indicação da REAC avaliação cuidadosa do paciente já a partir dos 70 anos.[26]

Mulheres sintomáticas assim como assintomáticas apresentam taxas de complicação perioperatória duas vezes maiores do que os homens quando a correção da estenose de carótida é realizada com cirurgia aberta.[27,28] Em mulheres assintomáticas, o risco de AVC em 5 anos após a endarterectomia também é significativamente maior do que nos homens assintomáticos.[29] Esses resultados associados ao gênero feminino ainda não foram relatados quando o tratamento instituído foi a REAC, razão pela qual se recomenda cautela na indicação de REAC para mulheres, até que ensaios clínicos randomizados focalizem essa variável de forma mais efetiva.

Na avaliação da presença de comorbidades no paciente com EAC, deve-se considerar que a doença cardíaca é a causa mais frequente de óbito dessa população após uma endarterectomia.[30] É nesse sentido que a REAC, por sua natureza menos invasiva, vem sendo recomendada para pacientes com doenças cardíacas associadas, uma vez que, nesse grupo de pacientes, já foi relatada a superioridade da REAC em relação à cirurgia aberta no que se refere a taxas significativamente menores de ocorrência de infarto agudo do miocárdio e a taxas também menores (embora não de modo significativo) de ocorrência de AVC.[31]

A prevalência de EAC em pacientes com indicação cirúrgica para reparo da artéria coronária oscila entre 9% e 28%, e os resultados da realização de REAC associada a revascularização da artéria coronária ainda são bastante controversos.[32] Já foi relatada incidência significativamente menor de eventos adversos em pacientes tratados com REAC e cirurgia coronária (5%), quando comparados a pacientes submetidos a endarterectomia e cirurgia cardíaca (19%).[33,34] Por outro lado, também já foi evidenciado que a taxa cumulativa de AVC e morte em 30 dias (12%) pode ser tão alta quanto aquela observada com a cirurgia aberta.[35]

O planejamento de REAC seguida de revascularização cardíaca deve contemplar o menor intervalo possível entre a REAC e o reparo cardíaco aberto, de modo a reduzir o risco de óbito no caso de pacientes instáveis. Já no caso de pacientes com angina crônica estável, a cirurgia cardíaca deve ser realizada 3 a 4 semanas após a REAC, e a terapêutica antiplaquetária deve ser mantida até o quinto dia anterior à cirurgia. Esse planejamento também deve incluir estratégias para evitar o risco de sangramento aumentado durante a revascularização coronária devido ao regime antiplaquetário instituído após a REAC. Ainda, em casos de urgência, o paciente pode ser submetido a revascularização coronária após REAC bem-sucedida, independentemente da terapêutica antiplaquetária, desde que se esteja usando apenas ácido acetilsalicílico e que se inicie o uso de clopidogrel imediatamente após a cirurgia, ou desde que inibidores IIb/IIIa de glicoproteína, de curta ação, sejam usados durante a REAC, situação em que a revascularização coronária pode ser realizada depois de 4 a 6 horas.[36]

É importante ressaltar que pacientes intolerantes a agentes antiplaquetários ou pacientes de risco para complicações hemorrágicas (como aqueles que apresentam úlcera péptica ativa ou história de sangramento gastrintestinal) podem ser submetidos a intervenções cirúrgicas abertas 3 semanas após a REAC.[36]

Reserva cerebral reduzida, insuficiência renal crônica e diabetes melito são comorbidades que também devem ser consideradas na indicação de REAC.

A correção de EAC está sabidamente associada a algum grau de embolia cerebral, que pode ser bem tolerado por pacientes com boa reserva cerebral, mas não por pacientes que apresentem um hemisfério sem bom suporte colateral. Nesse sentido, já se relatou que a taxa e a extensão de embolia são significativamente maiores na REAC do que na endarterectomia, muito embora se trate de embolia silenciosa na maior parte dos casos.[37] Desse modo, déficits neurológicos após a REAC ocorrem com maior probabilidade em pacientes com história prévia de AVC, infartos lacunares, ou com quadro demencial em diferentes estágios.[38]

A insuficiência renal crônica severa é, de modo geral, importante contraindicação para a REAC. Nos pacientes com EAC assintomáticos, a insuficiência renal crônica é fator de risco amplamente conhecido para a ocorrência de um primeiro AVC,[39] além de acarretar alta taxa de complicações perioperatórias tanto após a REAC quanto após a endarterectomia.[40] A estratégia para a redução da ocorrência de nefropatia induzida por contraste nesses pacientes inclui hidratação intravenosa pré-operatória, farmacoterapia para proteção renal e diluição de contraste em soro fisiológico.

Embora o diabetes melito acarrete risco três vezes maior para a ocorrência de AVC isquêmico, e apesar de a doença vascular ser muito mais extensa em indivíduos diabéticos e, por isso, exigir intervenções mais complexas com maior risco para complicações, não há qualquer relato publicado sobre maiores taxas de complicações em pacientes diabéticos submetidos à REAC. De toda forma, a indicação de REAC nesse grupo de pacientes deve considerar a presença de outras comorbidades e estimar os benefícios dessa intervenção.[36]

Por fim, ainda que seja baixa a taxa de ocorrências de dano ao nervo craniano, infecções e sangramento no paciente em situação típica tratado com endarterectomia, esse risco deve ser considerado em pacientes que tenham sido submetidos anteriormente a cirurgia de pescoço, irradiação ou traqueostomia, casos em que a REAC é uma alternativa promissora.

2.2 FATORES ANATÔMICOS

A realização da REAC envolve o sítio de punção remota, o acesso vascular para o vaso-alvo, a bifurcação carotídea e a vascularização intracraniana, e a condição de cada uma dessas regiões anatômicas pode influenciar na indicação e nos resultados da intervenção, tanto cirúrgica quanto endovascular. Por essa razão, a investigação das condições anatômicas do paciente é imperativa antes da escolha do tratamento endovascular.

A ultrassonografia duplex é o exame pré-tratamento mais comumente realizado, e fornece tanto informações morfológicas importantes quanto medidas de velocidade que permitem avaliar o grau de gravidade da estenose e, assim, a elegibilidade do paciente para tratamento endovascular. Já angiografias por ressonância magnética ou tomografia computadorizada são indicadas para uma avaliação pré-tratamento mais completa dos vasos supra-aórticos no caso de pacientes com doença vascular difusa, e fornecem informações mais detalhadas sobre a morfologia do arco aórtico, a origem e eventuais tortuosidades de todos os troncos supra-aórticos, a circulação intracraniana e a gravidade da estenose.[36]

Para a determinação do tamanho dos dispositivos a serem utilizados no procedimento endovascular, também é imprescindível a avaliação de todas as artérias no que tange à identificação de calcificação e de ateromas trombóticos, à definição da morfologia e da extensão da lesão-alvo e à mensuração dos diâmetros das artérias carótidas comum e interna.

No Quadro 84.1 são apresentadas as principais características a serem observadas na anatomia do arco aórtico e nas condições da artéria carótida para a indicação e o planejamento do tratamento endovascular.

A Figura 84.1 apresenta imagem arteriográfica ilustrativa dos diferentes tipos de arco aórtico.

Achados ultrassonográficos como placa carotídea hipoecoica contendo lipídeos parecem ser preditivos de alto risco de embolia durante o procedimento endovascular.[41,42] Considere-se, no entanto, que a definição de ecogenicidade da placa carotídea depende do ultrassonografista, o que impede uma classificação mais ampla e universal dos diferentes graus de gravidade por essa tecnologia. Embora novas tecnologias venham sendo propostas e os poucos achados relatados sejam consistentes no que tange a

---

QUADRO 84.1 Principais características anatômicas e morfológicas do arco aórtico, da artéria carótida e da placa carotídea a serem observadas para seleção de pacientes elegíveis para a REAC e para o planejamento do tratamento endovascular.

ARCO AÓRTICO

- Quanto mais avançada a idade do paciente, mais alongado e mais tortuoso o arco aórtico, e maior a dificuldade para cateterizacão dos óstios do arco aórtico por acesso endoluminal remoto.
- Quanto mais inferior a origem dos vasos supra-aórticos (arcos aórticos dos tipos II e III), maior a dificuldade de acesso às artérias carótidas.
- Nos arcos aórticos do tipo III, a angulação aguda entre o arco e a origem da artéria carótida comum esquerda pode requerer manipulação mais prolongada do cateter para acesso à origem inferiormente deslocada dessa artéria, acarretando possível risco de embolização da placa aórtica.
- Irregularidades extensas na parede aórtica são fatores de alto risco para ateroembolia massiva, e constituem contraindicação absoluta para REAC na maioria dos casos.
- Embora seja uma condição rara, a presença de *debris* ateroscleróticos soltos na artéria pode causar embolia distal importante não apenas no cérebro, mas também nas vísceras e nos membros inferiores, acarretando eventos isquêmicos maiores.
- Calcificação aórtica severa está associada a risco de ruptura da íntima e embolia, devido à dificuldade para direcionamento dos fios-guia e cateteres.
- Rigidez da origem dos vasos pode reduzir a habilidade de torque dos fios-guia e cateteres e, assim, impor resistência à progressão dos procedimentos para posicionamento do sistema de liberação do *stent* na lesão-alvo.

ARTÉRIA CARÓTIDA

- O sucesso da REAC pode ser comprometido pela presença de calcificação circunferencial intensa ao longo dos vasos carotídeos, especialmente quando associada a tortuosidade dos vasos, o que aumenta a dificuldade para acesso à lesão e posicionamento do dispositivo.
- Calcificação extensa na área da estenose pode dificultar o posicionamento do dispositivo e acarretar expansão insuficiente após a sua liberação e o recuo da estenose dilatada após deflação do balão.
- Tortuosidade acentuada da artéria carótida interna distalmente à bifurcação pode ser proibitiva para o posicionamento do sistema de proteção distal com reserva de espaço insuficiente para a liberação do dispositivo, além de predispor a espasmos vasculares graves ao final do procedimento.
- Tortuosidade extrema pode contraindicar o tratamento endovascular.
- A presença de angulação na extremidade distal da placa carotídea pode modificar a conformação do vaso e resultar em angulação distal.

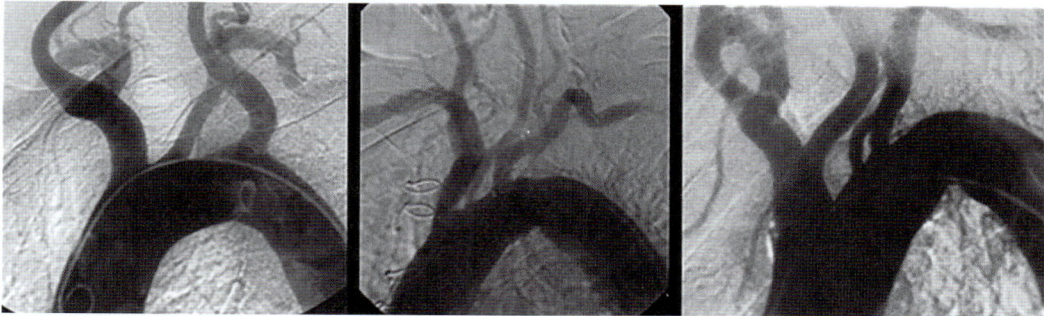

FIGURA 84.1 Imagem arteriográfica ilustrativa dos diferentes tipos de arco aórtico.

placas hipoecoicas instáveis, ainda não há dados conclusivos que permitam que a assertiva seja aceita universalmente, assim como ainda são inconclusivas as observações sobre o tempo de transformação de uma placa estável em uma placa instável.[36,43]

3 CONDUTAS FARMACOLÓGICAS PRÉ, PERI E PÓS-TRATAMENTO ENDOVASCULAR DE ESTENOSE DA ARTÉRIA CARÓTIDA

Desde a década de 1990, uma série de avanços médico-farmacológicos nas intervenções endovasculares tornou possível uma melhor compreensão do uso das drogas antiplaquetárias, dos anticoagulantes, das estatinas e dos vasodilatadores antes, durante e após a REAC.

A terapia antiplaquetária dupla no tratamento endovascular da EAC é procedimento adotado das diretrizes propostas pelo American College of Cardiology[44] e pela European Society of Cardiology[45] para procedimentos de revascularização coronária, ainda que as informações sobre o seu uso em casos de REAC ainda sejam conflitantes. De toda forma, o uso da terapia antiplaquetária dupla está fundamentado na ocorrência de rápida formação de trombos e potente risco de embolia imediatamente após a realização de uma REAC.

O regime padrão recomendado associa ácido acetilsalicílico na dose de 81 a 325 mg/dia, por 4 dias, com clopidogrel na dose de carga de 300 a 600 mg e 75 mg/dia por 4 dias antes do procedimento.[46] Alguns centros usam, como alternativa, uma dose de carga de clopidogrel (300 a 600 mg) de 4 a 6 horas antes do procedimento. Após o procedimento, geralmente se recomenda a administração de ácido acetilsalicílico e clopidogrel ao longo das 4 semanas seguintes, devido aos relatos de eventos adversos nas primeiras 24 a 48 horas e até 30 dias após a REAC. Ainda, nos casos de alto risco para reestenose ou para AVC (pacientes diabéticos e pacientes com doença coronariana), orienta-se o prolongamento do tratamento duplo, com redução da dose de ácido acetilsalicílico.[44]

Deve-se ressaltar, no entanto, que, embora o ácido acetilsalicílico, usado isoladamente, reduza a ocorrência de eventos vasculares mais importantes em 25% em pacientes que sobreviveram a um AVC isquêmico ou a um ataque isquêmico transitório, há grande variabilidade individual na resposta das plaquetas ao ácido acetilsalicílico, assim como há ocasionalmente resistência de alguns pacientes a esse fármaco.[47] Daí também o clopidogrel ou a ticlopidina, ambos derivados da tienopiridina, serem considerados uma alternativa válida ou um tratamento adjuvante ao ácido acetilsalicílico.[48] Por outro lado, nesses mesmos pacientes, ainda não está clara a eficácia da terapêutica antiplaquetária dupla, já que ensaios clínicos randomizados não evidenciaram redução significativa de risco para AVC, infarto agudo do miocárdio, reinternação e morte vascular.[49,50]

Diretrizes internacionais provêm conselho inconsistente em relação à melhor duração da terapêutica antiplaquetária dupla após angioplastia, variando de pelo menos 30 dias (American Heart Association) a 3 meses (European Society of Vascular Surgery). Nenhuma das diretrizes recomenda o uso a longo prazo da terapia antiplaquetária dupla após angioplastia, porém todas recomendam uso a longo prazo de ácido acetilsalicílico após a descontinuação do clopidogrel, e não existe recomendação em relação ao uso de agentes antiplaquetários de nova geração.[51,52,53]

Com relação ao uso de anticoagulantes, o uso de heparina associada ao ácido acetilsalicílico após a realização de REAC parece resultar em taxas inaceitáveis de complicações nos primeiros 30 dias após o procedimento.[54] Varfarina, por sua vez, tem sido recomendada apenas para pacientes que apresentem EAC associada a risco para AVC cardioembólico,[55] e nesses casos a terapia antitrombótica deve ser mantida sem o uso de drogas antiplaquetárias adjuvantes.[56]

Já está bem estabelecida a eficácia das estatinas na prevenção de AVCs primários e secundários em pacientes com doença cardiovascular,[57] assim como já foram evidenciados os seus benefícios em pacientes submetidos a endarterectomia para correção de EAC.[58] Mais do que o controle dos níveis de colesterol, são os efeitos pleiotróficos das estatinas que produzem esses benefícios, que incluem a estabilização da placa aterosclerótica assim como suas ações anti-inflamatória, antitrombogênica, antiproliferativa e antiadesão leucocitária. Por outro lado, poucos autores têm investigado o uso de estatinas em REAC, mas as poucas informações disponíveis permitem a indicação para o uso de estatinas já antes do procedimento endovascular, desde que associada a monitoração da função hepática e dos níveis de creatinina para identificação de eventuais efeitos colaterais deletérios da substância.[59]

Durante o preparo operatório do paciente, é fundamental, logo de início, a administração adequada de fluidos para que se reduza o risco de nefropatia induzida por contraste e de hipotensão intraoperatória. Quando obtido o acesso arterial e antes do início da manipulação dos cateteres no arco aórtico, devem ser administradas 70 a 100 U/kg de heparina, por tempo não superior a 250-300 segundos, de modo a evitar o risco de hemorragia intracerebral por reperfusão.[36]

Antes da liberação do dispositivo e inflação do balão, recomenda-se a administração intravenosa de 0,4 mg a 1,0 mg de atropina, para que a resposta hemodinâmica ao estiramento dos barorreceptores da carótida seja suprimida.[60] Quando há resposta hemodinâmica grave, o que pode ocorrer com pacientes com bradicardia de base ou naqueles em uso de betabloqueadores ou de digoxina, pode ser necessária a expansão agressiva de volume associada a dose adicional de atropina e vasopressores, o que inclui infusão intravenosa de fenilefrina e dopamina.[36]

Ao final do procedimento, a manipulação dos fios-guia ou de dispositivos de proteção distais pode resultar em espasmos, especialmente em casos de vasos tortuosos, os quais geralmente se resolvem em poucos minutos. No entanto, o uso de vasodilatadores pode ser necessário diante da ocorrência de espasmos severos e persistentes, ocasião em que se recomenda a administração de 100 µg de nitroglicerina diretamente na artéria carótida interna, por meio da bainha carotídea (500 µg diluídos em 10 mL e 2 mL), com eventuais doses adicionais a cada 3 a 5 minutos. Quando necessário o uso dos vasodilatadores, o paciente deve ser monitorado para identificação de provável hipotensão exagerada.

4   TÉCNICA PARA O TRATAMENTO ENDOVASCULAR DE ESTENOSE DA ARTÉRIA CARÓTIDA

4.1   PREPARO OPERATÓRIO

A REAC é realizada sob anestesia local. Eventualmente, o paciente pode preferir ser sedado para a realização do procedimento, ocasião em que a sedação deve ser a mais leve possível, de modo que o paciente possa cooperar da melhor maneira na monitoração neurológica. Além disso, sedação leve ou, ainda melhor, nenhuma sedação limita o risco de hipotensão importante, que, por sua vez, deverá ser monitorada ao longo de todo o procedimento endovascular.[3]

4.2   ACESSO

Na grande maioria dos casos, a REAC é realizada por acesso pela artéria femoral, e a abordagem pela artéria femoral direita é a mais conveniente para que o cirurgião destro possa manipular mais facilmente os cateteres. Quando o acesso pela artéria femoral direita é impossível ou inconveniente, a abordagem pode ser feita pela artéria femoral esquerda ou pelas artérias braquiais.

O acesso é iniciado com punção realizada com agulha de punção ou gelco 16 G. Após o acesso do fio-guia, a bainha introdutora é posicionada na artéria femoral comum. Essa bainha introdutora deve ter o mesmo tamanho estimado para o dispositivo contendo o *stent* a ser posicionado, que geralmente oscila entre 6 e 7 French.

4.3   ANGIOGRAMA DO ARCO AÓRTICO

Já no início do procedimento, deve ser realizado angiograma do arco aórtico com uso de cateter do tipo *pigtail* 5 Fr com intensificador de imagem em posição oblíqua anterior esquerda, e um ângulo de 45 a 60 graus geralmente permite visualização ideal do tipo de arco aórtico e das origens dos vasos do arco (Figura 84.2). Cateter e fio-guia devem avançar, juntos, até a aorta descendente, onde o cateter deve ser removido, enquanto o fio-guia deve avançar até a aorta ascendente. Quanto menos manipulações forem realizadas no arco aórtico e nos grandes vasos, menor será o risco de eventos embólicos iatrogênicos. Em diversos estudos sobre angioplastia, mais de 1 % de AVC foi verificado em hemisfério

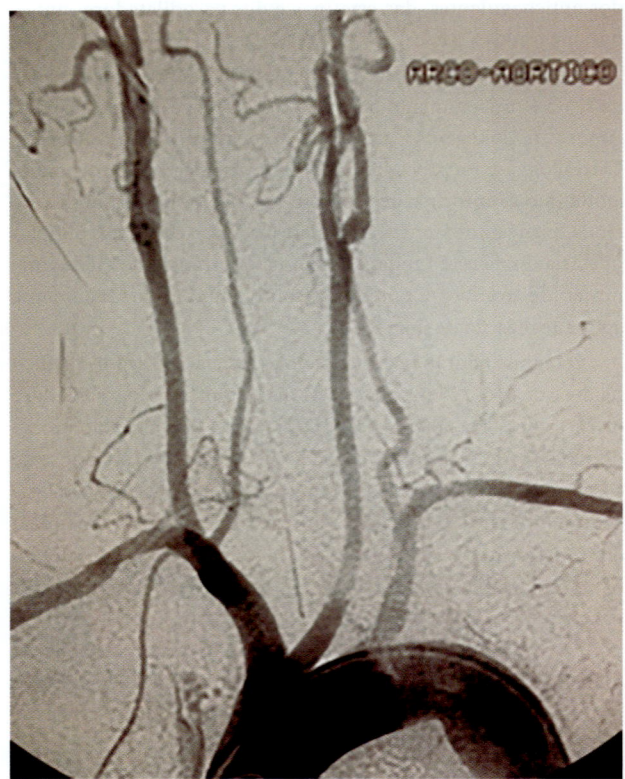

FIGURA 84.2 Imagem arteriográfica mostrando arco aórtico tipo I.

contralateral da lesão mostrando a importância e risco da manipulação no arco aórtico. Deve-se ressaltar que arcos aórticos tortuosos, especialmente em pacientes hipertensos ou com idade mais avançada, exigem mais manipulações dos cateteres, posicionamento mais delicado do fio-guia de troca e mais manobras para o posicionamento da bainha introdutora. Uma linha horizontal desenhada ao longo do ápice da curvatura interna do arco aórtico permite acesso mais rápido pela tortuosidade do arco,[61] ainda que a canulação seletiva seja muito mais difícil nos vasos que se originam da aorta ascendente, ou seja, abaixo daquela linha horizontal, arcos tipos II e III.[62]

4.4 CANULAÇÃO SELETIVA

A canulação seletiva, que constitui passo crítico do procedimento, é realizada com o uso de cateter pré-moldado, escolhido dentre duas opções: cateter de curva simples (como um cateter vertebral 5 Fr) ou de curva complexa (como um cateter Simmons II).

O cateter de curva simples, como um cateter vertebral, é um cateter muito utilizado na prática diária. O ângulo formado entre o cateter vertebral e o ângulo superior de um fio-guia angulado é bastante adequado para a canulação da artéria carótida comum. O cateter de curva simples deve ser introduzido até a aorta ascendente; o fio-guia deve ser retraído até a haste do cateter, de modo a permitir que a ponta do cateter funcione adequadamente. O cateter deve ser, então, retraído até o arco, e a sua ponta deve ser alternada superiormente. Quando a ponta do cateter atinge a ramificação do arco, o cateter deve ser gentilmente balançado de um lado para o outro, de modo que possa se implantar na artéria carótida comum. O fio-guia deve avançar vagarosamente a princípio, de modo que não se prenda na parede do vaso nem empurre a ponta do cateter para fora da artéria, e, quando alcançar a artéria carótida comum, o cateter vertebral deve avançar sobre o fio-guia até o meio da artéria carótida comum para angiogramas seletivos da artéria e de sua bifurcação. Deve-se evitar, de todas as formas, a passagem do fio-guia para a bifurcação da artéria carótida. O manuseio meticuloso do fio e do cateter é fundamental para que não haja movimentos não intencionais dos dispositivos dentro da artéria nem a formação de bolhas de ar.

O cateter de curva complexa ou cateter de ângulo reverso deve ser usado quando o arco aórtico é tortuoso, quando as artérias carótidas comuns são retrofletidas para a esquerda do paciente ou quando o arco aórtico tem configuração de arco bovino. O cateter de curva complexa é mais bem manuseado na aorta descendente proximal, a partir de onde deve ser empurrado proximalmente em direção ao arco (Figura 84.3). O cateter deve avançar com a ponta angulada anteriormente e, quando abordar o ramo escolhido para cateterização, com a ponta angulada superiormente. Assim que a sua ponta estiver inserida na artéria carótida comum de escolha, o cateter deve ser suavemente ajustado com um leve puxão, de modo a permitir que o

seu cotovelo alcance a configuração idealmente desejada e se implante na origem da artéria. A partir desse posicionamento, pode-se realizar a arteriografia, sem que o cateter escape.

Após a canulação seletiva da artéria carótida comum, as arteriografias são realizadas com contraste de meia força. A melhor visualização da bifurcação carotídea ocorre na posição lateral ou oblíqua ipsilateral. Podem ser necessárias múltiplas imagens para a abertura ideal da bifurcação carotídea, uma vez que o passo seguinte geralmente envolve a canulação seletiva da artéria carótida interna. Ângulos ideais para a visualização da abertura da bifurcação carotídea geralmente são possíveis quando se realiza uma angiografia por tomografia computadorizada antes de iniciar o procedimento para REAC.

4.5 ACESSO À BAINHA CAROTÍDEA

Para o posicionamento da bainha carotídea, deve-se posicionar a ponta de um fio-guia de troca suficientemente extenso na porção distal da artéria carótida comum. Após, a artéria carótida externa deve ser cateterizada e servir de âncora para o fio-guia rígido, cuja passagem pelas pequenas ramificações dessa artéria deve ser extremamente cuidadosa, de modo a se evitar traumas ou perfurações dessas ramificações.

Após a retirada do fio-guia do cateter diagnóstico, um fio-guia de troca rígido com 260 cm deve ser introduzido na artéria carótida externa, e toda essa troca de fios-guia deve ser realizada cautelosamente, uma vez que a retirada muito rápida pode criar um vácuo em que podem ser introduzidos êmbolos de ar ou queda do fio-guia para a artéria carótida comum.

A bainha de acesso da artéria femoral deve ser removida, e, na sequência, deve-se introduzir bainha com 90 cm de comprimento que avança sobre o fio-guia para a artéria carótida comum. Nesse processo, a ponta do fio-guia na carótida externa e a última curva do arco aórtico para a carótida comum devem ser monitoradas por imagem durante a passagem

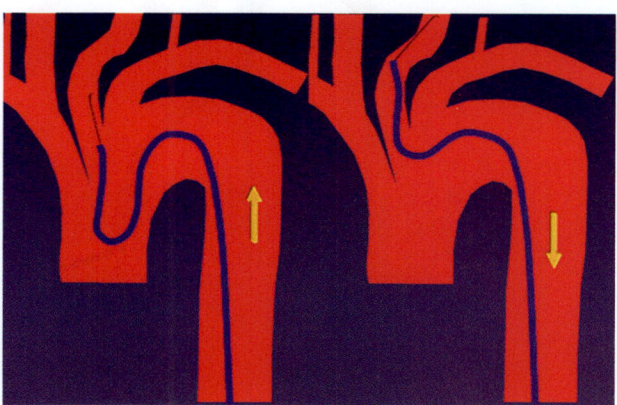

FIGURA 84.3 Desenho ilustrativo mostrando canulação seletiva com cateter tipo Simmons II.

da bainha. É importante identificar a extensão ideal do dilatador para que a sua ponta não seja protraída para além da bainha e trave o adaptador na extremidade posterior do dilatador na posição adequada.

Uma vez que o dilatador e a bainha estejam totalmente introduzidos na artéria carótida comum e haja necessidade de posicioná-los mais perto da bifurcação, o dilatador deve ser mantido em posição estável, e a bainha deve avançar sobre o dilatador.

Nova arteriografia deve ser realizada após a retirada do fio-guia de troca rígido e do dilatador, para visualização da bainha carotídea e mapeamento da bifurcação carotídea antes da colocação do filtro de proteção (Figura 84.4 A e B).

4.6 POSICIONAMENTO DE DISPOSITIVOS DE PROTEÇÃO CEREBRAL

Embora ainda não haja consenso sobre o uso de dispositivos de proteção cerebral (DPC) durante a REAC, há dados robustos que sugerem a eficácia de seu uso na redução de complicações embólicas.[63] Há três tipos de DPC, a saber: filtros distais, balões de oclusão distal e balões de oclusão proximal (com ou sem fluxo reverso), cujas vantagens e desvantagens se encontram no Quadro 84.2 (Figuras 84.5 e 84.6).

De toda forma, os filtros distais são os mais amplamente utilizados. Antes da colocação do *stent*, o filtro é posicionado na porção distal da lesão, por meio de fio-guia de 0,014 polegada, que deve atravessar a estenose, geralmente com o emprego de uma técnica de mapeamento ou com o uso de pontos de referência. O filtro distal deve ser posicionado na artéria carótida interna, imediatamente antes do seu segmento petroso na base do crânio, e esse posicionamento deve ser monitorado ao longo de todo o procedimento. É importante que não haja nenhum avanço da ponta do dispositivo, uma vez que a porção intracraniana da artéria carótida é altamente suscetível a dissecções e espasmos pela manipulação do fio-guia.

O filtro distal pode estar fixado ou separado do fio-guia introduzido inicialmente. O sistema de filtro fixado no fio-guia é de uso mais simples, e o seu posicionamento é realizado em menos etapas; por outro lado, impõe limites ao manuseio do fio-guia durante a passagem pela lesão, e qualquer movimento do fio-guia após o posicionamento do filtro acarreta movimentação indesejável do próprio filtro. Já o sistema de fio-guia separado permite escolha dentre diferentes fios-guia, e é mais indicado para casos de tortuosidade importante, de lesões mais complexas ou de outras peculiaridades anatômicas.

O fluxo do contraste através do DPC deve ser observado após cada etapa de sua colocação. Para tanto, o intensificador de imagem deve ser posicionado de tal forma que a ponta da bainha seja visualizada na parte inferior do monitor e o filtro

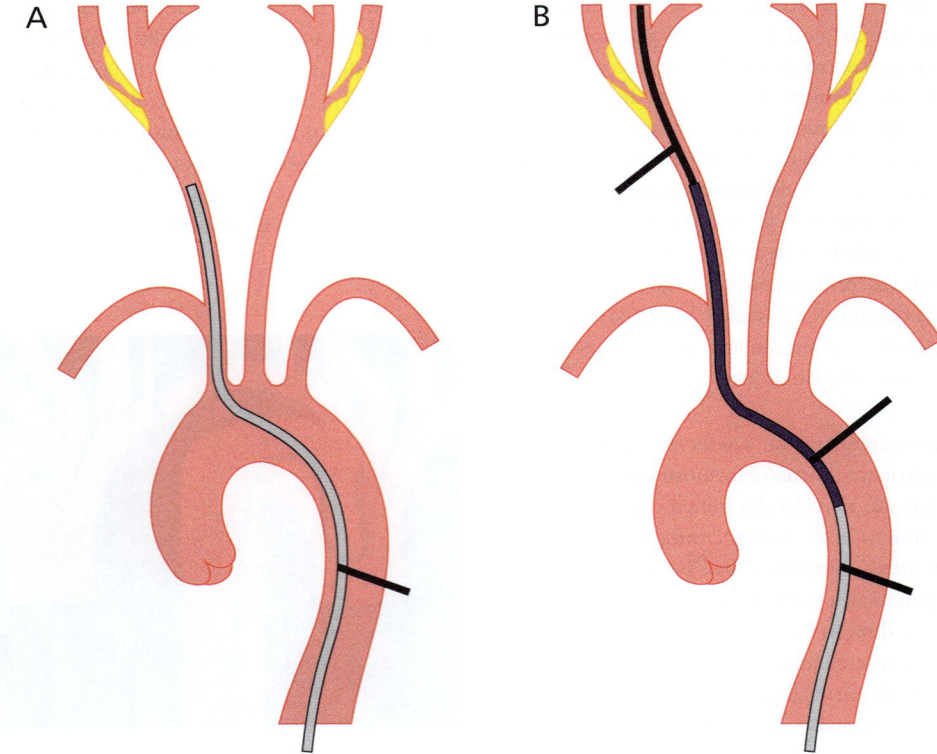

FIGURA 84.4 Desenho esquemático mostrando introdução (A) e posicionamento da bainha longa (B).

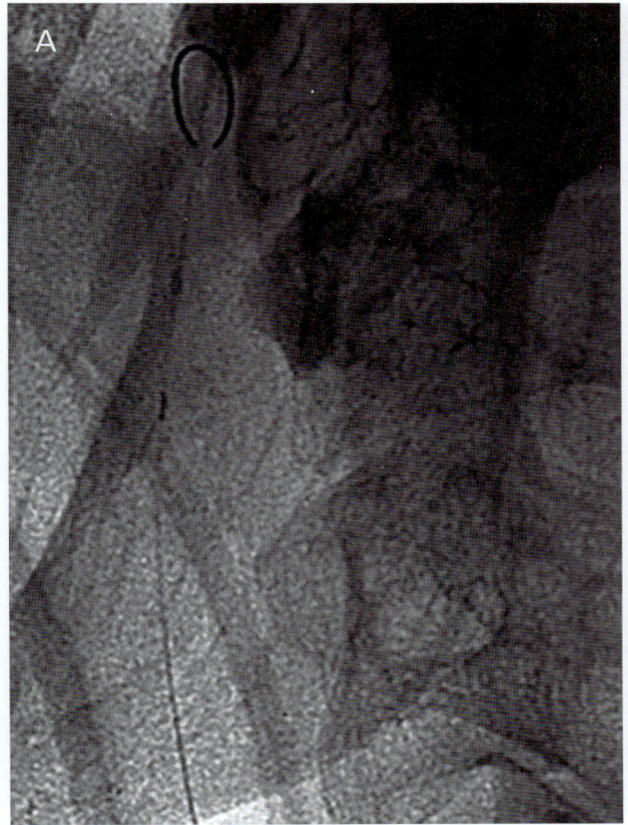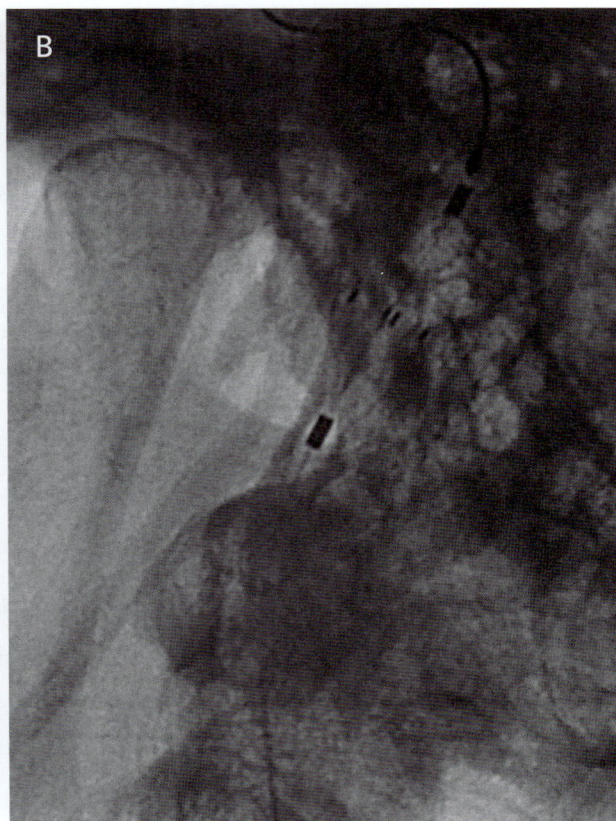

FIGURA 84.5A-B Imagens mostrando dois dispositivos de proteção cerebral abertos e posicionados.

seja visualizado na parte superior. No caso de visualização de *debris* dentro do dispositivo, estes devem ser aspirados imediatamente. A retirada do dispositivo também deve ser absolutamente cuidadosa, e não se deve retraí-lo completamente, uma vez que pode ocorrer o escape de *debris* filtrados que podem promover embolia distal. Cuidado especial deve ser tomado para que o filtro não entre em contato estreito com o *stent*, situação em que a fixação ao *stent* exigirá, muito provavelmente, a realização de cirurgia aberta.

4.7 PRÉ-DILATAÇÃO

Quando a estenose é extremamente grave, as dificuldades para posicionamento do *stent* podem ser prevenidas com procedimento de pré-dilatação realizada com balão coronário de 2,5 a 4,0 mm e pressão de inflação de 4 a 6 atm, que é uma pressão relativamente baixa (Figura 84.7 A e B).

4.8 POSICIONAMENTO DO *STENT*

Os *stents* autoexpansíveis podem ser usadas com diâmetros que variam de 6 mm a 10 mm e extensões que variam de 2 cm a 4 cm. Seu diâmetro deve ser 1 mm maior do que o diâmetro da

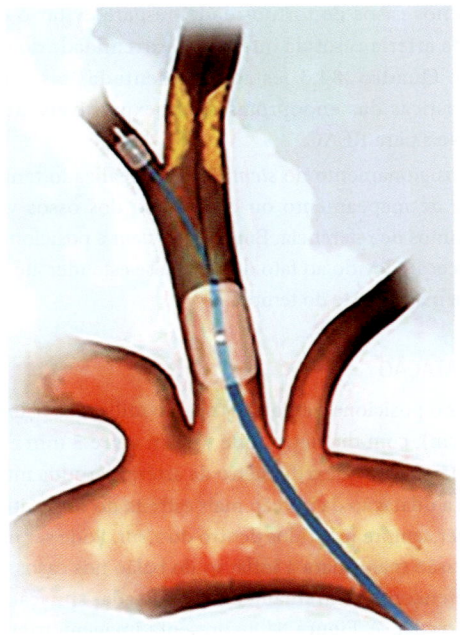

FIGURA 84.6 Desenho ilustrativo do dispositivo de proteção cerebral por oclusão de fluxo proximal.

QUADRO 84.2 Vantagens e desvantagens dos diferentes dispositivos de proteção cerebral.

TIPOS DE DISPOSITIVOS DE PROTEÇÃO CEREBRAL	VANTAGENS	DESVANTAGENS
Filtros distais	▪ Fluxo preservado ▪ Menor ocorrência de espasmos ▪ Possibilidade de avaliação angiográfica da lesão durante o procedimento	▪ Perfil mais amplo de passagem ▪ Determinação exata do diâmetro ▪ Probabilidade de trombose ou de oclusão do filtro ▪ Maior tempo para o procedimento ▪ Falta de proteção durante a passagem do filtro ▪ Necessidade de passagem do dispositivo de recolhimento do filtro através do *stent*
Balões de oclusão distal	▪ Proteção completa da artéria carótida interna distal ▪ Menor perfil de passagem ▪ Alta flexibilidade ▪ Ausência de dificuldades para determinação do tamanho	▪ Interrupção do fluxo sanguíneo durante a proteção ▪ Probabilidade de dissecção / espasmo na artéria carótida interna ▪ Probabilidade de embolização via artéria carótida externa ▪ Impossibilidade de avaliação angiográfica da lesão durante o procedimento ▪ Maior tempo para o procedimento ▪ Ausência de proteção durante a passagem do balão ▪ Quase não utilizado atualmente
Balões de oclusão proximal	▪ Proteção completa anterior à manipulação da lesão ▪ Uso ilimitado mesmo em lesões estreitas ou tortuosas ▪ Ausência de restrições relativas ao fio-guia	▪ Necessidade de introdutor de maior tamanho ▪ Interrupção do fluxo sanguíneo durante a proteção, o que nem todos os pacientes toleram, particularmente aqueles com oclusão contralateral ▪ Probabilidade de dissecção / espasmo na artéria carótida comum ou na artéria carótida externa

máxima porção do vaso (neste caso, a porção distal da artéria carótida comum, mais tipicamente). Existem diferentes modelos de *stents* que podem ser usados para a sua melhor adaptação ao vaso nos casos de tortuosidade ou para evitar o encurvamento da artéria carótida interna na extremidade do dispositivo. No Quadro 84.3 estão apresentadas as diferentes características das endopróteses autoexpansíveis atualmente disponíveis para REAC.

O posicionamento do *stent* deve ser realizado também sob controle de mapeamento ou com o uso dos ossos vertebrais como pontos de referência. Em geral, o *stent* é posicionado além da bifurcação devido ao fato de a placa se estender até a área do bulbo na maior parte do tempo.

4.9 DILATAÇÃO

Após o posicionamento do *stent* são utilizados balões curtos (com 2 cm), com diâmetros que variam entre 5 mm e 6 mm, e nunca maiores do que o diâmetro da artéria carótida interna distal, para a dilatação da porção mais estreita do dispositivo, e que devem ser sempre mantidos dentro do *stent*. Pode ser necessária uma pressão maior para a inflação do balão nos casos em que a placa se encontre extremamente calcificada, situação em que tende a recuar. A Figura 84.8 apresenta imagem arteriográfica mostrando filtro posicionado e aberto com balonamento dentro do *stent*.

4.10 REMOÇÃO DOS DISPOSITIVOS DE PROTEÇÃO CEREBRAL

Deve-se realizar angiograma da bifurcação carotídea e dos vasos carotídeos intracranianos antes da remoção do DPC para avaliação do posicionamento acurado do *stent* e para identificação de alguma eventual dissecção e/ou *debris* no interior do filtro. Pode ocorrer espasmo da artéria carótida interna, especialmente se, durante as manipulações do fio-guia, tiver havido alguma movimentação inferior ou superior do DPC. Geralmente, o espasmo cessa espontaneamente, o que, todavia, não dispensa observação atenta; ocasionalmente, pode ser necessária a administração de nitroglicerina (de 100 a 200 µg) através da bainha-guia. Após a remoção do DPC e do fio-guia, deve-se realizar novo angiograma da carótida cervical e da circulação intracraniana.

4.11 FINALIZAÇÃO

A hemostasia do sítio de acesso constitui o término do procedimento, e é realizada com um dentre os diferentes dispositivos de fechamento disponíveis. Recomenda-se a realização de arteriograma femoral em projeção oblíqua, e, caso seja observada calcificação do vaso durante a punção, dispositivos de fechamento não devem ser utilizados; nesses casos, deve-se substituir a bainha longa por uma bainha curta de mesmo calibre. A Figura 84.9 apresenta imagem arteriográfica mostrando estenose crítica

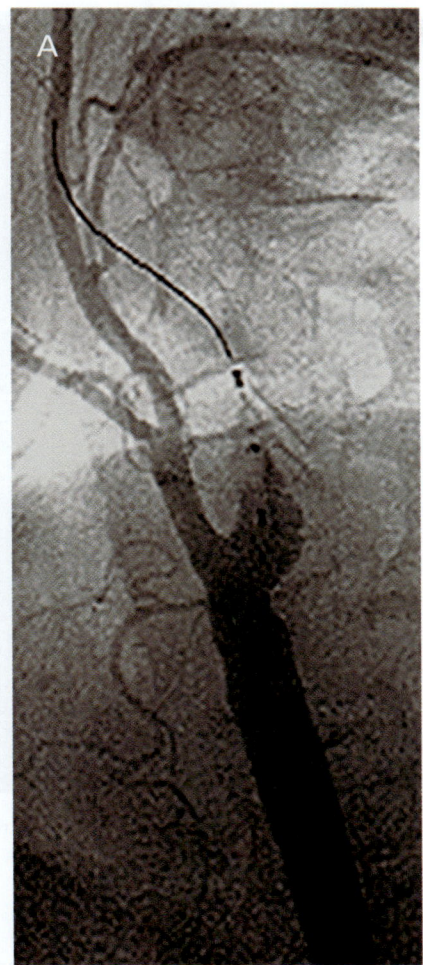 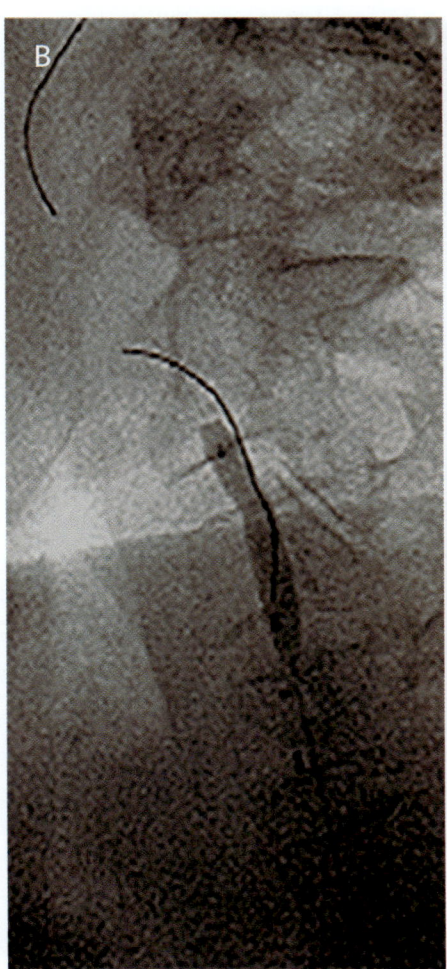

FIGURA 84.7 (A) Imagem arteriográfica mostrando dificuldade na passagem do filtro de proteção cerebral. (B) Opção pela passagem de fio guia 0,014" seguido de pré-balonamento local.

QUADRO 84.3 Características das endopróteses autoexpansíveis disponíveis para revascularização da artéria carótida.	
MATERIAL DE COMPOSIÇÃO	
▪ Aço inoxidável (liga de cobalto) ▪ Nitinol (liga de níquel e titânio)	Os dispositivos de nitinol apresentam força radial maior, o que permite melhor remodelagem de placa gravemente calcificada
FORMA	
▪ Cilíndrica ▪ Cônica	Os dispositivos cônicos são indicados para casos em que há discrepância acentuada entre o diâmetro da artéria carótida comum e a artéria carótida interna
FLEXIBILIDADE	
▪ Rígida ▪ Semiflexível	*Stents* rígidos podem torcer na ponta distal do dispositivo nos casos de anatomia tortuosa
CONFIGURAÇÕES	
▪ Malha fechada ▪ Malha aberta ▪ Configuração mista (malha fechada no segmento médio e malha aberta nas extremidades distais)	Os dispositivos com malha aberta apresentam melhor flexibilidade e adaptabilidade em vasos tortuosos. Os dispositivos com malha fechada apresentam melhor capacidade de retenção de *debris* em placas moles

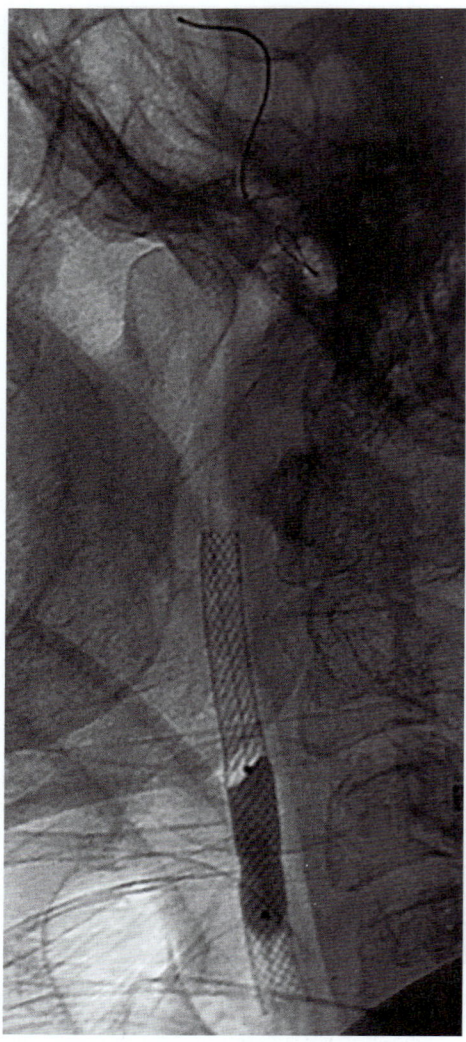

FIGURA 84.8 Imagem arteriográfica mostrando filtro posicionado e aberto com balonamento dentro do *stent*.

de artéria carótida interna. A Figura 84.10 apresenta imagem mostrando presença de bainha longa, *stent* de células abertas liberado e filtro aberto, e a Figura 84.11 apresenta imagem arteriográfica de controle pós-angioplastia mostrando ausência de estenose residual.

5 COMPLICAÇÕES PERI E PÓS-TRATAMENTO ENDOVASCULAR DE ESTENOSE DA ARTÉRIA CARÓTIDA

Podem ocorrer alguns eventos adversos logo após a realização da REAC. Alguns pacientes podem apresentar bradicardia e hipotensão decorrentes da distensão do seio carotídeo. Eventualmente pode ser necessário suporte inotrópico por 24 a

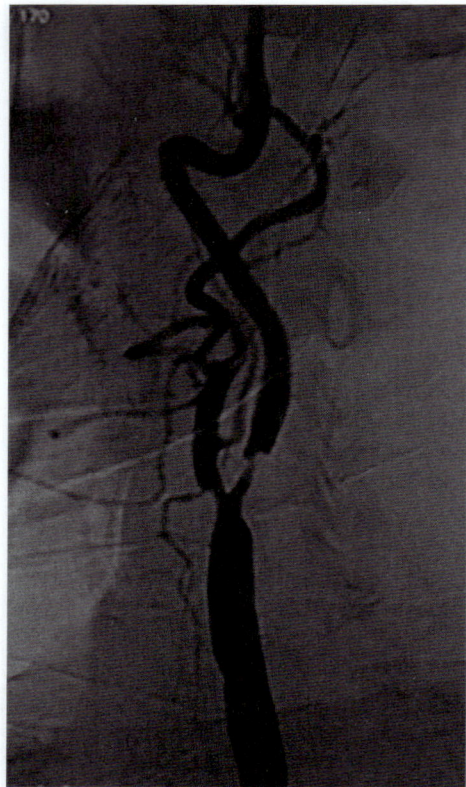

FIGURA 84.9 Imagem arteriográfica mostrando estenose crítica de artéria carótida interna.

48 horas para que o seio carotídeo se adapte à força radial do *stent* autoexpansível. O risco de ocorrência desses eventos pode ser reduzido quando se evita o uso de *stents* superdimensionados. Hipotensão isolada é evento extremamente raro logo após a REAC, e, quando ocorre, outras causas devem ser investigadas, como, por exemplo, sangramento retroperitoneal relacionado ao sítio de punção.[4]

As complicações mais sérias e, ao mesmo tempo, mais frequentes decorrentes da REAC se referem à embolização a partir da placa aterosclerótica e trombos gerados pela manipulação do cateter; essas complicações estão associadas à seleção do paciente e ao tempo de experiência do cirurgião.[64] Trombose aguda do *stent* requer exploração cirúrgica imediata para a remoção do mesmo e realização de endarterectomia.[36]

Já foram descritos eventos decorrentes do mau posicionamento do DPC de amplo perfil, como traumatismo do arco aórtico com dano local ao vaso ou embolização cerebral, dissecção da carótida e mesmo perfuração dos vasos intracranianos.[65]

A administração de agentes de contraste já foi associada como causa de falha cardíaca congestiva em pacientes com potencial cardíaco reduzido e com deterioração da função renal após realização da REAC.

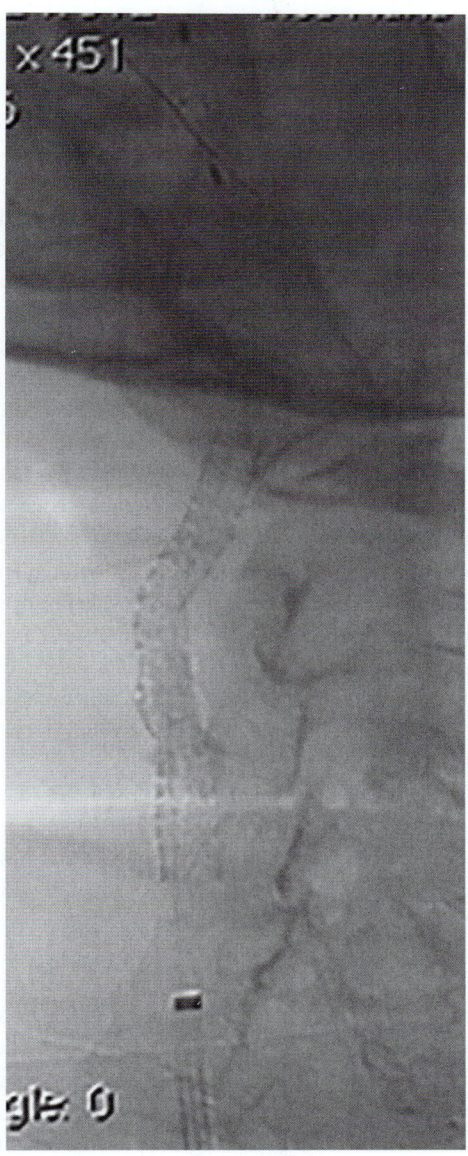

FIGURA 84.10 Imagem mostrando presença de bainha longa, stent de células abertas liberado e filtro aberto.

A ocorrência de AVC embólico está intimamente correlacionada a idade avançada, configuração anatômica difícil do arco aórtico e presença de lesões extensas ou múltiplas.[18] As consequências clínicas de embolização distal incluem infarto cerebral silencioso, ataque isquêmico transitório e AVCs de diferentes graus de gravidade, e não parecem estar associadas à embolização intraoperatória observada em Doppler transcraniano em procedimentos em que se utilizaram *stents* de diferentes materiais e tamanhos.[66]

Pacientes com estenose grave e reserva cerebrovascular pobre podem, de modo particular, apresentar hiperperfusão

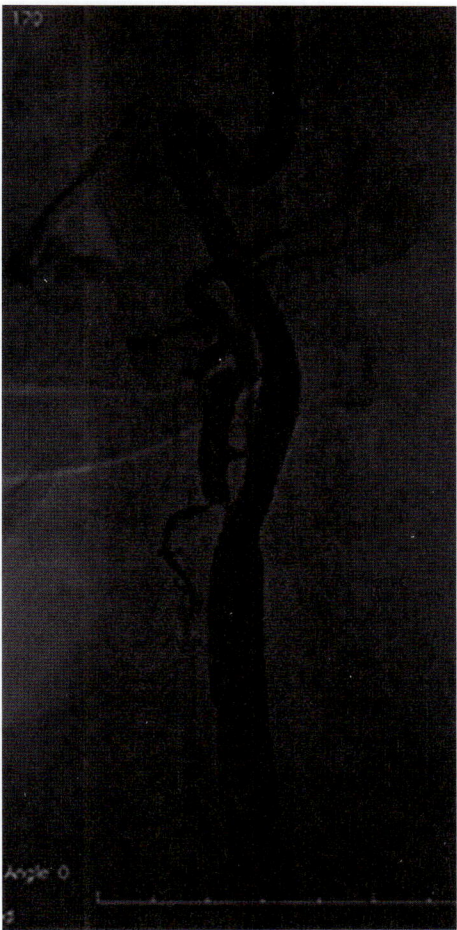

FIGURA 84.11 Imagem arteriográfica de controle pós-angioplastia mostrando ausência de estenose residual.

cerebral com crises convulsivas e hemorragia intracraniana, causada por hipertensão descontrolada, o que tende a ocorrer nas 2 primeiras semanas seguintes à REAC.[67]

Hematoma, pseudoaneurisma, infecção, trombose e formação de fístula arteriovenosa são eventos adversos que podem raramente ocorrer no sítio de acesso, com ou sem o uso de dispositivos de fechamento.[65]

Após a realização de REAC, o paciente deve ser submetido a avaliação clínica e ultrassonográfica no primeiro mês, semestralmente nos dois anos seguintes e, a partir de então, anualmente. Esse seguimento deve focalizar a durabilidade do procedimento, que é determinada pela ocorrência de AVC ou de reestenose. Mais de 90% dos pacientes evoluem sem ocorrência de AVC nos 3 primeiros anos de seguimento.[68] A taxa de reestenose em 2 anos oscila de 4% a 7,5%, e pode ser consideravelmente maior em pacientes tratados por estenose recorrente após endarterectomia, naqueles que receberam irradiação prévia na região do pescoço e, ainda, nos pacientes com câncer.[69]

6   CONSIDERAÇÕES FINAIS

A despeito da eficácia indiscutível do tratamento endovascular da EAC quando realizado por cirurgião experiente, com uso de equipamentos adequados, e aplicado a pacientes acuradamente selecionados, ainda há sérias controvérsias sobre o uso da REAC em detrimento da endarterectomia em muitos casos.

Poucos são os ensaios clínicos randomizados que compararam adequadamente os desfechos da endarterectomia e da REAC, e a maior parte das informações, comparativas ou não, sobre ambas as abordagens terapêuticas advém de estudos retrospectivos ou prospectivos não randomizados e de registros financiados pela indústria que serve a área da Cirurgia Vascular.

Apesar de dados insuficientes, documentação deficitária e seguimentos de curto a médio prazo, os estudos observacionais[9,11,70-84] puderam evidenciar a viabilidade da REAC, assim como forneceram ensinamentos significativos sobre questões clínicas e técnicas associadas à REAC e sobre o uso de dispositivos de proteção cerebral. Também revelaram queda gradual nas taxas de ocorrência de AVC peri e pós-intervenção com o passar do tempo, atribuída aos avanços e à maior curva de aprendizagem das técnicas endovasculares. Da mesma forma, mostraram aumento gradual nas taxas de sucesso técnico (estenose residual inferior a 30%), que chegam a 95% em muitos desses estudos.

Alguns registros clínicos não randomizados financiados pela indústria,[28,85-90] muitos deles não publicados em periódicos de impacto, resultaram, igualmente, em informações relevantes para o entendimento da REAC. Ressalte-se que esses registros foram realizados a partir de critérios de inclusão e exclusão rigorosamente bem-estabelecidos e da padronização no uso dos equipamentos e dispositivos de proteção cerebral. Embora tenham evidenciado taxas de sucesso técnico semelhantes às dos estudos observacionais, as taxas de AVC e de eventos adversos perioperatórias, incluindo óbito, mostraram-se maiores, assim como apontaram risco preocupante de eventos adversos contralaterais, reforçando, assim, a importância de acesso seguro ao arco aórtico. Esses estudos não conseguiram confirmar a eficácia dos dispositivos de proteção cerebral, ainda que amplamente utilizados, na prevenção de complicações perioperatórias, mas reafirmaram a correlação entre idade muito avançada (80 anos ou mais) e taxas assustadoramente maiores de AVC após REAC.

Dentre uma série de ensaios clínicos randomizados, apenas cinco[20,21,68,91,92] já foram concluídos, abarcando seguimento de até 3 anos. Esses estudos apresentam diferenças no que tange à segurança e eficácia da REAC em relação à endarterectomia e não fornecem evidências conclusivas sobre a melhor opção de tratamento da EAC. Esses estudos estão apresentados no Quadro 84.4, no qual se pode observar que cada um deles apresenta limitações às vezes importantes.

De toda forma, o SAPHIRE[68] vem sendo considerado o ensaio clínico mais importante no sentido de provar a não inferioridade da REAC em pacientes de alto risco cirúrgico. O CREST,[92] por sua vez, constitui o ensaio clínico randomizado mais longo e com a amostra mais robusta, além de ser o único ensaio clínico que usou padrões estritamente rigorosos para credenciamento dos cirurgiões, o que torna os seus resultados inquestionáveis.[3]

Importante referir que a revascularização por endarterectomia ou angioplastia mantém a qualidade de vida pré-operatória. Existem diferenças mínimas entre as duas técnicas; entretanto, em revisão recente de metanálise se reafirma o sucesso da revascularização em prevenir consequências devastadoras do acidente vascular cerebral em relação a qualidade de vida e *status* funcional do paciente.[25]

Em suma, o fato é que a endarterectomia ainda é o padrão-ouro para o tratamento da EAC, e que ainda não foi possível provar a superioridade da abordagem endovascular nesse contexto, ainda que tenha se mostrado viável na maioria dos casos. Por outro lado, não há dúvidas de que a correção endovascular da EAC é o tratamento de escolha para pacientes com alto risco operatório e, particularmente, para aqueles com pescoço hostil. Os desfechos adversos do tratamento endovascular parecem ainda estar muito relacionados com a seleção dos pacientes e com o grau de experiência dos cirurgiões. Com certeza, resultados de longo prazo associados ao desenvolvimento de novas tecnologias e a experiência mais longa dos cirurgiões poderão refletir na expansão da aplicabilidade do tratamento endovascular da estenose de artéria carótida.

QUADRO 84.4 Ensaios clínicos randomizados já concluídos sobre a eficácia e segurança da revascularização endovascular da artéria carótida em relação à endarterectomia.

EVA-3S (2006)16

- N = 527 pacientes sintomáticos com estenose >60% e risco operatório não elevado
- Curva mínima de aprendizado: 12 procedimentos de REAC ou 35 revascularizações supra-aórticas com pelo menos cinco na artéria carótida
- DPC e terapia antiplaquetária dupla usados de modo não padronizado; características dos *stents* não especificadas
- Taxas de AVC e óbito em 30 dias: 9,6% para REAC contra 3,9% para endarterectomia
- Taxas de AVC e óbito em 180 dias: 11,7% para REAC contra 6,1% para endarterectomia
- Estudo interrompido prematuramente devido ao risco significativamente maior de AVC e morte aos 30 dias

Conclusão: Em pacientes sintomáticos com estenose >60%, as taxas de AVC e óbito em 30 e 180 dias são significativamente maiores quando tratados com REAC

[Continua]

[Continuação]

QUADRO 84.4 Ensaios clínicos randomizados já concluídos sobre a eficácia e segurança da revascularização endovascular da artéria carótida em relação à endarterectomia.

EVA-3S (2006)16

SPACE (2006)17

- N = 1.196 pacientes sintomáticos com estenose >70% e risco operatório esperado
- Curva mínima de aprendizado: 25 angioplastias ou revascularizações realizadas consecutivamente com sucesso
- DPC usados de modo não padronizado; características dos *stents* não especificadas
- Taxas de AVC ipsilateral e óbito em 30 dias: 6,9% para REAC contra 6,5% para endarterectomia

Conclusão: O tratamento endovascular não se justifica a curto prazo no tratamento de estenose da artéria carótida

SAPHIRE (2008)57

- N = 334 pacientes sintomáticos com estenose >50% e pacientes assintomáticos com estenose >80% com alto risco operatório clínico e/ou anatômico
- Curva mínima de aprendizado: Não especificada
- DPC usados de modo padronizado; *stents* de nitinol em todos os casos
- Administração de clopidogrel aos pacientes submetidos a REAC, mas não aos pacientes submetidos à endarterectomia
- Taxas cumulativas de AVC, óbito e infarto do miocárdio em 1 ano: 12,2% para REAC contra 20,1% para endarterectomia
- Taxas cumulativas de AVC, óbito e infarto do miocárdio em 3 anos: 26,2% para REAC contra 30,3% para endarterectomia
- Estudo interrompido por falta de amostra

Conclusão: Para pacientes de alto risco cirúrgico, a eficácia e segurança da abordagem endovascular com uso de dispositivos de proteção cerebral não são inferiores às da endarterectomia no tratamento de estenose da artéria carótida

ICSS (2010)80

- N = 1.713 pacientes sintomáticos com estenose >50% com risco cirúrgico esperado
- Curva mínima de aprendizado: 50 revascularizações, com pelo menos 10 realizadas na artéria carótida
- DPC usados de modo não padronizado; características das endopróteses não especificadas
- Taxas de AVC, óbito e infarto do miocárdio em 120 dias: 8,5% para REAC contra 5,2% para endarterectomia

Conclusão: A abordagem endovascular é inferior à endarterectomia em pacientes com risco cirúrgico esperado

CREST (2010)81

- N = 2.502 pacientes sintomáticos com estenose >50% e pacientes assintomáticos com estenose >70% risco cirúrgico esperado
- Curva mínima de aprendizado: Pelo menos 12 endarterectomias no ano anterior com taxas de complicação e óbito inferiores a 3% e 5%, respectivamente, e certificação após avaliação satisfatória de experiência endovascular
- Uso rigorosamente padronizado de DPC e *stents*
- Taxas de AVC em 30 dias: 4,1% para REAC contra 2,3% para endarterectomia
- Taxas de infarto do miocárdio em 30 dias: 2,3% para REAC contra 1,1% para endarterectomia
- Taxa estimada de AVC, óbito e infarto do miocárdio em quatro anos: 7,2% para REAC contra 6,8% para endarterectomia

Conclusão: Tanto a abordagem endovascular quanto a endarterectomia apresentam eficácia e segurança excelentes em pacientes com risco cirúrgico esperado

REFERÊNCIAS BIBLIOGRÁFICAS

1. Ministério da Saúde / SE / Datasus. Sistema de Informações Hospitalares do SUS – SIH/SUS IBGE: base demográfica. [atualizado em dezembro de 2010]. Disponível em: http:// www2.datasus.gov.br/DATASUS/index/php?area=2. Acesso em: 14 de novembro de 2013.

2. Hobson RW 2nd, Mackey WC, Ascher E et al. Society for Vascular Surgery. Management of atherosclerotic carotid artery disease: clinical practice guidelines of the Society for Vascular Surgery. J Vasc Surg 2008; 48(2):480-6.

3. Blevins WA Jr., Schneider PA. Endovascular repair of extracranial ceberovascular lesions. In: Moore WS (ed.). Vascular and endovascular surgery: a comprehensive review. 8th ed. Philadelphia: Elsevier; 2013. p. 385-98.

4. Katz ZM, Radvany MG, Wholey MH. Carotid revascularization. In: Mauro MA et al. (ed.). Image-guided interventions. 2nd ed. Philadelphia: Elsevier; 2014. p. 677-84.

5. Mathias K. A new catheter system for percutaneous transluminal angioplasty (PTA) of carotid artery stenoses. Fortschr Med 1977; 95:1007-11.

6. Mathias K, Mittermayer CH, Ensinger H et al. Percutaneous catheter dilatation of carotid stenoses. Rofo 1980; 133:258-61.

7. Kerber CW, Cromwell LD, Loehden OL. Catheter dilatation of proximal carotid stenosis during distal bifurcation endarterectomy. Am J Neuroradiol 1980; 1:348-9.

8. Marks MP, Dake MD, Steinberg GK, et al. Stent placement for arterial and venous cerebrovascular disease: preliminary experience. Radiology 1994; 191:441-6.

9. Diethrich EB, Ndiaye M, Reid DB. Stenting in the carotid artery: initial experience in 110 patients. J Endovasc Surg 1996; 3:42-62.

10. Roubin GS, Yadav S, Iyer SS, Vitek J. Carotid stent-supported angioplasty: a neurovascular intervention to prevent stroke. Am J Cardiol 1996; 78:8-12.

11. Roubin GS, New G, Iyer SS et al. Immediate and late clinical outcomes of carotid artery stenting in patients with symptomatic and asymptomatic carotid artery stenosis: a 5-year prospective analysis. Circulation 2001; 103:532-7.

12. Theron J, Courtheoux P, Alachkar F et al. New triple coaxial catheter system for carotid angioplasty with cerebral protection. Am J Neuroradiol 1990; 11:869-74.

13. Mark F.Conrad, Richard P.Cambria.The natural history of asymptomatic severe carotid artery stenosis. J Vasc Surgery 2014;60:1218-26.

14. Halliday A, Mauro J, et al. Ten year stoke prevention after successful carotid endarterectomy for asymptomatic stenosis (ACST 1): a multi-center randomized trial. Lancet 2010;376:1074-84.

15. ACST-2 Collaborative Group, Halliday A, Bulbulia r, Gray W, Naughten A,den Hartog A, et al. Status update and interim results from the asymptomatic carotid surgery trial-2 ACST-2. Eur J Vas Endovasc Surg 2013;46:510-8.

16. Hirt LS. Progression rate and ipsilateral neurological events in asymptomatic carotid stenosis. Stroke 2014;45:702-6.

17. Adams RJ, Albers G, Alberts MJ et al. Update to the AHA/ASA recommendations for the prevention of stroke in patients with stroke and transient ischemic attack. Stroke 2008; 39:1647-52.

18. Narins CR, Illig KA. Patient selection for carotid stenting versus endarterectomy: a systematic review. J Vasc Surg 2006; 44:661-72.

19. Sacco RL, Adams R, Albers G et al. Guidelines for prevention of stroke in patients with ischemic stroke or transient ischemic attack: a statement for healthcare professionals from the American Heart Association / American Stroke Association Council on Stroke: co-sponsored by the Council on Cardiovascular Radiology and Intervention: the American Academy of Neurology affirms the value of this guideline. Stroke 2006; 37:577-617.

20. Mas JL, Chatellier G, Beyssen B et al. Endarterectomy versus stenting in patients with symptomatic severe carotid stenosis. N Engl J Med 2006; 355:1660-71.

21. Ringleb PA, Allenberg J, Brückmann H et al. SPACE Collaborative Group. Thirty day results from the SPACE trial of stent-protected angioplasty versus carotid endarterectomy in symptomatic patients: a randomised non-inferiority trial. Lancet 2006; 368:1239-47.

22. Topakian R, Strasak AM, Sonnberger M et al. Timing of stenting of symptomatic carotid stenosis is predictive of 30-day outcome. Eur J Neurol 2007; 14:672-8.

23. Setacci C, de Donato G, Chisci E et al. Deferred urgency carotid artery stenting in symptomatic patients: clinical lessons and biomarker patterns from a prospective registry. Eur J Vasc Endovasc Surg 2008; 35:644-51.

24. Forbes TL.Trans-Atlantic Debate: Wether carotid endarterectomy is safer than stenting in the hyperacute period after onset of symptoms. European J of Vasc and Endovasc Surgery 2015;49 issue 6, 623-633.

25. Shan L, Shan J,Saxena A,Robinson D. Quality of life and functional status after carotid revascularization: A systematic review and meta-analysis. Eur J Vasc Endovasc Surg 2015;49-634-645.

26. Stingele R, Berger J, Alfke K et al. Clinical and angiographic risk factors for stroke and death within 30 days after carotid endarterectomy and stent-protected angioplasty: a subanalysis of the SPACE study. Lancet Neurol 2008; 7:216-22.

27. The Asymptomatic Carotid Atherosclerosis Study Group: Endarterectomy for asymptomatic carotid artery stenosis. Executive Committee for the Asymptomatic Carotid Atherosclerosis Study. JAMA 1995; 273:1421-8.

28. European Carotid Surgery Trialists' Collaborative Group. MRC European Carotid Surgery Trial: interim results for symptomatic patients with severe (70% to 99%) or with mild (0% to 29%) carotid stenosis. Lancet 1991; 337:1235-43.

29. Halliday A, Mansfield A, Marro J et al. Prevention of disabling and fatal strokes by successful carotid endarterectomy in patients without recent neurological symptoms: randomised controlled trial. Lancet 2004; 363:1491-1502.

30. Moussa ID, Mohr JP. Epidemiology and natural history of asymptomatic carotid artery stenosis. Asymptomatic carotid artery stenosis, risk stratification and management. London: Informa Healthcare; 2007. p.1-18.

31. Yadav JS, Wholey MH, Kuntz RE et al. Protected carotid-artery stenting versus endarterectomy in high-risk patients. N Engl J Med 2004; 351:1493-1501.

32. Gates PC, Eliasziw M, Algra A et al. Identifying patients with symptomatic carotid artery disease at high and low risk of severe myocardial infarction and cardiac death. Stroke 2002; 33:2413-6.

33. Ziada KM, Yadav JS, Mukherjee D, et al. Comparison of results of carotid stenting followed by open heart surgery versus combined carotid endarterectomy and open heart surgery (coronary bypass with or without another procedure). Am J Cardiol 2005; 96:519-23.

34. Van der Heyden J, Suttorp MJ, Bal ET, et al. Staged carotid angioplasty and stenting followed by cardiac surgery in patients with severe asymptomatic carotid artery stenosis: early and long-term results. Circulation 2007; 116:2036-42.

35. Guzman LA, Costa MA, Angiolillo DJ, et al. A systematic review of outcomes in patients with staged carotid artery stenting and coronary artery bypass graft surgery. Stroke 2008; 39:361-5.

36. Cao P, De Rango P. Carotid artery disease. In: Cronenwett JL, Johnston KW (ed.). Rutherford's Vascular Surgery. 7th ed. Philadelphia: Saunders Elsevier; 2010. Volume 2. p. 1469-86.

37. El-Koussy M, Schroth G, Do DD, et al. Periprocedural embolic events related to carotid artery stenting detected by diffusion-weighted MRI: comparison between proximal and distal embolus protection devices. J Endovasc Ther 2007; 14:293-303.

38. Roubin GS, Iyer S, Halkin A, et al. Realizing the potential of carotid artery stenting: proposed paradigms for patient selection and procedural technique. Circulation 2006; 113:2021-30.

39. Go AS, Chertow GM, Fan D, et al. Chronic kidney disease and the risks of death, cardiovascular events, and hospitalization. N Engl J Med 2004; 351:1296-305.

40. Nicolaides AN, Kakkos SK, Griffin M, et al. Severity of asymptomatic carotid stenosis and risk of ipsilateral hemispheric ischaemic events: results from the ACSRS study. Eur J Vasc Endovasc Surg 2005; 30:275-84.

41. Biasi GM, Froio A, Diethrich EB, et al. Carotid plaque echolucency increases the risk of stroke in carotid stenting: the Imaging in Carotid Angioplasty and Risk of Stroke (ICAROS) study. Circulation 2004; 110:756-62.

42. Hellings WE, Ackerstaff RG, Pasterkamp G, et al. The carotid atherosclerotic plaque and microembolisation during carotid stenting. J Cardiovasc Surg (Torino) 2006; 47:115-26.

43. Kakkos SK, Griffin MB, Nicolaides AN, Kyriacou E, Sabetai MM, Tegos T, et al. The size of juxtaluminal hypoechoic area in ultrasound images of asymptomatic carotid plaques predicts the occurrence of stroke. J Vasc Surg 2013;57:609-18 e 601.

44. Smith Jr SC, Feldman TE, Hirshfeld Jr JW, et al. ACC / AHA / SCAI 2005 guideline update for percutaneous coronary intervention: a report of the American College of Cardiology / American Heart Association Task Force on Practice Guidelines (ACC / AHA / SCAI Writing Committee to Update 2001 Guidelines for Percutaneous Coronary Intervention). Circulation 2006; 113:e166-286.

45. Silber S, Albertsson P, Avilés FF, et al. Guidelines for percutaneous coronary interventions. The Task Force for Percutaneous Coronary Interventions of the European Society of Cardiology. Eur Heart J 2005; 26:804-847.

46. American College of Cardiology Foundation, American Society of Interventional & Therapeutic Neuroradiology, Society for Cardiovascular Angiography and Interventions; Society for Vascular Medicine and Biology, Society of Interventional Radiology: ACCF / SCAI / SVMB / SIR / ASITN 2007 clinical expert consensus document on carotid stenting: a report of the American College of Cardiology Foundation Task Force on Clinical Expert Consensus Documents. J Am Coll Cardiol 2007; 49:126-70.

47. Assadian A, Lax J, Meixner-Loicht U, et al. Aspirin resistance among long-term aspirin users after carotid endarterectomy and controls: flow cytometric measurement of aspirin-induced platelet inhibition. J Vasc Surg 2007; 45:1142-7.

48. Eshaghian S, Kaul S, Amin S et al. Role of clopidogrel in managing atherothrombotic cardiovascular disease. Ann Intern Med 2007; 146:434-41.

49. Diener HC, Bogousslavsky J, Brass LM, et al. Aspirin and clopidogrel compared with clopidogrel alone after recent ischaemic stroke or transient ischaemic attack in high-risk patients (MATCH): randomised, double-blind, placebo-controlled trial. Lancet 2004; 364:331-7.

50. King A, Shipley M, Markus H. ACES Investigators. The effect of medical treatments on stroke risk in asymptomatic carotid stenosis. Stroke 2013; 44:542-6.

51. Brott TG, Halperin JL, Bush RL, et al.ASA/ACCF/AHA/AANN/ACR/ASNR/CNS/SAIP/SCA. Guideline on the management of patients with extracranial carotid and vertebral artery disease: executive summary: a report of the American College of Cardiology Foundation/American Heart Association Task Force on Practice Guidelines and the American Stroke Association. Catheter Cardiovasc Interv 2013;81:E76-12.3

52. Ricotta JJ, Aburahma A, Ascher E, Eskandari M, Faries P, Lal BK, Society for Vascular Surgery. Updated Society for Vascular Surgery guidelines for management of extracranial carotid disease. J Vasc Surg 2011;54:e1-31.

53. de Rango P. Dual antiplaquet therapy after carotid stenting: Lessons from "Big Brother". Eur J Vasc Endovas Surg 2015; 49, 621-622.

54. McKevitt FM, Randall MS, Cleveland TJ, et al. The benefits of combined anti-platelet treatment in carotid artery stenting. Eur J Vasc Endovasc Surg 2005; 29:522-7.

55. Sacco RL, Prabhakaran S, Thompson JL, et al. Comparison of warfarin versus aspirin for the prevention of recurrent stroke or death: subgroup analyses from the Warfarin-Aspirin Recurrent Stroke Study. Cerebrovasc Dis 2006; 22:4-12.

56. Kasner SE, Chimowitz MI, Lynn MJ, et al. Predictors of ischemic stroke in the territory of a symptomatic intracranial arterial stenosis. Circulation 2006; 113:555-63.

57. Paraskevas KI, Liapis CD, Hamilton G, Mikhailidis DP. Can statins reduce perioperative morbidity and mortality in patients undergoing non-cardiac vascular surgery? Eur J Vasc Endovasc Surg 2006; 32:286-93.

58. Brooke BS, McGirt MJ, Woodworth GF, et al. Preoperative statin and diuretic use influence the presentation of patients undergoing carotid endarterectomy: results of a large single-institution case-control study. J Vasc Surg 2007; 45:298-303.

59. Gröschel K, Ernemann U, Schulz JB, et al. Statin therapy at carotid angioplasty and stent placement: effect on procedure-related stroke, myocardial infarction, and death. Radiology 2006; 240:145-51.

60. Cieri E, De Rango P, Maccaroni MR et al. Is haemodynamic depression during carotid stenting a predictor of peri-procedural complications? Eur J Vasc Endovasc Surg 2008; 35:399-404.

61. Bohannon WT, Schneider PA, Silva MB. Aortic arch classification into segments facilitates carotid stenting. In: Schneider PA, Bohannon WT, Silva MB (eds.). Carotid interventions. New York: Marcel Dekker; 2004. p. 15-22.

62. Connors 3rd JJ, Sacks D, Furlan AJ, et al. Training, competency, and credentialing standards for diagnostic cervicocerebral angiography, carotid stenting, and cerebrovascular intervention: a joint statement from the American Academy of Neurology, the American Association of Neurological Surgeons, the American Society of Interventional and Therapeutic Neuroradiology, the American Society of Neuroradiology, the Congress of Neurological Surgeons, the AANS/CNS Cerebrovascular Section, and the Society of Interventional Radiology. Neurology 2005; 64(2):190-8.

63. Kastrup A, Gröschel K, Krapf H, et al. Early outcome of carotid angioplasty and stenting with and without cerebral protection devices: a systematic review of the literature. Stroke 2003; 34:813-9.

64. Cremonesi A, Setacci C, Bignamini A, et al. Carotid artery stenting: first consensus document of the ICCS-SPREAD Joint Committee. Stroke 2006; 37:2400-9.

65. Verzini F, Cao P, De Rango P, et al. Appropriateness of learning curve for carotid artery stenting: an analysis of periprocedural complications. J Vasc Surg 2006; 44:1205-12.

66. Vos JA, van den Berg JC, Ernst SM, et al. Carotid angioplasty and stent placement: comparison of transcranial Doppler US data and clinical outcome with and without filtering cerebral protection devices in 509 patients. Radiology 2005; 234:493-9.

67. Abou-Chebl A, Reginelli J, Bajzer CT, Yadav JS. Intensive treatment of hypertension decreases the risk of hyperperfusion and intracerebral hemorrhage following carotid artery stenting. Catheter Cardiovasc Interv 2007; 69:690-6.

68. Gurm HS, Yadav JS, Fayad P, et al. Long-term results of carotid stenting versus endarterectomy in high-risk patients. N Engl J Med 2008; 358:1572-9.

69. Skelly CL, Gallagher K, Fairman RM, et al. Risk factors for restenosis after carotid artery angioplasty and stenting. J Vasc Surg 2006; 44:1010-5.

70. Wholey MH, Wholey MH, Jarmolowski CR, et al. Endovascular stents for carotid artery occlusive disease. J Endovasc Surg 1997; 4(4):326-38.

71. Yadav JS, Roubin GS, Iyer S, et al. Elective stenting of the extracranial carotid arteries. Circulation 1997; 95(2):376-81.

72. Al Mubarak N, Colombo A, Gaines PA, et al. Multicenter evaluation of carotid artery stenting with a filter protection system. J Am Coll Cardiol 2002; 39(5):841-6.

73. Cremonesi A, Manetti R, Setacci F, et al. Protected carotid stenting: clinical advantages and complications of embolic protection devices in 442 consecutive patients. Stroke 2003; 34(8):1936-41.

74. Criado FJ, Lingelbach JM, Ledesma DF, Lucas PR. Carotid artery stenting in a vascular surgery practice. J Vasc Surg 2002; 35(3):430-4.

75. d'Audiffret A, Desgranges P, Kobeiter H, Becquemin JP. Technical aspects and current results of carotid stenting. J Vasc Surg 2001; 33(5):1001-7.

76. Guimaraens L, Sola MT, Matali A, et al. Carotid angioplasty with cerebral protection and stenting: report of 164 patients (194 carotid percutaneous transluminal angioplasties). Cerebrovasc Dis 2002; 13(2):114-9.

77. Henry M, Henry I, Klonaris C, et al. Benefits of cerebral protection during carotid stenting with the PercuSurge GuardWire system: midterm results. J Endovasc Ther 2002; 9(1):1-13.

78. Hobson RW, Lal BK, Chaktoura E, et al. Carotid artery stenting: analysis of data for 105 patients at high risk. J Vasc Surg 2003; 37(6):1234-9.

79. Macdonald S, McKevitt F, Venables GS, et al. Neurological outcomes after carotid stenting protected with the NeuroShield filter compared to unprotected stenting. J Endovasc Ther 2002; 9(6):777-85.

80. Mathias K, Jager H, Sahl H, et al. Interventional treatment of arteriosclerotic carotid stenosis. Radiologe 1999; 39(2):125-34.

81. Reimers B, Corvaja N, Moshiri S, et al. Cerebral protection with filter devices during carotid artery stenting. Circulation 2001; 104(1):12-5.

82. Shawl F, Kadro W, Domanski MJ, et al. Safety and efficacy of elective carotid artery stenting in high-risk patients. J Am Coll Cardiol 2000; 35(7):1721-8.

83. Whitlow PL, Lylyk P, Londero H, et al. Carotid artery stenting protected with an emboli containment system. Stroke 2002; 33(5):1308-14.

84. Wholey MH, Wholey M, Mathias K, et al. Global experience in cervical carotid artery stent placement. Catheter Cardiovasc Interv 2000; 50(2):160-7.

85. Barnett HJ, Taylor DW, Eliasziw M, et al. Benefit of carotid endarterectomy in patients with symptomatic moderate or severe stenosis. North American Symptomatic Carotid Endarterectomy Trial Collaborators. N Engl J Med 1998; 339(20):1415-1425.

86. Randomised trial of endarterectomy for recently symptomatic carotid stenosis: final results of the MRC European Carotid Surgery Trial (ECST) [comment]. Lancet 1998; 351(9113):1279-87.

87. Endarterectomy for asymptomatic carotid artery stenosis. Executive Committee for the Asymptomatic Carotid Atherosclerosis Study. JAMA 1995; 273(18):1421-28.

88. Hobson RW, Weiss DG, Fields WS, et al. Efficacy of carotid endarterectomy for asymptomatic carotid stenosis. The Veterans Affairs Cooperative Study Group. N Engl J Med 1993; 328(4):221-7.

89. Mayberg MR, Wilson SE, Yatsu F, et al. Carotid endarterectomy and prevention of cerebral ischemia in symptomatic carotid stenosis. Veterans Affairs Cooperative Studies Program 309 Trialist Group. JAMA 1991; 266(23):3289-94.

90. Halliday A, Mansfield A, Marro J, et al. Prevention of disabling and fatal strokes by successful carotid endarterectomy in patients without recent neurological symptoms: randomised controlled trial. Lancet 2004; 8(363):1491-502.

91. Ederle J, Dobson J, Featherstone RL, et al. Carotid artery stenting compared with endarterectomy in patients with symptomatic carotid stenosis (International Carotid Stenting Study): an interim analysis of a randomized controlled trial. Lancet 2010; 375(9719):985-97.

92. Berkefeld J, Chaturvedi S. The International Carotid Stenting Study and the North American Carotid Revascularization Endarterectomy Versus Stenting Trial: fueling the debate about carotid artery stenting. Stroke 2010; 41:2714-5.

Tratamento Cirúrgico da Doença Carotídea

85

Sérgio Kuzniec
Marcelo Teivelis

1 INTRODUÇÃO

O acidente vascular cerebral (AVC) é causa frequente de morbimortalidade:[1] é a 4ª causa de morte nos Estados Unidos,[2] responsável por 134.148 óbitos em 2008 naquele país. Dados nacionais de 2011 apontam que, apenas no Sistema Único de Saúde (SUS), houve 179.185 internações por AVCs,[3] provocando quase 100.000 mortes em 2010.

O tratamento clínico dos fatores de risco associados à aterosclerose e aos distúrbios do ritmo cardíaco reduz a ocorrência de eventos iniciais e recorrentes de AVCs.[4-7] Somam-se à terapia farmacológica as intervenções sobre a circulação carotídea e vertebrobasilar.

A contribuição da aterosclerose extracraniana na etiologia de AVCs é incerta: em estudos populacionais, identificam-se de 15,3[8] a 26,6%[9] de eventos atribuíveis a essa causa. Um estudo que segmentou as etnias dos pacientes[10] demonstrou 17% de doença da bifurcação em afrodescendentes, 9% em hispânicos e 5% em caucasianos. Outras doenças que acometem os vasos extracranianos, como dissecção, displasia fibromuscular e arterite de Takayasu, respondem por uma parcela etiológica significativamente menor de AVCs.

A região do bulbo carotídeo, na origem da artéria carótida interna é a mais afetada; nesse segmento há aumento do diâmetro do vaso com zonas de recirculação que favorecem a deposição de plaquetas e culminam no processo inflamatório aterosclerótico. Embora o local mais comum seja a bifurcação carotídea, há obstruções arteriais em outros locais, como na origem dos troncos supra-aórticos – por exemplo, na origem do tronco braquiocefálico, ou na origem da artéria carótida comum esquerda, além de lesões nas artérias vertebrais, no sistema vertebrobasilar e na carótida interna distal ou intracraniana. Todas essas podem ser abordadas por técnicas cirúrgicas (p. ex,: endarterectomia do tronco braquiocefálico, enxerto da aorta ascendente para carótida comum, enxerto aortossubclávio, transposição subclávia-carotídea) que fogem ao escopo deste capítulo.

Todos os processos ateroscleróticos mencionados, independentemente do local em que ocorrem, podem trazer consequências para a circulação intracraniana, dentre as quais destacamos três.

A primeira, mecânica, é o hipofluxo nos vasos intracranianos. A título de exemplo, análise com ultrassonografia Doppler da circulação retrobulbar (isto é, das artérias que irrigam o olho) já demonstrou um menor fluxo ipsilateral em pacientes com estenose crítica (>70%) da carótida interna,[11] havendo fenômeno de roubo (caracterizado por reversão do fluxo na artéria oftálmica[12]), em que o fluxo advindo da carótida externa progride até a oftálmica, indo desta para a carótida interna – para irrigar as estruturas encefálicas. Após tratamento cirúrgico (endarterectomia de carótida), houve normalização do fluxo nas artérias retrobulbares,[13] demonstrando o papel causal da obstrução carotídea nos territórios a jusante. Ainda pela consequência mecânica do estreitamento das carótidas, em situações excepcionais de baixo débito cardíaco pode ocorrer AVC por hipofluxo cerebral.

Uma segunda consequência é a trombose da artéria carótida, que pode ser desde assintomática (em especial nos pacientes com polígono de Willis pérvio e funcionante) até catastrófica, com um infarto cerebral extenso com graves sequelas ou óbito.[14]

A terceira consequência da aterosclerose – e a mais frequente – é a embolização distal. A placa instável (ou "mole") pode desprender partes de seus fragmentos e/ou trombos parietais. Esses elementos, levados pelo fluxo arterial, ao impactarem na circulação distal, podem provocar sintomas neurológicos:[15] amaurose (quadro de cegueira aguda monocular, que pode ser fugaz ou persistente) se o fenômeno ocorrer nas artérias retinianas; acidentes isquêmicos transitórios (AITs) ou AVCs no caso de outros vasos intracranianos.

É controverso se a aterosclerose identificada na circulação carotídea está relacionada ao declínio na capacidade cognitiva[16] e se a revascularização carotídea traz piora ao quadro (por eventuais embolizações perioperatórias) ou melhora (pelo restabelecimento de fluxo).[17-19]

Por ser o bulbo a região mais comumente acometida, a principal cirurgia realizada sobre o território carotídeo é a endarterectomia da sua bifurcação: trata-se, literalmente, da retirada de toda a íntima e da lâmina elástica externa da túnica média (camada de depósito das placas de colesterol) das artérias carótida comum, carótida interna e, eventualmente, também da carótida externa, mantendo-se a parte mais externa da média e a adventícia. Esse é o procedimento padrão, ao qual as outras técnicas (em especial a angioplastia carotídea) devem ser comparadas.

2   HISTÓRICO

De Bakey, em 1953, foi o primeiro a realizar endarterectomia de carótida interna, técnica que se consagrou como a mais utilizada para tratamento da aterosclerose da bifurcação carotídea.[20]

Até a década de 1980, houve crescimento sustentado do número de procedimentos sobre a carótida, chegando a um pico, nos Estados Unidos, de 107.000 endarterectomias em 1985.[21] Porém, pela ocorrência de complicações pós-operatórias e por não haver clara evidência de quais grupos mais se beneficiariam da intervenção, o número declinou, tendo ocorrido apenas 70.000 operações em 1990.

Com os resultados favoráveis em determinados subgrupos de pacientes (inicialmente foram divulgados estudos envolvendo pacientes sintomáticos) nos *trials* NASCET[22] (North American Symptomatic Carotid Endarterctomy Trial*)* e ECST[23] (European Carotid Surgery Trial), houve uma nova ascensão, chegando a 90.000 procedimentos/ano[24] no decorrer da década de 1990.

O estudo norte-americano NASCET – que utilizou o critério de estenose >70% na arteriografia – observou no seguimento a longo prazo (média de 18 meses) taxa de incidência de AVC de 9% nos pacientes submetidos a cirurgia *versus* 26% nos pacientes sob tratamento clínico (vale lembrar que, na época, o tratamento padrão era o uso de ácido acetilsalicílico). O estudo europeu ECST – que também utilizou o corte de 70% de estenose na arteriografia – relatou taxa de AVC de 2,8% nos pacientes operados (excluindo a morbimortalidade perioperatória de 7,5%) e de 16,8% no grupo de tratamento clínico em 3 anos de seguimento.

Estudos também foram realizados em pacientes assintomáticos. O ACAS (Asymptomatic Carotid Atherosclerosis Study), publicado em 1995[25] –que utilizou critério de estenose acima de 60% como significativa –, demonstrou, numa mediana de 2,7 anos, risco de AVC de 5,1% para pacientes operados e de 11% para pacientes tratados farmacologicamente com ácido acetilsalicílico (redução de 53% do risco no grupo operado quando comparado ao grupo do tratamento clínico).

O advento da angioplastia – posteriormente com implante de *stent* – na bifurcação carotídea encontrou inicialmente aplicação em pacientes com pescoços hostis à cirurgia aberta ou com contraindicação clínica (por exemplo: risco cardíaco elevado), ou seja, pacientes que eram candidatos ruins à endarterectomia.

Com o apelo da menor invasividade e a melhora dos dispositivos principalmente para proteção embólica, houve a necessidade de avaliar se a angioplastia carotídea seria uma substituta da endarterectomia de carótida em pacientes de menor risco e se algum subgrupo se beneficiaria de uma ou de outra técnica.

Um estudo significativo foi o ICSS[26] (International Carotid Stenting Study), publicado em 2010, em que 1.713 pacientes foram randomizados para endarterectomia ou angioplastia de carótida. Os resultados de 30 dias mostraram maior ocorrência combinada de AVC, infarto agudo do miocárdio (IAM) ou morte no grupo de *stent* (8,5% *vs* 5,2% no grupo da endarterectomia), maior incidência de AVC (7,7% no grupo do *stent* vs 4,1% no grupo da endarterectomia). Houve três IAMs no grupo da angioplastia, todos fatais, e quatro IAMs no grupo da endarterectomia, todos não fatais. O estudo indicou superioridade da endarterectomia no seguimento perioperatório (isto é, nos primeiros 30 dias após intervenção).

Um subgrupo de pacientes desse estudo (n=231) foi avaliado com ressonância magnética antes e após as intervenções;[27] 50% dos pacientes do grupo da angioplastia com *stent* tiveram pelo menos uma nova lesão cerebral diagnosticada, contra 17% dos endarterectomizados.

O CREST[28] (Carotid Revascularization Endarterectomy versus Stenting Trial), também publicado em 2010, com maior casuística randomizada (n=2.502) (angioplastia/endarterectomia), estudou pacientes sintomáticos e assintomáticos. Foram considerados os pacientes com estenose >50% pela arteriografia ou estenose >70% por exames não invasivos (Doppler ou angiotomografia). O seguimento médio foi de 2,5 anos. Houve mais AVCs no grupo submetido a angioplastia (4,1%) em relação aos pacientes submetidos a endarterectomia (2,3%), havendo, no entanto, mais IAMs no grupo de pacientes operados (2,3%) do que nos pacientes do grupo endovascular (1,1%).

No seguimento a longo prazo (mediana de 2 anos) dos pacientes do CREST, a taxa de reestenose (diagnosticada por Doppler com estenose maior que 70%) ou oclusão foi semelhante entre endarterectomia e angioplastia (6,2% **vs** 6,0%, p=0,58). Foram fatores de risco para reestenose significativa ou oclusão: sexo feminino (*hazard ratio* [HR]: 1,79), diabetes (HR: 2,31) e dislipidemia (HR: 2,07). Nesse estudo, o tabagismo foi fator de risco para reestenose/oclusão pós-endarterectomia (HR: 2,26), mas não para angioplastia (HR:0,77).[29]

É interessante que pacientes com mais idade (>70 anos) se beneficiaram mais da endarterectomia do que da angioplastia. Esse aparente paradoxo (pacientes mais idosos tendem a ter mais comorbidades e maior risco perioperatório, portanto deveriam se beneficiar de técnicas menos invasivas) é explicado pelo cerne da técnica endovascular: para realizar a angioplastia, é necessário manipulação significativa do material endovascular (fios-guias, cateteres) no arco aórtico e vasos da base. Pacientes mais idosos tendem a ter arcos mais curvilíneos, com mais calcificações e placas de aterosclerose. A manipulação dessas regiões aumenta a chance de embolização perioperatória: numa análise de lesões (neurologicamente assintomáticas) pós-operatórias por ressonância magnética, após angioplastia carotídea, 16,9% ocorreram no lado não operado[30] (ou seja, por manipulação que só acontece na cirurgia endovascular). Na endarterectomia a manipulação restringe-se ao campo cirúrgico: só um lado da circulação – aquele que está sendo operado – está em risco de complicações vasculares.

Ainda sobre as angioplastias de carótida, uma recente revisão[31] apontou que os principais fatores associados à ocorrência de AVC e morte após um mês da angioplastia foram: idade >80 anos, insuficiência renal crônica, procedimento realizado em até 2 semanas do evento neurológico, estenose carotídea >90%, placas ulceradas ou calcificadas, arco aórtico com calcificações. O uso de estatina periprocedimento e a experiência do operador e do centro de intervenção (maior que 50 casos/ano) foram protetores para AVC/óbito nessa revisão.

Do ponto de vista de medicina baseada em evidências, em 2011 foram publicados cinco consensos sobre manejo da doença carotídea:

1. do Colégio Americano de Cardiologia/Associação Americana de Cardiologia;[32]
2. da Sociedade de Cirurgia Vascular Americana;[33]
3. da Sociedade Europeia de Cardiologia;[34]
4. da Sociedade Australo-asiática;[35] e
5. do Instituto Nacional de Saúde e Excelência Clínica do Reino Unido.[36]

Esses cinco consensos são discutidos e comparados em detalhes numa revisão,[37] de onde a tabela a seguir foi adaptada. As recomendações estão apresentadas na tabela (Tabela 85.1).

Ao estudar os custos, a angioplastia tem valor consideravelmente maior que a endarterectomia, atribuível ao material endovascular (esses custos não são compensados pelo menor tempo de internação em UTI). Estudos estrangeiros[38,39] têm apontado que é necessária uma redução substancial dos custos dos materiais da angioplastia para que esse seja um procedimento custo-efetivo. Em outras palavras, se um paciente é submetido a angioplastia sem pertencer a um grupo com claro benefício dessa técnica (indicação clínica, anatômica ou projeto de pesquisa), o sistema de saúde arca desnecessariamente com custos substancialmente maiores.[40]

3 TÉCNICA CIRÚRGICA

Não é o escopo deste capítulo entrar em detalhes de técnica operatória da endarterectomia de carótida, mas sim compreendê-los para contextualizar os riscos e benefícios da intervenção carotídea.

Evidentemente, para que seja realizada a endarterectomia, é necessário acesso cirúrgico ao pescoço.

3.1 O PESCOÇO HOSTIL

A via de acesso pode ser um fator de decisão para a técnica operatória: pacientes com antecedente de cirurgia cervical e, especialmente, com radioterapia são considerados portadores de "**pescoços hostis**"; a dissecção pode ser bastante trabalhosa, aumentando o risco de complicações, como lesões de nervos cranianos. Nesse caso a angioplastia carotídea é uma alternativa aceitável, bem como a reestenose pós-endarterectomia, em que a abordagem endovascular elimina os riscos de lesões de nervos cranianos na reexploração cervical.

3.2 ACESSOS HABITUAIS PARA A CARÓTIDA

O acesso habitual se faz anteriormente ao músculo esternocleidomastoideo (Figura 85.1), chegando-se à veia jugular interna e deslocando-a para acesso à bainha carotídea. Existe também a opção de incisão transversa na região cervical para acesso à artéria carótida, sem que tenha sido demonstrado haver maior lesão de nervos cranianos.[41]

A técnica do acesso retrojugular pode ser uma alternativa a pacientes com manipulação carotídea prévia, uma vez que a dissecção é feita por um plano diferente, evitando a área de fibrose.

Em um estudo em pacientes que nunca haviam sido operados ocorreu randomização para acesso retrojugular ou acesso anterior padrão. Houve incidência significativamente maior de paralisia de corda vocal no grupo do acesso retrojugular (31% *vs* 6%), o que fez o estudo ser interrompido após 101 cirurgias.[42] Em 6 meses, os pacientes já haviam recuperado o tom de voz, mas o estudo não foi retomado. Por esse motivo, o acesso retrojugular é exceção na cirurgia carotídea, tendo seu papel nas reoperações.

TABELA 85.1 Resumo dos cinco consensos de 2011 para manejo da estenose carotídea (adaptado de Paraskevas et al.[37])

		ASSINTOMÁTICO		SINTOMÁTICO	
ACA/AHA[32]	Recomendação	Angioplastia carotídea pode ser considerada em pacientes altamente selecionados (estenose >60% na arteriografia ou >70% no Doppler), mas sua eficácia, em comparação a tratamento clínico, ainda não foi estabelecida.	Angioplastia é uma alternativa à endarterectomia em pacientes de risco baixo ou moderado de complicações endovasculares, quando há estenose >70%, e a taxa de complicações periprocedimento é <6%	Em pacientes com estenose >70% com dificuldade no acesso cirúrgico ao pescoço, antecedente de radioterapia cervical, reestenose pós-endarterectomia carotídea, ou em pacientes com risco clínico elevado, a angioplastia pode ser considerada.	A angioplastia nos casos anteriores só é razoável quando realizada por equipe com antecedente de morbimortalidade de 4-6%.
	Nível de Evidência	Classe IIB, nível de evidência B	Classe I, nível de evidência B	Classe IIB, nível de evidência B	Classe IIA, nível de evidência B
SVS[33]	Recomendação	Endarterectomia de carótida deve ser considerada em pacientes assintomáticos, desde que paciente tenha expectativa de vida de 3 a 5 anos, e taxas de AVC/óbito perioperatórios sejam menores que 3%	Em todos os pacientes que são candidatos a intervenção carotídea, endarterectomia é preferível à angioplastia por causa da reduzida mortalidade geral perioperatória	Angioplastia é preferível à endarterectomia em pacientes com estenose >50%, com traqueostomia, em situações em que há fibrose por cirurgia prévia ipsilateral ou radiação externa, lesão de nervo craniano prévio, lesões proximais à clavícula ou distais ao nível de C2	Angioplastia é preferível à endarterectomia em pacientes com doença coronariana não corrigível, insuficiência cardíaca ou doença pulmonar obstrutiva crônica
	Nível de Evidência	Classe I, nível de evidência A	Grau I, nível de evidência B	Grau II, nível de evidência B	Grau II, nível de evidência C
ESC[34]	Recomendação	Endarterectomia deve ser considerada em estenoses >60%, desde que taxas de morte e AVC perioperatórios sejam <3% e expectativa de vida >5 anos	Em pacientes com estenose entre 70 e 99% da carótida interna, endarterectomia é recomendada para prevenção de AVCs recorrentes	Em paciente com alto risco cirúrgico e com indicação de revascularização carotídea, a angioplastia deve ser considerada uma alternativa à endarterectomia	Em paciente com indicação de revascularização carotídea, a angioplastia pode ser considerada uma alternativa à endarterectomia em centros com grande volume e cujas incidências de óbito e AVC sejam <6%
	Nível de Evidência	Classe IIA, nível de evidência A	Classe I, nível de evidência A	Classe IIA, nível de evidência B	Classe IIB, nível de evidência B
Australasian[35]	Recomendação	Não há qualquer evidência que suporte uso de angioplastia para tratamento da estenose carotídea assintomática	Angioplastia pode ser considerada uma opção à endarterectomia, em especial após radiação cervical, cirurgia prévia, traqueostomia, estenose pós-endarterectomia, artrite da coluna cervical grave, bifurcação alta da carótida, obesidade, lesão do nervo laríngeo recorrente contralateral e oclusão da carótida interna contralateral	O resultado geral dos estudos randomizados e controlados indicou que a angioplastia não é tão segura quanto a endarterectomia para prevenção de AVCs em estenoses carotídeas	
	Nível de Evidência	-	-	-	

[Continua]

[Continuação]

TABELA 85.1 Resumo dos cinco consensos de 2011 para manejo da estenose carotídea (adaptado de Paraskevas et al.[37])		ASSINTOMÁTICO	SINTOMÁTICO
NICE (UK)[36]	Recomendação	A angioplastia carotídea só deve ser usada em situações especiais, como protocolos governamentais ou de pesquisa	O consenso só abordou a população de pacientes assintomáticos
	Nível de Evidência	-	

ACC/AHA, American College of Cardiology/American Heart Association; ESC, European Society of Cardiology; SVS, Society for Vascular Surgery; NICE, UK National Institute for Health and Clinical Excellence.

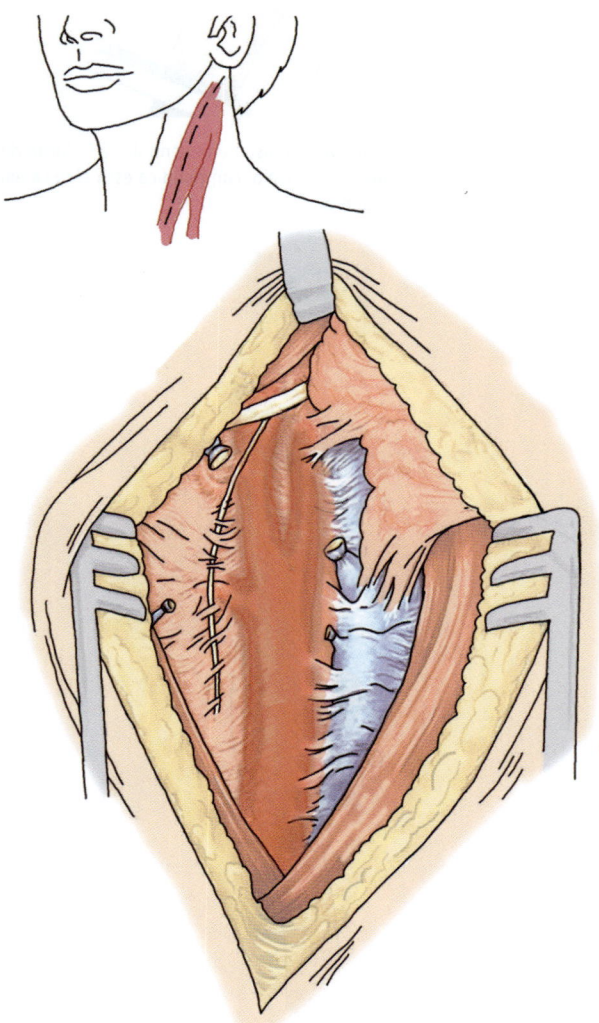

FIGURA 85.1 Acesso habitual à carótida comum. Observar, no pequeno detalhe, a topografia da incisão (anterior ao músculo esternocleiodomastóideo). Na imagem maior, observar a carótida medial à veia jugular interna. Nota-se, no topo da imagem, o nervo hipoglosso. O nervo vago (não visível) está posterior às estruturas dissecadas.

Em relação ao acesso, há situações de maior risco de infecção na região operada: pacientes com traqueostomia têm benefícios com a cirurgia endovascular, evitando a manipulação da região cervical e o implante de materiais sintéticos (como no uso de remendo na artéria) em proximidade com secreções potencialmente contaminadas.

3.3 TÉCNICA ANESTÉSICA

Pode-se utilizar anestesia geral ou anestesia locorregional para a endarterectomia carotídea. O estudo com maior casuística que comparou de maneira randomizada as duas técnicas anestésicas envolveu 3.256 pacientes,[43] mas não apontou qualquer diferença estatisticamente significativa em relação a eventos neurais, cardíacos ou fatais. Numa revisão sistemática da Cochrane,[44] também não houve diferença significativa nas taxas de AVC perioperatório ou de mortalidade. O conforto do paciente e da equipe cirúrgica com cada técnica anestésica deve ser ponderado na balança decisória.

3.4 *SHUNT*

O uso de *shunt* (ou derivação) foi relatado em 1956.[45] Trata-se de dispositivo que mantém a perfusão da carótida interna durante parte significativa da cirurgia, reduzindo o tempo de hipofluxo cerebral (e portanto teoricamente diminuindo a incidência de AVCs isquêmicos durante o clampeamento da carótida interna). No entanto, apesar do benefício na prevenção de eventos isquêmicos de baixo fluxo, há riscos associados, como dissecção carotídea[46] e embolização distal[47] pela manipulação. Não há consenso de que seu uso seja imprescindível ou necessário em todos os casos,[48] e o uso dessa ferramenta é quase que uma questão de escolha pessoal do cirurgião: há os que o usam rotineiramente, em todas as cirurgias, há os que usam seletivamente e há os que não o usam.

São indicações relacionadas ao uso do *shunt*: oclusão da carótida contralateral (embora estudos apontem que essa não é uma condição imprescindível do *shunt*[47,49]), refluxo pobre pela carótida interna (avaliação subjetiva durante a operação), pressão de refluxo menor do que 40 mmHg,[50,51] déficits neuroló-gicos intraoperatórios (para pacientes operados sob anestesia local[52]) e alterações do eletroencefalograma intraoperatório.[53,54]

3.5 TÉCNICA DE ENDARTERECTOMIA

3.5.1 Uso ou não de remendo – e o material do remendo

A endarterectomia convencional consiste em realizar arte-riotomia que se inicia na carótida comum e se estende pela caró-tida interna (Figura 85.2). Após a retirada da placa, é necessário realizar o fechamento (arteriorrafia ou arterioplastia), que pode ser feito de forma primária (Figura 85.3) ou com uso de algum remendo (Figura 85.4). Os remendos têm por objetivo compen-sar a perda inevitável de circunferência da parede arterial toma-da pela sutura no fechamento.

Há grande discussão se no fechamento deve utilizar-se sem-pre o remendo, ou se deve ser utilizado de maneira seletiva (de certa forma, trata-se de situação análoga ao uso ou não do *shunt*). Muitos autores consideram que na carótida interna pequena (p. ex.: <5 mm[55]) deve-se utilizar o remendo, sendo ele dispensável se a carótida for maior.

Um estudo interessante[56] randomizou pacientes com endar-terectomia bilateral de carótidas para serem submetidos, em um lado, a fechamento primário e, no outro, a uso do remendo (*patch*). Era um critério de inclusão que a carótida interna fosse maior que 4 mm, ou seja, por definição, tratava-se de casos em que as duas técnicas poderiam ser utilizadas. Os resultados

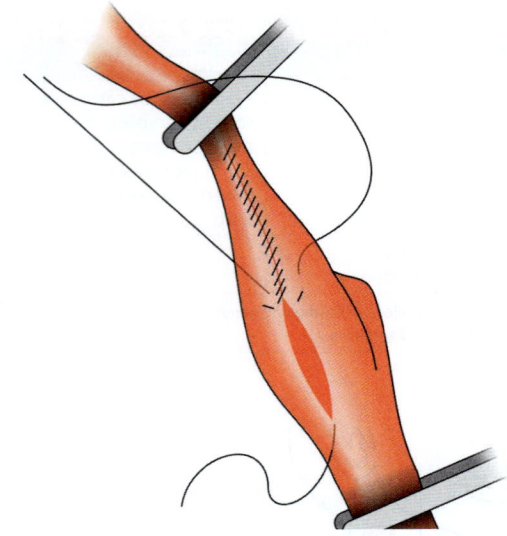

FIGURA 85.3 Arteriorrafia primária (sem uso de remendo). Há redução da circunferência do vaso, o que, em princípio, contraindica essa técnica em artérias carótidas de menor calibre.

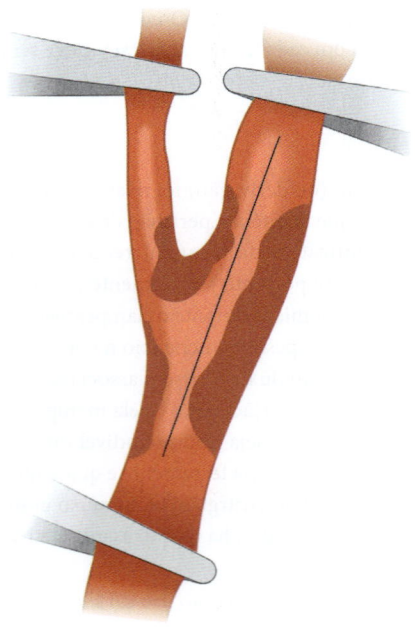

FIGURA 85.2 Endarterectomia convencional: arteriotomia da carótida co-mum até a carótida interna.

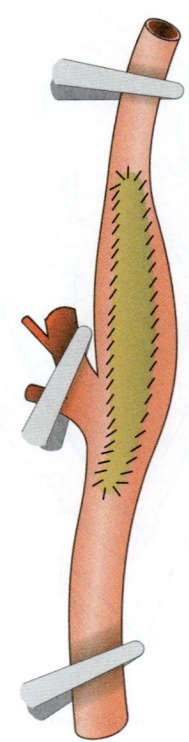

FIGURA 85.4 Com o uso do remendo, a circunferência da artéria é preser-vada. No entanto, o tempo de pinçamento (isquemia) é, teoricamente, maior.

mostraram superioridade do fechamento com remendo, tanto em AVC no seguimento (4% no fechamento primário *versus* 0% no uso do remendo) quanto na ocorrência de reestenose (22% no grupo de fechamento primário *vs* 1% no uso do remendo).

O remendo pode ser de material autógeno ou protético. Dentre os autógenos, destacam-se a veia safena, a veia facial ou a jugular externa. O uso das veias cervicais tem por vantagem evitar uma incisão em outro segmento corpóreo, bem como preservar a safena para eventual uso posterior (p. ex.: revascularização miocárdica).

Entre os materiais biológicos não autógenos, o mais utilizado é o remendo de pericárdio bovino. Entre os sintéticos, utilizam-se com mais frequência PTFE e Dacron.

Uma recente metanálise[57] demonstrou que não há diferença estatística entre os principais desfechos perioperatórios e de longo prazo (AVC, morte ou reestenose carotídea) em relação ao material do remendo (comparando veia, pericárdio bovino, PTFE e Dacron), havendo apenas uma diferença estatisticamente significativa no tempo para hemostasia operatória, que é substancialmente maior com o uso do remendo de PTFE quando comparado ao de veia ou de Dacron. Em relação à dilatação aneurismática, no entanto, um estudo[58] - com mediana de seguimento maior que 60 meses - identificou uma frequência maior desse evento no grupo com remendo de veia (2% *vs* 0%, p<0,05) em relação ao grupo com remendo de pericárdio bovino.

3.5.2 Convencional *vs* eversão

Outra técnica de endarterectomia é por eversão. Esse método envolve uma transecção completa da origem da carótida comum ou interna, com a retirada da placa por eversão das camadas externas (desenluvamento) e retirada da endartéria por dentro (Figura 85.5). Para retomada do fluxo é realizada uma anastomose ampla restaurando a integridade externa das artérias (Figura 85.6). Há vantagens técnicas na eversão (facilidade da anastomose ampla, retirada de segmentos redundantes de carótida interna, visualização melhorada da placa distal), porém são contrabalançadas por riscos potenciais (é necessário dissecar mais distalmente a artéria, aumentando o potencial de lesões de nervos cervicais), e, se a placa se estende distalmente, a fixação cirúrgica da túnica íntima é mais complexa.

Uma recente metanálise[59] demonstrou que a técnica por eversão está associada a taxa menor de AVC perioperatório, com um NNT (*number necessary to treat*, ou número necessário para tratar) de 68; em outras palavras, a cada 68 pacientes que são submetidos a endarterectomia por eversão (em vez da convencional) um AVC perioperatório é evitado.

Em relação à reestenose pós-endarterectomia, há três grupos a serem comparados entre si: endarterectomia por eversão, endarterectomia convencional com fechamento primário da artéria e fechamento em que foi utilizado algum remendo. Após 4 anos de seguimento,[60] a taxa de reestenose entre eversão e fechamento primário foi de 3,6% *vs* 9,2% (p=0,01), não havendo diferença

significativa entre eversão e remendo (2,8% *vs* 1,5%). Não houve diferença significativa no risco cumulativo de AVC ipsilateral (3,9% para eversão e 2,2% para convencional; p=0,2). Conclui-se que são semelhantes os desfechos da eversão e do fechamento com remendo, sendo o fechamento primário uma técnica associada a maior reestenose no seguimento a longo prazo.

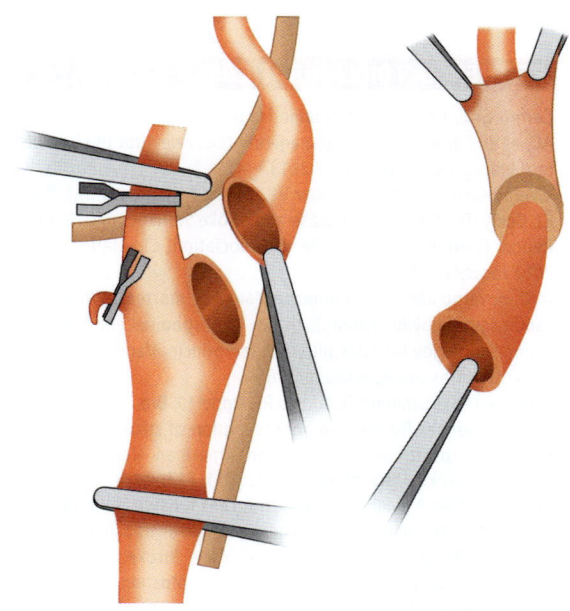

FIGURA 85.5 Endarterectomia por eversão: notar, à esquerda, a seção completa da origem da artéria carótida interna; à direita, a eversão e a retirada da placa aterosclerótica.

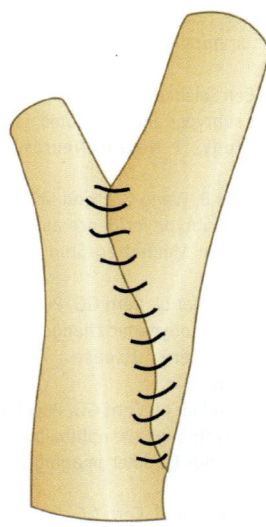

FIGURA 85.6 Endarterectomia por eversão: anastomose ampla da artéria carótida interna na artéria carótida comum

4 CONCLUSÃO

Atualmente a endarterectomia de carótida é o método preferencial em pacientes com doença da bifurcação carotídea com indicação de intervenção. A angioplastia tem papel relevante em situações especiais (contraindicações clínicas para cirurgia aberta, pescoço hostil), havendo significativa (porém não unânime) oposição dos consensos à angioplastia em pacientes assintomáticos.

REFERÊNCIAS BIBLIOGRÁFICAS

1. Carmo GAL, Calderaro D, Gualandro DM, Casella IB, Yu PC, Marques AC, et al. Carotid stenosis management: a review for the internist. Intern Emerg Med. 2014 Mar;9(2):133–42.

2. Writing Group Members, Roger VL, Go AS, Lloyd-Jones DM, Benjamin EJ, Berry JD, et al. Heart Disease and Stroke Statistics--2012 Update: A Report From the American Heart Association. Circulation [Internet]. 2012 Jan 3;125(1):e2–e220.

3. AVC: governo alerta para principal causa de mortes [Internet]. Portalsaude.saude.gov.br; [cited 2014 Jan 4]. Disponível em: http://portalsaude.saude.gov.br/index.php/cidadao/principal/agencia-saude/noticias-anteriores-agencia-saude/2866-

4. Goldstein LB, Bushnell CD, Adams RJ, Appel LJ, Braun LT, Chaturvedi S, et al. Guidelines for the primary prevention of stroke: a guideline for healthcare professionals from the American Heart Association/ American Stroke Association. Stroke. 2011; 517–84.

5. Kishore A, Vail A, Majid A, Dawson J, Lees KR, Tyrrell PJ, et al. Detection of atrial fibrillation after ischemic stroke or transient ischemic attack: a systematic review and meta-analysis. Stroke. 2014 Jan 2.

6. Amarenco P, Bogousslavsky J, Callahan A, Goldstein LB, Hennerici M, Rudolph AE, et al. High-dose atorvastatin after stroke or transient ischemic attack. N Engl J Med. 2006 Aug 10;355(6):549–59.

7. Thun MJ, Carter BD, Feskanich D, Freedman ND, Prentice R, Lopez AD, et al. 50-year trends in smoking-related mortality in the United States. N Engl J Med. 2013 Jan 24;368(4):351–64.

8. Kolominsky-Rabas PL, Weber M, Gefeller O, Neundoerfer B, Heuschmann PU. Epidemiology of ischemic stroke subtypes according to TO-AST criteria: incidence, recurrence, and long-term survival in ischemic stroke subtypes: a population-based study. Stroke. 2001 Dec 1;32(12):2735–40.

9. Bejot Y, Caillier M, Ben Salem D, Couvreur G, Rouaud O, Osseby G-V, et al. Ischaemic stroke subtypes and associated risk factors: a French population based study. J Neurol Neurosurg Psychiatr. 2008 Dec;79(12):1344–8.

10. White H, Boden-Albala B, Wang C, Elkind MSV, Rundek T, Wright CB, et al. Ischemic stroke subtype incidence among whites, blacks, and Hispanics: the Northern Manhattan Study. Circulation. 2005 Mar 15;111(10):1327–31.

11. Costa VP, Kuzniec S, Molnar LJ, Cerri GG, Puech-Leão P, Carvalho CA. Clinical findings and hemodynamic changes associated with severe occlusive carotid artery disease. Ophthalmology. 1997 Dec;104(12):1994–2002.

12. Costa VP, Kuzniec S, Molnar LJ, Cerri GG, Puech-Leão P, Carvalho CA. Collateral blood supply through the ophthalmic artery: a steal phenomenon analyzed by color Doppler imaging. Ophthalmology. 1998 Apr;105(4):689–93.

13. Costa VP, Kuzniec S, Molnar LJ, Cerri GG, Puech-Leão P, Carvalho CA. The effects of carotid endarterectomy on the retrobulbar circulation of patients with severe occlusive carotid artery disease. An investigation by color Doppler imaging. Ophthalmology. 1999 Feb;106(2):306–10.

14. Lanari A, Silvestrelli G. Acute and chronic carotid occlusion syndromes. Front Neurol Neurosci. 2012;30:185–90.

15. U-King-Im JM, Tang TY, Patterson A, Graves MJ, Howarth S, Li Z-Y, et al. Characterisation of carotid atheroma in symptomatic and asymptomatic patients using high resolution MRI. J Neurol Neurosurg Psychiatr. 2008 Aug;79(8):905–12.

16. Buratti L, Balucani C, Viticchi G, Falsetti L, Altamura C, Avitabile E, et al. Cognitive deterioration in bilateral asymptomatic severe carotid stenosis. Stroke. 2014 Jul;45(7):2072–7.

17. De Rango P, Caso V, Leys D, Paciaroni M, Lenti M, Cao P. The role of carotid artery stenting and carotid endarterectomy in cognitive performance: a systematic review. Stroke. 2008 Nov;39(11):3116–27.

18. Migliara B, Trentin M, Idone D, Mirandola M, Griso A, Lino M. Neurocognitive changes after eversion carotid endarterectomy under local anesthesia. Ann Vasc Surg. 2013 Aug;27(6):727–35.

19. Corriere MA, Edwards MS, Geer CP, Keith DR, Deal DD, Stump DA. Longitudinal evaluation of neurobehavioral outcomes following carotid revascularization. Ann Vasc Surg. 2013 Oct 31.

20. DeBakey ME. Successful carotid endarterectomy for cerebrovascular insufficiency. Nineteen-year follow-up. JAMA. 1975 Sep 8;233(10):1083–5.

21. Pokras R, Dyken ML. Dramatic changes in the performance of endarterectomy for diseases of the extracranial arteries of the head. Stroke. 1988 Oct;19(10):1289–90.

22. North American Symptomatic Carotid Endarterectomy Trial Collaborators. Beneficial effect of carotid endarterectomy in symptomatic patients with high-grade carotid stenosis. N Engl J Med. 1991 Aug 15;325(7):445–53.

23. MRC European Carotid Surgery Trial: interim results for symptomatic patients with severe (70-99%) or with mild (0-29%) carotid stenosis. European Carotid Surgery Trialists' Collaborative Group. The Lancet. 1991 May 25;337(8752):1235–43.

24. Gillum RF. Epidemiology of carotid endarterectomy and cerebral arteriography in the United States. Stroke. 1995 Sep;26(9):1724–8.

25. Walker MD, Marler JR, Goldstein M, Grady PA, Toole JF, Baker WH, et al. Endarterectomy for asymptomatic carotid artery stenosis. Executive Committee for the Asymptomatic Carotid Atherosclerosis Study. JAMA. 1995 May 10;273(18):1421–8.

26. International Carotid Stenting Study investigators, Ederle J, Dobson J, Featherstone RL, Bonati LH, van der Worp HB, et al. Carotid artery stenting compared with endarterectomy in patients with symptomatic carotid stenosis (International Carotid Stenting Study): an interim analysis of a randomised controlled trial. Lancet. 2010 Mar 20;375(9719):985–97.

27. Bonati LH, Jongen LM, Haller S, Flach HZ, Dobson J, Nederkoorn PJ, et al. New ischaemic brain lesions on MRI after stenting or endarterectomy for symptomatic carotid stenosis: a substudy of the International Carotid Stenting Study (ICSS). The Lancet Neurology. 2010 Apr;9(4):353–62.

28. Brott TG, Hobson RW II, Howard G, Roubin GS, Clark WM, Brooks W, et al. Stenting versus endarterectomy for treatment of carotid-artery stenosis. N Engl J Med. 2010 Jul;363(1):11–23.

29. Lal BK, Beach KW, Roubin GS, Lutsep HL, Moore WS, Malas MB, et al. Restenosis after carotid artery stenting and endarterectomy: a secondary analysis of CREST, a randomised controlled trial. Lancet Neurol. 2012 Sep;11(9):755–63.

30. Zhu L, Wintermark M, Saloner D, Fandel M, Pan XM, Rapp JH. The distribution and size of ischemic lesions after carotid artery angioplasty and stenting: evidence for microembolization to terminal arteries. Journal of Vascular Surgery. 2011 Apr;53(4):971–5–discussion975–6.

31. Khan M, Qureshi AI. Factors associated with increased rates of post-procedural stroke or death following carotid artery stent placement: a systematic review. J Vasc Interv Neurol. 2014 May;7(1):11–20.

32. Brott TG, Halperin JL, Abbara S, Bacharach JM, Barr JD, Bush RL, et al. 2011 ASA/ACCF/AHA/AANN/AANS/ACR/ASNR/CNS/SAIP/SCAI/SIR/SNIS/SVM/SVS guideline on the management of patients with extracranial carotid and vertebral artery disease: executive summary. A report of the American College of Cardiology Foundation/American Heart Association Task Force on Practice Guidelines, and the American Stroke Association, American Association of Neuroscience Nurses, American Association of Neurological Surgeons, American College of Radiology, American Society of Neuroradiology, Congress of Neurological Surgeons, Society of Atherosclerosis Imaging and Prevention, Society for Cardiovascular Angiography and Interventions, Society of Interventional Radiology, Society of NeuroInterventional Surgery, Society for Vascular Medicine, and Society for Vascular Surgery. Circulation. 2011; 489–532.

33. Ricotta JJ, AbuRahma A, Ascher E, Eskandari M, Faries P, Lal BK. Updated Society for Vascular Surgery guidelines for management of extracranial carotid disease. J Vasc Surg. Elsevier Inc; 2011 Sep 1;54(3):e1–e31.

34. European Stroke Organisation, Tendera M, Aboyans V, Bartelink M-L, Baumgartner I, Clément D, et al. ESC Guidelines on the diagnosis and treatment of peripheral artery diseases: Document covering atherosclerotic disease of extracranial carotid and vertebral, mesenteric, renal, upper and lower extremity arteries: the Task Force on the Diagnosis and Treatment of Peripheral Artery Diseases of the European Society of Cardiology (ESC). European Heart Journal. 2011. pp. 2851–906.

35. Carotid Stenting Guidelines Committee: an Inter-collegiate Committee of the RACP (ANZAN, CSANZ), RACS (ANZSVS) and RANZCR. Guidelines for patient selection and performance of carotid artery stenting. Intern Med J. 2011 Apr;41(4):344–7.

36. Carotid artery stent placement for asymptomatic extracranial carotid stenosis [Internet]. www.nice.org.uk. 2011 [cited 2014 Jan 15]. Available from: http://www.nice.org.uk/nicemedia/live/13026/54241/54241.pdf

37. Paraskevas KI, Mikhailidis DP, Veith FJ. Comparison of the five 2011 guidelines for the treatment of carotid stenosis. Journal of Vascular Surgery. 2012 May;55(5):1504–8.

38. Sternbergh WC, Crenshaw GD, Bazan HA, Smith TA. Carotid endarterectomy is more cost-effective than carotid artery stenting. J Vasc Surg. Elsevier Inc; 2012 Jun 1;55(6):1623–8.

39. Almekhlafi MA, Hill MD, Wiebe S, Goyal M, Yavin D, Wong JH, et al. When is carotid angioplasty and stenting the cost-effective alternative for revascularization of symptomatic carotid stenosis? A Canadian Health System perspective. AJNR Am J Neuroradiol. 2013 Aug 8.

40. Paraskevas KI, Beard JD, Veith FJ. Carotid artery stenting: it's all about appropriate patient selection and keeping to the indications. Expert Rev Cardiovasc Ther. 2014 Jul;12(7):783–6.

41. Mendes GAC, Zabramski JM, Elhadi AM, Kalani MYS, Preul MC, Nakaji P, et al. Carotid endarterectomy: comparison of complications between transverse and longitudinal incision. Neurosurgery. 2014 Mar 21.

42. Stehr A, Scodacek D, Wustrack H, Steinbauer M, Töpel I, Pfister K, et al. Retrojugular versus ventrojugular approach to carotid bifurcation for eversion endarterectomy: a prospective randomized trial. Eur J Vasc Endovasc Surg. 2008 Feb;35(2):190–5–discussion196–7.

43. GALA Trial Collaborative Group, Lewis SC, Warlow CP, Bodenham AR, Colam B, Rothwell PM, et al. General anaesthesia versus local anaesthesia for carotid surgery (GALA): a multicentre, randomised controlled trial. Lancet. 2008 Dec 20;372(9656):2132–42.

44. Vaniyapong T, Chongruksut W, Rerkasem K. Local versus general anaesthesia for carotid endarterectomy. Cochrane Database Syst Rev. 2013;12:CD000126.

45. Cooley DA, Al-Naaman YD, Carton CA. Surgical treatment of arteriosclerotic occlusion of common carotid artery. Journal of Neurosurgery. 1956 Sep;13(5):500–6.

46. Tamaki T, Yoji N, Saito N. Distal cervical carotid artery dissection after carotid endarterectomy: a complication of indwelling shunt. Int J Vasc Med. 2010;2010:816937.

47. Müller M, Reiche W, Langenscheidt P, Hassfeld J, Hagen T. Ischemia after carotid endarterectomy: comparison between transcranial Doppler sonography and diffusion-weighted MR imaging. AJNR Am J Neuroradiol. 2000 Jan;21(1):47–54.

48. Rerkasem K, Rothwell PM. Routine or selective carotid artery shunting for carotid endarterectomy (and different methods of monitoring in selective shunting). Cochrane Database Syst Rev. 2009;(4):CD000190.

49. Samson RH, Cline JL, Showalter DP, Lepore MR, Nair DG. Contralateral carotid artery occlusion is not a contraindication to carotid endarterectomy even if shunts are not routinely used. J Vasc Surg. Society for Vascular Surgery; 2013 Oct 1;58(4):935–40.

50. Calligaro KD, Dougherty MJ. Correlation of carotid artery stump pressure and neurologic changes during 474 carotid endarterectomies performed in awake patients. Journal of Vascular Surgery. 2005 Oct;42(4):684–9.

51. Shahidi S, Owen-Falkenberg A, Ghotthschalksen B. Clinical validation of carotid stump pressure (40 mm hg.) for patients undergoing carotid endarterectomy under general anesthesia. J Cardiovasc Surg (Torino). 2014 Jun 11.

52. Hans SS, Jareunpoon O. Prospective evaluation of electroencephalography, carotid artery stump pressure, and neurologic changes during 314 consecutive carotid endarterectomies performed in awake patients. Journal of Vascular Surgery. 2007 Mar;45(3):511–5.

53. Salvian AJ, Taylor DC, Hsiang YN, Hildebrand HD, Litherland HK, Humer MF, et al. Selective shunting with EEG monitoring is safer than routine shunting for carotid endarterectomy. Cardiovasc Surg. 1997 Oct;5(5):481–5.

54. Plestis KA, Loubser P, Mizrahi EM, Kantis G, Jiang ZD, Howell JF. Continuous electroencephalographic monitoring and selective shunting reduces neurologic morbidity rates in carotid endarterectomy. Journal of Vascular Surgery. 1997 Apr;25(4):620–8.

55. Myers SI, Valentine RJ, Chervu A, Bowers BL, Clagett GP. Saphenous vein patch versus primary closure for carotid endarterectomy: long-term assessment of a randomized prospective study. Journal of Vascular Surgery. 1994 Jan;19(1):15–22.

56. AbuRahma AF, Robinson PA, Saiedy S, Richmond BK, Khan J. Prospective randomized trial of bilateral carotid endarterectomies: primary closure versus patching. Stroke. 1999 Jun;30(6):1185–9.

57. Ren S, Li X, Wen J, Zhang W, Liu P. Systematic review of randomized controlled trials of different types of patch materials during carotid endarterectomy. PLoS ONE. 2013;8(1):e55050.

58. Kim J-H, Cho Y-P, Kwon T-W, Kim H, Kim G-E. Ten-year comparative analysis of bovine pericardium and autogenous vein for patch angioplasty in patients undergoing carotid endarterectomy. Ann Vasc Surg. Annals of Vascular Surgery Inc; 2012 Apr 1;26(3):353–8.

59. Antonopoulos CN, Kakisis JD, Sergentanis TN, Liapis CD. Eversion versus conventional carotid endarterectomy: a meta-analysis of randomised and non-randomised studies. Eur J Vasc Endovasc Surg. 2011 Dec;42(6):751–65.

60. Cao P, Giordano G, De Rango P, Zannetti S, Chiesa R, Coppi G, et al. Eversion versus conventional carotid endarterectomy: late results of a prospective multicenter randomized trial. Journal of Vascular Surgery. 2000 Jan;31(1 Pt 1):19–30.

DIAGNÓSTICO E TRATAMENTO DA DOENÇA ARTERIAL PERIFÉRICA

86

Glauco Fernandes Saes
Antonio Eduardo Zerati
Nelson Wolosker

1 INTRODUÇÃO

A doença arterial obstrutiva periférica (DAOP) é caracterizada por um estreitamento lento e gradual da luz das artérias tronculares, levando à redução da perfusão tecidual correspondente ao vaso acometido. A principal etiologia é a aterosclerose, e, portanto, a DAOP tem alta relevância clínica pelo fato de estar muitas vezes associada a eventos cardiovasculares.

Como a manifestação da DAOP é mais frequente nos membros inferiores, este capítulo estará voltado para esse segmento.

A intensidade dos sintomas depende do grau de obstrução (estenose ou oclusão), da extensão da doença obstrutiva no sistema arterial e do grau de desenvolvimento da circulação colateral (Figura 86.1). Dessa forma, clinicamente a DAOP pode ser assintomática ou ocasionar sintomas de gravidade variável. A claudicação intermitente (CI), como veremos adiante, é um sintoma característico de uma doença arterial inicial, enquanto a dor de repouso e/ou o surgimento de úlceras isquêmicas de pele constituem isquemia grave, com alto risco de perda do membro.

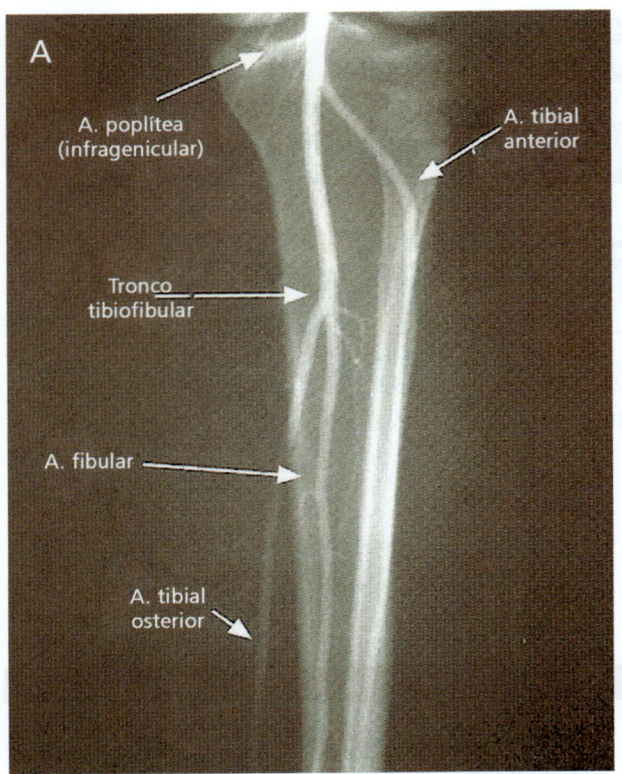

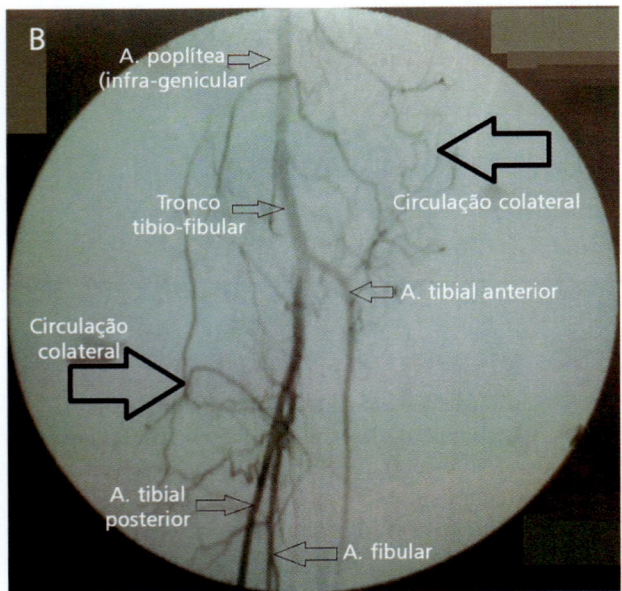

FIGURA 86.1 Imagem arteriográfica das artérias tronculares da perna: (A) sem circulação colateral; (B) com circulação colateral bastante desenvolvida

2   EPIDEMIOLOGIA

Dados recentes publicados pelo National Health and Nutrition Examination Survey mostraram que 5,9% da população americana com 40 anos ou mais apresenta DAOP, o que representa 7,1 milhões de indivíduos, só no território americano.

Os estudos epidemiológicos mostram uma prevalência entre 11% e 16% em pessoas com idade maior ou igual a 55 anos,[1] porém esses números variam conforme o método empregado e a população avaliada. Quando utilizados métodos não invasivos, como o cálculo do índice tornozelo – braço (ITB) menor que 0,9, Meijer et al.,[2] estudando 7.715 participantes com idade maior ou igual a 55 anos, mostraram uma prevalência de 19,1%, com 6,3% de claudicantes.

No consagrado estudo de Framingham,[3] observou-se uma incidência bienal de 7,1/1.000 habitantes do sexo masculino e 3,6/1.000 habitantes do sexo feminino, entre a população de indivíduos entre 35 e 84 anos. Já a incidência de claudicação intermitente entre indivíduos de 30-44 anos foi de 6/10.000 nos homens e 3/10.000 nas mulheres, subindo para 61/10.000 nos homens e 54/10.000 nas mulheres quando se analisou a população entre 65 e 74 anos. Essa tendência da DAOP de acometer indivíduos mais idosos também foi demonstrada por outros estudos.[4,5]

3   ETIOPATOGENIA

A obstrução progressiva da luz arterial pode ter várias causas, sendo a aterosclerose a mais frequente, responsável por mais de 90% dos casos. Trata-se, portanto, de uma doença sistêmica, motivo pelo qual se associa a manifestações de doença arterial de outros territórios, como o coronariano e o cerebral. A aterosclerose progride lentamente, tendo como evento final a obstrução total do vaso. Essa oclusão, entretanto, pode ocorrer de maneira súbita em caso de acidentes de placa, como a lesão endotelial, que leva à trombose aguda, ou a hemorragia intraplaca, causadora de aumento abrupto do volume da placa em direção à luz vascular, determinando o fechamento completo desta.

Outras causas são a arterite (em especial a síndrome de Buerger, ou tromboangeíte obliterante), as compressões extrínsecas por cistos de adventícia da própria artéria ou inserções anômalas de músculos e tendões, os traumas arteriais e a microembolização crônica.

O evento inicial que origina a aterosclerose é a alteração da função endotelial. As células endoteliais formam uma superfície não trombogênica com as funções de constituir uma barreira seletiva e regular o tônus vascular, entre outras. Dessa forma, uma disfunção do endotélio resulta na permeabilidade a lipoproteínas para o interior da parede vascular, desencadeando um processo inflamatório, com migração de macrófagos e proliferação de músculo liso. Com isso ocorre espessamento da parede do vaso com consequente diminuição da luz arterial.

A aterosclerose, apesar de seu caráter sistêmico, concentra placas preferencialmente nas bifurcações arteriais, especialmente na parte terminal da aorta abdominal, nas artérias ilíacas e na artéria femoral superficial, na altura do canal dos adutores.

4 FISIOPATOLOGIA

Do ponto de vista fisiopatológico, a obstrução arterial limita o aporte de oxigênio para a musculatura do membro comprometido. Essa limitação não tem significado clínico (indivíduo assintomático) quando a doença obstrutiva é incipiente, não reduzindo a oferta de oxigênio o suficiente para causar sintomas, ou quando o paciente tem comorbidades que trazem importante limitação física, impedindo-o de exercer atividades que provoquem o aumento da demanda a um nível que a incapacidade de elevar a oferta, causada pela obstrução arterial, fizesse com que surgissem os sintomas.

A claudicação intermitente é, geralmente, sintoma de DAOP leve, em estágio inicial. Quando o paciente está em repouso, a demanda é baixa e a oferta, suficiente. Durante a caminhada, no entanto, ocorre a elevação da demanda de oxigênio pelos músculos dos membros inferiores, que não é atendida pela oferta, justamente por causa da limitação ao fluxo sanguíneo causada pela obstrução arterial. Nessa situação, cria-se um desequilíbrio entre a oferta e a demanda de oxigênio em determinados grupos musculares servidos pelas artérias doentes, chamado de isquemia funcional. Esse desequilíbrio vai se intensificando à medida que a caminhada se prolonga, gerando dor naquela musculatura. Quando essa dor se torna máxima, o paciente é obrigado a parar de caminhar. Nesse momento, a demanda se reduz a ponto de voltar a ser atendida pela oferta disponível, e a dor cede. Esse ciclo fisiopatológico pode se repetir indefinidamente e explica os sintomas de dor intermitente e reprodutível, já que uma mesma intensidade de exercício reproduz a mesma intensidade de dor.

À medida que a DAOP evolui, a oferta de oxigênio vai caindo até um ponto em que não consegue suprir as necessidades celulares básicas, causando então isquemia e, consequentemente, dor, mesmo com o paciente em repouso, ou, em casos ainda mais graves, necrose tecidual, geralmente nas porções mais distais do pé. A dor de repouso e o surgimento de lesões tróficas, espontâneas ou secundárias a pequenos traumas, constituem situações de alto risco de perda do membro e, assim, chamadas de isquemia crítica.

5 FATORES DE RISCO E DOENÇAS ASSOCIADAS

Os fatores de risco para DAOP podem ser divididos em maiores (fumo, hipertensão, colesterol total alto, LDL alto, HDL baixo, diabetes mellitus e idade avançada) e menores ou secundários (obesidade, sedentarismo, história familiar precoce, etnia e fatores psicossociais).

O tabagismo aumenta o risco de DAOP entre duas e seis vezes e o risco de CI entre três e dez vezes. Quase 80% dos pacientes portadores de DAOP de membros inferiores são ou foram fumantes.[6]

Pacientes com diabetes mellitus apresentam um risco de DAOP nos membros inferiores duas a quatro vezes maior que a população geral, e, especificamente para claudicação intermitente, esse risco se eleva 3,5 vezes para os homens e 8,6 vezes para as mulheres. Vale lembrar que os pacientes diabéticos apresentam um risco sete a 15 vezes maior de amputações em relação aos não diabéticos portadores de doença arterial obstrutiva periférica.[6,7]

Com relação às dislipidemias, a elevação do colesterol total, a elevação de sua fração de baixa densidade (LDL) e níveis baixos da sua fração de alta densidade (HDL), além das hipertrigliceridemias, são os achados mais frequentes na DAOP.[6]

A hipertensão arterial sistêmica aumenta o risco de claudicação intermitente de membros inferiores em 2,5 vezes para os homens e quatro vezes para as mulheres, mantendo proporcionalidade com os níveis pressóricos.

A hiper-homocisteinemia, por sua vez, aumenta o risco de doença aterosclerótica em duas a três vezes e está presente em 30 a 40% dos pacientes com DAOP.[6]

A frequente associação de claudicação intermitente de membros inferiores e doença coronariana é o principal fator que eleva em duas a três vezes o risco de morte em 5 anos de claudicantes, quando comparados a um grupo controle de mesma faixa etária e sexo.[3] O infarto agudo do miocárdio é responsável por 35% a 60% desses óbitos, seguido pela doença cerebrovascular em 7% a 17%.[3] De forma inversa, os pacientes com insuficiência coronariana também apresentam uma prevalência elevada de DAOP, quando comparados a indivíduos sem doença isquêmica do miocárdio.[8]

Pacientes com claudicação intermitente estão mais suscetíveis à ocorrência de síndrome metabólica, uma vez que têm limitação importante à atividade física.[1] Por outro lado, claudicantes com síndrome metabólica têm um risco de morte mais elevado e apresentam maior disfunção da marcha, em relação aos claudicantes sem síndrome metabólica.[9]

6 CLASSIFICAÇÃO

A classificação proposta por Rutherford[10] e cols. (Quadro 86.1) associa tanto dados clínicos quanto critérios objetivos, os quais avaliam a pressão de perfusão das extremidades. Essa classificação nos permite avaliar a gravidade do caso e escolher a melhor opção terapêutica, além de possibilitar a comparação entre tratamentos, uma vez que uniformiza as amostras, agrupando pacientes com características semelhantes.

QUADRO 86.1 Categorias clínicas da isquemia crônica de membros inferiores proposta por Rutherford et al.[9]

GRAU	CATEGORIA	DESCRIÇÃO CLÍNICA	CRITÉRIOS OBJETIVOS
0	0	Assintomático. Ausência de doença oclusiva hemodinamicamente significativa.	Testes de esteira e de hiperemia reativa normais.
0	1	Claudicação leve.	Completa o teste de esteira[†]; PT após exercício >50 mmHg mas ao menos 20 mmHg menor em relação ao repouso.
I	2	Claudicação moderada.	Intermediário entre categorias 1 e 3.
I	3	Claudicação severa.	Não completa o teste de esteira † e a PT após exercício é <50 mmHg.
II*	4	Dor isquêmica de repouso.	PT em repouso <40 mmHg, ROP plana ou discretamente pulsátil no tornozelo ou metatarso; PP <30 mmHg.
III*	5	Perda tecidual menor — úlcera que não cicatriza, gangrena focal com isquemia difusa do pé.	PT em repouso <60 mmHg, ROP plana ou discretamente pulsátil no tornozelo ou metatarso; PP <40 mmHg.
III*	6	Perda tecidual maior, com extensão acima do nível TM. Perda funcional do pé irreversível.	Os mesmos da categoria 5.

*Graus II e III, categorias 4, 5 e 6 são denominados pelo termo isquemia crítica. †Cinco minutos a 2 mph numa inclinação a 12%. PT: Pressão no tornozelo; ROP: registro de onda de pulso ; PP: pressão no pododáctilo; TM: transmetatársico; mph: milhas por hora.

7   DIAGNÓSTICO

7.1 QUADRO CLÍNICO

O diagnóstico da DAOP começa com uma anamnese detalhada. O interrogatório deve incluir a pesquisa dos fatores de risco e antecedentes de manifestação da aterosclerose em outros sítios (p.ex., infarto agudo do miocárdio e acidente vascular cerebral).

O diagnóstico da Cl é eminentemente clinico, baseado numa anamnese e num exame físico minuciosos. O Questionário de Claudicação de Edinburgh pode ser utilizado como screening e diagnóstico dessa patologia. Apresentando uma sensibilidade de 80 a 90% e uma especificidade de 90%, ele é de grande valia para identificação desses pacientes.[11]

É importante caracterizar bem o tipo e a localização da dor, assim como os fatores desencadeantes. Como já mencionado anteriormente, a queixa de dor nos membros inferiores, que surge apenas ao caminhar distâncias constantes e cede poucos segundos a minutos após a interrupção da marcha, é característica dessa fase da DAOP. As distâncias percorridas livre de dor e máxima de caminhada, bem como o tempo para a dissipação da dor (que ocorre durante a interrupção da marcha), dependem da intensidade da isquemia. A claudicação intermitente é sempre reprodutível após esforço com tempo e intensidade repetidos nos grupos musculares isquêmicos, constituindo-se num dos sintomas mais específicos observados na Medicina. Jamais surge com o paciente em repouso, nem está associada a alguma posição específica. Aparece apenas com o exercício contínuo e desaparece com o repouso. Com tais características,

a CI é facilmente diferenciada de dores causadas por doenças ortopédicas e neurológicas.

O grupo muscular no qual a dor é referida pode sugerir o segmento anatômico da obstrução arterial. Assim, lesões hemodinamicamente significativas no território femoropoplíteo podem causar dor na musculatura da panturrilha, enquanto lesões no território aortoilíaco, além da dor na panturrilha, também podem gerar dor na coxa e na região glútea. Já oclusões de artérias tibiais podem ser causa de dor na região plantar. Importante salientar que o grau de circulação colateral presente nesses territórios e a presença de lesões multissegmentares podem gerar variações nesses padrões.[12]

Com a progressão da doença arterial, as distâncias de marcha vão se reduzindo gradativamente, à medida que o tempo necessário para cessação da dor com o repouso aumenta.

Nos casos de DAOP mais grave, a dor passa a ser contínua e persiste mesmo ao repouso, acometendo principalmente o segmento mais distal do pé. Essa dor é muito intensa, não regredindo com a administração de analgésicos comuns.

Na tentativa de diminuir a dor, o paciente procura manter o membro isquêmico pendente na cama ou dormir sentado. Como consequência, ocorre edema postural causado por estase venosa, que pode prejudicar ainda mais a perfusão tecidual. Outra posição característica adotada pelo indivíduo com isquemia grave é a flexão da perna e da coxa, que, mantida por tempo prolongado, leva à rigidez ou mesmo anquilose das articulações do membro.

Pequenos traumatismos, infecções e escaras posturais podem desencadear necrose tecidual (Figura 86.2). Em situações mais críticas, essas lesões necróticas surgem espontaneamente.

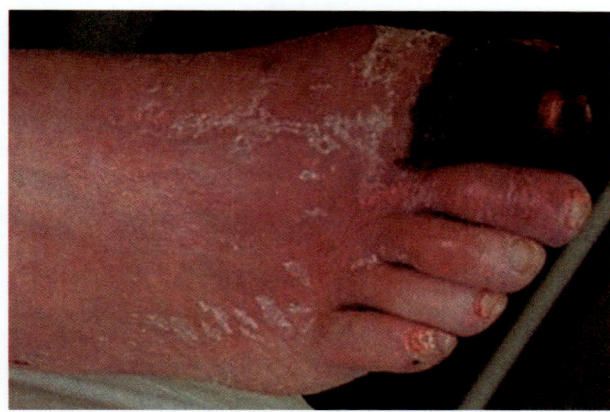

FIGURA 86.2 Necrose do hálux em paciente com DAOP.

No exame físico, a inspeção do paciente com isquemia crônica revela atrofia da pele, que fica delgada e muito suscetível a lesões com mínimos traumas. A temperatura do membro está tanto mais diminuída quanto maior o grau de isquemia. Há também rarefação dos pelos e atrofia muscular. No paciente com claudicação intermitente, como essa é uma condição de isquemia apenas funcional, à inspeção o membro pode não detectar anormalidades.

A elevação do membro isquêmico leva à acentuação da palidez do pé, que, ao ser colocado em posição pendente, adquire rubor intenso, podendo chegar à eritrocianose. A velocidade com que surge a hiperemia e a sua intensidade são, até certo ponto, dependentes do desenvolvimento da circulação colateral e indicativas do grau de compensação clínica da isquemia provocada pela obstrução arterial troncular. Assim, eritrocianose intensa e de rápida instalação sugere boa compensação, enquanto uma reação hiperêmica lenta e pouco acentuada indica compensação deficiente.

Uma questão central no exame físico vascular é a palpação dos pulsos arteriais. Pacientes com doença arterial obstrutiva quase sempre mostram diminuição ou ausência dos pulsos arteriais distais ao local de obstrução. Podem estar presentes também o frêmito à palpação e, à ausculta, sopro nos trajetos das artérias.

A presença de tecido necrótico é sinal de grande gravidade, expondo alto risco de amputações maiores. Podem ser ocasionadas por traumas ou processos infecciosos e, em casos extremos, surgem espontaneamente.

7.2 EXAMES COMPLEMENTARES

A avaliação clínica normalmente é suficiente para o diagnóstico da DAOP. Entretanto, exames complementares são úteis na determinação da extensão da doença obstrutiva, no seguimento evolutivo dos pacientes, no esclarecimento de dúvidas

diagnósticas e, no caso dos exames de imagem, no planejamento cirúrgico dos candidatos a tratamento invasivo.

7.2.1 Exames não invasivos

Entre os exames complementares não invasivos, podemos citar:

7.2.1.1 Medida da pressão arterial nas extremidades

Em segmentos arteriais distais a pontos de obstrução, a pressão de pico sistólico cai. A determinação da pressão sanguínea sistólica é o parâmetro de pressão mais confiável para diagnóstico de estreitamento arterial.[13]

7.2.1.2 Pressão no tornozelo medida por sonar doppler

É aferida através da insonação da artéria tibial posterior ou pediosa com um aparelho sonar doppler e o posicionamento de um manguito na panturrilha. Se, com o paciente deitado, a pressão aferida no tornozelo for menor que a da extremidade superior, a DAOP está presente. O grau de redução na pressão sistólica no tornozelo é proporcional à gravidade de obstrução arterial. Pacientes com dor isquêmica de repouso usualmente têm valores de pressão sistólica abaixo de 40 mmHg.[13-17]

7.2.1.3 Índice tornozelo-braço (ITB) (Recomendação I/Nível de evidência B)[18]

É a razão da pressão sistólica no tornozelo dividida pela pressão sistólica no braço (Figura 86.3). O uso desse índice compensa as variações na aferição da pressão nas extremidades, decorrentes de alterações na pressão central.

Em indivíduos sem DAOP, esse índice varia de 0,90 a 1,10. Índices abaixo de 0,9 são indicativos de DAOP.[16,17] O ITB proporciona um guia geral do grau da perda funcional nas extremidades inferiores. Quanto menor o ITB, mais grave o grau de isquemia do membro.

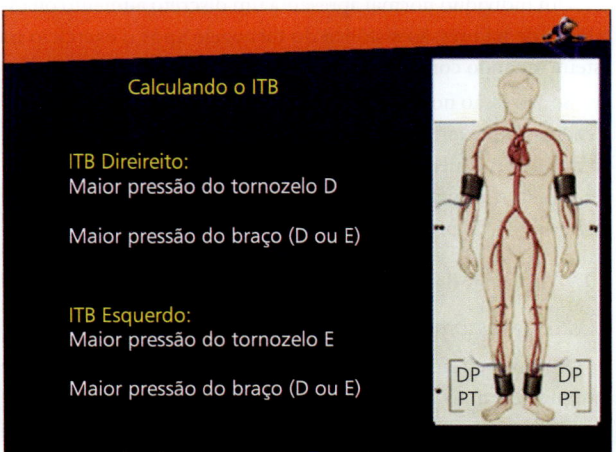

FIGURA 86.3 Medição do índice tornozelo-braço (ITB).

Artérias calcificadas podem superestimar o ITB, fato comum entre diabéticos e portadores de insuficiência renal crônica dialítica.[17,18]

Com relação à sobrevida, diversos estudos demonstraram relação inversa entre valor de ITB e mortalidade num período de 5 anos.[19,20]

7.2.1.4 Pressão digital

Usada para identificar doenças obstrutivas envolvendo o arco plantar e as artérias digitais que não produzem alterações na pressão sistólica do tornozelo, a medida da pressão digital também é valiosa nos casos de intensa calcificação arterial, quando o ITB pode estar falsamente elevado. Como as artérias digitais têm tamanho menor e taxas de fluxo mais baixo, a utilização do sonar doppler para detecção de fluxo pode ser de difícil realização. Assim, a pletismografia fotoelétrica é de grande valia para detecção do fluxo.[21]

7.2.1.5 Exercício na esteira
(Recomendação IIa/Nível de evidência A)[22]

Esse teste é realizado com caminhada em esteira a uma velocidade constante de 3,2 km/h com uma angulação de 12%, por 5 minutos ou até que os sintomas de claudicação apareçam e forcem o paciente a parar de andar. As pressões sistólicas no braço e no tornozelo são medidas antes e imediatamente após o exercício e analisadas em relação à magnitude da diminuição da pressão sistólica no tornozelo e ao tempo para recuperação até a pressão de repouso.

Mesmo nas formas mais brandas da doença ocorre uma queda na pressão sistólica do tornozelo imediatamente após o exercício, com tempo de recuperação variável, a depender do grau de circulação colateral do segmento. A manutenção de níveis normais de pressão sistólica no tornozelo após o exercício pode ser indicativa de outras doenças não vasculares que também provocam dor para caminhar, tais como doenças do aparelho musculoesquelético ou cardiopulmonar.

Um indivíduo normal apresenta um discreto aumento ou estabilidade na pressão sistólica do tornozelo após o exercício na esteira, quando comparada aos valores em repouso.

Se a pressão no tornozelo for diminuída imediatamente após o exercício, o exame será considerado positivo para o diagnóstico de DAOP, e medidas repetidas serão feitas em intervalos de 1 a 2 minutos, ultrapassando 10 minutos, ou até que a pressão retorne aos níveis pré-exercício.[20,21,23-27]

7.2.2 Exames de imagem

7.2.2.1 Ultrassom color Doppler

No que se refere ao exames de imagem, o ultrassom color Doppler é o mais utilizado atualmente.[25] Além de fornecer informações quanto ao grau de obstrução e sua repercussão hemodinâmica, pode mostrar com precisão a localização da lesão. Exame não invasivo e de baixo custo, com 88% de sensibilidade e 95% de especificidade, tem as desvantagens de ser operador-dependente e apresentar maior dificuldade para avaliar lesões multissegmentares.

Atualmente com protocolos para análise da escala de cinza, além das informações sobre o fluxo no vaso estudado, fornece também dados importantes sobre a característica das placas ateroscleróticas.

O contraste de microbolhas também aumentou a acurácia do exame, principalmente nos vasos de baixo fluxo e com estenose crítica, que podiam se mostrar como oclusão total ao exame sem contraste.[28,29]

7.2.2.2 Angiografia por ressonância nuclear magnética

Desenvolvida na década de 1980, é um exame pouco invasivo, que usa o gadolínio como contraste paramagnético para realce dos vasos sanguíneos. Com sensibilidade de 98% e especificidade de 96%, para lesões que ultrapassem os 50% tende a superestimar o grau de obstrução das lesões[28,29] (Figura 86.4).

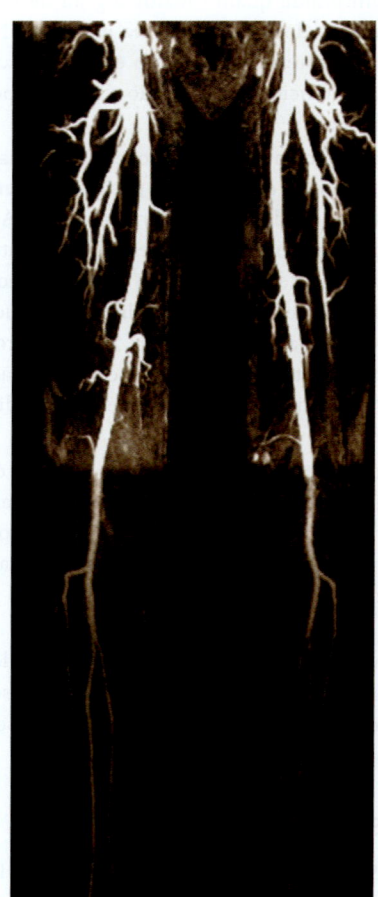

FIGURA 86.4 Angiografia por ressonância nuclear magnética normal dos membros inferiores.

Capaz de avaliar estruturas adjacentes, o exame é de alto custo e não pode ser utilizado em pacientes com clipes metálicos, marca-passos cardíacos ou qualquer outra estrutura metálica sujeita à ação do magnetismo do aparelho, o que pode gerar tanto o aquecimento como o deslocamento do metal. Atualmente, esses dispositivos metálicos têm sido produzidos com novos compostos que sofrem pouca ou nenhuma reação num exame de ressonância nuclear magnética.

Com relação ao gadolínio, ele deve ser utilizado com parcimônia em pacientes com insuficiência renal crônica com clearance de creatinina inferior a 30%, devido ao risco de desencadear uma condição potencialmente fatal denominada fibrose sistêmica nefrogênica.[28]

7.2.2.3 Angiografia por tomografia computadorizada

Exame de alta sensibilidade e especificidade para lesões com obstruções superiores a 50%,[28,29] apresenta a vantagem de mostrar estruturas adjacentes, bem como a localização e o grau de estenose das lesões nos vasos. Requer, entretanto, a infusão endovenosa de contraste iodado, que é nefrotóxico e tem risco potencial de provocar reações anafiláticas. Outro pronto importante é a exposição à radiação que o exame confere ao paciente, devendo ser evitado em gestantes (Figura86. 5).

7.2.2.4 Angiografia digital

Ainda é considerada o exame padrão em comparação com os demais métodos devido à alta resolução das imagens (Figura 86.6), porém depende de uma punção arterial para a injeção do contraste, além de haver grande exposição à radiação. Esse caráter mais invasivo eleva o risco de complicações relacionadas tanto à via de acesso, tais como hematomas, pseudoaneurismas, dissecções e tromboses arteriais, como também ao uso de contraste iodado, entre as quais reações alérgicas e nefrotoxicidade. Por esse motivo, aliado à evolução dos demais métodos de imagem pouco ou não invasivos, a angiografia digital não é mais utilizada para o diagnóstico de DAOP, tendo maior utilidade no planejamento do tratamento cirúrgico e, principalmente, durante procedimentos endovasculares.[28,29]

8 DIAGNÓSTICOS DIFERENCIAIS

8.1 CLAUDICAÇÃO NEUROGÊNICA

Decorre da compressão de raízes nervosas, em virtude de estenose do canal medular, hérnia discal ou compressões no trajeto do nervo. Geralmente manifesta-se como dor lombar constante, irradiada para os membros inferiores, que piora em determinadas posições e não cessa após a parada do exercício físico.

8.2 CLAUDICAÇÃO VENOSA

Presente nos casos mais severos de insuficiência venosa crônica, geralmente associada à síndrome pós-trombótica.

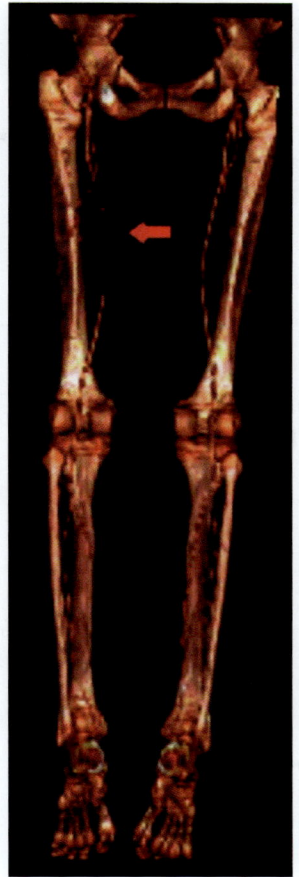

FIGURA 86.5 Angiografia por tomografia computadorizada dos membros inferiores. A seta vermelha mostra segmento da artéria femoral superficial com oclusão.

Caracteristicamente, o paciente refere dor após longos períodos em posição ortostática, mesmo sem deambular, e a elevação dos membros inferiores traz o alívio das dores. Ao exame físico podem estar presentes varizes, edema de membros inferiores, dermatolipoesclerose e dermatite ocre, além de úlceras.

8.3 CLAUDICAÇÃO DE ORIGEM OSTEOMUSCULAR

Alguns pacientes com quadros de artrites, bursites, tendinites, pequenas fraturas, gota e defeitos do arco plantar podem apresentar dor à deambulação, o que deve ser diferenciado pela história clínica, exame físico e exames complementares.

9 TRATAMENTO

O tratamento da DAOP é determinado conforme a gravidade de sua manifestação. A claudicação intermitente é uma condição que provoca queda na qualidade de vida, porém com risco de perda do membro muito baixo. Por isso, o tratamento do

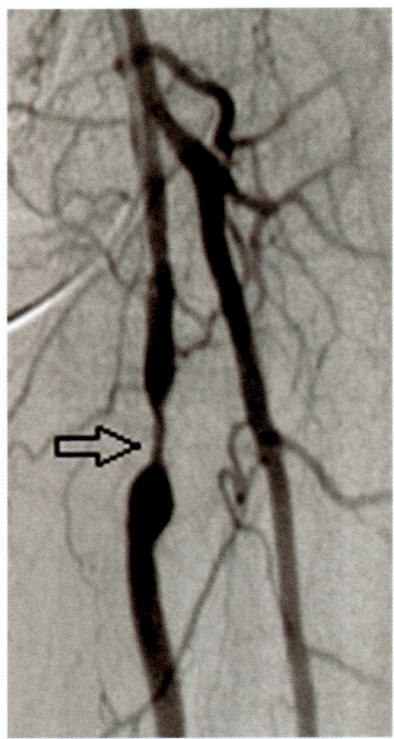

FIGURA 86.6 Angiografia digital mostrando estenose de artéria femoral superficial (seta).

claudicante tende a ser mais conservador. Já os indivíduos com isquemia crítica (dor em repouso e/ou portadores de lesões tróficas) têm alto risco de amputações maiores, motivo pelo qual necessitam de tratamento mais agressivo.

9.1 CONTROLE DOS FATORES DE RISCO

Qualquer paciente com DAOP, inclusive os assintomáticos, deve manter estrito controle dos fatores de risco a fim de controlar a progressão da doença e reduzir a mortalidade de causa cardiovascular.

O controle adequado da HAS é importante para que sejam diminuídos os riscos de acidente vascular cerebral (AVC), infarto do miocárdio e morte.[6] Pacientes diabéticos ou com insuficiência renal crônica devem ser submetidos a controles ainda mais rigorosos.[1,30]

O controle rígido do diabetes mostrou-se mais eficaz para a prevenção de doenças microvasculares, tais como nefropatia e retinopatia, do que para o controle da doença arterial troncular.[1]

O controle dos níveis de colesterol nos pacientes portadores de DAOP deve ser mais rigoroso, tendo por objetivo manter o LDL em níveis inferiores a 100 mg/dL. Indivíduos arteriopatas com diabetes, tabagismo ativo ou múltiplos fatores que compõem a síndrome metabólica são considerados de alto risco e devem ter seus níveis de LDL mantidos abaixo dos 70 mg/dL.[1,6,9,30]

A interrupção do tabagismo mostrou-se importante para a redução dos eventos cardiovasculares e para melhor evolução da CI.[1,30] Medidas de aconselhamento e reeducação, associadas ou não a terapias medicamentosas, devem ser empregadas.

9.2 MEDICAMENTOSO

A prescrição de drogas com ação antiagregante plaquetária diminui o risco de eventos cardiovasculares em pacientes com doença arterial obstrutiva das extremidades.[1,6]

As estatinas, além do seu efeito na redução dos níveis de colesterol, também apresentam um efeito pleiotrópico, que estabiliza as placas de ateroma já formadas,[31,32] motivo pelo qual têm sua utilização indicada no paciente claudicante.

Nos pacientes portadores de hiper-homocisteinemia, é recomendada a suplementação de ácido fólico e vitaminas B6 e B12.

Especificamente para aliviar os sintomas da claudicação intermitente muitas abordagens farmacológicas já foram discutidas, com o intuito de aumentar tanto a distância de caminhada livre de dor quanto a distância total de caminhada. Porém a documentação desses trabalhos é pouca ou inexistente, com benefícios leves a moderados. Mencionaremos a seguir as principais drogas atualmente utilizadas.

- **Cilostazol:** um inibidor da fosfodiesterase tipo III, tem propriedades vasodilatadora e antiagregante plaquetária, tendo sido apontado também como inibidor da proliferação de células musculares lisas vasculares.[33] É recomendado pelo Colégio Americano de Cardiologia para o alívio de sintomas de claudicação intermitente na dose de 50 a 100 mg, uma ou duas vezes ao dia. Deve ser evitado em pacientes com insuficiência cardiaca, e seus efeitos colaterais mais frequentes são cefaleia, diarreia, zumbido e taquicardia.[34,35]

- **Naftidrofuril (Praxilene®):** é um antagonista da 5-hidroxitriptamina tipo 2, reduz agregação plaquetária e melhora a capacidade de deformação eritrocitária. Droga utilizada há muitos anos na Europa, teve seu efeito de aumento da distância de caminhada livre de dor, no paciente claudicante, confirmado recentemente em uma metanálise da Cochrane. Recomendado na dose de 100 a 200 mg, três vezes ao dia. Seus efeitos colaterais mais frequentes são distúrbios gastrointestinais.[36,37]

- **Pentoxifilina (Trental®):** inibidor da fosfodiesterase, melhora a deformabilidade de glóbulos brancos e vermelhos, diminuindo a viscosidade do sangue, além exercer discreto efeito vasodilatador. Uma das primeiras drogas aprovadas pelo FDA para o tratamento da claudicação intermitente, também teve seus resultados reafirmados em uma metanálise recente.[34]

- **Carnitina e Propionil -L-Carnitina:** esses aminoácidos provavelmente agem sobre o metabolismo do músculo isquêmico. Com efeito demonstrado em dois estudos multicêntricos, necessitam de estudos adicionais em grandes grupos de pacientes para avaliar sua eficácia.[38,39]
- **Buflomedil (Bufedil®):** inibe a agregação plaquetária e melhora a deformabilidade dos glóbulos vermelhos, além de ter efeitos alfa-1 e alfa-2 adrenérgicos. Com eficácia moderada sobre os sintomas da claudicação, apresenta uma faixa de segurança terapêutica estreita, com relatos de efeitos adversos importantes, neurológicos e cardiológicos. Recentemente foi retirado de mercado em alguns países europeus.[40,41,42]
- **Drogas anti-hipertensivas:** recentes estudos multicêntricos demonstraram um efeito benéfico na utilização do Ramipril, na dose de 10 mg/dia, com aumento significativo tanto da distância de caminhada livre de dor quanto da distância total de claudicação. Já a utilização de beta-bloqueadores não apresentou um efeito negativo sobre os sintomas de claudicação.[33,43,44]
- **Agentes redutores do colesterol:** representados pela classe das estatinas, demonstraram um aumento da distância máxima de claudicação.[34]
- **Antiagregantes plaquetários:** recente metanálise mostrou que ticlopidina, cloricromene, mesoglicano, indobufeno e defibrotida podem apresentar um efeito benéfico sobre os sintomas da claudicação. Entretanto, os resultados dos estudos ainda são muito díspares para formularmos qualquer conclusão.[34]

Outros fármacos, como inositol, proteoglicanos e prostaglandinas, ainda precisam de futuras confirmações quanto ao seu real benefício nos sintomas do paciente com claudicação intermitente de membros inferiores.

Outras terapias, como a utilização de botas de compressão pneumática intermitente, para aumentar o fluxo nas artérias infrageniculares, estão em pesquisa. Entretanto, são necessários novos estudos, com amostras maiores, para comprovarem seus benefícios nos claudicantes.[45,46]

Fatores de crescimento angiogênico têm sido testados, mostrando aumento na formação de circulação colateral e no fluxo sanguíneo para membros isquêmicos em modelos experimentais.[1,6,47,48] Seu uso na prática clínica, no entanto, depende de estudos de eficácia e segurança.[1,6]

No Ambulatório de Claudicação Intermitente da Disciplina de Cirurgia Vascular e Endovascular do Hospital das Clínicas da Faculdade de Medicina da Universidade de São Paulo, o tratamento farmacológico resume-se à prescrição de antiagregantes plaquetários e estatinas, além das medicações necessárias ao tratamento das comorbidades. Nenhuma droga é prescrita rotineiramente com o intuito de aliviar os sintomas da claudicação, uma vez que não altera a evolução da história natural da doença.

9.3 CLAUDICAÇÃO INTERMITENTE

Com a finalidade de aumentar as distâncias de marcha, tanto a livre de dor como a máxima de caminhada, o tratamento baseia-se no treinamento físico. O treinamento físico é uma terapêutica efetiva, capaz tanto de melhorar os sintomas quanto de aumentar a capacidade do indivíduo de realizar exercícios. Metanálise com 1.200 participantes mostrou um aumento de 50-200% no tempo máximo de caminhada, quando comparado ao placebo isoladamente.[22]

Existem vários protocolos de treinamento físico, todos eles com bons resultados. Basicamente, esse treinamento pode ser através de exercícios aeróbicos (caminhadas) ou com carga (musculação).[49]

9.3.1 Caminhada

O paciente é orientado a realizar sessões de caminhada em locais planos e com vestimenta adequada, de maneira a não interromper a marcha quando a dor aparece. Ele deve manter a caminhada, mesmo com dor, até que esta atinja nível submáximo. A partir daí, interrompe o exercício, retomando-o assim que a dor cessar, da mesma maneira acima descrita. Os melhores resultados são vistos com sessões de treinamento de mais de 30 minutos, ao menos três vezes por semana e com duração de, no mínimo, 6 meses.[49-53]

O treinamento físico pode ser supervisionado ou não supervisionado. No primeiro, o exercício é acompanhado por fisioterapeutas ou educadores físicos, enquanto no segundo o indivíduo faz o exercício por conta própria, após orientação médica. Os resultados do treinamento supervisionado parecem ser superiores, talvez porque alguns pacientes interrompem o exercício logo após o início da dor quando treinam sozinhos.[50] Na prática clínica, entretanto, em razão dos menores custos, o treinamento físico não supervisionado tem sido mais empregado.

O mecanismo pelo qual o exercício físico melhora os sintomas de claudicação intermitente de causa vascular ainda não é muito bem esclarecido. O conceito inicial de que a atividade física promove aumento da circulação colateral por estimular a neoangiogênese não tem comprovação definitiva.[29]

9.3.2 Exercício com carga ou resistido (musculação)

Recentemente demostrou-se o efeito benéfico do treinamento com carga em pacientes com DAOP. Sabe-se que esses indivíduos têm menor força muscular nos membros inferiores e menor massa muscular na panturrilha em relação aos não portadores de DAOP, o que traz grande prejuízo funcional. O exercício com carga proporcionou melhora na qualidade de vida desses pacientes.[53-55]

9.3.3 Revascularização

Nos indivíduos com claudicação intermitente, operações para revascularização ficam reservadas àqueles com grande limitação às atividades cotidianas e que não conseguiram melhora com o tratamento clínico.[56]

9.3.4 Isquemia crítica

Como mencionado anteriormente, o paciente com dor em repouso e/ou gangrena tem alto risco de perda do membro e, desta forma, requer a imediata restituição da circulação arterial.

A revascularização pode ser feita por meio de técnicas clássicas como as pontes, que têm como objetivo levar sangue pulsátil através de um substituto (autólogo, como veias do próprio paciente,[57,58] ou sintético) a partir de uma artéria proximal à obstrução, até um segmento arterial pérvio, distalmente ao território ocluído. Trata-se de técnica passível de ser aplicada em qualquer território e para tratar obstruções de quaisquer etiologias.

Uma outra técnica clássica é a endarterectomia, na qual a placa de ateroma é retirada da artéria, com restabelecimento do fluxo. É opção restrita aos casos de etiologia aterosclerótica e em doenças mais curtas e de vasos de maior calibre.

Nas últimas décadas assistimos ao desenvolvimento das técnicas de revascularização minimamente invasivas, como a angioplastia, que têm ocupado um espaço cada vez maior no tratamento de lesões de características diversas, e que serão tema de capítulo específico.

10 NOVAS TEORIAS

10.1 PRÉ-CONDICIONAMENTO ISQUÊMICO

O conceito de pré-condicionamento isquêmico traz consigo aspectos interessantes quando associado à doença arterial obstrutiva periférica, em especial à claudicação intermitente. Em primeiro lugar, essa teoria poderia explicar, ao menos em parte, o sucesso do treinamento físico no tratamento dos claudicantes. O mecanismo pelo qual o exercício físico melhora os sintomas de claudicação intermitente de causa vascular ainda não é muito bem esclarecido. O conceito inicial de que a atividade física promove aumento da circulação colateral por estimular a neoangiogênese não tem comprovação definitiva.[6] Teorias mais atuais procuram associar a melhora na distância de marcha a alterações no metabolismo muscular provocadas pelo exercício físico.[7] Os seguidos surtos de isquemia e reperfusão que o treinamento físico provoca seriam o estímulo para adaptações bioquímicas intracelulares, levando a um aproveitamento mais eficaz do oxigênio pelo músculo e a uma melhora na função endotelial. Essa teoria é baseada no conceito de pré-condicionamento isquêmico -PCI.

O pré-condicionamento isquêmico (PCI) foi inicialmente descrito em 1986 por Murry et al.[59] como um aumento da resistência da célula miocárdica à isquemia, quando esta era exposta a breves períodos de isquemia não letal intercalados com reperfusão do mesmo tecido.

10.2 PRÉ-CONDICIONAMENTO ISQUÊMICO REMOTO

Em 1993, Pryzklenk et al.[60] demonstraram que o aumento da resistência da célula ocorria também em outros tecidos que não eram submetidos diretamente à isquemia, conferindo a esse fenômeno o nome de pré-condicionamento isquêmico remoto ou a distância (PCIR). Entretanto, quando nos pacientes claudicantes o pré-condicionamento isquêmico remoto realizado nos membros superiores não foi capaz de aumentar a distância total de caminhada,[49] aumentou a distância livre de dor,[31] fenômeno atribuído à via dos opioides, que possivelmente está envolvida no processo de ativação do pré- condicionamento isquêmico.[61]

REFERÊNCIAS BIBLIOGRÁFICAS

1. Salameh MJ, Ratchford EV. Update on peripheral arterial disease and claudication rehabilitation. Phys Med Rehabil Clin N Am 2009;20:627-56.
2. Meijer WT, Hoes AW, Rutgers D, Bots ML, Hofman A, Grobbee DE. Peripheral arterial disease in the elderly: The Rotterdam Study. Arterioscler Thromb Vasc Biol 1998;18:185-92.
3. Kannel WB, Skinner JJ, Schwartz MJ, Shurtleff D. Intermittent claudication. Incidence in the Framingham Study. Circulation1970;41:875-83
4. Widmer LK, Greensher A, Kannel WB. Occlusion of peripheral arteries. A study of 6.400 working subjects. Circulation 1964;30:836-42.
5. Ramos S, Quesada M, Solanas P, Subirana I, Sala J, Vila J, Masiá R, Cerezo C, Elosua R, Grau M, Cordón F, Juvinyà D, Fitó M, Isabel Covas M, Clarà A, Angel Muñoz M, Marrugat J; REGICOR Investigators. Prevalence of symptomatic and asymptomatic peripheral arterial disease and the value of the ankle-brachial índex to stratify cardiovascular risk. Eur J Vasc Endovasc Surg 2009;38:305-11.
6. Hirsch AT, Haskal ZJ, Hertzer NR, Bakal CW, Creager MA, Halperin JL, et al. ACC/AHA 2005 Guidelines for the management of patients with peripheral arterial disease (lower extremity, renal, mesenteric, and abdominal aortic): A collaborative report from the American Association for Vascular Surgery/Society for Vascular Surgery, Society for Cardiovascular Angiography and Interventions, Society for Vascular Medicine and Biology, Society of Interventional Radiology, and the ACC/AHA Task Force on Practice Guidelines (Writing committee to develop guidelines for the management of patients with peripheral arterial disease). J Am Coll Cardiol 2006;47:1239-312.
7. Kannel WB, McGee DL. Update on some epidemiologic features of intermittent claudication: the Framingham Study. J Am Geriatr Soc 1985;33:13-8.
8. Fowkes FGR. Epidemiology of atherosclerotic arterial disease in the lower limbs. Eur J Vasc Surg 1988;2:283-91.
9. Zerati AE, Wolosker N, Ayzin Rosoky RM, Fernandes Saes G, Ragazzo L, Puech-Leão P. Prevalence of metabolic syndrome in patients with intermittent claudication and its correlation with the segment of arterial obstruction. Angiology 2010 Nov;61(8):784-8.
10. Rutherford RB, Baker JD, Ernst C, Johnston KW, Porter JM, Ahn S, Jones DN. Recommended standards for reports dealing with lower extremity ischemia: revised version. J Vasc Surg 1997;26:517-38.
11. The Edinburgh Claudication Questionnaire: an improved version of the WHO/Rose Questionnaire for use in epidemiological surveys. J Clin Epidemiol 1992;45:1101–1109.
12. Wolosker, N. Evolução temporal da distância máxima de marcha em doentes com claudicação intermitente submetidos ao tratamento clínico com treinamento físico supervisionado. São Paulo, 2000. Tese (Livre-Docência) – Faculdade de Medicina – Universidade de São Paulo.

13. Strandness DE, Sumner DS: Hemodynamics for Surgeons. New York: Grune & Stratton, 1975, p 29.

14. Strandness DE Jr, Zierler RE: Exercise ankle pressure measurements in arterial disease. In Bertein EF (ed): Noninvasive Diagnostic Techniques in Vascular Disease. 3 rd ed. St. Louis: CV Mosby, 1985, pp. 575- 583.

15. Carter SA. Clinical measurements of systolic pressures in limbs with arterial occlusive disease. JAMA 207:1869-1874, 1969.

16. Yao JST, Hobbs JT, Irvine WT: Ankle systolic pressure measurements in arterial diseases affecting the lower extremities. Br J Surg 56:676-679, 1969.

17. Carter SA, Lezack JD: Digital systolic pressures in the lower limbs in arterial disease. Circulation 43:905-914, 1971.

18. Lijmer JG, Hunink MG, van den Dungen JJ, Loonstra J, Smit AJ. ROC analysis of noninvasive tests for peripheral arterial disease. Ultrasound Med Biol 1996;22:391–398.

19. Summer DS, Strandness DE. The relationship between calf blood flow and ankle blood pressure in patients with intermittent claudication. Surgery 65:763-771, 1969.

20. Fronek A, Johanson K, Dilley RB, et al. Ultrasonically monitored postocclusive reactive hyperemia in the diagnosis of peripheral arterial occlusive disease. Circulation 48:149-152, 1973.

21. Johnston KW, Marozzo BC, Cobbold RSC. Errors and artifacts of Doppler flowmeters and their solution. Arch Surg 112:1335-1342, 1977.

22. Ramsey DE, Manke DA, Sumner DS. Toe blood pressure - a valuable adjunct to ankle pressure measurement for assessing peripheral arterial disease. J Cardiovasc Surg 24:43-48, 1983.

23. Watson L, Ellis B, Leng GC. Exercise for intermittent claudication. Cochrane Database Syst Rev 2008;4:CD000990.

24. Strandness DE, Bell JW. Ankle pressure responses after reconstructive arterial surgery. Surgery 59:514-516, 1966.

25. Yao JST. Hemodynamic studies in peripheral arterial disease. Br J Surg 57:761-766, 1970.

26. Pascarelli EF, Bertrand CA. Comparison of blood pressures in the arms and legs. N Engl J Med 270:693-698, 1964.

27. Cutajar CL, Marston A, Newcombe JF. Value of cuff occlusion pressures in assessment of peripheral vascular disease. Br J Med 2:392-395, 1973.

28. Collins R, Burch J, Cranny G, Aguiar-Ibáñez R, Craig D, Wright K, Berry E, Gough M, Kleijnen J, Westwood M. Duplex ultrasonography, magnetic resonance angiography, and computed tomography angiography for diagnosis and assessment of symptomatic, lower limb peripheral arterial disease: systematic review. BMJ 2007;334:1257-61.

29. Met R, Bipat S, Legemate DA, Reekers JA, Koelemay MJW. Diagnostic performance of computed tomography angiography in peripheral arterial disease. A systematic review and meta-analysis. JAMA 2009;301:415-24.

30. I Brazilian guidelines on diagnosis and treatment of metabolic syndrome. Sociedade Brasileira de Hipertensão, Sociedade Brasileira de Cardiologia, Sociedade Brasileira de Endocrinologia e Metabologia, Sociedade Brasileira de Diabetes, Sociedade Brasileira de Estudos da Obesidade. Arq Bras Cardiol 2005;84(Suppl.1):1-28.

31. Gardner AW, Montgomery PS. The effect of metabolic syndrome components on exercise performance in patients with intermittent claudication. J Vasc Surg 2008;47:1251-8.

32. Dormandy JA, Rutherford RB. Management of peripheral arterial disease (PAD).TASC Working Group. TransAtlantic Inter-Society Consensus (TASC). J Vasc Surg 2000;31:S1–S296.

33. Bogaert MG, Clement DL. Lack of influence of propranolol and metoprolol on walking distance in patients with chronic intermittent claudication. Eur Heart J 1983;4:203–204.

34. Momsen AH, Jensen MB, Norager CB, Madsen MR, Vestersgaard-Andersen T, Lindholt JS. Drug therapy for improving walking distance in intermittent claudication: a systematic review and meta-analysis of

robust randomised controlled studies. Eur J Vasc Endovasc Surg 2009;38:463–474.

35. O'Donnell ME, Badger SA, Sharif MA, Young IS, Lee B, Soong CV. The vascular and biochemical effects of cilostazol in patients with peripheral arterial disease. J Vasc Surg 2009;49:1226–1234.

36. . De Backer T, Vander Stichele R, Lehert P, Van Bortel L. Naftidrofuryl for intermittent claudication: meta-analysis based on individual patient data. BMJ 2009;338:b603.

37. Spengel F, Clement D, Boccalon H, Liard F, Brown T, Lehert P. Findings of the Naftidrofuryl in Quality of Life (NIQOL) European study program. Int Angiol 2002;21:20–27.

38. Brevetti G, Diehm C, Lambert D. European multicenter study on propionyl-L-carnitine in intermittent claudication. J Am Coll Cardiol 1999;34:1618–1624.

39. Hiatt WR, Regensteiner JG, Creager MA, Hirsch AT, Cooke JP, Olin JW, Gorbunov GN, Isner J, Lukjanov YV, Tsitsiashvili MS, Zabelskaya TF, Amato A. Propionyl-L-carnitine improves exercise performance and functional status in patients with claudication. Am J Med 2001;110:616–622.

40. Leizorovicz A, Becker F. Oral buflomedil in the prevention of cardiovascular events in patients with peripheral arterial obstructive disease: a randomized, placebo-controlled, 4-year study. Circulation 2008;117:816–822.

41. De Backer TL, Bogaert M, Vander Stichele R. Buflomedil for intermittent claudication.Cochrane Database Syst Rev 2008;1:CD000988.

42. De Backer TL, Vander Stichele RH, Van Bortel LM. Bias in benefit–risk appraisal in older products: the case of buflomedil for intermittent claudication. Drug Saf 2009;32:283–291.

43. Paravastu SC, Mendonca DA, da Silva A. Beta blockers for peripheral arterial disease. Eur J Vasc Endovasc Surg 2009;38:66–70.

44. Ahimastos AA, Walker PJ, Askew C, Leicht A, Pappas E, Blombery P, Reid CM, Golledge J, Kingwell BA. Effect of ramipril on walking times and quality of life among patients with peripheral artery disease and intermittent claudication: a randomized controlled trial. JAMA 2013;309:453–460.

45. Labropoulos N, Wierks C, Suffoletto B. Intermittent pneumatic compression for the treatment of lower extremity arterial disease: a systematic review. Vasc Med 2002;7:141–148.

46. De Haro J, Acin F, Florez A, Bleda S, Fernandez JL. A prospective randomized controlled study with intermittent mechanical compression of the calf in patients with claudication. J Vasc Surg 2010;51:857–862.

47. Masato E, Kozai T, Cosentino F, et al. Statin prevents tissue fator expression in human endothelial cells. Role of Rho/Rho-kinase and AKT pathways. Circulation 2002;105:1756-9.

48. Yang HT, Deschenes MR, Ogilvie RW, Terjung RL. Basic fibroblast growth factor increases collateral blood flow in rats with femoral arterial ligation. Circ Res 1996;79:62-9.

49. Gardner AW, Poehlman ET. Exercise rehabilitation programs for the treatment of claudication pain: a meta-analysis. JAMA 1995;274:975-80.

50. Wolosker N, Nakano L, Rosoky RA, Puech-Leão P. Evaluation of walking capacity over time in 500 patients with intermittent claudication who underwent clinical treatment. Arch Intern Med 2003;163:2296-300.

51. Stewart KJ, Hiatt WR, Regensteiner JG, Hirsch AT. Exercise training for claudication. N Engl J Med 2002;347:1941-51.

52. Hiatt WR, Regensteiner JG, Hargarten ME, Wolfel EE, Brass EP. Benefit of exercise conditioning for patients with peripheral arterial disease. Circulation 1990;81:602-9.

53. McDermott MM, Ades P, Guralnik JM, Dyer A, Ferrucci L, Liu K, Nelson M, Lloyd-Jones D, Van Horn L, Garside D, Kibbe M, Domanchuk K, Stein JH, Liao Y, Tao H, Green D, Pearce WH, Schneider JR, McPherson D, Laing ST, McCarthy WJ, Shroff A, Criqui MH. Treadmill exercise and

resistance training in patients with peripheral arterial disease with and without intermittent claudication. JAMA 2009;301(2):165-74.

54. Ritti-Dias RM, Wolosker N, de Moraes Forjaz CL, Carvalho CR, Cucato GG, Leão PP, de Fátima Nunes Marucci M. Strength training increases walking tolerance in intermittent claudication patients: randomized trial. J Vasc Surg 2010 Jan;51(1):89-95.

55. Menêses AL, de Lima GH, Forjaz CL, Lima AH, Silva GQ, Cucato GG, Rodrigues SL, Wolosker N, Marucci Mde F, Dias RM. Impact of a supervised strength training or walking training over a subsequent unsupervised therapy period on walking capacity in patients with claudication. J Vasc Nurs 2011 Jun;29(2):81-6.

56. Wolosker N, Nakano L, Rosoky RA, Munia MA, Netto BM, Puech-Leão P. Endovascular treatment for intermitent claudication in patients who do not improve with clinical treatment. Clinics 2005;60(3):193-200.

57. De Luccia N, Brochado-Neto FC, Romiti M, Kikuchi M, dos Reis JM, Durazzo AE, Albers MT. Preferential use of nonreversed vein grafts in above-knee femoropopliteal bypasses for critical ischemia: midterm outcome. Ann Vasc Surg 2008 Sep;22(5):668-75.

58. De Luccia N, Appolonio F, Santo FR. Vascular images. Arm vein bypass from distal deep femoral to superior medial genicular artery for limb salvage. J Vasc Surg 2009 Nov;50(5):1196.

59. Murry, C.E., R.B. Jennings, K.A. Reimer. Preconditioning with ischemia: a delay of lethal cell injury in ischemic myocardium. Circulation 1986; 74(5): 1124-36.

60. Przyklenk K, Bauer B, Ovize M, Kloner RA, Whittaker P. Regional ischemic 'preconditioning' protects remote virgin myocardium from subsequent sustained coronary occlusion. Circulation 1993;87(3):893-9.

61. Saes GF, Zerati AE, Wolosker N, Ragazzo L, Rosoky RM, Ritti-Dias RM, Cucato GG, Chehuen M, Farah BQ, Puech-Leão P. Remote ischemic preconditioning in patients with intermittent claudication. Clinics 2013 Apr;68(4):495-9.

TRATAMENTO MINIMAMENTE INVASIVO DA DOENÇA ARTERIAL PERIFÉRICA

87

Antonio Eduardo Zerati

Nelson de Luccia

Nelson Wolosker

1 INTRODUÇÃO

A doença arterial obstrutiva consiste no estreitamento da luz das artérias tronculares, gerando redução do fluxo de sangue aos membros. Tem como principal etiologia a aterosclerose, com outras causas menos frequentes, como os fenômenos tromboembólicos (p.ex., êmbolos de origem cardíaca ou de aneurismas proximais), as doenças inflamatórias, os traumas, as síndromes compressivas[1] e algumas anormalidades congênitas.

Como a aterosclerose é uma doença sistêmica, é muito comum a associação da doença arterial obstrutiva periférica (DAOP) com insuficiência coronariana, motivo pelo qual esses pacientes apresentam maior mortalidade de causa cardiovascular.[2] Da mesma forma, pacientes com obstrução coronariana apresentam mais frequentemente DAOP.

O paciente com DAOP pode apresentar diferentes graus de isquemia. Indivíduos com arteriopatia incipiente podem ser assintomáticos, enquanto aqueles com doença branda podem queixar-se de dor muscular desencadeada por exercício e que cessa em repouso (claudicação intermitente). Isquemias mais graves levam ao surgimento de dor em repouso e/ou lesões tróficas que não cicatrizam. Nesse último grupo, ao contrário dos assintomáticos e dos claudicantes, o risco de perda do membro é bastante elevado, exigindo, via de regra, tratamento cirúrgico imediato (revascularização). Indivíduos com claudicação intermitente têm baixo risco de amputação, e, por isso, o tratamento é conservador, ficando a opção cirúrgica reservada para aqueles com grande limitação de locomoção que não obtiveram melhora com o tratamento clínico.[3-8]

O objetivo das revascularizações dos membros inferiores é o de prover as extremidades com sangue arterial pulsátil. Até o final da década de 1980, as opções para revascularização dos membros inferiores eram as pontes e a endarterectomia. Nas pontes, ou enxertos arteriais, são necessários acessos cirúrgicos à artéria doadora (proximalmente ao segmento obstruído, com fluxo preservado) e à artéria receptora (distalmente à obstrução), além das incisões para a retirada da veia safena magna, que é o principal substituto para a confecção das pontes.[9] Quando não é possível a utilização da veia safena magna (paciente previamente safenectomizado ou com safena inadequada), há outras opções para uso de substituto autólogo,[10,11] além da possibilidade de implante de próteses sintéticas. Trata-se de técnica que permite a revascularização de qualquer segmento arterial,[12,13] independentemente da etiologia, com bons índices de perviedade a médio e longo prazos.[14] São, entretanto, operações de grande porte, especialmente considerando tratar-se de pacientes comumente portadores de múltiplas comorbidades (p.ex., hipertensão arterial, diabetes, dislipidemia, doença pulmonar obstrutiva crônica, disfunção renal[15]) e, portanto, com risco aumentado para complicações cardiovasculares, tais como isquemia miocárdica e acidente vascular cerebral, no período pós-operatório. Além disso, são relativamente frequentes as complicações do acesso cirúrgico, como isquemia de pele e/ou infecções relativas à proximidade com lesões tróficas infectadas. Por serem operações de grande porte, em paciente idoso, que exige restrição física na recuperação pós-operatória, há risco aumentado de outras complicações, entre as quais pneumonia, trombose venosa profunda e embolia pulmonar. O emprego de próteses vasculares sintéticas reduz parcialmente a agressão cirúrgica, porém tem resultados inferiores em termos de perviedade do enxerto em relação ao uso de substituto autólogo no segmento infrainguinal, além de risco aumentado de complicações infecciosas e do inconveniente do seu emprego em trajetos que passem por regiões em que há articulações, devido à possibilidade de oclusão por torção da prótese.

A endarterectomia é uma técnica através da qual se remove a placa aterosclerótica diretamente. Restringe-se, porém, a artérias de grande e médio calibres e a doença de etiologia aterosclerótica. O porte cirúrgico é semelhante ao das pontes, com riscos de complicações semelhantes.

Assim, a busca por técnicas menos invasivas é uma constante nesse campo de atuação. A realização de pontes utilizando a veia safena magna *in situ* evita as incisões para ressecção desse substituto autólogo, porém não evita as incisões de acesso às artérias doadora e receptora, além de não reduzir substancialmente o tempo cirúrgico. Refinamentos técnicos foram descritos com o intuito de diminuir a agressão cirúrgica na revascularização dos membros inferiores,[16] mas o grande salto se deu com o desenvolvimento da cirurgia endovascular, na qual o tratamento é realizado por dispositivos que navegam pelo interior das artérias. A entrada desses dispositivos se dá na maioria das vezes a partir da punção de artérias saudáveis, distantes do local a ser tratado, evitando os acessos abertos às artérias doadora e receptora, além da dissecção da veia a ser utilizada como substituto. Como resultado, temos a redução dos portes operatório e anestésico, minimizando as complicações decorrentes do procedimento.

2　HISTÓRICO

A cirurgia endovascular teve seu início com procedimentos angiográficos, tendo os primeiros sido realizados por Haseck e Linderthnal (1896)[17] em vasos de mãos amputadas. A arteriografia foi aprimorada por Dos Santos e cols., que, em 1929, realizaram a aortografia por punção translombar. No mesmo ano foi descrito o primeiro cateterismo cardíaco em humanos pelo alemão Werner Forssmann, através de um cateter inserido numa veia de seu próprio braço.[17]

A técnica de punção vascular percutânea descrita por Seldinger em 1953 tornou possível o acesso a praticamente todo o território vascular sem a necessidade de trabalhosas dissecções cirúrgicas.

Se os primeiros passos possibilitavam estudos diagnósticos, a realização de procedimentos terapêuticos seria uma sequência natural. A primeira angioplastia foi executada em 1964 por Charles T. Dotter e Melvin Judkins,[18] que trataram com sucesso uma lesão obstrutiva de artéria femoral com cateteres coaxiais de Teflon de calibres progressivamente maiores. A primeira angioplastia por balão foi descrita em 1974 pelo alemão Andreas Grüntzig, atuando em artéria periférica.[19]

A década de 1980 foi marcada pela evolução dos equipamentos, com a introdução da angiografia por subtração digital, e pela criação do primeiro *stent* vascular, desenvolvido por Palmaz.[20] O revestimento dos *stents* com tecido (endoprótese) possibilitou a expansão do tratamento minimamente invasivo para além das doenças vasculares obstrutivas, como no tratamento endovascular dos aneurismas de aorta, descrito pelo argentino Juan C. Parodi em 1991.[21]

Via de regra, a angioplastia percutânea traz melhores resultados no tratamento de lesões obstrutivas mais restritas, ficando a operação aberta mais indicada para os casos de doenças mais extensas e de etiologia não aterosclerótica. A cirurgia endovascular, entretanto, tem se tornado a técnica inicial de escolha para o tratamento de um número cada vez maior de doenças circulatórias. Assim, é importante que o profissional que se dispõe a tratar os pacientes com DAOP domine as técnicas aberta e endovascular, a fim de que possa determinar a melhor opção terapêutica para cada caso. Neste capítulo, abordaremos os aspectos relativos à cirurgia minimamente invasiva na doença arterial periférica.

3　ANGIOPLASTIA POR BALÃO

3.1　MECANISMO FISIOPATOLÓGICO

A expansão do balão provoca a ruptura da camada íntima e seu destacamento da camada média, além da fragmentação da placa aterosclerótica em seu ponto mais frágil associada à distensão das camadas média e íntima, aumentando a luz do vaso. Não ficou demonstrada compactação do material da placa[22] (Figura 87.1). A esses acontecimentos seguem-se a deposição de plaquetas na área tratada e um processo de reparação, com migração e proliferação de miócitos e fibromioblastos, culminando com a cicatrização das lesões. A reendotelização se dá em 2 a 3 semanas. Os principais estímulos para a proliferação de células musculares lisas são fatores de crescimento liberados após adesão plaquetária sobre o segmento onde houve lesão do endotélio e por fatores liberados pelas próprias células musculares lisas que sofreram distensão causada pela insuflação do balão.[23] Quando esse processo cicatricial se dá de maneira exacerbada, pode ocorrer reestenose por espessamento miointimal, num período de 3 a 6 meses após a angioplastia.

3.2 PRINCÍPIOS TÉCNICOS

O acesso para a angioplastia transluminal é feito por uma artéria distante do local a ser tratado, com calibre que permita a introdução e a navegação dos dispositivos e, sempre que possível, com fluxo preservado, a fim de reduzir os riscos de trombose no sítio de punção. A via de acesso mais frequente é a artéria femoral comum, mas outras artérias, entre elas a axilar, a radial e a poplítea, também podem ser usadas.[24]

Após a punção arterial e a progressão do fio-guia sob controle radioscópico, realiza-se a colocação do introdutor, através do qual todos os dispositivos utilizados no procedimento (cateteres, balões, *stents* e outros) entrarão no sistema circulatório. A progressão desses materiais por dentro do introdutor impede a lesão da parede arterial em seu local de punção. Depois de constatado o sucesso da punção e da progressão do introdutor, realiza-se anticoagulação plena a fim de reduzirmos os riscos de complicações tromboembólicas.

O passo seguinte envolve a realização de arteriografia através de cateter apropriado para a localização precisa do segmento a ser tratado. Uma vez localizada a lesão, inicia-se a etapa mais delicada do procedimento, que é a transposição do local obstruído com um fio-guia. Lesões muito calcificadas e/ou oclusões

completas podem ser muito difíceis de ser ultrapassadas, e, em algumas ocasiões, infelizmente são intransponíveis. Vencida essa etapa, inicia-se a progressão do balão, que deve ter diâmetro compatível com o calibre do vaso e comprimento o mais próximo possível da extensão a ser tratada, a fim de evitarem-se lesões em segmentos arteriais adjacentes. Após o posicionamento adequado do balão em relação ao segmento obstruído, este é insuflado por 30 a 45 segundos, utilizando-se seringas acopladas a manômetros, para que a manobra seja feita sem que se exceda a pressão máxima característica de cada balão.

Como mencionado anteriormente, lesões com oclusões completas podem oferecer imensa dificuldade para serem transpostas. Numa oclusão recente, o trombo ainda tem pouca consistência, permitindo a progressão do fio-guia por via transluminal (por dentro da luz original do vaso). Ao longo do tempo, no entanto, o coágulo vai se organizando e adquirindo uma consistência mais firme e de caráter fibroso, impedindo a progressão do fio-guia. Nesses casos, podem ser usados dispositivos especiais para aterectomia (ver adiante), ou, mais frequentemente, utiliza-se a técnica de angioplastia subintimal. Por essa técnica, provoca-se uma dissecção, criando-se um trajeto pela camada média por onde navegará o fio-guia até um segmento mais saudável da artéria, pouco acometido pela aterosclerose, quando o fio-guia naturalmente tende a retornar à luz arterial (Figura 87.2). Muitas vezes, esse retorno à luz do vaso é dificultado, não ocorrendo naturalmente. Para essas situações, foram criados dispositivos que auxiliam a reentrada no segmento desejado. Após o retorno ao espaço endoluminal, a angioplastia é então realizada.

3.2.1 *Stents*

Os *stents* são cilindros metálicos empregados para a manutenção da abertura do lúmen arterial conseguida com a angioplastia e para fixação dos fragmentos da placa aterosclerótica fraturada. Assim como ocorre com os balões, os *stents* também

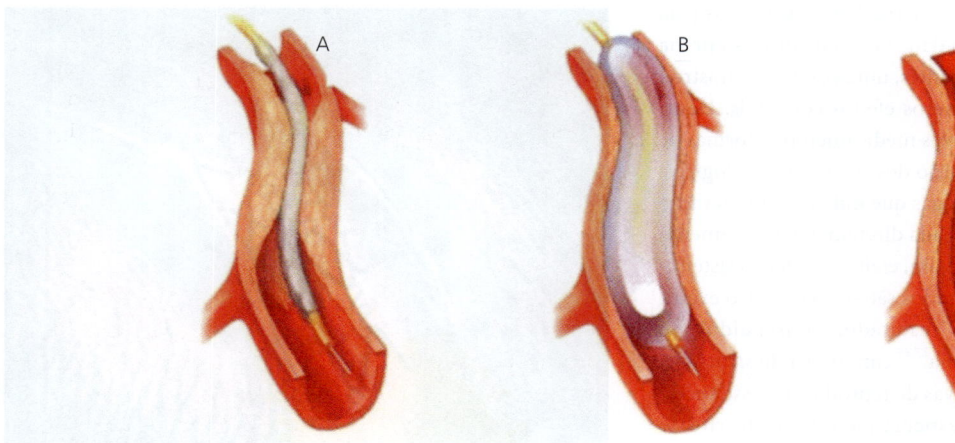
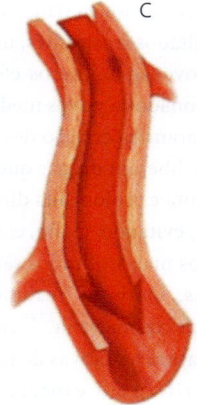

FIGURA 87.1 Fratura da placa após angioplastia.

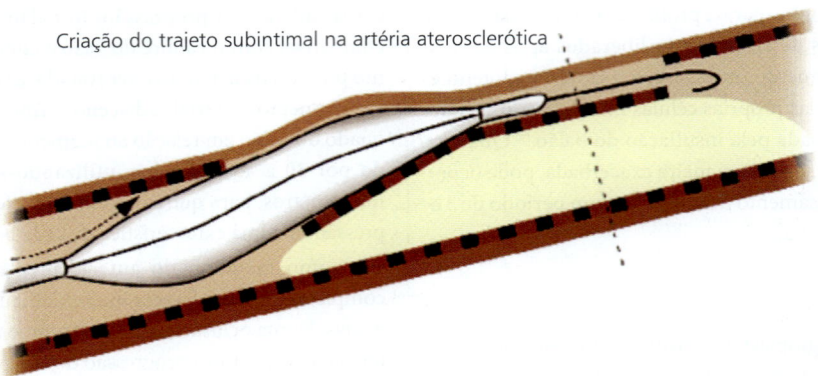

Criação do trajeto subintimal na artéria aterosclerótica

FIGURA 87.2 Angioplatia subintimal.

devem ter calibre compatível com o segmento vascular tratado e possuir a menor extensão possível.

As principais indicações para seu uso são o insucesso imediato da angioplastia (pouco ou nenhum ganho de aumento da luz arterial após a desinsuflação do balão), angioplastia de segmentos com oclusão total e no tratamento de complicações da angioplastia, como a dissecção arterial. Com frequência cada vez maior, entretanto, o implante dos *stents* tem sido feito primariamente, independentemente das situações acima descritas.[25,26] Deve-se evitar o implante de *stents* em artérias sujeitas a flexões acentuadas (por exemplo, a artéria poplítea, ao nível da articulação do joelho) e em segmentos submetidos a compressão intermitente por estruturas adjacentes.

Na angioplastia subintimal, não são utilizados *stents* de maneira rotineira, já que a parede externa é de calibre mais delgado.

3.2.2 Balões/*stents* com drogas

A luta para reduzir os índices de reestenose causados pela hiperplasia intimal vem de longa data. O uso de drogas por via sistêmica trouxe resultados frustrantes, uma vez que se mostrou ineficaz, além de provocar inúmeros efeitos colaterais. Dessa forma, estudos relacionados a novos medicamentos e formas de administração resultaram na criação dos *stents* farmacológicos. Trata-se de *stents* que liberam drogas que inibem a proliferação celular de maneira lenta e prolongada diretamente no segmento tratado (Figura 87.3), evitando, assim, efeitos colaterais sistêmicos. Os medicamentos mais utilizados são o paclitaxel, o everolimus e o sirolimus. Os bons resultados conseguidos no tratamento da doença coronariana[27,28] com o uso de *stents* farmacológicos estimularam tentativas de reprodução desse sucesso em artérias periféricas, especialmente no território femoropoplíteo, no qual o índice de reestenose pós-angioplastia supera os 60% em 1 ano.[29,30]

Uma outra linha de pesquisa levou ao desenvolvimento de balões de angioplastia farmacológicos (Figura 87.4). A vantagem em relação aos *stents* farmacológicos estaria na distribuição mais uniforme da droga e na possibilidade de se evitar o implante do *stent*, cuja presença pode estimular a hiperplasia miointimal.

3.2.3 Reestenoses

As lesões por reestenoses, sejam elas intrastent ou em enxertos vasculares prévios, são geralmente mais resistentes, de aspecto cicatricial. Nesses casos, a angioplastia convencional pode não ser eficaz em restituir um diâmetro satisfatório da luz arterial ou do enxerto. Uma alternativa pode estar na utilização de um balão especial, não complacente e de alta pressão, que possui microlâminas acopladas longitudinalmente e que provocarão mínimos cortes nesse tecido cicatricial quando da insuflação do balão (Figura 87.5), possibilitando o aumento da luz do vaso.

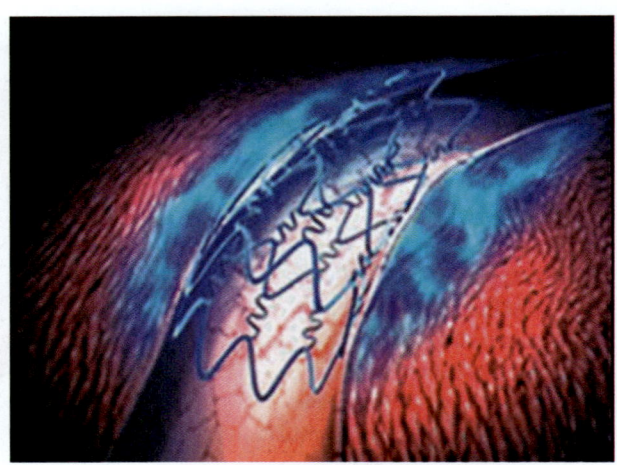

FIGURA 87.3 *Stent* farmacológico.

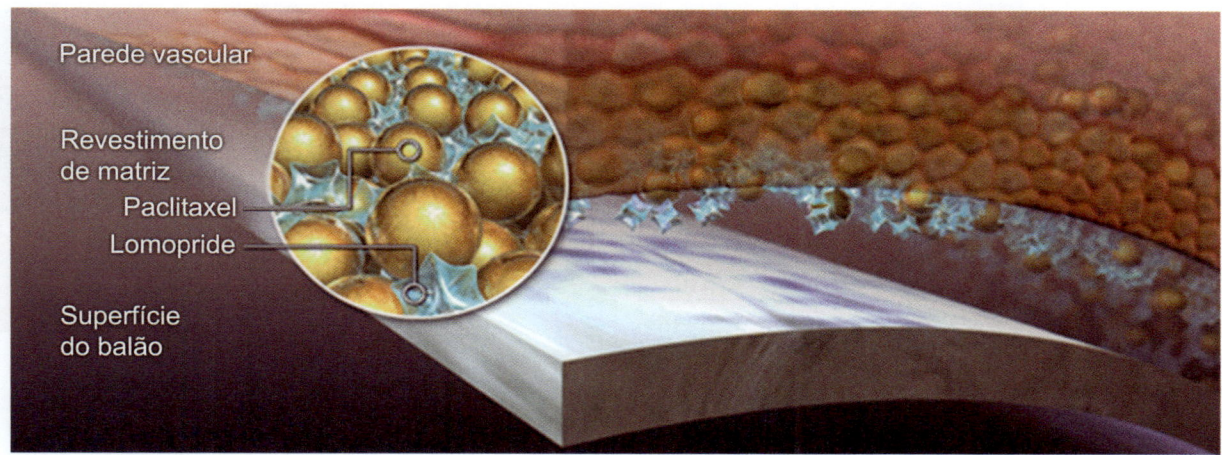

FIGURA 87.4 Balão farmacológico.

3.3 SEGUIMENTO

Todos os pacientes submetidos à angioplastia devem ser mantidos com dupla terapia antiagregante plaquetária por 6 meses. Inicia-se clopidogrel 300 mg imediatamente após o procedimento, prescrevendo, a partir do dia seguinte, a dose de 75 mg associada ao uso de 100 mg de ácido acetilsalicílico (AAS). Após esses 6 meses, mantém-se apenas uma droga antiagregante plaquetária em definitivo.

Além da avaliação clínica, o seguimento com exames de imagem deve ser realizado a cada 6 meses através do dúplex scan, a fim de detectar-se precocemente a ocorrência de reestenose. Caso sejam diagnosticadas novas lesões obstrutivas (reestenoses ou progressão de doença aterosclerótica), a reintervenção irá depender da apresentação clínica do indivíduo. Se houver úlceras ou outras lesões tróficas ainda não cicatrizadas, estará indicada a reintervenção; entretanto, nos casos de feridas já cicatrizadas, deve-se avaliar a relação custo-benefício de um novo procedimento.

3.4 RESULTADOS

As revascularizações abertas, via de regra, têm melhores índices de perviedade a médio e longo prazos, quando comparadas ao tratamento endovascular, qualquer que seja o segmento estudado (Quadros 87.1 e 87.2). As angioplastias, por sua vez, têm mais sucesso quanto maior o calibre dos vasos tratados e quanto menor a extensão das lesões obstrutivas. Para o segmento infrapoplíteo, as angioplastias mostraram perviedade inferior à das revascularizações abertas, porém com índices semelhantes de salvamento de membro.[31]

Estudos envolvendo *stents* farmacológicos não mostraram resultados superiores com sirolimus e everolimus em relação aos *stents* convencionais no segmento infrainguinal.[32,33] Já o *stent* associado ao Paclitaxel mostrou perviedade primária de 83% em 2

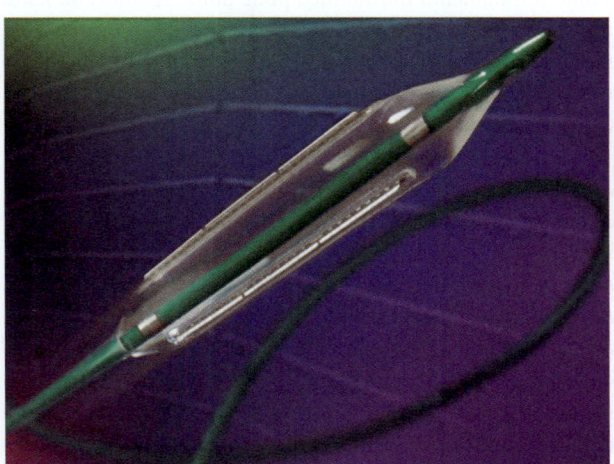

FIGURA 87.5 Balão com lâminas acopladas (*cutting-balloon*).

QUADRO 87.1 Patência em 5 anos no segmento aortoilíaco para tratamento endovascular e aberto.		
TÉCNICA	**MANIFESTAÇÃO CLÍNICA**	**PATÊNCIA EM 5 ANOS**
ATP(*)	(†)Claudicação 76% (81-94)	71% (64-75)
Enxerto aortobifemoral	Claudicação	91% (90-94)
	Isquemia crítica	87% (80-88)

(*) Taxa estimada de sucesso de angioplastia ilíaca de relatos totalizando 2.222 membros. (†) Relação de claudicantes numa população mista (claudicação + isquemia crítica). ATP: angioplastia transluminal percutânea. Fonte: Norgren L, Hiatt WR, Dormandy JA, Nehler MR, Harris KA, Fowkes FG; TASC II Working Group. Inter-Society Consensus for the Management of Peripheral Arterial Disease (TASC II).J Vasc Surg. 2007 Jan;45 Suppl S:S5-67.

QUADRO 87.2 Resultados agrupados de angioplastias do segmento femoropoplíteo.

TÉCNICA	PATÊNCIA EM 5 ANOS [MÉDIA]	
ATP-E	55% [52-62]	
ATP-O	42% [33-51]	
Enxerto Veia	80% (*)	66% (†)
Enxerto PTFE - acima do joelho	75% (*)	47% (†)
Enxerto PTFE - abaixo do joelho	65% (*)	65% (†)

ATP-E: Angioplastia transluminal percutânea para tratamento de estenose. ATP-O: Angioplastia transluminal percutânea para tratamento de oclusão. PTFE: Prótese vascular de politetrafluoretileno expandido. (*) População de claudicantes. (†) População com isquemia crítica. Fonte: Norgren L, Hiatt WR, Dormandy JA, Nehler MR, Harris KA, Fowkes FG; TASC II Working Group. Inter--Society Consensus for the Management of Peripheral Arterial Disease (TASC II). J Vasc Surg. 2007 Jan;45 Suppl S:S5-67.

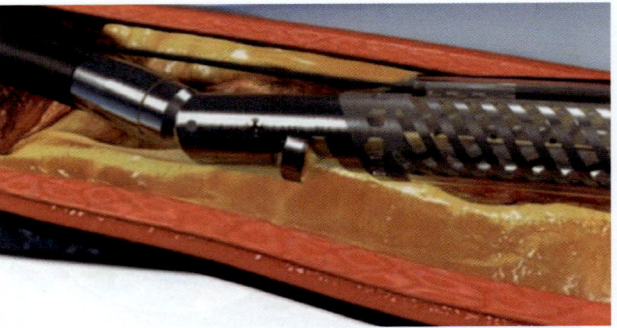

FIGURA 87.6 Dispositivo de aterectomia.

anos, superior à dos *stents* convencionais, que tiveram índice de 64% no mesmo período.[34]

Resultados animadores também surgiram com o uso de balões liberadores de Paclitaxel, mostrando menor necessidade de reintervenção nos pacientes tratados com esse dispositivo em relação aos pacientes submetidos à angioplastia com balões convencionais (12,2 *vs* 27,7%, P<0,0001).[35] A melhora nos resultados de perviedade no segmento femoropoplíteo com até 6 meses de seguimento foi significativamente maior nos pacientes submetidos à angioplastia com balão farmacológico (Paclitaxel) em relação aos tratados com balão convencional.[36,37] A vantagem dos balões farmacológicos sobre os convencionais também tem sido demonstrada no tratamento das lesões infrapoplíteas.[38,39] De qualquer forma, há necessidade de prosseguirmos as pesquisas a fim de mostrarmos os reais benefícios desses novos materiais no tratamento da doença arterial periférica.

4 TÉCNICAS ALTERNATIVAS

4.1 ATERECTOMIA

A aterectomia compreende a remoção de ateroma da luz arterial. Pode ser feita por via percutânea através de dispositivos específicos, como o aterótomo de Simpson®, o dispositivo de Kensey®, o Auth Rotablator® e o sistema Silver-Hawk® (Figura 87.6). Os riscos envolvidos compreendem a embolização distal e a perfuração arterial.

Até o momento, não há quaisquer evidências de que a aterectomia, isolada ou combinada à angioplastia, traga benefícios a médio ou longo prazo, quando comparada à angioplastia apenas, no tratamento da doença arterial obstrutiva periférica.

4.2 FIBRINÓLISE

A fibrinólise pode constituir uma alternativa à revascularização cirúrgica do membro ou uma técnica a associar-se à angioplastia. A preferência recai sobre a fibrinólise transcateter, na qual a droga fibrinolítica é infundida através de um cateter multiperfurado passado por via percutânea e posicionado no local da obstrução. Assim, torna-se possível a instilação da medicação diretamente no segmento trombosado, num volume significativamente menor do que no tratamento sistêmico e numa concentração muito maior no território de interesse, aumentando os índices de sucesso e reduzindo os riscos de complicações hemorrágicas. Trata-se de procedimento menos invasivo em comparação à trombectomia mecânica, causando menor lesão ao endotélio e com a vantagem de poder tratar artérias de menor calibre (microvasculatura). Há, todavia, além de eventos hemorrágicos, risco de embolização distal. A fibrinólise, em comparação com a revascularização cirúrgica, mostrou índices de salvamento de membro e mortalidade semelhantes, porém com complicações hemorrágicas e embólicas mais frequentes.[40]

Tem sua indicação nos casos de isquemia aguda ou subaguda da artéria nativa ou de enxertos arteriais (especialmente de próteses sintéticas), já que os resultados são muito menos satisfatórios nas tromboses ocorridas em período superior a 14 dias.[41] Como o tratamento fibrinolítico pode durar 12 horas ou mais, fica contraindicado nos casos de isquemia severa, nos quais a demora na revascularização levaria à morte tecidual e a perda do membro. Outras situações que configuram contraindicação para a fibrinólise estão no Quadro 87.3.

A droga trombolítica mais utilizada atualmente é o ativador do plasminogênio tecidual recombinante (rt-PA), que tem ação restrita na conversão do plasminogênio em plasmina na superfície do trombo, com pouca ação sistêmica. A estreptoquinase foi a primeira medicação utilizada com essa finalidade, mas atualmente é menos utilizada devido ao risco de anafilaxia, enquanto a uroquinase foi praticamente abandonada para essa finalidade.

O paciente é mantido em Unidade de Terapia Intensiva e deve ser monitorado, em intervalos não superiores a 6 horas, em relação aos níveis de hemoglobina e hematócrito, plaquetas, fibrinogênio, tempo de trombina e tempo de tromboplastina parcial ativado (TTPa). A infusão do agente trombolítico é interrompida em caso de queda do fibrinogênio para níveis inferiores a 150 mg/dL. O TTPa (R) deve ficar próximo a 2,0 na vigência de heparinização simultânea, ou pouco abaixo, em nível "subterapêutico", para reduzir os riscos de complicações hemorrágicas.[42] No caso de utilização do rt-PA, a heparina deve ser infundida em separado para evitar a precipitação da solução. A angiografia é repetida também a cada 6 horas até a recanalização arterial, devendo a fibrinólise ser abandonada em caso de não dissolução do trombo em até 12 horas.

Novos dispositivos têm sido empregados visando acelerar a lise dos trombos, reduzindo o tempo necessário para recanalizar o vaso e também a dose de fibrinolíticos. São os equipamentos com ação hidrodinâmica, baseados no efeito Venturi para fragmentar e aspirar o trombo (Angiojet®, Hydrolyser®, Oasis®), e outros que atuam através de movimentos rotacionais de alta velocidade para fraturar o trombo (Rotarex®/Aspirex®, Trellis®, Helix®). Têm a desvantagem de não tratar artérias de menor calibre, potencial para causar lesão endotelial, risco de embolização e de provocar hemólise. São de uso ainda restrito no tratamento rotineiro das oclusões arteriais agudas.

Ao final do procedimento trombolítico, geralmente revela-se um segmento estenótico que pode ser tratado por angioplastia. Nos casos de pacientes com ponte vascular prévia, podem ficar evidentes as condições que levaram à trombose do enxerto e que devem ser corrigidas, tais como lesões estenosantes junto às anastomoses ou doença obstrutiva proximal à artéria doadora e/ou distal à artéria receptora.

5 CONSIDERAÇÕES FINAIS

Apesar de menor durabilidade em relação às técnicas abertas, o tratamento endovascular reduz substancialmente a agressão cirúrgica, além de não impedir que o tratamento aberto seja feito posteriormente, em caso de insucesso da angioplastia. Por esse motivo, tem sido o tratamento inicial de escolha numa frequência progressivamente maior. De qualquer forma, o domínio tanto das técnicas abertas quanto das minimamente invasivas é fundamental para determinarmos a melhor conduta para cada caso em particular.[43]

QUADRO 87.3 Contraindicações ao tratamento fibrinolítico.

ABSOLUTAS	RELATIVAS
• Hemorragia ativa ou recente (< 10 dias) • Neurocirurgia (< 3 meses) • Neoplasia intracraniana • Acidente vascular cerebral (< 3 meses) • Trombo intracardíaco flutuante	• Ressuscitação cardiopulmonar recente (< 10 dias) • Cirurgia recente • Trauma recente • Hipertensão arterial sistêmica grave • Gestação • Endocardite bacteriana • Retinopatia diabética hemorrágica • Coagulopatia

REFERÊNCIAS BIBLIOGRÁFICAS

1. De Luccia N. Extrinsic compression of the popliteal artery. Rev Paul Med. 1983 May-Jun;101(3):120.
2. Zerati AE, Wolosker N, Ayzin Rosoky RM, Fernandes Saes G, Ragazzo L, Puech-Leão P. Prevalence of metabolic syndrome in patients with intermittent claudication and its correlation with the segment of arterial obstruction. Angiology. 2010 Nov;61(8):784-8.
3. Wolosker N, Nakano L, Rosoky RA, Puech-Leao P. Evaluation of walking capacity over time in 500 patients with intermittent claudication who underwent clinical treatment. Arch Intern Med. 2003 Oct 27;163(19):2296-300.
4. Wolosker N, Nakano L, Rosoky RA, Munia MA, Netto BM, Puech-Leão P. Endovascular treatment for intermittent claudication in patients who do not improve with clinical treatment. Clinics (Sao Paulo). 2005 Jun;60(3):193-200.
5. Grizzo Cucato G, de Moraes Forjaz CL, Kanegusuku H, da Rocha Chehuen M, Riani Costa LA,Wolosker N, Kalil Filho R, de Fátima Nunes Marucci M, Mendes Ritti-Dias R. Effects of walking and strength training on resting and exercise cardiovascular responses in patients with intermittent claudication. Vasa. 2011 Sep;40(5):390-7.
6. Menêses AL, de Lima GH, Forjaz CL, Lima AH, Silva GQ, Cucato GG, Rodrigues SL, Wolosker N, Marucci Mde F, Dias RM. Impact of a supervised strength training or walking training over a subsequent unsupervised therapy period on walking capacity in patients with claudication. J Vasc Nurs. 2011 Jun;29(2):81-6.
7. Ritti-Dias RM, Wolosker N, de Moraes Forjaz CL, Carvalho CR, Cucato GG, Leão PP, de Fátima Nunes Marucci M. Strength training increases walking tolerance in intermittent claudication patients: randomized trial. J Vasc Surg. 2010 Jan;51(1):89-95.
8. Wolosker N, Munia MA, Rosoky R, Fidelis RJ, Nakano L, Kauffman P, Puech-Leão P. Surgical treatment for intermittent claudication in patients who do not improve with clinical treatment. Arq Bras Cardiol. 2004 May;82(5):450-4, 445-9. Epub 2004 Jun 8.
9. De Luccia N, Brochado-Neto FC, Romiti M, Kikuchi M, dos Reis JM, Durazzo AE, Albers MT. Preferential use of nonreversed vein grafts in above-knee femoropopliteal bypasses for critical ischemia: midterm outcome. Ann Vasc Surg. 2008 Sep;22(5):668-75.
10. De Luccia N, Appolonio F, Santo FR. Vascular images. Arm vein bypass from distal deep femoral to superior medial genicular artery for limb salvage. J Vasc Surg. 2009 Nov;50(5):1196.
11. Albers MT, Langer B, Aun R, Mariño JC, de Luccia N, Puech-Leão P, Presti C. Endarterectomized arteries as vascular substitutes in reconstructive aorto-iliac and femoro-popliteal surgery. Rev Hosp Clin Fac Med Sao Paulo. 1984 Jan-Feb;39(1):6-11.
12. Albers M, Romiti M, Brochado-Neto FC, De Luccia N, Pereira CA. Meta-analysis of popliteal-to-distal vein bypass grafts for critical ischemia. J Vasc Surg. 2006 Mar;43(3):498-503.
13. De Luccia N, Sassaki P, Durazzo A, Sandri G, Kikuchi M, Hirata C, Romiti M, Sacilotto R, Brochado-Neto FC. Limb salvage using bypass to the perigeniculate arteries. Eur J Vasc Endovasc Surg. 2011 Sep;42(3):374-8.
14. Bradbury AW, Adam DJ, Bell J, Forbes JF, Fowkes FG, Gillespie I, Ruckley CV, Raab GM; BASIL trial Participants. Bypass versus Angioplasty in Severe Ischaemia of the Leg (BASIL) trial: Analysis of amputation free and overall survival by treatment received. J Vasc Surg 2010;51(5 Suppl):18S-31S.

15. Albers M, Romiti M, De Luccia N, Brochado-Neto FC, Nishimoto I, Pereira CA. An updated meta-analysis of infrainguinal arterial reconstruction in patients with end-stage renal disease. J Vasc Surg. 2007 Mar;45(3):536-42.

16. De Luccia N, Queiroz AB, Mulatti GC, Ferreira Espírito Santo FR, Sassaki Neto PI, Schneidwind KD. Lateral approach to the peroneal artery without resection of the fibula for lower limb revascularization. J Vasc Surg. 2013 Oct 28. pii: S0741-5214(13)01699-6. [Epub ahead of print]

17. Wilms G, Baert AL. The history of angiography. In Van Tiggelen R, Asklepios, Eds, 100 Years of Radiology (1995);pp. 133-7.

18. Dotter C, Judkins M. Transluminal treatment of arteriosclerotic obstruction: description of a new technic and a preliminary report of its application. Circulation. 1964;30:654-70.

19. Grüntzig A, Hopff H. Perkutane rekanalisation chronischer arterieller verschlusse mit einem neuen dilatationskatheter: modification der Dotter-technik. Dtsch Med Wochenschr. 1974;99:2502-10, 2511.

20. Palmaz JC, Richter GM, Noldge G, Kauffmann GW, Wenz W. Intraluminal Palmaz stent implantation. The first clinical case report on a balloon-expanded vascular prosthesis. Radiology. 1987;27:560-63.

21. Parodi JC, Palmaz JC, Barone HD. Transfemoral intraluminal graft implantation for abdominal aortic aneurysm. Ann Vasc Surg. 1991;5:491-99.

22. Block PC. The mechanism of transluminal angioplasty. Int Angiol. 1985;4:77-9.

23. Marzocchi A, Marrozzini C, Piovaccari G, Fattori R, Castriota F, D'Anniballe G, Branzi A, Magnani B. Restenosis after coronary angioplasty: its pathogenesis and prevention. Cardiologia. 1991;36:309-20.

24. Wolosker N, Nakano L, Duarte FH, De Lucia N, Leao PP. Peroneal artery approach for angioplasty of the superficial femoral artery: a case report. Vasc Endovascular Surg. 2003 Mar-Apr;37(2):129-33.

25. Schönefeld E, Torsello G, Osada N, Herten M, Bisdas T, Donas KP. Long-term outcome of femoropopliteal stenting. Results of a prospective study. J Cardiovasc Surg (Torino). 2013;54:617-23.

26. Wolosker N, Nakano L, Anacleto MM, Puech-Leão P. Primary utilization of stents in angioplasty of superficial femoral artery. Vasc Endovascular Surg. 2003 Jul-Aug;37(4):271-7.

27. Moses JW, Leon MB, Popma JJ, et al. Sirolimus-eluting stents versus standard stents in patients with stenosis in a native coronary artery. N Engl J Med. 2003;349:1315–23.

28. Stone GW, Ellis SG, Cox DA, et al. A polymer-based, Paclitaxel-eluting stent in patients with coronary artery disease. N Engl J Med. 2004;350:221–31.

29. Norgren L, Hiatt WR, Dormandy JA, Nehler MR, Harris KA, Fowkes FG, TASC II Working Group. Inter-society consensus for the management of peripheral arterial disease (TASC II). J Vasc Surg 2007;45:S5A–S67A.

30. Rocha-Singh KJ, Jaff MR, Crabtree TR, Bloch DA, Ansel G. Performance goals and endpoint assessments for clinical trials of femoro-popliteal bare nitinol stents in patients with symptomatic peripheral arterial disease. Cath Cardiovasc Interv. 2007;69:910–919.

31. Romiti M, Albers M, Brochado-Neto FC, Durazzo AE, Pereira CA, De Luccia N. Meta-analysis of infrapopliteal angioplasty for chronic critical limb ischemia. J Vasc Surg. 2008 May;47(5):975-981.

32. Duda SH, Bosiers M, Lammer J, et al. Drug-eluting and bare nitinol stents for the treatment of atherosclerotic lesions in the superficial femoral artery: long-term results from the SIROCCO trial. Journal of Endovascular Therapy: an official journal of the International Society of Endovascular Specialists 2006;13(6):701–710.

33. Lammer J, Bosiers M, Zeller T, et al. First clinical trial of nitinol self-expanding everolimus-eluting stent implantation for peripheral arterial occlusive disease. Journal of Vascular Surgery: official publication, the Society for Vascular Surgery [and] International Society for Cardiovascular Surgery, North American Chapter. Aug; 2011.

34. Dake MD, Ansel GM, Jaff MR, Ohki T, Saxon RR, Smouse HB, Zeller T, Roubin GS, Burket MW, Khatib Y, Snyder SA, Ragheb AO, White JK, Machan LS; Zilver PTX Investigators. Paclitaxel-eluting stents show superiority to balloon angioplasty and bare metal stents in femoropopliteal disease: twelve-month Zilver PTX randomized study results. Circ Cardiovasc Interv 2011;4(5):495-504.

35. Cassese S, Byrne RA, Ott I, Ndrepepa G, Nerad M, Kastrati A, Fusaro M. Paclitaxel-coated versus uncoated balloon angioplasty reduces target lesion revascularization in patients with femoropopliteal arterial disease: a meta-analysis of randomized trials. Circ Cardiovasc Interv 2012;5(4):582-9.

36. Scheinert D, Duda S, Zeller T, Krankenberg H, Ricke J, Bosiers M, Tepe G, Naisbitt S, Rosenfield K. The LEVANT I (Lutonix Paclitaxel-coated balloon for the prevention of femoropopliteal restenosis) trial for femoropopliteal revascularization: first-in-human randomized trial of low-dose drug-coated balloon versus uncoated balloon angioplasty. JACC Cardiovasc Interv. 2014 Jan;7(1):10-9.

37. Werk M, Albrecht T, Meyer DR, Ahmed MN, Behne A, Dietz U, Eschenbach G, Hartmann H, Lange C, Schnorr B, Stiepani H, Zoccai GB, Hänninen EL. Paclitaxel-coated balloons reduce restenosis after femoro-popliteal angioplasty: evidence from the randomized PACIFIER trial. Circ Cardiovasc Interv. 2012 Dec;5(6):831-

38. Schmidt A, Piorkowski M, Werner M, Ulrich M, Bausback Y, Bräunlich S, Ick H, Schuster J, Botsios S, Kruse HJ, Varcoe RL, Scheinert D. First experience with drug-eluting balloons in infrapopliteal arteries: restenosis rate and clinical outcome. J Am Coll Cardiol. 2011 Sep 6;58(11):1105-9.

39. Schmidt A, Ulrich M, Winkler B, Klaeffling C, Bausback Y, Bräunlich S, Botsios S, Kruse HJ, Varcoe RL, Kum S, Scheinert D. Angiographic patency and clinical outcome after balloon-angioplasty for extensive infrapopliteal arterial disease. Catheter Cardiovasc Interv. 2010 Dec 1;76(7):1047-54.

40. Berridge DC, Kessel DO, Robertson I. Surgery versus thrombolysis for initial management of acute limb ischaemia [Systematic Review]. Cochrane Database of Systematic Reviews 2009;(1).

41. Palfreyman SJ, Booth A, Michaels JA. A systematic review of intra-arterial thrombolytic therapy for lower-limb ischaemia. Eur J Vasc Endovasc Surg. 2000;19:143-57.

42. Morrison HL. Catheter-directed thrombolysis for acute limb ischemia. Semin Intervent Radiol. 2006 Sep;23(3):258-69.

43. Puech-Leão P, Wolosker N, Zerati AE, Nascimento LD. Impact of endovascular technique in vascular surgery training at a large university hospital in Brazil. J Surg Educ. 2011 Jan-Feb;68(1):19-23.

SEÇÃO 14

DOENÇA CARDÍACA EM POPULAÇÕES ESPECIAIS

Coordenadores

CÍCERO PIVA DE ALBUQUERQUE

BERNARDINO TRANCHESI JÚNIOR

EFEITOS ADVERSOS CARDÍACOS DOS REMÉDIOS E INTERAÇÕES ENTRE DROGAS

88

Antonio Carlos Palandri Chagas
Paulo Magno Martins Dourado

1. EFEITOS ADVERSOS DOS MEDICAMENTOS DROGAS CARDIOVASCULARES: INTERAÇÕES E COMPLICAÇÕES

Mudanças recentes na farmacoterapia cardiovascular com o acréscimo de novos medicamentos vêm ao encontro das mudanças que estão ocorrendo na medicina atual, com aumento da expectativa de vida da população mundial, inclusive no Brasil, e que traz consigo uma série de mudanças, com o aumento da comorbidades e a necessidade de utilização de mais drogas, implicando aumento de interações medicamentosas e de seus efeitos colaterais, através de reações adversas,[1,2] que são uma resposta a um medicamento que é nociva e involuntária e ocorre em doses normalmente utilizadas no homem para a profilaxia, o diagnóstico e o tratamento de doenças, ou para a modificação de uma função fisiológica,[3] sendo muitas vezes previsíveis e evitáveis. Os clínicos devem ficar vigilantes à possibilidade de ocorrência de interações medicamentosas e seus possíveis efeitos colaterais que podem ser perigosos e em determinadas circunstâncias até letais, principalmente em cardiopatas, que na maioria das vezes são idosos, com comprometimento da função de órgãos vitais ao metabolismo como o rim e o fígado e necessitam utilizar diversas medicações. A insuficiência cardíaca é uma condição, por exemplo, que pode influenciar o metabolismo e a eliminação das drogas devido a alteração da perfusão final do órgão.[4,5]

2. FARMACOLOGIA

Os medicamentos, ao interagirem, mudam os seus efeitos e atividades previstas, podendo ocorrer por mecanismos tanto farmacodinâmicos como farmacocinéticos. As interações farmacodinâmicas alteram o efeito da droga em seu local de ação, tanto no receptor celular como no órgão-alvo, e as interações farmacocinéticas alteram a liberação da droga em seu local de ação, podendo ocorrer retardo no início de ação, diminuição ou acentuação de seus efeitos, aumento da toxicidade, modificações na excreção e concentrações plasmáticas que interfiram na resposta terapêutica.

3. INTERAÇÕES FARMACODINÂMICAS

As interações farmacodinâmicas são frequentes no tratamento da doença cardiovascular, pois muitas drogas apresentam efeitos fisiológicos cardíacos sobrepostos. O tratamento da insuficiência cardíaca constitui um exemplo. Todas as drogas envolvidas no tratamento podem reduzir a pressão arterial, causando hipotensão sintomática no paciente que seria considerada uma interação farmacodinâmica. Embora o clínico deva se esforçar para evitar interações antagônicas, tais como hipotensão induzida por drogas, algumas interações farmacodinâmicas são terapeuticamente sinérgicas.[6] Eventos farmacodinâmicos podem também envolver efeitos medicamentoso colaterais adicionais, embora estes não sejam necessariamente prejudiciais.

4. INTERAÇÕES FARMACOCINÉTICAS

A liberação eficaz de uma droga para o seu alvo biológico depende da sua absorção, distribuição, metabolismo e eliminação. As interações farmacocinéticas podem ocorrer em qualquer uma dessas etapas, levando à amplificação ou diminuição de efeito principal da droga ou seus efeitos colaterais. A absorção determina a biodisponibilidade da droga, definida como o grau pelo qual uma substância se torna disponível no seu local de ação biológica. A absorção é dependente de vários fatores, como o pH intraluminal, a ingestão de alimentos, o bloqueio ou a quelação mecânica e as mudanças na flora intestinal. Uma vez absorvidos, muitos fármacos ligam-se a locais de alta afinidade das proteínas plasmáticas, como a albumina, e estabelecem um determinado grau de equilíbrio entre os estados de proteínas livres e acopladas.[7] A maioria das drogas passa por algum grau de metabolismo hepático. O fígado recebe os fármacos absorvidos a partir do intestino delgado através da circulação porta, e por uma série de reações enzimáticas esses agentes relativamente hidrofóbicos são convertidos em compostos solúveis em água, que são mais facilmente eliminados do corpo. O metabolismo hepático é constituído por duas fases: a biotransformação e a conjugação. Em geral, o metabolismo da fase I antecede o metabolismo da fase II. Entretanto, alguns medicamentos passam exclusivamente pela fase I ou iniciam a sua biotransformação pela fase II. Durante a fase I, os medicamentos são oxidados, reduzidos ou hidrolisados, enquanto, durante a fase II, os medicamentos são conjugados, passando por reações de síntese e anexando grupamentos químicos à molécula original. Essas biotransformações tornam os medicamentos mais solúveis em água, facilitando sua eliminação. A maior parte dessas interações envolve o citocromo P (CYP) 450. A maioria das drogas é eliminada via renal, seja por filtração glomerular, secreção tubular ativa ou reabsorção tubular passiva.[8] Substâncias que interferem com a função renal, em qualquer um desses níveis, podem precipitar uma interação farmacocinética da droga. A glicoproteína P (P-gp) é encontrada em órgãos de secreção, como o fígado, os rins e o intestino delgado. A inibição ou indução dessas proteínas podem também influenciar a eliminação da droga.

4.1 FATORES GENÉTICOS

A diversidade genética humana influencia a farmacocinética e a farmacodinâmica das drogas cardiovasculares. A frequência de polimorfismos genéticos envolvendo a isoenzima CYP 450 varia conforme o grupo étnico, embora a relevância clínica desses polimorfismos não seja uniforme.[9] Um exemplo seriam os pacientes com polimorfismos desativados envolvendo a enzima CYP2D6, embora experimentem um aumento de até cinco vezes nos níveis séricos de metoprolol em comparação com indivíduos não afetados; eventos adversos e baixa tolerabilidade geralmente não ocorrem.[3] Polimorfismos envolvendo a expressão de subunidades dos receptores adrenérgicos parecem influir na resposta terapêutica das drogas anti-hipertensivas.[10] Paciente com suscetibilidade à droga induzindo *torsade de pointes* pode ser afetado por polimorfismos envolvendo o canal iônico dos genes.[11]

4.2 IDADE

Os idosos são particularmente vulneráveis às interações medicamentosas. A farmacocinética da droga pode mudar com o avanço da idade, por diversas razões. A percentagem de gordura tende a aumentar com a idade e pode aumentar o volume de distribuição de fármacos lipossolúveis. Embora o metabolismo hepático seja relativamente pouco afetado pela idade, na ausência de doença hepática evidente, alterações no fluxo sanguíneo hepático podem reduzir o metabolismo de primeira passagem de drogas altamente extraídas. O metabolismo hepático se altera em pacientes com insuficiência cardíaca, especialmente naqueles com insuficiência cardíaca direita e congestão periférica. A

filtração glomerular e a secreção tubular renal diminuem com o aumento da idade e podem influenciar a depuração do fármaco. A farmacodinâmica de drogas também é influenciada pela idade. A sensibilidade dos receptores beta-adrenérgicos diminui com a idade e pode reduzir a eficácia da terapia com betabloqueadores.[12,13] O envelhecimento muitas vezes acompanha-se de outras comorbidades, e com a idade a titulação medicamentosa deve ser feita com maior frequência para ajustes de doses. Finalmente, as mudanças relacionadas à idade na sensibilidade dos barorreceptores reflexos podem aumentar o risco de hipotensão ortostática em doentes idosos em uso de medicações anti-hipertensivas, especialmente se estiverem com volume um pouco depletado.[14]

4.3 FUMO

O tabagismo pode influenciar o metabolismo de fármacos cardiovasculares, aumentando a atividade da fase I das enzimas hepáticas. Fumantes inveterados apresentam aumento da atividade de CYP2D6, quatro vezes maior quando comparados a não fumantes.[15]

4.4 DIETA

Hábitos alimentares podem influenciar a farmacocinética e a farmacodinâmica de algumas drogas cardíacas. O suco de toranja, por exemplo, é potente inibidor do CYP3A4, que aumenta significativamente os níveis séricos de medicamentos comumente usados, como a atorvastatina.[16,17] Os efeitos anticoagulantes da varfarina podem ser substancialmente reduzidos em pacientes que consomem alimentos ricos em vitamina K.

4.5 INSUFICIÊNCIA CARDÍACA

A insuficiência cardíaca é a causa mais comum de internação, e o número de pacientes tratados com insuficiência cardíaca tende a aumentar devido à transição etária da população, com incremento do número de idosos.[18] Ensaios clínicos de novos agentes para o tratamento da insuficiência cardíaca costumam associar essas drogas aos agentes já existentes, aumentando o risco de efeitos adversos devido à polimedicação. Além disso, a maioria dos pacientes com insuficiência cardíaca tem comorbidades, que são suscetíveis de exigir medicamentos específicos. Adicione-se a redução do débito cardíaco, que é característico da insuficiência cardíaca e que pode retardar o tempo de trânsito gastrintestinal, afetando a absorção da droga e influenciando o fluxo sanguíneo hepático. A disfunção renal também é comum na insuficiência cardíaca e pode afetar a eliminação da droga. Assim, os doentes com insuficiência cardíaca devem ser considerados de alto risco para reações adversas.

4.6 ANTAGONISTAS DA ALDOSTERONA

A publicação do estudo Randomized Aldactone Evaluation Study (RALES), que mostrou que a adição de um antagonista da aldosterona à terapia padrão melhorou significativamente a sobrevida em pacientes com insuficiência cardíaca grave, foi seguida por um aumento sem precedentes da prescrição de espironolactona.[19] No entanto, a extensão do uso de espironolactona em pacientes com insuficiência cardíaca menos grave e fora do ambiente de monitoração cuidadosa de um ensaio clínico resultou em um aumento alarmante na ocorrência de hipercalemia e suas consequências, e a utilização dos bloqueadores dos receptores da angiotensina II (BRA) e a sua utilização como terapia adicional em pacientes tratados com inibidores da enzima conversora da angiotensina (IECA) aumentaram significativamente a probabilidade de interações medicamentosas farmacodinâmicas com a espironolactona, tornando a hipercalemia ainda mais grave.[20] A adição de espironolactona em tais pacientes deve ser feita com muita cautela, acompanhada de monitoração da função renal e do potássio.

A eplerenona é um antagonista seletivo da aldosterona semelhante à espironolactona. Ao contrário da espironolactona, a atividade de eplerenona sobre a progesterona, androgênio, e os receptores de glicocorticoides é significativamente reduzida. Eplerenona também é menos potente nos receptores mineralocorticoides comparada com a espironolactona. No entanto, a eplerenona é significativamente mais seletiva para o receptor de mineralocorticoides do que os outros receptores. Essa seletividade leva a uma menor incidência de ginecomastia, dor mamária e impotência.[21] Eplerenona é metabolizada pelo CYP3A4, e deve-se ter cautela com outros inibidores ou indutores do CYP3A4. No estudo EPHESUS, com a adição da eplerenona à terapia padrão em pacientes pós-infarto agudo do miocárdio complicado por disfunção ventricular esquerda (fração de ejeção do ventrículo esquerdo de 40% ou presença de diabetes melito) e insuficiência cardíaca ocorreram uma redução de 15% na mortalidade por todas as causas e redução de 13% no desfecho combinado de mortalidade cardiovascular e hospitalização cardiovascular.[22]

4.7 BLOQUEADORES DOS RECEPTORES BETA-ADRENÉRGICOS (BETABLOQUEADORES)

Até recentemente, os betabloqueadores eram contraindicados em pacientes com disfunção sistólica do ventrículo esquerdo; contudo, alguns betabloqueadores mostraram capacidade de reduzir significativamente a morbidade e mortalidade em pacientes com insuficiência cardíaca.[23,24] Os benefícios se estendem desde os pacientes da NYHA classe II sintomáticos até aqueles com doença mais avançada (classes III e IV). A despeito de estudos significativos, a administração e a dosagem de betabloqueadores requerem atenção especial para evitar se utilizar o medicamento certo porém em um momento inadequado na evolução clínica do paciente. Betabloqueadores são agentes inotrópicos negativos, e o primeiro efeito é reduzir a contratilidade ventricular.[25] No entanto, os seus efeitos biológicos são dependentes do tempo. Assim, os pacientes com insuficiência cardíaca devem ser cuidadosamente examinados para assegurar euvolemia antes de iniciar a terapia com betabloqueador. Se administrados a pacientes hipervolêmicos, betabloqueadores podem contribuir para o excesso de volume e precipitar descompensação da insuficiência cardíaca. Um ligeiro aumento do volume intravascular é comum quando os betabloqueadores são iniciados ou quando as doses são aumentadas. O cuidado deve ser maior quando se iniciam esses agentes em pacientes com insuficiência cardíaca avançada, embora a sua utilização nessa população seja fortemente recomendada com base na evidência dos ensaios clínicos. Tempo e dosagem adequados permitirão a sua utilização de forma benéfica na maioria dos pacientes com insuficiência cardíaca.

4.8 DINITRATO DE ISOSSORBIDA/HIDRALAZINA

A combinação dos vasodilatadores dinitrato de isossorbida e hidralazina em dose fixa é indicada para o tratamento de insuficiência cardíaca em negros. O estudo da insuficiência cardíaca em afro-americanos (A- HeFT) demonstrou que a adição dessa droga para otimização do tratamento medicamentoso, foi associado a uma redução da mortalidade de 43%, bem como diminuiu a hospitalização e melhorou a qualidade de vida, tendo sido interrompido prematuramente devido ao maior benefício nos pacientes tratados com a droga ativa.[26] O uso de dinitrato de isossorbida/hidralazina é contraindicado com o uso concomitante de inibidores da fosfodiesterase 5. O componente hidralazina pode, em casos raros, causar uma síndrome semelhante ao lúpus induzido por drogas. Isossorbida/hidralazina também pode causar taquicardia reflexa e resultar em aumento da demanda de oxigênio em corações isquêmicos se não for usada concomitantemente a um betabloqueador. Finalmente, deve-se ter cuidado em se usar em pacientes com cardiomiopatia hipertrófica, porque a droga pode piorar a obstrução, por diminuição da pré-carga. Atualmente, hidralazina prescrita separadamente com um nitrato é administrado com frequência, em vez da combinação fixa.

4.9 INIBIDORES DA ENZIMA CONVERSORA DA ANGIOTENSINA

O aumento da sobrevida por essas drogas vem sendo comprovado, assim como uma diminuição de internações em pacientes com IC classe funcional II a IV.[27,28] Apesar desses benefícios, essas medicações são subutilizadas e utilizadas em subdose, em parte devido a temporização inadequada da administração. Como os betabloqueadores, a avaliação precisa do volume é crítica quando se administram IECAs na insuficiência cardíaca. Pacientes com hipovolemia clínica, frequentemente devido a diurese excessivamente aumentada, podem experimentar insuficiência renal aguda quando IECAs são iniciados ou aumentados.

4.10 ÁCIDO ACETILSALICÍLICO

Preocupações têm sido levantadas sobre a perda de eficácia do uso concomitante de IECA e ácido acetilsalicílico. Essa questão é particularmente relevante, pois mais de 50% dos pacientes com insuficiência cardíaca têm doença arterial coronariana (DAC) e são suscetíveis de utilizar o ácido acetilsalicílico como um agente de terapia primária ou secundária. Grande parte da controvérsia em torno do ácido acetilsalicílico foi gerada por revisão de grandes estudos randomizados.[29] Essa importante questão foi um dos objetivos do estudo da warfarina e terapia antiplaquetária na insuficiência cardíaca crônica (WATCH).[30] O estudo foi interrompido devido a problemas estruturais. No entanto, uma análise retrospectiva mostrou 27% menos pacientes hospitalizados por piora da insuficiência cardíaca no grupo varfarina em comparação com o grupo do ácido acetilsalicílico (P = 0,01), bem como uma taxa global de 31% menos hospitalização por insuficiência cardíaca.[31] Apesar dessas observações, o grupo ácido acetilsalicílico não teve aumentados os desfechos duros, como morte, infarto do miocárdio ou acidente vascular cerebral.

4.11 ANTAGONISTAS DA VASOPRESSINA

Conivaptana e tolvaptana são antagonistas do receptor da vasopressina, de uma classe de drogas que inibem os receptores de vasopressina V2 na membrana basolateral das células do duto coletor renal (tolvaptana) ou ambos os receptores V2 e V1 (conivaptana). Receptores V1 encontrados no miocárdio e nos vasos sanguíneos são provavelmente os responsáveis pela vasoconstrição periférica e coronariana, bem como pelo crescimento de células e aumento do cálcio intracelular. Nos rins, essas drogas causam um efeito diurético.[32] A perda de líquidos obtida por essa classe de medicamentos tem sido associada a um aumento nos níveis plasmáticos de sódio. Conivaptana é aprovada para o tratamento de hiponatremia euvolêmica ou hipovolêmica em pacientes hospitalizados. Conivaptana está disponível apenas na forma intravenosa e é um forte inibidor do CYP3A4 e, portanto, pode aumentar os níveis de muitos medicamentos cardíacos, incluindo a digoxina, a eplerenona e o everolimo.

4.12 DIGOXINA

A digoxina é um glicosídeo cardíaco derivado da planta dedaleira (*Digitalis purpurea*), que inibe a bomba ATPase de sódio/potássio na superfície de miócitos. Isso aumenta a taxa de transporte de sódio e cálcio em miócitos em troca de potássio, e o consequente aumento do cálcio intracelular aumenta a contratilidade do miocárdio. Digoxina também reduz a condução através dos nós sinoatrial (SAN) e atrioventricular (AVN). Essas propriedades fazem da digoxina uma droga útil para o tratamento de taquiarritmias supraventriculares, como a fibrilação atrial e a insuficiência ventricular esquerda.

4.12.1 Toxicidade da digoxina

A toxicidade da digoxina pode resultar em arritmias cardíacas letais e deve ser considerada uma emergência médica. Os níveis ideais de digoxina no soro são aqueles na faixa de 0,5-0,9 ng/mL; toxicidade da digoxina é mais provável de ocorrer quando o nível de digoxina sérica é de 1,2 ng/mL ou mais.[33] Os fatores predisponentes para a toxicidade da digoxina incluem insuficiência renal, hipocalemia, hipercalcemia, hipotireoidismo e idade avançada.

Os sintomas de toxicidade da digoxina são bastante inespecíficos e incluem fadiga, náuseas, vômitos, diarreia, tonturas e confusão.[34] Bradicardia é uma característica da toxicidade da digoxina, e o eletrocardiograma de superfície pode estabelecer o diagnóstico em alguns casos. Digoxina em níveis terapêuticos produz alterações no ECG bastante características, incluindo prolongamento do segmento PR e depressão do segmento ST lateral com um padrão de "taco de hóquei". Extrassístoles atriais e ventriculares e bloqueio AV variável representam manifestações da toxicidade pela digoxina. Outro achado da toxicidade pela digoxina é a fibrilação atrial com resposta ventricular lenta. A presença de um ritmo de escape juncional em um paciente tomando digoxina é altamente sugestiva de toxicidade pela digoxina, e a presença de taquicardia ventricular bidirecional é praticamente patognomônica de toxicidade pela digoxina. Bloqueio AV total, taquicardia ventricular e fibrilação ventricular podem ocorrer em situações de toxicidade pela digoxina em estágio final. O tratamento da toxicidade da digoxina depende da apresentação clínica e do grau de alterações eletrocardiográficas. A interrupção da digoxina, juntamente com medidas de suporte, tais como monitoração, reposição de eletrólitos e correção de insuficiência renal, pode ser suficiente nos casos mais leves. Os casos mais graves de toxicidade da digoxina podem requerer implante de marca-passo temporário e a utilização de lidocaína intravenosa.[34,35] A digoxina pode produzir bradicardia significativa quando administrada em conjunto com outras classes de drogas com propriedades de bloqueio AV, tais como BCC, betabloqueadores e amiodarona. A espironolactona pode interagir com a digoxina indiretamente, promovendo hipercalemia, com atenuação posterior do efeito da digoxina em seu local de ligação na bomba de ATPase.[36,37] Por outro lado, tiazídicos e diuréticos de alça podem promover toxicidade da digoxina, causando hipocalemia.

4.13 VARFARINA

Varfarina é um antagonista de vitamina K, que se liga a vários fatores de coagulação do soro, incluindo fatores II, VII, IX e X. A varfarina é um anticoagulante comumente utilizado no tratamento e na prevenção de doenças tromboembólicas e de complicações tromboembólicas associadas com fibrilação atrial (FA), substituição de válvula cardíaca e infarto agudo do miocárdio (IAM).[38,39] Em pacientes com FA, a anticoagulação com varfarina é mais eficaz na prevenção secundária de acidente vascular cerebral (AVC) que outras terapias alternativas, incluindo outros fármacos antitrombóticos ou intervenção cirúrgica.[38] A varfarina é um anticoagulante comumente utilizado no tratamento e na prevenção de doenças tromboembólicas e de complicações tromboembólicas associadas a fibrilação atrial (FA), substituição de válvula cardíaca e infarto agudo do miocárdio (IAM).[39,40] Em pacientes com FA, a anticoagulação com varfarina é mais eficaz na prevenção secundária de acidente vascular cerebral (AVC) do que outras terapias alternativas, incluindo outros fármacos antitrombóticos ou intervenção cirúrgica.[39] Apesar de sua ampla utilização, a varfarina tem uma janela terapêutica muito estreita e tem um risco substancial para a hemorragia, se o medicamento não for acompanhado de perto. Dezenas de medicamentos e alimentos apresentaram interações envolvendo a varfarina e foram reportadas.[41] Os pacientes com INR> 4 estão em maior risco de hemorragia significativa em comparação com aqueles com níveis mais baixos de INR, embora tenha sido mostrado que a incidência de hemorragia grave em pacientes tratados com varfarina apresentando INRs na faixa de 5 a 9, foi de aproximadamente 1%.[42] Uma complicação rara da terapia com varfarina é a necrose de pele, que tende a ocorrer mais comumente em mulheres tratadas para a trombose venosa profunda do que em outras populações.[43]

4.13.1 Interações farmacocinéticas

A varfarina existe como uma mistura racêmica de dois isômeros, embora a potência do enantiômero S seja cinco vezes maior do que a do enantiômero R.[41] O enantiômero S sofre metabolismo oxidativo através do CYP 2C9, enquanto o enantiômero R é dependente dos CYP 1A2 e 3A4 para o metabolismo. Assim, a varfarina tem o potencial para interagir com uma vasta gama de inibidores e indutores do CYP 450. Inibidores potentes de CYP 2C9 reduzem o metabolismo da varfarina e contribuem para o risco de sangramento. Quinolonas e antibióticos macrolídeos também potencializam os efeitos da varfarina através da inibição do CYP 1A2 e 3A4, respectivamente.[44] Embora a varfarina tenha o potencial de interagir com uma aparentemente interminável lista de medicamentos e produtos alimentares, a probabilidade e o significado clínico de potenciais interações com a varfarina podem ser difíceis de prever.

5 TRANSPLANTE CARDÍACO

Receptores de transplantes cardíacos correm riscos devido à interação entre as drogas, como resultado da falta de familiaridade com medicamentos imunossupressores pela maioria dos clínicos e da estreita janela terapêutica que esses medicamentos possuem. Interações com ciclosporina são numerosas e podem levar ao aumento dos níveis séricos com subsequente hipertensão e insuficiência renal, ou, inversamente, à rejeição do enxerto se os níveis caírem significativamente. A ciclosporina (CSA) e o tacrolimu (TAC) pertencem à família dos inibidores da calcineurina que sofrem metabolismo via CYP3A4 hepático e intestinal. CSA oral e TAC têm absorção incompleta, irregular, que varia de paciente para paciente. É importante lembrar que após o transplante hipertensão e hiperlipidemia são comuns. Portanto, os pacientes muitas vezes necessitam de medicação anti-hipertensiva, além de terapia de redução de lipídeos.

Monitoração cuidadosa dos níveis de CSA e tacrolimo é fundamental para evitar a rejeição ou, alternativamente, os níveis excessivos e efeitos colaterais.

5.1 AGENTES ANTI-HIPERTENSIVOS

O diltiazem é um anti-hipertensivo utilizada devido a um efeito positivo sobre a arteriopatia causada pelo transplante.[45] O diltiazem inibe o CYP3A4 e a glicoproteína P (P-gp) e aumenta os níveis de CSA em 1,5 a 6 vezes, o que requer uma redução de 20% a 75% na dose do CSA [46]

5.2 AGENTES HIPOLIPEMIANTES

A atorvastatina, a sinvastatina e a lovastatina são todas substratos para o CYP3A4 que podem interagir farmacocineticamente com a CSA e o TAC, resultando em miopatia ou mesmo rabdomiólise.[47] A fluvastatina é principalmente metabolizada pelo CYP2C9, e a pravastatina é metabolizada através de outros caminhos que não envolvem totalmente o sistema enzimático CYP. A rosuvastatinaexibe metabolismo mínimo através do sistema enzimático CYP.[46] Com exceção da fluvastatina, todas as estatinas têm sido associadas a rabdomiólise quando usadas concomitantemente a CSA.[47] Quando necessário o uso de estatinas, a menor dose efetiva deve ser iniciada e a monitoração para miopatia deve ser realizada, sendo suspenso se ocorrer rabdomiólise.

5.3 ANTIBIÓTICOS

Os antibióticos são frequentemente prescritos para os pacientes após o transplante cardíaco, especialmente durante o primeiro ano após o transplante, quando existe o delicado equilíbrio entre a rejeição e a imunossupressão excessiva. Dependendo da estrutura e do metabolismo de antibióticos, tanto CSA e TAC são suscetíveis de ser afetados, pois muitos antibióticos são também metabolizados pelo sistema CYP450.

5.4 SIROLIMO E EVEROLIMO

Os inibidores da rapamicina (IRP) são comumente utilizados em pacientes transplantados. Sirolimo (SIR) foi o primeiro introduzido, e posteriormente everolimo (EVER) foi utilizado em doentes submetidos a transplante cardíaco. Ambos os agentes são imunossupressores macrolídeos. SIR é extensivamente metabolizado pelo CYP3A4 e, portanto, interações medicamentosas são prováveis. Ambos os agentes exacerbam a hiperlipidemia, e, portanto, o uso de estatina requer os mesmos cuidados que com os inibidores da CYP3A.[46]

5.5 AGENTES ANTIFÚNGICOS

Os agentes antifúngicos azólicos derivados devem ser usados com cuidado em combinação com sirolimo e everolimo, porque podem causar aumento dos efeitos de ambos.

5.6 MICOFENOLATO DE MOFETILA (MMF)

É um fármaco antiproliferativo que é bem absorvido após administração oral, e se converte em um ácido micofenólico metabolicamente ativo (MPA). MPA é metabolizado pela glucuronil transferase e excretado na urina e bílis. Quando ciclosporina e MMF são utilizados em combinação, o resultado pode ser níveis plasmáticos mais baixos de MMF secundários a alterações induzidas por ciclosporina na depuração biliar. Os efeitos da administração concomitante de tacrolimo sobre o MPA são menos conhecidos.[48] A colestiramina pode diminuir os níveis de compostos da MMF ativa. Essa diminuição é, provavelmente, devido à ligação na recirculação dos compostos conjugados ativados pela colestiramina, impedindo a circulação entero-hepática do MMF e a perda do pico secundário.[49]

6 DOENÇA ARTERIAL CORONARIANA

Os recentes avanços tecnológicos e farmacológicos melhoraram substancialmente o seguimento dos pacientes com DAC aguda e crônica. A utilização generalizada de fibrinolítico, antiagregante plaquetário e terapias baseadas em cateter melhoraram dramaticamente a morbidade e a mortalidade da doença coronariana. Essa mudança na paisagem clínica aumenta o potencial para interações medicamentosas adversas, e o conhecimento desse potencial é obrigatório para oferecer segurança e cuidados efetivos aos pacientes com DAC.

6.1 TERAPIA ORAL ANTIPLAQUETÁRIA

A inibição plaquetária agressiva revolucionou o tratamento clínico e o manejo percutâneo da DAC. Com efeito, o grande sucesso do uso de *stent* intracoronário é devido, em parte, ao desenvolvimento de potentes agentes antiplaquetários utilizados isolados ou em combinação, que impedem o desenvolvimento de trombose precoce e tardia e melhoram os resultados clínicos de longo prazo.

6.1.1 Ácido acetilsalicílico

O ácido acetilsalicílico tem um papel fundamental na prevenção secundária de doença das artérias coronarianas, e a sua utilização é essencial, juntamente com um bloqueador do difosfato de adenosina (ADP), tal como clopidogrel ou prasugrel, para reduzir o risco de trombose intracoronariana. Como outros inibidores de ciclo-oxigenase-1, o ácido acetilsalicílico reduz a produção de prostaglandinas, que pode atenuar os efeitos de várias drogas anti-hipertensivas, embora esse fenômeno seja mais provável de ocorrer com doses mais elevadas de ácido acetilsalicílico (> 100 mg). A hipersensibilidade ao ácido acetilsalicílico, embora rara, pode resultar em risco de vida devido a broncoespasmo e anafilaxia. O ácido acetilsalicílico usado em conjunto com anticoagulantes pode aumentar a probabilidade de complicações hemorrágicas significativas.[50]

6.1.2 Tienopiridinas

As tienopiridinas (ticlopidina e clopidogrel) inibem a função plaquetária por ligação aos receptores ADP da superfície plaquetária. Tanto a ticlopidina quanto o clopidogrel, isolados ou em combinação com ácido acetilsalicílico, reduzem a probabilidade de isquemia ou infarto do miocárdio em populações de risco, e a terapia tienopiridínica é essencial após o implante de *stent* intracoronário.[51]

6.1.3 Clopidogrel

Está associado a menos reações adversas do que a ticlopidina e é administrado uma vez por dia. Anormalidades hematológicas associadas ao uso de clopidogrel são raras, e erupções cutâneas são incomuns.[52] Clopidogrel é ativado pelo CYP3A4, e seus efeitos antiplaquetários podem ser reduzidos pelo uso simultâneo de promotores de CYP3A4, como amiodarona. Farmacodinamicamente, clopidogrel está associado a risco aumentado de hemorragia quando administrado com anticoagulantes ou outros agentes antiplaquetários, incluindo ácido acetilsalicílico. A relevância dessa interação depende da entidade clínica a ser tratada. Em pacientes com síndromes coronarianas agudas, a combinação de ácido acetilsalicílico e clopidogrel mais reduz significativamente os eventos cardíacos adversos do que promove sangramentos maiores.[53] Assim, nessa população, a terapia dupla antiagregação plaquetária é preferida. O mesmo não pode ser dito para pacientes com acidente vascular cerebral. Desta forma, ácido acetilsalicílico e clopidogrel podem reduzir o risco de eventos recorrentes quando administrados individualmente, mas em conjunto essas drogas não incrementam a redução de taxas de eventos o suficiente para justificar um maior risco de sangramento.[54]

6.1.4 Ticlopidina

É um potente inibidor do CYP2D6 e CYP2C19 e, assim, acarreta risco de interações farmacocinéticas com fármacos metabolizados por essas enzimas. A utilização da ticlopidina tem sido associada a eventos hematológicos adversos, incluindo anemia aplástica e purpura trombótica trombocitopênica.[55]

6.1.5 Prasugrel

É um membro da classe das tienopiridinas que é inibidor do receptor de ADP e que inibe a agregação plaquetária por se ligar de forma irreversível ao receptor P2Y12. Em pacientes com síndrome coronariana aguda (TRITON -TIMI 38), o prasugrel reduziu a taxa combinada de morte por causas cardiovasculares, infarto do miocárdio não fatal e AVC não fatal em comparação com clopidogrel.[56] A diferença foi impulsionada principalmente pela redução de infartos do miocárdio não fatais. Essa melhora nos resultados foi associada a um aumento da frequência de eventos hemorrágicos graves e hemorragia fatal com prasugrel. A mortalidade geral não diferiu entre os grupos. O prasugrel é contraindicado em pacientes com história prévia de AIT ou AVC e, geralmente, não é recomendado em pacientes com mais de 75 anos. Fatores de risco adicionais para sangramento com prasugrel incluem peso inferior a 60 kg e utilização associada a outros medicamentos que aumentam o risco de hemorragia.

6.1.6 Ticagrelor

É um inibidor de agregação plaquetária, que foi associado a redução composta de morte por causas vasculares, infarto do miocárdio ou acidente vascular cerebral quando comparado ao clopidogrel em pacientes com síndromes coronarianas agudas.[57] Não houve diferenças na taxa global de hemorragias. Ticagrelor bloqueia os receptores do ADP do subtipo P2Y12, mas a inibição é reversível. Ao contrário dos bloqueadores de ADP clopidogrel e prasugrel, ticagrelor não é uma pró-droga e não necessita de ativação hepática. Apresenta alguns outros efeitos adversos, incluindo aumento da incidência de bradicardia e dispneia comparado com o clopidogrel.

6.1.7 Dipiridamol

É um potente vasodilatador com atividade antiplaquetária e que muitas vezes é usado como vasodilatador em estudos farmacológicos de perfusão miocárdica. Tem também um papel como um agente antiplaquetário adjuvante em certos pacientes com doença vascular cerebral; seu papel como um agente eficaz adicional a outros agentes antiplaquetários em pacientes com DAC não foi estabelecido. Os efeitos vasodilatadores do dipiridamol são antagonizados por derivados de xantina, e as reações adversas ao dipiridamol, como o broncoespasmo, bradicardia e rubor, podem ser tratadas com teofilina ou aminofilina.

6.1.8 Dabigatrana

A dabigatrana é um inibidor reversível da trombina livre, da trombina ligada à fibrina e da agregação plaquetária induzida por trombina.[58,59] A trombina possibilita a conversão de fibrinogênio em fibrina durante a cascata de coagulação, e sua inibição previne o desenvolvimento de trombo.[58,59] Em razão do risco de hemorragia, a dabigatrana é contraindicada em várias condições clínicas nas quais o paciente esteja sob risco significativo de sangramento importante.[58] Deve-se evitar a associação de dabigatrana com o antiarrítmico dronedarona[60] e com outros anticoagulantes. Entre as possíveis interações importantes e perigosas da dabigatrana, merecem atenção aquelas com inibidores de plaquetas, como ácido acetilsalicílico, anti-inflamatórios não esteroides (AINEs) e clopidogrel, pois aumentam o risco de sangramento em aproximadamente duas vezes. Nesses casos, antes do início do tratamento deve ser realizada criteriosa avaliação da relação risco-benefício.[58,61] Deve-se ter cautela com a associação de dabigatrana com rifampicina, porque pode resultar em relevante diminuição da biodisponibilidade da dabigatrana,[61] com risco de evento tromboembólico por falha terapêutica do anticoagulante. O uso concomitante com cetoconazol sistêmico é contraindicado porque pode ocorrer significativo aumento da biodisponibilidade da dabigatrana, bem como com carbamazepina, ciclosporina, itraconazol, fenitoína, erva-de-são-joão, tacrolimo, sulfimpirazona, diclofenaco e cetorolaco, devido à interação com o CYP3A4.

6.1.9 Rivaroxobana

É usada para tratar e prevenir a trombose venosa profunda, bem como na prevenção de acidentes vasculares cerebrais determinados pela presença de arritmias como a fibrilação atrial não valvar. Rivaroxabana é um inibidor do fator Xa, um anticoagulante. Ela funciona através da diminuição da capacidade de coagulação do sangue e ajuda a prevenir coágulos prejudiciais à formação dos vasos sanguíneos. Como as outras drogas dessa classe, deve-se evitar em pacientes com hipersensibilidade à medicação e naqueles com sangramento ativo. Deve-se evitar o seu uso em pacientes com *clearance* de creatinina (ClCr) < 15 mL/min no tratamento da fibrilação atrial e em pacientes com depuração da creatinina < 30 mL/min no tratamento da TVP, bem como em pacientes com insuficiência hepática. Deve-se também evitar o uso concomitante com gp-P e fortes inibidores do CYP3A4 (cetoconazol, itraconazol, ritonavir, indinavir e conivaptana), bem como gp-P e indutores do CYP3A4 (carbamazepina, fenitoína, rifampicina e erva-de-são-joão), devido à forte interação farmacológica.[62-65]

6.1.10 Apixabana

Deve-se evitar o uso de apixabana quando existem hipersensibilidade à substância ativa, doença hepática associada a coagulopatia e risco de hemorragia clinicamente relevante. Também deve-se evitar o tratamento concomitante com qualquer outro agente anticoagulante, por exemplo, heparina não fracionada, heparinas de baixo peso molecular (enoxaparina, dalteparina), derivados da heparina (fondaparinux), anticoagulantes orais (varfarina, rivaroxabana, dabigatrana), exceto em caso de alteração da terapia com a apixabana ou quando a heparina não fracionada for administrada em doses necessárias para manter um cateter central venoso ou arterial aberto. A coadministração da apixabana com rifampicina, um indutor potente da CYP3A4 e da P-gp, levou a uma diminuição de aproximadamente 54% e 42% na AUC e $C_{máx}$ médias de apixabana, respectivamente. A utilização concomitante de apixabana com outros indutores potentes da CYP3A4 e da P-gp (p. ex., fenitoína, carbamazepina, fenobarbital) pode também levar a uma redução das concentrações plasmáticas da apixabana.[65]

6.2 TERAPIA FIBRINOLÍTICA

Apesar de revascularização coronariana primária por angioplastia ter se mostrado superior à terapia fibrinolítica em pacientes com infarto do miocárdio com elevação do segmento ST (IAMCST), a falta de acesso aos serviços de cardiologia intervencionista, muitas vezes, impede essa opção de tratamento. A fibrinólise permanece, assim, como um componente essencial para o manuseio do IAMCST para muitos pacientes. Todas as drogas fibrinolíticas trabalham direta ou indiretamente promovendo a conversão de plasminogênio em plasmina, uma protease sérica não específica que lisa coágulos de fibrina e degrada determinados fatores de coagulação.[66] O risco de complicações hemorrágicas, potencialmente fatais, com a utilização de qualquer agente fibrinolítico é evidente, e o pleno conhecimento das contraindicações absolutas e relativas dos medicamentos fibrinolítico é obrigatório antes da sua utilização. O risco de interações farmacocinéticas significativas envolvendo drogas fibrinolíticas é baixo. Fibrinolíticos não são dependentes do metabolismo do citocromo P450 e não são muito afetados por inibidores e indutores dessa enzima.[66] Os dados de ensaios clínicos sugerem que os inibidores da glicoproteína (GP) IIb/IIIa podem resultar em um risco inaceitavelmente alto de sangramento quando administrados em dose plena, e protocolos utilizando fibrinolíticos com metade da dose, apesar da expectativa de manterem a patência dos vasos, foram uniformemente decepcionantes em não melhorar os seguimentos clínicos.[67]

6.3 TERAPIA ANTITROMBÍNICA

Anticoagulação terapêutica com heparinoides e inibidores diretos da trombina melhoraram drasticamente os resultados em pacientes com DAC, particularmente as síndromes coronarianas agudas. Existe o risco de hemorragia potencialmente grave com a terapia antitrombina. No entanto, com acompanhamento adequado, o benefício que essas drogas fornecem aos pacientes com síndromes coronarianas instáveis supera de longe o risco de sua utilização.

6.3.1 Heparina de baixo peso molecular (HBPM)

É produzida por despolimerização química ou enzimática da molécula de heparina não fracionada. Esse processo produz pequenas moléculas (4000-6500 Da) que mantêm atividade contra o fator Xa com menor potencial para interagir com outras moléculas, incluindo o fator plaquetário 4.[68] A HBPM enoxaparina apresenta eficácia no tratamento de pacientes com síndromes coronarianas agudas modestamente superior à da heparina, com a vantagem da administração subcutânea em dose fixa, que não necessita de ajuste ou monitoração seriada.[69,70] HBPM é excretada por via renal, e seu uso em pacientes com doença renal grave é relativamente contraindicado. Como a heparina, HBPM não está associada a um alto risco de interações medicamentosas farmacocinéticas. O potencial para interações farmacodinâmicas com antiplaquetários e outros fármacos anticoagulantes é conhecido, e nos casos em que a hemorragia é grave os efeitos da HPBM podem ser parcialmente revertidos por sulfato de protamina. A utilização da HBPM está associada a um risco mais baixo (mas não um risco zero) para TIH em comparação com a heparina não fracionada. No entanto, por ter a HBPM apresentado reação cruzada com anticorpos TIH em até 70% dos pacientes com TIH conhecida, a utilização

de HBPM como uma alternativa à heparina em pacientes com TIH não é aconselhável, especialmente tendo em conta a disponibilidade de inibidores diretos da trombina.[71]

6.3.2 Heparina não fracionada

A heparina potencializa o efeito da antitrombina III, o que leva à inativação de trombina. A heparina também inativa vários fatores de coagulação e impede a conversão do fibrinogênio em fibrina. A heparina tem uma meia-vida de aproximadamente 90 minutos e é metabolizada pelo fígado e o sistema reticuloendotelial. Interações farmacocinéticas envolvendo heparina são raras, e a maioria das interações farmacodinâmicas com heparina envolve o uso concomitante de medicamentos com propriedades anticoagulantes ou antiagregantes plaquetárias, como o ácido acetilsalicílico ou a varfarina. Complicações hemorrágicas graves que envolvem a heparina podem ser tratadas com o seu antídoto, sulfato de protamina. A interrupção abrupta do tratamento com heparina em pacientes tratados para síndromes coronarianas agudas tem sido associada a rebote isquêmico.[72] O acompanhamento desses indivíduos por pelo menos 24 horas após a interrupção da heparina é aconselhável. Um evento adverso potencialmente perigoso associado ao uso de heparina é a trombocitopenia induzida pela heparina (TIH). Trombocitopenia leve pode ocorrer em até 20% dos pacientes que iniciaram a terapia com heparina e geralmente se resolve dentro de alguns dias. TIH ocorre em 1% a 5% dos doentes expostos à heparina e está associada a trombocitopenia significativa (<100000/L), que normalmente ocorre vários dias após a exposição a uma determinada quantidade de heparina, embora existam casos de início tardio.[73] TIH é causada por autoanticorpos dirigidos contra o complexo de heparina e do fator 4 das plaquetas (F4).[71] Esses anticorpos podem desencadear a ativação plaquetária e produzir um estado pró-trombótico que coloca os pacientes afetados em risco de desenvolver trombose venosa e arterial. O manuseio da TIH inclui a interrupção de heparina e, em alguns casos, anticoagulação com inibidores diretos da trombina e varfarina. A história prévia de TIH é considerada uma contraindicação para subsequente terapia com heparina.

6.3.3 Bivalirudina

O inibidor direto da trombina bivalirudina é eficaz como alternativa à heparina em pacientes com síndromes coronarianas agudas que necessitam de revascularização percutânea, particularmente no contexto de insuficiência renal.[74] Bivalirudina se liga diretamente a trombina em seu sítio catalítico e inibe de forma reversível a trombina circulante ligada ao coágulo.[75] A droga é clivada proteoliticamente e excretada na urina; seus efeitos anticoagulantes desaparecem após 1 hora de interrupção. Bivalirudina não está associada a interações farmacocinéticas significativas. O potencial para interações farmacodinâmicas quando administrada com outros anticoagulantes e agentes antiplaquetários existe, mas, em geral, o uso de bivalirudina está associado a um menor risco de sangramento importante do que o da heparina.

6.3.4 *Stents* farmacológicos

A introdução de *stents* coronários revestidos com sirolimo e paclitaxel reduziu significativamente as taxas de reestenose intra-*stent*, e a utilização dos *stents* farmacológicos (SF) tornou-se majoritária.[76] Parece haver diferenças significativas entre esses *stents* em relação a sua cinética de liberação de drogas e influência na linha de proliferação de células que podem ter relevância clínica.[77] Há também crescente preocupação com relatos de trombose tardia com SF, particularmente após a suspensão do agente antiplaquetário.[78-80] Embora as reações de hipersensibilidade envolvendo SF sejam raras, têm sido relatadas e podem contribuir para o risco trombótico tardio.[81] Esses fatores podem resultar em prolongamento da terapia antiplaquetária dupla após a implantação SF e levantam preocupações quanto à gestão segura dos pacientes que necessitam de descontinuação da terapia antiplaquetária, devido à hemorragia ou uma indicação convincente para cirurgia.

7   HIPERTENSÃO ARTERIAL SISTÊMICA

A hipertensão é uma das doenças mais frequentes, e que vêm aumentando com o envelhecimento da população. Está associada a um risco aumentado de reações adversas devido à necessidade de utilização de vários fármacos para que se obtenha um controle pressórico adequado, sendo necessário se conhecer as interações existentes entre as diversas drogas anti-hipertensivas e a associação destas com outros fármacos muito utilizados nas comorbidades, a fim de evitar tanto efeitos indesejáveis quanto a diminuição do efeito terapêutico principal de cada um deles.[82] Embora o risco de interações farmacodinâmicas significativas com uma abordagem de múltiplas drogas para hipertensão seja óbvio, de um modo geral, as consequências da hipertensão não tratada são mais graves do que o risco de reações adversas aos medicamentos. A hipertensão está associada a um aumento substancial da morbidade e mortalidade em todos os estratos de idade, e o controle adequado da pressão arterial é alcançado em apenas uma minoria dos pacientes.[83] Orientações atuais para o tratamento da hipertensão recomendam uma abordagem agressiva para o início e titulação da terapêutica anti-hipertensiva.[84] A consciência de potenciais interações medicamentosas adversas é, portanto, obrigatória para o tratamento seguro e adequado da hipertensão. As principais interações medicamentosas e efeitos colaterais estão demonstrados na Tabela 88.1.

7.1 DIURÉTICOS

7.1.1 Diuréticos tiazídicos

Diuréticos tiazídicos, juntamente com os diuréticos de alça, constituem os principais subtipos de diuréticos utilizados no tratamento da hipertensão.[84] A classe dos tiazídicos é mais eficaz em doses mais baixas; altas doses não resultam em um aumento substancial no efeito anti-hipertensivo, mas têm sido associados a eventos adversos específicos de classe, tais como hiperlipidemia, resistência à insulina, disfunção erétil e aumento do risco relativo para o carcinoma de células renais, particularmente nas mulheres.[85] Um efeito colateral presente com relativa frequência com o uso de todos os diuréticos, e que pode ser grave em determinados casos, é a hipocalemia, que pode gerar o aparecimento de arritmias graves.[86] O uso permanente de diuréticos tiazídicos pode também promover a hiperuricemia e precipitar a gota, o que é um problema significativo para os receptores de transplantes de órgãos sólidos.[87] Devido à crescente prevalência de hipertensão e artrite degenerativa com a idade, essa é uma interação potencialmente comum em pacientes idosos. Como um resultado da sua influência sobre o volume de plasma e a filtração glomerular, diuréticos podem interferir com a farmacocinética dos fármacos excretados pelos rins, particularmente o carbonato de lítio. Os níveis de lítio podem aumentar até 40% com a introdução de um diurético tiazídico, resultando potencialmente em toxicidade pelo lítio.[88]

7.1.2 Diuréticos de alça

Quanto ao risco de possíveis reações adversas a medicamentos, os diuréticos de alça são semelhantes aos diuréticos tiazídicos em muitos aspectos. Uma diferença significativa entre essas classes de drogas é que os diuréticos de alça promovem a excreção renal de cálcio, o que pode potencialmente aumentar a nefrolitíase.[86] Também são usados extensivamente em pacientes com insuficiência cardíaca e insuficiência renal. Esses pacientes de alto risco são suscetíveis a hipovolemia induzida por diuréticos e podem experimentar hipotensão e piora da função renal com a administração de drogas como IECAs e ARA. Insuficiência renal induzida por diurético de alça, hipocalemia e hipomagnesemia também podem precipitar a intoxicação digitálica.[34,89]

7.1.3 Diuréticos poupadores de potássio

Triantereno e amilorida são diuréticos poupadores de potássio leves que são muitas vezes coadministrados com diuréticos para o tratamento da hipertensão. Essa combinação reduz significativamente o risco de hipocalemia.[85] Embora não comumente associadas a eventos adversos, essas drogas promovem a retenção de potássio, e por isso as recomendações vigentes contraindicam a associação com IECAs e BRA se a taxa de filtração glomerular estimada for inferior a 30 mL/min/1,73 m^2 e/ou se os pacientes tiverem níveis de potássio sérico superior a 5 mEq/L.[84] Os antagonistas dos receptores de aldosterona espironolactona e eplerenona, comumente usados para tratar a insuficiência cardíaca, também promovem a retenção de potássio e, portanto, possuem o mesmo potencial de reações adversas a medicamentos como os outros diuréticos poupadores de potássio.[90]

TABELA 88.1 Interações medicamentosas das principais classes de anti-hipertensivos.		
DROGAS ANTI-HIPERTENSIVAS E INTERAÇÕES MEDIAMENTOSAS		
	DROGAS	**INTERAÇÕES MEDICAMENTOSAS**
Diuréticos		
tiazídicos e de alça	Digitálicos	Intoxicação por hipocalemia
	Anti-inflamatórios	Antagonismo do efeito diurético
	Hipoglicemiantes orais	Efeito diminuído pelos tiazídicos
	Lítio	Aumento dos níveis séricos de lítio
Poupadores de potássio	Suplementos de potássio e IECAs	Hipercalemia
Inibidores adrenérgicos		
Ação central	Antidepressivos tricíclicos	Diminuição do efeito anti-hipertensivo
Betabloqueadores	Insulina e hipoglicemiantes orais	Redução dos sinais de hipoglicemia e bloqueio da mobilização da glicose
	Amiodarona, quinidina	Bradicardia
	Cimetidina	Redução da depuração hepática de propranolol e metoprolol
	Cocaína	Potencialização do efeito da cocaína
	Vasoconstritores nasais	Facilitação do aumento da pressão
	Diltiazem, verapamil	Bradicardia, depressão sinusal e atrioventricular
	Dipiridamol	Bradicardia, depressão sinusal e atrioventricular
	Anti-inflamatórios esteroides e não esteroides	Antagonismo do efeito hipotensor
	Diltiazem, verapamil, betabloqueadores e medicamentos de ação central	Hipotensão arterial
Inibidores da ECA		
	Suplementos e diuréticos poupadores de potássio	Hipercalemia
	Ciclosporina	Elevação dos níveis de ciclosporina
	Anti-inflamatórios esteroides e não esteroides	Antagonismo do efeito hipotensor
	Lítio	Redução da depuração de lítio
	Antiácidos	Diminuição da biodisponibilidade do captopril
	Hipoglicemiantes da classe dos inibidores DDP4	Elevação do risco de angioedema
Bloqueadores dos canais de cálcio		
	Digoxina	Veparamil e diltiazem aumentam os níveis séricos da digoxina
	Bloqueadores H2	Elevam os níveis dos bloqueadores de cálcio
	Ciclosporina	Aumento dos níveis sérico da ciclosporina, exceto felodipino e anlodipino
	Teofilina, prazosina	Elevação dos níveis com verapamil
	Moxonidina	Hipotensão arterial
Bloqueadores do receptor AT1		
	Moxonidina	Hipotensão arterial com losartana
	Suplementos e diuréticos poupadores de potássio	Hipercalemia

7.2 ANTAGONISTAS ADRENÉRGICOS

7.2.1   Bloqueadores dos receptores beta-adrenérgicos (betabloqueadores)

São normalmente utilizados como agentes de primeira linha em hipertensão e têm benefícios clínicos substanciais em pacientes com insuficiência cardíaca e doença cardíaca isquêmica. Betabloqueadores promovem vasodilatação periférica, reduzem a contratilidade do miocárdio e retardam a condução elétrica através do nó AV e, portanto, têm o potencial para interações farmacodinâmicas significativas com drogas de perfil semelhante. A utilização simultânea de antagonistas do canal de cálcio e betabloqueadores pode causar hipotensão, insuficiência cardíaca e bradicardia severa.[91] Hipotensão e bradicardia também podem ocorrer quando betabloqueadores são administrados em conjunto com fármacos antiarrítmicos tais como amiodarona.[92] Preocupações anteriores quanto ao risco de betabloqueador na terapia de pacientes com doenças pulmonares, tais como asma e doença pulmonar obstrutiva crônica, têm sido amplamente rejeitadas, em parte, devido à introdução de agentes específicos beta 1, tais como metoprolol.[93] O metoprolol e o carvedilol são metabolizados pelo sistema hepático CYP2D6, que é inibido pela paroxetina,[94] um antidepressivo inibidor seletivo da captação de serotonina amplamente utilizado, e também são inibidos por propoxifeno, um agente opioide analgésico.[95]

7.3 BLOQUEADORES DOS CANAIS DE CÁLCIO (BCC)

Os BCC são anti-hipertensivos eficazes e reduzem a morbimortalidade cardiovascular, sendo que a eficácia, a tolerabilidade e a segurança dessa classe de anti-hipertensivos foram reafirmadas em diversos estudos, podendo ser usados como primeira escolha no tratamento da hipertensão.[96,97] Os antagonistas de canais de cálcio vêm sendo empregados no tratamento da hipertensão arterial desde a década de 1970. Constituem grupo heterogêneo de drogas, existindo, no presente, quatro famílias distintas: os derivados das di-hidropiridinas (nifedipino, felodipino, lacidipino e anlodipino), dos benzotiazepínicos (diltiazem), das fenilalquilaminas (verapamil) e do tetralol (mebefradil).[98] Embora diversos no que diz respeito ao mecanismo de ação, esses fármacos são uniformes no que diz respeito ao metabolismo: todos os BCC são metabolizados via citocromo hepático P450 CYP3A4.[99] Portanto, como uma classe de drogas, os BCC são sensíveis a alterações farmacocinéticas na atividade do CYP3A4. O suco de toranja, um inibidor do CYP3A4 conhecido, aumenta as concentrações plasmáticas dos BCC, o que pode levar a hipotensão significativa.[100]

7.3.1   Di-hidropiridinas

Os BCC do tipo di-hidropiridina são vasodilatadores potentes com mínimo efeito direto na contratilidade do miocárdio ou na condução, e esses agentes são muito úteis no tratamento de hipertensão e angina. Por causa de sua potência, di-hidropiridinas têm a propensão a interações farmacodinâmicas com medicamentos hipotensores, levando a hipotensão significativa. Di-hidropiridinas, como uma consequência de mudanças do fluido intercompartimental induzida pela vasodilatação, provocam edema de membros inferiores em até 20% dos usuários.[101] Esse tipo de edema pode ser substancialmente reduzido com a coadministração de um IECA, permitindo a vasodilatação venosa, equilibrada com remoção do fluido sequestrado.[102] Alguns estudos evidenciaram uma interação molecular do anlodipino com a sinvastatina.[103] Como ambos são metabolizados pela enzima CYP3A4, aconselha-se que os dois agentes não sejam associados se a dose de sinvastatina exceder 20 mg/dia.[104]

7.3.2   Verapamil

O verapamil é útil para o tratamento de hipertensão e angina. Verapamil reduz a condução AV nodal, a contratilidade do miocárdio e o tônus arterial sistêmico e assim pode atuar sinergicamente com betabloqueadores para induzir hipotensão, insuficiência cardíaca e bradicardia, como descrito anteriormente. Interações farmacodinâmicas similares foram observadas entre verapamil e agentes antiarrítmicos, como a amiodarona e a flecainida,[99,105] e a coadministração de verapamil e clonidina pode resultar em hipotensão grave e bloqueio atrioventricular.[105] O verapamil tem um efeito profundo sobre a farmacocinética da digoxina, provavelmente devido à sua influência sobre a glicoproteína P.[8,105] Níveis de digoxina podem aumentar até 50% a 90% na presença de verapamil, e a dosagem de digoxina pode ser proporcionalmente reduzida se ambas as drogas são necessárias, como é o caso das taquiarritmias supraventriculares.

7.3.3   Diltiazem

É semelhante ao verapamil em muitos aspectos, principalmente em relação ao potencial de interações farmacodinâmicas com drogas como betabloqueadores. Diltiazem não parece ter o mesmo efeito sobre a P-gp como o verapamil e, portanto, não influencia apreciavelmente o nível de digoxina. O diltiazem, junto com o verapamil, reduz a depuração hepática da ciclosporina, resultando em aumento dos níveis de ciclosporina.[106,107] Essa interação pode ser explorada em pacientes hipertensos submetidos a transplante de órgãos sólidos em que o uso de diltiazem permite a utilização de doses menores de ciclosporina, reduzindo a morbidade relacionada com a ciclosporina e os custos do tratamento.[108] Outra interação farmacocinética potencialmente significativa envolve o aumento dos níveis sanguíneos das diversas estatinas, tais como atorvastatina, sinvastatina e lovastatina.[103]

7.3.4   Inibidores das enzimas de conversão da angiotensina

IECAs têm aplicabilidade generalizada na doença cardiovascular e são comumente usados no tratamento de hipertensão, insuficiência cardíaca e prevenção de risco de doença coronariana. Dada a sua ampla utilização em doenças do coração, a probabilidade de se encontrar um evento adverso relacionado com o IECA na prática clínica é razoavelmente alta.Todos os IECAs têm o potencial de provocar uma tosse crônica, não produtiva, em cerca de 5% a 35% dos pacientes.[109] A tosse produzida pelos IECAs é mediada pela sensibilização dos nervos sensoriais das vias respiratórias induzida pela bradicinina e normalmente desaparece com a descontinuação da droga.[110,111] Outra reação adversa rara mas potencialmente fatal à terapia IECA é o angioedema orofaríngeo. Estudos sugerem que os pacientes que sofreram angioedema com IECA estão em maior risco de apresentarem angioedema se tratados com um BRA.[112] No entanto, quando testado em um grande estudo randomizado controlado com candesartana, a incidência de angioedema foi pequena.[113] O mecanismo preciso para essa interação não é conhecido, mas até que esse fenômeno seja mais bem compreendido o uso de BRA em pacientes com história de angioedema relacionado a IECA deve ser abordado com cuidado. IECAs devem ser utilizados com cautela com suplementos de potássio ou diuréticos poupadores de potássio para evitar hipercalemia significativa. Da mesma forma, pacientes com hipovolemia, muitas vezes em consequência da terapia diurética, estão em risco aumentado de insuficiência renal aguda relacionada ao IECA. Assim, a avaliação clínica adequada do volume intravascular é obrigatória antes do início ou da titulação de terapia IECA. O uso de AINEs pode atenuar os efeitos anti-hipertensivos dos IECA, e AINEs em combinação com diuréticos e IECA aumentam de forma substancial o risco de falência renal.[82] O uso de ácido acetilsalicílico em combinação com IECA é controverso. Muitos dos benefícios hemodinâmicos dos IECAs se acredita serem mediados por prostaglandinas, e o ácido acetilsalicílico é um potente inibidor da síntese da prostaglandina. Se essa interação bioquímica resulta em uma verdadeira atenuação do benefício clínico permanece controverso.[29] O ácido acetilsalicílico em baixa dose (< 100 mg por dia) parece impactar pouco a eficácia de IECA em pacientes com hipertensão e insuficiência cardíaca, mas a necessidade absoluta de ácido acetilsalicílico, especialmente em doses mais elevadas, deve ser avaliado para cada paciente. O captopril pode aumentar os níveis de digoxina em até 20%.[8] Essa interação não foi consistentemente observada com outros IECAs.

7.3.5 Bloqueadores dos receptores da angiotensina

Os BRAs são agentes anti-hipertensivos eficazes que também parecem ser benéficos na insuficiência cardíaca.[114, 115] Apresentam poucas reações adversas em relação a outras classes de medicamentos anti-hipertensivos, possivelmente devido ao limitado papel do receptor da angiotensina fora do sistema cardiovascular. Ao contrário dos IECAs, os BRAs têm pouco risco para tosse e angioedema. No entanto, parece haver algum risco de angioedema induzido por BRA em pacientes com história de angioedema relacionado com o IECA. O grau em que os BRAs interagem individualmente com outras drogas parece depender da afinidade específica do agente ao citocromo P450.[116] Losartana

e irbesartana têm forte afinidade pelo CYP2C9 e interagem em algum grau com CYP3A4 e CYP1A2. Como resultado, os efeitos desses medicamentos podem ser ampliados ou atenuados na presença de inibidores ou indutores conhecidos, respectivamente, desses subtipos da enzima P450.[117] Apesar de terem sido observadas alterações na concentração sérica do *clearance* de losartana e irbesartana em resposta a agentes como a ciclosporina, a varfarina e suco de toranja, a relevância clínica dessas observações permanece obscura. Em contraste com a losartana e a irbesartana, a valsartana parece depender pouco do metabolismo oxidativo,[118] mas a biodisponibilidade é reduzida em cerca de metade quando o medicamento é tomado com alimentos.[119] Os pacientes devem ser aconselhados a tomar valsartana 1 a 2 horas antes ou após as refeições. A candesartana cilexetil é convertida na sua forma ativa no trato gastrintestinal e é eliminada inalterada na urina e fezes.[120] Eprosartana tem um perfil farmacocinético semelhante, e nenhuma das duas drogas parece resultar em interações clinicamente significativas com agentes normalmente coprescritos, tais como varfarina, digoxina ou hidroclorotiazida.[117] Telmisartana é o BRA mais lipofílico. Apesar de a telmisartana poder aumentar as concentrações de digoxina em 50%, essa mudança parece ser de pouca importância clínica.[121]

7.3.6 Alisquireno

O alisquireno é um potente inibidor direto da renina aprovado para o tratamento da hipertensão isoladamente ou em combinação com outros fármacos anti-hipertensivos. Ele inibe a conversão de angiotensinogênio em angiotensina I. No estudo AVOID,[122] alisquireno reduziu albuminúria em pacientes com hipertensão e diabetes tipo 2, mesmo em pacientes já em doses recomendadas de um bloqueador do receptor de angiotensina (losartana). Quando avaliado em pacientes com insuficiência cardíaca sistólica já em uso de betabloqueadores e IECA/BRA, o alisquireno teve um efeito neuro-hormonal favorável, diminuindo no plasma o peptídeo N-terminal pró-natriurético cerebral, peptídeo natriurético cerebral e os níveis de aldosterona urinária. Além disso, a droga foi bem tolerada.[123] Tal como acontece com outros antagonistas do eixo renina-angiotensina-aldosterona, níveis de potássio precisam ser monitorados, em particular com terapia de combinação. Semelhantemente ao IECA, alisquireno deve ser utilizado com precaução em pacientes com disfunção renal. Hipotensão pode ocorrer quando usado em combinação com outros anti-hipertensivos, especialmente em pacientes com o sistema renina-angiotensina ativado. Angioedema também é uma complicação rara. A absorção é diminuída por refeições ricas em gordura. O alisquireno é um substrato da P-gp, não sendo recomendado o uso concomitante de inibidores da P-gp, como a ciclosporina. Estudos *in vitro* indicam metabolismo via CYP3A4, e recomenda-se cautela quando usado com potentes inibidores do CYP3A4. O alisquireno tem baixa biodisponibilidade, e os picos sanguíneos ocorrem em 1 a 3 horas, com uma meia-vida de 24 horas.[123]

7.4 VASODILATADORES

Vasodilatadores diretos como hidralazina e minoxidil geralmente são reservados para uso em pacientes com hipertensão refratária ou em pacientes com insuficiência cardíaca secundária a doença renal grave que não podem tomar IECA ou BRA. A hidralazina é um vasodilatador arteriolar direto que, como os BCC di-hidropiridinas, pode produzir edema periférico em uma minoria de pacientes. Hidralazina também pode induzir uma síndrome de lúpus, com febre, erupção malar, mal-estar e os anticorpos anti nucleares positivos.[124] A síndrome geralmente se resolve em várias semanas após a interrupção da droga. Interrupção abrupta da terapia com hidralazina pode desencadear uma taquicardia reflexa significativa que pode precipitar insuficiência cardíaca ou isquemia miocárdica em pacientes suscetíveis. A retirada gradual de hidralazina nesses pacientes é aconselhável. Hidralazina é acetilada pelo fígado e é um inibidor fraco do CYP3A4.[125] Minoxidil é um potente vasodilatador arteriolar periférico que é farmacodinamicamente semelhante à hidralazina, e, assim, devem-se aplicar as mesmas precauções em relação a edema periférico e taquicardia reflexa. Minoxidil pode causar hipertricose, um efeito colateral único que tem sido explorado para o benefício daqueles que sofrem de certas formas de alopecia.[126]

8　ARRITMIAS

Apesar dos recentes avanços obtidos no tratamento não farmacológico das arritmias com implante de dispositivos que regulam o ritmo e a utilização de procedimentos de ablação por cateter, muitos pacientes com distúrbios do ritmo cardíaco vão exigir alguma forma de terapia antiarrítmica.[127,128] O potencial de interações adversas significativas de drogas envolvendo antiarrítmicos é enorme, por razões relacionadas não só aos próprios fármacos, mas também a comorbidades dos pacientes que utilizam essas medicações. Antiarrítmicos em geral atuam dentro de um espectro terapêutico estreito; pequenas alterações nos níveis séricos podem resultar em perda de eficácia ou toxicidade. Muitos desses agentes são dependentes do metabolismo oxidativo através de subtipos do citocromo P450, permitindo, assim, possíveis interações com a lista sempre crescente de indutores e inibidores dessas enzimas. O metabolismo oxidativo também pode variar em função de fatores específicos do paciente. Polimorfismos envolvendo os genes que codificam para os subtipos P450 como CYP2D6 e CYP2C19 foram descritos e parecem variar de acordo com a etnia.[129] Além disso, pacientes com distúrbios do ritmo, muitas vezes, têm doença cardíaca estrutural e comorbidades que exigem o seu próprio arsenal de medicamentos, aumentando ainda mais o potencial de eventos adversos. Evitar interações medicamentosas adversas em pacientes com distúrbios do ritmo pode ser um desafio. Para relacionar as interações e efeitos colaterais das drogas antiarrítmicas, utilizamos a classificação de Vaughn Williams.

8.1 ANTIARRÍTMICOS CLASSE IA

Todos os antiarrítmicos da classe IA bloqueiam a atividade dos canais de sódio da membrana e deprimem moderadamente a fase 0 do potencial de ação, retardando a condução e prolongando a repolarização.[130] Esses medicamentos têm utilidade no tratamento das taquiarritmias tanto atriais como ventriculares. Várias drogas cardíacas e não cardíacas também podem prolongar a repolarização, que se manifesta eletrocardiograficamente como prolongamento do intervalo QT (Tabela 88.2). Prolongamento do intervalo QT aumenta o risco de arritmias potencialmente fatais, como *torsade de pointes*, portanto, o uso de medicamentos que prolongam o QT com classe agentes da classe IA é contraindicado.

8.1.1　Disopiramida

É metabolizada pelo CYP3A4. Esta droga frequentemente causa efeitos colaterais anticolinérgicos, como boca seca, retenção urinária e constipação. Disopiramida é também um potente inotrópico negativo e deve ser usada com extrema precaução em doentes com disfunção ventricular esquerda.[131] A coadministração de disopiramida e betabloqueadores pode resultar em bradicardia acentuada e pode precipitar falência cardíaca.[132] A disopiramida também interage com um grande número de agentes antimicrobianos. Os antibióticos macrolídeos podem inibir o metabolismo da disopiramida e precipitar toxicidade, prolongamento do intervalo QT e *torsade de pointes*.[133] Os inibidores de protease, essenciais para um tratamento eficaz do HIV, são todos inibidores potentes do CYP3A4 que podem promover toxicidade da disopiramida quando esses medicamentos são tomados conjuntamente.[134]

8.1.2　Procainamida

É acetilada no fígado para formar o seu metabólito ativo, a N-acetil-procainamida, e tem a particularidade de ser a única da classe I de antiarrítmicos que não depende do citocromo P450 para o seu metabolismo. O uso da procainamida pode resultar em anticorpos antinucleares positivos e uma síndrome de lúpus induzida por drogas em 50% e 30% dos pacientes, respectivamente.[135] Ao desenvolvimento de sintomas similares ao lúpus deve-se suspender o uso da droga. Procainamida pode em raras circunstâncias produzir discrasias sanguíneas, incluindo neutropenia grave.[136]

8.1.3　Quinidina

Inibe os CYP2D6 e 3A4 e tem o potencial para interagir com um número grande de drogas cardíacas e não cardíacas. A administração concomitante de quinidina e a digoxina pode resultar em um aumento de três vezes os níveis de digoxina, provavelmente devido à redução induzida pela quinidina na depuração de digoxina.[137] A codeína é convertida à morfina através do CYP2D6, e a utilização de codeína com quinidina pode resultar em perda de seu efeito analgésico.[138]

TABELA 88.2 Drogas que aumentam o intervalo QT. ^X = drogas que aumentam o risco de desenvolvimento de *torsades de pointes*

DROGAS CARDIOVASCULARES

Antiarrítmicos classe IA	Antiarrítmicos classe III	Outras Drogas Cardíacas
Disopiramida[x]	Amiodarona	Bepridil[x]
Procainamida	Bretílio[x]	Diltiazem
Quinidina[x]	Dofetilida	Indapamida
	Dronedarona	Isradipino[x]
	Ibutilida[x]	Moexipril/HCTZ
	Sotalol[x]	Nicardipino[x]
		Ranolazina
		Triantereno

ANTIMICROBIANOS

Macrolídeos	Quinolonas	Outras Drogas Antimicrobianas
Azitromicina	Gatifloxacino	Cloroquina
Claritromicina	Grepafloxacino	Foscarnet
Clindamicina	Levofloxacino	Halofantrina
Eritromicina	Moxifloxacino	Itraconazol
Roxitromicina	Ofloxacino	Cetoconazol
Telitromicina	Sparfloxacino	Trimetoprima/ sulfametoxazol
		Voriconazol

DROGAS PSIQUIÁTRICAS

Antipsicóticos	Antidepressivos	Outras Drogas Psiquiátricas
Haloperidol[x]	Amitriptilina[x]	Hidrato de Cloral
Lítio	Bupropiona	Felbamato
Mesoridazina	Citalopram	Fosfenitoína
Olanzapina	Clomipramina	Levometadil
Pimozida[x]	Desipramina[x]	Metadona
Quetiapina	Doxepina	
Risperidona	Fluoxetina[x]	
Tioridazina[x]	Imipramina	
Ziprasidona	Maprotilina	
	Nortriptilina	
	Paroxetina	
	Trazodona	
	Venlafaxina	

OUTRAS DROGAS

Gastrintestinal	Pulmonar/Alergia	Outros Agentes
Cisaprida[x]	Albuterol[x]	Amantadina
Dolasetron	Astemizol[x]	Trioxido arsênico[x]
Domperidona[x]	Fenoterol[x]	Enflurano
Droperidol	Fexofenadina	Halotano
Famotidina	Salmeterol[x]	Organofosforados (inseticida)
Granissetrona	Terfenadina[x]	Pentamidina
Octreotida		Propofol
Ondansetrona[x]		Quinina
		Tamoxifeno
		Tacrolimo
		Vincamina

8.2 ANTIARRÍTMICOS CLASSE IB

Os antiarrítmicos da classe IB bloqueiam o canal de sódio da membrana e têm pouco efeito sobre a fase 0 do potencial de ação do tecido cardíaco normal. Esses agentes deprimem a fase 0 no tecido cardíaco anormal e podem encurtar a repolarização.[130] Os agentes da classe IB são úteis para o tratamento de arritmias, mas também têm propriedades analgésicas e são frequentemente usados para injeções locais no tratamento da dor ou durante pequenos procedimentos.

8.2.1 Mexiletina

Mexiletina como a lidocaína inibe o CYP1A2 e depende dessa enzima para o metabolismo oxidativo, juntamente com o CYP2D6. Níveis de mexiletina podem cair substancialmente na presença de indutores do citocromo P450, tais como rifampicina e fenitoína, e os pacientes podem necessitar de doses mais elevadas para alcançar a eficácia medicamentosa.[139] No outro extremo, os inibidores da CYP2D6, tais como os inibidores da recaptação de serotonina, amplamente utilizados, podem diminuir a depuração da mexiletina promovendo toxicidade.[140] Mexiletina pode aumentar substancialmente os níveis séricos de teofilina, uma droga dependente do CYP1A2.[141]

8.2.2 Lidocaína

A lidocaína inibe o CYP1A2 e depende do CYP1A2 e CYP3A4 para o seu metabolismo oxidativo. A amiodarona é um inibidor do CYP3A4, e em pacientes que já receberam lidocaína intravenosa a adição de amiodarona pode aumentar os níveis de lidocaína e resultar em toxicidade.[142] Como a lidocaína é muitas vezes utilizada para tratar arritmias ventriculares em pacientes com doença isquêmica do coração, particularmente taquicardias pós-infarto do miocárdio, a probabilidade do uso de lidocaína em pacientes recebendo terapia com bloqueadores é razoavelmente alta. Betabloqueadores são uma classe de medicamentos que pode reduzir o fluxo sanguíneo hepático e, portanto, diminuir a depuração da lidocaína. Isso pode ocorrer com mais frequência com betabloqueadores não seletivos, como o propranolol, no entanto, é razoável monitorar os níveis de lidocaína em pacientes que recebem qualquer tipo de betabloqueadores.[143]

8.3 ANTIARRÍTMICOS CLASSE IC

Os antiarrítmicos da classe IC bloqueiam os canais de sódio da membrana e reduzem marcadamente a fase 0 do potencial de ação, retardando a condução com pouco efeito sobre a repolarização.[130] Esses fármacos podem ser utilizados para o tratamento de arritmias ventriculares, embora em um grupo selecionado de doentes. O estudo de Supressão da Arritmia Cardíaca (CAST) mostrou elevação das taxas de mortalidade em pacientes que foram tratados com agentes da classe IC após infarto do miocárdio, o que ilustra o potencial pró-arrítmico dessas drogas.[144] A classe das drogas IC também desempenhaum papel importante no tratamento de arritmias atriais em pacientes não isquêmicos com corações estruturalmente normais.

8.3.1 Propafenona

A propafenona inibe o CYP2A6 e sofre metabolismo oxidativo em graus variáveis via CYP3A4, 1A2 e 2A6. Essa diversidade metabólica da propafenona dá o potencial para interagir com uma ampla variedade de agentes, vários dos quais podem eventualmente ser utilizados no mesmo paciente. A propafenona diminui o volume de distribuição e eliminação não renal de digoxina, resultando em aumento dos níveis de digoxina.[129] A propafenona também interage com a varfarina e pode aumentar a INR em 30%.[145,146]

8.3.2 Flecainida

Flecainida inibe a enzima responsável pela sua oxidação, o CYP2D6, e a redução da dose deve ser considerada quando a flecainida é usada em conjunto com inibidores do CYP2D6, tais como a amiodarona e os inibidores de recaptação de serotonina.[147,148] Flecainida é também um bloqueador do nó AV e inotrópico negativo com o potencial para interações farmacológicas com agentes tais como betabloqueadores e antagonistas do canal de cálcio.

8.4 ANTIARRÍTMICOS CLASSE II

Os agentes de classe II são bloqueadores dos receptores beta-adrenérgicos onipresentes na cardiologia, devido à sua ampla utilidade clínica. As relações farmacodinâmicas entre betabloqueadores e outras classes de medicamentos antiarrítmicos são clinicamente relevantes, uma vez que tendem a ter qualidades positivas e negativas. Betabloqueadores parecem reduzir o potencial pró-arrítmico da classe de drogas IC, embora o efeito inotrópico negativo combinado às propriedades cronotrópicas dessas classes de drogas possa trazer transtornos clínicos.[149,150] Existem questões semelhantes quando os betabloqueadores são coadministrados com antiarrítmicos da classe III tais como amiodarona e sotalol. Dados de ensaios clínicos sugerem que a combinação de bloqueadores com agentes da classe III em pacientes com doença isquêmica do coração pode melhorar os resultados, quando comparados com somente uma ou outra classe; no entanto, essas combinações também carregam um risco aumentado de bradicardia clinicamente significativa, especialmente entre os idosos. O mesmo tipo de sinergia existe entre betabloqueadores e digoxina no tratamento da fibrilação atrial.[151,152]

8.5 ANTIARRÍTMICOS CLASSE III

Os fármacos antiarrítmicos classe III prolongam a repolarização e alteram a função dos canais de potássio da membrana. Diversas drogas da classe III têm propriedades antagonistas dos canais de sódio, e algumas têm atividade betabloqueadora.[130] As drogas da classe III são usadas para tratar distúrbios do ritmo tanto supraventriculares como ventriculares em uma população diversificada de pacientes com uma ampla variedade de comorbidades. A consciência do potencial de interações adversas, especialmente prolongamento do QT, com a utilização dessas drogas é obrigatória. Como elas prolongam a repolarização, todas as drogas da classe III têm o potencial de aumentar o intervalo QT, o que aumenta o risco de *torsade de pointes*. Portanto, o uso de agentes antiarrítmicos da classe III em combinação com medicamentos conhecidos por prolongarem o intervalo QT é contraindicado.[153] Do mesmo modo, como tanto a hipocalemia como a hipomagnesemia podem contribuir para o desenvolvimento de *torsade de pointes*, a utilização simultânea de qualquer droga de classe III com uma tiazida ou um diurético de alça exige um acompanhamento rigoroso dos níveis de eletrólitos séricos.

8.5.1 Amiodarona

Tem sido referido como um antiarrítmico de amplo espectro devido aos seus múltiplos mecanismos de ação, eficácia estabelecida no tratamento tanto de arritmias ventriculares e taquiarritmias supraventriculares e aplicabilidade em populações de pacientes, independentemente da função ventricular esquerda. A propensão de amiodarona para a toxicidade de órgãos-alvo e as interações significativas dadroga-droga é igualmente ampla. A amiodarona tem uma meia-vida biológica de aproximadamente 100 dias, e depois de sua interrupção os seus efeitos no organismo podem perdurar por meses.[154] O A droga é extremamente lipofílica e continua a acumular-se nos tecidos após os níveis plasmáticos estáveis terem sido alcançados. A probabilidade de toxicidade de órgãos-alvo é, portanto, maior em pacientes que tomam altas doses (400 mg por dia) por longos períodos de tempo.[155] A monitoração periódica da toxicidade de órgãos-alvo em pacientes tratados com amiodarona é recomendada. A complicação mais temida da amiodarona é a toxicidade pulmonar induzida por amiodarona (TPA). A fisiopatologia exata de TPA é desconhecida, mas a ação direta do fosfolipídeo pulmonar e a hipersensibilidade imunomediada exercem um papel na gênese da doença.[155] A única alteração fisiológica consistente nos pacientes com TPA é a redução da capacidade de difusão do monóxido de carbono.[156] O tratamento de escolha para a TPA é a descontinuação da amiodarona. Corticoterapia em alta dose pode ser benéfica em pacientes com grave TPA, embora isso não tenha sido firmemente estabelecido nos estudos clínicos.[157] Elevação leve e transitória da aminotransferase sérica não é incomum desde o início da terapia com amiodarona, devendo a medicação ser interrompida se ocorrer um aumento de duas vezes nos níveis de transaminases. Hepatite franca relacionada ao tratamento de amiodarona é incomum e ocorre em menos de 3% dos pacientes, e raros casos de insuficiência hepática e cirrose hepática têm sido descritos.[158]Doenças da tireoide induzidas por amiodarona são comuns. A função da tireoide anormal é detectada em cerca de

5% a 20% dos pacientes tratados com amiodarona, e o risco de toxicidade da tireoide é dose-dependente.[159] A descontinuação da amiodarona muitas vezes resulta em normalização da função da tireoide; no entanto, isso pode ocorrer lentamente devido à longa meia-vida da amiodarona. Em pacientes que não podem interromper com segurança a amiodarona, o hipotireoidismo pode ser tratado com sucesso com a reposição de hormônios da tireoide. Hipertireoidismo induzido por amiodarona pode responder ao tratamento com metimazol e esteroides.[160] Microdepósitos na córnea são altamente prevalentes em pacientes tratados com amiodarona, mas apenas 10% apresentam distúrbios visuais, geralmente descritos como halos noturnos.[161] A presença de microdepósitos na córnea não é uma razão para descontinuar a amiodarona. As reações da pele são comuns com a terapia com amiodarona a longo prazo e podem se apresentar como fotossensibilidade ou coloração azulada da pele, muitas vezes envolvendo a face.[162] Os pacientes com fotossensibilidade devem ser aconselhados a evitar o sol e a usar protetor solar. A descoloração da pele pela amiodarona pode ser reduzida pela redução da dose e pode se resolver completamente após a descontinuação da amiodarona.

A amiodarona é metabolizada pelo CYP3A4 e inibe muitas das enzimas oxidativas hepáticas, incluindo o CYP1A2, 2C9, 2D6, e 3A4.[163] A amiodarona também inibe a atividade de transporte do sistema da P-gp.[164] A capacidade para inibir tantos sistemas enzimáticos dá um enorme potencial para a amiodarona apresentar interações medicamentosas farmacocinéticas. Os níveis de ciclosporina podem aumentar na presença de amiodarona, devido à inibição da atividade extra-hepática do CYP3A4.[163] Do mesmo modo, os níveis séricos de digoxina podem dobrar quando o fármaco é administrado concomitantemente à amiodarona, possivelmente secundariamente à inibição induzida pela amiodarona no transporte de P-gp no trato gastrintestinal.[164] Os agentes antimicrobianos podem também interagir com a amiodarona. Fluoroquinolonas podem prolongar o intervalo QT e devem ser evitadas em pacientes que tomam amiodarona.[165] Os inibidores de protease no tratamento de pacientes portadores de HIV inibem o CYP3A4 e podem precipitar cardiotoxicidade pela amiodarona.[166] A administração concomitante de amiodarona e varfarina é comum em pacientes com fibrilação atrial e válvulas cardíacas mecânicas. O efeito anticoagulante da varfarina é reforçado pela amiodarona secundária à inibição de CYP3A4, aumentando o tempo de protrombina em mais de 40%.[164] Esse efeito pode ser compensado pela redução da dose de varfarina em 25% a 50%. Interação mais complexa pode existir entre amiodarona, varfarina e a glândula tireoide. A amiodarona também pode provocar hipo ou hipertireoidismo em pacientes com ou sem doença tireoidiana prévia. Hipotireoidismo atenua o efeito anticoagulante da varfarina, enquanto tireotoxicose o potencializa.[159] Amiodarona possui propriedades farmacodinâmicas de diversas classes de medicamentos, incluindo os

betabloqueadores e BCC. Bradicardia sinusal grave e bloqueio atrioventricular podem resultar do uso concomitante de amiodarona e betabloqueadores tais como atenolol e metoprolol.[92,167] Interações farmacodinâmicas similares têm sido descritas entre a amiodarona e os BCC diltiazem e verapamil.[168] Como ocorre com todos os fármacos antiarrítmicos da classe III, o uso concomitante de amiodarona e agentes que possam provocar alongamento do intervalo QT é contraindicado.

8.5.2 Dronedarona

É um derivado de benzofurano não iodado e que tem efeitos eletrofisiológicos similares à amiodarona, juntamente com propriedades antiadrenérgicas, mas uma curta meia-vida.[169] A droga foi aprovada para o tratamento da fibrilação atrial. Dronedarona pode ser utilizada para a manutenção do ritmo sinusal em pacientes com fibrilação atrial e *flutter* atrial. Essa droga foi desenvolvida para resolver a toxicidade provocada pela amiodarona, devido à sua porção iodada.[170,171] Embora um perfil de segurança aceitável tenha sido mostrado em pacientes com fração de ejeção preservada, o estudo ANDROMEDA, que incluiu pacientes com disfunção sistólica do ventrículo esquerdo e classe funcional III a IV, mostrou aumento da mortalidade e piora da insuficiência cardíaca com dronedarona.[172] Portanto, a dronedarona é contraindicada em pacientes com insuficiência cardíaca classe IV NYHA ou classe II e III com descompensação recente que requereu hospitalização. Dronedarona também é contraindicada com o uso concomitante de inibidores potentes do CYP3A, insuficiência hepática grave e uso concomitante de medicamentos que prolongam o intervalo QT. Devem ser tomadas precauções quando usada com outros agentes bloqueadores do nó AV, incluindo betabloqueadores e digoxina. Semelhantemente à amiodarona, pequenos aumentos na creatinina foram também observados com dronedarona sem alteração significativa da função renal subjacente.

8.5.3 Bretílio

Tem sido usado para tratar taquiarritmias ventriculares, mas a sua utilidade clínica foi posta em questão.[153] Bretílio é excretado não metabolizado na urina, e, assim, a maioria das interações adversas com essa droga é farmacodinâmica. Como mencionado anteriormente, agentes que prolongam o intervalo QT não devem ser utilizados com bretílio ou outra droga da classe III.

8.5.4 Dofetilida

Sofre metabolismo oxidativo via CYP3A4 e é excretada na urina pelo sistema de transporte de cátions renais. Inibidores potentes de CYP3A4 como a cimetidina e o cetoconazol podem aumentar os níveis séricos de dofetilida e precipitar a toxicidade, e a utilização dessas drogas com a dofetilida é contraindicada. As drogas que inibem o sistema de transporte de cátions renais também estão contraindicadas com a dofetilida e incluem cetoconazol, cimetidina, trimetoprima, proclorperazina e megestrol. Os diuréticos podem alterar a depuração renal da dofetilida e reduzir as concentrações séricas de potássio e magnésio, ambos fatores de risco para a toxicidade da dofetilida. Pacientes que necessitam tanto de dofetilida quanto de terapia diurética devem ser cuidadosamente monitorados para distúrbios eletrolíticos e alterações no ECG. Verapamil acelera a absorção de dofetilida e aumenta substancialmente os níveis no soro; casos de *torsade de pointes* foram descritos quando esses fármacos são utilizados em conjunto. O uso de verapamil está contraindicado em concomitância com a dofetilida. Por exigir um acompanhamento atento e com o potencial de interagir com tantos medicamentos, a dofetilida só pode ser iniciada em ambiente hospitalar por médicos que foram especialmente treinados para monitorar a droga.[173]

8.5.5   Sotalol

É um agente antiarrítmico da classe III com propriedades antagonistas nãoadrenérgicas seletivas. A maior parte da dose administrada é excretada inalterada na urina. Sotalol interage com bloqueadores alfa-adrenérgicos como a prazosina e a clonidina. A adição de prazosina em pacientes que já tomam sotalol pode resultar em hipotensão significativa, embora esse fenômeno não ocorra com tanta frequência quando os bloqueadores são adicionados à prazosina.[173] O inverso foi observado com sotalol e clonidina, e foi descrita hipertensão significativa.[174] Antiácidos contendo sais de magnésio ou de alumínio podem diminuir a biodisponibilidade de sotalol e não devem ser administrados durante pelo menos 2 horas após a ingestão do sotalol.[175]

8.6 ANTIARRÍTMICOS CLASSE IV

A classe IV dos antiarrítmicos bloqueia os canais de cálcio e inclui verapamil e diltiazem. Verapamil interage com vários medicamentos, incluindo vários agentes antiarrítmicos. Assim como as drogas de classe II (betabloqueadores), muitas das interações adversas envolvendo classe IV antiarrítmicos são devido à farmacodinâmica.

8.6.1   Adenosina

A adenosina aumenta a permeabilidade dos canais de K + muscarínicos sensíveis à acetilcolina Ik (ACh) no tecido cardíaco e no músculo liso vascular. O fármaco é metabolizado dentro de poucos segundos após a administração intravenosa de adenosina desaminase, um fato que tem significado prático. A adenosina é utilizada no tratamento das taquiarritmias supraventriculares[176] e também é útil como um vasodilatador na realização de exames de imagem cardíaca. Metilxantinas como aminofilina e teofilina competem com a adenosina para ligação ao receptor e são antídotos úteis em pacientes com hipotensão ou rubor induzido pela adenosina. Por outro lado, o dipiridamol reduz a quebra de adenosina e pode exacerbar os seus efeitos clínicos. Doses de adenosina devem ser reduzidas em 75% ou mais em pacientes que fazem uso de dipiridamol.[177]

8.7 DROGAS HIPOLIPEMIANTES

8.7.1   Inibidores da HMG-CoA redutase

As estatinas revolucionaram a cardiologia preventiva desde a sua introdução, em meados da década de 1980, e os seus benefícios na mortalidade e morbidade têm sido firmemente estabelecidos nos ensaios de prevenção primária e secundária. No entanto, existe preocupação com a possibilidade de toxicidade hepática e muscular induzida por estatina, um fato que pode limitar seu uso em pacientes que poderiam afora isso se beneficiar delas de forma significativa. Todas as estatinas têm o potencial de causar elevação assintomática dos níveis séricos de transaminases hepáticas. Elevações significativas (> 3x o limite superior do normal) nos níveis de transaminases séricas ocorrem em 1% a 3% dos pacientes tratados com estatinas, mas a relevância clínica desse achado é desconhecida.[178] A lesão hepática relacionada ao uso de estatinas é uma reação extremamente rara, idiossincrática, que ocorre em menos de 1 em 1 milhão de doentes por ano de tratamento.[179] Existem evidências que suportam a utilização segura das estatinas em pacientes com elevações subjacentes das aminotransferases séricas.[179] Embora a monitoração de rotina dos níveis das aminotransferases hepáticas seja atualmente recomendada para pacientes que tomam estatinas, essa prática não tem demonstrado prevenir lesões hepáticas, mas quase certamente resulta na interrupção prematura do tratamento com estatinas em pacientes que têm a ganhar um benefício significativo dessas drogas. O uso de estatinas está associado a mialgias difusas em uma minoria de pacientes, mas lesão muscular clinicamente significativa ocorre em apenas 0,5% dos pacientes.[47] O mecanismo de miotoxicidade induzida por estatina é desconhecido, mas pode estar relacionado ao esgotamento dos intermediários metabólicos, como mevalonato e farnesol.[180] Baixos níveis de ubiquinona (coenzima Q) foram relatados em pacientes recebendo terapia com estatina, uma observação que tem despertado interesse na suplementação de coenzima-Q para os pacientes que tomam estatinas. No entanto, os níveis de coenzima Q no soro não parecem refletir a concentração ou a atividade intracelular, e a atividade mitocondrial não parece mudar nos músculos dos pacientes após o início da terapia com estatina.[178] Com base na evidência atual, o uso rotineiro de coenzima-Q para a prevenção de lesão muscular em pacientes em uso de estatinas não pode ser recomendado sem a acumulação de mais dados de desfechos clínicos.[181]

8.7.2   Niacina

O ácido nicotínico (niacina) tem uma influência favorável sobre o perfil lipídico, mas a tolerância à droga é difícil, com o surgimento de incômodas reações cutâneas, incluindo rubor e prurido. Essas reações são comuns e podem ser causadas pela liberação de prostaglandinas. Suportando essa hipótese está a observação de que 325 mg de ácido acetilsalicílico por via oral administrados com niacina atenuam significativamente esses efeitos.[182] Niacina está associada a reações mais graves, contudo. Niacina de liberação controlada está associada a um risco aumentado de transaminases séricas elevadas, e insuficiência hepática fulminante tem sido descrita.[183] O potencial de hepatotoxicidade pode ser aumentado quando a niacina é administrada com uma estatina.[184]

8.7.3 Ezetimiba

É um inibidor semelhante à proteína C1 de Niemann-Pick, uma pequena proteína de transporte do intestino que facilita a absorção de colesterol dietético e biliar.[185] A ezetimiba preferencialmente bloqueia a absorção do colesterol, ao mesmo tempo que permite a absorção de triglicerídeos e de vitaminas lipossolúveis. A droga é metabolizada via glucuronidação hepática e é excretada, predominantemente, nas fezes. A ezetimiba não interage com isoenzimas CYP450 ou P-gp, e por isso resulta em relativamente poucas interações significativas na farmacocinética. A ezetimiba não interage com estatinas e não parece ser afetada por alimentos. Um estudo com 43 pacientes relatou que a combinação de ezetimiba e fenofibrato reduziu os níveis de lipoproteínas de maneira semelhante a uma dose de 10 mg de atorvastatina isolada.[186]

8.7.4 Fibratos e sequestradores dos ácidos biliares

O uso de derivados do ácido fíbrico está associado a uma série de queixas leves, incluindo desconforto gastrintestinal, dor de cabeça e reações de pele, tais como aumento da fotossensibilidaade.[187] Esses medicamentos também podem causar elevação transitória dos níveis de transaminases hepáticas, mas lesão hepática evidente é rara. Sequestradores de ácido biliar como a colestiramina estão associados a inchaço e desconforto gastrintestinal e podem interferir com a absorção de outros fármacos, particularmente a varfarina.

8.7.5 Ésteres etílicos do ácido ômega-3

Ésteres etílicos do ácido ômega-3, conhecido como óleo de peixe, são aprovados pela FDA para o tratamento da hipertrigliceridemia quando os níveis são superiores a 500 mg/dL. As diretrizes baseadas em evidências para a prevenção de doenças cardiovasculares em mulheres afirmam que o ômega-3 pode ser considerado em mulheres com doença coronariana.[188] Quando usado em doentes com insuficiência hepática, AST e ALT também devem ser monitorados periodicamente porque eles podem subir com o tratamento de éster etílico do ácido ômega-3. O tempo de sangramento pode ser prolongado com ésteres etílicos de ácidos ômega-3, e recomenda-se cautela quando usados em pacientes com coagulopatias ou já em anticoagulação terapêutica. O medicamento deve ser usado com extrema precaução em doentes com hipersensibilidade a peixe ou marisco. Outros efeitos colaterais comuns incluem eructação, infecção, sintomas de gripe e dispepsia.

8.8 ANTIDIABÉTICOS ORAIS

8.8.1 Sulfonilureias

Agem inibindo os canais de potássio dependentes de ATP (trifosfato de adenosina) das células beta pancreáticas, com consequente aumento da secreção de insulina. Ligam-se extensivamente a proteínas plasmáticas e são metabolizadas basicamente no fígado.[189] O papel das enzimas CYP no metabolismo das diferentes sulfonilureias não foi ainda bem caracterizado, sendo as suas interações medicamentosas importantes devido à possibilidade de aumento da concentração plasmática das sulfonilureias e ao risco de hipoglicemia, que pode ser potencialmente fatal. Todas as drogas dessa classe são metabolizadas ao menos parcialmente pela CYP2C9. A gliclazida é metabolizada principalmente por hidroxilação hepática e não tem metabólito ativo circulante.[190] Tanto a CYP2C9 quanto a CYP2C19 podem contribuir para o metabolismo da gliclazida,[191] porém, não existem estudos de interação medicamentosa da gliclazida e os inibidores dessas enzimas. A glibenclamida é metabolizada essencialmente pela CYP2C19.[192] A administração de fluvastatina ou sinvastatina aumentou a concentração máxima da glibenclamida.[193] Hipoglicemias foram associadas à interação entre glibenclamida e alguns antimicrobianos como as quinolonas[194] e antagonistas do receptor H2.[195] A glimepirida é um substrato da CYP2C9, confirmado *in* **vivo** pela comparação da farmacocinética da glimepirida em indivíduos com diferentes genótipos da CYP2C9.[196] O fluconazol e a genfibrozila aumentaram a ASC, e a atorvastatina pode causar uma diminuição no metabolismo da glimepirida.[197] A glipizida parece ser metabolizada pela CYP2C9[198] e também sofre a ação de drogas que interferem com o metabolismo das sulfonilureias, como o fluconazol e a rifampicina.[192]

8.8.2 Nateglinida e repaglinida

A nategilinida é metabolizada principalmente pela CYP2C9 com contribuição da CYP3A424 e interage com substâncias como o fluconazol, genfibrozila e itraconazol.[199] Já a repaglinida é metabolizada principalmente pela CYP2C8 e CYP3A4, mas pode também passar por glucuronidação e oxidação.[26] Genfibrozila é um potente inibidor da CYP2C8 *in vivo* e inibidor da OATP1B1.[200] Em estudos experimentais, a associação de atorvastatina aumentou a resposta da repaglinida no controle glicêmico, pois aumentou os níveis de repaglinida pela inibição competitiva da CYP3A4 pela atorvastatina.

8.8.3 Metformina

É a droga mais utilizada para tratamento do diabetes melito tipo 2 (DM2), sendo o seu efeito baseado na supressão da gliconeogênese hepática pela ativação da AMP quinase. O principal efeito colateral da metformina é gastrintestinal e, muito raramente, acidose lática. Não é significativamente metabolizada pelo fígado ou por outros tecidos, não se liga a proteínas e é excretada sem modificação pela urina por secreção tubular ativa.[201] Não se demonstrou que a metformina iniba ou induza qualquer CYP. As interações de drogas com a metformina são raras. A excreção da metformina depende da função renal, logo, drogas que afetam a função renal podem aumentar o risco de acidose lática.[201]

8.8.4 Tiazolinedionas

Ligam-se ao PPAR-γ, o que resulta em aumento da sensibilidade à insulina no fígado, tecido adiposo e células musculares esqueléticas e tanto as estatinas quanto as tiazolinedionas são metabolizadas pelas enzimas CYP, portanto a interação entre essas drogas pode ocorrer.[202, 203] A rosiglitazona e a pioglitazona são aprovadas como monoterapia e em combinação com outros agentes hipoglicemiantes orais; pioglitazona também está aprovada em combinação com insulina. Outros potenciais efeitos benéficos desses agentes os tornam particularmente atrativos no tratamento de distúrbios cardiovasculares. Quando comparada com a glibenclamida, a rosiglitazona pode diminuir a pressão arterial diastólica.[204] A pioglitazona suprime a proliferação neoíntima intra-*stent*, com melhoria da disfunção endotelial, sendo potencialmente benéfica em pacientes com cardiomiopatia isquêmica,[205] embora isso necessite ser estabelecido em ensaios clínicos randomizados adequadamente concebidos.

8.8.5 Inibidores da DPP-4

Não há relatos de efeitos adversos importantes entre os inibidores da DPP-4 e outros tratamentos para o diabetes melito ou drogas associadas a tratamento de comorbidades como HAS e DAC. A linagliptina apresenta grande ligação com proteínas plasmáticas, excretada quase inalterada na bile, com tempo de meia-vida de aproximadamente 100 horas. Uma pequena quantidade da linagliptina é metabolizada pela CYP3A4. A linagliptina é um fraco inibidor da CYP3A4 e glicoproteína P. O ritonavir aumenta a ASC e a rifampicina a diminui.[206] Sitagliptina tem excreção renal, geralmente sem alterações. O reduzido metabolismo da sitagliptina é feito pela CYP3A4, com pouca contribuição da CYP2C8. Também mostrou ser um substrato da glicoproteína-P em estudos pré-clínicos. A sitagliptina não é um inibidor ou indutor da maioria das enzimas metabolizadoras de drogas e não tem efeito sobre a farmacocinética do etinilestradiol, glibenclamida, metformina, sinvastatina, rosiglitazona ou varfarina.[207] Não há interação entre sitagliptina e sulfonilureias, bem como não ocorre alteração da farmacocinética da sinvastatina.[208] A sitagliptina não altera os parâmetros da noretisterona ou do etinilestradiol, dois esteroides que são substratos da CYP3A4/5. A saxagliptina é metabolizada pela CYP3A4/5 no fígado, porém não inibe ou induz a CYP3A4 ou qualquer outra CYP *in vitro*.[207] A sinvastatina também é metabolizada pela CYP3A4, e a associação das duas substâncias aumenta a concentração máxima de saxagliptina, como outros inibidores da CYP3A4, como cetoconazol e diltiazem.[209]

8.8.5.1 Vildagliptina

A maior parte da droga é metabolizada por hidrólise mediada parcialmente pela DPP-4 e o restante é excretado na urina sem modificação. A contribuição das enzimas CYP para o metabolismo da vildagliptina é praticamente nulo. A administração concomitante de digoxina, pioglitazona, glibenclamida, sinvastatina ou varfarina não teve efeito sobre a farmacocinética da vildagliptina.[207] Portanto, com exceção da saxagliptina, que é um substrato da CYP3A4, os inibidores de DPP4 parecem não ter intensa interação com as CYP. Contudo, a inibição ou indução de transportadores como a glicoproteína-P pode afetar a farmacocinética dos inibidores de DPP-4. Clinicamente, as interações mais importantes dos antidiabéticos orais são aquelas mediadas pela inibição da CYP2C9 e da CYP2C8.

REFERÊNCIAS BIBLIOGRÁFICAS

1. Davies EC, Green CF, Taylor S, et al. Adverse drug reactions in hospital in-patients: a prospective analysis of 3695 patient-episodes. Plos One. 2009; DOI: 10.1371/journal.pone.0004439.
2. Sahu RK, Yadav R, Prada P, et al. Adverse drug reactions monitoring: prospects and impending challenges for pharmacovigilance. Springer plus. 2014;3:695. doi:10.1186/2193-1801-3-695.
3. Lindquist M, Edwards IR. The WHO Programme for International Drug Monitoring, its database, and the technical support of the Uppsala Monitoring Center. J Rheumatol 2001;28:1180-1187. PMID: 11361210.
4. Ogawa R, Stachnik JM, Echizen H. Clinical pharmacokinetics of drugs in patients with heart failure. Clin Pharmacokinet 2013;52:169–185. DOI 10.1007/s40262-012-0029-2.
5. Midlöv P. Pharmacokinetics and pharmacodynamics in the elderly. OA Elderly Medicine 2013; 01;1(1):1.
6. Segall L, Nistor I, Covic Al. Heart failure in patients with chronic kidney disease: a systematic integrative review. BioMed Res Intern. 2014. Published May 15 2014. Doi 10.1155/2014/937398.
7. Hu Z, Zhou Z, Hu Y, et al. HZ08 Reverse P-glycoprotein mediated multidrug resistance in vitro and in vivo. PlosOne 2015. Published Fev 17 2015. DOI: 10.1371/journal.pone.0116886.
8. Maury P, Rollin A, Galinier N, et al. Role of digoxin in controlling the ventricular rate during atrial fibrillation: a systematic review and a rethinking. Res Rep Clin Cardiol 2014. Published in May 7 2014.
9. Zanger U, Schwab M. Cytochrome P450 enzymes in drug metabolism: Regulation of gene expression, enzyme activities, and impact of genetic variation. Pharmacology & Therapeutics 2013;138:103-41. doi:10.1016/j.pharmthera.2012.12.007.
10. Gupta S, Chattopadhyaya I, Agrawal BK, et al. Correlation of renin angiotensin system (RAS) candidate gene polymorphisms with response to Ramipril in patients with essential hypertension. J Postgraduate Med 2015;61(1):21-6. DOI: 10.4103/0022-3859.147028. PMID: 25511213.
11. Napolitano C, Schwartz PJ, Brown AM, et al. Evidence for a cardiac ion channel mutation underlying drug-induced QT prolongation and life-threatening arrhythmias. J Cardiovasc Electrophysiol 2000;11:691-696. PMID: 10868744.
12. Santulli G, Iaccarino G. Pinpointing beta adrenergic receptor in ageing pathophysiology: victim or executioner? Evidence from crime scenes. Immunity & Ageing 2013, 10:10 doi:10.1186/1742-4933-10-10.
13. Redwine LS, Wirtz PH, Hong S, et al. Depression as a potential modulator of beta-adrenergic-associated leukocyte mobilization in heart

failure patients. J Am Coll Cardiol 2010;56(21):1720-7. doi: 10.1016/j.jacc.2010.04.064.

14. Lonsdale DO, Baker EH. Understanding and managing medication in elderly people. Best Pract Res Clin Obstet Gynaecol 2013 Oct;27(5):767-88. doi: 10.1016/j.bpobgyn.2013.06.002. Epub 2013 Jul 11.

15. Saarikoski ST, Sata F, Husgafvel-Pursiainen K, et al. CYP2D6 ultrarapid metabolizer genotype as a potential modifier of smoking behaviour. Pharmacogenetics 2000;10:5-10. PMID: 10739167.

16. Pirmohamed M. Drug-grapefruit juice interactions. BMJ 2013;346:f1.

17. Reddy P, Ellington D, Zhu Y, et al. Serum concentrations and clinical effects of atorvastatin in patients taking grapefruit juice daily. Br J Clin Pharmacol 2011;72(3):434-41.

18. Blecker S, Paul M, Taksler G, et al. Heart failure-related hospitalization in the U.S. J Am Coll Cardiol. 2013;61(12):1259-97. Doi. 10.1016/j.jacc.2012.12.038.

19. Pitt B, Zannad F, Remme WJ, et al. The effect of spironolactone on morbidity and mortality in patients with severe heart failure. Randomized Aldactone Evaluation Study Investigators. N Engl J Med 1999;341:709-717. PMID: 10471456.

20. McMurray J, Ostergren J, Pfeffer M, et al. Clinical features and contemporary management of patients with low and preserved ejection fraction heart failure: baseline characteristics of patients in the Candesartan in Heart Failure-Assessment of Reduction in Mortality and morbidity (CHARM) programme. Eur J Heart Fail 2003;5:261-270. PMID: 12798823.

21. Lax A, Sanchez-Mas J, Asensio-Lopez MC, et al. Mineralocorticoid receptor antagonists modulate galectin-3 and interleukin-33/st2 signaling in left ventricular systolic dysfunction after acute myocardial infarction. JAHF 2015;3(1):50-58. doi:10.1016/j.jchf.2014.07.015.

22. Pitt B, Williams G, Remme W, et al. The EPHESUS trial: eplerenone in patients with heart failure due to systolic dysfunction complicating acute myocardial infarction. Eplerenone Post-AMI Heart Failure Efficacy and Survival Study. Cardiovasc Drugs Ther 2001;15:79-87. PMID: 11504167.

23. Hjalmarson A, Goldstein S, Fagerberg B, et al. Effects of controlled-release metoprolol on total mortality, hospitalizations, and well-being in patients with heart failure: the Metoprolol CR/XL Randomized Intervention Trial in congestive heart failure (MERIT-HF). MERIT-HF Study Group. JAMA 2000;283:1295-1302. PMID: 10714728.

24. Packer M, Fowler MB, Roecker EB, et al. Effect of carvedilol on the morbidity of patients with severe chronic heart failure: results of the carvedilol prospective randomized cumulative survival (COPERNICUS) study. Circulation 2002;106:2194-2199. PMID: 12390947.

25. Rienstra M, Damman K, Mulder BA, et al. Beta-Blockers and outcome in heart failure and atrial fibrillation. A meta-analysis. JCHF 2013;1(1):21-8. doi:10.1016/j. jchf.2012.09.002.

26. Taylor AL, Ziesche S, Yancy C, et al. Combination of isosorbide dinitrate and hydralazine in blacks with heart failure. N Engl J Med 2004;351:2049-2057. PMID: 15533851.

27. The SOLVD Investigators. Effect of enalapril on survival in patients with reduced left ventricular ejection fractions and congestive heart failure. N Engl J Med1991;325:293-302.

28. The CONSENSUS Trial Study Group. Effects of enalapril on mortality in severe congestive heart failure. Results of the Cooperative North Scandinavian Enalapril Survival Study (CONSENSUS). N Engl J Med 1987;316:1429-1435.

29. Teo KK, Yusuf S, Pfeffer M, et al. Effects of long-term treatment with angiotensin-converting-enzyme inhibitors in the presence or absence of aspirin: a systematic review. Lancet 2002;360:1037-1043. PMID: 12383982.

30. Massie BM, Collins JF, Ammon SE, et al. Randomized trial of warfarin, aspirin, and clopidogrel in patients with chronic heart failure: the

31. Massie BM. Aspirin use in chronic heart failure: what should we recommend to the practitioner? J Am Coll Cardiol 2005;46:963-966. PMID: 16168276.

32. Mao ZL, Stalker D, Keirns J. Pharmacokinetics of conivaptan hydrochloride, a vasopressin V(1A)/V(2)-receptor antagonist, in patients with euvolemic or hypervolemic hyponatremia and with or without congestive heart failure from a prospective, 4-day open-label study. Clin Ther 2009;31:1542-1550. PMID: 19695403.

33. Adams KF Jr, Patterson JH, Gattis WA, et al. Relationship of serum digoxin concentration to mortality and morbidity in women in the digitalis investigation group trial: a retrospective analysis. J Am Coll Cardiol 2005;46:497-504. PMID: 16053964.

34. Panda S, Kar A. A novel phytochemical, digoxigenin-3-O-rutin in the amelioration of isoproterenol-induced myocardial infarction in rat: a comparison with digoxin. Cardiovasc Ther 2012 Jun;30(3):125-35. doi: 10.1111/j.1755-5922.2010.00242.x. Epub 2010 Oct 20. PMID: 20961399.

35. Mori K, Uno Y, Usukura M, et al. Polymorphic ventricular tachycardia in a patient with hypertrophic cardiomyopathy and digitalis intoxication. J Cardiol Cases 2012:6;e166-169.

36. Dasgupta A, Tso G, Wells A. Effect of spironolactone, potassium canrenoate and their common metabolite canrenone on serum digoxin measurement by digoxin III, a new digoxin immunoassay. Ther Drug Monit 2008 Dec;30(6):744-7. doi:10.1097/FTD.0b013e31818b0e6a. PMID: 18824952.

37. Kau MM, Kan SF, Wang JR, Wang PS, Lau YT, Wang SW. Acute effects of digoxin on plasma aldosterone and cortisol in monkeys. Metabolism 2009 Jan;58(1):55-61.doi: 10.1016/j.metabol.2008.08.006. PMID: 19059531.

38. Roden DM, Johnson JA, Kimmel SE, Krauss RM, Medina MW, Shuldiner A, et al. Cardiovascular pharmacogenics. Circ Res 2011;109(7):80720. PMID: 21921273 doi: http://dx.doi.org/10.1161/CIRCRE-SAHA.110.230995.

39. Wells QS, Delaney JT, Roden DM. Genetic determinants of response to cardiovascular drugs. Curr Opin Cardiol 2012;27(3):253-61. doi: http://dx.doi.org/10.1097/HCO.0b013e32835220e3.

40. Ong FS, Deignan JL, Kuo JZ, et al. Clinical utility of pharmacogenetic biomarkers in cardiovascular therapeutics: a challenge for clinical implementation. Pharmacogenomics 2012;13(4):465-75. doi: http://dx.doi.org/10.2217/pgs.12.2.

41. Di Bari L, Ripoli S, Pradhan S, et al. Interactions between quercetin and warfarin for albumin binding: A new eye on food/drug interference. Chirality 2010 Jun;22(6):593-6. doi:10.1002/chir.20794. PMID: 19902529.

42. Tang T, Liu J, Zuo K, et al. Genotype-guided dosing of coumarin anticoagulants: a meta-analysis of randomized controlled trials. J Cardiovasc Pharmacol Ther 2015 Jan 8. pii:1074248414565666. [Epub ahead of print] PMID: 25575537.

43. Inayatullah S, Phadke G, Vilenski L, et al. Warfarin-induced skin necrosis. South Med J 2010;103:74-75. PMID: 19996844.

44. Carroll DN, Carroll DG. Interactions between warfarin and three commonly prescribed fluoroquinolones. Ann Pharmacother 2008 May;42(5):680-5. doi:10.1345/aph.1K605. Epub 2008 Apr 15. Review. PMID: 18413687.

45. Schroeder JS, Gao SZ, Alderman EL, et al. A preliminary study of diltiazem in the prevention of coronary artery disease in heart-transplant recipients. N Engl J Med 1993;328:164-170. PMID: 8417382.

46. Gass AL, Emaminia A, Lanier G, et al. Cardiac Transplantation in the New Era. Cardiol Rev 2015 Mar 18. [Epub ahead of print] PMID: 25807107.

Warfarin and Antiplatelet Therapy in Chronic Heart Failure (WATCH) trial. Circulation 2009;119:1616-1624. PMID: 19289640.

47. Feng Q, Wilke RA, Baye TM et al. Individualized risk for statin-induced myopathy. Current knowledge, emerging challenges, and potential solutions. Pharmacogenomics 2012;13(5):579-94. doi 10.2217/pgs.12.11.

48. Nguyen Thi MT, Mourad M, Capron A, et al. P. Plasma and intracellular pharmacokinetic-pharmacodynamic analysis of mycophenolic acid in de novo kidney transplant patients. Clin Biochem 2015 Apr;48(6):401-5. doi: /10.1016/j.clinbiochem.2014.12.005. Epub 2014 Dec 16. PMID: 25523299.

49. Bremer S, Vethe NT, Rootwelt H. Mycophenolate pharmacokinetics and pharmacodynamics in belatacept treated renal allograft recipients – a pilot study. Journal of Translational Medicine 2009, 7:64 doi:10.1186/1479-5876-7-64.

50. Holmes DR Jr, Kereiakes DJ, Kleiman NS, et al. Combining antiplatelet and anticoagulant therapies. J Am Coll Cardiol 2009;54:95-109. PMID: 19573725.

51. Grines CL, Bonow RO, Casey DE Jr, et al. Prevention of premature discontinuation of dual antiplatelet therapy in patients with coronary artery stents: a science advisory from the American Heart Association, American College of Cardiology, Society for Cardiovascular Angiography and Interventions, American College of Surgeons, and American Dental Association, with representation from the American College of Physicians. Catheter Cardiovasc Interv 2007;69:334-340. PMID: 17295287.

52. Khangura S, Gordon WL. Prasugrel as an alternative for clopidogrel--associated neutropenia. Can J Cardiol 2011 Nov-Dec;27(6):869.e9-11. doi:10.1016/j.cjca.2011.04.002. Epub 2011 Jul 24. PMID: 21791365.

53. Mehta SR. Aspirin and clopidogrel in patients with ACS undergoing PCI: CURE and PCI-CURE. J Invasive Cardiol 2003;15(suppl B):17B-20B.

54. Lutsep HL. MATCH results: implications for the internist. Am J Med 2006;119:526-527. PMID: 16750967.

55. Girtovitis F, Ntaios G, Baltatzi M, et al. Ticlopidine-induced myelosuppression spontaneously remitted after five years: a possible link with amlodipine coadministration. Intern Med J 2009 May;39(5):342-3. doi: 10.1111/j.1445-5994.2009.01924.x.

56. Kohli P, Udell JA, Murphy SA, et al. Discharge aspirin dose and clinical outcomes in patients with acute coronary syndromes treated with prasugrel versus clopidogrel: an analysis from the TRITON-TIMI 38 study (trial to assess improvement in therapeutic outcomes by optimizing platelet inhibition with prasugrel-thrombolysis in myocardial infarction 38). J Am Coll Cardiol 2014 Jan 28;63(3):225-32. doi:10.1016/j.jacc.2013.09.023. Epub 2013 Oct 16. PMID: 24140678.

57. Roffman DS. Developments in oral antiplatelet agents for the treatment of acute coronary syndromes: clopidogrel, prasugrel, and ticagrelor. J Pharm Pract 2015 Feb 8. pii: 0897190014568383. [Epub ahead of print] PMID: 25660584.

58. Drug Safety. July 2012, vol 5 issue 12: A1. Disponível em: http://www.mhra.gov.uk/Safetyinformation/DrugSafety/CON175429. Acesso em: 30.07.2012.

59. HIS-PROD Medicamentos: Histórico de Registro de Medicamentos. São Paulo: Optionline - Health Environment Legal Prevention & Safety. Disponível em: http://www.i-helps.com. Acesso em: 31.07.2012.

60. British Medical Association, Royal Pharmaceutical Society of Great Britain. British National Formulary. 63 ed. London: BMJ Publishing Group, APS Publishing, 2012. Disponível em: http://www.medicines-complete.com.Acesso em: 31.07.2012.

61. Klasco RK (Ed): Drug Interactions. Thomson MICROMEDEX, Greenwood Village, Colorado, USA. Disponível em: http://www.thomsonhc.com/. Acesso em: 02.08.2012.

62. Mega JL, Braunwald E, Wiviott SD, et al. N Engl J Med 2012;366(1):9-19.

63. The EINSTEIN—PE Investigators. Oral rivaroxaban for the treatment of symptomatic pulmonary embolism. N Engl J Med 2012;366(14):1287-1297.

64. Patel MR, Mahaffey KW, Garg J, et al; and the ROCKET AF Steering Committee, for the ROCKET AF Investigators. Rivaroxaban versus warfarin in nonvalvular atrial fibrillation. N Engl J Med 2011;365(10):883-891.

65. Agnelli G, Buller HR, Cohen A, Curto M, Gallus AS, Johnson M, Masiukiewicz U, Pak R, Thompson J, Raskob GE, Weitz JI; AMPLIFY Investigators. N Engl J Med 2013 Aug 29;369(9):799-808. doi: 10.1056/NEJMoa1302507. Epub 2013 Jul 1.

66. Depta JP, Bhatt DL. Antiplatelet therapy and proton pump inhibition: cause for concern? Curr Opin Cardiol 2012 Nov;27(6):642-50. doi:10.1097/HCO.0b013e32835830b6. PMID: 23075823.

67. Giugliano RP, McCabe CH, Antman EM, et al. Lower-dose heparin with fibrinolysis is associated with lower rates of intracranial hemorrhage. Am Heart J 2001;141:742-750. PMID: 11320361.

68. Heit JA, Colwell CW, Francis CW, et al. Comparison of the oral direct thrombin inhibitor ximelagatran with enoxaparin as prophylaxis against venous thromboembolism after total knee replacement: a phase 2 dose-finding study. Arch Intern Med 2001;161:2215-2221. PMID: 11575978.

69. Fitchett DH, Langer A, Armstrong PW, et al. Randomized evaluation of the efficacy of enoxaparin versus unfractionated heparin in high-risk patients with non-ST-segment elevation acute coronary syndromes receiving the glycoprotein IIb/IIIa inhibitor eptifibatide. Long-term results of the Integrilin and Enoxaparin Randomized Assessment of Acute Coronary Syndrome Treatment (INTERACT) trial. Am Heart J 2006;151:373-379. PMID: 16442903.

70. de Lemos JA, Blazing MA, Wiviott SD, et al. Enoxaparin versus unfractionated heparin in patients treated with tirofiban, aspirin and an early conservative initial management strategy: results from the A phase of the A-to-Z trial. Eur Heart J 2004;25:1688-1694.

71. Miyares MA, Davis KA. Direct-acting oral anticoagulants as emerging treatment options for heparin-induced thrombocytopenia. Ann Pharmacother 2015 Jun;49(6):735-739. Epub 2015 Apr 8. PMID: 25855702.

72. Bijsterveld NR, Peters RJ, Murphy SA, et al. Recurrent cardiac ischemic events early after discontinuation of short-term heparin treatment in acute coronary syndromes: results from the Thrombolysis in Myocardial Infarction (TIMI) 11B and Efficacy and Safety of Subcutaneous Enoxaparin in Non-Q-Wave Coronary Events (ESSENCE) studies. J Am Coll Cardiol 2003;42:2083-2089. PMID: 14680731.

73. Haines ST, Dager WE, Trujillo TC. Clinical and management challenges in preventing venous thromboembolism in health systems: a case--based panel discussion. Am J Health Syst Pharm 2010 May 15;67(10 Suppl 6):S26-30. doi:10.2146/ajhp100179. PMID: 20479089.

74. Chew DP, Bhatt DL, Kimball W, et al. Bivalirudin provides increasing benefit with decreasing renal function: a meta-analysis of randomized trials. Am J Cardiol 2003;92:919-923. PMID: 14556866.

75. Mahmoud A, Saad M, Elgendy AY, Abuzaid A, et al. Bivalirudin in percutaneous coronary intervention, is it the anticoagulant of choice? Cardiovasc Ther 2015 Apr 16. doi: 10.1111/1755-5922.12124. [Epub ahead of print]. PMID: 25879426.

76. Isenbarger DW, Resar JR. Drug-eluting versus third-generation bare metal stents: the US strategy. Int J Cardiovasc Intervent 2005;7:171-175. PMID: 16373262.

77. Tellez A, Seifert PS, Donskoy E, et al. Experimental evaluation of efficacy and healing response of everolimus-eluting stents in the familial hypercholesterolemic swine model: a comparative study of bioabsorbable versus durable polymer stent platforms. Coron Artery Dis 2014 May;25(3):198-207. doi: 10.1097/MCA.0000000000000099. PMID: 24642807.

78. Connolly M, Menown IB. Key advances in clinical cardiology. Adv Ther 2013;30(4):369-86. doi: 10.1007/s12325-013-0024-5. Epub 2013 Apr 9. PMID: 23579862.

79. Prasad SB, David T, Malaiapan Y, et al. Selective drug-eluting stent implantation for high-risk patients with acute ST-elevation myocardial infarction: rationale and safety. Catheter Cardiovasc Interv 2011;77(2):193-200. doi: 10.1002/ccd.22689. PMID: 20549694.

80. Feres F, Costa JR Jr, Abizaid A. Very late thrombosis after drug-eluting stents. Catheter Cardiovasc Interv 2006;68:83-88. PMID: 16763989.

81. Nebeker JR, Virmani R, Bennett CL, et al. Hypersensitivity cases associated with drug-eluting coronary stents: a review of available cases from the Research on Adverse Drug Events and Reports (RADAR) project. J Am Coll Cardiol. 2006;47:175-181. PMID: 16386683.

82. Sociedade Brasileira de Cardiologia, Sociedade Brasileira de Hipertensão, Sociedade Brasileira de Nefrologia. VI Diretrizes brasileiras de hipertensão arterial. Arq Bras Cardiol 2010;95(1supl.1):1-51.

83. Svetkey LP, Pollak KI, Yancy WS Jr, et al. Hypertension improvement project: randomized trial of quality improvement for physicians and lifestyle modification for patients. Hypertension 2009;54:1226-1233. PMID: 19920081.

84. National Institute for Health and Clinical Excellence (NICE). Hypertension: the clinical management of primary hypertension in adults. Clinical guidelines: methods, evidence and recommendations. [Cited in 2012 Feb 10]. Available from: http://www.nice.org.uk/nicemedia/live/13561/56008.pdf.

85. Ellison DH, Loffing J. Thiazide effects and adverse effects: insights from molecular genetics. Hypertension 2009;54:196-202. PMID: 19564550.

86. Opie LH, Kaplan N. Drugs for the heart. 7th ed. Philadelphia: Elsevier Saunders; 2009. p.88-111.

87. Reungjui S, Pratipanawatr T, Johnson RJ, et al. Do thiazides worsen metabolic syndrome and renal disease? The pivotal roles for hyperuricemia and hypokalemia. Curr Opin Nephrol Hypertens 2008;17:470-476. PMID: 18695387.

88. Lane DA, Lip GY. Treatment of hypertension in peripheral arterial disease. Cochrane Database Syst Rev. 2013 Dec 4;12:CD003075. doi: 10.1002/14651858.CD003075.pub3. PMID: 24307487.

89. Trullàs JC, Morales-Rull JL, Formiga F. Diuretic therapy in acute heart failure. Med Clin (Barc) 2014 Mar;142 Suppl 1:36-41. doi: 10.1016/S0025-7753(14)70081-8. PubMed PMID: 24930082.

90. Juurlink DN, Mamdani MM, Lee DS, et al. Rates of hyperkalemia after publication of the Randomized Aldactone Evaluation Study. N Engl J Med 2004;351:543-551. PMID: 15295047.

91. Yamabe M, Sanyal SN, Miyamoto S, et al. Three different bradycardic agents, zatebradine, diltiazem and propranolol, distinctly modify heart rate variability and QT-interval variability. Pharmacology 2007;80:293-303. PMID: 17690562.

92. Krum H, Shusterman N, MacMahon S, et al. Efficacy and safety of carvedilol in patients with chronic heart failure receiving concomitant amiodarone therapy. Australia/New Zealand Heart Failure Research Collaborative Group. J Card Fail1998;4:281-288. PMID: 9924849.

93. Rutten FH, Groenwold RH, Sachs AP, Grobbee DE, et al. []-blockers and all-cause mortality in adults with episodes of acute bronchitis: an observational study. PLoS One 2013 Jun 19;8(6):e67122. Print 2013. PMID: 23840599.

94. Stout SM, Nielsen J, Welage LS, Shea M, Brook R, Kerber K, et al. Influence of metoprolol dosage release formulation on the pharmacokinetic drug interaction with paroxetine. J Clin Pharmacol 2011;51(3):389-96. PMID: 20400652 DOI: http://dx.doi.org/10.1177/0091270010365559.

95. Baudhuin LM, Miller WL, Train L, Bryant S, Hartman KA, Phelps M, et al. Relation of ADRB1, CYP2D6, and UGT1A1 polymorphisms with dose of, and response to, carvedilol or metoprolol therapy in patients with chronic heart failure. Am J Cardiol 2010;106(3):402-8. PMID: 20643254 DOI: http://dx.doi.org/10.1016/j.amjcard.2010.03.041.

96. Dahlof B, Sever PS, Poulter NR, et al. ASCOT Investigators. Prevention of cardiovascular events with an antihypertensive regimen of amlodipine adding perindopril as required versus atenolol adding bendroflumethiazide as required, in the Anglo-Scandinavian Cardiac Outcomes Trial-Blood Pressure Lowering Arm ASCOT-BPLA): a multicentre randomized controlled trial. Lancet 2005;366:895-906.

97. Julius S, Kjeldsen SE, Weber M, et al. VALUE trial group. Outcomes in hypertensive patients at high cardiovascular risk treated with regimens based on valsartan or amlodipine: the VALUE randomized trial. Lancet 2004;363(9426):2022-31.

98. Zisaki A, Miskovic L, Hatzimanikatis V. Antihypertensive drugs metabolism: an update to pharmacokinetic profiles and computational approaches. Curr Pharm Des 2015;21(6):806-22. PMID: 25341854.

99. Amobi N, Guillebaud J, Smith CH. Comparative effects of T-type and L-type Ca(2+)-antagonists against noradrenaline-induced contractions of human vas deferens. BJU Int 2010 Aug;106(4):578-85. doi: 10.1111/j.1464-410X.2009.09092.x. PMID: 20002677.

100. Pillai U, Muzaffar J, Sen S, et al. Grapefruit juice and verapamil: a toxic cocktail. South Med J 2009;102:308-309. PMID: 19204629.

101. Gradman AH. LCZ696: The next step in improving RAS inhibition? Curr Hypertens Rep 2015 May;17(5):548. doi: 10.1007/s11906-015-0548-y. PMID: 25833460.

102. Weir MR, Rosenberger C, Fink JC. Pilot study to evaluate a water displacement technique to compare effects of diuretics and ACE inhibitors to alleviate lower extremity edema due to dihydropyridine calcium antagonists. Am J Hypertens 2001;14:963-968. PMID: 11587165.

103. Opie LH. Calcium channel blockers (calcium antagonists). In: Opie LH, Gersh BJ (eds). Drugs for the heart. 7th ed. Philadelphia: Elsevier Saunders; 2009. p. 59-87.

104. Egan A, Colman E. Weighting the benefits of high-dose simvastatin against the risk of myopathy. N Engl J Med 2011;365(4):285-7. DOI: http://dx.doi. org/10.1056/NEJMp1106689

105. Martin SS, Sperling LS, Blaha MJ, et al. Clinician-patient risk discussion for atherosclerotic cardiovascular disease prevention: importance to implementation of the 2013 ACC/AHA guidelines. J Am Coll Cardiol 2015 Apr 7;65(13):1361-1368. doi: 10.1016/j.jacc.2015.01.043. PMID: 25835448.

106. Page RL, Klem PM, Rogers C. Potential elevation of tacrolimus through concentrations with concomitant metronidazole therapy. Ann Pharmacother 2005;39:1109-1113. PMID: 15855244.

107. Bottiger Y, Sawe J, Brattstrom C, et al. Pharmacokinetic interaction between single oral doses of diltiazem and sirolimus in healthy volunteers. Clin Pharmacol Ther2001;69:32-40. PMID: 11180036.

108. Ma MK, Kwan LP, Mok MM, et al. Significant reduction of Tacrolimus through level after conversion from twice daily Prograf to once daily Advagraf in Chinese renal transplant recipients with or without concomitant diltiazem treatment. Ren Fail 2013 Aug;35(7):942-5. doi:10.3109/0886022X.2013.808134. PMID: 23815459.

109. Lavorini F, Chellini E, Innocenti M, Campi G, Egan CG, Mogavero S, Fontana GA. A crossover randomized comparative study of zofenopril and ramipril on cough reflex and airway inflammation in healthy volunteers. Cough 2014 Dec 24;10(1):7. doi: 10.1186/s12997-014-0007-5. eCollection 2014. PMID: 25632296.

110. Regulski M, Regulska K, Stanisz BJ, Murias M, Gieremek P, Wzgarda A, Niznik B. Chemistry and pharmacology of Angiotensin-converting enzyme inhibitors. Curr Pharm Des 2015;21(13):1764-75. PMID: 25388457.

111. Kostis JB, Shelton B, Gosselin G, et al. Adverse effects of enalapril in the Studies of Left Ventricular Dysfunction (SOLVD). SOLVD Investigators. Am Heart J 1996;131:350-355. PMID: 8579032.

112. Li EC, Heran BS, Wright JM. Angiotensin converting enzyme (ACE) inhibitors versus angiotensin receptor blockers for primary hyperten-

sion. Cochrane Database Syst Rev 2014 Aug 22;8:CD009096. doi: 10.1002/14651858.CD009096.pub2. PubMed PMID: 25148386.

113. Granger CB, McMurray JJ, Yusuf S, et al. Effects of candesartan in patients with chronic heart failure and reduced left-ventricular systolic function intolerant to angiotensin-converting-enzyme inhibitors: the CHARM-Alternative trial. Lancet 2003;362:772-76. PMID: 13678870.

114. Juhlin T, Bjorkman S, Hoglund P. Cyclooxygenase inhibition causes marked impairment of renal function in elderly subjects treated with diuretics and ACE-inhibitors. Eur J Heart Fail 2005;7:1049-1056. PMID: 16227143.

115. Filippatos G, Farmakis D, Parissis J, Lekakis J. Drug therapy for patients with systolic heart failure after the PARADIGM-HF trial: in need of a new paradigm of LCZ696 implementation in clinical practice. BMC Med 2015 Feb 18;13:35. doi: 10.1186/s12916-015-0272-0. PMID: 25849438.

116. Abe Y, Ota E, Harada H, et al. Species differences in the metabolism of ritobegron in vitro and assessment of potential interactions with transporters and cytochrome P450 enzymes. Pharmazie 2015 Jan;70(1):38-46. PMID: 25975097.

117. Zhang H, Unal H, Gati C, et al. Structure of the Angiotensin receptor revealed by serial femtosecond crystallography. Cell 2015 May 7;161(4):833-44. doi: 10.1016/j.cell.2015.04.011. PMID: 25913193.

118. Nakashima A, Kawashita H, Masuda N, et al. Identification of cytochrome P450 forms involved in the 4-hydroxylation of valsartan, a potent and specific angiotensin II receptor antagonist, in human liver microsomes. Xenobiotica 2005;35:589-602. PMID: 16192110.

119. Spinola AC, Almeida S, Filipe A, et al. Results of a single-center, single-dose, randomized-sequence, open-label, two-way crossover bioequivalence study of two formulations of valsartan 160-mg tablets in healthy volunteers under fasting conditions. Clin Ther 2009;31:1992-2001. PMID: 19843489.

120. Kamalakkannan V, Puratchikody A, Ramanathan L. Development and characterization of controlled release polar lipid microparticles of candesartan cilexetil by solid dispersion. Res Pharm Sci 2013 Apr;8(2):125-36. PMID: 24019822.

121. Stangier J, Su CA, Hendriks MG, et al. The effect of telmisartan on the steady-state pharmacokinetics of digoxin in healthy male volunteers. J Clin Pharmacol 2000;40:1373-1379. PMID: 11185636.

122. Parving HH, Persson F, Lewis JB, et al. Aliskiren combined with losartan in type 2 diabetes and nephropathy. N Engl J Med 2008;358:2433-2446. PMID: 18525041.

123. McMurray JJ, Pitt B, Latini R, et al. Effects of the oral direct renin inhibitor aliskiren in patients with symptomatic heart failure. Circ Heart Fail 2008;1:17-24. PMID: 19808266.

124. Vedove CD, Del Giglio M, Schena D, et al. Drug-induced lupus erythematosus. Arch Dermatol Res 2009;301:99-105. PMID: 18797892.

125. Pears SJ, Hennessy A, Lim S, Chau K, Yeung K, Heffernan S, Makris A. [104-POS]: Acute blood pressure response to antihypertensives after experimental preeclampsia. Pregnancy Hypertens 2015 Jan;5(1):56. doi: 10.1016/j.preghy.2014.10.110. PMID: 25787454.

126. Callen EC, Church CO, Hernandez CL, Thompson ED. Stevens-Johnson syndrome associated with oral minoxidil: a case report. J Nephrol 2007 Jan-Feb;20(1):91-3. PMID: 17347980.

127. Schilling R. Cardioversion of atrial fibrillation and the use of antiarrhythmic drugs. Heart. 2010;96:333-338. PMID: 19910286.

128. Shu J, Zhou J, Patel C, et al. Pharmacotherapy of cardiac arrhythmias – basic science for clinicians. Pacing Clin Electrophysiol 2009;32:1454-1465. PMID: 19744278.

129. Mörike K, Kivistö KT, Schaeffeler E, et al. Propafenone for the prevention of atrial tachyarrhythmias after cardiac surgery: a randomized, double-blind placebo-controlled trial. Clin Pharmacol Ther 2008 Jul;84(1):104-10. doi: 10.1038/sj.clpt.6100473. PMID: 18167502.

130. Heijman J, Voigt N, Ghezelbash S, et al. Calcium handling abnormalities as a target for atrial fibrillation therapeutics: How close to clinical implementation? J Cardiovasc Pharmacol 2015 Mar 27. [Epub ahead of print] PubMed PMID: 25830486.

131. Duncan WJ, Tyrrell MJ, Bharadwaj BB. Disopyramide as a negative inotrope in obstructive cardiomyopathy in children. Can J Cardiol 1991;7:81-86. PMID: 2049687.

132. Wang CC, Yeh SJ, Wen MS, et al. Worsening of vasovagal syncope after beta-blocker therapy. Chest 1994;106:963-965. PMID: 7915980.

133. Disopyramide: interactions with marcolide antibiotics. Prescrire Int 2001;10:151.

134. Echizen H, Tanizaki M, Tatsuno J, et al. Identification of CYP3A4 as the enzyme involved in the mono-N-dealkylation of disopyramide enantiomers in humans. Drug Metab Dispos 2000;28:937-944. PMID: 10901704.

135. Rubin RL. Drug-induced lupus. Expert Opin Drug Saf 2015 Mar;14(3):361-78. doi: 10.1517/14740338.2015.995089. PMID: 25554102.

136. Danielly J, DeJong R, Radke-Mitchell LC, et al. Procainamide-associated blood dyscrasias. Am J Cardiol 1994;74:1179-1180. PMID: 7977085.

137. Fichtl B, Doering W. The quinidine-digoxin interaction in perspective. Clin Pharmacokinet 1983;8:137-154. PMID: 6303672. Samer CF, Daali Y, Wagner M, et al. Genetic polymorphisms and drug

138. interactions modulating CYP2D6 and CYP3A activities have a major effect on oxycodone analgesic efficacy and safety. Br J Pharmacol 2010 Jun;160(4):919-30. doi: 10.1111/j.1476-5381.2010.00709.x. PMID: 20590588.

139. Momo K, Homma M, Osaka Y, Inomata S, Tanaka M, Kohda Y. Effects of mexiletine, a CYP1A2 inhibitor, on tizanidine pharmacokinetics and pharmacodynamics. J Clin Pharmacol 2010 Mar;50(3):331-7. doi: 10.1177/0091270009341961. PMID: 19789372.

140. Kusumoto M, Ueno K, Oda A, et al. Effect of fluvoxamine on the pharmacokinetics of mexiletine in healthy Japanese men. Clin Pharmacol Ther 2001;69:104-107. PMID: 11240973.

141. Trujillo TC, Nolan PE. Antiarrhythmic agents: drug interactions of clinical significance. Drug Saf 2000;23(6):509-32. PMID: 11144659.

142. Siegmund JB, Wilson JH, Imhoff TE. Amiodarone interaction with lidocaine. J Cardiovasc Pharmacol 1993;21:513-515. PMID: 7681893.

143. Aoki M, Okudaira K, Haga M, Nishigaki R, Hayashi M. Contribution of rat pulmonary metabolism to the elimination of lidocaine, midazolam, and nifedipine. Drug Metab Dispos 2010 Jul;38(7):1183-8. doi: 10.1124/dmd.110.032227. PMID: 20371639.

144. Packer DL, Munger TM, Johnson SB, et al. Mechanism of lethal proarrhythmia observed in the Cardiac Arrhythmia Suppression Trial: role of adrenergic modulation of drug binding. Pacing Clin Electrophysiol 1997;20:455-467. PMID: 9058849.

145. Unal S, Bayrakci B, Yasar U, et al. Successful treatment of propafenone, digoxin and warfarin overdosage with plasma exchange therapy and rifampicin. Clin Drug Investig 2007;27:505-508. PMID: 17563131.

146. Argenta C, Ferreira MA, Sander GB, et al. Short-term therapy with enoxaparin or unfractionated heparin for venous thromboembolism in hospitalized patients: utilization study and cost-minimization analysis. Value Health 2011 14(5 Suppl 1):S89-92. doi: 10.1016/j.jval.2011.05.017. PMID:21839908.

147. Funck-Brentano C, Becquemont L, Kroemer HK, et al. Variable disposition kinetics and electrocardiographic effects of flecainide during repeated dosing in humans: contribution of genetic factors, dose-dependent clearance, and interaction with amiodarone. Clin Pharmacol Ther 1994;55:256-269. PMID: 8143391.

148. Doki K, Homma M, Kuga K, et al. Effects of CYP2D6 genotypes on age--related change of flecainide metabolism: involvement of CYP1A2-

-mediated metabolism. Br J Clin Pharmacol 2009;68:89-96. PMID: 19660006.

149. O'Sullivan CJ, Sprenger M, Tueller D, et al. Coronary thromboembolic acute myocardial infarction due to paroxysmal atrial fibrillation occurring after non-cardiac surgery. BMJ Case Rep 2015 Mar 26;2015. pii: bcr2014208329. doi: 10.1136/bcr-2014-208329. PMID: 25814175.

150. Fuchs P, Vogel T, Lang PO. Anticoagulation in the aged patient with atrial fibrillation: What are prescribing cardiologists, geriatricians and general practitioners?. Rev Med Intern 2015 pii: S0248-8663(15)00429-4. doi:10.1016/j.revmed.2015.03.330. PubMed PMID: 25956749.

151. Boriani G, Laroche C, Diemberger I, et al. Asymptomatic atrial fibrillation: clinical correlates, management, and outcomes in the EORP-AF Pilot General Registry. Am J Med 2015;128(5):509-518.e2. doi:10.1016/j.amjmed.2014.11.026. PMID: 25534423.

152. Zulqarnain MA, Qureshi WT, O'Neal WT, et al. Mortality associated with QT and JT intervals at different levels of QRS duration (from the Third National Health and Nutrition Examination Survey). Am J Cardiol 2015. pii: S0002-9149(15)01044-9. doi: 10.1016/j.amjcard.2015.03.038. PMID: 25929581.

153. Ley SJ. How should we manage arrest following cardiac surgery? Semin Cardiothorac Vasc Anesth 2015 Jun;19(2):87-94. doi: 10.1177/1089253214568529. PMID: 25975593.

154. Shiga T, Tanaka T, Irie S, et al. Pharmacokinetics of intravenous amiodarone and its electrocardiographic effects on healthy Japanese subjects. Heart Vessels 2011;26(3):274-81. doi: 10.1007/s00380-010-0047-7. PMID: 21052689.

155. Oh E, Siddiqui N, Worringer E, et al. Acute amiodarone-induced lung toxicity. Am J Med Sci 2015;349(1):89. doi:10.1097/MAJ.0b013e318295d822. PMID: 24051954.

156. Spence MM, Polzin JK, Weisberger CL, Martin JP, Rho JP, Willick GH. Evaluation of a pharmacist-managed amiodarone monitoring program. J Manag Care Pharm 2011;17(7):513-22. PMID: 21870892.

157. Van Cott TE, Yehle KS, DeCrane SK, Thorlton JR. Amiodarone-induced pulmonary toxicity: case study with syndrome analysis. Heart Lung 2013;42(4):262-6. doi: 10.1016/j.hrtlng.2013.05.004. PMID: 23835168.

158. Ben Chaabane N, Hellara O, Safer L, Melki W, Bdioui F, Zakhama A, Saffar H. Cirrhosis with increased density of the liver: amiodarone-induced hepatotoxicity. Tunis Med 2012;90(6):487-8. PMID: 22693093.

159. Eskes SA, Wiersinga WM. Amiodarone and thyroid. Best Pract Res Clin Endocrinol Metab 2009;23:735-751. PMID: 19942150.

160. Lombardi A, Inabnet WB 3rd, Owen R, Farenholtz KE, Tomer Y. Endoplasmic reticulum stress as a novel mechanism in amiodarone-induced destructive thyroiditis. J Clin Endocrinol Metab 2015 Jan;100(1):E1-10. doi:10.1210/jc.2014-2745. PMID: 25295624.

161. Turk U, Turk BG, Yılmaz SG, et al. Amiodarone-induced multiorgan toxicity with ocular findings on confocal microscopy. Middle East Afr J Ophthalmol 2015;22(2):258-60. doi: 10.4103/0974-9233.154411. PMID: 25949090.

162. Enseleit F, Wyss CA, Duru F, et al. Images in cardiovascular medicine. The blue man: amiodarone-induced skin discoloration. Circulation 2006;113:e63.

163. Lee JY, Lee SY, Oh SJ, Lee KH, Jung YS, Kim SK. Assessment of drug-drug interactions caused by metabolism-dependent cytochrome P450 inhibition. Chem Biol Interact 2012;198(1-3):49-56. doi: 10.1016/j.cbi.2012.05.007. PMID: 22652334.

164. Silva R, Vilas-Boas V, Carmo H, et al. Modulation of P-glycoprotein efflux pump: induction and activation as a therapeutic strategy. Pharmacol Ther 2015 May;149:1-123. doi:10.1016/j.pharmthera.2014.11.013. PMID: 25435018.

165. Stahlmann R, Lode H. Safety considerations of fluoroquinolones in the elderly: an update. Drugs Aging 2010 Mar 1;27(3):193-209. doi: 10.2165/11531490-000000000-00000. PMID: 20210367.

166. Yamreudeewong W, DeBisschop M, Martin LG, et al. Potentially significant drug interactions of class III antiarrhythmic drugs. Drug Saf 2003;26:421-438. PMID: 12688833.

167. Wolf A, McGoldrick KE. Cardiovascular pharmacotherapeutic considerations in patients undergoing anesthesia. Cardiol Rev 2011;19(1):12-6. doi: 10.1097/CRD.0b013e3182000e11. PMID: 21135597.

168. Roughead EE, Kalisch LM, Barratt JD, et al. Prevalence of potentially hazardous drug interactions amongst Australian veterans. Br J Clin Pharmacol 2010;70(2):252-7. doi: 10.1111/j.1365-2125.2010.03694.x. PMID: 20653678.

169. Rosa GM, Bianco D, Parodi A, et al. Pharmacokinetic and pharmacodynamic profile of dronedarone, a new antiarrhythmic agent for the treatment of atrial fibrillation. Expert Opin Drug Metab Toxicol 2014;10(12):1751-64. doi: 10.1517/17425255.2014.974551. PMID: 25349898.

170. Guerra F, Hohnloser SH, Kowey PR, et al. Efficacy and safety of dronedarone in patients previously treated with other antiarrhythmic agents. Clin Cardiol 2014;37(12):717-24. doi: 10.1002/clc.22342. PMID: 25470298.

171. Lafuente-Lafuente C, Valembois L, Bergmann JF, et al. Antiarrhythmics for maintaining sinus rhythm after cardioversion of atrial fibrillation. Cochrane Database Syst Rev 2015;3:CD005049. doi: 10.1002/14651858.CD005049.pub4.PMID: 25820938.

172. Kober L, Torp-Pedersen C, McMurray JJ, et al. Increased mortality after dronedarone therapy for severe heart failure. N Engl J Med 2008;358:2678-2687. PMID: 18565860.

173. Löbe S, Salmáš J, John S, et al. Usefulness of dronedarone in patients with atrial arrhythmias. Am J Cardiol 2013;111(9):1311-4. doi: 10.1016/j.amjcard.2012.12.057. PMID: 23465099.

174. Taddei S. Combination therapy in hypertension: what are the best options according to clinical pharmacology principles and controlled clinical trial evidence? Am J Cardiovasc Drugs 2015 Apr 8. [Epub ahead of print] PMID:25850749.

175. Frick M, Darpo B, Ostergren J, et al. The effect of oral magnesium, alone or as an adjuvant to sotalol, after cardioversion in patients with persistent atrial fibrillation. Eur Heart J 2000;21:1177-1185. PMID: 10924301.

176. Marill KA, Wolfram S, Desouza IS, et al. Adenosine for wide-complex tachycardia: efficacy and safety. Crit Care Med 2009;37:2512-2518. PMID: 19623049.

177. Trohman RG. Adenosine for diagnosis of wide QRS tachycardia: rapid infusion for an easier conclusion. Crit Care Med 2009;37:2651-2652. PMID: 19687635.

178. Beltowski J, Wojcicka G, Jamroz-Wisniewska A. Adverse effects of statins —mechanisms and consequences. Curr Drug Saf 2009;4:209-228. PMID: 19534648.

179. Russo MW, Scobey M, Bonkovsky HL. Drug-induced liver injury associated with statins. Semin Liver Dis 2009;29:412-422. PMID: 19826975.

180. Pfefferkorn JA. 'Muscle-sparing' statins: preclinical profiles and future clinical use. Curr Opin Investig Drugs 2009;10:245-252. PMID: 19333882.

181. Flowers N, Hartley L, Todkill D, Stranges S, Rees K. Co-enzyme Q10 supplementation for the primary prevention of cardiovascular disease. Cochrane Database Syst Rev 2014;12:CD010405. doi: 10.1002/14651858.CD010405.pub2. PMID: 25474484.

182. Cefali EA, Simmons PD, Stanek EJ, et al. Aspirin reduces cutaneous flushing after administration of an optimized extended-release niacin formulation. Int J Clin Pharmacol Ther 2007;45:78-88. PMID: 17323787.

183. Ip CK, Jin DM, Gao JJ, et al. Effects of add-on lipid-modifying therapy on top of background statin treatment on major cardiovascular events: a meta-analysis of randomized controlled trials. Int J Cardiol 2015;191:138-148. doi: 10.1016/j.ijcard.2015.04.228. [Epub ahead of print] PMID: 25965621.

184. Bays HE, McGovern ME. Time as a variable with niacin extended-release/lovastatin vs. atorvastatin and simvastatin. Prev Cardiol 2005;8:226-233. PMID: 16230877.

185. Zsíros N, Bodor M, Varga V, et al. The c.-133A > G polymorphism in NPC1L1 gene influences the efficacy of ezetimibe monotherapy on apolipoprotein A1 in hyperlipidemic patients. Pharmazie 2014;69(6):424-9. PMID: 24974575.

186. Sujana KS, Lahey KA, Day A, et al. Comparison of the efficacy of administering a combination of ezetimibe plus fenofibrate versus atorvastatin monotherapy in the treatment of dyslipidemia. Lipids Health Dis 2009;8:56.

187. Serrano G, Fortea JM, Latasa JM, et al. Photosensitivity induced by fibric acid derivatives and its relation to photocontact dermatitis to ketoprofen. J Am Acad Dermatol 1992;27:204-208. PMID: 1430357.

188. Mosca L, Banka CL, Benjamin EJ, et al. Evidence-based guidelines for cardiovascular disease prevention in women: 2007 update. J Am Coll Cardiol 2007;49:1230-1250. PMID: 17367675.

189. Holstein A, Beil W. Oral antidiabetic drug metabolism: pharmacogenomics and drug interactions. Expert Opin Drug Metab Toxicol 2009;5(3):225-41. DOI: http://dx.doi.org/10.1517/17425250902806424.

190. Chadha R, Bhandari S, Arora P, et al. Characterization, quantification and stability of differently prepared amorphous forms of some oral hypoglycaemic agents. Pharm Dev Technol 2013;18(2):504-14. doi:10.3109/10837450.2012.723719. PMID: 23061933.

191. Elliot DJ, Suharjono, Lewis BC, Gillam EM, Birkett DJ, Gross AS, et al. Identification of the human cytochromes P450 catalysing the rate-limiting pathways of gliclazide elimination P450 catalysing the rate-limiting pathways of gliclazide elimination. Br J Clin Pharmacol 2007;64(4):450-7. PMID: 17517049 DOI: http://dx.doi.org/10.1111/j.1365-2125.2007.02943.x.

192. Niemi M, Backman JT, Neuvonen M, Neuvonen PJ, Kivistö KT. Effects of rifampin on the pharmacokinetics and pharmacodynamics of glyburide and glipizide. Clin Pharmacol Ther 2001;69(6):400-6. PMID: 11406737 DOI: http:// dx.doi.org/10.1067/mcp.2001.115822.

193. Appel S, Rüfenacht T, Kalafsky G, Tetzloff W, Kallay Z, Hitzenberger G, et al. Lack of interaction between fluvastatin and oral hypoglycemic agents in healthy subjects and in patients with non-insulin-dependent diabetes mellitus. Am J Cardiol 1995;76(2):29A-32A. PMID: 7604792.

194. Roberge RJ, Kaplan R, Frank R, Fore C. Glyburide-ciprofloxacin interaction with resistant hypoglycemia. Ann Emerg Med 2000;36(2):160-3. DOI: http://dx.doi.org/10.1067/ mem.2000.108617.

195. Kubacka RT, Antal EJ, Juhl RP. The paradoxical effect of cimetidine and ranitidine on glibenclamide pharmacokinetics and pharmacodynamics. Br J Clin Pharmacol 1987;23(6):743-51. PMID: 3111514 DOI: http://dx.doi. org/10.1111/j.1365-2125.1987.tb03110.x.

196. Kirchheiner J, Brockmöller J, Meineke I, Bauer S, Rohde W, Meisel C, et al. Impact f CYP2C9 amino acid polymorphisms on glyburide kinetics and on the insulin and glucose response in healthy volunteers. Clin Pharmacol Ther 2002;71(4):286-96. PMID: 11956512 DOI: http:// dx.doi.org/10.1067/mcp.2002.122476.

197. Galani V, Vyas M. In vivo and In vitro Drug Interactions Study of Glimepride with Atorvastatin and Rosuvastatin. J Young Pharm 2010;2(2):196-200. DOI: http://dx.doi. org/10.4103/0975-1483.63169.

198. Kidd RS, Straughn AB, Meyer MC, Blaisdell J, Goldstein JA, Dalton JT. Pharmacokinetics of chlorpheniramine, phenytoin, glipizide and nifedipine in an individual homozygous for the CYP2C9*3 allele. Pharmacogenetics 1999;9(1):71-80. DOI: http://dx.doi.org/10.1097/00008571-199902000-00010.

199. Chen M, Hu C, Jia W. Pharmacogenomics of glinides. Pharmacogenomics 2015;16(1):45-60. doi: 10.2217/pgs.14.152. PMID: 25560470.

200. Meillet L. [New medications for patients with type 2 diabetes]. Soins 2014;(789):15-8. PMID: 25518129.

201. Christensen MM, Højlund K, Hother-Nielsen O, et al. Steady-state pharmacokinetics of metformin is independent of the OCT1 genotype in healthy volunteers. Eur J Clin Pharmacol 2015;71(6):691-7. doi: 10.1007/s00228-015-1853-8. PMID: 25939711.

202. Alsheikh-Ali AA, Karas RH. Adverse events with concomitant amiodarone and statin therapy. Prev Cardiol 2005;8(2):95-7. DOI: http://dx.doi.org/10.1111/j.1520-037X.2005.4060.x.

203. Jaakkola T, Laitila J, Neuvonen PJ, Backman JT. Pioglitazone is metabolised by CYP2C8 and CYP3A4 in vitro: potential for interactions with CYP2C8 inhibitors. Basic Clin Pharmacol Toxicol 2006;99(1):44-51. PMID: 16867170 DOI: http:// dx.doi.org/10.1111/j.1742-7843.2006. pto_437.x.

204. Lachin JM, Viberti G, Zinman B, et al. Renal function in type 2 diabetes with rosiglitazone, metformin, and glyburide monotherapy. Clin J Am Soc Nephrol 2011;6(5):1032-40. doi: 10.2215/CJN.09291010. PMID: 21454723.

205. Takagi T, Okura H, Kobayashi Y, et al. A prospective, multicenter, randomized trial to assess efficacy of pioglitazone on in-stent neointimal suppression in type 2 diabetes: POPPS (Prevention of In-Stent Neointimal Proliferation by Pioglitazone Study). JACC Cardiovasc Interv 2009;2:524-531. PMID: 19539256.

206. U.S. Food and Drug Admnistration. Protecting and promoting your health. [Cited in 2012 Dec 11]. Available from: http://www.accessdata.fda.gov/drugsatfda_docs/nda/2011/201280Orig1s000ClinPharmR.pdf.

207. Scheen AJ. Dipeptidylpeptidase-4 inhibitors (gliptins): focus on drug-drug interactions. Clin Pharmacokinet 2010;49(9):573-88. DOI: http://dx.doi. org/10.2165/11532980-000000000-00000.

208. Blech S, Ludwig-Schwellinger E, Gräfe-Mody EU, Withopf B, Wagner K. The metabolism and disposition of the oral dipeptidyl peptidase-4 inhibitor, linagliptin, in humans. Drug Metab Dispos 2010;38(4):667-78. PMID: 20086031 DOI: http://dx.doi.org/10.1124/dmd.109.031476.

209. Boucher BJ. Renal failure and rhabdomyolysis associated with sitagliptin and simvastatin use. But what about the amiodarone? Diabet Med 2009 Feb;26(2):192-3.doi: 10.1111/j.1464-5491.2008.02659.x. PMID: 19236630.

ENVELHECIMENTO E SISTEMA CARDIOVASCULAR

89

Amit Nussbacher
João Batista Serro-Azul
Humberto Pierri

1 IMPACTO DO ENVELHECIMENTO SOBRE O SISTEMA CARDIOVASCULAR

1.1 DEMOGRAFIA E EPIDEMIOLOGIA

Os idosos são o segmento de mais rápido crescimento populacional, inclusive no Brasil. O IBGE projeta que o número de brasileiros com mais de 65 anos de idade quadruplicará de 14,9 milhões (7,4% da população total) em 2013 para 58,4 milhões (26,7% da população) em 2060. Teremos a sexta maior população de idosos do mundo. Está em curso uma mudança radical na distribuição de nossa pirâmide populacional. Estamos mudando de uma população predominantemente jovem para uma de preponderância muito mais velha. Enquanto em 2000, 41% dos brasileiros tinham menos de 20 anos de idade e apenas menos de 6% mais de 65 anos, em 2060 isso mudará drasticamente, com mais de 1 em cada 4 brasileiros acima de 65 e menos de 1 em 5 mais abaixo de 20 anos.[1] Isso terá um enorme impacto em termos de prioridades de saúde para a população. A população idosa é a que tem a maior prevalência de doenças cardiovasculares e, aspecto ainda mais importante, elas são a principal causa de morbidade e mortalidade entre os idosos.

1.2 HETEROGENEIDADE DA POPULAÇÃO IDOSA E IMPORTÂNCIA DA IDADE BIOLÓGICA

Talvez um dos principais conceitos relativos ao envelhecimento é a compreensão da imensa **heterogeneidade biológica** que existe neste grupo, explicada por vários fatores, entre os quais predisposição genética, estado de condicionamento físico (maior prevalência de inatividade física entre os idosos) e a presença ou não de comorbidades tanto gerais como cardiovasculares (por vezes, clinicamente manifestas, mas, muitas vezes, silenciosas). Assim, algumas pessoas chegam muito saudáveis aos 80 ou mesmo 90 anos (no chamado envelhecimento bem-sucedido), enquanto outras são muito doentes em uma idade bem mais jovem. Os idosos não devem ser considerados apenas com base em sua **idade cronológica** para determinar se estão aptos a submeter-se a testes ou tratamentos (procedimentos invasivos, especialmente). Outrossim, essas decisões devem ser baseadas em uma avaliação cuidadosa de sua **saúde biológica**.

1.3 VULNERABILIDADE E DIMINUIÇÃO DE RESERVA

O estado clínico de um indivíduo é consequência direta do impacto dos três processos distintos mencionados, ou seja:

1. alterações cardiovasculares associadas ao envelhecimento em si, ou seja, independentes da presença de doença (predisposição genética);
2. modificações no estilo de vida (particularmente, a maior prevalência de descondicionamento físico); e
3. maior prevalência de doença cardiovascular, em especial de doença aterosclerótica (com uma prevalência ainda maior de doença silenciosa, não manifesta clinicamente).

Todos os três fatores convergem para aumentar a vulnerabilidade do idoso e reduzir a reserva biológica para estressores tanto fisiológicos como patológicos (Figura 89.1).

1.4 DOENÇA ATEROSCLERÓTICA: MUITO PREVALENTE, MAS FREQUENTEMENTE SILENCIOSA

Estudos de autópsia da década de 1950 já demonstravam o aumento exponencial da prevalência de doença aterosclerótica coronária com a idade, estando presente em cerca de 3 em cada 4 septuagenários[2,3] (Figura 89.2). No entanto, apenas 10 a 30% dos idosos têm a doença arterial coronária clinicamente manifesta. Essa disparidade anatomoclínica é o resultado de subdiagnóstico. A maioria dos idosos tem doença arterial coronária silenciosa. Triagem cuidadosa com testes mais sensíveis, tal como

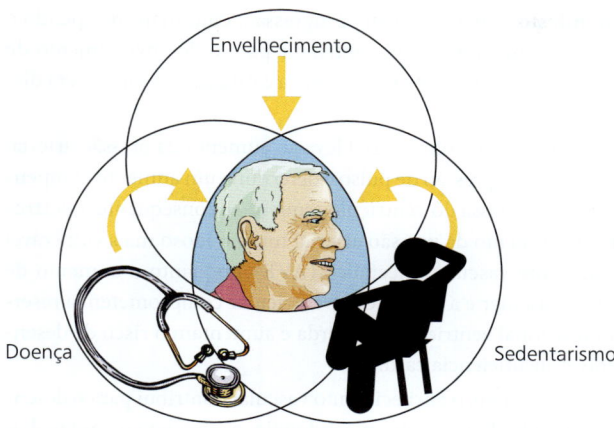

FIGURA 89.1 As alterações observadas em um indivíduo idoso são resultado final da interação entre o impacto das doenças mais prevalentes nesta faixa etária e que podem estar presentes mesmo que silenciosas ou clinicamente não evidentes (manifestas), mudanças no estilo de vida comuns nesta faixa etária, especialmente descondicionamento físico e mudanças determinadas pelo processo de envelhecimento em si.

cintilografia de perfusão miocárdica, é capaz de detectar isquemia miocárdica silenciosa em uma grande proporção de idosos assintomáticos.[4] Mais recentemente, estudos de coronariotomografia demonstraram o avanço do escore de cálcio com a idade, indicando doença aterosclerótica progressiva.[5]

1.5 ALTERAÇÕES CARDIOVASCULARES ASSOCIADAS AO ENVELHECIMENTO

Como mencionado, é muito difícil discernir as mudanças no sistema cardiovascular verdadeiramente resultantes do processo de envelhecimento das decorrentes de alterações frequentes observadas em idosos em consequência de mudanças no estilo de vida (descondicionamento físico) ou de doenças altamente prevalentes (especialmente hipertensão e doença aterosclerótica). Dados de células isoladas, de estudos com animais e em voluntários saudáveis do *Baltimore Longitudinal Study on Aging* rigorosamente selecionados para descartar isquemia silenciosa, indicam que diversas mudanças ocorrem no sistema cardiovascular em função do envelhecimento propriamente dito.

1.5.1 Contratilidade

A capacidade intrínseca do miócito de gerar força parece não ser afetada pela idade. Esta também não altera[6] a resposta de força dos miofilamentos ao Ca^{++} (Figura 89.3).

1.5.2 Prolongamento do potencial de ação

A duração do potencial de ação transmembrana é aproximadamente duas vezes mais prolongada no músculo cardíaco isolado de ratos senescentes de 24 meses em comparação ao de jovens ratos adultos de 6 a 8 meses[7-9] (Figura 89.4). A taxa de recaptação

de Ca^{++} pelo retículo sarcoplasmático diminui no miocárdio senescente e pode explicar, em parte, o transiente de cálcio prolongado[10,11] (Figura 89.5). Isso resulta em prolongamento do relaxamento miocárdico (Figura 89.6).

1.5.3 Redução da resposta beta-adrenérgica

Ocorre um declínio progressivo na capacidade de resposta beta-adrenérgica com a idade. Como resultado, há uma redução

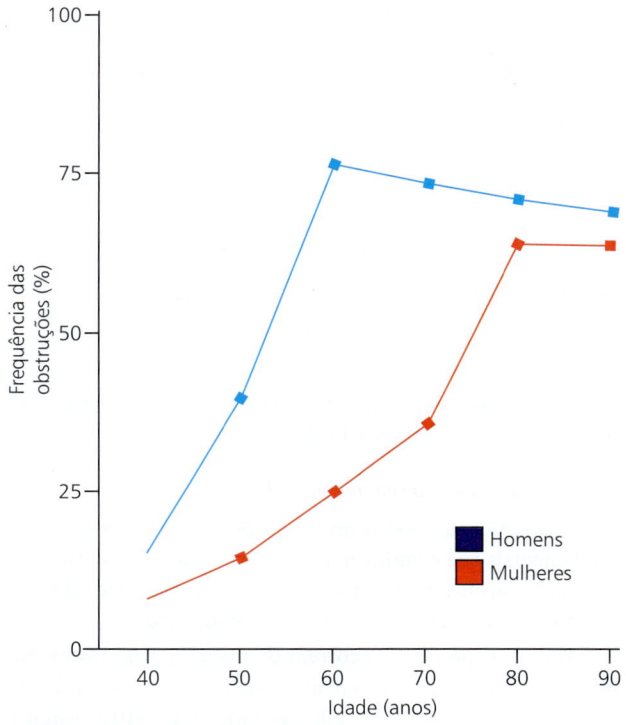

FIGURA 89.2 Prevalência de obstruções coronárias em função da idade em estudos de autópsia da década de 1950.

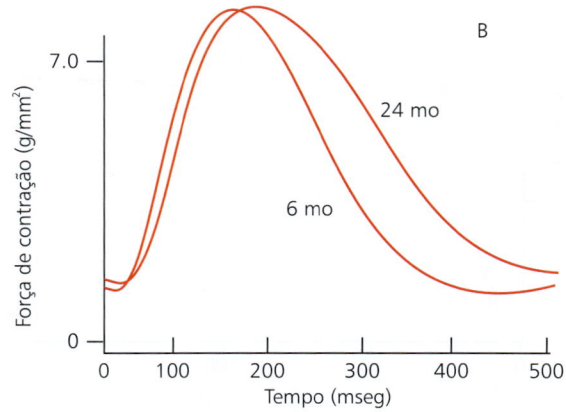

FIGURA 89.3 Alterações na força de contração com a idade.

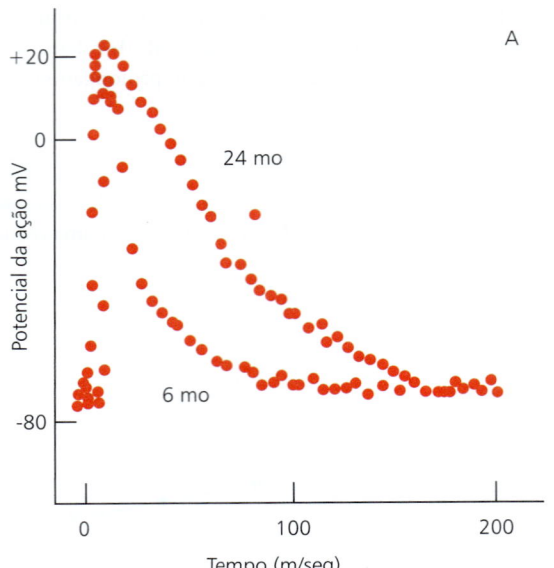

FIGURA 89.4 Alterações no potencial de ação com a idade.

na resposta cronotrópica, inotrópica e vasodilatadora beta-adrenérgica mediada, por exemplo, durante o exercício.

1.5.4 Alterações no sistema vascular

Provavelmente, os dois principais processos fisiopatológicos fundamentais que culminam nas alterações cardiovasculares relacionadas ao envelhecimento são o enrijecimento arterial e disfunção endotelial que ocorre nos vasos sanguíneos.

Ambos os processos ocorrem de maneira progressiva. No início, permanecem clinicamente despercebidos por um longo período de tempo ("**envelhecimento não clinicamente manifesto**"), mas, com sua progressão, culminam rompendo a barreira subclínica para contribuir para o desenvolvimento de doença isquêmica e de insuficiência cardíaca, conforme será discutido a seguir.

O enrijecimento arterial leva ao aumento da pressão arterial sistólica e da pressão de pulso e determina um aumento compensatório da massa do ventrículo esquerdo e consequente hipertrofia. O aumento da pressão arterial torna o idoso mais vulnerável a acidente vascular encefálico (AVE), enquanto o aumento de carga vascular e a hipertrofia ventricular comprometem a reserva funcional ventricular esquerda e aumentam o risco de desenvolver insuficiência cardíaca.

Além disso, o enrijecimento vascular contribui para o desenvolvimento de alterações no endotélio, que acelera o desenvolvimento de doença aterosclerótica e aumenta a vulnerabilidade para o desenvolvimento de isquemia tanto coronária como cerebral (Figura 89.7).

1.5.4.1 Enrijecimento arterial e aumento da pós-carga

A principal mudança no sistema cardiovascular relacionada ao envelhecimento é o processo de enrijecimento arterial levando a um aumento da pós-carga e contribuindo para o desenvolvimento de hipertrofia ventricular esquerda.

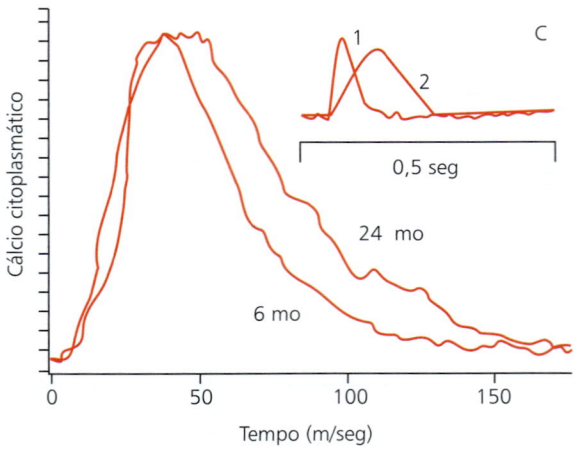

FIGURA 89.5 Alterações na força de contração com a idade.

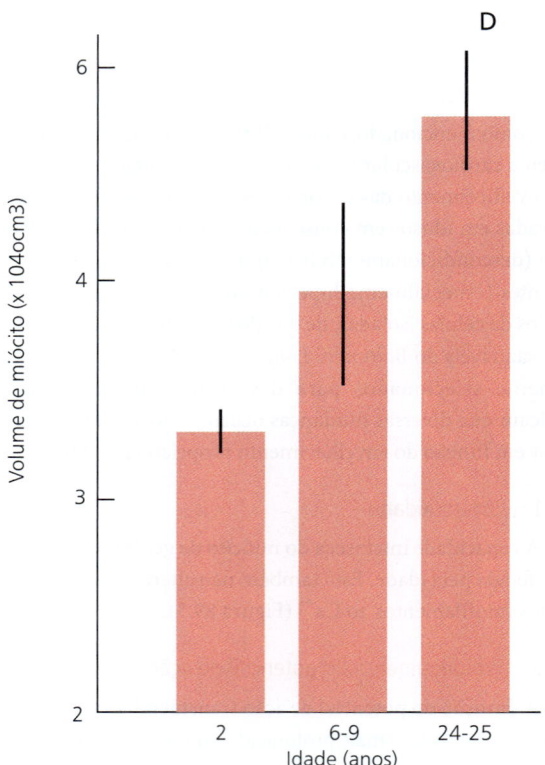

FIGURA 89.6 Alterações na força de contração com a idade.

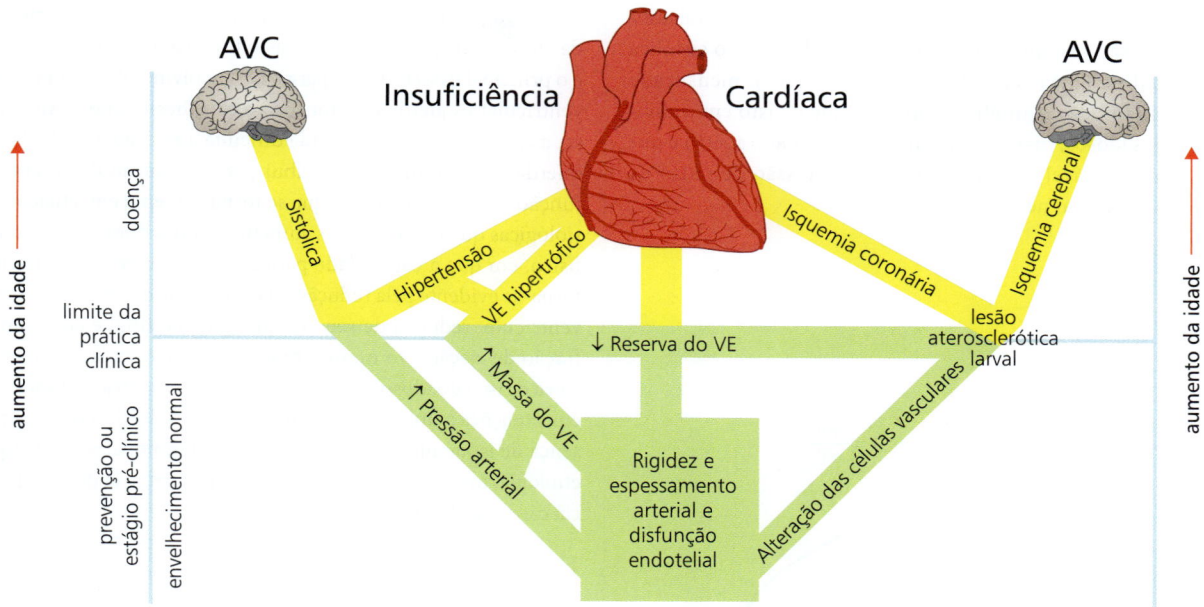

FIGURA 89.7 Alterações no sistema vascular são a base da vulnerabilidade ao desenvolvimento de doença cardiovascular. Os dois processos fundamentais são o enrijecimento vascular e a disfunção endotelial. Ambos levam a alterações que permanecem clinicamente indetectáveis por muito tempo, mas acabam rompendo a barreira para o desenvolvimento de doença clinicamente manifesta. O enrijecimento arterial provoca a elevação da pressão arterial sistólica e de pulso e consequente aumento de massa ventricular esquerda e aumento do risco de ocorrência de AVE e insuficiência cardíaca. A disfunção endotelial leva ao desenvolvimento de doença vascular aterosclerótica e aumento de risco de de isquemias miocárdica e cerebral.

A pós-carga vascular representa a carga imposta pelo sistema vascular ao ventrículo para ejetar sangue e pode ser avaliada pela relação entre pressão e fluxo. Quanto maior a pós-carga, mais pressão é gerada para atingir um determinado fluxo. Vários aspectos do sistema vascular contribuem para essa carga. Frequentemente, apenas a resistência vascular é medida porque: 1) ela é o principal componente da pós-carga vascular; 2) os outros componentes são de difícil mensuração no cenário clínico. No entanto, a resistência vascular é somente um dos componentes da pós-carga, seu componente não pulsátil, medindo a relação entre os componentes não pulsáteis de pressão (pressão arterial média) e fluxo (média de fluxo sanguíneo, isto é, o débito cardíaco). Porém, a natureza pulsátil com que tanto pressão como fluxo ocorrem no sistema cardiovascular, oscilando ao longo do ciclo cardíaco, gera outros componentes que dificultam a ejecção do sangue pelo ventrículo, os componentes pulsáteis da pós-carga vascular. Esses componentes representam a rigidez das artérias de grande e médio calibre, bem como o impacto do retorno precoce de ondas refletidas da periferia do sistema arterial para a raiz da aorta.[12-16]

Os componentes pulsáteis da carga vascular aumentam substancialmente com a idade. Enquanto a resistência vascular sistêmica aumenta na ordem de 20% da 2ª 6ª década de vida, a carga pulsátil se eleva 140%.[14,16] Isso decorre do enrijecimento das paredes das artérias de grande e médio porte. Esse processo relacionado ao envelhecimento é independente da doença aterosclerótica, mas resulta do desgaste acumulado ao longo dos anos do sangue ejetado impactando as paredes dos vasos, levando à ruptura das complacentes fibras de elastina das paredes arteriais e sua substituição por fibras de colágeno menos distensíveis.[17-19]

O enrijecimento arterial eleva a pressão arterial na raiz da aorta e artérias centrais tanto direta como indiretamente (Figura 89.8).

1. Diretamente: com a redução da complacência arterial, há um maior aumento da pressão para um dado fluxo de sangue ejetado, responsável pelo aumento no componente inicial de pressão arterial (Figura 89.8, ponto 1).

2. Indiretamente: o enrijecimento arterial acelera a velocidade da onda de pulso pelo sistema arterial a partir da raiz da aorta até a periferia dos leitos vasculares e leva ao retorno precoce de ondas refletidas da periferia de volta à raiz da aorta. Quando o ventrículo esquerdo ejeta sangue na raiz da aorta, ondas de pressão e fluxo se propagam da raiz da aorta para a periferia. Como o sistema vascular não é homogêneo, o calibre dos vasos diminui e o tônus vascular aumenta progressivamente da raiz da aorta para a periferia. Isso provoca a *mismatch* de impedância, especialmente na periferia de cada leito vascular e resulta na geração de ondas refletidas que retornam da periferia para a raiz da aorta. Com o aumento a velocidade da onda de pulso, ondas refletidas passam a retornar muito

precocemente no ciclo cardíaco, ainda no período sistólico, e são responsáveis pelo aumento de pressão sistólica final na aorta central (Figura 89.8, "DP"), mensurado pelo índice de amplificação (IA), que é visto em indivíduos idosos, mas não nos mais jovens (Figura 89.9) e que é responsável por mais de 20% da pressão de pulso da aorta central nesses indivíduos.

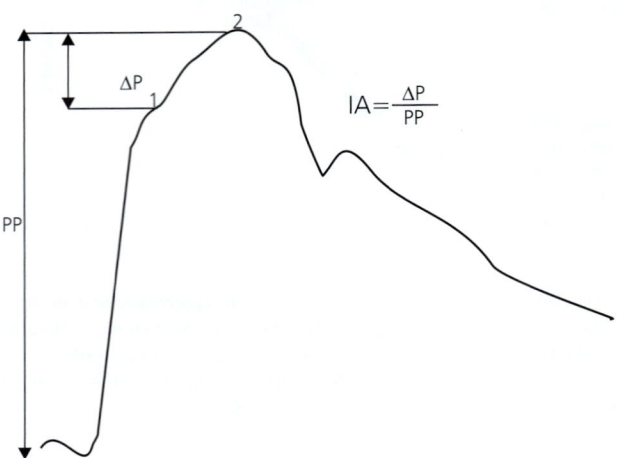

FIGURA 89.8 O índice de amplificação (IA) mede a amplificação (ΔP) da pressão de pulso (PP) determinada pelo retorno precoce das ondas refletidas.

ENVELHECIMENTO - CURVA DE PRESSÃO

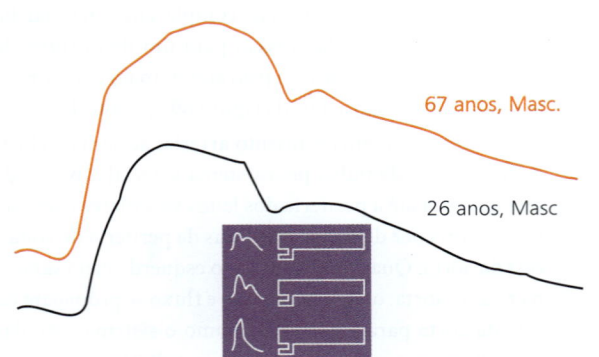

FIGURA 89.9 Alteração na curva de pressão de uma artéria central (carótida) com a idade em decorrência do enrijecimento arterial. O enrijecimento arterial resulta em aceleração da velocidade de propagação da onda de pulso e retorno precoce de ondas refletidas, conforme representado no destaque. Note a inflexão na porção ascendente e o aumento secundário de pressão observado na curva do indivíduo de 67 anos de idade, mas não no de 26.

O enrijecimento arterial, portanto, é o principal determinante da elevação da pressão arterial sistólica. O aumento da pós-carga é o principal determinante para o desenvolvimento de hipertrofia ventricular esquerda relacionada ao envelhecimento.[20] Além disso, a carga vascular aumentada dificulta a ejecção ventricular esquerda e, desse modo, contribui para a redução da reserva de função de bomba cardíaca que se torna evidente em situações fisiológicas que requerem tais aumentos, como durante o exercício físico, em que a capacidade para aumentar a ejeção ventricular torna-se evidente pela redução da capacidade de esvaziamento do ventrículo, redução de seu volume sistólico final e aumento da fração de ejeção. Do mesmo modo, a carga vascular aumentada eleva o risco do idoso desenvolver disfunção ventricular esquerda em situações patológicas comuns nessa faixa etária, como na presença de isquemia miocárdica ou de cardiomiopatia de qualquer etiologia, tornando-o mais vulnerável à ocorrência de insuficiência cardíaca (Figura 89.7).

1.5.5 Disfunção diastólica

Enquanto a função sistólica basal (em repouso) não se altera com o envelhecimento, não havendo alterações na contratilidade ventricular esquerda ou índices de função sistólica como fração de ejeção ou débito cardíaco, a função diastólica decai com o envelhecimento. Tanto a complacência ventricular (um processo passivo) como o relaxamento ventricular (um processo ativo) dependente de ATP são comprometidos pelo envelhecimento em si e por estados patológicos muito prevalentes nesta faixa etária. Processos relacionados ao envelhecimento que comprometem o relaxamento e a complacência ventriculares incluem relaxamento prolongado (Figura 89.6) e hipertrofia ventricular esquerda (Figura 89.7). Estes são exponenciados na presença de isquemia, que é muitas vezes presente (alta prevalência nos idosos), mesmo que a respectiva manifestação clínica não seja frequente. Ademais, outras patologias habituais nesta faixa etária também levam à hipertrofia ainda mais acentuada do ventrículo esquerdo, como hipertensão arterial e estenose aórtica. O desenvolvimento de fibrilação atrial e a perda do *kick* atrial comprometem ainda mais a função diastólica.

Função diastólica comprometida aumenta a vulnerabilidade ao desenvolvimento de insuficiência cardíaca. Até 40% dos idosos com insuficiência cardíaca sintomática têm função sistólica com fração de ejeção preservadas. Deve-se ter em mente que sintomas congestivos (dispneia) associados à insuficiência cardíaca estão mais relacionados a aumento de Pd_2 (e, portanto, à função diastólica) do que a índices da função sistólica, como baixo débito cardíaco ou fração de ejeção.

1.6 COMO AS ALTERAÇÕES NO SISTEMA CARDIOVASCULAR RELACIONADAS AO ENVELHECIMENTO CONVERGEM PARA O COMPROMETIMENTO DA RESERVA FUNCIONAL

Uma das características fundamentais do envelhecimento é a redução da reserva funcional. Assim, no sistema cardiovascular, a função basal (em repouso) é preservada, mas a reserva está comprometida, tal como durante o exercício. Em repouso, a fração de ejeção do ventrículo esquerdo e o débito cardíaco permanecem normais. No entanto, a reserva funcional reduzida torna-se evidente em situações que exigem um aumento do débito cardíaco, como durante o exercício, quando a capacidade de aumentar o débito cardíaco é menor do que em indivíduos mais jovens. Essa reserva funcional reduzida é resultado das mudanças que ocorrem no sistema cardiovascular já descritos. A interação dessas alterações resulta nessa capacidade de reserva funcional comprometida, como será discutido.

1.6.1 Comprometimento da resposta beta-adrenérgica altera os mecanismos responsáveis pelo aumento do débito cardíaco durante o exercício, com dilatação diastólica do ventrículo esquerdo e dependência no mecanismo de Frank-Starling

Os mecanismos pelos quais o débito cardíaco pode ser aumentado são quatro:

1. aumento da contratilidade;
2. aumento da frequência cardíaca;
3. vasodilatação com redução da pós-carga; e
4. aumento do retorno venoso, com consequente aumento volume diastólico final do ventrículo esquerdo (mecanismo de Frank-Starling).

Todos eles, com a exceção do último, são mediados por liberação de catecolaminas. O envelhecimento está associado à redução na resposta cardiovascular a estímulos beta-adrenérgicos. O número e a afinidade de betarreceptores é reduzido com a idade. As respostas cronotrópica, inotrópica e vasodilatadora às catecolaminas estão reduzidas. Como resultado, o aumento de débito cardíaco fica mais dependente do mecanismo de Frank-Starling. Ao passo que indivíduos mais jovens aumentam seu débito cardíaco primariamente por aumento da frequência cardíaca (pelo menos inicialmente), idosos dilatam seus corações, desde estágios iniciais de exercício, a fim de aumentar o seu débito cardíaco.

1.6.2 Comprometimento do esvaziamento sistólico: aumento do volume sistólico final do ventrículo esquerdo durante o exercício

Se por um lado o volume diastólico aumenta durante o exercício pela maior dependência no mecanismo de *Frank-Starling*, o volume sistólico final, por outro lado, ele também aumenta durante o exercício, por causa da maior dificuldade de esvaziamento ventricular em virtude de:

1. aumento da pós-carga resultante do enrijecimento arterial e redução da resposta vasodilatadora beta-adrenérgica durante o exercício; e
2. redução da resposta inotrópica beta-adrenérgica, que compromete ainda mais o esvaziamento sistólico ventricular esquerdo.

1.6.3 Dilatação cardíaca e consequente aumento da vulnerabilidade a isquemia miocárdica e edema pulmonar

Como já discutido, as alterações cardiovasculares relacionadas ao envelhecimento resultam na dilatação cardíaca durante todo o ciclo cardíaco, tanto na diástole como na sístole. Esta dilatação cardíaca resulta em duas consequências muito relevantes:

1. Aumento do estresse de parede – vulnerabilidade à isquemia miocárdica: permanecendo dilatado durante todo o ciclo cardíaco, o estresse da parede ventricular esquerda aumenta, elevando o custo energético da contração cardíaca e reduzindo, assim, o limiar de isquemia e tornando o idoso mais vulnerável à isquemia do miocárdio;
2. Aumento da pressão diastólica final do ventrículo esquerdo – vulnerabilidade ao edema pulmonar: como consequência da dilatação cardíaca, a pressão diastólica final aumenta mesmo em indivíduos saudáveis. O relaxamento do ventrículo esquerdo é um processo ativo, dependente de ATP. A superposição de isquemia miocárdica (muitas vezes, não clinicamente evidente) compromete ainda mais esse processo e pode ser a explicação para a dispnéia resultante de edema pulmonar ser manifestação mais frequente de isquemia do que a angina entre os idosos.

O Quadro 89.1 sumariza as alterações do sistema cardiovascular relacionadas ao envelhecimento.

2 PARTICULARIDADES DE ESTRATÉGIAS DE PREVENÇÃO SECUNDÁRIA EM IDOSOS

A enorme maioria dos *trials* que avaliaram estratégias de prevenção secundária incluiu muito poucos pacientes com ≥ 80 anos. Como consequência, a generalização das conclusões dos estudos para pacientes mais velhos as tornou tênues.

Quando consideramos recomendações farmacológicas de prevenção secundária em pacientes mais velhos, deve-se sempre ter em mente a consequente exposição a possíveis iatrogenias que essas medidas terapêuticas podem ocasionar. Comorbidades, polifarmácia, questões socioeconômicas e limitações cognitivas frequentemente se contrapõem a considerações de prevenção secundária. Muitas vezes, é difícil julgar a relação risco-benefício dessas intervenções.

2.1 ESTATINAS

Vários *trials* que comprovaram a eficácia de estatinas para prevenção secundária incluíram alguns pacientes mais velhos (principalmente dos 65 aos 75 anos de idade). Esses estudos demonstram que a redução do risco relativo é semelhante à redução em pacientes mais jovens. A redução do risco absoluto para óbito e eventos cardiovasculares é até duas vezes maior em

QUADRO 89.1 Alterações cardiovasculares associadas ao envelhecimento
Alterações relacionadas ao envelhecimento afetam mais o sistema vascular do que o coração
Contratilidade não é afetada - a capacidade intrínseca do miócito de gerar força não é afetada pelo envelhecimento
Relaxamento ventricular é prolongado
Resposta beta-adrenérgica comprometida – redução das respostas cronotrópica, inotrópica e vasodilatadora
Aumento da pós-carga, principalmente devido ao enrijecimento vascular
Hipertrofia ventricular esquerda, como resultado do aumento da pós-carga
Função de bomba em repouso é preservada, com fração de ejeção ventricular esquerda e débito cardíaco normais
Reserva funcional comprometida é evidente durante o exercício, em que a capacidade de aumentar a fração de ejeção, débito cardíaco e frequência cardíaca é reduzida
Maior dependência no mecanismo de Frank-Starling e dilatação cardíaca durante o exercício, aumentando a vulnerabilidade à isquemia do miocárdio e ao edema pulmonar

idosos devido ao maior risco basal nestes.[21,22] Assim, o número necessário para tratar com estatinas na prevenção de eventos cardiovasculares e morte é muito menor em idosos do que em pacientes mais jovens.

Quanto à eficácia da proteção conferida pelas estatinas em termos de prevenção secundária em idosos, as evidências são várias.

No estudo HPS envolvendo mais de 20 mil pacientes, 53% tinham ≥ 65 anos e 28% ≥ 70 anos. A sinvastatina reduziu mortalidade (13%), morte vascular (18%) a AVE (25%). A redução de risco foi semelhante em todas as faixas etárias (< 65, 65-69, ≥ 70 anos).[23]

O estudo PROSPER foi o primeiro *trial* realizado para avaliar especificamente prevenção secundária em idosos (idade de 70 a 82 anos no início do estudo) e mostrou redução de 22% no risco de morte cardiovascular, infarto ou AVE.[24]

Análise do subgrupo de pacientes com idade ≥ 70 anos do estudo *PROVE IT – TIMI 22* mostrou redução de 40% no risco de morte cardiovascular ou infarto em 30 dias pós-infarto com estratégia de dose alta de estatina (atorvastatina) quando comparada à estatina menos potente (pravastatina).[25]

O estudo TNT comparou estratégia de atorvastina em dose alta *versus* baixa. No subgrupo com idade de 65 a 75 anos, houve redução de 19% no risco de morte cardiovascular, morte por qualquer causa, infarto ou AVE.[26]

No estudo SAGE, atorvastatina na dose de 80 mg reduziu mortalidade em 67% quando comparada à pravastatina 40 mg em idosos com 65 a 85 anos de idade.[27]

A limitação dos estudos citados é que todos, mesmo os que incluíram número razoável de pacientes idosos e até mesmo os que avaliaram primariamente essa população, excluíram indivíduos com idade superior a 85 anos ou com comorbidades significativas.

Metanálises também demonstraram benefícios de estatina em pacientes idosos. Metanálise com 19.569 idosos de 65 a 82 anos de nove *trials* revelou reduções de risco de morte (22%), morte cardiovascular (30%), infarto (26%), necessidade de revascularização (30%) e AVE (25%), com NNT de 28 para salvar uma vida.[28] Metanálise do *Cholesterol Treatment Trialists* de 26 *trials* com 170 mil indivíduos revelou redução de risco de eventos vasculares de 22% em pacientes de 66 a 75 anos e de 16% nos com ≥ 75 anos.[22]

2.1.1 Estatinas e cognição

Séries de casos sugerem que as estatinas podem piorar a função cognitiva e perda de memória, embora isso não tenha se verificado em nenhum trial.[21]

2.1.2 Conclusão

A estatina é geralmente recomendada para prevenção secundária em idosos. Há evidência suficiente para recomendá-la para prevenção secundária até a idade de 85 anos. Fragilidade, comorbidade e polifarmácia, no entanto, devem ser levadas em consideração e podem contraindicar o seu uso.

2.2 NOVOS ANTICOAGULANTES (NOAC)

A fibrilação atrial é particularmente prevalente em pacientes idosos e a idade é um dos principais fatores de risco para a ocorrência de complicações tromboembólicas, conforme aferido pelos escores de risco preconizados pela American College of Cardiology/American Heart Association (CHADS$_2$) e European Society of Carddiolgy (CHA$_2$DS$_2$VASc). A terapêutica anticoagulante é a única que reduz eficazmente o risco de tromboembolismo. Até recentemente, a varfarina era a única droga anticoagulante utilizada para esse fim. Recentemente, novos anticoagulantes (NOAC) foram testados em grandes estudos contra a varfarina e se mostraram, no mínimo, não inferiores em termos de proteção antitrombótica, com perfil de segurança (risco de sangramento) igual ou superior, todos com menor risco de sangramento cerebral em relação à varfarina. Nessa categoria, incluem-se o inibidor de trombina dabigatran[29] e os agentes anti-fator Xa, rivaroxaban[30] e apixaban.[31] Esses novos agentes não requerem monitorização laboratorial de seu efeito anticoagulante e são menos suscetíveis à interação com alimentos e outros medicamentos. No entanto, são mais caros que a varfarina e não têm antídoto em caso de sangramento.

Apenas um terço dos pacientes estudados nos *trials* dos NOAC tinha > 75 anos de idade e idosos frágeis não fizeram parte desses estudos.

A maior preocupação em relação ao uso de NOAC em idosos é que todos esses agentes têm grande parte de sua eliminação por depuração renal. Por esse motivo, todos têm ajuste de dose conforme o *clearance* de creatinina estimado. É obrigatório monitorar periodicamente a função renal e estimar o *clearance* de creatinina para avaliar a necessidade de ajuste de dose ou a suspensão por completo do NOAC. Idosos frágeis são particularmente sujeitos a risco de piora da função renal com desidratação que pode ocorrer rapidamente e expô-los a risco de sangramento.

2.3 COMORBIDADES E IMPACTO SOBRE MEDICAÇÕES UTILIZADAS EM IDOSOS

Riscos associados a medicações utilizadas para prevenção secundária são exacerbados pela presença de comorbidades associadas ao envelhecimento. Assim, por exemplo, o risco de sangramento associado à terapêutica antiplaquetária é maior em indivíduos portadores de síndrome dispéptica ou hemorroidas ou que estejam em uso de anticoagulante oral por fibrilação atrial.

O Quadro 89.2 sumariza efeitos iatrogênicos comuns de drogas utilizadas para prevenção secundária em idosos e como isso é exacerbado em função de interação com outras medicações e presença de comorbidades, conforme recentemente publicado pela American Heart Association em Scientific Statement sobre Prevenção Secundária de Doença Aterosclerótica Cardiovascular em Idosos.[32]

2.4 CDI (CARDIOVERSOR-DESFIBRILADOR IMPLANTÁVEL)

As recomendações de implante CDI para prevenção de morte súbita se baseiam em estudos que avaliaram muito poucos idosos.

2.4.1 CDI para prevenção secundária (pacientes que sobreviveram à parada cardíaca ou TV sustentada)

Vários *trials* demonstraram que CDI melhoram a sobrevida em prevenção secundária, como os estudos AVID,[33] CIDS[34] e CASH,[35] nos quais a idade média foi de 65, 64 e 58 anos, respectivamente. A metanálise dos 1.866 pacientes desses três trabalhos de prevenção secundária revelou que o CDI reduziu a mortalidade em pacientes com idade < 75 anos (86,5% dos pacientes), mas não nos 252 com idade ≥75 anos.[36]

Apesar de a idade *per se* não deva ser fator determinante para negar implante de CDI, os dados em pacientes idosos são tão poucos que não permitem demonstrar melhora de sobrevida semelhante à observada em pacientes mais jovens.[36,37]

2.4.2 CDI para prevenção primária

Estudos clínicos demonstram que os CDI previnem morte súbita em pacientes com doença coronária e fração de ejeção rebaixada.[38-42] A idade média nesses estudos foi de 60 a 67 anos. Especificamente, os estudos MADIT,[38] CABG-PATCH[39] e DINAMIT[41] excluíram pacientes com mais de 80 anos de idade. As diretrizes conjuntas da ACC-AHA-ESC recomendam que as indicações de CDI em idosos não devem diferir da população em geral, mas ressalvam que pacientes muito idosos com múltiplas comorbidades e expectativa de vida limitada podem não ser candidatos apropriados para CDI mesmo que se qualifiquem para tal.[43] A expectativa de vida deve ser de pelo menos um ano.[44] Recentemente, uma metanálise com 4915 pacientes de quatro *trials* incluiu 579 pacientes (11,8%) com idade ≥ 75 anos. O CDI reduziu a mortalidade nessa população de idosos.[45]

2.4.3 Registros de CDI

O *National Cardiovascular Disease Registry National ICD Registry* é um registro de ≈ 90% de todos CDI implantados nos Estados Unidos e retrata a situação da vida real. A idade média é de 68,1 ± 12,8 anos. Do total, 29,6% dos implantes foram realizados em pacientes com idade de 70 a 79 anos e 12,4% foram octogenários.[46]

2.4.4 Considerações quanto à terminalidade de vida

Pacientes idosos portadores de CDI em situação de terminalidade de vida, especialmente os com qualidade de vida muito comprometida e com prognóstico reservado, podem optar por inativar o CDI. Pacientes podem e frequentemente mudam de opinião quanto à intensidade de tratamento desejado à medida que sua situação clínica se altera,[47] sendo essencial reavaliar sempre as prioridades do paciente.[48]

3 HIPERTENSÃO ARTERIAL

3.1 ASPECTOS EPIDEMIOLÓGICOS

A pressão arterial sistólica aumenta progressivamente com a idade, enquanto a diastólica atinge os seus maiores níveis entre os 50 e 60 anos de idade. Estudos epidemiológicos demonstraram que a elevação da pressão arterial aumenta o risco de morbidade e de mortalidade cardiovascular mesmo na terceira idade.[49] De fato, a ocorrência de doenças cardiovasculares revela-se triplicada em hipertensos idosos quando comparada à observada em normotensos da mesma idade. Os riscos estão relacionados tanto à hipertensão arterial sistólica quanto à diastólica; porém, a pressão sistólica, em idades mais avançadas, passa a ter maior importância na incidência de AVE e no desenvolvimento de hipertrofia ventricular esquerda e de insuficiência cardíaca.

A hipertensão arterial tem incidência mais acentuada com o progredir da idade, chegando a acometer mais da metade da população geriátrica, sendo mais expressiva entre as pessoas do sexo feminino e também entre as de cor negra. Entre as suas modalidades, destaca-se a hipertensão sistólica isolada verificada em 7% dos indivíduos entre 60 e 67 anos de idade e atinge 25% dos nonagenários.[50]

3.2 ASPECTOS FISIOPATOLÓGICOS

O envelhecimento associa-se a um aumento significativo da carga imposta pelo sistema vascular ao trabalho cardíaco. Essa sobrecarga é decorrente do processo degenerativo que ocorre na parede das grandes artérias (rotura e perda de fibras de elastina, deposição de cálcio e de colágeno, espessamento da parede vascular e diminuição da elasticidade), com consequente redução da complacência arterial e aumento da velocidade de propagação das ondas de pulso.[51] Desta última, resulta retorno mais precoce

QUADRO 89.2 Efeitos iatrogênicos comuns de medicações utilizadas para prevenção secundária em idosos			
MEDICAÇÃO	**POSSÍVEIS EFEITOS ADVERSOS**	**EFEITOS ADVERSOS POTENCIALIZADOS POR INTERAÇÃO MEDICAÇÃO-MEDICAÇÃO**	**INTERAÇÃO COMORBIDADE-MEDICAÇÃO**
Betabloqueadores	Confusão, fadiga, tontura, broncoespasmo, bradicardia, BAV, claudicação, depressão, incontinência, hipoglicemia	• Bloqueadores de cálcio: bradicardia, BAV • Sulfonilureias: hipoglicemia	• DPOC: broncoespasmo • Depressão: piora da fadiga e depressão • IC: descompensação aguda • BAV: bradicardia, piora do BAV
IECA	Quedas, tonturas, hipotensão (ortostática, pós-prandial), hipercalemia, fadiga, uremia, tosse	• Diuréticos e outros anti-hipertensivos: hipotensão • AINH: piora da função renal	• IRC: hipercalemia, piora da função renal • Estenose aórtica: hipotensão
Nitratos	Tonturas, hipotensão, síncope, cefaleia	• Diuréticos, IECA: hipotensão • Inibidores de fosfodiesterase: hipotensão severa • Álcool: hipotensão	Estenose aórtica: hipotensão
Diuréticos	Aumento da frequência urinária e incontinência, distúrbios hidroeletrolíticos, hiperglicemia, hiperuricemia, desidratação, câimbras	IECA: hipotensão	• IRC: piora da função renal • Diabetes: hiperglicemia • Incontinência urinária: piora da incontinência
Bloqueadores de cálcio	Tonturas, *flushing*, edema periférico (di-hidropiridinas), constipação (verapamil)	Betabloqueadores: bradicardia, BAV	• IC: descompensação • BAV: bradicardia, piora do BAV
Aspirina	Sangramento gastrintestinal, dispepsia, *tinitus*, erupções cutâneas	Tienopiridínicos, anticoagulantes: risco de sangramento	História de sangramento gastrintestinal, hipertensão: risco de sangramento
Tienopiridinas	Sangramento gastrintestinal, hematomas, *rash*	Aspirina e anticoagulantes: risco de sangramento	História de sangramento gastrintestinal, cirurgia prevista: risco de sangramento
Estatinas	Mialgias, confusão, toxicidade hepática, insuficiência renal	• Medicamentos metabolizados pelo citocromo P450 (fibratos, amiodarona, eritromicina, diltiazem, antifúngicos azólicos): aumento dos níveis desses medicamentos e da estatina • Suco de grapefruit: aumento dos níveis plasmáticos da estatina • Fibratos: miopatia	Hipotireoidismo, IRC, diabetes: aumento da suscetibilidade à miopatia induzida pela estatina
Fibratos	Náusea, hepatotoxicidade, cálculos biliares	• Estatina: miopatia • Varfarina: aumento nível varfarina	IRC: piora da função renal
BAV: Bloqueio atrioventricular; IECA: inibidores da enzima de conversão da angiotensina; AINH: anti-inflamatórios não hormonais; DPOC: doença pulmonar obstrutiva crônica; IC: insuficiência cardíaca; IRC: insuficiência renal crônica.			

das ondas refletidas da periferia às artérias centrais, determinando uma amplificação da pressão sistólica, contribuindo para o desenvolvimento de hipertensão sistólica e de hipertrofia ventricular esquerda no indivíduo idoso.

Alterações ateroscleróticas na região dos seios carotídeos podem reduzir a sensibilidade dos barorreceptores, o que poderia explicar a maior variabilidade da pressão arterial nos idosos e é, provavelmente, uma das causas da redução dos reflexos posturais que os predispõem à hipotensão ortostática.

As respostas do sistema alfa-adrenérgico permanecem inalteradas com a idade, entretanto as do sistema beta-adrenérgico nitidamente declinam devido à redução no número e/ou sensibilidade dos receptores específicos, e consequente elevação da noradrenalina plasmática. O aumento da resistência vascular, observada nos gerontes hipertensos, pode ser relacionada com a menor vasodilatação promovida pelos receptores beta-adrenérgicos associada à normalidade do sistema constritor alfa. Assim, a idade relaciona-se a um desvio do equilíbrio do sistema adrenérgico para o lado do efeito alfa-adrenérgico.

Os idosos hipertensos são mais sensíveis à sobrecarga de sódio e apresentam atividade plasmática da renina reduzida, sugerindo pouca influência do sistema renina-angiotensina no aumento da resistência vascular periférica. Os baixos níveis de renina e sua menor atividade podem estar relacionados com o declínio da atividade do sistema beta-adrenérgico que governa a sua liberação. Além disso, a hialinização das arteríolas aferentes renais chega a tornar o aparelho justaglomerular menos responsivo aos estímulos para produzir renina. Também é possível que a liberação de renina esteja suprimida pelo maior acúmulo de sódio. Os níveis plasmáticos de aldosterona estão elevados em alguns idosos hipertensos, entretanto, não é sabido se esse aumento estaria relacionado com maior atividade mineralocorticoide, contribuindo para o estado hipertensivo.

Os efeitos das alterações ateroscleróticas sobre o endotélio vascular podem contribuir para a elevação da pressão arterial no idoso. O endotélio lesado continua a produzir fatores constritores como endotelina, tromboxane e angiotensina II, porém não produz os fatores relaxantes como o óxido nítrico e a prostraciclina, resultando em aumento da resistência periférica.

3.3 PECULIARIDADES CLÍNICAS E CLASSIFICAÇÃO

A aferição da pressão arterial dos idosos deve ser feita com as mesmas cautelas observadas para os mais jovens. Cumpre enfatizar que costumam ser necessárias múltiplas avaliações, pois é sabido que a variabilidade da pressão arterial aumenta com a idade.[52] Deve-se considerar a possibilidade de presença do chamado buraco auscultatório. Evita-se esse erro com a precaução de insuflar o manguito até níveis de pressão arterial nos quais há o desaparecimento do pulso à palpação.

A pseudo-hipertensão é um artefato decorrente do endurecimento das paredes das artérias periféricas e resulta em uma falsa estimação da pressão arterial à esfigmomanometria. Esse diagnóstico é sugerido em indivíduos com níveis pressóricos elevados e ausência de lesão em órgãos-alvo; eles geralmente são idosos e apresentam artérias dos braços calcificadas, que podem ser identificadas à palpação e/ou ao exame radiológico. A pesquisa do sinal de Osler (constatação de artérias palpáveis quando o esfigmomanômetro encontrar-se insuflado a um nível superior ao da pressão sistólica)[53] pode identificar a pseudo-hipertensão.

O idoso apresenta predisposição à hipotensão ortostática associada a aumento na incidência de quedas (de morbidade expressiva dependente de fraturas ósseas e hematomas subdurais), de doença cerebrovascular e de infarto do miocárdio. Entre as causas predisponentes, destacam-se: menor eficiência dos mecanismos reguladores da pressão arterial (barorreceptores e renais, por exemplo); uso mais frequente de medicamentos (diuréticos, tranquilizantes, vasodilatadores, betabloqueadores); maior ocorrência de doenças crônicas (diabetes melito, insuficiência cardíaca, doença vascular cerebral). A prevalência de hipotensão ortostática aumenta com a idade e com o nível de pressão sistólica, podendo atingir cerca de 30% dos indivíduos com mais de 75 anos. Nos participantes do *Systolic Hypertension in the Elderly Program*, a hipotensão ortostática foi verificada em cerca de 16% dos indivíduos. Portanto, é uma condição frequente entre os idosos e a sua detecção pode exigir múltiplas aferições da pressão arterial.

A hipertensão do jaleco branco (elevação da pressão arterial no consultório médico contrastando com verificações domiciliares normais) é frequentemente verificada nos idosos e pode ser diagnosticada pela Monitorização Ambulatorial da Pressão Arterial (MAPA). Realmente, observou-se que 42% dos idosos com hipertensão sistólica isolada, participantes do *Systolic Hypertension in the Elderly Program*, apresentavam pressão normal à MAPA.[54] Em nossa experiência, esse achado foi constatado em 47% dos idosos com diagnóstico de hipertensão sistodiastólica no consultório.[55]

A definição e a classificação da hipertensão arterial no idoso não diferem em relação ao jovem. Níveis de pressão sistólica inferiores a 130 mmHg ou de pressão diastólica inferiores a 80 mmHg são considerados normais conforme as II Diretrizes em Cardiogeriatria da Sociedade Brasileira de Cardiologia.[56]

3.4 HIPERTENSÃO E COGNIÇÃO

A hipertensão arterial é um fator de risco para o desenvolvimento de deficiência cognitiva e de demência. No estudo de Framingham, a análise de 1.702 indivíduos mostrou que a cognição se correlacionou negativamente aos níveis de pressão arterial.[57] O estudo *Honolulu-Asia Aging*, que avaliou 3.735 indivíduos, relacionou a pressão arterial sistólica elevada à redução na função cognitiva e que o tratamento anti-hipertensivo reduzia a deficiência cognitiva.[58] Evidências mais recentes sugerem, ainda, que a doença vascular cerebral hipertensiva favorece o aparecimento da doença de Alzheimer.[59]

Entretanto, há menor evidência sobre o efeito benéfico do tratamento anti-hipertensivo sobre o desenvolvimento das deficiências cognitivas. O estudo SHEP não demonstrou tal benefício.[60] Igualmente, o estudo MRC não evidenciou benefícios do tratamento anti-hipertensivo sobre a cognição.[61] O estudo europeu sobre hipertensão sistólica (*Syst-Eur*) sugeriu que a redução da pressão arterial reduzia o risco de demência vascular e de doença de Alzheimer. O tratamento ativo reduziu a incidência combinada de demência vascular e de doença de Alzheimer (7,7 *versus* 3,8 casos por 1.000 pacientes-ano).[62] No estudo PROGRESS, o tratamento anti-hipertensivo mostrou uma redução não significativa do risco de declínio cognitivo de 12% entre todos os indivíduos estudados após seguimento de quatro anos. Entretanto, o tratamento reduziu significativamente em 34% o risco de deficiência cognitiva entre os indivíduos que tinham AVE recorrente.[63] O estudo SCOPE incluiu 4.937 pacientes com idades entre 70 e 89 anos e não demonstrou benefícios evidentes do tratamento anti-hipertensivo.[64] O estudo HYVET também avaliou a função cognitiva entre os seus participantes. A incidência de demência no grupo placebo foi de 38 por 1.000 pacientes-ano e no grupo com tratamento ativo foi de 33 por 1.000 pacientes-ano. Não houve diferença significativa entre os grupos. Uma das prováveis causas da ausência de benefícios foi a interrupção precoce do estudo. Uma metanálise de quatro estudos randomizados e placebo-controlados (SHEP, Syst-Eur, PROGRESS e HYVET-COG) mostrou uma redução no risco relativo de 13% na incidência de demência entre os pacientes tratados (IC 0,76 a 1,00; p = 0,045).[65]

3.5 PECULIARIDADES TERAPÊUTICAS

Os benefícios do tratamento da hipertensão arterial em idosos estão bem definidos. Vários trabalhos têm demonstrado redução na morbidade e mortalidade cardiovascular associada à redução dos níveis pressóricos, tanto dos sistólicos quanto dos diastólicos[66-72] (Tabela 89.1).

Recentemente, o estudo HYVET evidenciou que o tratamento de hipertensos com mais de 80 anos de idade reduz os índices de mortalidade total e por AVE, além de evitar desenvolvimento de insuficiência cardíaca. Esses benefícios foram atingidos com metas de pressão arterial de 150/80 mmHg.[72]

A conduta inicial na maioria dos hipertensos deve consistir em determinar modificações no estilo de vida, como redução da ingesta de sódio, controle do peso corpóreo e aderência a atividades físicas. A introdução imediata de drogas anti-hipertensivas deve ser considerada nos casos de hipertensão arterial acentuada, acelerada, ou maligna, e na evidência de comprometimento importante de órgãos-alvo. O emprego de anti-hipertensivos deve considerar não apenas os níveis de pressão arterial, mas também os fatores de risco cardiovascular associados e a presença de lesões em órgãos-alvo.

Até recentemente, o tratamento medicamentoso tinha como objetivo atingir níveis de pressão arterial inferiores a 140 × 90 mmHg. Depois de um hiato de 10 anos desde a publicação das últimas diretrizes norte-americanas da Joint National Committe (JNC), em 2003,[73] as diretrizes do *JNC 8*, publicadas em dezembro de 2013, recomendam a introdução de tratamento medicamentoso apenas a partir de níveis pressóricos superiores a 150 x 90 mmHg após os 60 anos de idade,[74] com base na falta de evidência suficiente de benefício do tratamento abaixo desses níveis. Menos de um mês após a publicação do *JNC 8*, as Sociedades Americana e Internacional de Hipertensão (ASH/ISH) publicaram diretrizes próprias em que recomendam elevar o limiar de 140 × 90 mmHg para 150 x 90 mmHg somente após os 80 anos de idade.[75] Ambas diretrizes recomendam que, salvo indicações particulares pela existência de comorbidades específicas, as drogas preferencialmente recomendadas para início de tratamento em idosos sejam tiazídico ou bloqueador de cálcio, visto que são as mais utilizadas nos estudos nessa faixa etária.

TABELA 89.1 Principais estudos de hipertensão arterial no idoso							
	AUSTRALIAN (20)	**EWPHE (21)**	**SHEP (22)**	**STOP (23)**	**MRC (24)**	**SYST-EUR (25)**	**HYVET (26)**
Eventos não fatais							
AVE	−37%	−35%	−37%*	−38%*	−30%	−44%*	
IAM	+18%		−33%*	−16%		−20%	
Cardiovasc	−26%	−36%*	−36%*		−25%*		
Eventos fatais							
AVE	−1%	−32%	−29%	−73%*	−12%	−27%	−39%
Cardiovasc	−61%	−27%	−20%		−89%	−27%	−23%
Óbitos totais	−23%	−9%	−13%	−43%*	−3%	−14%	−21%*
AVE (acidente vascular encefálico); IAM (infarto agudo do miocárdio); Cardiovasc (cardiovascular); *p < 0,05.							

3.5.1 Principais medicamentos

3.5.1.1 Diuréticos

Eficazes como monoterapia no tratamento da hipertensão arterial do idoso, têm comprovada eficácia na redução da morbimortalidade cardiovascular. Devido ao seu baixo custo e à comodidade posológica, são agentes muito utilizados. Podem ocasionar efeitos indesejáveis como hipovolemia, redução do fluxo sanguíneo renal, hipocalemia, hiperglicemia, hiperuricemia e elevações dos níveis séricos de colesterol. Atualmente, admite-se que os efeitos colaterais atribuídos aos diuréticos podem ser minimizados com o emprego de doses menores (12,5 a 25 mg diários de hidroclorotiazida ou clortalidona, por exemplo), sem prejuízo de sua eficácia.

3.5.1.2 Betabloqueadores

Eficazes como monoterapia em apenas 50% dos idosos. São particularmente úteis nos hipertensos portadores de insuficiência coronária, insuficiência cardíaca e arritmias. Devem ser utilizados com cautela em portadores de pneumopatia e vasculopatia periférica.

3.5.1.3 Bloqueadores de canais de cálcio

Agentes eficazes como monoterapia e não causam distúrbios nos metabolismos de lipídeos e de carboidratos. A nitrendipina foi utilizada nos estudos *Syst-Eur*[71] e *Syst*-China,[76] reduzindo a morbimortalidade cardiovascular e cerebral em idosos portadores de hipertensão sistólica isolada. São drogas especialmente indicadas na hipertensão arterial associada à coronariopatia, devido a seu efeito antianginoso. Seus principais efeitos colaterais são cefaleia, taquicardia reflexa, rubor facial e edema periférico (nifedipina, nitrendipina, felodipina e nicardipina); constipação intestinal e bradiarritmia (verapamil e diltiazem); retenção urinária em pacientes com prostatismo.

3.5.1.4 Inibidores da enzima de conversão da angiotensina (IECA)

Atuam inibindo o sistema renina-angiotensina-aldosterona e elevando as taxas plasmáticas das cininas e prostaglandinas, substâncias dotadas de ação vasodilatadora. São especialmente indicados na coexistência de insuficiência cardíaca congestiva. Podem ser úteis, ainda, nos hipertensos diabéticos portadores de nefropatia, por reduzir a proteinúria e preservar a função renal. Os efeitos adversos, como tosse seca, chegam a limitar seu emprego. Podem causar insuficiência renal nos indivíduos com estenose da artéria renal, ou hipotensão arterial importante nos portadores de hipertensão renovascular.

3.5.1.5 Antagonistas do receptor da angiotensina II

Drogas que antagonizam a ação da angiotensina II por meio do bloqueio específico de seus receptores AT-1, são eficazes como monoterapia no tratamento do paciente hipertensoe úteis principalmente na coexistência de insuficiência cardíaca e quando o uso dos IECA é dificultado pela ocorrência de tosse.

3.5.1.6 Vasodilatadores

Incluem os bloqueadores dos receptores alfa-1-pós-sinápticos (prazosin) e os de ação direta sobre a musculatura lisa arteriolar (hidralazina). Não são boas opções como monoterapia inicial, mas podem ser utilizados nos casos de hipertensão refratária ao tratamento convencional, ou quando há insuficiência cardíaca associada e não se pode utilizar inibidores da enzima de conversão ou os antagonistas do receptor da angiotensina II (p. ex.: devido a alterações renais). Podem causar retenção hídrica e taquicardia reflexa.

3.5.1.7 Simpatolíticos de ação central

Reduzem a atividade simpática do sistema nervoso central (SNC) e determinam vasodilatação periférica. São particularmente indicados nos hipertensos portadores de insuficiência renal, pois não reduzem a filtração glomerular, e de hipercolesterolemia, pois reduzem a fração LDL. Costumam ser associados aos diuréticos porque promovem retenção de sódio e água. O seu emprego é restrito devido aos efeitos colaterais frequentes, como hipotensão ortostática, depressão, sonolência e impotência sexual.

4 VALVOPATIAS NO IDOSO

Discutiremos aqui peculiaridades das duas valvopatias mais comuns no idoso, a estenose aórtica e insuficiência mitral.

4.1 ESTENOSE AÓRTICA

A estenose aórtica (EAo) é a valvopatia mais frequente entre os idosos nos países desenvolvidos e muito provavelmente nos países em desenvolvimento.[77-79]

No estudo sobre envelhecimento de Helsinque (*Helsinki Aging Study*), 501 idosos, homens e mulheres, selecionados ao acaso, foram submetidos à ecocardiografia com Doppler.[80,81] A prevalência de estenose aórtica pelo menos moderada, definida com área valvar aórtica (AVA) $\leq 1,2$ cm^2, foi de 5%. A prevalência de estenose aórtica grave (AVA $\leq 0,8$ cm^2) foi de quase 6% em indivíduos com 86 anos.[81] Estenose aórtica grave ou moderada foi mais frequente em mulheres do que em homens, 8,8 *versus* 3,6 % respectivamente.[80]

As duas causas mais frequentes de estenose aórtica grave são calcificação de válvula aorta congênita bicúspide e calcificação de válvula aórtica tricúspide cuja distribuição é influenciada pela idade.[82] Entre os indivíduos com mais de 70 anos de idade, cerca de 60 % têm válvula tricúspide e 40%, válvula bicúspide. Já os indivíduos com idades entre 50 e 60 anos, aproximadamente 75% deles têm válvula bicúspide, 25% válvula tricúspide e foi rara a presença de válvula unicúspide.[80,81,83]

O processo etiológico da EAo é semelhante ao aterosclerótico.[84] Os fatores de risco para o desenvolvimento de estenose aórtica em idosos são os mesmos observados para aterosclerose[85] e estão relacionados no Quadro 89.3.

QUADRO 89.3 Fatores de risco para desenvolvimento de estenose aórtica no idoso
Idade – para cada 10 anos de aumento da idade estiveram associados com duas vezes de aumento do risco
Gênero masculino – aumenta duas vezes o risco
Tabagismo – aumento de 35% de aumento de risco
Hipertensão arterial – 20% de aumento de risco
Concentrações séricas elevadas de lipoproteína (a) e de LDL colesterol

4.1.1   Avaliação

A história clínica pormenorizada é importante para determinar a presença de sintomas (dispneia de esforço, angina de peito, tontura ou síncope), pois orienta o médico no manuseio adequado do paciente.

Nos mais jovens, a presença de sopro sistólico ejetivo em crescendo e decrescendo e de forte intensidade é forte indicador de EAo. Já entre os idosos, pode indicar apenas a presença de esclerose da valva aórtica, caracterizada pela presença de fibrose valvar sem que haja obstrução ao fluxo ejetado pelo ventrículo esquerdo. Nessa situação, o diagnóstico diferencial deve ser realizado utilizando-se ecocardiografia com Doppler.

4.1.1.1 Exames que podem ser utilizados

- **Ecocardiografia:** ferramenta fundamental para o diagnóstico de EAo e deve seguir os mesmos critérios observados na população geral. Recentemente, foi descrita a existência de EAo grave em pacientes com área valvar < 1 cm^2 e gradiente médio menor que 40 mmHg, apesar da fração de ejeção preservada. Essa situação caracteriza-se por apresentar baixo fluxo (índice de volume sistólico < 35 mL/m^2) e baixo gradiente transvalvar aórtico (gradiente médio < 40 mmHg), esse quadro tem sido nominado de EAo com baixo fluxo e fração de ejeção preservada.[86] Tal situação encontra-se frequentemente em idosos que se apresentam com ventrículo esquerdo de tamanho reduzido e com hipertrofia ventricular, principalmente quando em associação com história de hipertensão. Esse grupo de pacientes permanece um grande desafio. Na presença de hipertensão arterial, a gravidade da EAo deverá ser avaliada quando os níveis pressóricos estiverem controlados.[87]

- **Teste de esforço (TE):** contraindicado em pacientes com EAo e sintomáticos. Indicado apenas em pacientes com EAo assintomáticos e fisicamente ativos afim de desmascarar a existência de possíveis sintomas, possibilitando adequada estratificação de risco.[88,89] Novamente, a presença de dispneia durante esforço físico é de difícil interpretação, não é especifica em sedentários, principalmente quando idosos.

- **Tomografia computadorizada (TC) e ressonância magnética (RM):** podem trazer informações adicionais da aorta quando esta for dilatada. A TC é útil para quantificar a área valvar e a calcificação coronária, ajudando na elaboração do prognóstico. Além disso, é importante para aferir o número de folhetos valvares, a dimensão e a integridade das artérias periféricas de idosos que se submeterão ao implante percutâneo de prótese aórtica (TAVI).[90,91] A RM pode ser útil para detectarmos a presença e a quantidade de fibrose miocárdica.[92]

- **Peptídeo natriurético atrial (BNP):** tem sido utilizado como preditor de aparecimento de sintomas e de desenlaces em portadores de EAo grave e pode ser útil no seguimento de pacientes assintomáticos.[93-95]

- **Cateterização retrógrada do ventrículo esquerdo:** para acessar a gravidade da EAo. Deve ser realizada somente quando a avaliação pelos métodos não invasivos foi inconclusiva.

Finalmente, nessa parcela da população, é necessária a procura exaustiva de comorbidades.

4.1.2   História natural

A estenose aórtica calcificada é uma doença crônica e progressiva. Durante um período longo, a doença permanece assintomática.[96-99] A duração do período assintomático varia amplamente entre os diferentes indivíduos. A morte súbita é frequente entre os sintomáticos, porém é rara nos indivíduos verdadeiramente assintomáticos (< 1% ao ano), mesmo entre os portadores de estenose aórtica grave.[96-99] Em idosos assintomáticos com estenose aórtica grave, a curva de sobrevida livre de eventos em 2 a 5 anos oscila entre 20 e 50%.[96-99] Assim que se instalam sintomas, o prognóstico dos portadores de estenose aórtica grave é péssimo, com taxa de sobrevida de 15 a 50% em cinco anos. Dados sobre a sobrevida em portadores de estenose aórtica com baixo gradiente e fração de ejeção normal são controversos.[100]

4.1.3   Resultado das intervenções

A troca valvar aórtica (TVA) é terapia definitiva para os casos de EAo grave. Em séries mais recentes, a mortalidade cirúrgica desses pacientes, com EAo isolada, é de aproximadamente 1 a 3% nos pacientes com idade < 70 anos e de 4 a 8% naqueles com mais de 70 anos.[101-112] Os seguintes fatores têm sido relacionados com o aumento da mortalidade cirúrgica: idade avançada; comorbidades associadas; gênero feminino; classe funcional IV da

New York Heart Association (NYHA); cirurgia de emergência; função ventricular rebaixada; hipertensão na artéria pulmonar; coexistência de doença arterial coronária; outra valvulopatia; e cirurgias cardíacas prévias. Após cirurgia bem sucedida, há melhora significativa dos sintomas e da qualidade de vida. A sobrevida fica muito semelhante à da população geral com a mesma faixa etária.

A cirurgia tem aumentado a sobrevida e a qualidade vida, mesmo em octogenários.[109-112] Portanto, a idade *per se* não deve ser considerada contraindicação à cirurgia. Apesar disso, um grande número de idosos não frágeis deixa de ser operados todos os anos.[113,114]

Nos idosos frágeis e com muitas comorbidades, o implante percutâneo de prótese aórtica (TAVI) tem se tornado uma ótima opção, com taxa de sucesso > 90%, utilizando-se vias femural, transapical ou, menos comumente, subclávia ou acesso transaórtico.[112,115-123] Em nosso meio, utilizamos mais a via femural ou, se esta não permitir o procedimento, a transapical. A taxa de mortalidade oscila entre 5 e 15%.[115-117,119-122] As maiores complicações relacionadas ao procedimento são: AVE (1 a 5%); necessidade de marca-passo – cerca de 7% para as próteses que necessitam de balão e de aproximadamente 40% naquelas autoexpansíveis;[115,117] e cerca de 20% de complicações vasculares.[112,115] Regurgitação paravalvar é achado frequente. Na grande maioria das vezes, é de pequena ou média importância e raramente de grande relevância clínica. As insuficiências aórticas de grande importância clínica estão associadas a uma taxa de mortalidade maior.[119-121] Aproximadamente 1 a 2 % dos pacientes que sofrem esse tipo de intervenção necessitam de cirurgia cardíaca de urgência decorrente de complicações do procedimento.[116]

A TAVI produz resultados hemodinâmicos e clínicos muito semelhantes aos cirúrgicos.[83] A sobrevida observada nos pacientes submetidos à TAVI é de 60 a 80% e fica amplamente dependente das comorbidades.[112,115,118,119,121,123,124] Muitos dos sobreviventes desse procedimento melhoram as suas situações clínicas, porém nosso conhecimento sobre sua durabilidade limita-se a curto período de tempo pós-TAVI.[124]

4.1.4 Indicações para troca valvar

A cirurgia para troca valvar está indicada para os pacientes sintomáticos e para aqueles com gradiente transvalvar aórtico médio > 40 mmHg e com fração de ejeção de qualquer grandeza. Nos pacientes assintomáticos, independentemente dos achados ecocardiográficos, o acompanhamento clínico seria adequado, pois a curva de sobrevida dos pacientes idosos assintomáticos foi melhor que a dos sintomáticos, conforme a Figura 89.10.[125]

A decisão de realizar ou não a cirurgia deve considerar as condições clínicas do idoso, a presença e a extensão de comorbidades e de fragilidade, o grau de calcificação da aorta e a presença de doença arterial coronariana. A decisão de operar esses pacientes exige uma cuidadosa comparação entre os riscos e os benefícios do procedimento cirúrgico.

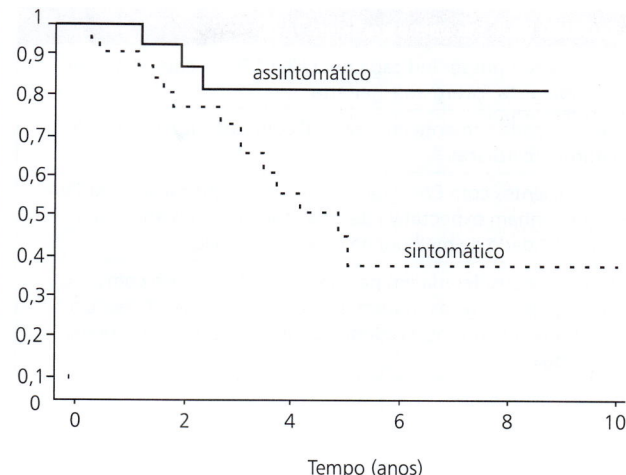

FIGURA 89.10 Curva de sobrevida de idosos portadores de estenose aórtica grave. Seguimento clínico de cinco anos.

4.1.5 Indicações para TAVI

Entre os pacientes de alto risco cirúrgico e que ainda são candidatos à TVA, a decisão de qual procedimento indicar deve ser individualizada. A TAVI deve ser considerada como alternativa à cirurgia para aqueles em que o *Heart Team* considerou as vantagens e desvantagens de cada técnica. O resultado de EuroSCORE > 20 tem sido utilizado na indicação de TAVI, porém é reconhecido que ele superestima a mortalidade cirúrgica.[126] O uso do STS (índice de risco da *Society of Thoracic Surgery*) > 10% pode resultar em uma estimativa de morte mais fidedigna relacionada ao procedimento cirúrgico.[107] Contudo, a presença de fragilidade, aorta em porcelana, história prévia de radioterapia no tórax e de revascularização do miocárdio podem diminuir a possibilidade de TVA nesses pacientes, mesmo que tenham um *EuroSCORE* < 20 ou *STS* < 10. O escore de risco cirúrgico não deve ser o único determinante da escolha de tratamento. A decisão do procedimento mais adequado para cada idoso portador de estenose aórtica deve ser individualizada e realizada pelo *Heart* Team.[126]

Os pacientes elegíveis para a TAVI devem ter uma expectativa de vida de pelo menos um ano. Assim, o procedimento estaria indicado em idosos portadores de estenose aórtica grave que seriam inoperáveis por suas comorbidades e/ou fragilidade de acordo com o *Heart Team* (Quadro 89.4).

A TAVI deveria ser efetuada sempre em hospitais com capacidade de realizar cirurgia cardíaca e com um *Heart Team* capaz de definir com precisão os riscos cirúrgicos para cada paciente.[126]

Atualmente, a TAVI não deve ser indicada para pacientes que tenham risco intermediário. Além disso, está contraindicada quando as condições clínicas e anatômicas não forem adequadas (Quadro 89.5).

QUADRO 89.4 Recomendações para TAVI
Deveria sempre ser indicada pelo *Heart Team* composto por cardiologista, cirurgião e geriatra
Ser realizada somente em hospital com capacidade de realizar cirurgias cardíacas
Em pacientes com EAo grave e com contraindicação para TVA e que tenham expectativa de vida maior que um ano e alta probabilidade de melhora na qualidade de vida
Deve ser considerada em portadores de EAo grave com condições cirúrgicas, porém, na avaliação do *Heart Team*, a TAVI seria melhor pelas condições anatômicas e pelos riscos individuais

QUADRO 89.5 Contraindicações para TAVI
CONTRAINDICAÇÕES ABSOLUTAS
Ausência de *Heart Team* e/ou de equipe cirúrgica experiente
Uso da TAVI como alternativa para os candidatos à TVA não confirmado pelo *Heart Team*
Clínicas
Expectativa de vida menor do que um ano
Melhora na qualidade de vida pouco provável devido às comorbidades
Doença primária grave de outras válvulas cardíacas que contribuam com o estado clínico do doente e que poderiam ser tratadas somente por cirurgia
Anatômicas
Inadequação do diâmetro do ânulo valvar (< 18 mm ou > 29 mm)
Trombo no ventrículo esquerdo
Endocardite ativa
Elevado risco de obstrução do óstio coronário (calcificação assimétrica da válvula, pequena distância entre o ânulo e o óstio coronário, pequenos seios aórticos)
Presença de placas com trombos móveis em aorta ascendente e/ou no arco
Acessos femural e subclávio inadequados (tamanho do vaso, calcificação e tortuosidade)
CONTRAINDICAÇÕES RELATIVAS
Válvulas bicúspides ou não calcificadas
Doença coronária que necessite revascularização
Instabilidade hemodinâmica
Fração de ejeção < 20 %
TVA: troca valvar aórtica (cirúrgica); TAVI: implante percutâneo de prótese aórtica.

4.1.6 Seguimento clínico

Os pacientes assintomáticos devem ser devidamente orientados para relatar ao médico qualquer sintoma tão logo este assome. Os pacientes portadores de EAo grave e assintomáticos devem ser avaliados a cada seis meses. Nessas avaliações, deve ser realizada a ecocardiografia com Doppler vislumbrando a progressão hemodinâmica e a avaliação da função ventricular, do grau de hipertrofia ventricular esquerda e da aorta ascendente.

4.2 INSUFICIÊNCIA MITRAL

4.2.1 Prevalência e etiologia

Insuficiência mitral é muito comum nos idosos. No estudo ecocardiográfico de *Framingham*, 19% dos indivíduos com mais de 60 anos apresentavam algum grau de insuficiência mitral.[127] Ela pode:

1. decorrer de patologia da valva mitral, como doença reumática, prolapso ou endocardite;
2. ser resultado de isquemia ou infarto de músculo papilar; ou
3. ser secundária à dilatação do anel valvar decorrente de dilatação do ventrículo esquerdo.[128]

4.2.2 Tratamento cirúrgico

A insuficiência mitral é a segunda indicação mais comum de cirurgia valvar em idosos, responsável por 30 a 35% dos casos.[129]

Diferentemente dos indivíduos mais jovens em que a cirurgia é, em geral, indicada mesmo naqueles assintomáticos ou pouco sintomáticos, em indivíduos com idade superior a 80 anos a cirurgia só é recomendada nos sintomáticos.

Outro ponto importante é que nos casos de etiologia isquêmica, a insuficiência frequentemente melhora com revascularização e não é necessário operar a válvula. O ecocardiograma intraoperatório é muito útil na decisão quanto à necessidade ou não de intervenção valvar.

No caso de troca valvar, a prótese biológica é frequentemente utilizada, em especial nos indivíduos mais idosos, sobretudo pela maior durabilidade das próteses atuais que também dispensam anticoagulação oral.

4.2.3 Tratamento percutâneo

Recentemente, o estudo The *Endovascular Valve Edge-to-Edge Repair Study* (EVEREST II) avaliou uma abordagem percutânea para tratamento de insuficiência mitral. O procedimento consiste em utilizar um cateter introduzido no átrio esquerdo por acesso transeptal para implantar um clipe que agarra e aproxima as bordas dos folhetos da valva mitral, reduzindo o orifício regurgitante. Comparado ao tratamento cirúrgico convencional, apesar de o tratamento percutâneo ter menos efetivo na redução da insuficiência mitral, ele apresentou segurança superior (por ser um procedimento menos invasivo) e melhora semelhante nos resultados clínicos (sintomas de insuficiência cardíaca e qualidade de vida).[130] Baseado principalmente nesse estudo, em outubro de 2013 o FDA aprovou o uso do clipe percutâneo em pacientes com insuficiência mitral grave e alto risco cirúrgico, como pacientes frágeis ou idosos.

5 DOENÇA CORONARIANA CRÔNICA

A prevalência da doença aterosclerótica coronária (DAC) aumenta com a idade, sendo responsável por mais da metade dos óbitos entre os idosos. A DAC costuma ser mais extensa e mais grave nos idosos. Ademais, as pessoas idosas têm mais comorbidades como hipertensão arterial, diabetes melito, insuficiência cardíaca, doença pulmonar obstrutiva crônica e vasculopatia periférica que dificultam o tratamento e as tornam mais suscetíveis aos efeitos adversos decorrentes do uso de drogas antianginosas.

5.1 ASPECTOS DIAGNÓSTICOS

5.1.1 História clínica

A sintomatologia clássica de angina do peito caracterizada por desconforto torácico, irradiado para mandíbulas, ombros, costas ou braços, e desencadeada pelo exercício ou estresse emocional, que melhora com o uso de nitrato, é muitas vezes de difícil obtenção no indivíduo idoso devido a restrições de atividade física e mesmo a modificações da sensibilidade à dor. Muitas vezes, a isquemia miocárdica pode ser inclusive assintomática (isquemia silenciosa), cuja prevalência aumenta com a idade.

O diagnóstico de DAC também é dificultado pela sobreposição de alterações próprias ao envelhecimento e ao aumento de comorbidades. Muitas vezes. a dispneia ou até o quadro de edema agudo dos pulmões são os principais achados clínicos da doença, possivelmente relacionados a alterações na complacência miocárdica e no relaxamento diastólico decorrentes da idade avançada. Por outro lado, a dor localizada nas costas, ombros ou cotovelos pode ser confundida com a da osteartrose; outras vezes, quando sediada na região mandibular, pode ser confundida com problema dentário ou artrite termporomandibular. Ademais, a angina noturna ou em repouso pode ser entendida erroneamente como resultante da úlcera péptica, enquanto a angina pós-prandial, com caráter de queimação, pode assemelhar-se à sintomatologia de hérnia hiatal com refluxo esofágico.

5.1.2 Exame físico

É limitado para o diagnóstico de DAC, pois os achados clínicos associados à isquemia miocárdica, como quarta bulha ou sopro sistólico secundário à insuficiência mitral isquêmica, podem estar presentes mesmo no idoso sem a doença.

5.1.3 Métodos diagnósticos

A propedêutica diagnóstica no idoso deve ser estendida para que possa suprir as limitações da anamnese e do exame físico. Deve-se ressaltar que a angina é o último evento da cascata isquêmica originada pela desproporção entre a oferta e o consumo de oxigênio. As alterações mais precoces como anormalidades na perfusão miocárdica, disfunções ventriculares diastólica e sistólica e alterações eletrocardiográficas podem ser detectadas por métodos mais sensíveis.

- **Avaliação laboratorial:** deve-se investigar a possibilidade da existência de fatores agravantes da insuficiência coronária como anemia, hipertireoidismo e quadros infecciosos. Recomenda-se, também, a pesquisa laboratorial dos fatores tradicionais de risco cardiovascular.

- **Eletrocardiograma (ECG) em repouso:** deve ser realizado na avaliação inicial do paciente idoso. Podem-se encontrar evidências de infarto do miocárdio prévio e alterações do segmento ST-T sugestivas de isquemia miocárdica. Durante o episódio de angina de peito, a modificação típica do ECG é o infradesnivelamento com morfologia horizontal ou descendente do segmento ST, reversível com o desaparecimento da dor. Entretanto, a normalidade deste exame não exclui a presença de DAC. Os achados eletrocardiográficos também podem ter valor prognóstico, com destaque para a hipertrofia ventricular esquerda que aumenta a incidência de eventos cardiovasculares.

- **Teste ergométrico:** a prevalência de teste ergométrico anormal aumenta com a idade, reflexo da maior prevalência de DAC nesta população. Sua sensibilidade é maior nos idosos (84%), porém sua especificidade é reduzida (70%).[131] O valor preditivo negativo do exame é baixo nos indivíduos idosos com história sugestiva de angina de peito. A realização é mais difícil nesses indivíduos principalmente em razão de fraqueza muscular, descondicionamento físico e problemas osteoarticular e pulmonar, que os incapacitam à realização do realizar exercício ou de atingir a frequência cardíaca máxima predita. Ademais, o uso de digitálico ou a presença de alterações do segmento ST em repouso dificultam a interpretação do exame. Deve-se dar preferência a protocolos de exercício com incrementos graduais de carga, evitando-se, assim, lesões musculares e osteoarticulares. O cicloergômetro pode ser opção à esteira na vigência de problemas de equilíbrio ou coordenação. Na nossa experiência, observamos que em idosos portadores de DAC estável, o duplo produto no início da isquemia foi forte fator prognóstico e a presença de angina durante o exame teve efeito aditivo para predizer eventos cardíacos.[132]

- **Ecocardiografia:** os achados de alterações da mobilidade regional da parede ventricular esquerda podem ajudar a diagnosticar a DAC. Este exame está mais indicado quando existir suspeita de estenose aórtica, condição frequente entre os idosos, e na avaliação da função global do ventrículo esquerdo que definirá estratégias de tratamento. Nos idosos, a janela ecocardiográfica pode não ser adequada especialmente naqueles com doença pulmonar obstrutiva crônica.

- **Ecocardiografia de estresse e estudo de perfusão miocárdica:** a ecocardiografia com dobutamina e o estudo de perfusão miocárdica sob estresse físico ou farmacológico (dipiridamol ou adenosina) apresentam alta sensibilidade e especificidade em diagnosticar DAC.[133,134] O uso do estresse farmacológico é particularmente útil em idosos que não são capazes de realizar esforço físico. Esses exames também são empregados no diagnóstico de DAC nos casos de infradesnivelamento do segmento ST em repouso > 1 mm, bloqueio de ramo esquerdo, marca-passo, síndrome de Wolff-Parkinson-White ou em indivíduos submetidos à revascularização miocárdica prévia. Ademais, estão recomendados na estratificação de risco de idosos. Deve-se ter cautela na utilização do dipiridamol e da adenosina nos portadores de doença pulmonar obstrutiva crônica, condição não rara nos idosos.

- **Angiotomografia computadorizada de artérias coronárias:** tem sua importância limitada em pacientes com DAC estabelecida, especialmente nos mais idosos que frequentemente apresentam extensa calcificação coronária. A utilização do escore de cálcio apresenta baixa especificidade. Este método é mais útil na exclusão da DAC devido a seu elevado valor preditivo negativo. Deve-se ter especial atenção com o uso do contrate iodado nos pacientes com histórico de alergia e naqueles com redução da função renal.

- **Ressonância magnética:** *método útil como* alternativa para avaliar, sob estresse farmacológico com dobutamina, dipiridamol ou adenosina, a perfusão miocárdica e a movimentação da parede ventricular. Pode ser utilizado, também, para realização de coronariografia não invasiva.

- **Cinecoronariografia:** exame considerado padrão-ouro na avaliação clínica da DAC. É útil na determinação da extensão e da gravidade da doença, bem como da função ventricular esquerda. Entretanto, não é um indicador funcional da significância da lesão, nem consegue determinar a vulnerabilidade da placa. Apesar das baixas morbidade e mortalidade associadas ao exame, os idosos têm discreto aumento de complicações (óbito, infarto do miocárdio, AVE, insuficiência renal, pseudoaneurisma e dissecção arterial). As principais indicações para a cinecoronariografia nos idosos são as mesmas para os mais jovens:
  - pacientes com suspeita de angina ou com DAC conhecida que tenham tido modificação significativa nos sintomas anginosos;
  - pacientes com DAC conhecida ou suspeita que tenham sobrevivido à morte súbita cardíaca;
  - pacientes que não possam realizar testes não invasivos devido a comorbidades;
  - pacientes que, apesar de medicados, apresentam angina desencadeada por exercício leve ou por mínimo esforço físico;
  - pacientes com elevado risco após estratificação por métodos não invasivos;
  - pacientes com angina e sinais de insuficiência cardíaca congestiva ou disfunção ventricular esquerda significativa.[56]

5.2 ASPECTOS TERAPÊUTICOS

O tratamento da DAC deve objetivar:

1. prevenção do infarto do miocárdio e da morte súbita;
2. redução dos sintomas e da isquemia miocárdica. Devem ser realizadas intervenções sobre os fatores de risco (redução do LDL-colesterol, controle da pressão arterial, manutenção de níveis glicêmicos adequados, controle da obesidade, realização de atividade física e suspensão do fumo) e a correção dos fatores precipitantes da angina (anemia, hipertireoidismo e infecção).

5.2.1 Farmacoterapia

Nos pacientes idosos, habitualmente ocorrem alterações orgânicas que comprometem a absorção, a distribuição, o metabolismo, e principalmente a excreção de drogas. Ademais, o envelhecimento pode modificar as repostas às drogas. Enfim, os idosos são mais sensíveis aos efeitos hemodinâmicos das drogas, em virtude da diminuição da resposta simpática e da frequente existência de afecções concomitantes, devendo-se, portanto, introduzi-las com maior cautela.

5.2.1.1 Antiplaquetários

Aspirina, um inibidor da ciclo-oxigenase e da síntese do tromboxane A2, é o agente antiplaquetário mais usado. É efetiva na prevenção de eventos cardiovasculares por seu efeito antitrombótico e possível efeito anti-inflamatório (reduz os níveis de citocinas pró-inflamatórias e de proteína C-reativa). Em análise de estudos randomizados,[135] indivíduos com fator de risco tiveram redução de eventos cardiovasculares com o uso de aspirina. Resultados do *Hypertension Optimal Treatment Randomised Trial*[136] já haviam demonstrado benefícios na prevenção de IAM em hipertensos bem controlados que usaram aspirina. Apesar dos reconhecidos benefícios, o uso de aspirina é abaixo do ideal em pacientes com DAC e a idade acima de 80 anos é preditor de pouca utilização.[137] Desde que não haja contraindicações, a aspirina deve ser prescrita, na dose entre 75 e 325 mg ao dia, em todos idosos com DAC subclínica ou manifesta e naqueles com elevado rico de desenvolverem eventos coronarianos. Seu uso está relacionado a aumento de risco de complicações hemorrágicas, principalmente as gastrintestinais.

Os derivados da **tienopiridina**, ticlopidina e clopidogrel inibem de maneira irreversível a agregação plaquetária induzida pelo difosfato de adenosina. O uso conjunto de um desses medicamentos com a aspirina, que atua na via do tromboxane A2, potencializa o efeito antiagregante plaquetário. São alternativas nos pacientes com alergia ou intolerância gastrintestinal à aspirina. A ticlopidina, porém, não diminui eventos cardiovasculares e pode induzir neutropenia e, raramente, púrpura trombocitopênica trombótica. O clopidogrel não apresenta os efeitos colaterais da ticlopidina como a neutropenia e a trombocitopenia. O estudo *CAPRIE*[138] mostrou que em indivíduos com doença vascular aterosclerótica, o clopidogrel, 75 mg ao dia, foi discretamente mais efetivo do que a aspirina na redução do risco combinado de AVE isquêmico, IAM e óbito vascular. O uso de tienopiridínicos como ticlopidina a clopidogrel, bem como prasugrel e ticagrelor também é discutido na sessão de síndromes coronárias agudas.

O **dipiridamol** tem efeitos antitrombótico e vasodilatador dos vasos coronarianos de resistência. Seu uso não é indicado, pois pode desencadear isquemia miocárdica induzida pelo exercício.

5.2.1.2 Hipolipemiantes

Estudos de prevenção secundária como o *The Scandinavian Simvastatin Survival Study*[139] demonstraram que o tratamento com estatina reduz a mortalidade cardiovascular e o risco de IAM em idosos com hipercolesterolemia e DAC. Resultados do *Long-Term Intervention with Pravastatin in Ischaemic Disease Study*[140] também mostraram maior redução absoluta de eventos cardiovasculares nos indivíduos septuagenários do que nos mais jovens. O estudo SAGE[141] mostrou que os idosos com DAC se beneficiaram do tratamento intensivo com estatinas. Assim, na prevenção secundária, o uso de hipolipemiantes é indicado nos idosos com DAC manifesta.

5.2.1.3 Betabloqueadores

As drogas bloqueadoras beta-adrenérgicas são efetivas no controle da angina de peito e capazes de reduzir o risco de mortalidade do IAM e de reinfarto,[142-144] devendo ser utilizadas na terapêutica inicial do idoso com DAC, desde que não haja contraindicações. Apesar de reconhecidos benefícios para os casos de isquemia miocárdica, o seu emprego no idoso, condição etária mais acometida pela doença coronária, é menos comum do que no indivíduo mais jovem. Devem ser utilizados com cautela. Estudo mostrou que a utilização de doses elevadas de betabloqueadores nos idosos está associada à maior possibilidade de desencadear insuficiência cardíaca.[145]

5.2.1.4 Antagonistas do cálcio

Os antagonistas do cálcio não reduzem a mortalidade, mas são úteis no alívio dos sintomas anginosos, especialmente na angina vasoespástica, sendo indicados nos pacientes com contraindicações ao uso de betabloqueadores. Os principais mecanismos de ação estão relacionados à inibição do influxo de cálcio por

meio dos canais de cálcio do miocárdio e do músculo liso vascular, reduzindo a contração miocárdica e as resistências vasculares coronária e periférica, com consequente redução no consumo de oxigênio e aumento do fluxo sanguíneo coronariano. Os de curta ação aumentam o risco cardíaco e devem ser evitados. Os não di-hidropiridínicos, verapamil e diltiazem, devem ser usados com cautela em idosos bradicárdicos, por inibirem a atividade do nó sinusal e a condução atrioventricular, e nos portadores de disfunção sistólica, por seus efeitos inotrópicos negativos.

5.2.1.5 Nitratos e nitroglicerina

Os nitratos são vasodilatadores endotélio-independentes úteis no controle da angina, principalmente por reduzirem o consumo de oxigênio miocárdico. Eles também aumentam a oferta de oxigênio pela vasodilatação das artérias epicárdicas e dos vasos colaterais, sendo benéficos na angina vasoespástica. A nitroglicerina tem, ainda, efeito antitrombótico e antiplaquetário. Podem ser utilizados nas profilaxias da recorrência da angina e da angina induzida pelo exercício. Os nitratos de longa ação estão recomendados quando houver contraindicação ao uso de betabloqueadores, ou na associação com esses na presença de dificuldade no controle da angina. Os nitratos e a nitroglicerina de uso sublingual ou em spray são indicados para o alívio imediato da angina. O uso prolongado dos nitratos pode desenvolver tolerância, efeito passível de prevenção se os medicamentos forem suspensos por 8 a 12 horas diárias. Esse grupo de drogas está contraindicado na presença de estenose aórtica, valvopatia comum no idoso. Além de cefaleia, esses medicamentos podem desencadear hipotensão arterial, principalmente nos idosos e com a formulação sublingual. Cuidado especial é exigido na associação com o sildenafil devido à exacerbação do efeito hipotensivo. Recomenda-se, assim, não utilizar ambos medicamentos no intervalo de 24 horas.

5.2.1.6 Bloqueadores do sistema renina-angiotensina-aldosterona

- **IECA:** o emprego deste grupo de medicamentos está associado à redução na mortalidade geral e nos óbitos por causas cardiovasculares bem como na diminuição de eventos como IAM, AVE e insuficiência cardíaca. É especialmente indicado na presença das seguintes situações:
  - função ventricular esquerda deprimida;
  - hipertensão arterial;
  - diabetes melito;
  - doença renal crônica.
- **Antagonistas do receptor da angiotensina II:** têm suas indicações semelhantes às dos IECA e sua principal indicação é nos pacientes com intolerância a esses últimos.
- **Inibidores da aldosterona:** úteis em pacientes que tiveram IAM e evoluíram com disfunção importante da função ventricular esquerda e insuficiência cardíaca, desde que não haja insuficiência renal ou hipercalemia.

5.2.1.7 Outros agentes

- **Trimetazidina:** agente metabólico com efeito antianginoso e aumento da tolerância ao exercício em alguns pacientes com DAC.[146,147] Pode ser uma opção para os casos nos quais se pretende obter o efeito anti-isquêmico sem modificar a frequência cardíaca e a pressão arterial.
- **Ivabradina:** bloqueador da corrente If que reduz a frequência cardíaca sem causar efeitos hemodinâmicos. Com boa tolerabilidade, é útil em pacientes que apresentam contraindicações para o emprego de betabloqueadores ou antagonistas dos canais de cálcio. Estudo recente em octogenários demonstrou que a sua utilização reduziu o número de episódios anginosos e o consumo de nitrato, sem causar bradicardia relevante.[148]
- **Ranolazina:** antianginoso recente que altera a corrente de sódio transcelular resultando em redução intracelular de cálcio. Melhora o fluxo sanguíneo regional em áreas isquêmicas.
- **Alopurinol:** doses elevadas foram recentemente descritas como úteis, bem toleradas e seguras para o controle da angina.[149] O seu efeito pode estar relacionado à redução do estresse oxidativo.

5.2.2 Revascularização

Embora nas últimas décadas tenha havido um crescente número de idosos submetidos à revascularização, a angioplastia e a cirurgia têm sido menos utilizadas na terapêutica da DAC dessa população. A revascularização nos idosos está associada a maior risco de morbidade e de mortalidade. A mortalidade na angioplastia é inferior a 1% entre os indivíduos sexagenários e aumenta para 2 a 4% nos com mais de 80 anos. Estudo da Emory University[150] observou um aumento de 65% no risco de óbito relacionado à angioplastia para cada 10 anos de elevação na idade. Na cirurgia de revascularização, o risco de evento fatal atinge 6,7% nos pacientes entre 81 e 90 anos. A sua complicação mais comum é a fibrilação atrial, seguida de pneumonia, infarto do miocárdio e AVE.[56]

O estudo TIME comparou as abordagens invasiva (cineangiocoronariografia e revascularização miocárdica, quando indicada, percutânea ou cirúrgica) e não invasiva (terapêutica farmacológica ideal) em idosos com DAC crônica sintomática. Após 1 ano de acompanhamento, as duas estratégias de tratamento foram semelhantes em termos de sintomas, qualidade de vida, incidência de IAM e óbito.[151]

O estudo *COURAGE* mostrou que o tratamento medicamentoso em pacientes com DAC estável é efetivo tanto para pacientes mais jovens para os mais idosos e que a adição da revascularização percutânea não reduziu os eventos clínicos nem melhorou os sintomas.[152]

Recentemente, o estudo *FREEDOM* comparou o tratamento de revascularização miocárdica cirúrgica com a percutânea em pacientes multiarteriais. Os pacientes portadores de diabetes tiveram maior benefício com a opção cirúrgica quanto à redução de óbito e infarto do miocárdio.[153]

A avaliação pré-operatória nos idosos deve ser mais ampla do que nos mais jovens: investigar eventuais comorbidades que possam aumentar o risco de complicações do procedimento em si ou interferir no prognóstico do paciente; avaliar o estado cognitivo e a capacidade funcional; pesquisar o sistema arterial, em especial aorta e carótidas.

As principais indicações para a revascularização nos idosos são as mesmas do que nos mais jovens:

1. pacientes com lesão significativa de tronco de artéria coronária esquerda;
2. pacientes com doença triarterial, especialmente naqueles com disfunção ventricular esquerda;
3. pacientes com doença biarterial com lesão significante em terço proximal de artéria descendente anterior esquerda e disfunção ventricular esquerda ou isquemia demonstrada por teste não invasivo;
4. pacientes uni ou biarteriais sem lesão significante em terço proximal de artéria descendente anterior esquerda, mas com extensa área de miocárdio viável e elevado risco após estratificação por métodos não invasivos, ou em sobreviventes de morte súbita cardíaca ou que tenham tido taquicardia ventricular sustentada;
5. pacientes revascularizados previamente que tenham reestenose associada à extensa área de miocárdio viável e elevado risco após estratificação por métodos não invasivos;
6. pacientes com insucesso no tratamento clínico e que tenham risco cirúrgico aceitável.

A decisão quanto à escolha do método de revascularização deve considerar a extensão da doença coronária, o estado geral de saúde do indivíduo, a presença de comorbidades, avaliação de fragilidade e capacidade funcional e a preferência do paciente. Como regra geral, quanto mais extensa e severa a doença arterial coronária, maior o benefício da revascularização cirúrgica, ao passo que quanto mais doente o indivíduo em termos de fragilidade, baixa capacidade funcional e presença de comorbidades, maior a vantagem de um procedimento menos invasivo (angioplastia percutânea). Idade cronológica tem pouco valor. Octogenários a até nonagenários em bom estado geral podem obter ótimos resultados com cirurgia, ao passo que para indivíduos muito frágeis de qualquer idade, deve-se priorizar a qualidade de vida.

6 SÍNDROMES CORONÁRIAS AGUDAS

6.1 INTRODUÇÃO

Síndromes coronarianas agudas (SCA) são a principal causa de morte em idosos, responsáveis por mais de um terço de todas as mortes em indivíduos com mais de 65 anos de idade. Esses pacientes representam a população de maior risco para a morbidade e mortalidade relacionada com a SCA. Mais de 80% das mortes relacionadas a infarto do miocárdio (IM) ocorrem nessa faixa etária.[154] Apesar da maior prevalência e risco, pacientes idosos são sub-representados em ensaios clínicos a partir dos quais as recomendações baseadas em evidências são formuladas. Idosos constituem meros 6,7% dos 719.922 indivíduos selecionados em 593 estudos publicados sobre SCA de 1966 a 2000,[155] dificultando, assim, a extrapolação de dados de grandes estudos para esta população. O aumento da idade é, de fato, um dos mais importantes fatores de risco para mortalidade em pacientes com infarto. Mortalidade hospitalar sobe de 2,1% em pacientes com menos de 55 anos para 26,3% naqueles com idade entre 85 anos ou mais.[156] Octogenários têm o dobro da taxa de mortalidade em 24 meses em comparação a septuagenários (33% *versus* 17%, p < 0,001).[157] Alguns fatores contribuem para o pior prognóstico em pacientes idosos, em especial a maior incidência de comorbidades, doença arterial coronariana mais extensa, diminuição da reserva cardíaca e perfil trombogênico adverso.[156]

6.2 O PARADOXO RISCO-TRATAMENTO NO IDOSO

Como os pacientes idosos são aqueles de maior risco, eles têm o maior potencial para se beneficiar do tratamento mais agressivo (invasivo). No entanto, quanto maior o risco, mais conservadora é a abordagem na prática clínica, especialmente nos idosos. Isso se deve, em grande medida, ao maior risco de complicações associadas a procedimentos mais invasivos, particularmente o maior risco de sangramento, que leva muitos profissionais a não indicar o tratamento para esses pacientes. Além disso, vários fatores contribuem para apresentação e diagnóstico de infarto mais tardios em pacientes idosos, resultando em atrasos preciosos, muitas vezes perdendo a janela de tempo ideal para reperfusão. Suspeita e diagnóstico de SCA em idosos são mais difíceis. A apresentação clínica de angina típica é menos frequente.[56]

6.3 DIAGNÓSTICO

De acordo com o *National Registry of Myocardial Infarction* (*NRMI*), apenas 40% dos pacientes com IAM de mais de 85 anos idade se queixaram de dor no peito, enquanto outros sintomas como dispneia (49%), sudorese (26%), náuseas e vômitos (24%) e síncope (19%) foram muito comuns. Manifestações neurológicas ou inespecíficas, como confusão mental ou fraqueza, também podem estar presentes.[158,159] A obtenção de uma boa história clínica pode ser difícil em virtude da disfunção cognitiva. Alterações anatômicas e funcionais, bem como a presença de comorbidades comuns entre os idosos, como dor osteoarticular, hérnia de hiato, dor abdominal e sintomas neurológicos, podem mascarar os sintomas usuais e confundir o diagnóstico de infarto

do miocárdio. A interpretação do eletrocardiograma, chave para o diagnóstico,[16] pode ser dificultada por anormalidades preexistentes, tais como hipertrofia ventricular esquerda, infarto prévio, áreas discinéticas e bloqueio de ramo prévio. Marcadores bioquímicos de necrose miocárdica, como troponinas e creatinofosfoquinase-MB (CKMB), devem ser solicitados; no entanto, decisões terapêuticas não devem ser adiadas até que os resultados estejam disponíveis. A radiografia de tórax pode avaliar a presença de congestão pulmonar e ser útil no diagnóstico diferencial de dissecção aórtica. Em casos de dúvida diagnóstica, o ecocardiograma pode ser útil na detecção de possível alteração segmentar de contratilidade em miocárdio isquêmico ou no diagnóstico diferencial com dissecção aguda da aorta.

6.4 TRATAMENTO MEDICAMENTOSO

Para fins didáticos, a discussão sobre o tratamento de síndromes coronárias agudas em idosos está subdividida a seguir nos subtemas: medidas gerais, tratamento medicamentoso, abordagem conservadora *versus* invasiva precoce em angina instável/infarto sem elevação do segmento ST e métodos de recanalização arterial (fibrinólise *versus* intervenção percutânea primária) no infarto com supradesnivelamento do segmento ST. Particularidades associadas ao envelhecimento são o principal foco da discussão.

6.4.1 Medidas gerais

- **Monitorização eletrocardiográfica:** pacientes com suspeita de SCA devem ser encaminhados imediatamente para a sala de emergência para monitorização cardíaca.
- **Oxigênio:** cateter de oxigênio nasal é recomendado para evitar hipoxemia no IAM. Máscara de oxigênio ou ventilação não invasiva podem ser utilizados em casos mais graves.
- **Analgesia e sedação:** dor no peito e ansiedade contribuem para o aumento da atividade simpática, elevando o consumo de oxigênio do miocárdio, com conseguinte predisposição para o desenvolvimento de taquiarritmias ventriculares. Sulfato de morfina, de 2 a 4 mg por via IV é recomendada para controle da dor. Cuidado especial deve ser tomado em casos de hipotensão, infarto do ventrículo direito e rebaixamento do nível de consciência.

6.4.2 Terapia antiplaquetária

6.4.2.1 Ácido acetilsalicílico (AAS)

A eficácia e segurança do AAS em pacientes com IAM são bem demonstradas. Todos os pacientes com suspeita de SCA devem ser considerados para o tratamento com AAS na dose de 165 a 325 mg/dia, a menos que existam contraindicações claras, como reação alérgica, hemorragias graves ou suspeita de AVE hemorrágico. Em idosos, deve-se administrar uma dose de ataque de 200 mg, seguida por manutenção de 100 mg ao dia.

6.4.2.2 Terapia antiplaquetária adjuvante
Bloqueadores de difosfato de adenosina (ADP)

Clopidogrel

Dois estudos avaliaram o papel de clopidogrel associado à aspirina, na presença de IAM com supradesnivelamento de segmento ST. O estudo *CLARITY-TIMI* 28 randomizou 3.491 pacientes entre 18 e 75 anos de idade até 12 horas do início da dor.[161] Os doentes receberam AAS, trombolíticos e heparina não fracionada conforme indicação e foram randomizados para clopidogrel com dose de ataque de 300 mg seguida de 75 mg/dia ou placebo. O uso de clopidogrel resultou em uma redução relativa de 36% (21,7% *versus* 15,0%, p < 0,001) na taxa de oclusão da artéria relacionada ao infarto observada em coronariografia feita dentro de 48 horas da randomização. Mortalidade cardiovascular, infarto do miocárdio e isquemia recorrente necessitando revascularização urgente foram reduzidas em 20% (14,1% *versus* 11,6%, p = 0,03). Não houve diferença na incidência de AVE (0,5% *versus* 0,7%, p = 0,38). O estudo COMMIT randomizou 45.852 pacientes com suspeita de infarto do miocárdio com até 24 horas do início dos sintomas, independentemente da idade, para receber o clopidogrel 75 mg ou placebo, sem dose de ataque.[162] Houve uma redução relativa de 79% na taxa de eventos cardiovasculares maiores (MACE) no grupo clopidogrel (3% *versus* 14%, p = 0,002), o que corresponde a uma redução de 9 ± 3 eventos por 100 pacientes tratados por 2 semanas. Apesar de a dose de ataque não ter sido utilizada no presente estudo, o benefício de clopidogrel foi evidente desde 12 horas do início do tratamento. Não houve sangramento em excesso no grupo clopidogrel, mesmo em pacientes com mais de 70 anos ou naqueles que receberam terapia fibrinolítica. A evidência de clopidogrel após IAM é restrita a 28 dias. Seu uso por um longo período é baseado na extrapolação dos benefícios demonstrados em estudos de pacientes com IAM sem supradesnivelamento de ST. Tomados em conjunto os resultados desses dois grandes estudos, é seguro concluir que, em pacientes idosos com IAM não tratados com angioplastia primária, o clopidogrel deve ser adicionado ao AAS em uma dose diária de 75 mg, sem dose de ataque, por pelo menos 28 dias, independentemente do uso de terapia fibrinolítica. O uso de dose de ataque, como no estudo *CLARITY* pode ser considerado para indivíduos com idade entre 65 e 75 anos, mas seu uso rotineiro acima dessa idade não pode ser recomendado a todos os pacientes, uma vez que esse estudo excluiu tais indivíduos.[56]

Em pacientes submetidos à angioplastia primária, uma dose de ataque de 300 a 600 mg é utilizada, seguida de 75 mg/dia, com base em estudos de infarto sem supradesnivelamento de ST. O estudo *CURRENT-OASIS* 7 não demostrou nenhum benefício com dose mais elevada de clopidogrel em pacientes com SCA.[163]

Prasugel

O estudo *TRITON - TIMI* 38 comparou a combinação de AAS e clopidogrel contra aspirina e prasugrel em pacientes com SCA com ou sem elevação do segmento ST submetidos à terapia percutânea.[164] Foi observada redução do desfecho primário nos pacientes randomizados para prasugrel, mas com aumento das taxas de sangramento maior, especialmente em pacientes com mais de 75 anos, AVE prévio ou ataque isquêmico transitório (TIA, do inglês *transient ischemic attack*) e baixo peso corporal. Não houve, desse modo, benefício clínico em idosos e, portanto, a droga deve ser evitada nesSa faixa etária, ou pelo menos ser reservada a um subconjunto de pacientes verdadeiramente de alto risco, como diabéticos. Uma dose mais baixa de prasugrel (5 mg) em doentes idosos ou com baixo peso foi testada no estudo *TRILOGY ACS*, que avaliou pacientes de alto risco com SCA tratados com terapêutica medicamentosa exclusiva, sem revascularização.[165] Não houve nenhuma vantagem dessa dose de prasugrel sobre o clopidogrel. No entanto, a dose de 5 mg de prasugrel utilizada em pacientes com idade a partir de 75 e naqueles com peso inferior a 60 kg pareceu ser segura, sem aumento da ocorrência de hemorragia em comparação com o clopidogrel.

Ticagrelor

Um novo inibidor não tienopiridínico do receptor de ADP plaquetário, recentemente testado no estudo PLATO,[166] que randomizou pacientes com SCA para AAS e clopidogrel contra AAS e ticagrelor. A redução do desfecho primário no grupo ticagrelor foi observada, sem aumentar a taxa global de hemorragia maior, e isso foi, aparentemente, independente da idade.[167] No entanto, várias considerações merecem ser feitas. Em primeiro lugar, apenas 15% dos pacientes eram idosos (≥ 75 anos). Embora a interação entre o efeito do tratamento e idade não tenha sido significativa (p = 0,22), os pacientes com menos de 75 anos obtiveram benefício maior do tratamento com ticagrelor (incidência do desfecho primário em 12 meses de 8,6% com ticagrelor *versus* 10,4% com clopidogrel, razão de risco 0,82, 95% IC 0,74 a 0,91), ao passo que para aquelas ≥ 75 anos o intervalo de confiança cruzou a linha de unidade (16,8% *versus* 18,3%, razão de risco 0,94, IC 95% 0,78 a 1,12). Da mesma forma, não houve interação entre sangramento e tratamento (p = 1,00). Apesar de o tratamento com ticagrelor não ter aumentado a taxa global de sangramento, houve um aumento na taxa de sangramento não relacionado a procedimento. Isso é particularmente relevante nos idosos, nos quais os procedimentos invasivos são realizados com menos frequência, o que, possivelmente, poderia mitigar o efeito neutro global quanto ao risco de sangramento. Por fim, os pacientes submetidos à fibrinólise não foram incluídos no estudo.

Glicoproteína IIb/IIIa (GP IIb/IIIa)

Estudos que avaliaram o uso isolado de inibidores GP IIb/IIIa no infarto do miocárdio com supradesnivelamento de ST sem fibrinólise não demonstraram reperfusão bem-sucedida.[168] A associação entre inibidores de GP IIb/IIIa e fibrinolíticos resultou em melhora em parâmetros angiográficos e eletrocardiográficos, porém sem benefício clínico e foi associada a um aumento de sangramento maior em comparação à terapia fibrinolítica isolada.[169] Nos idosos, essa combinação resultou em aumento de sangramento maior quando comparada à terapia fibrinolítica e heparina não fracionada, o que sugere que deve ser evitada em populações idosas.[170,171] Uma metanálise avaliando 23.166 pacientes que receberam a associação de abciximab e fibrinolítico na metade da dose *versus* fibrinolíticos e heparina não fracionada não mostrou diferença na mortalidade em 30 dias (5,8% *versus* 5,8%, p = 0,95) e depois de 6 a 12 meses (8,6% *versus* 8,3 %, p = 0,41). Foi observada uma menor incidência de reinfarto no grupo abciximab (2,3% *versus* 3,6%, p < 0,001), associada a um aumento no sangramento maior (5,2 % *versus* 3,1%, p < 0,001).[172] No estudo *ASSENT- 3*, os pacientes com idade superior a 64 anos que receberam abciximab e meia dose de HNF experimentaram um aumento de sangramento maior e AVE hemorrágico. No estudo *GUSTO V*, a incidência de sangramento maior e AVE hemorrágico foi significativamente mais elevada em pacientes ≥ 75 anos que utilizaram essa associação,[173] sugerindo que a combinação de IGP IIb-IIIa e fibrinolítico não deve ser utilizada em pessoas idosas.

6.4.3 Anticoagulantes

Uma metanálise de 21 estudos pequenos em pacientes com suspeita de IAM mostrou redução de 25% na mortalidade em pacientes que receberam heparina não fracionada. Para 1.000 pacientes tratados, 35 mortes, 10 AVE e 19 eventos de embolia pulmonar seriam evitados, com um aumento de 10 eventos hemorrágicos maiores. A terapia fibrinolítica não foi usada nesses estudos.[174] O estudo *EXTRACT-TIMI* 25 comparou o uso de diferentes agentes fibrinolíticos em 20.506 pacientes randomizados para enoxaparina ou heparina não fracionada.[175] Devido a trabalhos anteriores que mostram aumento de sangramento maior em idosos, este utilizou dose ajustada de enoxaparina no grupo de pacientes observado. Pacientes randomizados para HNF receberam um bolo intravenoso de 60 UI/kg de peso corporal (máximo de 4.000 UI), seguido de uma infusão de 12 UI/kg/h (máximo de 1.000 UI/hora) durante pelo menos 48 horas, com ajuste para um tempo de tromboplastina parcial ativada de 1,5 a 2 vezes o controle. Nos doentes randomizados para enoxaparina, esta foi administrada a pacientes ≤ 75 anos com bolo de 30 mg intravenoso seguido por 1 mg/kg por via subcutânea, a cada 12 horas. Para pacientes > 75 anos, um regime de dosagem modificado foi testado, com omissão do bolo intravenoso e redução da dose de manutenção para 0,75 mg/kg por via subcutânea, a cada 12 horas, até a alta hospitalar ou por 8 dias. Para pacientes de qualquer idade, com uma depuração da creatinina estimada de < 30 mL/min, a dose de enoxaparina foi reduzida pela metade, para 1 mg/kg a cada 24 horas. A incidência de AVE hemorrágico não foi diferente entre os dois grupos. Quando a incidência de sangramento maior e AVE hemorrágico na população acima de 75 anos foi avaliada, não houve diferença estatística.

6.4.4 Betabloqueadores

Usados em IAM com supradesnivelamento do segmento ST para diminuir a demanda de oxigênio, reduzir a frequência cardíaca, pressão arterial e contratilidade miocárdica. Seu uso reduz a mortalidade no IAM, especialmente em pacientes idosos.[176] Dois estudos realizados antes da era da reperfusão mostrou benefícios apenas em pacientes idosos. Os dados combinados desses estudos mostram uma redução de 5% na mortalidade em jovens e 23% em pacientes mais velhos (p = 0,0005).[177,178] O estudo COMMIT – CCS,[162] abrangendo 45.852 doentes com infarto com supra randomizados em até 24 horas do início dos sintomas, avaliou o uso de metoprolol intravenoso ou placebo. Não houve redução na mortalidade total, reinfarto e parada cardíaca, mas um excesso de choque cardiogênico no grupo que recebeu metoprolol. Avaliando pacientes com idade superior a 70 anos, houve um aumento na combinação composta de mortalidade e choque cardiogênico. Assim, o uso de betabloqueador intravenoso nos idosos se deve limitar a pacientes estáveis, em *Killip* 1. Quanto ao uso de betabloqueador oral, a maioria dos estudos randomizados excluiu pacientes com idade superior a 75 anos. Em um estudo observacional em 58.165 pacientes com idade acima de 65 anos, o uso de betabloqueador foi associado com menor mortalidade hospitalar, diminuição observada em todas as faixas etárias.[179] Ao contrário de betabloqueador intravenoso, o uso oral pode ser adotado para pacientes idosos com IAM, na ausência de contraindicações. A dose deve ser titulada gradualmente.

6.4.5 Nitratos

Estudos clínicos mostram pouco benefício do uso de nitratos no IAM. Uma metanálise de 22 estudos mostrou uma diminuição não estatisticamente significativa na mortalidade (7,7 para 7,4%).[56] Os nitratos podem ser administrados para aliviar a angina e em pacientes com insuficiência cardíaca congestiva. Qualquer forma de nitrato deve ser evitada em pacientes com pressão arterial sistólica abaixo de 90 mmHg e naqueles em que há queda igual ou superior a 30 mmHg na pressão arterial sistólica, bradicardia ou taquicardia ou infarto do ventrículo direito. Seu uso é contraindicado em pacientes que usaram inibidores de fosfodiesterase-5 nas 48 horas anteriores, devido ao risco de hipotensão refratária. Por causa de seu benefício modesto, nitratos devem ser retirados caso limitem a prescrição de betabloqueadores e de IECA, drogas com efeitos benéficos comprovados.

6.4.6 Inibidores da enzima conversora da angiotensina (IECA)

O benefício do uso precoce dos IECA em IAM foi avaliado nos estudos GISSI[180] e ISIS-4,[181] que mostraram pouca redução da mortalidade após 35 dias, sem nenhum efeito sobre a mortalidade em doentes com idade ≥ 70 anos. Uma metanálise de vários estudos, com mais de 100 mil pacientes, revelou que aqueles com idade entre 55 e 74 anos, com IAM de parede anterior e frequência cardíaca igual ou superior a 80 batimentos/min foram os que apresentaram maior benefício com o uso de IECA.[182] Análise retrospectiva de 14.129 doentes com IAM ≥ 65 anos de idade mostrou redução da mortalidade durante 1 ano de acompanhamento.[183]

6.4.7 Estatinas

A evidência do uso de estatinas em pacientes com SCA é escassa em pessoas com idade superior a 75 anos. No entanto, não há nenhuma razão para supor que os benefícios observados com estatinas nos estudos de prevenção secundária não devem atingir esse grupo.

6.5 FUNÇÃO RENAL E AJUSTES DE DOSE DE TERAPIA ANTITROMBÓTICA EM IDOSOS

A função renal declina progressivamente com a idade. Muitas drogas antitrombóticas são clareadas principalmente pelos rins. Contudo, a maioria destas drogas também tem uma janela terapêutica estreita. Como resultado, os ajustes de dose são obrigatórios para minimizar o risco de sangramento/hemorragia. A Tabela 89.2 resume os ajustes de dose recomendados para terapia antitrombótica.

6.6 ESTRATÉGIA DE REPERFUSÃO ARTERIAL EM IAM COM SUPRADESNIVELAMENTO DE ST

O principal objetivo no tratamento de IAM é a recanalização completa rápida e sustentada da artéria relacionada ao infarto. A reperfusão pode ser alcançada com a terapia fibrinolítica ou intervenção coronária percutânea.

6.7 TERAPÊUTICA FIBRINOLÍTICA

A metanálise *Fibrinolytic Therapy Trialist* (*FTT*)[184] avaliou 150 mil pacientes submetidos a tratamento fibrinolítico em comparação com placebo. Quando administrado no prazo de 6 horas de instalação de sintomas, o tratamento fibrinolítico resultou em trinta vidas salvas por mil pacientes tratados, e quando iniciou-se entre 7 e 12 horas em 20 vidas salvas por mil pacientes tratados. O benefício absoluto na sobrevida de pacientes com mais de 75 anos de idade tem sido questionado por algum tempo. A análise desse grupo de pacientes tratados dentro de 24 horas do início dos sintomas mostrou pouco benefício e não estatisticamente significativo.[185] Um estudo observacional relatou efeitos deletérios sobre o grupo.[186] No entanto, nova análise do *Fibrinolytic Therapy Trialist* (*FTT*) em 3.300 pacientes com mais de 75 anos, com rigorosos critérios de elegibilidade para a trombólise mostrou 18 vidas salvas por mil pacientes tratados no grupo que recebeu fibrinolítico em comparação com placebo.[187] Em outro estudo observacional de 6.891 pacientes da mesma faixa etária, 3.897 dos quais receberam tratamento fibrinolítico, houve uma diminuição de 13% na mortalidade após 1 ano de seguimento em comparação com placebo.[188] Recentemente, uma metanálise de 11 ensaios clínicos randomizados avaliou 24.531 pacientes ≥ 75 anos e 123.568 pacientes não idosos tratados com trombolíticos. Foram avaliados mortalidade, AVE total e incidência de AVE hemorrágico no prazo de 30 dias. Observou-se uma mortalidade 4,37 vezes maior no grupo de idosos.[189]

Avaliação de terapia fibrinolítica em idosos é baseada na análise de subgrupos de estudos randomizados, metanálises e registros. Os dados são particularmente escassos em pacientes com 80 anos ou mais, em que o maior risco relacionado ao infarto está associado ao aumento do risco de hemorragia com tratamento fibrinolítico.

6.8 INTERVENÇÃO CORONÁRIA PERCUTÂNEA PRIMÁRIA (ICPP)

Particularmente atraente em idosos, uma vez que oferece a vantagem de estratégia com uma maior probabilidade de reperfusão bem-sucedida nesta população de alto risco, ao mesmo tempo que evita os riscos de hemorragia associados à terapia fibrinolítica.

A comparação entre tratamento fibrinolítico e ICPP em uma metanálise envolvendo 7.739 pacientes revelou menores taxas de mortalidade, reinfarto não fatal e AVE no grupo tratado com ICPP.[190] No entanto, a maioria dos pacientes selecionados nos estudos era jovem, o que limita a sua extrapolação para os indivíduos mais velhos. O estudo PAMI foi o primeiro grande estudo a comparar o uso de fibrinolítico com o de ICPP. Cerca de 38% dos pacientes tinham idade ≥ 65 anos. Pacientes submetidos à ICPP apresentaram taxas mais baixas do desfecho combinado de mortalidade ou infarto (8,6 *versus* 20%, p = 0,048).[191] Um pequeno estudo avaliou 87 pacientes com idade ≥ 75 anos comparando ICPP e estreptoquinase e revelou diminuição de MACE (morte, reinfarto e AVE) em 30 dias (9 *versus* 29%, p = 0,01) e redução da mortalidade em 30 dias e 12 meses de seguimento.[192] O registro

TABELA 89.2 Ajuste de dose de antitrombóticos recomendado em idosos		
AAS	Sem ajuste	81-325 mg/dia
CLOPIDOGREL	Sem ajuste	75 mg/dia
HNF-BOLO	60 UI/kg	Máx. 4.000 UI
HNF-MANUT.	12 UI/kg/h	Máx. 900 UI/h
ENO-BOLO	NÃO	
ENO-MANUT.	Se ClCr < 30 mL/min	1 mg/kg 24/24 h
ENO	> 75 anos (↓1/4)	0,75 mg/kg 12/12h;
		Máx. 75 mg
HNF: heparina não fracionada; ENO: enoxaparina; ClCr: *clearance* de creatinina; h: hora (s).		

GRACE avaliou 2.975 pacientes submetidos à reperfusão com tratamento fibrinolítico ou ICPP e constatou uma diminuição risco de morte ou reinfarto (OR = 0,53) e nenhuma diferença em AVE e hemorragia grave.[193] A ICPP parece, portanto, ser superior à terapia fibrinolítica no idoso, reduzindo isquemia recorrente, reinfarto, AVE e morte, mas não elimina a diferença associada à idade na mortalidade, o que ainda é cinco vezes maior do que mortalidade observada em pacientes mais jovens submetidos à ICPP.[194]

6.9 INTERVENÇÃO CORONÁRIA PERCUTÂNEA PRIMÁRIA *VERSUS* FIBRINÓLISE EM IDOSOS

Evidências da literatura indicam resultados mais favoráveis com ICPP em idosos, mas pouca informação existe sobre os pacientes com mais de 80 anos de idade. Ajustar a dose de terapia antitrombótica pode reduzir o risco de sangramento em idosos. A decisão de estratégias de reperfusão a ser instituídas deve depender da disponibilidade de recursos para reperfusão em cada cenário prática médica.

Em geral, a ICPP é preferida em pacientes com maior estratificação de risco, especialmente naqueles com disfunção ventricular esquerda e choque. A ICPP e fibrinólise podem fornecer resultados semelhantes quando o tratamento é iniciado dentro das primeiras 3 horas de dor. A ICPP é melhor depois de 6 horas e ainda pode trazer algum benefício no prazo de 12 horas de dor.

O Quadro 89.6 resume as vantagens e desvantagens de ambos os métodos de reperfusão.

6.10 ESTRATÉGIA INVASIVA PRECOCE *VERSUS* ESTRATÉGIA CONSERVADORA EM SCA SEM SUPRADESNIVELAMENTO DE ST

Há duas estratégias terapêuticas básicas na abordagem de pacientes com SCA sem supradesnivelamento de ST. A conservadora, em que a angiografia coronária é reservada a pacientes com evidência clínica de isquemia grave ou recorrente (como angina em repouso ou mínimos esforços ou mudanças dinâmicas ST) ou àqueles nos quais, após estabilização clínica, a estratificação por avaliação não invasiva (eletrocardiograma de esforço, cintilografia ou ecocardiograma sob estresse farmacológico) detecta isquemia extensa. A outra é uma estratégia invasiva em que a angiografia coronária é realizada precocemente, desde que não haja contraindicações. O principal determinante para a seleção de uma das duas estratégias se baseia na avaliação de risco. Quanto maior o risco, maior o benefício conferido pela estratégia invasiva precoce. Nesse sentido, é importante reconhecer que os idosos, via de regra, se situam em um patamar de maior risco (e, portanto, mais propensos a se beneficiar de uma estratégia invasiva precoce), mas ao mesmo tempo são aqueles que têm o maior risco de sangramento com estratégias invasivas. Análise do estudo *TACTICS-TIMI* 18 revela que, quando comparados com pacientes mais jovens, os idosos têm um maior benefício com a estratégia invasiva precoce em detrimento do aumento do risco de sangramento (Figura 89.11).[195]

A maior prevalência de sintomas atípicos nessa faixa etária também dificulta decisão clínica com base nos sintomas, especialmente angina. Contudo, a presença de comorbidades e as preferências do paciente são fatores particularmente importantes na decisão de adotar ou não medidas mais invasivas. Por fim, as decisões baseadas em evidências não se aplicam a pessoas muito idosas, especialmente octogenárias e nonagenárias e, particularmente, aquelas com comorbidades, uma vez que esses pacientes

QUADRO 89.6 Trombólise *versus* angioplastia primária – vantagens e desvantagens

TROMBÓLISE	ANGIOPLASTIA PRIMÁRIA
Vantagens	
Disponibilidade universal	Revascularização mais completa e sustentada
Administração fácil e rápida	Resultados melhores que trombólise (reinfarto, AVE, morte)
Resultados semelhantes à	
ICPP se precoce ≤ 3 horas)	
Desvantagens	
Risco de AVEH	Requer time experiente, disponível e ágil
Risco de ruptura cardíaca	Nefrotoxicidade de contraste
	Complicações relacionadas ao CATE

ICPP: intervenção coronária percutânea primária; AVEH: acidente vascular encefálico hemorrágico; CATE: cateterismo cardíaco.

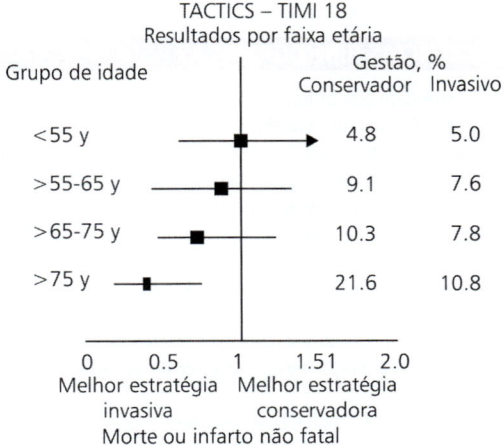

FIGURA 89.11 No estudo *TACTICS-TIMI* 18, o benefício da estratégia invasiva precoce.

são consistentemente excluídos dos estudos clínicos a partir dos quais as recomendações baseadas em evidências são formuladas.

7   CONCLUSÕES

Apesar de ser a população em que a incidência de infarto do miocárdio é prevalente e o risco maior, os idosos estão muito sub-representados nos grandes ensaios clínicos a partir dos quais a maioria das diretrizes clínicas derivam suas recomendações e, assim, essas recomendações são geralmente extrapoladas do que se recomenda a indivíduos mais jovens e mais saudáveis (com menos fragilidades e comorbidades). A tomada de decisão clínica é frequentemente muito difícil. A idade cronológica é menos importante do que a avaliação de fragilidade, estado geral de saúde e os desejos particulares do paciente e da família. A evidência advinda dos ensaios clínicos realizados em pacientes mais jovens e com menos comorbidades deve ser levada em conta, porém conjuntamente com uma avaliação geriátrica minuciosa do paciente, pesando os prós e os contras de procedimentos que podem ser salva-vidas, mas que apresentam riscos substanciais. Nenhum tratamento deve ser negado ao idoso com base em sua idade. Outrossim, os benefícios e riscos potenciais devem ser discutidos com o paciente e a família. Talvez em poucos outros cenários o processo de decisão clínica seja mais difícil do que no idoso com síndrome coronária aguda, que requer a prática de uma verdadeira arte clínica, baseada em ciência escassa e muito julgamento clínico, particularmente no que se refere aos cuidados do idoso frágil e com comorbidades, quase sempre excluído dos estudos clínicos a partir dos quais são elaboradas as orientações de diretrizes clínicas.

Agradecimentos

Os autores agradecem a valiosa colaboração do Dr. Gary Gerstenblith, Professor de Medicina da Johns Hopkins University School of Medicine, neste capítulo.

REFERÊNCIAS BIBLIOGRÁFICAS

1. http://www.ibge.gov.br/home/estatistica/populacao/projecao_da_populacao/2013/default_tab.shtm.
2. White NK, Edwards JE, Dry TJ. The Relationship of the Degree of Coronary Atherosclerosis with Age, in Men. Circulation 1950; 1: 645-54.
3. Ackerman RF, Dry TJ, Edwards JE. Relationship of Various Factors to the Degree of Coronary Atherosclerosis in Women. Circulation 1950; 1: 1345-54.
4. Fleg JL, Gerstenblith G, Zonderman AB, Becker LC, Weisfeldt ML, Costa PT Jr, Lakatta EG. Prevalence and prognostic significance of exercise-induced silent myocardial ischemia detected by thallium scintigraphy and electrocardiography in asymptomatic volunteers. Circulation. 1990; 81:428-36.
5. Keelan PC, Bielak LF, Ashai K et al. Long term prognostic value of coronary calcification detected by electron-beam computed tomography in patients undergoing coronary angiography. Circulation 2001;104:412-7.
6. Bhatnagar GM; Walford GD, Beard ES et al. ATPase activity and force production in myofibrils and twitch characteristics in intact muscle from neonatal, adult, and senescent rat myocardium. J. Mol. Cell. Cardiol. 16:203, 1984Capasso JM, Malhotra A, Scheuer J, and Sonnenblick EH. Myocardial biochemical, contractile and electrical performance after imposition of hypertension in young and old rats. Circ. Res. 58:445, 1986.
7. Capasso, J. M., Malhotra, A., Scheuer, J., and Sonnenblick, E. H.: Myocardial biochemical, contractile and electrical performance after imposition of hypertension in young and old rats. Circ. Res. 58:445, 1986.
8. Wei, J. Y., Spurgeon, H. A., and Lakatta, E. G.: Excitation-contraction in rat myocardium: Alterations with adult aging. Am. J. Physiol. 246:H784, 1984
9. Walker, K. E., Lakatta, E. G., and Houser, S. R.: Age associated changes in membrane currents in rat ventricular myocytes. Cardiovasc. Res. 27:1968, 1993
10. Froehlich, J. P., Lakatta, E. G., Beard, E., et al.: Studies of sarcoplasmic reticulum function andWei JY, Spurgeon, HA, and Lakatta, EG. Excitation-contraction in rat myocardium: Alterations with adult aging. Am. J. Physiol. 246:H784, 1984.Walke, KE, Lakatta EG, and Houser SR. Age associated changes in membrane currents in rat ventricular myocytes. Cardiovasc. Res. 27:1968, 1993. Froehlich JP, Lakatta EG, Beard E et al. Studies of sarcoplasmic reticulum function and contraction duration in young adult and aged rat myocardium. J. Mol. Cell. Cardiol. 10:427, 1978.Tate CA, Taffet GE, Hudson EK., et al. Enhanced calcium uptake of cardiac sarcoplasmic reticulum in exercise-trained old rats. Am. J. Physiol. 258:H431, 1990.Kelly R, Hayward C, Avolio A, O'Rourke M. Noninvasive determination of age-related changes in the human arterial pulse. Circulation 80:1652-1659, 1989.
11. Lakatta EG. Cardiovascular regulatory mechanisms in advanced age. Physiological Reviews 73: 413-467, 1993.
12. Vaitkevicius PV, Fleg JL, Engel JH, O'Connor FC, Wright JG, Lakatta LE, Yin FCP, Lakatta EG. Effects of age and aerobic capacity on arterial stiffness in healthy adults. Circulation 88: 1456-1462, 1993.
13. Murgo JP, Westerhof N, Giolma JP, Altobeli SA. Aortic input impedance in normal man: relationship to pressure wave forms. Circulation 62: 105-116, 1980.
14. Nichols WM, O'Rourke MF, Avolio AP, Yaginuma T, Murgo JP, Pepine CJ, Conti CR. Effects of age on ventricular-vascular coupling. American Journal of Cardiology 55: 1179-1184, 1985.
15. Learoyd BM, Taylor MG. Alterations with age in the viscoelastic properties of human arterial walls. Circulation Research 18: 278-292, 1966.
16. Wolinsky H. Long term effects of hypertension on rat aortic wall and their relation to concurrent aging changes; Morphological and chemical studies. Circulation Research 30: 301-309, 1972.
17. Merillon JP, Motte G, Masquet C, Azancot I, Guiomard A, Gourgon R. Relationship between physical properties of the arterial system and left ventricular performance in the course of aging and arterial hypertension. European Heart Journal; v. 3 (Suppl. A), p. 95-101, 1982.
18. Gerstenblith G, Fredericksen J, Yin FCP, Fortuin NJ, Lakatta EG, Weisfeldt ML. Echocardiographic Assessment of a Normal Adult Aging Population. Circulation 56: 273-278, 1977.
19. Afilalo J, Duque G, Steele R, Jukema JW, de Craen AJ, Eisenberg MJ. Statins for secondary prevention in elderly patients: a hierarchical Bayesian meta-analysis. J Am Coll Cardiol. 2008;51:37–45.
20. Cholesterol Treatment Trialists' (CTT) Collaboration, Baigent C, Blackwell L, Emberson J, Holland LE, Reith C, Bhala N, Peto R, Barnes EH, Keech A, Simes J, Collins R. Efficacy and safety of more intensive lowering of LDL cholesterol: a meta-analysis of data from 170,000 participants in 26 randomised trials. Lancet. 2010;376:1670–1681.

21. Heart Protection Study Collaborative Group. MRC/BHF Heart Protection Study of cholesterol lowering with simvastatin in 20,536 high-risk individuals: a randomised placebo-controlled trial. Lancet. 2002; 360:7–22.

22. Shepherd J, Blauw GJ, Murphy MB, Bollen EL, Buckley BM, Cobbe SM, Ford I, Gaw A, Hyland M, Jukema JW, Kamper AM, Macfarlane PW, Meinders AE, Norrie J, Packard CJ, Perry IJ, Stott DJ, Sweeney BJ, Twomey C, Westendorp RG; PROSPER study group. PROspective Study of Pravastatin in the Elderly at Risk. Pravastatin in elderly individuals at risk of vascular disease (PROSPER): a randomised controlled trial. Lancet. 2002;360:1623–1630.

23. Ray KK, Bach RG, Cannon CP, Cairns R, Kirtane AJ, Wiviott SD, McCabe CH, Braunwald E, Gibson CM; PROVE IT-TIMI 22 Investigators. Benefits of achieving the NCEP optional LDL-C goal among elderly patients with ACS. Eur Heart J. 2006;27:2310–2316.

24. Wenger NK, Lewis SJ, Herrington DM, Bittner V, Welty FK; Treating to New Targets Study Steering Committee and Investigators. Outcomes of using high- or low-dose atorvastatin in patients 65 years of age or older with stable coronary heart disease. Ann Intern Med. 2007;147:1–9.

25. Deedwania P, Stone PH, Bairey Merz CN, Cosin-Aguilar J, Koylan N, Luo D, Ouyang P, Piotrowicz R, Schenck-Gustafsson K, Sellier P, Stein JH, Thompson PL, Tzivoni D. Effects of intensive versus moderate lipid lowering therapy on myocardial ischemia in older patients with coronary heart disease: results of the Study Assessing Goals in the Elderly (SAGE). Circulation. 2007;115:700–707.

26. Rojas-Fernandez CH, Cameron JC. Is statin-associated cognitive impairment clinically relevant? A narrative review and clinical recommendations. Ann Pharmacother. 2012;46:549–557.

27. Connolly SJ, Ezekowitz, Yusuf, SY et al. Dabigatran versus Warfarin in Patients with Atrial Fibrillation. N Engl J Med 2009;361:1139-51.

28. Patel MR, Mahaffey KW, Garg J et al. Rivaroxaban versus Warfarin in Nonvalvular Atrial Fibrillation. N Engl J Med 2011;365:883-91.

29. Granger CB, Alexander JH, McHurray JJV. Apixaban versus Warfarin in Patients with Atrial Fibrillation. N Engl J Med 2011;365:981-92.

30. Fleg JL, Forman DE, Berra K et al. Secondary Prevention of Atherosclerotic Cardiovascular Disease in Older Adults. A Scientific Statement From the American Heart Association. Circulation 2013;128:2422-2446.

31. Anonymous. A comparison of antiarrhythmic-drug therapy with implantable defibrillators in patients resuscitated from near-fatal ventricular arrhythmias. The antiarrhythmics versus implantable defibrillators (AVID) investigators. N Engl J Med. 1997;337:1576–1583.

32. Connolly SJ, Gent M, Roberts RS, Dorian P, Roy D, Sheldon RS, Mitchell LB, Green MS, Klein GJ, O'Brien B. Canadian implantable defibrillator study (CIDS): a randomized trial of the implantable cardioverter defibrillator against amiodarone. Circulation. 2000;101:1297–1302.

33. Kuck KH, Cappato R, Siebels J, Rüppel R. Randomized comparison of antiarrhythmic drug therapy with implantable defibrillators in patients resuscitated from cardiac arrest: the Cardiac Arrest Study Hamburg (CASH). Circulation. 2000;102:748–754.

34. Healey JS, Hallstrom AP, Kuck KH, Nair G, Schron EP, Roberts RS, Morillo CA, Connolly SJ. Role of the implantable defibrillator among elderly patients with a history of life-threatening ventricular arrhythmias. Eur Heart J. 2007;28:1746–1749.

35. Jahangir A, Bradley DJ, Shen WK. ICDs for secondary prevention of sudden death in the older-elderly. Eur Heart J. 2007;28:1665–1667.

36. Moss AJ, Hall WJ, Cannom DS, Daubert JP, Higgins SL, Klein H, Levine JH, Saksena S, Waldo AL, Wilber D, Brown MW, Heo M. Improved survival with an implanted defibrillator in patients with coronary disease at high risk for ventricular arrhythmia. Multicenter Automatic Defibrillator Implantation Trial Investigators. N Engl J Med. 1996;335:1933–1940.

37. Bigger JT Jr. Prophylactic use of implanted cardiac defibrillators in patients at high risk for ventricular arrhythmias after coronary-artery bypass graft surgery. Coronary Artery Bypass Graft (CABG) Patch Trial Investigators. N Engl J Med. 1997;337:1569–1575.

38. Buxton AE, Lee KL, Fisher JD, Josephson ME, Prystowsky EN, Hafley G. A randomized study of the prevention of sudden death in patients with coronary artery disease. Multicenter Unsustained Tachycardia Trial Investigators. N Engl J Med. 1999;341:1882–1890.

39. Hohnloser SH, Kuck KH, Dorian P, Roberts RS, Hampton JR, Hatala R, Fain E, Gent M, Connolly SJ; DINAMIT Investigators. Prophylactic use of an implantable cardioverter-defibrillator after acute myocardial infarction. N Engl J Med. 2004;351:2481–2488.

40. Moss AJ, Zareba W, Hall WJ, Klein H, Wilber DJ, Cannom DS, Daubert JP, Higgins SL, Brown MW, Andrews ML; Multicenter Automatic Defibrillator Implantation Trial II Investigators. Prophylactic implantation of a defibrillator in patients with myocardial infarction and reduced ejection fraction. N Engl J Med. 2002;346:877–883.

41. Zipes DP, Camm AJ, Borggrefe M, Buxton AE, Chaitman B, Fromer M, Gregoratos G, Klein G, Moss AJ, Myerburg RJ, Priori SG, Quinones MA, Roden DM, Silka MJ, Tracy C, Smith SC Jr, Jacobs AK, Adams CD, Antman EM, Anderson JL, Hunt SA, Halperin JL, Nishimura R, Ornato JP, Page RL, Riegel B, Blanc JJ, Budaj A, Dean V, Deckers JW, Despres C, Dickstein K, Lekakis J, McGregor K, Metra M, Morais J, Osterspey A, Tamargo JL, Zamorano JL. ACC/AHA/ESC 2006 guidelines for management of patients with ventricular arrhythmias and the prevention of sudden cardiac death: a report of the American College of Cardiology/American Heart Association Task Force and the European Society of Cardiology Committee for Practice Guidelines (writing committee to develop guidelines for management of patients with ventricular arrhythmias and the prevention of sudden cardiac death). Circulation. 2006;114:e385–e484.

42. Epstein AE, DiMarco JP, Ellenbogen KA, Estes NA 3rd, Freedman RA, Gettes LS, Gillinov AM, Gregoratos G, Hammill SC, Hayes DL, Hlatky MA, Newby LK, Page RL, Schoenfeld MH, Silka MJ, Stevenson LW, Sweeney MO, Smith SC Jr, Jacobs AK, Adams CD, Anderson JL, Buller CE, Creager MA, Ettinger SM, Faxon DP, Halperin JL, Hiratzka LF, Hunt SA, Krumholz HM, Kushner FG, Lytle BW, Nishimura RA, Ornato JP, Riegel B, Tarkington LG, Yancy CW. ACC/AHA/HRS 2008 guidelines for device-based therapy of cardiac rhythm abnormalities: a report of the American College of Cardiology/American Heart Association Task Force on Practice Guidelines (writing committee to revise the ACC/AHA/NASPE 2002 guideline update for implantation of cardiac pacemakers and antiarrhythmia devices). Circulation. 2008;117:e350–408.

43. Kong MH, Al-Khatib SM, Sanders GD, Hasselblad V, Peterson ED. Use of implantable cardioverter-defibrillators for primary prevention in older patients: a systematic literature review and meta-analysis. Cardiol J. 2011;18:503–514.

44. Hammill SC, Kremers MS, Stevenson LW, Heidenreich PA, Lang CM, Curtis JP, Wang Y, Berul CI, Kadish AH, Al-Khatib SM, Pina IL, Walsh MN, Mirro MJ, Lindsay BD, Reynolds MR, Pontzer K, Blum L, Masoudi F, Rumsfeld J, Brindis RG. Review of the registry's fourth year, incorporating lead data and pediatric ICD procedures, and use as a national performance measure. Heart Rhythm. 2010;7:1340–1345.

45. Krumholz HM, Phillips RS, Hamel MB et al and for the SUPPORT Investigators. Resuscitation Preferences Among Patients With Severe Congestive Heart Failure: Results From the SUPPORT Project. Circulation 1998;98:648-655.

46. Lampert R, Hayes DL, Annas GJ, Farley MA, Goldstein NE, Hamilton RM, Kay GN, Kramer DB, Mueller PS, Padeletti L, Pozuelo L, Schoenfeld MH, Vardas PE, Wiegand DL, Zellner R; American College of Cardiology; American Geriatrics Society; American Academy of Hospice and Palliative Medicine; American Heart Association; European Heart Rhythm Association; Hospice and Palliative Nurses Association. HRS

Expert Consensus Statement on the Management of Cardiovascular Implantable Electronic Devices (CIEDs) in patients nearing end of life or requesting withdrawal of therapy. Heart Rhythm. 2010;7:1008–1026.

47. Kannel WB, Dawber TR, Gee DL. Perspectives on systolic hypertension: the Framingham Study. Circulation 1980;61:1179-1182.

48. Curb JD, Borhani NO, Schnaper H, Kass E, Entwlsle G, Williams W et al. Detection and treatment of hypertension in older individuals. Am J Epidemiol 1985;121:371-376.

49. Nichols WW, O'Rourke MF, Avolio AP, Yaginuma T, Murgo JP, Pepine CJ, et al. Effects of age on ventricular-vascular coupling. Am J Cardiol 1985;55:1179-1184.

50. Perllof DP, Grim C, Flack J, Frohlich ED, Hill M, McDonald M, Morgenstern BZ. Human blood pressure determination by sphygmomanometry. Circulation 1993;88(part I):2460-2470.

51. Messerli FH, Ventura HO, Amodeo C. Osler's maneuver and pseudohypertension. N Engl J Med 1985;312:1548-1551.

52. Ruddy MC, Bialy GB, Malka ES, Lacy CR, Kotis JB. The relationship of plasma activity to clinic and ambulatory blood pressure in the elderly people with isolated systolic hypertension. J Hypertens 1988;6:S412--S415.

53. Giorgi DMA, Serro-Azul JB, Wajngarten M, Serro-Azul LG, Krieger EM, Pileggi F. Variabilidade da pressão arterial em idosos hipertensos: importância da detecção de hipertensão do jaleco branco [abstract]. Arq Bras de Cardiol 1993;61(supl):108

54. Gravina CF, Rosa RF, Franken RA et al. Sociedade Brasileira de Cardiologia. II Diretrizes Brasileiras em Cardiogeriatria. Arq Bras. Cardiol 2010; 95 (3 supl.2): 1-112

55. Elias MF, Wolf PA, D'Agostino RB et al. Untreated blood pressure level is inversely related to cognitive functioning: the Framingham Study. Am J Epidemiol 1993; 138: 353-364.

56. Launer LJ, Masakik , Petrovitch H et al. The association between midlife blood pressure levels and late-life cognitive function: the Honolulu-Asia Aging Study. JAMA 1995; 274: 1846-1851.

57. Kivipelto M, Helkala EL, Laakso MP et al. Midlife vascular risk factors and Alzheimer's disease in later life: longitudinal, population based study. BMJ 2001; 322: 1447-1451.

58. SHEP Cooperative Research Group. Prevention of stroke by antihypertensive drug treatment in older persons with isolated systolic hypertension: final results of the Systolic Hypertension in the Elderly Program (SHEP). JAMA 1991; 265: 3255 –3264.

59. Prince MJ, Bird AS, Blizard RA, Mann AH. Is the cognitive function of older patients affected by antihypertensive treatment? Results from 54 months of the Medical Research Council's treatment trial of hypertension in older adults. BMJ 1996;312: 801–805.

60. Forette F, Seux ML, Staessen JA et al. Prevention of dementia in randomized double-blind placebo-controlled Systolic Hypertension in Europe (Syst-Eur) trial. Lancet 1998; 352: 1347-1351.

61. Tzourio C, Anderson C, Chapman N et al. PROGRESS Collaborative Group. Effects of blood pressure lowering with perindopril and indapamide therapy on dementia and cognitive decline in patients with cerebrovascular disease. Arch Intern Med 2003; 163:1069–1075.

62. Skoog I, Lithell H, Hansson L et al. Effect of baseline cognitive function and antihypertensive treatment on cognitive and cardiovascular outcomes: Study on Cognition and Prognosis in the Elderly (SCOPE). Am J Hypertens 2005; 18: 1052-105937.

63. Peters R, Beckett N, Forette F et al. for the HYVET investigators. Incident dementia and blood pressure lowering in the Hypertension in the Very Elderly Trial cognitive function assessment (HYVET-COG): a double-blind, placebo controlled trial. Lancet Neurol 2008; 7: 683–89.

64. The Management Commitee, Australian National Blood Pressure Study: treatment of mild hypertension in the elderly. Med J Aust 1981; 2: 398-402.

65. Amery A, Birkenhager W, Brixco P, Bulpitt C, Clement D, Deruyttere M, De Schaepdryver A, Dollery C, Fagard R, Forette F et al. Mortality and morbidity results from the European Working Party on High Blood Pressure in the Elderly. Lancet 1985; 1: 349-1354.

66. Prevention of stroke by antihypertensive drug treatment in older persons with isolated systolic hypertension. Final results of the Systolic Hypertension in the Elderly Program (SHEP). SHEP Cooperative Research Group. JAMA 1991; 265:3255-3264.

67. Dahlöf B, Lindholm LH, Hansson L, Scherstén B, Ekbom T, Wester P-O. Morbidity and Mortality in the Swedish Trial in Old Patients with Hypertension (STOP - hypertension). Lancet 1991; 338:1281-1285.

68. MRC Working Party: Medical Research Council Trial of Treatment of hypertension in older adults: principal results. BMJ 1992; 304; 405-412.

69. Staessen JA, Fagard R, Thijs L et al. Randomized double blind comparison of placebo and active treatment for older patients with isolated systolic hypertension. Lancet 1997; 350: 757-64.

70. Beckett NS, Peters R, Fletcher AE et al, for the HYVET Study Group. Treatment of Hypertension in Patients 80 Years of Age or Older. N Engl J Med 2008; 358:1887.

71. Chobanian AV, Bakris GL, Black HR et al. National Heart, Lung, and Blood Institute Joint National Committee on Prevention, Detection, Evaluation, and Treatment of High Blood Pressure; National High Blood Pressure Education Program Coordinating Committee. The Seventh Report of the Joint National Committee on Prevention, Detection, Evaluation, and Treatment of High Blood Pressure: the JNC 7 report. JAMA. 2003 May 21;289:2560-72

72. James PA, Oparil S, Carter BL, et al. 2014 Evidence-Based Guideline for the Management of High Blood Pressure in Adults: Report From the Panel Members Appointed to the Eighth Joint National Committee (JNC 8). JAMA. 2014;311(5):507-520

73. Weber MA, Schiffrin EL, White WB, Mann S, Lindholm LH, Kenerson JG, Flack JM, Carter BL, Materson BJ, Ram CV, Cohen DL, Cadet JC, Jean-Charles RR, Taler S, Kountz D, Townsend RR, Chalmers J, Ramirez AJ, Bakris GL, Wang J, Schutte AE, Bisognano JD, Touyz RM, Sica D, Harrap SB. Clinical practice guidelines for the management of hypertension in the community: a statement by the american society of hypertension and the international society of hypertension. J Clin Hypertens (Greenwich) 2014; 16(1) : 14-26

74. Liu L, Wang JG, Gong L, Liu G, Staessen JA. Comparison of active treatment and placebo in older chinese patients with isolated systolic hypertension. Systolic Hypertension in China (Syst-China) Collaborative Group. J Hypertens 1998; 16: 1823-9

75. Spencer, G. US bureau of the census: Projections of the population of the united states, by age, sex and race: 1988 to 2080. Current Population 1989. p.1018

76. Olsson M, Granström L, Lindblom D, et al. Aortic valve replacement in octogenarians with aortic stenosis: a case-control study. J Am Coll Cardiol 1992; 20:1512

77. Olsson M, Janfjäll H, Orth-Gomér K, et al. Quality of life in octogenarians after valve replacement due to aortic stenosis. A prospective comparison with younger patients. Eur Heart J 1996; 17:583

78. Iivanainen AM, Lindroos M, Tilvis R, et al. Natural history of aortic valve stenosis of varying severity in the elderly. Am J Cardiol 1996; 78:97

79. Lindroos M, Kupari M, Heikkilä J, Tilvis R. Prevalence of aortic valve abnormalities in the elderly: an echocardiographic study of a random population sample. J Am Coll Cardiol 1993; 21:1220

80. Roberts WC, Ko JM. Frequency by decades of unicuspid, bicuspid, and tricuspid aortic valves in adults having isolated aortic valve replacement for aortic stenosis, with or without associated aortic regurgitation. Circulation 2005; 111:920

81. Iung B, Baron G, Butchart EG, et al. A prospective survey of patients with valvular heart disease in Europe: The Euro Heart Survey on Valvular Heart Disease. Euro Heart J 2003; 24:1231

82. Otto CM. Catheterization of early lesion of degenerative valvular aortic stenosis Circulation 1994;90:844-853

83. Stewart BF, Siscovick D, Lind BK, et al. Clinical factors associated with calcific aortic valve disease. Cardiovascular Health Study. J Am Coll Cardiol 1997; 29:630

84. Minners J, Allgeier M, Gohlke-Baerwolf C, Kienzle RP, Neumann FJ, Jander N. Inconsistencies of echocardiographic criteria for grading of aortic valve stenosis. Eur Heart J 2008;29:1043–1048

85. Baumgartner H, Hung J, Bermejo J, Chambers JB, Evangelista A, Griffin BP, Iung B, Otto CM, Pellikka PA, Quiñones M. Echocardiographic assessment of valve stenosis: EAE/ASE recommendations for clinical practice. Eur J Echocardiogr 2009;10:1–25

86. Picano E, Pibarot P, Lancellotti P, Monin JL, Bonow RO. The emerging role of exercise testing and stress echocardiography in valvular heart disease. J Am Coll Cardiol 2009;54:2251–2260

87. Rafique AM, Biner S, Ray I, Forrester JS, Tolstrup K, Siegel RJ. Meta-analysis of prognostic value of stress testing in patients with asymptomatic severe aortic stenosis. Am J Cardiol 2009;104:972–977

88. Kaleschke G, Seifarth H, Kerckhoff G, Reinecke H, Baumgartner H. Imaging decision-making for transfemoral or transapical approach of transcatheter aortic valve implantation. EuroIntervention 2010;6(Suppl G):G20–27

89. Messika-Zeitoun D, Serfaty JM, Brochet E, Ducrocq G, Lepage L, Detaint D, Hyafil F, Himbert D, Pasi N, Laissy JP, Iung B, Vahanian A. Multimodal assessment of the aortic annulus diameter: implications for transcatheter aortic valve implantation. J Am Coll Cardiol 2010;55:186–194

90. Azevedo CF, Nigri M, Higuchi ML, Pomerantzeff PM, Spina GS, Sampaio RO, Tarasoutchi F, Grinberg M, Rochitte CE. Prognostic significance of myocardial fibrosis quantification by histopathology and magnetic resonance imaging in patients with severe aortic valve disease. J Am Coll Cardiol 2010;56:278–287

91. Bergler-Klein J, Klaar U, Heger M, Rosenhek R, Mundigler G, Gabriel H, Binder T, Pacher R, Maurer G, Baumgartner H. Natriuretic peptides predict symptom-free survival and postoperative outcome in severe aortic stenosis. Circulation 2004;109:2302–2308

92. Monin JL, Lancellotti P, Monchi M, Lim P, Weiss E, Piérard L, Guéret P, Risk score for predicting outcome in patients with asymptomatic aortic stenosis. Circulation 2009;120:69–75

93. Lancellotti P, Moonen M, Magne J, O'Connor K, Cosyns B, Attena E, Donal E, Pierard L. Prognostic effect of long-axis left ventricular dysfunction and B-type natriuretic peptide levels in asymptomatic aortic stenosis. Am J Cardiol 2010;105:383–388

94. Otto CM, Burwash IG, Legget ME, Munt BI, Fujioka M, Healy NL, Kraft CD, Miyake-Hull CY, Schwaegler RG. Prospective study of asymptomatic valvular aortic stenosis clinical, echocardiographic and exercise predictors of outcome. Circulation 1997;95:2262–2270

95. Rosenhek R, Binder T, Porenta G, Lang I, Christ G, Schemper M, Maurer G, Baumgartner H. Predictors of outcome in severe, asymptomatic aortic stenosis. N Engl J Med 2000;343:611–617

96. Pellikka PA, Sarano ME, Nishimura RA, Malouf JF, Bailey KR, Scott CG, Barnes ME, Tajik AJ. Outcome of 622 adults with asymptomatic, hemodynamically significant aortic stenosis during prolonged follow-up. Circulation 2005;111:3290–3295

97. Rosenhek R, Zilberszac R, Schemper M, Czerny M, Mundigler G, Graf S, Bergler-Klein J, Grimm M, Gabriel H, Maurer G. Natural history of very severe aortic stenosis. Circulation 2010;121:151–156

98. Jander N, Minners J, Holme I, Gerdts E, Boman K, Brudi P, Chambers JB, Egstrup K, Kesäniemi YA, Malbecq W, Nienaber CA, Ray S, Rossebø A, Pedersen TR, Skjærpe T, Willenheimer R, Wachtell K, Neumann

F-J, Gohlke-Barwolf C. Outcome of patients with low-gradient 'severe' aortic stenosis and preserved ejection fraction. Circulation 2011;123:887–895

99. Iung B, Baron G, Butchart EG, Delahaye F, Gohlke-Barwolf C, Levang OW, Tornos P, Vanoverschelde JL, Vermeer F, Boersma E, Ravaud P, Vahanian A. A prospective survey of patients with valvular heart disease in Europe: the Euro Heart Survey on Valvular Heart Disease. Eur Heart J 2003;24:1231–1243

100. Vahanian A, Iung B, Pierard L, Dion R, Pepper J. Valvular heart disease. In: Camm AJ, Luscher TF, Serruys PW, ed. The ESC Textbook of Cardiovascular edicine, 2nd Edition. Malden/Oxford/Victoria: Blackwell Publishing Ltd; 2009:625–670

101. The European Association for Cardio-Thoracic Surgery. Fourth EACTS adult cardiac surgical database report 2010. Henley-on-Thames, UK Dendrite Clinical Systems Ltd; ISBN 9781-9039-682-60

102. The Society of Thoracic Surgeons. Adult cardiac surgery database, executive summary, 10 years STS report. http://www.sts.org/sites/ default/files/documents/ pdf/ndb2010/1stHarvestExecutiveSummary %5B1%5D.pdf

103. Bridgewater B, Keogh B, Kinsman R, Walton P. The Society for Cardiothoracic Surgery in Great Britain & Ireland, 6thnational adult cardiac surgical database report; demonstrating quality, 2008. Henley-on-Thames, UK: Dendrite Clinical Systems Ltd; ISBN 1-903968-23-2, published July 2009

104. Gummert JF, Funkat A, Beckmann A, Schiller W, Hekmat K, Ernst M, Beyersdorf F. Cardiac surgery in Germany during 2009. A report on behalf of the German Society for Thoracic and Cardiovascular Surgery. Thorac Cardiovasc Surg 2010;58:379–386

105. Dewey TM, Brown D, Ryan WH, Herbert MA, Prince SL, Mack MJ. Reliability of risk algorithms in predicting early and late operative outcomes in high-risk patients undergoing aortic valve replacement. J Thorac Cardiovasc Surg 2008;135:180–187

106. Osswald BR, Gegouskov V, Badowski-Zyla D, Tochtermann U, Thomas G, Hagl S, Blackstone EH. Overestimation of aortic valve replacement risk by EuroSCORE: implications for percutaneous valve replacement. Eur Heart J 2009;30:74–80

107. Brown JM, O'Brien SM, Wu C, Sikora JAH, Griffith BP, Gammie JS. Isolated aortic valve replacement in North America comprising 108,687 patients in 10 years: changes in risks, valve types, and outcomes in the Society of Thoracic Surgeons National Database. J Thorac Cardiovasc Surg 2009;137:82–90

108. El Bardissi AW, Shekar P, Couper GS, Cohn LH. Minimally invasive aortic valve replacement in octogenarian, high-risk, transcatheter aortic valve implantation candidates. J Thorac Cardiovasc Surg 2011;141:328–335

109. Chukwuemeka A, Borger MA, Ivanov J, Armstrong S, Feindel C, David T. Valve surgery in octogenarians: a safe option with good medium-term results. J Heart Valve Dis 2006;15:191–196

110. Smith CR, Leon MB, Mack MJ, Miller DC, Moses JW, Svensson LG, Tuzcu EM, Webb JG, Fontana GP, Makkar RR, Williams M, Dewey T, Kapadia S, Babaliaros V, Thourani VH, Corso P, Pichard AD, Bavaria JE, Herrmann HC, Akin JJ, Anderson WN, Wang D, Pocock SJ; PARTNER Trial Investigators. Transcatheter versus surgical aortic-valve replacement in high-risk patients. N Engl J Med 2011;364:2187–2198

111. Iung B, Cachier A, Baron G, Messika-Zeitoun D, Delahaye F, Tornos P, Gohlke-Barwolf C, Boersma E, Ravaud P, Vahanian A. Decision-making in elderly patients with severe aortic stenosis: why are so many denied surgery? Eur Heart J 2005;26:2714–2720

112. Van Geldorp MWA, van Gameren M, Kappetein AP, Arabkhani B, de Groot-de Laat LE, Takkenberg JJ, Bogers AJ. Therapeutic decisions for patients with symptomatic severe aortic stenosis: room for improvement? Eur J Cardiothorac Surg 2009;35:953–957

113. Leon MB, Smith CR, Mack M, Miller DC, Moses JW, Svensson LG, Tuzcu M, Webb JG, Fontana GP, Makkar RR, Brown DL, Block PC, Guyton RA, Pichard AD, Bavaria JE, Herrmann HC, Douglas PS, Petersen JL, Akin JJ, Anderson WN, Wang D, Pocock S; PARTNER Trial Investigators. Transcatheter aortic-valve implantation for aortic stenosis in patients who cannot undergo surgery. N Engl J Med 2010;363:1597–1607

114. Thomas M, Schymik G, Walther Th, Himbert D, Lefe `vre Th, Treede H, Eggebrecht H, Rubino P, Michev I, Lange R, Anderson WN, Wendler O, on behalf of the SOURCE Investigators. Thirty-day results of the SAPIEN aortic bioprosthesis European outcome (SOURCE) registry: a European registry of transcatheter aortic valve implantation using the Edwards SAPIEN valve. Circulation 2010;122:62–69

115. Piazza N, Grube E, Gerckens U, den Heijer P, Linke A, Luha O, Ramondo A, Ussia G, Wenaweser P, Windecker S, Laborde JC, de Jaegere P, Serruys PW. Procedural and 30-day outcomes following transcatheter aortic valve implantation using the third generation (18 Fr) corevalve revalving system: results from the multicentre, expanded evaluation registry 1-year following CE mark approval. EuroIntervention 2008;4:242–249

116. Thomas M, Schymik G, Walther T, Himbert D, Lefe `vre T, Treede H, Eggebrecht H, Rubino P, Colombo A, Lange R, Schwarz RR, Wendler O. One-year outcomes of cohort 1 in the Edwards SAPIEN Aortic Bioprosthesis European Outcome (SOURCE) registry: the European registry of transcatheter aortic valve implantation using the Edwards SAPIEN valve. Circulation 2011;124:425–433

117. Zahn R, Gerckens U, Grube E, Linke A, Sievert H, Eggebrecht H, Hambrecht R, Sack S, Hauptmann KE, Richardt G, Figulla HR, Senges J; The German transcatheter aortic valve interventions: registry investigators. Transcatheter aortic valve implantation: first results from a multi-centre real-world registry. Eur Heart J 2011;32:198–204

118. Eltchaninoff H, Prat A, Gilard M, Leguerrier A, Blanchard D, Fournial G, Iung B, Donzeau-Gouge P, Tribouilloy C, Debrux JL, Pavie A, Gueret P; FRANCE Registry Investigators. Transcatheter aortic valve implantation: early results of the FRANCE (FRench Aortic National CoreValve and Edwards) registry. Eur Heart J 2011;32:191–197

119. Tamburino C, Capodanno D, Ramondo A, Petronio AS, Ettori F, Santoro G, Klugmann S, Bedogni F, Maisano F, Marzocchi A, Poli A, Antoniucci D, Napodano M, De Carlo M, Fiorina C, Ussia GP. Incidence and predictors of early and late mortality after transcatheter aortic valve implantation in 663 patients with severe aortic stenosis. Circulation 2011;123:299–308

120. Rode ´s-Cabau J, Webb JG, Cheung A, Ye J, Dumont E, Feindel CM, Osten M, Natarajan MK, Velianou JL, Martucci G, DeVarennes B, Chisholm R, Peterson MD, Lichtenstein SV, Nietlispach F, Doyle D, DeLarochellie `re R, Teoh K, Chu V, Dancea A, Lachapelle K, Cheema A, Latter D, Horlick E. Transcatheter aortic valve implantation for the treatment of severe symptomatic aortic stenosis in patients at very high or prohibitive surgical risk: acute and late outcomes of the multicenter Canadian experience. J Am Coll Cardiol 2010; 55:1080–1090

121. Buellesfeld L, Gerckens U, Schuler G, Bonan R, Kovac J, Serruys PW, Labinaz M, den Heijer P, Mullen M, Tymchak W, Windecker S, Mueller R, Grube E. Two-year follow-up of patients undergoing transcatheter aortic valve implantation using a self-expanding valve prosthesis. J Am Coll Cardiol 2011;57:1650–1657

122. Gurvitch R, Wood DA, Tay EL, Leipsic J, Ye J, Lichtenstein SV, Thompson CR, Carere RG, Wijesinghe N, Nietlispach F, Boone RH, Lauck S, Cheung A, Webb JG. Transcatheter aortic valve implantation: durability of clinical and hemodynamic outcomes beyond 3 years in a large patient cohort. Circulation 2010;122:1319–1327

123. Pierri H, Nussbacher A, Decourt LV, Medeiros C, Cattani A, Serro-Azul JB, Gebara O, Barreto ACP, Pinto LB, Wajngarten M, Ramires JAF. Clinical predictors of prognosis in severe aortic stenosis in unoperated patients ≥75 years of age. J Am Coll Cardiol 2000;86:801-804

124. Vahanian A, Alfieri O, Al-Attar N, Antunes M, Bax J, Cormier B, Cribier A, De Jaegere P, Fournial G, Kappetein AP, Kovac J, Ludgate S, Maisano F, Moat N, Mohr F, Nataf P, Pie ´rard L, Pomar JL, Schofer J, Tornos P, Tuzcu M, van Hout B, Von Segesser LK, Walther T. Transcatheter valve implantation for patients with aortic stenosis: a position statement from the European Association of Cardio-Thoracic Surgery (EACTS) and the European Society of Cardiology (ESC), in collaboration with the European Association of Percutaneous Cardiovascular Interventions (EAPCI) Eur Heart J 2008;29:1463–1470

125. Olson LJ, Subramanian R, Ackermann DM, Orszulak TA, Edwards WD. Surgical pathology of the mitral valve: a study of 712 cases spanning 21 years. Mayo Clin Proc. 1987; 62(1): 22-34

126. Lee EM, Porter JN, Shapiro LM, Wells FC. Mitral valve surgery in the elderly. J Heart Valve Dis. 1997; 6(1):22-31

127. Freeman WK, Schaff HV, O'Brien PC, Orszulak TA, Naessens JM, Tajik AJ. Cardiac surgery in the octogenarian: perioperative outcome and clinical follow-up. J Am Coll Cardiol. 1991; 18(1):29-35

128. Feldman T1, Foster E, Glower DD, Kar S, Rinaldi MJ, Fail PS, Smalling RW, Siegel R, Rose GA, Engeron E, Loghin C, Trento A, Skipper ER, Fudge T, Letsou GV, Massaro JM, Mauri L; EVEREST II Investigators. Percutaneous repair or surgery for mitral regurgitation. N Engl J Med. 2011; 364(15):1395-406

129. Hlatky MA, Pryor DB, Harrell FE Jr, Califf RM, Mark DB, Rosati RA. Factors affecting sensitivity and specificity of exercise electrocardiography. Multivariable analysis. Am J Med. 1984; 77(1):64-71

130. Ochiai M, Gebara O, Moffa P, Pinto LB, Nussbacher A, Pierri H, Serro-Azul JB, Barretto ACP, Wajngarten M, Ramires JAF. Prognostic Value of the Exercise Testing Parameters in Active Elderly Patients with Stable Coronary Artery Disease. J Am Coll Cardiol 2000; 35 (Suppl A): 353A

131. Underwood SR, Anagnostopoulos C, Cerqueira M, et al; British Cardiac Society; British Nuclear Cardiology Society; British Nuclear Medicine Society; Royal College of Physicians of London; Royal College of Radiologists. Myocardial perfusion scintigraphy: the evidence. Eur J Nucl Med Mol Imaging. 2004; 31(2):261-91

132. Navare SM, Kapetanopoulos A, Heller GV. Pharmacologic radionuclide myocardial perfusion imaging. Curr Cardiol Rep. 2003 Jan;5(1):16-24

133. Antiplatelet Trialists' Collaboration. Collaborative overview of randomised trials of antiplatelet therapy Prevention of death, myocardial infarction, and stroke by prolonged antiplatelet therapy in various categories of patients. BMJ 1994; 308: 81-106

134. Hansson L, Zanchetti A, Carruthers SG, Dahlöf B, Elmfeldt D, Julius S, Ménard J, Rahn KH, Wedel H, Westerling S. Effects of intensive blood-pressure lowering and low-dose aspirin in patients with hypertension: principal results of the Hypertension Optimal Treatment (HOT) randomised trial. Lancet 1998; 351: 1755-62.

135. Stafford RS. Aspirin Use is low among United States outpatients with coronary artery disease. Circulation 2000; 101: 1097-1101.

136. CAPRIE Steering Committee. A randomised, blinded, trial of clopidogrel versus aspirin in patients at risk of ischaemic events (CAPRIE). Lancet 1996; 348: 1329-39.

137. Randomised trial of cholesterol lowering in 4,444 patients with coronary heart disease: the Scandinavian Simvastatin Survival Study (4S). Lancet 1994; 344: 1383-9.

138. The Long-Term Intervention with Pravastatin in Ischaemic Disease (LIPID) Study Group. Prevention of cardiovascular events and death with pravastatin in patients with coronary heart disease and a broad range of initial cholesterol levels. N Engl J Med. 1998; 339: 1349-57.

139. Deedwania P, Stone PH, Merz NB, Cosin-Aguilar J, Koylan N, Luo D, Ouyang P, Piotrowicz R, Schenck-Gustafsson K, Sellier P, Stein JH, Thompson PL, Tzivoni D. Effects of Intensive Versus Moderate Lipid-Lowering Therapy on Myocardial Ischemia in Older Patients With

Coronary Heart Disease Results of the Study Assessing Goals in the Elderly (SAGE). Circulation 2007; 115: 700-7.

140. ISIS-1 (First International Study of Infarct Survival) Collaborative Group: Randomized trial of intravenous atenolol among 16.027 cases of suspected acute myocardial infarction. Lancet 1989; 2: 57-66.

141. Yusuf S, Peto R, Lewis J, Collins R, Sleight P. Beta blockade during and after myocardial infarction: An overview of the randomized trials. Prog Cardiovasc Dis 1985; 27: 335-71.

142. Beta-Blocker Heart Attack Trial Research Group: A randomized trial of propranolol in patients with acute myocardial infarction. I. Mortality results. JAMA 1982; 247: 1707-14.

143. Rochon PA, Tu JV, Anderson GM, Gurwitz JH, Clark JP, Lau P, Szalai JP, Sykora K, Naylor CD. Rate of heart failure and 1-year survival for older people receiving low-dose ß-blocker therapy after myocardial infarction. Lancet 2000; 356: 639-44.

144. Detry JM, Sellier P, Pennaforte S, Cokkinos D, Dargie H, Mathes P. Trimetazidine: a new concept in the treatment of angina. Comparison with propranolol in patients with stable angina. Trimetazidine European Multicenter Study Group. Br J Clin Pharmacol 1994; 37: 279-88.

145. Detry JM, Leclercq PJ. Trimetazidine European Multicenter Study versus propranolol in stable angina pectoris: contribution of Holterelectrocardiographic ambulatory monitoring. Am J Cardiol 1995; 76: 8B--11B

146. Koester R, Kaehler J, Meinertz T. Ivabradine for the treatment of stable angina pectoris in octogenarians. Clin Res Cardiol. 2011; 100(2): 121-8

147. Noman A, Ang DS, Ogston S, Lang CC, Struthers AD. Effect of high--dose allopurinol on exercise in patients with chronic stable angina: a randomised, placebo controlled crossover trial. Lancet 2010; 375: 2161-7.

148. Taddei CF, Weintraub WS, Douglas JS Jr, Ghazzal Z, Mahoney E, Thompson T, King S 3rd. Influence of age on outcome after percutaneous transluminal coronary angioplasty. Am J Cardiol 1999; 84: 245-51.

149. Pfisterer M, Buser P, Osswald S, et al. Outcome of elderly patients with chronic symptomatic coronary artery disease with an invasive vs optimized medical treatment strategy: one-year results of the randomized TIME trial. JAMA 2003; 289: 1117-23.

150. Teo KK, Sedlis SP, Boden WE, O'Rourke RA, Maron DJ, Hartigan PM, Dada M, Gupta V, Spertus JA, Kostuk WJ, Berman DS, Shaw LJ, Chaitman BR, Mancini J, Weintraub WS, on behalf of the COURAGE Trial Investigators. Optimal Medical Therapy With or Without Percutaneous Coronary Intervention in Older Patients with Stable Coronary Disease. A Pre-Specified Subset Analysis of the COURAGE (Clinical Outcomes Utilizing Revascularization and Aggressive druG Evaluation) Trial. J Am Coll Cardiol 2009; 54: 1303-8.

151. Strategies for Multivessel Revascularization in Patients with Diabetes. Farkouh ME, Domanski M, Sleeper LA, Siami FS, Dangas G, Mack M, Yang M, Cohen DJ, Rosenberg Y, Solomon SD, Desai AS, Gersh BJ, Magnuson EA, Lansky A, Boineau R, Weinberger J, Ramanathan K, Sousa JE, Rankin J, Bhargava B, Buse J, Hueb W, Smith CR, Muratov V, Bansilal S, King III S, Bertrand M, Fuster V, for the FREEDOM Trial Investigators. N Engl J Med 2012; 20: 2375-84

152. Vickers LE, Taylor J, Brady AJB. Heart disease in older patients: myocardial infarction.Br J Cardiol. 2003;10:123-7

153. Lee PY, Alexander KP, Hammill BG, et al. Representation of elderly persons and women in published randomized trials of acute coronary syndromes. JAMA. 2001;286:708-13

154. Boucher JM, Racine N, Thanh TH, et al. Age-related differences in in--hospital mortality and the use of thrombolytic therapy for acute myocardial infarction. CMAJ. 2001; 164:1285-90

155. Halon DA, Adawi S, Dobrecky-Mery I, Lewis BS. Importance of increasing age on the presentation and outcome of acute coronary syndromes in elderly patients. J Am Coll Cardiol. 2004;43:346-52

156. Gregoratos G. Clinical manifestations of acute myocardial infarction in older patients. Am J Geriatr Cardiol. 2001;10:345-7

157. Alexander KP, Newby LK, Cannon CP, et al. Acute Coronary Care in the Elderly, Part II. Non–ST-Segment–Elevation Acute Coronary Syndromes: A Scientific Statement for Healthcare Professionals From the American Heart Association Council on Clinical Cardiology: In Collaboration With the Society of Geriatric Cardiology. Circulation 2007;115: 2570-89

158. Boie ET. Initial evaluation of chest pain. Emerg Med Clin North Am 2005;23:937-57

159. Sabatine MS, Cannon CP, Gibson CM, López-Sendón JL, Montalescot G, Theroux P, Claeys MJ, Cools F, Hill KA, Skene AM, McCabe CH, Braunwald E; CLARITY-TIMI 28 Investigators. Addition of clopidogrel to aspirin and fibrinolytic therapy for myocardial infarction with ST--segment elevation. N Engl J Med. 2005; 352(12):1179-89

160. Chen ZM, Jiang LX, Chen YP, Xie JX, Pan HC, Peto R, Collins R, Liu LS; COMMIT (ClOpidogrel and Metoprolol in Myocardial Infarction Trial) collaborative group. Addition of clopidogrel to aspirin in 45,852 patients with acute myocardial infarction: randomised placebo-controlled trial. Lancet. 2005;366 (9497):1607-21

161. CURRENT-OASIS 7 Investigators, Mehta SR, Bassand JP, Chrolavicius S, Diaz R, Eikelboom JW, Fox KA, Granger CB, Jolly S, Joyner CD, Rupprecht HJ, Widimsky P, Afzal R, Pogue J, Yusuf S. Dose comparisons of clopidogrel and aspirin in acute coronary syndromes. N Engl J Med. 2010;363(10):930-42127.

162. Wiviott SD, Braunwald E, McCabe CH, Montalescot G, Ruzyllo W, Gottlieb S, Neumann FJ, Ardissino D, De Servi S, Murphy SA, Riesmeyer J, Weerakkody G, Gibson CM, Antman EM; TRITON-TIMI 38 Investigators. Prasugrel versus clopidogrel in patients with acute coronary syndromes. N Engl J Med. 2007;357(20):2001-15

163. Roe MT, Armstrong PW, Fox KA, White HD, Prabhakaran D, Goodman SG, Cornel JH, Bhatt DL, Clemmensen P, Martinez F, Ardissino D, Nicolau JC, Boden WE, Gurbel PA, Ruzyllo W, Dalby AJ, McGuire DK, Leiva--Pons JL, Parkhomenko A, Gottlieb S, Topacio GO, Hamm C, Pavlides G, Goudev AR, Oto A, Tseng CD, Merkely B, Gasparovic V, Corbalan R, Cintez M, McLendon RC, Winters KJ, Brown EB, Lokhnygina Y, Aylward PE, Huber K, Hochman JS, Ohman EM; TRILOGY ACS Investigators. Prasugrel versus clopidogrel for acute coronary syndromes without revascularization. N Engl J Med. 2012;367(14):1297-309

164. Wallentin L, Becker RC, Budaj A, et al. Ticagrelor versus clopidogrel in patients with acute coronary syndromes. N Engl J Med. 2009;361(11):1045-57

165. Husted S, James S, Becker RC, et al. Ticagrelor versus Clopidogrel in elderly patients with acute coronary syndromes: a subanalysis from the prospective randomized platelet inhibition and patient outcomes (PLATO) trial. J Am Coll Cardiol 2011;57;E1099

166. Gyongyosi M, Domanovits H, Benzer W, et al. Use of abciximab prior to primary angioplasty in STEMI results in early recanalization of the infarct related artery and improved myocardial tissue reperfusion: results of the Austrian multi-centre randomized reopro BRIDGING study. Eur Heart J 2004;25:2125-33

167. Randomised placebo-controlled trial of abciximab before and during coronary intervention in refractory unstable angina: the CAPTURE Study. Lancet. 1997; 349: 1429-35

168. Simaeve PR, Alexander GM, Bagart K et al. Efficacy of tenectplase in combination with enoxaparin abciximab or unfractionated heparin: one year follow up results of the assessment of the safety of a new thrombolytic 3 (ASSENT-3) randomized trial in acute myocardial infarction. AM Heart J 2004; 147 : 993-98

169. Simmaeve PR, Kerang Y, Begaerts K et al. Age outcomes and treatment effects of fibrinolytics and antithrombotic combination: findings from assessment of the safety and efficacy of a new thrombolytic (ASSENT- 3) and ASSENT -3 PLUS. AM Heart J 2006: 152: 684-89

170. De Luca G, Suryapranata M, Stane GW et al. abciximab as adjunctive therapy to reperfusion in acute ST segment elevation myocardial infarction a metanalysis of randomized trials. Jama 2005; 293: 1754- 65

171. Topol EJ, GUSTO INVESTIGATORS. Reperfusion therapy for acute myocardial infarction with fibrinolytic therapy or combination reduced fibrinolytic therapy and platelet glycoprotein IIb/IIIa inhibition: The GUSTO V randomized trial.Lancet 2001;357(9272)1905-14

172. Collins R, Mac Mahan S, Flather M et al. Clinical effects of anticoagulant therapy in suspected acute myocardial infarction: systematic overview of randomyzed trials BMJ 1996; 313: 652-59)

173. Antmam EM. Morrow DA, MCCabe CH, et al. Enoxaparin versus unfractionated heparin as antithrombin therapy in patients receiving fibrinolysis for ST elevation myocardial infarction. Design and rationale for the Enoxaparin and Thrombolysis Reperfusion for Acute Myocardial Infarction treatment thrombolysis in myocardial infarction study (EXTRACT- TIMI 25). Am Heart J 2005; 149 – 217 – 26

174. Krumholz HM, Radford MJ, Wang Y et al. National use and effectiveness of beta-blockers for the treatment of elderly patients after acute myocardial infarction:National Cooperative Cardiovascular Project. JAMA 1998;280:623-29

175. Hjalmarson A, elmfeldt D, Herlitz J et AL. Effect on mortality of metropolol in acute myocardial infarction: A Double–blind randomized Trial Lancet 1981:11:823-27

176. First International Study Of Infarct Collaborative Group . Randomized Trial of intravenous atenolol among 16027 cases of suspected acute myocardial infarction ; ISIS -1Lancet 1986;11 :57-66

177. Krumholz HM,Radford MJ, wang Y et AL. Early beta-blocker therapy for acute myocardial infarction in elderly patients Ann Intern Med 1999;131:648-5

178. Grupo Italiano per Le Studdio della Sopravvivenza nellĨnfarto miocárdico.Six month effects of lisinopril and transdermal glyceryl trinitratesingly and together on 6 week mortality and ventricular function after acute myocardial infarction.Lancet 1994:343:1115-122

179. ISIS-4 (Fourth International Study of Infarct Survival) Collaborative Group ISIS-4. A Randomized factorial Trial assessing early oral captopril ,oral mononitrate and intravenous magnesium sulphate in 58050 patients with suspected acute myocardial infarction.Lancet 1995;345:669-85

180. ACE Inhibitor Myocardial Infarction Collaborative Group .Indications for ACE inhibitors in the early treatment of acute myocardial infarction systematic overview of individual data from 100000 patients in randomized trials .Circulation 1998 :2202-12

181. Krumholz HM, Chen YT, Wang Y et al. Aspirin and angiotensin converting enzyme inhibitors among elderly survivors hospitalization for an acute myocardial infarction. Arch InternMed 2001;161:538-44

182. Fibrinolytic Therapy Trialists' (FTT) Collaborative Group. Indications for fibrinolytic therapy in suspected acute myocardial infarction: collaborative overview of early mortality and major morbidity results from all randomised trials of more than 1000 patients. Lancet. 1994;343:311-22

183. Theimam DR, Coresh J, Schulman SP, et al. Lack of benefit for intravenous thrombolysis in patients with myocardial infarction who are older than 75 years. Circulation 2000, 101:2239-46

184. Berger AK, Radford MJ, Wang Y et al. Thrombolytic therapy in older patients . J Am Coll Cardiol 2000; 36:366-74

185. White H. Thrombolytic therapy in the elderly. Lancet 2000:356(9247);2028-30

186. Stenestrand U, Wallentin L. Fibrinolytic therapy in patients 75 years and older with ST segment elevation myocardial infarction: one year follow up of a large prospective cohort. Arch Intern Med 2003; 163:965-71

187. Ahmed S,Antman EM, Murphy AS, et AL. Poor outcomes after fibrinolytic terapy for ST-segment elevation myocardial infarction : impact of age - a Metanalysis of a decade of trials J thromb Thrombolysis 2006;21 (2) 119-29

188. Keeley EC, Boura JÁ, Grines CL. Primary angioplasty versus intravenous thrombolytic therapy for acute myocardial infarction : a quantitative review of 23 randomized trials .Lancet 2003;361:13-20

189. Stone GW, Grines CL, Browne KF et al. Predictors of in- hospital and 6 month outcome after acute myocardial infarction in the repefusion era; the Primary Angioplasty in Myocardial Infarction (PAMI) Trial.J Am Coll Cardiol 1995;25:370-77

190. de Bôer MJ, Ottervanger JP, van't Hof AW et al.Reperfusion therapy in the elderly patients with acute myocardial infarction: a randomized comparison of primary angioplasty and thrombolytic therapy.J AM Coll Cardiol 2002;39:1723-28

191. Mehta RH, Sadiq I, Goldberg RJ et al. For the GRACE Investigators . Effectiveness of primary percutaneous coronary intervention compared with that of thrombolytic therapy in elderly patients with acute myocardial infarction .Am Heart J2004;147:253-59

192. Degeare VS, Stone GW, Grines CL et al. Angiografic and clinical characteristics associated with increase in hospital mortality in elderly patients with acute myocardial infarction undergoing percutaneous intervention (a pooled analysis of the primary angioplasty in myocardial infarction trials) Am J Cardiol 2000;86:30-4

193. Bach RG, Cannon CP, Weintraub WS, DiBattiste PM, Demopoulos LA, Anderson HV, DeLucca PT, Mahoney EM, Murphy SA, Braunwald E. The effect of routine, early invasive management on outcome for elderly patients with non-ST-segment elevation acute coronary syndromes. Ann Intern Med. 2004; 141(3):186-95

DOENÇA CARDÍACA EM MULHERES

90

Otavio Celso Eluf Gebara

1 INTRODUÇÃO

A despeito de enormes avanços no diagnóstico, entendimento dos mecanismos e tratamento, as doenças cardiovasculares (DCV) continuam sendo a principal causa de morbimortalidade em mulheres acima de 50 anos de idade. Porém, a desmistificação da crença de que as DCV acometem "apenas" o sexo masculino teve grande avanço nos últimos anos. Estudos epidemiológicos de larga escala se encarregaram de fornecer dados que levaram a esse avanço, e importantes estudos clínicos controlados como o *Women's Health Initiative* mudaram a prática clínica vigente há uma década.

De acordo com o Ministério da Saúde, o infarto e o acidente vascular encefálico (AVE) são as principais causas de morte em mulheres no Brasil.[1] O País ocupa a 6ª posição no ranking mundial de taxas de mortalidade por DCV em mulheres, contabilizando 205 mortes por 100 mil habitantes, ficando apenas atrás de países do leste europeu.[2] Os Estados Unidos ocupam a décima posição com 119,6 mortes por 100 mil habitantes. As DCV contabilizam mais mortes do que as próximas sete causas de morte combinadas, sendo responsável por quase 30% da mortalidade total nos Estados Unidos.[2] Diversas DCV apresentam peculiaridades no sexo feminino, como a doença arterial coronária (DAC), AVE, valvopatias, arritmias, insuficiência cardíaca e doença arterial periférica (Quadro 90.1). As mulheres apresentam fatores de risco específicos para o desenvolvimento de doenças cardiovasculares, tais como as variações hormonais, a gestação e a menopausa. Neste capítulo, abordaremos aspectos particulares da DCV em mulheres, com foco específico em DAC e AVC.

Provavelmente o maior obstáculo à melhor abordagem da DCV no sexo feminino deriva do fato de que, ainda na atualidade, um percentual bastante expressivo de mulheres não reconhece a doença cardiovascular como importante fator de morbimortalidade. Em estudo com acompanhamento de 12 anos, o percentual de mulheres que reconhece a importância das

DCV aumentou de forma significativa a partir de 1997 mas ainda quase 50% não reconhecem o risco (Figura 90.1).[3] Em 1997, o câncer era citado como a principal causa de morte, seguido de DCV. Mulheres negras são as que menos citaram as DCV como a mais importante.[3]

2   DOENÇA ARTERIAL CORONARIANA

Evidências científicas demonstram que existem diferenças entre os sexos quanto a fisiopatologia, apresentação clínica, encaminhamento para cuidados e tratamento da doença isquêmica cardíaca, resultando em diferentes prognóstico e evolução clínica. Até recentemente, pouco se conhecia a respeito dessas particularides, mas felizmente esse quadro começou a se modificar.[4]

O risco de desenvolver DAC aos 40 anos de idade é de 49% em homens e de 32% em mulheres, sendo a média de idade de ocorrência do primeiro evento de 65,8 anos para homens e de 70,4 anos para mulheres.[2] Esse aumento de DAC se processa temporalmente de maneira diferente nos sexos (Figura 90.2). Nas mulheres, esse aumento de DAC se torna mais acentuado em idade mais avançada do que nos homens, de forma que a diferença de incidência entre os sexos diminui com o avançar da idade.[2,4] É interessante notar que as mulheres apresentam as manifestações clínicas (angina, infarto do miocárdio) em média 10 a 15 anos mais tardiamente do que os homens.[5] Especula-se se esse fato se deve à proteção estrogênica, que está presente em mulheres até a idade da menopausa ou se ela é devida a um efeito pró-aterogênico dos hormônios sexuais masculinos.

QUADRO 90.1 Peculiaridades das diversas cardiopatias na mulher	
ALGUMAS PECULIARIDADES NAS MULHERES	
Valvopatia mitral	Prevalência maior de estenose mitral em mulheres.
Valvopatia aórtica	Melhor adaptação do VE à sobrecarga de pressão na estenose aórtica. Melhora da função de VE mais evidente em mulheres após cirurgia de troca valvar aórtica.
Arritmias	Frequência cardíaca basal mais elevada. Intervalo QT mais longo. Variação no limiar arritmogênico durante o ciclo menstrual. Fibrilação atrial menos frequente, porém de reversão e manutenção de ritmo sinusal mais difícil.
Doença arterial periférica	Indicador de risco cardiovascular mais importante em mulheres.
Insuficiência cardíaca	Etiologias mais frequentes são a hipertensão, diabetes e fibrilação atrial, enquanto nos homens é a doença arterial coronária. Prevalência de ICC com função sistólica normal é maior em mulheres.
VE: ventrículo esquerdo; ICC: insuficiência cardíaca congestiva.	

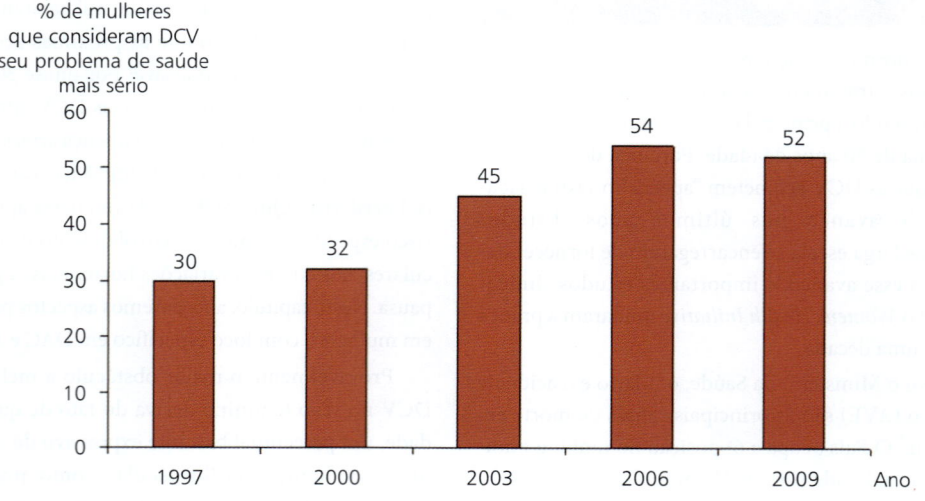

FIGURA 90.1 Percentual de mulheres que reconhece as doenças cardiovasculares como a principal causa de morte no sexo feminino.[3]

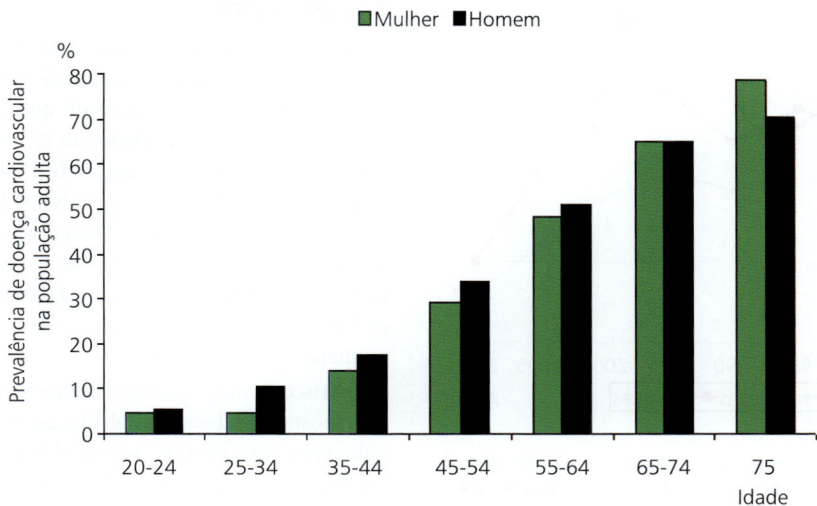

FIGURA 90.2 Prevalência de doenças cardiovasculares nos Estados Unidos segundo a American Heart Association (atualização de 2014).[2]

Existe carência de informações epidemiológicas abrangentes a respeito do desenvolvimento e prevenção das DCV em mulheres e, provavelmente, o melhor entendimento do papel dos fatores de risco e da fisiopatologia permitiria uma adequação de medidas que alterassem a evolução dessas doenças.

2.1 MENOPAUSA E DOENÇA CARDIOVASCULAR

A parada na produção estrogênica pelo ovário promove alterações no perfil lipídico, como a elevação de colesterol total, LDL-colesterol e triglicerídeos. A menopausa precoce, principalmente induzida cirurgicamente, teria esses efeitos mais pronunciados, causando um potencial aumento no risco de infarto do miocárdio.[5-7]

De fato, em mulheres da mesma faixa etária, a DAC ocorre 2 a 3 vezes mais após a menopausa do que na pré-menopausa. Entre 45 e 64 anos, 1:9 mulheres tem alguma forma de DCV, enquanto essa relação passa a 1:3 após os 65 anos de idade. A cada década de vida, a taxa de mortalidade no sexo feminino aumenta de 3 a 5 vezes.[5-7] Estudos das décadas de 1950 e 1960 descreveram que a menopausa precoce estava associada ao aumento de DAC. O Estudo de Framingham comparou a incidência de DCV em mulheres na pré e pós-menopausa em quatro faixas etárias. Foi demonstrado que quanto mais jovem a mulher, maior o risco de DCV se ela estivesse no climatério.[6] Esse risco diminuía em faixas etárias mais avançadas, mostrando o maior impacto da menopausa na jovem. Mais recentemente, Schouw e colaboradores demonstraram que, quanto mais precocemente a mulher entrava no período pós-menopausa, maior o risco anual de eventos cardíacos[8] (Figura 90.3).

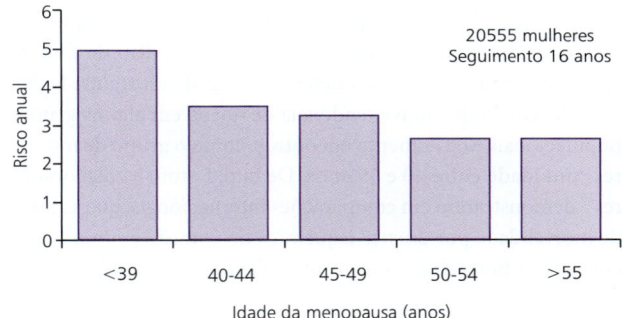

FIGURA 90.3 Influência da idade da menopausa sobre o risco anual de eventos cardíacos no longo prazo. Observa-se que quanto mais precocemente ocorre a menopausa, maior o risco anual de um evento. Fonte: Baseada em van der Schouw YT e colaboradores.[8]

2.2 EPIDEMIOLOGIA

Nos Estados Unidos, a taxa anual de mortalidade, após o primeiro evento coronariano, para homens é de 7:1.000 entre 35 e 44 anos, e 68:1.000 entre 85 e 94 anos. Para mulheres, a taxa é semelhante, somente ocorrendo cerca de 10 anos mais tardiamente, como já descrito. Até os 75 anos de idade, mais eventos por DAC ocorrem em homens quando comparados às mulheres, enquanto maior proporção de eventos por insuficiência cardíaca ocorre em mulheres.[2] Nos países ocidentais, incluindo o Brasil, houve declínio das taxas de mortalidade por DCV (cardíaca e cerebrovascular) nas últimas décadas.[9,10] Porém, esse declínio foi mais pronunciado na população masculina do que na feminina. Nos Estados Unidos, nas últimas duas décadas, houve declínio de 31% na mortalidade por DCV global (Figura 90.4).[2,11]

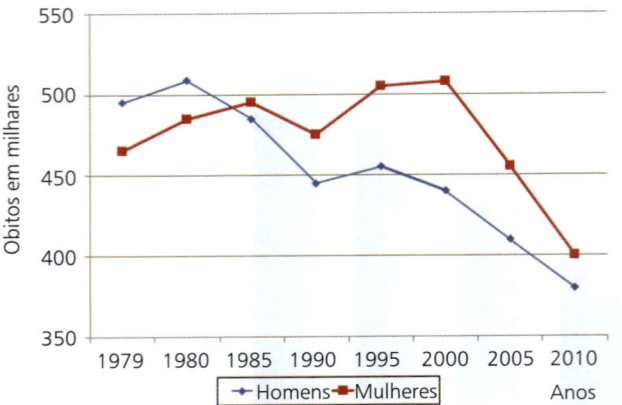

FIGURA 90.4 Taxa de mortalidade por doença cardiovascular nos sexos de 1979 a 2013. Nota-se redução mais acentuada no sexo masculino até os anos 2000, quando, então, começou uma redução significativa no sexo feminino. Fonte: Adaptada de Go AS e colaboradores (American Heart Association).[2]

No caso particular do Brasil, existem diferenças regionais importantes,[9,10] em que capitais como Brasília mostraram tendência de aumento, e Porto Alegre, Curitiba e Rio de Janeiro apresentaram tendência de queda nas taxas de mortalidade. No caso de São Paulo, houve tendência de queda em alguns grupos populacionais e de aumento em outros, como o grupo de mulheres com idade entre 40 e 59 anos. De fato, Lotufo e colaboradores[10] demonstraram em comparações internacionais, que as taxas de mortalidade por doença isquêmica do coração em mulheres, em capitais brasileiras, eram as mais elevadas do mundo.

2.3 FATORES DE RISCO

Constituem fatores de risco modificáveis para as DCV o tabagismo, o sedentarismo, a obesidade abdominal, a hipertensão arterial sistêmica (HAS), o diabetes melito, os níveis elevados de LDL-colesterol e níveis reduzidos de HDL-colesterol, entre outros. A agregação desses fatores tem um efeito multiplicativo no aumento de risco em ambos os sexos (Figura 90.5).

O estudo epidemiológico Inter Heart[13] identificou os fatores de risco para o infarto do miocárdio em várias populações do mundo. Observou-se que os fatores de risco são os mesmos para homens e mulheres, porém, o impacto da presença de HAS ou diabetes melito é maior em mulheres do que em homens. Contudo, o impacto protetor do exercício e da ingesta moderada de álcool é mais evidente em mulheres do que em homens. Esse estudo salientou que aspectos emocionais (estresse) também representam um fator de risco. É interessante salientar que os fatores de risco modificáveis representaram 94% da probabilidade de um infarto do miocárdio na população de mulheres do estudo.[13]

Descreveremos alguns aspectos importantes em relação a alguns dos principais fatores de riscos cardiovasculares na mulher.

2.3.1 Tabagismo

A prevalência de tabagismo nos Estados Unidos em 2012 para mulheres acima de 18 anos é de 18,1%.[2] No Brasil, esta prevalência apresenta tendência de queda em cidades do Sul e Sudeste e aumento em cidades do Centro-Oeste e Norte.[14] Nos últimos 15 anos, houve redução de 37% nos homens e 32% em mulheres. Conforme dados do VIGITEL (Vigilância de Fatores de Risco e Proteção para Doenças Crônicas por Inquérito Telefônico), divulgados em abril de 2012, o percentual de fumantes no Brasil, na faixa etária acima de 18 anos é de 14,8%. Entre os homens, o percentual de fumantes ficou em 18,1% e, entre as mulheres, 12%.

O risco de morte por DCV aumenta em 31% entre as mulheres expostas ao tabaco no trabalho ou no lar, sendo este considerado o principal fator de risco modificável de morbimortalidade cardiovascular. Cerca de 13,7% das mortes por causas cardiovasculares nos últimos anos nos Estados Unidos podem ser atribuídas ao tabagismo.[2]

O hábito de fumar está presente em mais da metade dos infartos do miocárdio em mulheres na idade adulta. O *Nurses' Health Study* quantificou um risco 5,5 vezes maior de DAC fatal em mulheres que fumavam 25 cigarros/dia e duas vezes maior o risco de infarto agudo do miocárdio (IAM) não fatal e morte cardiovascular para as fumantes de 1 a 4 cigarros/dia em relação às não fumantes.[15]

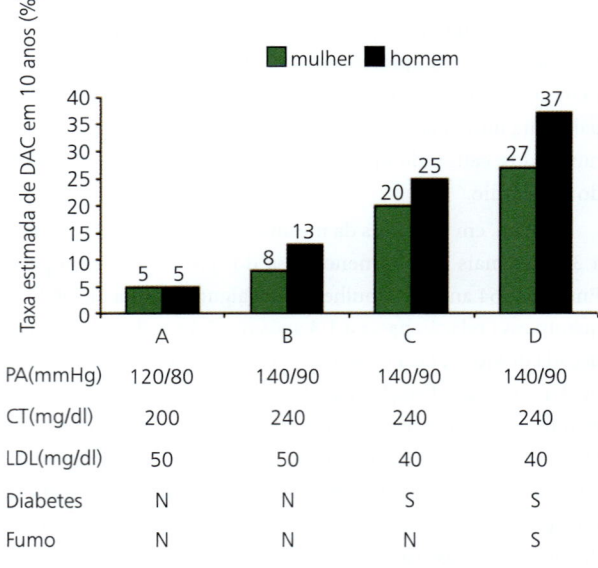

	A	B	C	D
PA(mmHg)	120/80	140/90	140/90	140/90
CT(mg/dl)	200	240	240	240
LDL(mg/dl)	50	50	40	40
Diabetes	N	N	S	S
Fumo	N	N	N	S

FIGURA 90.5 Taxa estimada em 10 anos de risco doença arterial coronária (%) aos 55 anos segundo o nível de diferentes fatores de risco cardiovascular. Grupo A: sem fatores de risco; grupo B: dois fatores de risco; grupo C: quatro fatores de risco; grupo D: cinco fatores de risco. PA: pressão arterial; CT: colesterol total; LDL: LDL-chlesterol (Framinghan Heart Study). Fonte: Adaptado de D'Agostino e colaboradores.[12]

Entretanto, ressaltamos que a redução do hábito de fumar tem ocorrido de forma significativa no mundo: mais de 40% desde 1965 e em torno de 12,5% entre 1980 e 2002 nos Estados Unidos, por exemplo.[2]

2.3.2   Dislipidemia

Dados de diferentes estudos demonstram risco elevado de DCV em mulheres com idade inferior a 65 anos e colesterol total e fração LDL elevados. Entretanto, a partir dessa idade, o HDL-colesterol associa-se à mortalidade por doença arterial coronariana, independentemente de outros fatores de risco. Mulheres acima de 45 anos apresentam um percentual maior de colesterol total > 200 mg/dL em relação aos homens da mesma faixa etária.[2]

Níveis baixos de HDL-colesterol passam a ser fator de risco independente de DAC, para mulheres, quando inferiores a 47 mg/dL e com níveis de triglicerídeos elevados, especialmente na faixa etária de 50 a 69 anos e em pacientes diabéticas.

Dados de estudos conduzidos entre 1960 e 1991 demonstram que a média dos níveis de LDL-colesterol e triglicerídeos aumentam significativamente, de 117 mg/dL e 113 mg/dL, respectivamente, entre 35 e 44 anos para 145 mg/dL e 168 mg/dL, entre 55 e 64 anos.[16] Análise de 17 estudos prospectivos com aproximadamente 11 mil mulheres demonstrou um aumento no risco cardiovascular, com elevação de triglicerídeos de 75% para o sexo feminino (em relação a 30% para o sexo masculino).[17]

Níveis de triglicerídeos ≥ 150 mg/dL e HDL ≤ 50 mg/dL são componentes da dislipidemia que caracterizam a síndrome metabólica, apresentando maior impacto na incidência de DCV em mulheres do que em homens, especialmente naquelas na fase de menopausa.[18]

2.3.3   Sedentarismo

A prevalência de sedentarismo na população feminina nos Estados Unidos, em 2012, é de 31% para as mulheres brancas e 55,2% para as negras, superior à prevalência no sexo masculino (28,6% e 44,1% respectivamente).[2] A tendência é de aumento da inatividade física nos últimos anos em ambos os sexos.[19]

Estudo com mais de 72 mil enfermeiras americanas demonstrou que a atividade física moderada reduz significativamente o risco de AVE.[20]

O risco de DAC relacionado ao sedentarismo é de 1,5 a 2,4, risco comparado a HAS, dislipidemia e tabagismo.[2,19,20]

2.3.4   Sobrepeso e obesidade

Nos Estados Unidos, a prevalência de sobrepeso e obesidade para mulheres, em 2010, era de 64% e de obesidade isolada de 36%, sendo que, em negras, esta é superior a 80%. Mais da metade das mulheres nos Estados Unidos acima de 40 anos de idade é obesa e mais de 80% têm sobrepeso.[2]

O *Nurses' Health Study*, em oito anos de acompanhamento, demonstrou associação direta entre o aumento de massa corpórea (IMC ≥ 29 kg/m^2) e a incidência de 70% dos casos de infarto não fatal, morte por DCV e angina, após ajuste para idade e tabagismo.[21]

No climatério, há aumento de peso, principalmente relacionado à redução do metabolismo basal, redução da atividade física regular e ao aumento na ingesta de alimentos calóricos e à depressão. A prevalência de síndrome metabólica em adultos nos Estados Unidos é de 23,7%, valor semelhante para homens (24%) e mulheres (23,4%). Sua presença aumenta o risco de diabetes melito e DCV, bem como o de mortalidade cardiovascular e por todas as causas. A obesidade, especialmente a abdominal, aumenta o risco cardiovascular na mulher, progressivamente crescente com o aumento de peso. Entretanto, dados da literatura demonstram redução dos parâmetros de obesidade com o emprego da terapia de reposição hormonal (TRH).[22]

2.3.5   Diabetes melito

Sua prevalência, nos Estados Unidos, atingiu níveis de 8,3% em 2012, tendo aumentando em 54%, entre 1994 e 2002, em cerca de 61% desde 1990 e em aproximadamente 8,2% entre 2000 e 2001, tendo, ainda, apresentado um impacto muito maior para a DCV no sexo feminino.[2] Aproximadamente 8,8% das mortes por DCV podem ser atribuídas à elevação dos níveis glicêmicos.

No Brasil, sua prevalência é em torno de 7,6% para a faixa etária de 30 a 69 anos, com igual distribuição entre os sexos. Em São Paulo, estado de maior prevalência, o diabetes melito atinge cifras de 9,66% e é a segunda causa relacionada descrita em atestados de óbito, perdendo somente para a causa cardiovascular.[23]

O diabetes melito confere um risco 3 a 7 vezes maior de DAC para mulheres quando comparadas às não diabéticas, diferentemente dos homens em que o risco é somente 2 a 3 vezes maior; e confere ainda, um risco de 1,8 a 6 vezes maior para AVE e doença vascular periférica.[24] Não só o quadro estabelecido de diabetes melito, mas a intolerância à glicose, a resistência insulínica e a hiperinsulinemia aumentam a ocorrência de DCV, sendo o nível sérico de insulina identificado como um fator de risco independente para DAC.[25]

Com a menopausa, a tolerância à glicose, medida por teste de sobrecarga, não se altera; entretanto, há uma redução na secreção pancreática de insulina, compensada por uma hiperinsulinemia. Assim, com o envelhecimento, há uma contínua queda da sensibilidade à insulina, relacionada à idade, atenuada quando a TRH é empregada, segundo estudos observacionais.[26]

Em mulheres com diabetes tipo 2, possíveis benefícios secundários em diferentes estudos têm sido demonstrados com a TRH, mediante a redução de glicemia de jejum e hemoglobina glicada.[27]

A presença de DCV, ajustada para a idade, em mulheres com diabetes, é duas vezes maior do que para mulheres sem diabetes, sendo que a taxa de hospitalização em mulheres com diabetes é quatro vezes maior e a de morte por causa cardíaca, 3 a 7 vezes maior.[2]

2.3.6 Síndrome metabólica

A prevalência de síndrome metabólica em adultos nos Estados Unidos é de 23,7%, semelhante para homens (24%) e mulheres (23,4%). Sua presença aumenta o risco de diabetes melito e DCV, bem como o de mortalidade cardiovascular e por todas as causas.[2]

2.3.7 Hipertensão arterial sistêmica

A prevalência da HAS aumenta progressivamente com a idade, sendo superior a 50% entre os idosos. Até os 55 anos de idade, um maior percentual de homens tem HA; dos 55 aos 74 anos, o percentual de mulheres é discretamente maior; e acima dos 75 anos, o predomínio no sexo feminino é significativamente superior.[2] Assim, cerca de 80% das mulheres, eventualmente, desenvolverão HAS na fase de menopausa e a incidência aumenta tanto com a idade quanto com o início da fase pós-menopausa. Staessen e colaboradores sugerem que a pós-menopausa seja acompanhada por elevação da pressão arterial sistólica, diastólica e pressão de pulso, independentemente da idade, resultando em mais alta prevalência de HAS em mulheres na pós-menopausa em comparação à pré-menopausa.[28]

A HAS contribui para cerca de 40,6% de todos os eventos cardiovasculares e cerca de 45% dos casos de infarto não diagnosticados, em mulheres, elevando o risco de DAC em quatro vezes quando comparada ao de mulheres normotensas.[2]

A presença da associação de fatores de risco para HAS, muitas vezes na síndrome metabólica, como a dislipidemia, resistência insulínica, intolerância à glicose e a obesidade abdominal, aumenta o potencial aterogênico e tem sido considerada um dos mecanismos mais importantes da DCV em mulheres. Assim, o tratamento anti-hipertensivo farmacológico, concomitante às modificações nos hábitos de vida aqui relacionadas, tem sido demonstrado como uma intervenção significativa para a prevenção de eventos coronarianos em mulheres hipertensas.

Vários mecanismos são responsáveis pela elevação dos níveis tensionais, independentemente do descontrole hormonal com déficit de estrogênio. A ativação do sistema renina-angiotensina-aldosterona, em especial seu aumento demonstrado pelos níveis séricos de angiotensina-II em mulheres na pós-menopausa, parece ser muito importante.[29]

Até os dias de hoje, na literatura científica, a dúvida quanto à pressão arterial se elevar independentemente da idade na menopausa ainda não foi conclusivamente respondida. Alterações da pressão arterial associadas à menopausa são de difícil avaliação em virtude de várias correlações entre menopausa, idade e aumento do peso corporal, descritas em diversos estudos como importantes determinantes da HAS em mulheres na pós-menopausa. Alguns estudos longitudinais sugerem que a menopausa, por si só, não é associada à elevação da pressão arterial, embora a demonstração de elevada incidência da HAS em outros estudos longitudinais ou cruzados reportem associação positiva.[30]

Felizmente, em países como os Estados Unidos a detecção e o controle da hipertensão vêm melhorando nas últimas décadas.[16,31]

2.3.8 Outros fatores de risco

Dois fatores foram recentemente reconhecidos como marcadores de aumento do risco de doenças cardiovasculares: o diabetes gestacional e a hipertensão associada à gravidez. Apesar de transitórios, ambos estão associados a maior risco de desenvolver doença cardiovascular no seguimento de longo prazo e, por isso, mulheres que os apresentaram devem ter seguimento cuidadoso.[32]

A síndrome do ovário policístico é uma desordem endócrina de mulheres em idade reprodutiva caracterizada por desbalanço hormonal com hiperadrogenismo. Hoje é aceito que essa síndrome está associada a fatores de risco cardiovascular e aceleração do processo aterosclerótico.[33]

Além disso, das mulheres que apresentam um infarto do miocárdio, 64% delas era assintomática até então, enquanto que apenas 50% dos homens era assintomático até apresentar esse evento carídaco.[34]

Especialmente em mulheres com sobrepeso e obesidade, valores mais elevados da proteína C reativa são observados, sugerindo um estado inflamatório que aumentaria o risco de DCV, especialmente após a menopausa, alcançando um risco de 6,21 vezes, ao passo que para homens é de apenas 2,13 vezes, após ajuste para o uso de tabaco.[24]

Os níveis de homocisteína e fibrinogênio, além de aumentarem com o estado da menopausa, têm um risco mais significativo no sexo feminino, em que, para cada incremento de 5mmol/L de homocisteína, o risco de DAC se eleva 1,8 vez, enquanto para o masculino essa elevação é de 1,6 vez.[24,34] Essa elevação, observada na menopausa, pode ser atenuada com o emprego da TRH.

2.4 APRESENTAÇÃO CLÍNICA DA DOENÇA ARTERIAL CORONÁRIA

Estudos recentes têm demonstrado que existem diferenças na história natural da DAC, apresentação clínica e prognóstico após um evento coronário agudo, entre homens e mulheres.

Enquanto aproximadamente dois terços dos homens apresentam como primeira manifestação da DAC o infarto do miocárdio ou morte súbita, 50% das mulheres se apresentam com quadro de angina de peito (Figura 90.6).[35]

Além disso, 50% dos homens apresentam o infarto do miocárdio como primeira manifestação da DAC, ao passo que 64% das mulheres não reportaram nenhum sintoma antes do evento cardíaco.[2]

Existe maior porcentagem de mulheres com dor precordial típica e coronárias sem obstruções à cinecoronariografia do que homens. Porém, em mulheres mais idosas, a dor precordial típica foi tão preditiva de doença aterosclerótica epicárdica quanto em homens (Figura 90.7).[36]

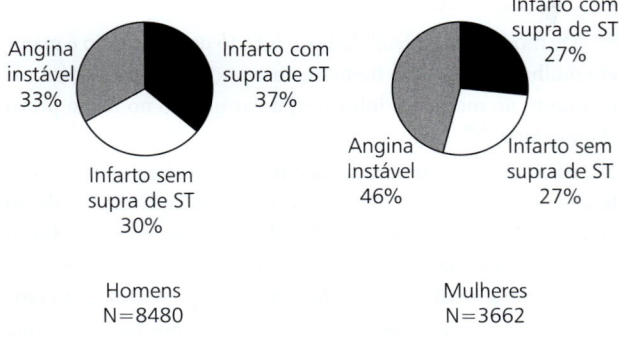

FIGURA 90.6 Apresentação clínica das síndromes coronárias agudas conforme os sexos. Fonte: Adaptada de Hochman e colaboradores.[35]

QUADRO 90.2 Quadro clínico de infarto do miocárdio em mulheres
APRESENTAÇÃO CLÍNICA ATÍPICA EM MULHERES COM SÍNDROME CORONÁRIA AGUDA
Dor no pescoço e mandíbula
Dor nos dentes
Dor nas costas
Náusea
Desconforto epigástrico
Palpitação
Dispneia, ortopneia e dispneia paroxística noturna
Pré-síncope/síncope

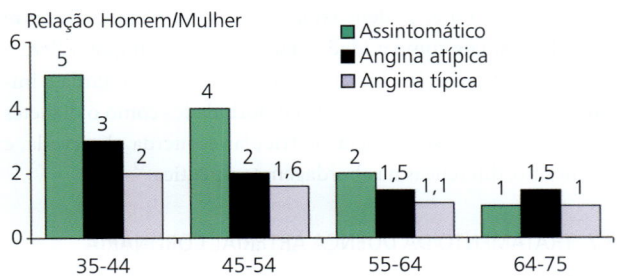

FIGURA 90.7 Probabilidade de presença de doença aterosclerótica conforme idade. Comparação entre os sexos. Em idades mais jovens, a probabilidade da presença de obstrução coronária significativa é menor do que nos homens.[36]

De fato, quando comparadas com os homens, mulheres com infarto do miocárdio se apresentam mais frequentemente com quadro clínico de dispneia, dor nas costas, náusea/vômitos e dor na mandíbula. Além disso, as mulheres referem mais dor precordial ao estresse e atividades diárias, e não aos esforços, quando comparadas com homens da mesma idade (Quadro 90.2).[37,38]

É interessante notar, no entanto, que, no estudo de Framingham, a taxa de infarto do miocárdio silencioso foi maior em mulheres do que em homens (Tabela 90.1), reforçando a ideia de que o diagnóstico em mulheres pode ser mais difícil.[5]

Recentemente, Reis e colaboradores,[39] no estudo Women's Ischemia Syndrome Evaluation (WISE), demonstraram que, em mulheres referidas para a realização de angiografia coronária, a disfunção endotelial era altamente prevalente, mesmo na ausência de obstrução coronária significativa, trazendo nova luz para o entendimento da síndrome X (isquemia sem obstrução visível à cinecoronariografia). Posteriormente, esse mesmo grupo demonstrou que tal disfunção endotelial era um preditor independente de mau prognóstico para eventos cardíacos no longo prazo.[40]

Reynolds e colaboradores, em estudo com ultrassom intravascular, demostrou que em um grupo de mulheres com infarto do miocárdio e coronárias angiograficamente "normais", 40% delas apresentavam ruptura ou erosão de placas ateroscleróticas.[41]

Dessa forma, no sexo feminino o conceito de que a associação entre grau de estenose coronária e gravidade da doença isquêmica nem sempre explica todos os achados é particularmente verdadeiro. Na verdade, de acordo com o conceito proposto por Marzilli e colaboradores, a estenose coronária é apenas um fator, entre vários outros, que leva a isquemia do miocárdio, eventos cardíacos e mau prognóstico (Figura 90.8).[42]

2.5 DIAGNÓSTICO

Em geral, o diagnóstico da DAC em mulheres apresenta maiores dificuldades do que em homens. A apresentação clínica atípica como descrita e a menor especificidade dos testes não invasivos tornam o diagnóstico menos preciso. Diversos estudos demonstram que alterações no segmento ST, defeitos de perfusão na cintilografia ou alterações da motilidade de VE no ecocardiograma com estresse têm valor mais limitado em mulheres do que em homens.[43]

TABELA 90.1 Porcentagem de infarto do miocárdio silencioso conforme os sexos no seguimento de longo prazo do *Framingham Heart Study*[5]		
IDADE (ANOS)	**HOMEM (%)**	**MULHER (%)**
30-44	29	–
45-54	18	41
55-64	25	31
65-74	25	35
75-84	42	36
85-95	33	46
Média	28	35

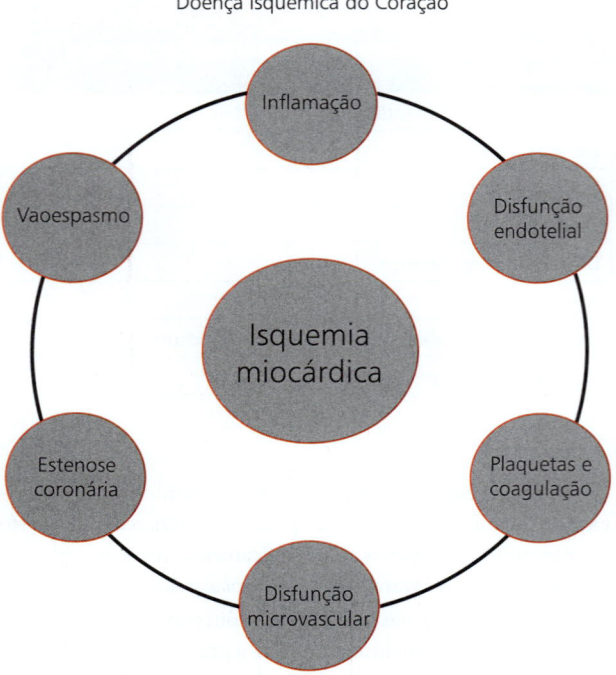

Doença isquemica do Coração

FIGURA 90.8 Modelo segundo Marzilli e colaboradores, que demonstra vários fatores, além da estenose coronária, que contribuem para a isquemia miocárdica. No sexo feminino, a contribuição destes outros fatores é particularmente mais importante do que nos homens.[42]

As diversas modalidades de exames serão discutidas em maiores detalhes em outros capítulos deste livro. Merece uma citação especial a identificação da calcificação coronária por meio da tomografia computadorizada (TC) que permite, além de elaborar a suspeita diagnóstica, tomar medidas preventivas mais efetivamente. Novas fronteiras de investigação incluem a avaliação da disfunção endotelial mediante a reatividade vascular em artéria braquial e a avaliação do metabolismo miocárdico com a espectroscopia por ressonância magnética (Tabela 90.2).[44,45]

2.6 PROGNÓSTICO

De modo geral, a letalidade do infarto do miocárdio é maior em mulheres do que em homens, observação que se mantém válida tanto no momento intra-hospitalar quanto no longo prazo (Figura 90.9).[2,46]

Além disso, é importante salientar que existem diferenças de letalidade conforme a idade. Em pacientes com menos de 50 anos de idade, a taxa de mortalidade no curto prazo é o dobro para mulheres quando comparada com a de homens da mesma idade (Figura 90.10).[47] Em idades superiores a 74 anos, a diferença entre os sexos desaparece; essa observação nos leva a crer que a idade não seria o único fator a explicar essa maior letalidade. De fato, Passos e colaboradores mostram que a letalidade intra-hospitalar em mulheres com IAM continuava maior em mulheres do que em homens, mesmo após ajuste estatístico para a idade e comorbidades.[48]

Diversos fatores podem explicar essa maior letalidade entre as mulheres, tais como a idade mais avançada em que ocorre o evento, a apresentação clínica menos "clássica" que retarda o início do tratamento, a presença de comorbidades como o diabetes melito, a maior insuficiência ventricular esquerda observada, e até mesmo, diferenças na abordagem terapêutica.[49]

2.7 TRATAMENTO DA DOENÇA ARTERIAL CORONÁRIA

Ao longo de anos, observou-se que as mulheres recebiam menos frequentemente terapêuticas consideradas ideais como ácido acetilsalicílico, betabloqueadores, estatinas e terapêuticas de reperfusão, ainda que essas terapêuticas fossem igualmente eficazes em ambos os sexos. Felizmente esse quadro vem se modificando nos últimos anos, quando registros como CRUSADE e ACTION-Get With The Guidelines demostraram que as diferenças hoje em dia estão quase inexistentes.[50]

2.7.1 Abordagem preventiva

A abordagem não farmacológica deve ser enfatizada em todas as mulheres, especialmente seguindo recomendações agressivas para o controle dos fatores de risco como a interrupção do hábito de fumar, aumento da atividade física e manutenção do peso ideal.[49]

TABELA 90.2 Sensibilidade e especificidade de métodos não invasivos no diagnóstico da doença arterial coronária em mulheres sem diagnóstico confirmado em comparação com angiografia coronária. Comparações com o sexo masculino[45]

TESTE	SENSIBILIDADE (%)	ESPECIFICIDADE (%)	COMPARAÇÃO DO TESTE COM HOMENS
Teste ergométrico	62	68	Menos sensível e menos específico
Ecocardiograma de Estresse	79	83	Menos sensível e mais específico
Cintilografia do miocárdio	81	78	Menos sensível e mais específico
Ressonância magnética	72	84	Dados pouco conclusivos
Angiotomografia de coronárias	94	87	Menos sensível e mais específico

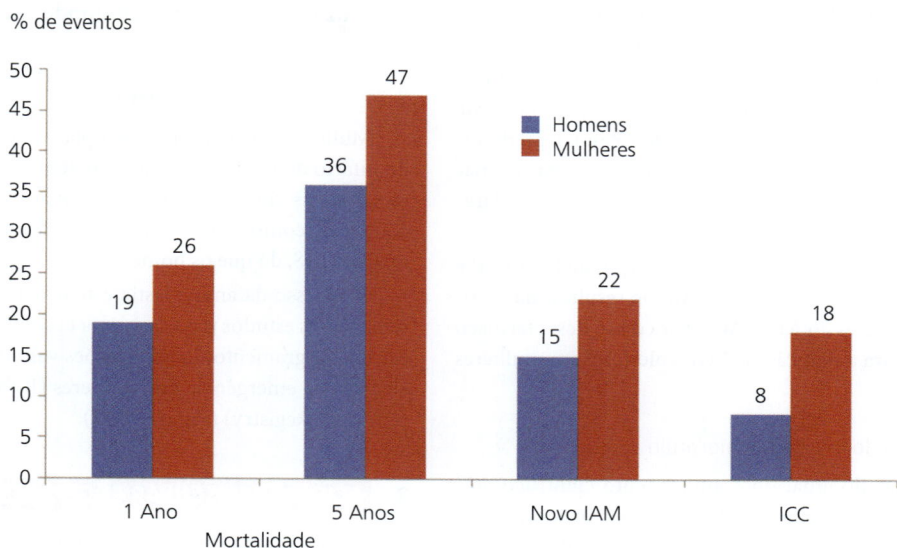

FIGURA 90.9 Prognóstico de mulheres após infarto do miocárdio. Comparação entre os sexos.

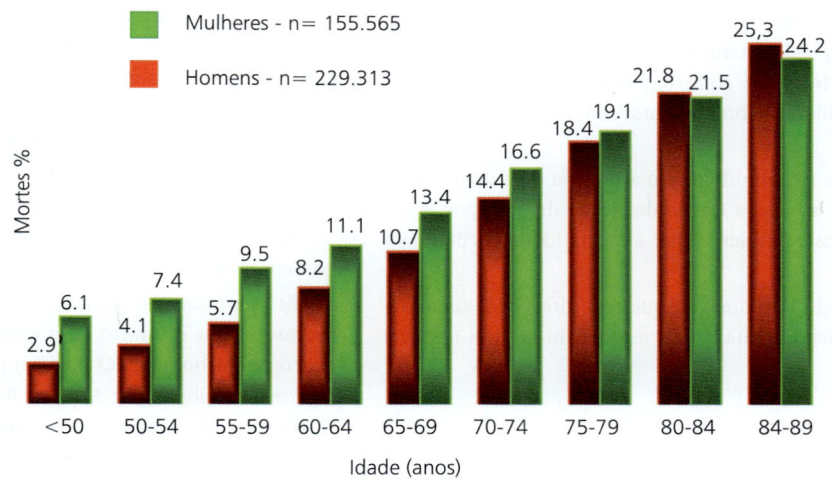

FIGURA 90.10 Mortalidade após infarto do miocárdio conforme idade e sexo[47].

As modificações dos hábitos de vida preconizados pelas Diretrizes incluem redução de peso com dieta pobre em gorduras saturadas (< 7% calorias diárias), dieta pobre em colesterol (< 200 mg/dia) e atividade física regular (mínimo de 30 minutos de atividade aeróbica diária).[49]

2.7.1.1 Dislipidemia

A abordagem inicial deve considerar a fração lipídica a ser modificada, o percentual de redução a ser alcançado e a eficácia do fármaco escolhido.[49]

Grandes estudos clínicos controlados[51] mostraram os benefícios das medicações hipolipemiantes, principalmente as estatinas, na redução de eventos cardiovasculares em mulheres. Entre eles, merecem citação o *Scandinavian Simvastatin Survival Study* (4S), *Cholesterol and Recurrent Events Trial, Air Force/Texas Coronary Atherosclerosis Prevention Study* (AFCAPS/TexCAPS), *Long-term Intervention with Pravastatin in Ischemic disease Study* (LIPID), *Heart Pretection Study* (HPS) e JUPITER. Todos incluíram um número significativo de mulheres, tanto em prevenção primária quanto secundária, e demonstraram um significativo benefício (redução média de 23% de eventos cardiovasculares) de estatinas na redução de eventos cardiovasculares. O *Prospective Study of Pravastatin in Elderly at Risk* (PROSPER) diferenciou-se dos demais por contemplar uma população de faixa etária mais elevada (média de idade de 75 anos), predominantemente do sexo feminino (52%), além de investigar primariamente a função cognitiva, além de eventos cardiovasculares (Figura 90.11).[51]

Esse impacto do uso das estatinas na redução de IAM fatal e não fatal demonstrado por grandes estudos resultou na recomendação das diretrizes do AHA/ACC para o uso desse fármaco como 1ª escolha para a redução de LDL-colesterol em mulheres na menopausa.[49,52]

2.7.2 Tratamento do infarto do miocárdio

Baseado no estado atual do conhecimento científico, homens e mulheres com infarto do miocárdio devem ser tratados de forma semelhante, seguindo recomendações das diretrizes da Sociedade Brasileira de Cardiologia e de sociedades de cardiologia americanas e europeias. Estudos clínicos randomizados têm demonstrado que a aspirina, betabloqueadores, inibidores da enzima de conversão da angiotensina e estatinas previnem DVC em mulheres de alto risco cardiovascular da mesma forma que em homens. Porém, observa-se em alguns estudos que as mulheres recebem, em geral, tratamento mais tardiamente em relação ao início dos sintomas, e, com frequência, recebem menos as medicações consideradas fundamentais no tratamento do infarto do miocárdio.[53]

O tratamento trombolítico tem a mesma taxa de patência em 90 minutos e a mesma fração de ejeção do VE após tratamento em homens e mulheres, mas a mortalidade em 30 dias é pior nestas.[53]

Recente estudo demonstrou que tais diferenças na abordagem terapêutica do infarto do miocárdio/angina instável

entre os sexos estavam diminuindo nos últimos anos, mas ainda são evidentes.

2.7.2.1 Angioplastia coronária

Mulheres que realizam angioplastia coronária na fase aguda do infarto do miocárdio, em geral, têm maior prevalência de características clínicas associadas a maior número de complicações, tais como idade mais avançada, presença de diabetes melito, HAS, do que os homens.

O sucesso da angioplastia é semelhante entre os sexos, porém, alguns estudos reportam uma taxa maior de infarto do miocárdio, sangramentos, complicações vasculares e necessidade de cirurgia de emergência em mulheres (Robertson e colaboradores/NACI Registry) (Figura 90.12).[54]

3   ACIDENTE VASCULAR ENCEFÁLICO

O AVE é uma doença com impacto particularmente mais significativo em mulheres do que em homens. Aproximadamente 87% das ocorrências são isquêmicas, em sua natureza, e o restante hemorrágicas (10% de sangramento intraparenquimatoso e 3% de subaracnoide). Nos Estados Unidos, aproximadamente 60% das mortes relacionadas ao AVE ocorrem em mulheres. Ele é a quinta causa de morte em homens, e a terceira em mulheres. Ocorrem 425 mil novos casos por ano e, atualmente, estima-se que 3,8 milhões de mulheres vivem nos Estados Unidos após um AVE.[55] O risco de vida (*lifetime risk*) de um AVE é de 17% em homens e 20% em mulheres, de modo que o número de mulheres com AVE continuará a suplantar aquele verificado em homens.[56]

Além disso, mulheres apresentam mais incapacidade do que homens após apresentarem um AVE.[57]

Em particular, no Brasil, o AVE em mulheres causa mais mortes do que o infarto do miocárdio, diferentemente do que ocorrem em homens. O país ocupa a 5ª posição mundial em mortes de mulheres por AVE (e a 9ª posição em mortalidade por IAM), o que demonstra que a detecção de fatores de risco e sua prevenção são de extrema importância em nosso meio.[55]

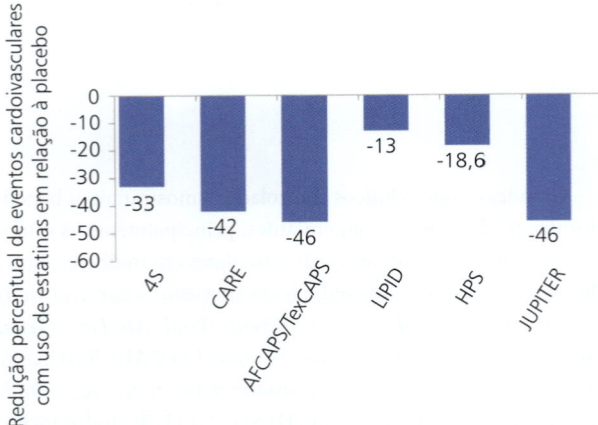

FIGURA 90.11 Efeito de estatinas sobre eventos cardiovasculares em mulheres em grandes estudos clínicos.

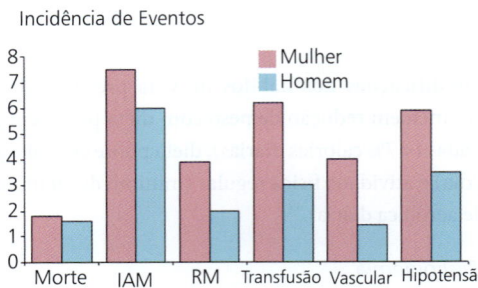

FIGURA 90.12 Complicações da angioplastia coronária conforme o sexo.[54] IAM: infarto agudo do miocárdio; RM: revascularização do miocárdio em caráter de urgência.

Existem fatores de risco para o AVE exclusivos das mulheres, outros que são mais prevalentes nestas do que em homens e outros ainda que afetam igualmente homens e mulheres (Tabela 90.3).

A hipertensão arterial é, sem dúvida, o fator de risco mais importante, e mesmo níveis pressóricos discretamente elevados (pré-hipertensão) já aumentam o risco em quase 90%. A regulação da pressão nas mulheres sofre a influência de fatores sexo-específicos, tais como as variações de hormônios sexuais, tônus simpático e reatividade vascular. Assim como acontece na DAC, a hipertensão gestacional aumenta o risco de um evento durante a gravidez e pode representar um fator de risco futuro, mesmo muitos anos após a normalização da pressão após o parto. Estima-se que uma mulher com pré-eclâmpsia tem chance 10 vezes maior de se tornar hipertensa durante sua vida.[58]

Contudo, o tratamento da HAS reduz o risco em quase 40%, mas é significativamente menor o percentual de mulheres que atinge níveis pressóricos adequados quando comparadas com os homens.

Evidências epidemiológicas sugerem que a menopausa, principalmente a menopausa precoce, aumenta o risco de AVE. Lisabeth e colaboradores, analisando dados do *Framingham Heart Study* (n: 1.430), demostraram que mulheres com menopausa natural antes de 42 anos apresentavam risco dobrado de AVE isquêmico quando comparadas àquelas com menopausa > 42 anos (RR, 2,03; 95% IC, 1,16 a 3,56).[59] A menopausa induzida cirurgicamente (ooforectomia bilateral) parece aumentar o risco ainda mais.[60]

O estudo INTERSTROKE, ainda em andamento em 22 países, demonstrou que a depressão estava associada a risco aumentado em 35% de AVE, mesmo após ajuste estatístico para idade e sexo. Além disso, esse estudo demonstrou que o estresse psicossocial (no trabalho e no lar) estava associado a um risco 30% maior quando comparado ao grupo que não relatou estresse.[61] Recente metanálise confirmou esse aumento, com uma chance de risco de 1,45 (95% IC 1,29 a 1,63) para o total de AVE e 1,25 (95% IC, 1,11 a 1,4) para AVE isquêmico.[62]

TABELA 90.3 Fatores de risco para o acidente vascular encefálico. Estratificação conforme a prevalência exclusiva em mulheres, mais prevalentes em mulheres do que em homens e aqueles que acometem igualmente ambos os sexos

FATOR DE RISCO	SEXO-ESPECÍFICO	MAIS PREVALENTE OU MAIS FORTE EM MULHERES	SEMELHANTE ENTRE HOMENS E MULHERES
Gravidez	X		
Pré-eclâmpsia	X		
Diabetes gestacional	X		
Contraceptivo	X		
Terapia de reposição hormonal após menopausa	X		
Oscilações hormonais	X		
Enxaqueca com aura		X	
Fibrilação atrial		X	
Diabetes melito		X	
Hipertensão		X	
Sedentarismo			X
Idade			X
Doença cardiovascular prévia			X
Obesidade			X
Dieta inadequada			X
Tabagismo			X
Síndrome metabólica			X
Depressão		X	
Estresse psicossocial		X	

Fonte: Adaptada de Guidelines for the Prevention of Stroke in Women- A Statement for Healthcare Professionals from the American Heart Association/American Stroke Association.[55]

Felizmente, nos Estados Unidos, a mortalidade por AVE vem se reduzindo nas últimas décadas, Acredita-se que em virtude de melhor controle de fatores de risco, principalmente a hipertensão arterial.[63]

A prevalência de enxaqueca com aura é de aproximadamente 4,4% da população adulta e acomete quatro vezes mais mulheres do que homens. Recente metanálise demonstrou que risco de AVE isquêmico em mulheres com enxaqueca com aura é 2,5 vezes maior (95% IC, 1,52 a 4,14) do que a observada em mulheres sem essa tal condição.[64]

Os efeitos de contraceptivos orais e terapia de reposição hormonal após a menopausa e o risco de AVE serão discutidos mais adiante.

4 HORMÔNIOS E DOENÇAS CARDIOVASCULARES

4.1 CONTRACEPTIVOS ORAIS

Os contraceptivos orais (CO), ou popularmente chamados de anticoncepcionais orais ("pílula"), podem ser combinados (estrogênio + progestógenos), e em doses contínuas durante todo o ciclo (monofásico), ou com dose variável durante o ciclo (bi ou trifásicos). Podem conter doses variáveis de estrogênio e diferentes tipos de progestógeno. Quando em baixas doses de estrogênio, abaixo de 35 mcg, são chamados "modernos" ou de 2ª geração. Os CO de 3ª geração empregam os progestógenos gestodene ou desogestrel. Quando utilizados apenas os progestógenos, eles são chamados de "minipílulas".

Os efeitos cardiovasculares são dependentes da dose do estrogênio e do tipo do progestógeno. Seu uso prolongado pode estar associado a aumento pequeno, porém significativo, da pressão arterial, reversível com a interrupção do uso. O efeito sobre o sistema de coagulação, aumentando o potencial pro-trombótico é amplamente descrito. Os estrogênios em doses elevadas aumentam a coagulabilidade sanguínea, estando descritas muitas alterações nos fatores reguladores da coagulação como o aumento dos níveis circulantes dos fatores II, VII, IX e X e de fibrinogênio, e diminuição da antitrombina III (principal inibidor plasmático da trombina). Parece unanimidade na literatura que qualquer tipo de CO aumenta o risco de tromboembolismo venoso em magnitude que gira em torno de 3,5 vezes (intervalo de confiança de 2,9 a 4,3 vezes o aumento de risco). Fatores que aumentam o risco trombótico são a idade (acima de 35 anos, aumenta significativamente) e o tabagismo. Doses de etinilestradiol superiores a 35 mcg estão associadas a maior risco, bem com o uso de progestógenos tais como gestodene, desogestrel, acetato de ciproterona e drospirenona (aumentam o risco em 50 a 80% em relação ao levonorgestrel).[65]

O risco de infarto do miocárdio e AVE não parece estar aumentado em usuárias de CO em doses reduzidas. Estudo recente demostrou que a dose de etinil estradiol até de 20 mcg não está associada ao aumento de risco. Em doses superiores a 30 mcg, o risco relativo de eventos varia de 1,3 a 2,3. O tipo de progestógeno não exerceu influência no risco.[66] A associação com outros fatores de risco, tais como idade acima de 35 anos, hipertensão, tabagismo e diabetes pode aumentar o risco significativamente. Estados pró-trombóticos, tais como a presença de anticoagulante lúpico e mutação do fator V de Leiden, aumentam significativamente o risco, mas em razão da baixa prevalência na população geral, seu *screening* rotineiro não está indicado.

4.2 EFEITOS DA TERAPÊUTICA HORMONAL APÓS A MENOPAUSA

Evidências epidemiológicas e experimentais indicam que o hormônio estrogênio exerce efeitos benéficos sobre as concentrações plasmáticas dos lipídeos e sobre os vasos.[67] Os estudos epidemiológicos das décadas de 1970 a 1990 são praticamente unânimes em demonstrar que usuárias da terapêutica de reposição hormonal apresentaram menores taxas de eventos cardiovasculares, com índices de redução que chegavam a 50 a 60%.[68]

Porém, os estudos clínicos realizados até o momento falharam em demonstrar os efeitos cardioprotetores da TRH que haviam sido demonstrados nos estudos epidemiológicos. Até a presente data, foram publicados diversos estudos de prevenção primária e secundária, nos mediram-se desfechos anatômicos (aterosclerose de carótida ou coronária), ou clínicos (infarto do miocárdio, AVE, morte cardiovascular etc.). A maioria deles não demonstrou diminuição de eventos cardiovasculares, e em alguns, houve aumento da taxa de infarto do miocárdio no 1º ano de tratamento.[69]

4.2.1 Trombose venosa profunda/embolia pulmonar

Estudos observacionais e estudos clínicos controlados demonstraram significativo aumento no risco de tromboembolismo venoso e embolia pulmonar.[68] Esse aumento de risco aparece nos primeiros 1 a 2 anos de tratamento e diminui depois desse período. No Estudo WHI, o aumento de risco foi menos pronunciado no grupo de mulheres com idades entre 50 e 59 anos.[70] Observou-se no grupo todo aumento de 11 casos para cada 10 mil mulheres tratadas por ano; e, nas mulheres com 50 a 59 anos, aumento de 2 casos para cada 10 mil mulheres/ano.[70] Como veremos adiante, o tipo de hormônio utilizado e a via de administração podem alterar significativamente esses achados, uma vez que a via de administração transdérmica tem efeitos mais suaves na coagulação/fibrinólise.

4.2.2 Doença arterial coronariana

A maioria dos estudos epidemiológicos observacionais demonstrou que mulheres que recebiam TRH apresentavam menor risco de infarto do miocárdio e morte súbita cardíaca.[68] A maioria dos estudos clínicos controlados não confirmou esses resultados (Quadro 90.1). A possível explicação para essa disparidade pode estar relacionada ao momento de início da TRH. Enquanto nos estudos epidemiológicos, ele se dava por volta dos 50 anos, ou seja, no início da menopausa, nos estudos clínicos (principalmente no estudo HERS[71] e WHI[70]) o início da TRH ocorreu em média 10 anos após a menopausa. Essa diferença pode ter importantes implicações na ativação da coagulação e efeito pró-trombótico. De fato, no estudo WHI, no grupo mais jovem de mulheres o risco de infarto do miocárdio não aumentou (e houve até tendência de redução – como descrito mais adiante), enquanto no grupo de mulheres com mais de 59 anos houve aumento de 8 casos para cada 10 mil mulheres tratadas/ano.[69]

Em 2011, Andrea Z e colaboradores,[72] do estudo WHI, avaliaram após 10,7 anos as usuárias de estrogênio conjugado equino (ECE) isolado, submetidas à histerectomia, quanto ao risco de doença coronariana, câncer de mama invasivo, AVE, trombose venosa profunda (TVP), câncer colorretal, fraturas de quadril e morte. Deve ser recordado que esse braço do WHI em mulheres histerectomizadas tinha sido suspenso após 7,1 anos de *follow-up* em função do maior risco de AVE, apesar da pouca probabilidade de alterar a relação risco benefício do uso da TRH. Os resultados desse braço, pós-intervenção, ainda não tinham sido publicados e se referem a uma população de 10.739 mulheres histerectomizadas, entre 50 e 79 anos e usuárias de ECE na dose 0,625 mg/dia. O *follow-up* desse estudo continuou até agosto de 2009 com 7.645 participantes sobreviventes (78%).

Os resultados obtidos, quanto ao risco anual após a intervenção, entre as usuárias de ECE comparados ao grupo placebo foram respectivamente:

- Doença coronariana: 0,64% *versus* 0,67% (HR, 0,97; 95% CI, 0,75 a 1,25).
- Câncer de mama: 0,26% *versus* 0,34% (HR, 0,75; 95% CI, 0,51 a 1,09).
- AVC: 0,36% *versus* 0,41% (HR, 0,89; 95% CI, 0,64 a 1,24).
- TVP: 0,17% *versus* 0,27% (HR, 0,63; 95% CI, 0,41 a 0,98), (risco após a intervenção foi menor).
- Fratura de quadril: 0,36% *versus* 0,28% (HR, 0,27; 95% CI, 0,88 a 1,82), (risco após a intervenção não diferiu).
- Mortalidade total: 1,47% *versus* 1,48% (HR, 1,00;95% CI, 0,84 a 1,18).

Destaque-se que, no período completo de seguimento, a incidência de câncer de mama foi persistentemente menor no grupo ECE 0,27% *versus* 0,35% (HR, 0,77; 95%CI, 0,62 a 0,95) e todos os resultados observados foram mais favoráveis em mulheres mais jovens (50 a 59 anos) do que nas mais idosas (70 a 79 anos), como na doença coronariana (P: 0,05 para a interação), infarto do miocárdio (P: 0,007 para a interação), câncer colorretal (P: 0,04 para a interação), mortalidade total (P: 0,04 para a interação) e índice global para doenças crônicas (P: 0,009 para a interação).

Dessa forma, os autores concluíram que, em uma análise geral dos resultados, o uso de ECE em mulheres histerectomizadas, após a menopausa, seguidas por 10,7 anos e tendo usado em média 5,9 anos de ECE, não ocorreu aumento ou redução no risco de doença arterial coronária, trombose venosa profunda, AVE, fratura de quadril, câncer colorretal ou mortalidade total, enquanto o risco de câncer de mama permaneceu reduzido.

Entretanto, em uma análise segmentar por faixa etária, os autores concluíram, nas usuárias de ECE mais jovens (50 a 59 anos no início do estudo), que os resultados foram muito mais favoráveis do que nas mais idosas (70 a 79 anos) quanto ao risco de infarto do miocárdio, câncer colorretal e todas as causas de mortalidade.[72]

Sem dúvida, o resultado mais significativo refere-se aos desfechos da doença cardíaca coronariana, em que o risco de infarto do miocárdio apresentou uma redução de 40 a 50% nas usuárias de ECE em relação ao grupo placebo da mesma faixa etária, porém maior do que nas mulheres entre 70 e 79 anos. Assim, em números absolutos, para cada 10 mil usuárias-ano de ECE na faixa etária entre 50 e 59 anos, ocorreu uma redução de 12 casos de ataques cardíacos, de 13 mortes e de 18 eventos adverso, diferentemente do que aconteceu com as mulheres entre 70 e 79 anos, pois, para cada 10 mil usuárias de ECE, houve aumento de 16 ataques cardíacos, 19 mortes e 48 eventos adversos (valores de P para interação com a idade foram estatisticamente significantes).

Baseado nesse recente estudo, a North American Menopause Society (NAMS) divulgou um comentário aos seus associados ressaltando que as usuárias de ECE exibiram redução do risco de câncer de mama invasivo e resultados muito mais favoráveis para doença coronariana e mortalidade em mulheres mais jovens do que aquelas mais idosas.[73]

Outro trabalho importante recentemente publicado é o *Danish Osteoporosis Prevention Study* (DOPS).[74] Nesse estudo aberto e multicêntrico, foram avaliadas 1.006 (502 no grupo TH e 504 no grupo-controle) mulheres com idades entre 45 e 52 anos por um período de 11 anos. A recente publicação refere-se aos desfechos cardiovasculares e câncer. Observaram-se, no grupo que recebeu TH, redução significativa da mortalidade, da insuficiência cardíaca e do infarto do miocárdio. Esse resultado não foi acompanhado de nenhum aumento na incidência de câncer, de tromboembolismo venosos ou de AVE.[74]

Essas constatações agregam mais suporte para a chamada "janela de oportunidade" (*timing hypothesis*) quando da prescrição da TRH. Entretanto, ainda não se sabe se esses resultados de redução do risco de câncer de mama invasivo podem ser aplicados a todas as mulheres na menopausa, bem como às usuárias de estradiol ou de outras formulações de estrogênio, e se essa redução persistirá com um maior tempo de uso.[73]

4.2.3 Acidente vascular encefálico (AVE)

Os estudos epidemiológicos e os estudos clínicos controlados sugerem aumento no risco de AVE com o uso de TRH com estrogênios isolados ou em combinação com progestógenos. No estudo WHI,[70] o aumento de risco corresponde a 8 a 12 casos

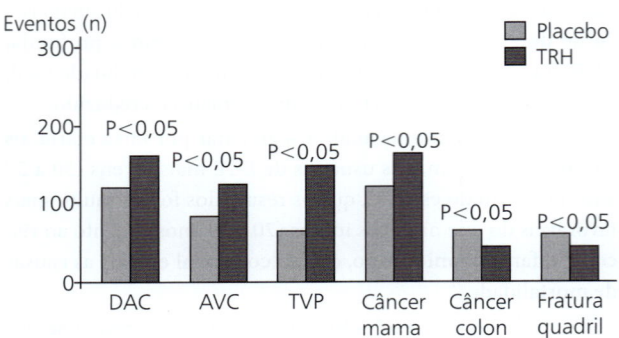

FIGURA 90.13 Eventos cardiovasculares maiores no estudo *Women's Health Initiative.*[70] DAC: doença arterial coronariana; AVE: acidente vascular encefálico; TVP: trombose venosa profunda.

adicionais por 10 mil mulheres tratadas/ano. Por outro lado, no grupo de mulheres mais jovens, entre 50 e 59 anos, o aumento corresponde a 1 caso adicional por 10 mil mulheres tratadas/ano (Figura 90.13).

Em estudo caso-controle realizado no Reino Unido,[75] verificou-se que doses menores de estrogênio acarretam risco menor, e que a via de administração transdérmica não se associou a aumento de risco (RR 0,81- intervalo de confiança 0,62 a 1,05). A administração por via oral se associou a risco aumentado [RR: 1,28 (1,15 a 1,42)].[74] Outras evidências recentes, como será descrito adiante, corroboram a influência do tipo de hormônio e o aumento ou não de risco de AVE.

O grupo de mulheres histerectomizadas que estavam recebendo apenas estrogênio isolado, no estudo WHI, apresentou aumento no risco de AVE, porém uma redução significativa na incidência de infarto do miocárdio.

A Tabela 90.4 lista os principais estudos com avaliação de aterosclerose ou desfechos clínicos.[70,71,76-82]

Dessa forma, com base nesses resultados, a American Heart Association,[49] Sociedade Brasileira e Cardiologia[83] e o U.S Preventive Services Task Force[84] emitiram pareceres desaconselhando a utilização da TRH com o objetivo isolado de prevenção de eventos cardiovasculares e sua utilização em mulheres que apresentam DCV. Deve-se ressaltar, no entanto, que esses achados não devem ser extrapolados para outras formulações, doses ou vias de administração.

Especialmente, os estudo de Andrea Z e colaboradoress[72] e DOPS[74] confirmam recentes evidências de estudos clínicos controlados que já mostravam, em mulheres em faixas etárias mais jovens (entre 50 e 59 anos), benefícios com a TRH, com redução de eventos cardíacos e diminuição da calcificação coronária[85] e reconhecendo a necessidade de um estudo controlado para avaliar o efeito da TH em mulheres récem-menopausadas (< que 3 anos). O estudo *Kronos Early Estrogen Prevention Study (KEEPS),*[86] iniciado em 2005, teve como objetivo principal

avaliar, em 727 mulheres récem-menopausadas, os efeitos de dose baixa de TRH oral ou transdérmica *versus* placebo em aterosclerose de carótida, na presença de calcificação coronária, sintomas vasomotores, depressão e função cognitiva por 4 anos. Ao final do período de seguimento, houve melhora significativa nos sintomas e na prevalência de depressão e sem diferença significativa em termos de progressão de aterosclerose ou piora da função cognitiva. Esses resultados, mais uma vez, demonstram que em mulheres jovens, a TRH não se associa a eventos adversos significativos.[86]

4.2.4   Via de administração da TH

Existem profundas diferenças entre os efeitos da TH sobre o sistema cardiovascular quando se compara a via de administração oral *versus* a transdérmica. Pela segunda, as concentrações séricas dos estrogênios são mais estáveis e, assim, evita-se a primeira passagem hepática. Essas diferenças parecem garantir, por um lado, menor efeito em termos de elevação de triglicerídeos e ativação da coagulação e, por outro lado, melhor efeito vasodilatador dependente de endotélio.[67] O recente estudo KEEPS[86] demonstrou que a via transdérmica não se associou a eventos cardiovasculares adversos.

4.3   MODULADORES SELETIVOS DO RECEPTOR DE ESTROGÊNIO

Inicialmente desenvolvidos como compostos antiestrogênicos para antagonizar os efeitos dos estrogênios nos tecidos reprodutivos, os moduladores seletivos do receptor de estrogênio (*selective estrogen receptor modulator* (SERM)), hoje, são objeto de grande interesse científico. O mais antigo SERM é o tamoxifeno, inicialmente utilizado como tratamento antitumoral em pacientes com neoplasia mamária dependente do estímulo de estrogênio e, mais recentemente, tem uso clínico aprovado o raloxifeno. Em seu mecanismo de ação, observou-se que, principalmente este último, se ligava a uma região específica do receptor de estrogênio, produzindo um efeito antiestrogênico em mama e útero, e efeito estrogênico em osso e metabolismo de colesterol. Em estudo com 601 mulheres após a menopausa, utilizando várias doses de raloxifeno, observou-se ao término de tratamento de 24 meses, aumento da massa óssea nos grupos que receberam raloxifeno, bem como redução nos níveis de LDL-colesterol, mas nenhuma alteração nos níveis de HDL-colesterol ou triglicerídeos.[87]

Na dose de 60 mg/dia de hidrocloreto de raloxifeno, atualmente aprovada para o uso em osteoporose, observaram-se redução de 12% nos níveis de LDL, aumento de 16% no HDL2 e nenhum efeito nos níveis de triglicerídeos. Além disso, o tratamento com raloxifeno levou à redução de 12% nos níveis de fibrinogênio. Diferentemente do TRH com estrogênio e progestógeno, o raloxifeno não elevou os níveis de proteína C reativa, mas manteve seu efeito redutor de homocisteína, outro marcador de risco

TABELA 90.4 Estudos clínicos prospectivos placebo-controlados publicados, avaliando regressão de aterosclerose ou eventos clínicos

ESTUDO	POPULAÇÃO RECRUTADA	NÚMERO/TEMPO DE SEGUIMENTO (ANOS)	TRATAMENTO	RESULTADOS	COMENTÁRIO
EFEITO SOBRE ATEROSCLEROSE					
ERA	Presença de DCV	309/3,2 anos	0,625 mg ECE ou 0,625 mg de ECE + 2,5 mg de AMP	Sem efeito em aterosclerose coronária	Avaliado eventos clínicos sem efeito significativo
PHOREA	Saudáveis	321/1 ano	17b-estradiol associado a gestodene	Sem efeito	Aterosclerose de carótida
WAVE	Presença de DCV	423/2,8 anos	0,625 mg de ECE + 2,5 mg de AMP Vitaminas C e E	Sem efeito em aterosclerose de coronária	Tendência de malefício inicial
EPAT	Saudáveis	222/2 anos	17b-estradiol transdérmico	Redução de progressão de aterosclerose carótida	Grupo que recebeu estatina não apresentou benefício adicional da TH Mulheres mais jovens
KEEPS	Saudáveis	727/4 anos	Baixa dose de ECE ou transdérmico associado a progesterona	Sem efeito na progressão de aterosclerose de carótida ou cálcio coronário	Melhora de sintomas vasomotores e humor. Sem efeito adverso em função cognitiva
DESFECHO CLÍNICO					
HERS I e II	Presença de DCV	2.763/6,8 anos	0,625 mg de ECE + 2,5 mg de AMP	Sem efeito Aumento de eventos no início do tratamento	Benefício observado nos 3-4 anos de tratamento desapareceu no seguimento tardio.
PHASE	Presença de DCV	255/4 anos	17b-estradiol transdérmico	Sem efeito	Tendência de aumento de eventos no início do tratamento
WHI	Saudáveis	16.608/5,2 anos 8.880 somente ECE	0,625 mg de ECE + 2,5 mg de AMP Ou 0,625 mg ECE	Aumento de eventos cardiovasculares e câncer de mama. Redução de fraturas e câncer colorretal	Interrompido precocemente. Análise de subgrupo mostrou redução de IAM em mulheres entre 50-59 anos
WHI 2	Saudáveis	1.0739/6,8 anos	0,625 mg ECE	Aumento de AVE e tendência de redução de infarto do miocárdio e câncer de mama	Análise de subgrupo mostrou redução de risco em mulheres entre 50-59 anos
ESPRIT	Presença de DCV, sobreviventes de IAM	1.017/2 anos	2 mg de valerato de estradiol	Sem efeito	Tendência de redução de mortes global, mas não significativo
WEST	AVE prévio	664/2,8 anos	1 mg de 17b-estradiol	Sem efeito sobre AVE ou DAC	Tendência de aumento de eventos nos primeiros 6 meses
WISDOM	Saudáveis	5.692/1 anos	0,625 mg de ECE + 2,5 mg de AMP	Aumento de AVE e tromboembolismo	Interrompido por dificuldade de recrutamento Análise de qualidade de vida pendente

ERA: *Estrogen Replacement for Atherosclerosis Trial*; KEEPS- *Kronos Early Estrogen Prevention Study*; PHOREA: *Postmenopausal Hormone Replacement against Atherosclerosis*; WAVE: *The Women's Angiographic Vitamin and Estrogen Trial*; EPAT: *Estrogen in Prevention of Atherosclerosis Trial*; HERS: *Heart Estrogen/Progestin Replacement Study*; PHASE: *Papworth HRT Atherosclerosis Study*; WHI: *Women's Health Initiative*; ESPRIT: *Estrogen in the Prevention of ReInfarction Trial* (ESPRIT); WEST: *Women's Estrogen for Stroke Trial*; WISDOM: *Women's International Study of Long Duration Oestrogen after the Menopause*. ECE: estrogênios conjugados equinos; AMP: acetato de medroxiprogesterona; DCV: doença cardiovascular; AVE: acidente vascular encefálico; DAC: doença arterial coronária; IAM: infarto agudo do miocárdio.

cardiovascular.[87] Seu efeito colateral mais expressivo foi o aumento nas ondas de calor referido pelas pacientes.

Demonstrou-se também um efeito do raloxifeno sobre os níveis de pressão arterial e índices de rigidez arterial em mulheres idosas com hipertensão arterial controlada.[88]

Recentemente, foi publicado o estudo *Multiple Outcomes of Raloxifene Evaluation* (MORE)[89] que avaliou 7.705 mulheres na pós-menopausa (média de idade 67 anos), com osteoporose, tratadas com raloxifeno 60 ou 120 mg *versus* placebo, por um período médio de 4 anos. Foi observado que os grupos que receberam raloxifeno não apresentaram aumento de eventos cardiovasculares, e que um subgrupo de alto risco apresentou redução do risco relativo de eventos em relação a placebo (risco relativo de 0,60 com intervalo de confiança de 0,38 a 0,95).

O estudo *Raloxifene Use for the Heart* (RUTH)[90] foi desenhado para avaliar 10.101 pacientes de alto risco para eventos cardiovasculares, média de idade de 67 anos, por 5,6 anos, com o objetivo de verificar o efeito do tratamento com raloxifeno na incidência de eventos cardíacos. A análise final demonstrou que não houve impacto em desfechos cardiovasculares, houve redução de fraturas osteoporóticas e de câncer de mama, e aumento de fenômenos tromboembólicos venosos. Dessa forma, quando existe indicação clínica para o uso do raloxifeno, a adequada seleção de pacientes, identificando aquelas com fatores de risco para trombose venosa profunda parece a melhor abordagem para evitá-los.

4.4 CONSIDERAÇÕES FINAIS SOBRE O USO DE TERAPIA DE REPOSIÇÃO APÓS A MENOPAUSA

Atualmente, com o conhecimento científico disponível, a TRH não deve ser indicada para a prevenção primária ou secundária da doença cardiovascular.[49,73] No entanto, no período de menopausa recente, já existiam evidências de que a TRH pudesse reduzir a progressão da aterosclerose e a incidência de infarto do miocárdio, mas não de AVE. Entretanto, evidências recentes mostraram que as usuárias de estrogênio conjugado equino, na faixa etária entre 50 e 59 anos, apresentaram nítida redução do risco de infarto de miocárdio e não tiveram aumento dos AVE.

Por isso, a questão do impacto da TRH sobre os desfechos cardiovasculares ainda não está totalmente encerrada e novos estudos em andamento avaliarão diferentes doses, formulações, vias de administração (oral, transdérmica, intravaginal) e tempo

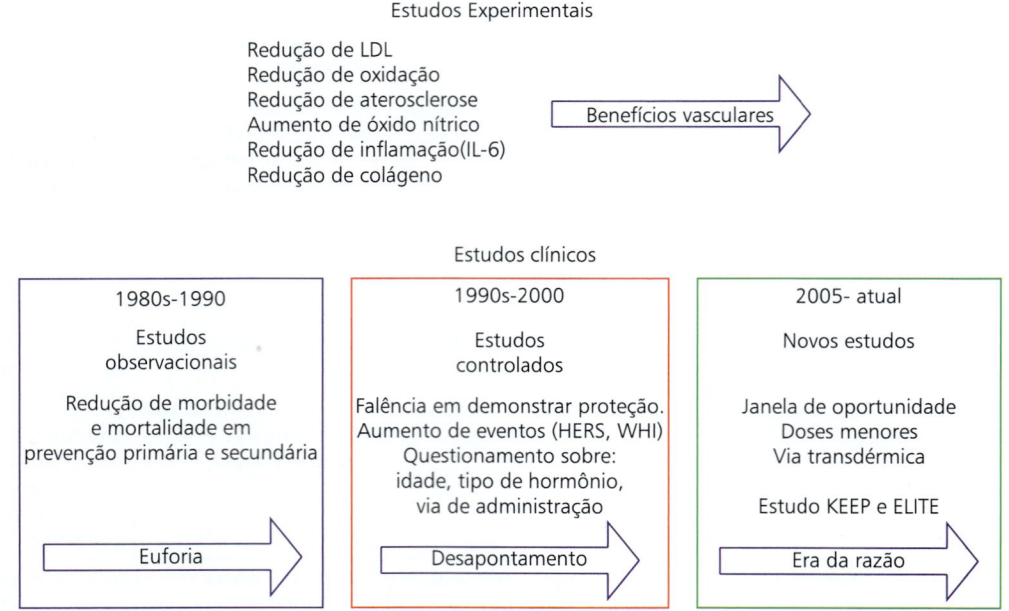

FIGURA 90.14 Resumo dos efeitos da terapêutica de reposição hormonal após a menopausa. Resultados de estudos experimentais e três fases de estudos clínicos: estudos observacionais (fase da euforia), estudos clínicos controlados das décadas de 1990 e início de 2000 (desapontamento) e os novos estudos avaliando pacientes mais jovens e via transdérmica de utilização (era da razão). Fonte: Adaptada de Reslan e colaboradores, 2012.[67]

de uso na tentativa de adicionar novos conhecimentos para tema tão controverso.

A Figura 90.14 mostra a evolução do conhecimento dos efeitos da TRH sobre eventos cardiovasculares. Três fases do conhecimento que passaram da euforia sobre seu uso à decepção com os estudos clínicos controlados e, finalmente, à era da razão em que a TRH, se bem indicada (época correta, tipo de hormônio, via de administração em pacientes sem contraindicação), pode ser o caminho a ser seguido.

5 CONSIDERAÇÕES FINAIS

As DCV representam importante causa de morbimortalidade em mulheres, principalmente após a menopausa. O diagnóstico das DCV é menos preciso em mulheres e, por isso, novas tecnologias podem representar valioso auxílio. O controle e tratamento dos fatores de risco representam importante abordagem preventiva, com destaque para o combate ao sedentarismo, controle da hipertensão e a utilização de estatinas em grupos de médio/alto risco. A TRH após a menopausa não é uma abordagem preventiva/terapêutica nas DCV, pelo menos nas doses e vias estudadas até agora.

REFERÊNCIAS BIBLIOGRÁFICAS

1. Indicadores e Dados Básicos para a Saúde – Brasil – 2010 (IDB-2010) www.datasus.gov.br/idb. Acesso em 15/01/2014.
2. Go AS, Mozaffarian D, Roger VL et al. on behalf of the American Heart Association Statistics Committee and Stroke Subcommittee. Heart Disease and Stroke Statistics – 2014 update. A report from the American Heart Association. Circulation 2013; published online on December 18.
3. Mosca L, Mochari-Greenberger H, Dolor RJ, Newby LK, Robb KJ. Twelve-year follow-up of American women's awareness of cardiovascular disease risk and barriers to heart health. Circ Cardiovascular Qual Outcomes 2010; 3: 120-7.
4. Vaccarino V, Badimon L, Corti R, et al. Ischaemic heart disease in women: are there sex differences in pathophysiology and risk factors? Position paper from the working group on coronary pathophysiology and microcirculation of the European Society of Cardiology. Cardiovasc Res 2011;90:9 –17.
5. Lerner DJ, Kannel WB. Patterns of coronary heart disease morbidity and mortality in the sexes: a 26-year follow-up of the Framingham population. Am Heart J. 1986;111:383-390.
6. Colditz GA, Willett WC, Stampfer MJ, et al. Menopause and the risk of coronary heart disease in women. N Engl J Med 1987;316:1105-10
7. Gordon T, Kannel WB, Hjortland MC, et al. Menopause and coronary heart disease: The Framingham Study. Ann Int Med 1978;89:157-61.
8. Schouw van der YT, Graaf van der Y, Steyerberg EW, et al. Age at menopause as a risk factor for cardiovascular mortality. Lancet 1996;347:714-18.
9. Mansur AP, Souza MFM, Timermann A, et al.Tendência de mortalidade de por doeças circulatórias, cerebrovascular e isquêmica do coração em 11 capitais brasileiras de 1980 a 1998. Arq Bras Cardiol 2002;79: 277-84.
10. Lotufo PA. Mortalidade precoce por doenças do coração no Brasil. Comparação com outros países. Arq Bras Cardiol 1998;70:321-325.
11. Yang Q, Cogswell ME, Flanders WD, Hong Y, Zhang Z, Loustalot F, Gillespie C, Merritt R, Hu FB. Trends in cardiovascular health metrics and associations with all-cause and CVD mortality among US adults. JAMA 2012;307:1273–83
12. D'Agostino RB Sr, Vasan RS, Pencina MJ, Wolf PA, Cobain M, Massaro JM, Kannel WB. General cardiovascular risk profile for use in primary care: the Framingham Heart Study. Circulation. 2008;117:743–753.
13. Yusuf S, Hawken S, Ounpuu S, et al on behalf of the INTERHEART Study Investigators. Effect of potentially modifiable risk factors associated with myocardial infarction in 52 coutries (the INTERHEART study): case-control study. Lancet 2004;364:937-952.
14. MINISTÉRIO DA SAÚDE – http://www.saude.gob.br. Acesso em 15/1/2014.
15. Jha P, Ramasundarahettige C, Landsman V, et al.. 21st-Century hazards of smoking and benefits of cessation in the United States. N Engl J Med. 2013;368:341–350.
16. Yang Q, Cogswell ME, Flanders WD, et al. Trends in cardiovascular health metrics and associations with all-cause and CVD mortality among US adults. JAMA 2012;307:1273–1283.
17. Hokanson JE, Austin MA. Plasma triglyceride level is a risk factor for cardiovascular disease independent of high density lipoprotein: a meta-analysis of population based prospective studies. J Cardiovasc Risk 1996; 3:213-9.
18. Xavier H. T., Izar M. C., Faria Neto J. R., Assad M. H., Rocha V. Z., Sposito A. C., Fonseca F. A., dos Santos J. E., Santos R. D., Bertolami M. C., Faludi A. A., Martinez T. L. R., Diament J., Guimarães A., Forti N. A., Moriguchi E., Chagas A. C. P., Coelho O. R., Ramires J. A. F.; Sociedade Brasileira de Cardiologia. V Diretriz Brasileira de Dislipidemias e Prevenção da Aterosclerose. Arq Bras Cardiol 2013.
19. Blackwell D, Lucas J, Clarke T. Summary health statistics for U.S. adults: National Health Interview Survey, 2012. Vital Health Stat 10.
20. Hu FB, Stampfer MJ, Colditz GA et al. Physical Activity and Risk of Stroke in Women. JAMA 2000; 283(22):2961-2967.
21. Manson JE, Colditz GA, Stampfer MJ et al. A prospective study of obesity and risk of coronary heart disease in women. N Engl J Med 1990; 322:882-9.
22. Gambacciani M, Ciaponi M, Cappagli B et al. Prospective evaluation on body weight and body fat distribution in early postmenopausal women with and without hormonal replacement therapy. Maturitas 2001; 39:125-32.
23. Departamento de Informação e Informática do SUS – DATASUS. http://www.datasus.gov.br. Acesso em 15/1/2014.
24. Fonseca FAH, Relvas WGM, Izar COM. Perspectivas futuras. In Doença Cardiovascular no Climatério – Aldrighi JM, Faludi AA, Mansur AP – São Paulo: Ed Atheneu, 2004.
25. Moller D, Flier J. Insuline resistance – mechanisms, syndromes, and implications. N Engl J Med 1991; 325:938-48.
26. Gebara OCE, Wajngarten M, Pereira-Barretto AC, Bellotti G. Menopausa, terapêutica de reposição hormonal e doença arterial coronária. Arq Bras Cardiol 1995;64:355-8.
27. Ferrera A, Karter AJ, Ackerson LM et al. Hormone replacement therapy is associated with better glycemic control in women with type 2 diabetes: The Northern California Kaiser Permanent Diabetes Registry. Diabetes Care 2001; 24:1144-50.
28. Staessen JÁ, Ginocchio G, Thijs L et al. Conventional and ambulatory blood pressure and menopause in a prospective population study. J Hum Hypertens 1997; 11:507-14.
29. Giache J, Vaugnat A, Hunt SC et al. Aldosterone stimulation by angiotensin II: Influence of gender, plasma rennin, and familial resemble. Hypertension 2000; 35:710-6.
30. Kaplan NM. Primary hypertension: Natural history, special populations, and evaluation. In: Clinical Hypertension. Williams & Wilkins 1998; 7thed; p.118-9.

31. Egan BM, Zhao Y, Axon RN. US trends in prevalence, awareness, treatment,and control of hypertension, 1988-2008. JAMA. 2010;303:2043–2050.

32. Harreiter J, Dovjak G, Kautzky-Willer A. Gestational diabetes mellitus and cardiovascular risk after pregnancy. Womens Health (Lond Engl). 2014; 1: 91-108.

33. Meyer ML, Malek AM, Wild RA, Korytkowski MT, Talbott EO. Carotid artery intima-media thickness in polycystic ovary syndrome: a systematic review and meta-analysis. Hum Reprod Update. 2012; 18:112-26.

34. Hak AE, Polderman KH, Westendorp IC et al. Increased plasma homocysteine after menopause. Atherosclerosis 2000; 149(1):163-8.

35. Hochman JS, Tamis JE, Thompson TD, et al. Sex, clinical presentation, and outcome in patients with acute coronary syndromes. Global Use of Strategies to Open Occluded Arteries in Acute Coronary Syndromes IIb Investigators. N Engl J Med 1999;341:226-232.

36. Diamond GA. A clinically relevant classification of chest discomfort. J Am Coll Cardiol 1983;1:574-5.

37. Goldberg RJ, O'Donnell, Yarzebski J, et al. Sex differences in symptom presentation associated with acute myocardial infarction: a population-based perspective. Am Heart J 1998;136:189-195.

38. Hu FB, Stampfer MJ, Mason JE, et al. Trends in the incidence of coronary heart disease and changes in diet and lifestyle in women. N Engl J Med 2000; 343: 530-537.

39. Reis SE, Holubkov R, Conrad Smith AJ, et al. Coronary microvascular dysfunction is highly prevalent in women with chest pain in the absence of coronary artery disease: results from the NHLBI WISE study. AM Heart J 2001;141:735-741.

40. Von Mering GO, Arant CB, Wessel TR, et al. Abnormal coronary vasomotion as a prognostic indicator of cardiovascular events in women. Results from the National Heart Lung and Blood Institute-sponsored Women's Ischemia Syndrome Evaluation (WISE). Circulation 2004109:722-725.

41. Reynolds HR, Srichai MB, Igbal SN, et al. Mechanisms of myocardial infarction in women without angiographically obstructive coronary artery disease. Circulation 2011; 124: 1414-25.

42. Marzilli M, Merz CNB, Boden WE, et al. Obstructive Coronary Atherosclerosis and Ischemic Heart Disease: An Elusive Link!. J Am Coll Cardiol 2012; 60:951-6.

43. Merz NB, Johnson BD, Kelsey PSF, et al. Diagnostic, prognostic, and cost assessment of coronary artery disease in women. Am J Manag Care 2001;7:959-965.

44. Pepine CJ, Balaban RS, Bonow RO, et al. Women´s Ischemic Syndrome evaluation. Current status and future research directions. Report of the National Heart, Lung and Blood Institute Workshop. Circulation 2004; 109: e44 – e46.

45. Sanders GD, Patel MR, Chatterjee R, et al. Noninvasive Technologies for the Diagnosis of Coronary Artery Disease in Women: Future Research Needs: Identification of Future Research Needs From Comparative Effectiveness Review No. 58 [Internet]. Rockville (MD): Agency for Healthcare Research and Quality (US); 2013 Feb. (Future Research Needs Papers, No. 41.) Available from: http://www.ncbi.nlm.nih.gov/books/NBK153207.

46. Kornowski R, Goldbourt U, Boyko V, et al. clinical predictors of reinfarction among men and women after a first myocardial infarction. SPRINT Study Group. Secondary Prevention Israeli Nifedipine Trial. Cardiology 1995;86:163-8.

47. Vaccarino V, Parsons L, Every NR, et al. Sex-based differences in early mortality after myocardial infarction. National Registry of Myocardial Infarction 2 Participants. N Engl J Med 1999;341:217-225.

48. Passos LCS, Lopes AA, Barbosa AA, et al. Por que a letalidade do infarto agudo do miocárdio é maior em mulheres? Arq Brás Cardiol 1998;70:327-330.

49. Mosca L, Benjamin EJ, Berra K, et al. Effectiveness-based guidelines for the prevention of cardiovascular disease in women 2011 update: A Guideline from the American Heart Association. Circulation 2011; 123; published online Feb 14, 2011. http://circ.ahajournals.org/content/123/11/1243.full.pdf

50. Vaccarino V. Ischemic Heart Disease in Women: Many Questions, Few Facts. Circ Cardiovasc Qual Outcomes. 2010;3:00-00. Available at http://circoutcomes.ahajournals.org. DOI: 10.1161/IRCOUTCOMES.109.925313

51. Cheung BMY, Lauder IJ, Lau CP, Kumana CR. Meta-analysis of large randomized controlled trials to evaluate the impact of statins on cardiovascular outcomes. Br J Clin Pharmcalol 2004;57:640-51.

52. Mora S, Glynn RJ, Hsia J et al. Statins for the primary prevention of cardiovascular events in women with elevated high-sensitivity C-reactive protein or dyslipidemia: results from the Justification for The Use of Statins in Prevention: An intervention trial evaluating rosuvastatin (JUPITER) and meta-analysis of women from primary prevention trials. Circulation 2010;121;1069-1077.

53. Diercks DB, Owen KP, Kontos MC, Blomkalns A, Chen AY, Miller C, Wiviott S, Peterson ED. Gender differences in time to presentation for myocardial infarction before and after a national women's cardiovascular awareness campaign: a temporal analysis from the Can Rapid Risk Stratification of Unstable Angina Patients

54. Suppress ADverse Outcomes with Early Implementation (CRUSADE) and the National Cardiovascular Data Registry Acute Coronary Treatment and Intervention Outcomes Network- Get with the Guidelines (NCDR ACTION Registry-GWTG). Am Heart J. 2010;160:80–87.e3.

55. Robertson T, Kennard ED, Menta S, et al. Influence of gender on in-hospital clinical and angiographic outcomes and on one-year follow-up in the New Approches to Coronary Intervention (NACI) Registry. Am J Cardiol 1997;80:26K-39K.

56. Bushnell C, McCullough LD, Awad IA, et al; on behalf of the American Heart Association Stroke Council, Council on Cardiovascular and Stroke Nursing, Council on Clinical Cardiology, Council on Epidemiology and Prevention, and Council for High Blood Pressure Research. Guidelines for the Prevention of Stroke in Women: A Statement for Healthcare Professionals From the American Heart Association/American Stroke Association. Stroke 2014; 45: Published online Feb 6.

57. Seshadri S, Beiser A, Kelly-Hayes M, Kase CS, Au R, Kannel WB, Wolf PA. The lifetime risk of stroke: estimates from the Framingham Study. Stroke. 2006;37:345–350.

58. Gall SL, Tran PL, Martin K, Blizzard L, Srikanth V. Sex differences in long-term outcomes after stroke: functional outcomes, handicap, and quality of life. Stroke. 2012;43:1982–1987.

59. Berends AL, de Groot CJ, Sijbrands EJ, Sie MP, Benneheij SH, Pal R, Heydanus R, Oostra BA, van Duijn CM, Steegers EA. Shared constitutional risks for maternal vascular-related pregnancy complications and future cardiovascular disease. Hypertension. 2008;51:1034–1041.

60. Lisabeth LD, Beiser AS, Brown DL, Murabito JM, Kelly-Hayes M, Wolf PA. Age at natural menopause and risk of ischemic stroke: the Framingham heart study. Stroke. 2009;40:1044–1049.

61. Rivera CM, Grossardt BR, Rhodes DJ, Brown RD Jr, Roger VL, Melton LJ 3rd, Rocca WA. Increased cardiovascular mortality after early bilateral oophorectomy. Menopause. 2009;16:15–23.

62. O'Donnell MJ, Xavier D, Liu L, Zhang H, Chin SL, Rao-Melacini P, Rangarajan S, Islam S, Pais P, et al. INTERSTROKE Investigators. Risk factors for ischaemic and intracerebral haemorrhagic stroke in 22 countries (the INTERSTROKE study): a case-control study. Lancet. 2010;376:112–123.

63. Pan A, Sun Q, Okereke OI, Rexrode KM, Hu FB. Depression and risk of stroke morbidity and mortality: a meta-analysis and systematic review. JAMA; 2011;306:1241–1249.

64. Lackland DT, Roccella EJ, Deutsch A, et al.; on behalf of the American Heart Association Stroke Council, Council on Cardiovascular and Stroke Nursing, Council on Quality of Care and Outcomes and Research, and Council on FunctionalGenomics and Translational Biology. Factors influencing the decline in stroke mortality: a statement from the American Heart Association/American Stroke Association.Stroke. December 5, 2013.DOI:10.1161/01.str.0000437068.30550.cf. http://stroke.ahajournals.org/lookup/doi/10.1161/01.str.0000437068.30550.cf. Acessado 23 de março, 2014.

65. Spector JT, Kahn SR, Jones MR, Jayakumar M, Dalal D, Nazarian S. Migraine headache and ischemic stroke risk: an updated meta-analysis. Am J Med. 2010;123:612–624.

66. Stageman BH, Bastos M, Resendaal FR, et al. Different combined oral contraceptives and the risk of venous thrombosis: systematic review and network meta-analysis. BMJ 2013;347:f5298 doi: 10.1136/bmj.f5298 (Published 12 September 2013).

67. Lidegaard Ø, Sci M, Løkkegaard E, Jensen A, Skovlund CW, e Keiding K. Thrombotic Stroke and Myocardial Infarction with Hormonal Contraception. N Engl J Med 2012;366:2257-66.

68. Reslan OM, Khalil RA. Vascular effects of estrogenic menopausal hormone therapy. Rev Recent Clin Trials 2012; 7: 47-70.

69. Stampfer MJ, Colditz GA. Estrogen replacement therapy and coronary heart disease: a quantitative assessment of the epidemiologic evidence. Prev Med 1991;20:47-63.

70. Grodstein F, Clarkson T B, Manson J E. Understanding the divergent data on postmenopausal hormone therapy. N. Engl. J. Med. 2003; 348:645-50.

71. Writing Group for the Women's Health Initiative Investigators. Risks and benefits of estrogen plus progestin in healthy postmenopausal women- Principal results from the Women's Health Initiative Randomized Controlled Trial. JAMA 2002;288:321-333.

72. Hulley S, Grady D, Bush T, et al. Randomized trial of estrogen plus progestin for secondary prevention of coronary heart disease in postmenopausal women. JAMA 1998; 280: 605-13.

73. Andrea Z, LaCroix, Rowan T. Chlebowski, JoAnn E. Manson, Aaron K. Aragaki. Health Outcomes After Stopping Conjugated Equine Estrogens Among Postmenopausal Women With Prior Hysterectomy. A Randomized Controlled Trial. JAMA. 2011;305:1305-1314.

74. The 2012 Hormone Therapy Position Statement of The North American Menopause Society. Menopause 2012; 19: 257-71.

75. Schierbeck LL, Rejnmark L, Tofteng CL et al. Effect of hormone replacement therapy on cardiovascular events in recently postmenopausal women: randomised trial. BMJ 2012; 345: e6409.

76. Renoux C, Dell'Aniello S, Garbe E, Suissa S. Transdermal and oral hormone replacement therapy and the risk of stroke: a nested case-control study. BMJ 2010;340:c2519

77. Herrington DM, Reboussin DM, Brosnihan KB, et al.. Effects of estrogen replacement on the progression of coronary-artery atherosclerosis. N Engl J Med 2000; 343: 522-9.

78. Angerer P, Stork S, Kothny W, et al. Effect of oral postmenopausal hormone replacement on progression of atherosclerosis: a randomized, controlled trial. Arterioscler Thromb Vasc Biol. 2001; 21: 262–268.

79. Waters DD, Alderman EL, Hsia J, et al. Effects of hormone replacement therapy and antioxidant vitamin supplements on coronary atherosclerosis in postmenopausal women. JAMA 2002;288:2432-2440.

80. Hodis HN, Mack WJ, Lobo RA, et al for the Estrogen in the Prevention of Atherosclerosis Trial Research Group. Estrogen in the Prevention of Atherosclerosis: A Randomized, Double-Blind, Placebo-Controlled Trial. Ann Intern Med 2001;135:939-953.

81. Clarke SC, Kelleher J, Lloyd-Jones H, et al. A study of hormone replacement therapy in postmenopausal women with ischaemic heart disease: the Papworth HRT Atherosclerosis Study. Br J Obstet Gynaecol. 2002; 109: 1056–1062.

82. The ESPRIT team. Oestrogen therapy for prevention of reinfarction in postmenopausal women: a randomised placebo controlled trial. Lancet 2002;360:2001-2008.

83. Viscoli CM, Brass LM, Kernan WN, et al. A clinical trial of estrogen replacement therapy after ischemic stroke. N Engl J Med 2001;345:1243-1249.

84. Fernandes CE, Pinho-Neto JSL, Gebara OCE, et al. I Diretriz Brasileira sobre Prevenção de Doenças Cardiovasculares em Mulheres Climatéricas e a Influência da Terapia de Reposição Hormonal (TRH) da Sociedade Brasileira de Cardiologia (SBC) e da Associação Brasileira do Climatério (SOBRAC). Arq Bras Cardiol.2008;91(1supl.1):1-23. http://publicacoes.cardiol.br/consenso/2008/diretriz_DCV_mulheres.pdf

85. Moyer VA, U.S Preventive Services Task Force. Menopausal Hormone Therapy for the Primary Prevention of Chronic Conditions. Annals of Intern Med 2013; 158: 47-54.

86. Manson JE, Allison MA, Rossouw JE et al. Estrogen therapy and coronary-artery calcification. N Engl J Med 2007;356:2591-602.

87. Manson JE. The Kronos Early Estrogen Prevention Study. Womens Health 2013; 9: 9-11.

88. Walsh BW, Kuller LH, Wild RA, et al. Effects of raloxifene on serum lipids and coagulation factors in healthy postmenopausal women. JAMA 1998; 279: 1445-51.

89. Costa LS, Oliveira MA, Rubim VSM et al. Effects of hormone replacement therapy or raloxifene on ambulatory blood-pressure and arterial stiffness in treated postmenopausal women. Am J Cardiol 2004; 94(11):1453-6.

90. Barrett-Connor E, Grady D, Sashegyi A, et al for the MORE Investigators. Raloxifene and cardiovascular events in osteoporotic postmenopausal women. Four-year results from the MORE (Multiple Outcomes of Raloxifene Evaluation) randomized trial. JAMA 2002; 287(7):847-57.

91. Barret-Connor E, Mosca L, Collins P et al. Effects of raloxifene on cardiovascular events and breast cancer in postmenopausal women. N Engl J Med 2006:355:125-37

Doença Cardíaca durante a Gravidez 91

Walkiria Samuel Ávila

1 INTRODUÇÃO

A taxa de mortalidade materna de um país é um dos mais sensíveis indicadores das condições de vida de uma população e reflete a qualidade da assistência de saúde prestada à mulher no pré-natal.

A presença de cardiopatia em uma gestante implica atendimento interdisciplinar nos distintos momentos do ciclo gravídico-puerperal. Nesse período, obstetras e cardiologistas podem se deparar com a necessidade de estabelecer o diagnóstico diferencial entre as repercussões fisiológicas da gestação e as complicações das doenças cardíacas.

Sabe-se que cardiopatia, por si só, é a principal causa não obstétrica de morte materna no ciclo gravídico-puerperal. A doença reumática, que não está erradicada no Brasil, contribui para elevar a prevalência de doenças cardíacas durante esse período de vida das jovens, estimando-se em 4,2% a incidência de cardiopatias, o que equivale a seis vezes mais que os índices dos países desenvolvidos.[1]

Estudos epidemiológicos sobre a distribuição das cardiopatias no período gestacional mostram que a incidência da doença reumática, em um único centro terciário de cardiologia do Brasil, é cerca de quatro vezes maior quando comparada a 13 centros canadenses de cardiologia (Figura 91.1).[2,3]

Neste capítulo, serão apresentados os aspectos da interação entre as doenças cardíacas e a gravidez, enfatizando-se as modificações fisiológicas do ciclo gravídico-puerperal e aquelas decorrentes da cardiopatia, e as estratégias terapêuticas para prevenção e controle das principais complicações.

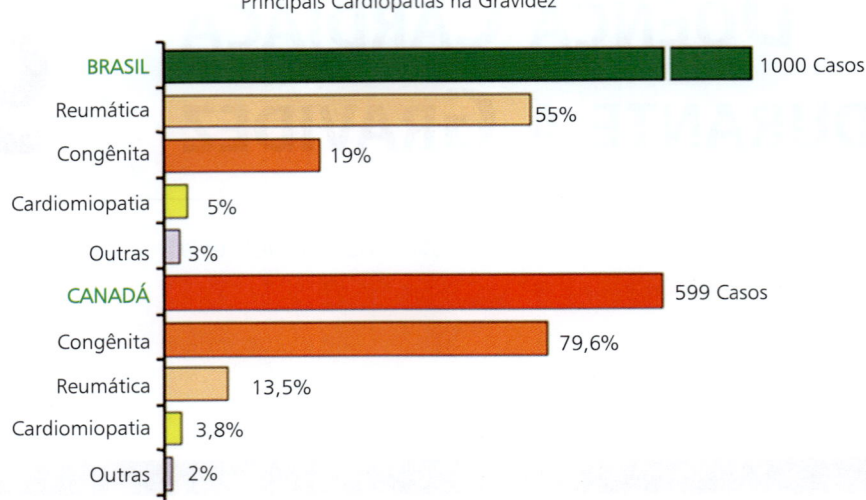

FIGURA 91.1 Principais cardiopatias na gravidez. *Avila e colaboradores, 2003.[2] **Siu e colaboradores, 2001.[3]

2 | MODIFICAÇÕES FISIOLÓGICAS DA GRAVIDEZ

2.1 HEMODINÂMICAS E RESPIRATÓRIAS

O sistema cardiorrespiratório materno sofre transformações a partir do momento em que os vasos sanguíneos do embrião e do útero integram-se estabelecendo íntima relação entre a circulação materna e a do concepto. Daí em diante, a adaptação constante e dinâmica às demandas da circulação uteroplacentária tem o propósito de sustentar o crescimento e o desenvolvimento fetal.

O débito cardíaco em repouso ultrapassa, em média, 40% os valores pré-gestacionais. O maior incremento acontece até a 32ª semana, tendendo a se reduzir no termo da gestação (Figura 91.2).[4] Sua magnitude varia individualmente e chega a atingir 53% na gravidez múltipla. O volume sistólico é o maior responsável pelo aumento do débito cardíaco na primeira metade da gestação. A partir daí, a frequência cardíaca desempenha papel importante nesse aumento até o termo, ocasião em que o volume sistólico pode atingir ou mesmo igualar os valores pré-gestacionais. Após a 28ª semana, variações do débito cardíaco consequentes às mudanças posturais podem ser observadas em razão da compressão da veia cava inferior pelo útero gravídico e de modificações do retorno venoso, fenômenos bem evidenciados no termo da gestação.[5]

Desde o primeiro trimestre, observa-se aumento da ventilação-minuto progesterona-dependente e este é considerado um mecanismo protetor para o feto contra os efeitos prejudiciais do excesso de gás carbônico tecidual.

Os mecanismos responsáveis pelas variações do débito cardíaco na gestação incluem a ação de hormônios esteroides sobre a capacidade vascular, a compressão da veia cava inferior pelo

útero gravídico e o metabolismo fetal. Além disso, há evidências de que a renina e a prolactina desempenham papel importante na regulação do fluxo sanguíneo uterino. A frequência cardíaca materna sofre aumento médio de 16 batimentos por minuto a partir da 4ª semana em virtude da produção de gonadotrofina coriônica e das alterações cardiocirculatórias específicas do trabalho de parto e do parto.[4]

À luz dos conhecimentos atuais, as variações da resistência vascular periférica durante a gravidez são causadas tanto pelas alterações do plexo uterino como pelos hormônios (estrogênio, prolactina e prostaglandina) circulantes, responsáveis pela redução da resposta vascular à angiotensina.[5] Sabe-se ainda que o decréscimo na síntese de prostaglandinas ou o aumento de seu metabolismo pode resultar em incremento da reatividade vascular à angiotensina II, característica observada, por exemplo, nas síndromes hipertensivas da gravidez. A redução da resistência vascular no início da gestação não é limitada ao plexo uterino e tem maior magnitude do que a concomitante elevação do débito cardíaco. As alterações do tônus vascular podem ser atribuídas, em parte, a mudanças na síntese de substâncias vasoativas derivadas do endotélio, destacando-se a endotelina e o óxido nítrico, ambos relacionados à vasodilatação da gravidez. Na segunda metade da gestação, entretanto, a resistência atinge os menores valores, momento em que o débito cardíaco chega ao seu valor máximo.

Observa-se redução da pressão arterial sistêmica desde o início até a metade da gestação,[6] particularmente à custa da pressão diastólica, para elevar-se, posteriormente, e atingir os valores pré-gestacionais quando se aproxima o termo da gestação. A pressão arterial sistólica eleva-se durante as contrações uterinas, principalmente no segundo estágio do trabalho de

Modificações hemodinâmicas da gravidez

Débito Cardíaco = Volume sistólico X Frequência cardíaca

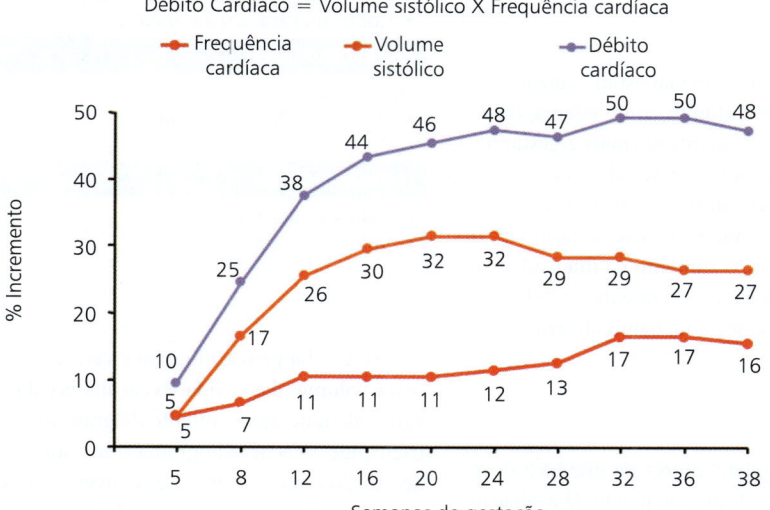

FIGURA 91.2 Modificações hemodinâmicas da gravidez. Fonte: Robson e colaboradores, 1989.[4]

parto. Ocasionalmente, pode acontecer quadro de hipotensão ortostática secundário à redução do retorno venoso quando a gestante está na posição supina, com consequente queda do débito cardíaco. Uma vez que o débito pulmonar é igual ao aórtico no adulto normal e que não há aumento na pressão da artéria pulmonar durante a gestação normal, as modificações da resistência vascular pulmonar são concomitantes às da resistência vascular sistêmica.

No trabalho de parto, o débito cardíaco aumenta em torno de 24% durante as contrações uterinas, atribuindo-se à compressão intermitente dos vasos uterinos, da aorta distal e da veia cava inferior. A magnitude dessas oscilações relaciona-se diretamente com a intensidade da contração, estimando-se que 250 a 300 mL de sangue sejam lançados na circulação materna a cada contração, com subsequente aumento de 33% do volume sistólico.[4]

Quando comparados aos do pré-parto, os valores do débito cardíaco situam-se, imediatamente após a expulsão fetal, próximos de 60% acima dos níveis pré-gestacionais. A brusca mudança do débito cardíaco é transitória, permanece elevada no puerpério imediato e não é acompanhada por variações da pressão arterial. A elevação do débito cardíaco no pós-parto imediato deve-se ao esvaziamento do útero, à descompressão do fluxo da veia cava inferior e à redução da capacidade do sistema venoso. Além disso, a resistência vascular periférica está aumentada em razão da contração sustentada do útero, ocluindo os vasos que se abrem na superfície materna da placenta.

2.2 COAGULAÇÃO

A gravidez determina o estado de hipercoagulabilidade causado pela ativação da síntese dos fatores de coagulação II, VII, VIII, IX e X e do fibrinogênio.[7] Também há diminuição da atividade fibrinolítica, da antitrombina III e da proteína S. O nível elevado dos fatores de coagulação decresce rapidamente após o parto, atingindo patamares normais após a segunda semana de puerpério.[7] Da mesma forma, a atividade do sistema fibrinolítico retorna ao normal algumas horas após a dequitação da placenta.

A lesão da parede venosa superficial é apontada como fator de risco para trombose venosa profunda e para acidentes tromboembólicos em mulheres cardiopatas, durante a gestação. A tromboflebite puerperal dos vasos pélvicos (veias ovarianas e uterinas) pode causar trombose venosa profunda e alcançar as veias pélvicas e ilíacas. A trombose venosa profunda é decorrente da maior lentidão do fluxo venoso dos membros inferiores e da pelve, do estado de hipercoagulabilidade e das lesões da parede venosa. Outro fator é o mecânico, devido à compressão das veias cava inferior, ilíaca comum e hipogástrica pelo aumento do volume do útero, o que ocorre predominantemente no 3º trimestre da gestação.

3 PRINCÍPIOS GERAIS DA ASSISTÊNCIA PRÉ-NATAL

A assistência pré-natal da mulher portadora de cardiopatia deve ser multidisciplinar. A integração entre as equipes de obstetrícia, anestesia e neonatologia deve seguir as recomedações determinadas pelas diretrizes nacionais e internacionais de cardiopatia e gravidez, assunto que será discutido a seguir.[8,9]

3.1 AVALIAÇÃO CLÍNICA

Os sintomas e sinais da gravidez normal estão expostos no Quadro 91.1. Diferenciar sinais e sintomas como edema, dispneia, palpitação e tonturas entre gestantes normais e gestantes cardiopatas é, muitas vezes, difícil, devendo-se valorizar as queixas de tosse seca noturna, ortopneia, dispneia paroxística noturna, hemoptise e síncope. A gravidez favorece também o aparecimento de sopros funcionais, o aumento na intensidade e desdobramento das 1ª e 2ª bulhas e o aparecimento da 3ª bulha, embora o sopro diastólico esteja associado, habitualmente, à lesão cardíaca estrutural.

3.2 AVALIAÇÃO LABORATORIAL

A realização de exames complementares na gravidez deve obedecer aos critérios fundamentados no benefício da avaliação e nos potenciais riscos obstétricos e fetais. Admite-se que gestantes saudáveis possam apresentar alterações nos exames subsidiários por causa da ação mecânica do útero gravídico e das modificações hemodinâmicas fisiológicas desse estado, sem que isso signifique cardiopatia (Quadro 91.2). Na radiografia de tórax em projeção posteroinferior, é comum aumento da trama vascular pulmonar e proeminência do contorno cardíaco para a esquerda; no eletrocardiograma, registra-se o aumento da frequência cardíaca, ondas q e T negativa em D3 da derivação frontal, desvio do SÂQRS para a esquerda e alteração difusa da repolarização ventricular ou na parede inferior.

QUADRO 91.1	Sintomas e sinais da gravidez
Sintomas	↓ Capacidade física ao exercício
	Dispneia
	Cansaço
	Palpitação
	Tonturas
	Ortopneia
	Inchaço nas pernas
Sinais	Hiperventilação
	Edema de membros
	Distensão das veias do pescoço
	Estertores de bases pulmonares
	Ictus cordis desviado para esquerda
	Impulso do ventrículo direito palpável
	Impulso do tronco pulmonar

QUADRO 91.2	Exames não invasivos e gravidez normal
RADIOLOGIA	
▪ Trama vascular, artéria pulmonar	
▪ Contorno cardíaco à esquerda	
ELETROCARDIOGRAFIA	
Frequência cardíaca	
▪ Desvio AQRS ® esquerda	
▪ Q_3, T_3	
ECOCARDIOGRAFIA	
▪ Diâmetro diastólico VE	
▪ Volumes de VE (VD e VS)	

No ecodopplercardiograma, verifica-se aumento dos diâmetros e volumes das cavidades cardíacas e dos gradientes transvalvares, além do aparecimento de graus discretos de insuficiência tricúspide. O ecocardiograma transesofágico deve ser realizado de acordo com as indicações convencionais, considerando-se o risco de aspiração devido à modificação das vias aéreas, ao conteúdo gástrico e ao útero gravídico.

O teste ergométrico não é contraindicado durante a gestação, contudo pode associar-se a bradicardia fetal em razão da hipoxemia, levando a acidose e a sofrimento fetal. O método pode ser utilizado na avaliação pré-gestacional para estratificação de risco em pacientes com cardiopatias que planejam engravidar.

Os efeitos teratogênicos da radiação não são observados diante de exposições menores que 5 rads. A radiação é expressa em unidades, sendo a mais conhecida o rad (*radiation absorbed dose*) equivalente ao rem (*röntgen equivalent in man*). Atualmente, entretanto, a medida mais utilizada é o Gy (*gray*), e representa a dose de radiação absorvida por uma porção de matéria. Outra unidade, o Sv (*sievert*), equivale a dose de radiação igual a 1 joule/kg. A equivalência das unidades de radiação é expressa da seguinte forma: 1 rem = 1 rad = 0,01Gy = 0.01 Sv, ou seja, 1 Gy ou 1 Sv = 100 rads. A quantidade de radiação absorvida pelo feto nos diferentes métodos diagnósticos está exposta na Tabela 91.1. O limite superior de radiação aceito, e que não ofereceria riscos, corresponde a 50 mSv ou 50.000 µGy. Por esse motivo, a radiografia de tórax não deve ser feita de rotina e recomenda-se que os exames radiológicos, quando imprescindíveis, sejam realizados com proteção abdominal por avental de chumbo. A tomografia computadorizada (TC) pode ter a radiação reduzida utilizando-se a técnica de curto tempo de exposição.

Durante a angiografia, contraindicada nas primeiras 14 semanas de gestação, a quantidade de radiação depende do local e do tempo de exposição, variando de 500 a 5.000 mrads/min. Estima-se que a radiação absorvida pelo feto durante a coronariografia diagnóstica não ultrapasse 0,55 mSv, mas pode variar de acordo com procedimentos adicionais como a angioplastia transluminal coronária percutânea. Estratégias técnicas como limitação na velocidade de aquisição a 15 quadros por segundo, restrição do tempo gasto na fluoroscopia, seleção de incidências com menor quantidade de radiação, colimação do feixe primário e uso de menor magnificação de imagem reduzem a exposição à radiação.

Na cintilografia, o emprego de radiofármacos libera quantidade variável de radiação. Isso depende do tipo do radiofármaco, da dose, da meia-vida, do local onde se acumula no organismo materno (bexiga e cólon, mais próximos do útero) e da permeabilidade placentária. Os exames de perfusão miocárdica com thallium-201 ou technetium sestamibi-99m liberam para o concepto menos de 1 rad, mas só poderiam ser utilizados durante a gestação se considerados indispensáveis. No entanto, a cintilografia pulmonar perfusional pode ser feita com certa segurança. A flebografia com fibrinogênio marcado com iodo radioativo está contraindicada tanto na gestação (pois atravessa a placenta e se acumula na tireoide do feto) como durante a amamentação. A cintilografia que utiliza Gálio-67 é contraindicada durante a gravidez porque libera radiação de 0,5 a 5 rads.

A ressonância magnética nuclear pode ser realizada durante a gravidez. Contudo, altas doses de contraste podem provocar complicações fetais por causa do baixo peso molecular e da passagem através da placenta. Esses contrastes estão classificados pela americana FDA (Food and Drug Administration) na categoria C e sua utilização está indicada quando existe real benefício materno.

3.3 MEDIDAS PROFILÁTICAS

A assistência durante a gravidez deve obedecer à rotina preconizada pelas diretrizes convencionais,[8,9] cuidando-se em prevenir fatores que favoreçam a descompensação cardíaca, como: anemia, infecção, hipertireoidismo e arritmias. Da mesma forma, é desaconselhado o uso de substâncias estimulantes do coração que contenham cafeína ou xantinas. As consultas devem ser simultâneas com o obstetra. Recomenda-se que passem a quinzenais a partir da 30ª semana, quando o parto está próximo, de acordo com as exigências do quadro clínico que incluem, se necessário, a hospitalização. São medidas gerais: restrição moderada de sal e das atividades físicas, controle do ganho ponderal (não acima de 10 kg) e suplementação de ferro após 20 semanas de gestação.

3.3.1 Febre reumática

No Brasil, a incidência de portadoras de doença reumática durante a gravidez é alta e exige cuidados que visem a redução da recidiva da doença causada pelo estreptococo β-hemolítico do grupo A, responsável por 10% das faringites. A antibioticoterapia profilática deve ser continuada durante a gravidez em pacientes que tiveram febre reumática e se apresentam com as seguintes características:

1. história de cardite e/ou lesão valvar com idade inferior a 40 anos;
2. história de cardite sem lesão valvar até 10 anos após o surto da febre reumática e;
3. sem história de cardite e sem lesão valvar por cinco anos após o surto reumático ou até os 21 anos de idade.

O antibiótico recomendado é a penicilina benzatina (Benzectacil®) na dosagem de 1.200.000 UI, via intramuscular (IM) profunda, a cada três semanas. Na impossibilidade do esquema anterior, apesar de menos eficaz, pode ser utilizada a penicilina V potássica via oral (VO) na dose de 400.000 UI (250 mg) a cada 8 ou 12 horas. Nos casos de alergia à penicilina, está indicado o estearato de eritromicina (Pantomicina®) na dose de 250 mg, VO, a cada 12 horas. A sulfadiazina e as vacinas antiestreptocócicas são contraindicadas durante a gravidez.

3.3.2 Endocardite infecciosa

Procedimentos diagnósticos ou terapêuticos podem resultar em bacteremia e levar à endocardite infecciosa durante a gestação, incluindo os tratamentos dentários, geniturinários e gastrintestinais. Sua antibioticoprofilaxia obedece as diretrizes convencionais da população em geral. O parto também está associado a situações que aumentam a bacteremia, como: ruptura de membranas por mais de seis horas, remoção manual da

TABELA 91.1 Doses estimadas de exposição materna e/ou absorção pelo feto em procedimentos que liberam radiação ionizante		
MÉTODO DIAGNÓSTICO	RADIAÇÃO MATERNA	RADIAÇÃO FETAL
Radiografia de tórax	12-25 mrads	0,1 µrad, < 10 mGy
Radiografia de abdome	375-700 mrads	105 mrads
Exames com fluoroscopia	500-5.000 mrads/min	
Angiografia coronária		0,55 mSV
Angiografia pulmonar via braquial		< 500 µGy
Angiografia pulmonar via femoral		2.210-3.740 µGy
TC de crânio	2.000-5.000 mrads/min	0
Angiografia por TC de tórax		13-300 µGy
▪ 1º trimestre		3-20 µGy
▪ 2º trimestre		8-77 µGy
▪ 3º trimestre		51-130 µGy
Cintilografia pulmonar perfusional		60-120 µGy
Cintilografia ventilatória com 99mTc		10-50 µGy
Cintilografia ventilatória com Xenônio 133		40-190 µGy

placenta, trabalho de parto prolongado e baixo nível socioeconômico. Apesar dessas constatações, não existe consenso nas recomendações da profilaxia antibiótica e a sua indicação para o parto ainda é controversa.[8,9]

Quando indicada, a profilaxia antibiótica se faz com ampicilina 2 g, intravenosa (IV), associada a gentamicina 1,5 mg/kg (dose máxima de 120 mg) uma hora antes, e ampicilina 1 g, seis horas após o parto. Nas pacientes alérgicas à penicilina aplica-se gentamicina 1 g, IV, em infusão contínua até duas horas, mais gentamicina 1,5 mg/kg, IV (dose máxima de 120 mg), 30 minutos antes do parto.

3.3.3 Tromboembolismo

Sua ocorrência durante a gravidez se correlaciona ao risco de trombose inerente à situação clínica da paciente e sua prevenção obedece ao esquema de anticoagulação, prescrito de acordo com a gravidade do caso e fundamentado nas diretrizes convencionais[8,9] incluídas no nível C de evidência. A monitoração do coagulograma deve ser durante todo o ciclo gravídico-puerperal e as situações de alto risco para tromboembolismo exigem anticoagulação plena durante toda a gravidez. As heparinas não atravessam a barreira placentária e, em doses ajustadas ao coagulograma, podem oferecer níveis adequados de anticoagulação. Nas situações de maior risco, como pacientes portadoras de próteses mecânicas, as recomendações[8-10] seguem as seguintes opções:

- Opção 1: substituição da varfarina pela heparina de baixo peso molecular (HBPM) na primeira semana de atraso menstrual, assim que fração beta do hormônio gonadotrofina coriônica humana (βHCG) for positivo, e manter até a 12ª semana de gestação, em doses de 1 mg/kg a cada 12 horas, subcutânea, com controle pelo fator anti-Xa na faixa de 0,6 a 1 UI/mL. Reintrodução da varfarina em substituição à HBPM da 12ª até a 36ª semana de gestação, com controle convencional do INR. Suspensão da varfarina e introdução de heparina não fracionada (HNF) intravenosa em paciente hospitalizada na dose de 10 a 12 UI/kg/h até 4 horas antes do parto. Seis horas depois do parto, reintroduzir a heparina IV nos mesmos moldes da administração do pré-parto e, 48 horas depois, a varfarina.

- Opção 2: recomenda-se, na primeira semana de atraso menstrual e com βHCG positivo, substituir a varfarina por HNF em doses subcutâneas de 10.000 a 20.000 a cada 12 horas até a 13ª semana; reintroduzir a varfarina VO e mantê-la até a 36ª semana, quando a paciente deve ser hospitalizada; substituir a varfarina pela HNF na dose de 10 a 12 UI/kg por hora, IV, até 4 horas antes do parto. Seis horas depois do parto, reintroduzir a heparina IV nos mesmos moldes da administração do pré-parto e, 48 horas depois, a varfarina. A paciente que iniciar o pré-natal após a 6ª semana de gestação, ou após duas semanas de

atraso menstrual e não deve interromper a varfarina até a 36ª semana, seguindo a opção 1.

- Opção 3: paciente que inicia o pré-natal após o primeiro trimestre da gestação não suspende a varfarina, já em uso, até a 36ª semana de gestação e repete o esquema para o parto de acordo com as opções 1 e 2. Os ajustes da dose devem ser realizados conforme o coagulograma. Assim: a varfarina baseia-se na INR (*international normalized ratio*) entre 2,5 e 3,5, haverá controle semanal e, posteriormente, quinzenal; a enoxaparina será administrada mantendo-se o anti-Xa entre 0,6 e 0,8 UI/mL, coletado 4 horas após a aplicação, com controle semanal quando atingir o nível terapêutico; a dose da HNF será regulada pelo tempo de tromboplastina parcial ativado (TTPA) mantido entre 1,5 e 2,5 vezes o valor normal, com controle duas vezes ao dia até atingir o nível terapêutico e, posteriormente, uma vez ao dia. Deve-se acompanhar a contagem de plaquetas periodicamente em razão do risco de plaquetopenia. A indicação do tipo de parto é obstétrica, porém, para as pacientes em uso de varfarina sódica, a opção é pelo parto cesariano devido ao menor risco de hemorragia cerebral neonatal. Em casos de cesariana de urgência com INR alta, em uso de varfarina sódica, ajusta-se a INR com administração IV de plasma fresco, 10 mL/kg (duas a três bolsas) e vitamina K (Kanakion MM 2,5 mg, IM) ou, em substituição a esta última, complexo protrombínico, 10 UI/kg diluídos em 50 mL de solução fisiológica, para infusão IV. A INR ideal para a realização do parto cesariano com segurança deve ser igual ou abaixo de 1,5. Se estiver entre 2 e 5, corrige-se com plasma fresco ou complexo protrombínico; e, se estiver > 5, administra-se plasma fresco ou complexo protrombínico, associando-se vitamina K. O uso da varfarina no puerpério não contraindica a amamentação.

- Nas situações de menor risco: Opção 1: enoxaparina 40 mg/dia até a 13ª semana, seguida de varfarina (mantendo a INR entre 2 e 3) até a 36ª semana; retornar à enoxaparina em nível profilático até 24 horas antes do parto, manter sem medicação anticoagulante e, seis horas após a punção ou a retirada do cateter, reintroduzir a enoxaparina (que deve ser mantida até ajuste adequado da INR); depois de 48 horas, recomeçar com a varfarina.

3.4 RECOMENDAÇÕES PARA ASSISTÊNCIA AO PARTO

O tipo de parto é geralmente de indicação obstétrica, preferindo-se o vaginal espontâneo auxiliado por fórceps para abreviar o período expulsivo, monitorado continuamente por eletrocardiograma, oximetria e pressão arterial média.

O momento do parto deve considerar as características da situação materno-fetal, como: as condições do colo uterino, a vitalidade e a maturidade fetal. Deve-se ressaltar que, durante o trabalho de parto, o decúbito lateral esquerdo elevado melhora o retorno venoso e minimiza as oscilações hemodinâmicas resultantes das contrações uterinas. A ocitocina e a ruptura das membranas são indicadas nas situações favoráveis à indução do parto e não há restrições ao uso de misoprostol, embora exista risco (teórico) de vasoespasmo coronário e arritmias cardíacas.

A preferência entre parto vaginal ou cesariano deve considerar que o primeiro está associado a menor perda sanguínea e menor risco de infecção.[8,9] A cesariana deve ser considerada para gestantes em uso de anticoagulante oral no pré-parto, para portadoras de síndrome de Marfan e diâmetro de aorta igual ou superior a 45 mm, e para pacientes com dissecção de aorta.

O aleitamento natural deve ser incentivado na mulher cardiopata e independe do fármaco em uso pela mãe. A deambulação precoce e os exercícios passivos devem ter início desde o primeiro dia de puerpério.

4 PRINCIPAIS TIPOS DE CARDIOPATIAS E PROGNÓSTICO DURANTE A GRAVIDEZ

4.1 DOENÇA VALVAR

No Brasil, a doença reumática é a causa mais frequente de cardiopatia na gravidez e sua incidência é estimada em 50% entre outras afecções do coração. De modo geral, lesões valvares obstrutivas, como as estenoses mitral e aórtica, apresentam pior evolução clínica e estão associadas a maiores índices de complicações quando comparadas às lesões de regurgitação, como as insuficiências dessas valvas. O grau de obstrução anatômica da estenose determina seu prognóstico, ao passo que a função ventricular determina o da valva insuficiente.

As classes funcionais I/II (Classe funcional – CF – da classificação da *New York Heart Association* – NYHA) não se associam, obrigatoriamente, ao bom prognóstico, especialmente nas valvopatias estenóticas. Entretanto, CF III/IV sempre se relacionam à má evolução e exigem reflexão sobre a necessidade de medidas terapêuticas intervencionistas durante a gravidez. Os parâmetros que se correlacionam ao mau prognóstico materno, durante esse período, em portadoras de valvopatias são: insuficiência cardíaca, hipertensão pulmonar, fibrilação atrial e antecedentes de tromboembolismo e/ou endocardite infecciosa.[8,9]

4.1.1 Estenose mitral

Valvopatia reumática de maior incidência na mulher em idade fértil e, portanto, a mais frequente no ciclo gravídico-puerperal. Se o surto reumático foi um episódio da primeira infância e/ou da adolescência, o início da fase clínica coincide com a idade fértil da mulher, e as alterações hemodinâmicas da gravidez prejudicam a adaptação cardiocirculatória em portadoras de estenose mitral no ciclo gravídico-puerperal.

O índice de complicações cardíacas varia entre 5 e 30% atingindo 5% de mortalidade materna, e o edema agudo dos pulmões pode ser a primeira manifestação da doença, durante a gravidez, em mulheres previamente assintomáticas.[8]

Estudo[11] que incluiu 98 mulheres portadoras de estenose mitral previamente assintomáticas, com área valvar mitral próxima a 1 cm^2, mostrou que cerca de 80% delas evoluíram para CF III/IV no segundo e terceiro trimestres da gestação. As arritmias são complicações que ocorrem em cerca de 10 a 15% das gestantes com estenose mitral, sendo a fibrilação atrial (FA) a mais frequente.

A FA persistente no período gravídico deve ser prontamente revertida porque favorece a congestão pulmonar, a redução do fluxo uteroplacentário e aumenta o índice de óbito fetal. Contudo, a FA permanente geralmente é bem tolerada, e controlada com o uso de fármacos antiarrítmicos e anticoagulação profilática, de acordo com as recomendações convencionais.[10,12] A estenose mitral também apresenta risco de tromboembolismo, o qual se eleva na segunda metade da gravidez, devido ao estado de hipercoagulabilidade materno, e aumenta na presença de FA.

A análise dos registros sobre estenose mitral no período gestacional permite destacar que a área valvar mitral, o ritmo cardíaco, a função do ventrículo direito e a classe funcional preconcepção são os parâmetros que estratificam a evolução da gestação.[2,3,8,9]

4.1.2 Insuficiência mitral

Corresponde a 15% das valvopatias reumáticas[2] e tem boa tolerância à gravidez. Embora haja uma elevação do volume de regurgitação através da valva mitral, a adaptação ventricular à sobrecarga de volume fisiológica da gestação, ainda efetiva, proporciona manutenção do débito cardíaco e proteção da circulação pulmonar, contribuindo para minimizar a expressão clínica da hipervolemia da gravidez.

Um subgrupo pequeno de pacientes pode evoluir para insuficiência cardíaca, contudo a grande maioria apresenta resposta favorável à medicação convencional.[12] As arritmias cardíacas incidem em torno de 10% nessas gestantes e geralmente são supraventriculares como a taquicardia paroxística ou a fibrilação atrial. O risco de acidente tromboembólico, especialmente o pulmonar, é inferior a 2% dos casos, mesmo em ritmo sinusal.[2,3,8,9]

4.1.3 Insuficiência aórtica

Corresponde a 12% das valvopatias reumáticas durante a gravidez e a maioria das pacientes não tem complicações e não requer terapêutica farmacológica.[12] Porém, cerca de 5% apresentam insuficiência cardíaca associada à disfunção ventricular, o que agrava o quadro clínico.

Do mesmo modo como acontece com a mitral, a insuficiência aórtica é bem tolerada na gestação em virtude da adaptação fisiológica do ventrículo esquerdo ao aumento da volemia e à diminuição do volume de regurgitação,[8,9] consequentes à redução da resistência vascular periférica e ao aumento da frequência cardíaca. Além disso, os sintomas são mais frequentes quando há disfunção miocárdica, o que geralmente ocorre após a idade fértil.

Embora rara, a insuficiência aórtica aguda, seja por endocardite infecciosa, seja por dissecção de aorta, mais frequente na síndrome de Marfan, deve ser tratada com a correção cirúrgica, mesmo durante a gravidez.[2,8,10]

4.1.4   Prolapso da valva mitral (PVM)

Portadoras de prolapso mitral com degeneração mixomatosa da valva, diagnosticada pelo ecocardiograma, têm boa evolução clínica. Entretanto, quando existe insuficiência valvar associada, a evolução está relacionada ao grau de regurgitação ou às arritmias cardíacas preexistentes. Em geral, o PVM não tem efeito sobre os resultados obstétricos; as pacientes toleram bem a gestação e não necessitam de medicação.[2,8]

4.1.5   Estenose aórtica

Na maioria das mulheres jovens, a estenose aórtica isolada é congênita. Quando a etiologia é reumática, associa-se, mais frequentemente, à insuficiência valvar ou à disfunção mitral. Na gravidez, o aumento da volemia incrementa o fluxo transvalvar, o que implica aumento do gradiente de pressão e maior consumo de oxigênio pelo miocárdio. Além disso, a manutenção adequada do débito cardíaco pode ser prejudicada devido à redução do retorno venoso, particularmente no termo da gestação e no puerpério, favorecendo riscos adicionais.

Quando a área valvar aproxima-se de 1 cm^2 e o gradiente transvalvar supera 50 mmHg pode ocorrer desadaptação hemodinâmica. A maioria das gestantes portadoras de estenose aórtica evolui sem complicações e, habitualmente assintomáticas a insuficiência cardíaca, arritmia e morte materna. Contudo, em portadoras de estenose aórtica importante, os sintomas de angina, da síncope ou da insuficiência cardíaca requerem eventual intervenção não farmacológica, como a cirurgia ou a valvoplastia percutânea.[13] Além disso, o risco da morte súbita sugere discutível mérito de a estenose aórtica grave ser a valvopatia de pior prognóstico materno no ciclo gravídico-puerperal.

A terapêutica convencional da insuficiência cardíaca – diurético, vasodilatador e/ou betabloqueador – tem relativa contraindicação em pacientes com estenose aórtica.[10,12] Estes fármacos, além de discutível eficácia materna, reduzem o fluxo placentário, muitas vezes comprometido, e pioram o débito cardíaco da mãe. Estas restrições determinam que a intervenção cirúrgica seja a primeira escolha diante de manifestações clínicas de insuficiência cardíaca, contudo, a cirurgia de emergência associa-se a altas taxas de morbidade e mortalidade fetal, que variam com as condições clínicas maternas, com a circulação extracorpórea (CEC) e com os agentes anestésicos. Nessa situação, a valvoplastia por cateter balão pode ser cogitada no sentido de reduzir o gradiente transvalvar aórtico,

aumentar o índice cardíaco e o fluxo sanguíneo placentário, proporcionar melhora dos sintomas maternos e da vitalidade fetal, e propiciar o alcance do parto.[13]

Nas últimas décadas, a valvoplastia aórtica percutânea tem sido a terapêutica de escolha para a estenose aórtica em adolescentes e, quando indicada durante a gravidez, tem vantagens sobre a cirurgia cardíaca por evitar os efeitos prejudiciais da anestesia e da circulação extracorpórea no concepto.[8,9,10,12,13]

4.1.6   Próteses valvares

A evolução de gestantes portadoras de próteses valvares está diretamente relacionada às condições das próteses (função, tipo, mecanismo, posição valvar, disfunção ventricular, hipertensão pulmonar, arritmias) e a antecedentes de tromboembolismo e de endocardite infecciosa.[2,3,12]

As próteses biológicas têm atributos favoráveis à evolução da gravidez por não requererem anticoagulação e por apresentarem, em relação a outras cardiopatias, morbidade e mortalidade materno-fetal não significativas. Contudo, têm durabilidade limitada com possibilidade de reoperação a curto prazo, inclusive durante a gravidez, e risco de endocardite infecciosa. Habitualmente, a piora de classe funcional decorre da disfunção da prótese no pós--operatório tardio, e os principais fatores de prognóstico após a cirurgia são o grau de disfunção miocárdica e o aumento do débito cardíaco e da frequência cardíaca que, no decorrer da gestação, podem descompensar a insuficiência cardíaca em paciente previamente assintomática.

Estudos têm demonstrado que a disfunção da prótese, especialmente por calcificação, tem má evolução e é refratária ao tratamento clínico, resultando em maior necessidade de cirurgia a curto prazo, quando se compara com pacientes não gestantes e na mesma situação de disfunção valvar.[2,3,8]

Deve-se enfatizar que os estudos prospectivos após o implante de prótese biológica não mostraram correlação entre a incidência de calcificação da prótese e a gravidez, afastando a hipótese de que a gestação seja considerada fator de aceleração da degeneração e/ou calcificação da prótese biológica.[14]

Em contrapartida, a gestação em portadora de prótese mecânica apresenta peculiaridades tanto de natureza cardíaca como obstétrica.[15] O risco de trombose à custa da hipercoagulabilidade materna e a dificuldade de anticoagulação a longo prazo associam-se a maior risco de tromboembolismo, admitindo-se a incidência de 17 a 25% de acidentes embólicos durante a gestação relacionados à anticoagulação inadequada de mulheres com próteses valvares mecânicas.[15]

É obrigatório, portanto, o uso dos anticoagulantes orais no decorrer da gravidez, a despeito de serem reconhecidamente associados à teratogenicidade e a perdas fetais, à embriopatia varfarínica e à hemorragia cerebral nos recém-nascidos. Sob esses aspectos, a gravidade da lesão valvar e o nível socioeconômico e cultural regional da população, têm sido considerados na escolha da prótese biológica como substituta mais adequada para a mulher em idade fértil que deseja engravidar.

4.2 CARDIOPATIAS CONGÊNITAS

Nos países desenvolvidos, a incidência de cardiopatias congênitas na gravidez é expressivamente maior em relação às adquiridas em decorrência da erradicação da doença reumática (Figura 91.1). A evolução da gravidez em pacientes com cardiopatia congênita correlaciona-se com o tipo de lesão cardíaca, a correção cirúrgica prévia, a hipertensão arterial pulmonar, a cianose e a função ventricular.[16,17] As mais frequentes são as acianóticas, destacando-se as de hiperfluxo pulmonar (*shunt* esquerdo-direito), e as cardiopatias obstrutivas, à direita ou à esquerda.

4.2.1 Cardiopatias com hiperfluxo pulmonar

A comunicação interatrial corresponde a um terço de todos os casos de cardiopatias congênitas detectadas em adultos e tem prevalência no sexo feminino, por isso é a mais frequentemente encontrada durante a gravidez. Em contrapartida, a comunicação interventricular, embora corresponda a 15 a 20% do total das cardiopatias ao nascimento, é menos frequente durante a gravidez devido a seu fechamento espontâneo nos primeiros anos de vida. O canal arterial persistente, por sua vez, é geralmente tratado antes da idade reprodutiva.

Vários fatores têm influência no fluxo sanguíneo através dos *shunts* intracavitários e vasculares esquerdo-direitos, destacando-se: idade, dimensão, localização do defeito (pré ou pós-tricuspídeo) e relação entre as resistências vasculares pulmonar e sistêmica. As consequências da sobrecarga hemodinâmica que acontece durante a gravidez são, principalmente, a insuficiência cardíaca, a sobrecarga volumétrica de ventrículo direito ou esquerdo, o hiperfluxo pulmonar e o comprometimento do débito cardíaco, quando existe hipertensão pulmonar.

A queda da resistência vascular periférica da gestação pode favorecer uma inversão de fluxo sanguíneo direito-esquerdo provocando cianose em pacientes com cardiopatias de comunicação que cursam com hipertensão pulmonar. Dessa forma, a súbita hipoxemia materna acarreta queda abrupta do débito sistólico, podendo provocar síncopes e morte.[16,17] Além disso, o risco de tromboembolismo pulmonar, característica da história natural da hipertensão pulmonar, é acrescido do estado de hipercoagulabilidade materna, principalmente no puerpério. A recomendação de anticoagulação é controversa porque se associa a maior sangramento no parto e no puerpério.

As complicações a que estão sujeitas as pacientes portadoras de cardiopatias com *shunt* esquerdo-direito são: insuficiência cardíaca, arritmias como fibrilação, flutter atrial e taquicardia paroxística supraventricular, embolia paradoxal e endocardite infecciosa, que devem ser corrigidas de acordo com o tratamento convencional aplicado à população em geral.[2,8,9,16,17]

A presença de hipertensão arterial pulmonar nas cardiopatias com hiperfluxo pulmonar limita a adaptação às mudanças circulatórias do ciclo gravídico-puerperal. Mulheres portadoras de síndrome de Eisenmenger podem desenvolver hipoxemia importante independentemente do grau de cianose e chegar à taxa de mortalidade de 50%.[8,9] Além disso, a morbimortalidade fetal decorrente da prematuridade e da restrição ao crescimento fetal incide em cerca de 50% dos casos, de modo que somente 15 a 25% dessas gestações progridem até o termo.

A síndrome de Eisenmenger é uma entidade à parte porque, em termos práticos, trata-se de expressão usada para descrever todas as situações nas quais estão presentes hipertensão pulmonar e inversão do fluxo sanguíneo, da esquerda para a direita, pela comunicação entre as circulações arterial e venosa, e cianose. Em geral, o óbito ocorre nos primeiros dias e até duas semanas após o parto, e está associado à trombose na circulação pulmonar, com consequente agravamento rápido da hipertensão arterial pulmonar.

Os resultados adversos para o concepto incluem perdas fetais, prematuridade, crescimento intrauterino restrito e morte perinatal.[2] O aumento do fluxo através do *shunt* direito-esquerdo, decorrente das variações da resistência vascular sistêmica e arterial pulmonar, propicia, nas primeiras horas do puerpério, a desadaptação da circulação pulmonar às condições hemodinâmicas do parto e do puerpério. As alterações morfológicas das arteríolas pulmonares justificam a falta de adaptação da circulação pulmonar ao aumento da volemia que, em condições normais, não se acompanha de elevação da pressão arterial pulmonar.

Estudo[18] sobre a evolução de 13 gestações em 12 pacientes com síndrome de Eisenmenger que não aceitaram a indicação de interrupção da gravidez no primeiro trimestre mostrou que somente sete pacientes atingiram o fim do segundo trimestre mediante internação prolongada, heparinização e parto cesariana por indicação obstétrica (restrição de crescimento intrauterino ou sofrimento fetal) e/ou agravamento do estado funcional materno. Os dados mostram que pacientes com síndrome de Eisenmenger devem ser desencorajadas a engravidar, pois a evolução e o prognóstico das que desejam uma gravidez ainda é incerto, e ainda mais duvidoso pela escassez da experiência na literatura, com o advento dos novos vasodilatadores pulmonares como os inibidores da fosfodiesterase.

4.2.2 Cardiopatias obstrutivas

O principal problema hemodinâmico desses defeitos é a obstrução ao fluxo sanguíneo em algum ponto de seu curso normal, resultando em aumento da pressão proximal e diminuição do fluxo distal. Dois grupos se destacam: as obstruções ao fluxo pulmonar, acarretando sobrecarga pressórica ao ventrículo direito, e as obstruções à ejeção ventricular esquerda, em que se destacam a estenose valvar aórtica e a coarctação de aorta. Pacientes submetidas ao tratamento cirúrgico prévio apresentam indubitável melhor evolução da gravidez.[17,18]

4.2.2.1 Obstruções no coração esquerdo

A estenose aórtica grave é considerada de alto risco para a concepção, corresponde a menos que 1% dos casos de cardiopatias na gravidez, geralmente tem etiologia congênita e o prognóstico materno depende do grau de estreitamento valvar. Os aspectos fisiopatológicos e as estratégias no tratamento da estenose aórtica valvar foram anteriormente discutidos. Deve ser enfatizado que mulheres com estenose aórtica que apresentam indicação cirúrgica, devem realizá-la previamente à gestação. Vale salientar que Whittemore e colaboradores[19] mostraram maior incidência de defeitos congênitos em filhos de mães com obstrução à ejeção ventricular.

A evolução das pacientes com coarctação de aorta na gestação ainda é incerta, aquelas de grau pouco importante ou sem repercussão clínica suportam bem a gravidez, porém não ficam isentas de complicações como hipertensão arterial (pré-eclâmpsia), endocardite infecciosa ou dissecção de aorta. Na gravidez, as alterações hemodinâmicas e hormonais, com consequentes alterações histoquímicas na camada média das artérias, parecem precipitar o aparecimento de complicações como a dissecção de aorta.

Nas coarctações graves, em que existem também aneurismas na aorta e nas artérias intervertebrais e cerebrais, ou quando há lesões cardíacas associadas, o risco de óbito materno está aumentado e, portanto, a interrupção terapêutica da gravidez pode ser considerada. A ruptura da aorta e de artérias do polígono de Willis são potenciais causas de óbito materno. O repouso e o rigoroso controle pressórico (pressão arterial sistólica < 140 mmHg) preferencialmente com betabloqueadores e até mesmo o tratamento percutâneo com a angioplastia podem ser recomendados diante do risco de morte materna e o parto cesariano deve ser considerado nos casos mais graves.[8]

4.2.2.2 Obstruções no coração direito

A estenose pulmonar representa 10 a 12% das cardiopatias congênitas no adulto, sendo pouco frequente na idade fértil, pois é tratada na infância e/ou na adolescência. As complicações durante a gravidez dependem do grau de obstrução, levando inicialmente à sobrecarga pressórica e à falência do ventrículo direito, à insuficiência tricúspide, à eventual abertura do forame oval e à cianose. Modificações no retorno venoso podem acarretar síncope, baixo débito cardíaco e choque cardiogênico.

A gravidez geralmente é bem tolerada em pacientes com estenose pulmonar leve; contudo, nas estenoses graves, a ocorrência de insuficiência cardíaca é fortemente determinante de valvoplastia pulmonar percutânea com cateter balão, procedimento geralmente realizado com segurança e sucesso.[2,3,16,17]

4.2.3 Cardiopatias cianóticas

A tetralogia de Fallot representa a cardiopatia congênita cianótica mais frequente na gravidez e geralmente ocorre no pós-operatório tardio da doença, com boa evolução materno-fetal.[19] Sua gravidade depende da magnitude das alterações anatômicas:

quanto mais importante for a estenose pulmonar infundíbulo-valvar, mais acentuada a cianose, porque maior será o fluxo de sangue da direita para a esquerda e mais grave será a doença. Como consequência, podem surgir: hipovolemia pulmonar com hipofluxo, hipotensão ou normotensão pulmonar e estímulos para que se desenvolva circulação pulmonar colateral através de artérias brônquicas, intercostais e sistemas anômalos de origem torácica ou abdominal. Em função da magnitude dessas anastomoses, a paciente pode apresentar variados graus de cianose. A saturação de oxigênio antes da gravidez é um dos mais importantes preditores de desfechos desfavoráveis maternos e fetais e o prognóstico fetal é pior em mulheres com saturação de oxigênio abaixo de 85%.[19,20]

A gestação em pacientes que não se submeteram à correção cirúrgica acarreta mortalidade acima de 4%, e as causas mais comuns são: arritmias, insuficiência cardíaca (em geral, secundária à insuficiência aórtica), endocardite bacteriana e acidente cerebrovascular.[16,17,20] A situação é crítica por ocasião do parto quando qualquer hipotensão pode aumentar o *shunt* direito-esquerdo piorando a cianose e predispondo a arritmias potencialmente fatais. Além disso, a presença e o grau de hipóxia materna estão associados ao aumento do risco de aborto espontâneo, parto prematuro e baixo peso ao nascer.

Cerca de 80% das mulheres com hematócrito superior a 65% evoluem para aborto espontâneo. Os critérios de mau prognóstico para a evolução da gravidez são síncope, dispneia, hematócrito acima de 60%, saturação arterial de oxigênio abaixo de 80% e hipertensão no ventrículo direito acima 60 mmHg.[19,20] As pacientes submetidas à cirurgia paliativa antes da gestação têm menor índice de mortalidade, porém as perdas conceptuais ainda são grandes, especialmente naquelas com hematócrito elevado. A hemoconcentração representa um grande problema nessas pacientes. A sangria não está indicada rotineiramente, exceto em mulheres com hematócrito igual ou superior a 65% e sintomas de hiperviscosidade, como cefaleia, perda de concentração, fadiga e mialgias.[8,9] Presbitero e colaboradores[20] analisaram a evolução de 96 gestações de 44 portadoras de cardiopatia congênita cianótica, excluindo as portadoras de síndrome de Eisenmenger, e verificaram que somente 43% resultaram em nascidos vivos, dos quais 37% eram prematuros.

Recomenda-se de rotina o tratamento da insuficiência cardíaca direita, entretanto convém lembrar que o excessivo uso de diuréticos pode causar piora da hemoconcentração e alterar a função renal na paciente cianótica. O valor da anticoagulação é discutível, já que a policitemia pode propiciar sangramento e o parto é um fenômeno potencialmente hemorrágico. Dessa forma, recomenda-se anticoagulação nos casos em que há trombose venosa profunda e prótese valvar.

Na doença de Ebstein, rara na gravidez, representando menos de 1% dos casos de cardiopatias congênitas, a insuficiência cardíaca direita, particularmente em pacientes com refluxo valvar tricúspide grave, pode ser desencadeada pela sobrecarga adicional imposta ao ventrículo direito durante a gravidez. Pode ainda, como descrito anteriormente, ocorrer aumento do *shunt* diretito-esquerdo com piora da hipóxia, facilitado pela hipotensão arterial do parto e do puerpério, e também devido à redução da resistência arterial sistêmica própria da gravidez. Episódios de arritmias supraventriculares podem ser mal tolerados, especialmente naquelas pacientes com síndrome de pré-excitação. Além destes, ainda existem os riscos de endocardite infecciosa e fenômenos de embolia paradoxal.

Apesar de vários relatos de sucesso das gestações em pacientes com anomalia de Ebstein, graves complicações maternas podem surgir no curso da gravidez, como: insuficiência cardíaca direita, arritmias supraventriculares, piora da cianose, embolia paradoxal e endocardite infecciosa. O agravamento do *shunt* direito-esquerdo pelo defeito septal ou do forame oval associa-se a maior risco fetal, além de aumentar os riscos maternos. Alguns autores desaconselham a gestação mesmo em mulheres assintomáticas; outros realçam a necessidade de cuidadosa assistência cardiológica e obstétrica em pacientes nas classes funcionais I e II da NYHA.[8,9]

Quando o risco materno estimado é elevado, a gestação deve ser contraindicada e, se a paciente procura a atenção médica já grávida, a interrupção deve ser aconselhada. Se o aborto terapêutico não é aceito pela paciente, devem ser recomendados repouso e tratamento precoce da insuficiência cardíaca, assim como de eventuais arritmias. O controle deve ser frequente e a correção da hipoxemia, imediata, com administração de oxigênio durante a gestação e, principalmente, no trabalho de parto, no parto e no puerpério imediato. Recomenda-se que o trabalho de parto e o parto sejam acompanhados com monitoração hemodinâmica. Para prevenir hipotensão, é necessário administrar oxigênio às pacientes sintomáticas e cianóticas, e neste momento, seja aplicada a antibioticoprofilaxia para a endocardite infecciosa.

4.2.4 Cardiomiopatias

Entre as doenças do músculo cardíaco relacionadas com a gravidez, destaca-se a cardiomiopatia periparto que, embora não seja frequente, tem taxa alta de mortalidade se não houver diagnóstico e tratamento precoces após sua manifestação. Seus critérios diagnósticos incluem a insuficiência cardíaca congestiva no último mês de gestação ou nos cinco meses após o parto, particularmente na primeira semana do puerpério, na ausência de causa determinante ou de doença cardíaca preexistente, e a disfunção sistólica ventricular demonstrada pelo ecocardiograma.

A etiopatogenia, ainda não esclarecida, tem sido relacionada a fatores humorais, nutricionais, imunológicos e virais. É mais frequente em mulheres com mais de 30 anos de idade, de raça negra e com gestação gemelar. O diagnóstico é realizado pela história, pela manifestação súbita de insuficiência cardíaca e pelo ecocardiograma, que mostra aumento das câmaras cardíacas e redução acentuada da fração de ejeção (inferior a 50%). Além da cardiomegalia, trombos murais estão presentes em mais de 60%

dos casos. A indicação de biópsia miocárdica é controversa, sendo utilizada para confirmação diagnóstica e para estimativa da evolução e da alta clínica e laboratorial.

A má evolução dessa enfermidade, muitas vezes para óbito, tem sido significativamente modificada com o tratamento precoce da insuficiência cardíaca, contudo o tromboembolismo sistêmico e pulmonar não é infrequente, com potencial risco de morte no puerpério. As pacientes que apresentam melhora clínica e normalização da função miocárdica têm prognóstico favorável e devem ser mantidas sob controle médico por tempo indeterminado.[21] Nova gravidez pode ser planejada em pacientes assintomáticas, com fração de ejeção ventricular normal no ecodopplercardiograma, e ressonância magnética cardíaca sem alterações.[8,9]

A **cardiomiopatia hipertrófica** é uma doença miocárdica primária, com transmissão autossômica dominante, caracterizada por hipertrofia do ventrículo esquerdo com expressão fenotípica variável e manifestação clínica heterogênea. A gestação geralmente é bem tolerada, entretanto o prognóstico depende do grau de comprometimento do miocárdio e da manifestação clínica da doença.[22] Além disso, o potencial risco de morte súbita em pacientes assintomáticas constitui fator que dificulta a estimativa do prognóstico para o planejamento familiar.

Dispneia é o sintoma mais comum, frequentemente acompanhada de dor torácica atípica, angina, tontura, pré-síncope, síncope e palpitações. A insuficiência cardíaca pode ocorrer nos casos mais graves ou com obstrução da via de saída do ventrículo esquerdo, disfunção sistólica e/ou diastólica grave e fibrilação atrial. Deve-se considerar, no aconselhamento à futura gravidez, a transmissão genética da cardiomiopatia hipertrófica, que tem herança autossômica dominante. O prognóstico da gestação tem sido associado aos seguintes fatores: dispneia no primeiro trimestre, arritmia cardíaca, angina recorrente, episódios de síncope ou pré-síncope, história familiar de morte súbita precoce, evidência de arritmia complexa em monitoração com Holter, obstrução importante na via de saída do ventrículo esquerdo, evidência de isquemia miocárdica e antecedentes de insuficiência cardíaca.[8,9]

A cardiomiopatia restritiva é uma doença rara caracterizada pela presença de processos infiltrativos, como amiloidose e hemocromatose, que causam restrição à expansão ventricular devido à rigidez do miocárdio. Como resultado, o aumento da volemia fisiológica da gravidez eleva as pressões intracavitárias e prejudica o adequado enchimento ventricular. O prognóstico depende da causa e da história natural da doença, mas a congestão pulmonar é um risco constante durante gestação, parto e puerpério. Portanto, a gravidez deve ser desaconselhada e, se porventura ocorrer, o repouso relativo deve ser recomendado durante o período gravídico. No planejamento familiar, é importante investigar a etiologia, inclusive com auxílio da biópsia endomiocárdica.[8]

4.2.5   Arritmia cardíaca

As modificações hormonais e hemodinâmicas que ocorrem na gravidez favorecem o aparecimento de arritmias cardíacas em pacientes sem lesão cardíaca estrutural.[23] Palpitação é uma queixa frequente e geralmente está relacionada à taquicardia sinusal. A investigação não invasiva de imagem com o ecodopplercardiograma e os registros do eletrocardiograma e do Holter de 24 horas são suficientes, na maioria dos casos, para definir o diagnóstico, e o tratamento, geralmente, deve ser considerado em pacientes sintomáticas, sendo que na maioria delas a arritmia é benigna. Pacientes com taquiarritmias prévias à gestação apresentam risco de recorrência, mesmo naquelas tratadas com antiarrítmicos ou submetidas à ablação.[8,9]

Entre as arritmias supraventriculares e ventriculares mais frequentes, destacam-se a extrassistolia atrial, a taquicardia juncional e a taquicardia paroxística supraventricular de curta duração. Na estratificação de risco da arritmia cardíaca para a gravidez, é fundamental a avaliação ecocardiográfica para diagnosticar a cardiopatia estrutural e avaliar a função ventricular. É necessário, também, excluir as doenças da tireoide, baseando-se nas provas de função tireoidiana. Gestantes saudáveis e assintomáticas que apresentam arritmias sem repercussão hemodinâmica não necessitam ser medicadas.

A taquicardia paroxística por reentrada nodal é a mais frequente no sexo feminino e a taquicardia atrial primária é rara no período gestacional e, em geral, se apresenta em grávidas sem doença cardíaca estrutural. Às vezes, é necessário controlar a frequência cardíaca nos casos de má tolerância materna ou para evitar cardiomiopatia induzida por taquiarritmia, que influencia no débito placentário.

A síndrome de Wolff-Parkinson-White não é rara e prescinde de medicação em pacientes assintomáticas, as quais poderão ser encaminhadas para ablação do feixe anômalo após o parto. Nos casos em que a taquicardia é mal tolerada, acompanha-se de baixo débito cardíaco e é refratária ao tratamento clínico, a ablação com radiofrequência é o método de escolha, com baixo risco de radiação para o concepto desde que o abdome esteja dorsal e ventralmente protegido com avental de chumbo.[8,9]

Em pacientes assintomáticas com transtorno da condução atrioventricular (como o bloqueio A-V total congênito) e frequência ventricular entre 50 e 60 batimentos por minuto, a gestação é bem tolerada, sem necessidade de implante de marca-passo artificial. As portadoras de bloqueio A-V com indicação de marca-passo, poderão recebê-lo, tomando-se cuidados iguais ao dos procedimentos sob radiação ionizantes. Sugere-se a ecocardiografia bidimensional durante o procedimento de implante na inserção do eletrodo de marca-passo, a fim de reduzir a radiação sobre o concepto.[8,9]

4.3 OUTRAS DOENÇAS CARDÍACAS NA GRAVIDEZ

4.3.1   Doença de Chagas

A prevalência da infecção pelo *Tripanossoma cruzi* dependente da região geográfica considerada. Excluindo a fase aguda que, usualmente, ocorre nos primeiros anos de vida, cerca de dois terços das pacientes infectadas entre 11 e 40 anos apresentam a forma indeterminada da afecção coincidindo com o período reprodutivo, e 30% delas desenvolvem a doença crônica. Portanto, a manifestação da Chagas na gravidez varia de soropositivo a alterações de eletrocardiograma, cardiomegalia, insuficiência cardíaca direita e/ou esquerda, arritmia, tromboembolismo e morte súbita. O prognóstico da gravidez depende fundamentalmente da forma clínica da doença e do grau de acometimento do sistema de condução e/ou do miocárdio.[24]

A **doença de Chagas congênita** é transmitida por via hematogênica transplacentária, dependente da patogenicidade do *Tripanossoma cruzi* e da capacidade fagocítica da placenta. A reação inflamatória da placenta pode ser focal ou difusa; nos casos de lesão difusa, o acometimento fetal é mais intenso e pode levar a hidropsia e óbito intrauterino. O diagnóstico é realizado pelo exame direto do sangue periférico por meio do prévio enriquecimento (técnica de Strout) ou pela técnica de micro-hematócrito (creme leucocitário). As reações sorológicas no recém-nascido são de pouco valor, uma vez que os anticorpos maternos podem estar presentes até o 6º mês de vida pós-natal. Pode-se utilizar pesquisa de IgM anti-*Tripanossoma cruzi* para imunofluorescência indireta, lembrando que podem ocorrer tanto resultados falso-positivos como falso-negativos.

As manifestações clínicas podem ser crescimento intrauterino retardado, insuficiência cardíaca congestiva com hidropsia fetal, parto prematuro e óbito fetal. Nos sobreviventes, o prognóstico é grave, ocorrendo habitualmente alterações do sistema nervoso central (SNC) como meningoencefalite e paralisia cerebral.[25]

4.3.2   Hipertensão arterial pulmonar

Consequência hemodinâmica de progressivas alterações vasculares, particularmente arteriais, de etiologia variada, classificadas de acordo com sua etiologia, caracterizando-se como uma doença vaso-oclusiva pulmonar.

A condição patológica de hipertensão arterial pulmonar é indicada pelo registro de pressão média acima de 25 mmHg em repouso e 30 mmHg durante o exercício. As categorias encontradas com mais frequência na gravidez são aquelas associadas aos defeitos cardíacos congênitos com comunicação (*shunt*), à hipertensão porto-cava-pulmonar causada por esquistossomose mansônica, à doença vascular decorrente de colagenoses ou à hipertensão pulmonar primária (esporádica ou familiar).

As manifestações clínicas incluem dispneia progressiva e acentuada, limitação física importante, fraqueza, dor torácica e síncope ao esforço em razão da redução do débito ventricular esquerdo. As altas taxas de mortalidade materno-fetal da hipertensão arterial pulmonar autorizam o desaconselhamento da gravidez nesse grupo de pacientes.[8,9]

4.3.3 Doença arterial coronariana

Na gestação, a cardiopatia isquêmica ainda é pouco frequente. Porém, em virtude do estilo de vida da sociedade moderna, a gravidez tem acontecido mais tardiamente e, como consequência, o tempo de exposição aos fatores de risco como contraceptivos hormonais e tabagismo no período da preconcepção é maior, predispondo à doença arterial coronária no período reprodutivo. Compreende-se que a gravidez favoreça desequilíbrio entre a oferta e o consumo de oxigênio pelo miocárdio, já que a sobrecarga hemodinâmica fisiológica da gestação eleva o trabalho cardíaco e a demanda de oxigênio e, diante da doença coronarina, potencializa fenômenos isquêmicos, predispondo a eventos cardíacos como angina, insuficiência cardíaca e infarto agudo do miocárdio (IAM).

O IAM é um evento raro na idade reprodutiva, com incidência estimada em 1:10.000 mulheres durante a gestação e 1:30.000 partos.[26] Nesses casos, os principais fatores de risco identificados foram hipertensão arterial crônica, doença hipertensiva, diabetes melito, uso de anticoncepcionais, dislipidemia, história familiar, hiper-homocisteinemia, anticoagulante lúpico e fibrinogênio elevado.

A incidência maior foi em multíparas com idade acima de 33 anos e no terceiro trimestre da gestação. A localização mais frequente do infarto é a parede anterior do ventrículo esquerdo, e a mortalidade materna por IAM na gestação tem sido progressivamente reduzida em função do diagnóstico e da terapêutica precoce da cardiopatia isquêmica A avaliação da anatomia das coronárias por coronariografia ou por necropsia demonstrou a ocorrência de ateroesclerose em menos que a metade dos casos estudados. Os demais casos foram distribuidos em trombose sem ateroesclerose coronária, dissecção de artéria coronária, e coronárais normais.

As possíveis explicações para os eventos coronarianos são:

- espasmo arterial;
- ação trombogênica de contraceptivo oral;
- indução por drogas, como beta-agonistas (terbutalina, salbutamol, ritodrina), usadas para inibir o trabalho de parto prematuro;
- derivados do ergot na indução do parto ou na prevenção da hemorragia pós-parto; e
- a bromocriptina, indicada para inibir a lactação.

A dissecção de coronária é explicada por prováveis alterações histológicas e bioquímicas na parede arterial mediadas por ação hormonal. Outras etiologias consideradas são:

- colagenoses com comprometimento vascular;
- doença de Kawasaki;
- uso de cocaína;

- estenose valvar aórtica;
- trombose de prótese valvar aórtica;
- feocromocitoma;
- síndrome antifosfolipídica;
- estenose mitral;
- endocardite bacteriana; e
- anomalia congênita de coronária.

4.3.4 Síndrome de Marfan

Doença hereditária do tecido conectivo causada pela mutação de um gene no cromossomo 15q, o qual codifica a fibrilina 1, que é um dos principais componentes da miofibrila extracelular.

O risco da gestação em mulheres com síndrome de Marfan decorre do comprometimento da parede da raiz da aorta, que predispõe à formação de aneurisma, ruptura ou dissecção. Admite-se que a gestação deva ser contraindicada em qualquer mulher portadora dessa síndrome, contudo parece que o prognóstico está relacionado com o diâmetro da raiz aórtica e com a dilatação pós-valvar aórtica.[27] De qualquer maneira, a contraindicação permanece em pacientes com insuficiência cardíaca prévia e/ou dilatação da aorta com diâmetro maior que 40 mm pela ecocardiografia. Entretanto, mesmo em pacientes que não preencham esses critérios ecocardiográficos, a atenção especial deve ser dirigida aos sinais e sintomas de dissecção aórtica e a intervenção deve obedecer ao que se faz em pacientes fora do período gestacional.[28]

4.3.5 Arterite de Takayasu

As manifestações clínicas, decorrentes do processo inflamatório obstrutivo do arco aórtico e seus ramos principais, podem ocorrer durante a gravidez e incluem síncope, convulsões, hemiplegia transitória, afasia, distúrbios visuais e claudicação dos membros inferiores. O prognóstico materno-fetal depende do tempo de evolução da doença, do grau de obstrução arterial e da intensidade dos sintomas.

A hipertensão arterial é identificada em cerca de 50% das pacientes, principalmente no último trimestre da gravidez e no pós-parto imediato, assim como ausência de pulso e presença de frêmitos e sopros carotídeos. Contudo, a gravidez não modifica a evolução natural da doença. Os riscos fetais incluem retardo de crescimento intrauterino (18%) e óbito intrauterino (2 a 5%). Os fatores associados a pior prognóstico são: insuficiência aórtica, retinopatia, aneurisma arterial e antecedentes de fenômenos cerebrovasculares.[8,9]

5 TERAPÊUTICA FARMACOLÓGICA

Durante a gestação, deve considerar que os medicamentos de ação cardiovascular atravessam a barreira placentária.[29,30] A prioridade do tratamento é sempre o controle materno, contudo deve-se considerar que os efeitos teratogênicos dos fármacos

QUADRO 91.3   Classificação dos fármacos e seus efeitos durante a gravidez (FDA)
A → Estudos controlados em mulheres não demonstram risco para o feto no primeiro trimestre, não havendo evidência de risco nos demais.
B → Estudos em animais não demonstraram risco fetal e não existem estudos controlados em mulheres no primeiro trimestre, não havendo evidência de risco nos demais.
C → Estudos em animais não revelaram risco fetal, mas não há estudos controlados em mulheres nem em animais, e a droga deve ser administrada quando o risco potencial justifica o benefício.
D → Há evidência de risco fetal em humanos, mas os benefícios são aceitáveis, apesar dos riscos.
X → Estudos em animais e humanos demonstraram anormalidades fetais, sendo contraindicado.

ocorrem na embriogênese, que compreende as primeiras 8 a 12 semanas após a concepção, e que efeitos no desenvolvimento e no crescimento do feto podem acontecer nas demais fases da gestação. Nesse sentido, a FDA classifica os fármacos nas categorias expostas no Quadro 91.3, que serão discutidas a seguir.

Os digitálicos (B) administrados via oral ou parenteral em doses habituais, não produzem efeitos prejudiciais ao concepto, contudo, em doses elevadas podem aumentar a contratilidade uterina. Os digitálicos são amplamente usados em qualquer idade gestacional, são encontrados no plasma em baixas concentrações e não têm efeitos no recém-nascido durante a lactação.

Os diuréticos (C) indicados na insuficiência cardíaca, na congestão pulmonar e na insuficiência renal não devem ser usados no tratamento do edema da gravidez, na pré-eclâmpsia, nem nos casos de retardo de crescimento intrauterino. Os diuréticos de alça, como o furosemide, são seguros e mais empregados na insuficiência cardíaca durante todo o ciclo gravídico-puerperal. Os efeitos adversos dos diuréticos para mãe e feto são: hiponatremia, hipocalemia, hiperglicemia, hiperuricemia, hipercalcemia e trombocitopenia, além de aumentarem a renina plasmática e reduzirem o volume plasmático e a perfusão placentária. Os diuréticos osmóticos, mercuriais, inibidores da anidrase carbônica e antagonistas da aldosterona devem ser evitados em gestantes.

Os tiazídicos podem ser empregados durante o primeiro e o segundo trimestres, mas devem ser evitados no terceiro trimestre da gestação e durante a lactação. Os diuréticos podem reduzir a produção láctea no puerpério e são excretados no leite materno em pequena quantidade, podendo exercer ação discreta no recém-nascido.

Os antiarrítmicos apresentam efeitos obstétricos e fetais relacionados à dose e ao tempo de uso, com o potencial de acarretar abortamento, malformações, retardo de crescimento intrauterino e prematuridade. O aleitamento natural deve ser mantido porque a concentração dos antiarrítmicos no leite materno e o seu potencial efeito no recém-nascido são insignificantes perante os benefícios do aleitamento natural.

Na prática clínica, algumas peculiaridades devem ser destacadas: a quinidina (C) estimula a contratilidade uterina, especialmente após o início das contrações espontâneas; em doses terapêuticas entre 600 e 800 mg/dia habitualmente não desencadeia trabalho de parto, mas deve ser evitada em mulheres com história de aborto habitual; a lidocaína (C) em altas doses pode causar toxicidade no coração e no SNC do feto; a difenil-hitantoína (X) é contraindicada durante a gestação porque causa malformações caracterizadas pela síndrome da hidantoína fetal; a propafenona (C) não tem referência de efeitos adversos no feto e no neonato, porém as informações são insuficientes tanto sobre seu uso durante a gestação quanto sobre a segurança de sua administração; a amiodarona (D) não deve ser utilizada como fármaco de primeira escolha na gravidez porque sua segurança não foi estabelecida, portanto deve ser reservada para situações especiais e em doses menores que 200 mg/dia, pois contém grande quantidade de iodo em sua composição e apresenta afinidade pela tireoide fetal, podendo provocar hipertireoidismo ou, mais comumente, hipotireoidismo nos recém-nascidos; a adenosina (B) tem sido indicada no tratamento das taquicardias supraventriculares porque é eficaz, tem vida média curta e está isenta de efeitos teratogênicos.

Os betabloqueadores (C), empregados como agentes antiarrítmicos e anti-hipertensivos, apresentam segurança dose-dependente.[31] A preferência pelo betabloqueador com seletividade adrenérgica e atividade simpática intrínseca, ou atividade de bloqueio adrenérgico, deve-se à menor interferência no relaxamento uterino. Propranolol é o betabloqueador mais antigo e o mais empregado na gravidez de mulheres com doença valvar e arritmia cardíaca; os efeitos como bradicardia, hiperbilirrubinemia, hipoglicemia, hipotermia fetal, hiporreatividade e depressão respiratória neonatal são dose-dependentes. Esses efeitos não têm sido descritos com dose diárias inferiores a 80 mg e a excreção no leite em baixas concentrações é insuficiente para causar efeitos no neonato.

Atenolol (D), na dose de 50 a 75 mg/dia, foi associado a retardo de crescimento intrauterino e a redução do peso ao nascer, por isso seu uso deve ser evitado durante a gravidez. Pindolol (B) não é cardiosseletivo, apresenta atividade simpaticomimética e reduz a pressão arterial por diminuir a resistência vascular periférica, com menor efeito sobre o débito cardíaco. É empregado preferencialmente no tratamento da pré-eclâmpsia e, na dose de

10 a 30 mg/dia, parece não influenciar na impedância vascular uterina e placentária.

Sotalol (B) não tem segurança estabelecida na gestação e tem sido utilizado no controle das arritmias cardíacas, em doses entre 80 e 160 mg/dia, como alternativa à amiodarona. Carvedilol (C) foi associado a perdas fetais em estudo com animais e não há dados disponíveis sobre sua passagem pela barreira placentária. Talvez os efeitos colaterais sejam dose-dependentes e semelhantes aos demais betabloqueadores.

Os bloqueadores dos canais de cálcio não estão associados a efeitos teratogênicos, contudo podem reduzir o fluxo uteroplacentário. A nifedipina (C) tem sido utilizada nas doses de 10 mg, sublingual, seguida de 10 mg, via oral, em 20 a 30 minutos, com manutenção de 120 mg/dia, no tratamento da pré-eclâmpsia. Contudo, hipotensão materna e sofrimento fetal podem ocorrer em casos de hipovolemia materna e deve-se evitá-la no primeiro trimestre de gestação pelos potenciais efeitos no fluxo uteroplacentário. O verapamil (C) não está relacionado a malformações fetais ou a complicações obstétricas quando utilizado nas doses de 120 a 240 mg/dia, porém acima destas doses pode causar hipotensão arterial materna e redução do fluxo sanguíneo uteroplacentário.

Os vasodilatadores para o tratamento da hipertensão arterial sistêmica e da insuficiência cardíaca congestiva devem ser empregados com cautela, porque a gravidez é um estado temporário de redução da resistência vascular periférica; o feto depende da manutenção do fluxo placentário, portanto deve-se evitar variações importantes da pressão arterial.

Hidralazina (C) é habitualmente usada via oral ou parenteral (endovenosa), com efeitos por aproximadamente seis horas; a dose oral pode variar de 50 a 150 mg/dia e a dose para uso IV é de 5 mg em bolo, seguida de 5 a 10 mg a cada 20 ou 30 minutos. Entre seus efeitos adversos estão taquicardia, cefaleia, tremores e vômitos. Nitroprussiato de sódio (C) tem uso muito limitado na gestação, pois seu metabolismo leva ao acúmulo de tiocianato, que ultrapassa a barreira placentária e pode levar a intoxicação do feto e óbito intrauterino. Inibidores da enzima de conversão da angiotensina (ECA) (X) associam-se à morbidade neonatal grave e a casos de morte fetal tanto em animais como em humanos.[32] Os efeitos adversos, obstétricos e no feto, dos derivados da ECA, incluem: oligoâmnio, falência renal fetal, hipotensão neonatal, persistência do canal arterial, complicações respiratórias e teratogenia, além de morte fetal e neonatal. Portanto, os inibidores da ECA estão formalmente contraindicados e seu uso deve ser interrompido imediatamente à confirmação da concepção, não devendo ser empregados em mulheres que planejam a gravidez.[30]

Entre os antitrombóticos,[33] o ácido acetilsalicílico (C), na dose de 100 mg, não causa efeitos adversos na gravidez; não teve atuação comprovada na prevenção da pré-eclâmpsia, contudo tem sido recomendado na doença arterial coronária. A estreptoquinase (C) não atravessa a barreira placentária, porém tem os potenciais riscos de hemorragia placentária e parto prematuro. O sangramento se dá, em parte, devido à lise do trombo hemostático preexistente, à depleção do fibrinogênio e de outros fatores de coagulação, além da formação de produtos de degradação da fibrina com propriedades anticoagulantes. O clopidogrel (C) não foi associado a problemas teratogênicos em animais e a segurança do seu uso não está claramente estabelecida.

A heparina (B) não atravessa a barreira placentária, por isso é a escolha segura na gravidez, porém seu uso prolongado (superior a seis meses) pode provocar efeitos adversos maternos como osteoporose, alopecia, hemorragia materna e hematomas, além das dificuldades da aplicação e do seu adequado controle. Os anticoagulantes orais (X) (varfarina sódica e femprocumona) atravessam a barreira placentária e devem ser evitados especialmente no período de organogênese. As malformações caracterizadas pela síndrome da varfarina fetal incluem atresia ou aplasia nasal, retardo no aparecimento dos núcleos de ossificação dos ossos longos, atrofia do nervo óptico com consequente cegueira e cardiopatias congênitas.

Os anticoagulantes orais também se associam a sangramento materno no parto e a hemorragia meníngea no feto. Apesar de controverso e de ainda não existir consenso sobre a melhor conduta de anticoagulação na gestação, tem sido recomendada a substituição do anticoagulante oral por heparina, no primeiro trimestre e a partir da 36ª semana, para minimizar os efeitos teratogênicos e hemorrágicos da anticoagulação na gravidez. Quanto aos novos anticoagulantes orais, como dabigatran, rivaroxaban e apixaban, as evidências de eficácia e segurança para seu uso durante a gravidez ainda são insuficientes, apoiando sua contraindicação em qualquer situação durante o ciclo gravídico-puerperal e na lactação.

A terapêutica com estatinas deve ser evitada em mulheres em idade fértil que desejam engravidar, gestantes e lactentes. A contraindicação se deve a relatos de teratogenicidade, embora as informações disponíveis na literatura sejam ainda inconclusivas (X).[8,9] Os fibratos podem ser considerados em pacientes com hipertrigliceridemia grave (triglicérides > 1.000 mg/dL), pelos riscos maternos, com controle dietético, e a aferese somente é reservada para casos especiais que obedecem às diretrizes convencionais em dislipidemia.

6 TRATAMENTO E PREVENÇÃO DAS COMPLICAÇÕES

O tratamento, na gravidez, prioriza a vida materna considerando os riscos obstétricos e fetais, que sempre devem ser informados à paciente e aos familiares. As recomendações da terapêutica das principais complicações são discutidas a seguir e estão de acordo com as diretrizes em cardiopatia e gravidez.[8,9]

6.1 INSUFICIÊNCIA CARDÍACA CONGESTIVA (ICC)

Principal causa de morte materna por cardiopatia na gravidez. Embora a conduta terapêutica da ICC instituída para a mulher grávida não seja muito diferente da convencional,[34] faz-se necessária a observação de alguns princípios, como: a obrigatoriedade da hospitalização, visto que o incremento do débito cardíaco e sua oscilação pela ação da contração uterina é um processo dinâmico e progressivo até o fim do puerpério; as restrições das atividades físicas e da ingestão de sal; o controle do ganho ponderal (não acima de 10 kg); a suplementação de ferro, além de cuidados para afastar fatores como anemia, infecção, hipertireoidismo e arritmias cardíacas.[8,9]

No tratamento da congestão pulmonar causada pela estenose mitral, recomenda-se:

a. betabloqueador sem atividade simpaticomimética intrínseca, como o propranolol, em dose inicial diária inferior a 80 mg, VO e manutenção, após estabilização do quadro clínico, em dose de 60 mg, VO, pordia; ou metoprolol, 50 a 75 mg, VO, por dia;

b. diuréticos de alça como a furosemida, na dose média e fracionada de 40 a 60 mg, VO, por dia;

c. digital como a digoxina, de 0,25 a 0,50 mg, VO, por dia quando houver disfunção do ventrículo direito e fibrilação atrial.

Perante a refratariedade ao tratamento clínico, a valvoplastia por cateter balão é o procedimento intervencionista de escolha durante a gravidez e os parâmetros de indicação obedecem aos critérios clássicos do escore ecocardiográfico.

Durante o procedimento percutâneo deve-se utilizar a proteção abdominal (ventral e dorsal) e se evitar a angiografia rotineira. Modificações do eixo cardíaco, elevação do diafragma e compressão veia cava inferior proporcionam dificuldades técnicas na punção septal. A valvoplastia mitral percutânea têm sido o procedimento de eleição no tratamento da congestão pulmonar da estenose mitral durante a gravidez, com as vantagens de se evitar a CEC, abreviar o tempo de recuperação e resultar em maior índice de sucesso materno-fetal.[35] Os cuidados obstétricos incluem a inibição da atividade uterina profilática por meio de fármacos com ação uterolítica e o prolongamento da hospitalização por pelo menos três dias, em razão dos eventuais riscos do trabalho de parto.

O tratamento da ICC por disfunção sistólica do ventrículo esquerdo inclui: carvedilol, dose de 25 a 50 mg/dia; digoxina, 0,25 a 0,50 mg, VO, por dia, nos casos indicados; diurético (furosemida, 40 a 60 mg, VO, por dia); vasodilatador (hidralazina, em dose média de 75 mg, VO, por dia) associado a nitratos, 30 mg, VO, por dia, e reposição de potássio (doses habituais com cloreto de potássio). Na fase de manutenção do tratamento, o uso do diurético deve ser criterioso e na dose mínima necessária para a estabilização do quadro clínico. Em casos mais graves e refratários ao tratamento anterior, deve ser seguida a conduta clássica, administrando-se simpaticomiméticos (dobutamina e/ou dopamina) associados a nitroprussiato de sódio na dose mínima efetiva e por período não superior a seis horas contínuas de infusão intravenosa.

No tratamento da ICC por disfunção diastólica ventricular – como na cardiomiopatia hipertrófica –, recomenda-se betabloqueador como o propranolol, em dose não superior a 120 mg, VO, por dia, ou o metoprolol, 75 mg, VO, por dia, em associação ou não a antagonista dos canais de cálcio, como o verapamil (dose não superior a 240 mg, VO, por dia) para o controle dos sintomas. Em casos de refratariedade ao controle clínico, os procedimentos intervencionistas como o implante de marca-passo de dupla câmara, a miomectomia cirúrgica ou a oclusão alcóolica do primeiro ramo septal da artéria descendente anterior não encontram suporte na literatura para sua realização na gravidez, portanto devem ser individualizados.

6.2 EDEMA AGUDO DOS PULMÕES

A posição semissentada favorece a melhor expansão torácica e reduz o retorno venoso decorrente da obstrução da veia cava inferior pelo útero gravídico. O tratamento farmacológico do edema agudo dos pulmões obedece às diretrizes convencionais utilizadas, exceto ao uso de ECA e bloqueadores da angiotensina I (BRA). Não há contraindicação aos suportes ventilatórios como o uso da pressão positiva contínua, não invasiva, conhecida como CPAP (*continuos positive airway pressure ventilation*).

6.3 ARRITMIA CARDÍACA

A conduta, nos casos de arritmias cardíacas associadas ou não a lesões cardíacas estruturais, deve obedecer às diretrizes convencionais.[8,9] A terapêutica farmacológica deve ser aplicada quando os sintomas são pouco toleráveis ou se houver comprometimento hemodinâmico com risco materno-fetal. Entre as medidas inicias, considera-se que mudança no estilo de vida, com restrições das atividades físicas e da ingestão de cafeína ou xantinas, seja a primeira recomendação em pacientes sem lesão cardíaca estrutural.

Importante enfatizar que a adenosina é o fármaco indicado para a taquicardia paroxística supraventricular; os betabloqueadores (propranolol, metoprolol, sotalol), de acordo com a indicação, controlam a grande maioria dos casos com o alívio dos sintomas. Deve também ser considerado que a cardioversão elétrica não é contraindicada na gestação e até mesmo os implantes de marca-passo intracavitário e o cardiodesfibrilador implantável (CDI) devem ser realizados diante do risco de vida materna.

A experiência mundial em cirurgia cardíaca durante a gravidez apresenta resultados controversos. Predominam o caráter retrospectivo e a heterogeneidade dos procedimentos associados às dificuldades de padronização das técnicas cirúrgicas, fatos que dificultam a análise judiciosa das variáveis de prognóstico e seus reflexos na conduta durante a gestação. A cirurgia cardíaca durante a gravidez é indicada nos casos de congestão pulmonar refratária ao tratamento clínico ou na impossibilidade do tratamento percutâneo por cateter balão. Entre as indicações mais frequentes, destacamos a insuficiência cardíaca em portadoras de valvopatia reumática, endocardite infecciosa, trombose de prótese valvar e dissecção de aorta.[36]

Os riscos relacionados ao procedimento cirúrgico não são diferentes dos riscos para mulheres não grávidas. Contudo, maiores morbidade e mortalidade materna têm sido relatadas quando esses procedimentos são realizados durante a gestação, já que geralmente a cirurgia cardíaca, nessas pacientes, é indicada em situações de emergência e de alta gravidade. Dada as circunstâncias, a mortalidade materna alcança percentuais em torno de 10% e as perdas fetais, em torno de 30%.[36] O prognóstico do feto parece estar relacionado à situação de emergência, à vitalidade fetal pré-operatória, ao tempo transcorrido, à temperatura da CEC e à idade gestacional no momento da cirurgia.

Visando melhor resultado obstétrico, as recomendações para o procedimento cirúrgico incluem normotermia, alto fluxo na circulação extracorpórea, fluxo pulsátil, pressão arterial média ≥ 60 mmHg, uso profilático de fármacos inibidores das contrações uterinas, monitoração fetal contínua com cardiotocografia e dopplerfluxometria.[8] Entre os fármacos inibidores das contrações uterinas, dá-se preferência à progesterona natural, pois os derivados da indometacina podem provocar o fechamento do canal arterial quando utilizados após a 26ª semana de gestação.[8,9]

7 PLANEJAMENTO FAMILIAR E ANTICONCEPÇÃO

A iniciativa da anticoncepção é do casal,[37] contudo, devido ao maior risco para a portadora de doença cardíaca, essa indicação passa a ser atribuída ao médico. A escolha do método de contracepção deve considerar a decisão da mulher e o risco que a cardiopatia impõe à gravidez. A estratificação do risco da cardiopatia fundamenta-se na taxa de morbidade e mortalidade materna, que varia de situações clínicas em que a gestação representa risco proibitivo à mãe, passando por situações intermediárias, até aquelas que se aproximam da mulher sem cardiopatia (Quadro 91.4).[8] Vale ressaltar que, além das cardiopatias, existem condições clínicas que se associam ao pior prognóstico, como: classe funcional III/IV (NYHA); hipertensão arterial pulmonar; fibrilação atrial; antecedentes de tromboembolismo ou endocardite infecciosa; e disfunção ventricular grave.

Nessas situações, a interrupção da gestação deve ser indicada pelo reconhecido alto risco de morte materna a despeito da terapêutica e da pouca chance de sucesso no tratamento de complicações que possam ocorrer durante a gravidez. Após a conferência prévia multidisciplinar (obstetra, anestesista e cardiologista) e a aceitação da paciente, o abortamento terapêutico deve ser realizado no primeiro trimestre da gravidez, de acordo com as estratégias da equipe obstétrica. Os derivados das prostaglandinas E1, E2, ou o misoprostol (prostaglandina sintética) são fármacos selecionados e não têm contraindicação para mulheres cardiopatas.[8]

No planejamento familiar, o método de contracepção mais utilizado, definitivo e recomendado para pacientes de alto risco é a laqueadura tubárea.[8] A legislação brasileira (Lei n. 9.263/1996) estabelece condições para a esterilização voluntária, regulamentando-a: limita sua realização, durante a cesariana, às cesarianas iterativas e proíbe sua realização durante o parto. A esterilização é limitada, ainda, às pessoas com capacidade civil plena, maiores de 25 anos ou com pelo menos dois filhos vivos após, no mínimo, 60 dias entre a manifestação da vontade e o ato cirúrgico.

Na vigência de sociedade civil, é essencial a anuência de ambos os cônjuges. As restrições dessa lei não se aplicam, no todo, às cardiopatas, embora deixem ressalvas no que se refere a mulheres com risco à vida ou à saúde em futura gestação. No grupo de mulheres com alto risco para gravidez, há indicação de laqueadura tubária mesmo naquelas que não se incluam na condição genericamente prevista na lei, como pacientes jovens (idade menor que 25 anos) e com menos de dois filhos vivos.

Os atuais métodos reversíveis de contracepção têm sido associados a menor influência na coagulação, na aterogênese e na função hepática, e podem ser recomendados para pacientes cardiopatas com riscos baixo e intermediário, ou seja, que não apresentam contraindicação à concepção. Os métodos hormonais bloqueiam a fertilidade pelas formas oral, injetável, sob implante subdérmico, vaginal, adesivo e em dispositivo intrauterino.[38]

Usualmente, a forma oral tem sido considerada vantajosa porque diminui as cólicas e o sangramento menstruais, favorece a regularização dos ciclos e protege contra o câncer ovariano. A redução da concentração de estrogênios sintéticos de 150 para 15 µg, bem como modificações estruturais na composição dos progestágenos, resultaram nas pílulas de quarta geração, com risco cardiovascular similar ao da não usuária de

QUADRO 91.4 Riscos das cardiopatias à gravidez	
Intermediário	Cardiomiopatias
	Cardiopatia congênita não operada e com repercussão hemodinâmica
	Cardiopatias congênita ou adquirida, com complicação
	Doença de Takayasu
	Doença valvar grave importante
	Terapêutica com anticoagulante indispensável
	Presença de: fibrilação atrial, insuficiência cardíaca, disfunção ventricular
Alto	Aneurisma de aorta
	Síndrome de Marfan
	Cardiopatia congênita cianótica não operada
	Hipertensão arterial pulmonar
	Síndrome de Eisenmenger
	Cardiopatia hipertrófica importante
	Cardiopatia dilatada importante

anticoncepcional. Assim, os anticoncepcionais orais (CO) com 20 a 30 µg de etinil estradiol associado a 75 µg de gestodene ou 150 mg de desogestrel, apresentam baixo índice de falha (0,3 a 0,4 por 100 mulheres/ano), com percentual de aceitação cerca de 2,5 vezes superior (80,5 *versus* 32,7%) ao dos prévios contraceptivos hormonais sendo, portanto, método admissível para certo número de portadoras de cardiopatias, exceto as que apresentam alto risco de tromboembolismo.[8,9]

O injetável trimestral ou acetato de medroxiprogesterona (150 mg) na forma *depot*, aplicado a cada 90 dias, tem efeito inibitório na proliferação do endométrio, tornando-o atrófico. De modo geral, os progestágenos injetáveis são altamente eficazes (índice médio de falha de 0,3 a 0,4 por 100 mulheres/ano) e não apresentam efeitos cardiovasculares, na coagulação e no metabolismo lipídico.[8,9]

O injetável mensal é composto por estrogênio natural e progestagênio, tem boa tolerabilidade e alta eficácia (99,98%), e o estrogênio natural apresenta características distintas das do sintético, consideradas vantajosas para as portadoras de cardiopatias.

O dispositivo intrauterino (DIU) é um método de contracepção permanente, reversível, de custo relativamente baixo e eficaz (índice de falha de 0,5 a 3 por 100 usuárias/ano). É essencial conhecer que as modificações estruturais do DIU e das técnicas de inserção e assepsia contribuíram para minimizar a incidência de complicações. De modo geral, a contraindicação desse método é para portadoras de cardiopatias que apresentam riscos de sangramento ou de endocardite infecciosa.

Em conclusão, há poucas décadas, contraindicar a gravidez em mulher cardiopata constituía a medida mais apropriada para reduzir a mortalidade materna no ciclo gravídico-puerperal. O último século mostrou um cenário de conquistas resultante de uma série de pesquisas científicas e diretrizes revendo posições que pareciam definitivas e que foram mais bem estudadas no âmbito da saúde da mulher. Os recentes avanços e o surgimento de novos compostos na área da anticoncepção têm permitido facilitar o acesso à anticoncepção segura para as portadoras de cardiopatias, à semelhança do que se tem proporcionado às mulheres saudáveis.

REFERÊNCIAS BIBLIOGRÁFICAS

1. Feitosa HN, Moron AF, Born D, Almeida PA. Maternal mortality due to heart disease. Rev Saude Publ. 1991; 25: 443-51.
2. Avila WS, Rossi, EG, Ramires JAF, Grinberg M, Bortolotto, MRLZugaib M, Lemos L P. Pregnancy in patients with heart disease: Experience with 1,000 cases. Clin Cardiol 26,135-142, 2003.
3. Siu SC, Sermer M, Colman JM, Alvarez AN, Mercier LA, Morton BC, et al; Cardiac Disease in Pregnancy (CARPREG) Investigators. Prospective multicenter study of pregnancy outcomes in women with heart disease. Circulation. 2001;104(5):515-21.
4. Robson SC; Hunter S; Boys RJ; Dunlop W SO Serial study of factors influencing changes in cardiac output during human pregnancy. Am J Physiol 1989;256:H1060-5.
5. Flo K Wilsgaard T Vartun A, Acharya G. A longitudinal study of the relationship between maternal cardiac output measured by impedance cardiography and uterine artery blood flow in the second half of pregnancy.BJOG. 2010;117(7) 837
6. Grindheim G, Estensen ME, Langesaeter E, Rosseland LA Toska K. Changes in blood pressure during healthy pregnancy: a longitudinal study. J Hypertens 2012 30(2) 342-50.
7. Cerneca F, Ricci G, Simeone R, Malisano M, Alberico S, Guaschino S Coagulation and fibrinolysis changes in normal pregnancy. Increased levels of procoagulants and reduced levels of inhibitors during pregnancy induce a hypercoagulable state, combined with a reactive fibrinolysis. Eur J Obstet Gynecol Reprod Biol. 1997;73(1):31.
8. Diretriz da Sociedade Brasileira de Cardiologia para Gravidez na Mulher Portadora de Cardiopatia. Arq Bras Cardiol 2009; 93 (6 supl.1): e-130- e-132.
9. ESC Guidelines on the management of cardiovascular diseases during pregnancy: the Task Force on the Management of Cardiovascular Diseases during Pregnancy of the European Society of Cardiology.Eur Heart J. 2011;32(24):3147.
10. Guideline for the Management of Patients With Valvular Heart DiseaseA Report of the American College of Cardiology/American Heart Association Task Force on Practice Guidelines J Am Coll Cardiol. 2014;():. doi:10.1016/j.jacc.2014.02.536
11. Avila WS, Grinberg M, Decourt L, Bellotti G, Pileggi F -Evolução clínica de portadoras de estenose mitral no ciclo gravídico-puerperal. Arq. Bras. Cardiol. 1992;58(5)359-64.
12. Diretriz Brasileira de Valvopatias (SBC) e Diretriz Interamericana de valvopatias (SIAC) Arq. Bras. Cardiol. 2011; 97(5) supp1.
13. Avila WS, Hajjar LA, Souza RT, Gomes Junior MPM, Grinberg M, Zugaib M. Valvoplastia aórtica por cateter-balão em emergência materno-fetal na adolescência.Arq Bras Cardiol 2009
14. Avila WS, Rossi, EG, Grinberg M, Ramires JAF. Influence of pregnancy a after bioprosthetic valve replacement in young women: A prospective five-year study. J Heart Valve Dis, 2002;11(6):864-69.
15. Pier PG, Balci A, Van Dijk AP. Pregnancy in women with prosthetic heart valves Heart J. Dec 2008; 16(12): 406–411.
16. Siu SC, Sermer M, Harrison DA et al. Risk and predictors for pregnancy related complications in women with heart disease. Circulation 1997, 96:2789-94
17. Drenthen W, Pieper PG, Roos-Hesselink JW, et al. Outcome of pregnancy in women with congenital heart disease: a literature review. J Am Coll Cardiol. 2007; 49:2303.
18. Avila WS, Grinberg M, Snitcowsky R, Faccioli R, Da Luz PL, Bellotti G, Pileggi F - Maternal and fetal outcome in pregnant women with Eisenmenger's syndrome. Eur. Heart J., 1995;16:460-4.
19. Whittemore R hobbins JC, EGLE MS Pregnancy and its outcome in women with and without surgical treatment of congenital heart disease Am J 19. Cardiol 50:641,198-224
20. Presbitero P, Somerville J, Stone S, et al. Pregnancy in cyanotic congenital heart disease. Outcome of mother and fetus. Circulation 1994; 89:2673.
21. Avila WS, Carvalho MEC, Tschaen CK, Rossi EG, Grinberg M, Mady C, et al. Gravidez em portadoras de cardiomiopatia periparto. Estudo prospectivo e comparativo. Arq Bras Cardiol. 2002,79(5):484-8.
22. Avila WS, Amaral FCM, Ramires JAF, Rossi EG, Grinberg M, Bortolloto MRL, Mady C, Krieger JE, Zugaib M. Influência da gestação na evolução clínica materno-fetal de portadoras de cardiomiopatia hipertrófica Arq Bras Cardiol 2007,88 (4):480-4856.
23. Silversides CK, Harris L, Haberer K, Sermer M, Colman JM, Siu SCSO Recurrence rates of arrhythmias during pregnancy in women with previous tachyarrhythmia and impact on fetal and neonatal outcomes. Am J Cardiol. 2006;97(8):1206

24. Achá RES, Rezende MTO, Heredia RAG, Da Silva AC, Rezende ES, Souza CAO. Prevalência das arritmias cardíacas em portadoras de doença de Chagas, sem cardiopatia aparente, durante e após a gravidez. Arq Bras Cardiol. 2002;79:1-4.

25. Bittencourt AL, Barbosa HS, Santos I, Ramos MEA, Incidência de transmissão congênita da doença de Chagas em oertos a termos Ver. Brás Méd Trop São Paulo, 1994, 16: 197-9

26. Roth A, Elkayam U Acute myocardial infarction associated with pregnancy.J Am Coll Cardiol. 2008;52(3):171.

27. Goland S, Elkayam U. Cardiovascular Problems in pregnant women with marfan syndrome. Circulation. 2009; 119: 619-23.

28. Avila WS, Ricardo Dias, Renato Takeshi Yamada, Adrano Armelin. Dissecção aguda da aorta durante a gravidez. Arq Bras Cardiol 2006,87 (4):e112-115.

29. Andrade J, Franchi Junior A, Batlouni M. Drogas Cardiovasculares no ciclo gravídico-puerperal. In: Andrade J & Avila WS, editors. Doença Cardiovascular, Gravidez e Planejamento familiar. 1st ed. São Paulo, Atheneu, 2003.

30. Briggs GG, Freeman RK, Yaffe SJ, editors. Drugs in pregnancy and lactation. 6th ed.Philadelphia: Lippincot Williams & Wilkins; 2002.

31. Desai PA, Tafreshi J, Pai RG. Beta-blocker therapy for valvular disorders. Heart Valve Dis. 2011 May;20(3):241-53.

32. Cooper OW, Hernandez-Diaz S, Arbogast PG, et al. Mayor congenital malformation after first-trimester exposure to ACE inhibitors. N Engl J Med. 2006;354:2443-51.

33. Bates SM, Greer IA, Hirsh J, Ginsberg JS. Use of antithrombotic agents During Pregnancy. Chest. 2004;126:627S-644S.

34. Bocchi EA, Marcondes- Braga F G, Bacal F, Ferraz AS, Albuquerque D, Rodrigues D et al. Atualização da Insuficiencia Cardíaca Cronica, 2012, Arq Bras Cardiol (1 supp 1) 2012:98: 1- 33

35. De Souza JA, Martinez EE Jr, Ambrose JA, Alves CM, Born D, Buffolo E, Carvalho AC. Percutaneous balloon mitral valvuloplasty in comparison with open mitral valve commissurotomy for mitral stenosis during pregnancy. J Am Coll Cardiol. 2001; 37: 900-3.

36. Avila WS, Gouveia ANM, Pomerantzeff P, Bortolotto MRL, Gringerg M, Stolf N, Zugaib M. Evolução e Prognóstico Materno-fetal da Cirurgia Cardíaca durante a Gravidez. Arq Bras Cardiol 2009,93(1) 9-14

37. Kovacs AH, Harrison JL, Colman JM, Sermer M, Siu SC, Silversides CK. Pregnancy and contraception in congenital heart disease: what women are not told. J Am Coll Cardiol. 2008;52(7):577-8.

38. Avila WS, Grinberg M, Melo NR, Pinotti JA, Pileggi F. Uso de contraceptivos em portadoras de cardiopatia. Arq Bras Cardiol. 1996;66(4):205-11.

CONSEQUÊNCIAS CARDIOVASCULARES DAS NEOPLASIAS

92

Cícero Piva de Albuquerque
Michael S. Ewer
Ariane Vieira Scarlatelli Macedo
Ludhmila Abrahao Hajjar
Roberto Kalil Filho

1 INTRODUÇÃO

No mundo inteiro, em 2012, foram registrados 14,1 milhões de casos novos de câncer; 8,2 milhões de mortes por câncer; e 32,6 milhões de pessoas vivendo com câncer (com até 5 anos de diagnóstico).[1] O número de casos novos de câncer está aumentando. A previsão é de que mais de 22 milhões de casos novos da doença sejam diagnosticados no mundo em 2030.[2] Entre os muitos fatores que contribuem para esse aumento, um dos mais importantes é a mudança demográfica resultante da expectativa de vida aumentada no mundo. Também deve-se levar em consideração, especialmente no mundo em desenvolvimento em que se observou crescimento econômico nos últimos anos, que houve, simultaneamente, um aumento significativo da adoção de estilos de vida mais sedentários, de hábitos alimentares prejudiciais à saúde, da obesidade, do consumo de álcool e da exposição ao tabagismo e a poluentes ambientais. O efeito do crescimento e envelhecimento da população, bem como o contínuo desenvolvimento social e econômico, resultará em uma explosão das taxas de incidência de câncer, especialmente nas regiões de baixa e média renda. Esse fenômeno será traduzido em aumento da carga de câncer sobre o mundo em desenvolvimento, particularmente nos países da América Latina.[3]

Concomitantemente à incidência aumentada de câncer nas últimas décadas, houve também progresso significativo no seu tratamento. Nos últimos 10 anos, nos Estados Unidos, as taxas de mortalidade por câncer declinaram em mais de 1% ao ano, em ambos os sexos. Esse declínio resultou na prevenção de mais de um milhão de mortes por câncer nesse período.[4] Embora as causas precisas da melhora observada na sobrevida câncer-específica não estejam totalmente esclarecidas, é provável que se relacionem a um diagnóstico precoce, quando a doença é mais suscetível aos tratamentos curativos, bem como ao desenvolvimento de agentes terapêuticos antineoplásicos mais efetivos.

Muitos tipos diferentes de câncer estão hoje associados a taxas de sobrevida de 5 anos superiores a 90%. A melhora drástica da sobrevida câncer-específica levou a uma mudança de paradigma. Cada vez mais, os pacientes com câncer já não são mais considerados portadores de doença letal a curto prazo, passando a ser vistos como pacientes com uma condição crônica que terão um período prolongado de seguimento, durante o qual, portanto, serão suscetíveis ao desenvolvimento de complicações cardíacas comuns. Muitos cânceres e a doença cardiovascular (DCV) compartilham fatores de risco, como idade, tabagismo e obesidade, aumentando, assim, a probabilidade de se observar DCV e neoplasia no mesmo paciente.

Nesse cenário, emergiu o conceito de sobrevivência ao câncer e das clínicas de acompanhamento de pacientes com câncer, destacando a importância da prestação de assistência abrangente aos sobreviventes da doença a longo prazo. Estas clínicas de sobrevivência podem fornecer a informação necessária para os paciente e seus familiares, incentivando, dessa forma, a implementação de estratégias que promovam comportamentos saudáveis. Entre seus objetivos adicionais, estão a busca do diagnóstico da recorrência do câncer ou do desenvolvimento de tumores secundários e tentar diminuir o risco de complicações em outros sistemas durante o seguimento, em particular da DCV.[5] Hoje, existem mais de 13 milhões de sobreviventes de câncer nos Estados Unidos, e a expectativa é que esse número suba para 18 milhões em 2022. Dos pacientes que tem hoje o diagnóstico de câncer, 60% sobreviveram mais do que 5 anos após o diagnóstico e 45% tem 70 anos de idade ou mais.[4]

Primeiro, por um lado, a neoplasia em si pode ocorrer no coração ou na vasculatura, resultando, assim, em efeitos diretos substanciais sobre o sistema cardiovascular. Apesar de raros, os tumores cardíacos primários ainda são importantes no diagnóstico diferencial de embolia arterial e pulmonar, cardiopatia valvar, insuficiência cardíaca, arritmias e síncope. O envolvimento metastático do coração, bem mais comum do que a neoplasia cardíaca primária, pode resultar em insuficiência cardíaca, síndrome da veia cava superior, arritmias e, mais frequentemente, acometimento pericárdico que pode evoluir para tamponamento cardíaco de alta gravidade.

Por outro lado, o arsenal anticâncer também inclui vários agentes que podem ter consequências indiretas sobre o perfil de risco cardiovascular dos pacientes. A quimioterapia à base de platina, corticosteroides, agentes supressores hormonais, irradiação intracraniana ou inibidores mTOR podem resultar em alterações da composição corporal, alteração da resistência à insulina, modificações de lipídeos séricos e em desenvolvimento de síndrome metabólica, aumentando, assim, a probabilidade de desenvolvimento de DCV no futuro.[6-7]

Mais significativamente, a terapia do câncer pode ter efeitos diretos relevantes sobre o sistema cardiovascular. Há muitos anos é bem sabido que muitos agentes quimioterápicos clássicos, comumente usados para diferentes cânceres, podem exercer cardiotoxicidade significativa.[8-9] A irradiação cardíaca também está associada ao risco aumentado de complicações cardiovasculares durante o seguimento, de modo dose-dependente.[10] As sequelas associadas à radiação foram minimizadas, até certo ponto, graças às técnicas de administração mais aprimoradas, contudo algum dano ao pericárdio, vasculatura ou valvas está sendo cada vez mais reconhecido. Houve uma pletora no desenvolvimento de novos agentes anticâncer dirigidos primordialmente às células neoplásicas, alguns dos quais em uso clínico, e muitos outros ainda em fase de estudos experimentais. Essas terapias dirigidas são destinadas a destruir especificamente a população de células cancerosas de crescimento rápido, preservando o tecido sadio e resultando em menos efeitos colaterais para os pacientes. Entretanto, foi demonstrado que muitos desses agentes modernos produzem efeitos significativos sobre vias metabólicas importantes para a homeostase cardiovascular e, portanto, podem resultar em disfunção cardíaca, hipertensão e trombose.[11]

2 CONSEQUÊNCIAS PREDOMINANTEMENTE DIRETAS DA NEOPLASIA

2.1 TUMORES CARDÍACOS PRIMÁRIOS

Neoplasias primárias do coração são entidades raras cuja frequência foi estimada, por uma compilação de 22 grandes séries de autópsia, em aproximadamente 0,02%.[12] Os tumores benignos constituem a maioria das neoplasias primárias do coração. Dias e colaboradores relataram uma série de 185 pacientes consecutivos submetidos à cirurgia para tratamento de tumores cardíacos primários, no instituto do Coração da Universidade de São Paulo (InCor - HCFMUSP).[13] O mixoma foi o tipo histológico mais prevalente (73%) e estava associado a uma baixa taxa de mortalidade operatória. Entretanto, apesar da benignidade patológica, os tumores benignos não tratados podem ter consequências clínicas devastadoras. Em adição, o diagnóstico de tumores cardíacos pode ser dificultado pela presença de sintomas inespecíficos que frequentemente mimetizam outras doenças. A neoplasia cardíaca resulta em manifestações clínicas diversas por meio de vários mecanismos diferentes, como embolia, invasão direta de estruturas cardíacas (ou órgãos adjacentes), interferência no funcionamento de valvas cardíacas, obstrução do fluxo sanguíneo dentro ou para o coração, ou produção tumoral de citocinas.[12] Os sinais e sintomas podem ser influenciados pela localização, tamanho e tipo tecidual do tumor, enquanto as sequelas podem ser adicionalmente classificadas em constitucionais ou sistêmicas, cardíacas, obstrutivas e de eventos tromboembólicos.[14]

Pacientes com tumores benignos e malignos podem manifestar sintomas sistêmicos, como fadiga, mal-estar, mialgia, artralgia e perda de peso. Entre os tumores cardíacos benignos, os mixomas são os mais propensos a resultar em sintomas constitutivos, possivelmente associados à liberação de interleucina-6 na circulação.

A dispneia é o sintoma cardíaco mais comum dos tumores cardíacos primários. Hipotensão, síncope e pré-síncope podem ocorrer devido à obstrução mecânica do fluxo sanguíneo pelo tumor ou, em casos raros, ao tamponamento pericárdico. Dispneia e hipotensão podem ser agravadas por alterações de posição. A dor torácica pode resultar do envolvimento das artérias coronárias ou do pericárdio parietal. Em pacientes com câncer, as arritmias são mais frequentemente uma consequência de anormalidades coexistentes, em vez de efeito direto do crescimento tumoral no coração.

A tendência dos tumores cardíacos de causar fenômenos embólicos depende da localização, tamanho e tipo de tumor, bem como das características de sua superfície intraluminal. Os tumores cardíacos podem embolizar para qualquer órgão, resultando em isquemia, infarto ou formação tardia de aneurisma no território afetado. O cérebro é o órgão mais frequentemente envolvido com o desenvolvimento de ataques isquêmicos transitórios, acidente vascular encefálico (AVE) ou hemorragia intracraniana. A embolia relacionada com tumores cardíacos malignos não é incomum, uma vez que muitos tumores malignos têm uma superfície luminal friável e às vezes necrótica, contudo as metástases de tumores malignos devem ser diferenciadas de outros fenômenos embólicos pois podem ter apresentação clínica similar.[12]

Devido à falta de especificidade dos seus sinais e sintomas, o diagnóstico de tumores cardíacos requer confirmação por técnica de imagem. O procedimento de escolha na triagem de neoplasia cardíaca é a ecocardiografia transtorácica. Entretanto, em casos seletos, a ecocardiografia transesofágica, tomografia computadorizada (TC) e/ou ressonância magnética (RM), com ou sem contraste, fazem-se necessárias para melhor caracterização tecidual e eventual planejamento cirúrgico.

2.1.1 Tumores benignos

Em adultos, os mixomas são, de longe, o tipo mais comum de tumores cardíacos primários (Tabela 92.1). Podem ocorrer em qualquer cavidade cardíaca, mas são mais comumente encontrados no átrio esquerdo (75 a 83% dos casos).[12,14] Macroscopicamente, o mixoma, em geral, é uma massa isolada e pedunculada presa ao septo interatrial, próximo da borda da fossa oval. Os mixomas podem ter diâmetros que variam de 1 a 15 cm. Microscopicamente, são observadas células uniformes com formato de estrela em meio a um grande estroma mixoide. A célula de origem do mixoma continua desconhecida. As mulheres são afetadas com mais frequência do que os homens. Os pacientes tem, em média, 50 anos de idade no momento do diagnóstico.[15] Os mixomas familiares podem ocorrer em 5 a 10% dos casos e, muitas vezes, estão associados à síndrome de Carney (sardas faciais; mixomas cardíacos e não cardíacos; e neoplasias endócrinas), podendo ser múltiplos. Os sintomas do mixoma, geralmente, surgem quando o tumor obstrui a valva mitral, emboliza ou em consequência de sequelas sistêmicas. Os sintomas constitutivos são comuns e se caracterizam por febre, fadiga, perda de peso, anemia, mialgia, artralgia, fenômeno de Raynaud e achados laboratoriais inflamatórios. Os sintomas de insuficiência cardíaca também são comuns, como dispneia ao esforço, ortopneia, dispneia noturna paroxística, tosse seca e edema periférico. Podem ocorrer síncope e tontura. De modo característico, os sintomas são exacerbados pela mudança de posição do paciente. O exame físico pode revelar um S1 alto, uma P2 acentuada, correspondendo à hipertensão pulmonar e presença de um som diastólico precoce referido como "plop tumoral". Na ecocardiografia transtorácica, o diagnóstico, geralmente, é sugerido pela presença de uma massa móvel atrial esquerda presa no septo interatrial (Figura 92.1). A ecocardiografia transesofágica pode resultar na melhor visualização de pequenos tumores e de seus pontos de fixação ao coração. A ressecção imediata do tumor se justifica pelo risco de embolia e morte súbita. O prognóstico geralmente é excelente, com baixa mortalidade operatória. A recorrência em geral se deve à ressecção incompleta e é mais frequente em pacientes com mixomas familiares.

Os tumores lipomatosos benignos constituem o segundo grupo mais comum de neoplasias cardíacas primárias. Podem ser divididos em duas categorias, dependendo do grau de encapsulação: lipomas e hipertrofia lipomatosa do septo atrial. Os

TABELA 92.1 Tumores primários benignos do coração[14]			
HISTOLOGIA TUMORAL	NÚMERO DE CASOS	PERCENTUAL (%)	< 15 ANOS DE IDADE
Mixoma	114	57	4
Rabdomioma	20	10	20
Fibroma	20	10	13
Hemangioma	17	9	2
Outros	28	14	6
Total	199	100	45

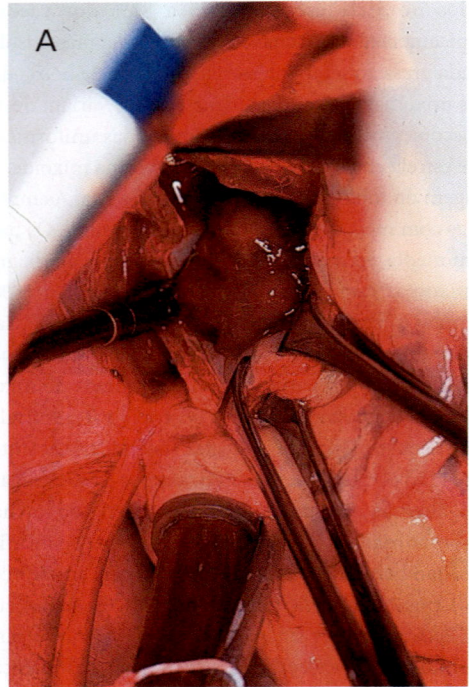
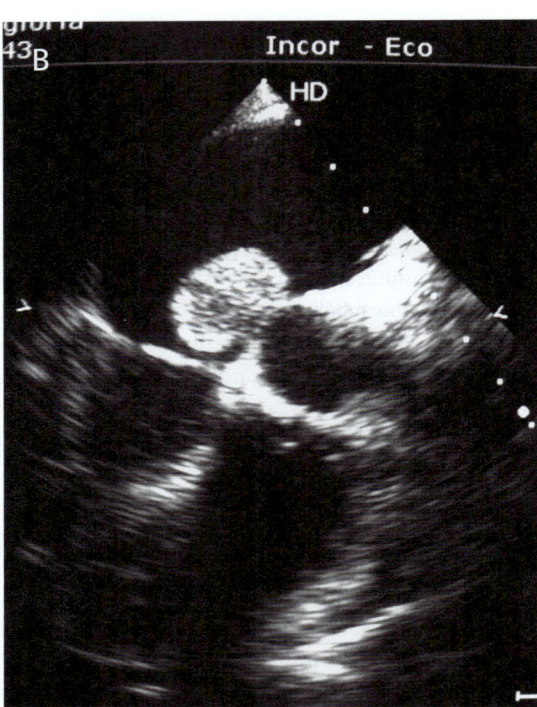

FIGURA 92.1 Mixoma atrial esquerdo. (A): Achado intraoperatório; (B): Imagem ecocardiográfica pré-operatória. (Imagens gentilmente cedidas por Dr. Ricardo Dias.)

lipomas acometem igualmente ambos os sexos e são vistos em pacientes de todas as faixas etárias. Em geral, têm localização subendocárdica. A maioria dos lipomas cardíacos é assintomática, mas os casos sintomáticos podem ser tratados com ressecção cirúrgica. O prognóstico, usualmente, é favorável. A hipertrofia lipomatosa do septo atrial é uma condição assintomática frequente, que ocorre de forma típica em homens idosos obesos. A hipertrofia lipomatosa tem aspecto lobulado característico, com deposição de gordura no septo anterior e posterior, com preservação da região da fossa oval. A cirurgia deve ser reservada para os raros casos em que a condição causa obstrução hemodinâmica significativa e insuficiência cardíaca. As arritmias, caso existam, podem ser ter abordagem medicamentosa.[12]

Os rabdomiomas são os tumores cardíacos primários mais frequentes em bebês. Ocorrem quase exclusivamente em crianças, em geral, antes de 1 ano de idade; podem ser múltiplos e, tipicamente, regridem antes dos 6 anos de idade. Nos casos sintomáticos, a excisão cirúrgica parcial é suficiente e não há relatos de recorrência. Os fibromas estão em segundo lugar entre os tumores cardíacos primários pediátricos mais comuns. São quase sempre observados nos ventrículos, especialmente no septo interventricular e parede ventricular esquerda livre. Dois terços dos pacientes têm sintomas, em geral relacionados com arritmia ou insuficiência cardíaca. A tentativa de remoção cirúrgica completa em casos sintomáticos é recomendada em razão da tendência à recidiva tumoral.[12]

2.1.2 Tumores malignos

Em sua vasta maioria, os tumores cardíacos primários malignos são sarcomas (Tabela 92.2). Todos os tipos de sarcomas foram relatados no coração. Os sarcomas cardíacos primários, inicialmente, são assintomáticos e assim permanecem até as fases tardias da doença, quando produzem sintomas, em geral, inespecíficos. A dispneia é o sintoma mais comum; o sarcoma cardíaco mais frequente é o angiossarcoma (31%), que afeta preferencialmente o átrio direito, entre a 3ª e a 5ª décadas da vida. A preponderância masculina foi observada.[12] É preciso ter sempre em mente que um sarcoma presente no coração pode ter origem inicial em outros órgãos. O prognóstico dos sarcomas cardíacos é ruim, em especial na presença de metástases detectáveis no momento do diagnóstico. Embora a remoção cirúrgica seja o tratamento de escolha para sarcomas, a maioria dos pacientes morre por causa de decorrência da doença. Em média, a sobrevida varia de 6 a 8 meses.[16] Os linfomas foram descritos no coração e representam cerca de 5% das neoplasias cardíacas primárias.[14] Mais comumente, o diagnóstico é estabelecido na 6ª década e há uma discreta predominância masculina. Os linfomas cardíacos primários afetam, preferencialmente, o lado direito do coração, em particular o átrio direito. A ecocardiografia é o método diagnóstico inicial, porém a RM tem maior sensibilidade para detecção de linfomas cardíacos. O tratamento requer quimioterapia sistêmica, todavia o prognóstico é desfavorável, com 60% dos pacientes morrendo em 2 meses após o diagnóstico.[12]

TABELA 92.2 Tumores primários malignos do coração[14]			
HISTOLOGIA TUMORAL	NÚMERO DE CASOS	PERCENTUAL (%)	< 15 ANOS DE IDADE
Sarcoma	137	95	11
Linfoma	7	5	0
Total	144	100	11

2.2 TUMORES CARDÍACOS SECUNDÁRIOS

Diferentemente das neoplasias cardíacas primárias, as metástases cardíacas são relativamente comuns. Os tumores cardíacos secundários são mais frequentemente carcinomas do que sarcomas. Metástases solitárias para o coração são raras. O envolvimento cardíaco, quase sempre, ocorre no contexto de doença disseminada. Em séries de autópsias, o envolvimento cardíaco foi relatado em até 25% dos pacientes que morreram por câncer.[12] O carcinoma do pulmão é o câncer que metastatiza com maior frequência para o coração, seguido do câncer de mama e do linfoma (Tabela 92.3).[14] Outras neoplasias malignas têm maior tendência a metastatizar para o coração, como o melanoma e o câncer de célula germinativa, mas surgem a partir de cânceres menos comuns e, assim, representam apenas uma minoria dos casos. Apenas 10% dos pacientes com metástases cardíacas desenvolvem sinais ou sintomas de disfunção cardíaca, porém as metástases cardíacas ou pericárdicas devem ser consideradas sempre que um paciente com malignidade conhecida desenvolver sintomas cardiovasculares. Sem dúvida, a localização mais frequente das neoplasias no coração é o epicárdio.[12] A disseminação do tumor para o coração pode se dar por quatro vias: crescimento contínuo, geralmente a partir de tumores mediastínicos; disseminação hematológica; disseminação linfática; e extensão intracavitária a partir da veia cava inferior ou das veias pulmonares.[17] A avaliação diagnóstica é similar à dos tumores cardíacos primários, usando a ecocardiografia como triagem inicial seguida de RM ou TC para melhor caracterização da extensão do envolvimento oncológico. Devido à natureza disseminada da doença, a terapia é determinada pelo tumor primário e a cirurgia somente deve ser considerada na presença de sintomas graves, quando os benefícios superarem o risco do procedimento. A pericardiocentese percutânea de urgência é indicada em caso de tamponamento pericárdico.

TABELA 92.3 Envolvimento metastático do coração na autópsia[14]				
TUMOR PRIMÁRIO	NÚMERO DE AUTÓPSIAS	PERCENTUAL DE AUTÓPSIAS (%)	METÁSTASES PARA O CORAÇÃO	PERCENTUAL DE METÁSTASES PARA O CORAÇÃO (%)
Pulmão	1.037	17	180	17
Mama	685	11	70	10
Linfoma	392	6	67	17
Leucemia	202	3	66	33
Esôfago	249	4	37	13
Útero	451	7	36	8
Melanoma	69	1	32	46
Estômago	603	10	28	5
Sarcoma	159	3	24	15
Boca e língua	235	4	22	9
Colo e reto	440	7	22	5
Rim	114	2	12	11
Tireoide	97	2	9	9
Laringe	100	2	9	9
Célula germinativa	21	0,3	8	38
Outros	1.341	21	31	2
Total	6.240	100	653	10

2.3 ENVOLVIMENTO PERICÁRDICO

O câncer e seu respectivo tratamento podem afetar o pericárdio de muitas formas diferentes. Os tumores pericárdicos primários são raros, porém as metástases para o pericárdio são 100 vezes mais frequentes. A vasta maioria dos pacientes com metástases cardíacas tem envolvimento pericárdico. As neoplasias malignas de pulmão, mama e hematológicas compõem dois terços das metástases pericárdicas.[18] As manifestações clínicas variam de um achado incidental ao tamponamento cardíaco com risco de vida. Mais de 60% dos pacientes com câncer e envolvimento pericárdico não apresentam invasão patológica real do pericárdio pelo tumor.[19] Entre as causas não malignas de doença pericárdica no paciente com câncer, estão inflamação adjacente, interrupção da drenagem linfática, infecção, insuficiência renal e insuficiência cardíaca. As etiologias relacionadas com o tratamento incluem quimioterapia e, mais frequentemente, irradiação torácica.

O envolvimento pericárdico em pacientes com câncer pode ocorrer em um espectro de manifestações clínicas, incluindo pericardite, derrame pericárdico, tamponamento cardíaco e constrição pericárdica.[18] A pericardite aguda resulta de inflamação no pericárdio parietal ou de estruturas adjacentes e raramente é causada por câncer na população geral. O câncer de pulmão é a malignidade que causa pericardite com maior frequência. A presença de grandes efusões que não respondem a agentes anti-inflamatórios sugere uma origem maligna. Os derrames pericárdicos costumam ser observados em pacientes com câncer; mas, quando há suspeita de envolvimento neoplásico do pericárdio, é necessário aspirar e analisar o líquido para estabelecer um diagnóstico definitivo. Nesse contexto, o envolvimento pericárdico maligno é considerado um sinal prognóstico desfavorável. O tratamento dos derrames pericárdicos em pacientes com câncer é dirigido à causa subjacente. Quando causado por quimioterapia ou radioterapia, o tratamento conservador, em geral, é suficiente. Em casos selecionados, além da terapia dirigida ao tumor primário, as efusões malignas recorrentes podem ser tratadas com irradiação torácica, drenagem prolongada (3 a 5 dias). Podem ser necessárias a pericardiostomia, administração intrapericárdica de agentes esclerosantes ou quimioterapia local, porém esses recursos raramente são adotados.

A complicação mais catastrófica dos derrames pericárdicos é o tamponamento cardíaco que ocorre quando o líquido contido no espaço pericárdico está sob pressão suficiente para levar a redução do enchimento ventricular e ao consequente débito cardíaco diminuído. O tamponamento cardíaco pode ser a primeira manifestação do câncer, embora se desenvolva com maior frequência em pacientes previamente diagnosticados com câncer. A efusão maligna é a causa mais comum de tamponamento cardíaco. O tamponamento sem sinais evidentes de inflamação pericárdica é sugestivo de origem maligna.[19]

A constrição pericárdica ocorre quando o envolvimento pericárdico resulta no desenvolvimento de uma cápsula inelástica ao redor do coração, que interfere no enchimento ventricular. Em pacientes com malignidades, a pericardite constritiva, geralmente, é causada por irradiação torácica. O tratamento das constrições pericárdicas é a pericardiectomia. A pericardiectomia pós-irradiação está associada ao risco aumentado de complicações e mortalidade, provavelmente relacionado à presença de fibrose miocárdica e mediastínica concomitante. Para mais informações sobre doenças pericárdicas, ver Capítulo 71.

2.4 SÍNDROME DA VEIA CAVA SUPERIOR

A síndrome da veia cava superior (SVCS) resulta da obstrução do fluxo sanguíneo através da veia cava superior, cujas paredes são bastante delgadas. Antigamente, as doenças infecciosas eram a principal causa da síndrome da veia cava superior (SVCS), mas hoje 90% dos casos decorrem de câncer. A causa mais comum de SVCS é o câncer avançado do pulmão direito, especialmente o carcinoma broncogênico de células pequenas, seguido do linfoma não Hodgkin. Em casos raros, a trombose associada ao cateterismo intraluminal ou ao marca-passo pode resultar em SVCS no paciente com câncer.[20]

A veia cava superior é o principal vaso de retorno do sangue a partir dos membros superiores, parte proximal do tórax, cabeça e pescoço. Os sintomas estão relacionados com a pressão venosa aumentada e dependem da velocidade do desenvolvimento da obstrução e de sua localização, sendo mais grave quando a obstrução tem início rápido ou está localizada abaixo da entrada da veia ázigo. O sintoma mais comumente relatado é a dispneia, outros sintomas são edema da cabeça e dos membros superiores, cefaleia, visão turva, dor torácica, disfagia, rouquidão e náusea. Os sintomas podem ser exacerbados quando o indivíduo se deita ou inclina para frente. O exame físico pode revelar distensão venosa do pescoço e parte superior do tórax; edema facial e de membro superior; pletora; cianose; confusão; e sonolência.[21] Um diagnóstico provável é estabelecido em pacientes com achados característicos. Uma radiografia torácica revela uma massa no mediastino superior, na maioria dos pacientes. A TC pode fornecer informação adicional sobre a localização da obstrução e a extensão da doença subjacente. A RM pode ser usada como alternativa à TC, com a vantagem de dispensar o uso de meio de contraste iodado. O objetivo, mediante a confirmação da obstrução, deve ser obter um diagnóstico etiológico. A biópsia de linfonodos supraclaviculares palpáveis, broncoscopia, toracocentese e biópsia por aspiração com agulha fina guiada por TC são métodos igualmente efetivos para estabelecer um diagnóstico patológico.

O manejo inicial deve incluir suplementação de oxigênio, elevação da cabeça e diuréticos. O tratamento definitivo deve ser guiado pelo tipo histológico da lesão primária, podendo incluir quimioterapia curativa ou radioterapia local paliativa para redução da obstrução do fluxo sanguíneo. Em casos selecionados, a instalação de *stent* endovascular pode aliviar a obstrução de forma rápida, efetiva e duradoura.[22]

3 CONSEQUÊNCIAS CARDÍACAS PREDOMINANTEMENTE INDIRETAS DA NEOPLASIA

A consequência mais importante para o sistema cardiovascular das neoplasias é o desenvolvimento de cardiotoxicidade relacionada à quimioterapia. A terapia anticâncer foi associada a um espectro diversificado de complicações cardiovasculares, incluindo arritmias, hipertensão, tromboembolia, isquemia do miocárdio e, de forma mais significativa, disfunção ventricular esquerda (ver na Tabela 92.4 uma lista mais detalhada dos efeitos cardiovasculares de vários agentes quimioterápicos). Portanto, a cardiotoxicidade pode levar a taxas de morbidade e mortalidade cardiovasculares substancialmente aumentadas. Outrossim, da perspectiva oncológica, a ocorrência de cardiotoxicidade pode impedir o paciente de receber tratamentos anticâncer ideais que poderiam ser curativos, com possíveis consequências funestas do ponto de vista oncológico. A radioterapia também está associada a complicações cardiovasculares, conforme descrito a seguir. Adicionalmente, em pacientes com câncer, algumas formas de irradiação e certos fármacos podem acarretar alterações metabólicas, em geral associadas a um aumento do risco cardiovascular. Por fim, o câncer pode resultar em propensão aumentada à hiperviscosidade e à trombose, com consequências potencialmente graves para o sistema cardiovascular.

3.1 DISFUNÇÃO VENTRICULAR ESQUERDA RELACIONADA À QUIMIOTERAPIA

No final da década de 1960, a comunidade médica recebeu o primeiro alerta para os potenciais efeitos cardíacos significativos e indesejados dos agentes quimioterápicos anticâncer. Von Hoff e colaboradores, uma década depois, relataram claramente, em gráficos, que a probabilidade de desenvolvimento de insuficiência cardíaca era dose-dependente e cumulativa em pacientes que recebiam antraciclinas.[23] Mais recentemente, foram desenvolvidas várias terapias dirigidas especificamente para as células neoplásicas de crescimento rápido, com expectativa de menos efeitos colaterais. Infelizmente, a emergência de disfunção ventricular esquerda significativa foi observada também após o uso de alguns destes agentes. Entretanto, diferentemente dos agentes quimioterápicos tradicionais, como a doxorrubicina, com os quais a disfunção cardíaca resultou de morte das células miocárdicas e estava relacionada ao total da dose administrada cumulativa ao longo da vida, podendo levar à perda permanente da função, prognóstico ruim e insuficiência cardíaca refratária, os novos agentes resultaram em disfunção miocárdica transiente com recuperação após a suspensão do uso, em um quadro clínico muito mais benigno e significativamente diferente. Isso levou ao reconhecimento de uma nova forma de cardiotoxicidade e uma classificação foi proposta separando os agentes quimioterápicos cardiotóxicos com base na potencial reversibilidade da disfunção ventricular (Tabela 92.5).[24]

Uma avaliação basal da função ventricular esquerda deve ser obtida de todos os pacientes antes da quimioterapia, e a intervalos diferentes, durante e após a quimioterapia, dependendo do agente e da dose usada, do perfil de risco do paciente e do desenvolvimento de sintomas. O método preferido para avaliação seriada da função ventricular esquerda é o ecocadiograma, exceto em pacientes sem janela acústica adequada. Como as alterações da fração de ejeção ventricular esquerda têm sensibilidade e especificidade limitadas, existe a necessidade de desenvolver biomarcadores de cardiotoxicidade mais precisos, que consigam detectar danos cardíacos significativos a tempo de alterar os regimes terapêuticos ou de implementar intervenções preventivas. Uma destas estratégias é a avaliação da troponina. Níveis aumentados de troponinas cardíacas no soro são muito específicos para dano miocárdico e a detecção de troponinas persistentes após a terapia com antraciclina foi associada ao declínio tardio da fração de ejeção ventricular esquerda (FEVE) e a eventos cardíacos.[25,26] Entretanto, diferente dos agentes tipo I, o aumento sérico da troponina não ocorre após a administração isolada de agentes quimioterápicos cardiotóxicos tipo II.[27] Uma abordagem diferente para detectar a disfunção ventricular esquerda subclínica consiste em usar técnicas mais sofisticadas de avaliação da mecânica cardíaca, como as medidas de deformação miocárdica derivadas de rastreamento de padrões miocárdicos por ecocardiografia (técnica de *speckle-tracking*). Essas são técnicas de imagem mais sensíveis, capazes de detectar a disfunção miocárdica antes das alterações na fração de ejeção se tornarem evidentes (Figura 92.2). Relatos recentes sugerem que as alterações do pico de deformação sistólica longitudinal precedem o desenvolvimento de disfunção ventricular esquerda subsequente em pacientes que recebem antraciclinas, tanto adolescentes como adultos.[28,29] A ecocardiografia 3D, o cálculo da deformação longitudinal global e a ecocardiografia 2D de estresse por exercício em alguns estudos detectaram a disfunção ventricular esquerda subclínica não evidente nas ecocardiografias 2D de repouso convencionais.[30]

Considerando a importância da detecção do dano miocárdico inicial causado pela quimioterapia, a RM cardíaca também proporciona diversas vantagens teóricas. Além de fornecer excelente estimativa dos volumes ventriculares esquerdos e da fração de ejeção, oferece a possibilidade de avaliar a deformação miocárdica usando técnicas de *tagging* miocárdico. A RM com mapeamento T1 e T2 também pode fornecer informação sobre caracterização tecidual miocárdica. O mapeamento T1 quantitativo pode ser usado para calcular a fração do volume extracelular miocárdico, um índice de remodelamento microscópico e fibrose que é comprovadamente alterado em crianças tratadas com antraciclinas, antes da observação das alterações da fração ventricular esquerda, e que foi relacionado com a dose cumulativa administrada de agente quimioterápico.[31] Também foi constatado que o volume extracelular miocárdico, à RM, estava elevado em pacientes previamente tratados com antraciclina, em comparação aos controles sadios.[32] No entanto, esses dados são baseados em pequenos estudos e não há comparações diretas de diferentes estratégias de vigilância de cardiotoxicidade com número adequado de pacientes e análises de custo-efetividade para se estabelecer a estratégia de acompanhamento definitiva destes doentes.

TABELA 92.4 Efeitos cardiovasculares de agentes quimioterápicos

AGENTE	INCIDÊNCIA	FREQUÊNCIA DE USO	COMENTÁRIO
Disfunção ventricular esquerda			
Antraciclinas			Dano permanente, prognóstico ruim, dependência da dose cumulativa, risco aumenta com RT concomitante
Doxorrubicina	+++	+++	
Epirrubicina	+	++	
Idarrubicina	++	+	
Agentes alquilantes			Miocardite hemorrágica, associadas a doses mais altas, risco aumenta com RT e uso concomitante de antraciclinas
Ciclofosfamida	+++	+++	
Ifosfamida	+++	+++	
Cisplatina	++	+++	
Docetaxel	+	++	
Paclitaxel	+	+++	
Agentes dirigidos			
Anticorpos monoclonais			Disfunção miocárdica transiente, risco aumenta com uso concomitante de outros agentes cardiotóxicos
Trastuzumabe	+++	++	
Bevacizumabe	++	++	
Inibidores de tirosina-quinase			Disfunção miocárdica transiente, comumente associados com hipertensão
Imatinibe	++	+	
Dasatinibe	++	++	
Sunitinibe	+++	+++	
Isquemia do miocárdio			Envolve espasmo coronariano, risco aumentado com AC prévia
5-fluorouracil	++	+++	
Capacetabina	++	+++	
Paclitaxel	+	+++	
Docetaxel	+	++	
Bevacizumabe	++	++	
Erlotinibe	++	+++	
Sorafenibe	++	+++	
Hipertensão			Extremamente comum, início rápido e associado com efeito anticâncer
Bevacizumabe	++++	++	
Sorafenibe	++++	+++	
Sunitinibe	++++	+++	
Trombose venosa			Outros fatores de risco de trombose geralmente presentes
Cisplatina	+++	+++	
Talidomida	++++	+	
Lenalidomida	+++	+	
Erlotinibe	++	+++	
Vorinostate	+++	+	

TABELA 92.5 Classificação de disfunção ventricular induzida por quimioterapia

	TIPO I	TIPO II
Agente prototípico	Doxorrubicina	Trastuzumabe
Principal consequência cardíaca	Morte celular	Disfunção miocárdica
Achados de microscopia eletrônica	Vacuolização citoplasmática, ruptura de miofibrilas	Somente alterações benignas
Reversibilidade	Dano permanente	Disfunção reversível
Efeito da dose	Cumulativo	Não cumulativo
Prognóstico a longo prazo	Ruim	Bom
Fatores de risco	Quimioterapia cardiotóxica, irradiação cardíaca concomitante, idade, cardiopatia prévia, hipertensão	Antraciclina concomitante, idade, cardiopatia prévia, obesidade
Elevação dos níveis de troponina	Presente	Ausente

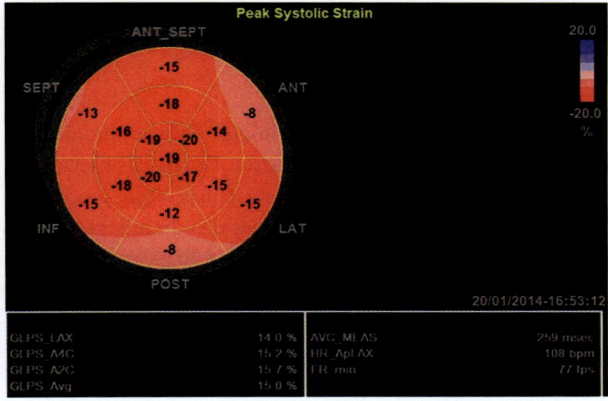

FIGURA 92.2 Os dados obtidos por ecocardiografia com tecnica de "speckle-tracking" demontram que a medida da deformação miocárdica longitudinal está anormal. Exame obtido de um paciente de 28 anos de idade com linfoma, após quimioterapia com antraciclina, com fração de ejeção ventricular esquerda normal. A deformidade longitudinal global era -15 e FEVE era 58%. Valores de deformidade longitudinal sistólica de pico acima de -19 são considerados anormais.

É importante enfatizar que a insuficiência cardíaca pode ter várias causas em pacientes com câncer. Em qualquer paciente, sobretudo na população idosa, quando a prevalência de problemas cardíacos prévios e fatores de risco é alta, o desenvolvimento de insuficiência cardíaca não deve ser atribuído à cardiotoxicidade relacionada ao câncer sem a investigação de cardiopatias estruturais, arritmias, isquemia do miocárdio ou fatores sistêmicos, como febre, anemia ou síndromes inflamatórias (encontrados comumente no choque séptico). De fato, dados obtidos de uma ampla coorte de pacientes americanos acompanhados pelo SEER-Medicare demonstram que a incidência real de miocardiopatia ou insuficiência cardíaca associada à quimioterapia é significativamente maior em mulheres idosas com câncer de mama do que a incidência relatada em estudos clínicos randomizados, provavelmente porque os estudos clínicos tendem a incluir indivíduos mais saudáveis e jovens que têm menos fatores de risco cardíaco do que a população geral.[33]

O tratamento da insuficiência cardíaca deve seguir as mesmas diretrizes destinadas à população geral, embora haja evidência preliminar que o tratamento precoce da insuficiência cardíaca com inibidores de enzima conversora de angiotensina (ECA), ou o tratamento preventivo com carvedilol minimiza os declínios adicionais da função ventricular.[34,35,36,37] É interessante notar que o uso de estatinas em pacientes com câncer de mama submetidas à quimioterapia com antraciclinas foi associado a uma incidência significativamente reduzida de insuficiência cardíaca, que levou a propor o uso das estatinas como parte de uma estratégia de modificação de risco mais ampla para melhorar os resultados de pacientes candidatos ao recebimento de quimioterapia potencialmente cardiotóxica.[38,39] Recentemente, Khouri e colaboradores revisaram a cardiotoxicidade induzida pela terapia anticâncer em pacientes com câncer de mama e propuseram um modelo interessante para explicar o desenvolvimento da DCV, descrevendo as oportunidades para estratégias preventivas primárias e secundárias, bem como o tratamento da cardiotoxicidade, que são aplicáveis aos pacientes com câncer em geral (Figura 92.3).[40]

3.1.1 Agentes quimioterápicos tradicionais

3.1.1.1 Antraciclinas

Antraciclinas são antibióticos inicialmente derivados de microorganismos presentes no solo, nas proximidades do mar Adriático, dotados de significativa atividade antineoplásica. O agente prototípico dessa classe é a doxorrubicina, atualmente em ampla utilização como um dos pilares de muitos regimes quimioterápicos destinados ao tratamento do câncer de mama, linfoma, leucemia e sarcomas. Pouco depois que as antraciclinas começaram a ser usadas, ficou claro que a cardiotoxicidade era um dos seus principais fatores limitantes. A morte celular miocárdica é a principal característica da cardiotoxicidade por antracilina, enquanto a insuficiência cardíaca é altamente dependente da dose cumulativa total a que os pacientes são expostos ao longo da vida. A lesão miocárdica, provavelmente, surge com a primeira dose e cada dose adicional produz um efeito que se soma à lesão prévia. Em seguida, mecanismos compensatórios cardíacos entram em ação. Quando a reserva cardíaca é excedida, a insuficiência cardíaca sobrevém. As manifestações clínicas de lesão inicial, geralmente, são autolimitadas com alterações de repolarização representadas pelas arritmias e alterações de repolarização

Detecção, prevenção e tratamento da doença cardiovascular no câncer de mama em estágio inicial

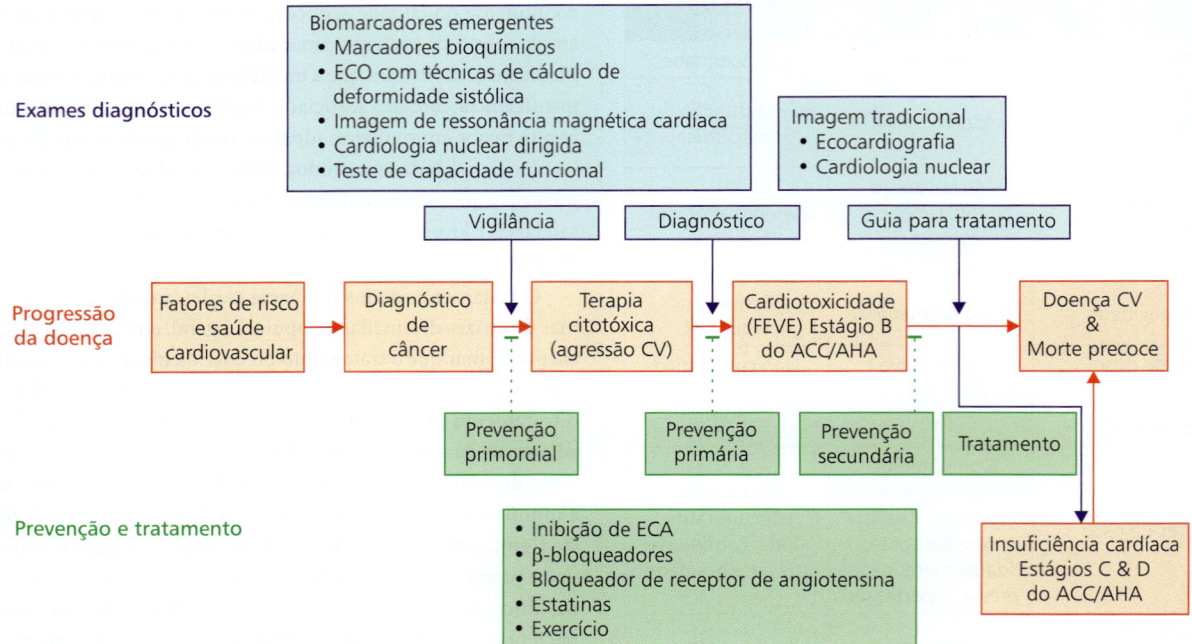

FIGURA 92.3 Representação da interface de vigilância, prevenção, diagnóstico e tratamento de complicações cardiovasculares em pacientes com câncer. Adaptado com permissão de Khouri MG, Douglas PS, Mackey JR, et al.[40] CV: cardiovascular; DCV: doença cardiovascular; ACC/AHA: American College of Cardiology/American Heart Association; ECA: enzima conversora de angiotensina.

de eletrocardiograma (ECG). A biópsia endomiocárdica revela achados ultraestruturais iniciais e característicos de vacuolização citosólica, perda miofibrilar e necrose, podendo ajudar a quantificar o grau de lesão miocárdica.[41] Um exemplo de biópsia miocárdica obtida de paciente com cardiotoxicidade por antraciclina é mostrado na Figura 92.4. A fisiopatologia da lesão cardíaca induzida por antraciclina não é totalmente conhecida, mas foi relacionada com a geração de espécies reativas do oxigênio, envenenamento da topoisomerase IIb, dano ao DNA e disfunção mitocondrial.[42] Doses de doxorrubicina acima de 450mg/m^2 estão associadas à probabilidade aumentada de desenvolvimento de insuficiência cardíaca e, em geral, devem ser evitadas. O aumento sérico de troponina logo após a administração de uma dose relativamente alta de quimioterapia foi observado e associado à disfunção miocárdica tardia.[34] Alguns pacientes são mais sensíveis à cardiotoxicidade e desenvolvem disfunção significativa a doses menores, sugerindo a provável existência de predisposição genética. Alguns fatores de risco comprovados são a irradiação torácica, os extremos de idade, cardiopatia subjacente, diabetes, exposição a outro agente cardiotóxico e, de modo mais significativo, a dose cumulativa administrada. A fração de ejeção ventricular esquerda com ecocardiograma ou MUGA (sigla em inglês de *multiple gate acquisition scan*), apesar de pouco sensível

como indicador de lesão cardíaca inicial, deve ser monitorada antes da terapia e a intervalos regulares. Estratégias preventivas para evitar cardiotoxicidade por antraciclinas foram propostas e envolvem limitação da dose; esquemas de administração mais longos que resultam em picos de concentração plasmática menores; sistemas de distribuição inovadores, como a doxorrubicina lipossômica peguilhada, que parece penetrar preferencialmente os vasos tumorais; uso de agentes cardioprotetores, como dexrazoxana, um quelante de ferro, ou uso de inibidores de ECA e carvedilol; e, por fim, uso de análogos menos tóxicos de doxorrubicina, como epirrubicina.[41]

3.1.1.2 Ciclofosfamida

Agente alquilante usado contra neoplasias hematológicas e cânceres de mama, ovário e de pequenas células do pulmão. A insuficiência cardíaca foi relatada em 7 a 28% dos pacientes e ocorre em 1 a 10 dias após a administração. Entre os fatores de risco, estão a administração concomitante de antraciclina e a irradiação mediastínica. Diferentemente das antraciclinas, o risco de cardiotoxicidade está mais relacionado com a dose administrada no ciclo presente do que com a dose cumulativa ao longo da vida.[9]

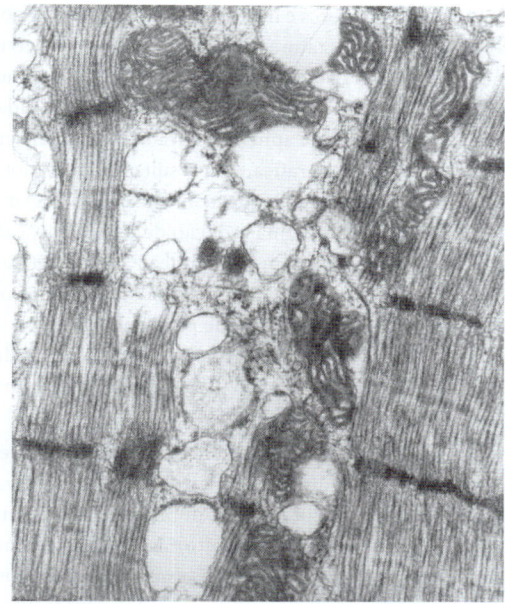

FIGURA 92.4 Micrografia eletrônica demonstrando achados ultraestruturais de desarranjo de miofibrilas e vacuolização citoplasmática em uma biópsia de miocárdio oriunda de uma paciente de 58 anos, 2 meses após o último ciclo de quimioterapia com doxorrubicina. A fração de ejeção ventricular esquerda era 28% no momento da biópsia.

3.1.2 Terapias dirigidas

A lógica por trás da terapia anticâncer molecularmente dirigida está no fato de a inibição específica de vias metabólicas essenciais ao crescimento tumoral permitir o desenvolvimento de um agente anticâncer altamente efetivo que preservaria os órgãos normais contra efeitos adversos. As quinases são um grupo de enzimas que catalisam a fixação de resíduos de fosfato aos aminoácidos que frequentemente induzem alterações conformacionais na estrutura terciária das proteínas. Quinases mutantes ou superexpressas, em geral tirosina-quinases, foram observadas em muitos cânceres e estão associadas ao crescimento tumoral. A maioria dos agentes molecularmente dirigidos inibe várias quinases celulares. A cardiotoxicidade ocorre quando o agente inibe uma quinase presente nas células miocárdicas que exerce papel importante na manutenção da homeostasia celular ou da resposta ao estresse.

3.1.2.1 Trastuzumabe

É um anticorpo monoclonal humanizado contra o fator de crescimento epidérmico humano 2 (também conhecido como HER2). Cerca de um quarto dos cânceres de mama superexpressa HER2 e esse fenótipo está associado a um pior prognóstico. O tratamento com trastuzumabe resulta em sobrevida significativamente melhorada de pacientes com câncer de mama HER2+ e é bem tolerado, exceto pelo desenvolvimento de insuficiência cardíaca em uma proporção significativa de pacientes. Os fatores

de risco de desenvolvimento de cardiotoxicidade por trastuzumabe incluem idade, cardiopatia preexistente, hipertensão, diabetes, irradiação cardíaca e uso concomitante de outros agentes cardiotóxicos, especialmente as antraciclinas. A dose cumulativa não está associada com cardiotoxicidade e não há alterações ultraestruturais observáveis nas amostras de biópsia, caracterizando, assim, o trastuzumabe como agente cardiotóxico tipo II. A disfunção miocárdica, geralmente, é reversível mediante retirada do fármaco e a maioria dos pacientes submetidos à reintrodução do medicamento não apresenta declínio subsequente da função ventricular esquerda.[11]

3.1.2.2 Pequenas moléculas inibidoras de tirosina-quinase

O imatinibe foi a primeira pequena molécula com capacidade de inibição da tirosina-quinase a ser usado comercialmente e revolucionou o tratamento de pacientes com leucemia mielógena crônica. Também é usado em outras neoplasias hematológicas e em tumores do estroma gastrintestinal. A incidência de insuficiência cardíaca em estudos clínicos era baixa e sem relação com a dose cumulativa. Os fatores de risco de desenvolvimento de disfunção ventricular são a idade e existência prévia de DCV. Como o agente está associado à retenção de líquido, pacientes com reserva cardíaca limítrofe tendem a vivenciar episódios transientes de insuficiência cardíaca. Isso sugere que o agente induz disfunção cardíaca de modo indireto, e não como resultado direto do dano ao miócito.

3.1.2.3 Inibidores de angiogênese

O crescimento tumoral depende da formação de novos vasos sanguíneos que supram oxigênio e nutrientes para as células neoplásicas em rápida divisão. Os inibidores de angiogênese são uma classe de agentes cujo alvo é o suprimento vascular de tumores e que foram aprovados para uso no tratamento de amplo número de tumores sólidos. O anticorpo monoclonal bevacizumabe é ativo contra o fator de crescimento endotelial vascular (VEGF) e usado no tratamento do câncer de colo metastático. As pequenas moléculas inibidoras de tirosina-quinase, como sunitinibe, sorafenibe e pazopanibe, também bloqueiam a via do VEGF e são aprovados para uso no tratamento do carcinoma de células renais e de outras neoplasias. Todos esses agentes estão associados ao desenvolvimento frequente de hipertensão. Não há estudos clínicos sobre inibidores de angiogênese que tenha sido previamente projetados especificamente para a avaliação da disfunção ventricular esquerda, mas estudos retrospectivos demonstraram o risco aumentado de desenvolvimento de insuficiência cardíaca associado ao bevacizumabe e ao sunitinibe. O dano primário ao miócito não foi observado com o uso desses agentes, e a disfunção cardíaca pode ser resultante do estresse oxidativo aumentado relacionado à hipertensão em pacientes com reserva cardíaca insuficiente para compensar o pós-carga aumentado. Aparentemente, a disfunção cardíaca é reversível depois da descontinuação do tratamento na maioria dos pacientes.[11,43]

3.2 DOENÇA CARDIOVASCULAR INDUZIDA POR RADIAÇÃO

Ao longo dos últimos 50 anos, a radioterapia (RT) se tornou essencial ao tratamento dos numerosos tipos de cânceres. As taxas de melhorea de sobrevida foram observadas com essa terapia e o manejo de muitos pacientes com câncer atualmente frequentemente envolvem RT curativa ou paliativa.[44,45] A cardiopatia induzida por radiação, geralmente, é uma complicação tardia da terapia anticâncer. As melhoras significativas das taxas de sobrevida em muitos cânceres ocorridas nos últimos anos disponibilizaram tempo de sobrevida suficiente para que as sequelas da radiação fossem evidenciadas.

A irradiação torácica é usada em 37% dos pacientes com câncer de mama e estudos recentes demonstraram uma associação entre a exposição à RT e o desenvolvimento de cardiopatia isquêmica a partir de 5 anos de pós-tratamento, mas que pode se tornar evidente somente depois de muitos anos. Esse risco aumentado é proporcional à quantidade de radiação a que o coração é exposto. Em média, há um aumento de 7,4% na incidência de eventos coronarianos significativos para cada aumento de 1 Gray na exposição cardíaca à radiação, sendo que mulheres com fatores de risco cardíacos preexistentes apresentam aumentos absolutos maiores do risco.[46]

Outro grupo de pacientes expostos com frequência à irradiação cardíaca é o de pacientes com doença de Hodgkin. Durante o seguimento prolongado de pacientes com doença de Hodgkin tratados com RT, as doenças cardiovasculares estão em terceiro lugar como causa principal de morte. Em um estudo, foi demonstrado que 96% desses pacientes exibiam alguma forma de dano cardíaco subsequente à RT quando submetidos ao exame de ecocardiografia, cintigrafia miocárdica e cateterismo cardíaco.[47] Recentemente, uma significativa disfunção autônoma durante e após o exercício também foi observada em pacientes sobreviventes de doença de Hodgkin submetidos à irradiação torácica. Essas anormalidades na função neural autônoma estão associadas à tolerância diminuída ao exercício e à mortalidade por causas diversas aumentada nesses pacientes.[48]

Os efeitos da RT sobre o sistema cardiovascular podem acometer todos os componentes do coração, incluindo o pericárdio, miocárdio, valvas cardíacas, circulação coronariana e sistema condutor, dependendo da dose de radiação e da localização. O tecido cardíaco mais sensível aos efeitos da radiação é o pericárdio. O tipo e a localização do tumor também influenciam as consequências cardíacas. A probabilidade de cardiotoxicidade é maior em tumores da mama esquerda, em comparação com os tumores de lado direito, devido à dose de radiação aumentada aplicada sobre o coração e ao envolvimento mais frequente da artéria coronária descendente anterior esquerda. Lesões cardíacas maiores, geralmente, são observadas com doses acima de 30 Gy, embora os efeitos cardíacos sejam vistos a doses significativamente menores e não haja um limiar abaixo no qual não ocorra lesão. Outros fatores de risco de dano cardíaco induzido por radiação são listados na Tabela 92.6. Técnicas modernas de RT, como o uso de campos tangenciais, blindagem cardíaca, uso de técnicas de apneia inspiratória e o planejamento cuidadoso da RT tomográfica, têm resultado em menor irradiação cardíaca.[10] Foi estimado que, com o uso do planejamento tridimensional para RT, há uma redução de 64% na dose de radiação aplicada ao coração, em comparação à RT tradicional.[49] Como há um retardo significativo de vários anos entre o momento da RT e o desenvolvimento de problemas clínicos, ainda não foi determinado o grau de redução da lesão por radiação que é possível obter com essas técnicas modernas nem sua importância clínica.

Após a irradiação, qualquer célula do coração pode ser danificada. A radiação induz a geração de espécies reativas do oxigênio que causam quebra da fita dupla de DNA, levando à morte celular, a uma cascata inflamatória, à disfunção endotelial, diminuição da perfusão, trombose microvascular e isquemia.[10] Como mostrado na Figura 92.5, o dano microvascular está associado com fibrose miocárdica tardia, disfunção diastólica e subsequente desenvolvimento de insuficiência cardíaca. Também está associado a um pericárdio que apresenta aumento de permeabilidade capilar, inflamação e fibrose. Ao nível macrovascular, a lesão por radiação se manifesta como um processo aterosclerótico acelerado que leva à Doença Arterial Coronária (AC).[50]

As manifestações clínicas de cardiotoxicidade por radioterapia podem ocorrer de forma aguda, mas isso raramente acontece com a reduzida exposição cardíaca associada às técnicas modernas de RT. Os efeitos agudos da radiação geralmente são subclínicos e mais difíceis de diagnosticar, devendo ser investigados em pacientes que apresentam sintomas cardiovasculares

TABELA 92.6 Fatores de risco de cardiopatia induzida por RT
Irradiação torácica anterior ou esquerda
Dose de radiação cumulativa alta (acima de 30 Gray)
Pacientes jovens (< 50 anos de idade)
Doses de radiação fracionadas > 2 Gray/dia
Localização tumoral dentro ou perto do coração
Quimioterapia cardiotóxica concomitante
Protocolos de RT antigos
Ausência de proteção durante a radioterapia/quimioterapia
Tempo de seguimento longo
Presença de fatores de risco cardiovascular (diabetes, tabagismo, sobrepeso, hipertensão moderada, dislipidemia)
Cardiopatia preexistente

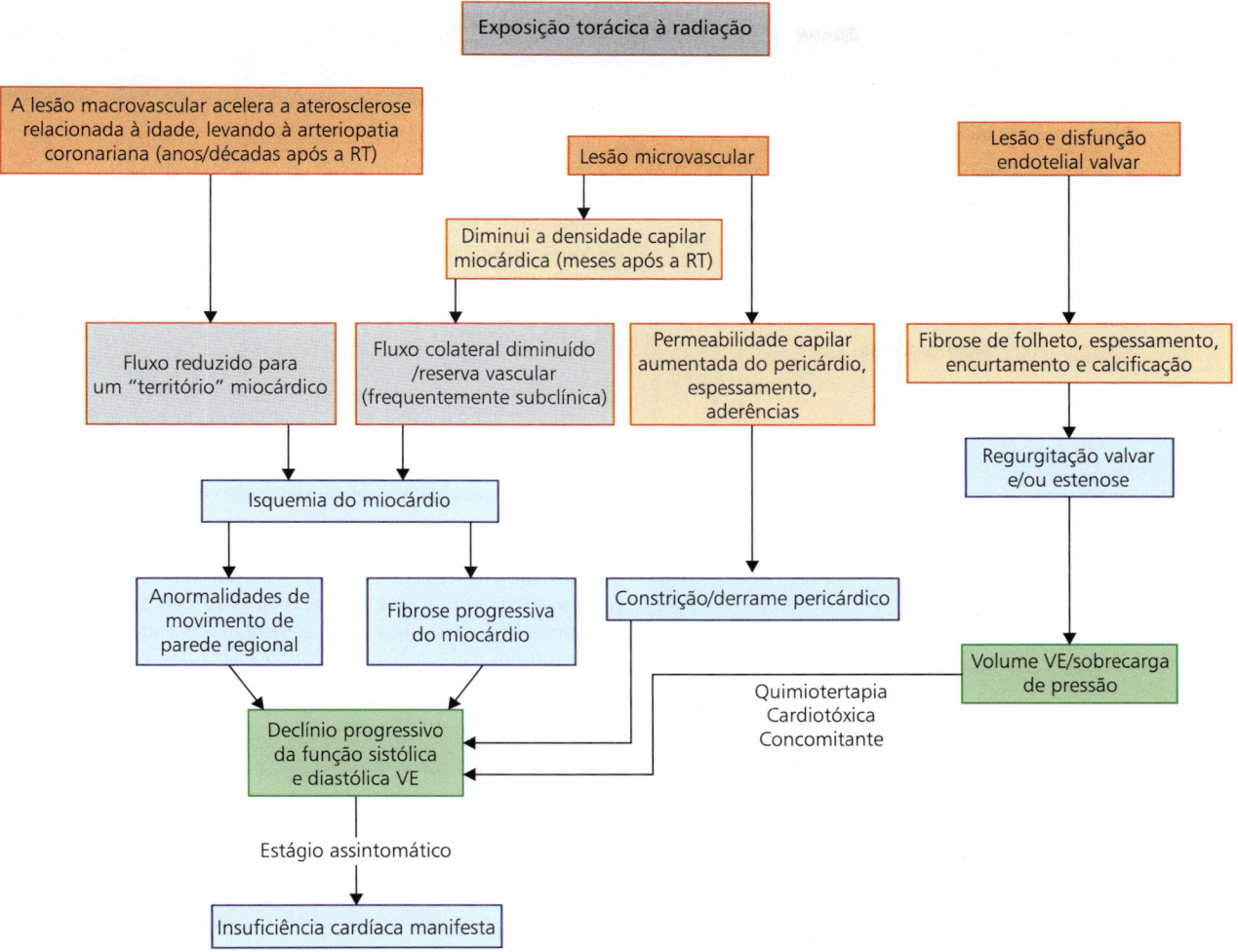

FIGURA 92.5 Consequências fisiopatológicas da exposição cardíaca à radiação em diferentes estruturas do coração. Adaptado com permissão de Lancellotti P, Nkomo VT, Badano LP, et al.[50] RT: radioterapia; VE: ventrículo esquerdo.

TABELA 92.7 Efeitos da radiação sobre o coração*	
AGUDOS	**A LONGO PRAZO**
Pericardite	Pericardite
▪ A pericardite aguda é rara e ocorre com maior frequência durante a RT, como uma reação à necrose/inflamação de um tumor localizado próximo ao coração. ▪ A pericardite aguda tardia ocorre em algumas semanas após a RT e pode ser revelada por derrame pericárdico assintomático ou por pericardite sintomática. O tamponamento cardíaco é raro. O desaparecimento espontâneo desta efusão pode levar até 2 anos.	▪ A pericardite crônica tardia surge várias semanas a anos após a RT. Neste tipo, é possível observar grande espessamento fibroso, aderências, constrição crônica e derrame pericárdico crônica. É vista em até 20% dos pacientes em um período de 2 anos após a irradiação. ▪ A pericardite constritiva pode ser observada em 4 a 20% dos pacientes e parece ser dose-dependente, bem como estar relacionada à presença de efusão pericárdica na fase aguda.

[Continua]

[Continuação]

TABELA 92.7 Efeitos da radiação sobre o coração*	
AGUDOS	**A LONGO PRAZO**
Miocardiopatia	Miocardiopatia
▪ Miocardite aguda relacionada à inflamação induzida por radiação, com anormalidades de repolarização transiente e disfunção miocárdica leve.	▪ Fibrose miocárdica difusa (muitas vezes após doses de irradiação > 30 Gray), com disfunção sistólica e diastólica relevante, perturbação da condução e disfunção autônoma. ▪ A miocardiopatia restritiva representa um estágio avançado de dano miocárdico devido à fibrose com disfunção diastólica grave, além de sinais e sintomas de insuficiência cardíaca.
Doença valvar	Doença valvar
▪ Sem efeitos imediatos evidentes.	▪ Espessamento do aparato e do folheto valvar, fibrose, encurtamento e calcificação predominante nas valvas de lado esquerdo (relacionado à diferença de pressão entre os lados esquerdo e direito do coração). ▪ A regurgitação valvar é encontrada mais comumente do que estenose. ▪ Lesões estenóticas mais comumente envolvem a valva aórtica. ▪ Incidência relatada de doença valvar clinicamente significativa: 1% aos 10 anos; 5% aos 15 anos; 6% aos 20 anos. ▪ A incidência de doença valvar aumenta significativamente decorridos mais de 20 anos da irradiação: RA leve em até 45%; ≥ RA moderada em até 15%; EA em até 16%; RM leve em até 48%; RP leve em até 12%.
Arteriopatia coronariana	Arteriopatia coronariana
▪ Sem efeitos evidentes imediatos (defeitos cintilográficos de perfusão podem ser vistos em 47% dos pacientes após a RT e podem ser acompanhados de anormalidades de movimento de parede e dor torácica; seu prognóstico a longo prazo e a importância são desconhecidos).	▪ AC acelerada surgindo na juventude. ▪ Fatores de risco aterosclerótico concomitantes intensificam ainda mais o desenvolvimento de AC. ▪ Pode ser latente até 10 anos após a exposição (pacientes com menos de 50 anos de idade tendem a desenvolver AC na primeira década subsequente ao tratamento, enquanto pacientes de mais idade exibem períodos de latência mais longos). ▪ Óstios coronarianos e segmentos proximais tipicamente envolvidos. ▪ A AC duplica o risco de morte; o risco relativo de morte por infarto do miocárdio varia de 2,2 a 8,8.
Arteriopatia carótica	Arteriopatia carótica
▪ Sem efeitos evidentes imediatos.	▪ As lesões induzidas por RT são mais extensas, envolvendo segmentos maiores e áreas atípicas de segmentos caróticos. ▪ Incidência estimada (incluindo estenose de artéria subclávia) em cerca de 7,4% no linfoma de Hodgkin.
Outra doença vascular	Outra doença vascular
▪ Sem efeitos evidentes imediatos.	▪ Calcificação da aorta ascendente e do arco aórtico (aorta de porcelana). ▪ Lesões de outros segmentos vasculares presentes junto ao campo de radiação.

RA: regurgitação aórtica; EA: estenose aórtica; AC: arteriopatia coronariana; RM: regurgitação mitral; RP: regurgitação pulmonar; RT: radioterapia. *Adaptado com permissão de Lancellotti P, Nkomo VT, Badano LP, et al. Expert consensus for multi-modality imaging evaluation of cardiovascular complications o radiotherapy in adults: a report from the European Association of Cardiovascular Imaging and the American Society of Echocardiography. J Am Soc Echocardiogr 2013; 26: 1013-1032.

imediatamente após a RT. A Tabela 92.7 apresenta um resumo dos efeitos agudos e a longo prazo da radiação sobre o coração.

3.2.1 Doença pericárdica

A pericardite aguda clinicamente evidente era uma ocorrência comum após a radioterapia, mas agora se tornou rara graças à reduzida exposição cardíaca proporcionada pelas técnicas de radioterapia contemporâneas. Entretanto, cerca de 70 a 100% dos pacientes tratados com radioterapia torácica sofrem algum tipo de dano no tecido pericárdico que pode ser assintomático ou se manifestar como espessamento pericárdico, derrame pericárdico (que, às vezes, evolui para tamponamento), aderências pericárdicas, pericardite constritiva ou fibrose pericárdica.

A radioterapia pode ser responsável por uma ampla parte dos casos de pericardite constritiva em geral. O diagnóstico pode ser estabelecido por ecocardiografia, RM ou TC, pela observação do espessamento pericárdico. O tratamento da pericardite sintomática inclui o uso de fármacos anti-inflamatórios não esteroides. Pacientes sintomáticos com derrames pericárdicos abundantes podem necessitar de pericardiocentese. Para os casos de fibrose pericárdica extensiva com restrição significativa do enchimento diastólico, há indicação de pericardiectomia. Entretanto, a taxa de sobrevida de 5 anos entre pacientes submetidos à cirurgia para pericardite constritiva secundária à RT é significativamente pior do que com a pericardiectomia por outras causas, possivelmente devido ao envolvimento miocárdico e coronariano concomitante.

3.2.2 Miocardiopatia

A disfunção miocárdica pode resultar da lesão de células miocárdicas diretamente induzida por radiação ou pode ser uma consequência indireta de doença valvular ou coronariana. O risco de miocardiopatia por radiação é aumentado pelo uso da quimioterapia cardiotóxica adjuvante. O principal sintoma é a dispneia e a ecocardiografia transtorácica é a modalidade de imagem de escolha para o diagnóstico e seguimento da miocardiopatia associada à RT. O declínio da fração de ejeção é usado tradicionalmente como principal característica da disfunção miocárdica, contudo está comprovado que as técnicas de imagem de deformação miocárdica detectam alterações subclínicas mais precoces da função miocárdica.[51] As técnicas mais modernas de RM cardíaca, como o mapeamento T1, também podem demonstrar fibrose miocárdica difusa nesse contexto.

O tratamento da insuficiência cardíaca é similar ao da condição causada por outras miocardiopatias, inclusive com b-bloqueadores e inibidores de ECA. Apesar da falta de dados consistentes na literatura sobre o uso de transplante cardíaco nesse contexto, ele continua sendo uma opção em casos selecionados.

3.2.3 Cardiopatia valvular

Dados de autópsia indicam que, em pacientes expostos à irradiação, pode haver evidência histológica de fibrose de todas as valvas cardíacas e, mas o acontecimento das valvas cardíacas do lado esquerdo tem maior relevância clínica. Inicialmente, a radiação causa retração valvar, por isso a regurgitação é observada com maior frequência do que a estenose. Com o passar do tempo, pode ocorrer calcificação e fibrose. As lesões estenóticas mais comumente envolvem a valva aórtica. A substituição valvar é o tratamento de escolha para a maioria dos pacientes com doença valvar grave, porém a fibrose miocárdica e a doença de pequenos vasos podem acrescentar um componente significativo ao risco cirúrgico geral. A pericardite constritiva associada é um fator preditivo independente de mortalidade perioperatória. Um risco aumentado de infecção da esternotomia foi relatado. A presença de grande fibrose mediastínica também pode aumentar a dificuldade técnica da cirurgia, explicando a taxa de mortalidade aumentada. A substituição percutânea da valva aórtica pode ser uma opção em casos de fibrose mediastínica extensa ou em pacientes de alto risco cirúrgico.

3.2.4 Doença arterial coronariana

A exposição à radiação das artérias acelera o processo aterosclerótico, levando à possibilidade de desenvolvimento de Doença Arterial Coronária (AC) significativa ainda na juventude, em especial em pacientes expostos a doses acima de 35 Gray. A irradiação cardíaca está associada a eventos coronarianos, de modo dose-dependente.[46] A presença de fatores de risco ateroscleróticos concomitantes aumenta ainda mais a probabilidade de desenvolvimento de AC. Há predominância de envolvimento ostial e proximal das artérias coronárias, em especial da artéria descendente anterior esquerda. A doença do tronco da artéria coronária esquerda também é encontrada.

Uma manifestação clínica pode ser o aparecimento de angina ao esforço, todavia esses pacientes, muitas vezes, apresentam síndromes coronarianas agudas ou insuficiência cardíaca sem dor torácica. A detecção de isquemia do miocárdio pode ser feita por detecção de alterações eletrocardiográficas, ecocardiografia de estresse ou enzimas cardíacas. A imagem de perfusão miocárdica é um método não invasivo de detecção de AC, contudo a obtenção de resultados anormais nesses pacientes também pode refletir o dano à microcirculação, e não a doença das artérias epicárdicas. Dado o colapso vascular generalizado que se segue à irradiação, pode ser difícil quantificar a isquemia global. A angiografia por TC coronariana com ou sem escores de cálcio é uma opção para detecção não invasiva de Doença Arterial Coronária, mas o padrão-ouro ainda é a clássica angiografia coronariana percutânea.

Entre as opções terapêuticas, estão o tratamento médico e cirúrgico ou a revascularização percutânea. O tratamento cirúrgico pode ser dificultado pela presença de fibrose mediastínica, calcificação aórtica ou lesão da artéria mamária interna esquerda induzida por radiação. A RT pode ser associada ao vaso com diâmetro pequeno, o que pode tornar a revascularização problemática. A angiografia pré-operatória é essencial.

O curso temporal específico e o método de vigilância para pesquisa de Doença Arterial Coronária em pacientes expostos à RT ainda é desconhecido. É recomendado que pacientes com mais de 45 anos de idade no momento da RT comecem a triagem após 5 anos de terapia, enquanto aqueles com idade até 45 anos devem começar a triagem decorridos 10 anos da RT.[52]

3.2.5   Anormalidades de condução

O sistema de condução elétrica do coração pode ser afetado pela fibrose induzida por radiação, com desenvolvimento de bloqueio fascicular ou de ramo e bloqueio cardíaco total. O marca-passo permanente é indicado, em conformidade com as diretrizes disponíveis, na presença de sintomas e bloqueio de alto grau.

3.2.6   Arteriopatia periférica

Similarmente ao que acontece com as artérias coronárias, as artérias periféricas podem ser danificadas quando expostas à radiação. As lesões de carótida secundárias à RT costumam ser mais extensas, frequentemente envolvendo longos segmentos arteriais. Nesse contexto, é relatado um aumento clinicamente significativo de 2 a 3 vezes das taxas de incidência de AVE isquêmico e ataques isquêmicos transitórios. Um aumento da espessura íntima-média tem sido observado em 24% dos pacientes com doença de Hodgkin e outros cânceres que foram submetidos à RT do pescoço.[53] Dependendo da RT, outras artérias, como a artéria subclávia, podem ser afetadas.

3.3 EVENTOS TROMBOEMBÓLICOS

Há desenvolvimento de eventos trombóticos em pacientes com câncer, como resultado de um estado pró-coagulativo, com a contribuição de três fatores principais classicamente referidos como tríade de Virchow: estase; lesão na parede vascular; e hipercoagulabilidade. Em qualquer paciente individual, pode haver predominância de um componente da tríade. Por exemplo, em pacientes com policitemia vera, há um reconhecido estado de hipercoagulabilidade, enquanto em um paciente com tumor atrial direito comprometendo o fluxo sanguíneo para o coração, a estase poderia ser considerada o principal componente para uma condição com propensão à trombose. O uso prolongado de cateteres intravasculares, comum em pacientes com câncer, pode resultar em lesão endotelial e alterações do fluxo sanguíneo local, além de estar associado à trombose. A incidência de trombose é consideravelmente maior em pacientes com câncer do que na população geral, em particular de tromboembolia venosa, que ocorre em cerca de 5 a 7% dos pacientes com câncer. A presença de tromboembolismo em pacientes com câncer está associada a um prognóstico ruim. Os fatores de risco de episódios trombóticos em pacientes com câncer incluem a imobilização prolongada, cirurgia, insuficiência cardíaca, uso de inibidores de aromatase ou tamoxifeno, cateteres internos e alguns agentes quimioterápicos listados na Tabela 92.4. A localização do

trombo, sua extensão e a presença de circulação colateral determinarão a apresentação clínica. O unilateral em membros inferiores é a manifestação mais frequente da tromboembolismo venoso (TEV). A embolia pulmonar pode se manifestar com diferentes sinais e sintomas, conforme discutido no Capítulo 103, incluindo o aparecimento repentino de dispneia, dor torácica ou síncope. A abordagem diagnóstica para pacientes com câncer é similar à abordagem usada para a população geral, também referida no Capítulo 103. O tratamento da trombose pode ser desafiador na presença de neoplasia, devido ao risco aumentado de sangramento, à desnutrição, ao vômito, à trombocitopenia associada ou à disfunção de múltiplos órgãos. O uso de heparina de baixo peso molecular, geralmente, é preferido.

3.3.1   Síndrome da hiperviscosidade

A viscosidade significativamente aumentada do sangue pode resultar em problemas clínicos. As manifestações mais comuns dessa síndrome são o sangramento espontâneo das mucosas, visão turva, sintomas neurológicos e insuficiência cardíaca. A hiperviscosidade pode resultar de níveis circulantes aumentados de imunoglobulinas, como ocorre no mieloma múltiplo e na macroglobulinemia de Waldenström, ou de níveis aumentados de componentes celulares sanguíneos, como observado em alguns distúrbios mieloproliferativos, como a policitemia vera e a trombocitose essencial, bem como em pacientes com leucemia linfoide crônica. O tratamento é determinado pela causa primária da síndrome.

4   ABORDAGEM DA DOENÇA CARDIOVASCULAR NO CONTEXTO DE MALIGNIDADE

4.1 ISQUEMIA DO MIOCÁRDIO

A dor torácica não é queixa incomum de pacientes com câncer. Embora existam outras causas de dor torácica, como o envolvimento pericárdico, a isquemia do miocárdio é o fator mais importante a ser avaliado. A DAC compartilha fatores de risco com o câncer. Do mesmo modo, a irradiação cardíaca está associada ao desenvolvimento de DAC proximal e de pequenos vasos, isquemia do miocárdio, infarto do miocárdio e morte súbita. Uma avaliação para detecção e quantificação de isquemia do miocárdio deve ser realizada. Não há diretrizes específicas para a investigação de isquemia do miocárdio em pacientes com câncer. ECG, ecocardiogramas, enzimas miocárdicas, testes de esforço e angiografia coronariana são exames que devem ser solicitados de acordo com a necessidade. A imagem de perfusão miocárdica alterada foi associada à mortalidade global e específica cardíaca em pacientes com câncer.[54] As estratégias de tratamento da DAC em pacientes com câncer devem considerar alguns fatores particulares a essa população de pacientes, como a necessidade frequente de cirurgia não cardíaca, problemas de trombocitopenia, maior propensão à trombose, interações farmacológicas frequentes e tendência de alguns agentes antineoplásicos a induzir isquemia.[55] O uso de aspirina parece ser seguro e efetivo em pacientes com trombocitopenia que apresentam síndromes coronarianas agudas.[56] Pouco é sabido sobre o resultado dos procedimentos de revascularização em pacientes com câncer. Teoricamente, mais problemática poderia ser a necessidade de terapia antiplaquetária dupla prolongada em pacientes com *stents* farmacológicos e, nesse caso, é recomendado considerar estratégias de revascularização alternativas. Entretanto, foi relatada uma experiência de um único centro em que a adoção de intervenções coronarianas para pacientes trombocitopênicos não aumentou o sangramento significativo nem a incidência de eventos cardiovasculares adversos em 6 meses.[57] Vários agentes quimioterápicos foram relacionados ao desenvolvimento de isquemia do miocárdio. A dor torácica semelhante à angina é o sintoma mais comum associado à administração de 5-fluouracil e seu pró-fármaco capecitamibe. Em casos raros, o uso desses agentes pode resultar em infarto do miocárdio. No evento de dor torácica, o fármaco deve ser descontinuado e as terapias antianginais devem ser iniciadas. A infusão de cisplatina pode causar dor torácica, mas incidência de complicações graves em pacientes sem isquemia do miocárdio preexistente é rara. A isquemia cardíaca foi relatada com o uso dos agentes antimicrotúbulos paclitaxel e docetaxel, contudo esses eventos, geralmente, não requerem troca de esquemas terapêuticos. Os inibidores de tirosina-quinase erlotinibe e sorafenibe foram associados à incidência aumentada de isquemia do miocárdio. O bevacizumabe, um anticorpo monoclonal dirigido contra o VEGF solúvel, usado no tratamento do câncer de colo metastático, foi associado ao risco aumentado de isquemia e trombose arterial nos territórios coronariano e cerebrovascular.[9] O tratamento dos eventos de isquemia aguda determina a interrupção do agente agressor e o início do uso de agentes vasodilatadores coronarianos com nitroglicerina e bloqueadores de canais de cálcio. O pré-tratamento com esses agentes, muitas vezes, permite a continuidade dos ciclos subsequentes de quimioterapia sem incidentes. A falha em controlar a isquemia demanda interrupção do agente agressor.

4.2 HIPERTENSÃO

A hipertensão é um dos fatores de risco mais comuns de DAC. A história de hipertensão prévia é frequente entre pacientes que desenvolvem câncer e aumenta a probabilidade de desenvolvimento de complicações cardíacas após o uso de vários agentes quimioterápicos. Os inibidores de angiogênese são novos agentes antineoplásicos dirigidos que inibem a via de sinalização do VEGF. Entre os agentes dessa classe, estão o bevacizumabe, um anticorpo monoclonal contra VEGF, e os inibidores de tirosina-quinase sunitinibe, sorafenibe, pazopanibe, cediranibe e outros. Foi constatado que todos esses agentes elevam a pressão arterial e a hipertensão foi sugerida como biomarcador da eficácia anticâncer. A pressão arterial pode aumentar logo após a administração da primeira dose e esse efeito é revertido pouco após a descontinuação do fármaco. A pressão arterial pode subir e chegar a níveis altíssimos, tendo sido relatada a ocorrência de complicações como encefalopatia hipertensiva e hemorragia intracraniana. Alguns pacientes desenvolvem proteinúria e disfunção endotelial similar ao observado em pacientes com pré-eclâmpsia. A fisiopatologia, ainda pouco conhecida, poderia envolver síntese diminuída de óxido nítrico nas células endoteliais, aumento da produção de endotelina 1, rarefação capilar e aumento da rigidez aórtica. O tratamento deve seguir as diretrizes disponíveis, incluindo alterações do estilo de vida e tratamento agressivo da hipertensão antes do início da terapia anticâncer. Exceto quando houver contraindicações, os inibidores de ECA e bloqueadores de canais de cálcio devem ser iniciados como agentes de 1ª linha. A pressão arterial deve ser monitorada com frequência e a terapia deve ser ajustada de acordo. É preciso ter cuidado para evitar a hipotensão durante os períodos de descanso de fármaco.[9,43] Como os inibidores de VEGF exercem seu efeito antitumoral inibindo o fluxo sanguíneo para o tumor, a hipertensão pode ser considerada um efeito-alvo – fato que explicaria por que, em certos casos, essa condição é marcador de eficácia. Nenhum desses agentes parece exercer efeito tóxico direto sobre o miócito e nenhum expressa toxicidade relacionada com a dose cumulativa. Por esse motivo, costumam ser incluídos na categoria tipo II. Outras terapias usadas para pacientes com câncer associadas ao desenvolvimento de hipertensão incluem a cisplatina, ciclosporina, tacrolimo, corticosteroides e RT do pescoço.

4.3 ARRITMIA

As arritmias em pacientes com câncer são uma condição clínica comum. A apresentação varia de um achado eletrocardiográfico absolutamente trivial a eventos com risco de vida potencial e morte súbita. As perturbações do ritmo cardíaco podem resultar do crescimento tumoral direto no coração ou pericárdio, ou podem ser consequência indireta do uso de agentes de tratamento anticâncer, ou ainda do meio interno alterado resultante da presença de neoplasia maligna. Outros determinantes importantes do desenvolvimento de arritmias são as comorbidades frequentes em pacientes com câncer, como a doença pulmonar obstrutiva crônica, hipertensão, cardiopatia isquêmica e insuficiência cardíaca. Em pacientes com câncer, as arritmias são mais comumente causadas por condições coexistentes do que pelo crescimento tumoral direto. Hipóxia, perturbações eletrolíticas, tireotoxicose, pericardite, hipertensão pulmonar, pressão venosa central aumentada, inflamação sistêmica e outras causas de alteração da homeostasia interna podem contribuir para a gênese de arritmias em pacientes com doença neoplásica.

A abordagem diagnóstica é similar àquela adotada para a população geral. Entretanto, é possível que surjam dificuldades devido à exagerada variação respiratória do eixo elétrico do coração bem como às alterações da voltagem QRS. As arritmias supraventriculares são observadas com mais frequência em pacientes com câncer. A taquicardia sinusal não deve ser negligenciada e sua causa (dor, febre, ansiedade, hipovolemia, anemia, embolia etc.) deve ser vigorosamente investigada e tratada. A taquicardia atrial multifocal é comum em pacientes com câncer de pulmão avançado e insuficiência cardíaca. A taquicardia supraventricular paroxística pode ocorrer pela primeira vez durante o tratamento anticâncer. Provavelmente, em pacientes com substrato elétrico cardíaco alterado, alterações metabólicas e liberação aumentada de catecolamina podem predispor a uma reentrada elétrica previamente desconhecida. É possível tentar a ablação por radiofrequência, que está associada a um alto índice de sucesso em casos refratários, quando o prognóstico oncológico é adequado.[58] A síndrome de Wolff-Parkinson-White foi descrita em pacientes pediátricos com rabdomiomas. Acredita-se que nestes pacientes a condução elétrica através do tumor poderia participar da gênese da pré-excitação e da via de reentrada.[59] A fibrilação atrial também é um achado comum em pacientes com câncer. A cardiopatia intrínseca é fator de risco de desenvolvimento de fibrilação atrial ou *flutter*, mas é preciso ainda perseguir e corrigir as causas secundárias que contribuem para a sua ocorrência como aquelas já descritas. A fibrilação atrial pode ser deflagrada pela administração de agentes quimioterápicos e também pode ocorrer após a radioterapia torácica. Devem ser feitas tentativas de conversão para ritmo sinusal ou controle da frequência do mesmo modo como para a população geral. Exceto quando houver contraindicação, deve ser considerada uma anticoagulação plena para evitar fenômenos embólicos, apesar do risco aumentado de complicações hemorrágicas e da necessidade frequente de cirurgia oncológica nesses pacientes.

As arritmias ventriculares são mais frequentes em pacientes com câncer do que na população geral. A presença de cardiopatia estrutural predispõe ao desenvolvimento de taquicardia ventricular. Tumores primários e metastáticos, cardiotoxicidade por antraciclina e espasmos coronarianos induzidos por 5-fluouracil são as causas de taquicardia ventricular em pacientes com câncer. O *torsade de pointes*, uma taquicardia ventricular de tipo polimórfico e associada ao prolongamento do intervalo QT, não é infrequente em pacientes com câncer. Existem muitos fármacos (tanto quimioterápicos como não quimioterápicos) administrados com frequência a pacientes com câncer que podem prolongar o intervalo QT e, em pacientes suscetíveis, induzir *torsade de pointes*. Pacientes com câncer, muitas vezes, apresentam vômito e diarreia que podem acarretar perturbações eletrolíticas e predispor ao prolongamento de QT. O trióxido de arsênico, usado no tratamento da leucemia, é o agente quimioterápico associado com maior frequência à ocorrência de *torsade de pointes*, com relatos de morte em casos raros. Outros agentes usados na terapia anticâncer, como tamoxifeno, doxorrubicina, 5-fluouracil, lapatinibe, dasatinibe, nilotinibe e sunitinibe, foram associados ao prolongamento do intervalo QT, todavia aparentemente seguindo um curso mais benigno.[9,58]

Bradicardia e bloqueio cardíaco podem ser causados por vários fatores em pacientes com câncer. Paclitaxel e talidomida foram associados à ocorrência de bradicardia significativa, em geral benigna. O sistema de condução cardíaco pode ser diretamente afetado por fibrose associada à RT, por amiloidose ou envolvimento tumoral direto do nodo AV, em especial por linfoma e tumores císticos do nodo AV. A bradicardia reflexa também pode afetar pacientes com câncer, sobretudo naqueles com massas cervicais.[58] O tratamento das arritmias em pacientes com câncer deve começar com a correção de anormalidades metabólicas e, sempre que possível, remoção dos agentes arritmogênicos envolvidos. Na presença de disritmias clinicamente graves e refratárias, o tratamento específico deve ser instituído. O uso de marca-passo e desfibriladores automáticos não deve ser negado a pacientes selecionados com neoplasias de prognóstico favorável.

5   CONCLUSÃO E PERSPECTIVAS

As doenças não transmissíveis têm ganhado importância crescente na carga global de doenças que pesa sobre a sociedade nas últimas décadas. A DCV e o câncer são as duas causas mais comuns de morte no mundo desenvolvido e também nos países de renda baixa e intermediária. Com o envelhecimento da população mundial e a nítida melhora da triagem, diagnóstico e tratamento da DCV e do câncer, o diagnóstico concomitante dessas duas condições em um mesmo paciente se tornará cada vez mais comum. Conforme descrito no presente capítulo, o câncer pode ter efeitos diretos e indiretos significativos sobre o sistema cardiovascular. A quimioterapia e a RT comprovadamente afetam o coração de várias maneiras. O manejo cardíaco de pacientes com câncer também tem aspectos próprios. Nesse contexto, é muito bem-vindo o crescimento contínuo do novo campo da cardio-oncologia, que já é notável nos congressos e na literatura médica. Embora as sociedades médicas tenham tentado produzir declarações e diretrizes, ainda existe a necessidade urgente de realizar mais estudos randomizados que ajudem a guiar a tomada de decisão clínica baseada em evidência nessa área. É somente por meio da cooperação frutífera e estreita entre cardiologistas e oncologistas que conseguiremos prestar uma assistência melhor ao paciente afetado simultaneamente pela DCV e pelo câncer.

REFERÊNCIAS BIBLIOGRÁFICAS

1. Globocan 2012 Http://globocan.iarc.fr assessed on 12/22/13.
2. Bray F, Jemal A, Grey N, Ferlay J, Forman D. Global cancer transitions according to the Human Development Index (2008-2030): a population-based study. Lancet Oncol 2012; 13:790-801.
3. Gross PE, Lee BL, Badovinac-Crnjevic et al. Planning cancer control in Latin America and the Caribbean. Lancet Oncol 2013; 14:391-436.
4. Siegel R, Naishadham D, Jemal A. Cancer Statistics, 2012. CA Cancer J 62:10-29.
5. Daher IN, Daigle TR, Bhatia N, Durand JB. The prevention of cardiovascular disease in cancer survivors. Tex Heart Inst J 2012; 39:190-198.

6. de Haas EC, Oosting SF, Lefrandt JD, Wolffenbuttel BHR, Sleijfer DT, Gietema JA. The metabolic syndrome in cancer survivors. Lancet Oncol 2010; 11:193-203.

7. Redig AJ, Munshi HG. Metabolic syndrome after hormone-modifying therapy: risks associated with antineoplastic therapy. Oncology 2010; 24:839-844.

8. Ewer MS, Von Hoff DD, Benjamin RS. A historical perspective of anthacycline cardiotoxicity. Heart Failure Clin 2011; 7:363-372.

9. Yeh ET, Bickford CL. Cardiovascular complications of cancer therapy. Incidence, pathogenesis, diagnosis and management. J Am Coll Cardiol 2009; 53:2231-47.

10. Jaworski C, Mariani JA, Wheeler G. Cardiac complications of thoracic irradiation. J Am Coll Cardiol 2013; 61:2319-28.

11. Ky B, Vejpongsa P, Yeh ETH, Force T, Moslehi JJ. Emerging paradigms in cardiomyopathies associated with cancer therapies. Circ Res 2013; 113:754-764.

12. Lamba G, Frishman WH. Cardiac and Pericardial Tumors. Cardiology in Review. 2012; 20:237-252.

13. Dias RR, Fernandes F, Ramires FJA, et al. Mortality and embolic potential of cardiac tumors. Arq Bras Cardiol 2014 Arq Bras Cardiol. 2014;103(1):13-8.

14. Roberts WC. Primary and secondary neoplasms of the heart. Am J Cardiol 1997; 80 671-682.

15. Pinede L, Duhaut P, Loire R. Clinical presentation of left atrial cardiac myxomas: a series of 112 consecutive cases. Medicine 2001; 80:159-172.

16. Simson L, Kumar SK, Okuno SH. Malignant primary cardiac tumors: review of a single institution experience. Cancer 2008; 112:2440-2446.

17. Butany J, Nair V, Naseemuddin A, Nair GM, Catton C Yau T. Cardiac tumours: diagnosis and management. Lancet Oncol 2005; 6:219-228.

18. Ewer SM. Pericardial disease in the cancer patient. In: Ewer MS and Yeh E. ed. Cancer and the heart. Shelton, CT. PMPH. 2013; p:280-301.

19. Maisch B, Seferovic PM, Ristic AD et al. Guidelines on the diagnosis and management of pericardial disease. Eur Heart J 2004; 25:587-610.

20. National Cancer Institute: PDQ Cardiopulmonary syndromes. www.cancer.gov/cancertopics/pdq/supportivecare/cardiopulmonary/Heath-Professional assessed on 01/09/14.

21. Abner A. Approach to the patient with superior vena cava obstruction. Chest 1993; 103:394S-397S.

22. Rowell NP, Gleeson FV. Steroids, radiotherapy, chemotherapy and stents for superior vena cava obstruction in carcinoma of the bronchus: a systematic review. Clin Oncol 2002; 14:338-342.

23. Von Hoff DD, Layard NW, Basa P, et al. Risk factors for doxorubicin--induced congestive heart failure. Ann Intern Med 1979; 91:710-717.

24. Ewer MS, Lippman SM. Type II chemotherapy-related cardiac dysfunction: time to recognize a new entity. J Clin Oncol 2005; 23:2900-2902.

25. Cardinale D, Sandri MT, Colombo A, et al. Prognostic value of troponin I in cardiac risk stratification of cancer patients undergoing high-dose chemotherapy. Circulation 2004; 109:2749-2754.

26. Ky B, Putt M, Sawaya H, et al. Early increases in multiple biomarkers predict subsequent cardiotoxicity in patients with breast cancer treated with doxorubicin, taxanes and trastuzumab. J Am Coll Cardiol 2014; 63:809-16.

27. Mokuyasu S, Suzuki Y, Kawahara E, et al. High-sensitivity cardiac troponin I detection for 2 types of drug-induced cardiotoxicity in patients with breast cancer. Breast Cancer 2014 feb 24 in press.

28. Poterucha JT, Kutty S, Lindquist RK, et al. Changes in left ventricular longitudinal strain with anthracycline chemotherapy in adolescents precede subsequent decreased left ventricular ejection fraction. J Am Soc Echocardiogr 2012; 25:733-40.

29. Sawaya H, Sebag IA, Plana JC, et al. Assessment of echocardiography and biomarkers for extended prediction of anthracyclines, taxanes and trastuzumab. Circ Cardiovasc Imaging 2012; 5:596-603.

30. Khouri MG, Hornsby WE, Risum N, et al. Utility of 3-dimentional echocardiography, global longitudinal strain, and exercise stress echocardiography to detect cardiac dysfunction in breast cancer patients treated with doxorubicin-containing adjuvant therapy. Breast Cancer Res Treat 2014; 143:531-539.

31. Tham EB, Haykowsky MJ, Chow K, et al. Diffuse myocardial fibrosis by T1-mapping in children with subclinical anthracycline cardiotoxicity: relationship to exercise capacity, cumulative dose and remodeling. Journal of Cardiovascular Magnetic Resonance. 2013; 15:48

32. Neilan TG, Coelho-Filho OR, Shah RV, et al. Myocardial extracellular volume by cardiac magnetic resonance imaging in patients treated with anthracycline-based chemotherapy. Am J Cardiol 2013; 111:717-722.

33. Chen J, Long JB, Hurria A, et al. Incidence of heart failure or cardiomyopathy after adjuvant transtuzumab therapy for breast cancer. J Am Coll Cardiol 2012; 60:2504-12.

34. Cardinale D, Colombo A, Lamantia G, et al. Anthracycline-induced cardiomyopathy: clinical relevance and response to pharmacologic therapy J Am Coll Cardiol 2010; 55:213-220.

35. Kalay N. Basar E, Ozdogru I, et al Protective effects of carvedilol against anthracycline-induced cardiomyopathy. J Am Coll Cardiol 2006; 48:2258-62.

36. Bosch X, Rovira M, Sitges M, et al Enalapril and carvedilol for preventing chemotherapy-induced left ventricular systolic dysfunction in patients with malignant hemopathies. J Am Coll Cardiol 2013; 61:2355-62.

37. Smiseth OA, Edvardsen T, Skulstad H. Cardioprotection during chemotherapy. Need for faster transfer of knowledge from cardiology to oncology and the role for a Cardio-Oncologist. J Am Coll Cardiol 2013; 61:2363-2364.

38. Seicean S, Seicean A, Plana JC, et al. Effect of statin therapy on the risk for incident heart failure in patients with breast cancer receiving anthraciclicne chemotherapy. J Am Coll Cardiol 2012; 60:2384-90.

39. Leniham DJ Statins in preparation for chemotherapy. J Am Coll Cardiol 2012; 60:2391-92.

40. Khouri MG, Douglas PS, Mackey JR, et al. Cancer therapy-induced cardiac toxicity in early breast cancer. Addressing the unresolved issues. Circulation 2012; 126:2749-2763.

41. Ewer MS. Anthracycline cardiotoxicity: clinical aspects, recognition, monitoring, treatment and prevention. In: Ewer MS and Yeh E. ed. Cancer and the heart. Shelton, CT. PMPH. 2013 p:11-41.

42. Zhang S, Liu X, Bawa-Khalfe T et al Identification of the molecular basis of doxorubicin-induced cardiotoxicity. Nat Med 2012; 18:1639-42.

43. Nazer B, Hunphreys BD, Moslehi J. Effects of novel angiogenesis inhibitors for the treatment of cancer on the cardiovascular system. Focus on hypertension. Circulation 2011; 124:1687-1691.

44. Groarke JD, Nguyen PL, Nohria A, et al. Cardiovascular complications of radiation therapy for thoracic malignancies: the role for non-invasive imaging for detection of cardiovascular disease. Eur Heart J 2013 doi:10.1093/eurheartj/ehj114.

45. Martinou M, Gaya A. Cardiac Complications after radical radiotherapy. Semin Oncol. 2013; 40:178-185.

46. Darby SC, Ewertz M, McGale P, et al. Risk of ischemic heart disease in women after radiotherapy for breast cancer. N Engl J Med 2013; 368:987-998.

47. Mauch PM, Kalish LA, Marcus KC, et al. Long-term survival in Hodgkin's disease relative impact of mortality, second tumors, infection and cardiovascular disease. Cancer J Sci Am 1995; 1:33-42.

48. Groarke JD, Tanguturi VK, Hainer J, et al. Abnormal exercise response in long-term survivors of Hodgkin lynphoma treated with thoracic irradiation. J Am Coll Cardiol 2015; 65:573-83.

49. Muren LP, Maurstad G, Hafslund R, et al. Cardiac and pulmonary doses and complication probabilities in standard and conformational tangential irradiation in conservative management of breast cancer. Radiother Oncol 2002; 62:173-183.

50. Lancellotti P, Nkomo VT, Badano LP, et al. Expert consensus for multi-modality imaging evaluation of cardiovascular complications o radiotherapy in adults: a report from the European Association of Cardiovascular Imaging and the American Society of Echocardiography. J Am Soc Echocardiogr 2013; 26:1013-1032.

51. Tsai HR, Gjesdal O, Wethal T, et al. Left ventricular function assessed by two-dimensional speckle tracking echocardiography in long-term survivors of Hodgkin's lymphoma treated by mediastinal radiotherapy with or without anthracycline therapy. Am J Cardiol. 2011; 107:472–477.

52. Van Leeuwen-Segarceanu EM, Bos WJ, Dorrestejin LD, et al. Screening Hodgkin's lymphoma survivors for radiotherapy-induced cardiovascular disease. Cancer Treat Rev 2011; 37:391-403

53. Plummer C, Henderson R, O'Sullivan J, et al. Ischemic strock and transient ischemic attacks after head and neck radiotherapy. A review. Stroke 2011; 42:2410-2418.

54. Chandra S, Lenihan DJ, Wei W, et al. Myocardial perfusion imaging and cardiovascular outcomes in a cancer population. Tex Heart Inst J 2009; 36:205-213.

55. Krone RJ. Managing coronary artery disease in the cancer patient. Prog Cardiovasc Dis. 2010; 53:149-156

56. Sarkiss MG, Yusuf SW, Warneke CL, et al. Impact of aspirin therapy in cancer patients with thrombocytopenia and acute coronary syndromes. Cancer 2007; 109:621-627.

57. Iliecu C, Durand JB, Kroll M. Cardiovascular interventions in thrombocytopenic patients. Tex Heart Inst J 2011; 38:259-260.

58. Ewer SM, Yussuf SW. Cardiac Arrhythmias in the cancer patient. In: Ewer MS and Yeh E. ed. Cancer and the heart. Shelton, CT. PMPH. 2013; p:190-209.

59. Van Hare GF, Phoon CK, Munkenbeck F, et al. Electrophysiologic study and radiofrequency ablation inpatients with intracardiac tumors and accessory pathways: is the tumor the pathway? J Cardiovasc Electrophysiol 1996; 7:1204-1210.

Doença Cardíaca em Pacientes Portadores do HIV

93

Tânia Mara Varejão Strabelli
Bruno Caramelli
Fernanda Reis de Azevedo
David Everson Uip

1 INTRODUÇÃO

Desde a descoberta do vírus HIV na década de 1990 até o momento atual, conseguiu-se transformar uma doença mortal (aids) em uma doença crônica, controlada através do uso de uma combinação de medicamentos (28 antirretrovirais, 19 disponíveis no Brasil), de hábitos de vida saudáveis e do acompanhamento médico regular para diagnóstico e controle dos eventos adversos.

Estima-se que 34 milhões de pessoas vivem com o HIV (Figura 93.1), tendo ocorrido 2.700.000 novas infecções e 1.700.000 mortes em 2011 em todo o mundo.[1] Desde o início da epidemia, em 1980, até junho de 2012, o Brasil tem 757.042 **casos registrados** de aids (condição em que a doença já se manifestou), de acordo com o último Boletim Epidemiológico. A taxa de detecção de aids no Brasil tem mostrado estabilização nos últimos dez anos, com uma média de 20,5 casos para cada 100.000 habitantes.

Observando-se a **epidemia por região** em um período de 10 anos, 2001 a 2011, a taxa de incidência caiu no Sudeste de 22,9 para 21,0 casos por 100 mil habitantes. Nas outras regiões, cresceu: 27,1 para 30,9 no Sul; 9,1 para 20,8 no Norte; 14,3 para 17,5 no Centro-Oeste; e 7,5 para 13,9 no Nordeste. Vale lembrar que o maior número de casos acumulados está concentrado na região Sudeste (56%).

Atualmente, ainda há mais casos da doença entre os homens do que entre as mulheres, mas essa diferença vem diminuindo ao longo dos anos. Esse aumento proporcional do número de casos de aids entre mulheres pode ser observado pela **razão de sexos** (número de casos em homens dividido pelo número de casos em mulheres). Em 1989, a razão de sexos era de cerca de 6 casos de aids no sexo masculino para cada 1 caso no sexo feminino. Em 2013, último dado disponível, chegou a 1,7 casos em homens para cada 1 em mulheres.

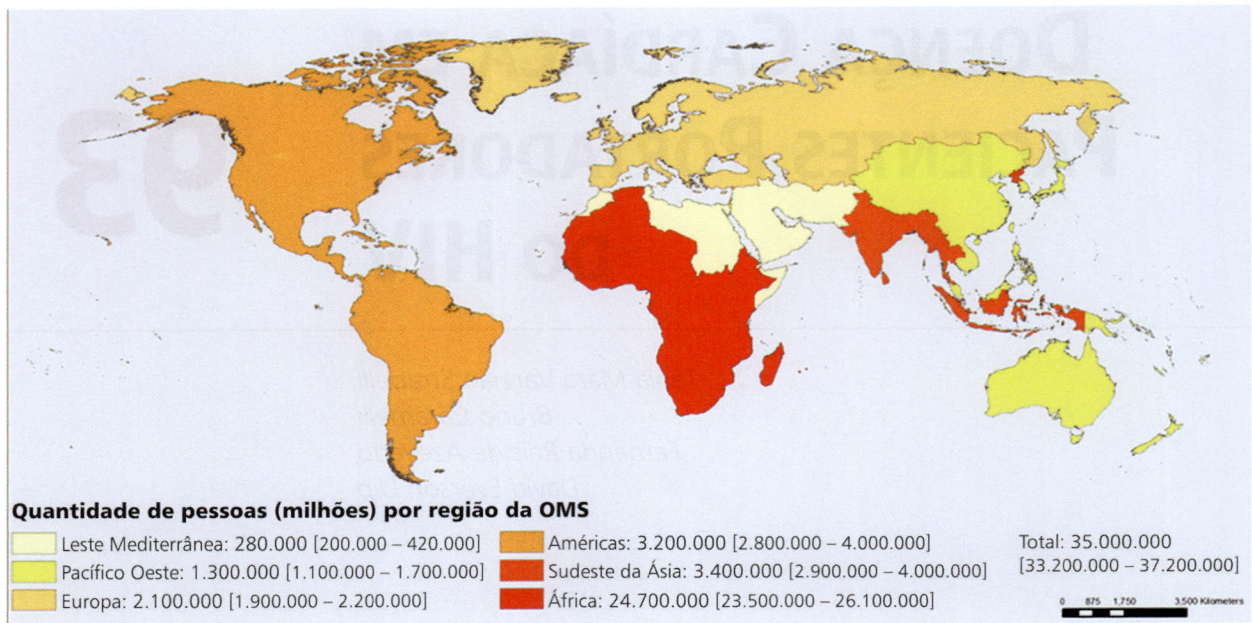

Quantidade de pessoas (milhões) por região da OMS

Leste Mediterrânea: 280.000 [200.000 – 420.000]   Américas: 3.200.000 [2.800.000 – 4.000.000]   Total: 35.000.000
[33.200.000 – 37.200.000]

Pacífico Oeste: 1.300.000 [1.100.000 – 1.700.000]   Sudeste da Ásia: 3.400.000 [2.900.000 – 4.000.000]

Europa: 2.100.000 [1.900.000 – 2.200.000]   África: 24.700.000 [23.500.000 – 26.100.000]

FIGURA 93.1 Adultos e crianças vivendo com vírus HIV, 2013, de acordo com as regiões da Organização Mundial da Saúde.

A aids é mais incidente, em ambos os sexos, de 25 a 49 anos de idade. Entre os jovens de 13 a 19 anos, tem-se maior número de casos entre as mulheres, sendo que essa inversão foi observada desde 1998. Em relação aos jovens, os dados apontam que, embora eles tenham elevado conhecimento sobre prevenção da aids e outras doenças sexualmente transmissíveis, há tendência de crescimento da infecção pelo HIV.

2   ESPECTRO E PROGRESSÃO DA INFECÇÃO PELO HIV

O espectro da infecção pelo HIV varia do paciente assintomático até imunodeficiência grave associada a infecções secundárias, neoplasias e outras condições. A infecção primária é sintomática entre 40% a 90% dos casos. O diagnóstico é feito pela presença do vírus (carga viral por PCR = 100% especificidade) ou pesquisa do antígeno p24 (100% sensibilidade) cerca de 3 semanas após a infecção inicial. A detecção de anticorpos ocorre de 3 a 12 semanas após a infecção.

A maioria dos estudos que avaliaram a história natural da infecção pelo HIV foi conduzida nos Estados Unidos e na Europa e mostrou que a aids se desenvolve em menos de 5% dos adultos infectados pelo HIV após 2 anos de infecção, sem tratamento. Aids se desenvolve em cerca de 20% a 25% após 6 anos de infecção e em 50% dentro de 10 anos. Entre 5% e 8% dos infectados permanecem clinicamente assintomáticos com contagem de linfócito T CD4 normal por mais de 8 anos após a infecção (*long-term nonprogressors*).[2]

3   TRATAMENTO DA INFECÇÃO PELO HIV

O tratamento está baseado no uso de combinações de medicamentos (coquetel). O objetivo básico da terapia antirretroviral (TARV) é diminuir a morbidade e a mortalidade da infecção pelo HIV (Figura 93.2). A supressão da replicação viral de forma sustentada leva à recuperação ou preservação da resposta imune e, com isso, à diminuição da frequência de infecções e neoplasias oportunistas. Estudos recentes sugerem que a supressão viral diminui a inflamação e a ativação imunológicas crônicas, que podem estar relacionadas a eventos cardiovasculares, por exemplo.

Atualmente estão disponíveis no Brasil 19 medicamentos antirretrovirais, divididos em cinco classes:[3]

a. Inibidores nucleosídeos da transcriptase reversa (INTR): zidovudina (AZT), abacavir (ABC), didanosina (ddI), estavudina (d4T), lamivudina (3TC) e tenofovir (TDF).

b. Inibidores não nucleosídeos da transcriptase reversa (INNTR): efavirenz (EFV), nevirapina (NVP) e etravirina (ETV).

c. Inibidores de protease (IP): fosamprenavir (FPV), atazanavir (ATV), darunavir (DRV), indinavir (IDV), lopinavir (LPVr), nelfinavir (NFV), ritonavir (RTV) e saquinavir (SQV).

d. Inibidores de fusão (IF): enfuvirtida (T20).

e. Inibidores da integrase - raltegravir (RAL).

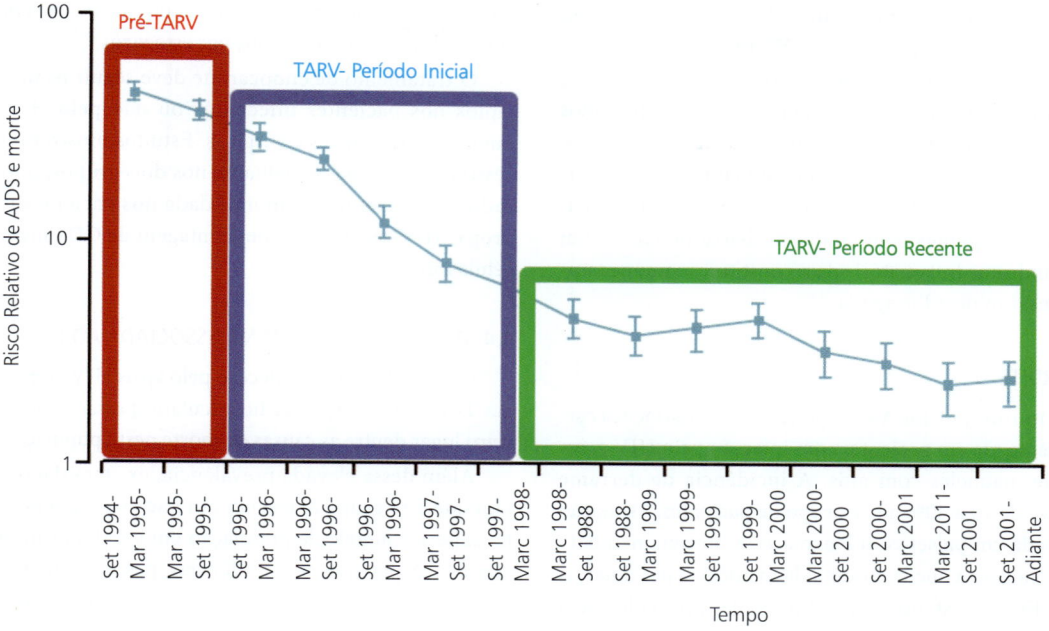

FIGURA 93.2 Transição da mortalidade em pessoas vivendo com HIV. Adaptado de EuroSIDA Study Group. Mocroft A. et al lANCET.

4 ALTERAÇÕES CARDIOVASCULARES RELACIONADAS AO HIV

O alto grau de controle da infecção pelo vírus HIV, obtido através da evolução das drogas antirretrovirais, gerou, em parte dos indivíduos infectados, um *status* em que a presença do vírus é quase indetectável. Esses indivíduos, então, passaram a apresentar como causas de morte mais frequentes aquelas não relacionadas ao HIV. Em um estudo desenvolvido por Lewden e colaboradores, avaliaram-se as principais causas de morte em indivíduos HIV-positivos (contagem de células T CD4+ > 500/ mL) na população francesa, ema nível nacional. Os resultados obtidos comprovaram essa afirmação, mostrando uma porcentagem bastante alta de mortes por outras causas não relacionadas ao HIV, dentre as quais as doenças cardiovasculares ocupavam o terceiro lugar com 14% de prevalência, frequência similar àquela encontrada na população em geral.[4] Outros autores encontraram prevalências ainda maiores, como 31%.[5] Estima-se ainda que essa porcentagem irá crescer com o passar dos anos e o envelhecimento da população HIV-positiva associado a anormalidades lipídicas comuns a essa população.[4]

O tipo de acometimento cardíaco varia dependendo da condição socioeconômica do paciente soropositivo, e existem cardiopatias que são mais frequentes nesses pacientes em comparação à população geral. Nos países mais ricos, em que os pacientes têm maior acesso ao tratamento com ARV, as coronariopatias aparecem como as maiores causas de morbidade e mortalidade cardiovascular nos pacientes infectados pelo HIV.[6] As doenças pericárdicas e miocárdicas eram as mais frequentes antes do surgimento dos ARV, porém continuam sendo comuns nos países em que o acesso ao diagnóstico e tratamento do HIV é limitado.[7]

Embora tenha havido redução significativa da prevalência da miocardiopatia associada ao HIV com o uso de TARV, são encontradas alterações no ecocardiograma (como disfunção diastólica do ventrículo esquerdo) e em outros exames de imagem em pacientes com estádios variados da infecção.[8] É importante reconhecer que nenhum estudo avaliou o prognóstico dos pacientes infectados pelo HIV com alterações diastólicas. Entretanto, quando a evidência é extrapolada de estudos com pacientes não infectados pelo HIV, disfunção diastólica é um preditor de mortalidade, embora não na mesma proporção da disfunção sistólica. Desde modo, parece razoável sugerir que seja realizado um ecocardiograma nos pacientes infectados pelo HIV, principalmente se eles apresentarem outros fatores de risco cardiovascular, devido à alta prevalência das alterações diastólicas bem como da disfunção sistólica assintomática.[9,10]

4.1 MIOCARDITE

A etiologia de 80 a 85% dos casos de miocardite em pacientes infectados pelo HIV não é definida. A ação direta do vírus na célula, a coinfecção por agentes oportunistas tais como citomegalovírus, Epstein-Barr, Cocksackie e criptococos (em cerca de 10 a 15% os casos) e/ou uma reação inflamatória causada pela desregulação do sistema imune pelo HIV podem contribuir para a ocorrência de miocardite.

A desregulação do sistema imune observada na infecção pelo HIV pode contribuir para a disfunção miocárdica. As citocinas, como fator de necrose tumoral (TNF), interleucinas 1 e 2, endotelina e interferon-alfa, liberadas por macrófagos infectados pelo HIV, aumentam a produção de óxido nítrico e da sintase induzida por ácido nítrico (INOS), que são citotóxicos para as células cardíacas. O aumento da expressão da INOS ocorre particularmente nos pacientes com contagem baixa de CD4.[9] Em contraste, a síndrome inflamatória da reconstituição imune também pode causar miocardite aguda.[11]

4.2 PERICARDITE

Antes da introdução dos ARV, a pericardite era a doença cardíaca mais frequente em pacientes com infecção pelo HIV e, especificamente, naqueles com aids. A incidência de derrame pleural variava de 10 a 40% nesse grupo de pacientes,[12] situação ainda observada em países com baixo acesso ao tratamento. O uso dos ARV causou a queda abrupta da incidência das doenças pericárdicas. Em um estudo com 802 pacientes infectados pelo HIV na Alemanha recrutados entre 2004 e 2008, com 85% recebendo tratamento com ARV, 12% apresentavam dosagem de CD4 < 200 células/uL e apenas dois pacientes apresentavam derrame pericárdico.[13]

A etiologia do derrame pericárdico não pode ser definida na maioria dos pacientes assintomáticos. Naqueles com sintomas, cerca de dois terços são causados por infecção ou neoplasia.[14] As micobactérias são os agentes infecciosos mais frequentes, podendo levar a tamponamento cardíaco. Linfoma não Hodgkin de células B associado a sarcoma de Kaposi pode estar implicado no surgimento de derrame pericárdico.

A presença de derrame pericárdico num paciente infectado pelo HIV é um sinal de mau prognóstico mesmo quando assintomático.[12] O derrame raramente contribui diretamente na mortalidade, mas serve como um marcador de infecção avançada pelo HIV.

4.3 ENDOCARDITE INFECCIOSA EM PACIENTES INFECTADOS PELO HIV

A incidência e o risco de endocardite são semelhantes entre os pacientes infectados ou não pelo HIV que apresentem fatores de risco semelhantes, como uso de drogas injetáveis. Num estudo com 105 pacientes infectados pelo HIV com endocardite infecciosa, a média de idade foi 30,1 anos, 94,3% referiram uso de drogas injetáveis e o acometimento das valvas do lado direito do coração foi mais frequente.[15] O risco de endocardite foi maior nos pacientes com CD4 < 50 células/uL e com carga viral elevada (> 100.000 cópias/mL) e a incidência foi menor após a introdução da terapêutica antirretroviral.[16] *Staphylococcus aureus* foi o agente etiológico mais frequente, porém, em pacientes infectados pelo HIV, *S. aureus* resistente à oxacilina é um agente relativamente comum, ao contrário do que ocorre com os usuários de drogas não infectados por esse vírus.[16,17]

O tratamento de endocardite deve seguir os mesmos princípios nos pacientes infectados ou não pelo HIV, inclusive quanto às indicações cirúrgicas. Estudos mostraram que o sucesso terapêutico é semelhante nos dois grupos, porém um estudo encontrou maior mortalidade nos pacientes usuários de drogas HIV-positivos e com contagem de CD4 menor que 200 células/uL.[18]

4.4 DOENÇA CORONARIANA ASSOCIADA AO HIV

Com o controle da infecção pelo vírus HIV com uso das drogas TARV, as doenças cardiovasculares passaram a ocupar o terceiro lugar dentre as causas de morte nesta população.

Além dessa elevada prevalência, existem dados que apontam que esse grupo apresenta um risco para doença coronariana superior àquele da população em geral, nas mesmas faixas etárias.[19] A partir dessas evidências, pesquisadores começaram a indagar o porquê do aumento do risco cardiovascular nessa população.

Vários estudos foram desenvolvidos para avaliar quais seriam os mecanismos da associação entre o risco cardiovascular e o HIV. Em um estudo prospectivo, Triant e colaboradores compararam a prevalência de infarto agudo do miocárdio em indivíduos HIV-positivos e negativos em duas grandes coortes nos Estados Unidos. O autor não considerou o uso de TARV e a duração do tratamento. Os resultados obtidos mostraram um risco relativo quase duas vezes maior na população HIV-positivo (RR=1,75), mesmo quando os dados foram ajustados para maior ocorrência de morbidades nesse grupo.[20] Outros estudos também encontraram uma incidência elevada de fatores de risco tradicionais, como tabagismo,[21] sedentarismo e maus hábitos alimentares, nessa população.[22] Entretanto, a maior prevalência de fatores de risco não parece ser a principal responsável pelo aumento do risco cardiovascular. O estudo Veterans Aging Cohort Study corrigiu esse aumento do risco cardiovascular pelos fatores de risco de Framingham e abuso de substâncias como álcool, drogas e tabaco, e as taxas de aterosclerose ainda permaneceram elevadas nesses indivíduos.[23]

Marcadores de aterosclerose subclínica também foram encontrados em populações infectadas pelo HIV.[24] Em seu estudo, Grunfeld comparou valores de espessura média da íntima de carótida numa população infectada e numa população não infectada. Os resultados obtidos foram corrigidos para fatores de risco tradicionais e demográficos, mas ainda assim encontraram valores superiores na população infectada, indicando a presença de pré-aterosclerose.[25]

Esses dados sugerem a existência de uma ação conjunta entre os fatores tradicionais e outros mecanismos relacionados à infecção e/ou tratamento, contribuindo para o aumento do risco cardiovascular nessa população.

4.5 O PAPEL DO VÍRUS NO AUMENTO DO RISCO

Existem indícios mostrando que a própria infecção pelo HIV pode elevar o risco cardiovascular de diversas formas. Primeiramente a replicação viral implica profundas alterações no metabolismo lipídico. As evidências que levaram a essa constatação foram obtidas na época pré-TARV, quando os indivíduos, apesar de não estarem sob influência desses medicamentos, já apresentavam alterações metabólicas significativas. Entre essas alterações, a mais frequentemente observada foi a presença de dislipidemias caracterizadas pelo aumento dos triglicerídeos e redução do colesterol total, LDL e HDL.[26,27] Outro estudo avaliando pacientes sem uso de TARV mostrou que o perfil lipídico é também influenciado pela evolução da doença, ou seja, a replicação viral tem influência direta no perfil lipídico desses pacientes.[28]

Os mecanismos responsáveis por essas alterações lipídicas ainda não foram totalmente desvendados, porém já existem algumas evidências de que a presença do HIV interfere profundamente no transporte reverso do colesterol realizado pelo HDL-colesterol por meio da degradação de proteínas envolvidas nesse processo, como a ABCA1. Isso leva a um acúmulo de colesterol em células como monócitos e macrófagos e no endotélio, o que caracteriza o processo aterosclerótico. Dessa maneira, a infecção pelo HIV, além de alterar o metabolismo lipídico pela redução do HDL-colesterol, acelera de maneira direta o processo aterosclerótico.[29]

Outras alterações que levam ao processo aterogênico estão relacionadas a um aumento do processo inflamatório e a alterações na coagulação desses indivíduos. A infecção pelo HIV gera no organismo um estado pró-inflamatório crônico caracterizado pela produção de citocinas inflamatórias, marcadores de coagulação e proteína C reativa. O estudo de Kuller e colaboradores observou um aumento nos valores séricos de IL-6 e D-dímero em pacientes HIV-positivos associado a mortalidade por todas as causas.[30] O mesmo foi observado por Armah e colaboradores numa população em que indivíduos infectados e não infectados tinham exposições similares a fatores de risco tradicionais, como tabagismo, dislipidemia e alcoolismo.[31] Nos dois estudos, o controle e/ou supressão viral estiveram associados a um menor estado inflamatório, mas, ainda assim, há nesses indivíduos persistência de ativação imune crônica mesmo em estados de supressão viral . Os níveis de proteína C reativa, outro marcador inflamatório, permanecem elevados independentemente do nível de viremia dos pacientes.[32]

O elo entre a inflamação e o HIV pode estar relacionado a anormalidades do sistema monócito/macrófago, assim como a dislipidemia. Alguns estudos verificaram a presença de marcadores de ativação de monócitos nos pacientes HIV-positivos,[31] o que pode ser decorrente de translocação bacteriana no trato gastrintestinal.[33] A translocação de produtos microbiológicos para a corrente sanguínea se dá através dos danos causados pelo HIV à mucosa intestinal. Esse fenômeno pode ser quantificado na medição dos valores séricos de lipopolissacarídeos (LPS), um componente da parede celular de bactérias gram-negativas. Sua presença na corrente sanguínea leva à ativação dos monócitos e macrófagos, caracterizando a ativação autoimune pelo HIV.[34,35]

A disfunção endotelial é outro marcador de aterosclerose subclínica ligado à infecção por HIV através da ativação dos monócitos. Sua progressão acompanha a evolução da doença e está associada a maior migração de monócitos para a íntima vascular, promovendo a expressão das moléculas de adesão celular como ICAM-1 e VCAM-1.[36,37]

O impacto do vírus é bastante importante no processo aterosclerótico, mas não é o único responsável pelo aumento do risco cardiovascular nessa população.

5 EFEITOS CARDIOVASCULARES DO TRATAMENTO DO HIV

Apesar de seu imenso benefício e eficácia no tratamento do HIV, os medicamentos TARV têm impacto importante no metabolismo, aumentando o risco cardiovascular nesse grupo de pacientes.

O estudo DAD (Data Colection on Adverse Events of Anti-HIV Drugs) em 2003 foi o primeiro a observar um risco 26% maior para infarto agudo do miocárdio (IAM) a cada ano de exposição aos medicamentos TARV.[38] Dados recentes, no entanto, foram mais precisos ao indicar que a exposição a alguns medicamentos é que está associada a um aumento do risco de doença cardiovascular e IAM. As principais associações dizem respeito ao uso de lopinavir/ritonavir e indinavir, cuja exposição cumulativa potencializa o risco.[39]

As alterações lipídicas provocadas pelo uso dos TARV são bem conhecidas.[40] Essas alterações, inicialmente, refletem numa melhora geral da saúde dos indivíduos decorrente do controle da infecção, como visto por Riddler em um estudo que avaliou o perfil lipídico de indivíduos antes, depois da seroconversão e após a introdução dos TARV. Os resultados mostraram que, após a introdução dos TARV, houve um aumento nos níveis de TG e LDL-colesterol.[41] As anormalidades lipídicas se iniciam logo após a introdução dos TARV e persistem durante todo o seu uso. Os indivíduos devem ser avaliados periodicamente para definir a necessidade de intervenção.[42]

É importante ter ciência de que cada tipo de TARV influencia o perfil lipídico de maneira específica e grau diferente, sendo necessário avaliar o impacto individual do tratamento.

Entre os antirretrovirais, os inibidores de protease (IP) são aqueles com maior impacto descrito sobre os lipídeos.[43] Eles atuam aumentando os níveis de LDL-colesterol e triglicerídeos através do acúmulo no hepatócito do fator de transcrição esterol-sensível SREBP e da inibição da degradação e da secreção hepática de ApoB, a principal lipoproteína envolvida no transporte de colesterol e LDL na corrente sanguínea.[44,45] Outro dado importante foi que a exposição ao ritonavir, em modelo animal, inibiu o *clearance* de triglicerídeos da circulação através da redução da ação da enzima lipase lipoproteica.[46]

Outra classe de medicamentos ARV que tem impacto menor no perfil lipídico são os inibidores da transcriptase reversa não análogos dos nucleosídeos (NNRTIs). Seu uso é normalmente seguido de um aumento do colesterol total e do LDL-colesterol, menor aumento dos triglicerídeos, e, dependendo do agente escolhido, podem-se observar aumentos importantes nos valores de HDL-colesterol. Dentro desse grupo o efavirenz é o que apresenta piores resultados ao perfil lipídico.[47]

Os inibidores da transcriptase reversa análogos de nucleosídeos (NRTIs) têm pequeno impacto no perfil lipídico dos indivíduos. No entanto, um de seus representantes, o abacavir, foi relacionado a um aumento de 90% no risco de IAM. Essa elevação do risco foi associada a um aumento na reatividade plaquetária, levando a um aumento na agregação, com a formação de trombos e aumentando a chance de IAM. Esse efeito é de natureza reversível, o que pode ser explicado pela curta meia-vida das plaquetas.[48]

Apesar dessas alterações metabólicas que aceleram o processo aterosclerótico, existem diversas evidências mostrando que o controle da infecção pelo vírus tem papel importante na redução do risco cardiovascular. Com o início do TARV, ocorre uma melhora significativa nos marcadores de função endotelial como a vasodilatação mediada pelo fluxo[49] que pode ser verificada apenas 4 semanas após a introdução do tratamento. Além disso, notam-se uma redução nos marcadores inflamatórios e de coagulação, como VCAM-1, leptina e D-dímero, e aumento daqueles anti-inflamatórios como adiponectina e IL-10.[50,51,52]

A interrupção do TARV também está associada a um aumento no risco coronariano. O estudo SMART avaliou o impacto da TARV constante e intermitente, guiada pelos valores de CD4+. Os resultados obtidos demonstraram que o uso intermitente dos medicamentos está associado à maior incidência de mortes por doença cardiovascular, com *hazard ratio* de 1,57 (SMART). Evidências posteriores associam essa piora no risco ao estado inflamatório crônico decorrente da replicação viral.[53]

Esses dados indicam que o TARV traz mais benefícios do que malefícios para o indivíduo HIV-positivo. A supressão e o controle da infecção devem ser a meta principal no tratamento desses indivíduos. Dessa forma, é necessário desenvolver estratégias de prevenção específicas para minimizar o impacto do tratamento no risco cardiovascular.

A Figura 93.3 resume os principais fatores de risco associados à doença cardiovascular nos pacientes infectados pelo vírus HIV.

6   ESTRATÉGIAS DE PREVENÇÃO

As estratégias de prevenção cardiovascular devem considerar os fatores de risco que são iguais aos da população em geral e aqueles que são específicos dos indivíduos vivendo com HIV. As principais estratégias estão resumidas na Figura 93.4.

6.1   TABAGISMO

O tabagismo é o principal fator de risco modificável identificado nessa população. Estudos apontam uma prevalência que chega a duas ou três vezes àquela vista na população em geral, o que representa 40 a 70% da população vivendo com HIV.[55,56,57,58,59]

O impacto do tabagismo no risco cardiovascular é muito alto. Dados do estudo DAD mostraram um risco duas vezes maior para IAM naqueles indivíduos fumantes em relação aos não fumantes infectados. Isso coloca o tabagismo na frente de

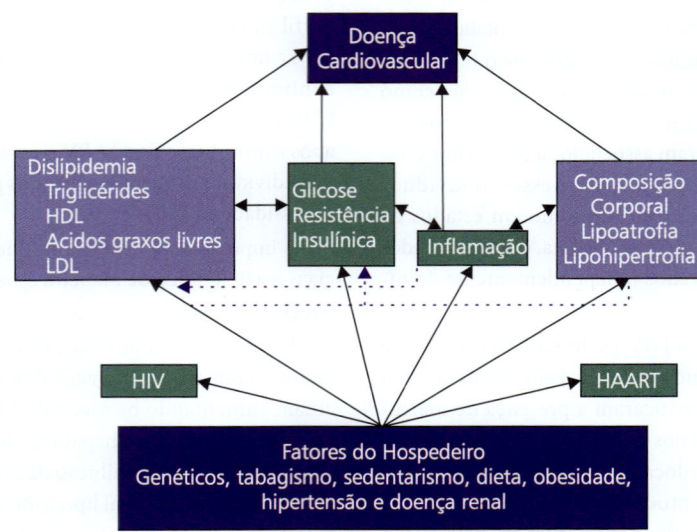

FIGURA 93.3 Fatores de risco associados à doença cardiovascular nos pacientes infectados pelo HIV.[54]

fatores de risco importante na população como dislipidemia, hipertensão arterial e diabetes.[38] Dados recentes enfatizam ainda que numa população HIV-positiva o número de anos perdidos relacionados ao tabagismo é superior àquele numa população saudável. O autor deste estudo também conclui que, em um cenário em que o tratamento antirretroviral está disponível a todos os indivíduos, os indivíduos HIV- positivos tabagistas de longo prazo perdem mais anos de vida em razão do tabagismo do que pela própria infecção pelo HIV.[60]

Petoumenos e colaboradores avaliaram o impacto da cessação do tabagismo na população HIV-positiva. Os resultados obtidos foram bastante expressivos, mostrando redução do risco pela metade após 3 anos sem cigarro. O autor concluiu que, além da redução do risco cardiovascular, há uma melhora na qualidade de vida desses pacientes e por isso a cessação do tabagismo deve ser entendida como uma prioridade no manejo clínico dessa população.[21]

6.2 CONSUMO DE ÁLCOOL

O abuso de álcool também é uma característica comum na população vivendo com HIV. Dados apontam que mais de 50% desses pacientes apresentam um consumo intenso de álcool.[61,62] O impacto desse consumo excessivo de álcool ainda não é totalmente conhecido, porém se estima que o álcool possa interferir na evolução da doença através de mecanismos biológicos como

interação e competição com drogas, deficiências metabólicas, redução na ingesta nutricional e piora na supressão do sistema imune.[63,64] Ocorre, além disso, uma comprovada redução na adesão ao tratamento ARV.[61]

A relação entre o consumo de álcool nessa população e o comprometimento cardíaco ainda não tem seu mecanismo descrito, mas já existem estudos que apontam uma maior prevalência de doenças cardiovasculares em indivíduos cujo consumo de álcool é abusivo em relação a abstêmios.[65]

Apesar de ainda não existirem dados sobre a redução do risco cardiovascular associada à redução do consumo de álcool nessa população, é seguro afirmar que o consumo excessivo deve ser evitado.

6.3 DIETA ALIMENTAR

O controle das dislipidemias associadas ao HIV deve ser rigoroso e levar em conta os hábitos específicos da população. Em seu estudo, Joy[22] comparou os hábitos alimentares de indivíduos vivendo com HIV com os hábitos da população em geral. Os resultados mostraram maior consumo de gorduras totais, de ácidos graxos saturados (AGS), de ácidos graxos trans e colesterol nesses indivíduos, sendo que o consumo de ácidos graxos saturados e colesterol estava acima das recomendações. Esse excesso de consumo de lipídeos, em especial AGS, foi relacionado a hipertrigliceridemia nessa população, mesmo após a correção dos dados por fatores de risco

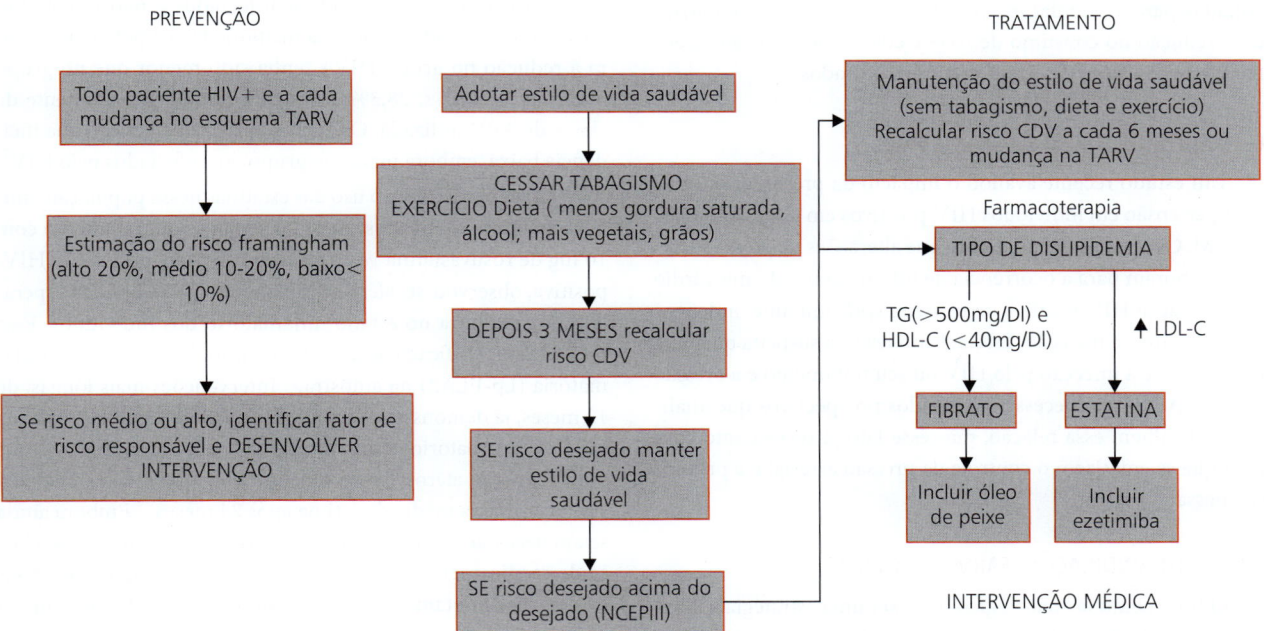

FIGURA 93.4 Estratégia de prevenção cardiovascular em pacientes infectados pelo vírus HIV.[82]

tradicionais e pelo uso de inibidores de protease. O autor concluiu que uma redução de 6 g/dia no consumo de AGS corresponderia a uma redução de 23% nos valores séricos de triglicerídeos, melhorando o perfil lipídico desses indivíduos.[22]

Outros estudos demonstraram o impacto de uma dieta saudável aliada à prática de exercícios físicos em indivíduos com alterações lipídicas. Henry e colaboradores verificaram uma redução de 11% nos valores de colesterol total e 21% nos triglicerídeos associada exclusivamente a melhoria de estilo de vida.[66] Uma outra estratégia não farmacológica que tem mostrado bons resultados na melhora da hipertrigliceridemia é a suplementação com ômega-3, um ácido graxo insaturado com presença insuficiente na dieta ocidental. Wohl e colaboradores avaliaram o impacto da suplementação com esse nutriente na dieta de pacientes HIV-positivos em uso de terapia ART, associado a dieta e exercícios físicos. Houve redução de até 25% nos valores de triglicerídeos após 4 semanas de intervenção.[67] A tolerabilidade dos indivíduos à suplementação também foi boa, o que classifica essa intervenção como uma boa estratégia no manejo do perfil lipídico desses pacientes.

É importante ter em mente que a dose necessária para causar alterações no perfil lipídica deve ser alta. Um estudo realizado por Picone e colaboradores não encontrou alterações no perfil lipídico de pacientes HIV-positivos suplementados com doses baixas de ômega-3.[68]

Esses dados ressaltam a importância de mudança de estilo de vida e do desenvolvimento de estratégias que respeitem os hábitos característicos dessa população. Dessa forma, as orientações voltadas para a população vivendo com HIV devem enfatizar uma redução no consumo de AGS e colesterol, associada a aumento no consumo de ácidos graxos insaturados.

6.4 CONTROLE DA PRESSÃO ARTERIAL

Um estudo recente avaliou o impacto da pré-hipertensão e da hipertensão em indivíduos HIV-positivos em relação ao risco de IAM. Os resultados apontaram que alterações na pressão arterial colaboram para a ocorrência de infarto agudo do miocárdio na população HIV-positiva de maneira concomitante, independente e aditiva à infecção. Esse achado levanta suspeita quanto à relação entre a infecção pelo HIV ou seu tratamento e a pressão arterial. Ainda são necessários estudos prospectivos que analisem e detalhem essa relação, mas esse fato já serve como base para que se enfatizem o controle da pressão arterial e a prevenção nessa população.[69]

6.5 CONTRAINDICAÇÕES FARMACOLÓGICAS

O tratamento farmacológico pode ser uma estratégia valiosa no tratamento dos indivíduos com perfis lipídicos muito alterados ou persistentes por um longo tempo, sempre aliado a estratégias de mudança de estilo de vida. A prescrição de medicamentos para esse fim deve levar em conta possíveis interações com

TARV, toxicidade, intolerância ou impacto em outras enfermidades simultâneas.

O uso de drogas hipolipemiantes ainda é muito pouco explorado na população HIV-positiva. Ceccato verificou que apenas 2% dos indivíduos usavam drogas hipolipemiantes, a despeito da prevalência de 34% de dislipidemia na população avaliada.[70] Outro estudo comparou a prevalência no uso de hipolipemiantes em uma população infectada e não infectada. Os resultados apontaram 15,4% de uso nos infectados contra 37,9% nos indivíduos anti-HIV não reagente.[71] Esses dados refletem que ainda há um receio na prescrição dessas drogas para essa população. Os dados disponíveis na literatura, no entanto, são positivos e colocam a terapia hipolipemiante como uma estratégia adjuvante bastante promissora.

As estatinas são os medicamentos de primeira escolha no tratamento da hipercolesterolemia primária na população em geral. Seu uso em indivíduos infectados deve ser bem avaliado, pois existem interações com os inibidores de protease que podem levar a toxicidade muscular e hepática. A estatina de primeira escolha nessa população é a pravastatina, seguida da fluvastatina. Outras estatinas como rosuvastatina e atorvastatina também podem ser prescritas em alguns casos, porém com monitoração mais frequente.[72] As estatinas que não devem ser administradas em pacientes infectados em uso de ARV são a **lovastatina** e a **sinvastatina**, devido ao alto risco de intoxicação em função da interação medicamentosa, em especial com os inibidores de protease.

O impacto das estatinas foi avaliado por Silverberg numa coorte retrospectiva de indivíduos infectados e não infectados. Observou-se grande eficácia na melhora da dislipidemia, embora a redução no grupo HIV+ tenha sido menor que no grupo controle (25,6% *vs.* 28,3%; $p = 0,001$), independentemente da classe de ARV utilizada. Os efeitos colaterais tiveram uma incidência baixa, embora maior no grupo dos infectados pelo HIV.[73]

Outros benefícios no uso das estatinas nessa população também já foram verificados. Após 24 semanas de tratamento com 10 mg de rosuvastatina *versus* placebo em uma população HIV-positiva, observou-se, além da melhora do perfil lipídico esperada, uma melhora no estado inflamatório dos indivíduos. Essa melhora foi verificada através da redução de uma enzima inflamatória (Lp-PLA2) na amostra.[74] Intervenções mais longas, de 12 meses, já demonstraram reduções nos valores de outros marcadores inflamatórios como proteína C reativa e TNF-alfa[75] e até marcadores de aterosclerose subclínica, como redução da espessura da camada média da íntima após 24 meses.[76] Embora ainda sejam necessários mais estudos que justifiquem o uso dessa classe de medicamentos com esse objetivo nessa população, essas evidências apontam mais ações favoráveis desse tratamento na redução do risco cardiovascular.

Os fibratos são outra classe de medicamentos que atuam na redução dos triglicerídeos e hiperlipidemias mistas. Seu metabolismo é similar ao das estatinas, no entanto, algumas diferenças reduzem o potencial de interação com ARV. O uso de fibrato para redução dos triglicerídeos também mostrou resultados positivos na redução do colesterol, com reduções de 40% nesse componente. Além disso, a população estudada apresentou uma boa tolerabilidade a essa droga.[72]

Com base nesses dados, acredita-se que o uso de medicamentos hipolipemiantes é muito útil no tratamento desses indivíduos, e seu uso deve ser estimulado, porém com monitoração laboratorial frequente.

6.6 ESTRATIFICAÇÃO DE RISCO

A estratificação do risco cardiovascular deve ser realizada em todos os pacientes com sorologia reagente para HIV, independentemente do tempo de infecção e do tipo de tratamento. Ainda não foi desenvolvido um algoritmo para essa finalidade; por isso devem-se aliar métodos usados na população em geral a peculiaridades dessa população específica.

O uso do escore de Framingham foi avaliado no estudo DAD, uma coorte com 23.468 indivíduos infectados. Os autores utilizaram esse algoritmo, que avalia o risco cardiovascular nos próximos dez anos na população em geral, para estimar a ocorrência de IAM nessa coorte. Os resultados apontaram algumas divergências importantes entre os dados reais e as estimativas. Os indivíduos em uso de TARV apresentaram valores similares ou superiores aos previstos, enquanto os indivíduos "naive" (que nunca fizeram uso de TARV) apresentaram valores inferiores aos previstos. Esses achados se devem a fatores de risco adicionais nos pacientes infectados pelo HIV, em uso de TARV ou não, o que reforça a necessidade do desenvolvimento de algoritmos específicos.[77]

Em outra análise, comparou-se o risco estimado por algoritmos conhecidos (Framingham, Global Framingham Risk Score - GFRS, Progetto Cuore e SCORE) a marcadores subclínicos de aterosclerose como a espessura média da íntima e a presença de placas de aterosclerose na artéria carótida de indivíduos infectados *naive*. Os resultados obtidos mostraram maior acurácia do escore GFRS em relação ao outros na detecção de pacientes HIV com risco cardiovascular intermediário. O autor concluiu que o risco cardiovascular em indivíduos *naive* pode ser avaliado por meio desse método, garantindo que maior parcela de indivíduos em risco seja identificada precocemente.[78]

O estudo de Lima e colaboradores,[79] feito no Brasil, reforça o uso dos escores de risco nessa população. Nessa análise, avaliou-se o impacto de uma intervenção no estilo de vida e de uma intervenção farmacológica na redução do risco cardiovascular de uma população HIV+ através de três scores de risco desenvolvidos para a população em geral (Framingham, PROCAM e ATP III). Os resultados mostraram importante redução na estimativa de risco cardiovascular com base nesses algoritmos, com um tratamento que se baseava apenas no controle dos fatores de risco tradicionais. Além disso, o escore de Framingham foi considerado o mais coerente com o risco real da população. O autor estima

que, apesar de esse escore apresentar a estimativa mais pessimista, nos pacientes vivendo com HIV com elevado risco cardiovascular essa previsão parece ser a mais realista.

Um último dado recente vem do estudo de Wong, no qual se percebeu que o grau das alterações lipídicas dos pacientes HIV-positivos estava relacionado ao risco de eventos cardiovasculares no futuro. Sendo assim, o autor destaca que modelos de predição de risco baseados no perfil lipídico têm um potencial superior de predição de risco cardiovascular em relação às tradicionais equações de risco na população HIV-positiva.[80]

A estratificação de risco nessa população é de suma importância para a prevenção cardiovascular e a redução da mortalidade. Enquanto não for desenvolvido um escore específico que inclua as peculiaridades relacionadas à infecção pelo vírus HIV ou ao tratamento ARV, essa população deve ser avaliada através dos mesmos escores utilizados na população em geral (principalmente Framingham e GFRS).

6.7 PREVENÇÃO SECUNDÁRIA

O prognóstico pós-infarto de indivíduos vivendo com HIV foi analisado recentemente por Lorgis em seu estudo de base populacional na França.

Na análise de curto prazo, o autor encontrou alguns fatos interessantes, como a ocorrência do evento mais precocemente, além de uma menor prevalência de comorbidades associadas, como diabetes e hipertensão, no grupo HIV em relação a indivíduos saudáveis, e uma menor porcentagem de morte no período intra-hospitalar. Na análise de longo prazo, no entanto, o grupo HIV- positivo mostrou uma maior necessidade de internação por insuficiência cardíaca em até 1 ano do evento, embora a mortalidade nesse período tenha sido similar entre os dois grupos. Esta maior incidência de insuficiência cardíaca foi associada, além de outros fatores, a um estado inflamatório crônico e aumento do risco de trombose decorrente da inflamação. Outra hipótese diz respeito à presença de disfunção ventricular sistólica e diastólica assintomática decorrente da infecção e tratamento do HIV.[81] Essa condição, que antes se apresentava como uma severa miocardiopatia dilatada, hoje, dado o alto grau de controle decorrente do uso da terapia antirretroviral, se manifesta de maneira mais abrandada com vários graus de piora da função diastólica. Esse acometimento cardíaco é bastante comum nessa população e independe da presença de fatores de risco cardiovascular.[82] Esses resultados enfatizam a necessidade de um controle mais rigoroso também na prevenção secundária desse grupo de pacientes.

7 RECOMENDAÇÕES DO MINISTÉRIO DA SAÚDE DO BRASIL

O Ministério da Saúde do Brasil elaborou um Protocolo Clínico e Diretrizes Terapêuticas para Manejo da Infecção pelo HIV em Adultos, tendo a última edição sido de 2013.[83]

Recomenda que o risco cardiovascular seja avaliado na abordagem inicial do paciente e a cada mudança da TARV, por meio da escala de risco de Framingham. As principais medidas preventivas e terapêuticas estão resumidas na Figura 93.4.

8 PERSPECTIVAS FUTURAS

As perspectivas futuras no âmbito das doenças cardiovasculares nos indivíduos infectados pelo HIV relacionam-se ao desenvolvimento de estratégias que ajam na desaceleração do processo aterosclerótico. Algumas hipóteses apontam que a redução do processo inflamatório pode significar uma desaceleração importante nesse processo aterosclerótico. Com base nessa premissa, Ridker e colaboradores investigaram uma possível associação entre valores da proteína C reativa (marcador inflamatório) e de LDL-colesterol numa enorme amostra feminina da população em geral. Os resultados demonstraram um importante valor preditivo para eventos cardiovasculares associados aos níveis séricos de proteína C reativa. Ambos, intensidade de inflamação e nível de LDL-colesterol, foram considerados determinantes para a sobrevivência.[84]

Associando esse dado obtido na população em geral ao estado inflamatório crônico encontrado na população HIV-positiva, conclui-se que a inflamação tem papel determinante no aumento do risco, agindo inclusive como preditor de eventos cardiovasculares. Por essa razão, o papel do processo inflamatório deve ser mais bem explorado em estudos futuros. Além disso, são necessários novos estudos que identifiquem novos desfechos confiáveis, determinem a eficácia das estratégias de prevenção disponíveis, estabeleçam a segurança e eficácia dos tratamentos farmacológicos para dislipidemia no paciente infectado pelo HIV em longo prazo e, por fim, identifiquem agentes ARV com menor perfil aterogênico.

9 CONCLUSÃO

O uso de medicamentos ARV reduziu dramaticamente a morbidade e a mortalidade dos pacientes infectados pelo HIV. Entretanto, com uma sobrevida mais longa, a doença cardiovascular surge como uma causa importante de morte nesses indivíduos.

A base da prevenção da doença cardiovascular nesse grupo, assim como na população em geral, é a mudança de estilo de vida. Estratégias de estímulo à adoção de uma dieta saudável, cessação do tabagismo e prática de exercício físico devem ser estimuladas em todos os pacientes, que também devem ser avaliados clínica e laboratorialmente com regularidade.

O conceito de um time de profissionais (cardiologista, infectologista, nutricionista, fisioterapeuta) é essencial para o cuidado adequado desses pacientes. Eles devem trabalhar lado a lado para orientar o uso de medicações (evitando interações entre as drogas), de atividades físicas, enfim, um plano de cuidados visando a prevenção de doenças.[82]

REFERÊNCIAS BIBLIOGRÁFICAS

1. http://apps.who.int/gho/data/node.main.619?lang=en
2. Rio CD, Curran JW. Epidemiology and prevention of Acquired Immunodeficiency Syndrome and Human Immunodeficiency virus infection. In Mandel IGL, Bennet JE, Dolin R. Principles and Practice of Infectious Disease, Chapter 114, 1477-1507, 6th edition. Philadelphia, Pennsylvania. Elsevier In, 2005.
3. www.aids.gov.br Boletim Epidemiológico- Aids e DST. Ano II – n.o 1, Brasília, 2014.
4. Lewden C, et al. Causes of death among human immunodeficiency virus (HIV)-infected adults in the era of potent antiretroviral therapy: emerging role of hepatitis and cancers, persistent role of AIDS. Int J Epidemiol 2005 Feb;34(1):121-30. Epub 2004 Nov 23.
5. Rodger AJ, et al. Mortality in well-controlled HIV in the continuous antiretroviral therapy arms of the SMART and ESPRIT trials compared with the general population. AIDS 2013 Mar 27;27(6):973-9. doi: 10.1097/QAD.0b013e32835cae9c.
6. Adih MK,Selk RM, Hu X. Trends in diseases reported on US Death Certificates that mentioned HIV infection, 1996-2006. J Int Assoc Physicians AIDS Care (Chic) 2011; 10: 5-11.
7. Sliwa K, Carrington MJ, Becker A, et al. Contribution of the human immunodeficiency virus/ acquired immunodeficiency syndrome epidemic to the de novo presentations of heart disease in the Heart of Soweto Study cohort. Eur Heart J 2012; 33:866-874.
8. Mondy KE, Gottdener J, Overton ET, et al. High prevalence of echocardiographic abnormalities among HIV-infected persons in the era of highly active antiretroviral therapy. Clin Infect Dis 2011;52 (3): 378-386.
9. Pozzan G, Pagliari O, Tuon PF et al. Diffuse-regressive alterations and apoptosis of myocytes: possible causes of myocardial dysfunction in HIV-related cardiomyopathy. Int J Cardiol 2009;132:90-95.
10. Remick J, Georgiopoulou V, Marti C, Ofotokun I, Kalogeropoulos A, Lewis W, Butler J. Heart failure in patients with human immunodeficiency virus infection: epidemiology, pathophysiology, treatment, and future research. Circulation 2014;129:1781-17891.
11. Rogers JS, Zakaria S, Thom KA, Flammer KM, Kanno M, Mehra MR. Immune reconstitution inflammatory syndrome and human immunodeficiency virus-associated myocarditis. Mayo Clin Proc 2008;83:1275-1279.
12. Heidenreich PA, Eisenberg MJ, Kee LL et al. Pericardial effusion in AIDS: incidence and survival. Circulation 1995; 92: 3229-3234.
13. Lind A, Reinsch N, Neuhaus K, et al. Pericardial effusion of HIV-infected patients? Results of a prospective multicenter cohort study in the era of antiretroviral therapy. Eur J Med Res 2011;16:480-483.
14. Chen Y, Brennessel O, Walters J, et al. Human immunodeficiency virus-associated pericardial effusion: report of 40 cases and review of the literature. Am Heart J 1999;137:516-520.
15. Cicalini S, Forcina G, De Rosa RG. Infective endocarditis in patients with Human Immunodeficiency Virus infection. J Infect 2001; 42(4): 257.
16. Gebo KA, Burkley MD, Lucas G, et al. Incidence of risk factors for clinical presentation and a 1-year outcome of infective endocarditis in an urban HIV cohort. J Acquir Immune Defic Syndr 2005; 43:426.
17. Furuno JP, Johnson JK, Schwezer ML et al. Community-associated methicillin-resistant Staphylococus aureus bacteremia and endocarditis among HIV patients: a cohort study. BMC Infect Dis 2011; 11:298.
18. Cuchi E, Imazio M, Tedu M et al. Infective endocarditis in drug addicts: role of HIV infection and the diagnostic accuracy of Duke criteria. J Cardiovascular Med (Hagerstown) 2007; 8:169.
19. Lang S, Mary-Krause M, Cotte L, et al. Increased risk of myocardial infarction in HIV-infected patients in France, relative to the general population. AIDS 2010; 24:1228-30.
20. Triant VA, Lee H, Hadigan C, Grinspoon SK. Increased acute myocardial infarction rates and cardiovascular risk factors among patients

with human immunodeficiency virus disease. J Clin Endocrinol Metab. 2007 Jul;92(7):2506- Epub 2007 Apr 24.

21. Petoumenos K, Worm S, Reiss P, de Wit S, d'Arminio Monforte A, Sabin C, et al.; D:A:D Study Group. Rates of cardiovascular disease following smoking cessation in patients with HIV infection: results from the D.A.D. Study. HIV Med 2011; 12(7): 412–421. doi:10.1111/j.1468-1293.2010.00901.x.

22. Joy T, et al. Dietary fat intake and relationship to serum lipid levels in HIV-infected patients with metabolic abnormalities in the HAART era. AIDS 2007; 21:1591-1600.

23. Freiberg MS, Chang CH, Kuller LH, et al. HIV Infection and the risk of acute myocardial infarction. JAMA Intern Med 2013;173(8):614-622. doi:10.1001/jamainternmed. 2013.3728.

24. Shikuma CM, Barbour JD, Ndhlovu LC, Keating SM, Norris PJ, Budoff M, et al. AIDS Research and Human Retroviruses. February 2014, 30(2): 142-146. doi:10.1089/aid.2013.0183.

25. Grunfeld C, et al. Pre-clinical atherosclerosis due to HIV infection: carotid intima-medial thickness measurements from the FRAM Study. AIDS 2009; 23(14): 1841-1849. doi:10.1097/QAD.0b013e32832d3b85

26. Constans J, Pellegrin JL, Peuchant E, Dumon MF, Pellegrin I, Sergeant C, et al. Plasma lipids in HIV-infected patients: a prospective study in 95 patients. Eur J Clin Invest 1994; 24 (6): 416-20.

27. Grunfeld C, Pang M, Doerrler W, Shigenaga JK, Jensen P, Feingold KR. Lipids, lipoproteins, triglyceride clearance, and cytokines in human immunodeficiency virus infection and the acquired immunodeficiency syndrome. J Clin Endocrinol Metab 1992; 74 (5): 1045-52.

28. El-Sadr WM, Lundgren JD, Neaton JD, et al. Strategies for Management of Antiretroviral Therapy (SMART) Study Group;. CD4+ count-guided interruption of antiretroviral treatment. N Engl J Med 2006; 355:2283-2296.

29. Mujawar Z, Rose H, Morrow MP, Pushkarsky T, Dubrovsky L, et al. Human immunodeficiency virus impairs reverse cholesterol transport from macrophages. PLoS Biol 2006; 4(11): e365. DOI: 10.1371/journal.pbio.0040365.

30. Kuller LH, Tracy R, Belloso W; INSIGHT SMART Study Group. Inflammatory and coagulation biomarkers and mortality in patients with HIV infection. PLoS Med 2008; 5:e203.

31. Armah KA, et al. HIV status, burden of comorbid disease, and biomarkers of inflammation, altered coagulation, and monocyte activation. Clinical Infectious Diseases 2012; 55(1):126-36.

32. Hsue PY, et al. Role of viral replication, antiretroviral therapy, and immunodeficiency in HIV- associated atherosclerosis. AIDS. 2009 June 1; 23(9): 1059–1067. doi:10.1097/QAD.0b013e32832b514b.

33. Alcaide ML, Parmigiani A, Pallikkuth S, Roach M, Freguja R, Della Negra M, Bolivar H, Fischl MA, Pahwa S. Immune activation in HIV-infected aging women on antiretrovirals -- implications for age-associated comorbidities: a cross-sectional pilot study. PLoS One. 2013 May 28;8 (5):e63804. doi: 10.1371/journal.pone.0063804.

34. Marchetti G, Tincati C, Silvestri G. Microbial translocation in the pathogenesis of HIV infection and AIDS. Clin Microbiol Rev 2013; 26: 2-18.

35. Klatt NR, Funderburg NT, Brenchley JM. Microbial translocation, immune activation, and HIV disease. Trends in Microbiology 2013; 21(1): 6-13.

36. Park IW, Wang JF, Groopman JE. HIV-1 Tat promotes monocyte chemoattractant protein-1 secretion followed by transmigration of monocytes. Blood 2001; 97:352-358.

37. Fisher SD, Miller TL, Lipshultz SE. Impact of HIV and highly active antiretroviral therapy on leukocyte adhesion molecules, arterial inflammation, dyslipidemia, and atherosclerosis. Atherosclerosis 2006; 185:1-11.

38. Friis-Moller N, Sabin CA, Weber R, d'Arminio Monforte A, El-Sadr WM, Reiss P, et al. Combination antiretroviral therapy and the risk of myocardial infarction. N Engl J Med 2003; 349:1993-2003.

39. Worm SW, Sabin C, Weber R, Reiss P, El-Sadr W, Dabis F, et al. Risk of myocardial infarction in patients with HIV infection exposed to specific individual antiretroviral drugs from the 3 major drug classes: the data collection on adverse events of anti-HIV drugs (D:A:D) study. J Infect Dis. 2010 Feb 1;201(3):318-30. doi: 10.1086/649897.

40. Tripathi A, Jerrell JM, Liese AD, Zhang J, Rizvi AA, Albrecht H, Duffus WA. Association of clinical and therapeutic factors with incident dyslipidemia in a cohort of human immunodeficiency virus-infected and non-infected adults: 1994-2011. Metab Syndr Relat Disord. 2013 Dec;11(6):417-26. doi: 10.1089/met.2013.0017. Epub 2013 Aug 2.

41. Riddler SA, Smit E, Cole SR, et al. Impact of HIV infection and HAART on serum lipids in men. JAMA 2003; 289:2978-2982.

42. Riddler SA, et al. Longitudinal changes in serum lipids among HIV-infected men on highly active antiretroviral therapy. HIV Medicine 2007; 8, 280-287.

43. Overton ET, Arathoon E, Baraldi E, Tomaka F. Effect of darunavir on lipid profile in hiv-infected patients HIV. Clin Trials 2012;13(5):256-270.

44. Zhou H, Gurley EC, Jarujaron S, et al. HIV protease inhibitors activate the unfolded protein response and disrupt lipid metabolism in primary hepatocytes. Am J Physiol Gastrointest Liver Physiol 291: G1071–G1080, 2006.

45. Liang JS, Distler O, Cooper DA, Jamil H, Deckelbaum RJ, Ginsberg HN, Sturley SL. HIV protease inhibitors protect apolipoprotein B from degradation by the proteasome: a potential mechanism for protease inhibitor-induced hyperlipidemia. Am J Physiol Gastrointest Liver Physiol 2006; 291: G1071-G1080.

46. Den Boer MA, Berbee JF, Reiss P, van der Valk M, Voshol PJ, Kuipers F, Havekes LM, Rensen PC, and Romijn JA. Ritonavir impairs lipoprotein lipase-mediated lipolysis and decreases uptake of fatty acids in adipose tissue. Arterioscler Thromb Vasc Biol 26: 124-129, 2006.

47. Van Leth F, Phanuphak P, Stroes E, Gazzard B, Cahn P, Raffi F, et al. Nevirapine and efavirenz elicit different changes in lipid profiles in antiretroviral-therapy-naive patients infected with HIV-1.PLoS Med. 2004 Oct; 1(1):e19.

48. Satchell CS, Increased platelet reactivity in HIV-1-infected patients receiving abacavir-containing antiretroviral therapy. J Infect Dis 2011 Oct 15; 204(8):1202-10. doi: 10.1093/infdis/jir509.

49. Torriani FJ, Komarow L, Parker RA, et al; ACTG 5152s Study Team. Endothelial function in human immunodeficiency virus-infected antiretroviral-naive subjects before and after starting potent antiretroviral therapy: The ACTG (AIDS Clinical Trials Group) Study 5152s. J Am Coll Cardiol 2008; 52:569-576.

50. Calmy A, Gayet-Ageron A, Montecucco F, et al.; STACCATO Study Group. HIV increases markers of cardiovascular risk: results from a randomized, treatment interruption trial. AIDS 2009; 23:929-939.

51. Van Vonderen MG, Hassink EA, van Agtmael MA, et al. Increase in carotid artery intima-media thickness and arterial stiffness but improvement in several markers of endothelial function after initiation of antiretroviral therapy. J Infect Dis 2009; 199:1186-1194.

52. Mata-Marín JA, Méndez-Cruz R, Arroyo-Anduiza CI, Mata-Marín LA, Gaytán-Martínez J, Asbún-Bojalil J. Effect of antiretroviral therapy on inflammatory markers of endothelial dysfunction in HIV treatment-naïve patients. J Med Virol 2013; 85:1321-1326.

53. Phillips AN, Carr A, Neuhaus J, et al. Interruption of antiretroviral therapy and risk of cardiovascular disease in persons with HIV-1 infection: exploratory analyses from the SMART trial. Antivir Ther 2008; 13:177-187.

54. www.aids.gov.br/sites/default/files/anexos/publicacao/2013/55308/protocolo_hiv_web_pdf_41452.pdf

55. Benard A, Bonnet F, Tessier JF, Fossoux H, Dupon M, Mercie P, et al. Tobacco addiction and HIV infection: toward the implementation of cessation programs. ANRS CO3 Aquitaine Cohort. AIDS Patient Care STDS 2007; 21:458-468.

56. Duval X, Baron G, Garelik D, Villes V, Dupre T, Leport C, et al. Living with HIV, antiretroviral treatment experience and tobacco smoking: results from a multisite cross-sectional study. Antivir Ther. 2008; 13:389-397.

57. Tesoriero JM, Gieryic SM, Carrascal A, Lavigne HE. Smoking among HIV positive New Yorkers: prevalence, frequency, and opportunities for cessation. AIDS Behav. 2008.

58. Mamary EM, Bahrs D, Martinez S. Cigarette smoking and the desire to quit among individuals living with HIV. AIDS Patient Care STDS. 2002; 16:39-42.

59. Crothers K, Goulet JL, Rodriguez-Barradas MC, Gibert CL, Butt AA, Braithwaite RS, et al. Decreased awareness of current smoking among health care providers of HIV-positive compared to HIV-negative veterans. J Gen Intern Med 2007; 22:749-754.

60. Helleberg M, Afzal S, Kronborg G, Larsen CS, Pedersen G, Pedersen C, et al. Mortality attributable to smoking among HIV-1–infected individuals: a nationwide, population-based cohort study. Clinical Infectious Diseases 2013;56(5):727–34.

61. Samet JH, Phillips SJ, et al. Detecting alcohol problems in HIV-infected patients: use of the CAGE questionnaire. AIDS Res Hum Retroviruses 2004; 20(2):151-5.

62. Conigliaro J, Justice AC, et al. Role of alcohol in determining human immunodeficiency virus (HIV)-relevant outcomes: A conceptual model to guide the implementation of evidence-based interventions into practice. Med Care 2006; 44(8 Suppl 2):S1-6.

63. Hanh JA. and Samet JH. Alcohol and HIV disease progression: weighing the evidence. Curr HIV/AIDS Rep 2010;7:226.

64. Wang X, Douglas SD, et al. Alcohol potentiates HIV-1 infection of human blood mononuclear phagocytes. Alcohol Clin Exp Res. 2002; 26(12):1880–6.

65. Freiberg MS, McGinnis KA, Kraemer K, Samet JH, Conigliaro J, Ellison RC, Bryant K, Kullar LH, Justice AC, for the VACS Project Team. The association between alcohol consumption and prevalente cardiovascular diseases among HIV infected and uninfected men. J Acquir Immune Defic Syndr. 2010 February 1; 53(2): 247-253.

66. Henry K, Melroe H, Huebesch J, Hermundson J, Simpson J. Atorvastatin and gemfibrozil for protease-inhibitor–related lipid abnormalities. Lancet 1998; 352:1031-2.

67. Wohl DA, Tien HC, Busby M, et al. Randomized study of the safety and efficacy of fish oil (omega-3 fatty acid) supplementation with dietary and exercise counseling for the treatment of antiretroviral therapy-associated hypertriglyceridemia. Clin Infect Dis 2005; 41: 1498-504.

68. Oliveira JM, Rondó PHC, Yudkin JS, Souza JMP, Pereira TN, Catalani AW, CM Picone, Segurado AAC. Effects of fish oil on lipid profile and other metabolic outcomes in HIV-infected patients on antiretroviral therapy: a randomized placebo-controlled trial. Int J STD AIDS 2014; 25: 96;2013.

69. Armah KA, et al. Prehypertension, hypertension, and the risk of acute myocardial infarction in HIV-infected and -uninfected veterans. Clin Infect Dis 2014 Jan;58(1):121-9. Doi: 10.1093/cid/cit652. Epub 2013 Sep 24.

70. Ceccato MGB, et al. Antiretroviral therapy-associated dyslipidemia in patients from a reference center in Brazil. Braz J Med Biol Res [online]. 2011, vol.44, n.11, pp. 1177-1183. Epub Oct 07, 2011 ISSN 1414-431X.

71. Freiberg MS. The association between the receipt of lipid lowering therapy and HIV status among veterans who met NCEP/ATP III criteria for the receipt of lipid lowering medication. J Gen Intern Med 2009 Mar;24(3):334-40. Doi: 10.1007/s11606-008-0891-7. Epub 2009 Jan 6.

72. Calza L, Manfredi R, Chiodo F. Statins and fibrates for the treatment of hyperlipidaemia in HIV-infected patients receiving HAART. AIDS 2003 Apr 11;17(6):851-9.

73. Silverberg MJ, et al. Response to newly prescribed lipid-lowering therapy in patients with and without HIV Infection Ann Int Med 2009;150:301.

74. Eckard AR, Jiang Y, Debanne SM, Funderburg NT, McComsey GA. Effect of 24 weeks of statin therapy on systemic and vascular inflammation in HIV-infected subjects receiving antiretroviral therapy The Journal of Infectious Diseases 2014;209:1156-64.

75. Calza L, Trapani F, Bartoletti M, Manfredi R, Colangeli V, Borderi M, et al. Statin therapy decreases serum levels of high-sensitivity C-reactive protein and tumor necrosis factor-α in HIV-infected patients treated with ritonavir-boosted protease inhibitors. HIV Clin Trials 2012 May-Jun;13(3):153-61. doi: 10.1310/hct1303-153.

76. Calza L, Manfredi R, Colangeli V, Trapani FF, Salvadori C, Magistrelli E, et al. Two-year treatment with rosuvastatin reduces carotid intima-media thickness in HIV type 1-infected patients receiving highly active antiretroviral therapy with asymptomatic atherosclerosis and moderate cardiovascular risk. AIDS Res Hum Retroviruses 2013 Mar;29(3):547-56. doi: 10.1089/aid.2012.0015. Epub 2012 Oct 25.

77. Law MG, et al. The use of the Framingham equation to predict myocardial infarctions in HIV-infected patients: comparison with observed events in the D:A:D Study. HIV Medicine (2006), 7, 218-230.

78. De Socio GV, Martinelli C, Ricci E, Orofino G, Valsecchi L, Vitiello P, et al.; HERMES Study Group. Relations between cardiovascular risk estimates and subclinical atherosclerosis in naive HIV patients: results from the HERMES Study. Int J STD AIDS 2010 Apr;21(4):267-72. doi: 10.1258/ijsa.2009.009165.

79. Lima EM, Gualandro DM, Yu PC, Giuliano Ide C, Marques AC, Caldero ro D, Caramelli B. Cardiovascular prevention in HIV patients: results from a successful intervention program. Atherosclerosis 2009 May;204(1):229-32. doi: 10.1016/j.atherosclerosis.2008.08.017. Epub 2008 Aug 28.

80. Wong G, Trevillyan JM, Fatou B, Cinel M, Weir JM, et al. Plasma lipidomic profiling of treated HIV-positive individuals and the implications for cardiovascular risk prediction. PLoS ONE 2014; 9(4): e94810. doi:10.1371/journal.pone.0094810.

81. Lorgis L, Cottenet J, Molins G, Benzenine E, Zeller M, Aube H, et al. Outcomes after acute myocardial infarction in HIV-infected patients: analysis of data from a French nationwide hospital medical information database. Circulation 2013;127:1767-1774

82. Remick J, Georgiopoulou V, Marti C, Ofotokun I, Kalogeropoulos A, Lewis W, Butler J. Heart failure in patients with human immunodeficiency virus infection: epidemiology, pathophysiology, treatment, and future research. Circulation 2014;129:1781-1789.

83. www.aids.gov.br/pagina/aids-no-brasil

84. Ridker PM, et al. Comparison of C-reactive protein and low-density lipoprotein cholesterol levels in the prediction of first cardiovascular events. N Engl J Med 2002; 347(20).

ALTERAÇÕES DE HUMOR E DA ANSIEDADE E O SISTEMA CARDIOVASCULAR

94

Rodrigo Fonseca Martins Leite
Montezuma Pimenta Ferreira

1 TRANSTORNOS DO HUMOR

Humor é o estado de ânimo basal de uma pessoa. Trata-se de uma disposição afetiva geral que influencia todos os processos mentais ao longo de um dado período. Na ausência de patologia, o humor é razoavelmente estável, variando dentro de certos limites em função do contexto e de estímulos internos e externos, de eventos vitais positivos e negativos. Os estados patológicos do humor são mais prolongados e inflexíveis e são, geralmente, designados como humor depressivo, eufórico, irritável ou ansioso.[1]

Os transtornos do humor são divididos em bipolares e depressivos (Quadro 94.1). A caracterização de estados intermediários ou mistos entre depressão e exaltação tem sido muito discutida, uma vez que antidepressivos podem piorar quadros bipolares. O uso ou a abstinência de drogas, de alguns medicamentos ou, ainda, diversas doenças clínicas podem causar quadros de alteração do humor ou se confundir com eles.

1.1 DEPRESSÃO

O Manual de Diagnóstico e Estatística da American Psychiatric Association (DSM-5)[2] define episódio depressivo maior como um período de no mínimo 2 semanas, durante o qual o humor está deprimido na maior parte do tempo ou há perda de interesse ou prazer. Este estado deve ser acompanhado de sintomas adicionais, ser claramente distinto do estado habitual e causar sofrimento significativo ou comprometer o desempenho de funções habituais (ver Quadro 94.2).

O paciente deprimido costuma relatar um estado prolongado de tristeza ou, então, tendência a chorar com facilidade. A anedonia é a falta ou diminuição de prazer e pode se associar à diminuição do interesse por atividades normalmente prazerosas como conversar com amigos, ouvir música etc. Diminuição de energia, cansaço excessivo e desvitalização são comuns, mas pode ser difícil distinguir sua causa em portadores de doença cardiológica ou de outra causa. Pode ser difícil começar

QUADRO 94.1 Classificação dos transtornos depressivos
Desregulação grave do humor (em crianças)
Transtorno depressivo (episódio único ou recorrente)
Distimia
Transtorno do humor pré-menstrual
Formas curtas de depressão
Episódio depressivo induzido por substância (droga de abuso ou medicamento)
Episódio depressivo relacionado a outras condições médicas
BIPOLARES
Transtorno bipolar I e II
Ciclotimia
Outros transtornos bipolares (hipomania de curta duração, hipomania com poucos sintomas etc)
Transtorno bipolar induzido por substância (droga de abuso ou medicamento)
Transtorno bipolar relacionado a outras condições médicas

QUADRO 94.2 Sinais e sintomas somáticos dos transtornos depressivos
Insônia ou hipersonia
Aumento ou diminuição do apetite
Diminuição do desejo sexual, disfunção erétil ou anorgasmia
Dores musculares e articulares
Desconforto gastrintestinal, por exemplo: dispepsia, constipação
Fadiga e astenia
Ganho ou perda de peso
Lentificação ou agitação psicomotora
Hipomimia
Queixas físicas gerais sem explicação médica

ativação, melancólicos e psicóticos; cronicidade; início precoce; e alto número de recorrência.

Um episódio depressivo é considerado crônico quando apresenta mais de 2 anos sem remissão prolongada. Contudo, a depressão pode ser considerada altamente recorrente quando houver cinco ou mais episódios ao longo da vida. Início precoce refere-se à ocorrência de um primeiro episódio antes dos 20 anos de idade. Considera-se relacionado ao parto o episódio que ocorre durante a gestação ou até 1 mês depois do parto.

Sintomas psicóticos referem-se a delírios, alucinações e sintomas catatônicos que podem eventualmente estar presentes nos casos de depressão psicótica.

A distimia é uma variante crônica, persistente da depressão, muitas vezes com sintomas menos evidentes do que a chamada depressão maior. Embora possam ocorrer períodos de remissão de sintomas, eles não são longos. Segundo o DSM-5,[2] os episódios devem durar, pelo menos, 2 anos e os períodos de remissão não devem chegar a 2 meses de cada vez. Além do humor depressivo, sintomas importantes são anergia, cansaço, alterações do sono e do apetite, dificuldade de concentração, pessimismo e baixa autoestima.

Contudo, formas curtas de depressão também são descritas como mais altamente recorrentes, assim como em quadros subsindrômicos.

1.2 ANSIEDADE

Ansiedade proeminente é comum tanto em pacientes bipolares quanto em unipolares e pode ser evidenciada por tensão muscular, inquietação, preocupação ou sensação de descontrole,[2] tais como apresentados no Quadro 94.3.

Sintomas de ativação referem-se àqueles normalmente encontrados nas síndromes de mania ou hipomania e, para alguns autores, indicam estados mistos dos dois polos do humor. O

atividades ou nelas persistir. Muitos deprimidos queixam-se de insegurança e dificuldade de tomar decisões. Frequentemente, há dificuldade de concentração e queixas cognitivas, como dificuldade de reter ou recuperar informações. O pensamento pode estar mais lento e tende a ser mais negativo, pessimista, podendo chegar à total falta de esperança no futuro. Pode haver ideias de culpa, menos-valia, morte ou até suicídio. Sintomas somáticos são comuns: alteração do sono; do apetite; diminuição de libido; e outras alterações sexuais. Queixas de dor de cabeça e em outras partes do corpo, frequentemente explicáveis de forma incompleta por achados somáticos, são muito comuns.

Algumas características da depressão têm sido associadas à bipolaridade ou a pior prognóstico: sintomas ansiosos, de

QUADRO 94.3 Sinais e sintomas somáticos dos transtornos ansiosos
Taquicardia
Elevação da pressão arterial
Palpitação
Dor torácica
Tremores de extremidades
Hiperventilação
Insônia
Dispneia
Boca seca
Sudorese
Cefaleia ou cervicalgia tensional
Dor abdominal, aumento de trânsito intestinal, dispepsia

DSM-5 cita os seguintes sintomas: humor expansivo e elevado; grandiosidade; aumento da autoestima; loquacidade além do normal; vivência subjetiva de aceleração dos pensamentos; fuga de ideias; aumento de energia ou atividade incluindo atividade sexual; impulsividade ou envolvimento em atividades arriscadas; e diminuição da necessidade de sono.[2]

A presença de elevação ou elação do humor, evidenciada por euforia, hostilidade, sensação de aumento de energia, jocosidade e aceleração dos processos psíquicos com duração de pelo menos 1 semana, configura o episódio hipomaníaco ou maníaco.

1.3 TRANSTORNOS DA ANSIEDADE

A ansiedade patológica refere-se à exacerbação de sintomas cognitivos como preocupação, apreensão, medo, temor, alerta, hipervigilância, ruminação de pensamentos catastróficos e sintomas somáticos como taquicardia, sudorese, palpitações, dor torácica, parestesias, náuseas, dispneia, entre outros (ver Quadro 94.4). Configura uma ativação crônica dos sistemas neuronais de vigilância e alerta e traz variados graus de incapacidade e sofrimento individual.

Do ponto de vista clínico, a ansiedade pode se manifestar sob forma paroxística ou tônica. A ansiedade paroxística caracteriza-se por crises de ansiedade e é encontrada na reação aguda ao estresse, no transtorno de pânico, nas fobias, no transtorno de estresse pós-traumático e transtorno obsessivo-compulsivo.

Ansiedade mantida e persistente, com tônus ansioso basal aumentado, é observada no transtorno de ansiedade generalizada (ver Quadro 94.5), no transtorno de estresse pós-traumático e também no transtorno de pânico. Destaca-se também o conceito de ansiedade normal, circunscrita a situações específicas que podem trazer efeitos benéficos como a melhora do foco e da concentração no curto prazo, por exemplo, para a realização de uma prova, exame ou entrevista de trabalho.

1.4 TRANSTORNO BIPOLAR

A presença de episódios hipomaníacos, mistos ou maníacos em alternância com quadros depressivos ao longo da vida, define o diagnóstico de transtorno bipolar. A ocorrência exclusiva de episódios depressivos ao longo do tempo permite o diagnóstico de depressão unipolar.

2 EPIDEMIOLOGIA DOS TRANSTORNOS MENTAIS NAS POPULAÇÕES GERAL E CARDIOLÓGICA

2.1 TRANSTORNOS MENTAIS

Transtornos psiquiátricos são muito frequentes. O *Estudo Epidemiológico de Transtornos Mentais São Paulo Megacity*,[3] que avaliou uma amostra de 5.037 adultos na região metropolitana de São Paulo, constatou que 44,8% dos adultos têm pelo menos um transtorno mental ao longo da vida. O risco projetado de ter um transtorno mental aos 75 anos foi calculado em 57,7%. Os transtornos mentais mais frequentes são depressão maior, fobia específica e abuso de álcool. As mulheres têm maior risco de ter transtornos ansiosos e de humor e os homens de ter transtornos por uso de substâncias ou transtornos de controle de impulsos/conduta.[4] Nesse estudo, a elevada prevalência, o início precoce dos sintomas, os fatores de desigualdade social e a exposição à violência deveriam induzir o redirecionamento de políticas públicas em saúde mental para os indivíduos em situação de vulnerabilidade social com transtornos depressivos, ansiosos e problemas relacionados ao uso de álcool.[5]

Inúmeros fatores contribuem para o subdiagnóstco e subtratamento dos quadros psiquiátricos no contexto médico geral. Existe a tendência de valorizar mais queixas somáticas em detrimento das cognitivas ou subjetivas. Além disso, o estigma associado ao diagnóstico psiquiátrico e às queixas somáticas depressivas similares às queixas de doenças clínicas crônicas como fadiga, lentificação, alterações de apetite e de sono, perda de peso e falta de capacitação específica contribui para postergar a detecção e o tratamento adequado da depressão.[6]

A ocorrência de transtornos mentais associa-se a desigualdades sociais e econômicas, particularmente em países de baixa renda; bem como a êxodo rural; rápida urbanização; aumento populacional; e exposição a estressores como a violência urbana

QUADRO 94.4 Classificação dos transtornos ansiosos
Transtorno de pânico – sem agorafobia, com agorafobia
Transtorno de ansiedade generalizada
Transtorno de estresse pós-traumático
Transtorno de ansiedade social
Fobia específica
Transtorno ansioso induzido por substância (droga de abuso ou medicamento)
Transtorno ansioso relacionado a outras condições médicas
Transtorno ansioso sem outra especificação

QUADRO 94.5 CLASSIFICAÇÃO DOS TRANSTORNOS ANSIOSOS
Ansiedade e preocupação excessiva por pelo menos 6 meses
Dificuldade em controlar a preocupação
Sintomas como inquietação, fatigabilidade, dificuldades de concentração, irritabilidade, tensão muscular, perturbação de sono
Traz repercussões funcionais no dia a dia ou sofrimento significativo
Sintomas não relacionados a condição médica geral ou substâncias
Foco da preocupação não justificado por outros transtornos, ex-pânico

e a vulnerabilidade de gênero, evidenciada pela maior prevalência de transtornos depressivos e ansiosos na população feminina. Estudos realizados na região metropolitana de São Paulo/SP constataram 19,9% de prevalência de transtornos ansiosos, 11% para transtornos de humor, incluindo depressão e transtorno bipolar, transtornos relacionados ao controle de impulsos em 4,3% e transtornos relacionados ao uso de substâncias, perfazendo prevalência de 3,6%.[3] Destaca-se que apenas um terço dos casos de transtornos mentais graves teve acesso a tratamento no ano prévio às entrevistas do estudo.

2.2 TRANSTORNOS DE HUMOR

As taxas de comorbidade entre transtornos ansiosos e de humor são elevadas com prevalências médias variando de 30 a 58% dos casos. O transtorno de pânico apresenta taxas de comorbidade com depressão bipolar em torno de 36,8%, com a depressão unipolar, 37,1% e com a distimia, 13%. O transtorno de ansiedade generalizada se associa à depressão bipolar em 31,6%, depressão unipolar em 37,1%, distimia em 65,2% dos casos e a fobia social ocorre principalmente em deprimidos unipolares, com 11,4%.[7]

2.3 DEPRESSÃO

Estima-se que a prevalência de depressão seja mais elevada em populações clínicas. Calcula-se que 5 a 10% dos pacientes de ambulatórios de saúde e 9 a 16% dos internados apresentem depressão associada à doença orgânica.[8] Apenas 35% dos pacientes com depressão associada são tratados adequadamente.[9]

Em relação à similaridade e sobreposição de sintomas depressivos e de doenças clínicas, sugere-se que queixas como anedonia – perda de prazer nas atividades e interesses habituais –, ideação ou planejamento suicida, desesperança no futuro ou relacionada ao tratamento e prognóstico e ausência de planos ou projetos, irritabilidade ou hostilidade sejam pesquisadas ativamente nessa população com o intuito de detectar quadros depressivos.[10]

A elevada mortalidade cardiovascular em pacientes depressivos e a elevada prevalência de depressão em portadores de insuficiência cardíaca congestiva (ICC) ou após infarto agudo do miocárdio (IAM) evidenciam a relevância clínica dessa associação.

A depressão é de 4 a 5 vezes mais comum em pacientes com ICC do que na população geral, chegando a taxas de 21,5% dos pacientes.[11]

A depressão na ICC se associa ao gênero feminino e à gravidade da classe funcional da insuficiência cardíaca segundo critérios da *New York Heart Association*,[12] variando de 11% nos pacientes com classe funcional I até 42% nos de classe funcional IV.[13]

Nos pacientes com insuficiência cardíaca congestiva associada a depressão, as taxas de morbidade e mortalidade e e o tempo e custos com hospitalização aumentam, enquanto diminui a qualidade de vida. Curiosamente, a presença de sintomas depressivos é preditora de eventos cardíacos adversos como morte súbita ou hospitalização, independentemente de a fração de ejeção estar reduzida ou preservada.[14]

Os transtornos neuropsiquiátricos contribuem para altas taxas de incapacidade em todo o mundo, sendo a depressão o transtorno neuropsiquiátrico mais incapacitante quando se consideram os anos vividos com incapacidade (*Years Lived with Disability,* YLD). A depressão é também a quarta causa de toda a sobrecarga global de doenças, quando se consideram os anos vividos ajustados por incapacidade (*Disability-Adjusted Life Years,* DALY). Este indicador combina a mortalidade, medida em anos de vida perdidos por doença (*Years of Life Lost,* YLL), e os anos vividos com incapacidade (YLD) para medir o impacto de variadas condições clínicas nas populações. Projeções para o ano de 2020 situam a depressão como a segunda maior causa de incapacidade no mundo.[15]

O estudo conduzido pela Organização Mundial da Saúde (OMS) *Global Burden of Diseases Injuries and Risk Factors Study 2010*[16] realizou a análise de sobrecarga de doença por 291 causas clínicas, em 20 grupos etários, de gêneros sexuais em 187 países. Constatou-se que a sobrecarga relacionada aos transtornos mentais está aumentando, principalmente nos países em desenvolvimento. Essa transição epidemiológica evidencia a necessidade de políticas públicas de saúde que destaquem o cuidado às doenças não transmissíveis, à incapacidade funcional e à gestão de casos crônicos.

O transtorno depressivo maior e as doenças cardiovasculares lideram o montante de sobrecarga por doença em todo o mundo. A literatura e a prática clínica demonstram que ambas as condições estão relacionadas. Estudos epidemiológicos demonstram que a prevalência de depressão em pacientes hipertensos de clínicas de atenção primária em torno de 20% é superior à da população geral que se situa em torno de 7 a 11%.[3] Até 50% dos pacientes com doença cardiovascular apresentam depressão, fator que aumenta a mortalidade por evento cardiovascular de 2 a 4 vezes, independentemente da história de doença cardíaca.

2.4 ANSIEDADE

O transtorno de pânico, caracterizado como a presença de crises paroxísticas de ansiedade associada a temor de um novo evento e preocupações catastróficas em relação à crise quanto à integridade física ou mental, inclui sintomas que mimetizam síndromes cardíacas como dor torácica e palpitação (ver Quadro 94.6). A prevalência ao longo da vida na população geral varia de 1 a 5%. Na população cardiológica, a prevalência de transtorno de pânico chegaria a 25%[17] e ocorre predominantemente em mulheres de 25 a 44 anos.

Crises agudas de ansiedade desencadeadas por eventos estressores de vida ou por condições médicas gerais como hipertireoidismo, distúrbios toxicometabólicos, cardiopatia, intoxicação por substâncias como *crack*/cocaína e cânabis ou

QUADRO 94.6 Sintomas do ataque de pânico (DSM-V)
Palpitações, taquicardia ou "coração batendo mais forte"
Sensação de dispneia ou falta de fôlego
Tontura, cabeça leve ou pré-síncope
Sudorese
Tremores
Sensação de engasgo ou sufocamento
Parestesias
Calafrios ou ondas de calor
Náusea ou desconforto abdominal
Desrealização e despersonalização
Medo de estar perdendo o controle ou de enlouquecer
Medo de estar morrendo de uma condição médica grave

abstinência de álcool ou benzodiazepínicos devem sempre ser investigadas no diagnóstico diferencial (Quadro 94.7). O transtorno de pânico, como qualquer transtorno mental, é um diagnóstico de exclusão após todas as causas orgânicas terem sido afastadas. O período de início do tratamento com antidepressivos pode induzir piora da ansiedade e, eventualmente, desencadear crises de pânico em indivíduos predispostos.

Frequentemente, os clínicos e cardiologistas são os primeiros profissionais médicos a atender essa clientela, pois os sintomas somáticos e o receio do indivíduo de ser acometido por uma doença clínica grave – como IAM ou AVE – levam os pacientes para os serviços de urgência médica. A prevalência de dor torácica atípica em pacientes com transtorno de pânico varia de 25 a 57% e de 16 a 25% dos pacientes com dor torácica nos serviços de emergência têm transtorno de pânico.[18]

Estudos realizados em unidades coronarianas demonstram que em torno de 30% dos pacientes com suspeita de IAM preenchiam critérios para transtorno de pânico[19] e a prevalência deste em pacientes com queixa de palpitação seria de 15 a 20%.[20]

Além dos gastos e consumo de recursos em saúde como consultas, exames, hospitalização e prejuízos sociais como absenteísmo, piora na qualidade de vida e afastamentos do trabalho, esses pacientes seguem subdiagnosticados, eventualmente fazendo uso desnecessário de medicação cardiológica e sem tratamento adequado.

O transtorno de pânico não tratado pode aumentar a morbimortalidade em pacientes com doença coronariana. Sabe-se que o transtorno de pânico se associa à hipertensão arterial, elevação mantida da frequência cardíaca e dislipidemia, fatores de risco para morbidade e mortalidade cardíaca.[21]

O Quadro 94.8 apresenta as principais repercussões sistêmicas da depressão e ansiedade com impacto na morbimortalidade cardiovascular.

É comum a associação com o sedentarismo, pois a realização de atividade física pode mimetizar sintomas desagradáveis associados à crise de pânico como taquicardia, sudorese e perda de fôlego. No Quadro 94.9, podem ser encontrados alguns pontos para os quais o cardiologista deve atentar na suspeita de transtorno de pânico.

QUADRO 94.7 Diagnósticos diferenciais de quadros depressivos e ansiosos
Transtorno bipolar do humor
Drogas de abuso
Apneia do sono
Medicações prescritas, por exemplo: benzodiazepínicos, metildopa, corticoides, vareniclina, antagonistas H2, quimioterápicos, betabloqueadores, anabolizantes
Doença de Parkinson
AVE
Esclerose múltipla
Coreia de Huntington
Tumores do SNC, por exemplo: prolactinoma
Anemia
Deficiência de vitamina B_{12}
Hipotireoidismo/hipertireoidismo
Cushing/Addison
Hiporparatireoidismo/hiperparatireoidismo
Doenças reumatológicas, por exemplo: LES
Demência
Síndromes paraneoplásicas, por exemplo: pâncreas, pulmão
HIV/Aids
AVE: acidente vascular encefálico; SNC: sistema nervoso central; LES: lúpus eritematoso sistêmico

QUADRO 94.8 Repercussões sistêmicas da depressão e ansiedade com impacto na morbimortalidade cardiovascular
Redução da variabilidade cardíaca
Disfunção endotelial
Aumento da atividade inflamatória
Aumento da agregação plaquetária
Vasoconstrição periférica
Aumento da resistência periférica à insulina
Acúmulo de gordura intra-abdominal

QUADRO 94.9 Quando o cardiologista deve suspeitar de transtorno de pânico
Dor torácica sem evidência de doença orgânica
Dor torácica atípica em pacientes coronariopatas não compatível com extensão ou grau da lesão ou obstrução
Palpitações sem evidência de arritmia
Pacientes com prolapso de valva mitral com sintomatologia exuberante

A interpretação catastrófica desses sintomas e o medo da recorrência pode levar a um comportamento de evitação de atividades ou lugares e espaços públicos relacionados à ocorrência das crises (agorafobia). A reclusão e o isolamento social desses pacientes não são infrequentes.

Além disso, o transtorno de pânico é um fator de risco para o desenvolvimento de quadros depressivos e transtornos relacionados ao uso de substâncias como o álcool e o tabaco, cuja associação com morbidade e mortalidade cardíaca é mais evidente. Entretanto, não existem relatos consistentes de morte na vigência de crises de pânico na literatura médica.

3 REPERCUSSÕES ORGÂNICAS DO ESTRESSE PSICOLÓGICO PERSISTENTE RELACIONADO À DEPRESSÃO E ANSIEDADE

O estresse agudo gera eleva a pressão arterial, a resistência vascular periférica e a taquicardia mediada pela ativação do sistema autônomo simpático e do eixo hipotálamo-hipófise-adrenal.[22] Essa resposta fisiológica primitiva está filogeneticamente relacionada ao comportamento de "lutar ou fugir" – *fight or flight* – dos animais vertebrados diante de riscos iminentes à integridade física. Dessa forma, ocorrem a inibição de comportamentos não essenciais à sobrevivência e a redistribuição do fluxo sanguíneo das vísceras para a musculatura estriada esquelética. No homem moderno, essa resposta é deflagrada mesmo na ausência de riscos objetivos de morte ou lesão como nas situações gerais de tensão da vida cotidiana, pressão por desempenho social, intelectual e laboral, conflitos interpessoais, frustração, raiva etc.

A resposta aguda ao estresse se inicia com um aumento da ativação simpática e respostas vasculares associadas – elevação da frequência cardíaca, vasoconstrição e elevação da pressão arterial. A liberação hipotalâmica do hormônio corticotrofina (CRH) ocorre segundos após o início do estressor.[23] O CRH estimula a síntese de endotelina-1 (ET-1) que tem ação vasoconstritora[24] e aumenta a adesividade celular.

A elevação do cortisol atinge seu pico de 20 a 40 minutos após início do estímulo estressor e contribui para a disfunção endotelial, aumentar a liberação de ET-1, inibe a atividade da NO-sintase e aumenta a degradação do óxido nítrico e consequente produção de radicais livres[25] após a resposta hemodinâmica ter

retornado aos níveis basais. As concentrações de cortisol sérico variam de 40 a 80 ng/mL e seguem um padrão circadiano de liberação. O estresse eleva a concentração de cortisol em até 1.000%.

A queda do nível de cortisol demora até 1 hora após um estímulo estressor com 10 minutos de duração. O aumento da síntese de citocinas inflamatórias em resposta ao estresse também se associa à disfunção endotelial.[26]

Habitualmente, espera-se que essa resposta tenha um padrão de ascensão e descenso ao longo do tempo. Considera-se que a instabilidade, ativação crônica ou demora no retorno à linha de base dos parâmetros cardiovasculares é um marcador de disfunção autonômica e, por conseguinte, fator de risco cardiovascular *per se*. Inúmeros estudos identificaram a associação entre estresse e risco cardiovascular. A ativação simpática também se associa à disfunção endotelial.[27]

Na última década, acumularam-se evidências de um efeito deletério do estresse na função endotelial.[28] O endotélio vascular é responsável pela regulação do calibre dos vasos, inibição da proliferação de células musculares lisas e diminuição da agregação plaquetária e da entrada de células mononucleares na parede vascular, entre outros mecanismos. Existe consenso de que a disfunção das células endoteliais precede o processo aterosclerótico e relaciona-se a ele.[29]

Agudamente, a disfunção endotelial induzida por estresse pode contribuir para isquemia miocárdica ou periférica. Além disso, períodos breves de estresse podem produzir períodos prolongados de disfunção endotelial.[30]

Do ponto de vista prático, conceitua-se que os transtornos depressivos e ansiosos são modelos de estresse crônico, estando associados a um acúmulo de consequências orgânicas negativas e à ruptura dos mecanismos psico-neuro-imunoendocrinológicos de homeostase.

Alguns estudos destacam a ocorrência de ativação e hiperagregabilidade plaquetária em pacientes deprimidos.[31]

A redução na variabilidade de frequência cardíaca presente na depressão aumenta risco de mortalidade cardiovascular, principalmente por predizer arritmias graves em pacientes sem doença cardiovascular. A variabilidade cardíaca é mediada pelo sistema nervoso autônomo (SNA). Um coração saudável apresenta um alto grau de variação batimento a batimento durante e fora das incursões respiratórias, sendo considerado um fator protetor contra IAM e ICC. Um tônus parassimpático elevado relaciona-se a um maior grau de variabilidade de frequência cardíaca. Pacientes com depressão maior apresentam menor tônus parassimpático e maior tônus simpático. Antidepressivos tricíclicos e alguns inibidores seletivos de recaptação de serotonina (ISRS) como a paroxetina estão associados à redução do tônus parassimpático devido aos efeitos anticolinérgicos e alfa-1-adrenérgicos dessas drogas. Estudos demonstram que os antidepressivos não revertem a redução da variabilidade de frequência cardíaca, mesmo que o tratamento atinja a remissão dos sintomas.[32]

Alguns estudos demonstram que a associação entre depressão maior e transtorno de ansiedade generalizada tem maior impacto na redução da variabilidade da frequência cardíaca. Portanto, a comorbidade da depressão com ansiedade se associaria a um maior grau de disfunção autonômica.[33]

A conceptualização de que a depressão cursa com alterações nas funções corporais é recente na literatura científica. Até há aproximadamente duas décadas, a depressão era encarada como uma "doença da mente e do cérebro", cuja fisiopatologia restringia-se a disfunções neurofisiológicas, neuroanatômicas e neurofuncionais do encéfalo, excluindo a possibilidade de alterações biológicas fora do SNC.

A hiperatividade do eixo hipotálamo – hipófise – adrenal é um dos achados mais confiáveis na psiquiatria biológica. Estima-se que 20 a 80% dos pacientes deprimidos apresentem algum grau de hiperativação do eixo e esta se relaciona a condições médicas como diabetes, demência, doença coronariana e osteoporose.[34] Aparentemente, pacientes idosos hospitalizados com depressão melancólica e psicótica apresentariam maiores alterações do eixo HPA. Indivíduos com insônia, perda de apetite, anedonia, variação circadiana do humor e sintomas psicóticos têm maiores níveis séricos de cortisol comparado a pacientes com sintomatologia atípica como hipersonia, fadiga, hiper-reatividade do humor e hiperfagia.[35]

O estudo pioneiro de Schleifer[36] e colaboradores do Departamento de Psiquiatria do Hospital Monte Sinai, em Nova York, realizado em 1985, obteve evidências de alterações imunológicas na depressão, destacando-se a imunossupressão e o aumento da suscetibilidade às infecções. Entretanto, estudos posteriores realizados no início da década de 1990 apontaram que alguns componentes imunológicos estariam hiperativados na depressão como o aumento da produção de proteínas de fase aguda por linfócitos e hepatócitos. A associação entre depressão e elevação de interleucina-6 e proteína C-reativa é replicável em inúmeras metanálises.[37] Inversamente, a ação central de mediadores inflamatórios induz sintomas psicológicos e neurovegetativos presentes na depressão.[38]

Um exemplo comum dessa ação é o efeito depressogênico da interferonterapia em pacientes portadores de hepatite C. Mecanismos fisiopatológicos foram propostos como aumento da expressão do transportador de serotonina, aumento da resistência a glicocorticosteroides e ativação de enzimas que degradam aminoácidos precursores de neurotransmissores como o triptofano.[39]

Existem evidências de que a elevação do níveis séricos de citocinas, como a interleucina-6 (IL-6) e de proteínas de fase aguda como a proteína C-reativa, é preditora de eventos cardiovasculares.[40] Adicionalmente, a depressão se associa à ativação imunológica com aumento do nível de citocinas pró-inflamatórias[41] e moléculas pró-coagulantes como fibrinogênio e fator VII.[42] O estado de atividade inflamatória associa-se, consistentemente, à progressão de doença aterosclerótica, com aumento da espessura da túnica média da carótida.[43]

4 ESTRESSE OCUPACIONAL E MORTALIDADE CARDIOVASCULAR

A associação entre estresse crônico e risco cardiovascular apresenta impactos na medicina do trabalho e saúde ocupacional. O exemplo mais trágico constitui o denominado "Karoshi" descrito principalmente no Japão. O termo significa "Karo" – trabalho e "shi" – morte. Configura a ocorrência de morte súbita de etiologia cardiovascular – IAM ou AVE – mediante carga excessiva de trabalho. Aparentemente, o excesso de trabalho configura um modelo de estresse crônico, acarretando alterações fisiológicas que potencializam o risco cardiovascular. Adicionalmente, esses trabalhadores acabam por acumular outros fatores de risco – obesidade, sedentarismo, dislipidemia, tabagismo, diabetes – que não foram adequadamente tratados ou foram negligenciados. Os trabalhadores japoneses trabalham mais horas comparados a outros países desenvolvidos: em 1993, os japoneses trabalharam 2.017 horas anuais; os norte-americanos cumpriram, 1.904; os franceses, 1.763; e os britânicos, 1.769.[44] As estatísticas do Japão mostram que mais de seis milhões de trabalhadores trabalharam 60 horas ou mais por semana nos anos de 2000 e 2004. Aproximadamente 300 casos de morte cardiovascular foram reconhecidos como acidentes de trabalho decorrentes de excesso laborativo.[45]

5 FATORES DE RISCO CARDIOVASCULAR ASSOCIADOS À DEPRESSÃO E ANSIEDADE

A literatura científica indica que tanto a depressão clínica quanto sintomas depressivos subsindrômicos constituem fator de risco independente para doença coronariana, após ajuste para outros fatores de risco como aterosclerose, tabagismo[46] e outros apresentados no Quadro 94.10. Estima-se que 20 a 40% dos pacientes com doença cardiovascular sofram de depressão.[47]

A relação entre depressão e doença cardiovascular é complexa e pode ser compreendida por ângulos distintos:

1. o impacto da doença cardiovascular como condição crônica e limitante, com restrição de atividades, predisporia ao desenvolvimento de quadros depressivos e ansiosos;

QUADRO 94.10 Fatores de risco cardiovascular associados à depressão e ansiedade
Diabetes melito
Hipertensão arterial
Obesidade e síndrome metabólica
Sedentarismo
Tabagismo e outras drogas
Aterosclerose
Utilização de medicação psicotrópica

2. sintomas depressivos seriam preditores de doença cardiovascular, independentemente da pré-existência de doença cardíaca;

3. o transtorno depressivo associa-se a tabagismo, sedentarismo, obesidade e síndrome metabólica, reconhecidos fatores de risco para doença cardiovascular;

4. o transtorno depressivo associa-se a doença cardiovascular independentemente de fatores comportamentais de risco;

5. o estresse psicológico como fator de risco para inúmeras condições clínicas, destacando-se as doenças cardiovasculares;

6. a depressão diminui a aderência ao tratamento.

5.1 TABAGISMO

A nicotina se liga a receptores colinérgicos nos gânglios nervosos, junção neuromuscular, medula adrenal e SNC. No sistema vascular, a ligação da nicotina aos receptores colinérgicos estimula a liberação de noradrenalina pós-ganglionar e adrenalina da medula adrenal, gerando efeitos adrenérgicos como elevação da frequência cardíaca, vasoconstrição periférica, redução da temperatura cutânea e hipertensão arterial. Além disso, existe estímulo à liberação de ACTH e cortisol.

Inúmeros estudos mostram que existe uma associação positiva entre tabagismo e depressão.[48]

Reconhece-se que o uso de tabaco e a abstinência de dependência de nicotina podem causar sintomas depressivos e ansiosos em certos indivíduos.

Adicionalmente, inúmeros pacientes deprimidos e ansiosos podem utilizar o tabagismo para aliviar sintomas depressivos e ansiosos devido aos efeitos centrais (ver Quadro 94.11). Entretanto, alguns estudos levantam a hipótese de que a depressão e a dependência de nicotina compartilhariam componentes genéticos.

Do ponto de vista clínico, a presença de transtorno depressivo ou ansioso dificulta o tratamento adequado da dependência de nicotina e reduz as taxas de abstinência.

QUADRO 94.11 Neurotransmissores liberados por ação da nicotina no SNC
Dopamina – sensação de prazer, euforia, redução do apetite
Acetilcolina – melhora da memória
Serotonina – melhora do humor e da ansiedade
Betaendorfina – relaxamento
GABA – redução da ansiedade
Noradrenalina – melhora da cognição
GABAG: ácido gama-aminobutírico.

5.2 SÍNDROME METABÓLICA

Estudos transversais mostram claramente a associação entre depressão e síndrome metabólica. Nos estudos de *follow-up*, verifica-se uma associação bidirecional entre ambas. A inter-relação é explicada por múltiplos mecanismos:

- associação da depressão com obesidade central, inflamação crônica e resistência à insulina;
- desregulação neuroendócrina – alterações do eixo hipotálamo-hipófise-adrenal e hiperativação do sistema simpático;
- sedentarismo e dietas inadequadas em pacientes deprimidos;
- ativação inflamatória e lesão microvascular em SNC, levando à depressão;
- obesidade resultando em estigmatização, isolamento social e sintomas depressivos secundariamente.

5.3 DIABETES

Em revisão da literatura, verifica-se que, temporalmente, a obesidade precede o aparecimento da depressão, sobretudo no gênero feminino e em populações com menor nível educacional. As evidências de que a depressão levaria à obesidade são menos consistentes.[49] Entretanto, ambas as hipóteses devem ser consideradas na prática clínica.

O aumento da resistência periférica à insulina também foi verificada em metanálise de 967 estudos, sugerindo que a depressão pode ser um alerta clínico na prevenção da evolução do estágio de síndrome metabólica para o diagnóstico de diabetes tipo 2.[50]

A associação entre depressão e diabetes melito é significativa na literatura. Estima-se que o risco de depressão é duas vezes maior em diabéticos do que em controles. Inversamente, pacientes com depressão teriam maior prevalência de diabetes melito do que a população geral.[51] Uma das explicações é que o diagnóstico de uma condição crônica e sujeita a complicações favoreceria o aparecimento de quadros depressivos. Entretanto, é provável que as complicações vasculares – AVE, doença arterial periférica, retinopatia – e neuropáticas sejam um fator de risco orgânico para o desenvolvimento da depressão.[52]

Adicionalmente, a depressão e o diabetes compartilham fatores de risco como baixo peso ao nascer e desnutrição fetal, obesidade, dificuldades psicossociais e dieta rica em gordura insaturada.[53]

5.4 USO DE MEDICAÇÃO PSICOTRÓPICA

Inúmeros estudos demonstram a segurança e a eficácia dos inibidores seletivos da recaptação de serotonina em populações cardiológicas. Estudos como o SADHART que avaliou pacientes como IAM ou angina instável reportaram que a sertralina não afetou a função ventricular esquerda e outros parâmetros durante 24 semanas.[54]

Entretanto, o uso continuado de psicotrópicos mostra-se associado a um aumento de mortalidade cardíaca em alguns estudos. Classicamente, medicações como antidepressivos tricíclicos (p. ex.: imipramina, clomipramina, nortriptilina e amitriptilina) e antipsicóticos da classe das fenotiazinas (p. ex.: clorpromazina) aumentam o risco de arritmias e distúrbios da condução por elevação do intervalo QT no eletrocardiograma (ECG). Em uma pesquisa recente,[55] observou-se que, em uma coorte de 970 indivíduos de doença cardiovascular, o uso de antidepressivos tricíclicos se associou a um risco três vezes maior de morte cardíaca súbita e infarto fatal ao longo de 10 anos.

O maior uso de medicações psicotrópicas entre as mulheres levanta preocupações quanto ao risco cardiovascular dessa população. O estudo WISE – Women's Ischemia Syndrome Evaluation mostrou aumento do risco cardiovascular relacionado ao uso de psicotrópicos *per se* e à presença de depressão crônica ou refratária.[56] O Quadro 94.12 apresenta as principais medicações psicotrópicas associadas ao ganho de peso.

6 TRATAMENTO DE DEPRESSÃO E ANSIEDADE PELO MÉDICO NÃO PSIQUIATRA

Dada a alta prevalência e comorbidade com doenças clínicas, em particular as cardiológicas, o médico não psiquiatra se depara cotidianamente com pacientes portadores de transtornos depressivos e ansiosos. Nesse contexto, sugerem-se as seguintes diretrizes gerais:

1. diferenciar quadro depressivo de reações de ajustamento ao estresse como luto e tristeza normal – a duração do episódio (igual ou maior a 2 semanas), a presença de sintomas somáticos e alterações do sono e apetite são pontos-chave para a suspeição diagnóstica;
2. diferenciar quadros orgânicos – um corolário de condições médicas deve ser descartado na presença de quadro depressivo ou ansioso, destacando-se as patologias endocrinológicas, reumatológicas e neurológicas;
3. pesquisar ativamente sintomas depressivos e ansiosos em pacientes com doença cardiovascular ou com fatores evidentes de risco cardiovascular;

4. pesquisar uso de substâncias como álcool, tabaco, maconha, cocaína/*crack*, solventes, opioides, MDMA (*ecstasy*), LSD, anabolizantes, fórmulas para emagrecer, anfetaminas e medicamentos como betabloqueadores, diuréticos, benzodiazepínicos, entre outras;
5. introduzir tratamento farmacológico e não farmacológico – o incentivo da atividade física, do retorno laboral, de mudanças na dieta, do aumento do convívio social e comunitário, da exposição ao sol e do lazer e o redirecionamento de metas de vida são coadjuvantes úteis tanto para a melhora de sintomas depressivos e ansiosos quanto para a redução do risco cardiovascular;
6. monitorizar adesão;
7. encaminhar para avaliação psiquiátrica nas seguintes situações:
   - risco de suicídio ou de heteroagressividade;
   - comorbidade com abuso ou uso nocivo de substâncias ou medicações prescritas;
   - presença de sintomas psicóticos;
   - ausência de resposta parcial após tratamento inicial, farmacológico e não farmacológico;
   - surgimento de sintomas inicialmente ausentes como hostilidade, euforia, agitação psicomotora, comportamentos disruptivos, como compras excessivas ou indiscrições sexuais, irritabilidade excessiva, aumento súbito da vitalidade e energia, jocosidade e sintomas persecutórios ou ideação de grandeza. Nesses casos, suspeitar de exaltação do humor induzida por antidepressivos;
   - comorbidade com ansiedade incapacitante;
   - suspeita ou confirmação prévia de transtorno bipolar ou transtorno psicótico subjacente como esquizofrenia ou transtorno delirante persistente;
   - sintomas somáticos incapacitantes sem explicação médica;
   - déficits cognitivos significativos em atenção, concentração, raciocínio e memória;
   - casos de dúvida diagnóstica ou terapêutica.

QUADRO 94.12 Medicações psicotrópicas associadas ao ganho de peso
Inibidores seletivos da recaptação de serotonina – fluoxetina, sertralina, paroxetina, citalopram, escitalopram
Antidepressivos tricíclicos – imipramina, clomipramina, amitriptilina, nortriptilina
Estabilizadores de humor – lítio, carbamazepina, ácido valproico, divalproato de sódio, oxcarbazepina, lamotrigina
Antipsicóticos típicos – clorpromazina, haloperidol, levomepromazina, periciazina
Antipsicóticos atípicos – risperidona, olanzapina, clozapina, quetiapina
Inibidores duais (serotonina e noradrenalina) – venlafaxina, desvenlafaxina, duloxetina
Benzodiazepínicos, antieméticos, anti-histamínicos

7   CONCLUSÕES

Os transtornos depressivos e ansiosos apresentam elevada prevalência na população geral e, particularmente, na população com doenças cardiológicas. Por conta do estigma, da comorbidade com doenças clínicas e da eventual dificuldade de acesso a serviços de saúde mental, uma parcela significativa desses pacientes é assistida inicialmente por médico não psiquiatra.

A principal causa de mortalidade entre deprimidos e ansiosos é de etiologia cardiovascular, reforçando a importância da abordagem de fatores de risco e tratamento clínico nesse grupo de pacientes. Frequentemente, pacientes psiquiátricos têm seus cuidados de saúde geral negligenciados pelas equipes e serviços de saúde que os assistem. Assume-se que a presença de sintomas psiquiátricos atua como confundidor na avaliação de queixas somáticas. Portanto, o diagnóstico diferencial com doenças clínicas é imperativo.

Os transtornos depressivos e ansiosos são subdiagnosticados, subtratados e apresentam altas taxas de recorrência, cronicidade e comorbidade com outros transtornos mentais como abuso e dependência de substâncias, transtorno obsessivo-compulsivo e transtornos de personalidade. Além disso, cursam com elevados níveis de incapacidade para as atividades de vida diária.

O conhecimento atual a cerca do impacto na saúde geral dos transtornos depressivos e ansiosos permite considerá-los fator de risco independente para doença cardiovascular.

Adicionalmente, a associação e o sinergismo da depressão e ansiedade com outros fatores de risco cardiovascular como dislipidemia, tabagismo, sedentarismo e síndrome metabólica são consideráveis na literatura científica e observados na prática clínica diária.

Do ponto de vista fisiopatológico, as alterações endócrinas, imunológicas, hematológicas, vasculares e neurovegetativas da depressão e ansiedade como ativação do eixo hipotálamo-hipófise-adrenal, inflamação sistêmica, aceleração do processo aterosclerótico, disfunção endotelial, desbalanço entre sistema simpático e parassimpático e diminuição da variabilidade da frequência cardíaca constituem o nexo biológico entre esses transtornos mentais e o risco cardiovascular.

Do ponto de vista do tratamento, tanto as medidas farmacológicas – introdução de antidepressivos e ansiolíticos – quanto as relacionadas à redução do estresse, incentivo à atividade física, suporte social, lazer e interrupção do tabagismo atuariam de forma sinergética nas doenças cardiovasculares e nos transtornos depressivos e ansiosos

REFERÊNCIAS BIBLIOGRÁFICAS

1. Dalgalarrondo. P. Psicopatologia e semiologia dos transtornos mentais. Porto Alegre: Artmed, 2000. 271p.
2. American Psychiatric Association. The Diagnostic and Statistical Manual of Mental Disorders: DSM 5. bookpointUS, 2013.
3. Andrade LH, Wang YP, Andreoni S et al. Mental disorders in megacities: findings from the São Paulo Megacity Mental Health Survey, Brazil. PLoS One. 2012;7(2), 2012.
4. Viana MC, Andrade LH. Lifetime Prevalence, age and gender distribution and age-of-onset of psychiatric disorders in the São Paulo Metropolitan Area, Brazil: results from the São Paulo Megacity Mental Health Survey. Rev Bras Psiquiatr. Oct;34(3):249-60, 2012.
5. Wilson D, da Silva Lobo DS, Tavares H et al. Family-based association analysis of serotonin genes in pathological gambling disorder: evidence of vulnerability risk in the 5HT-2A receptor gene. J Mol Neurosci. 49(3):550-3, 2013.
6. Chakraborty K, Avasthi A, Kumar S et al. Psychological and clinical correlates of functional somatic complaints in depression. International Journal of Social Psychiatry 58.1: 87-95, 2012.
7. Licanin, I. P01-546-Comorbidity of anxiety disorders and depression. European Psychiatry 26: 550, 2011.
8. Pakriev S, Kovalev J, Mozhaev M. Prevalence of depression in a general hospital in Izhevsk, Russia. Nordic journal of psychiatry, 63(6), 469-474, 2009.
9. Hirschfeld R. M., Keller M. B., Panico S et al. The National Depressive and Manic-Depressive Association consensus statement on the under-treatment of depression. Jama 277.4: 333-340, 1997.
10. Aragonès E, Piñol JL, Caballero A et al. Effectiveness of a multi-component programme for managing depression in primary care: a cluster randomized trial. The INDI project. Journal of affective disorders 142.1: 297-305, 2012.
11. Frasure-Smith N, Lespérance F, Habra M et al. Elevated depression symptoms predict long-term cardiovascular mortality in patients with atrial fibrillation and heart failure. Circulation 120.2: 134-140, 2009.
12. The Criteria Committee for the New York Heart Association. Nomenclature and Criteria for Diagnosis of Diseases of the Heart and Great Vessels Ninth Edition. Little Brown and Company. 253-255, 1994.
13. Faller H, Störk S, Schuler M et al. Depression and disease severity as predictors of health-related quality of life in patients with chronic heart failure – a structural equation modeling approach. Journal of Cardiac Failure 15.4: 286-292, 2009.
14. Manji H, Kato T, Di Prospero NA et al. Impaired mitochondrial function in psychiatric disorders. Nature Reviews Neuroscience 13.5: 293-307, 2012.
15. Bromet E, Andrade LH, Hwang I et al. Cross-national epidemiology of DSM-IV major depressive episode. BMC medicine 9.1: 90, 2011.
16. World Health Organization. Global Burden of Diseases, Injuries and Risk Factors Study, 2010.
17. Barsky AJ, Delamater BA, Clancy SA et al. Somatized psychiatric disorder presenting as palpitations. Archives of internal medicine 156.10: 1102, 1996.
18. Marchand A, Belleville G, Flee, R et al. Treatment of panic in chest pain patients from emergency departments: efficacy of different interventions focusing on panic management. General hospital psychiatry 34.6: 671-680, 2012.
19. Carter C, Maddock R, Amsterdam E et al. Panic disorder and chest pain in the coronary care unit. Psychosomatics 33.3: 302-309, 1992.
20. Sardinha A, Araújo CG, Nardi AE. Psychiatric disorders and cardiac anxiety in exercising and sedentary coronary artery disease patients: a case-control study. Brazilian Journal of Medical and Biological Research 45.12: 1320-1326, 2012.
21. Scott KM, de Jonge P, Alonso J et al. Associations between DSM-IV mental disorders and subsequent heart disease onset: beyond depression. International Journal of Cardiology 168.6: 5293-5299, 2013.
22. Widmaier EP, Raff H, Strang KT. Vander's Human Physiology: The Mechanisms of Body Function. McGraw-Hill Higher Education, 2008.
23. Avishai-Eliner S, Eghbal-Ahmadi M, Tabachnik E et al. Down-Regulation of Hypothalamic Corticotropin-Releasing Hormone Messenger

Ribonucleic Acid (mRNA) Precedes Early-Life Experience-Induced Changes in Hippocampal Glucocorticoid Receptor mRNA 1. Endocrinology 142.1: 89-97, 2001.

24. Helmreich DL, Tylee D, Christianson JP et al. Active behavioral coping alters the behavioral but not the endocrine response to stress. Psychoneuroendocrinology 37.12: 1941-1948, 2012.

25. Trueba AF, Smith NB, Auchus RJ et al. Academic exam stress and depressive mood are associated with reductions in exhaled nitric oxide in healthy individuals. Biological Psychology 93.1: 206-212, 2013.

26. Gameiro T, Mendonca de Souza AC, Rezende V et al. Cortisol and testosterone responses to a moderate psychological stress test: an adaptation of the Taylor aggression paradigm. Psychophysiology. Vol. 50, 2013.

27. Koschke M, Boettger MK, Schulz S et al. Autonomy of autonomic dysfunction in major depression. Psychosomatic Medicine 71.8: 852-860, 2009.

28. Do DP, Dowd JB, Ranjit N et al. Hopelessness, depression, and early markers of endothelial dysfunction in US adults. Psychosomatic Medicine 72.7: 613-619, 2010.

29. Capettini LS, Cortes SF, Silva JF et al. Decreased production of neuronal NOS-derived hydrogen peroxide contributes to endothelial dysfunction in atherosclerosis. British Journal of Pharmacology 164.6: 1738-1748, 2011.

30. Gutiérrez E, Flammer AJ, Lerman LO et al. Endothelial dysfunction over the course of coronary artery disease. Eur Heart J. 34(41):3175-81, 2013.

31. Pinto VL, de Souza PF, Brunini TM et al. Low plasma levels of l-arginine, impaired intraplatelet nitric oxide and platelet hyperaggregability: implications for cardiovascular disease in depressive patients. Journal of Affective Disorders 140.2: 187-192, 2012.

32. Kemp AH, Quintana DS, Gray MA et al. Impact of depression and antidepressant treatment on heart rate variability: a review and meta-analysis. Biological Psychiatry, 67(11), 1067-1074, 2010.

33. Kemp, AH, Quintana DS, Felmingham KL, Matthews S, Jelinek HF. Depression, comorbid anxiety disorders, and heart rate variability in physically healthy, unmedicated patients: implications for cardiovascular Risk. PLoS ONE 7(2): e30777, 2012.

34. Stetler C, Miller G. Depression and hypothalamic-pituitary-adrenal activation: a quantitative summary of four decades of research. Psychosomatic Medicine 73: 114-126, 2011.

35. Gerritsen L, Comijs HC, van der Graaf Y et al. Depression, hypothalamic pituitary adrenal axis, and hippocampal and entorhinal cortex volumes — the SMART Medea study. Biological psychiatry 70.4: 373-380, 2011.

36. Schleifer SJ, Keller SE, Siris SG et al. Depression and immunity: lymphocyte function in ambulatory depressed patients, hospitalized schizophrenic patients, and patients hospitalized for herniorrhaphy. Archives of General Psychiatry 42.2: 129, 1985.

37. Meyer T, Stanske B, Kochen MM et al. Serum levels of interleukin-6 and interleukin-10 in relation to depression scores in patients with cardiovascular risk factors. Behavioral Medicine 37.3: 105-112, 2011.

38. Dantzer R. Cytokine, sickness behavior, and depression. Immunology and allergy clinics of North America 29.2: 247-264, 2009.

39. Haroon E, Raison CL, Miller A. H. Psychoneuroimmunology meets neuropsychopharmacology: translational implications of the impact of inflammation on behavior. Neuropsychopharmacology 37.1: 137-162, 2012.

40. Topic R, Milicic D, Stimac Z et al. Somatic comorbidity, metabolic syndrome, cardiovascular risk, and CRP in patients with recurrent depressive disorders. Croatian medical journal 54.5: 453, 2013.

41. Maes M, Kubera M, Mihaylova I et al. Increased autoimmune responses against auto-epitopes modified by oxidative and nitrosative damage in depression: Implications for the pathways to chronic depression and neuroprogression. Journal of Affective Disorders 149.1: 23-29, 2013.

42. Geiser F, Gessler K, Conrad R et al. Can activation of coagulation and impairment of fibrinolysis in patients with anxiety and depression be reversed after improvement of psychiatric symptoms?: results of a pilot study. The Journal of Nervous and Mental Disease 200.8: 721-723, 2012.

43. Yanxiang S, Yong Y, Li F et al. ASSA13-11-1 Correlation analysis and mechanism study between autoantibodies against angiotension AT1 receptor and inflammation in atherosclerosis. Heart 99.Suppl 1: A50--A51, 2013.

44. Ponting IL. U.S. Patent No. 5,405,772. Washington, DC: U.S. Patent and Trademark Office, 1995.

45. Kondo N, Oh J. Suicide and karoshi (death from overwork) during the recent economic crises in Japan: the impacts, mechanisms and political responses. Journal of epidemiology and community health 64.8: 649-650, 2010.

46. Kuehl LK, Penninx BW, Otte C. Depression: risk factor for cardiovascular disease. Nervenarzt 83(11):1379-84, 2012.

47. Mavrides N, Nemeroff C. Treatment of depression in cardiovascular disease. In.: depression and anxiety volume 30, Issue 4, pages 328–341, 2013.

48. Edwards AC, Maes HH, Pedersen NL et al. A population-based twin study of the genetic and environmental relationship of major depression, regular tobacco use and nicotine dependence. Psychological Medicine 41.2: 395-405, 2011.

49. Faith MS, Butryn M, Wadden TA et al. Evidence for prospective associations among depression and obesity in population-based studies. Obesity Reviews 12.5: e438-e453, 2011.

50. Kan C, Silva N, Golden SH et al. A systematic review and meta-analysis of the association between depression and insulin resistance. Diabetes Care 36.2: 480-489, 2013.

51. Chien IC, Wu,EL, Lin CH et al. Prevalence of diabetes in patients with major depressive disorder: a population-based study. Comprehensive Psychiatry 53.5: 569-575, 2012.

52. Renn BN, Feliciano L, Segal DL. The bidirectional relationship of depression and diabetes: a systematic review. Clinical Psychology Review 31.8: 1239-1246, 2011.

53. Sánchez-Villegas A, Verberne L, De Irala J et al. Dietary fat intake and the risk of depression: the SUN Project. PLoS One 6.1: e16268, 2011.

54. Jiang W, Krishnan R, Kuchibhatla M et al. Characteristics of depression remission and its relation with cardiovascular outcome among patients with chronic heart failure (from the SADHART-CHF Study). The American Journal of Cardiology 107.4: 545-551, 2011.

55. Rosenberg L. B, Whang W, Shimbo D et al. Exposure to tricyclic antidepressants is associated with an increased risk of incident CHD events in a population-based study. International Journal of Cardiology 145.1: 124-125, 2010.

56. Krantz DS, Whittaker KS, Francis JL et al. Psychotropic medication use and risk of adverse cardiovascular events in women with suspected coronary artery disease: outcomes from the women's ischemia syndrome evaluation (WISE) study. Heart 95.23: 1901-1906, 2009.

O Atleta e o Sistema Cardiovascular

95

Patrícia de Oliveira
Maria Janieire Nunes Alves
Daniela Regina Agostinho
Carlos Eduardo Negrão
Amanda Gonzales Rodrigues

1 INTRODUÇÃO

Os últimos anos foram marcados por grande interesse pelo exercício físico. Esse fato pode ser claramente observado no número crescente de indivíduos que iniciaram a prática de exercício físico para melhorar a condição de saúde e a qualidade de vida. O mais interessante é verificar que muitos desses praticantes se motivam tanto pelo exercício físico que acabam se envolvendo em competições esportivas, o que obviamente implica em treinamento físico intenso. Esse histórico tem levado naturalmente a um número elevado de eventos esportivos competitivos, em diversas modalidades, com um número cada vez maior de participantes e atletas.

Evidências acumuladas mostram que o exercício físico realizado com frequência e ao longo de meses ou anos provoca mudanças fisiológicas significativas a ponto de dar condições a alguns de atingirem desempenho físico muito diferenciado quando comparados com a população em geral.

O treinamento físico está frequentemente associado a alterações estruturais cardíacas, incluindo o aumento da câmara, a espessura de parede e a massa do ventrículo esquerdo e a alterações hemodinâmicas adaptativas. Em conjunto, elas têm como finalidade atender à demanda metabólica imposta pelo exercício físico e normalizar a tensão na parede cardíaca imposta pelo aumento de volume, no caso do exercício dinâmico, ou pelos aumentos intermitentes de pressão arterial, induzidos pelos exercícios com componente estático elevado. Tais alterações caracterizam o "coração de atleta", que se apresenta, geralmente, como uma resposta fisiológica à sobrecarga de trabalho imposta pelo treinamento físico dinâmico ou estático. Em alguns atletas, porém, a hipertrofia cardíaca assemelha-se àquela observada em indivíduos com doenças cardíacas, estreitando, assim, o limite entre as adaptações fisiológicas características do treinamento físico e as adaptações patológicas, como a cardiomiopatia hipertrófica e a displasia arritmogênica do ventrículo direito, responsáveis, muitas vezes, pela morte súbita durante o exercício físico.

Neste capítulo, serão abordadas as principais adaptações cardiovasculares em praticantes regulares de exercício e em atletas, além de suas implicações no diagnóstico clínico que diferenciam indivíduos sedentários e pacientes cardiopatas. Serão considerados, também, os aspectos ambientais e genéticos que influenciam essas adaptações, a morte súbita e, finalmente, o diagnóstico diferencial.

2 ADAPTAÇÕES CARDIOVASCULARES

2.1 ALTERAÇÕES ESTRUTURAIS

As adaptações cardiovasculares do atleta decorrentes do treinamento físico realizado por longo período incluem alterações estruturais conhecidas como "síndrome do coração de atleta". O coração do atleta pode apresentar aumento nas dimensões ventriculares, na espessura de parede e na massa ventricular[1] que, em conjunto, caracterizam uma hipertrofia cardíaca. O primeiro relato dessas alterações que se tem conhecimento é de 1899, quando Henschen verificou um aumento no coração de um atleta, com uso de uma simples percussão do precórdio.[2]

Conhecimentos acumulados ao longo de décadas mostram que as adaptações cardiovasulares do atleta são influenciadas pelo tipo de treinamento físico. A contração muscular envolvida na prática esportiva pode determinar o grau e a adaptação cardiovascular. Contrações isotônicas ou dinâmicas provocam aumento no volume sistólico, frequência cardíaca, débito cardíaco e pressão arterial sistólica. Nesse tipo de contração, a pressão arterial diastólica varia pouco, o que é atribuído à diminuição na resistência vascular periférica. Essas respostas cardiovasculares ao longo de um período de treinamento físico levam à dilatação das cavidades ventriculares e à hipertrofia cardíaca do tipo "excêntrica". Isso resulta do aumento no volume de miócitos, em consequência da indução de novos sarcômeros em série e alongamento de fibras musculares (Figura 95.1). Ocorre, também, aumento no retículo sarcoplasmático e no número e tamanho da mitocôndria para manter um estado funcional adequado do miócito. Essa adaptação do ventrículo esquerdo provoca aumento no volume sistólico, tanto no repouso quanto no exercício, independentemente da resistência periférica.[4] Essa alteração no volume sistólico é a base para o aumento no débito cardíaco em resposta ao exercício. Isto é, uma das adaptações cardiovasculares mais significativas do atleta e que o capacita a ter um desempenho físico significativamente maior do que o indivíduo sedentário.

Nas modalidades esportivas em que predominam a contração muscular isométrica e vigorosa, o aumento do tonus muscular e a discreta variação do comprimento da fibra, faz com que ação mecânica imposta pela contração impeça a queda da resistência vascular periférica. O resultado hemodinâmico dessa resposta é um aumento muito significativo na pressão arterial. Nesse tipo de modalidade, a frequência cardíaca aumenta levemente e o volume sistólico se altera pouco. Essas respostas cardiovasculares ao longo de um período de treinamento levam à hipertrofia cardíaca do tipo "concêntrica". Isto é, aumento da espessura do septo e da parede posterior do ventrículo esquerdo,[5,6] em consequência do alongamento de sarcômeros em paralelo para compensar a tensão parietal (Figura 95.1).

Entretanto, há de se considerar que a maioria das modalidades esportivas apresenta tanto o componente estático como o dinâmico, em uma proporção maior ou menor, podendo inclusive determinar os dois extremos de adaptação cardíaca, excêntrica e concêntrica. Exemplos dessa adaptação mista são os ciclistas e os remadores que apresentam aumento na dimensão interna e na espessura da parede do ventrículo esquerdo em razão das

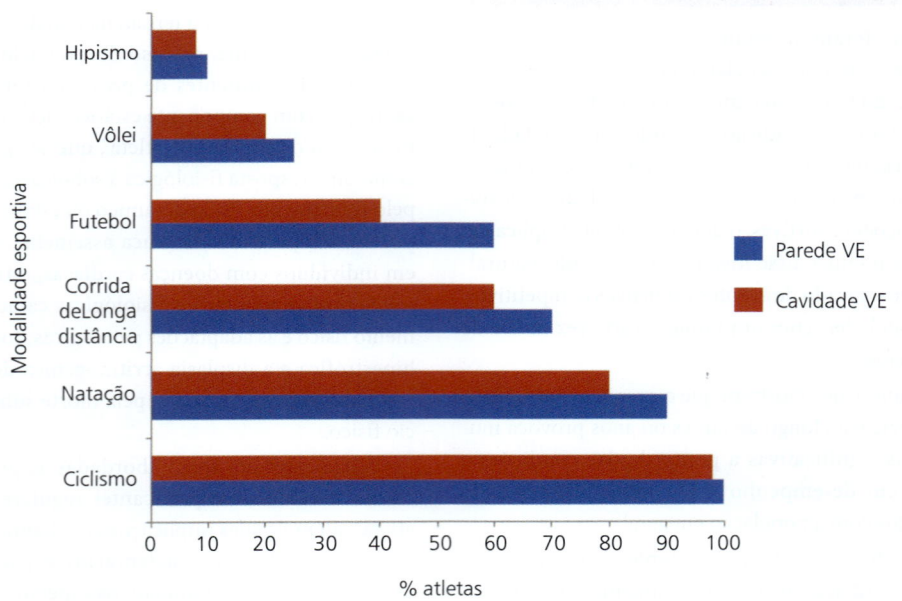

FIGURA 95.1 Influência da modalidade esportiva nas dimensões da cavidade e da parede posterior do ventrículo esquerdo. VE: ventrículo esquerdo. Fonte: Adaptada de Maron e Pelliccia, 2006.[7]

sobrecargas de volume e de pressão arterial a que são expostos durante o treinamento. Portanto, fica evidenciado que o processo adaptativo, fisiológico e compensatório do coração está diretamente relacionado à modalidade esportiva[7] (Figura 95.2 e Tabela 95.1).

Um fato curioso é que as alterações morfológicas cardíacas mais significativas ocorrem apenas em parte dos atletas. Aproximadamente 50% deles apresentam apenas leve aumento nas cavidades e na espessura cardíaca em relação a indivíduos da população não treinados de mesma etnia, sexo e idade. Dados estatísticos mostram, também, que somente 15% dos atletas apresentam alterações morfológicas muito expressivas, tais como, diâmetros do ventrículo esquerdo maior do que 60 mm e septo e parede posterior maior do que 13 mm (Tabela 95.2). Da

mesma forma, um aumento do átrio esquerdo maior que 45 mm ocorre em apenas 2% dos atletas.[8] Esse assunto pode ser ainda mais complexo na medida em que algumas características físicas, especialmente a superfície corporal, influenciam a análise da morfologia do coração, tornando-se uma fonte de erro na interpretação da hipertrofia do atleta. Na Figura 95.3, é apresentada a importância relativa de alguns fatores que podem influenciar o diâmetro do ventrículo esquerdo.[7]

Além das alterações nos diâmetros do ventrículo esquerdo, são descritas dilatações nas câmaras cardíacas direita. Elas derivam principalmente da sobrecarga volumétrica, relacionam-se às modalidades de *endurance* e são mais evidenciadas no período pós-competição, podendo, portanto, ser caracterizadas como transitórias.[9] Estudos recentes com o uso de ressonância magnética nuclear do coração mostram que há um equilíbrio entre o aumento da cavidade do ventrículo direito e do esquerdo. Além disso, evidenciam que não há diferença na dilatação do

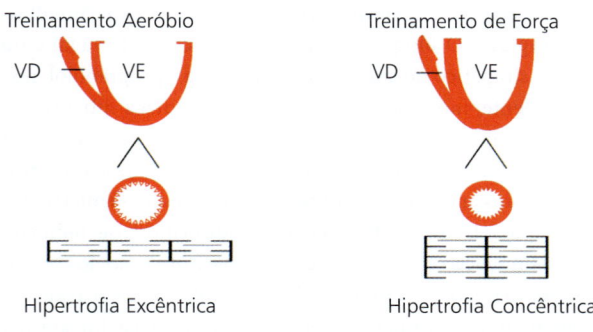

FIGURA 95.2 Hipertrofia dos ventrículos esquerdo e direito provocada pelo treinamento físico aeróbio e treinamento de força. Fonte: Adaptada de Fernandes T, 2011.[6]

TABELA 95.2 Comparação entre as dimensões cardíacas médias da população geral e dos indivíduos treinados

DIMENSÕES	TREINADOS	NÃO TREINADOS
DdVE (mm)	56+/– 3 (51-63)	50+/–3 (44-57)
Septo (mm)	11,4 +/–0,9 (10-13)	10,2+/–0,9 (7,5-11,5)
Parede posterior (mm)	11,2+/–0,9 (9-12,5)	9,5+/–0,9(7-11)
DdVD (mm)	26+/–3(20-31)	22+/–4(12-29)

TABELA 95.1 Classificação dos esportes de acordo com os componentes estático e dinâmico

AUMENTO DO COMPONENTE ESTÁTICO				
III. ALTO > 50% CVM	*Bobsledding*, *luge*, ginásticas, artes marciais, vela, alpinismo, esqui aquático, levantamento de peso, fisiculturismo, *windsurfing*, *skeleton*	Fisiculturismo, *skate*, *snowboarding*, saltos ornamentais, luta greco-romana	Boxe, patinação, remo, canoagem, decatlo, triatlo, ciclismo
II. MODERADO 20 – 50%CVM	Arqueirismo, automobilismo, motociclismo, hipismo, mergulho	Futebol americano, rúgbi, corrida (curta distância), surfe, nado sincronizado, tênis de dupla	Basquete, hóquei no gelo, *sky cross-country*, corrida (meio-fundo), lacrosse, natação, handebol, marcha atlética
I. BAIXO < 20% CVM	Billhar, boliche, críquete, *curling*, golfe, tiro	*Softbol*, beisebol, esgrima, tênis de mesa, voleibol	Badminton, hockey na grama, squash, corrida (longa distância), futebol
	A. Baixo < 40% VO2 máx.	B. Moderado 40-70% VO2 máx.	C. Alto > 70% VO2 máx.

AUMENTO DO COMPONENTE DINÂMICO

Fonte: Adaptada de Gallagher KM e colaboradores, 1999.[3] CVM: contração voluntária máxima.

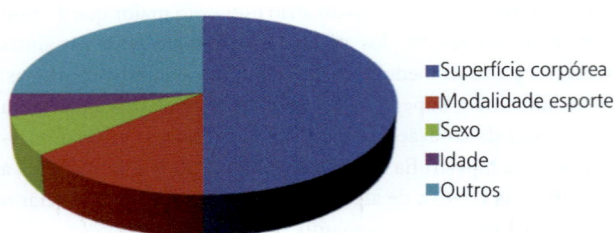

FIGURA 95.3 Importância relativa das características físicas nos diâmetros diastólicos do ventrículo esquerdo. Fonte: Adaptada de Maron e Pelliccia, 2006.[7]

ventrículo direito entre as diferentes modalidades esportivas quando realizada a correção pela superfície corpórea.[9,10]

Em relação à estrutura da aorta, verifica-se que a dilatação da aorta ascendente em atletas de *endurance* raramente ultrapassa os valores da normalidade (> 40 mm),[11] apesar da sobrecarga hemodinâmica que ocorre durante o exercício intenso em consequência do aumento significativo no volume de sangue ejetado.

Para avaliação das estruturas cardíacas, o ecocardiograma é um dos métodos mais utilizados, inclusive com novas abordagens (tecidual e *specke tracking*), cujo objetivo é aumentar a sensibilidade do método para a detecção e diferenciação de um coração de atleta. Entretanto, a ressonância magnética nuclear ainda é considerada o padrão-ouro para avaliação das estruturas cardíacas, principalmente em atletas com alguma suspeita clínica. (Figura 95.4).

2.2 ALTERAÇÕES FUNCIONAIS

Além das alterações morfológicas, o treinamento físico provoca adaptações funcionais importantes para o funcionamento cardíaco tanto em repouso como durante o exercício físico. A seguir, serão apresentadas algumas delas.

2.2.1 Frequência cardíaca de repouso

Um dos marcadores cardiovasculares mais expressivos do grau de adaptação ao treinamento físico é a frequência cardíaca de repouso. Quanto mais treinado um indivíduo, mais baixa é a sua frequência cardíaca de repouso – um ajuste cardiovascular conhecido como bradicardia de repouso. Essa adaptação funcional do coração foi inicialmente atribuída a aumento do tônus vagal[12] e diminuição do tônus simpático.[13,14] Estudos posteriores mostraram que essa adaptação do coração ao treinamento físico é mais complexa do que se imaginava e que pode envolver outros mecanismos. Estudos em atletas mostraram que o treinamento físico diminui a frequência cardíaca intrínseca[15,16] ou de marca-passo do coração. Esse conceito foi posteriormente reforçado em estudo em animais com abordagens experimentais mais amplas.[14] O bloqueio simultâneo do controle vagal e do controle simpático no coração, com atropina e propranolol, respectivamente, mostrou que a frequência cardíaca intrínseca é menor nos animais submetidos a treinamento físico em esteira rolante.[17] Além disso, a bradicardia reflexa via ativação dos pressorreceptores arteriais, por infusão endovenosa de fenilefrina, é menor após o treinamento físico. Esse estudo mostrou, também, que a estimulação elétrica do nervo vago e a ativação dos receptores colinérgicos no coração com metacolina provocavam redução menos acentuada na frequência cardíaca no animal treinado. Em conjunto, essas respostas corroboram o conceito de que o controle vagal, ao contrário do que se imaginava inicialmente, não está aumentado após o treinamento físico e que a redução da frequência cardíaca de repouso é uma consequência da menor frequência cardíaca intrínseca, associada a uma alteração no nó sinusal.

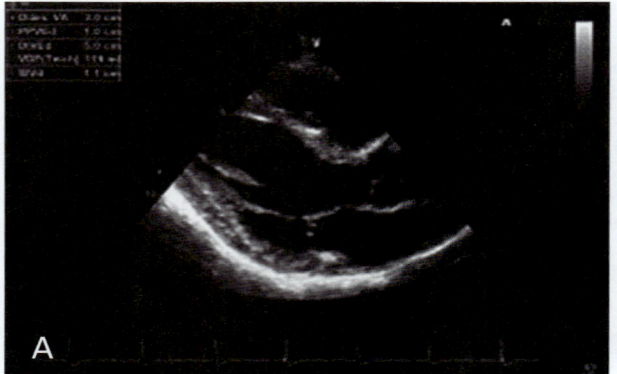
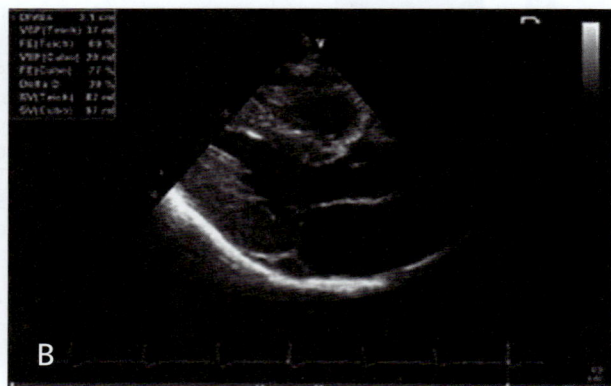

FIGURA 95.4 Imagem ecocardiográfica de coração de atleta. Observar medidas no limite superior da normalidade. (A) Volumes e diâmetros diastólicos. (B) Volumes e diâmetros sistólicos. Dados da Unidade de Reabilitação Cardiovascular e Fisiologia do Exercício do Instituto do Coração do Hospital das Clínicas da Faculdade de Medicina da Universidade de São Paulo.

Estudo mais recente mostrou que o grau de bradicardia de repouso e os mecanismos envolvidos nesse ajuste da frequência cardíaca podem ser influenciados pelo grau de treinamento físico e o tipo de modalidade esportiva. Azevedo e colaboradores, em investigação envolvendo atletas de elite, verificaram que a bradicardia de repouso é mais intensa em corredores de elite do que em ciclistas de elite.[18] Além disso, o efeito vagal e a frequência cardíaca intrínseca são mais elevados em corredores do que em ciclistas (Figura 95.5). Em relação à modulação simpática, não se verificou diferença entre os corredores e ciclistas.

2.2.2 Alterações eletrocardiográficas

O coração do atleta pode apresentar alterações eletrocardiográficas que independem das alterações morfológicas. Entretanto, há de se ressaltar que elas não são a regra, mas a exceção[19] e podem estar relacionadas à população avaliada, etnia e modalidade esportiva.[20] O grande desafio está no diagnóstico que diferencie as alterações adaptativas provocadas pelo treinamento intenso ao longo de anos das alterações provocadas por doenças que podem levar a eventos cardiovasculares o exercício intenso, inclusive à morte súbita. Entre as alterações patológicas, estão a miocardiopatia hipertrófica, síndrome de Brugada, síndrome do segmento QT longo e displasia arritmogência de ventrículo direito. Estudo da Sociedade Europeia de Cardiologia mostrou que 98% dos atletas com alguma doença cardíaca apresentam alterações eletrocardiográficas significativas, constatação que levou a entidade a recomendar o eletrocardiograma de repouso, com 12 derivações, para avaliar o atleta no período pré-participação esportiva. Essa conduta é valiosa no diagnóstico de doenças potencialmente fatais e, sobretudo, na exclusão de atletas com alto risco cardiovascular do esporte competitivo.

Diante da dificuldade de análise eletrocardiográfica de atletas, foram sugeridos critérios para classificação das alterações e definições para exames complementares, visando sempre um aumento da especificidade com redução de custo, conforme apresentado a seguir.[21]

2.2.2.1 Alterações eletrocardiográficas acentuadas

São aquelas que podem ser sugestivas de doenças cardiovasculares e que exigem investigações complementares, tais como:

- Aumento da voltagem de R ou S (maior que 35 mm) em qualquer derivação.
- Presença de onda Q profunda (maior que 4 mm) presente em mais que duas derivações.
- Alteração na repolarização ventricular, com inversão de onda T de até 2 mm em pelo menos duas derivações contíguas.
- Bloqueio de ramo esquerdo.
- Desvio acentuado do eixo cardíaco para esquerda (acima de 230° ou para direita acima de 110°).
- Critérios para diagnóstico de Wolf-Parkinson-White.

Na Figura 95.6, é apresentado um exemplo de eletrocardiograma, com alterações acentuadas.

2.2.2.2 Alterações eletrocardiográficas moderadas

São aquelas que podem ou não ser compatíveis com alterações presentes em doenças cardiovasculares.

Elas podem ser caracterizadas por:

- Aumento da voltagem de R ou S (até 34 mm) em qualquer derivação.
- Critérios compatíveis com sobrecarga ventricular esquerda.
- Presença de onda Q profunda (entre 2 e 3 mm) em pelo menos duas derivações contíguas.
- Alteração na repolarização ventricular, com retificação, inversão ou presença de onda T "apiculada", no mínimo em duas derivações contíguas.
- Progressão anormal da onda R nas derivações precordiais anteriores.
- Bloqueio de ramo direito.
- Sobrecarga atrial direita.
- Sobrecarga atrial esquerda.
- Intervalo PR curto (maior que 0,12 s).

Na Figura 95.7, é mostrado um exemplo de eletrocardiograma moderadamente alterado.

2.2.2.3 Alterações eletrocardiográficas discretas

São alterações eletrocardiográficas consideradas normais para atletas. Isto é, aquelas compatíveis com as alterações próprias do "coração de atleta". Elas podem ser caracterizadas por:

- Aumento do intervalo PR (BAV 1º grau) > 0,20 s.
- Aumento da voltagem de onda R ou S (25 a 29 mm) em qualquer derivação.
- Critérios compatíveis com sobrecarga ventricular esquerda (Sokolov).

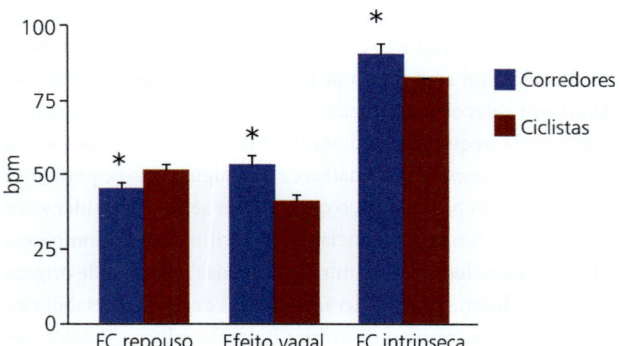

FIGURA 95.5 Frequência cardíaca (FC) e os seus mecanismos de ajuste intrínsecos e extrínsecos. * *versus* Ciclistas, P < 0,03. FC repouso: Frequencia cardíaca de repouso; FC intrínseca: Frequencia cardíaca intrínseca. Fonte: Adaptada de Azevedo, 2014.[18]

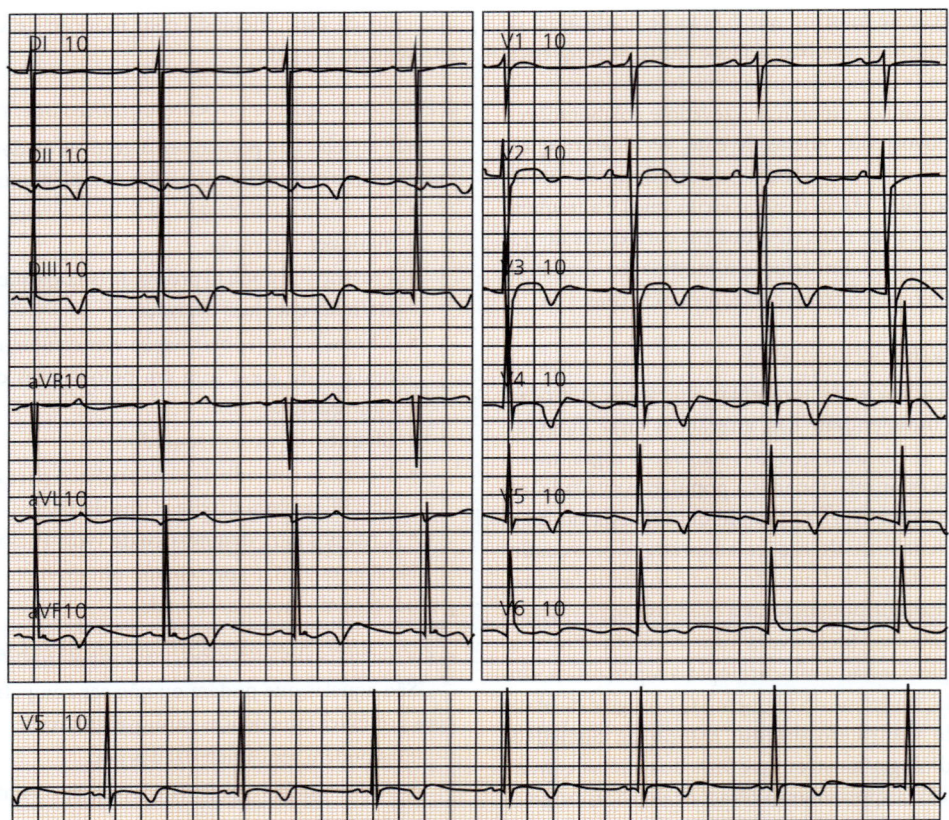

FIGURA 95.6 Eletrocardiograma de repouso, com 12 derivações, acentuadamente alterado. Alteração difusa de repolarização ventricular, com inversão de onda T > 2 mm e aumento de voltagem em onda R (> 35 mm derivações horizontais). Dados da Unidade de Reabilitação Cardiovascular e Fisiologia do Exercício do Instituto do Coração do Hospital das Clínicas da Faculdade de Medicina da Universidade de São Paulo.

- Alteração na repolarização ventricular, tipo "repolarização precoce" (elevação do segmento ST) em pelo menos duas derivações contíguas.
- Distúrbio de condução pelo ramo direito ou bloqueio incompleto do ramo direito.
- Bradicardia sinusal.
- Sobrecarga atrial direita.
- Sobrecarga atrial esquerda.

Na Figura 95.8, é apresentado um exemplo de eletrocardiograma com alterações discretas, compatíveis com aquelas encontradas em atletas.

2.2.3 Distúrbios de ritmo

A ativação acentuada do sistema parassimpático, principalmente da atividade do nervo vago associada à modulação da atividade intrínseca do nó sinusal, é responsável pelas principais bradiarritmias do atleta.[22] Elas podem ser classificadas em bradicardia sinusal, bradicardia juncional, bloqueio atrioventricular de 1º grau e bloqueio atrioventricular de 2º grau, tipo Mobitz I.

São assintomáticas, mais acentuadas no repouso e durante o sono. Indivíduos portadores dessas arritmias apresentam uma resposta cronotrópica adequada ao exercício.

Extrassístoles supraventriculares e ventriculares e taquicardia ventricular não sustentada também podem ser observadas em atletas. Em geral, elas não estão relacionadas à alteração cardíaca estrutural, e sim ao período de treinamento. Essas arritmias são de origem catecolaminérgicas e, habitualmente, abolidas com o aumento da frequência cardíaca durante o esforço.[23] Elas são, na maioria das vezes, assintomáticas e, em alguns casos, podem se manifestar com palpitações, o que deve ser sempre considerado e investigado a fim de diferenciá-las de arritmias mais complexas relacionadas a doenças estruturais. Além das arritmias de origem estrutural, devem ser consideradas aquelas de causas metabólicas, tais como tireoidopatias, distúrbios hidroeletrolítcos, doenças do sistema hematopoiético (anemias), e aquelas desencadeadas pelo uso de substâncias estimulantes, cada vez mais crescentes em atletas. Caso sejam excluídas essas causas, recomenda-se o destreinamento do atleta. Ele consiste no afastamento dos treinos e

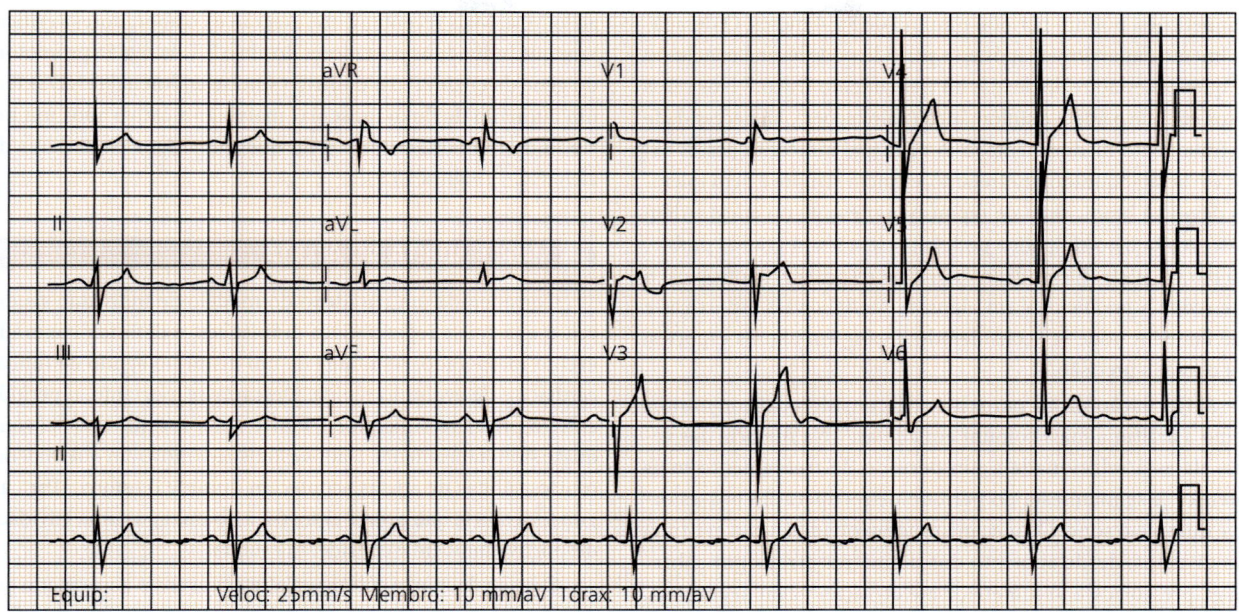

FIGURA 95.7 Eletrocardiograma de repouso, com 12 derivações, moderadamente alterado. Distúrbio de condução pelo ramo direito e alteração difusa da repolarização ventricular. Dados da Unidade de Reabilitação Cardiovascular e Fisiologia do Exercício do Instituto do Coração do Hospital das Clínicas da Faculdade de Medicina da Universidade de São Paulo.

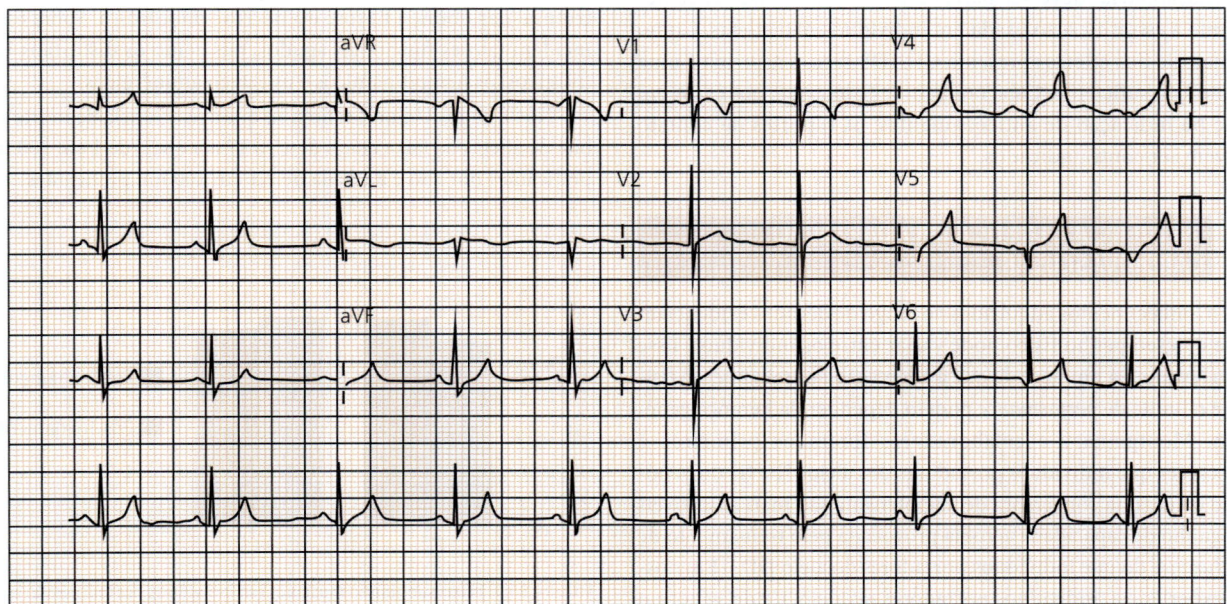

FIGURA 95.8 Eletrocardiograma de repouso, com 12 derivações, com alterações discretas. Alteração difusa da repolarização ventricular, tipo "repolarização precoce". Dados da Unidade de Reabilitação Cardiovascular e Fisiologia do Exercício do Instituto do Coração do Hospital das Clínicas da Faculdade de Medicina da Universidade de São Paulo.

competições, por um período mínimo de 3 a 4 meses. O desaparecimento das arritmias após esse período pode levar à conclusão de que elas estão relacionadas ao treinamento físico.[24] Nos raros casos em que o atleta é sintomático (palpitações), há necessidade de tratamento medicamentoso. A principal indicação nesses casos é o betabloqueador. Entretanto, ele nem sempre é bem tolerado devido à bradicardia de repouso já presente no atleta. Além disso, o bloqueio simpático pode representar um grande problema para o atleta. Ele pode interferir na resposta cronotrópica, o que reduz a *perfomance* em algumas modalidades esportivas e que também pode ser considerado *doping* em alguns esportes, por alterar a precisão.[25]

A fibrilação atrial paroxística é considerada por muitos como a arritmia mais comum em atletas.[26] Na maioria das vezes, ela está relacionada a um período de treinamento mais intenso[27] e se manifesta no período de recuperação pós-esforço e durante o sono. Os mecanismos envolvidos nessa arritmia são diversos, desde aumento dos diâmetros atriais por sobrecarga pressórica e volumétrica até ativação vagal acentuada, idade e processos inflamatórios. O uso de betabloqueador ou antagonista de canais de cálcio parecem ser as melhores opções para o controle da fibrilação atrial. A amiodarona não é a 1ª escolha devido à idade dos atletas, ausência de cardiopatia estrutural e aos múltiplos efeitos adversos em longo prazo. Nesses casos, a propafenona ainda é o antiarrítmico mais efetivo e seguro. Nos pacientes em que o controle da frequência cardíaca e o controle das recorrências são difíceis, a ablação da fibrilação atrial é a melhor escolha, principalmente se o atleta ainda estiver competindo. A anticoagulação nos atletas com fibrilação atrial deve ser baseada no CHADS2. Isto é, semelhante à estratificação usada em indivíduos não atletas. Como a maioria dos atletas apresenta CHADS zero, a aspirina é uma indicação suficiente. Cabe também ressaltar que, nos casos em que há indicação de anticoagulantes, os esportes de contato devem ser contraindicados.[28]

3   INFLUÊNCIA GENÉTICA NA ADAPTAÇÃO CARDIOVASCULAR

Conhecimentos adquiridos ao longo de décadas evidenciam que o desempenho físico pode variar entre os indivíduos. Esse fato levantou a hipótese de que a adaptação ao treinamento físico e o limite de *performance* podem depender da herança genética. Montgomery e colaboradores foram os primeiros a descrever que indivíduos portadores dos alelos II e ID do genótipo da enzima conversora de angiotensina são mais suscetíveis ao ganho de capacidade aeróbia provocada pelo treinamento de *endurance* do que indivíduos portadores do alelo DD.[29] Em nossa experiência, indivíduos portadores do alelo TT do genótipo do angiotensinogenio são mais suscetíveis ao desenvolvimento de hipertrofia do ventrículo esquerdo provocada pelo treinamento físico de *endurance* do que indivíduos portadores do

alelo MM. Mais recentemente, Negrão e colaboradores verificaram que indivíduos portadores do alelo TT da região promotora do gene da enzima óxido nítrico sintase endotelial (eNOS) têm um aumento de fluxo muscular mais significativo após um período de treinamento físico do que indivíduos portadores do alelo CC [30] (Figura 95.9).

4   MORTE SÚBITA NO ATLETA

Considerada um paradoxo do modelo de indivíduo saudável, o que causa repercussões dramáticas, é definida como um evento inesperado, resultante de um distúrbio agudo da função cardíaca e de evolução rápida. Descarta-se, portanto, o período entre o primeiro sintoma e a morte, uma vez que eles ocorrem quase simultaneamente. Dados estatísticos mostram que 90% das mortes súbitas de atletas acontecem durante o esforço. Para alguns,[31] a morte que ocorre entre 6 a 24 horas após uma atividade desportiva também é considerada súbita.

O risco de morte súbita em atletas jovens é aumentado em 2,8 vezes durante atividades intensas, visto que o exercício físico intenso pode atuar como deflagrador de arritmias ventriculares em atletas que apresentam doenças cardiovasculares não diagnosticadas.[32] Esse fato amplia substancialmente a necessidade de estratégias adequadas para avaliação pré-participação de atletas.[33,34]

Durante os exercícios intensos, as arritmias fatais, principalmente as taquiarritmias ventriculares, estão relacionadas a uma combinação de eventos ativadores, associados a um coração estruturalmente suscetível. Os substratos morfológicos cardíacos desencadeadores dessas arritmias são a hipertrofia, alteração estrutural das fibras, a fibrose e a necrose miocárdica. Sobre esses incidem fatores funcionais agudos, tais como os distúrbios eletrolíticos, os hemodinâmicos e os catecolaminérgicos.

Nos Estados Unidos, estima-se que a ocorrência de morte súbita de atletas na faixa etária de 15 a 17 anos seja de 1 em 200 mil praticantes por ano e na Itália de 2,1 em 100 mil praticantes com

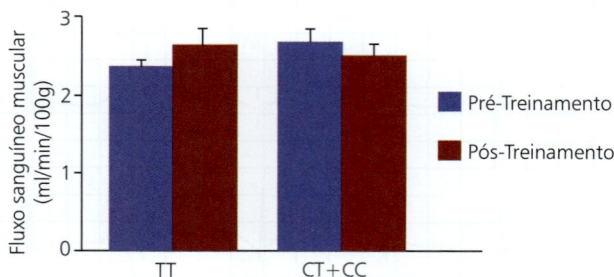

FIGURA 95.9 Fluxo sanguíneo muscular em indivíduos portadores do alelo TT da região promotora do gene da enzima óxido nítrico sintase endotelial (eNOS) e em indivíduos portadores do alelo CC antes e após um período de treinamento físico. P < 0,05 *pré-treinamento versus pós-treinamento. Fonte: Adaptada de Negrão MV, *Physiological Genomics,* 2011.[40]

idade entre 14 e 35 anos. Nos atletas *masters* (> 40 anos), apesar da maior incidência (1:15.000 corredores/ano e 1:50.000 maratonistas/ano), esses números ainda são pouco representativos. Homens apresentam risco de morte súbita nove vezes maior em comparação às mulheres. Essa diferença entre os sexos está relacionada principalmente a dois fatores: a) a menor prevalência de doenças cardiovasculares nas mulheres; e b) a menor participação de mulheres em esportes competitivos de alto nível. Em relação às modalidades esportivas, alguns esportes estão mais ligados à patogênese da morte súbita do que outros. Uma revisão recente sobre morte súbita em atletas, entre o período de 1980 a 2006, mostrou que, apesar de 20 modalidades esportivas registrarem eventos relacionados à morte súbita, 68% (138) dos casos ocorreram em jogadores de futebol do sexo masculino e de basquete, com média de idade de 17 anos. Além disso, verificou-se que o evento estava distribuído entre as diferentes origens, ou seja, brancos (55%), negros (36%), asiáticos (2%), hispânicos (3%) e outros (2%).[32] Em outros países, como o Brasil, a morte súbita ocorre com maior frequência em jogadores de futebol, provavelmente pelo maior número de praticantes desse esporte.

As principais causas de morte súbita em atletas jovens (< 35 anos) são as cardíacas hereditárias (Figura 95.10). Por outro lado, em atletas > 35 anos, a doença coronariana ateromatosa é a principal causa.

A incidência e as causas de morte súbita são dependentes também da população, região e etnia. Soma-se a esses aspectos, a eficiência dos métodos de avaliação pré-participação adotados em longo prazo. Nos Estados Unidos, a cardiomiopatia

hipertrófica é a causa mais comum de morte súbita em atletas jovens. Na Itália, estudos prospectivos da região do Vêneto apontam a displasia arritmogênica do ventrículo direito como a principal causa de morte súbita em atletas jovens, seguida pelas mortes causadas por origem anômala das coronárias. Essas observações podem refletir diferenças genéticas da região, mas o mais provável é que o programa de avaliação italiana seja mais eficiente no diagnóstico e afastamento de atletas com cardiomiopatia hipertrófica. Das 49 mortes de atletas na Itália, no período de 1979 a 1996, apenas uma foi relacionada à cardiomiopatia hipertrófica (2%). Essa incidência é muito menor do que os 7,3% de morte súbita por cardiomiopatia hipertrófica em não atletas. No Brasil, não existem dados estatísticos sobre as principais causas de morte súbita no meio esportivo. Entretanto, acredita-se que, como no resto do mundo, as cardiomiopatias sejam as principais responsáveis por esses eventos, principalmente a miocardiopatia chagásica, doença que ainda apresenta alta prevalência em algumas regiões do Brasil. Uma menor porcentagem de mortes súbitas ocorre por doenças hereditárias sem lesões estruturais anatômicas, tais como, taquicardia ventricular, polimorfismo catecolaminérgico (CPVT), síndrome do QT longo e síndrome de Brugada, as quais são de difícil diagnóstico e só são determinadas por testes genéticos ou após morte súbita, com autópsia revelando coração estruturalmente normal. Mutações em diversos genes, também podem estar relacionadas às síndromes arritmogênicas, entre eles estão *SCN5A, KCNQ1, KCNH2, RyR2*.[35]

As causas não cardíacas de morte súbita em atletas são observadas em um décimo a um quinto das mortes e apresentam a

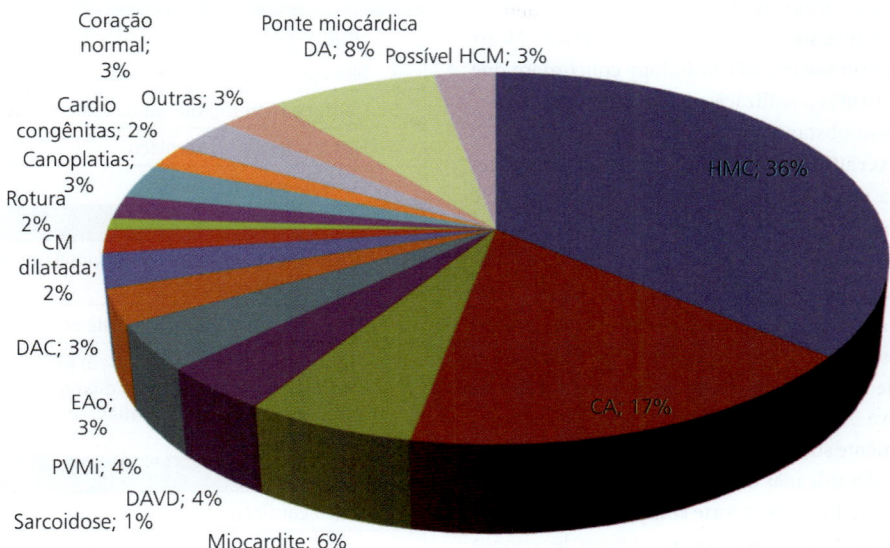

FIGURA 95.10 Distribuição de causas cardiovasculares de morte súbita em indivíduos jovens (< 35 anos). HCM: miocardiopatia hipertrófica; CA: coronária anômala; DAVD: displasia arritmogênica de VD; PVMi: prolapso de valva mitral; DA: coronária descendente anterior; Eao: estenose aórtica; DAC: doença aterosclerótica coronariana; CM: cardiomiopatia; Ao: aorta. Fonte: Adaptada de Maron, 2009.[32]

particularidade de, na maioria dos casos, não serem instantâneas, como a hemorragia cerebral, distúrbios metabólicos, hipertermia de esforço.

O *commotio cordis*, outra causa de morte súbita em atletas jovens, é decorrente de um trauma não penetrante na parede torácica, na ausência de anormalidades cardíacas subjacentes, provocado por um impacto direto no tórax, simultâneo ao período de repolarização ventricular, mais especificamente no período de menor refratariedade dos estímulos, ou seja, 10 a 30 ms antes do pico da onda T, o que acarreta a fibrilação ventricular.[36]

Tal evento tem sido mais frequente em algumas modalidades esportivas como o beisebol, hóquei, caratê e *kikboxe*. A ocorrência de *commotio cordis* é maior em atletas jovens, com média de idade de 12 anos, provavelmente por maior flexibilidade do tórax, o que facilita a transmissão de energia mecânica para o miocárdio. Outras variáveis relevantes são a consistência do objeto que colide contra o tórax (objetos duros) e a velocidade do objeto (entre 48 e 96 km/h). Colapso instantâneo ocorre em aproximadamente metade das vítimas. Nas outras, há um breve período de consciência, geralmente marcado por tontura ou desorientação.

Outra causa de morte súbita em atleta jovens que devemos nos atentar é a decorrente do *dopping*. Substâncias tais como os esteroides anabolizantes, hormônio do crescimento e eritropoitina têm potencial de aumentar o risco cardiovascular por alterar a coagulabilidade e viscosidade sanguínea, modificar o controle neurovascular e induzir arritmias fatais, especialmente em condições extremas de estresse e exaustão.

Apesar da complexidade que envolve a avaliação pré-participação esportiva, principalmente relacionada à viabilidade econômica, ela é muito importante na prevenção de morte súbita em atletas. A avaliação pré-participação deve ter como meta a identificação de doenças cardiovasculares, muitas vezes silenciosas, e a prevenção de morte súbita em atletas. A American Heart Association e a European Society of Cardiology concordam que a proteção ao atleta justifica a realização da avaliação pré-participação esportiva.[33] Não obstante, existe uma grande discussão sobre o protocolo a ser utilizado. Nos Estados Unidos, as diretrizes recomendam a utilização de um questionário de saúde e um exame físico na avaliação pré-participação esportiva (Quadro 95.1).

Na Itália, um programa instituído há 25 anos, por lei, recomenda que todos os atletas competitivos se submetam a um exame clínico com questionário de antecedentes e hábitos e a um eletrocardiograma de repouso, realizados por médicos especialistas na área esportiva. Atletas com anormalidades na avaliação inicial são posteriormente submetidos a exames complementares detalhados. Quando identificadas alterações cardiovasculares sérias, eles são desqualificados para esporte competitivo. A eficiência do modelo italiano que inclui o eletrocardiograma de repouso na avaliação pré-competição pode ser observada na redução de incidência de morte súbita de 3,6/100.000 para 0,4/100.000 na Itália nos últimos 25 anos.[37]

O desafio a ser enfrentado é o desenvolvimento de uma avaliação pré-participação que seja eficaz para detectar casos considerados de alto risco para a prática esportiva, mas, ao mesmo tempo, viável do ponto de vista econômico para a grande população de atletas. Além disso, é necessário que os atletas entendam a importância dessa avaliação, e não a vejam apenas como uma possível forma de exclusão da prática esportiva.

A avaliação pré-competição em atletas deve prever achados inesperados e até não compatíveis com a prática esportiva, incluindo a necessidade de interrupção temporária ou permanente da participação esportiva. Portanto, ela deve incluir um suporte multiprofissional, uma vez que as consequências dessas condutas podem comprometer, profundamente, a vida pessoal e profissional do atleta.[38]

5 DIAGNÓSTICO DIFERENCIAL

Apesar do número crescente de investigações sobre o coração do atleta, o diagnóstico diferencial das adaptações do sistema cardiovascular, associado ao treinamento físico intenso das alterações por doença estrutural, continua um grande desafio na Cardiologia do Esporte. Na Figura 95.11, são apresentados alguns de seus aspectos. A hipertrofia cardíaca na qual as dimensões do coração encontram-se no limite superior da normalidade e a dilatação das câmaras cardíacas com funções pouco deprimidas, além da presença de arritmias cardíacas,

QUADRO 95.1 12 Recomendações da American Heart Association para avaliação inicial pré- participação		
HISTÓRIA PESSSOAL		
1.	Dispneia aos esforços ou desconforto	
2.	Síncope ou pré-síncope inexplicáveis	
3.	Cansaço extremo ou fadiga relacionados ao exercício	
4.	História de sopro cardíaco	
5.	Pressão arterial elevada	
HISTÓRIA FAMILIAR		
6.	História de morte súbita em familiares antes de 50 anos de causa cardiovascular	
7.	Doença cardíaca incapacitante com menos de 50 anos	
8.	Algumas doenças cardíacas em membros da família: cardiopatia hipertrófica ou dilatada, síndrome do QT longo ou outras canolopatias, síndrome de Marfan ou arritmias importantes	
EXAME FÍSICO		
9.	Sopro cardíaco	
10.	Pulsos femorais (para descartar coarctação de aorta)	
11.	Estigmas de síndrome de Marfan	
12.	Pressão arterial	

podem representar parâmetros de difícil interpretação. Isto é, alterações que estão entre o que se considera normal e patológico, classificadas como "zona cinzenta".[39] Nesse caso, é importante analisar se o aumento na espessura das estruturas cardíacas está relacionado ao aumento de miócitos, sem a presença de fibrose, o que pode ser verificado pelo estudo de ressonância magnética nuclear. Outra maneira de estratificar uma hipertrofia fisiológica de uma patológica é o destreinamento. Se a hipertrofia estiver relacionada ao treinamento físico intenso, as estruturas cardíacas devem regredir com o afastamento do atleta do treinamento e das competições. Essa estratégia cabe, também, no caso de diferenciação das arritmias decorrentes do treinamento físico daquelas associadas às doenças cardíacas.[24] Funções sistólicas e diastólicas também devem ser consideradas para o diagnóstico diferencial do coração de atleta, assim como as respostas da avaliação cardiopulmonar e metabólica em esforço (ergoespirometria). Um consumo de oxigênio no pico do exercício muito elevado é um marcador de adaptação do atleta, especialmente naqueles que praticam esportes que envolvem um grande componente aeróbio. Portanto, um consumo de oxigênio pouco expressivo em atletas pode ser um sinal de alguma alteração fisiológica. Uma recuperação rápida da frequência cardíaca pós-exercício também é uma resposta frequente e esperada em atletas e deve ser usada na avaliação diferencial de uma resposta patológica. Finalmente, o antecedente familiar deve ser considerado, especialmente nas doenças cardiovasculares em que o traço genético tem um papel importante.

REFERÊNCIAS BIBLIOGRÁFICAS

1. Maron BJ. Distinguishing hypertrophic cardiomyopathy from athlete's heart physiological remodelling: clinical significance, diagnostic strategies and implications for preparticipation screening. Br J Sports Med. 43(9):649-56,2009
2. Baggish AL and Wood MJ. Athlete's Heart and Cardiovascular Care of the Athlete: Scientific and Clinical Update. Circulation.123:2723-2735, 2014
3. Gallagher KM, Raven PB, Mitchell JH. Classification of sports and the athlete's heart. In: Williams RA, editor. The Athlete and HeartDisease: Diagnosis, Evaluation and Management. Philadelphia, PA: Lippincott Williams & Wilkins, 1999
4. Weiner RB, Baggish AL. Exercise-induced cardiac remodeling. Prog Cardiovasc Dis. 54(5):380-6,2012
5. Abergel E, Chatellier G, Hagege AA, Oblak A, Linhart A, Ducardonnet A, Menard J. Serial Left Ventricular Adaptations in World-Class Professional Cyclists Implications for Disease Screening and Follow-Up. J Am Coll Cardiol 44:144 –9, 2004.
6. Fernandes T, Oliveira EM. Eccentric and concentric cardiac hypertrophy induced by exercise training: microRNAs and molecular determinants. Braz J Med Biol Res. 44(9):836-47, 2011.
7. Maron BJ, Pelliccia A. The Heart of Trained Athletes Cardiac Remodeling and the Risks of Sports, Including Sudden Death. Circulation 114;1633-1644, 2006.
8. Pelliccia A, Culasso F, Di Paolo F, Maron BJ. Physiologic left ventricular cavity dilatation in elite athletes. Ann Intern Med. 130:23–31, 1999
9. Mousavi N, Czarnecki A, Kumar K, Fallah-Rad N, Lytwyn M, Han SY, Francis A, Walker JR, Kirkpatrick ID, Neilan TG, Sharma S, Jassal DS. Relation of biomarkers and cardiac magnetic resonance imaging after marathon running. Am J Cardiol. 103(10):1467-72, 2009.

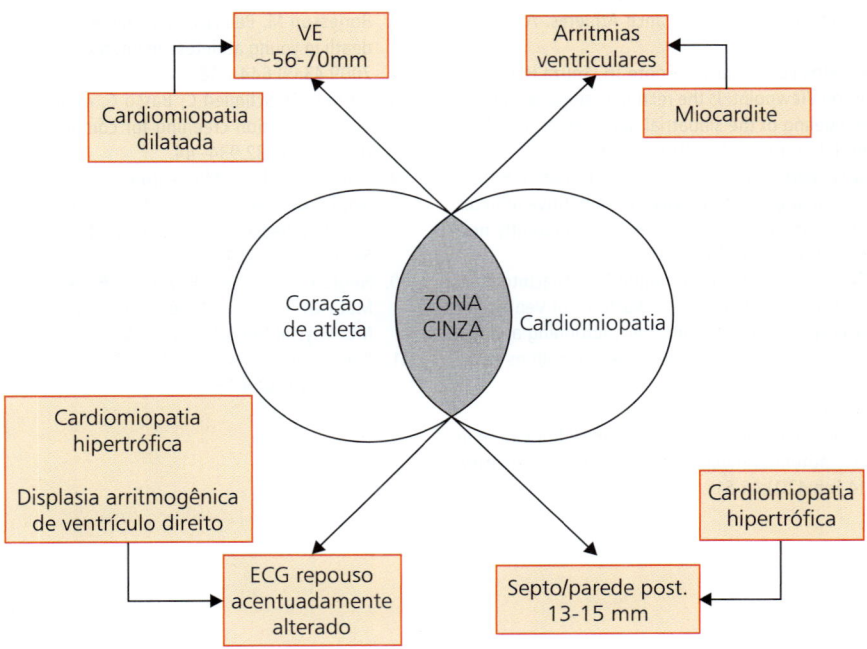

FIGURA 95.11 Diagnóstico diferencial de coração do atleta. Fonte: Adaptada de Maron BJ, *New England Journal of Medicine*, 2003.[41]

10. Pressler A, Haller B, Scherr J, Heitkamp D, Esefeld K, Boscheri A, Wolfarth B, Halle M.Association of body composition and left ventricular dimensions in elite athletes. Eur J Prev Cardiol. 19(5):1194-204,2012

11. Pelliccia A, Di Paolo FM, De Blasiis E, Quattrini FM, Pisicchio C, GuerraE, Culasso F, Maron BJ. Prevalence and clinical significance of aortic root dilation in highly trained competitive athletes. Circulation.122:698 –706, 2010

12. Kenney WL. Parasympathetic control of resting heart rate: relationship to aerobic power. Med Sci Sports Exerc. 17(4):451-5, 1985.

13. Gava NS, Véras-Silva AS, Negrão CE, Krieger EM. Low-intensity exercise training attenuates cardiac beta-adrenergic tone during exercise in spontaneously hypertensive rats. Hypertension. 26:1129-33,1985.

14. Negrão CE, Moreira ED, Brum PC, Denadai ML, Krieger EM. Vagal and sympathetic control of heart rate during exercise by sedentary and exercise-trained rats. Braz J Med Biol Res. 25(10):1045-52, 1992.

15. Lewis SF, Nylander E, Gad P, Areskog NH. Non-autonomic component in bradycardia of endurance trained men at rest and during exercise. Acta Physiol Scand. 109(3):297-305, 1980

16. Katona PG, McLean M, Dighton DH, Guz A. Sympathetic and parasympathetic cardiac control in athletes and nonathletes at rest. J Appl Physiol Respir Environ Exerc Physiol. 52(6):1652-7,1982.

17. Negrao CE, Moreira ED, Santos MC, Farah VM, Krieger EM. Vagal function impairment after exercise training. Appl Physiol 72(5):1749-53, 1992.

18. Azevedo LF, Perlingeiro PS, Hachul DT, Gomes-Santos IL, Brum PC, Allison TG, Negrão CE, DE Matos LD. Sport modality affects bradycardia level and its mechanisms of control in professional athletes. International Journal of Sports Medicine, 2014.

19. Sheikh N, Papadakis M, Ghani S, Zaidi A, Gati S, Adami P, Carré F, Schnell F, Avila P, Wilson M, McKenna W, Sharma S. Comparison of ECG Criteria for the Detection of Cardiac Abnormalities in Elite Black and White Athletes. Circulation. 2014 Mar 11. [Epub ahead of print]

20. Papadakis M, Sharma S. Electrocardiographic screening in athletes: the time is now for universal screening. Br J Sports Med. 2009 Sep;43(9):663-8.

21. Brosnan M, La Gerche A, Kalman J, Lo W, Fallon K, Macisaac A, Prior DL. Comparison of Frequency of Significant Electrocardiographic Abnormalities in Endurance Versus Nonendurance Athletes. Am J Cardiol. 2014 Feb 12.

22. Negrao CE, Janot de Matos LD, Braga VA, Coote JH, Souza HD.J Appl Physiol Commentaries on Viewpoint: Is the resting bradycardia in athletes the result of remodeling of the sinoatrial node rather than high vagal tone. J Appl Physiol 114(9):1356-7, (1985), 2013.

23. Delise P, Sitta N, Lanari E, Berton G, Centa M, Allocca G, Cati A, Biffi A. Long-term effect of continuing sports activity in competitive athletes with frequent ventricular premature complexes and apparently normal heart. Am J Cardiol.112(9):1396-402, 2013.

24. Biffi SA, Maron BJ, Culasso F, Verdile L, Fernando F, Di Giacinto B, Di Paolo FM, Spataro A, Delise P and Pelliccia A. Patterns of Ventricular Tachyarrhythmias Associated With Training, Deconditioning and Retraining in Elite Athletes Without Cardiovascular Abnormalities J Cardiol 107:697–703, 2011

25. World Anti-doping Agency: www.wada-ama.org

26. Olshansky B1, Sullivan R. Increased prevalence of atrial fibrillation in the endurance athlete: potential mechanisms and sport specificity. Phys Sportsmed. 2014 Feb;42(1):45-51

27. Aizer A, Gaziano JM, Cook NR, Manson JE, Buring JE, Albert CM. Relation of vigorous exercise to risk of atrial fibrillation. Am J Cardiol.103(11):1572-7, 2009.

28. Zipes DP, Ackerman MJ, Estes NA 3rd, Grant AO, Myerburg RJ, Van Hare G. 36th Bethesda Conference: Recomendations for Determining Eligibility for Competition in Athletes with Cardiovascular Abnormalities. J Am Coll Cardiol. 45(8):1354-63, 2005.

29. Montgomery HE, Marshall R, Hemingway H, Myerson S, Clarkson P, Dollery C, Hayward M, Holliman DE, Jubb M, World M, Thomas EL, Brynes AE, Saeed N, Barnard M, Bell JD, Prasad K, Rayson M, Talmud PJ, Humphries SE. Human gene for physical performance. Nature. 393(6682):221-2, 1998.

30. Alves GB, Oliveira EM, Alves CR, Rached HR, Mota GF, Pereira AC, Rondon MU, Hashimoto NY, Azevedo LF, Krieger JE, Negrão CE. Influence of angiotensinogen and angiotensin-converting enzyme polymorphisms on cardiac hypertrophy and improvement on maximal aerobic capacity caused by exercise training. Eur J Cardiovasc Prev Rehabil. 16(4):487-92, 2009.

31. Schmied C, Borjesson M. Sudden cardiac death in athletes. J Intern Med. 2014 Feb;275(2):93-103

32. Maron BJ, Doerer JJ, Haas TS, Tierney DM, Mueller FO. Sudden deaths in young competitive athletes: Analysis of 1866 deaths in the United States, 1980–2006. Circulation 2009; 119:1085–92.

33. Maron BJ, Haas TS, Doerer JJ, Thompson PD, Hodges JS. Comparison of U.S. and Italian experiences with sudden cardiac deaths in young competitive athletes and implications for preparticipation screening strategies. Am J Cardiol. 2009 Jul 15;104(2):276-80.

34. Ghorayeb N, Costa RV, Castro I, Daher DJ, Oliveira Filho JA, Oliveira MA; Sociedade Brasileira de Cardiologia. Diretriz em Cardiologia do Esporte e do Exercício da Sociedade Brasileira de Cardiologia e da Sociedade Brasileira de Medicina do Esporte. Arq Bras Cardiol. 100(1Supl.2):1-41, 2013.

35. Hsiao PY, Tien HC, Lo CP, Juang JM, Wang YH, Sung RJ. Gene mutations in cardiac arrhythmias: a review of recent evidence in ion channelopathies. Appl Clin Genet.18;6:1-13,2013

36. Maron BJ, Estes NA. Commotio cordis.N Engl J Med. 11;362(10):917-27, 2010.

37. Borjesson M, Pelliccia A. Incidence and aetiology of sudden cardiac death in young athletes: an international perspective. Br J Sports Med 2009 43:(9) 644-648.

38. Corrado D, Schmied C, Basso C, et al. Risk of sports: do we need a preparticipation creening for competitive and leisure athletes? Eur Heart J 2011;32:934–44.

39. Pelliccia A, Maron MS, Maron BJ. Assessment of left ventricular hypertrophy in a trained athlete: differential diagnosis of physiologic athlete's heart from pathologic hypertrophy. Prog Cardiovasc Dis. 54(5):387-96, 2012.

40. Negrao MV, Alves CR, Alves GB, Pereira AC, Dias RG, Laterza MC, Mota GF, Oliveira EM, Bassaneze V, Krieger JE, Negrao CE, Rondon MU. Physiol Genomics. 2010 Sep;42A(1):71-7.

41. Barry J. Maron, M.D. Sudden Death in Young Athletes. N Engl J Med 2003; 349:1064-107.

Avaliação Perioperatória de Pacientes Submetidos a Cirurgias Não Cardíacas

96

Danielle Menosi Gualandro
André Coelho Marques
Pai Ching Yu
Daniela Calderaro
Bruno Caramelli

1 INTRODUÇÃO

Anualmente, 240 milhões de pessoas são submetidas a intervenções cirúrgicas no mundo e cerca de 3 milhões no Brasil.[1,2] Esse número já superou o total de nascimentos por ano. Considerando a população mundial de 7 bilhões e a expectativa de vida média ao nascer de 74 anos de idade, esses dados indicam que cada indivíduo será submetido, em média, a 2,53 operações ao longo de sua vida. Apesar do avanço das técnicas cirúrgicas e do aprimoramento do ambiente perioperatório com o treinamento de pessoal e melhor controle clínico, ainda ocorrem complicações em taxas significativas, o que representa um grave problema para o sistema de saúde e um pesadelo para os pacientes e seus familiares. Infecções, hemorragias, tromboses venosas e arteriais, infarto do miocárdio e acidente vascular encefálico (AVE) ainda acontecem e o seu pronto diagnóstico e tratamento são fundamentais para evitar desfechos ainda mais desfavoráveis.[2]

Diversos estudos avaliaram a taxa de complicações relacionadas aos procedimentos cirúrgicos, encontrando uma grande variação entre os resultados. No âmbito populacional, o grau de desenvolvimento do país guarda uma relação inversa com a taxa de complicações. Especula-se que estejam incluídos, na base dessa observação, o número necessário de leitos de terapia intensiva, o treinamento adequado e a experiência dos cirurgiões, o contraste entre hospitais universitários de treinamento e hospitais comunitários, além do custo inerente à sofisticada tecnologia, medicamentos e infraestrutura.

Entre todas as complicações que podem ocorrer no período perioperatório, as cardiovasculares são as mais temidas, em função do alto índice de mortalidade a elas associado.[3] Estima-se que sejam realizadas anualmente cerca de 40 milhões de cirurgias na Europa, com uma taxa de infarto agudo do miocárdio (IAM) pós-operatório de cerca de 1% e de mortalidade por causas cardiovasculares de 0,3%. Esse panorama deve se agravar com o envelhecimento da população mundial e com o aprimoramento das técnicas cirúrgicas, o que tem levado às salas operatórias pacientes cada vez mais idosos, mais graves e com outras doenças. Por outro lado, um grande esforço tem sido realizado para identificar e controlar condições pré-operatórias (controle clínico de comorbidades, capacidade física, entre outros) relacionadas à ocorrência de complicações.

2 PERI OU PRÉ-OPERATÓRIO?

Ao conjunto de procedimentos realizados com o objetivo de analisar o estado de compensação de condições cardiológicas preestabelecidas, estabelecer novos diagnósticos, estimar o risco de ocorrência e transmitir recomendações para evitar complicações relacionadas aos procedimentos cirúrgicos deu-se o nome de avaliação pré-operatória. Habitualmente, ela é dirigida a pacientes com indicação de intervenções cirúrgicas não cardíacas que são as operações realizadas para doenças não cardíacas, nas quais as complicações mais graves e com maior influência sobre o prognóstico são problemas cardiovasculares como morte cardíaca, infarto do miocárdio, acidente vascular cerebral, edema agudo dos pulmões, embolia pulmonar e arritmias cardíacas. É importante que essa avaliação ocorra muitos dias antes da data marcada para um procedimento cirúrgico eletivo, para que haja tempo, se necessário, de solicitar exames adicionais ou de modificar o tratamento para condições pré-existentes com o objetivo de compensar o paciente. Historicamente, esse tipo de avaliação era feito por médicos anestesiologistas, na véspera da cirurgia, com o paciente já internado. Dessa maneira, não havia tempo para uma anamnese cuidadosa nem mesmo para compensar um paciente com quadro de insuficiência cardíaca descompensada, por exemplo.

A maior gravidade dos pacientes e a maior complexidade dos procedimentos cirúrgicos, de um lado, e a necessidade redução dos custos relacionados, do outro, criaram a necessidade de estabelecer, a priori, quais pacientes têm maior chance de apresentar complicações e ficar mais tempo internado e o que pode ser feito para melhorar esse cenário. Com isso, estava pavimentado o caminho para a moderna avaliação pré-operatória, como a fazemos atualmente.[4]

Contudo, a maior intimidade da equipe médica não cirúrgica com o ambiente operatório e a monitorização detalhada das variáveis clínicas e cardiológicas demonstraram que a maioria das complicações cardiovasculares ocorre, em média, 3 dias depois de finalizada a intervenção. Esse fato criou a necessidade de uma observação contínua durante todo o processo que envolve uma cirurgia. Com objetivo de aprimorar a assistência médica ao paciente cirúrgico e evitar a ocorrência de complicações, foi criado o termo avaliação perioperatória que inclui os períodos antes, durante e após o procedimento cirúrgico.[4] O termo adotado para este capítulo é o perioperatório que inclui a avaliação pré-operatória, o intra e o pós-operatório.

3 FISIOPATOLOGIA

Por muito tempo, acreditou-se que os mecanismos envolvidos na gênese das complicações cardiovasculares no ambiente perioperatório estivessem principalmente relacionadas a perturbações do fluxo coronariano causadas pelos fenômenos envolvidos na intervenção cirúrgica: anemia; hipotensão ou hipertensão arterial; arritmias; e aumento do consumo de oxigênio. Segundo a classificação fisiopatológica do IAM, essas complicações seriam características do infarto do tipo 2, ao passo que o infarto do tipo 1 seria aquele relacionado a evento coronariano primário ou espontâneo, isto é, à ruptura de uma placa aterosclerótica.[5] Por essa razão, a investigação e o tratamento de pacientes com infarto do miocárdio no período perioperatório eram realizados com medidas clínicas de suporte e, muitas vezes, transfusão sanguínea. Dados mais recentes indicam, entretanto, que a presença de placa aterosclerótica instável e de trombose coronariana é observada na maioria desses pacientes, o que sugere que o tratamento para eles deva ser o mesmo destinado aos que apresentam infarto espontâneo.[6]

Muitos métodos de avaliação de risco de complicações foram elaborados, incluindo o desenvolvimento de algoritmos para a sua estimativa e fluxogramas de conduta e tratamento.[4,7-11] O diagnóstico de complicações cardiovasculares no período perioperatório pode ser importante para redução do tempo e do custo da internação hospitalar tanto no curto como no longo prazo.[2,12] Todo esse avanço, entretanto, não foi suficiente para reduzir a taxa de complicações de maneira significativa entre os diversos tipos de intervenção e em hospitais com diferentes características.[2] O objetivo desse texto é apresentar conceitos e definições já estabelecidos para o tema e oferecer ao cardiologista as ferramentas e estratégias mais atualizadas para reduzir a ocorrência de complicações.

4 A AVALIAÇÃO PRÉ-OPERATÓRIA

A avaliação pré-operatória permite identificar as situações clínicas determinantes na estimativa do risco de complicações associadas ao procedimento cirúrgico. Muitas vezes, os riscos relacionados ao procedimento superam seus possíveis benefícios, o que contraindicaria a sua realização. Existem diversos esquemas para o cálculo do risco de complicações denominados algoritmos. Compostos por regras e orientações, eles têm se tornado ferramentas importantes no processo de decisão e de preparo do paciente para uma intervenção cirúrgica. De posse dessa avaliação, a equipe médica e o próprio paciente podem ponderar de maneira mais rigorosa e precisa a indicação (risco de complicação *versus* risco de não operar), oportunidade (quando operar) e as formas de reduzir a chance de complicações.[4]

Os primeiros métodos ou algoritmos de avaliação pré-operatória foram elaborados por médico anestesiologistas.[13] À medida que passaram a ser operados pacientes mais graves e com maior índice de comorbidades, em especial as cardiovasculares, tornou-se imprescindível a elaboração de algoritmos que incluíssem as variáveis cardíacas e permitissem elaborar recomendações específicas. Atualmente, estão à disposição do clínico diversos algoritmos.[4,7,8,10,14] Dependendo da especialidade do médico que realizará a avaliação, um ou outro esquema pode ser escolhido. É importante salientar que a literatura não conseguiu demonstrar superioridade de nenhum dos algoritmos existentes. A escolha deve ser, portanto, individual, prevalecendo a experiência do avaliador e sua familiaridade com os índices e as variáveis utilizadas no algoritmo (Figuras 96.1 e 96.2 e Tabela 96.1). Além disso, podemos estimar o risco de complicações cardiovasculares dependendo da natureza do procedimento cirúrgico (Quadro 96.1).[9]

Todavia, a avaliação pré-operatória não pretende ser apenas um avalista para a intervenção cirúrgica. É preciso estabelecer o perfil de risco cardíaco do paciente frente ao procedimento cirúrgico proposto e recomendar medidas e estratégias específicas para redução de risco de complicações no período perioperatório. É o momento para realizar uma revisão das informações sobre o paciente e suas doenças, gravidade e o grau de estabilidade do sistema cardiovascular e estabelecer a melhor estratégia terapêutica, considerando o risco global do paciente. É também a oportunidade para dizer à equipe cirúrgica que a intervenção deve ser adiada para que as condições pré-existentes sejam mais bem controladas. As informações devem ser coletadas a partir da anamnese, exame físico e dos exames laboratoriais atualizados. Além disso, quando possível, devem ser complementadas por dados obtidos dos médicos do paciente. O texto contendo o parecer do avaliador deve ser bem legível, claro e o mais amplo possível. Eventuais discrepâncias entre o resultado da avaliação pelo algoritmo e a opinião pessoal do avaliador devem ser mencionadas para que a equipe assistencial possa ter a opinião subjetiva do avaliador. Os dados completos do avaliador devem ser informados, incluindo telefone, endereço eletrônico e outras formas de contato. O parecer deve, quando possível, ser lido e apresentado ao paciente ou seus familiares e eventuais dúvidas devem ser esclarecidas.

5 COMPLEMENTAÇÃO DA AVALIAÇÃO PRÉ-OPERATÓRIA POR MEIO DE EXAMES COMPLEMENTARES

Apesar da existência de alguns padrões do ponto de vista conceitual, o processo de avaliação perioperatória é individual. Assim, não há uma agenda de exames complementares para todos os pacientes, uma vez que a única conduta obrigatória sempre é a realização de anamnese e exame físico. Uma premissa importante sempre que for considerada a solicitação de exame complementar no período perioperatório é analisar se o resultado obtido poderá modificar a conduta.

A eletrocardiografia geralmente é solicitada para indivíduos com idade superior a 40 anos, com sinais ou sintomas de doença cardiovascular, com diagnóstico de diabetes melito ou com obesidade, mesmo na ausência de sintomas.[4,15] O exame deve ser considerado quando existe suspeita clínica de estenose aórtica importante, em casos de pacientes com insuficiência cardíaca congestiva sem avaliação prévia da função ventricular, quando existe dúvida sobre a natureza etiológica de dispneia aos esforços, para pacientes com obesidade grau 3 (IMC $\geq$ 40 kg/m^2) e no pré-operatório de transplante hepático para avaliação de hipertensão pulmonar, uma condição que por si só representa risco, independentemente de má evolução.[4]

6 AVALIAÇÃO NÃO INVASIVA DE ISQUEMIA MIOCÁRDICA

Os algoritmos de avaliação de risco perioperatório podem indicar, em alguns casos, a necessidade de realização de pesquisa de isquemia miocárdica. Contudo, se o paciente possui um teste não invasivo recente (nos últimos 2 anos) e permanece com os mesmos sintomas e sem limitação funcional, não está indicada a repetição do teste. As provas funcionais associadas aos exames de imagem são preferíveis para estratificação de isquemia no perioperatório, mas o teste ergométrico convencional pode ser utilizado na ausência desses métodos.[16] O estresse utilizado pode ser físico ou farmacológico, respeitando as contraindicações inerentes a cada método.[17]

O paciente só é considerado de alto risco cardiovascular se o resultado da prova funcional for de alto risco. O risco é menor se a isquemia observada for limitada a uma pequena área ou se for identificada região de fibrose sem isquemia.

7 AVALIAÇÃO INVASIVA – CINEANGIOCORONARIOGRAFIA

No contexto perioperatório devem ser obedecidas as mesmas prerrogativas e recomendações dirigidas para pacientes cardiopatas em geral. A cinecoronariografia, com perspectivas de realização de uma angioplastia coronariana (denominada no ambiente assistencial de cateterismo armado) no perioperatório é uma exceção, sendo prioritariamente realizada depois da

Índice de risco cardíaco modificado de Detsky

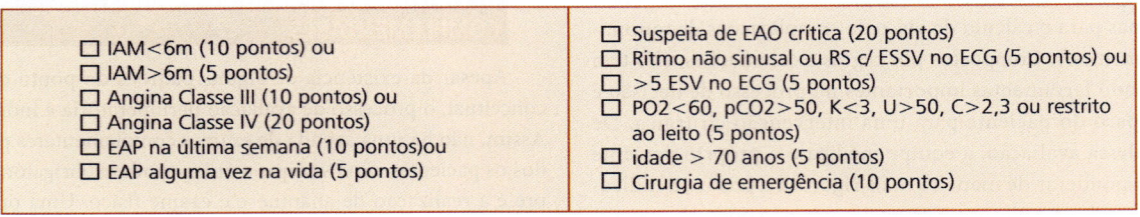

☐ IAM<6m (10 pontos) ou
☐ IAM>6m (5 pontos)
☐ Angina Classe III (10 pontos) ou
☐ Angina Classe IV (20 pontos)
☐ EAP na última semana (10 pontos)ou
☐ EAP alguma vez na vida (5 pontos)

☐ Suspeita de EAO crítica (20 pontos)
☐ Ritmo não sinusal ou RS c/ ESSV no ECG (5 pontos) ou
☐ >5 ESV no ECG (5 pontos)
☐ PO2<60, pCO2>50, K<3, U>50, C>2,3 ou restrito ao leito (5 pontos)
☐ idade > 70 anos (5 pontos)
☐ Cirurgia de emergência (10 pontos)

Total de pontos: Classe I (zero a 15 pontos) Classe II (20-30 pontos) ou III (> 30 pontos)

Para pacientes Classe I:

Avaliar variáveis de baixo risco:

Variáveis de Baixo Risco

☐ Idade>70 anos
☐ História de angina
☐ DM
☐ Ondas Q no ECG
☐ História de infarto
☐ Alteração isquêmica do ST
☐ HAS com HVE severa
☐ História de ICC

Total de Variáveis

☐ 0 a 1 BAIXO RISCO (< 3%) SO

☐ 2 ou mais RISCO INTERMEDIÁRIO (3 a 15%)

Cirurgia não vascular   Cirurgia vascular

                                        Teste não invasivo

SO ←   Negativo

Para pacientes Classes II e III: Alto risco (> 15%)

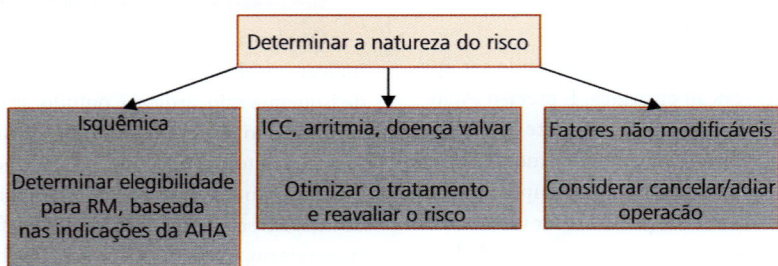

Determinar a natureza do risco

Isquêmica

Determinar elegibilidade para RM, baseada nas indicações da AHA

ICC, arritmia, doença valvar

Otimizar o tratamento e reavaliar o risco

Fatores não modificáveis

Considerar cancelar/adiar operação

FIGURA 96.1 Algoritmo do American College of Physicians (ACP).[8] IAM: infarto agudo do miocárdio; EAP: edema agudo dos pulmões; EAO: estenose aórtica; ECG: eletrocardiograma; ESV: extrassístoles ventriculares; C: creatinina; RS: ritmo sinusal; ESSV: extrassístoles supraventriculares; DM: diabetes melito; HVE: hipertrofia do ventrículo esquerdo; ICC: insuficiência cardíaca congestiva; SO: encaminhar à sala de operação; AHA: American Heart Association; ST: segmento ST do ECG.

cirurgia, em função de complicação grave secundária à isquemia miocárdica. A perspectiva de realização de uma angioplastia em sequência à cinecoronariografia, bem mais frequente no contexto perioperatório, confere a esse exame características e cuidados especiais. Essa atenção inclui a escolha do local onde o procedimento será realizado (com equipe experiente e treinada), a reserva de material e o tempo disponível, uma vez que a angioplastia exige o uso da sala especial por mais tempo e requer a utilização de próteses específicas, os *stents*. Tão importante quanto elas é a decisão sobre qual *stent* utilizar, o farmacológico (recoberto) ou convencional ou não farmacológico. No ambiente

perioperatório, esta decisão envolve uma questão adicional que é a perspectiva de uma nova intervenção cirúrgica no curto prazo.[18-21] Ainda que a utilização de *stents* farmacológicos seja vantajosa em diversas situações, deve ser sucedida pela utilização de dupla antiagregação plaquetária por um período prolongado, de 6 meses a 1 ano, para evitar a ocorrência de trombose arterial dentro da prótese arterial. A dupla antiagregação, por sua vez, está associada a maior risco de sangramento no período pós-operatório.[22,23] Por essa razão, existem recomendações para que se utilizem *stents* não farmacológicos ou até mesmo a realização de angioplastia sem *stent*. Esses e outros aspectos relacionados à

Fator de risco	
1. Cirurgia de alto risco	1 ponto
2. Doença arterial coronariana (DAC)	1 ponto
3. História de doença cerebrovascular	1 ponto
4. História de insuficiência cardíaca congestiva	1 ponto
5. Insulinoterapia para diabetes	1 ponto
6. Creatinina sérica preoperatória >2,0mg/dl	1 ponto

Pontos	Risco CV (%)
0	0,4
1	0,9
2	6,6
≥3	11

FIGURA 96.2 Fluxograma de avaliação perioperatória da II Diretriz de Avaliação Perioperatória da Sociedade Brasileira de Cardiologia.[4] IAM: infarto agudo do miocárdio; EAP: edema agudo dos pulmões; Eao: estenose aórtica; ECG: eletrocardiograma; ESV: extrassístoles ventriculares; C: creatinina; RS: ritmo sinusal; ESSV: extrassístoles supraventriculares; DM: diabetes melito; HVE: hipertrofia do ventrículo esquerdo; ICC: insuficiência cardíaca congestiva; SO: encaminhar à sala de operação; ACP: American College of Physicians; AHA: American Heart Association.

indicação de angioplastia no ambiente perioperatório são discutidos em detalhe na II Diretriz de Avaliação Perioperatória da Sociedade Brasileira de Cardiologia.[4,11,24]

Contudo, no pré-operatório, a cinecoronariografia e a angioplastia estão indicadas apenas na presença de testes não invasivos ou de preditores clínicos de alto risco, na síndrome coronária aguda de alto risco ou no caso de teste não invasivo positivo com isquemia comprovada e com disfunção de ventrículo esquerdo. Essas recomendações são as mesmas utilizadas para pacientes fora do contexto perioperatório.[4]

8 O INTRA E O PÓS-OPERATÓRIO – MONITORIZAÇÃO E REDUÇÃO DA OCORRÊNCIA DE COMPLICAÇÕES

Os pacientes cuja avaliação pré-operatória diagnosticou alto risco ou risco intermediário de complicações devem ser monitorizados quanto à ocorrência de eventos isquêmicos miocárdicos. Quando possível, eles devem permanecer internados em unidades com monitorização contínua do eletrocardiograma e coleta diária de marcadores de necrose miocárdica (troponina) até o 3º dia de pós-operatório.[25-27] Para pacientes com insuficiência renal, deve ser preferencialmente utilizada a troponina I. A monitorização e os cuidados cardiológicos incluem controle adequado da pressão arterial por meio da manutenção dos anti-hipertensivos no pré-operatório, inclusive no dia da cirurgia e da reintrodução desses medicamentos no pós-operatório, o mais brevemente possível.[4]

Para pacientes com insuficiência cardíaca congestiva, por outro lado, deve ser recomendada a manutenção das medicações durante todo o perioperatório, além de evitar sobrecarga de volume. Pacientes portadores de marca-passo definitivo ou cardiodesfibriladores implantáveis devem ser submetidos à avaliação e ajuste da

TABELA 96.1 Índice cardíaco revisado de Lee[7]

FATOR DE RISCO	PONTOS
1. Cirurgia de alto risco	1
2. Doença arterial coronariana (DAC)	1
3. História de doença cerebrovascular	1
4. História de insuficiência cardíaca congestiva	1
5. Insulinoterapia para diabetes	1
6. Creatinina sérica pré-operatória > 2 mg/dL	1

PONTOS	RISCO CV (%)
0	0,4
1	0,9
2	6,6
>3	11

QUADRO 96.1 Risco intrínseco de complicações cardiovasculares associado ao tipo da operação

ALTO (RISCO CARDÍACO > 5%)
Cirurgias vasculares (aórtica, grandes vasos, vascular periférica)
Cirurgias de urgência ou emergência
INTERMEDIÁRIO (RISCO CARDÍACO > 1% E < 5%)
Endarterectomia de carótida e correção endovascular de aneurisma de aorta abdominal
Cirurgia de cabeça e pescoço
Cirurgias intraperitoneais e intratorácicas
Cirurgias ortopédicas
Cirurgias prostáticas
BAIXO (RISCO CARDÍACO < 1%)
Procedimentos endoscópicos
Procedimentos superficiais
Cirurgia de catarata
Cirurgia de mama
Cirurgia ambulatorial
Fonte: Adaptado de Fleisher e colaboradores.[9]

programação imediatamente antes da operação e, ao término do procedimento, sua programação normal deve ser restabelecida.[4]

9 FARMACOPROTEÇÃO E A REDUÇÃO DA OCORRÊNCIA DE COMPLICAÇÕES

9.1 BETABLOQUEADORES

Há quase trinta anos foi demonstrado pela primeira vez que o uso de atenolol administrado por via venosa imediatamente antes da intervenção cirúrgica estava associado à redução de complicações cardiovasculares. Desde então, um fervoroso debate é travado entre os defensores e os críticos do uso desses medicamentos no período perioperatório. Para os críticos, os estudos clínicos randomizados que demonstraram o benefício dos betabloqueadores nesta situação eram limitados e o mais abrangente deles deixou dúvidas relativas à confiabilidade dos dados obtidos. Para os defensores, o maior ensaio clínico randomizado que testou betabloqueador no ambiente perioperatório e observou aumento de mortalidade total, o estudo POISE, foi muito criticado em virtude da dose escolhida e de falhas na interrupção do medicamento na presença de efeitos adversos a ele relacionados.[28] Contudo, a análise cuidadosa dos dados disponíveis, incluindo estudos retrospectivos, indica que a polêmica ainda está longe de terminar e que, em situações específicas, os betabloqueadores beneficiam para pacientes submetidos a intervenções cirúrgicas não cardíacas.

9.1.1 Recomendações relacionadas ao uso de betabloqueadores[4,29-34]

- Para pacientes portadores de doença isquêmica do coração.
- O betabloqueador não deve ser suspenso em pacientes que já o estão utilizando.
- Pode ser utilizado qualquer tipo de betabloqueador e ele deve ser iniciado o quanto antes e sua dose deve ser titulada para uma frequência cardíaca alvo de 60 batimentos por minuto.
- Deve haver uma vigilância contínua da pressão arterial (PA) e da frequência cardíaca (FC) durante todo o período perioperatório. O betabloqueador deve ser descontinuado quando houver PA < 100 mmHg ou FC < 50 e só reintroduzido quando normalizadas.
- A dose do betabloqueador não deve ser aumentada logo antes da operação.

9.2 ESTATINAS

O raciocínio que serviu de base para a indicação dos betabloqueadores na prevenção de eventos cardiovasculares no perioperatório de cirurgias não cardíacas foi a justificativa para a realização de ensaios clínicos randomizados que analisaram o uso das estatinas nesta mesma situação. Pelas mesmas razões apontadas no caso dos betabloqueadores, o maior estudo que analisou o efeito de uma estatina no perioperatório também apresenta problemas que põem em sérias dúvidas a sua completa credibilidade ainda que não tenha sido retirado de publicação nem tenha sido recomendada a sua eliminação pelo comitê que investigou o caso. Nos dois casos, é difícil dizer se os problemas encontrados tiveram influência sobre os resultados ou se as conclusões podem ser mantidas mesmo com os problemas apontados. A análise de um estudo randomizado menor e de estudos prospectivos indicam que esses medicamentos, pelos menos em grupos selecionados, estão recomendados.[35-37]

9.2.1 Recomendações relacionadas ao uso de estatinas

- Para todos os pacientes que serão submetidos a cirurgias vasculares, independentemente dos níveis de colesterol.
- Para pacientes sabidamente coronariopatas.
- A estatina não deve ser suspensa em pacientes que já a estão utilizando.

9.3 CLONIDINA

Alguns estudos preliminares indicaram um possível benefício dos alfa-agonistas no perioperatório de cirurgias vasculares. Mais recentemente, um grande estudo não revelou nenhuma vantagem no uso da clonidina no perioperatório, mas, infelizmente, a porcentagem de pacientes que foram submetidos à cirurgia vascular era muito reduzida (cerca de 5%).[38]

9.3.1 Recomendações relacionadas ao uso de clonidina[38-39]

Para pacientes coronariopatas que serão submetidos a cirurgias vasculares e que apresentam contraindicações para betabloqueadores.

9.3.2 Proteção do miocárdio por revascularização miocárdica[40-42]

- As indicações de revascularização miocárdica, percutânea ou cirúrgica, obedecem as mesmas indicações fora do contexto perioperatório.
- É preciso respeitar o tempo entre as duas operações (principalmente no caso da angioplastia coronariana), pesando o risco de trombose do *stent* (pela suspensão da dupla antiagregação) e o risco de sangramento na operação não cardíaca.
- Se a operação não cardíaca é eletiva, deve-se realizar a revascularização miocárdica primeiro.
- Se a operação não cardíaca é de emergência, deve ser realizada primeiro, mantendo as recomendações para pacientes de alto risco (monitorização, betabloqueadores e estatinas).
- Se a operação não cardíaca é urgente, deve-se decidir em conjunto com a equipe cirúrgica a possibilidade de postergar o procedimento sem prejuízo para o tratamento da doença de base do paciente.

A Tabela 96.2 apresenta o intervalo entre a revascularização miocárdica e a operação não cardíaca.

10 CUIDADOS PARA PACIENTES COM DOENÇA CARDÍACA VALVAR[4]

Para pacientes com indicação prévia de correção da valvopatia que têm indicação de intervenção cirúrgica não cardíaca de natureza eletiva, a intervenção cardíaca deve vir antes.

- De maneira geral, as estenoses suportam menos a sobrecarga cardiovascular de uma intervenção não cardíaca do que as insuficiências valvares.
- A sobrecarga de volume, em especial aumento abrupto de pré-carga para o ventrículo esquerdo, deve ser evitada.
- Nas insuficiências mitral e aórtica devem ser mantidos vasodilatadores durante todo perioperatório e evitados betabloqueadores.
- Se o paciente apresentar estenose aórtica importante (área valvar < 1,0 cm^2) assintomática e está em programação de um procedimento não cardíaco de porte intermediário ou alto, a operação cardíaca deve vir primeiro. Por outro lado, nos casos de cirurgia de emergência, a cirurgia não cardíaca deverá ser feita antes, apesar do altíssimo risco de complicações. Nesta situação específica, recomenda-se evitar sobrecarga volêmica, hipotensão e introdução precoce de drogas vasopressoras em caso de choque.

11 CUIDADOS COM PACIENTES EM USO DE ANTIAGREGANTES E ANTICOAGULANTES[4,11,24,43]

- O ácido acetilsalicílico (AAS) na dose de 100 mg por dia, não deve ser interrompido antes da intervenção, exceto nas cirurgias neurológicas e na prostatectomia por via transuretral. Nestas duas últimas situações o AAS deve ser suspenso 7 dias antes da intervenção. Para pacientes que tomam doses superiores a 100 mg, deve-se reduzi-las para 100 mg.[44]

- O clopidogrel e o ticagrelor devem ser suspensos 5 dias antes de intervenções cirúrgicas e o prasugrel, 7 dias antes.
- Cirurgia de catarata e procedimentos dentários simples (incluindo extração dentária) podem ser realizados com pacientes anticoagulados com varfarina, desde que a relação normatizada internacional (RNI) esteja em torno de 2,0.
- Para pacientes com alto risco de tromboembolismo em uso de anticoagulação oral, esta deve ser suspensa 4 dias antes da operação e a INR deve ser monitorizada: quando for menor do que 2, deve ser iniciada a heparina de baixo peso molecular (HBPM) ou heparina não fracionada (HNF) em dose plena. A HBPM, por sua vez, deve ser suspensa 24 horas antes do procedimento e a HNF venosa, 5 horas antes. Depois da operação, a heparina deve ser reintroduzida 24 horas após, assim que possível, e só ser suspensa depois de reintroduzida a varfarina e tão logo a INR atingir 2.
- Para pacientes de baixo risco de tromboembolismo, em uso de anticoagulação oral, não é necessária a introdução da heparina em doses plenas; deve-se apenas suspender a varfarina 4 dias antes, realizar o procedimento quando INR < 1,5 e reintroduzir a varfarina após o procedimento.
- Para pacientes de risco intermediário de tromboembolismo, em uso de anticoagulante oral, pode-se fazer ou não a "ponte" com heparina plena a critério do médico assistente, dependendo do caso específico de cada paciente. A "ponte", substituindo um medicamento de meia-vida maior e por via oral por outro, de efeito mais fugaz como a heparina, permite reduzir bastante o período em que o paciente permanecerá fora dos níveis ideias de anticoagulação.

TABELA 96.2 Intervalo entre a revascularização miocárdica e a operação não cardíaca[4]

PROCEDIMENTO	TEMPO MÍNIMO	TEMPO IDEAL
Revascularização miocárdica cirúrgica	Variável	30 dias
ATC com balão	7 dias	14 dias
ATC com *stent* convencional	2 semanas	6 semanas
ATC com *stent* farmacológico	30 dias	1 ano
ATC: angioplastia coronária.		

REFERÊNCIAS BIBLIOGRÁFICAS

1. Landesberg G, Beattie WS, Mosseri M, Jaffe AS, Alpert JS. Perioperative myocardial infarction. Circulation 2009;119:2936-2944.
2. Yu PC, Calderaro D, Gualandro DM, Marques AC, Pastana AF, Prandini JC, Caramelli B. Non-cardiac surgery in developing countries: epidemiological aspects and economical opportunities — the case of Brazil. PLoS One 2010;5:e10607.
3. Gualandro DM, Calderaro D, Yu PC, Caramelli B. Acute myocardial infarction after noncardiac surgery. Arq Bras Cardiol 2012;99:1060-1067.
4. Gualandro DM, Yu PC, Calderaro D, Marques AC, Pinho C, Caramelli B, Feitosa AC, Ayub B, Polanczyk CA, Jardim C, Vieira CL, Iezzi D, Ikeoka DT, Schreen D, D'Amico EA, Pfeferman E, de Lima EQ, Burdmann EeA, Pachon E, Machado FS, Galas FR, Paula FJ, Carvalho FC, Feitosa-Filho GS, Prado GF, Lopes HF, Lima JJ, Marchini JF, Fornari LS, Drager LF, Vacanti LJ, Hajjar LA, Rohde LE, Gowdak LH, Cardoso LF, Vieira ML, Monachini MC, Macatrão M, Villaça PR, Farsky PS, Lopes RD, Bagnatori RS, Heinisch RH, Gualandro SF, Accorsi TA, Avila WS, Mathias W. II Guidelines for perioperative evaluation of the Brazilian Society of Cardiology. Arq Bras Cardiol 2011;96:1-68.

5. Thygesen K, Alpert J, White HD. Joint ESC/ACC/AHA/WHF task force for the redefinition of myocardial infarction. Universal definnition of myocardial infarction. J Am Coll cardiol 2007;50(22):2173-95.

6. Gualandro DM, Campos CA, Calderaro D, Yu PC, Marques AC, Pastana AF, Lemos PA, Caramelli B. Coronary plaque rupture in patients with myocardial infarction after noncardiac surgery: frequent and dangerous. Atherosclerosis 2012 May;222(1):191-5.

7. Lee TH, Marcantonio ER, Mangione CM, Thomas EJ, Polanczyk CA, Cook EF, Sugarbaker DJ, Donaldson MC, Poss R, Ho KK, Ludwig LE, Pedan A, Goldman L. Derivation and prospective validation of a simple index for prediction of cardiac risk of major noncardiac surgery. Circulation 1999;100:1043-1049.

8. Detsky AS, Abrams HB, McLaughlin JR, Drucker DJ, Sasson Z, Johnston N, Scott JG, Forbath N, Hilliard JR. Predicting cardiac complications in patients undergoing non-cardiac surgery. J Gen Intern Med 1986;1:211-219.

9. Fleisher LA, Beckman JA, Brown KA, Calkins H, Chaikof E, Fleischmann KE, Freeman WK, Froehlich JB, Kasper EK, Kersten JR, Riegel B, Robb JF, Smith SC, Jacobs AK, Adams CD, Anderson JL, Antman EM, Buller CE, Creager MA, Ettinger SM, Faxon DP, Fuster V, Halperin JL, Hiratzka LF, Hunt SA, Lytle BW, Nishimura R, Ornato JP, Page RL, Tarkington LG, Yancy CW, Surgery) ACoCAHATFoPGWCtRtGoPCEfN, Echocardiography ASo, Cardiology ASoN, Society HR, Anesthesiologists SoC, Interventions SfCAa, Biology SfVMa, Surgery SfV. ACC/AHA 2007 guidelines on perioperative cardiovascular evaluation and care for noncardiac surgery: a report of the American College of Cardiology/American Heart Association Task Force on Practice Guidelines (Writing Committee to Revise the 2002 Guidelines on Perioperative Cardiovascular Evaluation for Noncardiac Surgery): developed in collaboration with the American Society of Echocardiography, American Society of Nuclear Cardiology, Heart Rhythm Society, Society of Cardiovascular Anesthesiologists, Society for Cardiovascular Angiography and Interventions, Society for Vascular Medicine and Biology, and Society for Vascular Surgery. Circulation 2007;116:e418-499.

10. Pinho C, Grandini PC, Gualandro DM, Calderaro D, Monachini M, Caramelli B. Multicenter study of perioperative evaluation for noncardiac surgeries in Brazil (EMAPO). Clinics (Sao Paulo) 2007;62:17-22.

11. Gualandro D, Yu PC, Calderaro D, Caramelli B, Casella IB, Presti C, Marques AC, Bellen BV, Pinho C, Calderaro D, Carvalho FC, Carmo GAL, Fornari LS, Vacanti LJ, Vieira MLC, Monachini MC, Luccia N, Farsky PS, Heinisch RH, Gualandro SFM, Mathias W. II Diretriz de Avaliação Perioperatória - Atualização e enfoque para operações vasculares arteriais. Arquivos Brasileiros de Cardiologia 2013; 101(4 Suppl 2):2-32.

12. Fleischmann KE, Goldman L, Young B, Lee TH. Association between cardiac and noncardiac complications in patients undergoing noncardiac surgery: outcomes and effects on length of stay. Am J Med 2003;115:515-520.

13. Owens WD, Felts JA, Spitznagel EL. ASA physical status classifications: a study of consistency of ratings. Anesthesiology 1978;49:239-243.

14. Bertges DJ, Goodney PP, Zhao Y, Schanzer A, Nolan BW, Likosky DS, Eldrup-Jorgensen J, Cronenwett JL, England VSGoN. The Vascular Study Group of New England Cardiac Risk Index (VSG-CRI) predicts cardiac complications more accurately than the Revised Cardiac Risk Index in vascular surgery patients. J Vasc Surg 2010;52:674-683, 683. e671-683.e673.

15. Noordzij PG, Boersma E, Bax JJ, Feringa HH, Schreiner F, Schouten O, Kertai MD, Klein J, van Urk H, Elhendy A, Poldermans D. Prognostic value of routine preoperative electrocardiography in patients undergoing noncardiac surgery. Am J Cardiol 2006;97:1103-1106.

16. Chaitman BR, Miller DD. Perioperative cardiac evaluation for noncardiac surgery noninvasive cardiac testing. Prog Cardiovasc Dis 1998;40:405-418.

17. Kontos MC, Akosah KO, Brath LK, Funai JT, Mohanty PK. Cardiac complications in noncardiac surgery: value of dobutamine stress echocardiography versus dipyridamole thallium imaging. J Cardiothorac Vasc Anesth 1996;10:329-335.

18. Rabbitts JA, Nuttall GA, Brown MJ, Hanson AC, Oliver WC, Holmes DR, Rihal CS. Cardiac risk of noncardiac surgery after percutaneous coronary intervention with drug-eluting stents. Anesthesiology 2008;109:596-604.

19. Nuttall GA, Brown MJ, Stombaugh JW, Michon PB, Hathaway MF, Lindeen KC, Hanson AC, Schroeder DR, Oliver WC, Holmes DR, Rihal CS. Time and cardiac risk of surgery after bare-metal stent percutaneous coronary intervention. Anesthesiology 2008;109:588-595.

20. Calderaro D, Marques AC, Yu PC, Gualandro DM, Caramelli B. Bare metal stenting and noncardiac surgery, how long should we wait? Am J Cardiol 2010;105:1040-1041; author reply 1041-1042.

21. Grines CL, Bonow RO, Casey DE, Gardner TJ, Lockhart PB, Moliterno DJ, O'Gara P, Whitlow P, Association AH, Cardiology ACo, Interventions SfCAa, Surgeons ACo, Association AD, Physicians ACo. Prevention of premature discontinuation of dual antiplatelet therapy in patients with coronary artery stents: a science advisory from the American Heart Association, American College of Cardiology, Society for Cardiovascular Angiography and Interventions, American College of Surgeons, and American Dental Association, with representation from the American College of Physicians. J Am Coll Cardiol 2007;49:734-739.

22. Eisenberg MJ, Richard PR, Libersan D, Filion KB. Safety of short-term discontinuation of antiplatelet therapy in patients with drug-eluting stents. Circulation 2009;119:1634-1642.

23. Abualsaud AO, Eisenberg MJ. Perioperative management of patients with drug-eluting stents. JACC Cardiovasc Interv 2010;3:131-142.

24. Lorga Filho AM, Azmus AD, Soeiro AM, Quadros AS, Avezum A, Marques AC, Franci A, Manica AL, Volschan A, De Paola AA, Greco AI, Ferreira AC, Sousa AC, Pesaro AE, Simão AF, Lopes AS, Timerman A, Ramos AI, Alves BR, Caramelli B, Mendes BA, Polanczyk CA, Montenegro CE, Barbosa CJ, Serrano CV, Melo CC, Pinho C, Moreira DA, Calderaro D, Gualandro DM, Armaganijan D, Machado Neto EA, Bocchi EA, Paiva EF, Stefanini E, D'Amico E, Evaristo EF, Silva EE, Fernandes F, Brito FS, Bacal F, Ganem F, Gomes FL, Mattos FR, Moraes Neto FR, Tarasoutchi F, Darrieux FC, Feitosa GS, Fenelon G, Morais GR, Correa Filho H, Castro I, Gonçalves I, Atié J, Souza Neto JD, Ferreira JF, Nicolau JC, Faria Neto JR, Annichino-Bizzacchi JM, Zimerman LI, Piegas LS, Pires LJ, Baracioli LM, Silva LB, Mattos LA, Lisboa LA, Magalhães LP, Lopes MA, Montera MW, Figueiredo MJ, Malachias MV, Gaz MV, Andrade MD, Bacellar MS, Barbosa MR, Clausell NO, Dutra OP, Coelho OR, Yu PC, Lavítola PL, Lemos Neto PA, Andrade PB, Farsky PS, Franco RA, Kalil RA, Lopes RD, Esporcatte R, Heinisch RH, Kalil Filho R, Giraldez RR, Alves RC, Leite RE, Gagliardi RJ, Ramos RF, Montenegro ST, Accorsi TA, Jardim TS, Scudeler TL, Moisés VA, Portal VL. [In Process Citation]. Arq Bras Cardiol 2013;101:1-95.

25. Martinez EA, Nass CM, Jermyn RM, Rosenbaum SH, Akhtar S, Chan DW, Malkus H, Weiss JL, Fleisher LA. Intermittent cardiac troponin-I screening is an effective means of surveillance for a perioperative myocardial infarction. J Cardiothorac Vasc Anesth 2005;19:577-582.

26. Garcia S, Marston N, Sandoval Y, Pierpont G, Adabag S, Brenes J, Santilli S, McFalls EO. Prognostic value of 12-lead electrocardiogram and peak troponin I level after vascular surgery. J Vasc Surg 2013;57:166-172.

27. Devereaux PJ, Chan MT, Alonso-Coello P, Walsh M, Berwanger O, Villar JC, Wang CY, Garutti RI, Jacka MJ, Sigamani A, Srinathan S, Biccard BM, Chow CK, Abraham V, Tiboni M, Pettit S, Szczeklik W, Lurati Buse G, Botto F, Guyatt G, Heels-Ansdell D, Sessler DI, Thorlund K, Garg AX, Mrkobrada M, Thomas S, Rodseth RN, Pearse RM, Thabane L, McQueen MJ, VanHelder T, Bhandari M, Bosch J, Kurz A, Polanczyk C, Malaga G, Nagele P, Le Manach Y, Leuwer M, Yusuf S, Investigators

VEINSPCEVS. Association between postoperative troponin levels and 30-day mortality among patients undergoing noncardiac surgery. JAMA 2012;307:2295-2304.

28. Caramelli B, Gualandro DM, Freitas S, Yu PC, Calderaro D. Beta-blocker therapy in non-cardiac surgery. Lancet. 2008 Sep 27;372(9644):1145

29. Poldermans D, Boersma E, Bax JJ, Thomson IR, van de Ven LL, Blankensteijn JD, Baars HF, Yo TI, Trocino G, Vigna C, Roelandt JR, van Urk H. The effect of bisoprolol on perioperative mortality and myocardial infarction in high-risk patients undergoing vascular surgery. Dutch Echocardiographic Cardiac Risk Evaluation Applying Stress Echocardiography Study Group. N Engl J Med 1999;341:1789-1794.

30. Devereaux PJ, Yang H, Yusuf S, Guyatt G, Leslie K, Villar JC, Xavier D, Chrolavicius S, Greenspan L, Pogue J, Pais P, Liu L, Xu S, Málaga G, Avezum A, Chan M, Montori VM, Jacka M, Choi P, Group PS. Effects of extended-release metoprolol succinate in patients undergoing non-cardiac surgery (POISE trial): a randomised controlled trial. Lancet 2008;371:1839-1847.

31. Lindenauer PK, Pekow P, Wang K, Mamidi DK, Gutierrez B, Benjamin EM. Perioperative beta-blocker therapy and mortality after major noncardiac surgery. N Engl J Med 2005;353:349-361.

32. Beattie WS, Wijeysundera DN, Karkouti K, McCluskey S, Tait G. Does tight heart rate control improve beta-blocker efficacy? An updated analysis of the noncardiac surgical randomized trials. Anesth Analg 2008;106:1039-1048, table of contents.

33. Hoeks SE, Scholte Op Reimer WJ, van Urk H, Jörning PJ, Boersma E, Simoons ML, Bax JJ, Poldermans D. Increase of 1-year mortality after perioperative beta-blocker withdrawal in endovascular and vascular surgery patients. Eur J Vasc Endovasc Surg 2007;33:13-19.

34. Wiesbauer F, Schlager O, Domanovits H, Wildner B, Maurer G, Muellner M, Blessberger H, Schillinger M. Perioperative beta-blockers for preventing surgery-related mortality and morbidity: a systematic review and meta-analysis. Anesth Analg 2007;104:27-41.

35. Durazzo AE, Machado FS, Ikeoka DT, De Bernoche C, Monachini MC, Puech-Leão P, Caramelli B. Reduction in cardiovascular events after vascular surgery with atorvastatin: a randomized trial. J Vasc Surg 2004;39:967-975; discussion 975-966.

36. Schouten O, Boersma E, Hoeks SE, Benner R, van Urk H, van Sambeek MR, Verhagen HJ, Khan NA, Dunkelgrun M, Bax JJ, Poldermans D, Group DECREASES. Fluvastatin and perioperative events in patients undergoing vascular surgery. N Engl J Med 2009;361:980-989.

37. Schouten O, Hoeks SE, Welten GM, Davignon J, Kastelein JJ, Vidakovic R, Feringa HH, Dunkelgrun M, van Domburg RT, Bax JJ, Poldermans D. Effect of statin withdrawal on frequency of cardiac events after vascular surgery. Am J Cardiol 2007;100:316-320.

38. Devereaux PJ(1), Sessler DI, Leslie K, Kurz A, Mrkobrada M, Alonso-Coello P et al. Clonidine in patients undergoing noncardiac surgery. N Engl J Med. 2014 Apr 17;370(16):1504-13.

39. Wallace AW, Galindez D, Salahieh A, Layug EL, Lazo EA, Haratonik KA, Boisvert DM, Kardatzke D. Effect of clonidine on cardiovascular morbidity and mortality after noncardiac surgery. Anesthesiology 2004;101:284-293.

40. Garcia S, Rider JE, Moritz TE, Pierpont G, Goldman S, Larsen GC, Shunk K, Littooy F, Santilli S, Rapp J, Reda DJ, Ward HB, McFalls EO. Preoperative coronary artery revascularization and long-term outcomes following abdominal aortic vascular surgery in patients with abnormal myocardial perfusion scans: a subgroup analysis of the coronary artery revascularization prophylaxis trial. Catheter Cardiovasc Interv 2011;77:134-141.

41. McFalls EO, Ward HB, Moritz TE, Goldman S, Krupski WC, Littooy F, Pierpont G, Santilli S, Rapp J, Hattler B, Shunk K, Jaenicke C, Thottapurathu L, Ellis N, Reda DJ, Henderson WG. Coronary-artery revascularization before elective major vascular surgery. N Engl J Med 2004;351:2795-2804.

42. Poldermans D, Schouten O, Vidakovic R, Bax JJ, Thomson IR, Hoeks SE, Feringa HH, Dunkelgrün M, de Jaegere P, Maat A, van Sambeek MR, Kertai MD, Boersma E, Group DS. A clinical randomized trial to evaluate the safety of a noninvasive approach in high-risk patients undergoing major vascular surgery: the DECREASE-V Pilot Study. J Am Coll Cardiol 2007;49:1763-1769.

43. Douketis JD, Spyropoulos AC, Spencer FA, Mayr M, Jaffer AK, Eckman MH, Dunn AS, Kunz R, Physicians ACoC. Perioperative management of antithrombotic therapy: Antithrombotic Therapy and Prevention of Thrombosis, 9th ed: American College of Chest Physicians Evidence-Based Clinical Practice Guidelines. Chest 2012;141:e326S-350S.

44. Burger W, Chemnitius JM, Kneissl GD, Rücker G. Low-dose aspirin for secondary cardiovascular prevention - cardiovascular risks after its perioperative withdrawal versus bleeding risks with its continuation - review and meta-analysis. J Intern Med 2005;257:399-414.

Trauma Torácico 97

Paulo Manuel Pêgo-Fernandes
Alessandro Wasum Mariani

1 INTRODUÇÃO

O desenvolvimento tecnológico do século 20 determinou o aumento da frequência e da gravidade de uma das doenças mais antigas conhecidas pela humanidade: o trauma. Veículos automotores, atualmente tão comuns, praticamente criaram uma nova epidemia no que se conhece sobre trauma. Armas de fogo, cada vez mais poderosas, causam lesões gravíssimas, sendo, em muitos casos, instantaneamente fatais.[1] Os demais tipos de traumas, por exemplo, ferimentos por arma branca, acidentes domésticos e acidentes esportivos se mantêm como grande fonte de agravo a saúde.[1]

A Organização Mundial da Saúde (OMS) situa o trauma como a primeira causa de morte evitável em todo o planeta.[2]

Outra característica que torna o estudo do trauma tão importante é o fato de atingir de forma expressiva a população mais jovem e economicamente ativa, gerando um alto impacto negativo para qualquer nação.[3]

Esses são os motivos pelos quais deve haver campanhas de saúde pública constantes para a redução dos alarmantes números associados a essa doença. Entre as modalidades de trauma, o torácico ganha destaque pela elevada gravidade. Calcula-se que o trauma do tórax seja responsável diretamente por 25% dos óbitos em pacientes politraumatizados.[4]

Uma das mais importantes iniciativas na redução dos óbitos e das sequelas originadas no politrauma foi a criação, divulgação e ampla utilização do programa *Advanced Trauma Life Support*® (ATLS).[5] Elaborado pelo Comitê do Trauma do Colégio Americano de Cirurgiões, o ATLS propõe a sistematização do atendimento à vítima de trauma. O ATLS tem sido reconhecido e utilizado em escala global. Uma característica fundamental é organizar o conhecimento já disponível criando um método simples e prático, todavia, eficiente, de atendimento inicial ao politraumatizado.

2 ATENDIMENTO INICIAL AO POLITRAUMATIZADO

Conforme preconizado pelo ATLS, toda vítima de trauma – mesmo que à primeira vista ele pareça ser isolado, por exemplo, trauma torácico – deve ser avaliada inicialmente como um caso de politraumatizado.[5] Essa regra simples minimiza a chance de que lesões importantes passem desapercebidas e estabelece a prioridade de atendimento a ser seguida.

Para facilitar o rápido atendimento, criou-se uma regra de prioridades de diagnóstico e tratamento conhecido como avaliação primária, sumarizada na sigla ABCDE. Importa que cada problema identificado pelo ABCDE seja resolvido antes de se passar ao passo seguinte. Por exemplo, se durante o "B", tivermos o diagnóstico de pneumotórax hipertensivo, este deve ser tratado antes de passarmos para o "C". O Quadro 97.1 apresenta de forma resumida as orientações dos primeiros passos do atendimento ao politraumatizado preconizado pelo ATLS.

3   ETIOLOGIA E FISIOPATOLOGIA

A etiologia do trauma torácico pode ser classificada em: trauma contuso (acidentes automobilísticos, quedas e outros impactos), trauma penetrante (mais comumente, lesões por armas branca ou de fogo). Também pode ocorrer a associação entre contuso e penetrante. A identificação do mecanismo de trauma envolvido é importante na suspeita das possíveis lesões associadas, o que pode direcionar a investigação pormenorizada de algumas delas.[6]

A fisiopatologia do trauma torácico se relaciona com três alterações básicas: hipóxia; hipercarbia; e acidose.

A hipóxia é definida como a oferta inadequada de oxigênio aos tecidos. Em trauma grave de qualquer natureza, hipovolemia é a causa mais frequente de hipóxia em virtude da hipoperfusão. Todavia, o trauma torácico gera hipóxia também por alteração na relação ventilação/perfusão (pelo colapso pulmonar) ou pela alteração nas relações pressóricas dentro da cavidade torácica (como ocorre nos casos de tamponamento cardíaco).

A ventilação inadequada é a grande causa da hipercarbia. As alterações nas relações pressóricas da cavidade torácica gerando o colapso pulmonar ou o rebaixamento do nível de consciência com estímulo respiratório são as causas apontadas para a insuficiência ventilatória.

A acidose metabólica é gerada pelo estado de hipoperfusão tecidual que se apresenta em todas as modalidades de trauma grave. No trauma torácico, soma-se a acidose respiratória resultante da hipoventilação.

QUADRO 97.1	Avaliação primária do politraumatizado
A (*Airway*)	Vias aéreas pérvias com proteção da coluna cervical
B (*Breathing*)	Ventilação e respiração
C (*Circulation*)	Circulação com controle da hemorragia
D (*Disability*)	Disfunção neurológica, estado neurológico
E (*Exposure*)	Despir completamente o doente, evitando hipotermia

4   LESÕES RELACIONADAS AO SISTEMA CARDIOVASCULAR

4.1 TRAUMA CARDÍACO CONTUSO

Engloba um grande espectro de alterações de gravidade muito variável incluindo arritmias, alterações de mobilidade das paredes cardíacas, possível progressão para choque cardiogênico, rotura de válvulas, rotura de câmaras ou do septo cardíaco.

A incidência do trauma cardíaco contuso é desconhecida, isso se deve à grande variação de nomenclatura das lesões cardíacas traumáticas e também ao fato de a forma mais comum de lesão, a contusão miocárdica, ser frequentemente subdiagnosticada.[7] Estimar o número de casos também é difícil porque algumas manifestações clínicas do trauma cardíaco contuso se confundem com manifestações de outras lesões traumáticas, por exemplo, hipotensão e choque ou doenças prévias do paciente, como arritmias.

Ao mesmo tempo em que o trauma cardíaco contuso pode determinar alterações subclínicas, como na contusão miocárdica, pode também ser causa de óbito imediato, como no caso da rotura cardíaca. A American Association for Surgery of Trauma tem uma escala para medir a gravidade do trauma cardíaco (Quadro 97.2) que serve tanto para o trauma contuso quanto para o penetrante.[8] Apesar de fácil aplicação, ela é pouco utilizada.

A causa mais comum de trauma cardíaco contuso é a colisão de veículos automotores, quedas e soterramentos também são causas importantes, porém, menos frequentes. Uma causa rara que desperta a atenção é o chamado *commotion cordis* descrito como uma parada cardíaca que ocorre após o tórax ser atingido por objeto não penetrante e de relativo baixo impacto. Essa condição foi descrita associada ao impacto da bola de Beisebol, sendo de particular importância nesse esporte.[9]

A desaceleração rápida é o mecanismo responsável pela maior parte das lesões no trauma cardíaco contuso. O impacto direto sobre o esterno é o segundo mecanismo mais importante. A compressão do coração entre a coluna e o esterno, alterações abruptas de pressão e fragmentos de costelas fraturadas também são fonte de lesões. Provavelmente por sua posição anterior, o lado direito do coração é mais afetado do que o esquerdo.

Suspeita de trauma cardíaco contuso deve ser sempre levantada quando existir trauma torácico contuso de alta energia, principalmente se houve impacto sobre a chamada área "perigosa" de Ziedler, que compreende o espaço entre duas linhas horizontais que passam superiormente pela fúrcula esternal, inferiormente pelos rebordos das décimas costelas, entre as linhas verticais paraesternal direita e axilar média esquerda (Figura 97.1). Essa área também é a de maior risco para trauma cardíaco penetrante.

GRAU	DESCRIÇÃO DA LESÃO
QUADRO 97.2 Escala de lesão cardíaca	
I	Trauma cardíaco contuso com alterações eletrocardiográficas menores (alterações não específicas de ST ou ondas T, contrações atriais ou ventriculares precoces ou taquicardia sinusal persistente).
	Lesão pericárdica contusa ou penetrante sem tamponamento, hérnia ou lesão cardíaca.
II	Trauma cardíaco contuso com bloqueio ou alterações isquêmicas sem falência cardíaca.
	Trauma cardíaco tangencial em direção, porém, sem se estender para o endocárdio; sem tamponamento.
III	Trauma cardíaco contuso com contrações ventriculares sustentadas ou multifocais.
	Lesão contusa ou penetrante com rotura septal, insuficiência valvar tricúspide ou pulmonar, disfunção do músculo papilar ou oclusão coronária distal sem falência cárdica.
	Laceração pericárdica contusa com hérnia cardíaca.
	Trauma cardíaco contuso com insuficiência cardíaca.
	Lesão miocárdica penetrante tangencial direcionada para o endocárdio sem atravessá-lo, com tamponamento.
IV	Lesão contusa ou penetrante com rotura septal, insuficiência valvar tricúspide ou pulmonar, disfunção do músculo papilar ou oclusão coronária distal com falência cárdica.
	Lesão contusa ou penetrante com insuficiência valvar aórtica ou mitral.
	Lesão cardíaca contusa ou penetrante do ventrículo direito ou dos átrios esquerdo e direito.
V	Lesão contusa ou penetrante com oclusão coronária proximal.
	Lesão contusa ou penetrante com perfuração de ventrículo esquerdo.
	Lesões estreladas com menos de 50% de perda tecidual do ventrículo direito, do átrio direito ou átrio esquerdo.
VI	Avulsão contusa do coração.
	Ferida penetrante produzindo mais de 50% de perda tecidual de uma câmara cardíaca.

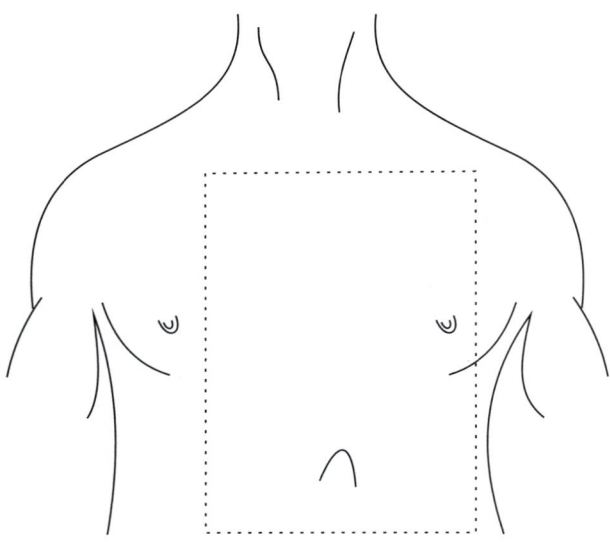

FIGURA 97.1 Área de Ziedler.

O quadro clínico no trauma cardíaco contuso é polimórfico, podendo variar entre pacientes assintomáticos e aqueles com choque refratário.[10] Por isso, é importante o alto grau de suspeita clínica determinado pela história de trauma. Os achados mais frequentes são dor torácica, dispneia, taquicardia, outras arritmias, hipotensão e outros sinais de insuficiência cardíaca como síncopes.

Entre os exames subsidiários para o diagnóstico das lesões cardíacas contusas, o **eletrocardiograma** (ECG) é um exame importante para o rastreio de alterações, principalmente em pacientes estáveis. Ele pode demonstrar taquicardia sinusal persistente, algum outro tipo de arritmia, um novo bloqueio de ramo, depressões ou elevações de ST. Pode ser muito difícil diferenciar o que seriam alterações novas daquelas já presentes cronicamente no paciente. Um estudo retrospectivo realizado por Ismailov e colaboradores, em 2007, demonstrou que pacientes com trauma cardíaco contuso tinham 2 a 4 vezes mais risco de arritmia comparados com controles pareados de mesma faixa etária.

Indicado para pacientes com trauma torácico com choque persistente à reposição volume ou em qualquer paciente com história ou exame físico compatível com trauma cardíaco, o ECG pode demonstrar alterações que corroborem o diagnóstico. O chamado FAST (*focused assessment with sonography for trauma*) é a forma preferencial de investigação, ainda na sala de urgência, pelo poder de detectar outras lesões não cardíacas importantes.[11] Pode ser realizado por emergencista treinado, objetivando no seguimento torácico principalmente a identificação de tamponamento pericárdico e de eventuais derrames pleurais. O ecocardiograma transtorácico propriamente dito deve ser realizado sempre que o FAST não definir o diagnóstico e se mantiver a hipótese de trauma cardíaco contuso. Os sinais encontrados podem ser movimentação anormal de paredes cardíacas, redução de contratilidade e lesões estruturais como rotura de papilares ou lesões valvares.

O ecocardiograma transesofágico é superior ao transtorácico para detectar lesões estruturais. Um estudo prospectivo de Chirillo e colaboradores, comparando ecocardiograma transtorácico e transesofágico em pacientes com trauma torácico, descreveu que o transesofágico conseguiu determinar imagens ótimas para diagnóstico em 98% dos casos comparado a 60% para o ecocardiograma transtorácico.

O papel das **enzimas cardíacas** (EC) no trauma cardíaco contuso não é claro em virtude da ausência de padrão, da alta variabilidade de resultados clínicos e da diferença técnica entre os biomarcadores disponíveis no mercado. Pacientes politraumatizados que apresentem elevação sérica nas EC e que tenham ECG compatível com infarto agudo do miocárdio (IAM) devem ser submetidos à avaliação cardiológica. Já os pacientes com elevação sérica que não tiverem ECG ou sinais de IAM dificilmente apresentarão alteração na evolução devido a esse achado, todavia, o ecocardiograma deve ser realizado. Um estudo prospectivo de 2004, com 187 pacientes vítimas de trauma torácico contuso, demonstrou que uma elevação sérica de troponina na admissão ou em até 6 horas se correlaciona com aumento no risco de arritmias e com redução na fração de ejeção.[12] Porém, outros estudos demonstraram que, na ausência de alterações eletrocardiográficas, de instabilidade hemodinâmica ou de sinais claros de trauma cardíaco vigoroso , as elevações de enzimas cárdicas, tanto troponina como creatinofosfoquinase-MB (CK-MB), não tiveram valor diagnóstico ou prognóstico.[13]

A Figura 97.2 ilustra um fluxograma para o atendimento de paciente vítima de trauma cardíaco contuso, modificado de Bernardin &Troquet.[4]

4.1.1 Contusão miocárdica

Não existe uma definição clara do que é a contusão miocárdica. Em geral, esse termo é utilizado para pacientes com trauma

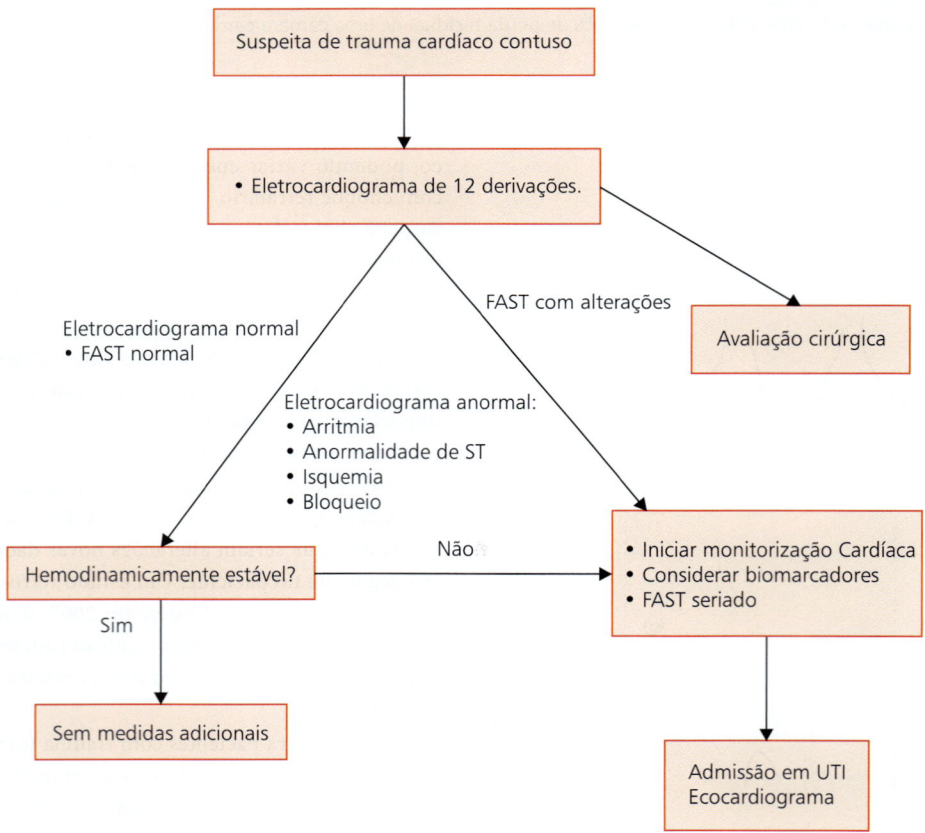

FIGURA 97.2 Fluxograma de avaliação do trauma cardíaco contuso. FAST: *Focused Assessment with Sonography in Trauma.*

torácico contuso que evoluem com alterações do ritmo cardíaco, alterações contráteis do miocárdico ou mesmo com elevação sérica de enzinas cardíacas, sem apresentar lesões anatômicas estruturais como lesões de septo, parede ou válvulas. O tratamento, em geral, é expectante com instituição de analgesia, suplementação de oxigênio e monitorização em UTI por pelo menos 48 horas com eletrocardiografia contínua.[14] As arritmias devem ser prontamente tratadas assim que identificadas.

4.1.2 Lesões cardíacas estruturais

Respondem pela maior gravidade do trauma cardíaco contuso. Roturas de válvulas, septo ou paredes ventriculares e atriais devem ser prontamente avaliadas para tratamento cirúrgico. Estas lesões podem ser agravadas por associação a tamponamento cardíaco ou choque hemorrágico por sangramentos outras lesões ocasionadas pelo politrauma.

Quando ocorre lesão coronariana o infarto do miocárdio tende a ser grave principalmente em indivíduos jovens e tão mais letal quanto mais proximal.

O padrão ouro para o tratamento da maior parte das lesões estruturais cardíacas é a operação cardíaca por esternotomia com ou sem circulação extracorpórea a depender da localização e do grau da lesão. Todavia, algumas alterações especificas podem ter tratamentos alternativos como a substituição valvar por hemodinâmica. Importante o cuidado no momento da indução anestésica que pode acentuar o choque por uso de drogas cardiodepressoras e pela utilização de ventilação com pressão positiva.

Avançar um nível para múltiplas lesões penetrantes de uma câmara ou para envolvimento de múltiplas câmaras.

4.2 TRAUMA CARDÍACO PENETRANTE

Ferimentos penetrantes do coração podem ocorrer por lesões de armas brancas, de armas de fogo ou por objetos pontiagudos em trauma de importante energia. Estas lesões estão associadas a alta mortalidade, estima-se que, dentre os que chegam vivos ao setor de emergência, até 30% evoluirão com óbito.[8] Lesões iatrogênicas podem ocorrer devido à cateterismo cardíaco, colocação de marca-passo e drenagem torácica. Ferimentos penetrantes na área de Ziedler, por mais superficiais que pareçam, devem ser investigados adequadamente. É grande a associação de lesões penetrantes cardíacas com tamponamento cardíaco ocorrendo entre 80-90% nos casos de ferimentos por arma branca.

O quadro clínico associado pode variar desde pacientes assintomáticos, em feridas tamponadas; choque hipovolêmico, em ferimentos que se abram para pleura ou meio externo; tamponamento cardíaco, para ferimentos que tenham sangramento contido no saco pericárdico; e infarto agudo do miocárdio; para casos de lesões das artérias coronárias.[15]

Exames de imagem podem ser úteis para investigação nos pacientes estáveis. A radiografia de tórax tende a ser pouco específica demonstrando aumento da área cardíaca. A tomografia de tórax tem alta sensibilidade, todavia, devido a maior complexidade, muitas vezes pode não ser realizada no momento da urgência. O ecocardiograma e principalmente o FAST são provavelmente as ferramentas mais úteis, pois, além de adequada sensibilidade são facilmente realizáveis na própria sala de urgência.

Sempre que existe trauma penetrante cardíaco o tratamento cirúrgico é indicado.[15] As duas vias de acesso possíveis são a esternotomia e a toracotomia anterolateral esquerda. Devido a maior rapidez e facilidade de confecção a toracotomia é preferível a esternotomia, exceto para correção de lesões coronarianas. Quando necessária a toracotomia anterolateral esquerda pode ser prolongada para a direita com secção transversal do esterno convertendo-se na chama incisão tipo Clam-shell, muito utilizada para o transplante pulmonar bilateral (Figura 97.3). A necessidade de circulação extracorpórea varia conforme a área lesada, o potencial dano a coronária ou válvulas, além do grau de instabilidade hemodinâmica.

Os átrios devido a sua constituição com paredes finas podem ser difíceis de tamponar digitalmente. A utilização de pinças como Satinsky podem permitir o controle do sangramento até a correção definitiva que em geral é recomendada por rafia com fio inabsorvível monofilamentar 3-0 ou 4-0 de forma contínua.

Os ventrículos com suas paredes espessas podem ser facilmente tamponados com manobra digital. A correção definitiva pode ser obtida pela rafia com fio inabsorvível monofilamentar 0 ou 2-0, pontos separados. Em tecidos com risco de esgarçamento a utilização de pontos em "X" ou preferencialmente em "U" é mais adequada. Uso de "patch" apoiando a sutura também é um recurso útil para evitar o esgarçamento. Precisa-se de extremo cuidado ao suturar áreas próximas de coronárias para evitar sua oclusão.

Em caso de lesão coronariana pelo trauma ou durante a correção de lesão ventricular a confecção de pontes pode ser necessária. A artéria mais frequentemente acometida é a descendente anterior. Quando a lesão ocorre em ramos colaterais menores e distais a ligadura pode ser realizada sem comprometimento funcional. Todavia, quanto maior a artéria e mais proximal a lesão, maior também é a necessidade de correção. Em raros casos a sutura primária com fio monofilamentar delicado, por exemplo 6-0, é suficiente. Mais comum é a necessidade da utilização de enxertos vasculares de forma semelhante aos utilizados para doença arterial coronariana crônica.

A Figura 97.4 ilustra um fluxograma para o atendimento de paciente vítima de trauma cardíaco penetrante, modificado de Bernardin & Troquet.[4]

4.2.1 Tamponamento cardíaco

De maior frequência em ferimentos penetrantes da parede torácica, o tamponamento cardíaco também pode ocasionalmente ser encontrado em traumas contusos.[17] Da mesma

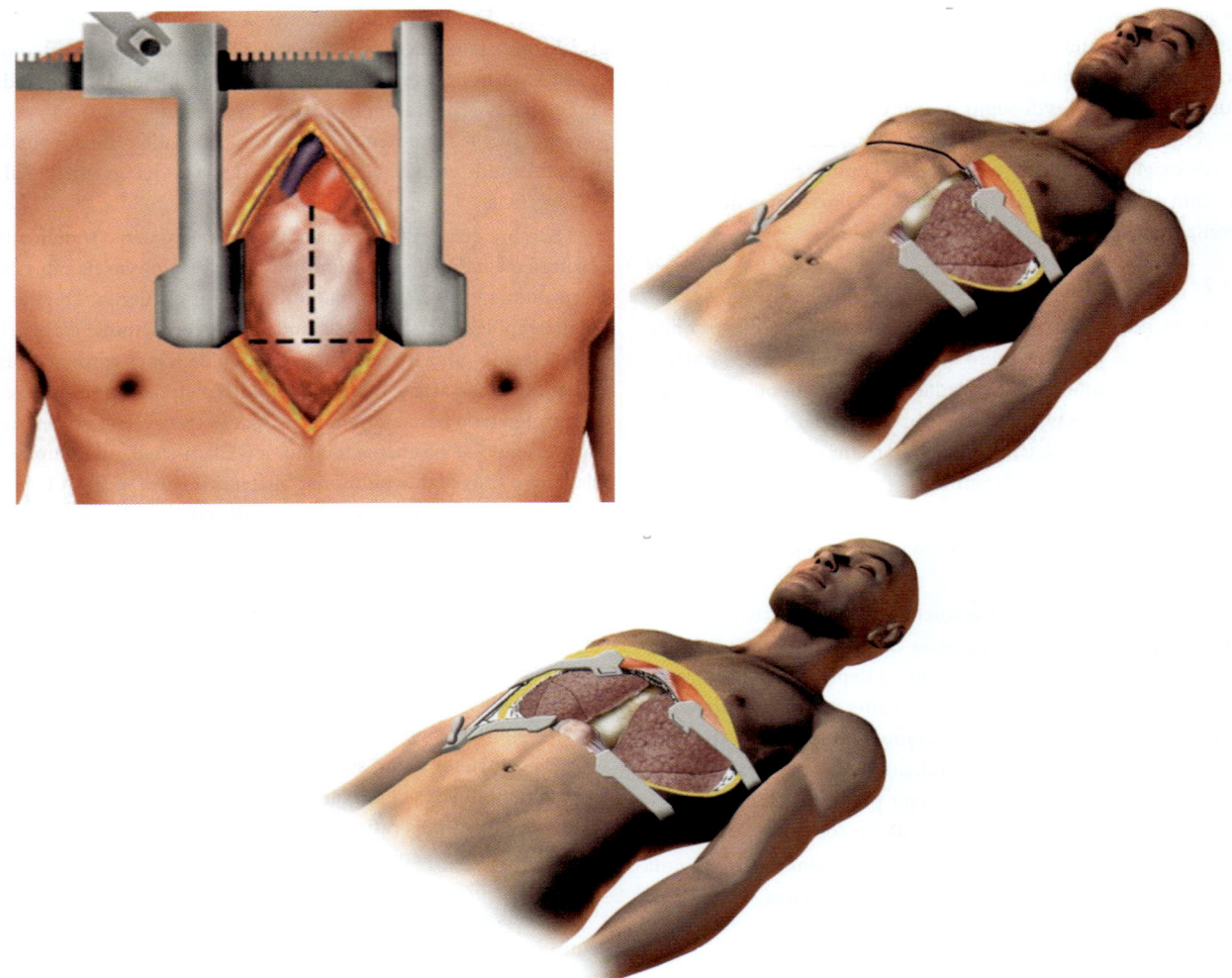

FIGURA 97.3 Vias de acesso para tratamento cirúrgico do trauma cardíaco. (A) Esternotomia. (B) Toracotomia anterior. (C) Clam-Shell.

maneira que a contusão miocárdica o tamponamento correlaciona com traumas sobre a área de Ziedler. O tamponamento cardíaco no trauma pode ocorrer mesmo com pequenos volumes, isto porque, diferentemente de acúmulos por derrames crônicos onde mesmo grandes volumes não determinam tamponamento, no trauma o rápido acúmulo de líquido não permite a acomodação e distensão do saco pericárdico. Logo no trauma uma pequena quantidade de líquido pode ser suficiente para restringir o enchimento cardíaco, instalando o quadro de tamponamento cardíaco.

Outra diferença no caso de tamponamento por trauma é que a "tríade de Beck" clássica para o diagnóstico é dificilmente reconhecida. Isto porque a **elevação da pressão venosa central** suspeitada pela distensão das veias do pescoço pode estar ausente no trauma devido a associação à hipovolemia. O **abafamento de bulhas cardíacas** é dificilmente é reconhecido com o barulho presente nas unidades de emergência. A **hipotensão**: pode ser interpretada somente como sinal de choque hipovolêmico. Também podem estar presentes o **pulso paradoxal** (redução da pressão sistólica em mais de 10 mmHg durante a inspiração) e o sinal de Kussmaul (o aumento da pressão venosa durante a inspiração), todavia, estes também são de difícil reconhecimento no ambiente de pronto atendimento. Por essa dificuldade de identificação do quadro clínico sempre devemos ter em mente a suspeita de tamponamento cardíaco em paciente vítima de trauma torácico grave. Por exemplo, um paciente vítima de trauma torácico grave com atividade elétrica sem pulso em que seja excluído hipovolemia e pneumotórax hipertensivo provavelmente apresenta tamponamento cardíaco.

O ecocardiograma demonstra a presença de derrame pericárdico podendo avaliar volume e o grau de restrição cardíaca. Determinar ou excluir a presença de tamponamento cardíaco é um dos objetivos do FAST. A tomografia computadorizada de tórax identifica facilmente o derrame pericárdio podendo avaliar

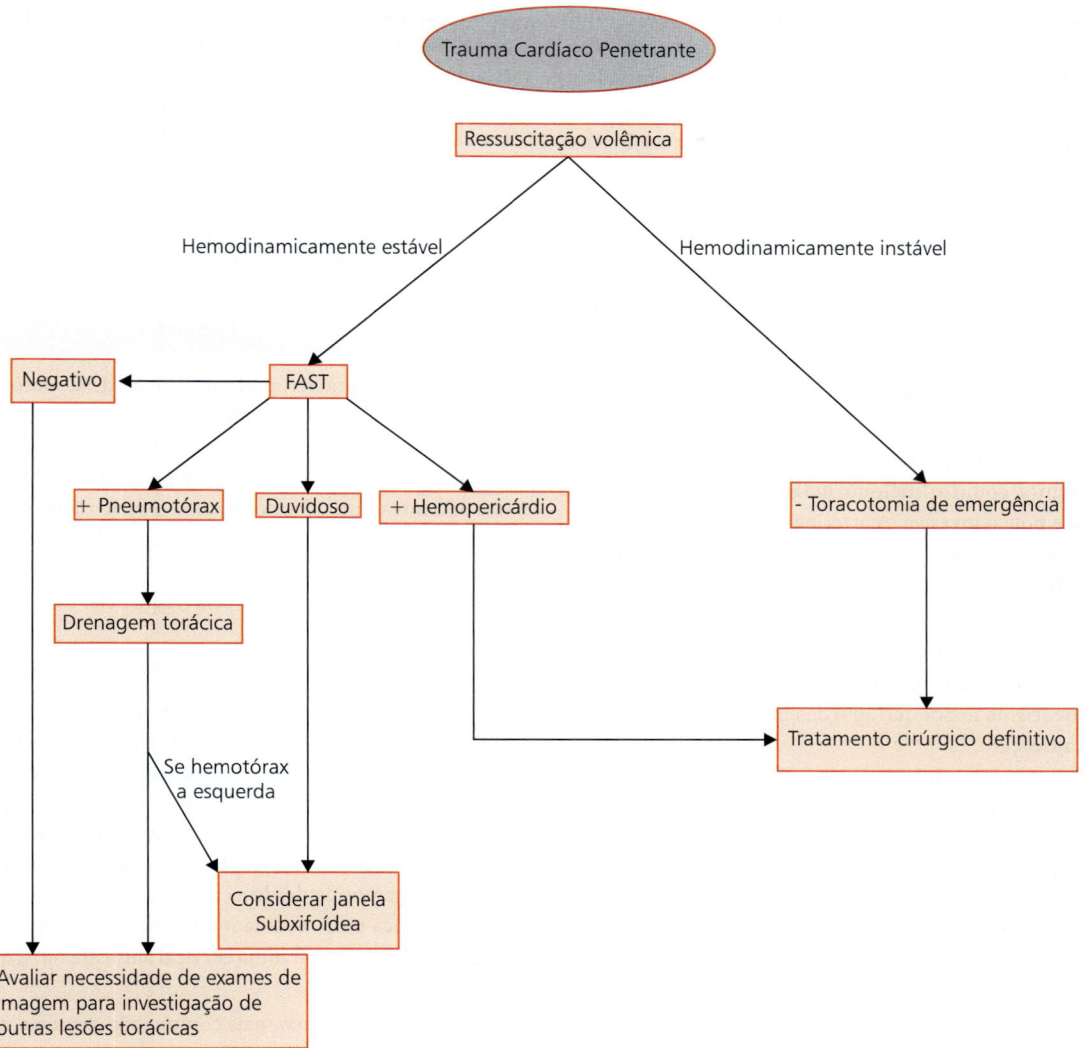

FIGURA 97.4 Fluxograma de avaliação do trauma cardíaco penetrante. FAST: *Focused Assessment with Sonography in Trauma.*

volume, mas não função cardíaca. Apesar da vantagem de poder demonstrar lesões torácica associadas a tomografia não deve ser realizada se isso significar atraso no tratamento de lesões potencialmente fatais como o pneumotórax hipertensivo e mesmo o tamponamento pericárdico.[11]

O tratamento do tamponamento cardíaco deve ser iniciado pelo o rápido tratamento do choque com reposição volêmica. A retirada do derrame propriamente dita pode ser realizada por três maneiras: pericardiocentese (punção pericárdica com agulha), drenagem pericárdica (realizada pela incisão de Marfan) ou pericardiotomia por toracotomia de urgência. A decisão entre estas modalidades depende dos recursos disponíveis e da experiência da equipe. Muitas vezes a remoção de quantidades mínimas de sangue como 20 mL levam a melhora hemodinâmica imediata.

Pacientes politraumatizados com pericardiocentese positiva para sangue tem indicação de avaliação para abordagem cirúrgica, toracotomia ou esternotomia, objetivando inspeção e correção da causa de sangramento[5].

Para equipes com maior experiência a adoção da videopericardioscopia no momento da drenagem pericárdica, desde que o paciente esteja estável, pode permitir a visualização dos 2/3 anteriores do coração permitindo uma boa acurácia na procura de lesões miocárdicas menores.[18]

4.3 ROTURA TRAUMÁTICA DA AORTA

O sangramento proveniente da rotura da aorta é tão intenso que pode ser causa de morte súbita. Ocorre em traumas de grande energia como colisões automobilísticas ou queda de grande altura. Para que o paciente sobreviva, é necessário que a rotura mantenha-se contida, evitando a rápida perda de sangue e choque fatal. Nesses casos, quando o paciente chega com vida ao serviço de emergência é fundamental que se façam precocemente a identificação e o tratamento, pois o hematoma mediastinal contido pode extravasar para o espaço pleural a qualquer momento, levando a rápido sangramento.

É importante suspeitar da possível ocorrência da lesão pela história do trauma porque, muitas vezes, o paciente apresenta-se assintomático ou só apresenta sintomas de outras lesões relacionadas, mas não da rotura aórtica. A radiografia de tórax pode demonstrar alguns sinais indicativos indiretos como o alargamento de mediastino, a fratura de 1º e 2º arcos costais, o desvio da traqueia para a direita e o apagamento da janela aortopulmonar. A tomografia computadorizada de tórax com contraste (ângio-TC) figura como o método diagnóstico padrão por ser conclusiva e pouco invasiva. A arteriografia ou, mais especificamente, a aortografia apresentam boa acurácia, mas raramente são utilizadas para diagnóstico.

A lesão contusa da aorta pode ser classificada em grau I flap de íntima ou hematoma intramural), grau II (pseudoaneurisma pequeno, menor que 50% da circunferência), grau III (pseudoaneurisma maior que 50% da circunferência), e IV (rotura ou transecção).[19]

O tratamento padrão é a abordagem cirúrgica com equipe especializada, devendo ser realizado o mais breve possível, porém, em razão da complexidade, é importante ter suporte hospitalar adequado. A correção endovascular é a opção menos invasiva, podendo ser indicada em casos selecionados.[20] Importante que a equipe endovascular tenha experiência em situações de emergência e que um time cirúrgico esteja disponível para a correção cirúrgica emergencial, se a correção endovascular não for bem-sucedida.[21]

Trabalho recente demonstrou que para os casos de lesão aórtica considerados leves, graus I e II, pode haver boa evolução com tratamento conservador[19]. Todavia, a maioria dos autores recomenda que ao menor sinal de progressão da lesão, é obrigatória a avaliação para tratamento operatório emergencial, seja aberto ou endovascular.

4.4 PARADA CARDÍACA PÓS-TRAUMA E TÉCNICAS DE SALVAMENTO

Associa-se a uma mortalidade altíssima, independentemente da causa da parada, motivo pelo qual diversos autores recomendam medidas agressivas no tratamento desses pacientes.[22] Entre elas, a mais explorada é a toracotomia de emergência ou de ressuscitação, que por definição é aquela realizada no momento da parada cardíaca fora do centro cirúrgico, seja no departamento de emergência ou até mesmo no ambiente pré-hospitalar. Diversos são os questionamentos sobre a validade dessa terapêutica devido ao baixo índice de sucesso. Trabalho

publicado pela Western Trauma Association demonstrou que não existem sobreviventes em casos de parada cardíaca associada a trauma fechado em que seja realizada massagem cardíaca por mais de 10 minutos no ambiente pré-hospitalar; para o trauma penetrante, não existem sobreviventes se esse tempo é igual ou maior a 15 minutos.[23] Todavia, alguns serviços mantêm protocolos específicos e pessoal permanentemente treinado, o que pode melhorar um pouco o resultado dessa proposta terapêutica para pacientes extremamente graves.[24]

5   OUTRAS LESÕES

O trauma torácico pode ocasionar desde lesões de baixa morbidade, muitas delas com fácil tratamento, até lesões de alta mortalidade. O diagnóstico adequado e a rápida instituição do tratamento são fundamentais para garantir a evolução favorável dos pacientes vitimados por trauma torácico. Para melhor entendimento, descreveremos de forma separada os elementos diagnósticos e o tratamento das lesões traumáticas do tórax mais relevantes pela gravidade ou pela frequência.

5.1 OBSTRUÇÃO DA VIA AÉREA INTRATORÁCICA

Pode ocorrer, no trauma, pela presença de sangue ou de corpos estranhos, sendo mais frequente a presença de dentes ou de fragmentos ósseos, todavia, outros objetos também podem ser encontrados. São importantes a suspeita e a investigação dessa alteração, pois, mesmo oligossintomática no primeiro momento, ela pode agravar-se. É preciso lembrar que a patência da via aérea tem de ser garantida desde a cavidade oral, sendo a simples inspeção da boca uma medida muito importante. A associação do trauma torácico com trauma cervical aumenta o risco de obstrução baixa da via aérea.[25]

Os achados clínicos mais comuns são dispneia, taquipneia, estridor e alteração da fonação. A redução do murmúrio vesicular à ausculta pode ocorrer unilateralmente em casos de obstrução brônquica. Exames radiológicos podem ser úteis na identificação de objetos, quando radiopacos, ou demonstrar indiretamente a presença da obstrução por alteração na coluna aérea da traqueia ou atelectasia pulmonar, que ocorre na obstrução brônquica completa.[26] A broncoscopia flexível é o exame padrão-ouro para o diagnóstico e pode ser utilizada também para o tratamento.

É importante pensar em outras possíveis causas de insuficiência respiratória que figuram como diagnósticos diferenciais: pneumotórax; hemotórax; contusão pulmonar etc.

A oxigenoterapia suplementar por máscara ou cateter pode ser suficiente para aliviar a dispneia em casos de obstrução leve. Em pacientes com insuficiência respiratória, a ventilação mecânica deve ser instituída, sendo a intubação orotraqueal a forma preferencial de garantir a via aérea. Todavia, na impossibilidade desta, os acessos cirúrgicos devem ser considerados. A cricotireoidostomia, por punção ou cirúrgica, deve ser utilizada em casos de obstrução superior à laringe. A traqueostomia apesar de considerada um procedimento eletivo, pode ser necessária em caráter de emergência para garantir a ventilação em obstrução de vias aéreas distais à laringe.

A broncoscopia flexível em primeiro momento ou rígida, se necessário, são as formas preferenciais de tratamento definitivo para a obstrução de vias aéreas abaixo da laringe que possibilitam a aspiração de sangue e secreções, retirada de corpos estranhos e até a colocação de tubos ou endopróteses para a sustentação da via aérea. Todavia, vale salientar que a broncoscopia, rígida ou flexível, em pacientes graves como estes, representa um grande desafio técnico, devendo ser realizada por especialista experiente.

Uma condição geradora de compressão de traqueia associada ao trauma é o afundamento das clavículas. O alívio da compressão pode ser facilmente atingido pela tração anterior das cabeças claviculares.

5.2 PNEUMOTÓRAX

Definido como a presença de ar na cavidade pleural, o pneumotórax gera insuficiência respiratória devido ao colapso pulmonar associado. Sua gravidade depende diretamente do volume de ar acumulado, podendo ser desde assintomático até fatal.[27]

Entre os sintomas, a dor torácica e a dispneia, desde leve até a franca insuficiência respiratória, são os mais encontrados. Ao exame físico, as alterações encontradas são o hipertimpanismo à percussão e a diminuição ou ausência de murmúrio vesicular à ausculta.

O exame mais utilizado para confirmar a existência do pneumotórax é a radiografia de tórax que apresenta como elementos diagnósticos a linha de pleura afastada do gradeado costal e o colapso pulmonar. A tomografia de tórax pode demonstrar pneumotórax de pequeno volume, às vezes não identificado na radiografia de tórax.

O tratamento preconizado é a drenagem torácica fechada, que deve ser realizada assim que o diagnóstico for estabelecido. O tratamento conservador pode ser uma opção apenas em casos estáveis, com pequeno volume, e os pacientes devem ser seguidos de perto com controle radiológico até a reabsorção do pneumotórax. Para pacientes em vigência de ventilação mecânica, a investigação e o tratamento do pneumotórax devem ser acelerados pelo maior risco da evolução para um pneumotórax hipertensivo.[28]

5.2.1 Pneumotórax hipertensivo

Condição grave que pode ser letal se não tratada com celeridade. Ocorre devido ao mecanismo valvular permitindo o aumento do volume de ar acumulado na cavidade pleural, o que aumenta a pressão na cavidade pleural que, em progressão, gera desvio das estruturas mediastinais podendo ocasionar colapso circulatório por compressão de grandes vasos e câmaras cardíacas (Figura 97.5). O desvio mediastinal pode ser tão severo de forma a comprimir o parênquima do pulmão contralateral.

Os achados clínicos são dispneia, taquipneia, diminuição da ausculta de murmúrios vesiculares, hipertimpanismo à percussão e redução da expansão torácica do lado acometido. Desvio traqueal e turgência jugular podem ser identificados. Quando ocorre o colapso circulatório, é importante o diagnóstico diferencial de condições como o tamponamento pericárdico e choque hipovolêmico, que podem surgir de forma concomitante.

Devido à gravidade, preconiza-se a imediata descompressão do pneumotórax hipertensivo, facilmente obtida com a punção

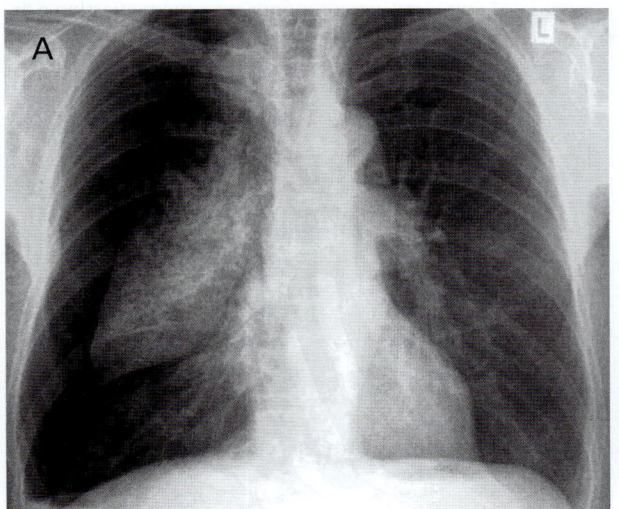 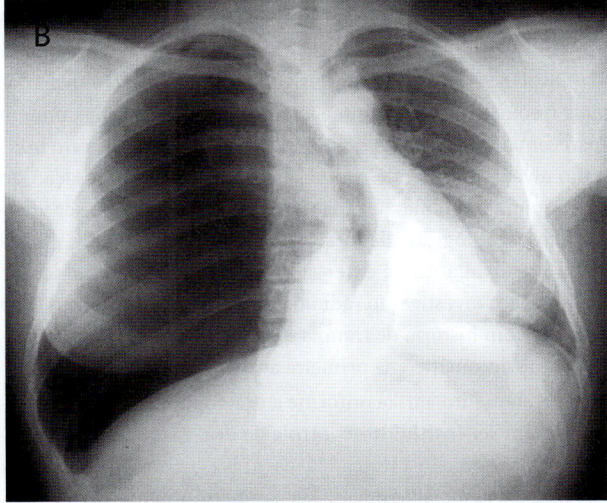

FIGURA 97.5 Radiografias de tórax demonstrando a diferença entre um pneumotórax e um pneumotórax hipertensivo. (A) Pneumotórax. (B) Pneumotórax hipertensivo (desvio das estruturas mediastinais)

da cavidade torácica.[5] A técnica recomendada consiste na introdução de uma agulha calibrosa a 90° do plano da parede torácica na borda superior da costela do segundo espaço intercostal, na intersecção da linha hemiclavicular. Quando a agulha atinge a cavidade, o pneumotórax hipertensivo é facilmente reconhecido pela rápida saída de ar sobre pressão. A drenagem pleural fechada com dreno tubular ou cateter pleural (p. ex.: "Pigtail") é o tratamento definitivo e deve ser realizada o mais rápido possível.[28]

5.2.2 Pneumotórax aberto

Ocorre quando existe perda da espessura completa da parede torácica, permitindo ampla comunicação do espaço pleural com o meio externo.[29] Há grave insuficiência respiratória se o diâmetro da ferida for maior do que dois terços do diâmetro traqueal porque, durante a inspiração, o ar entrará preferencialmente através da ferida na cavidade pleural, impossibilitando a expansão pulmonar. A inspeção da cavidade torácica já permite o diagnóstico pela visualização da lesão com perda de parte da parede torácica. Muitas vezes, é possível visualizar a cavidade pleural.

O tratamento imediato deve ser realizado com cobertura da ferida com curativo de três pontos fixos e um solto, impedindo a entrada do ar pela ferida durante a inspiração, mas permitindo sua saída na expiração.[5] Sequencialmente, deve-se realizar a drenagem torácica fechada e a oclusão total da ferida. A ventilação mecânica pode ser necessária para o tratamento da insuficiência respiratória. O tratamento definitivo deve ser determinado pela equipe cirúrgica, podendo necessitar de abordagem cirúrgica da parede torácica para reconstrução.

5.3 CONTUSÃO PULMONAR

Lesão frequente nos pacientes vítimas de trauma torácico, corriqueiramente encontrada nos exames complementares de imagem, sobretudo na TC de tórax. Com apresentação clínica muito variável, desde quadros assintomáticos até insuficiência respiratória letal.

Dispneia de caráter progressivo e hipoxemia são os achados mais frequentes, importante salientar que os sintomas podem aparecer tardiamente. Os exames radiológicos demonstram infiltrado alveolar que pode evoluir com áreas de condensação do parênquima pulmonar. Os casos mais extensos podem ser identificados à radiografia de tórax, todavia, a respectiva TC é mais precisa na avaliação da extensão da lesão. Devido ao risco de progressão, a investigação radiológica deve ser realizada em todo paciente com história de trauma de tórax com alta energia mesmo que assintomático na primeira avaliação.

O tratamento varia conforme a gravidade. Para os casos leves, devem ser instituídos controle da dor, fisioterapia respiratória e observação clínica. Já os graves, com insuficiência respiratória associada, devem ser também tratados com restrição hídrica e uso de diuréticos (para pacientes estáveis hemodinamicamente), além de assistência ventilatória por oxigenoterapia complementar, ventilação não invasiva ou ventilação mecânica com intubação orotraqueal, a depender do grau de insuficiência respiratória.[6]

Alguns autores também preconizam o uso de circulação extracorpórea, sobretudo na modalidade *Extracorporeal Membrane Oxygenation* (ECMO), para suporte ventilatório de pacientes vítimas de trauma torácico que evoluam com síndrome do desconforto respiratório agudo (SARA) grave com ineficiência respiratória refratária e dificuldade de ventilação mecânica após trauma.[22,30]

5.4 TÓRAX INSTÁVEL

Também conhecido como tórax flácido. Ocorre quando o trauma promove a perda da rigidez em uma porção do arcabouço torácico pela presença de múltiplas fraturas de arcos costais (Figura 97.6). A presença de duas ou mais fraturas em dois ou mais arcos costais pode gerar a instabilidade da parede, todavia, a instabilidade é maior quanto mais fraturas estiverem presentes.[31] Os casos mais graves podem apresentar franca insuficiência respiratória, que, em geral, é ocasionada pela contusão pulmonar. A presença de tórax instável indica trauma de alta energia, por isso é frequentemente encontrado em associação com outras lesões torácicas como hemotórax, pneumotórax e principalmente contusão pulmonar.

O **movimento paradoxal** é o sinal clássico para o diagnóstico. A crepitação decorrente das fraturas pode ser identificada à palpação. Em geral, os pacientes conscientes apresentam intensa dor. Os estudos radiológicos confirmam o diagnóstico. A radiografia de tórax é adequada para identificar as fraturas de arcos costais e pode demonstrar a existência de outras lesões como a contusão pulmonar. A TC de tórax não é imprescindível para o diagnóstico, todavia, é recomendada por demonstrar com maior precisão o número de fraturas, além de outros detalhes como a presença de hemotórax, pneumotórax, pneumomediastino e determinar a extensão da contusão.

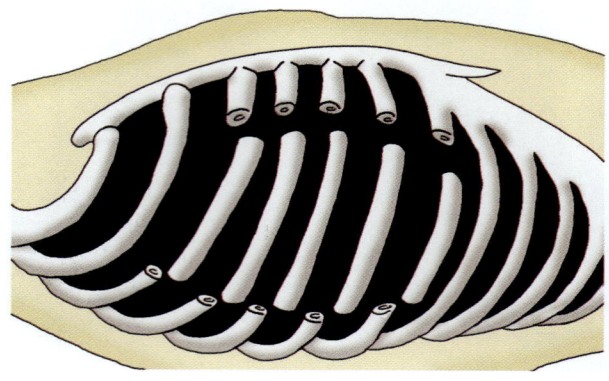

FIGURA 97.6 Desenho demonstrando as múltiplas fraturas de costelas presentes no tórax instável.

As bases para o tratamento são analgesia e assistência ventilatória.[32] Devido à intensa dor, que pode inclusive prejudicar a ventilação, a associação de medidas analgésicas é sempre indicada. Comumente, o tratamento da dor é realizado com a associação de opiáceos e anti-inflamatórios não hormonais. Em alguns casos, outras medidas como bloqueio intercostal e peridural torácica podem ser tomadas. A suplementação de oxigênio por cateter nasal ou máscara pode ser suficiente em casos leves. Já para os mais graves com insuficiência respiratória, é comum a necessidade de necessidade de ventilação mecânica (objetivando uma PaO_2 acima de 60 mmHg e $PaCO_2$ abaixo de 48 mmHg). A fixação cirúrgica da parede torácica é controversa na literatura, não sendo utilizada como rotina,[33] todavia, novas próteses e dispositivos adequados para uso na parede torácica têm sido desenvolvidos, o que pode mudar esse conceito por acelerar os resultados de recuperação.[34] Em virtude da frequente associação de tórax instável à contusão pulmonar grave, todos os cuidados para contusão pulmonar devem ser instituídos em pacientes com tórax instável.[6]

5.5 HEMOTÓRAX

O hemotórax pode ser definido como a presença de sangue na cavidade pleural em que a gravidade e os sintomas dependem diretamente do volume. Pacientes com hemotórax de pequeno volume podem ser oligossintomáticos ou mesmo assintomáticos e ocasionalmente encontrados nos exames de imagem. Volumes moderados podem apresentar dispneia como principal achado. Nos casos de grande volume, além da dispneia e insuficiência respiratória, sinais de choque hipovolêmico podem ser facilmente encontrados.

O sangramento pode ser proveniente de lesões do parênquima pulmonar, da parede torácica, dos grandes vasos e de lesões cardíacas.[35] Em raros casos, o sangue é proveniente de órgãos abdominais quando rompida a integridade do diafragma. Ao exame, podem ser identificados os sinais de derrame pleural (redução ou ausência de murmúrio vesicular e macicez à percussão). Quanto maior o volume de sangue acumulado, maior a atelectasia e, consequentemente, maior o grau de dispneia. Se a perda sanguínea for importante, os sinais de choque tornam-se evidentes.

Os exames radiológicos são importantes para confirmar o diagnóstico e para estimar o volume de sangue acumulado.[36] A radiografia de tórax pode demonstrar a linha de derrame pleural ou velamento difuso do hemitórax se o hemotórax for volumoso. A TC é mais acurada, principalmente importante para identificar pequenos volumes.

O tratamento inicial inclui drenagem pleural fechada e reposição volêmica. O volume a ser reposto e a necessidade de hemotransfusão dependem do volume de sangue perdido e do grau de repercussão hemodinâmica. Para os casos em que o sangramento se mantenha constante ou que configurem hemotórax maciço, a exploração cirúrgica do hemitórax acometido está indicada.

5.5.1 Hemotórax maciço

O hemotórax é considerado maciço quando o volume de sangue perdido representa um eminente risco à vida. Pode ser definido como sangramento 1.500 mL imediatamente após a drenagem torácica, perda pelo dreno de um terço da volemia ou por sangramento superior a 200 mL/hora durante 2 ou mais horas sem a normalização dos parâmetros hemodinâmicos quando excluídas outras causas. Outro critério considerado é o sangramento contínuo pelo dreno exigindo transfusões repetidas, na ausência de outro foco.

Por sua gravidade, o hemotórax deve ser suspeitado quando encontramos paciente politraumatizado com sinais dispneia, diminuição da ausculta dos murmúrios vesiculares e percussão maciça em hemitórax, associado a choque hipovolêmico. O tratamento consiste na exploração cirúrgica da cavidade torácica para controle do sangramento e reposição volêmica concomitante.[37]

5.6 ROTURA ESOFÁGICA

As lesões esofágicas podem ser decorrentes de traumas penetrantes ou, raramente, de traumas torácicos fechados. Com frequência, a lesão esofágica é assintomática no primeiro momento, sendo os sintomas detectados pela evolução para mediastinite.[38] Lesões iatrogênicas do esôfago podem acontecer durante endoscopia digestiva ou na passagem de sondas.

Para garantir o diagnóstico precoce evitando a evolução para a mediastinite ou para a condição de fistula esofágica crônica, é importante valorizar a história de ferimento transfixante ao mediastino, trauma contuso torácico de alta energia ou dor torácica após intervenção sobre o esôfago, como passagem de sondas e endoscópios. Os principais sinais e sintomas – como dor, enfisema mediastinal, febre, toxemia, hipotensão e, mais tardiamente, o quadro de choque –podem demorar 12 a 24 horas para aparecer. Em casos que apresentem comunicação com a pleura, sinais de derrame pleural podem ser identificados.

Os exames radiológicos são úteis para demonstrar sinais indiretos de lesão esofágica como os de mediastinite e derrame pleural, sendo a TC de tórax mais acurada do que a radiografia por demonstrar alterações de menor tamanho, o que ajuda no diagnóstico precoce. A endoscopia digestiva alta é, frequentemente, utilizada para fazer o diagnóstico definitivo podendo quantificar a extensão da lesão, todavia, lesões pequenas podem passar despercebidas. Estudos radiológicos contrastados podem ser úteis nos emcasos que a endoscopia não conseguiu confirmar o diagnóstico.

Na fase aguda indica-se o tratamento cirúrgico para correção primária da lesão. Com o passar do tempo o esôfago se torna friável o que impossibilita a sutura primária na fase crônica, devendo-se postergar a correção definitiva. Nesses casos o tratamento emergencial deve ser realizado com antibioticoterapia de amplo espectro, desvio do trânsito esofagiano por esofagostomia cervical e gastrostomia. O debridamento cirúrgico sequencial pode ser necessário. O tratamento endoscópico com sucesso por alguns autores, porém, ainda é controverso e não factível em todos os pacientes, sendo indicado em casos muito favoráveis e onde a rotura é pequena.[39]

5.7 ROTURA TRAUMÁTICA DO DIAFRAGMA

A lesão diafragmática ocorre mais comumente em trauma penetrante da transição toracoabdominal, todavia, também pode ser causada por trauma fechado desde que este ocasione grande compressão torácica ou abdominal. Devido a presença do fígado a direita, que funciona como anteparo, a herniação das vísceras abdominais para o tórax é mais frequente quando a rotura ocorre no hemitórax esquerdo.

Os sinais mais encontrados na fase aguda são: ausência de murmúrio vesicular na base do hemitórax acometido, presença de ruídos hidroaéreos auscultados em região torácica e macicez a percussão. Nos pacientes com lesões diafragmáticas de maior tamanho que permita a passagem de grande volume de vísceras abdominais para a cavidade pleural, o colapso pulmonar pode causar dispneia de graus variados e até insuficiência respiratória. Em alguns casos, o diagnóstico pode ocorrer com a identificação de vísceras abdominais pela exploração digital durante a drenagem torácica.

Nos casos assintomáticos, é frequente que a rotura diafragmática passe despercebida na fase aguda. Na fase crônica, o paciente pode apresentar dor abdominal e torácica por estrangulamento de víscera, redução progressiva da capacidade respiratória ou descobrir por achado em exame de imagem.

Os achados encontrados na radiografia de tórax são elevação da hemicúpula diagramática, presença de conteúdo aéreo do abdome na cavidade pleural e posição anômala de sondas digestivas. O exame contrastado pode ser útil na comprovação do diagnóstico. A ultrassonografia também pode demonstrar

alterações diafragmáticas e principalmente sugerir a elevação da posição das vísceras abdominais, todavia, é uma técnica considerada muito dependente do examinador. A TC de tórax pode demonstrar alterações com maior precisão, definindo na maioria dos casos o diagnóstico.[36] A ressonância nuclear magnética raramente chega a ser utilizada no momento inicial, mas é muito útil em casos crônicos, permitindo uma melhor diferenciação entre hérnia e eventração por paralisia diafragmática (Figura 97.7).

Pela dificuldade de diagnóstico, alguns autores preconizam o uso da videotoracospia na investigação de lesões da transição toracoabdominal ainda na fase aguda quando a suspeita clinica for elevada, evitando deixar passar despercebido este tipo de lesão.[40]

O tratamento indicado é correção cirúrgica, preferencialmente por via abdominal na fase aguda e, por via torácica, na fase crônica em razão da presença de firmes aderências.

6   CONCLUSÕES

O politrauma deve ser encarado como uma importante causa de morte evitável, sendo o trauma torácico uma condição de extrema gravidade que merece atenção por parte das equipes envolvidas no atendimento de emergência como as de socorristas, cirurgiões, anestesistas, intensivistas, entre outros.

Pelo grande impacto que essa doença causa para o indivíduo e para a sociedade, campanhas de prevenção ao trauma, como educação de trânsito e redução do uso de armas de fogo, são iniciativas de fundamental importância na tentativa de redução da incidência dessa verdadeira pandemia.

Contudo, é inequívoca a melhora nos resultados do tratamento dos pacientes vítimas de politrauma, o que se deve certamente pela melhoria do atendimento inicial pela adoção da sistematização, pela melhora no suporte avançado, pelo melhor treinamento dos cirurgiões e por avanços no campo da terapia intensiva.

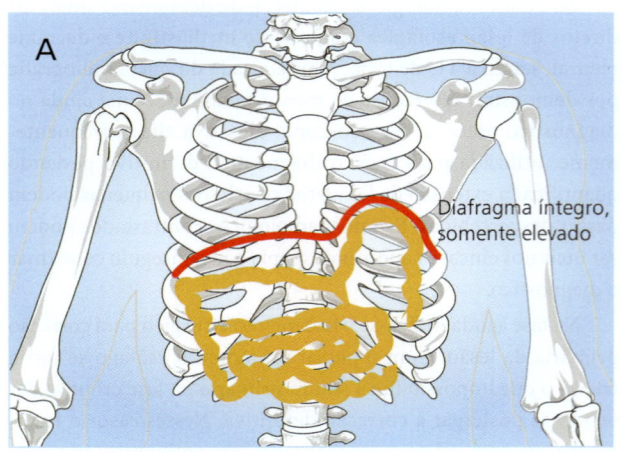
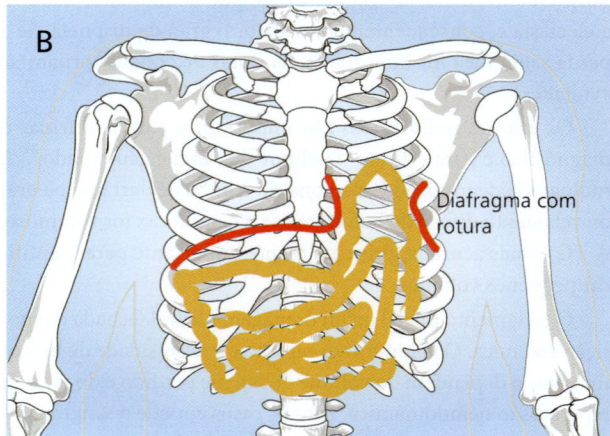

FIGURA 97.7 Desenho demonstrando a diferença entre eventração e hérnia diafragmática. (A) Eventração diafragmática. (B) Hérnia diafragmática.

REFERÊNCIAS BIBLIOGRÁFICAS

1. Khandhar SJ, Johnson SB, Calhoon JH. Overview of thoracic trauma in the United States. Thorac Surg Clin. 2007 Feb;17(1):1-9.
2. World Health Organization. Global burden of disease. www.who.int/healthinfo/global_burden_disease/en/ (Accessed on May 01, 2010).
3. Mattox KL, Wall MJ. Newer diagnostic measures and emergency management. Chest Surg Clin North Am 1997;2:213-226.
4. Bernardin B, Troquet JM. Initial management and resuscitation of severe chest trauma. Emerg Med Clin North Am. 2012 May;30(2):377-40.
5. Committee on Trauma, American College of Surgeons (2008). ATLS: Advanced Trauma Life Support Program for Doctors (8th ed.). Chicago: American College of Surgeons. ISBN 978-1-880696-31-6.
6. Mariani AW, Pêgo-Fernandes PM. Traumatismos Torácicos de Interesse do Médico Geral. In: Edmund Chada Baracat; Leonardo da Silva; Florentino de Araújo Cardoso Filho. (Org.). Atualização em Emergências Médicas. 1ed.Barueri- SP: Editora Manole Ltda, 2013, v. 2, p. 17-23.
7. Mascaro M, Trojian TH. Blunt cardiac contusions. Clin Sports Med. 2013 Apr;32(2):267-71.
8. Organ injury scaling. IV: Thoracic vascular, lung, cardiac, and diaphragm. Moore EE, Malangoni MA, Cogbill TH, Shackford SR, Champion HR, Jurkovich GJ, McAninch JW, Trafton PG. J Trauma. 1994 Mar;36(3):299-300.
9. Maron BJ, Estes NA 3rd. Commotio cordis. N Engl J Med. 2010 Mar 11;362(10):917-27.
10. Bock JS, Benitez RM. Blunt cardiac injury. Cardiol Clin. 2012 Nov;30(4):545-55.
11. Chung JH, Cox CW, Mohammed TL, Kirsch J, Brown K, Dyer DS, Ginsburg ME, Heitkamp DE, Kanne JP, Kazerooni EA, Ketai LH, Ravenel JG, Saleh AG, Shah RD, Steiner RM, Suh RD. ACR Appropriateness Criteria Blunt Chest Trauma. J Am Coll Radiol. 2014 Mar 3. pii: S1546-1440(13)00843-0. doi: 10.1016/j.jacr.2013.12.019. [Epub ahead of print].
12. Rajan GP, Zellweger R. Cardiac troponin I as a predictor of arrhythmia and ventricular dysfunction in trauma patients with myocardial contusion. J Trauma 2004; 57:801.
13. Ismailov RM, Ness RB, Redmond CK, Talbott EO, Weiss HB. Trauma associated with cardiac dysrhythmias: results from a large matched case-control study. J Trauma 2007; 62:1186.
14. Holanda MS, Domínguez MJ, López-Espadas F, López M, Díaz-Regañón J, Rodríguez-Borregán JC. Cardiac contusion following blunt chest trauma. Eur J Emerg Med. 2006 Dec;13(6):373-6.
15. Pereira BM, Nogueira VB, Calderan TR, Villaça MP, Petrucci O, Fraga GP. Penetrating cardiac trauma: 20-y experience from a university teaching hospital.J Surg Res. 2013 Aug;183(2):792-7.
16. Rozycki GS, Feliciano DV, Ochsner MG, Knudson MM, Hoyt DB, Davis F, Hammerman D, Figueredo V, Harviel JD, Han DC, Schmidt JA. The role of ultrasound in patients with possible penetrating cardiac wounds: a prospective multicenter study. J Trauma. 1999 Apr;46(4):543-51; discussion 551-2.
17. Lee TH, Ouellet JF, Cook M, Schreiber MA, Kortbeek JB.Pericardiocentesis in trauma: a systematic review. J Trauma Acute Care Surg. 2013 Oct;75(4):543-9.
18. Pêgo-Fernandes PM, Mariani AW, Fernandes F, Ianni BM, Stolf NG, Jatene FB.The role of videopericardioscopy in evaluating indeterminate pericardial effusions. Heart Surg Forum. 2008;11(1):E62-5.
19. Rabin J, DuBose J, Sliker CW, O'Connor JV, Scalea TM, Griffith BP.
20. Parameters for successful nonoperative management of traumatic aortic injury. J Thorac Cardiovasc Surg. 2014 Jan;147(1):143-9.
21. Mwipatayi BP, Boyle A, Collin M, Papineau JL, Vijayan V. Trend of management of traumatic thoracic aortic injuries in a single center. Vascular. 2014 Apr;22(2):134-41.
22. Irace L, Laurito A, Venosi S, Irace FG, Malay A, Gossetti B, Bresadola L, Gattuso R, Martinelli. Mid and long-term results of endovascular treatment in thoracic aorta blunt trauma. ScientificWorldJournal. 2012;2012:396873.
23. Tisherman SA. Salvage techniques in traumatic cardiac arrest: thoracotomy, extracorporeal life support, and therapeutic hypothermia. Curr Opin Crit Care. 2013 Dec;19(6):594-8
24. Moore EE, Knudson MM, Burlew CC, Inaba K, Dicker RA, Biffl WL, Malhotra AK, Schreiber MA, Browder TD, Coimbra R, Gonzalez EA, Meredith JW, Livingston DH, Kaups KL; WTA Study Group. Defining the limits of resuscitative emergency department thoracotomy: a contemporary Western Trauma Association perspective. J Trauma. 2011 Feb;70(2):334-9.
25. Davies GE, Lockey DJ. Thirteen survivors of prehospital thoracotomy for penetrating trauma: a prehospital physician-performed resuscitation procedure that can yield good results. J Trauma. 2011 May;70(5):E75-8.
26. Saad Jr R. Trauma de tórax e cirurgia torácica. São Paulo: Robe Livraria e Editora, 1993.
27. Oikonomou A, Prassopoulos P. CT imaging of blunt chest trauma. Insights Imaging. 2011 Jun;2(3):281-295.
28. Cantwell K, Burgess S, Patrick I, Niggemeyer L, Fitzgerald M, Cameron P, Jones C, Pascoe D.Improvement in the prehospital recognition of tension pneumothorax: the effect of a change to paramedic guidelines and education. Injury. 2014 Jan;45(1):71-6.
29. Haynes D, Baumann MH. Semin Respir Crit Care Med. 2010 Dec;31(6):769-80. Management of pneumothorax.
30. Pate JW. Chest wall injuries. Surg Clin North Am. 1989 Feb;69(1):59-70.
31. Michaels AJ, Schriener RJ, Kolla S, Awad SS, Rich PB, Reickert C, Younger J, Hirschl RB, Bartlett RH. Extracorporeal life support in pulmonary failure after trauma. J Trauma. 1999 Apr;46(4):638-45.
32. Flagel BT, Luchette FA, Reed RL, Esposito TJ, Davis KA, Santaniello JM, Gamelli RL. Half-a-dozen ribs: the breakpoint for mortality. Surgery. 2005 Oct;138(4):717-23.
33. Richardson JD, Adams L, Flint LM. Selective management of flail chest and pulmonary contusion. Ann Surg. 1982 Oct;196(4):481-7.
34. Sirmali M, Türüt H, Topçu S, Gülhan E, Yazici U, Kaya S, Taştepe I. A comprehensive analysis of traumatic rib fractures: morbidity, mortality and management. Eur J Cardiothorac Surg. 2003 Jul;24(1):133-8.
35. Billè A, Okiror L, Karenovics W, Routledge T. Experience with titanium devices for rib fixation and coverage of chest wall defects. Interact Cardiovasc Thorac Surg. 2012 Oct;15(4):588-95.
36. Sauaia A, Moore FA, Moore EE, Moser KS, Brennan R, Read RA, Pons PT. Epidemiology of trauma deaths: a reassessment. J Trauma. 1995 Feb;38(2):185-93.
37. Miller LA. Chest wall, lung, and pleural space trauma. Radiol Clin North Am. 2006 Mar;44(2):213-24, viii.
38. Hunt PA, Greaves I, Owens WA. Emergency thoracotomy in thoracic trauma-a review. Injury. 2006 Jan;37(1):1-19.
39. Bryant AS, Cerfolio RJ. Esophageal trauma. Thorac Surg Clin. 2007 Feb;17(1):63-72.
40. Nirula R. Esophageal perforation. Surg Clin North Am. 2014 Feb;94(1):35-41.
41. Bagheri R, Tavassoli A, Sadrizadeh A, Mashhadi MR, Shahri F, Shojaeian R. The role of thoracoscopy for the diagnosis of hidden diaphragmatic injuries in penetrating thoracoabdominal trauma. Interact Cardiovasc Thorac Surg. 2009 Aug;9(2):195-7.

SEÇÃO 15

TRATAMENTO CARDÍACO INTENSIVO

Coordenadores:

LUDHMILA ABRAHÃO HAJJAR

JEAN-LOUIS VINCENT

MONITORAÇÃO HEMODINÂMICA NO PACIENTE EM TRATAMENTO INTENSIVO

98

Julia de Lima Antoniazzi
Adriana Pepe
Juliane Seabra Garcez
Maria Cardoso Guerreiro Costa
Ludhmila Abrahão Hajjar

1 INTRODUÇÃO

A monitoração hemodinâmica é uma prática comum em ambientes de Terapia Intensiva no mundo. Sua utilização precoce é de extrema importância no manejo de pacientes graves, uma vez que permite a identificação do processo fisiopatológico subjacente e ajuda a guiar a terapêutica adequada.[1] Com o surgimento do cateter da artéria pulmonar, em 1970, tornou-se possível a tomada de decisões clínicas baseadas em variáveis hemodinâmicas à beira do leito. O cateter de Swan-Ganz para avaliação do débito cardíaco pela técnica de termodiluição foi amplamente utilizado nos anos 1980 e início de 1990, sendo o alicerce da monitoração hemodinâmica invasiva naquela época, sofrendo inovações e modificações, como por exemplo a detecção da saturação venosa mista (SvO_2) contínua, além de variáveis volumétricas para avaliação da responsividade a fluidos.[2]

Alterações da microcirculação têm papel importante na avaliação e conduta nas disfunções orgânicas e falência de múltiplos órgãos, contudo não estão facilmente disponíveis na prática clínica rotineira, apesar do interesse crescente em novas técnicas desse tipo de monitoração. Atualmente, a monitoração hemodinâmica continua focada na macrocirculação.

Existem muitos sistemas de monitoração disponíveis, o que gera confusão entre médicos na hora da escolha do método. Esses sistemas podem ser divididos quanto ao grau de invasividade, desde os mais invasivos, como o cateter de Swan-Ganz, quanto os não invasivos, como a técnica por bioimpedância e o ecocardiograma transtorácico. Classificá-los quanto a acurácia ou precisão é difícil porque não existe um padrão ouro para comparação. Muitos dispositivos têm sido avaliados, e seus resultados comparados à técnica de Swan-Ganz como referência, embora esta tenha suas limitações e possa não representar a melhor escolha para comparação.[3]

A monitoração hemodinâmica é parte importante no processo de atendimento ao paciente crítico, e para que seu uso seja efetivo e traga benefício ao paciente deve estar associada a achados clínicos e dados complementares. Também é importante lembrar que nem todas as intervenções hemodinâmicas que acrescentam algum ganho na macro e/ou microperfusão serão de benefício clínico, uma vez que a disfunção celular apresenta sua história natural diante da capacidade adaptativa aos diversos insultos.[1]

2 CUIDADOS INTENSIVOS EM PACIENTES CARDIOPATAS

A monitoração hemodinâmica de pacientes submetidos a cirurgia cardíaca inclui telemetria contínua, medida da pressão arterial através de um cateter arterial, medida das pressões de enchimento cardíaco através do cateter de artéria pulmonar, medida contínua da saturação arterial de oxigênio através da oximetria de pulso e medida contínua da saturação venosa mista de oxigênio através do cateter de artéria pulmonar oximétrico. O uso de diretrizes de prática clínica associado às melhorias nos cuidados da cirurgia cardíaca tem diminuído a morbidade e o tempo de internação nas unidades de terapia intensiva.[3]

É de conhecimento geral que os procedimentos cirúrgicos causam uma resposta ao estresse, embora a amplitude dessa resposta dependa da extensão da cirurgia e do uso de anestésicos e analgésicos para reduzi-la. A resposta ao estresse pode levar ao aumento da frequência cardíaca (FC) e da pressão arterial (PA), o que pode precipitar episódios de isquemia miocárdica em áreas distais às estenoses nas artérias coronárias.

A isquemia miocárdica prolongada (episódios individuais prolongados ou duração cumulativa de episódios mais curtos) associa-se a necrose miocárdica, infarto agudo do miocárdio (IAM) perioperatório e morte. A identificação dos pacientes com alto risco de doença coronariana por meio da história ou exame cardiovascular pode levar à implementação de estratégias para que se reduza a morbidade proveniente do desequilíbrio entre a oferta e o consumo de oxigênio. Um dos mecanismos importantes de isquemia miocárdica no contexto não cirúrgico é a ruptura da placa de uma estenose coronariana não crítica, com subsequente trombose coronariana. O período perioperatório é marcado por taquicardia e um estado hipercoagulavel, motivo pelo qual a ruptura da placa e a trombose podem ocorrer com muita frequência.

Evidências cumulativas sugerem que pacientes em unidades de terapia intensiva (UTI) com equipes compostas por intensivistas experientes apresentam um melhor prognóstico. A melhor estratégia, com maior custo-eficácia para monitoração dos pacientes de alto risco com relação ao aparecimento de uma grande morbidade após uma cirurgia não cardíaca, ainda não é conhecida.

A isquemia miocárdica e os infartos que ocorrem no pós-operatório costumam ser silenciosos, provavelmente por causa dos efeitos mistos dos analgésicos e da dor cirúrgica no pós-operatório. A creatinoquinase (CK), com as suas subunidades muscular e cerebral (CKMB), também é menos específica para necrose miocárdica no pós-operatório, pois esse marcador pode elevar-se durante cirurgia aórtica e após isquemia mesentérica. Para confundir ainda mais, a maioria dos IAMs pós-operatórios não apresenta onda Q, e as alterações inespecíficas do segmento ST e da onda T são comuns após cirurgia com ou sem IAM, portanto o diagnóstico de IAM perioperatório é difícil, sobretudo com a utilização dos testes tradicionais.[4]

O diagnóstico de infarto perioperatório é difícil de ser feito após cirurgia de revascularização miocárdica (RM), uma vez que a elevação de enzimas cardíacas ocorre como resultado do procedimento cirúrgico e mudanças eletrocardiográficas podem refletir inflamação pericárdica.

De acordo com o Joint ESC/ACCF/AHA/WHF Task Force, a definição para infarto do miocárdio (tipo 5) após RM requer aumento dos marcadores de necrose miocárdica acima de 10 vezes o percentil 99 do limite superior, ou nova onda Q patológica, ou aparecimento de bloqueio de ramo esquerdo, ou nova documentação angiográfica de oclusão do enxerto ou artéria nativa, ou imagem evidenciando nova perda de viabilidade miocárdica. É recomendado obter-se um eletrocardiograma pré e pós-procedimento. A elevação de marcadores de necrose miocárdica é significativamente maior após cirurgia de troca valvar associada a RM quando comparada à RM isolada.[5]

3 VARIÁVEIS HEMODINÂMICAS

Os parâmetros da macrocirculação incluem variáveis como frequência cardíaca, pressão arterial, pressões de enchimento ou volume, débito cardíaco, entre outras. Apesar das limitações, o cateter da artéria pulmonar é considerado a melhor forma de monitoração hemodinâmica invasiva, gerando essas medidas de forma contínua e simultânea.[1] A despeito das baixas taxas de complicações com o uso do Swan-Ganz, a técnica é considerada invasiva, e não há evidência clara sobre a melhora da sobrevida com seu uso. Com isso, o interesse em outros sistemas de monitoração tem crescido com o passar dos anos.[6]

A função microcirculatória é o pré-requisito principal para perfusão tissular adequada e funcionamento dos órgãos, sendo sua proposta transportar oxigênio e nutrientes às células tissulares, garantindo função imunológica adequada.

3.1 MACRO-HEMODINÂMICA

A avaliação da pressão arterial invasiva, da pressão venosa central (PVC) e da pressão de oclusão da artéria pulmonar (POAP) é fundamental em pacientes críticos e em pacientes submetidos a cirurgias que envolvem mudanças hemodinâmicas significativas e submetidos a cirurgias cardíacas. Essas técnicas são consideradas padrão ouro de monitoração hemodinâmica, porém estão associadas a riscos inerentes.

3.1.1 Pressão arterial

A pressão arterial é provavelmente um dos parâmetros mais utilizados na monitoração hemodinâmica. A medida convencional utilizando um esfigmomanômetro, embora simples e confiável, falha ao não demonstrar mudanças contínuas, além da não acurácia em pacientes com alteração na complacência vascular. Todas essas limitações são frequentemente vistas em unidades de terapia intensiva em pacientes com uso de inotrópicos, e por esse motivo a substituição pela medida invasiva da pressão arterial é preferível. No entanto, é válido lembrar que a medida invasiva da pressão arterial não é isenta de complicações. Isquemia distal e gangrena de membros são uma complicação temerosa, mas o tamanho do cateter parece não estar relacionado à incidência de isquemia. Infecção, trombose, embolia e lesão de nervos são outras complicações raras descritas.[7]

3.1.2 Pressão venosa central

A pressão venosa central (PVC) representa indiretamente a pressão no átrio direito, quantificando a pressão gerada pelo volume de sangue durante o retorno venoso, com o objetivo de estimar a pré-carga cardíaca e o *status* volêmico do paciente crítico. Seu valor absoluto é pouco significativo, sendo sua variação mais importante.[8] Como a PVC pode sofrer influência da variação da pressão intratorácica durante o ciclo respiratório, preconiza-se sua aferição ao final da expiração e da diástole, tanto em ventilação espontânea quanto em ventilação com pressão positiva. É comumente utilizada como uma ferramenta de otimização da pré-carga cardíaca em pacientes que apresentam hipoperfusão tecidual. Entretanto, um ponto essencial durante o processo da monitoração hemodinâmica é o momento em que a curva da função cardíaca (Starling) atinge um platô. Quando este é alcançado, incrementos na PVC não trazem aumento no débito cardíaco como consequência, e a partir desse ponto elevações na PVC podem contribuir para a formação de edema periférico, congestão venosa passiva no território esplâncnico e congestão pulmonar. Apesar dessas limitações como método de avaliação da volemia, a medida da PVC é o método mais simples e disponível à beira do leito. Na prática clínica

existe uma boa correlação entre valores muito baixos ou muito elevados da PVC e os estados de hipovolemia e hipervolemia, respectivamente. Diretrizes internacionais recomendam a utilização da PVC como parâmetro de ressuscitação volêmica em pacientes sépticos e nos estados de hipoperfusão tecidual, com o objetivo de atingir valores entre 8-10 mmHg em pacientes em ventilação espontânea e entre 12-15 mmHg naqueles submetidos a ventilação mecânica. Tal estratégia é baseada no estudo de Rivers et al., que utilizaram a PVC como uma das metas de otimização da volemia.[7]

3.1.3 Pressão de oclusão da artéria pulmonar (POAP)

A pressão de oclusão do capilar pulmonar é a pressão obtida pela inserção do cateter na veia cava superior até o ventrículo direito, chegando na artéria pulmonar com a ajuda da insuflação do balão e por fim encunhando no capilar pulmonar. (Figura 98.1). A posição nos pulmões onde o balão fica encunhado é importante, e deve ser idealmente adquirida na zona de West 3 (isto é, onde a pressão da artéria e veia pulmonares excede a pressão alveolar) (Figura 98.2).

O cateter da artéria pulmonar deve ser apropriadamente zerado para obter-se informação diagnóstica acurada, o que envolve a abertura do sistema para que haja estabilização da pressão atmosférica como zero. O nivelamento é acompanhado da colocação de interface ar-fluido do cateter ou transdutor num ponto específico para negativar os efeitos do peso do cateter e da coluna de fluido. Esse ponto é usualmente a interseção de um plano frontal entre as superfícies anterior e posterior do tórax e um plano transverso horizontal na junção do quarto espaço intercostal e a margem do esterno. É importante notar que o nível flebostático muda conforme a posição do paciente.[9]

A POAP é dependente da complacência miocárdica e avalia a pressão diastólica final do ventrículo esquerdo (VE), valor que teoricamente está associado ao volume diastólico final do VE.[1] As pressões de enchimento são consideradas parâmetros estáticos de responsividade à administração de fluidos, e o uso de variáveis estáticas de pré-carga, incluindo a POAP, é limitado na avaliação de resposta à infusão de volume em pacientes graves. Essa avaliação é mais bem obtida através de parâmetros dinâmicos baseados na variação de pressão de pulso arterial. Apesar das limitações, o uso da POAP ainda tem espaço na monitoração do paciente grave. A medida da POAP > 18 mmHg pode indicar sobrecarga volêmica (quando o índice cardíaco for normal) ou falência cardíaca (quando o índice for baixo).

As complicações do cateter de artéria pulmonar incluem: ruptura da artéria pulmonar, que é a complicação mais temida desse procedimento, frequentemente resultando em morte, formação de aneurisma da artéria pulmonar, taquiarritmias e bloqueios de ramo, complicações tromboembólicas, infartos pulmonares e danos valvar e endocárdico. Na tentativa de evitar essas complicações, há um interesse recente em técnicas não invasivas para estimar a POAP.[1]

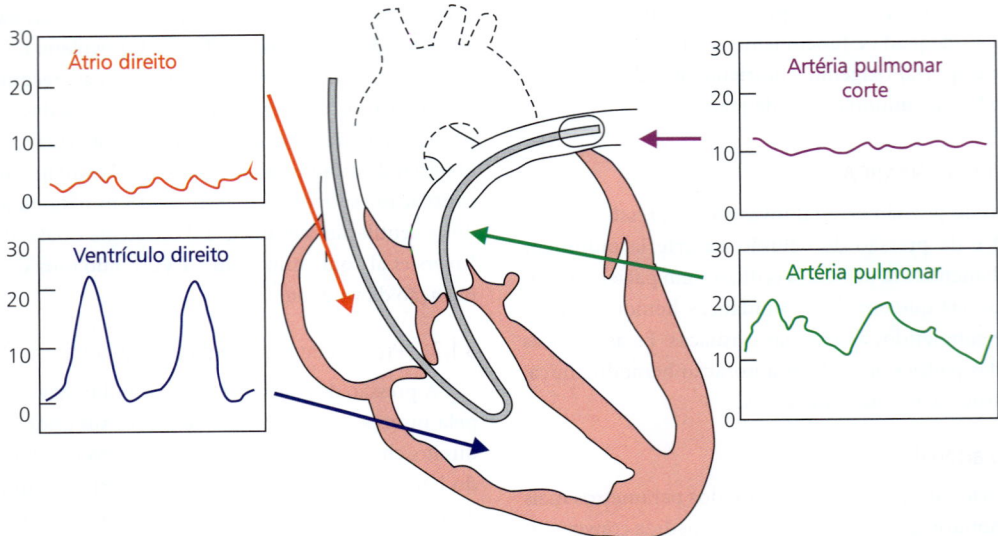

FIGURA 98.1 Traçados de ondas na inserção do cateter da artéria pulmonar. Os traçados obtidos no átrio direito ou na posição encunhada da artéria pulmonar mostram morfologias similares. A transição do ventrículo direito para o traçado da artéria pulmonar pode ser identificada pelo aumento da pressão diastólica na fenda dicrótica.

3.1.4 Débito cardíaco

3.1.4.1 Termodiluição

A técnica por termodiluição intermitente, na qual bolo de fluido gelado é injetado no átrio direito via cateter da artéria pulmonar e a mudança de temperatura detectada no sangue da artéria pulmonar é usada para calcular o débito cardíaco, é amplamente considerada como método de referência.

Adaptações do Swan-Ganz para incorporar filamento térmico (Vigilance, Edwards Life Science, Irvine, CA, USA) ou *termo coil* (OptiQ, ICU Medical, San Clemente, CA, EUA), que aquecem o sangue na veia cava superior e medem as alterações de temperatura no cateter da artéria pulmonar utilizando um termistor, fornecem uma medida contínua do débito cardíaco, com valores representativos da média de valores nos últimos 10 minutos. A média de valores tem a vantagem de eliminar variáveis na presença de arritmia, mas a desvantagem de não serem valores em tempo real, limitando com isso a utilidade do método em avaliar rapidamente as mudanças hemodinâmicas em pacientes instáveis.

O cateter da artéria pulmonar (Figura 98.3) tem vantagens sobre muitos sistemas de monitoração, uma vez que gera medidas simultâneas de outros parâmetros hemodinâmicos em conjunto ao débito cardíaco, incluindo a pressão da artéria pulmonar, pressões de enchimento direita e esquerda e saturação venosa central.[1]

3.1.4.2 Indicador de diluição transpulmonar ou ultrassom

O sistema PiCCO (Pulsion Medical Systems Munich, Germany), LiDCO Ltd, Londres, RU), Volume View (Edwards Life Sciences), e COstatus (Transonic System Inc., Ithaca, NY, EUA) permitem avaliação do débito cardíaco de maneira menos invasiva, usando um cateter venoso central (permite calibração) e um cateter arterial, em vez de inserir um cateter na artéria pulmonar. Esses dispositivos usam o princípio básico da termodiluição para estimar o débito cardíaco, assim como a termodiluição

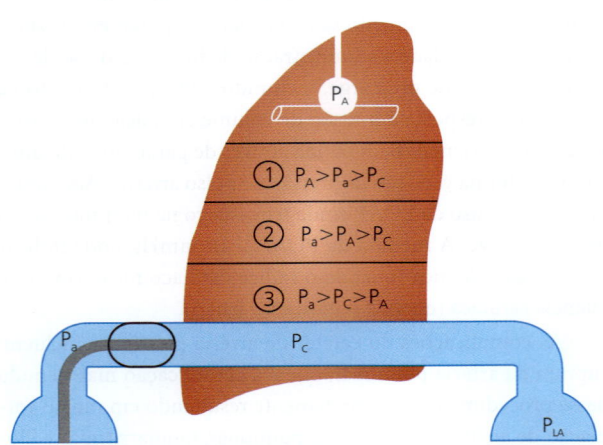

FIGURA 98.2 Distribuição do fluxo sanguíneo pulmonar - zonas de West. Pressão alveolar (PA), pressão de artéria pulmonar média (Pa), e pressão encunhada da artéria pulmonar (Pc). A pressão da artéria pulmonar encunhada se aproxima da pressão do átrio esquerdo (PLA).

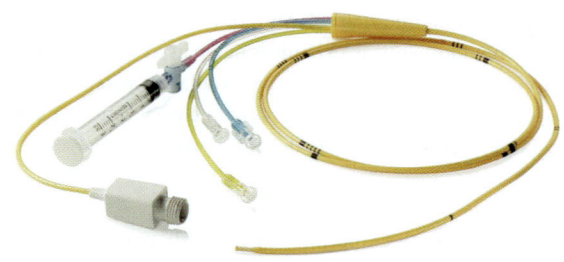

FIGURA 98.3 Cateter de artéria pulmonar (Swan-Ganz).

do Swan-Ganz.[10] O PiCCO e o Volume View usam injeções de soro gelado como indicador, medindo as mudanças de temperatura a jusante para calcular o débito cardíaco, enquanto o LiDCO usa pequenas quantidades de cloreto de lítio como indicador e mede os níveis de lítio através de um eletrodo seletivo de lítio. O COstatus calcula o débito cardíaco usando tecnologia por ultrassom para medir as mudanças na velocidade ultrassonográfica do sangue e fluxo sanguíneo seguido de injeção de solução salina aquecida.

A medida do débito cardíaco usando a técnica do indicador de diluição transpulmonar ou ultrassom tem boa correlação com as medidas feitas pela termodiluição do Swan-Ganz e pode demonstrar menor variação com o ciclo respiratório. O PiCCO e o Volume View fornecem variáveis em adição ao débito cardíaco, como o volume diastólico final e o extravasamento pulmonar de água. O COstatus fornece algumas variáveis derivadas, incluindo o índice de volume diastólico final total.

3.1.4.3 Traçado da pressão arterial

O PiCCO e o LiDCO podem estimar o débito cardíaco através da onda da pressão arterial com ou sem necessidade de calibração quando há alteração da complacência vascular. O sistema PiCCO usa a análise do contorno de pulso, e o LiDCO analisa o *power pulse*. Em adição a esses, o Vigileo (Edwards Life Science e o MostCare (Vytech, Padova, Itália), usando o Pressure Recording Analytical Method (PRAM), foram desenvolvidos para análise da onda arterial sem calibração externa. Cada um desses sistemas contém um algoritmo para converter o sinal da pressão em uma medida de fluxo. Os algoritmos específicos têm características individuais; por exemplo, com relação a complacência arterial (Vigileo) ou pressão (MostCare), que podem ter mais acurácia, a depender das circunstancias clínicas. O nível de acurácia e precisão de cada dispositivo deve ser interpretado, uma vez que os dados não podem ser impostos de um sistema a outro. As vantagens do método de análise do débito cardíaco pelo traçado da pressão arterial sobre o Swan-Ganz é a natureza menos invasiva.

O ponto fraco de todos esses sistemas é a variação nos valores quando há alteração na complacência vascular, por exemplo, quando há edema vascular levando a diminuição da complacência arterial vascular. Insuficiência aórtica pode reduzir a acurácia dessas técnicas.[1]

3.1.4.4 Ecocardiografia com Doppler

Ecocardiografia permite realizar medidas do débito cardíaco usando imagens bidimensionais ou, mais comumente, métodos baseados em Doppler. O interesse principal em ecocardiografia em geral é que ela pode ser usada não apenas para estimar o débito cardíaco, mas também para avaliar a função cardíaca. A ecocardiografia é particularmente útil como ferramenta diagnóstica, pois permite visualização das câmaras cardíacas, valvas e pericárdio. Ventrículos colabados podem sugerir necessidade de administração de fluidos, enquanto uma contração miocárdica ruim pode sugerir necessidade de administração de inotrópicos. Dilatação ventricular direita pode dirigir o diagnóstico para embolia pulmonar maciça ou infarto do miocárdio, enquanto a presença de derrame pericárdico pode sugerir o diagnóstico de tamponamento cardíaco. Valvopatias severas podem ser facilmente diagnosticadas. No entanto, a ecocardiografia não é uma ferramenta disponível em todos os centros, sendo, em muitos deles, ferramenta de domínio dos cardiologistas.[11]

Se o feixe de ultrassom está direcionado para a aorta, parte do sinal ultrassonográfico será refletida de volta através do movimento das células vermelhas numa frequência diferente. A mudança na frequência do Doppler pode ser usada para calcular a velocidade do fluxo e volume e estimar o débito cardíaco. A avaliação pelo eco-Doppler pode nos dar uma estimativa razoável do débito cardíaco, porém é examinador-dependente, e a análise contínua do DC não é possível. A técnica pode ser usada tanto com eco transtorácico quanto transesofágico. No entanto, o transtorácico muitas vezes não permite boas imagens, e o transesofágico é mais invasivo, necessitando de sedação e por vezes intubação endotraqueal. Frequentemente o transdutor esofágico é desconfortável para pacientes não intubados, sendo mais bem tolerado se nasal, e deve ser usado cautelosamente em pacientes com lesões esofágicas. O sinal produz formas de onda diferentes que podem ser usadas para distinguir alterações na pré-carga, pós-carga e contratilidade ventricular. O fluxo do Doppler direcionado para a aorta torácica descendente pode não gerar medidas confiáveis do DC total, e é inválido na presença de balão intra-aórtico. A estimativa do DC pelo eco-Doppler varia de acordo com inúmeras causas, incluindo a dificuldade em avaliar a integral da velocidade de tempo, erro no cálculo devido ao *angle insonation* e problemas com medidas na área *cross-sectional*. É necessário treinamento para usar essas técnicas. Eco transesofágico demonstrou ser útil na otimização de fluidos em pacientes cirúrgicos de alto risco. Há ainda uma longa curva de aprendizado para o uso correto desse sistema, e o método precisa de mais validação para pacientes críticos.

3.1.4.5 Reinalação de CO2

O sistema de reinalação de CO_2, baseado no princípio de Fick, utiliza um sensor de CO_2, um sensor de fluxo aéreo descartável e um *rebreathing loop* descartável. A produção de CO_2 é calculada pela ventilação minuto, e o conteúdo de CO_2 arterial é estimado através do CO_2 expirado. Reinalação parcial reduz a eliminação de CO_2 e aumenta o CO_2 expirado. Com a combinação de medidas feitas durante a reinalação e na sua ausência, o conteúdo de CO_2 venoso pode ser eliminado da equação de Fick. No entanto, o *shunt* sanguíneo intrapulmonar e mudanças rápidas na hemodinâmica afetam a acurácia das medidas, fazendo com que a técnica não seja considerada confiável em pacientes críticos agudos.

3.1.4.6 Bioimpedância

A bioimpedância (Figura 98.4) é técnica não invasiva aferida em decorrência de mudanças na condutância instantânea causadas por uma pequena corrente elétrica transferida através do organismo. O elemento básico para mensuração de resistência elétrica no organismo é o potenciômetro, e dois eletrodos bipolares que são aplicados em qualquer região do corpo. A estimulação contínua de corrente elétrica é transmitida através do tórax, enquanto sensores medem as mudanças de impedância elétrica na cavidade torácica, de acordo com o volume sanguíneo, que aumenta e diminui, durante a sístole e diástole cardíacas, respectivamente. Suas principais aplicações clínicas incluem estudos de precisão do método, avaliações diagnóstica e prognóstica, além de auxílio no tratamento de pacientes com IC, avaliação inicial em pacientes com dispneia, avaliação hemodinâmica em pacientes com hipertensão arterial sistêmica, avaliação hemodinâmica em pacientes com implante de marca-passo cardíaco, estudos em UTI e trabalhos específicos de avaliação da tecnologia envolvida.[12]

3.2 MICRO-HEMODINÂMICA

A injúria microcirculatória, apesar da terapêutica baseada na hemodinâmica, sugere fortemente que a falência da microcirculação é um fator chave no aumento dos níveis de lactato e distúrbios no equilíbrio acidobásico, observados em determinadas situações.

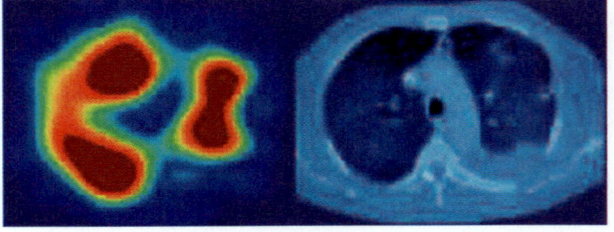

FIGURA 98.4 A bioimpedância utiliza alterações da condutância causadas por corrente elétrica para calcular o débito cardíaco.

A falência na microcirculação pode ocorrer na presença de variáveis hemodinâmicas sistêmicas normais, com injúria na microcirculação sendo mascarada na circulação sistêmica. Logo, técnicas de monitoração são necessárias para verificar quais estratégias de recrutamento são, de fato, efetivas.[13]

3.2.1 Lactato

Tem sido usado como um marcador de perfusão tecidual. Níveis séricos de lactato são indicadores disponíveis para avaliação do metabolismo celular em pacientes graves, mesmo sabendo-se que a interpretação desse teste, muitas vezes, não é direta. Entretanto, reconhece-se que, apesar da complexidade das vias bioquímicas relacionadas à cinética do lactato sanguíneo, este tem se mostrado um bom preditor prognóstico. Sua mensuração à beira do leito é de fácil execução, com baixo custo, e pode ser usada como prognóstico para a ressuscitação agressiva de pacientes críticos. Entretanto, para utilizar esse marcador de microperfusão, é importante sua correta interpretação.[13]

O lactato é o produto final da glicólise anaeróbia e normalmente produzido a uma taxa de 1 mmol/kg/hora. A única fonte de lactato é o piruvato. No citoplasma, a glicose é convertida em piruvato por uma reação que não requer oxigênio. Uma molécula de piruvato pode sofrer a ação da enzima piruvato desidrogenase e ser transformado em acetil-CoA, e a partir daí entrar na mitocôndria e gerar 36 moléculas de adenosina trifosfato (ATP) por uma reação dependente de oxigênio. Pode também ser transformada em lactato, produzindo duas moléculas de ATP. O balanço do lactato depende da sua produção e consumo, sendo essencialmente metabolizado no fígado e rins, apesar de uma pequena parte ser ainda consumida pelo miocárdio como substrato energético. Nas situações de hipóxia, em que o piruvato não consegue entrar na mitocôndria para a geração de energia, ocorre a síntese de lactato para obtenção de ATP, com consequente aumento de sua produção. A maior parte da produção fisiológica de lactato ocorre no músculo esquelético, intestino, cérebro e hemácias circulantes. Em condições patológicas, a produção de lactato ocorre de maneira significativa em outros órgãos.

O lactato gerado nesses tecidos pode ser extraído pelo fígado e convertido em glicose via gliconeogênese ou pode ser usado como substrato para oxidação, como ocorre primariamente no coração. Assim, concluir-se-ia que a hipóxia tecidual (metabolismo anaeróbio) seria a principal causa de elevação do lactato sanguíneo. Entretanto, qualquer situação que aumente a glicólise, como o aumento da demanda metabólica, por exemplo, poderia culminar em seu aumento, sem significar, necessariamente, hipóxia tecidual. Além disso, é válido ressaltar que o lactato mensurado em território arterial, retrata o *pool* de lactato de todo o organismo. Desse modo, regiões específicas que estejam submetidas a hipoperfusão tecidual podem gerar lactato localmente, o qual acaba se diluindo em todo o organismo. A hiperlactetemia também pode ser causada pela diminuição no *clearance* de lactato, mesmo na ausência de hipóxia, como por exemplo na presença de disfunção hepática. Outras causas de hiperlactetemia incluem intoxicação por nitroprussiato (cianeto), que eleva o lactato por aumentar a glicólise anaeróbia, sepse, infusão de adrenalina, deficiência de tiamina e alcalemia.[13]

A Surviving Sepsis Campaign (SSC) recomenda uma medida de lactato precoce para pacientes com sepse e sugere que aqueles com hipotensão refratária à reanimação do estado volêmico inicial ou lactato maior que 4 mmol/L devem iniciar ressuscitação precoce dirigida por metas.[14]

3.2.2   Saturação venosa de oxigênio

A oxigenação tecidual é definida por uma oferta de oxigênio adequada à demanda metabólica. A oferta de O_2 (DO_2) é definida por débito cardíaco (DC) × conteúdo arterial de O_2 (CaO_2). O DC é determinado pela frequência cardíaca (FC) e pelo volume sistólico (VS). O VS é determinado, principalmente, pela pré-carga, pós-carga e contratilidade miocárdica. Como o O_2 é pobremente solúvel no plasma, o CaO_2 é definido pela seguinte equação: hemoglobina (Hb) × saturação de O_2 (SaO_2) × 1,3. Portanto:

$$DO_2 = FC \times VS \times Hb \times SaO_2 \times 1,34$$

A demanda metabólica global, resultado da soma de todas as reações metabólicas aeróbicas das células, é representada pelo consumo de O_2 (VO_2). O VO_2 é definido pela equação:

$$DC \times C\,(a - v)\,O_2$$

em que C (a – v) O_2 é a diferença do CaO_2 pelo CvO_2 (conteúdo venoso de oxigênio). Assim:

$$VO_2 = FC \times VS \times Hb \times 1,34 \times (SaO_2) - SvO_2$$

Em situações de perfusão tecidual inadequada com diminuição da DO_2, o VO_2 pode ser mantido por um aumento compensatório da taxa de extração de oxigênio ($TeO_2 = VO_2/DO_2$), caracterizando a independência DO_2 x VO_2. No entanto, quando a DO_2 cai abaixo do limiar crítico, atinge-se a TEO2 crítica. Nesse momento, a VO_2 torna-se dependente da DO_2, caracterizando a dependência VO_2 *versus* DO_2, que corresponde à disóxia celular. Nessa fase, há metabolismo anaeróbio e acúmulo de seus metabólitos (Figura 98.5).[15]

A SvO_2 é uma medida indireta do fluxo global e da extração de O_2, que em última análise representa o consumo de O_2 global. A medida pode ser feita ao nível do átrio direito ($SvcO_2$) ou da artéria pulmonar (SvO_2). A hipóxia tecidual é mais bem definida como a presença de um desequilíbrio entre a demanda por O_2 e sua oferta real. A SvO_2 representa esse equilíbrio em toda essa circulação sistêmica.[16]

A força que move o oxigênio do capilar em direção à célula é o gradiente de pressão parcial. A difusão de oxigênio é diretamente proporcional à diferença entre a pressão parcial de oxigênio (PO_2) capilar e a celular. A PO_2 capilar terminal reflete o conteúdo arterial de oxigênio (O_2), fluxo sanguíneo e extração local de O_2, representando o equilíbrio entre esses fatores. Da soma e mistura desse sangue capilar terminal afluente de todos

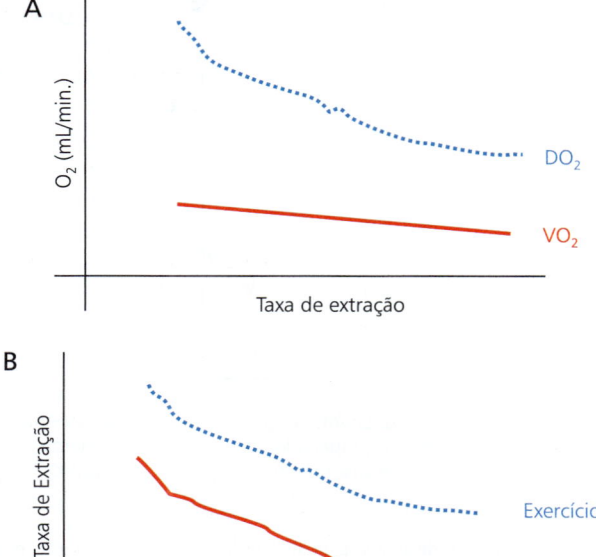

FIGURA 98.5 Relação entre o consumo de oxigênio (VO_2), a oferta de oxigênio (DO_2) e a taxa de extração. (A) Há uma relação inversa entre a oferta de oxigênio e a proporção de extração (ER), sem correlação entre o consumo de oxigênio (VO_2) e a ER. (B) Há um aumento na habilidade em extrair oxigênio durante o exercício a qualquer nível de DO_2.

os tecidos perfundidos origina-se a pressão parcial venosa mista de oxigênio (PvO_2), que é um importante marcador da oxigenação tecidual. Seu valor normal é de aproximadamente 40 mmHg. Reduções abaixo desse nível estão obrigatoriamente associadas a decréscimo na relação oferta-consumo de O_2 em tecidos perfundidos.

A saturação venosa mista de oxigênio (SvO_2) aproxima-se da PvO_2 como indicador de perfusão. Seu valor normal é aproximadamente 75% (68-77%). Valores acima desse nível indicam aumento na relação oferta/consumo de oxigênio, refletindo menor taxa de extração de O_2, podendo estar associado a sepse, pancreatite, cirrose, politraumatismo, entre outras causas. Valores menores que 68% podem estar associados a anemia, hipoxemia, aumento das demandas energéticas ou decréscimos no DC (Figura 98.6).

Vale ressaltar que a SvO_2 não deve ser usada como meta terapêutica em pacientes críticos fora da fase aguda ou de reanimação hemodinâmica.

3.2.3   Excesso de bases (BE)

O BE é utilizado como indicador de hipóxia tecidual ou acidose metabólica (estimativa da intensidade da acidose em situações agudas de baixo fluxo). A presença de injúria renal aguda pode prejudicar tal interpretação, uma vez que o BE pode estar

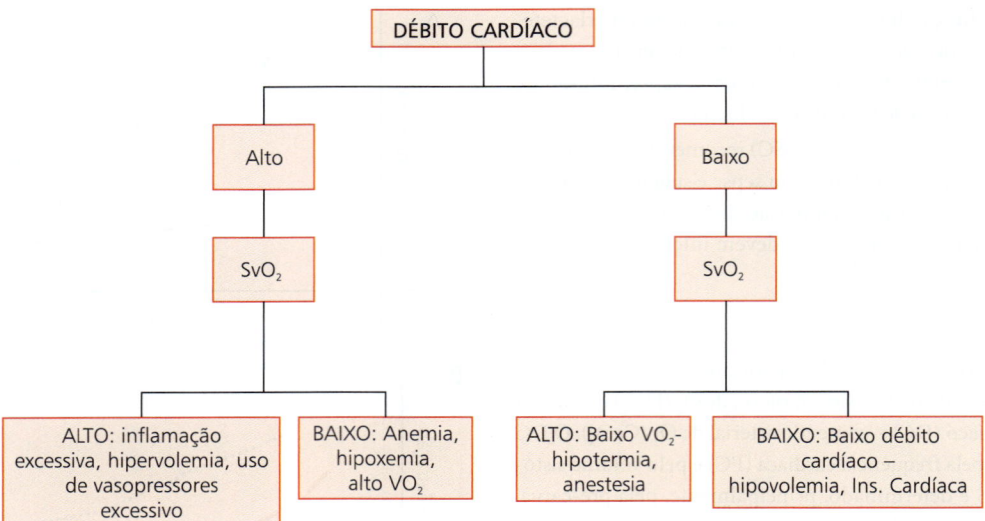

FIGURA 98.6 Causas de aumento ou diminuição da saturação venosa de oxigênio

negativo por um déficit na excreção renal de ácidos tituláveis e não por hipoperfusão.

3.2.4   Gradientes de CO_2

Quando o fluxo sanguíneo é insuficiente, o CO_2 se acumula no tecido e no sistema venoso. Nesses locais ele será detectado em altos níveis, se comparado ao CO_2 detectado no sistema arterial. O gradiente entre o CO_2 do tecido e aquele do sistema arterial é denominado gradiente tecidual de CO_2. O gradiente entre o CO_2 do sistema venoso em nível de ramo de artéria pulmonar (sangue venoso misto) e aquele do sistema arterial são denominados gradientes sanguíneos de CO_2. Os gradientes sanguíneos e teciduais de CO_2 são ferramentas úteis na percepção da hipoperfusão, sendo a elevação desses gradientes precedente do início do metabolismo anaeróbio.

A análise dos gradientes de CO_2, associada às variáveis derivadas do oxigênio, permite avaliação mais precisa da distribuição e avaliação do fluxo sanguíneo desses pacientes. A elevação precoce dos gradientes venoarterial e tecido-arterial de CO_2 precede alterações hemodinâmicas ou elevação dos níveis séricos de lactato. Em condições fisiológicas, o DC é direcionado pela demanda metabólica. Nos estados de baixo débito há elevação do gradiente venoarterial devido à estagnação do CO_2, uma vez que há lentificação do fluxo tecidual.[1]

4   CONCLUSÕES E PERSPECTIVAS

A monitoração hemodinâmica é um dos pilares no manejo do paciente crítico. No entanto, somente pode reduzir mortalidade se os dados obtidos a partir do dispositivo de monitoração forem suficientemente acurados e relevantes para influenciar a decisão terapêutica tomada. Se os dados forem interpretados ou aplicados de forma errônea, ou as terapias forem ineficazes ou deletérias, a mudança resultante do manejo não irá melhorar o *status* do paciente.

A terapia guiada por valores estáticos pode não ser adequada, e variáveis isoladas fornecem pouca informação. É necessário integrar dados obtidos de múltiplas fontes. Por exemplo, a PVC pode permanecer baixa em pacientes adequadamente ressuscitados ou alta em pacientes com hipertensão pulmonar secundária a doença pulmonar crônica. Da mesma maneira, é difícil definir um nível ideal para o débito cardíaco (DC), pois este é um parâmetro adaptativo no qual não existe um valor ideal único. A proposta do sistema cardiovascular é combinar o fluxo sanguíneo à demanda metabólica, e essa demanda varia com o intervalo de tempo. Por isso, definir um alvo ideal para o DC pode ser inapropriado. Em pacientes graves, o DC aumenta na sepse, na anemia, mas pode estar reduzido em pacientes sob sedação ou analgesia. Muitos fatores devem ser considerados na determinação de um DC ideal num paciente específico, incluindo o grau de perfusão tecidual estimado através de um exame clínico cuidadoso e níveis de lactato.

É importante, por isso, salientar a importância do conceito de monitoração hemodinâmica funcional, que consiste numa abordagem baseada em interações dinâmicas das variáveis hemodinâmicas obtidas com as diferentes intervenções, criando parâmetros de boa sensibilidade e especificidade para identificar tônus vasomotor, responsividade a fluidos e insuficiência cardiovascular.[17] A análise de responsividade a fluidos não deve ser confundida com ressuscitação volêmica: ela visa identificar pacientes na curva de Frank-Starling, ou seja, aqueles que irão se beneficiar de maior pré-carga, já que o excesso de fluidos para aumentar o débito cardíaco pode resultar em sobrecarga, com formação de edema e piora de desfechos. A avaliação do traçado da pressão arterial pode identificar responsividade a fluidos em pacientes sob ventilação mecânica, embora existam limitações a essa técnica, incluindo a adaptação ao ventilador, ausência de arritmia e uso de volumes correntes relativamente grandes. A resposta ao *raising legs* pode ser usada se a medida batimento a batimento do volume sistólico estiver sendo tomada.

O sistema de monitoração ideal irá depender de cada paciente individualmente, da doença apresentada, de qual monitoração será requerida, e dos dispositivos e profissionais disponíveis na instituição. A monitoração poderá ser menos invasiva em ambiente extra-hospitalar e no setor de emergência em comparação a setores como centro cirúrgico e unidade de terapia intensiva. Para a avaliação inicial do paciente crítico, um manejo invasivo muitas vezes se faz necessário, incluindo a inserção de um cateter de artéria pulmonar e de um cateter venoso central. Os dados obtidos podem guiar a terapêutica inicial. Uma vez estabilizada, técnicas menos invasivas devem ser empregadas. É importante lembrar que os sistemas de monitoração não são exclusivos e muitas vezes podem ser usados para complementar uns aos outros.

O uso do cateter de Swan-Ganz sofreu grande expansão na década de 1980, com posterior redução do uso de forma rotineira após estudos que não evidenciaram alteração de mortalidade e de tempo de internação hospitalar, como o estudo de Connors e colaboradores, o PAC-Man Trial e o ESCAPE Trial.[18,19,20] No entanto, a utilização do cateter de artéria pulmonar permitiu melhor entendimento sobre a fisiopatologia e o comportamento dos diferentes tipos de choque, havendo ainda espaço para o seu emprego. Hoje a sua inserção não é mais mandatória durante a ressuscitação inicial, mas deve ser considerada em casos complexos, como, por exemplo, pacientes com disfunção de ventrículo direito, manejo volêmico difícil, ou casos específicos de insuficiência cardíaca esquerda.

Apesar de ainda não se encontrarem disponíveis na maioria das unidades de terapia intensiva, os novos monitores para avaliação de débito cardíaco contínuo através da análise da curva de pressão arterial, bem como o uso de técnicas ecocardiográficas e bioimpedância, trazem uma perspectiva de monitoração menos invasiva do paciente crítico. É importante estar familiarizado com a tecnologia a ser utilizada, aproveitando seus benefícios e reconhecendo suas limitações, bem como não esquecer que a monitoração em si não irá alterar desfechos, e sim a mudança nas condutas guiada pelos dados obtidos.

REFERÊNCIAS BIBLIOGRÁFICAS

1. Vincent JL, Rhodes A, Perel A, Martin GS, Rocca G, Vallet B, Pinsky MR, et al. Clinical review: update on hemodynamic monitoring - a consensus of 16. Critical Care 2011; 15:229.

2. Rajaram SS, Desai NK, Kalra A, Gajera M, Cavanaugh SK, Brampton W, et al. Pulmonary artery catheters for adult patients in intensive care. Cochrane Database Syst Rev 2013; Feb 28;2.

3. Ramsingh D, Alexander B, Cannesson M. Clinical review: Does it matter which hemodynamic monitoring system is used? Crit Care 2012; 17:208.

4. Bojar RM. Manual of Perioperative Care in Adult Cardiac Surgery. Fifth Edition. Wiley-Blackwell, Hoboken, New Jersey. 2011, p. 657-664.

5. Thygesen K, Alpert JS, Jaffe AS, et al. Third universal definition of myocardial infarction. J Am Coll Cardiol 2012 Oct; 16;60(16):1581-98. Doi:10.1016/j.jacc.2012.08.001.Epub 2012 Sep 5.

6. Koo K, Sun J, Zhou Q, et al. Pulmonary artery catheters: envolving rates and reasons for use. Crit Care Med 2011; 39:1613-8.

7. Arora S, Singh PM, Goudra BG, Sinha AC. Changing trends of hemodynamic monitoring in ICU - from invasive to non-invasive methods: Are we there yet?. Int J Crit Illn Inj Sci 2014 Apr;4(2):168-77.

8. Hall JE, Guyton AC. Textbook of Medical Physiology. 12th ed. Philadelphia, PA: Saunders Elsevier; 2011.

9. Kovacs G, Avian A, Olschewski A, Olschewski H. Zero reference level for right heart catheterization. Eur Respir J 2013; 42: 1586.

10. Zhang Z1, Xu X, Yao M, Chen H, Ni H, Fan H. Use of the PiCCO system in critically ill patients with septic shock and acute respiratory distress syndrome: a study protocol for a randomized controlled trial. Trials 2013 Feb 1;14:32.

11. NHS Centre for evidence-based purchasing [homepage on the Internet]. Evidence review: oesophageal Doppler monitoring in patients undergoing high-risk surgery and in critically ill patients. [Cited on 2011 Apr 10]. Available from: http://www.technology adoptioncentre. nhs.uk/assets/_files/documents/jan_10/nhs__1263122863_cep08012%5B1%5D.pdf

12. Sharma V1, Singh A, Kansara B, Karlekar A. Comparison of transthoracic electrical bioimpedance cardiac output measurement with thermodilution method in post coronary artery bypass graft patients. Ann Card Anaesth 2011 May-Aug;14(2):104-10.

13. Okorie ON, Dellinger P. Lactate: biomarker and potential therapeutic target. Crit Care Clean 2011;27(2):299-326.

14. Dellinger RP, Levy MM, Rhodes A et al. Surviving Sepsis Campaign: international guidelines for management of severe sepsis and septic shock, 2012. Surviving Sepsis Campaign Guidelines Committee including The Pediatric Subgroup. Intensive Care Med 2013 Feb;39(2):165-228.

15. Guyton AC, Hall JE. Cardiac output, venous return, and their regulation. In: Guyton AC, Hall JE (editors). Guyton and Hall Textbook of Medical Physiology. 12th ed. Philadelphia, PA: Saunders Elsevier; 2011. p. 229-42.

16. van Beest P1, Wietasch G, Scheeren T, Spronk P, Kuiper M. Clinical review: use of venous oxygen saturations as a goal - a yet unfinished puzzle. Crit Care 2011;15(5):232.

17. Pinsky MR. Functional haemodynamic monitoring. Curr Opin Crit Care 2014 Jun;20(3):288-93.

18. Connors, AF, Speroff, T, Dawson, NV, Thomas, C, et al. The effectiveness of right heart catheterization in the initial care of critically ill patients. SUPPORT Investigators. JAMA 1996 Sep18;276(11):889-97.

19. Harvey S, Harrison DA, Singer M, Ashcroft J, et al. Assessment of the clinical effectiveness of pulmonary artery catheters in management of patients in intensive care (PAC-Man): a randomised controlled trial. Lancet 2005 Aug 6-12;366(9484):472-7.

20. Binanay C, Califf RM, Hasselblad V, O'Connor CM, et al. Evaluation study of congestive heart failure and pulmonary artery catheterization effectiveness: the ESCAPE trial. JAMA 2005 Oct 5;294(13):1625-33.

DISFUNÇÃO CARDÍACA NA SEPSE

99

Elias Knobel
Murillo Santucci Cesar de Assunção
Constantino José Fernandes Junior

1 INTRODUÇÃO

A sepse é uma doença caracterizada por uma resposta inflamatória, secundária a um insulto infeccioso confirmado ou presumido. Quando a sepse se apresenta com, pelo menos, uma disfunção orgânica é denominada sepse grave. Quando a hipotensão presente é refratária a infusão adequada de fluidos (30 mL/kg de cristaloide), e há a necessidade de se utilizar vasopressor para garantir pressão de perfusão, denomina-se choque séptico.[1] A incidência da sepse no decorrer dos anos vem aumentando, e isso se deve muito a evolução da medicina, com aumento da longevidade, das novas terapêuticas que aumentam a sobrevida de pacientes portadores de neoplasias e imunossuprimidos, e também das estratégias para tratamento de pacientes graves.[2,3] A mortalidade da sepse grave e choque séptico no mundo, e também no Brasil, continua elevada.[3-5]

Desde 2005, esforços em todo o mundo tem divulgado e disseminado informações para a melhoria da assistência a essa população de pacientes graves, com o objetivo de reduzir a morbimortalidade.[6] Isso tem sido realizado pela implementação das diretrizes da *Surviving Sepsis Campaign*, que tem como objetivo a redução de 25% da mortalidade, ao longo de 5 anos após a implementação das diretrizes. Em 2010, Levy e colaboradores[7] publicaram a análise do banco de dados das instituições que participaram da campanha, e demonstraram que é possível diminuir a mortalidade. Outras publicações comprovam o custo-efetividade das diretrizes sobre essa população de pacientes graves.[8-10]

2 FISIOPATOLOGIA DO CHOQUE SÉPTICO

2.1 O CHOQUE DISTRIBUTIVO

Cerca de 50% dos pacientes admitidos em uma unidade de terapia intensiva (UTI) com hipotensão, por causa de sepse, sobrevivem, enquanto os 50% restantes morrem com hipotensão refratária ou com síndrome de disfunção de múltiplos órgãos. A ocorrência de colapso cardiovascular aumenta em duas vezes o risco de morte dessa população de pacientes graves, conforme observado no estudo de Rivers e colaboradores.[11] Em 10 a 20% desses pacientes com hipotensão refratária, pode-se constatar um quadro de baixo débito cardíaco (DC), decorrente de uma disfunção miocárdica grave. O choque séptico é um tipo de estado de choque distributivo, sendo de maior prevalência dentro da UTI.

O quadro séptico é o modelo mais representativo de choque distributivo e também é o de maior prevalência dentro das unidades de terapia intensiva.[12] Ele é caracterizado pela baixa resistência vascular periférica e por valores elevados do DC, que, geralmente, é mais pronunciado após a ressuscitação hemodinâmica inicial. A terapia guiada para normalização de parâmetros hemodinâmicos, ou seja, normalizar os valores de pressão arterial, frequência cardíaca, resistências vasculares e DC, não produziu diminuição de mortalidade. O tratamento deve ser guiado por parâmetros de perfusão tecidual, com o objetivo de adequar a oxigenação tecidual e celular a demanda metabólica do organismo.[11,13,14] Essas intervenções devem ser instituídas precocemente para que possa obter benefício no desfecho clínico.

Alterações dos parâmetros fisiológicos como elevação da frequência cardíaca, redução da resistência vascular sistêmica, elevação dos valores do DC, diminuição da pressão arterial, são respostas hemodinâmicas relacionadas com a fisiopatogenia do choque séptico. Ocorrem em razão da exacerbação da resposta inflamatória sistêmica, principalmente pela ação de citocinas pró-inflamatórias, e pela necessidade de manter a oxigenação tecidual e celular adequada em relação a demanda metabólica do organismo, que se encontra aumentada em decorrência da doença.[15]

Apesar de haver uma lentificação importante do fluxo sanguíneo na microcirculação dos mais diversos órgãos e tecidos, nos estados de choque com baixo fluxo (hipovolêmico, cardiogênico e obstrutivo), também é possível observar no modelo do estado de choque hiperdinâmico áreas com lentificação de fluxo no choque séptico. Isso decorre da ação de toxinas exógenas e de mediadores inflamatórios, que acarretam perda do controle do tônus vascular, dilatação dos capilares da microcirculação, diminuindo a resistência ao fluxo nesses vasos. Assim, essas áreas tornam-se preferenciais ao fluxo sanguíneo. Contudo, essa alteração leva a perfusão heterogênea, o que faz com que outros leitos capilares sejam mal perfundidos ou até não perfundidos, por causa do roubo de fluxo decorrente da abertura de *shunts* virtuais que levam ao desvio do fluxo sanguíneo.[16] Essas alterações podem ser observadas a beira do leito pela avaliação da microcirculação sublingual ao utilizar técnicas como *sidestream dark field image*. Nessas áreas de baixo fluxo, não há oferta suficiente de oxigênio aos tecidos por causa da baixa perfusão. Entretanto naquelas áreas, nas quais ocorre aumento do fluxo pela abertura dos *shunts,* os elementos sanguíneos passam com velocidade acima da ideal, dificultando as trocas de gases, substratos e metabólitos.

Na sepse, o estado inflamatório está diretamente associado a um estado de hipercoagulabilidade, o que propicia o aparecimento de trombose na microcirculação. Esses microtrombos também contribuem para a heterogeneidade da perfusão tecidual, por corroborar com a diminuição da perfusão na microcirculação. Isso caracteriza a sepse como doença do fluxo heterogêneo da microcirculação.[16]

A caracterização de choque séptico é, portanto, hiperdinâmico, com DC elevado, secundário ao metabolismo aumentado e vasodilatação de vasos que não contribuem para a oxigenação celular. Ao mesmo tempo a trombose na microcirculação acarreta hipofluxo e oxigenação deficiente em territórios heterogêneos.[17]

As alterações na permeabilidade vascular na fase inicial, ou seja, nas primeiras 24 horas do choque séptico está associada à ação do óxido nítrico (NO) secundário a regulação da enzima óxido nítrico sintetase induzida (iNOS). Foi demonstrado em estudo experimental em animais, que a vasodilatação induzida pela injeção de LPS pode ser revertida, nas primeiras 8 horas após o insulto, com a administração de inibidores de NO, mas não em fase mais tardia, após 24 horas. Efetivamente, o uso de inibidores de NO para restabelecer a pressão de perfusão, e consequente diminuição da vasodilatação, possibilita atingir o efeito desejável se administrado nas primeiras horas da sepse, nas quais apresenta o maior pico de expressão de iNOS e de produção de NO.

As altas concentrações de NO também são responsáveis pela diminuição do conteúdo e da atividade da guanilato ciclase (GC). Essa ação parece ser protetora, ou seja, evita a acentuação da hipotensão. Na fase tardia da sepse, após 24 horas, com o declínio dos níveis de NO, ocorre o restabelecimento da GC, que contribui para a vasodilatação e hipotensão. Provavelmente, o uso de inibidores da GC, como o azul de metileno, nas fases iniciais do choque séptico, não é eficaz, pois os níveis de GC estão reduzidos, enquanto na fase tardia, Fernandes e colaboradores demonstraram que o azul de metileno é capaz de restabelecer os níveis pressóricos a valores prévios ao evento séptico.[18]

O padrão distributivo do choque séptico tem como origem a ação do NO na fase precoce, e a perpetuação da hipotensão parece ser secundária a ação da GC.

O aumento do DC, ou seja, o aumento do fluxo sanguíneo está relacionado com o aumento das necessidades energéticas do organismo, fato expressado pelo aumento da necessidade de oxigênio (O_2) pelas células (VO_2). O O_2 é a molécula essencial para o funcionamento da cadeia respiratória, etapa primordial do metabolismo celular aeróbico para a síntese de adenosina trifosfato (ATP). O aumento do DC é uma resposta fisiológica adaptativa e tem o objetivo de adequar a oferta de oxigênio (DO_2) aos tecidos.

As situações que necessitam do aumento de fluxo sanguíneo para manter as necessidades de perfusão celular, como o estresse ao trauma cirúrgico ou o processo séptico, apresentam como fator prognóstico a capacidade do indivíduo em adequar o fluxo às necessidades de oxigênio, conforme observado por Clowes e Guercio.[19] Na sepse grave e no choque séptico, nos casos em que o organismo não consegue por si adequar o fluxo sanguíneo, mas que ainda respondem ao uso de inotrópicos, ou seja, há ainda uma reserva fisiológica capaz de aumentar o débito cardíaco em 20% do basal com o auxílio de inotrópicos, apresentam melhor prognóstico, conforme observado nos estudos de Vallet e colaboradores e de Rhodes e colaboradores.[20,21]

2.2 DISFUNÇÃO MIOCÁRDICA NA SEPSE

A disfunção miocárdica induzida pela sepse é marcada pelo comprometimento biventricular que, geralmente, ocorre após as primeiras 24 a 48 horas do início da sepse retornando a normalidade até 10 dias após a instalação da disfunção,[22,23] sobretudo nos sobreviventes. A disfunção cardiovascular compromete cerca de 40% dos pacientes com sepse, elevando a mortalidade de 20 a 30% quando não há comprometimento cardiovascular para 40 a 70% quando existe choque séptico. A mortalidade em razão da disfunção cardiovascular resulta em 15% das mortes.[24] Essa disfunção, que ainda é motivo de grandes controvérsias, vem sendo objeto de inúmeras pesquisas experimentais e clínicas, com o intuito de evoluir no diagnóstico e na terapêutica dessa síndrome.

Conforme já referido, 10 a 20% dos pacientes internados em UTI com hipotensão refratária, secundária a choque séptico, apresentam disfunção miocárdica e baixo DC. Entre os mecanismos relacionados com o ciclo mecânico cardíaco pode-se encontrar disfunção ventricular direita que pode acarretar em redução do retorno venoso, disfunção diastólica ventricular esquerda, podendo induzir o comprometimento da pré-carga do ventrículo esquerdo (VE) e a disfunção sistólica ventricular esquerda, que também é usualmente chamada como "miocardiopatia séptica" (Figura 99.1).[25]

Em estudos de necrópsias de pacientes com choque séptico constatou-se a presença de miocardite intersticial, vasculite necrotizante e abscessos miocárdicos, sendo a maior parte dos casos estudados não demonstrando sinais clínicos decorrentes da depressão miocárdica.[26]

As toxinas provenientes do agente causador da infecção, bem como as mesmas citocinas liberadas na resposta inflamatória sistêmica subsequente, que causam a perda do tônus e da capacidade contrátil das fibras de musculatura lisa dos vasos sanguíneos deprimem a função contrátil das fibras miocárdicas, diminuindo o inotropismo cardíaco.[27]

O óxido nítrico apresenta também efeito nos cardiomiócitos, diminuindo sua contratilidade, pelo estímulo da síntese de GMP cíclico, o qual leva a diminuição do transporte de Ca^{+2}

nos canais rápidos de Ca^{+2} favorecendo a inibição do inotropismo positivo.[27]

Apesar de apresentar diminuição da pós-carga em razão da vasodilatação, que pode favorecer o aumento do fluxo, o componente hipovolêmico pode reduzir o débito cardíaco por diminuição da pré-carga. A infusão de fluidos e a consequente correção do estado hipovolêmico podem levar ao aumento do DC, o qual pode não a demanda metabólica, segundo os mecanismos de Frank-Starling, por causa da redução do inotropismo secundário à depressão do miocárdio na sepse.

Como já comentado, as alterações cardíacas na sepse parecem ser muito prevalentes, apesar de nem sempre apresentarem manifestações clínicas. Muitas vezes é mascarada pela queda da pós-carga (vasodilatação) e pelo aumento da pré-carga, pós ressuscitação volêmica, que geram alto débito cardíaco (valor numérico). Sendo assim, o DC, bem como seu índice, não é suficientemente sensível para o diagnóstico da depressão do miocárdio na sepse. A constatação do comprometimento cardíaco pode ser realizada pelo ecocardiograma, que pode revelar fração de ejeção inferior a 50%, em indivíduos previamente saudáveis, o que caracteriza o envolvimento do miocárdio na sepse.

A troponina, bem como outros marcadores cardíacos, eleva-se quando há disfunção cardíaca relacionada com a sepse, fato que corrobora no diagnóstico da depressão do miocárdio na sepse.[28] A alteração desses marcadores, da mesma forma que o déficit contrátil do miocárdio, não é decorrente de evento isquêmico, mas é consequência das ações citotóxicas e humorais, previamente descritas.[26,29] Os níveis de troponina estão relacionados com o prognóstico, sendo quanto maior os valores encontrados, maior a necessidade de agentes inotrópicos e vasopressores, bem como maior risco de morte.[30]

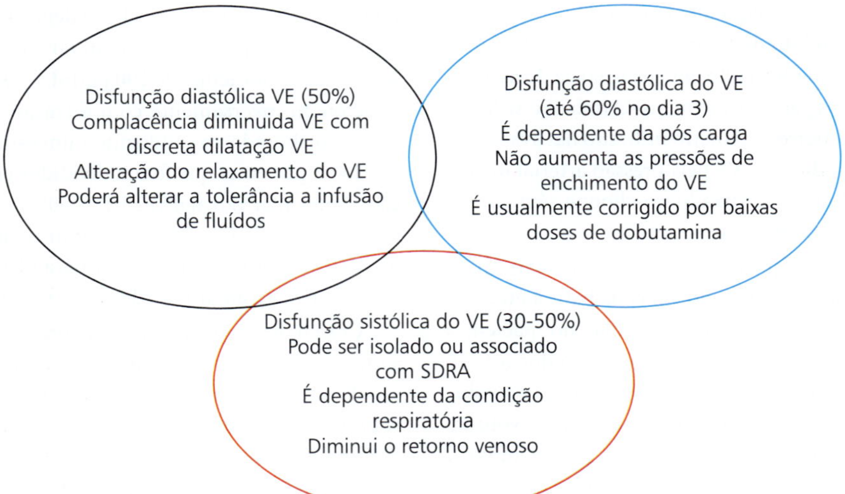

Disfunção diastólica VE (50%)
Complacência diminuida VE com discreta dilatação VE
Alteração do relaxamento do VE
Poderá alterar a tolerância a infusão de fluídos

Disfunção diastólica do VE (até 60% no dia 3)
É dependente da pós carga
Não aumenta as pressões de enchimento do VE
É usualmente corrigido por baixas doses de dobutamina

Disfunção sistólica do VE (30-50%)
Pode ser isolado ou associado com SDRA
É dependente da condição respiratória
Diminui o retorno venoso

FIGURA 99.1 Mecanismos associados a disfunção miocárdica pela sepse. Modificado de Vieillard-Baron e colaboradores.[25]

3 PACIENTES COM DEPRESSÃO MIOCÁRDICA

3.1 AVALIAÇÃO

A depressão miocárdica é um evento precoce e contribui de maneira importante para morbimortalidade dessa condição, provavelmente por limitar o aporte adequado de oxigênio aos tecidos.

A frequente redução da pós-carga, aliada à intensa ativação simpatomimética, contribui para mascarar uma eventual disfunção miocárdica, ocorrendo em meio a um franco estado hiperdinâmico. Além do mais, a utilização de pressões de enchimento para construção de curvas de Starling não é adequada, pois não leva em conta as frequentes alterações de complacência ventricular do paciente séptico.[31] Por outro lado, a determinação cintilográfica e ecocardiográfica dos volumes diastólicos finais, de forma seriada, é pouco acessível e de alto custo.

Considerando que a manutenção de elevados níveis de transporte de oxigênio é obtida pela infusão de progressivas alíquotas de fluidos, a resposta desproporcional da pressão de oclusão da artéria pulmonar a essas manobras obriga a instituição de suporte inotrópico como forma de otimizar e adequar o DC as necessidades do organismo.

Na fase inicial da sepse, a ressuscitação volêmica inicial para correção da hipovolemia relativa acarreta um quadro hiperdinâmico caracterizado por uma queda na resistência vascular sistêmica (RVS), DC com valor numérico absoluto normal ou elevado e taquicardia. Isso ocorre em mais de 90% dessa população de pacientes. Conforme já referido, nessa situação, existe uma má distribuição do fluxo sanguíneo para os diversos tecidos, principalmente na microcirculação, o que caracteriza um choque distributivo.[32]

Mesmo apresentando um DC com valor numérico normal ou elevado, esses pacientes, com certa frequência, têm uma função ventricular anormal. Variações na pré e/ou na pós-carga alteram o volume sistólico e, consequentemente, o DC. Da mesma forma, o DC como é produto da frequência cardíaca (FC) pelo volume sistólico (VS), pode estar alto em decorrência do aumento da FC, tão comum nos pacientes sépticos. O trabalho sistólico do ventrículo esquerdo, outro parâmetro utilizado nas avaliações hemodinâmicas, é o produto do VS pela pressão arterial média. Ele se apresenta usualmente rebaixado no choque séptico, em decorrência da hipotensão arterial existente.[33]

A fração de ejeção (FE), que corresponde à porcentagem do volume diastólico final (VDF) ejetado em cada batimento, tem sido útil na avaliação do desempenho ventricular, nos pacientes sépticos. Assim, por exemplo, em uma situação em que o VDF é de 200 mL e o volume sistólico final (VSF) é 150 mL, o volume de sangue ejetado será de 50 mL. Esse mesmo volume (50 mL) será ejetado em outra situação em que, por exemplo, o VDF é de 100 mL e o VSF de 50 mL. Em ambos os casos, se a frequência cardíaca (FC) for de 100 bpm, o DC será o mesmo, ou seja, 50 × 100 = 5.000 mL (DC = VS × FC), não diferenciando,

portanto, uma situação de outra. Porém, o cálculo da FE [(VDF-VSF)/VDF] demonstra uma nítida diferença: na primeira condição, a FE é de 25% [(200-150)/200], ao passo que na segunda é de 50% [(100-50)/100], ou seja, o dobro da primeira.

Esse exemplo demonstra como é importante a determinação da FE na avaliação inicial da função ventricular e durante o tratamento do paciente séptico. Embora a metodologia radioisotópica seja mais precisa, necessita de uma tecnologia mais sofisticada, não sendo disponível atualmente na maioria dos centros de terapia intensiva. Em resumo, observa-se nos pacientes com choque séptico uma redução da FE do ventrículo esquerdo (VE) e direito (VD), aumento do VDF do VE e VD e um volume ejetado normal. A FC e o DC estão habitualmente elevados e a RVS diminuída. A redução na FE e a dilatação biventricular ocorrem 24 a 48 horas após o início da sepse. Naqueles que sobrevivem, essas alterações revertem após 5 a 10 dias (Figura 99.2).

Nessa grave condição as desigualdades entre o funcionamento dos dois ventrículos se acentuam: a pós-carga do VD pode estar elevada, em função da hipertensão pulmonar decorrente da hipoxemia que acompanha os casos que desenvolvem síndrome do desconforto respiratório agudo e pela ação de mediadores inflamatórios, bom como o uso de ventilação mecânica com valores elevados de pressão expiratória final positiva (PEEP). Por outro lado, o VE que possui maior massa muscular se contrapõe a uma pós-carga baixa em função da vasodilatação sistêmica.

3.2 IDENTIFICAÇÃO

Há alguns anos, foi bem documentada a liberação de macromoléculas, como a troponina I, pelos miócitos lesados. Não se trata de isquemia miocárdica, mas de uma ação citotóxica e humoral.[28] Já referiu-se que valores elevados de marcadores de lesão miocárdica estão correlacionados com mau prognóstico e maior necessidade de agentes inotrópicos e vasopressores.[30] Vários estudos têm demonstrado que o peptídeo natriurético cerebral (BNP) encontra elevado na depressão miocárdica e se correlaciona fator prognóstico com 60% de sensibilidade quando seus níveis estão acima de 190 pg/mL.[34] Os níveis de BNP se correlacionam inversamente com a fração de ejeção ventricular. Post e colaboradores conduziram um estudo prospectivo envolvendo 93 pacientes que foram divididos em um grupo com função ventricular normal (FEVE > 50%) e outro com disfunção ventricular (FEVE < 50%), e encontraram correlação dos níveis de BNP séricos como marcador para identificação de pacientes que desenvolveram miocárdio depressão induzida pela sepse.[35]

Com o desenvolvimento da depressão miocárdica induzida, a otimização de fluxo pelo incremento da pré-carga com a infusão de fluidos, se comporta de maneira diferente entre pacientes sobreviventes e não sobreviventes, conforme se observa na Figura 99.3. Nos pacientes sobreviventes observou-se aumento da complacência diastólica final, significando que existe um melhor acomodamento dos fluidos, diferentemente dos não sobreviventes, nos quais o ventrículo está menos complacente.[36,37]

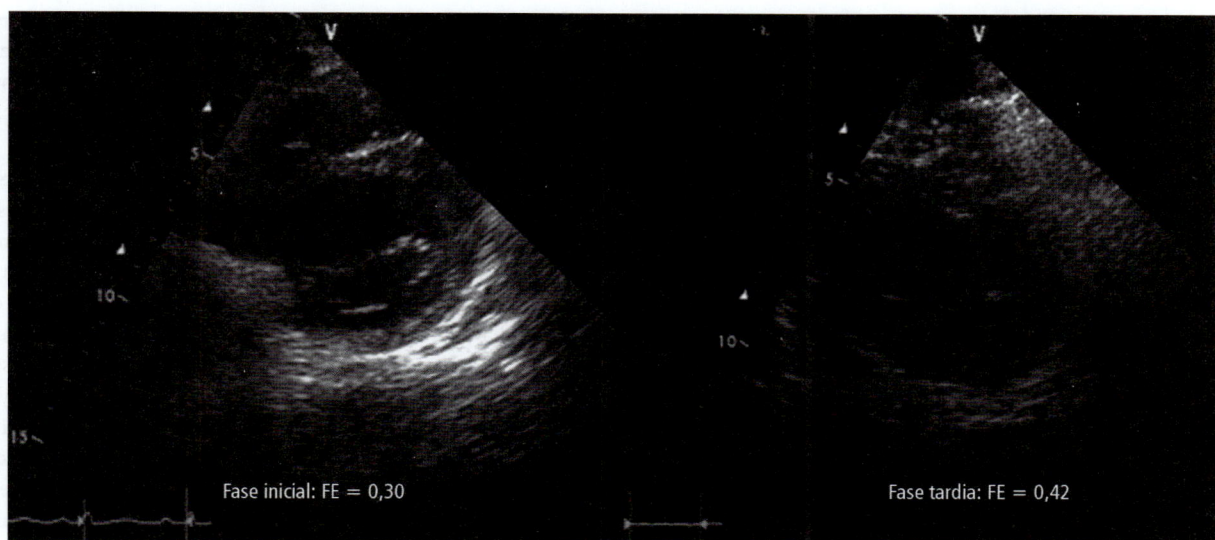

Fase inicial: FE = 0,30

Fase tardia: FE = 0,42

FIGURA 99.2 Paciente com sepse e comprometimento miocárdico: observar melhora da FE com a evolução favorável.

Entretanto, com os dados disponíveis na literatura, não há como definir qual fator tem maior impacto na mortalidade, o aumento do volume diastólico ou a redução da fração da ejeção. Em metanálise, Huang e colaboradores não conseguiram demonstrar que os sobreviventes de sepse grave ou choque séptico apresentavam

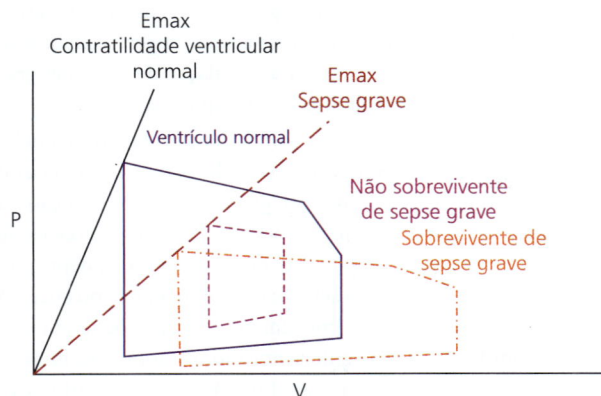

FIGURA 99.3 Curva pressão volume no indivíduo normal e no séptico. Curva pressão volume (P/V) de ventrículo esquerdo em indivíduos normais, pacientes sobreviventes e não sobreviventes de sepse grave. A curva de cor azul representa curva P/V de uma contração normal. Pontos de P/V sistólico final de diferentes condições de contratilidade levam a uma relação comum da curva P/V sistólico final (linha azul) com a curva = Emáx. Emáx diminuída (linha tracejada) nos pacientes sépticos indica diminuição da contratilidade, que significa que o ventrículo não é capaz de ejetar o mesmo volume sistólico final. A ejeção do mesmo volume sistólico pode ser obtida pelo aumento do volume diastólico final, permitido pela melhora da complacência diastólica ventricular na fase precoce da sepse. Em contraste, o ventrículo de não sobreviventes de sepse grave é progressivamente incapaz de manter o mesmo volume sistólico, em razão da diminuição da complacência diastólica.

redução da fração de ejeção e não houve diferença entre os volumes diastólicos indexados de sobreviventes e não sobreviventes.[38] A intensa estimulação catecolaminérgica, dando suporte a um franco estado hiperdinâmico, tende a ocultar uma função ventricular deprimida. Ao se monitorar o paciente com sepse, habitualmente, após a reposição inicial de fluidos, é esperado encontrar valores numéricos elevados de DC o que não significa que estejam adequados.[32] Esses valores também podem ser obtidos com o paciente já em uso de agentes inotrópicos e vasopressores. E, nesse cenário é importante lembrar que a noradrenalina também apresenta efeito beta-adrenérgico, apesar de ter menor intensidade quando comparado ao estimulo alfa-adrenérgico. Nesses casos em que valores absolutos do débito cardíaco estão elevados, deve-se questionar se o fluxo oferecido às necessidades do organismo está adequado ou não.

Essa monitoração pode ser realizada pelo cateter de artéria pulmonar (CAP), que tem sido questionada em razão do seu baixo poder discriminatório no diagnóstico da depressão miocárdica na sepse. Com a monitoração invasiva pode-se determinar o trabalho sistólico do ventrículo esquerdo, bem como a do ventrículo direito, que apresentam baixa especificidade para o diagnóstico da depressão miocárdica na sepse. Entretanto, são variáveis que podem ser somadas a avaliação do paciente grave, não somente no contexto da sepse, como também em qualquer situação, visto que são as que apresentam maior relação à função miocárdica.[39] Entretanto, não se deve esperar que o débito cardíaco esteja diminuído, pois a pós-carga do ventrículo esquerdo costuma estar baixa, mascarando o diagnóstico, bem como também a ressuscitação com fluidos, e o uso de aminas vasoativas podem contribuir para valor elevado do DC, o que não significa que esteja adequado, conforme já foi discutido. As pressões de enchimento das câmaras cardíacas costumam estar elevadas quando há adequada reposição volêmica para o estado de vaso-dilatação séptica, o que pode ser explicada pela diminuição da complacência diastólica ventricular.

Com essas limitações perante a monitoração invasiva, o diagnóstico da depressão miocárdica, à beira do leito, fica com base na determinação da fração de ejeção do ventrículo esquerdo. Dessa forma, o ecocardiograma pode ser considerado padrão para o diagnóstico dessa condição clínica, junto à ventriculografia radioisotópica. A avaliação da fração de ejeção é importante, principalmente nas fases iniciais do choque séptico, pois guarda relação prognóstica. A queda da fração de ejeção do VE para menos de 50%, com hipocinesia global dos ventrículos, caracteriza o acometimento do coração na sepse, em um paciente previamente saudável. A elevação da fração de ejeção, inicialmente rebaixada, no contexto séptico, pode ser indicativo de bom prognóstico. Contudo, o achado de uma fração de ejeção normal não afasta o comprometimento do coração na sepse.

A disfunção sistólica ventricular esquerda pode apenas ser percebida após a associação de noradrenalina para a correção da pressão de perfusão. Visto que a função sistólica VE é dependente do grau de pós-carga VE. Como a evolução da doença e as necessidades terapêuticas são dinâmicas, avaliações frequentes e seriadas após as intervenções realizadas se tornam necessárias. A utilização de parâmetros de perfusão sistêmica como a saturacao venosa central de oxigênio ($SvcO_2$) para identificar a disfunção sistólica VE não parece ser adequada, visto que há estudos que encontraram valores de $SvcO_2$ dentro dos parâmetros da normalidade na presença de disfunção sistólica VE em pacientes com sepse grave ou choque séptico.[40,41] Em elegante estudo, Bouferrache e colaboradores estudaram a concordância entre as diretrizes de otimização hemodinâmica pela *Surviving Sepsis Campaign* e a otimização dirigida com auxílio da ecocardiografia trasnsesofágica.

Quatorze pacientes apresentavam disfunção sistólica VE; apenas três apresentavam $SvcO_2$ menor que 70%.[41] Muitos pacientes podem evoluir com aumento discreto do volume VE e diminuição da fração de ejeção VE (FEVE) quando comparados com pacientes com FEVE preservada. Estudos apontam para que essa alteração contribua com o aumento da complacência ventricular.[42] Entretanto outros estudos encontraram redução do relaxamento VE em pacientes com sepse grave ou choque séptico.[43-45] Com relação ao ventrículo direito (VD), ele pode apresentar disfunção sistólica isolada ou em associação à presença da disfunção sistólica VE.[46] É importante destacar que, como os ventrículos trabalham em série, uma grande parte das situações que apresentam disfunção sistólica VD é dependente da disfunção sistólica VE. A disfunção sistólica VD tem maior impacto em pacientes sob ventilação mecânica, que evoluem com síndrome do desconforto respiratório agudo (SDRA). Tanto a hipertensão pulmonar desencadeada por mediadores inflamatórios quanto o uso de valores elevados de pressão expiratória final positiva, além do excesso de fluidos infundidos sem monitoração

adequada podem contribuir para a falência VD.[47-49] A sobrecarga de fluidos pode acarretar no desvio sistólico do septo interventricular em direção ao ventrículo esquerdo, o que diminui sua cavidade e, por conseguinte, o volume sistólico de ejeção do VE.[50]

Na presença de hipertensão pulmonar pode ocorrer aumento da pressão de átrio direito por ação retrógrada e, por conseguinte, diminuir o retorno venoso, o que por si só contribui com a diminuição da passagem de sangue das câmaras direitas para as câmaras esquerdas. Isso resulta na diminuição da pré-carga e do volume diastólico final do VE, o que gera diminuição do fluxo sistêmico e do índice cardíaco. Nas situações em que há necessidade do emprego de níveis elevados de PEEP, durante a ventilação mecânica, o débito cardíaco poderá ter maior comprometimento, em uma situação na qual manter o transporte de oxigênio adequado é necessário, ou seja, adequar o aumento de fluxo para manter a oferta de oxigênio suficiente a uma elevada demanda metabólica. Por outro lado, o desvio do septo interventricular promovido pelo estresse mecânico decorrente do aumento da impedância da via de saída do VD e das pressões positivas impostas pela ventilação mecânica (PEEP) impõe uma sobrecarga adicional à parede livre do VD, com consequente aumento do consumo de oxigênio e isquemia do miocárdio. Isso pode comprometer e acentuar a piora da função ventricular direita, principalmente nos casos em que a PEEP for aproximadamente 20 cm H_2O.[49]

Nos pacientes que apresentam elevação dos níveis de troponina pode-se correlacionar com a presença de disfunção diastólica VE e disfunção sistólica VD. Esse achado sugere a explicação no risco aumentado de morte nessa população de pacientes graves com elevação dos níveis séricos de troponina.[51]

Com relação ao prognóstico ainda há dúvidas sobre qual a real correlação entre o desenvolvimento de disfunção sistólica ou diastólica em pacientes com sepse grave. Após a introdução da ecocardiografia como exame rotineiro dentro das unidades de terapia intensiva, pode-se perceber que a presença da depressão do miocárdio induzida pela sepse é mais frequente e precoce do que descrita anteriormente. Inicialmente as avaliações eram realizadas com técnicas que utilizavam radioisótopos ou mesmo estimava-se o grau de comprometimento com a monitoração com cateter de artéria pulmonar. Em metanálise, Huang e colaboradores não conseguiram demonstrar diferenças significativas no tocante a fração de ejeção VE, a fração de ejeção VD e nas dimensões VD entre sobreviventes e não sobreviventes.[38]

4 O PACIENTE CARDIOPATA E O CHOQUE SÉPTICO

4.1 ABORDAGEM INICIAL

Pacientes com comorbidades que desenvolvem choque séptico apresentam maior risco de morte. Naqueles em que há redução da reserva cardiofisiológica o comprometimento da hipóxia tecidual pode ser ainda mais intensa, pelo desequilíbrio da demanda metabólica com a oferta de oxigênio. Habitualmente, pacientes com miocardiopatia sem acometimento de doenças agudas, vivem em equilíbrio e adaptados, de acordo com as condições basais da doença crônica sob auxilio terapêutico com fármacos, como vasodilatadores, reguladores do cronotropismo, diuréticos entre outros. Nas situações em que a demanda metabólica de oxigênio se encontra aumentada, como no caso da sepse, de uma forma geral, essa população de pacientes não consegue adaptar-se e adequar a oferta de oxigênio as necessidades do organismo. Assim, deve-se estar atento para

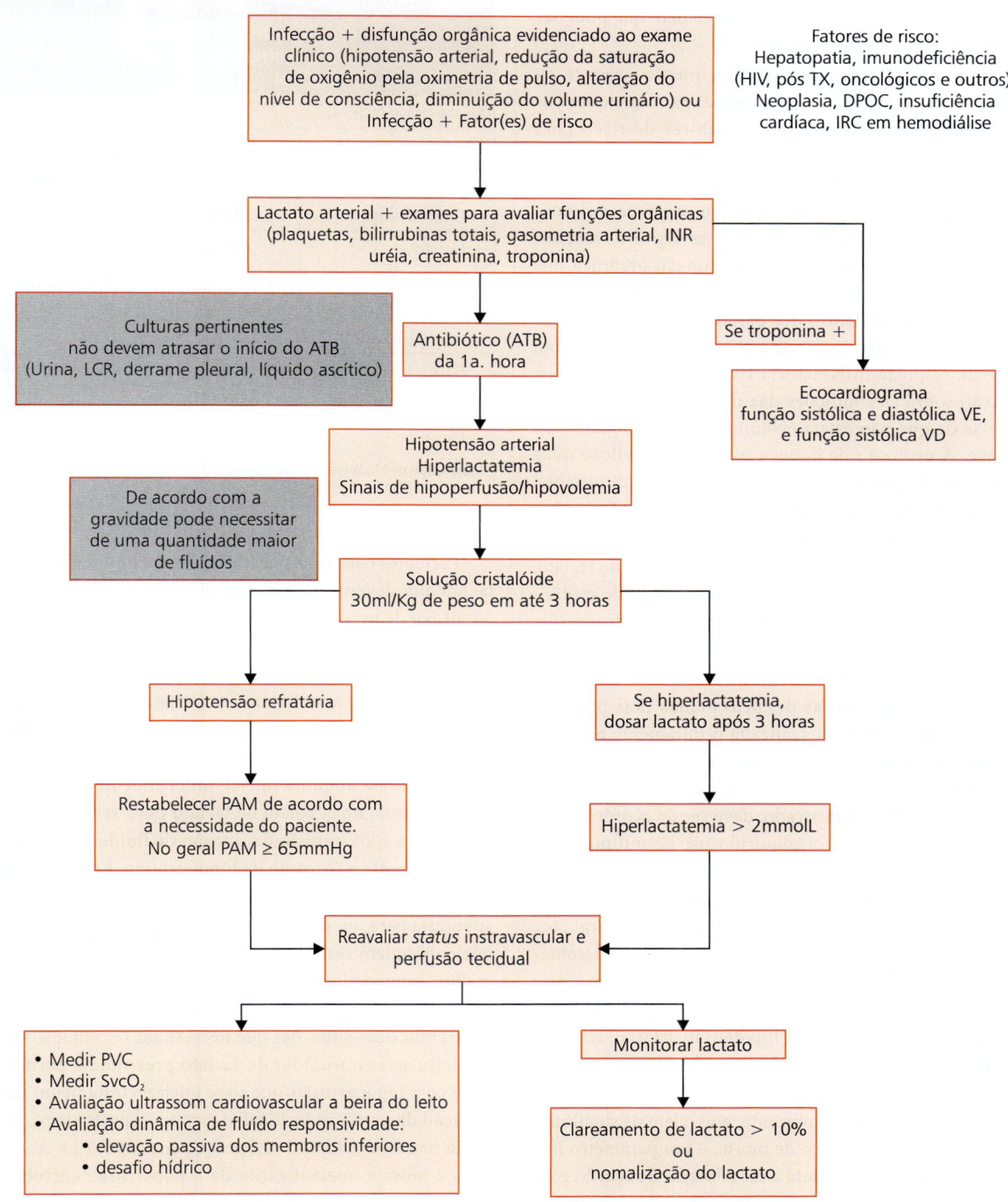

FIGURA 99.4 Algoritmo de abordagem do paciente com sepse grave ou choque séptico.

a identificação precoce e monitorização adequada na abordagem inicial (Figura 99.4) com o objetivo de assegurar o fluxo aos tecidos e, consequentemente, ajustar às necessidades de oxigênio as células. A correção da hipoperfusão é muito importante e deve ser realizada o mais precoce possível, visto que o desenvolvimento de novas disfunções orgânicas e o agravamento daquelas que já se encontram instaladas estão relacionadas diretamente com o tempo de hipóxia celular, que pode ser entendida como hipoperfusão tecidual.[52]

A abordagem inicial pelo reconhecimento precoce da sepse grave/choque séptico é fundamental para qualquer paciente, principalmente naqueles com fatores de risco para agravamento da doença, como nos casos em que há redução da reserva fisiológica cardiorrespiratória. Nesses pacientes a investigação sobre a presença de disfunção orgânica é fundamental, dessa forma, esses pacientes com sepse devem ser submetidos à coleta de marcadores de função orgânica dos respectivos sistemas.[53] Mesmo aqueles pacientes em que o exame clínico se encontra dentro dos parâmetros habituais, caso apresente um foco infeccioso que esteja desencadeando uma síndrome de resposta inflamatória sistêmica, é imperativa a investigação sobre as condições das funções orgânicas, para certificar-se de que não esteja evoluindo com um quadro de sepse grave. A evolução da doença para uma condição mais grave, que é o choque séptico, pode ser rápida e fulminante, em razão da diminuição da capacidade de resposta da reserva fisiológica como mecanismo adaptativo.

Após o reconhecimento inicial precoce, a coleta de lactato, hemoculturas e culturas pertinentes, e administração de antibiótico de amplo espectro, na primeira hora após a identificação, de acordo com o foco infeccioso são medidas fundamentais para o sucesso no desfecho clínico.[54]

A coleta de hemoculturas de, pelo menos dois pares de amostras de sangue, deve ser realizada prontamente e, na sequência, deve ser administrado antimicrobianos, que é denominado antibiótico de 1ª hora. A escolha do antibiotico de amplo espectro, a ser administrado, deve ser de acordo com o sítio de infecção, local onde foi adquirido, uso de antimicrobianos prévios, presença de cateteres de longa duração e internações hospitalares frequentes/recentes. Culturas pertinentes como urocultura, líquor, líquido ascítico, líquido pleural etc., não devem atrasar o início na administração dos antimicrobianos. Tolera-se no máximo até 45 minutos de espera para a realização das culturas pertinentes. O atraso no início dos antimicrobianos, na presença de hipotensão arterial, tem impacto negativo importante na sobrevida dessa população de pacientes graves.[53]

A dosagem de lactato é importante, pois, além de sinalizar a gravidade do paciente e o risco de morte, é um parâmetro importante na definição da conduta a ser adotada, de acordo com os valores obtidos, pois é um marcador sistêmico de hipoperfusão tecidual. Pacientes que não apresentam hiperlactatemia, ou

seja, ausência de disfunção metabólica, apresentam um risco de morte menor, em relação àqueles com valores intermediários (2,1 a 3,9 mmol/L) e elevados (> 4 mmol/L) (Tabela 99.1).[55]

TABELA 99.1 Risco de morte de acordo com os valores iniciais de lactato		
PACIENTES	ODDS RATIO AJUSTADO (INTERVALO DE CONFIANÇA 95%)	VALOR DE P
Sepse grave (n 634)		
Nível de Lactato		
Baixo	Referência	Referência
Intermediário	2,05 (1,1-3,82)	0,024
Elevado	4,87 (2,56-9,27)	< 0,001
Choque séptico (n 196)		
Nível de Lactato		
Baixo	Referência	Referência
Intermediário	3,27 (1,18-9.05)	0,022
Elevado	4,87 (1,87-12.66)	< 0,001
Modificado de Mikkelsen e colaboradores.[55]		

Pacientes com sinais de hipovolemia, hipotensão ou hiperlactatemia devem receber uma alíquota de fluidos inicial de 30 mL/kg de peso, em até 3 horas, com o intuito de otimizar o fluxo sanguíneo, isto é, incremento do índice cardíaco. Nos pacientes cardiopatas a velocidade da infusão de fluidos deve ser monitorizada de acordo com a tolerância de cada indivíduo, mas o objetivo é que essa quantidade de fluido seja administrada o mais rápido possível com tempo máximo de 3 horas. Após a infusão dessa alíquota inicial, independente do valor da hiperlactatemia, nova coleta de lactato deve ser realizada entre 2 a 3 horas após o início da infusão de fluidos, para acompanhar a resposta a correção da hipoperfusão. Espera-se que inicie o clareamento do lactato com valor superior a 10%, o que apontaria para um desfecho clínico favorável, pois os pacientes que conseguem realizar o clareamento do lactato apresentam melhor prognóstico.[56] Entretanto, quando se encontra valores ainda elevados ou mesmo superiores aos iniciais, pode estar ocorrendo duas situações que necessitam ser comprovadas. A primeira seria o *washout* do lactato presente na periferia em áreas com hipoperfusão, que ao se iniciar o tratamento pela otimização da perfusão tecidual, o lactato é lavado da periferia, e ainda não houve tempo suficiente para depurá-lo. A segunda seria a piora e intensificação da hipoperfusão corroborando para aumento dos valores iniciais basais. No geral, essa situação é acompanhada de piora clínica também. Não há como ter certeza sobre qual situação está ocorrendo nesse momento. Por isso, para se ter certeza da real condição do paciente no tocante a perfusão tecidual, a otimização do fluxo deve ser mantida e a vigilância da perfusão tecidual deve ser reavaliada ao final da 6ª hora, para reavaliação dos níveis de lactato.

A otimização do fluxo deve ser realizada pela manutenção da reposição de fluidos e deve ser guiada, preferencialmente, por parâmetros dinâmicos de fluido responsividade. Esses parâmetros fazem a discriminação entre aqueles pacientes que se beneficiarão com alíquotas de fluidos resultando no incremento do índice cardíaco, ou seja, aqueles que ainda apresentam pré-carga recrutável e se encontram na fase ascendente da curva de Frank-Starling.[57] Se o paciente não for fluido responsivo, a otimização do fluxo deve ser realizada pela associação de inotrópico, dobutamina. A dobutamina pode ser iniciada com doses baixas (2,5 μg/kg/min) e ser titulada de acordo com a resposta ao incremento do fluxo e correção da hipoperfusão.

De acordo com as evidências na literatura, os estudos PROCESS,[58] ARISE[59] e PROMISE[60] que avaliaram a eficácia entre a terapia precoce dirigida por metas (EGDT) e o tratamento usual, não conseguiram demonstrar que o EGDT seja superior a terapia usual. Entretanto, é importante ressaltar que o estudo de Rivers e colaboradores ficou conhecido pelo fato de ter metas a serem atingidas durante a fase de ressuscitação entre pacientes com choque séptico ou sepse grave com disfunção metabólica evidenciada por níveis de lactato superiores a 4 mmol/L (36 mg/dL).[61] A questão é que o que Rivers conseguiu mudar foi a maneira de abordar essa população de pacientes graves no tocante a identificação e intervenção precoces.

A terapia precoce dirigida por metas com objetivos de otimizar pressão venosa central (PVC), pressão arterial media (PAM) e saturação venosa central de oxigênio ($SvcO_2$) não deve ser ignorada, mas deve se atentar que o objetivo principal é a adequação da perfusão tecidual e, para tanto, deve-se levar em consideração a resposta terapêutica as condutas iniciais. Assim, quanto mais precoce for realizada a correção da hipoperfusão tecidual, maior será o impacto na redução de mortalidade.

Pacientes com choque séptico, ou seja, aqueles pacientes que não conseguem garantir pressão de perfusão adequada para manter a perfusão tecidual após a infusão de alíquota de fluido de 30 mL/kg, e requerem vasopressor (noradrenalina) se faz necessária a inserção de cateter venoso central (CVC). Naqueles pacientes em que apresentam hiperlactatemia, mas sem a necessidade de vasopressor, podem inicialmente serem conduzidos sem a inserção de um CVC, e conduzidos pela monitorização dos níveis de lactato e parâmetros clínicos. Entretanto, se o médico julgar necessário o CVC pode ser inserido, visto que informações como PVC e $SvcO_2$ podem ser obtidos e auxiliar na condução da adequação da perfusão tecidual. Assim, a SSC passa a denominar o pacote de 6 horas em indicadores das primeiras 3 horas, e indicadores que devem ser complementados ao final das 6 horas.[62]

4.2 COMPLEMENTAÇÃO DA RESSUSCITAÇÃO INICIAL

As diretrizes da SSC orientam para que após a infusão inicial de fluidos naqueles pacientes que apresentam hipotensão arterial ou hiperlactatemia superior a 4 mmol/L (36 mg/dL) sejam reavaliados o estado da volemia intravascular e a condição da perfusão tecidual. Podem-se realizar repetidos exames físicos, como sinais vitais, condição cardiorrespiratória, preenchimento capilar, tônus da pele e pulso. Associado ao exame clínico, dois dos seguintes parâmetros podem auxiliar na avaliação como a PVC, $SvcO_2$, avaliação ecocardiográfica a beira do leito, manobras de fluido responsividade, como elevação passiva dos membros inferiores ou desafio hídrico.[53,62]

Naqueles pacientes que apresentam hiperlactatemia, devem ser reavaliados com nova dosagem de lactato e nos que apresentam hipotensão devem ter a otimização da PAM para 65 mHg, inicialmente pela infusão de fluidos e caso seja refratária deve se associar vasopressor.[6,62]

Nesse contexto o paciente cardiopata deve ser abordado com extremo cuidado. Elevar valores de pressão arterial média para 65 mmHg com o emprego de vasopressor, pode ser deletério nessa população de pacientes e, inclusive, pode deteriorar o índice cardíaco, o que acarretaria na piora da perfusão tecidual. Em alguns pacientes a individualização para os valores de pressão arterial habituais passa a ser a melhor meta a ser adotada, e a concomitante monitoração dos marcadores de perfusão sistêmica, lactato e $SvcO_2$.[63]

Nos casos em que a disfunção ventricular seja grave, tanto esquerda quanto direita, a monitoração hemodinâmica invasiva pode ser uma opção para a condução do caso como guia terapêutico. Cateter de artéria pulmonar com termistor de alta resposta, que possibilita a avaliação da fração de ejeção de ventrículo direito (FEVD) e o índice de volume diastólico de ventrículo direito (IVDFVD) podem ser úteis, principalmente, nos casos de disfunção ventricular direita, e que estejam sob ventilação mecânica com disfunção respiratória. Nesse caso, tanto a monitoração da infusão de fluidos, que caso excessiva pode exacerbar a disfunção ventricular direita, bem como o nível de pressão expiratória final positiva (PEEP) empregada dependendo do comprometimento da função ventricular direita, podem aumentar a pós-carga de ventrículo direito e piorar a *performance* ventricular. É importante lembrar que os ventrículos trabalham em série. Dessa forma, se a função ventricular direita piorar, o fluxo sanguíneo da câmara direita para a esquerda será reduzido o que implicará em redução do índice cardíaco ejetado pelo ventrículo esquerdo para a circulação sistêmica.

Nos pacientes cardiopatas, a associação de agente inotrópico é obrigatória na maioria dos casos para otimização e correção do estado de hipoperfusão. Pacientes com disfunção miocárdica prévia e que desenvolvem depressão miocárdica pela sepse, apresentam comprometimento intenso da perfusão tecidual. Assim, a monitoração precoce do fluxo (índice cardíaco) associado aos marcadores de perfusão sistêmica (lactato e SvO$_2$) são de grande valor para a condução e manejo dos agentes vasoativos.

A transfusão de concentrados de hemácias deve ser considerada em todos os casos que apresentem níveis de hemoglobina inferior a 7 g/dL, caso contrário, deve também ser empregada nos casos em que após o incremento do fluxo pelo uso de inotrópico não se obtiver o resultado desejado pela normalização da perfusão tecidual. Além do mais, a transfusão de concentrados de hemácias deve ser considerada nos casos em que o paciente apresente insuficiência coronária aguda. Nos casos em que o paciente é portador de insuficiência coronariana crônica, e que não esteja apresentando um quadro agudo, não há evidências na literatura que a transfusão seja benéfica e segura.[64]

4.3 TERAPIA DE SUPORTE AO PACIENTE COM SEPSE GRAVE/CHOQUE SÉPTICO

A utilização de suporte ventilatório é importante não somente quando há comprometimento pulmonar, mas também nas situações de hipoperfusão e estado de choque grave. A musculatura respiratória pode requerer uma grande parte do débito cardíaco para manter a demanda metabólica em virtude do esforço ventilatório, e essa situação pode acontecer em qualquer indivíduo, independente da presença de comorbidades. É notório que, nos pacientes com diminuição da reserva fisiológica, essa condição é exacerbada, sendo marcante a necessidade da instituição de ventilação mecânica invasiva, que leva ao repouso dos músculos respiratórios, com o objetivo de diminuir a demanda metabólica incrementada pela musculatura respiratória. Isso não é exclusivo apenas dos pacientes instáveis com comorbidades, mas também, quando essa demanda presente é uma necessidade desse suporte nos pacientes com reserva fisiológica adequada previamente a doença. A retirada do suporte ventilatório em pacientes cardiopatas com necessidade de suporte inotrópico deve ser realizada com a manutenção dos fármacos inotrópicos. A interação cardiopulmonar decorrente do uso de ventilação mecânica reduz o trabalho cardíaco e a da pós-carga do ventrículo esquerdo. Evita o hiperestiramento das fibras cardíacas em virtude do aumento da pós-carga do ventrículo direito. De um modo geral, pode-se dizer que a ventilação mecânica é um tipo de "balão de contrapulsação pulmonar" que auxilia no trabalho cardíaco.

A retirada do suporte inotrópico nos cardiopatas que apresentam diminuição da resposta inflamatória deve ser feita, valorizando principalmente parâmetros clínicos (frequência cardíaca, pressão arterial media, diurese) associados aos níveis de lactato e não supervalorizar os valores de SvcO$_2$. Em geral, os pacientes cardiopatas, quando estão compensados e fora de quadros agudizados apresentam valores de SVcO$_2$ menores que 70% pelo mecanismo adaptativo, em razão da redução da reserva fisiológica compensada com o uso de fármacos. Assim, não é

incomum, encontrar pacientes que estão com condições de alta da UTI, terem uma coleta de amostra de sangue venoso central, revelando SvcO$_2$ inferior a 70% com níveis de lactato normais, pressão de perfusão, volume urinário e frequência cardíaca adequados, e sofrerem intervenções para otimizar o valor da SvcO$_2$. Essa situação deve ser entendida como um paciente que está retornando para os valores basais, habituais, do dia a dia, sem apresentar doenças agudas.

Ainda não está claro o impacto sobre a mortalidade da associação de hidrocortisona em baixas doses nos pacientes com choque séptico. Os dois grandes estudos existentes apresentam resultados divergentes, entretanto o desenho e a população estudada nos respectivos estudos são diferentes. A sugestão da SSC é a administração de 200 mg de hidrocortisona em infusão contínua, e a suspensão deve ser realizada após 24 horas da suspensão do vasopressor de forma gradual.[6,53]

Não há uma referência de dose de vasopressor para iniciar a infusão de hidrocortisona. O que se sugere é que nos casos em que há a necessidade de titular doses de vasopressores sem estabilização do quadro, seja considerado com uma indicação do corticoide em baixa dose. É importante salientar que, somente nos casos de choque séptico, ou seja, necessidade de vasopressor após a adequação do *status* volêmico para garantir a pressão de perfusão, deve ser introduzida hidrocortisona em baixas doses. Nos casos em que o paciente faz uso crônico de corticoide a manutenção dele deve ser realizada nos casos de choque séptico e nos casos de sepse grave.

5   CONCLUSÃO

A depressão miocárdica induzida pela sepse é frequente e nem sempre é reconhecida clinicamente. Pode ser suspeitada quando há elevação dos níveis de troponina plasmática, necessidade de inotrópicos para adequar o fluxo as necessidades metabólicas, mesmo nos casos em que o valor absoluto do índice cardíaco se encontre em níveis elevados. Para sua confirmação o ecocardiograma é de suma importância. A disfunção ventricular pode estar presente em ambos os ventrículos, mas pode comprometer também isoladamente o ventrículo direito ou o esquerdo.

Deve-se suspeitar que um cardiopata apresente quadro de sepse grave, em situações que exista risco para tal, ou seja, presença de SIRS ou disfunção orgânica decorrente de foco infeccioso. O paciente deve ser ressuscitado com o mesmo objetivo da população em geral, ou seja, restabelecer a perfusão tecidual o mais precoce possível para evitar o desenvolvimento de novas disfunções orgânicas e agravamento das existentes, bem como proceder à coleta das hemoculturas e culturas pertinentes, estas últimas sempre que possível e que não ultrapasse os 45 minutos de tolerância. Deve ser seguido da administração de antimicrobianos de amplo espectro de acordo com o tipo e o foco primário de infecção.

REFERÊNCIAS BIBLIOGRÁFICAS

1. Bone RC, Balk RA, Cerra FB et al. Definitions for sepsis and organ failure and guidelines for the use of innovative therapies in sepsis. The ACCP/SCCM Consensus Conference Committee. American College of Chest Physicians/Society of Critical Care Medicine. Chest. 1992;101(6):1644-55.

2. Angus DC, Linde-Zwirble WT, Lidicker Jet al. Epidemiology of severe sepsis in the United States: analysis of incidence, outcome, and associated costs of care. Crit Care Med. 2001;29(7):1303-10.

3. Martin GS, Mannino DM, Eaton S, Moss M. The epidemiology of sepsis in the United States from 1979 through 2000. N Engl J Med. 2003;348(16):1546-54.

4. Silva E, Pedro MA, Sogayar AC et al. Brazilian Sepsis Epidemiological Study (BASES study). Crit Care. 2004;8(4):R251-60.

5. Beale R, Reinhart K, Brunkhorst FM et al. Promoting Global Research Excellence in Severe Sepsis (PROGRESS): Lessons from an International Sepsis Registry. Infection. 2009.

6. Dellinger RP, Levy MM, Rhodes A et al. Surviving sepsis campaign: international guidelines for management of severe sepsis and septic shock: 2012. Crit Care Med. 2013;41(2):580-637.

7. Levy MM, Dellinger RP, Townsend SR et al. The Surviving Sepsis Campaign: results of an international guideline-based performance improvement program targeting severe sepsis. Intensive Care Med. 2010;36(2):222-31.

8. Suarez D, Ferrer R, Artigas A et al. Cost-effectiveness of the Surviving Sepsis Campaign protocol for severe sepsis: a prospective nation-wide study in Spain. Intensive Care Med. 2011;37(3):444-52.

9. Assuncao MS, Teich V, Shiramizo SC et al. The cost-effectiveness ratio of a managed protocol for severe sepsis. J Crit Care. 2014;29(4):692 e1-6.

10. Noritomi DT, Ranzani OT, Monteiro MB et al. Implementation of a multifaceted sepsis education program in an emerging country setting: clinical outcomes and cost-effectiveness in a long-term follow-up study. Intensive Care Med. 2014;40(2):182-91.

11. Rivers E, Nguyen B, Havstad S et al. Early goal-directed therapy in the treatment of severe sepsis and septic shock. N Engl J Med. 2001;345(19):1368-77.

12. De Backer D, Biston P, Devriendt J, Madl C, Chochrad D, Aldecoa C, et al. Comparison of dopamine and norepinephrine in the treatment of shock. N Engl J Med. 2010;362(9):779-89.

13. Jansen TC, van Bommel J, Schoonderbeek FJ et al. Early lactate-guided therapy in intensive care unit patients: a multicenter, open-label, randomized controlled trial. Am J Respir Crit Care Med. 2010;182(6):752-61.

14. Jones AE, Shapiro NI, Trzeciak S et al. Lactate clearance vs central venous oxygen saturation as goals of early sepsis therapy: a randomized clinical trial. JAMA. 2010;303(8):739-46.

15. Landry DW, Oliver JA. The Pathogenesis of Vasodilatory Shock. N Engl J Med. 2001;345(8):588-95.

16. Ince C. The microcirculation is the motor of sepsis. Crit Care. 2005;9 Suppl 4:S13-9.

17. Rudiger A, Singer M. The heart in sepsis: from basic mechanisms to clinical management. Curr Vasc Pharmacol. 2013;11(2):187-95.

18. Fernandes D, Sordi R, Pacheco LK et al. Late, but not early, inhibition of soluble guanylate cyclase decreases mortality in a rat sepsis model. J Pharmacol Exp Ther. 2009;328(3):991-9.

19. Clowes GH Jr., Del Guercio LR. Circulatory response to trauma of surgical operations. Metabolism. 1960;9:67-81.

20. Vallet B, Chopin C, Curtis SE et al. Prognostic value of the dobutamine test in patients with sepsis syndrome and normal lactate values: a prospective, multicenter study. Crit Care Med. 1993;21(12):1868-75.

21. Rhodes A, Lamb FJ, Malagon I et al. A prospective study of the use of a dobutamine stress test to identify outcome in patients with sepsis, severe sepsis, or septic shock. Crit Care Med. 1999;27(11):2361-6.

22. Parker MM, McCarthy KE, Ognibene FP, Parrillo JE. Right ventricular dysfunction and dilatation, similar to left ventricular changes, characterize the cardiac depression of septic shock in humans. Chest. 1990;97(1):126-31.

23. Parker MM, Shelhamer JH, Bacharach SL et al. Profound but reversible myocardial depression in patients with septic shock. Ann Intern Med. 1984;100(4):483-90.

24. Parrillo JE. The cardiovascular pathophysiology of sepsis. Ann Rev Med. 1989;40:469-85.

25. Vieillard-Baron A, Cecconi M. Understanding cardiac failure in sepsis. Intensive Care Med. 2014.

26. Fernandes Junior CJ, Iervolino M, Neves RA et al. Interstitial myocarditis in sepsis. Am J Cardiol. 1994;74(9):958.

27. Court O, Kumar A, Parrillo JE. Clinical review: Myocardial depression in sepsis and septic shock. Critical Care. 2002;6(6):500-8.

28. Fernandes CJ Jr., Akamine N, Knobel E. Cardiac troponin: a new serum marker of myocardial injury in sepsis. Intensive Care Med. 1999;25(10):1165-8.

29. Freitas FG, Salomao R, Tereran N et al. The impact of duration of organ dysfunction on the outcome of patients with severe sepsis and septic shock. Clinics (Sao Paulo). 2008;63(4):483-8.

30. Turner A, Tsamitros M, Bellomo R. Myocardial cell injury in septic shock. Crit Care Med. 1999;27(9):1775-80.

31. Fernandes Júnior CJ, Knobel E. Alterações cardiocirculatórias na sepse. In: Knobel E, editor. Condutas em Terapia Intensiva Cardiológica. São Paulo: Atheneu; 2008. p. 491 - 7.

32. De Backer D, Scolletta S. Clinical management of the cardiovascular failure in sepsis. Curr Vasc Pharmacol. 2013;11(2):222-42.

33. Maclean LD, Spink WW, Visscher MB, Weil MH. Studies on the circulatory changes in the dog produced by endotoxin from gram-negative microorganisms. J Clin Invest. 1956;35(11):1191-8.

34. Charpentier J, Luyt CE, Fulla Y et al. Brain natriuretic peptide: A marker of myocardial dysfunction and prognosis during severe sepsis. Critical Care Medicine. 2004;32(3):660-5.

35. Post F, Weilemann LS, Messow C-M, Sinning C, Münzel T. B-type natriuretic peptide as a marker for sepsis-induced myocardial depression in intensive care patients. Crit Care Med. 2008;36(11):3030-7.

36. Dhainaut JF, Cariou AIL. Myocardial dysfunction in sepsis. Sepsis. 2000;4(2):89 - 97.

37. Tavernier B, Abi-Gerges NAM. Alteration of beta-adrenergic pathway in the septic heart. In: JL V, editor. Yearbook of Intensive Care and Emergency Medicine. Berlin: Springer-Verlag; 1999. p. 504 - 18.

38. Huang SJ, Nalos M, McLean AS. Is early ventricular dysfunction or dilatation associated with lower mortality rate in adult severe sepsis and septic shock? A meta-analysis. Crit Care. 2013;17(3):R96.

39. Vincent JL, Rhodes A, Perel A et al. Clinical review: Update on hemodynamic monitoring--a consensus of 16. Crit Care. 2011;15(4):229.

40. van Beest PA, Hofstra JJ, Schultz MJ et al. The incidence of low venous oxygen saturation on admission to the intensive care unit: a multi-center observational study in The Netherlands. Crit Care. 2008;12(2):R33.

41. Bouferrache K, Amiel JB, Chimot L et al. Initial resuscitation guided by the Surviving Sepsis Campaign recommendations and early echocardiographic assessment of hemodynamics in intensive care unit septic patients: a pilot study. Crit Care Med. 2012;40(10):2821-7.

42. Suffredini AF, Fromm RE, Parker MM et al. The cardiovascular response of normal humans to the administration of endotoxin. N. Engl. J. Med. 1989;321(5):280-7.

43. Landesberg G, Gilon D, Meroz Y et al. Diastolic dysfunction and mortality in severe sepsis and septic shock. Eur Heart J. 2012;33(7):895-903.

44. Bouhemad B, Nicolas-Robin A, Arbelot C et al. Isolated and reversible impairment of ventricular relaxation in patients with septic shock. Crit Care Med. 2008;36(3):766-74.

45. Brown SM, Pittman JE, Hirshberg EL et al. Diastolic dysfunction and mortality in early severe sepsis and septic shock: a prospective, observational echocardiography study. Critical Ultrasound Journal. 2012;4(1):8.

46. Vieillard Baron A, Schmitt JM, Beauchet A et al. Early preload adaptation in septic shock? A transesophageal echocardiographic study. Anesthesiology. 2001;94(3):400-6.

47. Poor HD, Ventetuolo CE. Pulmonary hypertension in the intensive care unit. Prog Cardiovasc Dis. 2012;55(2):187-98.

48. Simon MA. Assessment and treatment of right ventricular failure. Nat Rev Cardiol. 2013;10(4):204-18.

49. Costa Filho R, Assunção M, Fernandes H. The Importance of Evaluating Right and Left Ventricular Function in Acute Respiratory Distress Syndrome. Pulmão RJ. 2011;20(1):48 - 54.

50. Bouferrache K, Vieillard-Baron A. Acute respiratory distress syndrome, mechanical ventilation, and right ventricular function. Curr Opin Crit Care. 2011;17(1):30-5.

51. Landesberg G, Jaffe AS, Gilon D et al. Troponin elevation in severe sepsis and septic shock: the role of left ventricular diastolic dysfunction and right ventricular dilatation*. Crit Care Med. 2014;42(4):790-800.

52. Levy MM, Macias WL, Vincent JL et al. Early changes in organ function predict eventual survival in severe sepsis. Crit Care Med. 2005;33(10):2194-201.

53. Dellinger RP, Levy MM, Rhodes A et al. Surviving Sepsis Campaign: international guidelines for management of severe sepsis and septic shock, 2012. Intensive Care Med. 2013;39(2):165-228.

54. Nguyen HB, Corbett SW, Steele R et al. Implementation of a bundle of quality indicators for the early management of severe sepsis and septic shock is associated with decreased mortality. Crit Care Med. 2007;35(4):1105-12.

55. Mikkelsen ME, Miltiades AN, Gaieski DF et al. Serum lactate is associated with mortality in severe sepsis independent of organ failure and shock. Crit Care Med. 2009;37(5):1670-7.

56. Nguyen HB, Rivers EP, Knoblich BP et al. Early lactate clearance is associated with improved outcome in severe sepsis and septic shock*. Crit Care Med. 2004;32(8):1637-42.

57. Magder S. Fluid status and fluid responsiveness. Curr Opin Crit Care. 2010;16(4):289-96.

58. Pro CI, Yealy DM, Kellum JA et al. A randomized trial of protocol-based care for early septic shock. N Engl J Med. 2014;370(18):1683-93.

59. Investigators A, Group ACT, Peake SL et al. Goal-directed resuscitation for patients with early septic shock. N Engl J Med. 2014;371(16):1496-506.

60. Mouncey PR, Osborn TM, Power GS et al. Trial of early, goal-directed resuscitation for septic shock. N Engl J Med. 2015;372(14):1301-11.

61. Rivers EP, Nguyen B, Havstad S et al. Early goal-directed therapy in the treatment of severe sepsis and septic shock. N Engl J Med. 2001;345(19):1368-77.

62. Campaign SS. Surviving Sepsis Campaign - Updated Bundles in Response to New Evidence 2014. Disponível em: http://www.survivingsepsis.org/Bundles/Pages/default.aspx.

63. Wendon J. Critical care "normality": individualized versus protocolized care. Crit Care Med. 2010;38(10 Suppl):S590-9.

64. Hébert PC, Wells G, Blajchman MA et al. A multicenter, randomized, controlled clinical trial of transfusion requirements in critical care. Transfusion Requirements in Critical Care Investigators, Canadian Critical Care Trials Group. N Engl J Med. 1999;340(6):409-17.

EDEMA AGUDO DOS PULMÕES

100

Marcelo Park
Silvia Gelás Lage

1 INTRODUÇÃO

O edema agudo dos pulmões representa importante causa de insuficiência e/ou desconforto respiratório que motiva a procura das unidades de emergência ou terapia intensiva. É provocado pelo desequilíbrio das forças de Starling, em que pode ocorrer aumento da pressão hidrostática capilar e/ou aumento da permeabilidade dos capilares pulmonares. Considerando que a pressão hidrostática em nível capilar pulmonar aumenta, em grande parte, por disfunção do coração esquerdo, o edema pulmonar é classificado como cardiogênico ou não cardiogênico, sendo no primeiro caso a pressão hidrostática em nível capilar pulmonar marcadamente elevada.[1,2]

2 FISIOPATOLOGIA

2.1 DINÂMICA DOS FLUIDOS PULMONARES

O equilíbrio de fluidos nos capilares pulmonares obedece às forças de Starling. Assim, o líquido é mantido dentro dos vasos pela integridade da parede destes, pela presença do glicocálix e pela pressão oncótica.[2,3] A disfunção cardíaca causa elevação na pressão venosa pulmonar com consequente aumento na pressão hidrostática nos capilares pulmonares e aumento da ultrafiltração do intravascular para o interstício pulmonar.[4]

O interstício dos septos interalveolares tem pressão hidrostática menos negativa do que os espaços peribrônquicos decorrente da drenagem linfática ativa destes últimos e da ultraestrutura do esqueleto pulmonar. As forças de tração que resultam na expansão pulmonar e ventilação são aplicadas diretamente nos espaços peribrônquicos e, a partir destes, distribuída para os outros componentes da estrutura pulmonar. A resultante dessas forças leva ao fluxo unidirecional dos fluídos no interstício pulmonar dos septos interalveolares, onde é coletado o líquido ultrafiltrado dos capilares, para os espaços peribrônquicos onde este líquido é captado pelo sistema linfático e devolvido para a circulação venosa sistêmica.[5] O sistema linfático tem propriedades como o sistema valvar que permite apenas o fluxo unidirecional. As paredes dos capilares são fixadas por meio de fibras colágenas nos septos interalveolares, assim, durante a inspiração as paredes capilares são tracionadas em direções centrífugas originando pressão negativa no seu interior. Por outro lado, durante a expiração, com o relaxamento das paredes capilares, a pressão no seu interior torna-se positiva em virtude da retração elástica das paredes capilares e contração dos pericitos capilares. A variação de pressões durante o ciclo respiratório aplicado a um sistema canalicular linfático valvado gera um fluxo em direção ao sistema venoso.[2,6] Com esse mecanismo básico de drenagem de líquidos do terceiro espaço pulmonar, fica claro que quanto maior for a frequência respiratória e/ou a amplitude das inspirações maior será a drenagem linfática. Além disso, no interstício pulmonar existem terminações nervosas com sensibilidade química (quimiorreceptores) e mecânica (mecanorreceptores e proprioceptores). Os mecanorreceptores (entre eles, os receptores "J" ou justa-alveolares) conseguem perceber o aumento da pressão hidrostática e/ou aumento do fluxo de líquidos. Esse estímulo é conduzido pelas suas eferências que provocam aumento na descarga periódica do centro respiratório, resultando no aumento da frequência respiratória e provocando drenagem linfática maior pelo mecanismo já descrito. Dessa maneira, forma-se o principal mecanismo de defesa pulmonar contra o aumento de ultrafiltração capilar pulmonar. Esse mecanismo permite o aumento do ultrafiltrado de 20 mL até 200 mL de água do interstício por hora sem acúmulo, ou seja, sem edema, à custa apenas da elevação da frequência ou da amplitude respiratória. Nessa situação, o pulmão tolera um aumento de pressão hidrostática capilar de até 35 mmHg sem existir congestão grave.[2] Portanto, a taquipneia pode ser a tradução da elevação da pressão hidrostática pulmonar, associada ou não à sensação subjetiva de dispneia, ainda sem alterações ao exame físico do paciente.

Quando a ultrafiltração excede a drenagem de líquidos, os capilares linfáticos tornam-se completamente engurgitados, o ultrafiltrado excedente inicialmente acumula-se no interstício do pulmão nas regiões peribrônquicas (estágio I); depois, ocorre acúmulo nos septos interalveolares (estágio II); e, por último, parcial (estágio IIIa) ou totalmente (estágio IIIb), na luz alveolar (Figura 100.1). Quando esse processo torna-se crônico ou a instalação do edema é gradual, existe a adaptação dos mecanorreceptores podendo ocorrer edema pulmonar sem taquipneia ou queixa de dispneia marcante.[2]

O aumento da pressão hidrostática em capilares da parede brônquica também causa edema dessa parede, reduzindo sua luz. A mínima redução na luz dos brônquios leva ao aumento da resistência das vias aéreas proporcional à quarta potência da diminuição da luz, segundo a lei de Poiseulle. Portanto, a expressão clínica do edema agudo de pulmão se dá por desconforto respiratório com ou sem insuficiência resultante da soma de uma série de fatores:

- A inundação alveolar com consequente redução da complacência pulmonar.
- O edema da parede dos brônquios causado pelo aumento da pressão hidrostática vascular reduz a luz do órgão aumentando a sua resistência ao fluxo de ar. O edema de vias aéreas aumenta a reatividade da musculatura brônquica, podendo agravar a obstrução mecânica.
- A hipoxemia é causada pelo *shunt* pulmonar ocasionado pelo líquido acumulado no interstício, com consequente aumento da barreira alveolocapilar, levando à maior dificuldade para a hematose. As áreas de colapso alveolar são regiões de *shunt* verdadeiro onde existe passagem de sangue sem contato com a barreira alveolocapilar funcionante. A pressão parcial de oxigênio arterial baixa é capaz de estimular quimiorreceptores localizados na aorta e carótidas, aumentando a sensação de dispneia e o tônus simpático.[2,7-10]

2.2 MUSCULATURA RESPIRATÓRIA

A intensa atividade muscular respiratória pode elevar o fluxo sanguíneo de 4 ou 5% até 50% do débito cardíaco, privando o oxigênio destinado para tecidos essenciais, como o sistema nervoso central (SNC), podendo provocar variações no nível de consciência.[11]

A fadiga muscular intensa leva progressivamente à hipoventilação com hipoxemia, retenção de dióxido de carbono e acidose respiratória, culminando com a piora da função cardíaca e piora da congestão pulmonar. Fecha-se um círculo vicioso que culmina com a morte.[11,12]

2.3 EDEMA PULMONAR NÃO CARDIOGÊNICO

O edema pulmonar não cardiogênico, em geral, é causado por um processo inflamatório sistêmico infeccioso. Caracteriza-se por lesão epitelial,[13] endotelial,[14] do glicocálix[15] e da matrix pulmonar[14] que leva ao edema pulmonar com baixas pressões hidrostáticas em nível capilar, que pode estar associada à disfunção cardíaca, potencializando o edema pulmonar.[16-18]

2.4 EDEMA PULMONAR CARDIOGÊNICO

O aumento da pressão hidrostática nos capilares pode levar à quebra anatômica das paredes capilares, que eventualmente se associa à ativação inflamatória local e sistêmica persistentes. O comportamento clínico dessa situação pode ser similar a uma lesão pulmonar aguda com insuficiência respiratória hipoxêmica.[19,20-22] A expressão histopatológica da lesão pulmonar secundária ao edema agudo encontra-se nas Figuras 100.2 e 100.3.

3 ETIOLOGIA E CLASSIFICAÇÃO

Segundo a lei de Starling, o extravasamento de líquido para o terceiro espaço pulmonar pode ocorrer por vários fatores:

1. Aumento da pressão hidrostática de origem cardiogênica.
2. Aumento da pressão hidrostática de origem não cardiogênica, como a doença veno-oclusiva pulmonar.
3. Aumento na permeabilidade da membrana capilar em virtude de processos locais como pneumonias ou processos sistêmicos como pancretites, queimaduras, sepse ou síndrome de reação inflamatória sistêmica.
4. Redução na pressão hidrostática intersticial como nos rápidos e maciços esvaziamentos de derrames pleurais.
5. Redução na pressão oncótica sanguínea que, por si só, não é causa de edema pulmonar, mas pode ser importante fator coadjuvante.

6. Redução na drenagem linfática como ocorre na linfangite carcinomatosa, silicose e doença pulmonar obstrutiva crônica que também não é causa primária de edema pulmonar, mas fator colaborador.

O edema agudo de pulmão cardiogênico tem várias etiologias. As causas mais comuns de disfunção cardiogênica aguda são a isquemia coronariana e a emergência hipertensiva, outras mais raras são a insuficiência mitral aguda por rotura de cordoalha tendínea (como ocorre na degeneração mixomatosa, endocardite e degeneração senil) ou disfunção de musculatura papilar e insuficiência aórtica aguda que pode acontecer no trauma fechado ou na dissecção aguda de aorta.[23]

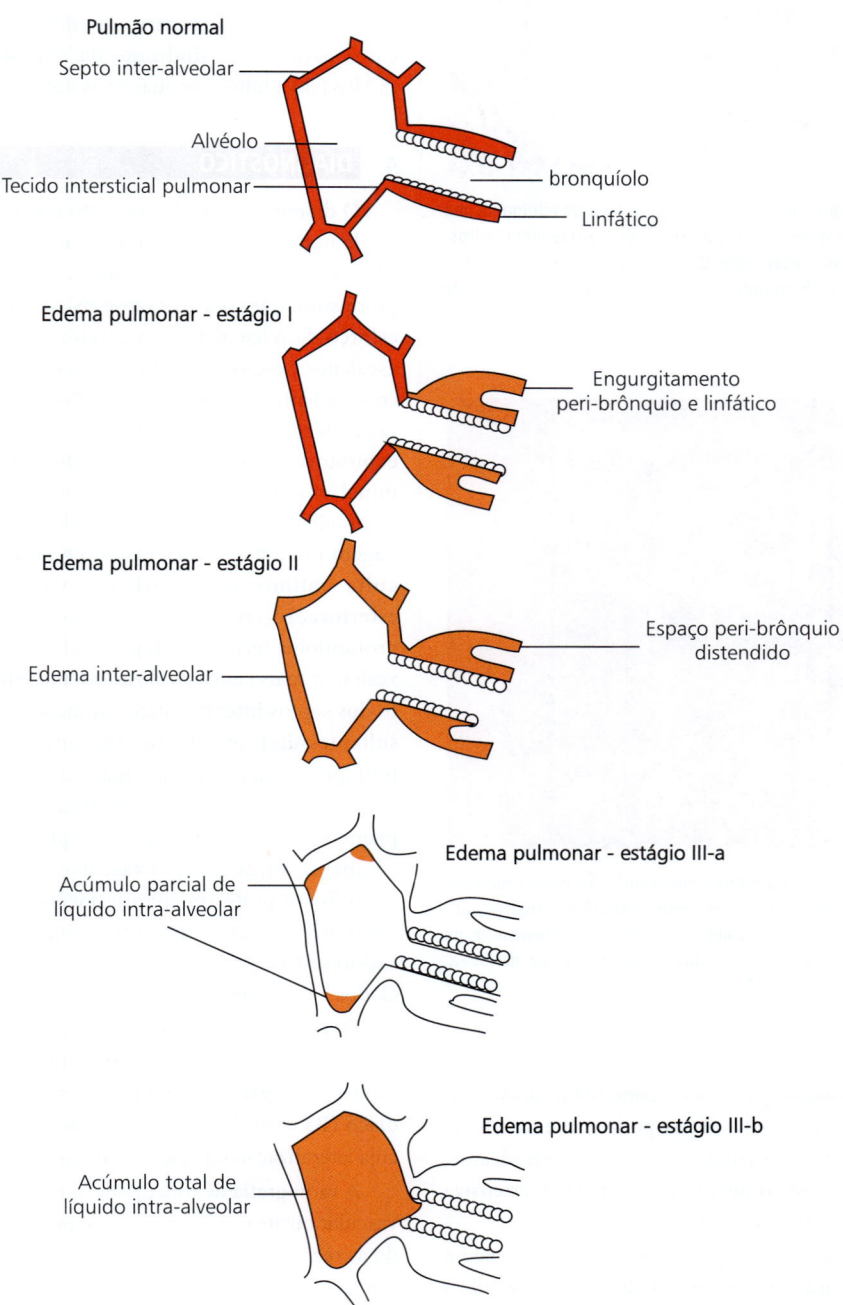

FIGURA 100.1 Fisiopatologia do edema agudo de pulmão. Estágios do acúmulo de ultrafiltrado no terceiro espaço pulmonar.

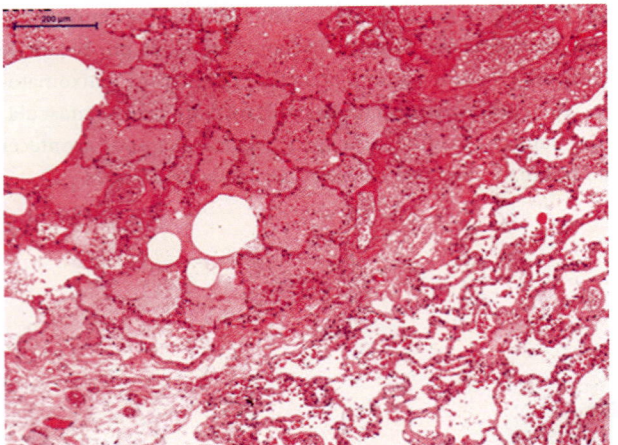

FIGURA 100.2 Fotomicrografia pulmonar mostrando área de edema (acima e à esquerda) com alvéolos preenchidos por conteúdo claro (edema hidrostático). Em contraste, áreas preservadas do pulmão (inferior e à direita). Fonte: Cortesia do Prof. Luiz Fernando Ferraz da Silva. Departamento de Patologia – FMUSP

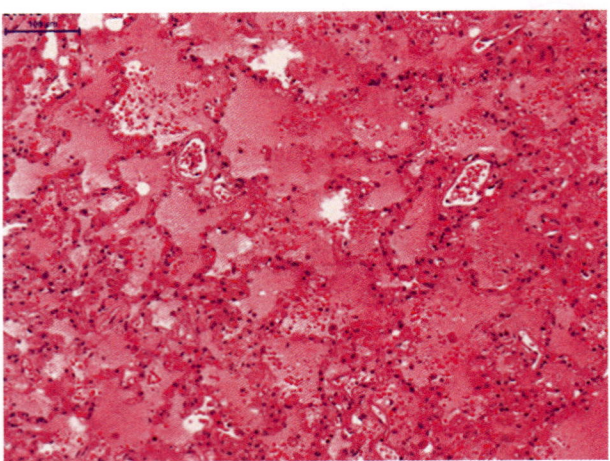

FIGURA 100.3 Fotomicrografia pulmonar mostrando área de preenchimento alveolar por conteúdo claro (edema hidrostático) e capilares congestos. Observam-se secundariamente algumas hemácias extravasadas na luz alveolar. Fonte: Cortesia do Prof. Luiz Fernando Ferraz da Silva. Departamento de Patologia – FMUSP

As cardiopatias crônicas que cursam com disfunção ventricular sistólica e diastólica e valvopatias podem causar edema pulmonar agudo quando associadas a um fator desencadeante, em geral arritmias, infecções, isquemia, emergência hipertensiva e uso incorreto de dieta e medicamentos.[23]

As emergências hipertensivas que se apresentam com edema pulmonar, em geral, caracterizam-se por disfunção diastólica aguda ou agudizada do ventrículo esquerdo, com a função de encurtamento preservada ou exacerbada.[24] Além disso, no edema agudo dos pulmões secundário à doença isquêmica, a insuficiência mitral associada ao período de isquemia parece ter papel importante.[25]

O edema pulmonar não cardiogênico é, em geral, causado por doenças sistêmicas ou pulmonares graves, que cursam, em geral, com a síndrome de reação inflamatória sistêmica ou sepse.[18] Além disso, o acúmulo de água no terceiro espaço pulmonar pode ter outras causas que não a hipertensão venocapilar como no edema pulmonar das grandes alturas, edema neurogênico, linfangites pulmonares, *overdose* de narcóticos, inalação de gases tóxicos e a síndrome da angústia respiratória aguda (SARA) do adulto com suas mais diversas etiologias.

4   DIAGNÓSTICO

O diagnóstico de desconforto respiratório por edema agudo de pulmão deve ser clínico e imediato para o pronto início da terapêutica.[23] O paciente queixa-se de dispneia de início ou piora súbita, tendo, ao exame físico, sinais representativos do esforço da musculatura inspiratória, como uso dos músculos escalenos e esternocleidomastóideos, tiragem de fúrcula, intercostal e batimento de asa nasal. Associam-se taquipneia e expiração forçada com a glote semifechada para obter pressão expiratória positiva e consequente uso da musculatura abdominal, em especial os músculos retos, com possível alternância de movimento toracoabdominal. Ruídos compatíveis com cornagem podem aparecer quando há expiração forçada. A ausculta pulmonar é variável. Comumente, encontra-se estertoração crepitante em razão do colapso de alvéolos e bronquíolos terminais. É possível encontrar ainda murmúrio vesicular mais rude devido ao edema intersticial e espessamento dos septos interalveolares. Roncos esparsos e sibilos são resultantes da transudação brônquica e do edema da mucosa brônquica e da hiper-reatividade da musculatura lisa, respectivamente. A ausculta também pode ser normal, pois em uma primeira fase do edema agudo de pulmão, a drenagem linfática compensa a transudação vascular, existindo apenas a taquipneia. Tosse pode ser manifestação de congestão pulmonar. Sinais de liberação adrenérgica como taquicardia, hipertensão, sudorese fria, palidez cutânea e ansiedade podem estar associados à dispneia.

Outros achados ajudam a esclarecer a etiologia e/ou o diagnóstico diferencial de edema pulmonar, como a presença de dor torácica compatível com insuficiência coronariana, galope cardíaco (B3 e/ou B4), sopros cardíacos e posição do *ictus cordis*, cuja lateralização representa aumento da área cardíaca.

A radiografia de tórax pode apresentar cefalização da trama vascular ou áreas de consolidação peri-hilares, em geral poupando as regiões periféricas (Figura 100.4). A tomografia computadorizada (TC) é complementar e confirma focos de consolidação e opacidade em vidro fosco peri-hilares (Figura 100.5). É característico o espessamento dos septos interlobulares (Figura 100.6).

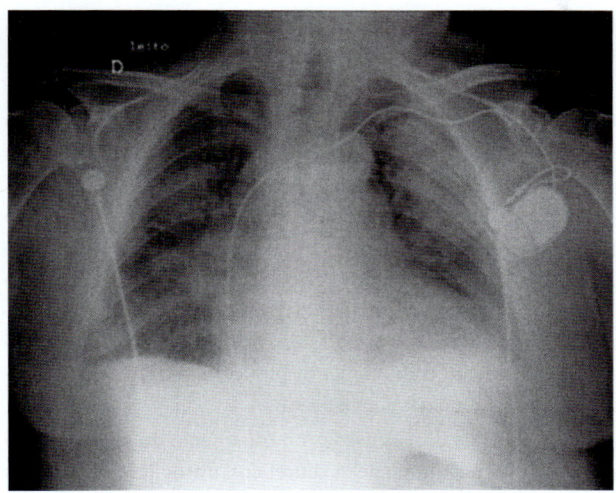

FIGURA 100.4 Radiografia de tórax (frente) apresentando áreas de consolidação pulmonar com distribuição peri-hilar ("asa de borboleta"). Observa-se aumento da área cardíaca e presença de marcapasso em paciente com revascularização miocárdica. Fonte: Cortesia do Dr. Fernando Kay. Instituto de Radiologia – HC-FMUSP.

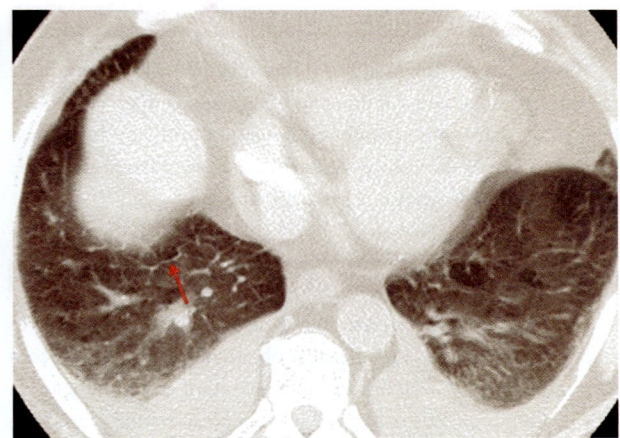

FIGURA 100.6 Tomografia computadorizada de tórax (imagem axial) septos interlobulares espessados (seta). Observa-se derrame pleural bilateral e opacidade em "vidro fosco". Fonte: Cortesia do Dr. Fernando Kay. Instituto de Radiologia – HC-FMUSP

O achado de infiltrado unilateral à direita pode ser associado à insuficiência mitral aguda.[26]

O eletrocardiograma deve ser realizado para corroborar o diagnóstico de isquemia aguda do coração, assim como a coleta seriada de marcadores biológicos de lesão miocárdica.[23]

A expressão clínica do edema pulmonar não cardiogênico é bem parecida com a do edema agudo cardiogênico. Algumas características auxiliam diferenciá-los conforme consta no Quadro 100.1.

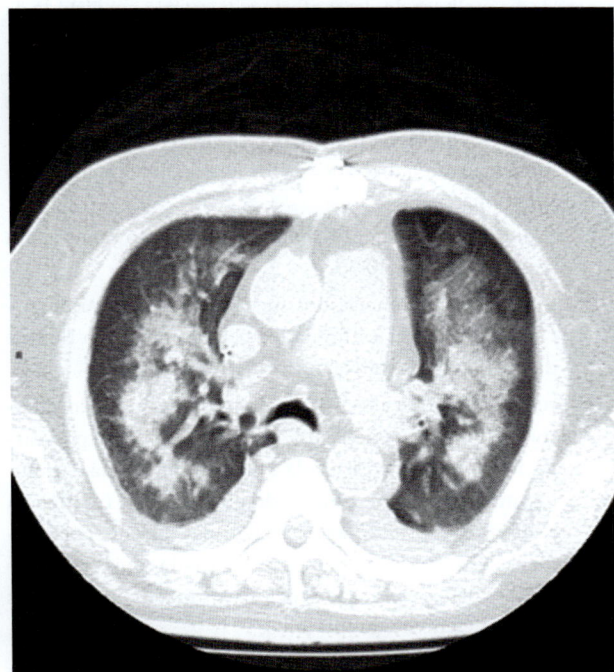

FIGURA 100.5 Tomografia computadorizada de tórax (imagem axial) apresentando focos de consolidação peri-hilar bilateral e opacidade em "vidro fosco". Fonte: Cortesia do Dr. Fernando Kay. Instituto de Radiologia – HC-FMUSP.

QUADRO 100.1 Diferenças de apresentação para o diagnóstico de edema agudo pulmonar cardiogênico e não cardiogênico

CARACTERÍSTICA	EDEMA CARDIOGÊNICO	EDEMA NÃO CARDIOGÊNICO
Função cardíaca	Disfunção sistólica ou diastólica	Hiperdinâmico
Febre	Em geral afebril	Pode estar febril
Início	Em geral, súbito	Em geral, progressivo
Pressão arterial	Pode estar hipertenso	Pode estar hipotenso
Estase jugular	Presente	Ausente
Ictus	Desviado	Tópico
Perfusão periférica	Pode ser lentificada	Pode ser normal
Pressão venosa central	Alta	Baixa

5   DIAGNÓSTICO DIFERENCIAL

Os principais diagnósticos diferenciais do edema agudo de pulmão cardiogênico são doenças que se apresentam com dispneia súbita, tais como tromboembolismo pulmonar, broncoespasmo, broncoaspiração e demais causas de edema agudo de pulmão não cardiogênico já mencionadas.

6   TRATAMENTO

O tratamento do edema agudo de pulmão consiste de três etapas sobrepostas. Na primeira, o objetivo é manter as funções respiratórias dentro de limites que permitam a manutenção da vida. Na segunda, busca-se a redução da pressão hidrostática capilar pulmonar e consequente redução do ultrafiltrado para o interstício pulmonar de forma farmacológica ou não. Por último, na terceira etapa, a meta é tratar a causa ou eliminar o fator causador do edema pulmonar.

O tratamento de suporte consiste basicamente em melhorar a oxigenação sanguínea e reduzir o trabalho respiratório do paciente. A oxigenação adequada do sangue visa o transporte necessário de O_2 aos tecidos com consequente metabolismo aeróbico e produção eficaz de energia. Evita-se, dessa forma, a produção final de lactato pela via glicolítica anaeróbica. A oxigenação pode ser implementada pelo aumento da fração de inspiração de oxigênio através de cateteres de oxigênio (fração inspiratória de oxigênio ou FiO_2 máxima = 40%), máscaras faciais (FiO_2 máxima = 60%), máscaras de Venturi (FiO_2 máxima = 50%), máscaras de alto fluxo com reservatório e válvula unidirecional para o fluxo (FiO_2 máxima = 98 a 100%) e, por último, a máscara com suporte não invasivo de ventilação, seja com pressão positiva contínua em vias aéreas (CPAP) ou com dois níveis de pressão, ambos com FiO_2 máxima = 100%.

Em pacientes com edema pulmonar não cardiogênico, a ventilação mecânica não invasiva deve ser usada com muita cautela.[27,28] Em geral, uma tentativa entre 30 e 60 minutos, apresentando os pacientes melhora de frequência respiratoria e oxigenação, marca aqueles que podem se beneficiar do uso contínuo da ventilação não invasiva.[29]

A redução do trabalho respiratório é uma medida que evita a fadiga da musculatura da caixa torácica, a retenção de CO_2 (consequentemente à acidose respiratória) e reduz a atividade metabólica anaeróbia da musculatura.[11,12] A redução do trabalho inspiratório pode ser feita com o auxílio pressórico inspiratório aplicado por um ventilador mecânico, tendo como interface com o paciente a intubação orotraqueal, máscara facial ou nasal.[30-32]

A redução de líquido do terceiro espaço pulmonar reduz o gradiente alveoloarterial com consequente melhora da oxigenação e aumenta a complacência pulmonar ao reduzir o número de alvéolos colabados, com desejável redução do trabalho respiratório. Esse objetivo é atingido reduzindo-se a pressão hidrostática de capilar pulmonar com o posicionamento correto do paciente, uso de diuréticos, vasodilatadores ou inotrópicos.[33-36]

A redução da pressão hidrostática em nível capilar pulmonar é associada a melhores desfechos também em pacientes com edema pulmonar não cardiogênico.[37]

O paciente deve ser posicionado sentado e, sempre que possível, com os membros inferiores pendentes, reduzindo, assim, o retorno venoso e a pressão hidrostática capilar pulmonar. Monitorização contínua dos batimentos cardíacos, pressão não invasiva automática, oximetria de pulso e obtenção de acesso venoso são medidas úteis e, portanto, recomendadas. O oxigênio deve ser oferecido com frações inspiratórias para manter a saturação periférica do gás acima de 90%.[35]

A 1ª linha de drogas usadas no tratamento do edema agudo de pulmão é constituída pelos diuréticos, nitroglicerina, nitratos e morfina. O uso de nitroglicerina de forma mais liberal do que os diuréticos é associada a melhores resultados como menor número de pacientes com infarto agudo do miocárdio (IAM) e menor necessidade de ventilação mecânica.[35]

O nitrato usado mais frequentemente é o dinitrato de isossorbida, na dose de 5 mg, administrado por via sublingual a cada 5 minutos, desde que a pressão arterial sistólica se mantenha acima de 90 mmHg. A furosemida na dose de 0,5 até 1 mg/kg por via intravenosa deve ser utilizada, e repetida se necessário em 30 minutos. Em casos de insuficiência renal conhecida, uma dose de furosemida até 200 mg pode ser utilizada. A resposta inicial esperada é a melhora do desconforto respiratório em virtude da venodilatação e, após 20 a 30 minutos, ocorrerá a diurese propriamente dita. Assim, se dentro de 20 minutos depois de aplicada a droga, não houver resposta de diurese ou do desconforto respiratório, o dobro da dose inicial é aplicada.[38]

A morfina é um fámaco de grande auxílio na terapêutica do edema pulmonar, pois:

1. promove venodilatação, reduzindo o retorno venoso para o coração em até 40%;
2. diminui as eferências dos mecanorreceptores intersticiais pulmonares estimulados pelo aumento do fluxo e da pressão hidrostática;
3. reduz a descarga adrenérgica do paciente, pelos dois motivos previamente descritos, reduzindo, assim, a pós-carga do coração. A dose usada é de 2 a 4 mg a cada 5 minutos monitorizando o nível de consciência, frequência respiratória, pressão arterial, náuseas e frequência cardíaca. A meperidina não deve ser usada, pois tem mais efeitos colaterais causados pelos seus metabólitos aliados a menor efeito hemodinâmico.[38]

Caso o paciente permaneça desconfortável apesar dessas medidas (pressão arterial sistólica > 100 mmHg), vasodilatadores venosos com infusão contínua são administrados. O nitroprussiato de sódio, na dose inicial de 0,2 até 10 µg/kg/min, é utilizado caso o paciente não tenha antecedente de coronariopatia, dor torácica ou alteração isquêmica ao eletrocardiograma. Em caso de coronariopatia associada, nitroglicerina endovenosa de 10 a 20 µg/min (máximo de 200 µg/min) é a medicação de escolha.[39]

Drogas inotrópicas como a dobutamina na dose de 2 a 20 µg/kg/min são ultilizadas quando há disfunção ventricular esquerda associada com quadro clínico refratário, má perfusão periférica ou hipotensão.

A hipoxemia refratária, a acidemia por acidose respiratória progressiva, o rebaixamento do nível de consciência e o aparecimento de sinais clínicos de fadiga da musculatura respiratória indicam a intubação orotraqueal com ventilação mecânica.[11] Nos doentes com IAM e desconforto respiratório moderado/importante, a intubação deve ser mais precoce, no sentido de reduzir o

consumo de oxigênio do coração e permitir intervenção hemodinâmica de forma mais segura.[32]

A ventilação mecânica aplicada com intubação traqueal aumenta a sobrevida de pacientes com insuficiência e/ou desconforto respiratório grave. Contudo, pode causar complicações como infecção pulmonar e o barotrauma, além do aumento da permanência e da elevação dos custos hospitalares. O tratamento da insuficiência respiratória moderada e grave com a ventilação mecânica não invasiva em dois níveis de pressão e o CPAP vem ganhando espaço recentemente. O CPAP reduz a necessidade de intubação traqueal em 30 a 35% dos casos[32,40-42] e proporciona melhora funcional respiratória precoce em resposta à medicação habitual,[43,44] entretanto não existe comprovação da redução de

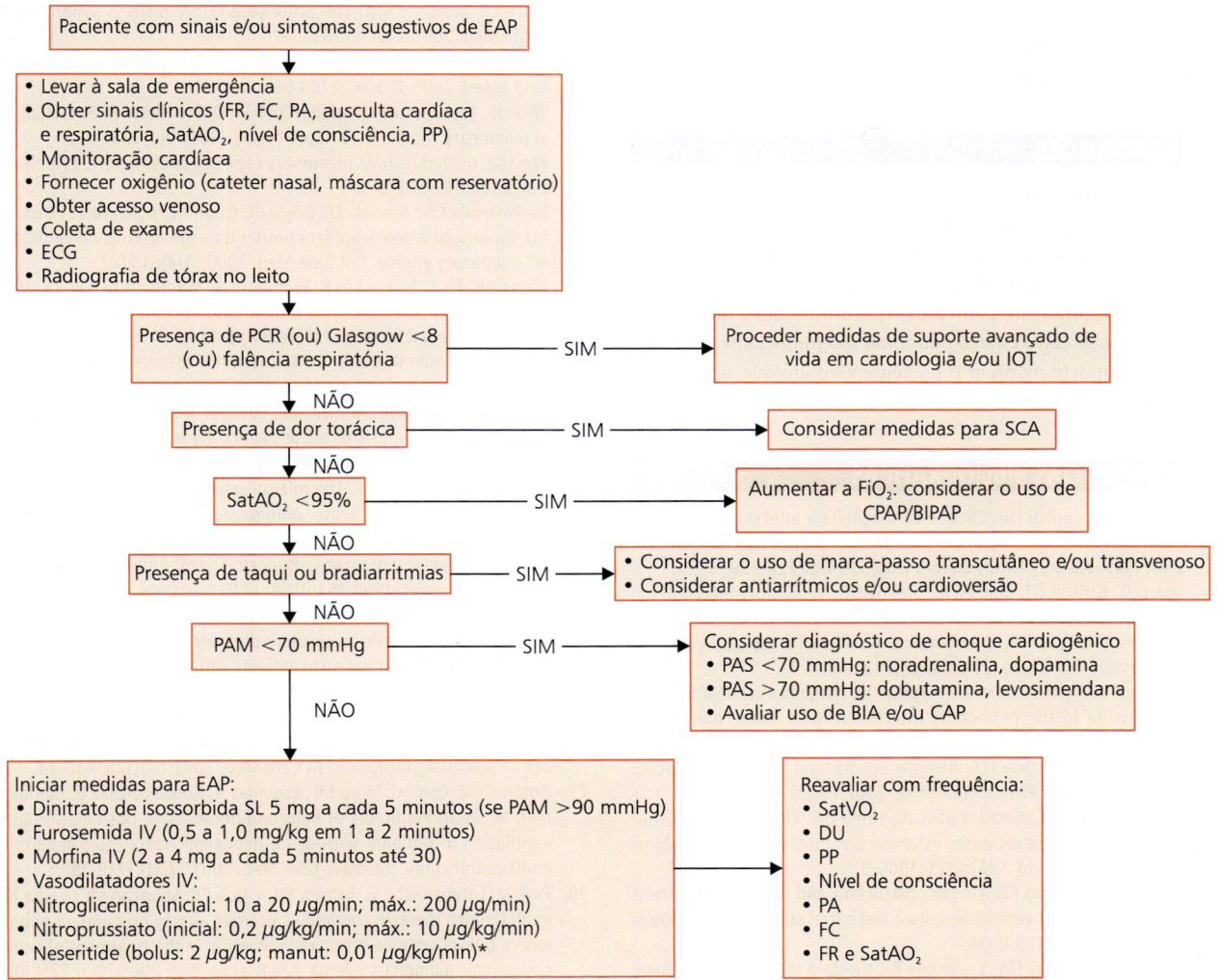

FIGURA 100.7 Algoritmo prático no tratamento do edema agudo de pulmão (EAP).[51] FR: frequência respiratória; FC: frequência cardíaca; PA: pressão arterial; SatAO2: saturação arterial de oxigênio; T: temperatura; PP: perfusão periférica; ECG: eletrocardiograma; PCR: parada cardiorrespiratória ; EOT: entubação orotraqueal; SCA: síndrome coronariana aguda; FiO2: fração inspirada de oxigênio; CVES: cardioversão elétrica sincronizada; PAM: pressão arterial média; PAS: pressão arterial sistólica; BIAO: balão intra-aórtico; CAP: cateter de artéria pulmonar; DU: débito urinário; SatVO2: saturação venosa de oxigênio; IV: intravenoso.

mortalidade com o seu uso.[41] Apesar de suas vantagens, como a fácil aplicabilidade, a redução no custo e as poucas complicações, as formas não invasivas de aplicação de pressão em vias aéreas não as isolam, sendo por isso consideradas formas secundárias de suporte. O CPAP e a ventilação não invasiva em dois níveis de pressão podem ser aplicados através de máscara nasal ou facial, com resultado clínico similar.[45-47] Também não há preferência específica entre CPAP e dois níveis de pressão em pacientes com hipercapnia ou insuficiência coronariana.[48,49]

A pressão positiva intratorácica reduz o retorno venoso e a pressão transmural em parede de ventrículo esquerdo, reduzindo a pré-carga e a pós-carga respectivamente.[40,50] O apoio pressórico inspiratório diminui o consumo de oxigênio da musculatura respiratória que, em condições de estresse, pode representar 40 a 50% do débito cardíaco (normal 5%) e, dessa forma, dimiui o trabalho cardíaco.[43,44]

O algoritmo prático resume os principais passos da conduta no edema agudo de pulmão (Figura 100.7).

7 CONCLUSÕES

O edema agudo pulmonar é uma síndrome que se manifesta com hipoxemia e/ou desconforto respiratório, em que o reconhecimento da causa é importante. Seu controle depende da correção da hipoxemia e do desconforto respiratório; paralelamente ao suporte respiratório, as medidas que diminuam a quantidade de líquido no terceiro espaço pulmonar são importantes. O tratamento de suporte mantém o paciente vivo até que se corrija a causa do edema pulmonar.

REFERÊNCIAS BIBLIOGRÁFICAS

1. Hochman JS, Ingbar DH. Choque cardiogênico e edema agudo de pulmão. In: Loscalzo J. Pneumologia e Medicina Intensiva de Harrison. 2.ed. Porto Alegre: AMGH Editora Ltda, 2014, p. 224-229.
2. Sharp JT, Griffith GT, Bunnell IL, Greene DG. Ventilatory mechanics in pulmonary edema in man. J Clin Invest. 1958;37(1):111-7.
3. Matthay MA, Ware LB, Zimmerman GA. The acute respiratory distress syndrome. J Clin Invest. 2012;122(8):2731-40.
4. Guyton AC, Taylor AE, Drake RE, Parker JC. Dynamics of subatmospheric pressure in the pulmonary interstitial fluid. Ciba FoundSymp. 1976(38):77-100.
5. Berthiaume Y, Matthay MA. Alveolar edema fluid clearance and acute lung injury. Respir Physiol Neurobiol. 2007;159(3):350-9.
6. Allen SJ, Drake RE, Katz J, Gabel JC, Laine GA. Elevation of superior vena caval pressure increases extravascular lung water after endotoxemia. J Appl Physiol. 1987;62(3):1006-9.
7. Snashall PD, Chung KF. Airway obstruction and bronchial hyperresponsiveness in left ventricular failure and mitral stenosis. Am Rev Respir Dis. 1991;144(4):945-56.
8. Domino KB, Cheney FW, Eisenstein BL, Hlastala MP. Effect of regional alveolar hypoxia on gas exchange in pulmonary edema. Am Rev Respir Dis. 1992;145(2 Pt 1):340-7.
9. Lockhart A, Dinh-Xuan AT, Regnard J, Cabanes L, Matran R. Effect of airway blood flow on airflow. Am Rev Respir Dis. 1992;146(5 Pt 2):S19-23.
10. Jones JG, Lemen R, Graf PD. Changes in airway calibre following pulmonary venous congestion. Br J Anaesth. 1978;50(8):743-52.
11. Aubier M, Trippenbach T, Roussos C. Respiratory muscle fatigue during cardiogenic shock. JApplPhysiol. 1981;51(2):499-508.
12. Kontoyannis DA, Nanas JN, Kontoyannis SA, Stamatelopoulos SF, Moulopoulos SD. Mechanical ventilation in conjunction with the intra-aortic balloon pump improves the outcome of patients in profound cardiogenic shock. Intensive Care Med. 1999;25(8):835-8.
13. Muscedere JG, Mullen JB, Gan K, Slutsky AS. Tidal ventilation at low airway pressures can augment lung injury. Am J Respir Crit Care Med. 1994;149(5):1327-34.
14. Suki B, Hubmayr R. Epithelial and endothelial damage induced by mechanical ventilation modes. Curr Opin Crit Care. 2014;20(1):17-24.
15. Singleton PA, Lennon FE. Acute Lung Injury Regulation by Hyaluronan. J Allergy Ther. 2011;Suppl 4.
16. Ware LB, Matthay MA. Alveolar fluid clearance is impaired in the majority of patients with acute lung injury and the acute respiratory distress syndrome. Am J Respir Crit Care Med. 2001;163(6):1376-83.
17. Ware LB, Matthay MA. The acute respiratory distress syndrome. N Engl J Med. 2000;342(18):1334-49.
18. Ware LB, Matthay MA. Clinical practice. Acute pulmonary edema. N Engl J Med. 2005;353(26):2788-96.
19. West JB, Tsukimoto K, Mathieu-Costello O, Prediletto R. Stress failure in pulmonary capillaries. J Appl Physiol. 1991;70(4):1731-42.
20. West JB. Invited review: pulmonary capillary stress failure. J ApplPhysiol. 2000;89(6):2483-9.
21. De Pasquale CG, Arnolda LF, Doyle IR, Grant RL, Aylward PE, Bersten AD. Prolonged alveolocapillary barrier damage after acute cardiogenic pulmonary edema. Crit Care Med. 2003;31(4):1060-7.
22. Elliott AR, Fu Z, Tsukimoto K, Prediletto R, Mathieu-Costello O, West JB. Short-term reversibility of ultrastructural changes in pulmonary capillaries caused by stress failure. J Appl Physiol. 1992;73(3):1150-8.
23. Edoute Y, Roguin A, Behar D, Reisner SA. Prospective evaluation of pulmonary edema. Crit Care Med. 2000;28(2):330-5.
24. Gandhi SK, Powers JC, Nomeir AM, Fowle K, Kitzman DW, Rankin KM, et al. The pathogenesis of acute pulmonary edema associated with hypertension. N Engl J Med. 2001;344(1):17-22.
25. Pierard LA, Lancellotti P. The role of ischemic mitral regurgitation in the pathogenesis of acute pulmonary edema. N Engl J Med. 2004;351(16):1627-34.
26. Brander L, Kloeter U, Henzen C, Briner V, Stulz P. Right-sided pulmonary oedema. Lancet. 1999;354(9188):1440.
27. Antonelli M, Conti G, Rocco M, Bufi M, De Blasi RA, Vivino G, et al. A comparison of noninvasive positive-pressure ventilation and conventional mechanical ventilation in patients with acute respiratory failure. N Engl J Med. 1998;339(7):429-35.
28. Ferrer M, Esquinas A, Leon M, Gonzalez G, Alarcon A, Torres A. Noninvasive ventilation in severe hypoxemic respiratory failure: a randomized clinical trial. AmJRespirCrit Care Med. 2003;168(12):1438-44.
29. Antonelli M, Conti G, Moro ML, Esquinas A, Gonzalez-Diaz G, Confalonieri M, et al. Predictors of failure of noninvasive positive pressure ventilation in patients with acute hypoxemic respiratory failure: a multi-center study. Intensive Care Med. 2001;27(11):1718-28.
30. Park M, Lorenzi-Filho G, Feltrim MI, Viecili PR, Sangean MC, Volpe M, et al. Oxygen therapy, continuous positive airway pressure, or noninvasive bilevel positive pressure ventilation in the treatment of acute cardiogenic pulmonary edema. Arq Bras Cardiol. 2001;76(3):221-30.
31. Park M, Lorenzi-Filho G. Noninvasive mechanical ventilation in the treatment of acute cardiogenic pulmonary edema. Clinics. 2006;61(3):247-52.
32. Park M, Sangean MC, Volpe MS, Feltrim MI, Nozawa E, Leite PF, et al. Randomized, prospective trial of oxygen, continuous positive airway

pressure, and bilevel positive airway pressure by face mask in acute cardiogenic pulmonary edema. Crit Care Med. 2004;32(12):2407-15.

33. Cotter G, Moshkovitz Y, Milovanov O, Salah A, Blatt A, Krakover R, et al. Acute heart failure: a novel approach to its pathogenesis and treatment. Eur J Heart Fail. 2002;4(3):227-34.

34. Sharon A, Shpirer I, Kaluski E, Moshkovitz Y, Milovanov O, Polak R, et al. High-dose intravenous isosorbide-dinitrate is safer and better than Bi-PAP ventilation combined with conventional treatment for severe pulmonary edema. J Am Coll Cardiol. 2000;36(3):832-7.

35. Cotter G, Metzkor E, Kaluski E, Faigenberg Z, Miller R, Simovitz A, et al. Randomised trial of high-dose isosorbide dinitrate plus low-dose furosemide versus high-dose furosemide plus low-dose isosorbide dinitrate in severe pulmonary oedema. Lancet. 1998;351(9100):389-93.

36. Cotter G, Vered Z, Shpirer I. Support ventilation versus conventional oxygen. Lancet. 2001;357(9262):1125-6.

37. Wiedemann HP, Wheeler AP, Bernard GR, Thompson BT, Hayden D, deBoisblanc B, et al. Comparison of two fluid-management strategies in acute lung injury. N Engl J Med. 2006;354(24):2564-75.

38. Webb AR. Management of acute heart failure. Minerva Anestesiol. 2002;68(4):196-200.

39. Capomolla S, Febo O, Opasich C, Guazzotti G, Caporotondi A, La Rovere MT, et al. Chronic infusion of dobutamine and nitroprusside in patients with end-stage heart failure awaiting heart transplantation: safety and clinical outcome. Eur J Heart Fail. 2001;3(5):601-10.

40. Mehta S, Liu PP, Fitzgerald FS, Allidina YK, Douglas BT. Effects of continuous positive airway pressure on cardiac volumes in patients with ischemic and dilated cardiomyopathy. AmJ Respir Crit Care Med. 2000;161(1):128-34.

41. Gray A, Goodacre S, Newby DE, Masson M, Sampson F, Nicholl J. Noninvasive ventilation in acute cardiogenic pulmonary edema. N Engl J Med. 2008;359(2):142-51.

42. Nava S, Carbone G, DiBattista N, Bellone A, Baiardi P, Cosentini R, et al. Noninvasive ventilation in cardiogenic pulmonary edema: a multicenter randomized trial. AmJ Respir Crit Care Med. 2003;168(12):1432-7.

43. Lenique F, Habis M, Lofaso F, Dubois-Rande JL, Harf A, Brochard L. Ventilatory and hemodynamic effects of continuous positive airway pressure in left heart failure. Am J Respir Crit Care Med. 1997;155(2):500-5.

44. Chadda K, Annane D, Hart N, Gajdos P, Raphael JC, Lofaso F. Cardiac and respiratory effects of continuous positive airway pressure and noninvasive ventilation in acute cardiac pulmonary edema. Crit Care Med. 2002;30(11):2457-61.

45. Ho KM, Wong K. A comparison of continuous and bi-level positive airway pressure non-invasive ventilation in patients with acute cardiogenic pulmonary oedema: a meta-analysis. Crit Care. 2006;10(2):R49.

46. Liesching T, Nelson DL, Cormier KL, Sucov A, Short K, Warburton R, et al. Randomized trial of bilevel versus continuous positive airway pressure for acute pulmonary edema. J Emerg Med. 2014;46(1):130-40

47. Li H, Hu C, Xia J, Li X, Wei H, Zeng X, et al. A comparison of bilevel and continuous positive airway pressure noninvasive ventilation in acute cardiogenic pulmonary edema. Am J Emerg Med. 2013;31(9):1322-7.

48. Bellone A, Monari A, Cortellaro F, Vettorello M, Arlati S, Coen D. Myocardial infarction rate in acute pulmonary edema: noninvasive pressure support ventilation versus continuous positive airway pressure. Crit Care Med. 2004;32(9):1860-5.

49. Bellone A, Vettorello M, Monari A, Cortellaro F, Coen D. Noninvasive pressure support ventilation vs. continuous positive airway pressure in acute hypercapnic pulmonary edema. Intensive Care Med. 2005;31(6):807-11.

50. Buda AJ, Pinsky MR, Ingels NB, Daughters GT, Stinson EB, Alderman EL. Effect of intrathoracic pressure on left ventricular performance. N Engl J Med. 1979;301(9):453-9.

51. Soeiro AM, Serrano Jr CV. Edema agudo de pulmão. http://www.medicinanet.com.br/conteudos/revisoes/3694/edema_agudo_de_pulmao.htm (Última revisão: 15/09/2010). Acessado em: 10/12/2014

CHOQUE CARDIOGÊNICO 101

Felipe Lourenço Fernandes
Pedro Felipe Gomes Nicz
Filomena Regina Barbosa Gomes Galas
Ludhmila Abrahão Hajjar

1 INTRODUÇÃO

O choque cardiogênico é uma condição clínica de alta letalidade resultante de condição cardíaca patológica que resulta em redução importante do débito cardíaco (DC), desproporcional à demanda tecidual. Essa situação gera um ciclo de ativação inflamatória, isquemia e disfunção miocárdica progressiva, que, caso não seja revertida, ocasionará disfunções orgânicas múltiplas. A principal etiologia do choque cardiogênico é o infarto agudo do miocárdio, com mortalidade hospitalar maior que 50%.[1,2] Apesar do avanço tecnológico e do conhecimento adquirido nas últimas décadas, até o momento não foi observada redução significativa na mortalidade, de tal forma que algumas intervenções consagradas, como o balão intra-aórtico (BIA) e os inotrópicos, passaram a ser questionadas em estudos recentes. Ainda é necessária maior compreensão dos mecanismos fisiopatológicos do choque cardiogênico, juntamente com avanços na terapia farmacológica e no uso de dispositivos de assistência ventricular para que melhores resultados sejam atingidos nos próximos anos.

2 EPIDEMIOLOGIA

2.1 ETIOLOGIA

O choque cardiogênico pode se originar de condições que levem à disfunção ventricular esquerda, à disfunção ventricular direita, à regurgitação valvar aguda e à rotura da parede ventricular. Outras condições relacionadas ao coração podem cursar com choque, porém com mecanismo obstrutivo, como obstruções valvares, embolia pulmonar e tamponamento cardíaco.

Dentre as causas associadas à disfunção ventricular esquerda, a principal é a síndrome coronariana aguda (SCA), principalmente quando se apresenta como infarto agudo do miocárdio com supradesnivelamento de segmento ST (IAMCSST). Outras formas menos comuns podem causar disfunção ventricular esquerda, como miocardites agudas, cardiomiopatia de Tako-Tsubo, contusão miocárdica, fase final de cardiomiopatia crônica (doença de Chagas, amiloidose e hemocromatose, entre outras), além da disfunção miocárdica associada à sepse.

A disfunção ventricular direita, menos comum, pode ser encontrada no infarto de ventrículo direito (VD), condição relacionada à obstrução da artéria coronária direita, apresentando sinais de má perfusão tecidual, frequentemente associados a sinais e sintomas congestivos sistêmicos mais importantes que os pulmonares. Outra condição que pode se apresentar com falência de VD é a fase final de progressão de uma hipertensão pulmonar.

Choque cardiogênico relacionado a regurgitações valvares pode ocorrer em condições como insuficiência mitral isquêmica, rotura de músculo papilar, degeneração mixomatosa da válvula

---

QUADRO 101.1 Etiologia do choque cardiogênico

1. Falência ventricular esquerda
   a. Síndrome coronariana aguda
   b. Miocardite aguda
   c. Tako-Tsubo
   d. Contusão cardíaca
   e. Cardiomiopatia terminal (Chagas, amiloidose)
   f. Síndrome pós-cardiotomia
   g. Depressão miocárdica da sepse
   h. Miocardite periparto

2. Falência ventricular direita
   a. Infarto de ventrículo direito
   b. Estágio final de hipertensão pulmonar

3. Insuficiência valvar aguda
   a. Isquêmica
   b. Ruptura de músculo papilar
   c. Degeneração mixomatosa com ruptura de cordoalha
   d. Endocardite infecciosa
   e. Trauma
   f. Dissecção de aorta

4. Ruptura ventricular
   a. Ruptura de parede livre
   b. Ruptura de septo interventricular

Adaptado de Cooper HA e Panza JA.[3]

---

mitral com rotura de cordoalha, dissecção aórtica acometendo o plano valvar e lesões traumáticas. Conforme citado anteriormente, outra causa rara de choque cardiogênico é a rotura ventricular, que pode ocorrer na parede septal, gerando comunicação interventricular (CIV), ou na parede livre, geralmente com apresentação ainda mais dramática, com derrame pericárdico e tamponamento cardíaco. Conforme descrito no Quadro 101.1 e na Figura 101.1,[3] pode-se ver as principais etiologias de choque cardiogênico.

2.1 INCIDÊNCIA

Conforme citado, a principal causa de choque cardiogênico é o infarto agudo do miocárdio, complicando aproximadamente 5 a 8% dos IAMCSST[2,4] e 2,5% dos infartos sem supradesnivelamento do segmento ST (IAMSSST).[5] Após décadas de estabilidade, a incidência de choque cardiogênico pós-infarto finalmente foi reduzida com o aumento da taxa de reperfusão precoce nas síndromes coronarianas agudas. Vale ressaltar que mais de 70% dos choques cardiogênicos pós-infarto ocorrem após a admissão hospitalar. Entretanto, é importante notar que, após o choque cardiogênico estar estabelecido, não houve diminuição da mortalidade no decorrer das últimas décadas, conforme visualizado na Figura 101.2.

3 | FATORES DE RISCO

Deve-se sempre lembrar que, no contexto de IAMCSST, o tempo até a terapia de reperfusão é fator crucial para evitar o desenvolvimento de choque cardiogênico. Outros fatores de risco relacionados ao choque cardiogênico são: idade, infarto anterior, hipertensão, diabetes melito, doença em múltiplos vasos coronarianos, angina ou infarto prévio, diagnóstico prévio de insuficiência cardíaca, IAMCSST e bloqueio de ramo esquerdo. Maior frequência cardíaca e menor pressão arterial na admissão também foram encontradas mais frequentemente em pacientes que desenvolveram choque cardiogênico.

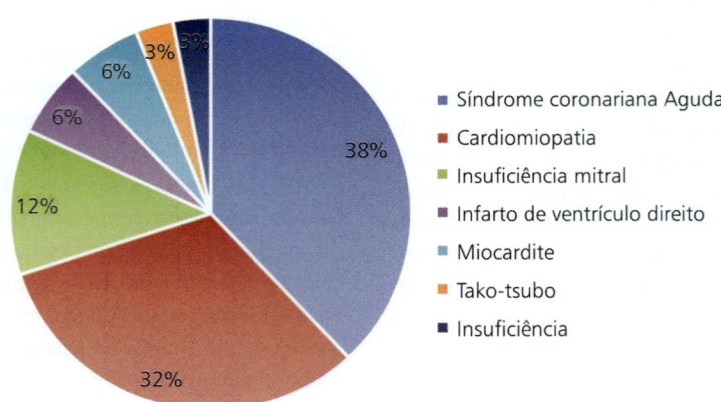

- ■ Síndrome coronariana Aguda
- ■ Cardiomiopatia
- ■ Insuficiência mitral
- ■ Infarto de ventrículo direito
- ■ Miocardite
- ■ Tako-tsubo
- ■ Insuficiência

FIGURA 101.1 Etiologia de choque cardiogênico em paciente admitidos na UTI do Medstar Washington Hospital em 2012.[3]

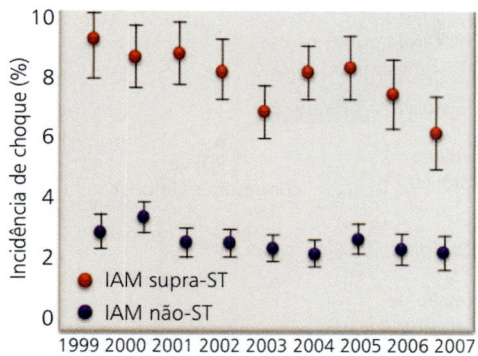 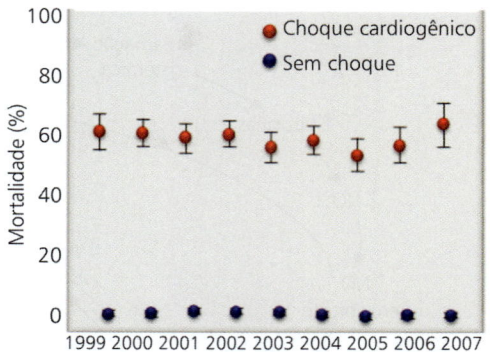

FIGURA 101.2 Incidência de choque cardiogênico pós-síndrome coronariana aguda e mortalidade por choque cardiogênico secundário a IAM com supra-desnivelamento de ST e sem supradesnivelamento de ST. Fonte: Gráficos adaptados do Global Registry for Acute Coronary Events (GRACE).[2]

4 FISIOPATOLOGIA

As primeiras investigações, no início do século XX, sobre a fisiopatologia do choque cardiogênico concluíram que as alterações encontradas nesses pacientes eram provavelmente as mesmas alterações da insuficiência cardíaca aguda, porém em maiores proporções.[6] Alguns autores, naquela época, já consideravam que outros mecanismos, além da falha da bomba cardíaca, poderiam contribuir para o estado de choque. Com o passar dos anos, essa interação entre mecanismos locais e sistêmicos, mecânicos e bioquímicos, tornou-se mais clara.

O choque cardiogênico é uma condição de disfunção permanente ou temporária de todo o sistema circulatório. O mecanismo inicial, geralmente, é a falha do ventrículo esquerdo em desempenhar a sua função, gerando subsequentes mecanismos compensatórios que contribuem para o desenvolvimento e a manutenção do colapso circulatório.

A situação do coração como órgão que pode se beneficiar de pressão arterial mais baixa, por redução da pós-carga e também poder sofrer nessa condição, à custa de menor perfusão coronariana, gera situações em que alterações hemodinâmicas podem ser ao mesmo tempo benéficas e danosas ao sistema circulatório. Alterações metabólicas ocorrem no miocárdio e na região do infarto.[7] Mecanismos compensatórios, como a liberação de catecolaminas secundária ao estado de má perfusão tecidual, são responsáveis por aumento na contratilidade miocárdica e no fluxo sanguíneo periférico, por mecanismo de vasoconstrição arteriolar, porém estão associados com maior consumo miocárdico de oxigênio, assim como efeitos proarrítmicos e miotóxicos. Ocorre também elevação nos níveis de vasopressina e angiotensina II, melhorando a perfusão periférica, assim como a ativação da cascata neuro-hormonal, gerando retenção hidrossalina e contribuindo para melhor perfusão periférica. Estes últimos mecanismos, por outro lado, levam a aumento da pós-carga e do edema pulmonar, piorando o desempenho do VE e a troca gasosa pulmonar, podendo levar a hipoxemia tecidual (Figura 101.3).

O mecanismo compensatório de elevação da resistência vascular sistêmica (RVS) não é completamente efetivo para a reversão do quadro de choque cardiogênico, mesmo com o uso de vasopressores.[9] Em estudo que avaliou pacientes em choque cardiogênico, encontravam-se sob suspeita de sepse 18% dos pacientes, dos quais 74% apresentaram culturas positivas. A RVS foi menor nesse grupo de pacientes, e a menor RVS precedeu o diagnóstico clínico de infecção, assim como a positivação das culturas, em dias.[9] Esses achados são compatíveis com a observação de que o IAM pode causar a síndrome da resposta inflamatória sistêmica (SIRS) e sugere que a inadequada perfusão do trato gastrointestinal pode favorecer o processo de translocação bacteriana e sepse.

A SIRS é mais comum com o prolongamento do choque,[10] apesar de níveis aumentados de interleucina 6 (IL-6) e fator de necrose tumoral alfa (TNF-α) estarem presentes na admissão hospitalar de pacientes que se apresentam com IAM sem alterações hemodinâmicas e depois desenvolvem choque cardiogênico.[11] Níveis de citocinas aumentam importantemente, 24 a 72 horas após o IAM, e sabe-se que IL-6 e TNF-α possuem efeito depressor no miocárdio. O TNF-α também pode gerar disfunção endotelial, piorando ainda mais a perfusão periférica.[12] Fatores circulantes que contribuem para a SIRS em choque cardiogênico também foram descritos, como complemento, procalcitonina, neopterina, proteína C reativa e outros. Apesar da expectativa, o estudo de fase 2 desenhado com medicação que promoveria inibição do complemento (pexelizumab) não reduziu a incidência de choque cardiogênico nem a mortalidade pós-infarto.[13,14] O IAM cursa com expressão aumentada de NOS, levando a um excesso de NO que pode causar vasodilatação, depressão miocárdica e interferência na ação de catecolaminas, podendo favorecer a SIRS. Apesar dos resultados em pequenos estudos e de os inibidores da NO sintase apresentarem melhora hemodinâmica, o uso de N^G-monometil-L-arginina não demonstrou benefício clínico em grandes estudos multicêntricos.[15] Efeitos dessa substância aumentando o nível pressórico, apesar do uso de drogas vasoativas, sugerem que o excesso de NO contribui para a hipotensão nesses pacientes.[16]

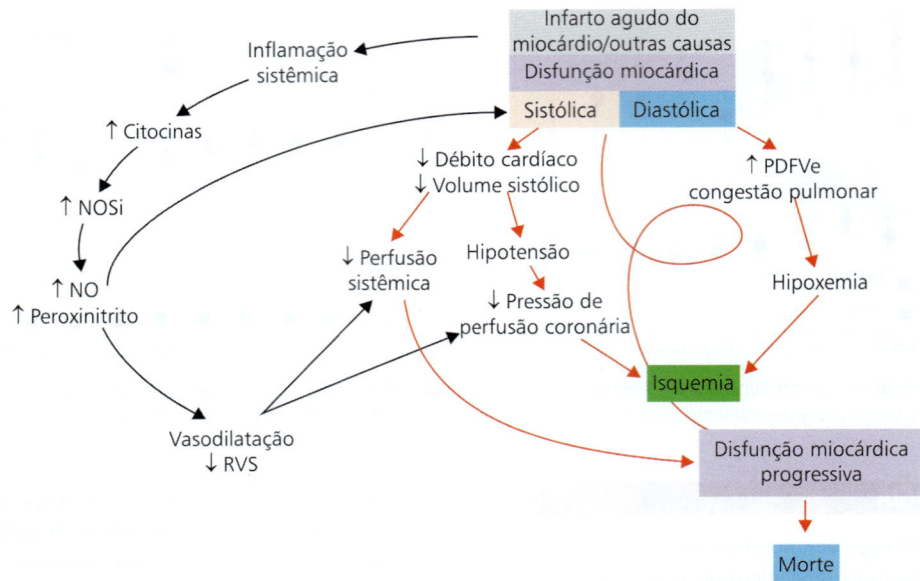

FIGURA 101.3 Conceito atual da fisiopatologia do choque cardiogênico. A lesão miocárdica leva à disfunção sistólica e diastólica. A queda do débito cardíaco leva à diminuição da perfusão sistêmica e coronariana. Isso faz com que a isquemia seja exacerbada e leve à morte celular de zonas de penumbra isquêmica. Esse quadro ativa reflexos de vasoconstrição, piorando o quadro inicial. A inflamação sistêmica limita o poder de vasoconstrição sistêmica. Enquanto isso, a revascularização tenta levar à melhora desse mecanismo, entretanto não foi possível a demonstração de aumento do débito cardíaco e da fração de ejeção depois de estar instalado esse mecanismo. Modificada de Reynolds HR e Hochman JS.[8] Fonte: Modificada de Reynolds HR e Hochman JS.[8]

Drogas inotrópicas e vasopressoras podem contribuir para melhor perfusão tecidual e aumento do débito cardíaco de maneira temporária, porém não interrompem esse ciclo vicioso. Outras medidas de suporte que serão detalhadas adiante contribuem para a estabilização clínica e para o tratamento dessa condição. A reperfusão coronariana no contexto de isquemia miocárdica aguda interrompe esse ciclo, e pode diminuir a taxa de mortalidade desses pacientes.

Dessa forma, compreendendo melhor a complexa fisiopatologia do choque cardiogênico, entende-se por que alguns pacientes com disfunção sistólica importante (avaliados por fração de ejeção de ventrículo esquerdo — FEVE) não desenvolvem choque cardiogênico e por que outros, com disfunção apenas moderada, evoluem com choque.

Comparando dados dos estudos que avaliaram FEVE em população de pacientes com choque cardiogênico, como o Shock Trial,[17] com estudos em pacientes estáveis, com insuficiência cardíaca crônica ou em pós-infarto, não há diferença significativa, tanto na média de FEVE como na distribuição dessa variável, conforme avaliado por Ramanathan e colaboradores.[18] Esse fato também é observado quando compara-se a FEVE na fase aguda do infarto em pacientes com choque cardiogênico e nos sobreviventes, após duas semanas, em uma situação clínica diferente. Nesse mesmo trabalho, pequeno aumento no volume diastólico final do VE (variação de 15 mL) foi encontrado na reavaliação em duas semanas.[19] Apesar dos dados citados, em

paciente com choque cardiogênico a FEVE possui valor prognóstico.[20] Deve-se lembrar que, em situações de insuficiência mitral importante aguda, o paciente evoluiu com choque cardiogênico e FEVE preservada.[21]

A disfunção ventricular direita primária como causa de choque cardiogênico é condição rara, presente em apenas 5% dos casos de IAM complicados com choque cardiogênico.[22] A falência ventricular direita pode reduzir o enchimento ventricular esquerdo por dois mecanismos. O primeiro deles é ocasionado diretamente pela redução do débito cardíaco do ventrículo direito (VD), reduzindo assim o enchimento ventricular esquerdo. O segundo mecanismo é causado pelo aumento importante da pressão diastólica final do VD secundário à falência ventricular direita, causando desvio do septo interventricular em direção à cavidade ventricular esquerda, restringindo o seu enchimento (interdependência ventricular). Essa alteração da geometria ventricular também prejudica a função ventricular esquerda.[23] O tratamento clássico do choque de VD é focado em infusão de volume para garantir pressões de enchimento ventricular direita adequadas para manter o débito cardíaco e o enchimento ventricular direito. Contudo, pacientes com choque de VD geralmente apresentam pressão diastólica final de VD muito elevada, frequentemente acima de 20 mmHg.[22] O uso de inotrópicos é indicado logo que a pressão diastólica final de VD estiver otimizada, sendo que pressão diastólica final entre 10 e 15 mmHg foi associada a melhor débito cardíaco que pressões menores e maiores, sempre considerando possíveis variações individuais.[24] Outra substância útil no tratamento do choque de VD é o óxido nítrico (NO), usado para reduzir a resistência vascular pulmonar, melhorando o desempenho do VD em algumas condições. A mortalidade dessa condição é semelhante à do choque de VE, assim como o benefício da terapia de reperfusão pós-infarto.[22]

No contexto de IAM de ventrículo direito, aproximadamente 75% dos pacientes desenvolvem choque cardiogênico após a admissão hospitalar.[4,25,26] Algumas classes de medicamentos são tradicionalmente administradas na fase inicial do IAM visando tanto ao controle dos sintomas quanto à melhor evolução clínica, porém algumas delas podem desencadear piora hemodinâmica, levando ao choque cardiogênico. O uso de betabloqueadores, medicamentos com efeito cronotrópico e inotrópico negativo, em algumas situações de risco, como idosos, hipotensão, taquicardia, bradicardia ou sinais de descompensação de IC, está associado com o desenvolvimento de choque cardiogênico, principalmente quando usados por via intravenosa. Morfina e nitrato são classicamente contraindicados em condições de falência de VD, devido ao efeito venodilatador, podendo reduzir as pressões de enchimento ventricular direito. De forma contrária, a hipervolemia nessa situação pode precipitar o choque cardiogênico pelo já citado mecanismo de interdependência ventricular. O uso de inibidores da ECA e nitrato, em algumas circunstâncias, também pode contribuir para a má perfusão tecidual por redução da RVS e hipotensão. Durante a fase inicial do infarto, uma alteração precoce é a redução da complacência ventricular, que pode cursar com aumento das pressões de enchimento ventricular esquerdo, congestão pulmonar e consequente redistribuição do conteúdo intravascular. O uso de diuréticos nessa condição pode reduzir ainda mais o conteúdo intravascular, podendo contribuir para o comprometimento hemodinâmico. Além disso, algumas terapias, como betabloqueadores, diuréticos, vasodilatadores e até mesmo expansão volêmica, podem levar à deterioração de um choque parcialmente compensado, conforme demonstrado pela Figura 101.4.

5 FATORES PROGNÓSTICOS E ESTRATIFICAÇÃO DE RISCO

As medidas do CAP fornecem informações prognósticas em pacientes com IAM. O critério de Forrester avalia congestão pulmonar (PCP > 18 mmHg) e hipoperfusão sistêmica (IC < 2,2 L/min/m^2), classificando os pacientes em quatro grupos.[27] O grupo de pacientes que apresenta tanto congestão como hipoperfusão apresenta mortalidade intra-hospitalar em torno de 50%. A mortalidade dos outros grupos encontra-se no Quadro 101.2, porém deve-s lembrar que o estudo foi realizado na década de 1970 com o tratamento oferecido na época.

A classificação mais utilizada para pacientes que se apresentam com IAM e sinais e sintomas de IC foi desenvolvida por Killip e Kimball, em 1967.[28] Essa classificação também divide os pacientes na admissão hospitalar em quatro grupos (ver o Quadro 101.3), a mortalidade aumenta duas vezes entre cada grupo, progressivamente, até o grupo de maior mortalidade.[29,30] Essa classificação também foi capaz de distinguir risco em pacientes com síndrome coronariana sem supradesnivelamento de segmento ST (SCASST).[31]

Muitos escores de risco estão disponíveis para predizer eventos em pacientes que necessitam de cuidados intensivos, porém nenhum deles foi desenvolvido especificamente para a população de pacientes admitidos por choque cardiogênico. Apesar disso, muitos desses escores são rotineiramente extrapolados para o uso nessa condição. Destes, o APACHE II (Acute Physiology and Chronic Health disease Classification System II), escore amplamente utilizado em unidades de terapia intensiva, foi estudado em mais de 6.000 pacientes que se apresentaram com IAM na Espanha, com aumento em 16% na mortalidade para cada aumento de uma unidade no escore.[32] Assim como o APACHE II, o SOFA *score* (Sequencial Organ Failure Assesment), desenvolvido para avaliar o risco de pacientes com disfunções orgânicas secundárias à sepse, também foi testado em população de pacientes admitidos por IAM, em estudo retrospectivo, em que cada aumento unitário no SOFA *score* foi associado a aumento em 1,3 vez na mortalidade.[33]

6 DIAGNÓSTICO E ABORDAGEM

O paciente em choque cardiogênico deve ser avaliado de maneira rápida e completa. Durante a abordagem inicial desse paciente, a história clínica deverá ser objetiva e direcionada, visando obter a maior quantidade de informações, sem que isso atrase o início das medidas de suporte e tratamento. O reconhecimento precoce e a instituição de suporte hemodinâmico são cruciais para prevenir a progressão da disfunção dos órgãos-alvo. Desse modo, o tratamento de pacientes em choque cardiogênico deverá ser realizado simultaneamente à abordagem inicial. Assim que for identificada a causa do choque, a mesma deverá ser corrigida imediatamente. Revascularização precoce nas síndromes coronarianas agudas e tromboembolismo pulmonar, correção da hipovolemia nos casos de sangramento maciço, administração de antibiótico para descompensações infecciosas e controle das arritmias são medidas que devem ser tomadas o mais rápido possível.[34] Além do exame físico em busca de sinais e sintomas de gravidade, alguns exames complementares são essenciais para a correta conduta terapêutica a ser tomada.

Sinais clínicos de gravidade devem ser observados de maneira ativa. Pressão de pulso proporcional (pressão arterial sistólica – pressão arterial diastólica/pressão arterial sistólica) menor que 25% sugere IC < 2,2 com sensibilidade de 91% e especificidade de 83%.[35] Além disso, pulso pedioso não palpável, diminuição do débito urinário e confusão mental são alguns dos sinais que denotam gravidade e indicam baixa perfusão tecidual.

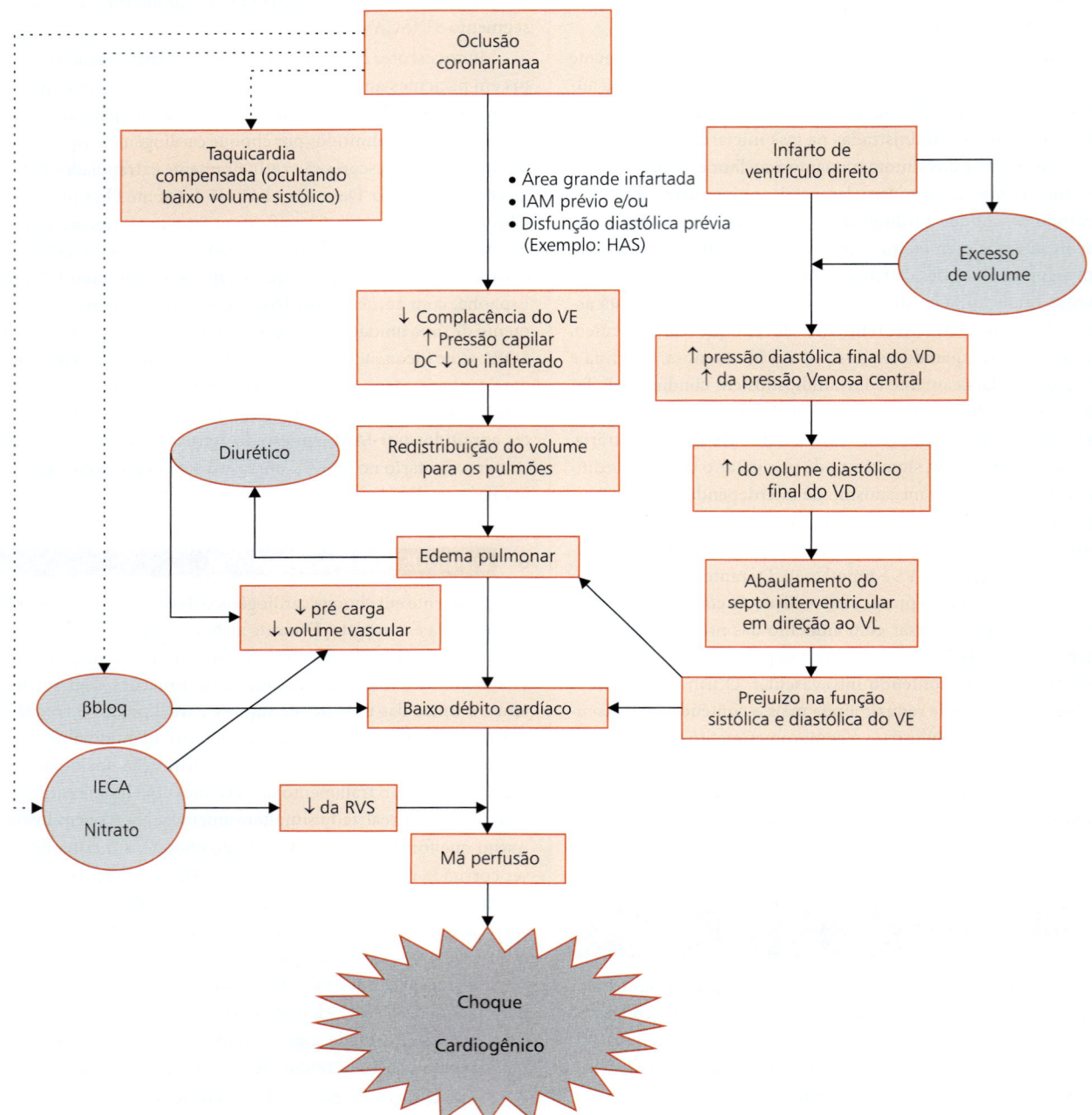

FIGURA 101.4 Evolução do choque cardiogênico e potencial interferência medicamentosa. Edema agudo de pulmão é um estado de redistribuição do volume intravascular para o extracelular, principalmente no pulmão. Quando a estabilidade hemodinâmica ainda é tênue, a diminuição do volume plasmático por diurético em pacientes sem cardiopatia pode induzir o estado de choque. Taquicardia pode ser o mecanismo compensatório para o baixo volume sistólico. Tratamento com betabloqueadores pode diminuir a frequência cardíaca e, consequentemente, o débito cardíaco e levar a choque franco. A descompensação também pode ser desencadeada com o uso de IECA ou nitrato em pacientes que estão vasoconstritos, ainda em fase compensada. Expansão volumétrica pode ser deletéria quando usada em excesso ou quando as pressões de enchimento do ventrículo direito já estiverem aumentadas, levando a abaulamento do septo interventricular e à piora da função do ventrículo esquerdo.

QUADRO 101.2 Mortalidade pela classificação de Forrester		
	PRESSÃO CAPILAR (MMHG)	
	< 18	> 18
Índice cardíaco > 2,2	3%	9%
Índice cardíaco ≤ 2,2	23%	51%
Adaptado de Forrester JR e Diamond GA.[27]		

QUADRO 101.3 Classificação de Killip		
CLASSE	**DEFINIÇÃO**	**MORTALIDADE**
I	Sem insuficiência cardíaca	6%
II	Presença de B3 ou estertores basais	17%
III	Edema pulmonar	30-40%
IV	Choque cardiogênico	60-80%
Adaptado de Killip T e Kimball JT.[28]		

A avaliação da volemia à beira-leito também é de suma importância. A pressão venosa jugular (PVJ), quando aumentada, geralmente reflete pressão de enchimento ventricular aumentada. O refluxo hepatojugular, quando maior que 4 cm de aumento na PVJ por mais que 15 s, possui sensibilidade de 73% e especificidade de 87% para PVC > 8 mmHg e sensibilidade e especificidade de 55% e 83%, respectivamente, para POAP > 15. A presença de B3 é associada com maior risco de hospitalização e óbito por falência cardíaca.[36] Estertores pulmonares, presença de derrame pleural, hepatomegalia, ascite, icterícia e edema periférico são outros sinais que sugerem pressões de enchimento ventricular aumentada, porém possuem especificidade muito menor, podendo estar relacionados a outras condições patológicas não cardíacas. Outras alterações também devem ser avaliadas, como a presença de B4 (disfunção diastólica), sopros (p. ex., insuficiência mitral aguda) e ritmo respiratório.

6.1 EXAMES COMPLEMENTARES

Em paciente com instabilidade hemodinâmica e suspeita de choque cardiogênico, o eletrocardiograma (ECG) deve ser o primeiro exame a ser realizado imediatamente após a avaliação clínica inicial, inclusive com derivações direitas (V3R e V4R) e posteriores (V7 e V8). O eletrocardiograma pode confirmar a presença de taquiarritmias e bradiarritmias que podem levar a rápida deterioração da hemodinâmica, além de diagnosticar quadros isquêmicos levando ao choque atual. Esse exame deve ser realizado o mais rapidamente possível e com o paciente na sala de emergência.

A avaliação inicial do paciente com choque também envolve a realização de ecocardiograma transtorácico (ECO-TT) à beira-leito. O paciente em choque cardiogênico não pode perder tempo para ser transportado para outro setor do hospital e, muitas vezes, pode apresentar instabilidade hemodinâmica que contraindique o seu transporte. Achados ecocardiográficos, como fração de ejeção deprimida do ventrículo direito, esquerdo ou de ambos, volume sistólico diminuído e pressões de enchimento ventricular favorecem o diagnóstico de choque cardiogênico.[8]

O ecocardiograma também pode trazer informações, como disfunção segmentar ventricular, sugerindo isquemia como fator etiológico da disfunção cardíaca, além de poder avaliar a presença de complicações mecânicas pós-infarto agudo do miocárdio, como por exemplo, comunicação interventricular, rotura de parede livre ventricular, insuficiências valvares agudas. Além disso, o ecocardiograma é capaz de sugerir outras etiologias do choque cardiogênico, como tamponamento cardíaco, alterações valvares, disfunção de ventrículo direito secundário a tromboembolismo pulmonar (TEP), dissecção de aorta ascendente, além de alterações mecânicas. A avaliação da fração de ejeção pelo ecocardiograma também tem papel prognóstico: quanto menor a fração de ejeção, pior o prognóstico.[20]

Devido à gravidade do choque cardiogênico, nem sempre a avaliação pelo ecocardiograma transtorácico é adequada, por causa de ventilação mecânica, janela inadequada e obesidade, entre outras. Quando o paciente apresentar janela ecocardiográfica ruim, deverá ser realizado ecocardiograma transesofágico (ECO-TE). O ECO-TE permite melhor avaliação das valvas cardíacas e de complicações mecânicas, como ruptura de septo interventricular.

A realização de radiografia de tórax é imperativa nos pacientes com choque de qualquer etiologia. Por meio dela pode ser avaliado o grau de congestão pulmonar, presença de derrame pleural e pericárdico, tamanho das câmaras cardíacas, além de outras causas de choque, como tamponamento cardíaco e pneumotórax. A radiografia de tórax também é útil para pesquisa de foco pulmonar como fator descompensador da insuficiência cardíaca.

Além desses exames, a realização de exames laboratoriais é essencial e deve incluir hemograma completo, eletrólitos, ureia, creatinina, coagulograma e pesquisa de marcadores de necrose miocárdica. Pacientes com doença cardíaca crônica descompensada podem se apresentar com hiponatremia importante, sendo este um sinal de mau prognóstico.

Outro importante marcador diagnóstico e prognóstico para paciente em choque é o lactato arterial. Além de o valor absoluto inicial aumentado demonstrar perfusão periférica deficitária, denotando gravidade do paciente, o seu *clearance* nas primeiras 48 h está diretamente ligado à sobrevida desses pacientes. Essa população deve receber suporte hemodinâmico o mais rápido possível porque, caso contrário, sua condição clínica pode se deteriorar rapidamente.[37]

A solicitação de peptídeo natriurético cerebral (BNP), além de auxiliar no diagnóstico, tem papel prognóstico, sendo que, quanto maior o valor do BNP, pior o prognóstico. Além disso, o BNP pode servir como parâmetro de acompanhamento ao longo da internação como indicador de boa resposta ao tratamento instituído. A coleta de saturação venosa central também auxilia no diagnóstico de choque, sendo que valor abaixo de 65% pode sugerir que a etiologia do choque seja cardíaca.

Por último, a coronariografia (CATE) deve ser realizada em pacientes com choque cardiogênico que tiverem suspeita de síndrome coronariana aguda (SCA) e naqueles sabidamente coronariopatas nos quais seja possível intervenção percutânea. Pelo CATE é possível diagnosticar a causa do choque cardiogênico e tratá-lo. Essa medida foi um dos últimos grandes avanços para a mudança da mortalidade em pacientes com síndrome coronariana aguda.

6.2 AVALIAÇÃO HEMODINÂMICA

Pacientes que não responderam às medidas clínicas iniciais ou os que ainda tenham dúvida diagnóstica podem ser submetidos a avaliação hemodinâmica invasiva pela passagem de um cateter de artéria pulmonar (Swan-Ganz) para confirmar o diagnóstico e guiar a terapêutica do choque cardiogênico de maneira mais adequada, assim como indicar a necessidade de terapia mecânica cardíaca mais agressiva. O cateter de artéria pulmonar é um instrumento muito utilizado, capaz de realizar medidas diretas de pressão venosa central e artéria pulmonar, e estimar a pressão do átrio esquerdo pela pressão capilar pulmonar (pressão de oclusão de artéria pulmonar/*wedge*). A medida do débito cardíaco é realizada por termodiluição (contínua ou intermitente), possibilitando o cálculo da resistência vascular pulmonar e sistêmica.

O primeiro cateter de artéria pulmonar (CAP) foi desenvolvido em 1945 e foi utilizado para o diagnóstico de cardiopatias congênitas.[38] Em 1970, foi desenvolvido o CAP na forma que se conhece hoje, com um balão na ponta,[39] permitindo a mensuração da pressão capilar pulmonar, de tal forma que na época o cateter foi amplamente difundido e seu uso popularizado. O entusiasmo inicial foi progressivamente enfraquecido com o surgimento de evidências de que o uso rotineiro do cateter em diversos grupos de pacientes pode ser injustificável e potencialmente prejudicial.[40-43] O uso rotineiro de CAP em pacientes com descompensação de insuficiência cardíaca foi estudado no *Evaluation study of congestive heart failure and pulmonary artery catheterization effectiveness: the ESCAPE trial*.[44] O estudo não demonstrou diferenças significativas entre o grupo tratado com CAP e o grupo em que o cateter não foi utilizado; além disso, o grupo tratado com o auxílio do CAP apresentou maior número de eventos adversos, em grande parte impulsionados por complicações relacionadas ao cateter, como infecções e outras.[19] Cabe lembrar que os pacientes do estudo não se encontravam necessariamente em choque cardiogênico. O índice cardíaco médio foi 1,9 L/min/m^2, e o estudo excluiu os pacientes que estavam em uso de inotrópicos.[19] Resultados semelhantes foram encontrados

em estudos que avaliaram pacientes em pós-infarto. Em um grande estudo no contexto da síndrome coronariana aguda, o CAP foi utilizado em aproximadamente 3% dos pacientes, com maior frequência no grupo que utilizou mais recursos e no grupo com mais instabilidade hemodinâmica. O uso do cateter foi associado com maior número de eventos adversos, incluindo aumento em seis vezes na mortalidade em 30 dias. Quando avaliado apenas o grupo de pacientes em choque cardiogênico, o uso de CAP não influenciou na mortalidade. Apesar de levantar questionamentos sobre os benefícios do uso de CAP, dados mais confiáveis são necessários para definir essa questão.[45]

Atualmente utiliza-se o cateter de artéria pulmonar nos casos de refratariedade ao tratamento convencional e/ou dúvida diagnóstica. É importante notar que, apesar de não existirem *trials* que demonstrem a superioridade do cateter de artéria pulmonar no manejo do paciente com choque cardiogênico, aproximadamente 95% dos pacientes do Shock Trial eram manejados com cateter Swan-Ganz.[17]

O diagnóstico de choque cardiogênico é realizado na vigência de hipotensão arterial caracterizada por pressão sistólica menor que 80 a 90 mmHg ou queda na pressão arterial média acima de 30 mmHg em relação ao nível basal do paciente, associada à diminuição do índice cardíaco (menor que 1,8 a 2 L/min/m^2 sem suporte inotrópico ou menor que 2 a 2,2 L/min/m^2 com suporte) e pressão de oclusão da artéria pulmonar (pressão capilar ou *wedge*) elevada, geralmente maior que 15 mmHg (Quadro 101.4). A saturação venosa central (SVC) é outro parâmetro fundamental na avaliação do paciente em choque cardiogênico. Nesses pacientes, devido à alta taxa de extração de oxigênio pela periferia, a SVC será geralmente baixa. A resistência vascular sistêmica estará aumentada na maioria das vezes, secundariamente ao aumento dos vasopressores endógenos (norepinefrina e angiotensina II). Entretanto, a resistência vascular sistêmica pode estar normal ou baixa. Isso pode ocorrer por causa da síndrome da resposta inflamatória sistêmica exacerbada, com liberação de interleucinas, fatores de necrose miocárdica e interferon gama, que podem levar à vasoplegia. Além disso, a existência de infecção bacteriana concomitante ao choque cardiogênico pode levar à predominância do efeito vasodilatador. Pacientes com resistência vascular normal ou diminuída apresentam pior prognóstico que aqueles com a resistência aumentada.

Exceto em casos em que o choque seja revertido rapidamente, um cateter de pressão arterial deverá ser inserido para monitorização hemodinâmica adequada e coleta de exames laboratoriais. Além disso, um cateter venoso central deverá ser locado preferencialmente em veias jugulares ou subclávias para infusão de drogas vasoativas e avaliação da saturação venosa central e pressão venosa central. Desse modo, a passagem de cateter venoso central em veia femoral não deve ser realizada de rotina, exceto em caso de instabilidade hemodinâmica grave ou distúrbio da coagulação que impeça a punção venosa dos sítios já descritos.

QUADRO 101.4 Critério diagnósticos para choque cardiogênico
1. Pressão arterial sistólica < 80-90 mmHg por pelo menos 30 min ou queda na pressão arterial média maior que 30 mmHg em relação ao basal do paciente
2. Extremidades frias ou débito urinário < 30 mL/h
3. Frequência cardíaca > 60 batimentos por minuto
4. Índice cardíaco ≤ 1,8-2 L/min/m² sem suporte inotrópico ou ≤ 2-2,2 L/min/m² com suporte
5. Pressão de oclusão de artéria pulmonar (capilar) ≥ 15 mmHg
Baseado em Cooper HA e Panza JA.[3]

6.3 MANEJO INICIAL

O manejo medicamentoso inicial dos pacientes com choque cardiogênico deve focar o aumento do débito cardíaco e a diminuição das suas complicações (hipoxemia, distúrbios hidroeletrolíticos, entre outros). Assim que o choque cardiogênico é diagnosticado, o início do manejo deve ser imediato. Medidas clínicas iniciais envolvem suporte ventilatório, ajuste da volemia através de diuréticos ou infusão de cristaloide e uso de drogas vasoativas quando necessário.

A administração de oxigênio deve ser rápida e oferecida a todos os pacientes durante a primeira avaliação clínica, a fim de diminuir a hipertensão pulmonar secundária à hipoxemia. O dado de oximetria de pulso não é sempre confiável devido à vasoconstrição periférica decorrente do choque cardiogênico. A oferta de oxigênio pode ser realizada por cateter nasal, máscara com reservatório, máscara de Venturi, além de ventilação mecânica, invasiva ou não invasiva. O uso de ventilação não invasiva (VNI) não é encorajado na vigência de choque cardiogênico, pois a falha desse método pode levar à falência respiratória aguda com rápido desenvolvimento de parada cardiorrespiratória (RCP). Desse modo, em pacientes com dispneia grave, hipoxemia ou acidemia (pH < 7,3), um tubo endotraqueal deve ser inserido rapidamente. A ventilação mecânica invasiva, além de possibilitar maior oferta de oxigênio aos tecidos, também diminui o trabalho da musculatura respiratória, diminuindo o consumo corpóreo de oxigênio e a pós-carga do ventrículo esquerdo através da pressurização intratorácica.

Durante a intubação orotraqueal (IOT), deve ser utilizada a menor quantidade de sedativo possível. O uso do etomidato ou quetamina tem vantagem teórica em relação ao uso do midazolam ou profofol pelo efeito miodepressor destas duas últimas drogas.

A infusão de diurético traz alívio imediato para pacientes com insuficiência cardíaca pelo seu poder venodilatador e, mais posteriormente, pelo seu poder diurético. Entretanto, em pacientes hipotensos com instabilidade hemodinâmica grave, o uso de diurético deve ser postergado. Pelo contrário, pequenas alíquotas de volume podem ser infundidas na ausência de edema

pulmonar franco. Em caso de hipovolemia grave desencadeando choque cardiogênico, a administração de volume pode ser necessária para melhorar o fluxo sanguíneo na microcirculação. Nesses pacientes, a infusão de cristaloide deve ser monitorizada cuidadosamente pelo risco de edema agudo de pulmão e suas consequências desastrosas. Uma das maiores dificuldades para médicos emergencistas, cardiologistas e intensivistas é a avaliação da volemia do paciente à beira-leito. Conforme descrito, sinais clínicos, como edema de membro inferiores, crepitação pulmonar, estase jugular, presença de reflexo hepatojugular, ascite, derrame pleural e B3, são indícios clínicos de hipervolemia. entretanto, pacientes sem nenhum desses sinais podem apresentar pressão de enchimento ventricular aumentada e não se beneficiar de expansão volêmica.

A ideia da infusão de volume no choque cardiogênico associado a hipovolemia é que, caso o paciente esteja na parte da curva de Frank-Starling responsiva a volume, ele pode apresentar aumento do volume sistólico através da infusão endovenosa de volume, embora isso seja muito difícil de ser avaliado clinicamente.[34] Com relação à prova com volume, algumas características devem ser avaliadas. Primeiramente, o tipo de fluido pode influenciar a resposta ao tratamento. A primeira opção são as soluções cristaloides, devido ao baixo preço e boa tolerabilidade. O uso de albumina talvez seja razoável em pacientes com sepse grave. Entretanto, no paciente com choque cardiogênico, nenhum *trial* demonstrou superioridade com o uso de albumina.[46]

O teste com volume deve ser interrompido imediatamente caso exista suspeita de edema agudo de pulmão ou ausência de resposta hemodinamicamente favorável após essas medidas.

Outros tratamentos adjuvantes no paciente com choque cardiogênico envolvem uso de opioides, que podem melhorar o quadro de dor e ansiedade, além de reduzir pré-carga, pós-carga e ativação simpática. Hipocalemia e hipomagnesemia devem ser corrigidas, pois podem precipitar arritmias cardíacas e levar a quadro de choque.

Além disso, a hiperglicemia deve ser tratada por meio da infusão de insulina em bomba de infusão contínua, se necessário. A avaliação inicial do choque cardiogênico pode ser resumida de maneira simples, conforme o Quadro 101.5.

Betabloqueadores e bloqueadores de canal de cálcio devem ser evitados por causa do seu efeito inotrópico negativo e por levarem à piora do choque.[47]

6.4 SUPORTE FARMACOLÓGICO

Recente metanálise publicada não conseguiu demonstrar redução de mortalidade com o uso de inotrópicos ou vasodilatadores em pacientes com instabilidade hemodinâmica com choque cardiogênico ou débito cardíaco diminuído pós-IAM.[48]

O principal objetivo da terapia medicamentosa é manter pressão arterial e débito cardíaco para que a perfusão tecidual seja adequada. O preço pago para se conseguir aumentar a pressão

QUADRO 101.5   Avaliação inicial do paciente com IC e choque cardiogênico
TRATAMENTO DA CAUSA DO CHOQUE CARDIOGÊNICO
Manter oxigenação adequada (cateter de O$_2$, máscara, ventilação não invasiva ou invasiva)
Avaliar necessidade de hidratação venosa. Deve ser considerada prova de volume de forma cuidadosa e monitorizada nos pacientes em que não há evidência de congestão pulmonar ou sistêmica. Deve ser realizada com alíquotas de 250 mL de soro fisiológico e reavaliação intermitente
Diuréticos devem ser utilizados quando há sinais de hipervolemia ou congestão
Eletrocardiograma (SCA, arritmias) e ecocardiograma transtorácico ou transesofágico
Tratar arritmias cardíacas (bradicardia, taquicardia, bloqueios avançados)
Controle glicêmico, de eletrólitos
Profilaxia para trombose venosa profunda e hemorragia digestiva alta

arterial e o débito cardíaco é alto. Inotrópicos e vasopressores, apesar de frequentemente necessários, levam a aumento da demanda miocárdica de oxigênio e podem levar à deterioração clínica. Conforme esperado, pacientes que recebem maiores doses de vasopressores têm pior prognóstico. Isso ocorre tanto pelo fato de que pacientes mais graves são aqueles que precisam de doses mais altas de vasopressores como pelo efeito direto dessas drogas, ao aumentarem a pós-carga, levando a aumento do trabalho miocárdico e, consequentemente, a maior consumo de oxigênio.[49]

O uso de terapia medicamentosa com inotrópicos não levou a mudança no prognóstico desses pacientes. Pela sua capacidade de aumentar o índice cardíaco e provocar vasodilatação periférica, com diminuição da pós-carga e otimização do trabalho cardíaco, a dobutamina é o inotrópico mais habitualmente empregado no tratamento do choque cardiogênico. Contudo, paga-se um preço alto por isso: aumento da frequência cardíaca e maior incidência de arritmias ventriculares levam a aumento no consumo de oxigênio pelo miocárdio, de tal modo que nenhum estudo clínico foi capaz de demonstrar redução na mortalidade desses pacientes.[50] A dobutamina age estimulando os receptores β1 e β2, promovendo aumento da atividade da adenilciclase responsável pela produção do AMP cíclico. Apesar de seu papel principal ser de inotropismo e cronotropismo através da ativação dos receptores β1, a dobutamina também pode levar à queda da pressão arterial por causa de estimulação dos receptores β2. A dose normalmente utilizada é de 2 a 20 mcg/kg/min, entretanto em pacientes que fazem uso de betabloqueador antes do choque cardiogênico a dose necessária para obter o mesmo efeito talvez seja maior. Um dos efeitos adversos mais comuns com o uso da dobutamina é a taquicardia exacerbada, que pode piorar o quadro hemodinâmico do paciente. Outro cuidado que deve ser tomado com o uso prolongado de dobutamina em altas doses é a infiltração miocárdica eosinofílica, evento que ainda é pouco compreendido. Após a reversão do choque cardiogênico, a dobutamina deve ser descontinuada de maneira lenta e gradual, sendo observados parâmetros como diurese, saturação venosa central, lactato arterial e função renal. Caso o paciente apresente sinais e sintomas de baixo débito durante o desmame de dobutamina, este deverá ser interrompido, e a dose de dobutamina, aumentada. Novas tentativas de desmame devem ser realizadas após o paciente estar bem vasodilatado e com a volemia adequada.

Outras classes de inotrópicos mais modernos, como milrinona e levosimedana, também não foram capazes de mudar o desfecho do choque cardiogênico pós-IAM.[51]

A milrinona é um inibidor seletivo da fosfodiesterase III, que faz com que ocorra aumento do nível de AMP cíclico, levando a aumento da infusão de cálcio para dentro do miócito, com consequente aumento na força de contração cardíaca. Além disso, a milrinona leva a vasodilatação pulmonar e sistêmica mais importante que a dobutamina, sem aumentar significativamente a frequência cardíaca.[52] A dose de milrinona é de 0,125 a 0,75 mcg/kg/min, e seu efeito demora aproximadamente sete horas para ser atingido. Quando essa droga começou a ser utilizada, era indicada uma dose de ataque; entretanto; devido ao quadro de hipotensão grave, o uso de bólus inicial é desencorajado, principalmente em paciente com instabilidade hemodinâmica. A excreção da milrinona e seus metabólitos é feita através do rim; portanto, a dose do medicamento deve ser ajustada conforme a função glomerular do paciente.

Tanto o uso da dobutamina como da milrinona traz consigo aumento na frequência de arritmias atriais e ventriculares, além de hipotensão sistêmica.

O uso de vasopressores é indicado para pacientes em choque cardiogênico com hipotensão importante, na tentativa de manter pressão e perfusão tecidual adequadas. A dopamina era a droga classicamente utilizada no paciente com choque cardiogênico grave pela sua capacidade de vasodilatação da artéria aferente renal.[53] Entretanto, quando comparada com a noradrenalina, a dopamina apresenta piores resultados. Desse modo, a droga de escolha para tratamento do choque cardiogênico ainda é motivo de discussão no meio médico. *Trials* randomizados desenhados para avaliação de terapia farmacológica, especificamente em pacientes com choque cardiogênico, são raros. A maioria dos dados de que se dispõe atualmente vem de análise de subgrupos. A avaliação de um subgrupo de 280 pacientes com choque cardiogênico, que comparou o uso de dopamina contra noradrenalina, demonstrou aumento da mortalidade com significância estatística no grupo da dopamina.[54] Desse modo, as diretrizes da American College of Cardiology Foudation/American Heart Association (AACF/AHA) não recomendam nenhuma droga vasoativa preferencial para o tratamento do choque cardiogênico.

Portanto, a decisão de qual droga deve ser utilizada é baseada na experiência clínica e na avaliação individualizada dos padrões hemodinâmicos de cada paciente. Um resumo de todas as drogas encontra-se no Quadro 101.6.

O uso de vasodilatadores em pacientes em choque cardiogênico com hipotensão grave é obviamente contraindicado, mas eles podem ser utilizados com cautela em paciente com pressão arterial limítrofe. Os vasodilatadores venosos mais utilizados são a nitroglicerina e o nitroprussiato de sódio. A nitroglicerina é um venodilatador potente, capaz de reduzir a pré-carga e levar à vasodilatação coronariana. Esses efeitos podem ser necessários em pacientes com choque cardiogênico secundário a síndromes isquêmicas agudas, mas seu uso não é encorajado nos pacientes com suspeita de infarto de ventrículo direito. O nitroprussiato de sódio tem propriedade vasodilatadora arterial e venosa potente. Esse agente é especialmente útil em pacientes sem hipotensão grave que estão no processo de desmame de dobutamina porque, ao se diminuir a pós-carga pulmonar e sistêmica, o nitroprussiato leva a aumento do volume sistólico ventricular e diminuição do trabalho cardíaco e do consumo de oxigênio. Paradoxalmente, o uso de nitroprussiato de sódio pode levar a aumento da pressão arterial pelo aumento do débito cardíaco.[55] O nitroprussiato deve ser iniciado em doses baixas (0,5 mcg/kg/min) e monitorizado de cinco em cinco minutos através de pressão arterial invasiva. O aumento progressivo da dose deve ser realizado com aumento de 0,5 mcg/kg/min a cada 5 min até o efeito desejado ser atingido. Um dos efeitos indesejados do nitroprussiato é a intoxicação por cianeto. Os pacientes com intoxicação podem apresentar náusea, vômito, confusão mental e hiper-reflexia. Acidose lática pode ser verificada laboratorialmente. A intoxicação por cianeto pode ser prevenida com o uso de hipossulfito, mas seu uso não é rotineiramente indicado.

6.5 REPERFUSÃO

Em pacientes com choque cardiogênico secundário a infarto agudo do miocárdio, parte fundamental do tratamento é o alívio da isquemia da maneira mais rápida possível. Deve ser instituída toda a terapia padrão para síndromes coronarianas, com antiagregação dupla, anticoagulação plena, estatina, além de reperfusão imediata por angioplastia percutânea ou revascularização cirúrgica. Os únicos medicamentos que devem ser evitados no contexto de síndrome coronariana aguda levando a choque cardiogênico são os betabloqueadores, nitratos e inibidores da enzima conversora de angiotensinogênio (IECA). Apesar do uso de fibrinolíticos ser encorajado na vigência de síndrome coronariana aguda com supradesnivelamento de ST para prevenção de choque cardiogênico, nenhum trabalho demonstrou que terapia fibrinolítica em pacientes com choque cardiogênico já estabelecido traga diminuição da mortalidade.[56,57,58]

A revascularização precoce em pacientes com choque cardiogênico foi avaliada no Shock Trial que randomizou 302 pacientes para estabilização clínica inicial ou revascularização de emergência. O braço de tratamento clínico inicial contava com terapia fibrinolítica e passagem de balão intra-aórtico, enquanto o braço de revascularização de emergência era formado por pacientes que foram submetidos à angioplastia percutânea ou revascularização cirúrgica o mais rápido possível dentro de seis horas. Não houve diferença estatística em relação ao *end-point* primário de mortalidade em 30 dias (56% × 46,7, p = 0,11). A mortalidade foi significativamente menor após seis meses e um ano, com diminuição no risco absoluto de 13%.[17] Nos anos 1990, quando o Shock Trial foi realizado, revascularização precoce era considerada quando fosse realizada em até seis horas da apresentação clínica. Além disso, cerca de 33% dos pacientes do grupo revascularização foram submetidos a revascularização cirúrgica, enquanto 2/3 fizeram angioplastia percutânea, não havendo diferença no desfecho entre os dois grupos. Entretanto, com o avanço das técnicas de angioplastia, desenvolvimento de cateteres de hemodinâmica cada vez mais modernos e aumento da *expertise* dos hemodinamicistas, atualmente o número de pacientes submetidos a revascularização cirúrgica na vigência de choque cardiogênico vem caindo de maneira importante, enquanto a angioplastia por cateter vem ganhando espaço. Em um *trial* mais recente com o uso de balão intra-aórtico em paciente com choque cardiogênico (IABP-SHOCK II), apenas 3% foram submetidos a revascularização cirúrgica.[59]

QUADRO 101.6 Drogas vasoativas no choque cardiogênico			
DROGA	**MECANISMO DE AÇÃO**	**DOSE (MCG/KG/MIN)**	**EFEITO COLATERAL**
Dobutamina	Agonista beta-1 adrenérgico	2-20	Taquicardia, EEVV, hipotensão
Milrinona	Inibidor da fosfodiesterase III	0,375-0,75	Hipotensão, arritmia ventricular
Norepinefrina	Agonista beta-1 fraco e agonista alfa	0,2-1	Vasoconstrição e hipóxia tissular
Epinefrina	Agonista alfa, beta-1 e beta-2	0,05-0,5	Taquicardia
Dopamina	Doses baixas: agonista beta-1 (inotrópico)	3-5	Agranulocitose, taquicardia
	Doses altas: agonista alfa (vasopressor)	> 5	
EEVV: extrassístoles ventriculares.			

6.6 ASSISTÊNCIA MECÂNICA CIRCULATÓRIA

O último avanço no tratamento do choque cardiogênico com comprovação científica ocorreu há mais de 10 anos pela constatação de que a reperfusão precoce de uma artéria ocluída diminui a mortalidade em longo prazo.[17]

A morte por choque cardiogênico habitualmente é consequência da deterioração hemodinâmica, síndrome da disfunção de múltiplos órgãos (SDMO) e desenvolvimento de resposta inflamatória sistêmica exacerbada.[60,61] Dessa forma, o tratamento adequado dessa afecção envolve a interrupção desse ciclo vicioso de maneira rápida, antes da instalação da disfunção de múltiplos órgão e sistemas. Melhorar o débito cardíaco e a perfusão tecidual é a pedra fundamental no tratamento do choque cardiogênico. Para isso, diversas opções de tratamento de suporte circulatório mecânico têm surgido nas últimas décadas, mas é importante saber a indicação de cada um dos dispositivos de suporte mecânico circulatório, quais suas vantagens e desvantagens. Além disso, os dispositivos não devem ser utilizados com o intuito de prolongar o tempo de vida de pacientes sem proposta terapêutica definitiva porque, desse modo, apenas posterga-se o inadiável, e traz-se mais sofrimento para pacientes e familiares. A utilização de qualquer um desses dispositivos deve ter como objetivo servir de ligação para a recuperação, o transplante cardíaco, o implante de dispositivo de longa permanência, para ponte ou até mesmo para decisão naqueles pacientes, para os quais ainda não há dados suficientes para tomar a melhor decisão, conforme ilustrado pela Figura 101.5.

6.6.1 Balão intra-aórtico (BIA)

O dispositivo de assistência ventricular mais antigo e mais utilizado em todo o mundo é o balão intra-aórtico (BIA). Ele começou a ser utilizado na década de 1960, é de rápida e fácil inserção, podendo ser inserido à beira-leito em pacientes muito instáveis ou no laboratório de hemodinâmica (Figura 101.6).

Funciona da seguinte maneira: durante a diástole ventricular, o balão, que está localizado na aorta descendente entre as artérias renais e a emergência da artéria subclávia esquerda, é inflado com gás hélio, fazendo com que ocorra aumento da pressão diastólica

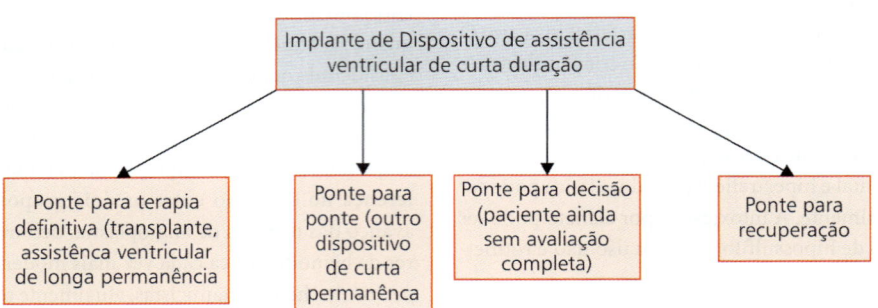

FIGURA 101.5 Tipos de terapia com dispositivo de assistência ventricular.

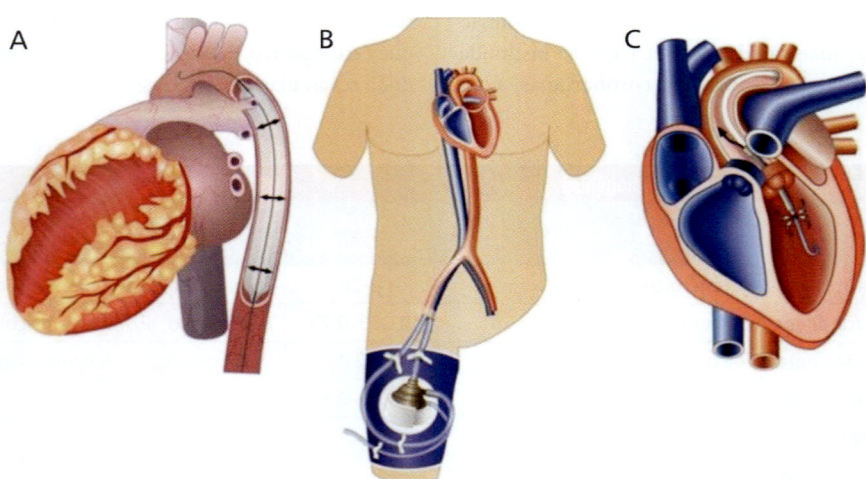

FIGURA 101.6 Esquema de dispositivos de assistência circulatória de curta permanência. (A) Balão intra-aórtico. (B) TandemHeart. (C) Impella.

e, consequentemente, aumento da perfusão coronariana. Imediatamente antes da sístole, o balão é desinsuflado, levando à diminuição da pós-carga e da pressão de enchimento ventricular, fazendo com que o miocárdio aumente o volume sistólico com menor trabalho e menor gasto de energia. Além disso, o BIA aumenta a perfusão tecidual de órgãos vitais e de miocárdio isquêmico, e diminui o seu consumo de oxigênio.[62]

Apesar de, teoricamente, o BIA ser um dispositivo quase ideal no tratamento do choque cardiogênico, o maior estudo randomizado para demonstrar diminuição da mortalidade nesse grupo, o IABP-SHOCK II Trial, foi neutro.[59] Além desse trabalho, três metanálises também falharam em demonstrar superioridade do BIA contra o tratamento medicamentoso convencional.[63-65]

Diversas teorias foram formuladas para justificar a ausência de benefício desse dispositivo, entre elas o fato de o BIA dar suporte de apenas 0,5-1 L/min, que pode ser insuficiente nesses pacientes. Além disso, muitas vezes, a passagem do BIA é realizada em pacientes com disfunção de múltiplos órgãos e sistemas (DMOS) já estabelecida, quando o simples aumento do débito cardíaco pelo dispositivo parece ser insuficiente para reverter o quadro de inflamação sistêmica e disfunção gerada. Outras potenciais limitações do *trial* são amostra pequena, baixa incidência do desfecho primário e alto nível de *crossover* para o grupo BIA. Atualmente, o nível de recomendação para o uso de balão intra-aórtico caiu de I ("é recomendado") para II ("pode ser considerado") nas diretrizes da ACCF/AHA. Nas diretrizes europeias de revascularização de 2014, a Sociedade Europeia de Cardiologia rebaixou o uso rotineiro de BIA para choque cardiogênico para nível de recomendação III ("não deve ser utilizado nessa situação").[66,67] É feita ressalva na presença de complicações mecânicas, quando o nível de recomendação ainda é IIa. Entretanto, existe evidência de que talvez pacientes em choque cadiogênico secundário a infarto agudo do miocárdio com supradesnivelamento de segmento ST, que

receberam fibrinolítico, possam se beneficiar do suporte com balão intra-aórtico.[68]

O uso de BIA é contraindicado em pacientes com insuficiência aórtica importante, dissecção de aorta e insuficiência arterial periférica grave. As principais complicações relacionadas ao uso do BIA são isquemia de membros inferiores e sangramento, além de complicações infecciosas. Felizmente, complicações durante a passagem do BIA não são muito frequentes em centros especializados. A necessidade de anticoagulação durante o uso de BIA é tema controverso. Atualmente, com o desenvolvimento de balões com material menos trombogênico, muitos centros não mantêm os pacientes anticoagulados se a única indicação para tal for o uso de balão intra-aórtico.

O dispositivo de assistência ventricular ideal deve ter a capacidade de providenciar suporte hemodinâmico adequado e de proteger o miocárdio, levando a aumento do débito cardíaco e diminuição de pré e pós-carga. Além do BIA, outros dispositivos surgiram nos últimos anos na tentativa de diminuir a mortalidade por choque cardiogênico. Existem, atualmente, dois dispositivos de assistência ventricular de curta permanência com capacidade de ofertar maior débito do que o balão intra-aórtico e que também podem ser utilizados no tratamento do paciente com choque cardiogênico: TandemHeart (CardiacAssist, Inc, Pittsburgh, PA) e Impella (Abiomed, Aachen, Alemanha) (Figura 101.6).

Os dispositivos de assistência ventricular (DAV) de curta e de longa permanência vêm se tornando progressivamente mais comuns no tratamento do paciente com insuficiência cardíaca avançada. A Interagency Registry for Mechanically Assisted Circulatory Support (Intermacs) é um registro que acompanha os resultados clínicos de pacientes que receberam DAV.[69] O grupo que desenvolveu o registro criou uma forma de classificação de pacientes portadores de insuficiência cardíaca chamado Intermacs *profiles* (Quadro 101.7). Essa classificação é melhor que as classificações da New York Heart Association

QUADRO 101.7 Classificação da insuficiência cardíaca pelo Intermacs			
NÍVEL	**DESCRIÇÃO**	**ESTADO HEMODINÂMICO**	**TEMPO PARA INTERVENÇÃO**
1	Choque cardiogênico grave	Hipotensão persistente, DMOS. Risco de morte iminente	Horas
2	Declínio progressivo apesar dos inotrópicos	Uso de inotrópicos em doses altas. Com deterioração da função renal e estado nutricional	Dias
3	Estável à custa de inotrópicos	Estabilidade atingida com uso de inotrópicos em doses moderadas	Semanas a meses
4	Sintomas ao repouso	Possibilidade de desmame de inotrópicos	Semanas a meses
5	Intolerante ao esforço	Confortável ao repouso, mas com limitação grave. Sinais de hipervolemia	Urgência variável
6	Limitação aos esforços	Limitação moderada, sem hipervolemia	Urgência variável
7	NYHA III	Manejo de volume adequado	Sem indicação

(NYHA) e que a classificação em estágios do American College of Cardiology/ American Heart Association (ACC/AHA) para pacientes que se encontram em fases mais avançadas da doença e é capaz de predizer a evolução clínica.[70,71] Os perfis estão associados a determinada evolução clínica, que fornece informações prognósticas à equipe médica, ajudando na tomada de decisões.[69] Os pacientes no perfil 1 apresentam estado de má perfusão importante, secundário ao choque cardiogênico. O perfil 2 apresenta piora clínica progressiva, apesar do uso de inotrópicos. No perfil 3 estão os pacientes estáveis, porém dependentes de inotrópicos. Essa dependência está associada à mortalidade de 50% em 12 meses.[72] A necessidade de inotrópicos durante o curso da doença está associada a maior morbidade e mortalidade quando comparados com pacientes que nunca necessitaram de inotrópicos.[73]

6.6.2 TandemHeart

O TandemHeart[TM] é um dispositivo de assistência circulatória mecânica capaz de ofertar 4-5 L de sangue por minuto através de uma bomba centrífuga. Sangue oxigenado é aspirado do átrio esquerdo (AE) e devolvido na aorta abdominal ou artéria ilíaca através de canulação da artéria femoral. A cânula do AE é inserida pela veia femoral e punção de septo interatrial. A cânula venosa é de 21-French, e a arterial é de 17-French. O aumento do débito cardíaco é superior ao adquirido com o uso do BIA (aumento do débito cardíaco e da pressão arterial média, diminuição da pressão venosa central, da pressão de oclusão de artéria pulmonar e do trabalho cardíaco).[74] Os riscos principais envolvidos com o uso desse dispositivo são a isquemia de membro inferior, o tamponamento cardíaco e o deslocamento acidental da cânula do átrio esquerdo para o átrio direito, uma situação catastrófica.[3]

6.6.3 Impella

Outro dispositivo presente no nosso meio é o Impella. Ele apresenta dois modelos diferentes: o Impella 2.5 e o Impella 5.0. A diferença entre ambos está, principalmente, no débito sanguíneo que cada um proporciona ao ser implantado, o primeiro com débito de 2,5 L/min, e o segundo com 5,0 L/min. Esse dispositivo deve ser implantado no laboratório de hemodinâmica via artéria femoral. Ele é posicionado entre a aorta ascendente e o ventrículo esquerdo, passando pela valva aórtica. O sangue é aspirado do ventrículo esquerdo por um cateter de pigtail e injetado na aorta ascendente. Apesar de dar maior suporte hemodinâmico que o BIA, sua inserção é muito mais demorada. Assim como com o TandemHeart, o Impella também aumenta o débito cardíaco, aumenta a pressão arterial média e diminui a pressão de oclusão da artéria pulmonar, além de levar à queda do lactato em 48 horas.[74,75]

Os maiores riscos envolvidos com a utilização do Impella são isquemia de membros inferiores e deslocamento do dispositivo para fora do ventrículo esquerdo. Além disso, hemólise é outro evento comum com a utilização do Impella, de tal modo que esse evento deve ser monitorizado pela dosagem sérica de hemoglobina, CPK, bilirrubina e DHL. Outra limitação importante é sua utilização em pacientes com estenose aórtica, insuficiência aórtica ou prótese aórtica mecânica.

Tanto o TamdemHeart como o Impella 2.5 foram avaliados em uma metanálise que incluiu três trabalhos clínicos, envolvendo quase 100 pacientes com choque cardiogênico decorrente de IAM, dois deles com o uso do TandemHeart[TM] e um com o Impella 2,5, sempre comparados com o BIA. Apesar de não ter existido diferença de mortalidade em 30 dias no grupo intervenção (55% × 57% com risco relativo de 1,06, intervalo de confiança de 95% 0,68 a 1,66 p = 0,8), a segurança e o custo com o equipamento serem menores no grupo BIA, a diferença nos efeitos hemodinâmicos é notável, com aumento do débito cardíaco e da pressão arterial média, além de diminuição da pressão de oclusão da artéria pulmonar nos grupos intervenção.[76]

Desse modo, o nível de recomendação para uso desses dispositivos pelas diretrizes de 2013 da AHA/ACC para manejo de IAM com supradesnivelamento de segmento ST é IIb/C (pode ser considerado).[66]

6.6.4 Membrana de oxigenação extracorpórea (ECMO)

O primeiro protótipo de coração-pulmão artificial conhecido foi desenvolvido por John Heysham Gibbon Jr., em 1937, para realização de cirurgia com o coração aberto.[77] Devido ao contato direto do gás utilizado para oxigenação do sangue, a experiência inicial foi complicada com hemólise, trombocitopenia e hemorragia. Com o desenvolvimento tecnológico e a criação de membranas de oxigenação modernas, começaram a surgir os primeiros relatos de sucesso com a utilização de membranas de oxigenação extracorpórea.[78] Após décadas de uso, as membranas passaram a ser produzidas com menores custos; além disso, o desenvolvimento de materiais com menores índices de complicações levou a ECMO (extracorporeal membrane oxygenation) a ser uma opção cada vez mais utilizada de suporte hemodinâmico nos pacientes com choque cardiogênico.

Com capacidade de ofertar até 6 L/min de débito sanguíneo, ser de rápida inserção, ter possibilidade de implante à beira-leito e providenciar suporte de oxigênio, a oxigenação por membrana extracorpórea venoarterial (ECMO VA) vem ganhando espaço no tratamento de paciente em choque cardiogênico.[79] O circuito de ECMO é composto por uma bomba centrífuga, um aquecedor e uma membrana de oxigenação. A ECMO pode ser inserida cirurgicamente por esternotomia ou, mais rapidamente, por inserção percutânea, na artéria e veia femoral. Esse modo de suporte cardíaco e pulmonar pode ser mantido por semanas.

Com o passar do tempo, a comunidade médica vem ganhando experiência com esse dispositivo, que apresenta diversas indicações de implante em pacientes com choque cardiogênico: suporte pós-cardiotomia, pós-infarto agudo do miocárdio, como ponte para transplante cardíaco, em paciente com insuficiência cardíaca crônica agudizada e miocardite aguda, além de relatos com sucesso de utilização durante PCR.[80,81]

A utilização da ECMO tem algumas vantagens em relação ao uso dos dispositivos de assistência ventricular, entre eles o fato de a ECMO ter capacidade de oxigenação sanguínea, além de ser mais barata e de inserção mais rápida. Pode ser utilizada inclusive durante episódios de parada cardiorrespiratória. Entretanto, os dispositivos de assistência ventricular percutânea (TandemHeart e Impella) têm outras vantagens, como, por exemplo, a capacidade de descomprimir as câmaras cardíacas e ter o funcionamento mais parecido com os dispositivos de assistência ventricular de longa duração, o que pode predizer a resposta do paciente a esses dispositivos. Atualmente, alguns centros estão usando a ECMO associada ao TandemHeart ou ao Impella para descompressão ventricular.[82]

Apesar do uso de ECMO em pacientes com choque cardiogênico decorrente de infarto agudo do miocárdio, essa prática é baseada em registros e relatos de caso, e, até o momento, não existe nenhum estudo clínico randomizado que demonstre superioridade da ECMO em relação ao balão intra-aórtico.

6.6.5 CentriMag

O dispositivo de assistência ventricular CentriMag (Thoratec, Pleasanton, CA) é uma bomba centrífuga que funciona por meio de um rotor magnético e tem capacidade de ofertar até 10 L/min de sangue (Figura 101.7). É implantado cirurgicamente, com uma cânula colocada no ápice do ventrículo esquerdo e outra na aorta ascendente. Esse tipo de suporte circulatório pode ser utilizado por longo período, existindo relatos de utilização por até três meses.[83] Outra característica importante da CentriMag é que com ela pode ser oferecido suporte biventricular pelo implante de dois dispositivos, um no ventrículo esquerdo e outro no ventrículo direito.

O implante de CentriMag é feito em centro cirúrgico, por meio da colocação de uma cânula para drenar o sangue do paciente no átrio ou ventrículo esquerdo e devolver na aorta ascendente, nos casos de suporte ventricular esquerdo. A colocação das cânulas pode ser feita no átrio ou ventrículo direito para drenagem e outra para influxo de sangue para o paciente na artéria pulmonar, nos casos de falência de ventrículo direito (Figura 101.8). Os critérios de exclusão para implante de CentriMag conforme os trabalhos em que o dispositivo foi implantado incluem creatinina maior que 5 mg/dl, cirrose ou hipertensão portal, acidente vascular encefálico nos últimos seis meses, além de infecção em atividade caracterizada por febre, leucocitose e hemoculturas positivas. Assim como durante o uso de ECMO, a anticoagulação é necessária, de tal forma que a contraindicação ao uso de heparina também contraindica o implante de CentriMag.

De forma resumida, o Quadro 101.8 mostra os principais dispositivos de assistência circulatória disponíveis atualmente e uma breve comparação entre eles.

6.7 NOVAS TERAPIAS

6.7.1 Anti-inflamatórios

Devido ao estado inflamatório desencadeado no choque cardiogênico, com a liberação de mediadores inflamatórios de maneira exacerbada surgiu a ideia de que a terapia-alvo contra interleucina 6 e TNF-α talvez traga algum benefício.

6.7.2 Inibidores de NO

Aparentemente, uma das causas de vasodilatação exacerbada na via final do choque cardiogênico é a produção aumentada de NO pela ativação da enzima iNOS devido ao estado inflamatório em que o paciente com choque cardiogênico se encontra. Esse pode ser outro alvo terapêutico na tentativa de diminuir o ciclo do choque cardiogênico. O único *trial* utilizando inibidor da enzima NO sintase é o TRIUMPH, que não demonstrou benefício com essa terapia.[15] Novos estudos ainda precisam ser realizados.

6.7.3 Hipotermia terapêutica

Hipotermia terapêutica foi proposta recentemente como possibilidade de tratamento para pacientes com choque cardiogênico. A ideia de utilização desse método de tratamento é que a

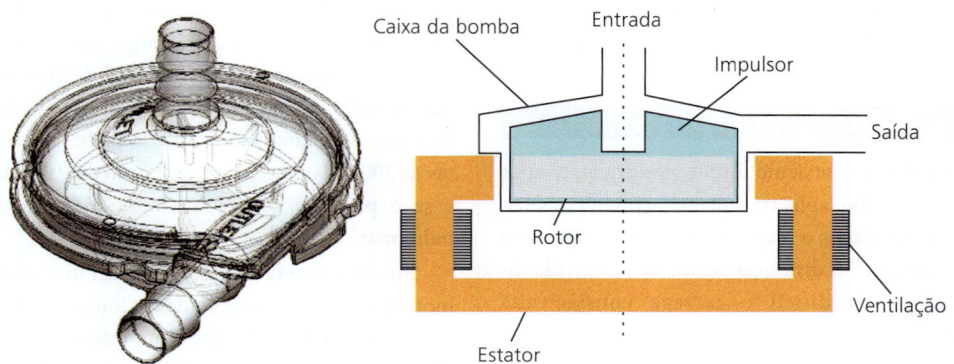

FIGURA 101.7 Representação esquemática da CentriMag. Fonte: Retirada de CentriMag VAS Patient & Device Management Guidelines.[84]

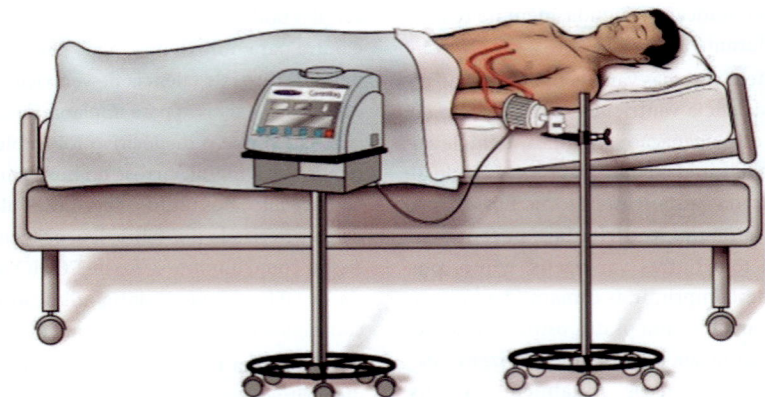

FIGURA 101.8 CentriMag implantada em paciente com choque cardiogênico. Fonte: Retirada de CentriMag VAS Patient & Device Management Guidelines.[84]

QUADRO 101.8 Características dos dispositivos de assistência circulatória

DISPOSITIVO	BIA	IMPELLA 2.5	TANDEMHEART	IMPELLA 5.0	ECMO VA	CENTRIMAG
Suporte máximo	0,5 L/min	2,5 L/min	5 L/min	5 L/min	6 L/min	10 L/min
Facilidade de inserção (1 = muito fácil; 5 = tecnicamente mais complexo)	1	2	4	3	2	5
Suporte para VE	+	++	+++	+++	++++	++++
Suporte para VD	–	–	++ (se do lado direito)	–	++	+++ (se do lado direito)
Suporte ventilatório	–	–	–		+	–
Hemólise	–	+++	++	++	+	+
Sangramento	–	–	++	+	+++	++
Trombocitopenia	++	+	+?	+	++	+
Tempo de uso	90 dias	4 meses	Dias a semanas	4 meses	60 dias ou mais	Meses

Adaptado de Sayer GT e colaboradores.[79]

hipotermia é capaz de diminuir o consumo de oxigênio metabólico e talvez diminua o tamanho do infarto, além de ser capaz de diminuir a produção de algumas citocinas inflamatórias.[85]

7   DISFUNÇÃO DE VENTRÍCULO DIREITO (VD)

A disfunção aguda de ventrículo direito pode ocorrer após infarto agudo do miocárdio, após transplante, tromboembolismo maciço, miocardite e após o implante de suporte mecânico para ventrículo esquerdo.[86] A disfunção aguda de ventrículo direito é um diagnóstico difícil e carrega consigo alta morbimortalidade.

Apesar do tratamento clínico otimizado, alguns pacientes não apresentam resposta adequada e necessitam de dispositivo de assistência ventricular direita para suporte hemodinâmico adequado. O tratamento da disfunção aguda de ventrículo direito envolve otimização da pré-carga, normalmente utilizando-se solução isotônica para pacientes com débito cardíaco diminuído que apresentam pressão venosa central (PVC) baixa sem sinais de congestão pulmonar. A infusão pode ser realizada em alíquotas de 200 a 300 mL, com reavaliação da PVC, da pressão arterial e se o paciente começou a apresentar sinais de congestão pulmonar.

Em casos emergenciais, podem ser utilizados vasopressores e inotrópicos. Nitratos, opioides e diuréticos devem ser evitados na fase aguda. Em pacientes com infarto de ventrículo direito e disfunção de ventrículo esquerdo, o uso de balão intra-aórtico parece trazer benefícios.

Após a estabilização inicial, medicamentos como inibidores da fosfodiesterase V, antagonistas da endotelina e análogos da prostaciclina podem ser úteis para diminuir a resistência da artéria pulmonar.[87]

8 TRATAMENTO APÓS ESTABILIZAÇÃO CLÍNICA

Ainda durante a internação hospitalar, o tratamento da insuficiência cardíaca deve ser otimizado. Para pacientes que tolerarem o desmame do suporte mecânico e farmacológico, medicamentos modificadores da história natural deverão ser iniciados antes da alta hospitalar. A utilização de betabloqueadores, inibidores da enzima conversora de angiotensinogênio e antagonista da aldosterona deve ser prescrita no ambiente hospitalar, e seus efeitos colaterais monitorizados de perto. Diurese, peso diário, quantidade de líquido ingerido, ascite, edema de membros inferiores e avaliação de estase jugular devem ser avaliados diariamente. Além disso, o tratamento do fator precipitante do choque cardiogênico deve ser realizado. Desse modo, pacientes com doença coronariana devem ter seu tratamento clínico otimizado (AAS, clopidogrel e estatinas, conforme necessário) e avaliados em relação à necessidade de revascularização de artérias que ainda não tiverem sido tratadas. O paciente também deve ser avaliado para receber ou não ressincronizador cardíaco e desfibrilador interno implantável, quando necessário. Outro fator importante que deve ser levado em conta no período próximo da alta é o planejamento de acompanhamento médico, de fisioterapia e importância sobre o uso correto das medicações, diminuindo a probabilidade de readmissão hospitalar precoce e melhorando de forma substancial a qualidade de vida dos pacientes. Para que o paciente receba alta, é necessário que ele não esteja congesto e em uso de diurético oral há, pelo menos, 48 horas.[88]

Após o tratamento agudo do choque cardiogênico e a estabilização clínica do paciente, diferentes situações clínicas podem estar presentes. Caso o paciente se mantenha dependente do suporte circulatório e o desmame não seja possível, as opções terapêuticas atuais envolvem o transplante cardíaco ou o implante de dispositivos de longa permanência, como Heartmate II, Heartware, Incor BerlinHeart e DuraHeart, entre outros.

Outros pacientes podem se recuperar, com desmame do suporte mecânico e de inotrópicos. Tanto os pacientes que precisarem de transplante ou implante de dispositivos de assistência ventricular de longa permanência como aqueles que apresentarem recuperação da função cardíaca e tiverem condições de alta necessitarão de acompanhamento médico contínuo, acompanhado de mudança no estilo de vida, uso de medicamentos que evitem readmissões hospitalares precoces, e que promovam aumento da sobrevida.

9 RESUMO E CONSIDERAÇÕES FINAIS

O choque cardiogênico é uma das principais causas de mortalidade cardiovascular no nosso meio. As etiologias do choque cardiogênico são diversas, mas a maioria é secundária a quadros de síndrome coronariana aguda. O choque cardiogênico decorrente de SCA vem diminuindo ao longo do tempo. Apesar disso, a mortalidade por essa causa não se modificou, a despeito dos avanços no tratamento medicamentoso e intervencionista. O tempo entre a instituição do choque e a intervenção terapêutica é diretamente relacionado à mortalidade. O diagnóstico de choque cardiogênico nem sempre é simples, sendo necessários exames complementares, como ECG, ECO TT, radiografia de tórax, além de exames laboratoriais e monitorização hemodinâmica do paciente em caso de dúvida diagnóstica. O tratamento medicamentoso envolve medidas para manter os suportes hemodinâmico e ventilatório adequados, assim como a perfusão tecidual. O uso de vasopressores, inotrópicos e volume deve ser avaliado a cada caso. A utilização de suporte mecânico, muitas vezes, é necessária, de tal modo que cada vez mais os centros de tratamento de pacientes com cardiopatia devem se atualizar para manter as melhores opções de tratamento para essa população. O avanço tecnológico permite que cada vez mais os dispositivos de assistência ventricular sejam utilizados com baixos índices de complicações.

REFERÊNCIAS BILIOGRÁFICAS

1. Jeger RV, Radovanovic D, Hunziker PR et al. Tem-year trends in the incidence and treatment of cardiogenic shock. Ann Intern Med. 2008;149:618-26.
2. Fox KA, Anderson Jr FA, Dabbous OH et al. Intervention in acute coronary syndromes: do patients under go intervention on the basis of their risk characteristics? The Global Registry of Acute Coronary Events (GRACE). Heart. 2007;93:177-182.
3. Cooper HA, Panza JA. Cardiogenic shock. Cardiol Clin. 2013;31:567-580.
4. Babaev A, Frederick PD, Pasta DJ et al. Trends in management and outcomes of patients with acute myocardial infarction complicated by cardiogenic shock. JAMA. 2005;294:448-454.
5. Hasdai D, Harrington RA, Hochman JS et al. Platelet glycoprotein IIb/IIIa blockade and outcome of cardiogenic shock complicating acute coronary syndromes without persistent ST-segment elevation. J Am Coll Cardiol. 2000;36:685-692.
6. Boyer N. Cardiogenic shock. N Engl J Med. 1944; 230:256-60.
7. Beyersdorf F, Buckberg GD, Acar C et al. Cardiogenic shock after acute coronary occlusion: pathogenesis, early diagnosis, and treatment. Thorac Cardiovasc Surg. 1989;37:28-36.
8. Reynolds HR, Hochman JS. Cardiogenic shock: current concepts and improving outcomes. Circulation. 2008;117(5):686-97.
9. Kohsaka S, Menon V, Lowe AM et al. Systemic inflammatory response syndrome after acute myocardial infarction complicated by cardiogenic shock. Arch Intern Med. 2005; 165:1643-1650.
10. Brunkhorst FM, Clark AL, Forycki ZF, Anker SD. Pyrexia, procalcitonin, immune activation and survival in cardiogenic shock: the potential importance of bacterial translocation. Int J Cardiol. 1999; 72:3-10.
11. Theroux P, Armstrong PW, Mahaffey KW et al. Prognostic significance of blood markers of inflammation in patients with ST-segment eleva-

tion myocardial infarction undergoing primary angioplasty and effects of pexelizumab, a C5 inhibitor: a substudy of the COMMA trial. Eur Heart J. 2005; 26:1964-1970.

12. Zhang C, Xu X, Potter BJ et al. TNF-alpha contributes to endothelial dysfunction in ischemia/reperfusion injury. Arterioscler Thromb Vasc Biol. 2006; 26:475-480.

13. Granger CB, Mahaffey KW, Weaver WD et al. Pexelizumab, an anti-C5 complement antibody, as adjunctive therapy to primary percutaneous coronary intervention in acute myocardial infarction: the COMplement inhibition in Myocardial infarction treated with Angioplasty (COMMA) trial. Circulation. 2003; 108:1184-1190.

14. Armstrong PW, Granger CB, Adams PX et al. Pexelizumab for acute ST-elevation myocardial infarction in patients undergoing primary percutaneous coronary intervention: a randomized controlled trial. JAMA. 2007; 297:43-51.

15. Alexander JH, Reynolds HR, Stebbins AL. Effect of tilarginine acetate in patients with acute myocardial infarction and cardiogenic shock: the TRIUMPH randomized controlled trial. JAMA. 2007;297:1657-66.

16. Dzavik V, Cotter G, Reynolds HR, Alexander JH et al. Effect of nitric oxide synthase inhibition on haemodynamics and outcome of patients with persistent cardiogenic shock complicating acute myocardial infarction: a phase II dose-ranging study. Eur Heart J. 2007; 28:1109-1116.

17. Hochman JS, Sleeper LA, Webb JG et al. Early revascularization in acute myocardial infarction complicated by cardiogenic shock: SHOCK Investigators: Should We Emergently Revascularize Occluded Coronaries for Cardiogenic Shock. N Engl J Med. 1999; 341:625- 634.

18. Ramanathan K, Harkness SM, Nayar AC et al. Cardiogenic shock in patients with preserved left ventricular systolic function: characteristics and insight into mechanisms. J Am Coll Cardiol. 2004; 43:241A.

19. Yehudai L, Reynolds HR, Schwarz SA et al. Serial echocardiograms in patients with cardiogenic shock: analysis of the SHOCK Trial. J Am Coll Cardiol. 2006; 47 (suppl A):111A.

20. Picard MH, Davidoff R, Sleeper LA et al. Echocardiographic predictors of survival and response to early revascularization in cardiogenic shock. Circulation. 2003; 107:279-284.

21. Reynolds HR, Anand SK, Fox JM et al. Restrictive physiology in cardiogenic shock: observations from echocardiography. Am Heart J. 2006; 151:890 e9-e15.

22. Jacobs AK, Leopold JA, Bates E et al. Cardiogenic shock caused by right ventricular infarction: a report from the SHOCK registry. J Am Coll Cardiol. 2003; 41:1273-1279.

23. Brookes C, Ravn H, White P et al. Acute right ventricular dilatation in response to ischemia significantly impairs left ventricular systolic performance. Circulation. 1999; 100:761-767.

24. Berisha S, Kastrati A, Goda A, Popa Y. Optimal value of filling pressure in the right side of the heart in acute right ventricular infarction. Br Heart J. 1990; 63:98-102.

25. Ondrus T, Kanovsky J, Novotny T et al. Right Ventricular myocardial infarction: From pathophysiology to prognosis. Exp Clin Cardiol. 2013; 18(1):27-30.

26. Jeger RV, Harkness SM, Ramanathan K et al. Emergency revascularization in patients with cardiogenic shock on admission: a report from the SHOCK trial and registry. Eur Heart J. 2006; 27:664-670.

27. Forrester JS, Diamond GA, Swan HJ. Correlative classification of clinical and hemodynamic function after acute myocardial infarction. Am J Cardiol. 1977; 39(2):137-145.

28. Killip T, Kimball JT. Treatment of myocardial infarction in a coronary care unit. A two year experience with 250 patients. Am J Cardiol. 1967; 20(4):457-464.

29. Granger CB, Goldberg RJ, Dabbous O et al. Predictors of hospital mortality in the global registry of acute coronary events. Arch Intern Med. 2003; 163(19):2345-2353.

30. Fox KA, Dabbous OH, Goldberg RJ et al. Prediction of risk of death and myocardial infarction in the six months after presentation with acute coronary syndrome: prospective multinational observational study (GRACE). BMJ. 2006; 333(7578):1091.

31. Khot UN, Jia G, Moliterno DJ et al. Prognostic importance of physical examination for heart failure in non-ST-elevation acute coronary syndromes: the enduring value of Killip classification. JAMA. 2003; 290(16):2174-2181.

32. Mercado-Martinez J, Rivera-Fernandez R, Aguilar-Alonso E et al. APACHE-II score and Killip class for patients with acute myocardial infarction. Intensive Care Med. 2010; 36(9):1579-1586.

33. Huang SS, Chen YH, Lu TM et al. Application of the sequential organ failure assessment score for predicting mortality in patients with acute myocardial infarction. Resuscitation. 2012; 83(5):591-595.

34. Vincent JL, Backer D. Circulatory Shock. N Engl J Med. 2013; 369:1726-34.

35. Stevenson LW, Perloff JK. The limited reliability of physical signs for estimating hemodynamics in chronic heart failure. JAMA. 1989; 261:884.

36. Drazner MH, Rame JE, Stevenson LW, Dries DL. Prognostic importance of elevated jugular venous pressure and a third heart sound in patients with heart failure . N Engl J Med. 2001 Aug 23;345(8):574-81

37. Park TK, Yang JH, Choi SH. Clinical outcomes of patients with acute myocardial infarction complicated by severe refractory cardiogenic shock assisted with percutaneous cardiopulmonary support. Yosei Med J. 2014; 55(4):920-7.

38. Dexter L, Haynes FW, Burwell CS et al. Studies of congenital heart disease: technique of venous catheterization as a diagnostic procedure. J Clin Invest. 1947; 26(3):547-553.

39. Swan HJ, Ganz W, Forrester J et al. Catheterization of the heart in man with use of a flow-directed balloon-tipped catheter. N Engl J Med. 1970; 283(9):447-451.

40. Connors AF, Speroff T, Dawson NV et al. The effectiveness of right heart catheterization in the initial care of critically ill patients. SUPPORT Investigators. JAMA. 1996; 276(11):889-89.

41. Guyatt G. A randomized control trial of right-heart catheterization in critically ill patients. Ontario Intensive Care Study Group. J Intensive Care Med. 1991; 6(2):91-95.

42. Richard C, Warszawski J, Anguel N et al. Early use of the pulmonary artery catheter and outcomes in patients with shock and acute respiratory distress syndrome: a randomized controlled trial. JAMA. 2003; 290(20):2713-2720.

43. Dalen JE, Bone RC. Is it time to pull the pulmonary artery catheter? JAMA.1996; 276(11):916-918.

44. Binanay C, Califf RM, Hasselblad V et al. Evaluation study of congestive heart failure and pulmonary artery catheterization effectiveness: the ESCAPE trial. JAMA. 2005; 294(13):1625-1633.

45. Cohen MG, Kelly RV, Kong DF et al. Pulmonary artery catheterization in acute coronary syndromes: insights from the GUSTO IIb and GUSTO III trials. Am J Med. 2005; 118(5):482-488.

46. Myburgh JA, Mythen MG. Resuscitation fluids. N Engl J Med. 2013; 369:1243-51.

47. Chen ZM, Pan HC, Chen YP et al. Early intravenous then metoprolol in 45.852 patients with acute myocardial infarction: randomised placebo-controlled trial. Lancet. 2005; 366:1622-32.

48. Unveerzagt S, Wachsmuth L, Hirsch K. Inotropic agentes and vasodilator strategies for acute myocardial infarction complicated by cardiogenic shock or low cardiac output syndrome (Review). The Cochrane Library 2014, Issue 1.

49. Valente S, Lazzeri C, Vecchio S. Predictors of in hospital mortality after percutaneous coronary intervention for cardiogenic shock. Int J Cardiol. 2007; 114:176-82.

50. Samuels LE, Kaufman MS, Thomas MP. Pharmacological criteria for ventricular assist device insertion following postcardiotomy shock: experience with the Abiomed BVS system. J Card Surg. 1999; 14:288-293.

51. Mebazaa A, Nieminen MS, Packer M et al. SURVIVE Investigators. Levosimedan vs. Dobutmaine for patients with acute decompesated heart failure: the SURVIVE randomized trial. JAMA. 2007; 297:1883-1891.

52. Alousi AA, Johnson DC. Pharmacology of the bipyridines: amrinone and milrinone. Circulation 1986; 73 (3 Pt 2):III 10-24.

53. Elkayam U, Ng TM, Hatamizadeh P. Renal vasodilatory action of copamine in patients with heart failure: magnitude of effect and site of action. Circulation. 2008;117(2):200-5.

54. Backer D, Biston P, Devriendt J et al. Comparison of dopamine and norepinephrine in the treatment of shock. N Engl J Med. 2010; 362:779-89.

55. Monrad ES, Baim DS, Smith HS. Milrinone, dobutamine, and nitroprusside: comparative effects on hemodynamics and myocardial energetics in patients with severe congestive heart failure. Circulation. 1986; 73 (3 Pt 2):III 168-74.

56. Holmes Jr DR, Bates ER, Kleiman NS et al. Contemporary reperfusion therapy for cardiogenic shock: the GUSTO-I trial experience. The GUSTO-I Investigators. Global utilization of streptokinase and tissue plasminogen activator for occluded coronary arteries. J Am Coll Cardiol. 1995; 26:668-74.

57. Rovelli F, Vita C, Feuglio GA. GISSI trial: Early results and late follow-up. J Am Coll Cardiol. 1987; 10(5s2):33B-39B.

58. The International Study Group. In -hospital mortality and clinical course of 20,891 patients with suspected acute myocardial infarction randomised between alteplase and streptokinase with or without heparin. The International Study Group. Lancet. 1990;336:71-5.

59. Thiele H, Zeymer U, Neumann FJ. Intraaortic Balloon Support for myocardial Infarction with Cardiogenic Shock. N Engl J Med. 2012; 367:1287-96.

60. Prondzinsky R, Lemm H, Swyter M et al. Intra-aortic balloon conterpulsation in patients with acute myocardial infarction complicated by cardiogenic shock: the prospective, randomized IABP SHOCK Trial for attenuation of multiorgan dysfunctionn syndrome. Crit Care Med. 2010; 38:152-60.

61. Hochman JS. Cardiogenic shock complicating acute myocardial infarction: expanding the paradigm. Circulation. 2003; 107:2998-3002.

62. O'Conner CM, Rogers JG. Evidence for overturning the guidelines in cardiogenic shock. N Engl J Med. 2012; 367:1349-50.

63. Sjauw KD, Engstrom AE, Vis MM et al. A systematic review and meta-analysis of intraarotic balloon pump therapy in ST-elevation myocardial infarction: should we change the guidelines? Eur Heart J. 2009; 30:459-468.

64. Unverzagt S, Machemer MT, Solms A et al. Intra-aortic balloon pump counterpulsation (IABP) for myocardial infarction complicated by cardiogenic shock. Cochrane Database Syst Rev2011; 7:CD007398.

65. Bahekar A, Singh M, Singh S et al. Cardiovascular outcomes using intra-aortic balloon pump in high risk acute myocardial infarction with or without cardiogenic shock: a meta-analysis. J Cardiovasc Pharmacol Therap. 2012; 17:44-56.

66. O'Gara PT, Kushner FG, Ascheim DD et al. ACCF/AHA guideline for the management of ST-elevation myocardial infarction: a report of the American College of Cardiology Foudation/American Heeart Association Task Force on Practice Guidelines. J Am Coll Cardiol. 2013; 61:e78-140.

67. Windecker S, Kolh P, Alfonso F et al. 2014 ESC/EACTS Guidelines on myocardial revascularization The Task Force on Myocardial Revascularization of the European Society of Cardiology (ESC) and the European Association for Cardio-Thoracic Surgery (EACTS). European Heart Journal. doi:10.1093/eurheartj/ehu278.

68. Sjauw KD, Engstrom AE, Vis MM. A systematic review and meta-analysis of intra-aortic baloon pump therapy in ST-elevation myocardial infarction: should we change guidelines? Eur Heart J. 2009; 30(4):459-68.

69. Kirklin JK, Naftel DC, Stevenson LW et al. INTERMACS database for durable devices for circulatory support: first annual report. J Heart Lung Transplant. 2008; 27(10):1065-1072.

70. The Criteria Committee of the New York Heart Association. Nomenclature and criteria for diagnosis of diseases of the heart and blood vessels. Boston: Little Brown; 1964.

71. Stevenson LW, Pagani FD, Young JB et al. INTERMACS profiles of advanced heart failure: the current picture. J Heart Lung Transplant. 2009; 28(6):535-541.

72. Stevenson LW. Clinical use of inotropic therapy for heart failure: looking backward or forward? Part I: inotropic infusions during hospitalization. Circulation. 2003; 108(3):367-372.

73. Cuffe MS, Califf RM, Adams KF et al. Short-term intravenous milrinone for acute exacerbation of chronic heart failure: a randomized controlled trial. JAMA. 2002; 287(12):1541-1547.

74. Werdan K, Gielen S, Ebelt H, Hochman JS. Mechanical circulatory support in cardiogenic shock. European Heart Journal. 2014; 35:156-167.

75. Lauten A, Engstrom AE, Jung C et al. Percutaneous left-ventricular support with the Impella 2.5-assist device in acute cardiogenic shock: results of the Impella-EUROSHOCK-registry. Circ Heart Fail. 2013; 6:23-30.

76. Cheng JM, den Uil CA, Hoeks SE. Percutaneous left ventricular assist devices vs. Intra-aortic balloon pump conterpulsation for the treatment of the cardiogenic shock: a meta-analysis of controlled trials. Eur Heart J. 2009; 30:2102-2108.

77. Gibbon Jr JH. Artificial maintenance of circulation during experimental occlusion of pulmonar artery. Arch Surg. 1937; 34:1105-31.

78. Hill JD, O'Brien TG, Murray JJ. Prolonged extracorporeal oxygenation for acute post-traumatic respiratory failure (shock-lung syndrome). Use of the Bramson membrane lung. N Engl J Med. 1972; 286(12):629-34.

79. Sayer GT, Baker JN, Parks KA. Heart rescue: the role of mechanical circulatory support in the management of severe refractory cardiogenic shock. Currr Opin Crit Care. 2012 Oct; 18(5):409-16.

80. Loforte A, Marinelli G, Musumeci F et al. Extracorporeal membrane oxygenation support in refractory cardiogenic shock: treatmnet strategies and analysis of risk factors. Artificial Organs. 2014. doi:10.1111/aor12317.

81. Nusbaum DM, Bassett ST, Gregoric ID, Kar B. A case of survival after cardiac arrest and 3 ½ hours of resuscitation. Text Heart Inst J. 2014; 41(2):222-6.

82. Cheng A, Swart MF, Massey HT. Impella to unload the left ventricle during peripheral extracorporeal membrane oxygenation. ASAIO J. 2013; 59(5):533-6.

83. Slaughter MS, Tsui SS, El-Banayosy A et al. Results of a multicenter clinical trial with the thoratec implantable ventricular assist device. J Thorac Cardiovasc Surg2007; 133:1573-80.

84. CentriMag VAS Patient & Device Management Guidelines. http://www.mc.vanderbilt.edu/documents/heart/files/CentriMag%20VAS%20Patient%20and%20Device%20Management%20Guidelines.pdf.

85. Sukulec R, Kovarnik T, Dostalova G et al. Induction of mild hypothermia in cardiac arrest survivors presenting with cardiogenic shock syndrome. Acta Anaesthsiol Scand. 2008; 52:188-94.

86. Goldeinstein JA, Kern MJ. Percutaneous mechanical support for the failing right heart. Cardiol Clin. 2012;30:303-10. 2011; 30:1360-7 .

87. Galie N, Hoeper MM, Humbert M. Guidelines for the diagnosis and treatment of pulmonary hypertension: The Task Force for the diagnosis and Treatment of Pulmonary Hypertension of the European Society of Cardiology (ESC) and the European Respiratory Society (ERS), endorsed by the International Society of Heart and Lung Transplantation (ISHLT). Eur Heart J. 2009; 30:2493-2537.

88. Shepperd S, McClaran J, Phillips CO. Discharge planning from hospital to home. Cochrane Database Syst Ver. 2010; (1):CD000313.

Disfunção do Ventrículo Direito

102

Felipe Lourenço Fernandes
Pedro Felipe Gomes Nicz
Ludhmila Abrahão Hajjar

1 INTRODUÇÃO

A falência do ventrículo direito (VD) é uma síndrome clínica definida pela incapacidade dessa câmara em promover fluxo sanguíneo adequado para a circulação pulmonar com pressão venosa central (PVC) normal. Esse problema é decorrente da combinação de aumento da pós-carga ventricular direita e diminuição da contratilidade do ventrículo direito.[1] Apesar de os avanços recentes, em relação a fisiopatologia e tratamento da disfunção aguda de ventrículo direito, essa ainda é uma enfermidade com alta morbidade e mortalidade hospitalar, principalmente quando não reconhecida.

A falência de ventrículo direito leva a congestão venosa e hipoperfusão sistêmica. Assim como na falência aguda de ventrículo esquerdo (VE), a primeira medida após o reconhecimento desta situação é tratar a causa que levou a disfunção ventricular quando possível (infarto agudo do miocárdio, hipertensão pulmonar, tromboembolismo pulmonar, miocardiopatias, doenças congênitas e valvares, além de sepse). Quando o tratamento do fator desencadeante não for possível, pode-se tentar usar vasodilatadores, diuréticos e inotrópicos. Em casos refratários, dispositivos de assistência ventricular direita podem ser necessários.[1]

De maneira prática, o manejo da insuficiência ventricular direita na unidade de terapia intensiva (UTI) consiste em identificar anormalidades da função ventricular direita ou circulação pulmonar, tentar diagnosticar a etiologia que levou a disfunção aguda do ventrículo direito, otimização da pré-carga e utilização de inotrópicos. Se essas medidas iniciais falharem, o uso de dispositivo de assistência ventricular direita tem se mostrado útil no manejo desses pacientes.[1]

Em razão da heterogeneidade das causas de insuficiência de ventrículo direito, o prognóstico em longo prazo pode ser muito variável, conforme será visto posteriormente.

2 ETIOLOGIA

A insuficiência ventricular direita é uma condição clínica que tem alta morbimortalidade independentemente da sua etiologia, principalmente pelo seu baixo nível de suspeição. Entretanto, não existe estimativa da sua real prevalência e qual são os fatores de risco mais associados a essa condição. Esses dados são ainda mais obscuros quando levamos em conta apenas a população de pacientes com quadro de insuficiência aguda de ventrículo direito. A insuficiência ventricular direita pode ser decorrente de disfunção sistólica ventricular esquerda, miocardiopatia (displasia arritmogênica de ventrículo direito, doenças de Chagas), doenças infiltrativas, como amiloidose e sarcoidose, cardiotoxicidade por drogas (cocaína, álcool, doxirrubicina, ciclofosfamida), doença isquêmica coronariana, doença cardíaca congênita, doença pulmonar (*cor pulmonale*), doenças valvares, falência hepática, Tako-Tsubo entre outras. Muitas dessas etiologias serão diagnosticadas no paciente ambulatorial e, por isso, fogem do escopo desse capítulo. Aqui será revisada apenas a abordagem do paciente com insuficiência ventricular direita descompensada.

A etiologia da disfunção aguda do ventrículo direita pode ser múltipla e, portanto, requer pesquisa ativa e meticulosa das principais causas. Pode-se dividir as causas de falência de ventrículo direito de acordo com o principal mecanismo fisiopatológico. Dessa forma, temos que a falência ventricular direita sempre decorre da combinação de disfunção ventricular direita e/ou secundária ao aumento da pós-carga do ventrículo direito ("hipertensão pulmonar"). No primeiro caso, as principais etiologias são doença arterial coronariana (normalmente relacionada com a coronária direita), hipertensão pulmonar crônica e aguda, síndrome da resposta inflamatória sistêmica (SIRS) ou sepses, toxicidade por drogas, cardiomiopatia do ventrículo direito (displasia arritmogênica do ventrículo direito). Enquanto isso, causas de falência de ventrículo direito secundário preponderantemente a aumento da pós-carga ventricular direita são anormalidades na circulação pulmonar, disfunção sistólica ou diastólica ventricular esquerda, doença valvar mitral (estenose e insuficiência), defeitos do septo interventricular, vasoconstrição pulmonar por hipoxemia crônica e doença pulmonar, além de tromboembolismo venoso.[1]

Com relação à etiologia isquêmica, o infarto do ventrículo direito raramente ocorre de maneira isolada. Aproximadamente 1/3 dos pacientes com infarto de parede inferior apresentam algum envolvimento do ventrículo direito. Essa porcentagem de acometimento pode variar, de acordo com a definição de infarto de ventrículo direito e do método utilizado para o diagnóstico, podendo ser definido por anatomia patológica, hemodinâmica, ecocardiograma, eletrocardiograma e ressonância magnética, desta forma sua incidência varia conforme o método avaliado.[2]

3   FISIOPATOLOGIA

Diferentemente da circulação sistêmica, em que um aumento do débito cardíaco durante o esforço físico é associado ao aumento da pressão arterial, a circulação pulmonar é um circuito de baixa pressão tanto no repouso como no esforço, de tal modo que, mesmo durante o aumento do débito cardíaco, a pressão pulmonar aumentará apenas discretamente, enquanto a resistência vascular pulmonar cai. Essa diferença se deve basicamente ao fato de a circulação pulmonar apresentar a habilidade de recrutar vasos que estavam parcialmente colabados, conforme o aumento do débito cardíaco, e da baixa capacidade de vasoconstrição da artéria pulmonar.[3] Portanto, os mecanismos fisiopatológicos de falência de ventrículo direito são diferentes daqueles encontrados na falência de ventrículo esquerdo (VE), de tal modo que

realizar tratamentos consagrados para choque cardiogênico por falência de câmaras esquerdas, em paciente com disfunção de ventrículo direito, pode ser prejudicial. A função do ventrículo direito é dependente de baixas pressões de enchimento, pois consegue acomodar grande quantidade de sangue em sua câmara, sem que isso altere a pressão intraventricular ou débito cardíaco do ventrículo direito.

A falência de ventrículo direito é quase sempre consequência da combinação de aumento da pós-carga ventricular direita e da função contrátil diminuída dessa câmara. O peso da contribuição de cada um desses fatores é o que direcionará o tratamento a ser instituído.

Em pacientes com falência de ventrículo direito, a progressão da disfunção ventricular direita, independentemente da causa, é associada com hipertrofia de miócitos e dilatação ventricular em reposta ao estresse da parede do ventrículo. Isso leva a um ciclo vicioso de redução da função ventricular e aumento das pressões de enchimento.[4] A hipertrofia ventricular direita não ocorre de maneira uniforme, de tal modo que ocorre primeiramente a disfunção e hipertrofia da via de saída do ventrículo direito, mesmo com o paciente apresentando ainda função global preservada.[5] Anormalidades no metabolismo do ácido nítrico (NO) e metabolismo da glicose, também foram descritos na insuficiência do ventrículo direito, incluindo o aumento da expressão da NO sintase e da fosfodiesterase tipo V (PDE5).[6,7]

Diferentemente da circulação sistêmica, a circulação pulmonar apresenta resistência muito baixa, de tal modo que mesmo em vigência de disfunção contrátil grave, se o paciente não apresentar aumento da pressão arterial pulmonar, ele não apresentará, necessariamente, quadro de insuficiência ventricular direita (IVD). Por outro lado, pacientes com disfunção moderada contrátil de ventrículo direito, se apresentarem aumento, mesmo que moderado, da pós-carga, podem ter IVD.[8] Além disso, mesmo os pacientes sem disfunção contrátil prévia podem apresentar falência de ventrículo direito grave, na vigência de aumento abrupto da pós-carga.[9] Pacientes sépticos, por exemplo, tem aumento sérico de endotelina e tromboxane, potentes vasoconstritores pulmonares e estão associados a diminuição do débito cardíaco.[3]

A partir do momento em que os mecanismos compensatórios do ventrículo direito atingirem seu limite, a pressão venosa central começa a subir, levando a congestão venosa sistêmica, uma das primeiras manifestações da falência de ventrículo direito.

A disfunção ventricular direita como causa de choque cardiogênico é uma condição rara, presente em apenas 5% dos casos de IAM complicados com choque cardiogênico.[10] A falência ventricular direita pode reduzir o enchimento ventricular esquerdo por dois mecanismos. O primeiro deles é ocasionado diretamente pela redução do débito cardíaco do ventrículo direito (VD), reduzindo, assim, o enchimento ventricular esquerdo. O segundo mecanismo é causado pelo aumento importante da pressão diastólica final do ventrículo direito, secundário a falência ventricular direita, causando assim um desvio do septo interventricular em direção à cavidade ventricular esquerda, restringindo o seu enchimento (interdependência ventricular). Essa alteração da geometria ventricular também prejudica a função ventricular esquerda.[11]

Existe uma importante interdependência entre ambos os ventrículos. Essa interdependência é decorrente do contato entre os ventrículos pelo miocárdio (que se dá, principalmente, através do septo interventricular) e do pericárdio. A função do ventrículo direito depende de 20 a 40% da contração ventricular esquerda. Isso fica mais evidente ainda na presença de disfunção do ventrículo direito. Em paciente com disfunção de ventrículo direito por síndrome coronariana aguda, o acometimento do septo interventricular leva a importantes consequências fisiopatológicas e comprometimento hemodinâmico, levando a dificuldade para o esvaziamento do ventrículo direito e, consequentemente, ao aumento das pressões de enchimento ventricular. Esse aumento de pressão pode ser transmitido para o ventrículo esquerdo de tal modo que comprometa o funcionamento do VE, levando a um quadro de hipotensão e baixo débito. Desse modo, após o desenvolvimento da insuficiência de ventrículo direito, o aumento das pressões torácicas pela ventilação mecânica pode ser deletério.

A sepse também pode levar a disfunção de ventrículo direito, o mecanismo pelo qual isso ocorre é, predominantemente, por depressão miocárdica e aumento da resistência vascular pulmonar. A falência de ventrículo direito associada à sepse denota pior prognóstico ao paciente.[12]

3.1 ALTERAÇÕES E MECANISMOS ESPECÍFICOS

A falência de ventrículo direito pode apresentar sinais e sintomas clássicos de congestão sistêmica, secundário ao aumento da pressão venosa central. A diminuição do débito ventricular direito, leva ao aumento das pressões de enchimento, resultando em edema periférico, ascite e, em alguns casos, até a hepatomegalia e cirrose se persistentes de forma crônica. A pressão elevada de átrio direito diminui a drenagem linfática sistêmica, diminuindo a absorção de líquidos, que pode levar a edema agudo de pulmão em casos mais graves, mesmo na ausência de disfunção primária do ventrículo esquerdo. Além disso, o aumento da pressão venosa sistêmica pode levar a congestão e piora da função renal, fato esse associado ao aumento da mortalidade. Isso leva a aumento da retenção hídrica e mantém o ciclo vicioso.[13]

As causas de insuficiência ventricular direita são decorrentes, basicamente, do mecanismo de excesso de pré-carga, aumento de pós-carga e diminuição da contratilidade miocárdica. Na maioria dos casos, os pacientes já apresentam algum problema de base na vascularização pulmonar e, quando apresentam outro problema em um dos três mecanismos citados anteriormente, apresentam descompensação clínica. Por exemplo, em pacientes com *cor pulmonale* que desenvolvem pneumonia ou pacientes chagásicos que se apresentam com quadro infeccioso.[3]

4 DIAGNÓSTICOS

A maioria dos sinais e sintomas de insuficiência ventricular direita é inespecífica e, portanto, para que o diagnóstico da etiologia da insuficiência ventricular direita seja dado é necessário que o médico esteja atento aos detalhes da história e do exame físico. Sintomas de dispneia, fadiga, tontura, sudorese, síncope e angina podem ser a queixa principal do doente. Portanto, o diagnóstico inicial de insuficiência ventricular direita pode ser difícil, conforme descrito no Quadro 102.1.

Na ausência de estenose de tricúspide, a pressão diastólica final do ventrículo direto é igual à pressão venosa central, de tal modo que o aumento da pressão na parede do ventrículo direito é traduzido por elevação da pressão venosa central. Desse modo, mesmo que seja verificada disfunção contrátil do ventrículo direito por método de imagem, se a pressão venosa central for normal, o diagnóstico de insuficiência ventricular direita não pode ser confirmado. Portanto, o primeiro passo para avaliação de insuficiência ventricular direita é determinar a pressão venosa central.[1] A avaliação da pressão venosa central pode ser realizada de maneira clínica a beira leito ou por meio da passagem de um cateter de venoso central com a ponta locada na veia cava superior. A estimativa da pressão venosa central a beira leito pelo exame físico pode ser realizada por meio da avaliação da pressão venosa jugular (PVJ). O refluxo hepatojugular, quando maior que 4 cm de aumento na PVJ, por mais de 15 segundos, possui uma sensibilidade de 73% e especificidade de 87% para pressão venosa central > 8 mmHg. Entretanto, a avaliação clínica isolada

QUADRO 102.1 Avaliação inicial do paciente com IVD
Anamnese
● Dispneia ● Tontura ● Cansaço ● Síncope ● Angina
Exame físico
● Estase jugular ● Aumento de P2 ● Presença de B3 do lado direito ● Insuficiência tricúspide e pulmonar ● Edema de membros inferiores, ascite, distensão abdominal
Radiografia de tórax
● Aumento da área cardíaca ● Artéria pulmonar proeminente
Eletrocardiograma
● Sobrecarga de ventrículo direito ● Aumento do átrio direito ● Desvio do eixo cardíaco para direita ● Bloqueio de ramo direito
Adaptado de Simon MA.[4]

apresenta acurácia ruim para estimar as pressões de enchimento ventricular direito e esquerdo, em relação à pressão venosa central e pressão de oclusão de artéria pulmonar (POAP), respectivamente. Para seu uso no dia a dia, é necessário treinamento constante. A pressão venosa central é estimada de maneira correta pelo exame físico em apenas 50% das vezes, e a POAP em apenas 30%.[14] É importante salientar que na ausência de pressão venosa central aumentada, outros sinais clínicos, que geralmente também são atribuídos a insuficiência ventricular direita, como edema periférico e ascite, devem ter outra etiologia. Por outro lado, o aumento de pressão venosa central pode ocorrer sem necessariamente a insuficiência ventricular direita estar presente, por exemplo, nos casos de tamponamento cardíaco, pneumotórax, sobrecarga de volume e síndrome da veia cava superior.[1] Na ausência de congestão pulmonar, mas com presença de pressão venosa central aumentada, o diagnóstico de insuficiência ventricular direita isolado é o mais provável. Mas, é importante lembrar que o aumento das pressões de enchimento de ventrículo direito pode levar a abaulamento do septo interventricular e disfunção esquerda secundária. Ainda em relação ao exame físico, a presença de B3 é associada ao maior risco de hospitalização e óbito por falência cardíaca.[15]

Outras alterações que podem ser encontradas no exame físico do paciente com insuficiência ventricular direita são *ictus* de ventrículo direito, aumento do componente de P2 da segunda bulha cardíaca, sopro de regurgitação tricúspide e pulmonar, além de edema, distensão abdominal e ascite.

Por outro lado, a tríade: hipotensão, "pulmões limpos" (ausência de congestão pulmonar) e pressão jugular elevada são, tradicionalmente, marcadores de infarto de ventrículo direito e na presença de infarto de parede inferior tem alta especificidade (96%), mas sensibilidade muito baixa (25%).[16]

Diante do exposto anteriormente, os métodos diagnósticos complementares são fundamentais para o correto diagnóstico de insuficiência de ventrículo direito. A avaliação clínica inicial deverá ser complementada inicialmente com eletrocardiograma (ECG), radiografia de tórax e exames laboratoriais. Sempre que necessário, a avaliação deverá ser seguida de ecocardiograma transtorácico ou transesofágico (ECO TT e ECO TE, respectivamente), tomografia computadorizada (TC), ressonância nuclear magnética (RNM) além de monitorização invasiva com passagem de cateter venoso central e cateter de artéria pulmonar. Todos os métodos serão revisados a seguir.

4.1 ELETROCARDIOGRAMA (ECG)

O eletrocardiograma deverá ser realizado em todo paciente na internação hospitalar, na suspeita de infarto agudo do miocárdio, tromboembolismo pulmonar e sempre que houver mudança abrupta no padrão hemodinâmico.

No ECG de pacientes com falência de ventrículo direito podem-se encontrar sinais de sobrecarga de ventrículo direito, aumento do átrio direito, desvio do eixo cardíaco para a direita, além de bloqueio de ramo direito.

No diagnóstico das síndromes coronarianas agudas, o infarto de ventrículo direito pode ser realizado por meio da constatação de elevação > 1 mm do segmento ST na derivação V4R (quinto espaço intercostal direito na linha hemiclavicular direita). Além de diagnóstico, a elevação de ST nessa derivação carrega consigo importante valor prognóstico, sendo um indicador de maior mortalidade e maior índice de complicações hospitalares.[17-19]

Em pacientes com tromboembolismo pulmonar, o achado clássico de S1Q3T3 (presença de onda S importante em DI, com onda Q em DIII e T invertida em DIII), apesar de ser relativamente raro, é sugestivo de tromboembolismo pulmonar na presença desta suspeita clínica.

4.2 EXAMES LABORATORIAIS

A coleta de exame laboratorial na insuficiência de ventrículo direito deverá ser com base nos mesmos princípios de abordagem de qualquer outro paciente grave. Com coleta de hemograma, função renal, eletrólitos e gasometria venosa central e arterial com lactato. Além disso, dependendo da apresentação clínica inicial poderão ser coletados marcadores de necrose miocárdica (troponina e CK-MB) na suspeita de síndrome coronariana aguda, D-dímero no paciente com baixo risco de tromboembolismo pulmonar na sala de emergência e coleta de BNP.

O BNP é um peptídeo natriurético secretado pelos ventrículos em resposta ao sobrecarga de pressão, independente da etiologia. A produção de BNP é realizada tanto pelo ventrículo esquerdo como pelo ventrículo direito. Desse modo, em pacientes com insuficiência ventricular direita, o BNP tem valor prognóstico, tanto na vigência de tromboembolismo pulmonar como na ausência desse diagnóstico. Pacientes com tromboembolismo pulmonar apresentam diminuição dos níveis de BNP após trombólise com sucesso.[20]

Além de situações de síndrome coronariana aguda, a troponina também pode ser encontrada na corrente sanguínea em altas concentrações em outras situações, sempre que houver lesão de miócitos, ou seja, em pacientes com sobrecarga de ventrículo direito levando a morte celular, por exemplo, no tromboembolismo pulmonar submaciço ou maciço. Esse aumento das concentrações séricas de troponina também estão associadas ao pior prognóstico.[21]

4.3 IMAGEM

Apesar de a avaliação clínica ser de suma importância, muitas vezes o diagnóstico com base apenas no exame físico pode ser um desafio. Entre as modalidades de exame complementar que podem auxiliar no diagnóstico de falência de ventrículo direito, estão o ecocardiograma transtorácico (ECO TT), tomografia computadorizada de tórax e ressonância nuclear magnética.

Mais do que confirmar o diagnóstico de insuficiência cardíaca os exames complementares também apresentam importante papel para o diagnóstico diferencial de outras causas de aumento da pressão venosa central e esclarecimento da etiologia da insuficiência ventricular direita.

4.3.1 Radiografia de Tórax

As alterações radiográficas poderão ocorrer conforme a etiologia da insuficiência do ventrículo direito. Classicamente, no acometimento isolado de ventrículo direito o achado de congestão pulmonar não deverá ser encontrado.

Na radiografia de tórax, pode-se verificar artéria pulmonar proeminente e aumento da área cardíaca, principalmente do ventrículo direito em incidência lateral.

Em pacientes com tromboembolismo pulmonar maciço levando a insuficiência ventricular direita, achados clássicos como oligoemia regional (sinal de Westermark), corcova de Humpton e alargamento da artéria pulmonar (sinal de Palla) podem ocorrer mais frequentemente do que nos casos de tromboembolismo pulmonar não maciço.

4.3.2 Ecocardiograma

Por conta de sua facilidade em ser realizado a beira leito nos pacientes instáveis, o ecocardiograma transtorácico (ECO TT) é o principal exame a ser realizado na suspeita de insuficiência cardíaca, quer seja causada por falência do ventrículo direito ou do esquerdo. Com o avanço tecnológico dos aparelhos é possível uma avaliação cada vez mais completa e rápida de pacientes com choque cardiogênico a beira leito. Esse exame já está bem difundido nas salas de emergências e unidades de terapia intensiva, sendo realizado muitas vezes pelo emergencista ou intensivista, com treinamento em ecocardiografia com boa acurácia.

Quando avaliado pelo ECO, 59% dos pacientes com infarto de parede inferior apresentam disfunção do ventrículo direito.[22]

Apesar de teoricamente o ECO TT ser o exame de eleição em situações de emergência, em pacientes críticos a obtenção de janela adequada muitas vezes é uma barreira para utilização desse método, além disso, os modos de avaliação do ventrículo direito são difíceis e com correlação ruim com a verdadeira função do ventrículo direito.[23] Em razão do formato complexo do ventrículo direito, nenhuma janela do ECO TT dimensional é capaz de visualizá-lo totalmente.

De modo geral, o ECO TT deve ser capaz de identificar disfunção contrátil ou dilatação ventricular direita significativa e excluir os principais diagnósticos diferenciais (tamponamento cardíaco, comunicação interventricular, insuficiência cardíaca restritiva e entre outras). Um dos métodos utilizados para avaliação da função do ventrículo direito é por meio do cálculo do TAPSE, que é o tamanho da movimentação longitudinal do ventrículo direito no plano da valva tricúspide. O TAPSE é medido pelo modo M, e a diminuição nesse valor é um indicador de disfunção do ventrículo direito e, em vigência de hipertensão

pulmonar, insuficiência ventricular esquerda sistólica ou diastólica está associado ao pior prognóstico.[24] O valor normal do TAPSE é de 2,4 a 2,7 cm, enquanto valores abaixo de 1,8 cm tem acurácia de 87% para predizer volume sistólico indexado menor que 29 mL/m^2.[25]

Em casos de dúvida diagnóstica, pode-se lançar mão do ecocardiograma transesofágico (ECO TE). Entretanto, mesmo com janela adequada e boa qualidade de imagens, a interpretação pode ser difícil. Isso ocorre por causa da correlação ruim entre fração de ejeção de ventrículo direito e função contrátil do ventrículo direito. O fato de o ventrículo direito ser uma câmara condicionada a suportar grandes volumes, pode deixar dúvida se a causa primordial da insuficiência de ventrículo direito foi em razão de disfunção contrátil primária ou de pós-carga aumentada das câmaras direitas.

4.3.3 Tomografia Computadorizada (TC)

O papel mais importante da tomografia computadorizada na avaliação da insuficiência ventricular direita é a pesquisa de tromboembolismo pulmonar (TEP). Sabe-se que uma das principais causas reversíveis de choque cardiogênico por falência de ventrículo direito é o tromboembolismo pulmonar. A aquisição de imagens realizada por este exame, apesar de ser rápida, existe o contratempo de termos que transportar o paciente que muitas vezes não apresenta condições clínicas. Portanto, o tomógrafo deve estar disposto próximo à sala de emergência e unidade de terapia intensiva, para que a realização do exame seja rápida e o mínimo de tempo perdido no transporte. Além disso, a utilização de contraste pode ser um empecilho para pacientes com função renal alterada. As principais vantagens da TC para avaliação do ventrículo direito, em relação à RNM, é o fato que as imagens são mais rapidamente adquiridas, ser mais barata e a possibilidade de uso em pacientes com marca-passo, desfibriladores internos implantáveis e dispositivos de assistência ventricular.[5]

A dilatação do ventrículo direito é um dos sinais vistos na TC, que sugerem falência de ventrículo direito. Além disso, na vigência de tromboembolismo pulmonar, uma relação entre os diâmetros do ventrículo direito/ventrículo esquerdo > 0,9 representa sinal de pior prognóstico.[26] A tomografia computadorizada contrastada é um excelente exame para avaliação do tamanho do ventrículo direito e posição do septo interventricularr.[27]

4.3.4 Ressonância Nuclear Magnética

A ressonância nuclear magnética ganhou espaço para avaliação da insuficiência de ventrículo direito. Diferentemente do ECO TT, a RNM não está sujeita a dificuldade de aquisição de imagens por conta da janela do paciente. A ressonância cardíaca é capaz de avaliar a geometria e volume do ventrículo direito de maneira fidedigna e apresenta excelente acurácia para o diagnóstico da etiologia de doenças miocárdicas infiltrativas, como displasia arritmogênica do ventrículo direito, amiloidose e hemocromatose, bem como má formações congênitas e vasculares.[28] Por meio da utilização de gadolínio, a RNM tem alta acurácia para a delimitação de áreas com miocardiopatia isquêmica. De modo geral, a RNM encontra acometimento de ventrículo direito em 47 a 57% dos pacientes com infarto de parede inferior, e 11 a 65% quando o infarto é de parede anterior.[2]

O fator limitante para a utilização da RNM é que se trata de um exame demorado, portanto, pacientes com instabilidade hemodinâmica não se beneficiam desse método.

4.4 AVALIAÇÃO HEMODINÂMICA

Diante da dificuldade em se obter um diagnóstico fidedigno de insuficiência ventricular direita apenas com o exame físico aliado a exames complementares não invasivos, a avaliação hemodinâmica invasiva se torna essencial. O método mais simples e utilizado para essa avaliação é a passagem de um cateter venoso central por um acesso profundo, em veias jugulares ou subclávias, com a ponta do cateter locada na junção da veia cava superior com o átrio. Por meio disso pode-se ter a avaliação da pressão venosa central. Dessa forma pode-se ter a avaliação da pressão venosa central. Essa medida, na ausência de estenose tricúspide, conforme dito anteriormente, é a própria pressão diastólica ventricular direita que se relaciona diretamente com a função do ventrículo direito. Além disso, por meio da passagem de um cateter de artéria pulmonar (ou cateter de Swan-Ganz) também é possível avaliar, de maneira direta, a pressão da artéria pulmonar e o débito cardíaco e de maneira indireta a pressão do átrio esquerdo, por meio da pressão de oclusão da artéria pulmonar (POAP ou *wedge*).[29] Por meio dessas medidas podemos avaliar a resistência vascular sistêmica e pulmonar. Pacientes com resistência pulmonar aumentada podem se beneficiar de vasodilatação da artéria pulmonar. O cálculo da resistência pulmonar pode ser feito por meio da fórmula:

$$\frac{\text{Pressão média da artéria pulmonar} - \text{Pressão de oclusão da artéria pulmonar}}{\text{Débito cardíaco}}$$

Essa medida é dada em wood (mmHg/L/min). Se multiplicarmos a unidade wood por 80, obteremos a unidade em dynas.s.cm^{-5}.

Outro dado importante que pode ser obtido por meio da realização de monitorização hemodinâmica com cateter de Swan-ganz é o cálculo do gradiente transpulmonar. Esse valor é obtido por meio da pressão média da artéria pulmonar menos a pressão de oclusão da artéria pulmonar. Quando esse gradiente é superior a 12 mmHg pode-se inferir que o aumento da pressão média da artéria pulmonar não é secundário a falência ventricular esquerda.

5   TRATAMENTO

A pedra fundamental no tratamento da insuficiência ventricular direita é a reversão da causa que levou à falência dessa bomba. De tal modo que a insuficiência de ventrículo direito, secundária a infarto agudo do miocárdio, deve ser tratada diferentemente da causada por tromboembolismo pulmonar ou por crise de hipertensão pulmonar. Enquanto isso, pacientes com anomalias congênitas e doenças valvares provavelmente vão precisar de intervenção cirúrgica.[4]

Além da reversão da causa base que levou a insuficiência ventricular direita, o tratamento desses pacientes se baseia no manejo adequado de volume, utilização de vasodilatadores pulmonares, inotrópicos e suporte de vida extracorpóreo (Figura 102.1). A infusão de volume para restauração do estado volêmico pode ser necessária, bem como a reperfusão precoce nos casos de infarto agudo do miocárdio e tromboembolismo pulmonar, e estabilização elétrica (incluindo controle de ritmo cardíaco).

O primeiro passo no tratamento do choque de ventrículo direito é a infusão de volume para garantir pressão de enchimento ventricular direita adequada para manter o débito cardíaco e o enchimento ventricular direito. Porém, pacientes com choque de ventrículo direito geralmente apresentam a pressão diastólica final de ventrículo direito muito elevada, frequentemente acima

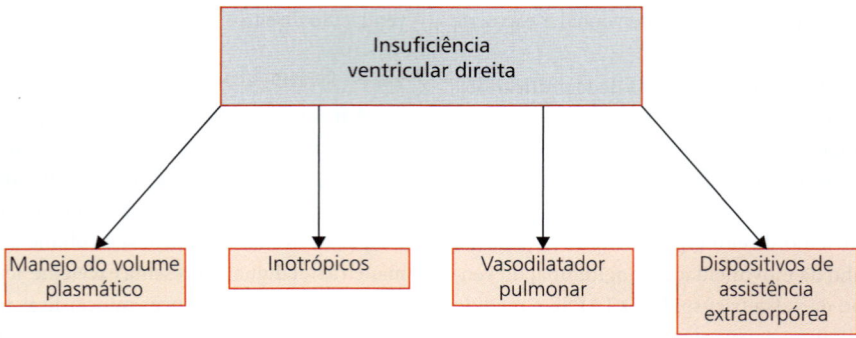

FIGURA 102.1 Manejo do paciente com insuficiência ventricular direita.

de 20 mmHg e, talvez, não se beneficiem da infusão de volume.[10] A queda abrupta da pré-carga pode ser secundária a sangramento e aumento da permeabilidade vascular entre outras. Além disso, a ventilação com pressão positiva pode levar a dificuldade do retorno venoso e consequentemente diminuição da pré-carga. Quando a insuficiência de ventrículo direito ocorre com resistência vascular pulmonar normal, sem aumento da pressão de oclusão da artéria pulmonar, por exemplo, no infarto de ventrículo direito, a pressão diastólica final normalmente precisa ficar acima do normal para manter o débito cardíaco adequado. A quantidade de infusão de solução cristaloide deverá ser monitorizada de maneira invasiva, sendo o conceito de que o paciente com infarto de ventrículo direito deve ser reanimado com grandes volumes de soro questionado nos últimos anos. O paciente com hipotensão arterial, sem congestão pulmonar, deverá receber reposição volêmica mais agressiva, desde que a pressão venosa central esteja < 15 mmHg.[30]

Classicamente, a expansão volêmica deverá ser realizada com solução salina até um total de 2 L.[31] Outro parâmetro hemodinâmico que pode guiar a infusão de volume é a pressão de oclusão da artéria pulmonar. O alvo a ser alcançado é de 18 a 24 mmHg. O excesso de volume infundido pode levar a hiperdistensão do ventrículo direito e abaulamento do septo interventricular, comprometendo o funcionamento do ventrículo esquerdo, com posterior queda do débito cardíaco. É importante estar atento ao fato de que a falência do ventrículo direito frequentemente leva a um quadro de congestão venosa sistêmica e isso representa a principal causa de disfunção renal nesses pacientes. Portanto, a infusão de volume não deve ser encorajada nesses casos, pelo contrário a função renal deverá melhorar com a diminuição do volume corpóreo por meio de estímulos com diuréticos ou hemodiálise.[4] Ainda, por meio de um cateter venoso central, temos outro parâmetro importante na monitorização desses pacientes, a saturação venosa da veia cava superior. Valores abaixo de 70% na vigência de saturação arterial normal é sugestiva de diminuição do débito cardíaco.[3]

Nos casos em que a falência de ventrículo direito é secundária ao aumento da pré-carga, a redução da pressão venosa central, por meio de diuréticos ou diálise, deverá ser acompanhada de aumento do débito cardíaco, da saturação venosa central e melhora dos parâmetros de perfusão tecidual.

A bradicardia é uma complicação comum nos pacientes com infarto de ventrículo direito, e a sua correção é fundamental para que o débito cardíaco seja mantido, visto que o volume sistólico geralmente é fixo após um evento de síndrome coronariana aguda. Entretanto o implante de marca-passo transvenoso provisório pode ser dificultado pela falência de sensibilidade do ventrículo direito isquêmico.

Pelo fato de a hipóxia ser um dos mecanismos mais potentes de vasoconstrição pulmonar, uma das medidas mais eficazes para diminuição da pós-carga pulmonar é a utilização de oxigênio naqueles pacientes com saturação arterial de oxigênio baixa. A saturação arterial deve ser mantida preferencialmente acima de 92%. Além disso, a correção de hipercapnia e acidose é fundamental.

Outro parâmetro que pode ser corrigido é o aumento da pós-carga por meio da utilização de vasodilatadores pulmonares. Apesar do uso de vasodilatadores no paciente com insuficiência ventricular direita, levando a diminuição da pós-carga, ser teoricamente o tratamento de escolha, em alguns casos de choque cardiogênico e instabilidade hemodinâmica grave, seu uso não é possível. Pelo contrário, a utilização de um agente vasopressor talvez seja necessária em casos selecionados.

Quando a correção da pré-carga e pós-carga não forem atingidas com as medidas descritas acima, a utilização de um vasodilatador pulmonar direto pode ser necessária. Entretanto, nenhuma droga, até hoje, foi aprovada para o tratamento de hipertensão pulmonar no paciente crítico. Os vasodilatadores pulmonares, apesar de terem ação preferencial sobre a circulação pulmonar, também levam a vasodilatação sistêmica, mesmo que discreta. Além disso, a vasodilatação pulmonar pode levar a alteração da relação ventilação perfusão pulmonar, fazendo com que o sangue seja desviado para áreas sem ventilação adequada, piorando o efeito *shunt*. Entre os vasodilatadores orais pode-se citar o bosentana, bloqueador do receptor A e B da endotelina; o sildenafil, inibidor da fosfodiesterase V; e o treprostinil, um derivado da prostaciclina, que pode ser utilizado de forma inalatória, intravenosa ou subcutânea, que ainda está em estudo.[3]

Outra substância útil no tratamento do choque de ventrículo direito é o óxido nítrico inalatório (NO), usado para reduzir a resistência vascular pulmonar, melhorando o desempenho do ventrículo direito em algumas condições. O NO é um gás inalatório de meia-vida e ação rápida, com potente ação vasodilatadora pulmonar, sem efeito sistêmico importante. Esse gás vem sendo utilizado em pacientes com hipertensão pulmonar, síndrome do desconforto respiratório agudo (SDRA), tromboembolismo pulmonar e perioperatório de pacientes com falência de ventrículo direito. Outro efeito teórico interessante do NO é que, por ser inalatório, ele age principalmente nos alvéolos pulmonares que estiverem bem oxigenados, levando a vasodilatação predominantemente dessas regiões, sem levar ao efeito *shunt* dos vasodilatadores pulmonares orais ou intravenosos.[32] Apesar de seus efeitos hemodinâmicos benéficos, nenhum trabalho conseguiu demonstrar aumento de sobrevida nesses pacientes.[33]

O uso de inotrópicos é indicado na suspeita de baixo débito cardíaco levando a má perfusão periférica, que pode ser caracterizado por extremidades frias, pele úmida e pegajosa, confusão mental e ausência de resposta com o uso de diuréticos. Nesses pacientes, a inserção de um método de monitorização invasiva é desejável. Desse modo, assim que a pressão diastólica final de ventrículo direito estiver otimizada (pressão diastólica final entre 10 e 15 mmHg), caso o paciente se mantenha com sinais de baixo débito, o uso de inotrópico deverá ser iniciado. O valor de pressão diastólica de ventrículo direito entre 10 a

15 mmHg foi associado a melhor débito cardíaco que pressões menores ou maiores, sendo considerada este o alvo de pressão a ser atingido.[34]

Com relação ao inotrópico de escolha no paciente com insuficiência de ventrículo direito, esse assunto ainda é motivo de discussão. Os dois principais inotrópicos utilizados na insuficiência de ventrículo direito são a dobutamina e o milrinone.

A dobutamina age estimulando os receptores β_1 e β_2, promovendo aumento da atividade da adenil-ciclase responsável pela produção do AMP cíclico. Apesar de seu papel principal ser de inotropismo e cronotropismo por meio da ativação dos receptores β_1, a dobutamina também pode levar a queda da pressão arterial por conta de estimulação dos receptores β_2 e discreta vasodilatação pulmonar. Normalmente, a dose utilizada é de 2 a 20 mcg/kg/min, entretanto em pacientes que fazem uso de beta-bloqueador antes do choque cardiogênico, a dose necessária para se obter o mesmo efeito talvez seja maior. Um dos efeitos adversos mais comuns com o uso da dobutamina é a taquicardia exacerbada que, pode piorar o quadro hemodinâmico do paciente. Outro cuidado que deve ser tomado com o uso prolongado de dobutamina em altas doses é a infiltração miocárdica eosinofílica, evento que ainda é pouco compreendido.

O milrinone é um inibidor seletivo da fosfodiesterase-III, que faz com que ocorra o aumento do nível de AMP cíclico, levando a aumento da infusão de cálcio para dentro do miócito, com consequente aumento na força de contração cardíaca. Além disso, o milrinone leva à vasodilatação pulmonar e sistêmica mais importante do que a dobutamina, sem aumentar significativamente a frequência cardíaca.[35] A dose de milrinone é de 0,125 a 0,75 mcg/kg/min, e seu efeito demora aproximadamente sete horas para ser atingido. Quando essa droga começou a ser utilizada, era indicada uma dose de ataque, entretanto, em razão do quadro de hipotensão grave, o uso de bólus inicial é desencorajado, principalmente em paciente com instabilidade hemodinâmica. A excreção do milrinone e seus metabólitos é feita pelo rim, portanto, a dose do medicamento deve ser ajustada conforme a função glomerular do paciente.

Tanto o uso da dobutamina como do milrinone, traz consigo um aumento na frequência de arritmias atriais e ventriculares além de hipotensão sistêmica. Existe vantagem teórica com o uso de milrinone por conta do seu efeito vasodilatador pulmonar, que pode ser benéfico nos casos de hipertensão pulmonar grave.

Muitas vezes a utilização de vasopressores será necessária na vigência de insuficiência ventricular direita por conta de hipotensão arterial sistêmica. O vasopressor ideal deverá ser aquele, com efeito vasoconstritor sistêmico potente, associado a propriedades inotrópicos sem levar a aumento da resistência vascular pulmonar.[3] A norepinefrina age nos receptores α_1, levando a vasoconstrição sistêmica, mas seu uso provoca aumento na resistência vascular pulmonar e seu efeito inotrópico, pela estimulação discreta de receptores β_1. A epinefrina age nos receptores α e β, induzindo a vasoconstrição e o aumento do inotropismo, sem efeitos hemodinâmicos importantes na circulação pulmonar.[36] A vasopressina age nos receptores V1 na musculatura lisa, apesar de em baixas doses levar a vasodilatação pulmonar. Em doses mais altas (> 0,03 U/min), ela aumenta a resposta a catecolaminas e leva a aumento da vasoconstrição pulmonar e das coronárias.[3] Após considerar todas essas variáveis, a norepinefrina é o vasopressor de escolha na vigência de insuficiência de ventrículo direito e hipotensão arterial sistêmica.

Entretanto, durante a estabilização inicial do paciente, a etiologia da disfunção do ventrículo direito deve ser pesquisada e tratada, quando possível. Em pacientes com infarto de ventrículo direito, a revascularização precoce deve ser parte fundamental do tratamento. Enquanto a oclusão arterial se mantiver, os mecanismos que levam a insuficiência ventricular se manterão. A reperfusão deverá ser alcançada por meio do uso de fibrinolítico, angioplastia primária ou até mesmo revascularização cirúrgica, quando necessário. Os pacientes que se apresentam com infarto agudo do miocárdio (IAM) de ventrículo direito, mas são submetidos à reperfusão precoce, tem prognóstico bom, com baixa mortalidade.[37] Em paciente com tromboembolismo pulmonar, a recanalização da artéria deve ser realizada imediatamente nos casos de instabilidade hemodinâmica. Essa recanalização poderá ser feita por meio de fibrinolíticos, tromboaspiração e trombo-endarterectomia pulmonar.

Um dos métodos mais antigos para alívio da sobrecarga de ventrículo direito é descrito desde 1983. A realização de uma septostomia interatrial por balão é capaz de diminuir a sobrecarga ventricular direita por meio de um shunt direito esquerdo. Entretanto, esse método pode levar a hipoxemia sistêmica, visto que o sangue passado do átrio direito para o átrio esquerdo não é oxigenado. Atualmente, esse método é reservado para casos de alívio sintomático, para pacientes em tratamento paliativo. O uso de balão intra-aórtico, utilizado para diminuição da pós-carga sistêmica, aumento da perfusão coronariana e melhor desempenho cardíaco, nos casos de falência ventricular esquerda, não apresenta os mesmos benefícios no tratamento da insuficiência aguda de ventrículo direito.[38] Outro método que vem ganhando espaço no tratamento do choque cardiogênico com resultados interessantes na insuficiência ventricular direita é a oxigenação por membrana extracorpórea venoarterial (ECMO VA). O circuito de ECMO é composto por uma bomba centrífuga, um aquecedor e uma membrana de oxigenação. A ECMO pode ser inserida cirurgicamente por meio de esternotomia ou, mais rapidamente, por inserção percutânea, na artéria e veia femoral. Por meio de implante percutâneo, a cânula venosa é locada em umas das veias femorais ou veia jugular e a cânula arterial na artéria femoral, por onde o sangue será devolvido para o corpo. Desse modo o sangue é drenado das veias centrais e devolvido, já oxigenado na artéria. O contraponto a ser levado em conta, é que ao devolver o sangue na circulação arterial, a ECMO faz com que ocorra aumento da pós-carga ventricular esquerda, que pode piorar o quadro de falência esquerda. Além disso, a ECMO é um dispositivo que deve ser implantado em situações emergenciais, enquanto se ganha tempo até que um dispositivo de longa permanência seja providenciado. Efeitos adversos da ECMO incluem, sangramento, isquemia de membros inferiores e infecção.[39]

Nas últimas décadas, o implante cirúrgico de dispositivo de assistência mecânica de ventrículo direito vem ganhando espaço em pacientes com insuficiência de ventrículo direito. As principais opções de suporte ventricular direito são o Thoratec (Pleasanton, CA, USA) PVAD, HeartMate II (Thoratec Corporation, Pleasanton, CA, USA), TandemHeart (CardiacAssist, Inc., Pittsburgh, PA, USA), HeartWare HVAD (Miami Lakes, FL, USA) e o Anatomic Placement of Impella (Abiomed Europe GmbH Corporation, Aachen, Germany). Cada um desses dispositivos apresenta peculiaridades diferentes que fogem do escopo deste capitulo.

De modo geral, esses dispositivos têm a capacidade de *"bypassar"* o sangue pelo ventrículo direito, fazendo com que o sangue seja devolvido ou na artéria pulmonar ou na circulação sistêmica.

Para estágios de doença terminal do ventrículo direito a opção de terapia de destino é o transplante cardíaco. Em casos de hipertensão pulmonar grave, o transplante duplo (cardíaco e pulmonar) é a única opção de tratamento. Entretanto, as altas taxas de complicações e escassez de doadores ainda tornam essa opção uma conduta de exceção no mundo todo.[4]

O manejo de pacientes com insuficiência ventricular direita pode ser visualizado de maneira esquemática conforme algoritmo com base no artigo de Ventetuolo e colaboradores[3] (Figura 102.2).

A mortalidade é marcadamente maior em pacientes com infarto agudo do miocárdico que apresentam acometimento do ventrículo direito (17%) quando comparado a sua ausência (6,3%), mesmo na era fibrinolítica. Segundo metanálise o infarto de ventrículo direito carrega consigo um aumento no risco de mortalidade de 2,6 (IC 95% RR 2 a 3,3).[40]

O prognóstico dos pacientes com quadro de insuficiência aguda de ventrículo direito em longo prazo vai depender da etiologia da falência de ventrículo direito. De tal modo, após um evento isquêmico agudo, algumas características fazem com que o paciente que tenha tido um infarto de ventrículo direito e

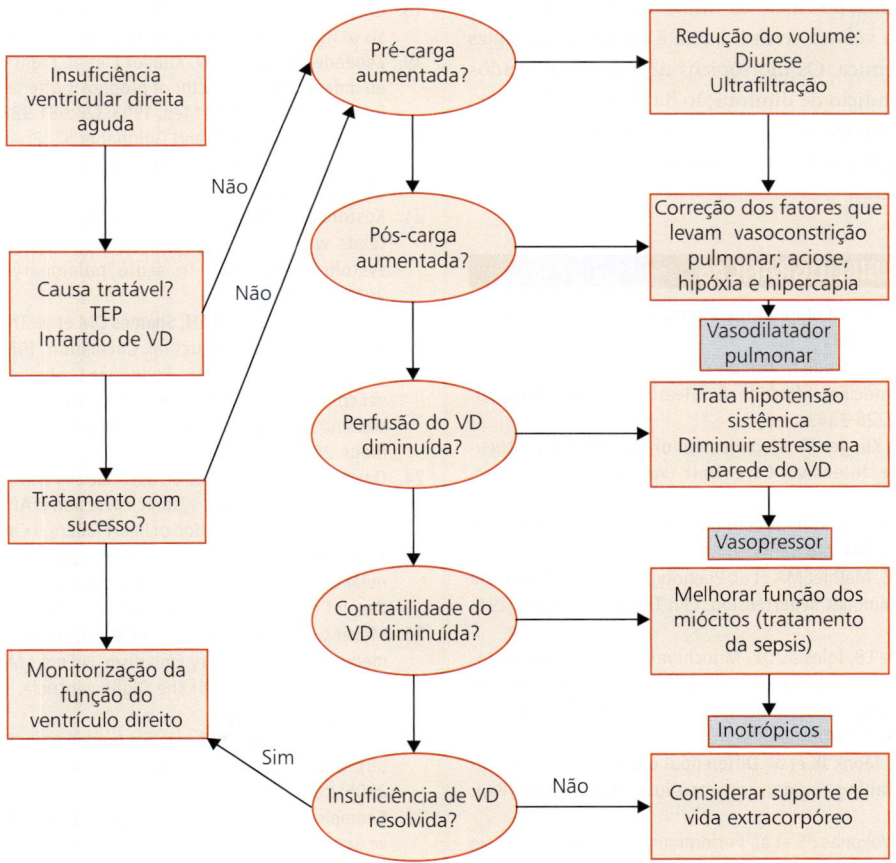

FIGURA 102.2 Manejo do paciente com insuficiência do ventrículo direito. Fonte: Adaptado de Ventetuolo CE e Kinger JR.[3]

sobreviva ao evento, tenha um bom prognóstico em longo prazo. Em comparação com a circulação sistêmica, a circulação pulmonar tem apenas 10% do seu comprimento, e a geração de um gradiente de apenas 5 mmHg é suficiente para perfusão do sistema pulmonar. Além disso, a parede fina do ventrículo direito permite a perfusão do ventrículo direito durante a sístole e diástole, diferentemente do ventrículo esquerdo, em que a perfusão miocárdica se dá, principalmente, na diástole. Por último, o fato de o ventrículo direito receber, com frequência, circulação colateral da circulação esquerda (artéria descendente anterior) faz com que a recuperação do ventrículo direito, pós-infarto do miocárdio, seja favorável, na maioria das vezes.[41]

6 CONCLUSÃO

A insuficiência ventricular direita é uma entidade que carrega consigo alta morbidade e mortalidade, principalmente quando não reconhecida. Existem diversas etiologias, entretanto as mais comuns na UTI são a doença isquêmica do coração, o tromboembolismo pulmonar e a descompensação aguda de pacientes com hipertensão portal crônica. O tratamento depende da etiologia. A mortalidade e o prognóstico estão diretamente ligados à causa que levou a descompensação. As medidas iniciais são o ajuste da volemia, por meio da infusão de volume em pacientes com pressão venosa central baixa e diurético naqueles com congestão sistêmica. Os inotrópicos devem ser utilizados nos pacientes com indício de diminuição da contratilidade cardíaca. Para pacientes refratários ao tratamento clínico convencional, a terapia com dispositivos de suporte mecânico parece ser uma opção plausível.

REFERÊNCIAS BIBLIOGRÁFICAS

1. Grayson CR. Right heart failure in the intensive care unit. Curr Opin Crit Care. 2012;18:424-431..
2. Inohara T, Kohsaka S, Fukuda K, Menon V. The Challenge in the management of right ventricular infarction. Eur Heart J: Acute Cardiovascular Care. 2013;2(3):226-234.
3. Ventetuolo CE and Klinger JR. Management of Acute Right Ventricular Failure in the Intensive Care Unit. Ann Am Thorac Soc. 2014;11(5):811-822.
4. Simon MA. Assessment and treatment of right ventricular failure. Nat Rev Cardiol 2013;10:204-218
5. Simon MA, Deible C, Mathier MA et al. Phenotyping the right ventricle in patients with pulmonar hypertension. Clin Transl Sci. 2009;2:294-299.
6. Zaobornyj T, Valdez LB, Iglesias DE. Mitochondrial nitric oxide metabolismo during rat heart adaptation to high altitude: effect of sildenafil, L-NAME, and L-arginine treatments. Am J Physiol Heart Circ Physiol. 2009;296(6):1741-1747.
7. Shan X, Quaile MP, Monk JK et al. Differential expression. Of PDE5 in failing and nonfailing human myocardium. Circ Heart Fail. 2012;5(1):79-86.
8. Brooks H, Kirk ES, Vokonas PS et al. Performanceof the right ventricle under stress: relation to coronary flow. J Clin Invest. 1971;50:2176-2183.
9. Guyton AC, Lindsey AW, Gilluly JL. The Limits of the right ventricular compensation following acute increase in pulmonar circulatory resistence. Circ Res. 1954;2:326-332.
10. Jacobs AK, Leopold JA, Bates E et al. Cardiogenic shock caused by right ventricular infarction: a report from the SHOCK registry. J Am Coll Cardiol. 2003;41: 1273-1279.
11. Brookes C, Ravn H, White P, Moeldrup U, Oldershaw P, Redington A. Acute right ventricular dilatation in response to ischemia significantly impairs left ventricular systolic performance. Circulation. 1999; 100: 761-767.
12. Chan CM and Klinger JR. The right ventricular dysfunction in patients with septic shock. Intensive Care Med. 1988;14:488-91.
13. Damman K et al. Increased central venous pressure is associated with impaired renal function and mortality in a broad spectrum of patients with cardiovascular disease. J Am Coll Cardiol. 2009;53:582-588.
14. Eisenberg PR, Jaffe AS, Schuster DP. Clinical evaluation compared to pulmonar artery catheterization in the hemodynamic assessment of critically ill patients. Crit Care Med. 1984;12:549-553.
15. Drazner MH, Rame JE, Stevenson LW, Dries DL. Prognostic importance of elevated jugular venous pressure and a third heart sound in patients with heart failure. N Engl J Med 2001; 345:574-581August 23, 2001DOI: 10.1056/NEJMoa010641.
16. Dell'Italia LJ, Starling MR, O'Rourke RA. Physical examination for exclusion of hemodynamically important right ventricular infarction. Ann Intern Med. 1983;99:608-611.
17. Erhaldt LR, Sjogren A, Wahlberg I. Single right-sided precoridal lead in the diagnosis of the right ventricular involvement in inferior myocarial infarction. Am Heart J. 1976;91:571-576.
18. Chou TC, Vander Bel-Kahn J, Allen J et al. Eletrocardiographic diagnosis of right ventricular infarction. Am J Med. 1981;70:1175-1180.
19. Zehender M, Kasper W, Kauder E et al. Right ventricular infarction as an independent predictor of prognosis after acute inferior myocardial infarction. New Engl J Med. 1993;328:981-988.
20. Kucher N, Printzen G and Goldhaber SZ. Prognostic role of brain natriuretic peptide in acute pulmonar embolism. Circulation. 2003;107:2545-2547.
21. Kostrubiec M. Signs of myocardial ischemia on electrocardiogram correlate with elevated plasma cardiac troponin and right ventricular systolic dysfunction in acute pulmonary embolism. Cardiol J. 2010;17:157-162.
22. Sharpe DN, Botvinick EH, Shames DM et al. The noninvasive diagnosis of right ventricular infarction. CIrculation. 1978;57:483-490.
23. Ling LF, Obuchowski NA, Rodriguez L, et al. Accuracy and interobserver concordance of echocardiographic assesssment of right ventricular size and systolic function: a quality control exercise. J Am Soc Echocardiogr. 2012;25:709-713.
24. Damy T et al. Prevalence of, associations with, and prognostic value of tricuspid anular plane systolic excursion (TAPSE) among out-patients referred for the evaluation of heart failure. J Card Fail. 2012;18:216-225
25. Forfia PR, Fisher MR, Mathai SC, Housten-Harris T et al. Tricuspid annular displacement predicts survival in pulmonary hypertension. Am J Respir Crit Care Med. 2006;174:1034-1041.
26. Meyer G, Vicaut E, Danays T et al. Fibrinolysis for patients with Intermediate-risk Pulmonary Embolism. N Engl J Med. 2014;370:1402-11.
27. Boxt LM. Radiology of the Right ventricle. Radiol CLin North Am. 1999;37:379-400.
28. Woodard PK et al. ACR practice guideline for the performance and interpretation of cardiac magnetic resonance imaging (MRI). J Am Coll. 2006;3:665-676.
29. Champion HC, Michelakis ED and Hassoun PM. Comprehensive invasive approach to the right ventricle-pulmonary circulation unit: state of the art and clinical and research implications. Circulation. 2009;120:992-1007.

30. Goldstein JA. Right heart ischemia: pathophysiology, natural history, and clinical management. Prog Cardiovasc Dis. 1998;40:325-341.

31. Horan LG, Flowers NC. Right ventricular infarction: specific requirements of management. Am Fam Physician. 1999;60:1727-1734.

32. Dembinski R, Max M, Lopex F, Kuhlen et al. Effect of inhaled nitric oxide in combination with almitrine on ventilation-perfusion distributions in experimental lung injury. Intensive Care Med. 2000;26:221-228.

33. Griffiths MJ, Evans TW. Inhaled nitric oxide therapy in adults. N Engl J Med. 2005;353:2683-2695.

34. Berisha S, Kastrati A, Goda A, Popa Y. Optimal value of filling pressure in the right side of the heart in acute right ventricular infarction. Br Heart J. 1990; 63:98-102.

35. Alousi AA, Johnson DC. Pharmacology of the bipyridines: amrinone and milrinone. Circulation. 1986;73 (3 Pt 2):III 10-24.

36. Le Tulzo Y, Seguin P, Gacouin A et al. Effects of epinephrine on right ventricular function in patients with severe septic shock and right ventricular failure: a preliminar descriptive study. Intensive Care Med. 1997;23:664-670.

37. Harjai K, Boura J, Grines L et al. Comparsion of effectiveness of primary angioplasty for proximal versus distal right coronary artery culprit lesion during acute myocardial infarction. Am J Cardiol. 2002;90:1193-1197.

38. Goldstein JA and Kern MJ. Percutaneous mechanical support for the failing right heart. Cardiol Clin. 2012;30:303-310.

39. Sayer GT, Baker JN, Parks KA. Heart rescue: the role of mechanical circulatory support in the management of severe refractory cardiogenic shock. Currr Opin Crit Care. 2012 oct; 18(5):409-16.

40. Hamon M, Agostini D, Le Page O et al. Prognostic impact of right ventricular involvement in patients with acute myocardial infarction: meta-analysis. Crit Care Med. 2008; 36:2023-2033.

41. Lee FA. Hemodynamics of the right ventricle in normal and disease states. Cardiol Clin. 1992;10:59-67.

Trombose Venosa Profunda e Tromboembolismo Pulmonar

103

Rafael Alves Franco
Ludhmila Abrahão Hajjar

1 INTRODUÇÃO

O tromboembolismo pulmonar (TEP) e a trombose venosa profunda (TVP) fazem parte da síndrome do tromboembolismo venoso (TEV). Tratam-se de relevantes entidades clínicas, associadas a desafios diagnósticos e responsáveis por morbimortalidade considerável, especialmente em casos não diagnosticados ou não adequadamente tratados. Além disso, diferentes incidências em estudos populacionais e algumas diferenças relativas ao tratamento tornam o estudo dessas patologias de fundamental importância.[1] Neste capítulo, descreveremos os aspectos relacionados a epidemiologia, apresentação clínica, fatores de risco, diagnóstico, tratamento, fatores prognósticos e profilaxia referentes à TVP e ao TEP.

2 EPIDEMIOLOGIA

A TVP e o TEP são patologias frequentes na prática clínica. Estima-se que 300 a 600 mil pessoas sejam acometidas anualmente por TVP e/ou TEP no Estados Unidos.[2] Dados europeus estimam a incidência anual do TEV em 100 a 200 cassos/100 mil habitantes, configurando a terceira patologia cardiovascular mais frequente.[3,4]

Dados brasileiros do Sistema Único de Saúde (SUS) mostram que no ano de 2014 ocorreram 5.722 internações para o tratamento de embolia pulmonar (0,05% do total de internações no país).[5] A discrepância desses dados associa-se a duas facetas do TEV: a diferença de incidência do problema em diferentes populações; e, ainda mais relevante, reflete a dificuldade diagnóstica e o consequente subdiagnóstico dessas patologias em nossa realidade.

A incidência de TEV, de fato, varia grandemente entre diferentes populações. De forma geral, ela oscila de 100 a 200 casos por 100 mil habitantes/ano[2]. Dados norte-americanos informam 112 casos por 100 mil habitantes/ano,[6] enquanto dados noruegueses registram 143 casos por 100 mil habitantes/ano.[7] Além disso, esses estudos divergem quanto à incidência da doença de acordo com o sexo do indivíduo: o estudo norueguês mostrou uma maior acometimento em mulheres, diferença não encontrada na casuística norte-americana.

Quanto à mortalidade do TEV, também há uma grande variação nas casuísticas. Estima-se que a mortalidade a essa doença encontra-se entre 10 e 30%, variando conforme os métodos diagnósticos utilizados, população estudada e uso de dados de necrópsia.[2] Ensaios clínicos têm demonstrado mortalidade em 30 dias variando de 9 a 11%, e mortalidade em 3 meses variando de 8,6 a 17%.[8,9]

A recorrência precoce (até 6 meses) do TEV atinge taxas de 2% em 2 semanas, 6,4% em 3 meses e 8% em 6 meses. Associam-se ao aumento nas taxas de recorrência precoce a dificuldade de atingir o alvo terapêutico de anticoagulação e a presença de neoplasias. Já a recorrência tardia (após 6 meses) varia de 13% em 1 ano até 30% em 10 anos, usualmente na mesma forma do evento inicial (embolia pulmonar ou TVP). Os fatores de risco associados a recorrência tardia são múltiplos eventos tromboembólicos prévios, evento tromboembólico idiopático (sem condições clínicas transitórias associadas), pacientes do sexo feminino que mantêm uso de terapia de reposição hormonal e pacientes que apresentaram TVP em veias proximais.[10]

Além da relevante mortalidade associada ao TEV, tal entidade ainda se relaciona com importante morbidade. As duas principais síndromes relacionadas à morbidade são a síndrome pós-trombótica,[11] associada à insuficiência venosa crônica; e o TEP crônico,[12] associado à hipertensão pulmonar. A incidência da síndrome pós-trombótica é da ordem de 43%, variando de acometimentos leves a importantes;[11] enquanto a incidência de TEP crônico varia de 2 a 4% em pacientes acometidos por TEP.[13] A evolução para hipertensão pulmonar secundária ao TEP crônico é de aproximadamente 1,5%, com a maior parte dos casos ocorrendo em até 24 meses após o evento índice.[14]

3 APRESENTAÇÃO CLÍNICA

No TEV a apresentação clínica varia consideravelmente, abrangendo desde casos assintomáticos até a morte súbita. Tal variação na apresentação clínica se reflete em dificuldade diagnóstica. Dados europeus mostram que, entre os pacientes que faleceram em virtude de embolia pulmonar, 34% apresentaram como manifestação inicial a morte súbita; 59% dos pacientes que faleceram não receberam o diagnóstico correto em vida; e

apenas 7% dessa amostra foram corretamente diagnosticados ainda em vida.[4]

Classicamente, os sinais e sintomas do TEP são dispneia, dor torácica, síncope/pré-síncope e hemoptise.[15] No entanto, o quadro clínico geralmente compõe-se de sinais e sintomas inespecíficos (Tabela 103.1).[15] Choque e/ou hipotensão são raros, mas associados a eventos de alto risco e grande mortalidade. Síncope também é uma apresentação rara e nem sempre está associada à instabilidade hemodinâmica.

A dor torácica pode apresentar características distintas, seja como dor pleurítica (causada por irritação pleural secundária a infartos pulmonares, em geral associados a embolizações distais) ou como dor anginosa (em virtude de sobrecarga do VD). De forma análoga, a dispneia também tem apresentação variável, desde leve e transitória (em eventos menores) até severa (em eventos proximais e graves).[14]

A embolia pulmonar encontra sua fonte emboligênica mais frequente nos membros inferiores, mas compõem possíveis sítios formadores de trombos as veias pélvicas, dos membros superiores e até as mesentéricas e do sistema nervoso central (SNC).[1,16]

No que tange aos exames complementares, a gasometria frequentemente evidencia hipoxemia e hipocapnia (secundária à taquipnéia e hiperventilação). A radiografia de tórax usualmente encontra-se alterada, mas com achados inespecíficos, sendo importante meio para diagnóstico diferencial de causas de dispneia e dor torácica. O eletrocardiograma pode trazer desde alterações inespecíficas, sendo a mais comum a taquicardia sinusal, até inversão de onda T de V1 a V4, QR em V1, S1Q3T3 e bloqueio de ramo direito (BRD) completo ou incompleto (essas últimas associadas à sobrecarga de VD).[14]

4 FATORES DE RISCO

Em relação aos fatores de risco e à fisiopatologia, nota-se a sobreposição de diversos elementos entre o TEV e a doença

TABELA 103.1 Características clínicas de pacientes com suspeita de TEP no departamento de emergência		
SINAL/SINTOMA	EMBOLIA PULMONAR CONFIRMADA (N=1880)	EMBOLIA PULMONAR NÃO CONFIRMADA (N=528)
Dispneia	50%	51%
Dor torácica pleurítica	39%	28%
Tosse	23%	23%
Dor torácica retroesternal	15%	17%
Hemoptise	8%	4%
Síncope	6%	6%
Sinais de TVP	24%	18%
Fonte: Adaptado de Pollack e colaboradores.[15]		

arterial, incluindo-se a doença arterial coronariana, a doença cerebrovascular e a insuficiência arterial periférica. Tal constatação tem levado à busca de um entendimento mais amplo da doença vascular, incluindo elementos fisiopatológicos comuns a ambas entidades, como inflamação, hipercoagulabilidade, injúria endotelial, além de fatores de risco em comum, como tabagismo, hipertensão, idade avançada e obesidade. Recente publicação referente ao prognóstico a longo prazo do TEP mostrou que após 4 anos do evento índice, menos de 50% dos pacientes estavam livres de infarto agudo do miocárdio (IAM), acidente vascular encefálico (AVE), doença arterial periférica, recorrência de TEV, câncer ou TEP crônico com hipertensão pulmonar.[17] Naturalmente, tais associações podem ser espúrias, já que têm fatores em comum e apresentam relações indiretas (p. ex.: tabagismo x neoplasia x TEP).[14]

O TEV resulta de uma interação entre fatores do hospedeiro e fatores externos. Classifica-se em primário (idiopático ou não provocado) quando não associado a fator de risco temporário ou reversível; e como secundário (ou provocado) quando associado a um desses fatores.[1,14] No entanto, a distinção entre os dois cenários pode ser difícil e sem repercussão tanto no diagnóstico quanto na terapêutica.

Atualmente, classificam-se os fatores de risco para TEV em fortes, moderados ou fracos, conforme sua associação com o risco de eventos tromboembólicos (Tabela 103.2).

5 ASPECTOS FISIOPATOLÓGICOS

A embolia pulmonar interfere tanto no fluxo sanguíneo pulmonar quanto nas trocas gasosas. No entanto, o mecanismo primário de morte nesses casos resulta da falência do ventrículo direito (VD).

Inicialmente, a elevação da pressão na artéria pulmonar ocorre em virtude da obstrução mecânica (quando há oclusão de 30 a 50% da área de secção transversal da luz da artéria pulmonar), associada à vasoconstricção induzida pela embolia pulmonar, mediada pela liberação de tromboxano A2 e serotonina. Essa elevação na pressão da artéria pulmonar gera uma dilatação no VD, alterando suas propriedades contráteis segundo o mecanismo de Frank-Starling. Além disso, esse aumento do volume aumenta a tensão nas paredes do VD e o estresse

TABELA 103.2 Fatores de risco para tromboembolismo venoso		
FATORES DE RISCO FORTES (AUMENTO > 10X NO RISCO DE TEV)	**FATORES DE RISCO MODERADOS** (AUMENTO DE 2 A 9X NO RISCO DE TEV)	**FATORES DE RISCO FRACOS** (AUMENTO < 2X NO RISCO DE TEV)
Fratura de membros inferiores	Artroscopia de joelho	Idosos
Internação por IC ou FA/flutter atrial nos últimos 3 meses	Medicações estimulantes da eritropoiese	Restrição ao leito maior que 3 dias
Artroplastia de joelho ou quadril	Transfusão de sangue	Diabetes melito
Trauma maior	Cateter venoso central	Hipertensão arterial
IAM nos últimos 3 meses	Quimioterapia	Cirurgia laparoscópica
TEV prévio	IC ou insuficiência respiratória	Obesidade
Lesão de medula espinhal	Doenças autoimunes	Gestação
	Terapia de reposição hormonal	Varizes de membros inferiores
	Anticoncepcionais orais	Imobilidade na posição sentada (longas viagens de carro ou avião)
	Fertilização *in vitro*	
	Doença inflamatória intestinal	
	Neoplasia (especialmente metastática)	
	Infecção (especialmente pneumonia, ITU e HIV)	
	AVE com paralisia	
	Puerpério	
	Trombose venosa superficial	
	Trombofilias	

Fonte: Adaptado de Konstantinides e colaboradores.[14] TEV: tromboembolismo venoso; IC: insuficiência cardíaca; FA: Fibrilação atrial; IAM: infarto agudo do miocárdio; ITU: insuficiência do trato urinário.

miocárdico. Isso resulta no aumento no tempo de contração miocárdica do VD e na estimulação neuro-humoral, que aumentam a estimulação inotrópica e cronotrópica. Esses mecanismos, associados à vasoconstricção sistêmica, aumentam o fluxo sanguíneo pelo leito pulmonar e estabilizam a pressão arterial sistêmica temporariamente.

No entanto, o prolongamento da sístole do VD pode gerar uma dissincronia entre ele e o VE, especialmente se houver o surgimento de um BRD. Tal dissincronia pode resultar em redução no enchimento diastólico do VE e, consequentemente, em redução no débito cardíaco e hipotensão arterial.

A ativação neuro-humoral excessiva pode gerar uma resposta inflamatória, com acúmulo de células inflamatórias no miocárdio do VD, em uma espécie de miocardite associada à embolia pulmonar. Esse mecanismo pode resultar no desenvolvimento de instabilidade hemodinâmica 24 a 48 horas após o evento agudo.

Além disso, a isquemia do VD (refletida pela elevação nos níveis de marcadores de necrose miocárdica), secundária ao aumento da tensão em suas paredes associado ao aumento do consumo miocárdico de oxigênio, reduz adicionalmente a força de contração do VD, contribuindo para a instabilidade hemodinâmica.

Em relação ao distúrbio respiratório, a causa primária encontra-se nos distúrbios hemodinâmicos. A ventilação de áreas não irrigadas (espaço morto), associada a áreas irrigadas abundantemente, gera uma alteração na relação ventilação/perfusão e, consequentemente, hipoxemia. A presença de um forame oval patente pode contribuir adicionalmente com a hipoxemia, além de estar associado a eventos de embolia paradoxal e AVE.[14]

6 DIAGNÓSTICO

O diagnóstico da TVP e do TEP baseia-se em achados da história clínica, do exame físico (descritos anteriormente) e de uma série de exames complementares, em sua maioria não invasivos. No entanto, esses exames devem ser utilizados de forma racional, em pacientes com maior probabilidade de tais patologias. Assim, idealmente o diagnóstico da TVP e do TEP deve basear-se em protocolos nos quais a investigação é tanto maior quanto maior a probabilidade do quadro clínico relatado ser de TVP/TEP. Para tal fim, o uso de escores de probabilidade clínica devem ser feitos para nortear os exames complementares a serem solicitados.

6.1 ESCORES DE RISCO

Dois escores são os mais utilizados como determinantes da probabilidade clínica de TEP: o de Wells[18-19] e o revisado de Geneva.[20-21] O primeiro ainda apresenta um escore destinado à avaliação da probabilidade clínica de TVP[22] (Tabela 103.3).

O escore de Wells para TVP classifica os pacientes da seguinte forma:

- valores com escore 0 são de baixo risco;
- 1 a 2, intermediário;

- ≥ 3, alto para TVP.

Já o escore de wells para TEP classifica os pacientes em três categorias de probabilidade clínica (baixa, intermediária ou alta probabilidade) ou em duas categorias de probabilidade clínica (baixa ou alta probabilidade). Utilizando-se o formato de três

TABELA 103.3　Escores de probabilidade clínica		
ESCORE DE WELLS - TVP		
Câncer	+1	
Paralisia ou imobilização	+1	
Restrição ao leito > 3 dias ou cirurgia < 4 semanas	+1	
Dor à palpação de veias profundas	+1	
Edema de toda a perna	+1	
Diferença de diâmetro na panturrilha afetada > 3 cm	+1	
Edema depressível	+1	
Dilatação de veias superficiais	+1	
Diagnóstico alternativo pelo menos tão provável quanto TVP	-2	
ESCORE DE WELLS - TEP	**ORIGINAL**	**SIMPLIFICADO**
TVP ou TEP prévios	+1,5	+1
Frequência cardíaca ≥ 100 bpm	+1,5	+1
Cirurgia ou imobilização recente	+1,5	+1
Sinais cínicos de TVP	+3	+1
Diagnóstico alternativo menos provável que TEP	+3	+1
Hemoptise	+1	+1
Câncer	+1	+1
ESCORE REVISADO DE GENEVA - TEP	**ORIGINAL**	**SIMPLIFICADO**
Idade > 65 anos	+1	+1
TVP ou TEP prévios	+3	+1
Cirurgia (sob anestesia geral) ou fratura (extremidades inferiores) no último mês	+2	+1
Neoplasia maligna ativa (neoplasia sólida ou hematológica maligna, atualmente maligna ou considerada curada há menos de 1 ano)	+2	+1
Dor unilateral em membro inferior	+3	+1
Frequência cardíaca entre 75 e 94 bpm	+3	+1
Frequência cardíaca ≥ 95 bpm	+5	+2
Hemoptise	+2	+1
Dor a palpação de veia profunda em membro inferior e edema unilateral	+4	+1

categorias, escores de 0 a 1 ponto indicam baixa probabilidade; de 2 a 6 pontos, probabilidade intermediária; e maior ou igual a 7 pontos, alta probabilidade clínica. Optando-se pelo formato de dois grupos, escores de 0 a 4 pontos indicam baixa probabilidade clínica, enquanto escores maiores ou iguais a 5 pontos indicam alta probabilidade clínica.

Por fim, o escore revisado de Geneva também pode ser categorizado em três ou dois grupos de risco. Utilizando o formato de três categorias, escores de 0 a 3 pontos indicam baixa probabilidade clínica; escores de 4 a 10 pontos indicam probabilidade intermediário; e escores ≥ 6 indicam alto risco. No formato com duas categorias, escores de 0 a 5 pontos indicam baixa probabilidade, enquanto escores maiores ou iguais a 6 pontos indicam alta probabilidade clínica de TEP.

Independentemente do escore utilizado, quando utilizada a classificação com três categorias de probabilidade, estima-se que indivíduos de baixa probabilidade apresentem TEP em cerca de 10% dos casos; no grupo de probabilidade intermediária, tal risco é da ordem de 30%; e no grupo de alta probabilidade clínica, cerca de 65% dos pacientes possuem TEP confirmado. Quando se opta pela utilização de duas categorias, cerca de 12% dos indivíduos classificados como de baixa probabilidade apresentam TEP.

6.2 EXAMES COMPLEMENTARES

6.2.1 D-dímero

Trata-se de um produto da degradação da fibrina que tem seus níveis aumentados em situações de TEV. Seu grande valor encontra-se na possibilidade de exclusão do diagnóstico de TEV quando abaixo de seu valor de corte, usualmente 500 µg/L, em pacientes de probabilidade clínica baixa ou intermediária.[23] A sensibilidade para a exclusão do diagnóstico, nesse cenário, atinge 95%. Devem ser destacadas as limitações D-dímero, como em pacientes com alta probabilidade clínica de TVP/TEP, naqueles internados no hospital por outras razões e nos quais se suspeita

de TVP/TEP durante a hospitalização, indivíduos idosos (> 65 anos) e em gestantes.

6.2.2 Ultrassonografia de membros inferiores

É a principal modalidade de imagem para a avaliação do sistema venoso e para o diagnóstico de TVP (Figura 103.1). A utilização de recursos como a compressão venosa e o Doppler auxilia no diagnóstico. Tem ainda importância no diagnóstico de TEP em pacientes sintomáticos do ponto de vista pulmonar e com o achado de TVP em veias proximais, e naqueles pacientes assintomáticos do ponto de vista pulmonar, mas com TEP suspeito e contraindicação para a realização de angiotomografia (ângio--TC) de artérias pulmonares, nos quais o achado de TVP é considerado suficiente para o diagnóstico de TEP.[1,14]

6.2.3 Angiotomografia de Artérias Pulmonares

Trata-se da principal modalidade de imagem utilizada na suspeita do TEP (Figura 103.2). Tal método tem sensibilidade da

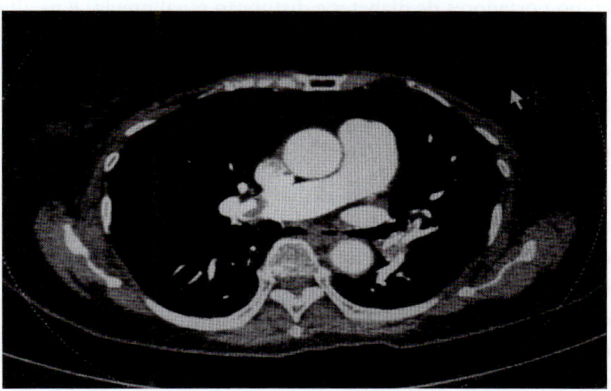

FIGURA 103.2 Ângio-TC de artérias pulmonares positiva para TEP. Nota-se falha de enchimento, caracterizada por imagem hipodensa, em tronco da artéria pulmonar direita.

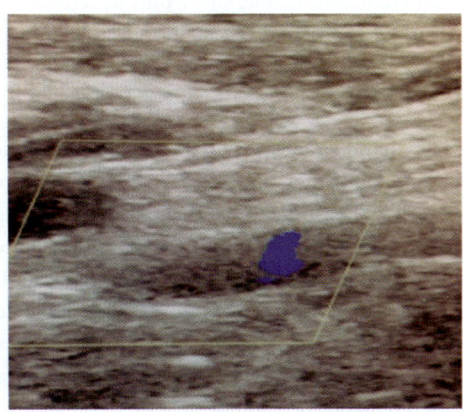

FIGURA 103.1 US Doppler de membros inferiores revelando TVP.

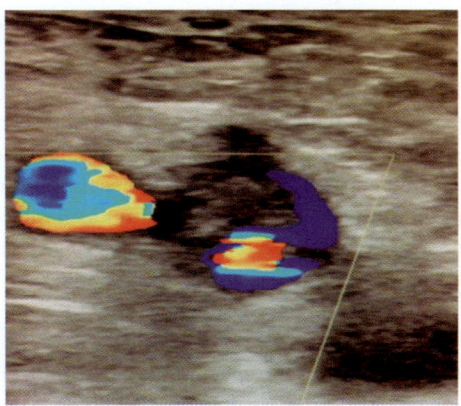

ordem de 83% e sensibilidade de 96% para o diagnóstico de TEP, especialmente quando utilizados aparelhos multicanais de detecção de imagem.[24]

Além disso, a ângio-TC de artérias pulmonares é uma ferramenta segura para a exclusão do diagnóstico de TEP em pacientes com alta probabilidade clínica ou em indivíduos de baixa probabilidade clínica com D-dímero positivo. Estudos prospectivos demonstram que, em pacientes com tais características e ângio-TC de artérias pulmonares negativa para TEP, a incidência de eventos tromboembólicos, no período de 3 meses, variou de 0,9 a 1,5%.[25-26] A utilização da angiografia venosa de membros inferiores no mesmo procedimento da ângio-TC de artérias pulmonares aumenta a sensibilidade para o diagnóstico de TEP de 83 para 90%, mas não altera a especificidade.[24] Tal procedimento eleva a carga de radiação necessária e, em paciente com sinais sugestivos de TVP, apresenta resultados similares à ultrassonografia com Doppler de membros inferiores.

As limitações ao uso da angiotomografia encontram-se no uso de contraste iodado (especialmente no que tange à lesão renal induzida por contraste, de maior risco em alguns grupos como portadores de diabetes e disfunção renal prévia) e na alta carga de radiação ionizada, o que tem levado à utilização de protocolos menos abrangentes, com menor número de imagens não pulmonares (em especial da pelve e membros inferiores).[24]

6.2.4 Cintilografia de ventilação/perfusão (V/Q)

Trata-se de uma estratégia diagnóstica bem estabelecida na suspeita de TEP. Utiliza a infusão venosa de albumina marcada com tecnécio para acessar a perfusão pulmonar, comparada com imagens de ventilação, obtidas pela inalação com partículas marcadas por elementos radioativos variados (xenon, tecnécio, entre outros). Em casos com radiografia de tórax normal, é aceitável a realização apenas da perfusão pulmonar, admitindo-se a ventilação como normal.

Atualmente, o resultado da cintilografia V/Q é classificado da seguinte maneira: normal (excluindo TEP); alta probabilidade (considerado diagnóstico de TEP); e estudo não diagnóstico. Em comparação com a ângio-TC de artérias pulmonares, os testes normais ou de alta probabilidade são confiáveis para a exclusão ou a confirmação do TEP, respectivamente.[26]

As principais vantagens dessa estratégia diagnóstica são a baixa carga de radiação utilizada e a não utilização de contraste iodado. Assim, pode ser usada em gestantes, portadores de alergia a contraste iodado, portadores de insuficiência renal, mieloma múltiplo e paraproteinemias. Em relação às limitações, o grande número de estudos não diagnósticos restringe o seu uso, com necessidade de estratégias diagnósticas adicionais.

6.2.5 Angiografia de artérias pulmonares

É considerada padrão-ouro para o diagnóstico do TEP. No entanto, a ângio-TC de artérias pulmonares apresenta acurácia semelhante nos dias atuais, com a utilização dos aparelhos de detecção multicanais. Além disso, trata-se de exames invasivos, com taxas não desprezíveis de complicações (mortalidade de 0,5%; complicações maiores não fatais 1%; complicações menores 5%). Assim, são reservados para situações em que o diagnóstico não pode ser confirmado por outros meios ou em casos em que se considera o tratamento endovascular da embolia pulmonar.

6.2.6 Angiorressonância de artérias pulmonares

Apresenta sensibilidade de 92% e especificidade de 96%. No entanto, apresenta ainda uma série de limitações técnicas na obtenção das imagens, visto que, no melhor estudo sobre o tema, 52% dos pacientes tiveram imagens inadequadas para a avaliação[27]. Assim, a baixa disponibilidade em serviços de emergência e a alta taxa de exames inconclusivos limitam o uso dessa modalidade diagnóstica no cenário do TEP.

6.2.7 Ecocardiograma

Ferramenta de alta disponibilidade, baixo custo e que permite auxílio diagnóstico especialmente em pacientes instáveis e com dificuldade de mobilização. No contexto do TEP, fornece informações importantes sobre a função do VD. Diversos instrumentos podem ser utilizados para avaliar a função do VD, incluindo a avaliação subjetiva da sua dilatação (presente em 25% dos pacientes com TEP), alteração da contratilidade da parede livre em relação ao ápice do VD (sinal de McConnell), Doppler tecidual e medida da excursão do plano do anulo tricúspide durante sístole (TAPSE).

Em indivíduos instáveis hemodinamicamente, em vigência de choque, o achado de disfunção ou sobrecarga do VD sugere TEP; do contrário, um VD com função preservada, nesse contexto, praticamente exclui o diagnóstico de TEP.[14] Ainda nesses indivíduos instáveis hemodinamicamente, o ecocardiograma tem importância no diagnóstico diferencial do choque, como no diagnóstico de tamponamento cardíaco, disfunção do ventrículo esquerdo (VE), disfunção valvar, dissecção de aorta, entre outros. No entanto, o ecocardiograma não é recomendado para a exclusão do diagnóstica do TEP, especialmente em indivíduos estáveis hemodinamicamente, em virtude de seu baixo valor preditivo negativo, da ordem de 40 a 50%.[14]

6.3 ALGORITMOS DIAGNÓSTICOS

Para facilitar o manejo diagnóstico e acelerar as medidas de tratamento fundamentais em casos de alto risco de mortalidade no cenário do TEP, utilizam-se duas estratégias diagnósticas baseadas na estabilidade hemodinâmica do paciente. Assim, indivíduos com suspeita de TEP e instáveis hemodinamicamente têm seu diagnóstico baseado na ângio-TC de artérias pulmonares (Figura 103.3), enquanto indivíduos com suspeita de TEP e hemodinamicamente estáveis receberão estratificação clínica e serão manejados conforme a sua probabilidade clínica (Figura 103.4).

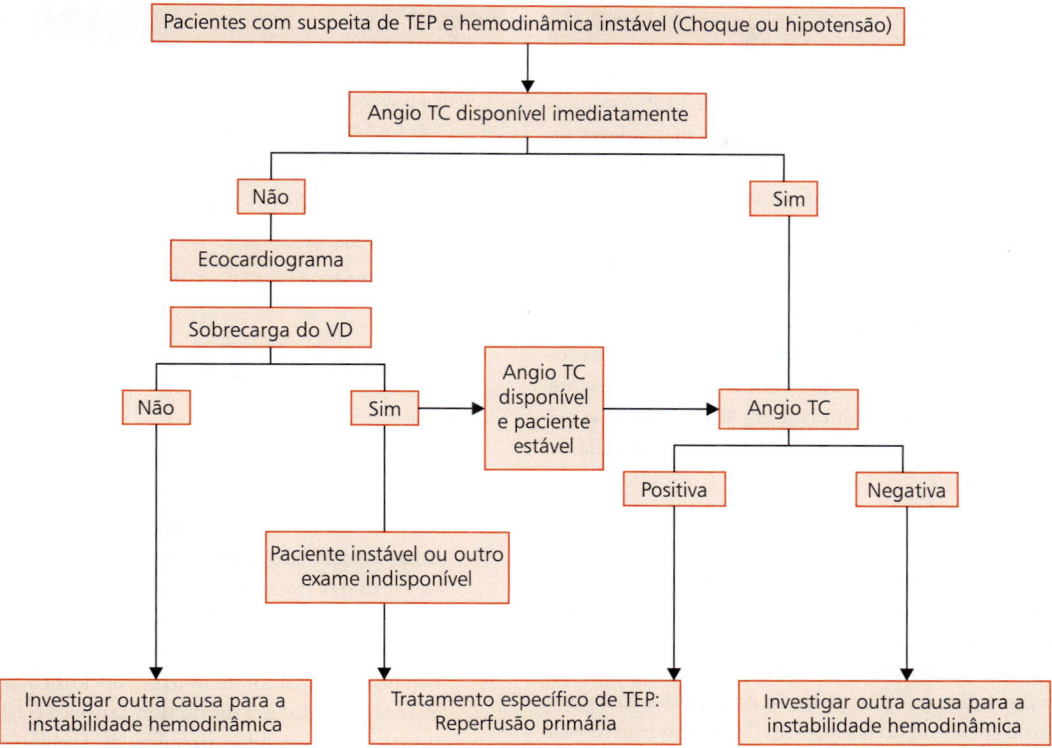

FIGURA 103.3 Diagnóstico de TEP em pacientes instáveis hemodinamicamente.

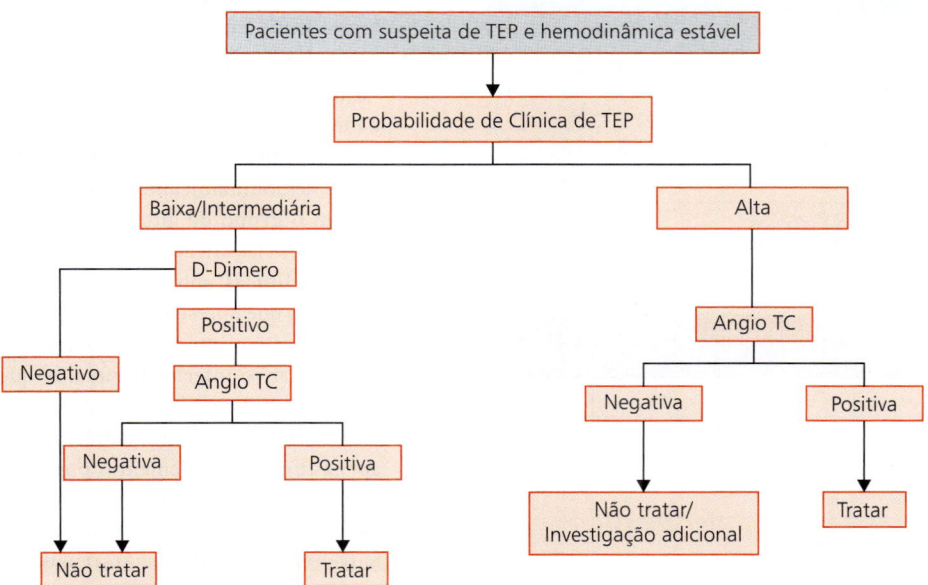

FIGURA 103.4 Diagnóstico de TEP em pacientes estáveis hemodinamicamente.

7   AVALIAÇÃO PROGNÓSTICA

- **Parâmetros clínicos:** a disfunção aguda do VD é um determinante crítico dos desfechos após o TEP. Assim, a hipotensão e o choque são os principais marcadores de alto risco de mortalidade, elevando o risco de morte em até três vezes. Além disso, o prognóstico desses pacientes pode ser acessado por escores clínicos bem validados. Entre eles, temos o ICOPER, o RIETE simplificado e o PESI simplificado (Tabelas 103.4, 5 e 6). Em relação ao ICOPER e o RIETE simplificado, a presença de um dos fatores listados associa-se a um risco de morte três vezes maior após o TEP . Já no escore PESI simplificado, escore de 0 pontos significa mortalidade em 30 dias de 1%; escores maiores ou igual a 1 ponto indicam mortalidade de 10,9% em 30 dias.

- **Marcadores de disfunção do VD:** o ecocardiograma identifica disfunção de VD (obtida por diferentes metodologias – descritas na sessão diagnóstico) em até 25% dos pacientes com embolia pulmonar, e tal dado aumenta em até duas vezes o risco de mortalidade. A TC de tórax, evidenciando uma relação VD/VE > 1, associou-se a maior mortalidade.[28,29] A elevação do peptídeo natriurético atrial (BNP) ou do NT-pro-BNP também se associa a um pior prognóstico. A presença de BNP ou NT-pro-BNP elevados associou-se a uma mortalidade precoce de 10%, além do risco de eventos clínicos adversos de 23%.[30]

TABELA 103.4   Escore de prognóstico clínico ICOPER

CARACTERÍSTICA CLÍNICA	AUMENTO DO RISCO DE MORTE EM 3 MESES
Idade > 70 anos	1,6 vezes
Pressão arterial sistólica < 90 mmHg	2,9 vezes
Frequência respiratória > 20 irpm	2 vezes
Câncer	2,3 vezes
Insuficiência cardíaca crônica	2,4 vezes
Doença pulmonar obstrutiva crônica	1,8 vezes

TABELA 103.5   Índice Simplificado de Severidade de Embolia Pulmonar segundo RIETE:

Idade > 80 anos	+1
História de câncer	+1
História de insuficiência cardíaca ou doença pulmonar crônica	+1
Frequência cardíaca ≥ 110 bpm	+1
Pressão arterial sistólica < 100 mmHg	+1
Saturação arterial de oxigênio < 90%	+1

TABELA 103.6   Escore PESI Simplificado

Câncer	+1
Doença pulmonar obstrutiva crônica ou insuficiência cardíaca crônica	+1
Frequência cardíaca ≥ 110 bpm	+1
Pressão arterial sistólica < 100 mmHg	+1
Saturação arterial de oxigênio < 90%	+1
Saturação arterial de oxigênio < 90%	+1

- **Marcadores de injúria miocárdica:** a elevação das troponinas associa-se a pior prognóstico. Dados indicam que a elevação das troponinas ocorre em até 50% dos casos de TEP, elevando o risco de mortalidade em 9,44 vezes no grupo geral, e em 5,9 vezes nos pacientes normotensos.[31] Um outro marcador de injúria miocárdica, a proteína ligadora de ácidos graxos do tipo cardíaca (H-FABP), configura um marcador precoce de lesão miocárdica e associa-se a uma elevação na incidência de morte e complicações clínicas de 36,6 vezes em 30 dias.

- **Outros marcadores laboratoriais:** níveis elevados de creatinina ou redução na taxa de filtração glomerular, além de níveis elevados de cistatina C e NGAL (marcadores de lesão renal aguda), associam-se a um pior prognóstico em 30 dias após um evento de TEP. De forma análoga, níveis elevados de D-dimero associam-se à elevação de mortalidade em curto prazo.

- **Definição de grupos de risco:** frente ao descrito, podem-se definir quatro grupos de risco baseados na mortalidade precoce, com implicação em relação ao tratamento a ser instituído. Assim, pacientes que se apresentam instáveis hemodinamicamente (choque, hipotensão) configuram o grupo de alto risco. Pacientes normotensos devem ser classificados inicialmente conforme características clínicas, sobretudo o escore PESI simplificado. Pacientes que apresentem escore PESI ≥ 1 constituem o grupo de risco intermediário. Esse grupo subdivide-se em dois: risco intermediário alto, que apresentam disfunção de VD e marcadores de lesão miocárdica positivos; e um grupo intermediário baixo, que apresenta apenas um desses elementos positivo ou ambos negativos. O grupo de baixo risco é composto pelos pacientes hemodinamicamente estáveis, com escore clínico de baixo risco (PESI de 0 pontos), sem evidência de disfunção de VD e marcadores de injúria miocárdica negativos (Tabela 103.7).

TABELA 103.7 Risco de mortalidade precoce					
GRUPO DE RISCO		**PARÂMETRO E ESCORES**			
		Choque/instabilidade hemodinâmica	PESI ≥ 1	Sinais de disfunção de VD	Marcadores de injúria miocárdica
Alto risco		+	+	+	+
Risco Intermediário	Intermediário-Alto	-	+	Ambos positivos	
	Intermediário-Baixo	-	+	Um ou nenhum positivo	
Baixo risco		-	-	Ambos negativos	

Fonte: Adaptado de Konstantinides e colaboradores.[14]

8   TRATAMENTO

O tratamento do TEV baseia-se na apresentação clínica (TVP ou embolia pulmonar, isoladas ou associadas), a gravidade do quadro clínico (TEP maciço ou não maciço) e contra-indicações ou riscos associados ao tratamento.

8.1 TROMBOEMBOLISMO PULMONAR

Tem como pedra fundamental a anticoagulação. Frente à sua apresentação clínica mais grave, o TEP maciço, associado a choque e instabilidade hemodinâmica, requer abordagem específica para reperfusão imediata, realizada através de trombólise química (trombolíticos) ou embolectomia, cirúrgica ou percutânea. . No intuito de guiar as decisões quanto ao tratamento, deve ser utilizada a classificação de risco de mortalidade precoce exposta anteriormente (avaliação prognóstica), que leva em conta a presença de instabilidade hemodinâmica, parâmetros clínicos, marcadores de disfunção do VD (mediante ecocardiograma ou da TC de tórax) e marcadores de injúria miocárdica (BNP, NT-pro-BNP, troponina, H-FABP). A classificação do paciente em alto risco, risco intermediário-alto, intermediário-baixo ou baixo risco determinará o manejo clínico (Figura 103.5).

Frente à possibilidade do diagnóstico de TEP em pacientes estáveis hemodinamicamente (Figura 103.4), os pacientes com probabilidade clínica alta ou intermediária devem receber anticoagulação parenteral imediatamente, enquanto os exames diagnósticos adicionais são realizados. A anticoagulação parenteral pode ser realizada com heparina não fracionada (HNF), heparinas de baixo peso molecular (p. ex.: enoxaparina) ou com o fondaparinux. Preferencialmente, a medicação parenteral de escolha deve ser a heparina de baixo peso molecular (enoxaparina – 1 mg/kg/dose, em duas doses diárias) ou o fondaparinux (5 mg/dia se peso < 50kg, 7,5 mg/dia se peso entre 50 e 100 kg; 10 mg/dia se peso > 100 kg; doses administradas uma vez ao dia). Tal indicação baseia-se no menor risco de sangramento maior associado ao uso desses fármacos e no fato de estes terem menor associação com trombocitopenia induzida por heparina (HIT). Em caso de contraindicação ao uso dessas medicações, especialmente a disfunção renal com *clearence* de creatinina < 30 mL/min e a idade,

devem ser tomados cuidados especiais, como a redução da dose ou aumento do intervalo de administração das doses (dose da enoxaparina deve ser reduzida a 75% da dose habitual se idade > 75 anos ou 1 mg/kg/dia em caso de ClCr < 30 mL/min), monitorização com fator anti-Xa, ou uso de heparina não fracionada.[32] A heparina não fracionada também é a terapia de escolha em pacientes obesos mórbidos e quando se considera o tratamento de reperfusão, em virtude de sua meia-vida mais curta, facilidade de monitorização de seu efeito terapêutico (pelo tempo de tromboplastina parcial ativado - TTPA) e facilidade de reversão de sua ação com a protamina.

O tratamento trombolítico, no entanto, deve ser reservado aos pacientes que apresentam TEP associado à instabilidade hemodinâmica (com pressão arterial sistólica < 90 mmHg) e que não apresentem risco de sangramento elevado ou contraindicações ao trombolítico (Tabela 103.8). Idealmente, o tratamento trombolítico deve ser instituído nas primeiras 48 horas de início dos sintomas, mas pode ser útil e deve ser realizado frente ao quadro de TEP maciço até 14 dias após o início dos sintomas.

A medicação de escolha nesse cenário é a alteplase (r-tPA), em dose de 100 mg que deve ser administrada em 2 horas. Alternativamente à alteplase, podem ser utilizadas a estreptoquinase na dose de 1.500.000U e a uroquinase na dose de 3.000.000 UI, ambas com infusão em 2 horas. Pacientes recebendo heparina não fracionada devem ter sua infusão suspensa durante a infusão da estreptoquinase e da uroquinase; em caso de uso da alteplase, a HNF pode ser continuada durante a infusão do trombolítico. Em casos de pacientes que vinham em uso de HBPM (enoxaparina), a HNF deve ser iniciada após 12 horas da última dose; em casos de pacientes em uso de fondaparinux, a HNF deve ser reiniciada após 24 horas da última dose.

Atenção especial vem sendo dada ao subgrupo de pacientes que apresentam TEP submaciço, ou seja, aqueles pacientes que se apresentam estáveis hemodinamicamente, mas com repercussões do evento embólico, com disfunção do VD ao ecocardiograma e elevação de marcadores de injúria miocárdica (pacientes de risco intermediário-alto de mortalidade precoce). Dados recentemente apresentados do estudo PEITHO, no qual foram submetidos à trombólise pacientes com diagnóstico de embolia pulmonar que se apresentavam com disfunção do VD e elevação de troponinas, revelaram redução no desfecho combinado de mortalidade por todas as causas e colapso hemodinâmico em 7 dias; no entanto, tal benefício ocorreu às custas de redução do colapso hemodinâmico em 7 dias, sem redução de mortalidade. Além disso, grupos pacientes apresentaram elevação significativa de sangramentos maiores, especialmente hemorragias intracranianas. Outro achado relevante foi que indivíduos com mais de 75 anos não apresentaram benefício com a utilização da trombólise. Assim, a trombólise no cenário do TEP submaciço deve ter sua decisão individualizada, considerando especialmente os riscos de sangramento.[33]

Além da trombólise, outras duas estratégias podem ser utilizadas para tratamento do TEP em centros capacitados. Trata-se da embolectomia cirúrgica (trombectomia) e da embolectomia percutânea. A embolectomia cirúrgica foi realizada pela primeira vez em 1924. Compreende a abertura cirúrgica das artérias pulmonares e remoção dos trombos/êmbolos, realizada sob circulação extracorpórea (CEC). A trombólise no pré-operatório aumenta o risco de sangramento, mas não configura uma contraindicação absoluta ao procedimento. Já a embolectomia percutânea é realizada por cateteres alocados nas artérias pulmonares e pode utilizar diversas modalidades de tratamento: fragmentação do trombo;

trombectomia por cateteres hidrodinâmicos; trombectomia por sucção; trombectomia rotacional. Além dessas metodologias, a embolectomia percutânea pode ser associada a trombólise química, com a infusão de agentes trombolíticos em infusão intra-arterial direta. Como complicações da embolectomia percutânea, podemos ter piora da disfunção do VD, embolização distal, perfuração de artéria pulmonar e hemorragia pulmonar, sangramentos sistêmicos maiores, tamponamento cardíaco, bloqueios atrioventriculares ou bradicardia, hemólise, nefropatia induzida por contraste e complicações associadas ao sítio de punção.

Assim, o manejo do TEP na fase aguda pode ser resumido da seguinte maneira:

- pacientes de alto risco de mortalidade precoce, que se apresentam instáveis hemodinamicamente, devem receber anticoagulação parenteral (com HNF) e ser submetidos à terapia de reperfusão com trombolítico. Caso haja contraindicação ao tratamento trombolítico ou este falhe, a embolectomia cirúrgica é recomendada. Por fim, em caso de falha do tratamento trombolítico ou de sua contraindicação, a embolectomia percutânea configura uma opção ao tratamento cirúrgico.

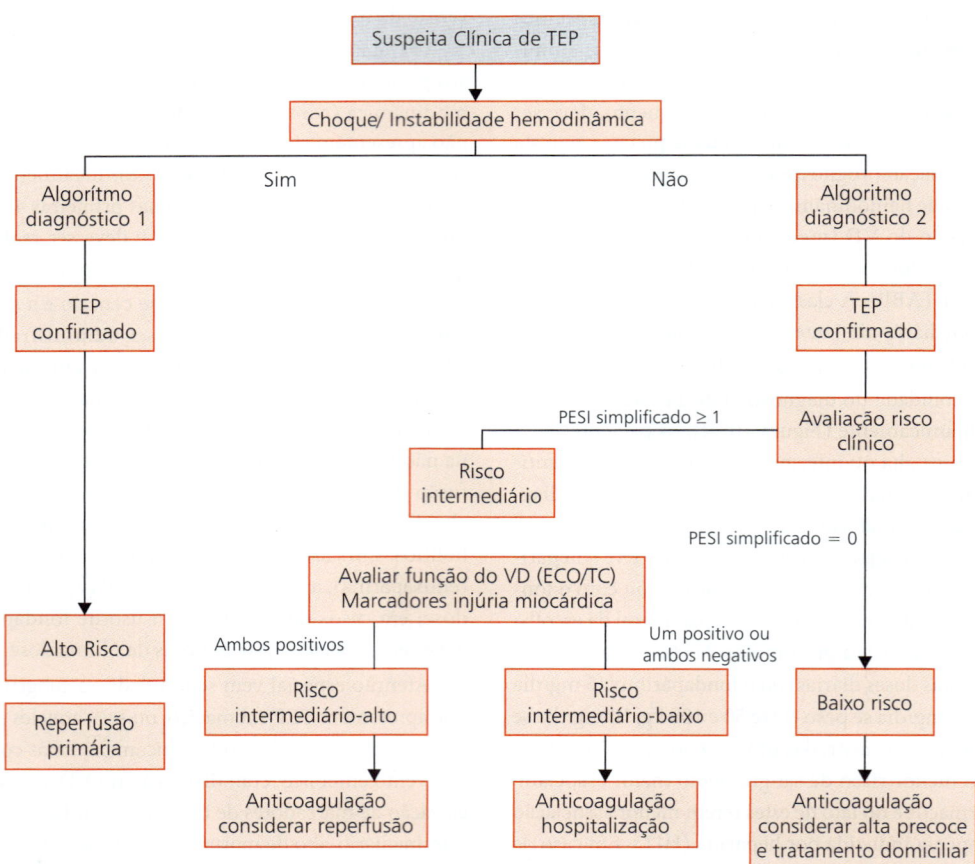

FIGURA 103.5 Classificação de risco e tratamento do TEP

TABELA 103.8 Contraindicações ao uso de trombolíticos	
ABSOLUTAS	**RELATIVAS**
AVE hemorrágico ou de mecanismo não definido em qualquer momento	Ataque isquêmico transitório nos últimos 6 meses
AVE isquêmico nos últimos 6 meses	Terapia com anticoagulantes orais
Neoplasia do sistema nervoso central	Gestação ou primeira semana de puerpério
Trauma, cirurgia ou lesão craniana maior nas últimas 3 semanas	Sitio de punção vascular não compressível
Hemorragia digestiva no último mês	Ressuscitação traumática
Risco conhecido de sangramento	Hipertensão refratária (pressão sistólica > 180 mmHg)
	Doença hepática avançada
	Endocardite infecciosa
	Úlcera péptica ativa

- pacientes com TEP que se apresentam estáveis hemodinamicamente (risco intermediário ou baixo de mortalidade precoce) devem receber anticoagulação parenteral (com HNF, HBPM ou fondaparinux); os pacientes de risco intermediário-alto de mortalidade precoce devem ser monitorizados adequadamente para a detecção precoce de comprometimento hemodinâmico e indicação de terapia de reperfusão de resgate. Em caso de descompensação hemodinâmica, esse grupo de pacientes (risco intermediário-alto) deve ser considerado para terapia trombolítica; caso sejam de alto risco de sangramento, deve-se considerar embolectomia cirúrgica ou percutânea nesses pacientes.

Quanto à anticoagulação oral, seu início deve ser realizado com inibidores de fatores dependentes de vitamina K (varfarina), preferencialmente no 1º dia, com uso combinado das duas estratégias até ser atingido o alvo da anticoagulação, com INR entre 2 e 3.[32] O manejo inicial da anticoagulação oral deve ser realizado sempre no cenário hospitalar, de maneira individualizada, conforme peculiaridades do tratamento (p. ex.: no indivíduo submetido à trombólise) e sempre buscando o momento mais adequado quanto ao risco de sangramento.

Os novos anticoagulantes foram testados no cenário da TVP e do TEP e se mostraram medicações seguras e com eficácia semelhante à da varfarina, com as vantagens da utilização de doses fixas e sem necessidade de controle laboratorial. Atenção especial deve ser dada à idade, ao peso e à função renal (são contraindicados na presença de disfunção renal grave, com *clearence* de creatinina ≤ 30 mL/min) quando do uso dos novos anticoagulantes. Aprovados para uso clínico nessas situações, encontram-se o dabigatran (inibidor direto da trombina), na dose de 150 mg duas vezes ao dia (ou 110 mg duas vezes ao dia em pacientes ≥ 80 anos ou em uso concomitante de verapamil); o rivaroxaban (inibidor direto do fator X ativado), na dose de 15 mg duas vezes ao dia por 3 semanas e 20 mg uma vez ao dia após esse

período; e a apixabana (inibidor direto do fator X ativado), na dose de 10 mg duas vezes ao dia por 7 dias, seguida pela dose de 5 mg duas vezes ao dia.

A utilização do filtro de veia cava inferior deve ser reservada aos pacientes portadores de TVP e com contraindicação à anticoagulação e naqueles pacientes que apresentam recorrência de TEP mesmo em vigência de anticoagulação adequada.[15,32]

Quanto ao tempo de uso, a anticoagulação adequada deverá ser mantida conforme fatores de risco do indivíduo para a recorrência do quadro.[18] A Tabela 103.9 sumariza as recomendações quanto ao tempo de uso da anticoagulação.

Duas situações especiais merecem destaque: pacientes que não são capazes ou não toleram nenhuma opção de anticoagulantes devem receber ácido acetilsalicílico como extensão de profilaxia secundária do TEP; e em pacientes portadores de neoplasia, deve-se considerar a utilização de anticoagulação parenteral com HBPM (em detrimento da anticoagulação com medicamentos via oral) nos primeiros 3 a 6 meses; deve ainda ser considerado o uso de HBPM para o tratamento por tempo indefinido ou até a cura da neoplasia.

TABELA 103.9 Tempo de uso de anticoagulação após TVP e/ou TEP	
SITUAÇÃO CLÍNICA	**TEMPO DE ANTICOAGULAÇÃO**
Primeiro episódio de TVP/TEP associado a fator de risco transitório	3 meses
Primeiro episódio de TVP/TEP não associado a fatores transitórios	Pelo menos 3 meses, com reavaliação para uso indefinido
TVP/TEP recorrente ou associado a trombofilias	Por tempo indefinido
TVP/TEP com associação a câncer	Por tempo indefinido

8.2 TROMBOSE VENOSA PROFUNDA

A anticoagulação parenteral deve ser iniciada ainda no ambiente hospitalar. No entanto, em caso de condições adequadas, seu uso pode ser iniciado em casa, sem necessidade de internação hospitalar. Em ambas as situações, o início da anticoagulação oral com inibidores de fatores dependentes de vitamina K (varfarina) deve ser rápido, preferencialmente no 1º dia, com uso combinado das duas estratégias por no mínimo 5 dias e, a partir desse ponto, até ser atingido o alvo da anticoagulação, com INR entre 2 e 3.[32]

O uso de filtro de veia cava inferior como estratégia de tratamento inicial para a TVP é contraindicado, exceto nas raras situações de TVP de veias proximais e com contraindicação absoluta à anticoagulação em virtude de risco de sangramento proibitivo[32]. O uso de trombolíticos no manejo da TVP não encontra embasamento nas recomendações atuais.

9 PROFILAXIA

O TEV é uma entidade clínica de alta relevância, com grande impacto tanto epidemiológico quanto em morbidade e mortalidade. Assim, sua prevenção é fundamental para a redução de tal impacto.

A profilaxia da TVP/TEP inicia-se na identificação dos indivíduos de maior risco de desenvolver tais complicações (pós-operatório de grandes cirurgias ortopédicas; internações clínicas, como por insuficiência cardíaca, infecções graves - pneumonia, entre outras) e do estabelecimento de medidas para evitá-las. Tais medidas podem ser mecânicas, com meias elásticas e compressores pneumáticos, ou farmacológicas. Entre as opções farmacológicas, há a enoxaparina, com posologia de 40 mg uma vez ao dia; a heparina não fracionada, com posologia

de 5.000 UI a cada 8 horas; e o fondaparinux, com posologia de 2,5 mg uma vez ao dia. As posologias desses anticoagulantes devem ser corrigidas conforme idade e função renal. Os novos anticoagulantes orais foram liberados para uso profilático em situações específicas, como no pós-operatório de cirurgias ortopédicas (artroplastia de joelho e quadril, correção cirúrgica de fratura de quadril), estando disponíveis o dabigatran (220 mg uma vez ao dia), o rivaroxaban (10 mg uma vez ao dia) e o apixaban (2,5 mg duas vezes ao dia). No caso específico do pós-operatório de grandes cirurgias ortopédicas, a profilaxia farmacológica deve ser mantida por 10 a 14 dias.[34] Deve se atentar para o regime de doses em indivíduos idosos e com disfunção renal.

Nas Figuras 103.6 e 7, encontram-se os algoritmos para profilaxia de TEV em pacientes cirúrgicos ou clínicos.[35] A Tabela 103.10 apresenta os fatores de risco para TEV. A Tabela 103.11, as contraindicações à profilaxia farmacológica; e a Tabela 103.12, as contraindicações à profilaxia mecânica.

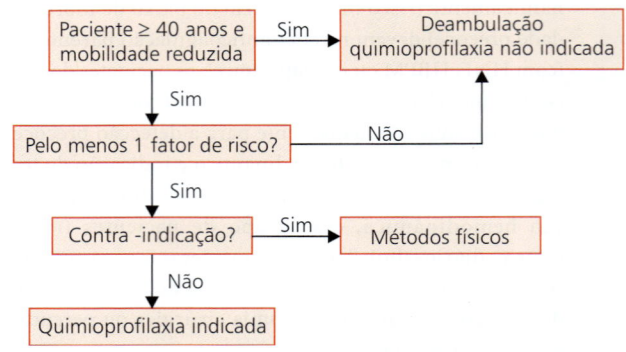

FIGURA 103.6 Profilaxia de TEV no paciente clínico.

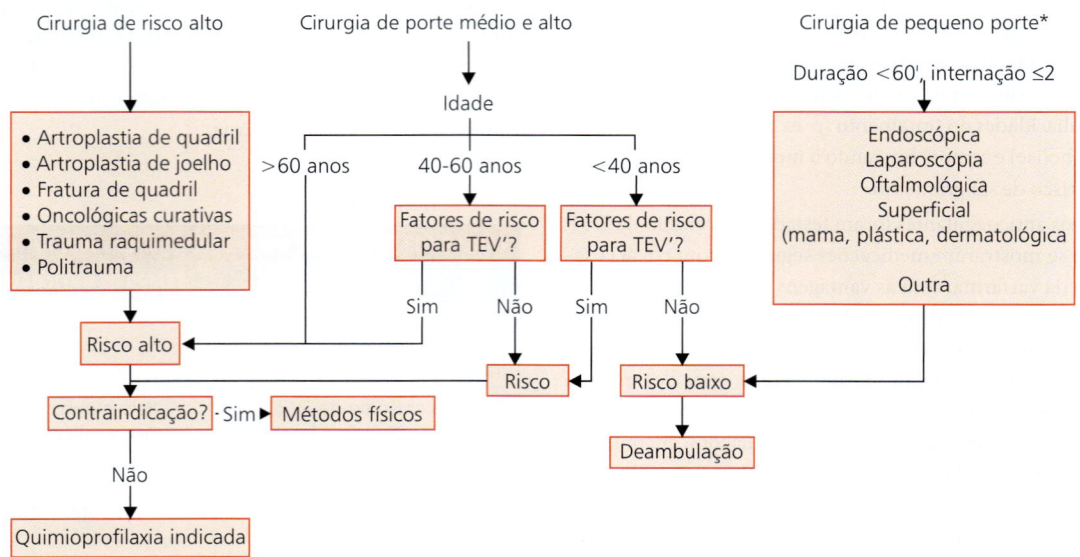

FIGURA 103.7 Profilaxia de TEV no paciente cirúrgico.

TABELA 103.10 Fatores de risco para tromboembolismo venoso

Abortamento recorrente	AVE isquêmico ou hemorrágico	Anticoncepcional oral
Câncer	Cateter venoso central	Doença inflamatória intestinal
DPOC	Doença reumatológica ativa	Idade ≥ 55 anos
IAM atual	Infecção	Insuficiência arterial periférica
Insuficiência cardíaca classe funcional III ou IV	Insuficiência respiratória	Internação em unidade de terapia intensiva
Obesidade	Paralisia ou paresia de membros inferiores	Puerpério (até 4 semanas)
Quimioterapia	Reposição hormonal	Síndrome nefrótica
Tabagismo	TEV prévio	Trombofilias
Varizes	Insuficiência venosa periférica	

AVE: acidente vascular encefálico; DPOC: doença pulmonar obstrutiva crônica; IAM: infarto agudo do miocárdio; TEV: tromboembolismo venoso.

TABELA 103.11 Contraindicações à profilaxia farmacológica

ABSOLUTAS	RELATIVAS
Hipersensibilidade às heparinas	Cirurgia intracraniana ou ocular recente
Plaquetopenia induzida por heparina	Coleta de LCR nas últimas 24 horas
Sangramento ativo	Diátese hemorrágica (plaquetas ou coagulograma)
	Hipertensão arterial não controlada (PA > 180 x 110 mmHg)
	Insuficiência renal (ClCr < 30 mL/min)

LCR: líquido cefalorraquiano; PA: pressão arterial; ClCr; *clearanse* de creatininca.

TABELA 103.12 Contraindicações à profilaxia mecânica

Fratura exposta
Infecção ou úlcera de membros inferiores
Insuficiência arterial periférica
Insuficiência cardíaca grave

REFERÊNCIAS BILIOGRÁFICAS

1. Goldhaber SZ. Pulmonary embolism and deep vein thrombosis. Lancet. 2012; 379: 1835 - 46.
2. Beckman MG; Hooper C; Critchley SE; Ortel TL. Venous Thromboembolism. A Public Health Concern. Am J Prev Med. 2010;38(4S)S495 - S501.
3. Heit JA. The epidemiology of venous thromboembolism in the community. Arterioscler Thromb Vasc Biol. 2008;28(3):370–372.
4. Cohen AT; Agnelli G; Anderson FA; Arcelus JI; Bergqvist D; Brecht JG; et al. Venous thromboembolism (VTE) in Europe. The number of VTE events and associated
5. morbidity and mortality. Thromb Haemost. 2007;98(4):756–764. Ministério da Saúde - Sistema de Informações Hospitalares do SUS (SIH/SUS).
6. Wiener RS; Schwartz LM; Woloshin S. Time trends in pulmonary embolism in the United States. Evidence of overdiagnosis. Arch Intern Med. 2011;171(9):831-837.
7. Naess IA; Christiansen SC; Romundstad P; Cannegieter SC; Rosendaal FR; Hammerstrøm J. Incidence and mortality of venous thrombosis. A population-based study. J Thromb Haemost. 2007; 5: 692–99.
8. Laporte S; Mismetti P; De'cousus H; Uresandi F; Otero R; Lobo JL; Monreal M. Clinical predictors for fatal pulmonary embolism in 15,520 patients with venous thromboembolism. Findings from the registro informatizado de la enfermedad tromboembolica venosa (RIETE) Registry. Circulation. 2008;117(13):1711–1716.
9. Miniati M; Monti S; Bottai M; Scoscia E; Bauleo C; Tonelli L; et al. Survival and restoration of pulmonary perfusion in a long-term follow-up of patients after acute pulmonary embolism. Medicine (Baltimore). 2006;85(5): 253-262.
10. Heit JA. Predicting the risk of venous thromboembolism recurrence. Am J Hematol. 2012;87 Suppl 1:S63–S67.
11. Kahn SR. The post-thrombotic syndrome. Hematology Am Soc Hematol Educ Prog. 2010; 2010: 216–20.
12. Piazza G, Goldhaber SZ. Chronic thromboembolic pulmonary hypertension. N Engl J Med. 2011; 364: 351–60.
13. Kahn SR; Shrier I; Julian JA; et al. Determinants and time course of the post-thrombotic syndrome after acute deep venous thrombosis. Ann Intern Med. 2008; 149: 698–707.
14. Konstantinides S; Torbicki A; Agnelli G; Danchin N; Fitzmaurice D; Galiè N. 2014 ESC Guidelines on the Diagnosis and Management of Acute Pulmonary Embolism. The Task Force for the Diagnosis and Management of Acute Pulmonary Embolism of the European Society of Cardiology (ESC). European Heart Journal (2014) 35, 3033–3080.
15. Pollack CV; Schreiber D; Goldhaber SZ; Slattery D; Fanikos J; O'Neil BJ; et al. Clinical characteristics, management, and outcomes of patients diagnosed with acute pulmonary embolism in the emergency department: initial report of EMPEROR (Multicenter Emergency Medicine Pulmonary Embolism in the Real World Registry). J Am Coll Cardiol. 2011;57(6):700–706.
16. Kucher N. Clinical practice. Deep-vein thrombosis of the upper extremities. N Engl J Med 2011; 364: 861–69.17.
17. Klok FA; Zondag W; van Kralingen KW; et al. Patient outcomes after acute pulmonary embolism. A pooled survival analysis of different adverse events. Am J Respir Crit Care Med. 2010; 181: 501–06.
18. Wells PS; Anderson DR; Rodger M; et al. Derivation of a simple clinical model to categorize patients probability of pulmonar embolism. Increasing the models utility with the SimpliRED D-dimer. Thromb Haemost. 2000; 83: 416–20.
19. Gibson NS; Sohne M; Kruip MJ; Tick LW; Gerdes VE; Bossuyt PM; et al. Further validation and simplification of the Wells clinical decision rule in pulmonary embolism. Thromb Haemost. 2008; 99(1):229–234.

20. Le Gal G; Righini M; Roy PM; et al. Prediction of pulmonary embolism in the emergency department. The revised Geneva score. Ann Intern Med 2006; 144: 165–71.

21. Klok FA; Mos IC; Nijkeuter M; Righini M; Perrier A; Le Gal G; Huisman MV. Simplification of the revised Geneva score for assessing clinical probability of pulmonary embolism. Arch Intern Med. 2008;168(19):2131–2136.

22. Wells PS; Anderson DR; Bormanis J; et al. Value of assessment of pre-test probability of deep-vein thrombosis in clinical management. Lancet. 1997; 350: 1795–98.

23. Righini M; Perrier A; De Moerloose P; Bounameaux H. D-Dimer for venous thromboembolism diagnosis: 20 years later. J Thromb Haemost. 2008; 6: 1059–71.

24. Stein PD; Fowler SE; Goodman LR; et al. Multidetector computed tomography for acute pulmonary embolism. N Engl J Med 2006; 354: 2317–27.

25. Perrier A; Roy PM; Sanchez O; Le Gal G; Meyer G; Gourdier AL; et al. Multidetector-row computed tomography in suspected pulmonary embolism. N Engl J Med. 2005;352(17): 1760–1768.

26. Anderson DR; Kahn SR; Rodger MA; Kovacs MJ; Morris T; Hirsch A; et al. Computed tomographic pulmonary angiography vs. ventilation--perfusion lung scanning in patients with suspected pulmonary embolism: a randomized controlled trial. JAMA. 2007;298(23):2743–2753.

27. Stein PD; Chenevert TL; Fowler SE; et al. Gadolinium-enhanced magnetic resonance angiography for pulmonary embolism. A multicenter prospective study (PIOPED III). Ann Intern Med 2010; 152: 434–W143.

28. Sanchez O; Trinquart L; Colombet I; Durieux P; Huisman MV; Chatellier G; Meyer G. Prognostic value of right ventricular dysfunction in patients with haemodynamically stable pulmonary embolism. A systematic review. Eur Heart J 2008;29(12):1569–1577.

29. Becattini C; Agnelli G; Germini F; Vedovati MC. Computed tomography to assess risk of death in acute pulmonary embolism. A meta--analysis. Eur Respir J 2014;43(6): 1678–1690.

30. Klok FA; Mos IC; Huisman MV. Brain-type natriuretic peptide levels in the prediction of adverse outcome in patients with pulmonary embolism. A systematic review and meta-analysis. Am J Respir Crit Care Med 2008;178(4):425–430.

31. Becattini C; Vedovati MC; Agnelli G. Prognostic value of troponins in acute pulmonary embolism. A meta-analysis. Circulation 2007;116(4):427–433.

32. Kearon C; Akl EA; Comerota AJ; et al. Antithrombotic therapy for VTE disease. Antithrombotic therapy and prevention of thrombosis, 9th ed: American College of Chest Physicians Evidence-Based Clinical Practice Guidelines. Chest. 2012 Feb;141(2 Suppl):e419S-94S.

33. Konstantinides S; Meyer G; Lang IM; et al. Single-bolus tenecteplase plus heparin compared with heparin alone for normotensive patients with acute pulmonary embolism who have evidence of right ventricular dysfunction and myocardial injury. Rationale and design of the pulmonary embolism thrombolysis (PEITHO) trial. Am Heart J. 2012 Jan;163(1):33-38.

34. Falck-Ytter Y; Francis CW; Johanson NA; et al. Prevention of VTE in orthopedic surgery patients. Antithrombotic therapy and prevention of thrombosis, 9th ed: American College of Chest Physicians Evidence--Based Clinical Practice Guidelines. Chest. 2012 Feb;141(2 Suppl):e278S-325S.

35. Geerts WH1; Bergqvist D; Pineo GF; et al. Prevention of venous thromboembolism. American College of Chest Physicians Evidence-Based Clinical Practice Guidelines (8th Edition). Chest. 2008 Jun;133(6 Suppl):381S-453S.

Uso de Hemoderivados no Paciente Cardiopata

104

Juliane Seabra Garcez
Maria Cardoso Guerreiro Costa
Eduardo A. Osawa
Filomena Regina Barbosa Gomes Galas
Ludhmila Abrahão Hajjar

1 INTRODUÇÃO

A retirada de sangue, ou flebotomia, para tratamento de determinadas condições clínicas é utilizada desde o tempo de Hipócrates (cerca de 400 anos a.C.). No entanto, a transfusão sanguínea terapêutica se tornou uma prática médica há menos de 100 anos.[1]

A anemia consiste na concentração de hemoglobina no sangue abaixo do valor esperado quando se leva em conta fatores como idade, gestação, gênero e fatores ambientais como altitude. Possui como principal consequência fisiológica o menor suprimento de oxigênio aos tecidos. É definida pela Organização Mundial de Saúde como uma concentração de hemoglobina abaixo de 13 g/dL para pacientes do sexo masculino e de 12 g/dL para pacientes do sexo feminino.[2,3]

Aproximadamente 25% a 75% dos pacientes submetidos a cirurgia de grande porte desenvolvem anemia moderada a grave no período perioperatório, levando a complicações graves e mortalidade elevada.[4,5]

Carlson e colaboradores[5] relataram que a anemia pré e pós-operatória é fator de risco para mortalidade em 30 dias, particularmente em pacientes com doença cardiovascular prévia. A cirurgia cardíaca está associada a elevada taxa de transfusão sanguínea, variando de 40-90% na maioria dos estudos.[6,7,8] Transfusões são associadas a altas taxas de mortalidade e morbidade após cirurgia cardíaca.[9,10]

Nos últimos anos, a transfusão de hemácias vem sendo prescrita com o racional de aumentar a oferta de oxigênio aos tecidos. No entanto, o uso da terapia transfusional possui implicações econômicas e logísticas, além de poder resultar em vários efeitos adversos tais como infecções bacterianas e virais, sobrecarga volêmica, imunomodulação, injúria pulmonar aguda, reações hemolíticas e não hemolíticas.[11,12,13]

Estudos randomizados recentes em diversos cenários clínicos e cirúrgicos demonstraram que uma estratégia restritiva de transfusão (Hb<7 g/dL ou hematócrito 24%) é tão segura quanto uma estratégia liberal (Hb<10 g/dL ou hematócrito 30%), resultando em taxas semelhantes de mortalidade e morbidade entre os grupos em 30 dias.[9,14] Portanto, uma estratégia restritiva de transfusão de sangue é geralmente recomendada atualmente.

Por outro lado, houve aumento do uso de outros hemoderivados, como plaquetas, plasma fresco congelado e crioprecipitado, sem evidências concretas de benefício.[15] São escassos na literatura dados de estudos de boa qualidade para nortear gatilhos de transfusão para esses hemoderivados. O plasma fresco congelado geralmente é administrado com base em resultados laboratoriais de testes de coagulação, principalmente tempo de protrombina e tempo de tromboplastina parcial ativada, que possuem um baixo valor preditivo para sangramento. A tromboelastometria emerge como uma nova ferramenta que oferece avaliação dinâmica da coagulação, desde a fase inicial da formação do coágulo, sua retração até a fibrinólise, com a vantagem de ser realizada em tempo real do sangramento e de apontar com melhor acurácia qual ponto da cascata de coagulação deve ser tratado, racionalizando o uso de hemoderivados e com isso diminuindo taxas de complicações, tais como infecções, reações transfusionais e sobrecarga volêmica.[16]

O uso de hemoderivados ainda necessita de mais dados na literatura para seu uso adequado e custo-efetivo, com o intuito de minimizar complicações e potencializar seu papel benéfico em cenários de sangramentos ameaçadores à vida.

2 ANEMIA EM PACIENTES CARDIOPATAS

Anemia é comum em pacientes com doenças cardíacas. Está presente em cerca de um terço dos pacientes com diagnóstico de insuficiência cardíaca e de 10-20% dos pacientes com doença coronariana.[17,18] É altamente prevalente entre os pacientes críticos. Dos pacientes admitidos em unidades de terapia intensiva, 60% deles apresentam anemia, e após 7 dias de internação 80% apresentam níveis de hemoglobina em torno de 9 g/dL.[19] Sua causa é multifatorial, tais como: anemia de doença crônica, disfunção renal com ativação neuro-hormonal e pró-inflamatória, sangramento gastrintestinal com uso de ácido acetilsalicílico, produção deficiente de eritropoetina, hemodiluição.[20] Entretanto, a anemia do paciente cardiopata deve ser compreendida no contexto da relação entre oferta (DO_2) e consumo de oxigênio aos tecidos (VO_2) (Figura 104.1). Existe uma reserva fisiológica em que, à medida que ocorre uma diminuição da oferta de oxigênio, não há redução concomitante do consumo de O^2 (VO_2). A partir de

determinado ponto, a cada redução de DO_2 ocorre uma diminuição do VO_2 e surgem sinais de hipoperfusão tecidual como a hiperlactatemia e diminuição da saturação venosa central. Este ponto é denominado DO_2 crítico.

A determinação do DO_2 crítico é um dos maiores desafios na medicina de emergência, visto que é influenciado por diversos fatores: classe funcional, gravidade da doença que motivou a internação, uso de drogas vasoativas, presença de disfunções orgânicas prévias e comorbidades.

A fórmula da oferta de oxigênio demonstra que não só os níveis de hemoglobina determinam a oferta, mas também a oxigenação e o débito cardíaco, este último influenciado pela pré-carga, pós-carga, frequência cardíaca e contratilidade cardíaca (Figura 104.2).

O principal objetivo da transfusão sanguínea é aumentar a oferta de oxigênio aos tecidos, aumentando assim a perfusão. Contudo, há dados na literatura que indicam que em algumas situações a transfusão não reduz o risco da anemia como marcador de eventos adversos e não aumenta a perfusão tecidual. Pelo contrário, pode até trazer malefícios ao paciente.[21]

A presença de anemia nos cardiopatas está associada a maior risco de hospitalização e morte, diminuição na capacidade física e piora da qualidade de vida. A menor taxa de mortalidade é observada em valores de hemoglobina entre 13 a 16 g/dL, e o risco aumenta com concentrações abaixo e acima desses valores.[18,20]

Apesar da fundamentação terapêutica, o aumento dos níveis hematimétricos em pacientes com insuficiência cardíaca (IC) em estudos randomizados não demonstrou diminuir taxas de mortalidade. No estudo RED-HF foram incluídos 2.278 pacientes com insuficiência cardíaca e randomizados para receber darbepoetina alfa para atingir Hb de 13 g/dL e placebo, sem diferenças entre os grupos nas taxas de morte ou hospitalizações por IC descompensada.[22] Já no estudo CHOIR, foram randomizados 1.432 pacientes (Hb 10,1 ± 0,9 g/dL) para receber epoetina e alcançar Hb de 13,5 ou 11,3 g/dL. O estudo foi interrompido precocemente, pois demonstrou aumento de morte, infarto miocárdico, hospitalização por insuficiência cardíaca e acidente vascular encefálico no grupo com maior hemoglobina.[23]

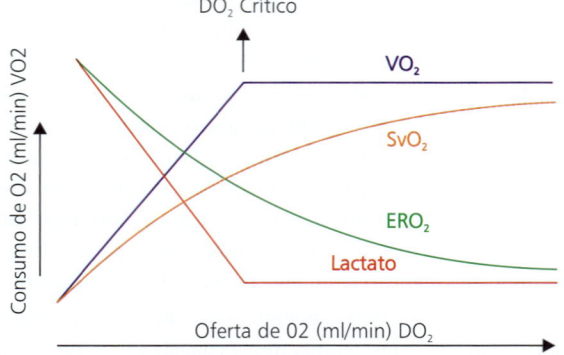

FIGURA 104.1 Relação entre oferta e consumo de O_2. (Adaptado de Guyton AC et al. Physiol Rev. 1955;35:123-9)

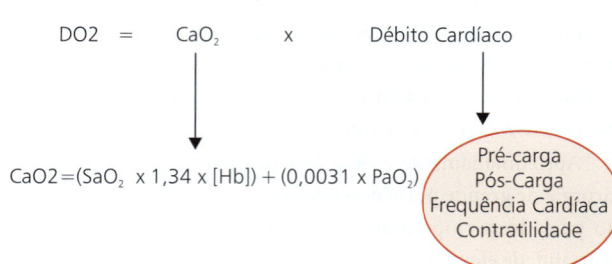

FIGURA 104.2 A oferta de oxigênio (DO_2) é diretamente relacionada ao conteúdo arterial de oxigênio (CaO_2) e ao débito cardíaco. SaO_2, saturação de oxigênio; Hb, hemoglobina; PaO_2, pressão arterial de oxigênio.

Dos pacientes com infarto agudo do miocárdio 15% deles apresentam anemia, a qual possui o potencial de piorar a isquemia miocárdica, seja pela diminuição da oxigenação nos tecidos acometidos ou pelo aumento da demanda miocárdica através do aumento frequência cardíaca para manter um débito adequado.[24] Contudo, pacientes que apresentam altos níveis de hemoglobina (16-17 g/dL) também são um grupo de alto riso para eventos cardiovasculares. Altos níveis de hemoglobina podem aumentar a viscosidade sanguínea, com isso levando ao aumento da resistência coronariana e à diminuição da oferta de sangue, predispondo a trombose.[25] No estudo CRIT, foram incluídos 45 pacientes com infarto agudo do miocárdio e randomizados em duas estratégias de transfusão, liberal (transfundir quando hematócrito <30%) e conservadora (transfundir quando hematócrito <24%), que demonstrou aumento do desfecho composto de mortalidade intra-hospitalar, recorrência de infarto, aparecimento ou piora de insuficiência cardíaca no grupo liberal, principalmente à custa de maior taxa de insuficiência cardíaca.[26] Metanálise recentedemonstrou que transfusão estava associada a um risco três vezes maior de mortalidade em pacientes com infarto do miocárdio.[27] Por outro lado, em análise retrospectiva sobre infarto agudo do miocárdio em banco de dados americano, foi evidenciado que pacientes submetidos a transfusão de concentrado de hemácias (com Hb<9 g/dL) apresentaram menores taxas de mortalidade intra-hospitalar do que os não transfundidos.[28] Diante dos resultados conflitantes a respeito de transfusão em pacientes com coronariopatia, estudos randomizados se fazem necessários para determinar de forma apropriada limiares de transfusão nesse grupo de pacientes.

3 DISTÚRBIOS DE COAGULAÇÃO NO CARDIOPATA

A hemostasia no paciente cardiopata possui peculiaridades importantes a serem destacadas. Em pacientes portadores de insuficiência cardíaca, a predisposição a eventos tromboembólicos está elevada em comparação à população geral. Os fatores contribuintes são estase sanguínea secundária a dilatação ventricular e hipocontratilidade associada a disfunção endotelial por estado crônico de inflamação. O tromboembolismo venoso constitui uma das principais causas de mortalidade nos pacientes com disfunção miocárdica.

Em contrapartida, nos portadores de doença arterial coronariana, o uso de anticoagulantes e, por vezes, fibrinolíticos na fase aguda, bem como o uso de terapia antiplaquetária, para garantir uma reperfusão tecidual duradoura, adiciona risco de sangramento em função de uma menor taxa de eventos isquêmicos.[29]

Uma prática rotineira na prescrição do paciente cardiopata consiste no uso crônico de anticoagulantes orais devido a diversas razões, como presença de arritmias atriais, miocardiopatias com predisposição à formação de trombos intraventriculares (miocárdio não compactado, miocardiopatia dilatada), próteses valvares mecânicas ou mesmo estados de hipercoagulabilidade,

como vasculites. Sejam eles inibidores da vitamina K ou os novos anticoagulantes orais, é importante lembrar que o seu uso confere risco de sangramento espontâneo ou secundário, tanto no contexto ambulatorial quanto em ambiente de emergência.

Para o manejo de coagulopatias ou profilaxia de sangramento, é comum a avaliação laboratorial inicial. A propedêutica diagnóstica dos distúrbios de coagulação atualmente disponível (TP, INR, TTPa, fibrinogênio e plaquetas) traz informações relevantes quando associadas a um contexto clínico, sendo fundamental reconhecer suas limitações, visto que se constitui de testes *in vitro* que não refletem a complexidade da hemostasia *in vivo*. O modelo moderno, denominado "modelo celular", descreve o processo de hemostasia em que a coagulação ocorre na superfície das plaquetas e nas células que expressam o fator tecidual, com a participação importante das hemácias. Os testes padrão utilizam plasma sem hemácias e são interrompidos na formação primária de fibrina, quando apenas 5% da trombina é gerada. Além disso, esses testes não avaliam a força e a qualidade do coágulo nem a fibrinólise. Portanto, o uso indiscriminado dos mesmos para predizer risco de sangramento individualmente é questionável, visto que anormalidades nos testes não se correlacionam com volume de perda sanguínea, no contexto de procedimentos invasivos, ou com necessidade de transfusão.[30,31,32]

Perante o modelo "celular" de hemostasia, a tromboelastografia, primeiramente descrita em 1948, ressurge como um método de avaliação da coagulação através da representação gráfica da formação do coágulo e sua lise subsequente. Apresenta, portanto, vantagens sobre os testes padrão, como avaliação do sistema de coagulação com todo o conteúdo do plasma (plaquetas, hemácias, leucócitos) e identificação do tipo do distúrbio de hemostasia (deficiência de fatores de coagulação ou plaquetas, ação de heparina, fibrinólise) a fim de fornecer um tratamento direcionado, principalmente no contexto de pré-operatório de cirurgia cardíaca e trauma.[33,34]

4 TRANSFUSÃO NO CARDIOPATA

4.1 CONCENTRADO DE HEMÁCIAS

Cerca de 25 milhões de unidades de concentrado de hemácias são transfundidas anualmente na América Latina e aproximadamente 85 milhões em todo o mundo.[35,36] Por muitas décadas, a decisão de transfusão se baseou na regra 10/30, e tinha o objetivo de manter uma hemoglobina acima de 10 g/dL e hematócrito acima de 30%.[37] Recentemente o uso de concentrado de hemácias em diversas situações clinicas, tais como terapia intensiva e cenários cirúrgicos, vem sendo estudado a fim de avaliar riscos e benefícios dessa terapêutica. Dados atuais indicam que estratégias restritivas de transfusão são tão seguras quanto a estratégia liberal, acarretando menor número de complicações e até morbimortalidade.[38] A quantidade de bolsas de hemácias transfundidas é independentemente associada a maior permanência em unidades de terapia intensiva e internação hospitalar e, ainda, a aumento da mortalidade.[39]

O estudo de Hebert e colaboradores em 1999 foi o primeiro estudo clínico randomizado que comparou uma estratégia restritiva de transfusão (hemoglobina <7 g/dL) e uma estratégia liberal (hemoglobina <10 g/dL) em 838 pacientes críticos. O grupo com estratégia restritiva apresentou taxa de mortalidade em 30 dias semelhante à do grupo liberal.[14] Em análise do subgrupo de pacientes com doença cardíaca, foi observado que as características clínicas e a mortalidade eram semelhantes entre os grupos, porém aqueles que foram alocados para a estratégia liberal apresentaram mais disfunção de órgãos do que o grupo restritivo.[40]

Com a evidência de que uma estratégia restritiva seria tão segura quanto uma estratégia liberal habitualmente usada na prática clínica, surgiu a necessidade de se estudar em outros cenários clínicos estratégias restritivas para uso de concentrado de hemácias. Particularmente em pacientes cirúrgicos, a transfusão de hemácias foi identificada em estudos observacionais e em alguns estudos clínicos de estratégias transfusionais como fator de risco para sobrecarga circulatória, demora na cicatrização da ferida operatória, complicações infecciosas, internação prolongada e mortalidade.[9,21,41] Carson e colaboradores, em estudo multicêntrico, randomizado com 2.016 pacientes adultos com mais de 50 anos e doença aterosclerótica submetidos a cirurgia de quadril, observaram que aqueles do grupo restritivo que foram transfundidos com Hb<8 g/dL não apresentaram qualquer diferença no desfecho primário, teste de caminhada ou morte nos 60 dias seguintes à randomização, em comparação com o grupo liberal (transfusão com Hb<10 g/dl).[42]

A transfusão de hemácias no contexto da cirurgia cardíaca, independentemente de seu potencial benéfico, está associada a muitos eventos adversos, incluindo infecção bacteriana, transmissão viral, injúria pulmonar relacionada à transfusão (TRALI), imunodepressão, reações hemolíticas e não hemolíticas, resposta inflamatória, aumento de custos e aumento da mortalidade.[43]

Apesar dos avanços recentes em medicina perioperatória e de uma maior preocupação atual com os riscos e eventos adversos da transfusão de sangue, as taxas de transfusão em cirurgia cardíaca permanecem persistentemente elevadas, variando de 20 a 90%.[44,45,46,47]

Dentre todos os procedimentos cirúrgicos, a cirurgia cardíaca é o procedimento responsável pelo maior consumo de hemocomponentes.[48]

Koch e colaboradores avaliaram 16.847 pacientes submetidos a cirurgia cardíaca com CEC (RM, cirurgia valvar ou RM e valvar) quanto à associação entre transfusão de hemácias e complicações pulmonares. Os pacientes expostos à transfusão de hemácias apresentaram maior número de complicações pulmonares comparados aos não expostos, dentre elas, respectivamente: síndrome do desconforto respiratório agudo (4,8 vs. 1,5%, P<0,001), insuficiência respiratória (2,2% vs. 0,39%, P<0,0001), tempo prolongado de ventilação mecânica (9,9 horas vs. 7,5 horas, P<0,0001) e reintubação (5,6% vs. 1,3%, P<0,0001).[49]

O estudo TRACS foi o primeiro estudo prospectivo, randomizado, controlado que avaliou estratégia de transfusão restritiva (hematócrito alvo de 24%) com estratégia liberal (hematócrito alvo de 30%) em pacientes submetidos a cirurgia cardíaca. Nesse estudo, foram incluídos 502 pacientes, com idade média de 60 anos, que realizaram cirurgia cardíaca com circulação extracorpórea e que foram randomizados para estratégia restritiva ou liberal. Foi demonstrado que não houve diferença na mortalidade em 30 dias e complicações clínicas durante a internação hospitalar entre as duas estratégias adotadas e que o número de bolsas transfundidas foi associado de forma independente a todas as causas de mortalidade em 30 dias.[9]

Os estudos citados anteriormente sugerem associação entre transfusão de hemácias e complicações agudas no pós-operatório de cirurgia cardíaca, reforçando o impacto negativo da transfusão de hemácias na evolução dos pacientes.

Em pacientes com doença arterial coronariana existem diversos estudos retrospectivos, com resultados conflitantes sobre transfusão sanguínea. Em estudo retrospectivo com 78.974 pacientes com idade maior que 65 anos e infarto agudo do miocárdio, Wu e colaboradores demonstraram transfusão de hemácias associada a menor risco de mortalidade em 30 dias se hematócrito abaixo de 24% (odds ratio (OR): 0,22; 95% IC: 0.11 a 0,45) ou entre 30% a 33% (OR: 0,69; 95% IC: 0,53 a 0,89). Pacientes com hematócrito acima de 36% apresentaram um maior risco de morte comparados aos não transfundidos.[50]

Yang e colaboradores analisaram mais de 74.000 pacientes com síndrome coronariana aguda sem supra do segmento ST e observaram que a transfusão estava associada a morte e ao desfecho composto de morte e infarto.[51] Um outro estudo que analisou pacientes com infarto agudo do miocárdio com supra do segmento ST e síndrome coronariana aguda sem supra do segmento ST encontrou diferentes resultados entre os grupos. Os pacientes com infarto com supra de ST e hemoglobina <12 g/dL apresentaram melhores desfechos quando transfundidos. Contudo, aqueles com síndrome coronariana aguda sem supra de ST não se beneficiaram da transfusão independentemente do valor da hemoglobina.[24] Estudos randomizados comparando duas estratégias de transfusão em pacientes coronariopatas são raros. Um desses trabalhos randomizados foi o CRIT trial, no qual foram incluídos 45 pacientes com infarto agudo do miocárdio e randomizados em duas estratégias de transfusão, liberal (transfundir quando hematócrito<30%) e conservadora (transfundir quando hematócrito <24%), que demonstrou aumento do desfecho composto de mortalidade intra-hospitalar, recorrência de infarto, aparecimento ou piora de insuficiência cardíaca no grupo liberal, principalmente à custa de maior taxa de insuficiência cardíaca.[26] Entretanto, em análise retrospectiva recente sobre infarto agudo do miocárdio em banco de dados americano, foi encontrado que pacientes submetidos a transfusão de concentrado de hemácias (com Hb<9 g/dL) apresentaram menores taxas de mortalidade intra-hospitalar do que os não transfundidos[28] (Tabela 104.1).

Em suma, com base na literatura existente não há recomendação de transfusão rotineira em pacientes com síndrome coronariana sem supra do segmento ST. Há, no entanto, alguma sugestão de que pacientes anêmicos com infarto agudo do miocárdio com supra ST e idosos com mais de 65 anos se beneficiem de transfusão com concentrado de hemácias. Porém, ainda não há dados conclusivos nessa área.

4.2 PLAQUETAS E PLASMA FRESCO CONGELADO

4.2.1 Concentrado de plaquetas

A fundamentação para a transfusão de plaquetas consiste em ser uma medida terapêutica, em vigência de sangramento, ou profilática antes de procedimentos invasivos, cirurgia ou em pacientes com alto risco de sangramento (distúrbios de coagulação, uso de antiplaquetários, insuficiência renal). No entanto, assim como os demais hemoderivados, a transfusão de plaquetas apresenta riscos como infecção, reações transfusionais e sobrecarga volêmica.[52]

Anormalidades plaquetárias podem ser de caráter quantitativo (número de plaquetas) ou qualitativo (função plaquetária). As diretrizes geralmente se baseiam no número de plaquetas para guiar a transfusão, sendo também indicado o uso de concentrado de plaquetas em vigência de disfunção plaquetária (encontrada em situações como sepse, trauma, circulação extracorpórea e insuficiência renal).

A transfusão profilática de plaquetas está indicada:[53,54]

- Quando o valor da contagem é menor que 10.000/mm³.
- Em pacientes que serão submetidos à passagem eletiva de cateter venoso central, quando sua contagem for inferior a 20.000/mm³.
- Em pacientes que serão submetidos a cirurgia ou punção lombar, quando sua contagem for inferior a 50.000/mm³. Em pacientes que serão submetidos a neurocirurgia ou cirurgia oftalmológica o limiar deve ser menor a 100.000/mm³.

TABELA 104.1 Estudos randomizados comparando estratégias de transfusão liberal versus restritiva				
ESTUDOS	Nº PACIENTES	ESTRATÉGIAS	DESFECHOS	ACHADOS IMPORTANTES
TRICC 14	838	Restritiva: hemoglobina <7 g/dL Liberal: hemoglobina<10 g/dL	Primário: Mortalidade em 30 dias Secundário: Mortalidade em 60 dias, mortalidade na unidade de terapia intensiva, mortalidade intra-hospitalar	Mortalidade em 30 dias sem diferença entre restritiva e liberal (18,7% vs. 23,3%; P = 0,11) Mortalidade em 30 dias menor no grupo restritvo, em pacientes menos graves e jovens (<55 anos) Mortalidade intra-hospitalar menor no grupo restritivo (22,2% vs. 28,1%; P = 0,05)
FOCUS 42	2016	Restritiva: síntomas de anemia ou hemoglobina <8 g/dL Liberal: hemoglobina<10 g/dL	Primário: Mortalidade ou incapacidade de andar 3 m no teste de caminhada Secundário: Infarto do miocárdio, angina instável ou mortalidade intra-hospitalar Terciário: Morbidade em 30 dias	Não houve diferença no desfecho primário, infarto do miocárdio ou mortalidade intra-hospitalar e mortalidade em 60 dias e morbidade em 30 dias
CRIT 26	45	Restritiva: hematócrito <24% Liberal: hematócrito<30%	Primário: Morte intra-hospitalar, infarto do miocárdio recorrente ou nova ou descompensação de insuficiência cardíaca	Aumento do desfecho composto de mortalidade intra-hospitalar, recorrência de infarto, aparecimento ou piora de insuficiência cardíaca no grupo liberal, principalmente à custa de maior taxa de insuficiência cardíaca.
TRACS 9	502	Restritiva: hematócrito <24% Liberal: hematócrito<30%	Primário: Mortalidade em 30 dias e morbidade intra-hospitalar Secundário: Complicações na unidade de terapia intensiva e tempo de internação hospitalar	Não houve diferença entre os grupos em relação a mortalidade e morbidade em 30 dias (P = 0,85) O número de bolsas transfundidas é fator de risco independente para complicações ou morte em 30 dias
CRIT: Conservative versus liberal red cell transfusion in acute myocardial infarction; FOCUS: Functional Outcomes in Cardiovascular Patients Undergoing Surgical Hip Fracture Repair; TRACS: Transfusion Requirements After Cardiac Surgery; TRICC: Transfusion Requirements in Critical Care.				

A transfusão de plaquetas é considerada terapêutica quando realizada em vigência de sangramento ativo devido a trombocitopenia ou disfunção plaquetária. Em pacientes com trombocitopenia crônica, a transfusão de plaquetas está indicada na ocorrência de sangramento importante, mesmo quando não há necessidade de transfusão de hemáceas.[53]

O uso de plaquetas não está indicado na trombocitopenia imunomediada como púrpura trombocitopênica trombótica, púrpura trombocitopênica idiopática ou síndrome hemolítico-urêmica.

O uso de aférese de plaquetas tem a vantagem de expor o receptor a um único doador ao invés de múltiplos doadores como na transfusão de plaquetas randômicas.

5 PLASMA FRESCO CONGELADO (PFC)

O plasma consiste numa solução coloidal endógena não sintética de origem alogênica com concentração baixa e variável de fatores de coagulação. Os principais problemas relacionados ao seu uso são sobrecarga de volume, imunomodulação, TRALI, tromboembolismo, sobrecarga de citrato, hipotermia e infecções.

A transfusão desse hemocomponente possui uma variedade de indicações. A escassez de evidências, no entanto, leva a uma prática transfusional de plasma inconsistente e a questionamentos sobre a melhor estratégia para otimizar o manejo do paciente com distúrbios de coagulação ou sangramento.[55]

Usualmente, a administração profilática de plasma se baseia nos testes laboratoriais convencionais de avaliação da coagulação como o tempo de protrombina (TP), a relação normatizada internacional (RNI) e o tempo de tromboplastina parcial ativada (TTPa). Como enfatizado previamente, esses testes se baseiam no modelo tradicional de coagulação, apresentando limitações para guiar a terapia transfusional, já que valores anormais não implicam necessariamente um risco aumentado de sangramento.[15]

Indicações de transfusão de plasma fresco fundamentada em diretrizes consistem:[55]

- Pacientes que sofreram trauma e que requerem transfusão maciça.
- Pacientes com sangramento intracraniano secundário a coagulopatia pelo uso de varfarina. Apesar de, muitas vezes na prática clínica, a transfusão de PFC ser utilizada para manejo de sangramento extracraniano em usuários de varfarina, as evidências que reiteram essa conduta são fracas.

Em relação ao uso de PFC em cirurgia cardíaca, uma revisão sistemática de 2012 avaliou transfusão de plasma profilaticamente e para manejo de sangramento durante o procedimento. Foram avaliados 19 estudos, com 948 pacientes no total, não tendo sido demonstrado benefício clínico com essa prática.

Da mesma forma, esse estudo também não evidenciou benefício no uso profilático ou terapêutico de plasma em outras situações clínicas como doença hepática, reversão de anticoagulação

com varfarina, púrpura trombocitopênica trombótica, queimaduras, choque e trauma encefálico.[56]

Diante dos dados obtidos até o momento, uma estratégia mais apropriada para a transfusão de PFC poderia ser enfatizar o seu uso terapeuticamente, em pacientes com sangramento.

Outros hemocomponentes que podem ser utilizados para o manejo de alterações da hemostasia são o crioprecipitado e o complexo protrombínico.

O crioprecipitado contém fator VIII, XIII, fibrinogênio e fator de von Willebrand. Está indicado na deficiência de fibrinogênio quando houver sangramento. É utilizado na hemofilia ou doença de von Willebrand quando não houver disponibilidade de concentrados de fatores.

O complexo protrombínico é um concentrado liofilizado de fatores de coagulação vitamina K-dependentes (II, VII, IX e X) que apresenta uma concentração 25 vezes superior à do plasma. Em associação com a vitamina K, deve ser o tratamento de escolha na intoxicação cumarínica. É indicado especialmente em situações de emergência em que se necessita de rápida correção da coagulopatia, como no sangramento intracraniano. Em circunstâncias clínicas de sangramento não relacionado ao uso de varfarina, recomenda-se o uso do tromboelastograma para guiar o uso do complexo protrombínico. Recomenda-se o seu uso quando o tempo de coagulação estiver prolongado. O prolongamento isolado do INR/TP não é uma indicação isolada de complexo protrombínico, especialmente no paciente crítico.

Existem também alternativas que minimizam a exposição do paciente a hemoderivados.

A desmopressina é um análogo do hormônio antidiurético com atividade vasopressora limitada. Ela aumenta a liberação de multímeros de fator VIII:fator de von Willebrand das células endoteliais. Está indicado como tratamento adjuvante do sangramento quando houver disfunção plaquetária secundária a uremia. Seus efeitos adversos são mínimos e incluem hiponatremia e redução da diurese.

Em sangramentos graves que necessitam de reposição de hemoderivados, ocorre a ativação do sistema fibrinolítico. Nesse processo, o plasminogênio remove o excesso de deposição de fibrina no sítio da injúria vascular. Os antifibrinolíticos sintéticos análogos da lisina são o ácido tranexâmico e ácido épsilon-aminocaproico. Eles agem através do bloqueio dos sítios de ligação da lisina no plasminogênio, e, dessa forma, inibem a ativação da plasmina. Apesar da escassez de evidência em pacientes clínicos, seu uso como adjuvante no sangramento grave pode facilitar o controle do sangramento e diminuir a exposição a hemoderivados, sem agregar um grande risco de evento trombótico.

5.1 SANGRAMENTO NO PERIOPERATÓRIO DE CIRURGIA CARDÍACA

A cirurgia cardíaca representa uma pequena parcela dos procedimentos cirúrgicos realizados, porém é responsável por cerca de 20% das transfusões anuais nos Estados Unidos.[4] Aproximadamente 60% dos pacientes submetidos a cirurgia de revascularização miocárdica são transfundidos.[45,57] Dos hemoderivados transfundidos, 50% das plaquetas, 30% dos plasmas fresco e congelado e 15% dos concentrados de hemácias são indicados de forma inadequada.[58] Apesar de a transfusão estar associada a aumento da morbimortalidade, internação hospitalar prolongada e diminuição da qualidade de vida a longo prazo, persiste como procedimento comum após cirurgia cardíaca.[59]

O sangramento perioperatório em pacientes submetidos a cirurgia cardíaca é frequente. A causa da coagulopatia é multifatorial (inclui: hipotermia, acidose, hiperfibrinólise, anticoagulação por efeito residual da heparina usada no sistema da circulação extracorpórea, hemodiluição, consumo de plaquetas.[60,61]

A hemodiluição durante a cirurgia cardíaca com circulação extracorpórea pode comprometer a oferta de oxigênio para os tecidos e contribuir para hipotensão, levando a isquemia de órgãos, e por isso pode necessitar de transfusão de concentrado de hemácias.

O nível ideal de hematócrito durante a cirurgia com CEC é ainda objeto de debate na literatura. Alguns estudos sugerem um nível seguro em torno de 14 a 19%.[62,63]

Uma análise realizada com pacientes testemunhas de Jeová submetidos a cirurgia cardíaca demonstrou que hemoglobina em torno de 5 g/dL é bem tolerada, acarretando pouca morbidade ao procedimento cirúrgico,[64] ao passo que estudos recentes evidenciaram associação entre insuficiência renal e hematócrito abaixo de 21-24%.[65,66]

Karkouti e colaboradores, em estudo observacional com mais de 9.000 pacientes submetidos a cirurgia cardíaca com CEC, verificaram que existe relação entre nível de hematócrito e necessidade de hemodiálise. O risco de insuficiência renal no pós-operatório foi 2,34 vezes maior em pacientes com hematócrito <21% comparado a hemodiluição moderada (Ht 21-25%).[66]

Alterações neurocognitivas também se correlacionaram com grau de hemodiluição durante a cirurgia cardíaca com CEC, principalmente se Ht entre 15 a 18%.[67]

O gatilho ideal para transfusão de concentrado de hemácias durante cirurgia cardíaca ainda não é conhecido; entretanto, após alguns estudos prospectivos, retrospectivos e observacionais, estratégias restritivas despontam como alternativas custo-efetivas, reduzindo a exposição do paciente a complicações relacionadas a transfusão. A decisão deve levar em conta aspectos clínicos do paciente, tais como: idade, função cardíaca, isquemia em órgãos-alvo e perdas sanguíneas durante cirurgia.[68]

Há pouca evidência do benefício do uso de plasma fresco congelado (PFC) na coagulopatia após cirurgia cardíaca. Os dados de que se dispõe são de estudos retrospectivos em sangramentos maciços em civis e militares nos campos de batalha, demonstrando melhor sobrevida naqueles que receberam uma proporção de 1PFC:1 concentrado de hemácias. Levando em consideração que a própria cirurgia com CEC causa hemodiluição, a indicação é questionável.[69]

O uso de complexo protrombínico em sangramento perioperatório de cirurgia cardíaca é controverso e com pouca evidência na literatura. Contudo, os maiores benefícios são a velocidade de administração, pouco volume e o efeito rápido de ação.[70]

Agentes antifibrinolíticos, como ácido tranexâmico e ácido épsilon- aminocaproico, e a desmopressina (análogo da vasopressina) são usados profilaticamente com o objetivo de diminuir sangramentos durante cirurgia cardíaca e exposição a hemoderivados, sem agregar um grande risco de evento trombótico.[71]

Não há consenso sobre o tratamento ideal para o sangramento no perioperatório de cirurgia cardíaca. Contudo, estratégias de transfusão baseadas em exames dinâmicos como a tromboelastrometria parecem promissoras e custo-efetivas.

6 SANGRAMENTO EM USO DE NOVOS ANTICOAGULANTES

Os novos anticoagulantes despontaram como alternativa aos antagonistas da vitamina K para prevenção de tromboembolismo em pacientes com fibrilação atrial não valvular e no tratamento e na profilaxia do tromboembolismo venoso. Mostraram-se superiores em relação à varfarina e à heparina de baixo peso molecular para algumas indicações.[72]

Apresentam um início de ação mais rápido, menor tempo de meia-vida e menor interação medicamentosa. No entanto, não há antídoto disponível para reverter seu efeito anticoagulante.

A dabigatrana inibe a trombina, a rivaroxabana e apixabana são inibidores do fator Xa, todos aprovados para prevenção de eventos tromboembólicos na FA não valvar e na profilaxia de TEV após cirurgias de quadril e joelho.

Em pacientes que fazem uso dos novos anticoagulantes, o papel da tromboelastografia é limitado e os testes convencionais de coagulação fornecem informações qualitativas a respeito da presença da droga. A presença da dabigatrana pode ser sugerida pelo prolongamento do tempo de trombina (TT), da rivaroxabana, pelo alargamento do tempo de protrombina (TP), e da apixabana, pela elevação da atividade de anti-Xa. Se os resultados desses exames estiverem normais, pode-se inferir que a função hemostática e encontra intacta e que os níveis séricos das medicações estão baixos.[73,74,75,76] A interpretação desses testes deve levar em conta a farmacocinética da droga e o horário da última dose.

Pacientes com sangramento devem receber medidas de suporte hemodinâmico e transfusional, se necessário. Devido à meia-vida curta dos novos anticoagulantes, a descontinuação do uso deve ser suficiente para sangramentos menores e em pacientes com função renal preservada. Já em pacientes com sangramentos maiores, deve-se descontinuar a droga e encaminhá-los à unidade de terapia intensiva. Medidas locais para controle de sangramento devem ser utilizadas sempre que possível, incluindo terapia endoscópica para sangramentos gastrintestinais, compressão mecânica e até cirurgia para controle hemostático do sítio de sangramento.[77]

Não há estudos que demonstrem benefícios do uso de plasma fresco congelado do fator VII ativado no tratamento do sangramento por novos anticoagulantes.[72]

Até o momento, o complexo protrombínico é a principal opção terapêutica, com estudos em humanos *in vitro* e animais *in vivo*. Embora não haja evidência robusta para o seu uso, recomenda-se uma dose elevada de 50 UI/kg em sangramento potencialmente fatal.[78]

O uso de carvão ativado pode ser considerado em ingesta recente de dabigatrana (< 2 horas), e a hemodiálise, em casos de sangramentos importantes ou pacientes com disfunção renal, pode ser considerada para remoção da dabigatrana.

Apesar da escassez de evidência, pode-se considerar a associação de agentes antifibrinolíticos (ácido tranexâmico e ácido épsilon-aminocaproico) e desmopressina na vigência de sangramento grave como terapias adjuvantes. Sugerimos abordagem do sangramento em vigência dos novos anticoagulantes de acordo com algoritmo (Figura 104.3).[72]

Antídotos específico estão sendo desenvolvidos e testados em ensaios clínicos, com resultados promissores. Destacam-se anticorpos monoclonais quer revertem os efeitos da dabigatrana,[79] a PRT064445 que reverte a ação dos inibidores do fator Xa e a PER977 que é uma molécula sintética que inibe a atividade dos novos anticoagulantes.[80,81]

7 CONCLUSÕES E PERSPECTIVAS

A prescrição de um hemoderivado deve ser realizada após a análise crítica do seu benefício e depois de se considerar alternativas e de minimizar os potenciais malefícios do tratamento. Nos últimos anos, o papel da transfusão tem sido continuamente reavaliado, tendo em vista a incerteza do seu benefício em determinados cenários clínicos e também de estudos demonstrarem a transfusão como fator de risco independente de mortalidade. Os riscos devem ser pesados contra os benefícios e, na medida do possível, explicados ao paciente e seus familiares.

Em situações clínicas em que houver incerteza ou falta de evidência, é razoável adotar uma estratégia transfusional restritiva a fim de minimizar exposição aos riscos documentados dos hemoderivados.

Alternativas ao uso de hemoderivados, como antifibrinolíticos e a desmopressina, podem ser prescritos como adjuvantes sem agregar um grande risco de evento trombótico.

A maior disponibilidade do complexo protrombínico em diferentes centros tende a limitar o uso de plasma fresco, oferecendo vantagens como menor sobrecarga volêmica e reversão mais rápida dos distúrbios de coagulação.

Os testes convencionais de avaliação da hemostasia são insuficientes em representar o modelo celular da coagulação.

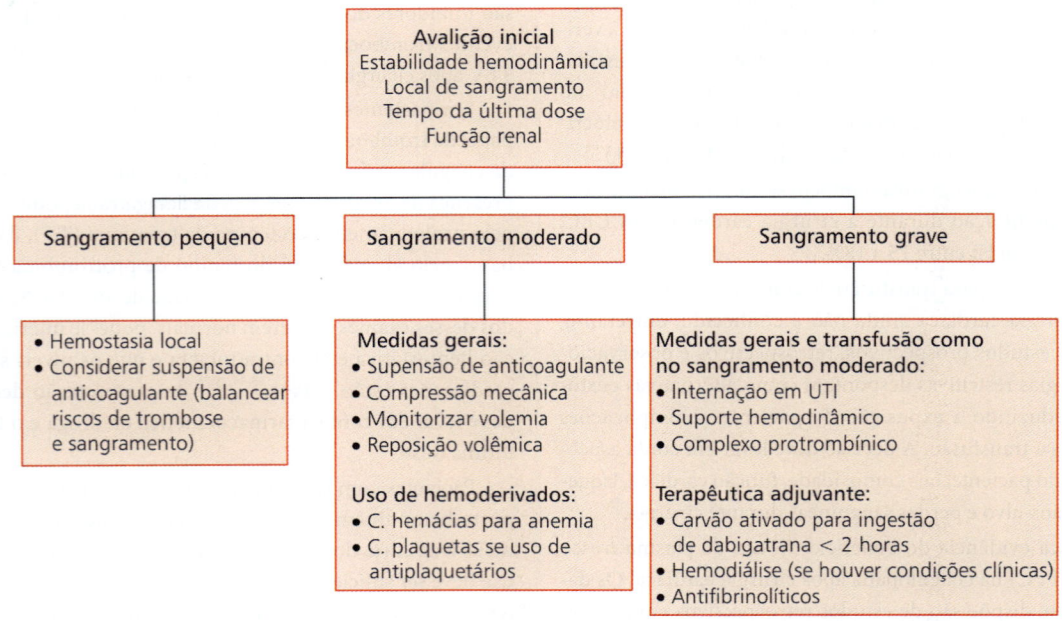

FIGURA 104.3 Algoritmo de tratamento do sangramento em pacientes em uso de novos anticoagulantes. (Adaptado de Siegal et al. Eur H Journal 2013, 34, 489-500.)

Recomenda-se o uso da tromboelastografia, antes de procedimentos ou na vigência de sangramento, para a identificação do tipo do distúrbio de hemostasia (deficiência de fatores de coagulação ou plaquetas, ação de heparina, fibrinólise) a fim de fornecer um tratamento direcionado.

No sangramento grave pelo uso de novos anticoagulantes orais, as evidências são escassas, e até o momento, além do suporte intensivo, recomenda-se o uso de complexo protrombínico em alta dosagem para reverter o efeito anticoagulante.

REFERÊNCIAS BIBLIOGRÁFICAS

1. Giangrande PL. The history of blood transfusion. Br J Haematol 2000 Sep;110(4):758-67.
2. Benoist B, McLean E, Cogswell M, Egli I, Wojdyla D. Worldwide prevalence of anaemia 1993–2005. WHO Global Database on Anaemia. In: Benoist B, McLean E, Cogswell M, Egli I, Wojdyla D, eds. Worldwide prevalence of anaemia 1993-2005: WHO global database on anaemia. Geneva: World Health Organization; 2008.
3. Moftah F. Blood transfusion and alternatives in elderly, malignancy and chronic disease. Hematology, 2005; 10 Supplement 1: 82-85.
4. Shander A, Knight K, Thurer R, Adamson J, Spence R. Prevalence and outcomes of anemia in surgery: a systematic review of the literature. Am J Med Apr 5 2004;116 Suppl 7A:58S-69S.
5. Carson JL, Noveck H, Berlin JA, Gould SA. Mortality and morbidity in patients with very low postoperative Hb levels who decline blood transfusion. Transfusion Jul 2002;42(7):812-818.
6. Stover EP, Siegel LC, Parks R, et al. Institutions of the Multicenter Study of Perioperative Ischemia Research Group. Variability in transfusion practice for coronary artery bypass surgery persists despite national consensus guidelines: a 24-institution study. Anesthesiology 1998;88(2):327-333.
7. Rogers MA, Blumberg N, Saint S, et al. Hospital variation in transfusion and infection after cardiac surgery. BMC Med 2009;7:37
8. Snyder-Ramos SA, Möhnle P, Weng YS, et al. Investigators of the Multicenter Study of Perioperative Ischemia; MCSPI Research Group. The ongoing variability in blood transfusion practices in cardiac surgery. Transfusion 2008;48(7):1284-1299.
9. Hajjar LA, Vicent JL, Galas FRBG, et al. Transfusion requirements after cardiac surgery. The TRACS Randomized Controlled Trial. JAMA 2010;304(14):1559-1567.
10. Murphy GJ, Reeves BC, Rogers CA, et al. Increased mortality, postoperative morbidity, and cost after red blood cell transfusion in patients having cardiac surgery. Circulation 2007; 116:2544-2552.
11. .Vincent JL, Baron JF, Reinhart K, et al. Anemia and blood transfusion in critically ill patients. JAMA 2002 Sep 25;288(12):1499-507.
12. Despotis GJ1, Zhang L, Lublin DM. Transfusion risks and transfusion-related pro-inflammatory responses. Hematol Oncol Clin North Am 2007 Feb;21(1):147-61.
13. Hajjar LA, Auler Junior JO, Santos L, et al. Blood transfusion in critically ill patients: state of the art. Clinics 2007 Aug;62(4):507-24.
14. Hebert PC, Wells G, Blajchman MA, et al. A multicenter, randomized, controlled clinical trial of transfusion requirements in critical care. Transfusion Requirements in Critical Care Investigators, Canadian Critical Care Trials Group. N Engl J Med Feb 11 1999;340(6):409-417.
15. Shah A, Stanworth SJ, McKechnie S. Evidence and triggers for the transfusion of blood and blood products. Anaesthesia 2015 Jan;70 Suppl 1:10-9, e3-5.
16. Ganter MT, Hofer CK. Coagulation monitoring: current techniques and clinical use of viscoelastic point-of-care coagulation devices. Anesthesia and Analgesia 2008;106: 1366-75
17. Felker GM, Adams KF Jr, Gattis WA, O`Connor CM. Anemia as a risk factor and therapeutic target in heart failure. J Am Coll Cardiol 2004;44:959-66.
18. Qaseem A, Humphrey LL, Fitterman N, Starkey M, Shekelle P; Clinical Guidelines Committee of the American College of Physicians. Treatment of anemia in patients with heart disease: a clinical practice guideline from the American College of Physicians. Ann Intern Med 2013 Dec 3;159(11):770-9.
19. Retter A, Wyncoll D, Pearse R, et al. Guidelines on the management of anaemia and red cell transfusion in adult critically ill patients. Br J Haematol 2013; 160:445-464.
20. Anand IS. Anemia and chronic heart failure. J Am Coll Cardiol 2008;52:501-511.
21. Shander A, Javidroozi M, Ozawa S, et al. What is really dangerous: anaemia or transfusion? Br J Anaesth 2011; 107 (Suppl 1):i41-i59.
22. Swedberg K, Young JB, Anand IS, et al. Treatment of anemia with darbepoetin alfa in systolic heart failure. N Engl J Med 2013;368:1210-9.
23. Singh AK, Szczech L, Tang KL, et al. Correction of anemia with epoetin alfa in chronic kidney disease. N Engl J Med 2006; 355:2085-2098.
24. Sabatine MS1, Morrow DA, Giugliano RP, Burton PB, Murphy SA, McCabe CH, Gibson CM, Braunwald E. Association of hemoglobin levels with clinical outcomes in acute coronary syndromes. Circulation 2005 Apr 26;111(16):2042-9.
25. Kershenovich S, Modiano M, Ewy GA. Markedly decreased coronary blood flow in secondary polycythemia. Am Heart J 1992;123:521-523.
26. Cooper HA, Rao SV, Greenberg MD, Rumsey MP, McKenzie M, Alcorn KW, Panza JA. Conservative versus liberal red cell transfusion in acute myocardial infarction (the CRIT Randomized Pilot Study). Am J Cardiol 2011 Oct 15;108(8):1108-11.
27. Chatterjee S, Wetterslev J, Sharma A, Lichstein E, Mukherjee D. Association of blood transfusion with increased mortality in myocardial infarction: a meta-analysis and diversity-adjusted study sequential analysis. JAMA Intern Med 2013;173:132-9.
28. Salisbury AC, Reid KJ, Marso SP, Amin AP, Alexander KP, Wang TY, Spertus JA, Kosiborod M. Blood transfusion during acute myocardial infarction: association with mortality and variability across hospitals. J Am Coll Cardiol 2014 Aug 26;64(8):811-9.
29. Susanne M. Picker, MD. Platelet function in ischemic heart disease. J Cardiovasc Pharmacol 2013 February; 61:2.
30. Hoffman M, Monroe DM. Coagulation 2006: a modern view of hemostasis. Hematology/Oncology Clinics of North America 2007;21:1-11.
31. Segal JB, Dzik WH, Transfusion Medicine/Hemostasis Clinical Trials N. Paucity of studies to support that abnormal coagulation test results predict bleeding in the setting of invasive procedures: an evidence-based review. Transfusion 2005;45:1413-25.
32. Chee YL, Greaves M. Role of coagulation testing in predicting bleeding risk. The Hematology Journal 2003; 4, 373–378.
33. Johansson PI, Stissing T, Bochsen L, Ostrowski SR. Thrombelastography and tromboelastometry in assessing coagulopathy in trauma. Scand J Trauma Resusc Emerg Med 2009 Sep 23;17:45.
34. Bolliger D, Seeberger MD, Tanaka KA. Principles and practice of thromboelastography in clinical coagulation ma-nagement and transfusion practice. Transfus Med Rev 2012 Jan;26(1):1-13.
35. Hogshire L, Carson JL. Red blood cell transfusion: what is the evidence when to transfuse? Curr Opin Hematol 2013;20:546-551.
36. Hajjar LA, Fukushima JT, Almeida JP, Osawa EA, Galas FR. Strategies to reduce blood transfusion: a Latin-American perspective. Curr Opin Anaesthesiol 2015 Feb;28(1):81-8.
37. Sturgis CC. The history of blood transfusion. Bull Med Libr Assoc 1942;30:105-112.

38. Du Pont-Thibodeau G, Harrington K, Lacroix J. Anemia and red blood cell transfusion in critically ill cardiac patients. Ann Intensive Care 2014 Jun 2;4:16.

39. Corwin HL, Gettinger A, Pearl RG, Fink MP, Levy MM, Abraham E, et al. The CRIT Study: Anemia and blood transfusion in the critically ill -- current clinical practice in the United States. Crit Care Med 2004 Jan;32(1):39-52.

40. Hébert PC, Yetisir E, Martin C, Blajchman MA, Wells G, Marshall J, Tweeddale M, Pagliarello G, Schweitzer I; Transfusion Requirements in Critical Care Investigators for the Canadian Critical Care Trials Group. Is a low transfusion threshold safe in critically ill patients with cardio-vascular diseases? Crit Care Med 2001 Feb;29(2):227-34.

41. Koch CG, Li L, Duncan AI, Mihaljevic T, Loop FD, Starr NJ, Blackstone EH. Morbidity and mortality risk associated with red blood cell and blood component transfusion in isolated coronary artery bypass grafting. Crit Care Med 2006; 34(6):1608-16.

42. Carson JL, Terrin ML, Noveck H, Sanders DW, Chaitman BR, Rhoads GG, et al.; FOCUS Investigators. Liberal or restrictive transfusion in high-risk patients after hip surgery. N Engl J Med 2011 Dec 29;365(26):2453-62.

43. Goodnough LT. Risks of blood transfusion. Crit Care Med 2003; 31(12 Suppl):S678-86.

44. Goodnough LT, Johnston MF, Toy PT. The variability of transfusion practice in coronary artery bypass surgery. Transfusion Medicine Academic Award Group. JAMA 1991; 265(1):86-90.

45. Stover EP, Siegel LC, Parks R, Levin J, Body SC, Maddi R, et al. Variability in transfusion practice for coronary artery bypass surgery persists despite national consensus guidelines. Anesthesiology 1998; 88(2):327-33.

46. Hutton B, Fergusson D, Timmouth A, McIntyre L, Kmetic A, Hébert PC. Transfusion rates vary significantly amongst Canadian medical centers. Can J Anesth 2005; 52(6):581-90.

47. McGill N, O'Shaughnessy D, Pickering R, Hebertson M, Gill RS. Mechanical methods of reducing blood transfusion in cardiac surgery: randomized controlled clinical trial. BMJ 2002; 324(7349):1299-306.

48. Van der Linden P, Dierick A. Blood conservation strategies in cardiac surgery. Vox Sang 2007(2); 92:103-12.

49. Koch C, Li L, Figueroa P, Mihaljevic T, Svensson L, Blackstone EH. Transfusion and pulmonary morbidity after cardiac surgery. Ann Thorac Surg 2009; 88(5):1410-8.

50. Wu WC, Rathore SS, Wang Y, Radford MJ, Krumholz HM. Blood transfusion in elderly patients with acute myocardial infarction. N Engl J Med 2001 Oct 25;345(17):1230-6.

51. Yang X, Alexander KP, Chen AY, Roe MT, Brindis RG, Rao SV, et al.;CRUSADE Investigators: The implications of blood transfusions for patients with non-ST segment elevation acute coronary syndromes: Results from the CRUSADE National Quality Improvement Initiative. J Am Coll Cardiol 2005; 46:1490-1495.

52. Lauralyn McIntyre, Alan T. Tinmouth, and Dean A. Fergusson. Blood component transfusion in critically ill patients. Curr Opin Crit Care 2013, 19:326-333.

53. Slichter, SL. Evidence-based platelet transfusion guidelines. Hematology Am Soc Hematol Educ Program 2007:172-8.

54. Kaufman RM, Djulbegovic B, Gersheimer T, et al. Platelet transfusion: a clinical practice guideline from the AABB. Ann Itern Med 2014 Nov 11. doi: 10.7326/M14-1589.

55. John D. Roback, Stephen Caldwell, Jeff Carson et al. Evidence-based practice guidelines for plasma transfusion. Transfusion 2010;50:1227-1239.

56. Yang L, Stanworth S, Hopewell S, Doree C, Murphy M. Is fresh-frozen plasma clinically effective? An update of a systematic review of randomized controlled trials. Transfusion 2012;52:1673-86.

57. Speiss BD. Transfusion and outcome in heart surgery. Ann Thorac Surg 2002;74:986-7.

58. Goodnough LT, Soegiarso RW, Birkmeyer JD, Welch HG. Economic impact of inappropriate blood transfusions in coronary artery bypass graft surgery. Am J Med 1993; 94:509-514.

59. Hendrickson JE, Hillyer CD. Non infectious serious hazards of transfusion. Anesth Analg 2009; 108:759-769.

60. Johansson PI, Sølbeck S, Genet G, Stensballe J, Ostrowski SR. Coagulopathy and hemostatic monitoring in cardiac surgery: an update. Scand Cardiovasc J 2012; 46:194-202.

61. Shaw RE, Johnson CK, Ferrari G, Brizzio ME, Sayles K, Rioux N, et al. Blood transfusion in cardiac surgery does increase the risk of 5-year mortality: Results from a contemporary series of 1714 propensity-matched patients. Transfusion 2014;54:1106-13.

62. Fang WC, Helm RE, Krieger KH, Rosengart TK, DuBois WJ, Sason C, et al. Impact of minimum hematocrit during cardiopulmonary bypass on mortality in patients undergoing coronary artery surgery. Circulation 1997;96:II-194.

63. DeFoe GR, Ross CS, Olmstead EM, Surgenor SD, Fillinger MP, Groom RC, et al. Lowest hematocrit on bypass and adverse outcomes associated with coronary artery bypass grafting. Northern New England Cardiovascular Disease Study Group. Ann Thorac Surg 2001;71:769-76.

64. Viele MK, Weiskopf RB. What can we learn about the need for transfusion from patients who refuse blood? The experience with Jehovah's Witnesses. Transfusion 1994;34:396-40.

65. Karkouti K, Beattie WS, Wijeysundera DN, Rao V, Chan C, Dattilo KM, et al. Hemodilution during cardiopulmonary bypass is an independent risk factor for acute renal failure in adult cardiac surgery. J Thorac Cardiovasc Surg 2005;129:391-400.

66. Habib RH, Zacharias A, Schwann TA, Riordan CJ, Engoren M, Durham SJ, et al. Role of hemodilutional anemia and transfusion during cardiopulmonary bypass in renal injury after coronary revascularization: Implications on operative outcome. Crit Care Med 2005;33:1749-56.

67. Mathew JP, Mackensen GB, Phillips-Bute B, Stafford-Smith M, Podgoreanu MV, Grocott HP, et al. Effects of extreme hemodilution during cardiac surgery on cognitive function in the elderly. Anesthesiology 2007;107:577-84.

68. Curley GF1, Shehata N, Mazer CD, Hare GM, Friedrich JO. Transfusion triggers for guiding RBC transfusion for cardiovascular surgery: a systematic review and meta-analysis. Crit Care Med 2014 Dec;42(12):2611-24.

69. Lal DS, Shaz BH. Massive transfusion: blood component ratios. Current Opinion in Hematology 2013; 20: 521-5.

70. Lin DM, Murphy LS, Tran MH. Use of prothrombin complex concentrates and fibrinogen concentrates in the perioperative setting: a systematic review. Transfusion Medicine Reviews 2013; 27: 91-104.

71. Ortmann E, Besser MW, Klein AA. Antifibrinolytic agents in current anaesthetic practice. British Journal of Anaesthesia2013; 111: 549-63. /// Salzman EW, Weinstein MJ, Weintraub RM, et al. Treatment with desmopressin acetate to reduce blood loss after cardiac surgery. New England Journal of Medicine 1986; 314: 1402-6.

72. Heidbuchel H1 , Verhamme P, Alings M, Antz M, Hacke W, Oldgren J, et al.; European Heart Rhythm Association. European Heart Rhythm Association Practical Guide on the use of new oral anticoagulants in patients with non-valvular atrial fibrillation. Europace 2013 May;15(5):625-51.

73. Freyburger G, Macouillard G, Labrouche S, Sztark F. Coagulation parameters in patients receiving dabigatran, etexilate or rivaroxaban: two observational studies in patients undergoing total hip or total knee replacement. Thromb Res 2011;127:457-46.

74. Hillarp A, Baghaei F, FagerbergBlixter I, Gustafsson KM, Stigendal L, Sten-Linder M, Strandberg K, Lindahl TL. Effects of the oral, direct fac-

tor Xa inhibitor-rivaroxaban on commonly used coagulation assays. J Thromb Haemost 2011;9:133-139.

75. Samama MM, Guinet C. Laboratory assessment of new anticoagulants. Clin Chem Lab Med 2011;49:761-772.

76. Wong PC, Crain EJ, Xin B, Wexler RR, Lam PY, Pinto DJ, Luettgen JM, Knabb RM. Apixaban, an oral, direct and highly selective factor Xa inhibitor: in vitro, antithrombotic and antihemostatic studies. J Thromb Haemost 2008;6:820-829.

77. Majeed A, Schulman S. Bleeding and antidotes in new oral anticoagulants. Best Pract Res Clin Haematol 2013 Jun;26(2):191-202.

78. Schulman S, Crowther MA. How I anticoagulate in 2012, new and old anticoagulant agents, and when and how to switch. Blood 2012 .

79. Schiele F, van Ryn J, Canada K, et al. A specific antidote for dabigatran: functional and structural characterization. Blood 2013;121:3554-62.

80. Lu G, Deguzman FR, Hollenbach SJ, et al. A specific antidote for reversal of anticoagulation by direct and indirect inhibitors of coagulation factor Xa. Nat Med 2013;19:446-51.

81. Mo Y, Yam FK. Recent advances in the development of specific antidotes for target specific oral anticoagulants. Pharmacotherapy 2015 Feb 3.doi: 10.1002/phar.1532.

ÍNDICE REMISSIVO

ÍNDICE REMISSIVO

B

D

E

F

G

H

N

O

P

S

T

W

Z

Impressão e Acabamento:

Geográfica
editora